Verzeichnis wichtiger Abkürzungen

A.; Aa.	= Arteria; Arteriae (Plural)
ant.	= anterior, -ius, -iores, -iora
Art.	= Articulatio
C 1–8	= Zervikalnerv (-segment) 1–8
C I–VII	= Zervikalwirbel I–VII
caud.	= caudalis, -e, -es, -ia
centr.	= centralis, -e, -es, -ia
Co 1–3	= Kokzygealnerv (-segment) 1–3
Co I–IV	= Kokzygealwirbel I–IV
comm.	= communis, -e, -es, -ia
D.	= Ductus
dext.	= dexter, -tra, -trum, -tri, -trae, -tra
dist.	= distalis, -le, -les, -lia
dors.	= dorsalis, -e, -es, -ia
ER	= endoplasmatisches Retikulum
ext.	= externus, -a, -um, -i, -ae, -a
front.	= frontalis, -e, -es, -ia
G.	= Gyrus
GA	= GOLGI-Apparat
Ggl.; Ggll.	= Ganglion; Ganglia (Plural)
Gl.; Gll.	= Glandula; Glandulae (Plural)
H.E.	= Hämatoxylin-Eosin-Färbung
inf.	= inferior, -ius, -iores, -iora
int.	= internus, -a, -um, -i, -ae, -a
L 1–5	= Lumbalnerv (-segment) 1–5
L I–V	= Lumbalwirbel I–V
lat.	= lateralis, -e, -es, -ia
Lig.; Ligg.	= Ligamentum; Ligamenta (Plural)
Ln.; Lnn.	= Nodus lymphoideus, Nodi lymphoidei (Plural)
M.; Mm.	= Musculus; Musculi (Plural)
med.	= medialis, -e, -es, -ia
N.; Nn.	= Nervus; Nervi (Plural)
n.	= nervi (Genitiv)
Ncl.; Ncll.	= Nucleus; Nuclei (Plural)
occ.	= occipitalis, -e, -es, -ia
par.	= parietalis, -e, -es, -ia
PAS	= Perjodsäure-SCHIFF-Reaktion
PNS	= peripheres Nervensystem
post.	= posterior, -ius, -iores, -iora
Proc.; Procc.	= Processus; Processus (Plural)
prof.	= profundus, -a, -um, -i, -ae, -a
prox.	= proximalis, -le, -les, -lia
R.; Rr.	= Ramus; Rami (Plural)
Rec.	= Recessus
REM	= Rasterelektronenmikroskopie
RER	= raues endoplasmatisches Retikulum
rostr.	= rostralis, -e, -es, -ia
S 1–5	= Sakralnerv (-segment) 1–5
S I–V	= Sakralwirbel I–V
sag.	= sagittalis, -e, -es, -ia
sin.	= sinister, -tra, -trum, -tri, -trae, -tra
somat.	= somatisch
spin.	= spinalis, -e, -es, -ia
SSL	= Scheitel-Steiß-Länge
SSW	= Schwangerschaftswochen (d.h. Wochen nach der letzten Menstruation)
Str.	= Stratum
Subst.	= Substantia
sup.	= superior, -ius, -iores, -iora
superfic.	= superficialis, -e, -es, -ia
TEM	= Transmissionselektronen-mikroskopie
temp.	= temporalis, -e, -es, -ia
Th (T) 1–12	= Thorakalnerv (-segment) 1–12
Th (T) I–XII	= Thorakalwirbel I–XII
Tr.	= Tractus
transv.	= transversus, -a, -um, -i, -ae, -a
V.; Vv.	= Vena; Venae (Plural)
Ventr.	= Ventriculus
ventr.	= ventralis, -e, -es, -ia
ZNS	= zentrales Nervensystem

Benninghoff · Drenckhahn

Anatomie

Band 1

Unter Mitarbeit von
B. Christ, R. Dermietzel, H.-R. Duncker,
F. Eckstein, H. D. Fahimi, B. Fischer, H. Fritsch,
A.-F. Holstein, E. B. Hunziker, P. Kaufmann,
J. Koebke, W. Kriz, P. Kugler, W. Kummer,
M. Müller-Gerbl, R. Putz, G. Rune, H.-M. Schmidt,
H.-J. Schnittler, C. Viebahn, H. Wartenberg

Benninghoff · Drenckhahn

Anatomie

Makroskopische Anatomie,
Histologie, Embryologie, Zellbiologie

Band 1

Zellen- und Gewebelehre, Entwicklungslehre,
Skelett- und Muskelsystem, Atemsystem,
Verdauungssystem, Harn- und Genitalsystem

Herausgegeben von Detlev Drenckhahn

17., durchgesehene Auflage
mit 1082 größtenteils mehrfarbigen Abbildungen

ELSEVIER

ELSEVIER
Hackerbrücke 6, 80335 München, Deutschland

ISBN 978-3-437-42342-0

1. Auflage 1942
2. Auflage 1944
3. Auflage 1948
4. Auflage 1952
5. Auflage 1960
6. Auflage 1962
7. Auflage 1964
8. Auflage 1967
9. Auflage 1971
10. Auflage 1975
11. Auflage 1977
12. Auflage 1979
13./14. Auflage 1985
15. Auflage 1994
16. Auflage 2002

Bibliografische Information der Deutschen Nationalbibliothek

Die Deutsche Nationalbibliothek verzeichnet diese Publikation in der Deutschen Nationalbibliografie; detaillierte bibliografische Daten sind im Internet über http://www.d-nb.de abrufbar.

19   20   21   22   7   6   5   4

Planung: Dr. Dorothea Hennessen
Lektorat: Dr. med. Helmar Weiß
Herstellung: Peter Sutterlitte
Druckvorstufe: Kösel, Krugzell
Reproduktionen: Appl, Wemding; Kösel, Krugzell
Zeichnungen: Nachweis siehe Anhang
Druck und Bindung: CPI books GmbH, Leck
Umschlaggestaltung: Spiesz-Design, Neu-Ulm

Aktuelle Informationen finden Sie im Internet unter www.elsevier.de und www.elsevier.com

Vorwort zum Gesamtwerk

Der 1. Band des Lehrbuchs erscheint jetzt in seiner 17. Auflage. Wir haben uns zu einer Neuauflage entschieden, weil angesichts einer Fülle von Abbildungskorrekturen und Kolorierungen sowie textlichen Anpassungen an den aktuellen Wissensstand ein Nachdruck der 16. Auflage nicht mehr sinnvoll erschien. Auch äußerlich wurde der 1. Band an das Format des Elsevier, Urban & Fischer Verlages angepasst, mit dünnerem Papier und dadurch besserer Handlichkeit.

Der Anspruch der 17. Auflage des Lehrbuchs liegt weiterhin auf einer fachübergreifenden, integrativen Darstellung eines Gesamtbildes von Bau und elementaren Funktionen des menschlichen Organismus einschließlich seiner vorgeburtlichen Entwicklung (Embryologie). Dadurch soll eine Brücke zwischen den Fächern der theoretischen Medizin geschlagen werden, in denen viele der in diesem Buch aufgezeigten zell- und gewebespezifischen molekularen Gesichtspunkte nicht oder nur ausschnittsweise behandelt werden.

Ein besonderes Anliegen besteht weiterhin darin, durch vielfältige klinische Hinweise die medizinischen Implikationen des vermittelten Stoffes beispielhaft aufzuzeigen.

Der 1. Band befasst sich mit der allgemeinen Zellen-, Gewebe- und Entwicklungslehre und behandelt anschließend die speziellen Systeme des Organismus: Muskel- und Skelettsystem, Atemsystem, Verdauungssystem, Harn- und Genitalsystem.

Im 2. Band werden die übergreifenden Systeme behandelt: Herz-Kreislauf-System, lymphatisches System, endokrines System, Nervensystem einschließlich Sinnesorganen und Haut.

Den vielen Kolleginnen und Kollegen anatomischer Institute in Deutschland, Österreich und der Schweiz danke ich für ihre Kapitelautorenschaft und ihre vielfachen Hinweise für Verbesserungen der Neuauflage. Unter den vielen Zuschriften von Studenten mit Korrektur- und Gestaltungshinweisen möchte ich Herrn Achim Braunbeck aus Offenbach besonders danken, der mit außerordentlich detaillierten und umfänglichen Auflistungen von Korrektur- und Verbesserungsvorschlägen einen wertvollen Beitrag zu Neuauflage dieses Buches geleistet hat.

Schließlich gilt mein besonderer Dank Herrn Michael Christof, der durch unermüdliches und verständnisvolles Engagement die Abbildungen überarbeitet und zu einem besonderen Glanzstück des Buches gemacht hat.

Ich hoffe, die Erwartungen, mit denen der Leser das vorliegende Buch aufschlägt, im Großen und Ganzen erfüllen zu können. Für Verbesserungsvorschläge bin ich jederzeit dankbar.

Würzburg, Januar 2008   *Detlev Drenckhahn*

Herausgeber

Prof. Dr. med. D. DRENCKHAHN
Institut für Anatomie und Zellbiologie
Julius-Maximilians-Universität
Koellikerstraße 6
97070 Würzburg

Autoren

Prof. Dr. med. B. CHRIST
Anatomisches Institut II
Albert-Ludwigs-Universität
Albertstraße 17
79104 Freiburg

Prof. Dr. med. R. DERMIETZEL
Institut für Anatomie
Ruhr-Universität
Universitätsstraße 150
44801 Bochum

Prof. Dr. med. D. DRENCKHAHN
Institut für Anatomie und Zellbiologie
Julius-Maximilians-Universität
Koellikerstraße 6
97070 Würzburg

Prof. Dr. med. H.-R. DUNCKER
Institut für Anatomie und Zellbiologie
Justus-Liebig-Universität
Aulweg 123
35385 Gießen

Prof. Dr. med. F. ECKSTEIN
Paracelsus Medizinische
Privatuniversität
Institut für Anatomie und
Muskuloskelettale Forschung
Strubergasse 21
5020 Salzburg
Österreich

Prof. Dr. med. H. D. FAHIMI
Institut für Anatomie und
Zellbiologie (II)
Ruprecht-Karls-Universität
Im Neuenheimer Feld 307
69120 Heidelberg

Prof. Dr. med. Dr. agr. B. FISCHER
Institut für Anatomie und Zellbiologie
Martin-Luther-Universität
Große Steinstraße 52
06097 Halle/Saale

Prof. Dr. med. H. FRITSCH
Anatomisches Institut
Leopold-Franzens-Universität
Müllerstraße 59
6010 Innsbruck

Prof. Dr. med. A.-F. HOLSTEIN
Anatomisches Institut
Klinikum Eppendorf
Universität Hamburg
Martinistraße 52
20246 Hamburg

Prof. Dr. med. E. B. HUNZIKER
M. E. Müller-Institut für Biomechanik
Universität Bern
Murtenstraße 35
3010 Bern

Prof. Dr. med. P. KAUFMANN
Institut für Anatomie
RWTH Aachen-Klinikum
Wendlingweg 2
52074 Aachen

Prof. Dr. rer. nat. J. KOEBKE
Institut II für Anatomie
Universität zu Köln
Joseph-Stelzmann-Straße 9
50931 Köln

Prof. Dr. med. W. KRIZ
Institut für Anatomie und
Zellbiologie (I)
Ruprecht-Karls-Universität
Im Neuenheimer Feld 307
69120 Heidelberg

Prof. Dr. med. P. KUGLER
Institut für Anatomie und Zellbiologie
Julius-Maximilians-Universität
Koellikerstraße 6
97070 Würzburg

Prof. Dr. med. W. KUMMER
Institut für Anatomie und Zellbiologie
Justus-Liebig-Universität
Aulweg 123
35385 Gießen

Prof. Dr. med. M. MÜLLER-GERBL
Anatomisches Institut
der Universität Basel
Pestalozzistrasse 20
4056 Basel

Prof. Dr. med. R. PUTZ
Anatomische Anstalt
Ludwig-Maximilians-Universität
Pettenkoferstraße 11
80336 München

Prof. Dr. med. G. RUNE
Anatomisches Institut
Klinikum Eppendorf
Universität Hamburg
Martinistraße 52
20246 Hamburg

Prof. Dr. med. H.-M. SCHMIDT
Anatomisches Institut
Rheinische Friedrich-Wilhelm-
Universität
Nußallee 10
53115 Bonn

Prof. Dr. med. H.-J. SCHNITTLER
Institut für Physiologie
Technische Universität Dresden
Med. Fakultät Carl-Gustav-Carus
Fetscherstraße 74
01307 Dresden

Prof. Dr. med. C. VIEBAHN
Zentrum Anatomie
Georg-August-Universität
Kreuzbergring 36
37075 Göttingen

Prof. Dr. med. H. WARTENBERG
Anatomisches Institut
Universität Bonn
Nußallee 10
53115 Bonn

Inhaltsverzeichnis

D. DRENCKHAHN

3 Allgemeine Gewebelehre 93

R. DERMIETZEL UND C. VIEBAHN

4 Allgemeine Entwicklungslehre . . 209

5 Skelett- und Muskelsystem 231

Atemsystem 533

D. DRENCKHAHN

7 Verdauungssystem 585

8 Harn- und Genitalsystem 731

D. DRENCKHAHN

1 Einführung

1.1 Stoffgebiet der Anatomie, Histologie und Embryologie

Der Begriff Anatomie leitet sich von der wichtigsten Methode des Faches ab, nämlich der Zergliederung des Körpers in seine Bauelemente (**anatemnein,** gr.: aufschneiden). Historisch hat das Fach mit der Zergliederung des Körpers und der Beschreibung der sichtbaren Strukturen begonnen (**deskriptive Anatomie**). Durch Einführung des Licht- und später des Elektronenmikroskops konnten zunehmend kleinere Ausschnitte betrachtet werden, sodass das Gesamtgebiet der Anatomie aufgrund der Dimensionen der betrachteten Bauelemente in die **makroskopische Anatomie** (mit unbewaffnetem Auge sichtbare Strukturen; makros, gr.: groß; skopein, gr.: betrachten) und die **mikroskopische Anatomie** (mit dem Mikroskop sichtbare Strukturen; mikros, gr.: klein) unterteilt wird.

Bei der Darstellung der makroskopischen Anatomie kann entweder die regionale Gliederung mit den Lagebeziehungen der verschiedenen anatomischen Strukturen zueinander im Vordergrund stehen (**topographische Anatomie;** topos, gr.: Ort) oder der Stoff nach Organen und Funktionssystemen gegliedert sein (**systematische Anatomie**). Die topographische Betrachtungsweise kann sinnvoll aber erst nach Kenntnis der Systematik erfolgen. Topographische Kenntnisse werden dem Mediziner durch den makroskopisch-anatomischen Kurs an der Leiche und durch anatomische Atlanten vermittelt.

Die mikroskopische Anatomie ist Teil der Gewebelehre, der **Histologie** (histos, gr.: Segeltuch, Gewebe; logos, gr.: Wort, Lehre), bei der die **Zelle** als kleinste autonome Lebenseinheit des Organismus und die von Zellen aufgebauten **Gewebe** im Vordergrund der Betrachtung stehen. Die **Zytologie** (kytos, gr.: Höhlung, Zelle) befasst sich ausschließlich mit der Struktur der Zelle und ist ebenfalls ein Teilaspekt der Histologie. Von der mikroskopischen Anatomie wird die **molekulare Anatomie** unterschieden, welche sich mit dem Molekularbau des Organismus und seiner Zellen befasst. Die Begriffe **Ultrastruktur** und Feinstruktur umfassen zelluläre und subzelluläre Strukturen, die nur mit Hilfe des hohen Auflösungsvermögens des Elektronenmikroskops erfasst werden können.

Das **Ziel der modernen Anatomie** und des vorliegenden Lehrbuches besteht darin, die aus dem makroskopischen, mikroskopischen und molekularen Bereich erhaltenen strukturellen Informationen über den Bau des menschlichen Körpers zu einem funktionellen Gesamtbild zusammenzufügen (**funktionelle Anatomie**). Zu dieser Gesamtsicht gehört auch die **Embryologie** [embryon, gr.: Neugeborenes (Lamm), ungeborene Leibesfrucht], die sich ausgehend von der Befruchtung der Eizelle mit den Vorgängen der Bildung der Gewebe (**Histogenese;** genesis, gr.: Entstehung) und Organe (**Organogenese**) sowie der Gestalt des Körpers und seiner Teile (**Morphogenese;** morphe, gr.: Gestalt) befasst. Diese von der befruchteten Eizelle ausgehende Entwicklung wird als **Ontogenese** (on, gr.: seiend) bezeichnet.

Im Gegensatz zur Ontogenese sieht die **Phylogenese** (phyle, gr.: Volksstamm) den Menschen als Endglied eines hypothetischen Stammbaums, der von den in wässrigem Milieu entstandenen einzelligen (Protozoen) und mehrzelligen (Metazoen) Organismen zu den Wirbeltieren (**Vertebraten**) führt. Zu den Wirbeltieren zählen in erdgeschichtlicher Reihenfolge ihrer Entstehung die Fische (Rundmäuler, Knorpel-, Knochenfische), Amphibien (Salamander, Molche, Frösche, Kröten), Reptilien (Echsen, Schlangen, Schildkröten), Vögel und Säugetiere (Mammalier). Für Wirbeltiere ist der Aufbau des Achsenskeletts (Wirbelsäule) aus einer Folge gleichartiger (ähnlicher) Stücke (Wirbel) charakteristisch. Diese segmentale Gliederung (**Metamerie;** meros, gr.: Glied, Teil) ist unvollständig und beinhaltet auch Weichteile (Nerven, Muskeln, Blutgefäße). Kenntnisse der segmentalen Gliederung des Menschen sind insbesondere beim Nervensystem von praktisch-medizinischer Bedeutung.

Die Vorstellungen über die Phylogenese des Menschen stützen sich auf Vergleiche zwischen den Bauplänen der verschiedenen Vertebraten (**vergleichende Anatomie**).

1.2 Historische Entwicklung

Die Anatomie ist die älteste naturwissenschaftliche Disziplin der Medizin, die auf einer rund **2000 Jahre alten Tradition** aufbaut. Die ersten belegten wissenschaftlichen Sektionen des menschlichen Körpers wurden im 3. Jahrhundert v. Chr. durch **Herophilos** und **Erasistratos** in Alexandria durchgeführt. Um 90 n. Chr. führte **Leonidas** in Alexandria den Lappenschnitt bei der chirurgischen Amputation ein.

Galen (129–199 n. Chr.) von Pergamon (u.a. Leibarzt von Kaiser Marc Aurel) war Zeitzeuge der medizinischen Schule in Alexandria und hat den Kenntnisstand der Medizin und Anatomie der Antike zusammengetragen und niedergeschrieben. Er selbst war Verfechter der Sektion von Tieren, hat aber wohl auch zwangsläufig als Gladiatorenarzt bei schweren Verletzungen Einblicke in die Anatomie des Menschen erhalten.

Im 2. Jahrhundert n. Chr. wurden Sektionen aus ethisch-religiösen Gründen verboten, u.a. weil Berichte verbreitet wurden, denen zufolge in Alexandria auch zu Tode verurteilte Menschen am lebendigen Leibe seziert worden seien (Vivisektion). Auf Drängen der Universität von Salerno („Anatomia Cophonis" um 1110/20) wurde die erste belegte **Legalsektion** 1302 an der Universität Bologna durchgeführt, um die Ursache eines ungeklärten Todesfalls festzustellen. Im 15. und 16. Jahrhundert entstand das in weiten Zügen noch heute gültige Bild von der makroskopischen Anatomie des Menschen. Begünstigt wurde dieser Fortschritt durch die Erlaubnis von Papst Sixtus IV. (1471–1484) und Papst Clemens VII. (1523–1534) zum Studium der Anatomie am menschlichen Leichnam.

Den wichtigsten Erkenntnisfortschritt auf dem Gebiet der Anatomie verdanken wir Andreas Vesal (Andries Witting van Wesel te Brussel, latinisiert **Andreas Vesalius** Bruxellensis, 1514–1564, Leibarzt von Kaiser Karl V.), der mit seinem Werk „De humani corporis fabrica" (1543, Basel) zugleich auch das von Galen geprägte Bild der Medizin der Antike überwand.

Vom **16.–18. Jahrhundert** umfasste die Anatomie die gesamte medizinische Naturwissenschaft (von der Mineralogie bis zur Zoologie). Der Mediziner studierte Anatomie, Chirurgie, (innere) Medizin und Botanik (Pflanzen als Hauptquelle der Arzneimittel). In der 2. Hälfte des

19. Jahrhunderts erwuchsen aus der Anatomie die **patholo-gische Anatomie** (pathos, gr.: Leiden), die **Physiologie** (Lehre von den Lebensvorgängen; physis, gr.: Natur) bzw. die **physiologische Chemie** (cheein, gr.: gießen, schmelzen) und erst Anfang des 20. Jahrhunderts aus der physiologischen Chemie die **Biochemie** als Lehre der chemischen und molekularen Abläufe in belebten Systemen bzw. Organismen. Heute bestehen große Berührungspunkte und Überschneidungen zwischen den drei vorklinischen Disziplinen im Bereich der **Zellforschung** und **molekularen Biologie.**

1.3 Anatomische Nomenklatur

Eine Fachsprache ist notwendig, um sich präzise ausdrücken und verständigen zu können. Es gibt etwa 6000 anatomische Namen (**Nomina anatomica, NA**). Sie werden aus rund 600 Wortstämmen gebildet, von denen über zwei Drittel lateinischen, fast alle übrigen griechischen Ursprungs sind. Nahezu sämtliche NA werden unabhängig von ihrer Herkunft wie lateinische Formen behandelt. Die NA sind international verbindlich katalogisiert. Heute gilt die Terminologia Anatomica (TA) aus dem Jahr 1998. Die Nomina histologica (NH) und Nomina embryologica (NE) sind in der 6. Edition der NA 1985 festgelegt worden.

Sprachliche Regeln

Deklination: Alle NA werden ohne Rücksicht auf ihre sprachliche Herkunft **lateinisch dekliniert.** Der Umlaut „ae" wird überwiegend durch den Vokal „e" ersetzt, aber nicht ganz konsequent: Peritoneum (Bauchfell, früher Peritonaeum), aber Caecum (Blinddarm).

Schreibweise: Bei den NA wird der Anfangsbuchstabe des ersten Wortes groß, alle folgenden Buchstaben und Worte klein geschrieben:
Caput femoris (Gelenkkopf des Oberschenkelknochens, Femurkopf), *Ligamentum capitis femoris* (Femurkopfband).

Aussprache: Sie entspricht weitgehend dem spätlateinischen Gebrauch. Das „c" wird vor i, e, ae und oe wie „z" ausgesprochen, sonst wie „k".
Truncus costocervicalis [Gefäßstamm (Truncus) im Grenzgebiet zwischen Hals (Cervix) und 1. Rippe (Costa)] wird „Trunkus kostozervikalis" ausgesprochen (unterstrichen sind betonte Silben). Die Betonung liegt meistens auf der vorletzten Silbe (Intestinum, Retina, Vesica, Vagina), bei kurzer vorletzter Silbe aber obligatorisch auf der drittletzten Silbe (Clavicula, Musculus).

1.4 Achsen und Ebenen, Lage- und Richtungsbezeichnungen

Eine Standardisierung der Lage- und Richtungsbezeichnungen erfolgt durch Bezug auf ein Koordinatensystem von drei senkrecht aufeinander stehenden Achsen und Ebenen (Abb. 1-1 u. 5.3-12). Alle Bezeichnungen werden auf den aufrecht stehenden Menschen bezogen (anatomische Nullstellung, vgl. Kap. 5.3.1).

Achsen

vertikal (oder longitudinal): steht beim aufrechten Stand senkrecht zur Standfläche. Die längste Vertikalachse ist die **Hauptachse**
transversal (oder horizontal): senkrecht zur vertikalen Achse, quer durch den Körper von rechts nach links (bzw. umgekehrt)
sagittal (oder ventrodorsal bzw. anterior – posterior): in Richtung eines Pfeiles (lat.: sagitta), der senkrecht von vorn bzw. von hinten den Körper durchbohrt

Ebenen

Medianebene: Die in der Vertikalen stehende Symmetrieebene, die den Körper äußerlich in zwei spiegelbildliche Hälften teilt (bilaterale Symmetrie). Sie wird auch als Mediansagittalebene bezeichnet
Sagittalebenen (Paramedianebenen): Ebenen, die parallel zur Medianebene verlaufen
Transversalebenen: Beim aufrechten Körper horizontale Querschnittsebenen
Frontalebenen: In der Ebene der Stirn (Frons). Senkrecht zur Median- und Transversalebene

Lagebezeichnungen

superior, -ius; **kranial:** oberhalb, auf das Kopfende zu (von Cranium, lat.: Schädel)
inferior, -ius; **kaudal:** unterhalb, zum Steißende hin (von Cauda, lat.: Schwanz)
anterior, -ius; **ventral:** vorn, zur Vorderfläche hin (von Venter, lat.: Bauch)
rostral, -is; vorn (nur im Gehirn benutzt) (von Rostrum, lat.: Schnabel)
posterior, -ius; **dorsal:** hinten, zur Rückfläche hin (von Dorsum, lat.: Rücken)
medial: auf die Medianebene zu
median: in der Medianebene
lateral: seitlich, von der Medianebene weg
zentral: auf das Körperinnere oder das Innere eines Organs zu
peripher: auf die Oberfläche des Körpers oder eines Organs zu
profundus: -a, -um: tief
superficialis, -e: oberflächlich
dexter: -tra, -trum: rechts
sinister: -tra, -trum: links

An den **Extremitäten** gelten folgende zusätzliche Lagebezeichnungen:
distal: vom Rumpf weg
proximal: zum Rumpf hin
ulnar: zur Ellenseite (Kleinfingerseite) hin
radial: zur Speichenseite (Daumenseite) hin
palmar: zur Handinnenfläche hin
dorsal: zum Handrücken hin
fibular: zur Wadenbeinseite (Kleinzehenseite) hin
tibial: zur Schienbeinseite (Großzehenseite) hin
plantar: zur Fußsohle hin
dorsal: zum Fußrücken hin

Die Lagebezeichnungen sind relativ und werden von einem Bezugspunkt aus gewählt: „Das Herz liegt ventral von der Wirbelsäule, aber dorsal vom Brustbein." Die Lagebezeich-

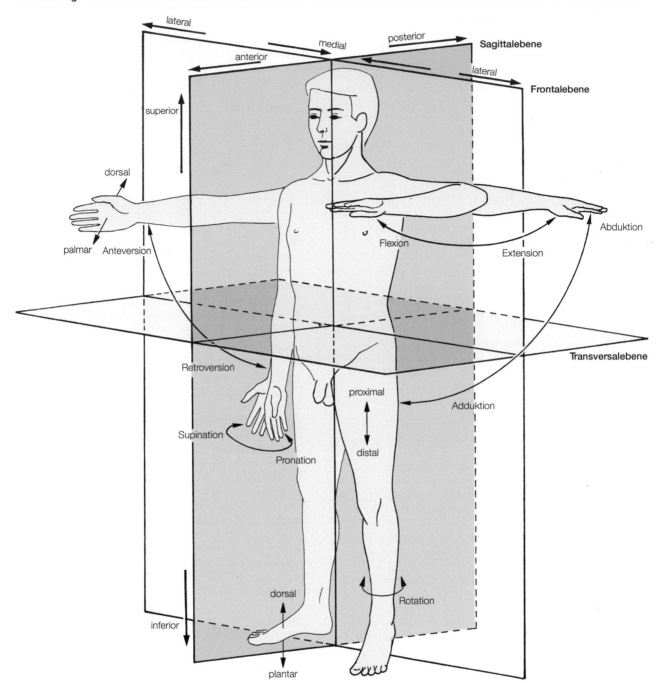

Abb. 1-1 Die wichtigsten Ebenen, Lagebezeichnungen und Bewegungsrichtungen.

nungen können auch als **Richtungsbezeichnungen** verwendet werden: „Die Luftröhre verläuft vom Kehlkopf in kaudaler Richtung (kaudalwärts) in die Brusthöhle (Cavitas thoracis)."

Bewegungsrichtungen des Rumpfes und der Extremitäten (Arme, Beine)

Extension: Streckung von Rumpf, Extremitäten oder Extremitätenteilen

Flexion: Beugung von Rumpf (Bückbewegung), Extremitäten oder Extremitätenteilen. **Lateralflexion:** Seitwärtsneigung des Rumpfes

Abduktion: Bewegung vom Körper (Hauptachse) weg, Abspreizen

Adduktion: Bewegung zum Körper (Hauptachse) hin, Heranführen

Rotation: Drehung (Kreiselung) um die Hauptachse (Längsachse) von Rumpf, Extremitäten bzw. Extremitätenteilen

Pronation/Supination: Wendebewegungen des Unterarms mit Hand, Auswärts- und Einwärtskantung der Füße

Anteversion/Retroversion: Vorheben und Rückführen des Arms und Beins

1.5 Gliederung des menschlichen Körpers

Die Abschnitte und Organe des Körpers können sowohl nach topographischen als auch nach funktionellen Gesichtspunkten unterteilt werden.

1.5.1 Topographische Gliederung

Truncus: Rumpf

Der Rumpf (Abb. 1-2) besteht aus *Columna vertebralis* (Brust-, Lenden- und Kreuzbeinabschnitt), die das Rückenmark *(Medulla spinalis)* umschließt, *Thorax* (Brustkorb, Brust), *Abdomen* (Bauch), *Pelvis* (Becken). Die Wand des Rumpfes umschließt die *Cavitas thoracis* (Brusthöhle), *Cavitas abdominalis* (Bauchhöhle) und die *Cavitas pelvis* (Beckenraum). Die Bauchhöhle reicht kranialwärts in den Thorax hinein und ist von der Brusthöhle durch eine gewölbte Muskelplatte, das *Diaphragma* (Zwerchfell), getrennt. Die Bauchhöhle geht frei ohne Trennung in die Beckenhöhle über. Die Körperhöhlen enthalten folgende Eingeweide *(Viscera):*

Cavitas thoracis: *Cor* (Herz), *Pulmones* (Lungen), *Trachea* (Luftröhre), *Oesophagus* (Speiseröhre), *Thymus* (Bries).

Cavitas abdominalis (mit dorsaler Wand): *Gaster* (Magen) mit *Pylorus* (Pförtner), *Intestinum tenue* (Dünndarm mit *Duodenum, Jejunum* und *Ileum*), *Intestinum crassum* (Dickdarm mit *Appendix vermiformis, Caecum, Colon ascendens, Colon transversum, Colon descendens* und *Colon sigmoideum*), *Hepar* (Leber), *Vesica biliaris* (Gallenblase), *Pancreas* (Bauchspeicheldrüse), *Splen* (Milz), *Ren* dexter et sinister (Nieren), *Glandulae suprarenales* (Nebennieren).

Cavitas pelvis: *Rectum* (Mastdarm), *Vesica urinaria* (Harnblase), *Organa genitalia interna* (innere Geschlechtsorgane).

Caput: Kopf

Das zugrunde liegende Skelett ist das *Cranium* (Schädel), das in das *Neurocranium* (Hirnschädel) und *Viscerocranium* (Eingeweideschädel: Mund-Nasen-Raum) unterteilt wird. Das *Encephalon* (Gehirn) liegt in der *Cavitas cranialis* (Schädelhöhle).

Collum: Hals

Der Hals umfasst den Halsabschnitt der *Columna vertebralis* (Wirbelsäule) und die Halsmuskulatur. Die Halseingeweide umfassen neben Leitungsbahnen den *Pharynx* (Rachen), den oberen Abschnitt des *Oesophagus* (Speiseröhre), *Larynx* (Kehlkopf), die obere *Trachea* (Luftröhre) und die *Glandula thyroidea* (Schilddrüse) mit *Glandulae parathyroideae* (Nebenschilddrüsen).

Membrum superius (dextrum et sinistrum): obere Extremität

Sie ist mit dem *Cingulum membri superioris* [(Schultergürtel, bestehend aus *Clavicula* (Schlüsselbein) und *Scapula* (Schulterblatt)] am Rumpf befestigt. Die *Pars libera membri superioris* (freie obere Extremität) wird in *Brachium* (Oberarm), *Cubitus* (Ellenbeuge), *Antebrachium* (Unterarm) und *Manus* (Hand) untergliedert.

Membrum inferius (dextrum et sinistrum): untere Extremität

Die *Pars libera membri inferioris* (freie untere Extremität) wird in *Femur* (Oberschenkel), *Genus* (Knie), *Crus* (Unterschenkel) und *Pes* (Fuß) untergliedert. Sie ist über das *Os coxae* (Hüftbein) mit dem Rumpf verbunden. Das rechte und linke Hüftbein bilden zugleich die Wand des Beckens und sind damit auch Bestandteil des Rumpfes.

Oberflächenregionen

Die Körperoberfläche wird in Regionen unterteilt (Abb. 1-3). Die auf diese Regionen projizierenden inneren Organe sind aus Abb. 1-2 zu ersehen.

1.5.2 Funktionelle Gliederung

Eine funktionelle Gliederung des Körpers erfolgt nach Organsystemen. Ein Organ setzt sich aus verschiedenen Geweben zusammen und besitzt eine für das jeweilige Organ typische Gestalt und eine oder mehrere spezifische Funktionen. Organe können zu übergreifenden Funktionssystemen zusammengefasst werden:

Skelett- und Muskelsystem
Systema skeletale et articulare
Systema musculare
Verdauungssystem: Systema digestorium
Atemsystem: Systema respiratorium
Harnsystem: Systema urinarium
Genitalsystem: Systema genitalia
Herz-Kreislauf-System: Systema cardiovasculare
Lymphatisches System: Systema lymphoideum
Endokrines System: Systema endocrinae
Nervensystem: Systema nervosum
Sinnesorgane: Organa sensuum
Haut, Hautanhangsgebilde: Integumentum commune

1.6 Körpermaße

1.6.1 Körperhöhe

Die mittlere Körperhöhe hat seit etwa Mitte des 19. Jahrhunderts kontinuierlich zugenommen, wahrscheinlich bedingt durch die verbesserten Lebens- und Ernährungsbedingungen. Die Wachstumsbeschleunigung (**Akzeleration**) ist auch mit einer Vorverlegung des Eintritts der Geschlechtsreife einhergegangen. Abb. 1-4 gibt eine Übersicht über die Körperhöhenwerte für die heute erwachsene Weltbevölkerung.

1.6.2 Körpergewicht

Der Körper des Erwachsenen besteht zu 65% (zwei Dritteln!) aus Wasser (Säuglinge 75%, Greise 55%). Der mittlere Wassergehalt aller Organe und Gewebe (außer Knochen und Fettgewebe) beträgt 70–80%, Knochen enthält etwa 20% Wasser, Fettgewebe nur 10%. Das Körpergewicht korreliert mit der Körpergröße. Das Normalgewicht wird nach der **BROCA-Formel** berechnet:

Normalgewicht (kg) = Körperlänge (cm) – 100

Für die Definition der Übergewichtigkeit wird der **Körpermassenindex** (engl.: body mass index, BMI) bestimmt:

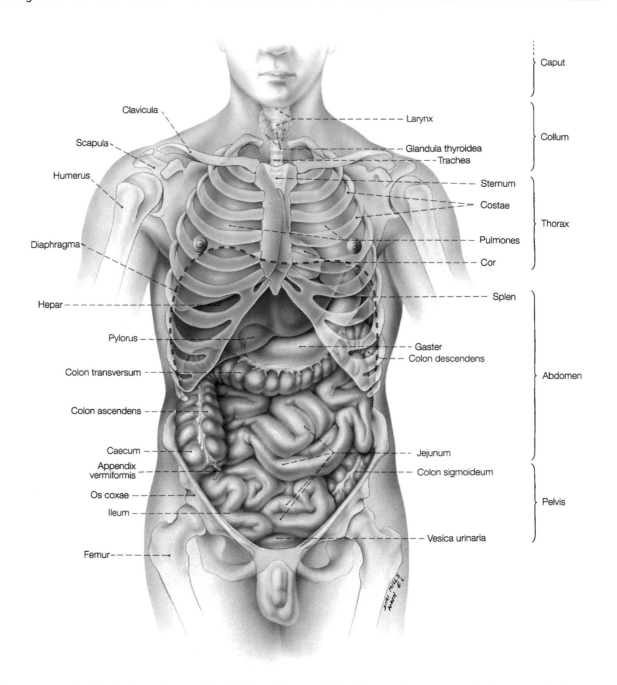

Abb. 1-2 Topographische Gliederung des Rumpfes mit Eingeweiden. Das Skelett der proximalen Extremitätenabschnitte ist auch eingezeichnet.

BMI = Körpergewicht (kg) : (Körperlänge in m)^2

Übergewicht: BMI >23 (Frauen), >24 (Männer)
Obesitas (Fettleibigkeit, Fettsucht): BMI >30
Untergewicht: BMI <18,5

Beispiel: Bei einem Körpergewicht von 70 kg und einer Körperhöhe von 1,70 m beträgt der BMI (70 : 1,7^2) = 24,2. Eine Frau wäre bereits übergewichtig, ein Mann annähernd noch normalgewichtig.

Der Anteil der verschiedenen Organe und Gewebe am Gesamtkörpergewicht beträgt bei einem standardisierten normalgewichtigen Menschen von 70 kg durchschnittlich:

Skelettmuskulatur	40%
Fett und Bindegewebe	25%
Knochen	15%
Brust-, Baucheingeweide	10%
Blut	7%
Nervensystem	3%

* Weitere Regionen im Gesichtsbereich sind: Regio infraorbitalis, zygomatica, buccalis, parotideomasseterica

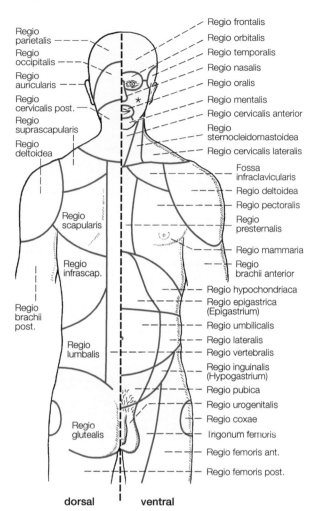

Abb. 1-3 **Die Regionen der Körperoberfläche.**

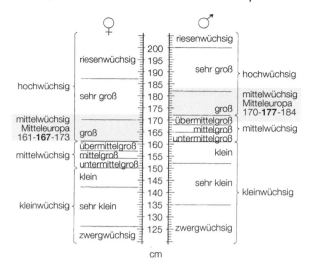

Abb. 1-4 **Einteilung der individuellen Körperhöhenwerte für die heute erwachsene Weltbevölkerung.** Die mittlere Körperhöhe der mitteleuropäischen Bevölkerung liegt um 10 cm über dem Mittelwert der Weltbevölkerung. Ein Abweichen von der mittleren Körperhöhe über 20 % wird als Riesenwuchs bzw. Zwergenwuchs bezeichnet.

ratio") über 0,85 liegt, spricht man vom androiden Typ (u. a. bei der Beurteilung von hormonellen Störungen von Bedeutung).

1.6.3 Körperoberfläche

Die Körperoberfläche ist als wichtigste Wärmeabgabefläche eine bedeutende Größe für den Energiehaushalt (Grundumsatz) des Organismus. Kenntnisse über die Körperoberfläche sind auch bei der Beurteilung des Schweregrades von Verbrennungen von praktisch-medizinischer Bedeutung. Die Körperoberfläche (in m²) wird nach DUBOIS berechnet:

$$0,0072 \times \text{Gewicht (in kg)}^{0,425} \times \text{Länge (in cm)}^{0,725}$$

Bei mittlerer Körpergröße von 177 cm (♂) bzw. 167 cm (♀) und einem Gewicht von 70 kg (♂) bzw. 60 kg (♀) beträgt die Körperoberfläche 1,85 m² (♂) bzw. 1,65 m² (♀). Als Faustregel kann man sich merken, dass je kg Körpergewicht (ausgehend von diesen Mittelwerten) etwa 100 cm² Oberfläche zu veranschlagen sind: Also bei einem 80 kg schweren ♂ von mittlerer Körpergröße etwa 1,95 m². Bei Neugeborenen beträgt die Körperoberfläche 0,2–0,25 m². Der Quotient aus Körperoberfläche und Körpergewicht (Volumen) ist bei Säuglingen etwa 2,5-mal und bei 7-Jährigen etwa 1,5-mal so groß wie bei Erwachsenen. Das erklärt die größere Auskühlungsgefahr und den höheren Grundumsatz (bezogen auf das Körpergewicht) bei Neugeborenen und Kleinkindern.

Neunerregel: Die Körperoberfläche verteilt sich auf die verschiedenen Regionen wie folgt:

Kopf	9 %
1 Arm	9 %
1 Bein	18 %
Rumpf, vorn	18 %
Rumpf, hinten	18 %

Das Skelett- und Muskelsystem (Bewegungsapparat) hat am Gesamtgewicht einen erheblichen Anteil. Personen mit einem kräftigen (schweren) Knochenbau (Bewegungsapparat) haben deshalb ein um 5–10 % größeres Normalgewicht als Personen mit mittelschwerem Knochenbau. Als Maß für die Schwere des Knochenbaus wird der transversale Durchmesser des distalen Humerus (Oberarmknochen) im Ellenbogenbereich herangezogen („Ellenbogenspanne", Epikondylenabstand). Bei durchschnittlicher Körpergröße (♂: 177 cm, ♀: 167 cm) und mittelschwerem Knochenbau beträgt die Ellenbogenspanne 7,0–7,6 cm (♂) bzw. 6,0–6,7 cm (♀).

Der **Fettanteil** am Körpergewicht ist bei Frauen aufgrund ihres dickeren Unterhautfettgewebes etwa 50 % größer als bei Männern. Bei der Frau wird das Fett vorwiegend in der Gluteal- und Femoralregion (Hüfte, Oberschenkel) eingelagert, beim Mann besonders in der Abdominalregion (Bauch). Androgene Hormone begünstigen den **androiden Fettverteilungstyp**, Östrogene den **gynoiden Fettverteilungstyp**. Wenn bei Frauen der Quotient aus Taillenumfang und Hüftumfang (WHR: „waist/hip

1.7 Körperbau und Gestalt

Der Körperbau und damit die Gestalt eines Menschen wird durch zahlreiche variable Größen beeinflusst (u.a. durch Geschlecht, Körpergröße, Gewicht sowie ethnische und Umweltfaktoren); sie müssen deshalb als individuelle Eigenschaften betrachtet werden.

1.7.1 Konstitution

Die Kombination verschiedener körperlicher und biologischer (physiologischer) Eigenschaften wird als Konstitution bezeichnet. Zwischen Konstitution, Neigung zu bestimmten Erkrankungen und bestimmten psychischen Konstellationen besteht eine gewisse Beziehung, sodass bei der ärztlichen Inspektion der Konstitutionstyp beachtet wird. Etwa 60% der Menschen in Mitteleuropa lassen sich einem bestimmten Konstitutionstypus (nach KRETSCHMER) zuordnen, die übrigen Individuen sind Mischformen:

1. **Leptosomer Typ:** Lang gewachsener, schlanker Körperbau, wenig Unterhautfettgewebe, schmales ovales Gesicht, häufig markantes Nasenprofil. Übergang einerseits zum Athletiker (Athletoleptosom) oder zum schwachen, unterentwickelten Körperbau (Astheniker).

2. **Athletischer Typ:** Breitschultrig, muskelstarker, meist mittelgroßer Typus mit breitem Brustkorb, kräftigem Körperbau, schmalem Becken.

3. **Pyknischer Typ:** Mittelgroß, gedrungener Körperbau mit relativ dünnen Gliedmaßen, großen Leibeshöhlen und starkem Fettansatz, besonders am Rumpf. Rundes Gesicht mit weichen Konturen, kurzer Hals; Männer häufig mit Glatze (Halbglatze).

1.7.2 Geschlechtsdimorphismus

Die gestaltlichen Unterschiede zwischen Mann und Frau (Geschlechtsdimorphismus) werden in primäre und sekundäre Geschlechtsmerkmale unterteilt.

Primäre Geschlechtsmerkmale: Hierzu werden zunächst die Keimdrüsen gezählt: Hoden (Testes), Eierstöcke (Ovarien). Die von den Keimdrüsen gebildeten Geschlechtshormone bewirken vorgeburtlich die Entwicklung der Organe des männlichen oder weiblichen Genitalsystems (u.a. Penis, Prostata, Vulva, Vagina, Uterus), die ebenfalls zu den primären Geschlechtsorganen gerechnet werden.

Sekundäre Geschlechtsmerkmale: Sie entstehen erst in der **Pubertät,** dem Zeitraum vom Erstauftreten der sekundären Geschlechtsmerkmale bis zur ersten Menstruationsblutung (Menarche) bzw. Spermatozoenreife. Die **Geschlechtsreife** tritt in Mitteleuropa bei Frauen zwischen 8 – 14 Jahren und bei Männern zwischen 12 – 17 Jahren ein. Die sekundären Geschlechtsmerkmale stehen nicht in unmittelbarem Zusammenhang mit der Fortpflanzung: Körperbehaarung (Schamhaare, Achselhaare – beim Mann häufig noch weitere Körperhaare, z.B. Brusthaare und Haarstreifen zwischen Schamhaaren und Bauchnabel), Brüste in Verbindung mit Brustdrüsen, Kehlkopfwachstum und Änderung der Stimmlage.

Literatur

Siehe Anhang Nr. 53, 76, 79, 85, 129, 159, 176, 196, 225, 231, 403.

2 Zellenlehre

2.1 Die Zelle als kleinste autonome Lebenseinheit des Organismus

Zellen (cellula, lat.: Kämmerchen, 1665 von ROBERT HOOK eingeführt) sind physikalisch-chemisch gesehen halb offene Systeme, die in ständigem Stoff- und Energieaustausch mit ihrer Umwelt stehen. Sie stellen die **kleinste lebende Funktionseinheit** des Organismus dar (SCHLEIDEN UND SCHWANN, 1838/39), mit einem eigenständigen, inneren chemischen Milieu, das gegenüber dem chemischen Milieu ihres Umfeldes konstant gehalten werden kann. Sie besitzen die **Grundeigenschaften des Lebens:** Höherer Grad der strukturellen und chemischen **Komplexität** als das Umgebungsmilieu, Fähigkeit zur Reaktion auf Änderungen des sie umgebenden Milieus (**Reizbarkeit**), Fähigkeit zu aktiven Formveränderungen und Gehalt von genetischen Informationen, die die **Vermehrung** (Reduplikation) und Bildung identischer Tochterzellen ermöglichen. Zellen sind die „eigentlichen Herde des Lebens und der Krankheit", „omnis cellula e cellula" (RUDOLF VIRCHOW, 1852).

Die Aufrechterhaltung eines eigenständigen zellulären Innenmilieus erfordert eine **Diffusionsbarriere** zwischen der Zelle und dem Umgebungsmilieu. Die Diffusionsbarriere wird durch eine semipermeable Membran bereitgestellt, die **Plasmamembran** (Abb. 2-1). Auch verschiedene intrazelluläre Strukturen sind von einer solchen semipermeablen Membran umgeben. Die Molekularstruktur der Membranen, die die Zelle umgeben und die viele intrazelluläre Kompartimente umhüllen, basiert auf speziellen Fettverbindungen, **polaren Lipiden,** die ähnlich wie ein dünner Ölfilm auf einer Wasseroberfläche eine wirksame Barriere für wasserlösliche Substanzen und Ionen bilden.

Dadurch wird die Voraussetzung für ein eigenständiges chemisches Innenmilieu der Zelle und für das Leben insgesamt geschaffen. In die Lipidschicht sind Membranproteine eingebaut, die u. a. Transportprozesse durch die Membran ermöglichen oder sie durch Verknüpfung mit einem Proteingerüst der Zellmembran (**Membranzytoskelett**) stabilisieren.

Die evolutionsbiologisch ältesten Lebewesen der Erde, die Bakterien, sind bereits von einer lipidhaltigen Zellmembran umgeben. Durch die gleichzeitige Entstehung von Transportproteinen, die Moleküle und Ionen durch die Membran kontrolliert hinein- und herausbefördern können, wurde es möglich, ein von den Schwankungen der Umwelt unabhängiges internes Zellmilieu zu schaffen. Die **Energieversorgung** für diese Transportprozesse und für die Synthese der Zellbausteine wurde in frühen Abschnitten der Evolution durch Reduktion anorganischer Substanzen gewonnen, z.B. durch die Reduktion von Schwefel zu Schwefelwasserstoff (Schwefel als Elektronenakzeptor). Erst nach „Erfindung" der **Photosynthese** (Chlorophyll) durch Blaualgen (**Cyanobakterien**) wurde **Sauerstoff** als Elektronenakzeptor produziert und allmählich die Sauerstoffatmosphäre der Erde aufgebaut.

Als starkes Oxidationsmittel ist Sauerstoff ein Zellgift. Deshalb halten die Zellen ihr internes Milieu in dem ursprünglichen anaeroben, sauerstoffarmen Zustand, in erster Linie durch Bereitstellung von reduzierten Verbindungen, wie **Glutathion** und **Vitamin C**. Die Tatsache, dass alle kernhaltigen Zellen (**Eukaryonten**) Sauerstoff zur Energieproduktion verwenden können, beruht auf dem ursprünglichen Zusammenleben (Symbiose) mit speziellen Bakterien, die in der Lage waren, Sauerstoff zur Oxidation und Energiegewinnung einzusetzen. Diese Bakterien, **Purpurbakterien**, sind während der Evolution in die Zelle eingedrungen (oder durch sie aufgenommen worden), haben dort ihre eigenständige Lebensfähigkeit weitgehend aufgegeben und werden als Mitochondrien bezeichnet.

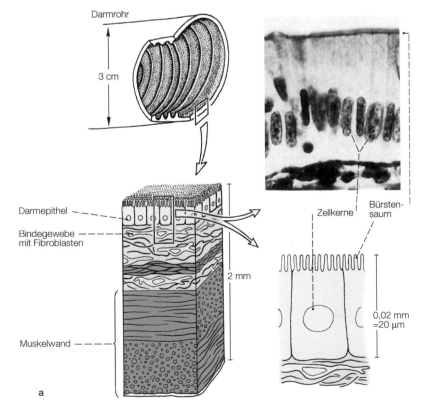

Abb. 2-1 Schematische Darstellung der wichtigsten Strukturelemente der Säugetierzelle. Am Beispiel des Darmepithels und eines Fibroblasten des subepithelialen Bindegewebes. **(a) Übersicht; (b) Schema der ultrastrukturellen Details.** Die Zellen sind gelb (Epithel, Fibroblasten) oder orange (Muskelzellen) getönt, die extrazellulären Komponenten des Bindegewebes (ECM = extrazelluläre Matrix) mit Basallamina und Kollagenfasern sind blau gefärbt. Das lichtmikroskopische Erscheinungsbild des Darmepithels mit seinem Mikrovillussaum (Bürstensaum) ist bei 800facher Vergrößerung in (a) gezeigt. Die Größenverhältnisse sind den Zahlenangaben zu entnehmen (ø = durchschnittlicher Durchmesser; 1 mm: 1000 µm; 1 µm: 1000 nm). Eine Seitenansicht des apikalen Drittels der lateralen Zellfläche ist zur Veranschaulichung der Interzellularkontakte oben rechts abgebildet. ZO: Zonula occludens; ZA: Zonula adherens mit Actinfilamenten; MA: Macula adherens mit Intermediärfilamenten (IF); PA: Punctum adherens mit Actinfilamenten; HD: Hemidesmosom.

Labels in figure: Darmrohr; 3 cm; Darmepithel; Bindegewebe mit Fibroblasten; Muskelwand; 2 mm; Zellkerne; Bürstensaum; 0,02 mm =20 µm; a

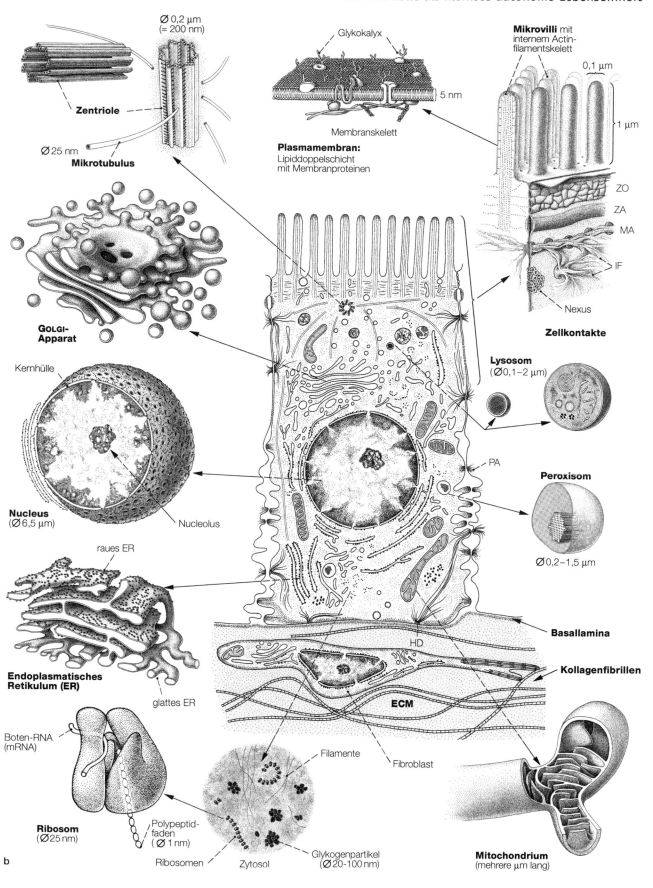

Ø 0,2 µm
(= 200 nm)

Zentriole

Ø 25 nm

Mikrotubulus

Glykokalyx

5 nm

Membranskelett

Plasmamembran:
Lipiddoppelschicht
mit Membranproteinen

Mikrovilli mit
internem Actin-
filamentskelett

0,1 µm

1 µm

ZO

ZA

MA

IF

Nexus

Zellkontakte

**GOLGI-
Apparat**

Kernhülle

Nucleus
(Ø 6,5 µm)

Nucleolus

raues ER

**Endoplasmatisches
Retikulum (ER)**

glattes ER

Boten-RNA
(mRNA)

Ribosom
(Ø 25 nm)

Polypeptid-
faden
(Ø 1 nm)

Ribosomen

Zytosol

Filamente

Fibroblast

Lysosom
(Ø 0,1–2 µm)

PA

Peroxisom

Ø 0,2–1,5 µm

Basallamina

HD

Kollagenfibrillen

ECM

Glykogenpartikel
(Ø 20-100 nm)

Mitochondrium
(mehrere µm lang)

b

Abb. 2-1

11

Ohne **Mitochondrien,** die noch einen eigenen, reduzierten genetischen Apparat besitzen, ist eine **oxidative Energiegewinnung** (aerobe Synthese des Energieträgers Adenosintriphosphat, **ATP**) nicht möglich. Die **anaerobe Energiegewinnung** ist in tierischen Zellen reduziert und kann nur noch geringfügig zur Energieproduktion beitragen. Mitochondrien zählen zu den **Organellen** der Zelle (Abb. 2-1). Dieser Begriff schließt alle von einer Membran umgebenen intrazellulären Strukturen ein und wird auch für einige komplexe Zellstrukturen verwendet, die nicht von einer Membran umgeben sind, wie Zentrosom und Zentriolen sowie die von Zentriolen auswachsenden Kinozilien.

Die übrigen Membransysteme der Zelle dienen in erster Linie der Synthese der Lipidmembranen und der in ihnen vorhandenen Transportproteine sowie der Produktion von Stoffen, die von den Zellen an ihre Umwelt abgegeben werden (**Sekretion**). Diese Stoffe (Membrankomponenten und Exportproteine) werden in einem schlauchförmigen Membransystem, dem **endoplasmatischen Retikulum** (endo-, gr.: innen; plasma, gr.: Gebilde = Grundsubstanz des Zellinhaltes; reticulum, lat.: Netz), synthetisiert, dem GOLGI-**Apparat** (benannt nach CAMILLO GOLGI, 1844–1926) zur weiteren Modifikation und Reifung zugeführt und anschließend von membranumgebenen Bläschen (**Transportvesikel**) zu anderen intrazellulären Membransystemen transportiert. Spezialisierte Transportvesikel, die vom GOLGI-Apparat zur Zellmembran wandern, mit ihr verschmelzen (**Exozytose**) und dadurch den Inhalt an den Extrazellulärraum abgeben, werden **Sekretvesikel (-granula)** genannt. **Lysosomen** (lysis, gr.: Auflösung; soma, gr.: Körper) sind membranumgebene Organellen, in denen zelleigene Komponenten oder von außen durch Membraneinstülpung aufgenommene Stoffe (**Endozytose**) in ihre Bestandteile zergliedert werden (Verdauungsorganell). Als **Peroxisomen** werden Organellen bezeichnet, die befähigt sind, langkettige Fettsäuren und Aminosäuren oxidativ abzubauen und außerdem das Zellgift Wasserstoffperoxid (H_2O_2) zu vernichten. Der **Zellkern** (1825 durch JAN EVANGELISTA VON PURKINJE entdeckt) enthält alle genetischen Informationen für die Synthese von Proteinen. Diese sind in der Sequenz der Desoxyribonukleinsäure (**DNA**) enthalten (1868 durch FRIEDRICH MIESCHER entdeckt), die auf 46 **Chromosomen** verteilt ist. Spezialisierte Territorien des Zellkerns sind die Kernkörperchen (Nucleoli).

Die Grundsubstanz der Zellen, das **Zytosol** (kytos, gr.: Zelle; sol: kolloidale Flüssigkeit), enthält **Ribosomen** (aus etwa 100 verschiedenen Proteinen zusammengesetztes Partikel), deren Untereinheiten im Nucleolus zusammengesetzt werden. An Ribosomen findet die Synthese von Proteinen („Eiweiß") aus Aminosäuren statt. Dazu werden Arbeitskopien der DNA (Boten-RNA, mRNA) im Zellkern hergestellt, die im Zytosol an die Ribosomen binden. Membranproteine und Sekretproteine werden an Ribosomen synthetisiert, die an das endoplasmatische Retikulum binden (**raues endoplasmatisches Retikulum**). Spezialisierte Strukturproteine des Zytosols können sich zu feinen Fäserchen (Filamenten) zusammenlagern (Polymerisation) und das **Zytoskelett** aufbauen, welches unter anderem für die mechanischen Eigenschaften und Leistungen der Zelle verantwortlich ist (mechanische Stabilität, aktive Formveränderungen, Fortbewegung, intrazelluläre Transportvorgänge etc.). Funktionell besonders vielseitig

sind die röhrenförmigen **Mikrotubuli,** die von einem Organisationszentrum, meistens im Bereich der **Zentriolen,** auswachsen und für gerichtete Transportvorgänge in der Zelle verantwortlich sind (u. a. für den Transport von Sekretvesikeln zur Plasmamembran), einschließlich der Separierung der Chromosomen während der **Zellteilung** (Mitose, Meiose).

Besondere **Oberflächenstrukturen** der Zellen dienen der Vergrößerung (**Mikrovilli:** fingerförmige Zellausstülpungen; **Microplicae:** faltenförmige Aufwerfungen; **Invaginationen:** Einfaltungen) oder können die Flüssigkeit in der Umgebung der Zelle in Bewegung setzen (**Kinozilien;** kinein, gr.: bewegen; cilium, lat.: Wimper). Über spezielle **Zellkontakte** der Zellmembran treten Zellen untereinander und mit ihrem Umfeld, der **extrazellulären Matrix** (ECM), in mechanischen Kontakt. Ebenso sind Zellen in der Lage, miteinander zu kommunizieren. Dies geschieht unter anderem über spezielle Verschmelzungszonen zwischen den Plasmamembranen benachbarter Zellen, **Nexus** (lat.: Verknüpfung). Die am weitesten verbreitete Kommunikation zwischen Zellen erfolgt jedoch durch besondere Botenstoffe (**Hormone, Transmitter),** die von Zellen in den Extrazellularraum abgegeben werden. Dort gelangen die Botenstoffe an **Rezeptoren** (spezifische Bindungsstellen) auf der Oberfläche von Zielzellen und lösen in diesen spezifische zelluläre Reaktionen aus, wie z. B. die Kontraktion von Muskeln, Erregung von Nervenzellen, die Sekretabgabe von Drüsen oder die Zellteilung.

Alle Zellen leiten sich von der befruchteten Eizelle (1827 durch KARL ERNST VON BAER entdeckt), der **Zygote,** ab. Im Laufe der Entwicklung des Individuums kommt es zu einer Spezialisierung, d. h. durch **Zelldifferenzierung** zu einer **Arbeitsteilung** und zur Ausbildung von Zellen, die an bestimmte Funktionen optimal angepasst sind.

2.2 Plasmamembran

2.2.1 Morphologie

Die Plasmamembran (*Plasmalemma*, Zellmembran) bildet eine kontinuierliche Grenzschicht, die das innere Milieu der Zelle von dem des Extrazellulärraumes trennt. Sie besteht im Wesentlichen aus einer Doppelschicht von Fettverbindungen, Lipiden (Abb. 2-2), mit eingebetteten Proteinen und stellt eine wirksame **Diffusionsbarriere** für wasserlösliche Moleküle dar. Sie nimmt dadurch eine Schlüsselstellung bei den Wechselwirkungen der Zelle mit ihrer Umwelt ein.

Die Dicke der Plasmamembran (Lipiddoppelschicht) liegt mit 4–5 nm weit unterhalb des optischen Auflösungsbereichs des konventionellen Lichtmikroskops (240 nm). Verschiedene histochemische Methoden zum Nachweis von Komponenten der Plasmamembran erlauben eine indirekte lichtmikroskopische Darstellung.

Im elektronenmikroskopischen Schnittbild tritt die Plasmamembran als **Doppellamelle** in Erscheinung (Abb. 2-10): Zwei parallel zueinander verlaufende, kontrastreiche 2–3 nm breite Lamellen werden von einer kontrastarmen 2–3 nm breiten Zone getrennt. Diese trilaminäre Struktur (dunkel-hell-dunkel) ist das elektronenmikroskopische Äquivalent der Lipiddoppelschicht, die auch als **Einheitsmembran** bezeichnet wird. Die innere und äußere kontrastreiche Lamelle tritt besonders deutlich nach Imprägnation der Zellen mit Metalloxiden (OsO$_4$, KMnO$_4$) hervor. Die Metalloxide binden nicht nur an die Doppelbindungen der ungesättigten Fettsäuren und hydrophilen Kopfgruppen der Lipide, sondern auch an die Membranproteine. Die elektronenmikroskopisch ermittelte Dicke der chemisch fixierten, metallimprägnierten Plasmamembran ist mit 6–10 nm (im Mittel 7,5 nm) größer als die mit physikochemischen Methoden ermittelte reale Dicke von 4–5 nm.

Wichtige Einblicke in die Membranstruktur wurden durch die **Gefrierbruchtechnik** erhalten (Abb. 2-3): Gewebestücke werden unter Vermeidung von Eiskristallbildung in flüssigem Stickstoff oder Helium rasch tiefgefroren. Die gefrorenen Gewebestücke werden dann unter Vakuum an einer Messerschneide gespalten, wobei ein Stück des Gewebes absplittert. Die Bruchfläche wird unter einem schrägen Winkel mit einer hauchdünnen Kohle- und Platinschicht bedampft. Nach Auftauen und Ablösen des Gewebes bleiben die Platin-Kohlehäutchen (Masken) der bedampften Bruchflächen zurück und können anschließend im Elektronenmikroskop betrachtet werden. Liegt eine Bruchfläche in der Ebene der Plasmamembran (oder Organellenmembran), dann verläuft der Bruchspalt bevorzugt genau in der Mitte der Lipiddoppelschicht und spaltet diese in ein **externes Blatt (E-Seite)** und ein inneres, **plasmatisches Blatt (P-Seite)**. Charakteristisch für die Plasmamembran und alle anderen Einheitsmembranen ist das Auftreten zahlreicher 5–10 nm großer **intramembranärer Partikel**. Diese Partikel entsprechen größtenteils Membranproteinen bzw. Komplexen von Membranproteinen, die die Lipiddoppelschicht vollständig durchqueren (integrale Proteine). In der Regel ist der weitaus überwiegende Teil der integralen Membranproteine beim Auseinanderbrechen der Membran auf der P-Seite zu finden, wahrscheinlich weil die in das Zytoplasma reichenden Teile dieser Proteine dort fester verankert sind und deshalb auf der P-Seite beim Auseinanderbrechen der Membran haften bleiben.

Um die äußere und innere Oberfläche der Membran zu betrachten (E-Oberfläche, P-Oberfläche) oder um die Membranpartikel deutlicher hervortreten zu lassen, kann man den anhaftenden Eisfilm teilweise im Vakuum verdampfen lassen (als Gefrierätzung bezeichnet). Die äußere Oberfläche erscheint zumeist wenig strukturiert (Filz von Zuckerketten = **Glykokalyx**). Dagegen weist die innere, dem Zytoplasma zugewandte Seite häufig Partikel und filamentäre Strukturen auf, die zum großen Teil Elemente eines filamentären Netzwerkes darstellen, das als **Membranskelett** bezeichnet wird (Abb. 2-39 u. 40).

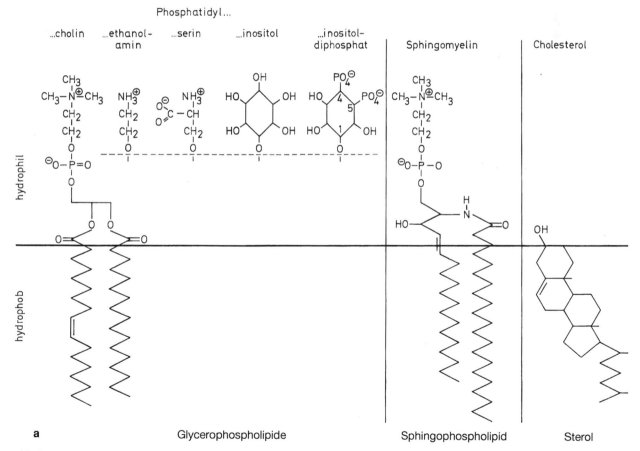

Abb. 2-2 Die wichtigsten in der Plasmamembran vorkommenden Lipidmoleküle. (a) **Phospholipide** besitzen in ihrer hydrophilen Kopfgruppe eine Phosphatgruppe (einfach negativ geladen), mit der die beiden Aminoalkohole Cholin und Ethanolamin, die Aminosäure Serin oder der neutrale sechswertige zyklische Alkohol Inositol verestert sind. Weiterhin besitzen die Phospholipide zwei Kohlenwasserstoffketten (Fettsäuregruppen) mit einer Kettenlänge von hauptsächlich 16–20 C-Atomen. Eine der beiden Fettsäureketten trägt zumeist eine oder mehrere Doppelbindungen (ungesättigte Fettsäuren), die zu einer Abwinkelung der Ketten führen. **Glycerophospholipide** besitzen als Grundgerüst ein Glycerolmolekül, das mit zwei Fettsäuren und einer Phosphatgruppe verestert ist. **Sphingophospholipide** besitzen ebenfalls zwei Kohlenwasserstoffketten und ein Grundgerüst, das sich aus der Aminosäure Serin ableitet. Das dominierende Sphingophospholipid ist Sphingomyelin. **Cholesterol** zählt zur Klasse der Steroide mit einer polaren Hydroxyl-Kopfgruppe.
(b) Siehe folgende Seite. ▷

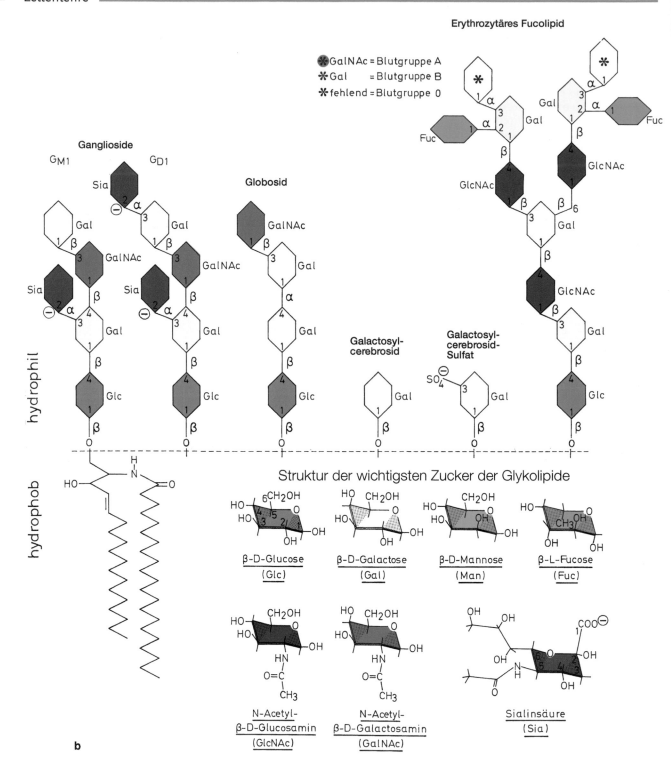

Abb. 2-2 b

(b) **Glykolipide** sind überwiegend Sphingolipide, bei denen die gesamte hydrophile Kopfgruppe durch eine Zuckerkette (verzweigt oder unverzweigt) besetzt ist, die meistens aus 1–14 Zuckermolekülen besteht. Quantitativ am bedeutendsten sind **Glykosphingolipide**. Glykosphingolipide, die Sialinsäuregruppen (N-Acetylneuraminsäure) an einer zentralen Zuckerkette (meistens aus 1–5 Zucker bestehend) tragen, werden als **Ganglioside** bezeichnet. **Cerebroside** besitzen zumeist ein bis zwei und **Globoside** vier neutrale Zucker als Kopfgruppe. Bei **Sulfatiden** enthalten einzelne Zucker der Zuckerkette Sulfatgruppen. Manche Glykolipide enthalten Blutgruppensequenzen (die endständigen drei Zuckergruppen determinieren die ABO-Blutgruppe).

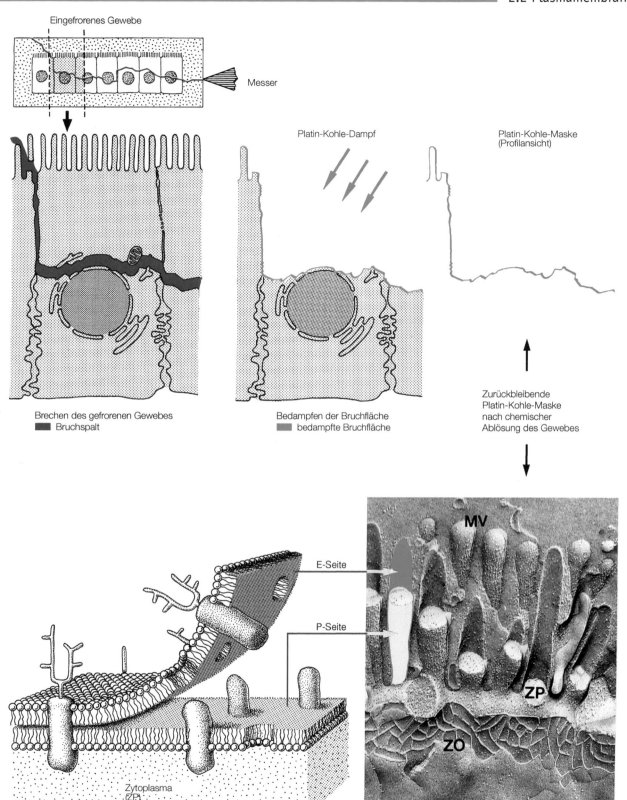

Schematische Darstellung des Bruchverlaufes durch die Lipiddoppelschicht. Das externe Blatt (E-Seite) enthält weniger Proteinpartikel als das zytoplasmatische Blatt (P-Seite)

Elektronenmikroskopische Betrachtung der Platin-Kohle-Maske eines Gefrierbruches durch das Darmepithel der Ratte. Obere Hälfte: Mikrovilli (MV). Untere Hälfte: Laterale Membran mit Zonula occludens (ZO). Vergr.: 40000fach. Das Zytoplasma (ZP) in den quergebrochenen Mikrovilli erscheint wenig strukturiert

Abb. 2-3 Gefrierbruchtechnik zur strukturellen Untersuchung der zellulären Membransysteme.

2.2.2 Molekularbau

Lipide der Plasmamembran

Die Membranlipide sind in Gemischen apolarer (hydrophober) organischer Flüssigkeiten löslich und können deshalb durch solche Lösungsmittel, wie zum Beispiel durch Chloroform-Methanol, aus Zellhomogenaten oder isolierten Membranen extrahiert werden. Die meisten Membranlipide sind polare Lipide. Diese besitzen eine hydrophile (polare, wasserlösliche) Kopfgruppe und zwei hydrophobe (wasserabstoßende) Kohlenwasserstoffketten. Die quantitativ bedeutendsten Lipide der Plasmamembran sind die **Phospholipide, Glykolipide** und das **Cholesterol** (Abb. 2-2). Wenn polare Lipide (u. a. Phospholipide) in eine wässrige Lösung gebracht werden, bilden sie spontan lamelläre Aggregate (Abb. 2-4).

Asymmetrie der Lipiddoppelschicht

Die verschiedenen Typen von polaren Membranlipiden sind nicht gleichmäßig auf die innere und äußere Lipidlamelle verteilt (Abb. 2-5). Die Glykolipide sind fast ausschließlich auf die äußere Lipidlamelle beschränkt. Phosphatidylcholin (Lecithin) ist in der äußeren Membranlamelle wesentlich häufiger als in der inneren. Dagegen sind Phosphatidylethanolamin und -serin auf das innere Blatt beschränkt. Phosphatidylserin scheint ein wichtiger Bindungsort für Kalziumionen an der zytosolischen Seite der Plasmamembran zu sein.

Zelltyp- und Zellregion-spezifische Unterschiede im Lipidmuster

Es bestehen erhebliche Unterschiede in der Lipidzusammensetzung der Plasmamembran von verschiedenen Zellen. Die funktionelle Bedeutung dieser Unterschiede ist noch wenig geklärt. Beispielsweise ist das Glykolipid **Galactosylcerebrosid** (Abb. 2-2) das Hauptglykolipid des **Nervensystems** (20% der Gesamtlipide) und fehlt weitgehend außerhalb des Nervensystems. Es scheint für den Aufbau der Markscheiden (Myelin) von Nervenfasern wichtig zu sein (Kap. 3.8.2), die aus der Plasmamembran von Gliazellen hervorgehen.

In Zylinderepithelzellen, wie zum Beispiel dem Darmepithel, sind die **Glykolipide** auf die apikale (dem Darmlumen zugewandte) Oberfläche beschränkt. Über 80% der Lipide der äußeren Lamelle der apikalen Plasmamembran sind Glykolipide. Die *Zonulae occludentes* verhindern ein Übertreten (laterale Diffusion) der Glykolipide in die Plasmamembran der basolateralen Zelloberfläche.

Die Verteilung von **Cholesterol** in der Plasmamembran kann durch das Antibiotikum **Filipin** morphologisch analysiert werden. Filipin bildet Komplexe mit Cholesterol, die mit der Gefrierbruchtechnik als 15–25 nm große, erhabene Partikel oder Einsenkungen der Membran identifiziert werden können.

Fluidität der Lipiddoppelschicht

Die Plasmamembran ist ein **flexibler Lipidfilm,** der sich den Formveränderungen der Zelle anpasst und dynamische Prozesse wie Fusion oder Abschnürung von Membranvesikeln (Exo- und Endozytose) erlaubt. Diese Funktionen erfordern eine hohe Eigenbeweglichkeit der Lipidmoleküle (Fluidität, laterale Mobilität). Diese Fluidität ist unter physiologischen Bedingungen gewährleistet.

Der **laterale Diffusionskoeffizient** von Lipidmolekülen beträgt bei 37 °C bis zu 1 µm²/sec (10^{-8}–10^{-9} cm²/sec), was bedeutet, dass sich die Lipidmoleküle in einer Sekunde durchschnittlich über eine Fläche von bis zu 1 µm² ausbreiten können. Diese Fluidität der Membranlipide wird mit den **Fließeigenschaften von Speiseöl** verglichen. Sie wird auf zwei Weisen erreicht:

1. Durch **Doppelbindungen** in den Fettsäureketten, die eine Abknickung der Ketten bewirken und die starre kristalline Ordnung des Lipidfilms stören.

2. Durch den Gehalt der Membran an **Cholesterol,** das mit seinem sperrigen Ringsystem die regelmäßige Ordnung des Phospholipid-/Glykolipidfilms stört. Ein sehr hoher Cholesterolgehalt (> 50%) reduziert dagegen die Fluidität.

Der Phasenübergang vom rigiden Gelzustand der Lipiddoppel-

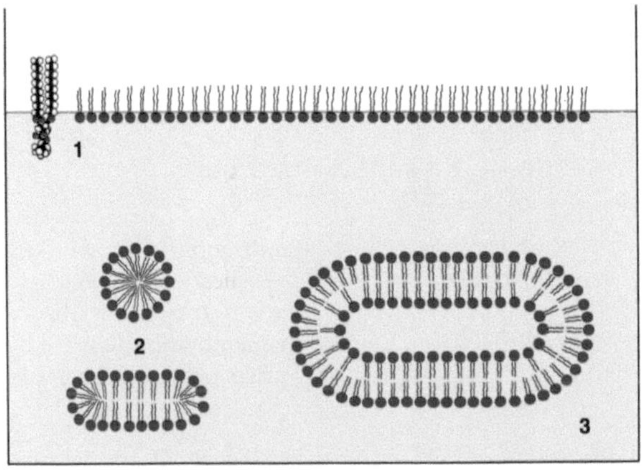

Abb. 2-4 Orientierung von Phospholipidmolekülen in Wasser oder an einer Wasser-Luft-Grenzschicht.

1. An einer Wasseroberfläche sind die polaren Köpfchen der Lipide (rot) zum Wasser, die apolaren Fettsäureketten (blau) zur Luft orientiert.
2. Oberhalb einer kritischen Konzentration bilden die Phospholipide Micellen (kritische Micellarkonzentration).
3. In den Liposomen bildet eine Phospholipid-Doppelschicht (Bilayer) ein vollständig geschlossenes Vesikel. Liposomen entstehen, wenn man Phospholipid-Micellen mit Ultraschall beschallt.

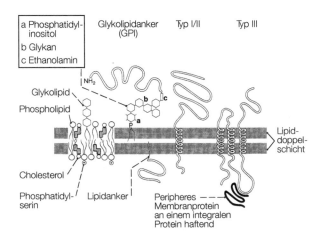

Abb. 2-5 Strukturelle Komponenten der Plasmamembran. Die integralen Membranproteine können auf drei verschiedene Weisen in der Lipiddoppelschicht verankert sein. Periphere Membranproteine haften zumeist an integralen Proteinen. Die asymmetrische Verteilung der Membranlipide ist ebenfalls dargestellt (u. a. Glykolipide außen, Phosphatidylserin innen).

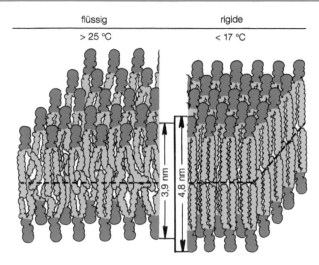

Abb. 2-6 Die Anordnung der polaren Lipide in Doppelschichten ist temperaturabhängig. Für die Erfüllung der physiologischen Aufgaben der Membranen ist die flüssige Phase erforderlich. In der flüssigen Phase ist die Lipiddoppelschicht dünner, die Lipidmoleküle stehen weiter auseinander. In der rigiden, lamellären Phase ist die Lipiddoppelschicht dicker, die Lipidmoleküle stehen enger zusammen.

schicht in den flüssig-kristallinen Zustand liegt bei 17–25 °C (Abb. 2-6). Es ist für verschiedene Tierspezies gezeigt worden, dass bei einer langfristigen Abkühlung der Umgebungstemperatur der Gehalt an Doppelbindungen in Fettsäuren zunimmt. Dadurch wird die Fluidität der Einheitsmembran bei niedrigeren Temperaturen gewährleistet. Der hohe Cholesterolgehalt in der Plasmamembran des Darmepithels scheint einer übermäßigen Fluidisierung durch die Fettsäuren entgegenzuwirken, die bei der Resorption vorübergehend in die Lipiddoppelschicht integriert werden.

2.2.3 Elektrisches Membranpotenzial

Die Lipiddoppelschicht stellt eine wirksame Diffusionsbarriere für hydrophile Moleküle und Ionen dar (Abb. 2-7). Durch die Wirkung von Membranpumpen, besonders der **Na⁺-K⁺-ATPase** (s. unten), wird ein **Ionenungleichgewicht** zwischen Zellinnerem und Extrazellularraum aufgebaut. Die extrazelluläre Konzentration von Na⁺ und Cl⁻ ist jeweils etwa 20- bis 30fach höher als im Zellinneren. Dagegen ist K⁺ innen 30fach höher konzentriert als außen. Na⁺- und Cl⁻-Ionen trachten also danach, in die Zelle einzuströmen, K⁺-Ionen dagegen auszuströmen. Durch die Existenz von Kalium-Kanälen in der Plasmamembran (s. unten), von denen einige geöffnet sind, strömt ein Teil der K⁺-Ionen durch die Kanäle wieder nach außen. Da Anionen und Proteine mit ihren negativen Ladungen nicht folgen können, entsteht über der Plasmamembran eine elektrische **Potenzialdifferenz** (innen negativ, außen positiv). Diese Potenzialdifferenz (innen gegen außen gemessen) variiert zwischen −20 mV bis −120 mV. Wenn Na⁺-Kanäle aufgrund bestimmter Signale geöffnet werden, können die positiv geladenen Na⁺-Ionen ihrem Gradienten folgend von außen in das negativ geladene, Na⁺-arme Zellinnere einströmen, was eine Reduktion bis Umkehr (**Depolarisation**) der Potenzialdifferenz zur Folge hat. Die Öffnung von K⁺-Kanälen führt dagegen zum Ausstrom von K⁺ und bewirkt dadurch eine Verminderung der positiven Ladungen im Zellinneren.

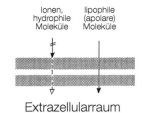

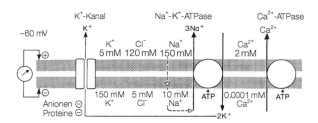

Abb. 2-7 Die Lipiddoppelschicht bildet eine wirksame Diffusionsbarriere für Ionen und hydrophile Moleküle. Lipophile Moleküle (u. a. Steroidhormone) können leichter die Membran durchqueren. Die Na⁺-K⁺-ATPase der Plasmamembran baut einen Ionengradienten zwischen Extra- und Intrazellularraum auf. K⁺-Ionen fließen über K⁺-Kanäle vom Intrazellularraum in den Extrazellularraum zurück. Anionen (besonders Proteine) können nicht folgen. Dadurch entsteht das Ruhemembranpotenzial. Die intrazelluläre Ca²⁺-Konzentration wird durch die Ca²⁺-ATPase (Pumpe) innen 1000- bis 10000fach geringer als außen gehalten.

Eine **Hyperpolarisation** (weitere Erhöhung der Potenzialdifferenz) ist die Folge. Eine Hyperpolarisation kann auch durch Öffnung von Cl⁻-Kanälen zustande kommen. Die Cl⁻-Ionen strömen dann ihrem Gradienten folgend in die Zelle ein und erhöhen dadurch die interne negative Ladung. Das trifft insbesondere für Nerven- und Muskelzellen zu.

2.2.4 Membranproteine

Strukturelle Klassifizierung der Membranproteine

Der Gewichtsanteil der Membranproteine am Gesamtgewicht der Plasmamembran variiert zwischen 20% (Myelinmembran der Nervenfasern) und 60% (Erythrozytenmembran). Zwei Typen von Membranproteinen können unterschieden werden, integrale und periphere Membranproteine.

1. Integrale Membranproteine durchqueren die Lipiddoppelschicht einfach (Typ I und II) oder mehrfach (Typ III) oder sind durch kovalente Verknüpfung mit Lipiden in ihr verankert. Bei den Typ-I-Proteinen ist der C-Terminus auf der zytoplasmatischen Seite und bei den Typ-II-Proteinen auf der externen Seite der Plasmamembran gelegen. Die transmembranären Proteinabschnitte setzen sich überwiegend aus hydrophoben Aminosäuren zusammen, die zumeist in Schraubenkonformation (α-Helix) angeordnet sind (Abb. 2-5). Alle Ionenkanäle und die meisten Rezeptorproteine sind transmembranäre Membranproteine.

Die **Lipidankerproteine** können im äußeren oder inneren Blatt der Plasmamembran verankert sein. Die Verankerung im äußeren

Blatt der Plasmamembran findet zumeist durch eine kovalente Bindung des C-Terminus der Proteine an das Membranlipid Phosphatidylinositol statt. Zwischen der Inositolgruppe des Lipids und dem Protein sind eine kurze Zuckerkette (Glykan) und Phosphoethanolamin eingeschaltet Glycosylphosphatidylinositol (**GPI**)**-Anker.** Beispiele sind die in der Histochemie häufig untersuchten Proteine alkalische Phosphatase, 5′-Nucleotidase und die membranständige Acetylcholinesterase. In Epithelzellen werden GPI-Anker-Proteine zumeist apikal gefunden, in Nervenzellen im Axon. Eine Membranverankerung von Proteinen am inneren Blatt der Plasmamembran kann durch die kovalente Verknüpfung von Aminosäuren der Proteine mit Fettsäuren (**Fettsäureanker**) oder mit Lipidvorstufen der Cholesterolsynthese (**Prenylanker:** u. a. Farnesyl, Geranyl) erfolgen (Beispiele: GTP-bindende Proteine, Kap. 2.2.8).

2. Periphere Membranproteine sind an der inneren oder äußeren Membranoberfläche adsorbiert (nicht kovalent gebunden). Sie können unter bestimmten Bedingungen ohne Zerstörung der Lipiddoppelschicht extrahiert werden. Beispiele von internen peripheren Membranproteinen sind die Proteine des Membranskeletts, während Verbindungsproteine zur extrazellulären Matrix, wie das Fibronectin oder einige Proteoglykane, zu den externen peripheren Membranproteinen zählen.

Funktionelle Klassifizierung der Membranproteine

Im vergangenen Jahrzehnt sind zahlreiche Membranproteine der Plasmamembran von Säugetierzellen isoliert, sequenziert und teilweise funktionell aufgeklärt worden.

Die Proteine lassen sich grob in acht funktionelle Gruppen unterteilen:

1. Strukturproteine. Als Beispiel für ein integrales Membranprotein mit überwiegend struktureller Aufgabe können die Glykophorine A, B und C der Erythrozytenmembran genannt werden (Abb. 2-8). Der extrazelluläre Teil der Proteine trägt mit zahlreichen Sialinsäure enthaltenden Zuckerseitenketten wesentlich zur Bildung der Glykokalyx mit ihrer negativen Oberflächenladung bei. Der interne (zytoplasmatische) Teil der Proteine ist ein wichtiger Membranverankerungspunkt für eine Filamentmatte (Membranzytoskelett), die der Innenseite der Plasmamembran anhaftet.

2. Ektoenzyme. Alle Zellen besitzen membrangebundene Enzyme, die verschiedene biochemische Reaktionen auf der Zelloberfläche katalysieren. Sie heißen deshalb Ektoenzyme. Beispiele sind die alkalische Phosphatase, 5′-Nucleotidase, Peptidasen, Disaccharidasen, Transferasen. Die luminale Plasmamembran von Darm- und Nierenepithelien sowie Gefäßendothelzellen ist besonders reich an Ektoenzymen. Die Reaktionsprodukte (abgespaltene Zucker, Aminosäuren, Adenosin) können von den Zellen über spezifische Transportsysteme aufgenommen werden, andere, besser lipidlösliche Spaltprodukte (Fettsäuren, Glycerol) können direkt durch die Plasmamembran diffundieren.

3. Endozytoserezeptoren. Große Moleküle (Makromoleküle) wie Proteine und Proteinkomplexe können nur über

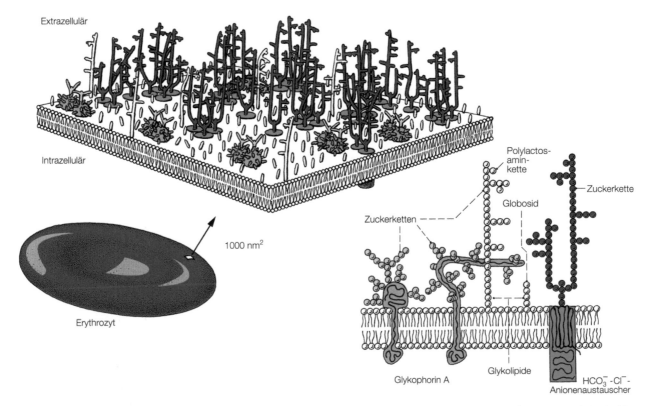

Abb. 2-8   Rekonstruktion der Glykokalyx der Membran der roten Blutkörperchen (Erythrozyten). Ein 1000 nm² großer Ausschnitt ist hier dreidimensional dargestellt. Die wichtigsten Zuckerketten-tragenden Moleküle sind unten rechts abgebildet. Das Glykophorin A liegt wahrscheinlich in der elongierten Form vor, wodurch die Glykokalyx noch dichter werden würde. Das Hauptglykolipid der Erythrozyten ist das Globosid (vgl. Abb. 2-2).

den Weg der Endozytose in die Zelle aufgenommen werden (Kap. 2.8). Es gibt verschiedene integrale Rezeptorproteine in der Plasmamembran, die spezifisch bestimmte extrazelluläre Makromoleküle an der Zelloberfläche binden. Anschließend werden die Makromolekül-Rezeptorkomplexe in Einsenkungen (Invaginationen) der Plasmamembran verlagert, die dann abgeschnürt und in die Zelle aufgenommen werden (Stoffaufnahme durch Endozytose).

Vertreter solcher Endozytoserezeptoren sind Rezeptoren für Lipoproteinkomplexe (zum Beispiel der Low-density-Lipoprotein-[LDL]-Rezeptor), der Rezeptor für das Eisentransportprotein Transferrin (Transferrin-Rezeptor) und ein Rezeptor der Leberzellen für defekte Serumproteine, die Sialinsäuregruppen verloren haben (Asialoglykoprotein-Rezeptor).

4. Kanäle, Transporter, Pumpen. Eine große Zahl von integralen Membranproteinen ist für die Aufrechterhaltung und Änderungen des intrazellulären Ionenmilieus verantwortlich. Diese Aufgabe wird durch tunnelförmige Einzelproteine oder Proteinkomplexe (aus mehreren Proteinen bestehend) erfüllt, die Ionen und kleine hydrophile Moleküle durch die Membran schleusen (pro Zelle 10^4–10^6 Kanäle/Transporter). Man kann drei Typen unterscheiden:

(a) Kanäle. Diese erlauben eine ungehinderte Diffusion von Molekülen und Ionen durch die Membran (u. a. für K^+, Na^+, Ca^{2+}, Cl^-, H_2O). Die Menge der pro Zeiteinheit durch einen Kanal durchgeschleusten Ionen (bis 10^7 pro Sekunde) hängt innerhalb der physiologisch auftretenden Ionenkonzentrationen hauptsächlich vom Membranpotenzial und von dem Konzentrationsgefälle der Ionen ab. Die meisten Kanäle sind reguliert. Sie werden aufgrund bestimmter Signale geöffnet und wieder geschlossen (Weiteres s. unten).

Viele Kanäle (Transporter und Pumpen) werden in intrazellulären Membranbläschen (Vesikel) gespeichert und bei Bedarf in die Plasmamembran eingebaut. So können sie für den Transport nach Bedarf zur Verfügung gestellt werden (Regulation durch Membraneinbau). Dies trifft u. a. für bestimmte Wasserkanäle (Aquaporine) der Niere, Glucosetransporter des Skelettmuskels (Regulation durch Insulin) und die „Magensäurepumpe" der Magendrüsen (H^+-K^+-ATPase) zu (Näheres s. dort).

(b) Transporter. Die Passage durch Transportproteine erfordert ständige Konformationsänderungen der Transporter, sodass die pro Zeiteinheit transportierte Menge an Molekülen limitiert (sättigbar) ist. Die Ionentransporter sind häufig „Austauscher" oder „Cotransporter", die ein Ion mit hoher extrazellulärer Konzentration entlang ihres Konzentrationsgefälles in die Zelle einströmen lassen und dabei entweder ein weiteres Molekül (Ion, Glucose, Aminosäure) in die Zelle „mitreißen" (**Cotransport**) oder austreten lassen (**Austausch**).

Klassische Beispiele sind der Bikarbonat-Chlorid-Austauscher der Erythrozytenmembran (Bande-3-Protein), der Na^+-H^+-Austauscher der luminalen Membran von Darm und Niere oder der Cotransporter für K^+, Na^+ und Cl^-, der die Resorption dieser Ionen in der Niere ermöglicht.

Die Aufnahme von Glucose, Aminosäuren und vielen anderen kleinen organischen Molekülen in Zellen erfolgt entweder durch Na^+-Cotransportsysteme (Kap. 4.1) oder durch Ionen(Na^+)-unabhängige Transporter. Die Na^+-Cotransporter sind sekundär aktiv, weil sie nur transportieren können, wenn die intrazelluläre Na^+-Konzentration durch die Natriumpumpe (Na^+-K^+-ATPase, s. u.) ständig niedrig gehalten wird (primär aktiver Auswärts-

transport von Na^+). Bei Ionen-unabhängigen Transportern hängt der Einstrom der zu transportierenden Moleküle vom Konzentrationsgefälle ab, d. h., er erfolgt von außen nach innen nur, wenn intrazellulär die Konzentration des jeweiligen Moleküls (z. B. Glucose) niedriger ist als extrazellulär. Im umgekehrten Fall fließen die Moleküle von innen nach außen. Besonders große Mengen an Na^+-unabhängigen Glucosetransportern kommen in der Plasmamembran der Leberepithelzellen (Glut2) und in den Kapillarendothelzellen des Gehirns (Glut1) vor.

(c) Pumpen. Pumpen können unter Energieverbrauch Ionen aktiv gegen ihr Konzentrationsgefälle durch die Membran befördern. Die Transportenergie wird durch Spaltung von ATP gewonnen, weshalb Pumpen auch als Membran-ATPasen (ATP-spaltende Enzyme) bezeichnet werden. Die bekannteste Ionenpumpe ist die **Na^+-K^+-ATPase,** die Na^+ aus der Zelle heraus- und K^+ in die Zelle hineintransportiert (Abb. 2-7). Eine **H^+-K^+-ATPase** in den Parietalzellen der Magendrüsen pumpt Wasserstoffionen im Austausch gegen K^+-Ionen in den Magensaft (Magensäurepumpe). Verschiedene Formen von **Ca^{2+}-Pumpen** entfernen Ca^{2+} aus dem Zytosol (Abb. 2-7).

Die Wirkung von **Digitalisglykosiden** am Herzen beruht auf einer partiellen Hemmung der Na^+-K^+-ATPase. Dadurch steigt die zelluläre Na^+-Konzentration an. Na^+ wird dann vermehrt über einen Na^+-Ca^{2+}-Austauscher der Plasmamembran aus der Zelle entfernt. Die dadurch erhöhte intrazelluläre Ca^{2+}-Konzentration führt zu einer verstärkten (verbesserten) Herzkontraktion. Beim **Magengeschwür** kann die H^+-K^+-ATPase der Magendrüsen medikamentös gehemmt und dadurch die Säureproduktion gedrosselt werden.

5. Hormonrezeptoren. Die meisten Hormone sind Proteine, Peptide oder hydrophile Aminosäurederivate, die die Plasmamembran nicht passieren können. Sie werden auf der Zelloberfläche von integralen Membranproteinen gebunden (membranständige Hormonrezeptoren) und lösen dadurch die Freisetzung intrazellulärer Botenmoleküle aus (Kap. 2.2.8). Nach Bindung des Hormons kann der Komplex aus Rezeptor und Hormon entweder in der Plasmamembran verbleiben oder endozytiert werden, wie oben für Endozytoserezeptoren beschrieben.

Die Endozytose dieser Rezeptoren ist teilweise Voraussetzung für die Hormonwirkung. Gleichzeitig verschwinden die Rezeptoren dadurch von der Zelloberfläche, sodass die Zelle unempfindlicher gegenüber weiteren Hormoneinflüssen wird. Schließlich können Rezeptoren wieder regeneriert werden, indem die Liganden in den Endozytosevesikeln abdissoziieren (Kap. 2.8.3).

6. Neurotransmitterrezeptoren. Die von Nervenendigungen freigesetzten Überträgerstoffe (Neurotransmitter) binden an Rezeptoren der Zielzellen (u. a. Nervenzellen, Muskelfasern). Die Transmitterrezeptoren können in **Kanalrezeptoren** (ionotrope Rezeptoren) und **Nichtkanalrezeptoren** (metabotrope Rezeptoren) unterteilt werden.

Kanalrezeptoren: Der Acetylcholinrezeptor der Skelettmuskelmembran (nikotinerger Rezeptor) ist ein Na^+-Kanal, der sich nach Bindung von zwei Acetylcholinmolekülen öffnet und Na^+-Ionen in die Zelle einströmen lässt. Dadurch entsteht ein lokaler elektrischer Strom, der seinerseits eine zweite Population von Kanälen öffnet, die spannungsabhängigen Na^+- und Ca^{2+}-Kanäle. Die einströmenden Na^+-Ionen beschleunigen die Erniedrigung des elektrischen Membranpotenzials (Depolarisation), sodass eine Kettenreaktion in Gang gesetzt wird, die zum Masseneinstrom von Na^+ führt. Eine fortgeleitete elektrische Erregung ist die Folge. Die eingeströmten Ca²⁺-Ionen stimulieren die Muskelkontraktion durch Aktivierung des kontraktilen Actin-Myosin-Systems (Näheres s. Kap. 3.7).

Der Transmitter γ-Aminobuttersäure (GABA) und die Aminosäure Glycin sind hemmende (inhibitorische) Transmitter, die eine Öffnung von Cl⁻-Kanälen bewirken. Durch den Einstrom von Cl⁻ wird das elektrische Membranpotenzial der Zielzellen weiter erhöht und stabilisiert (hyperpolarisiert).

> Die Wirkung verschiedener Beruhigungs- und Schlafmittel (z. B. Diazepam, Valium®) beruht auf Bindung an den GABA$_A$-Rezeptor-Komplex und dadurch Verstärkung der GABA$_A$-Wirkung (GABA$_A$-Agonismus).

Nichtkanalrezeptoren sind u. a. die Rezeptoren für Noradrenalin, Dopamin und Neuropeptide und Rezeptoren für Acetylcholin vom Muskarintyp. Über den Wirkungsmechanismus dieser Rezeptoren Kap. 2.2.8 und Abb. 2-11, 12 u. 13.

7. Immunrezeptoren. Die Zellen des Immunsystems (s. Kap. 10.1, Bd. 2) besitzen verschiedene Rezeptoren, die zumeist der Erkennung von körperfremden Stoffen und Zellen dienen. Dazu zählen membranständige Antikörper und die als Transplantationsantigene bekannten HLA-Proteine (humane leukozytäre Antigene). Weitere Beispiele für Immunrezeptoren sind eine Klasse von integralen Membranproteinen von Thymus-Lymphozyten (T-Zell-Rezeptoren).

8. Adhäsionsrezeptoren (Näheres s. Kap. 2.3.1). Verschiedene integrale Membranproteine sind für die Haftung zwischen benachbarten Zellen (interzelluläre Adhäsionsproteine) und für die Haftung von Zellen an Komponenten der extrazellulären Matrix verantwortlich (z. B. Rezeptoren für Fibronectin, Laminin, Kollagen). Bestimmte Adhäsionsproteine dienen der Zell-Zell-Erkennung. Zum Beispiel besitzen Lymphozyten einen Adhäsionsrezeptor (L-Selectin), der Zuckergruppen auf der Oberfläche von Endothelzellen der Blutgefäße in lymphatischen Organen erkennt und dadurch das Heimfinden (engl.: homing) der Lymphozyten in ihr Zielorgan ermöglicht. Solche zuckerbindenden Adhäsionsrezeptoren werden als **Selectine** bezeichnet (s. unten).

Beweglichkeit der Membranproteine

Der Diffusionskoeffizient von Membranproteinen ist ein bis zwei Zehnerpotenzen niedriger als der der Lipide. Pro Sekunde breiten sich die Proteine über eine Fläche von bis zu 0,1 μm² aus ($10^{-9}-10^{-11}$ cm²/sec).

Diese laterale Diffusion ist ein ungerichteter, passiver Vorgang und muss von der gerichteten lateralen Mobilität unterschieden werden. Diese ist energieabhängig und tritt in Erscheinung, wenn ein Ligand (Bindungsmolekül) gleichzeitig an zwei oder mehrere Membranproteine (Rezeptoren) bindet. Innerhalb weniger Minuten bilden die Komplexe aus Ligand und Rezeptor fleckförmige Aggregate, die zumeist anschließend zu einem großen kappenförmigen Fleck an einem Pol der Zelle zusammenfließen. Die Ligand-Rezeptor-Komplexe werden dann meistens durch Endozytose in die Zelle aufgenommen. Solche Kappenbildungsphänomene (engl.: capping) sind nur von freien Zellen bekannt, wie Lymphozyten oder Makrophagen, und spielen für die Aktivierung dieser Zellen eine Rolle.

2.2.5 Glykokalyx

Die externe Oberfläche der Plasmamembran ist mit einem dichten Rasen von **Zuckerketten** besetzt. Diese sind mit Membranproteinen (**Glykoproteinen**) und **Glykolipiden** verbunden. Die Gesamtheit der Zuckerketten wird als Glykokalyx bezeichnet. Im elektronenmikroskopischen Schnittbild erscheint die Glykokalyx als eine filzartige Auflagerung auf der Membranoberfläche (Abb. 2-9). Die Abb. 2-8 stellt eine Rekonstruktion der Glykokalyx eines Ausschnittes der Erythrozytenmembran dar. Das Hauptglykoprotein der Erythrozytenmembran, **Glykophorin A**, enthält 14−16 Zuckerketten, die alle endständig ein oder zwei **Sialinsäuremoleküle** tragen und somit entscheidend für die negative Oberflächenladung der Erythrozyten verantwortlich sind.

> Die Sialinsäuregruppen der Glykokalyx sind Bindungsstellen für das Membranprotein Hämagglutinin des Grippevirus (Influenza-Virus). Die Bindung des Virus ist Voraussetzung für die Virusaufnahme und Infektion der Zelle. Ein synthetisches Sialinsäureanalog (Relenza, Zanamivir®) wird als Antigrippemittel therapeutisch eingesetzt.

Schließlich kann die Glykokalyx auch **Proteoglykane** enthalten (als integrale und periphere Proteine). Das ist unter anderem bei Gefäßendothelzellen der Fall. Die sulfatierten Zuckergruppen und Zuckersäuren der Proteoglykane (Heparingruppen) verleihen dem Endothel eine Oberflächenbeschaffenheit, die die Blutgerinnung hemmt.

> Das **Herpes-simplex-Virus** (löst Bläschenerkrankung der Haut aus) bindet an solche Heparinproteoglykane und kann anschließend in die Zellen eindringen.

Die Glykokalyx ist Sitz der **Blutgruppeneigenschaften** (AB0-System). Bei der Blutgruppe A enthalten die Zuckerketten der Glykolipide und Glykoproteine endständig α-N-Acetylgalactosamin-Moleküle, die bei der Blutgruppe 0 fehlen und bei der Blutgruppe B durch α-Galactose ersetzt sind.

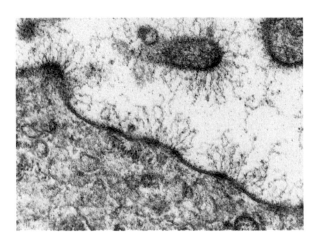

Abb. 2-9   Glykokalyx des Dünndarmepithels der Ratte in der Phase der Neubildung von Mikrovilli. TEM, Vergr. 70 000fach.

Die Zuckergruppen der Glykolipide vom Typ der GM1- und GD-Ganglioside (s. Abb. 2-2) dienen einigen **bakteriellen Giften** als Haftstrukturen und Eintrittspforte in die Zelle, u. a. dem Toxin des Choleraerregers (GM1) und dem Toxin des Wundstarrkrampferregers, Tetanus (GD).

Mit verschiedenen **histologischen Methoden** kann die Glykokalyx analysiert werden. Die negativen Ladungen der Zuckerketten erlauben eine unspezifische Darstellung durch Adsorption von kationischen (positiv geladenen) Farbstoffen (u. a. Alcianblau, Toluidinblau), Metallsalzkomplexen (Ruthenium-Rot, Lanthan) oder kationischen Proteinen (kationisches Ferritin). Ferritin kann wegen seines hohen Gehaltes an Eisenionen direkt im Elektronenmikroskop lokalisiert werden oder ist durch Anwendung der Berlinerblau-Reaktion auch lichtmikroskopisch darstellbar. Die Dichte der gebundenen kationischen Ferritinpartikel ist ein Maß für die Dichte negativer Ladungen in der Glykokalyx.

Eine zunehmend wichtige Methode der histochemischen Analyse der Glykokalyx ist die Verwendung von zuckerbindenden Proteinen, den **Lectinen** (Tab. 2-1). Sie werden überwiegend aus Pflanzen und Invertebraten gewonnen. Lectine besitzen die Eigenschaft, selektiv an bestimmte endständige Zucker zu binden. Durch Ankopplung von Farbstoffen oder Metallkomplexen an die Lectine können diese zur licht- und elektronenmikroskopischen Darstellung von Zuckergruppen der Membranproteine und Glykolipide der Zellmembran eingesetzt werden (Abb. 2-10). Zuckerbindende Proteine in der Plasmamembran von tierischen Zellen sind der oben genannte endozytotische **Asialoglykoprotein-Rezeptor** (bindet desialisierte Proteine mit terminalen Galactosegruppen) und Adhäsionsrezeptoren vom Typ der **Selectine** (s. oben). Selectine sind für die Haftung von Leukozyten auf Gefäßendothelzellen und den anschließenden Austritt aus der Blutbahn von Bedeutung (Kap. 9.4.). **Galectine** sind lösliche, Galactose-bindende Lectine, die u. a. durch Querbrückenbildung zwischen Galactosegruppen benachbarter Zellen als Adhäsionsmoleküle wirken können.

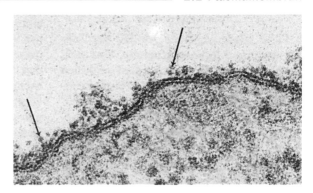

Abb. 2-10 Elektronenmikroskopische Darstellung von Mannose- und Glucosegruppen der Glykokalyx eines Lymphozyten. Hierzu wurden die Zellen mit einem Kulturmedium inkubiert, das das Lectin Concanavalin A enthielt. Das Lectin wurde zuvor an das Protein Ferritin gekoppelt, welches aufgrund seines Eisengehaltes im Elektronenmikroskop als kleines, dunkles Partikel (Pfeile) sichtbar wird. Beachte die trilaminäre Ultrastruktur (dunkel-hell-dunkel) der Plasmamembran. Vergr. 180 000fach.

ERM-Proteine (Ezrin, Radixin, Moesin), die zumeist an integralen Membranproteinen der Plasmamembran verankert sind (Näheres s. Kap. 2.4.4). Die Entfernung des Membranzytoskeletts führt zur mechanischen Destabilisierung der Plasmamembran, die lokal perforieren kann oder sich unter Vesikelbildung (bläschenförmige Membransäcke) ablöst. Der letztere Vorgang ist von der Bildung spectrinfreier Membranvesikel in Blutkonserven bekannt.

2.2.7 Biogenese der Plasmamembran

Die Synthese der Lipide und Proteine der Plasmamembran erfolgt im endoplasmatischen Retikulum (ER). Die Zuckerketten der Membranproteine und Glykolipide werden im ER bzw. GOLGI-Apparat angeknüpft. Membranvesikel mit neugebildeten Membranproteinen und Lipiden schnüren sich vom GOLGI-Apparat ab und werden anschließend zur Plasmamembran transportiert, wo sie mit der Lipiddoppelschicht verschmelzen.

2.2.8 Übermittlung von Signalen durch die Plasmamembran

Hormone, Neurotransmitter und viele andere Liganden, die an Rezeptoren der Zellmembran von Zielzellen gebunden haben, können spezifische Reaktionen in den Zielzellen auslösen. Diese Antworten sind abhängig vom Zelltyp und Liganden und umfassen so unterschiedliche Leistungen wie Kontraktion oder Erschlaffung der Zielzelle (Muskulatur), Zellteilung, Ausschüttung von Sekretprodukten (Drüsenzellen) oder die Induktion verschiedenster Stoffwechselleistungen.

Für die **Signalübermittlung** werden im Wesentlichen vier Mechanismen genutzt: 1. Aktivierung oder Hemmung von membranständigen Enzymsystemen, 2. Öffnung oder Verschluss von Ionenkanälen in der Plasmamembran, 3. Erhöhung der intrazellulären Konzentration von Ca^{2+}-Ionen und 4. Freisetzung von Stickoxid (NO). Alle vier Mechanismen können funktionell ineinander greifen.

1. Aktivierung oder Hemmung von membranständigen Enzymsystemen. Bei einer großen Familie von Rezeptoren mit sieben

Tab. 2-1 Zuckerspezifität einiger Lectine

Lektin	Zuckerspezifität
Weizenkeim-Agglutinin	N-Acetyl-D-Glucosamin, (Sialinsäure)
Weinbergschnecken-(Helix pomatia)-Agglutinin	N-Acetyl-D-Galactosamin
Concanavalin A	D-Mannose D-Glucose
Ulex-Lektin I	L-Fucose

2.2.6 Membranzytoskelett

Die Plasmamembran ist auf der zytoplasmatischen Seite von einem Netzwerk peripherer Membranproteine besetzt, die in ihrer Gesamtheit das Membranzytoskelett aufbauen. Die Hauptkomponenten dieses Netzwerkes sind die Actinfilament (filamentum, lat. = Faden) bindenden Proteine, Spectrin, Dystrophin, Annexine und

Membrandurchgängen (heptahelikal), den G-Protein-gekoppelten Rezeptoren, wird dieser Vorgang durch Zwischenschaltung eines Proteinkomplexes, den **GTP-bindenden Proteinen** (G-Proteine), in Gang gesetzt. Diese vermitteln auf der Innenseite der Membran zwischen Rezeptor und Membranenzymen (Abb. 2-11, 12 u. 13). Wenn die für diese Rezeptoren spezifischen Liganden (u. a. verschiedene Hormone oder Neurotransmitter, wie Acetylcholin und Adrenalin) an ihren Rezeptor gebunden haben, wird der **G-Proteinkomplex** (bestehend aus je einer α-, β- und γ-Untereinheit) gebunden und dann aktiviert, indem die α-Untereinheit ($G_α$) GTP bindet. Die aktivierte α-Untereinheit löst sich von $G_{β/γ}$ und bindet dann an ein Membranenzym. Dieses wird entweder in seiner Aktivität stimuliert oder inhibiert. Ein für Hormonwirkungen wichtiges Membranenzym, dessen aktives Zentrum auf der zytoplasmatischen Seite der Membran liegt, ist die Adenylatzyklase. Die Adenylatzyklase wandelt ATP in **zyklisches AMP** (cAMP) um. Das cAMP löst als sekundärer Botenstoff durch Aktivierung der Proteinkinase A in der Zelle eine Reihe von Funktionen aus, wie zum Beispiel die durch Adrenalin induzierte Bereitstellung von Glucose aus Glykogen oder die Öffnung und Schließung von

durch cAMP regulierten Ionenkanälen. In manchen Zellen wird auf gleiche Weise auch **zyklisches GMP** (cGMP) gebildet (durch die Guanylatzyklase) oder cGMP durch Aktivierung eines abbauenden Enzyms (Phosphodiesterase) herunterreguliert. Der Rezeptor für das Herzhormon ANP besitzt in seinem zytoplasmatischen Abschnitt Guanylatzyklase-Aktivität. cGMP reguliert u. a. Ionenkanäle (s. u. Stickoxid, NO).

Ein weiterer Signalweg wird durch Aktivierung des Membranenzyms Phospholipase A_2 eingeleitet. Diese Lipase spaltet u. a. die Fettsäure Arachidonsäure (20 C-Atome, 4 Doppelbindungen) von Phospholipiden ab. Aus der Arachidonsäure entstehen durch die Cyclooxygenasen (COX) **Prostaglandine** und durch die Lipoxygenasen **Leukotriene**. Beide Signalstoffe wirken auf G-Proteinrezeptoren der produzierenden Zellen (autokrine Wirkung) oder auf benachbarte Zellen (parakrine Wirkung). Prostaglandine und Leukotriene wirken u. a. entzündungs- und schmerzauslösend. Die Hauptwirkung von Aspirin® beruht auf der Hemmung von Cyclooxygenasen.

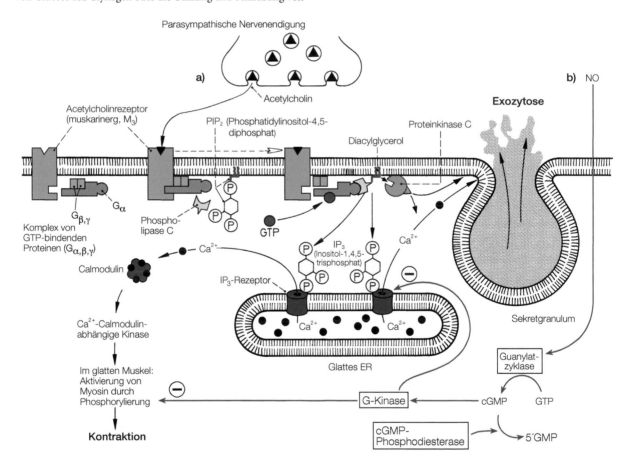

Abb. 2-11   Signaltransduktionswege bei der Stimulation der Exozytose einer Drüsenzelle und Kontraktion einer glatten Muskelzelle durch Acetylcholin.
(a) Bindung von Acetylcholin an den muskarinergen Rezeptor (M_3-Rezeptor) erlaubt durch Konformationsänderungen die Anheftung des GTP-bindenden Proteinkomplexes $G_{α, β, γ}$. $G_α$ bindet dann GTP (im Austausch gegen GDP), löst sich danach vom Rezeptor und der β-,γ-Untereinheit und stimuliert die Phospholipase C. Diese spaltet IP_3 von Phosphatidylinositoldiphosphat (PIP_2) ab. IP_3 öffnet Ca^{2+}-Kanäle im glatten ER und erhöht so die intrazelluläre Ca^{2+}-Konzentration. Ca^{2+} stimuliert seinerseits die Exozytose (Verschmelzung zwischen Granulummembran und Plasmamembran). Im glatten Muskel führt Ca^{2+} über Bindung an Calmodulin zur Stimulation der Kontraktion durch Übertragung von Phosphatgruppen auf Myosin und dadurch Aktivierung der Myosin-ATPase. Das durch die Wirkung der Phospholipase C entstandene Diacylglycerol aktiviert die Proteinkinase C, die durch Phosphatgruppenübertragung auf Membranproteine (Ca^{2+}-Kanal, Zytoskelettkomponenten) ebenfalls stimulierend in den Exozytosevorgang eingreift.
(b) Signalweg von Stickoxid (NO). NO wird von vielen Zellen unter bestimmten Stimuli gebildet. Es kann frei durch die Plasmamembran in Nachbarzellen hinein diffundieren und aktiviert eine Guanylatzyklase in den Zielzellen. Das dadurch vermehrt gebildete cGMP wirkt unter Vermittlung einer cGMP-abhängigen Kinase (G-Kinase) auf verschiedene Signalwege. Im glatten Muskel führt dies u. a. zur Erschlaffung durch Hemmung des IP_3-Rezeptors (Ca^{2+}-Kanal) und Hemmung der Phosphorylierung und damit Inaktivierung von Myosin. cGMP wird laufend durch eine Phosphodiesterase zu 5'GMP abgebaut.

Andere Rezeptoren, wie die Rezeptoren für Insulin und Wachstumsfaktoren, besitzen auf ihrem zytoplasmatischen Abschnitt selbst Enzymaktivitäten. Nach Bindung des Hormons spalten diese Rezeptorabschnitte ATP und übertragen Phosphatgruppen (Phosphorylierung) auf sich selbst und auf andere Proteine. Solche Phosphatgruppen übertragende Proteine werden als **Kinasen** bezeichnet. Die Kinasen übertragen Phosphatgruppen auf die Aminosäuren Serin und Threonin (**Serinkinasen**) oder auf die Aminosäure Tyrosin (**Tyrosinkinasen**). Die meisten Rezeptoren für Wachstumsfaktoren und für Insulin besitzen intrazellulär Tyrosinkinase-Aktivitäten (Kap. 2.17.4). Auch cAMP und cGMP

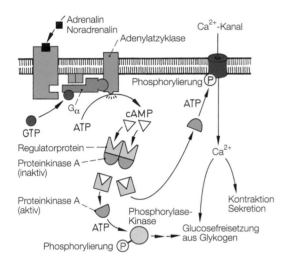

Abb. 2-12 Wirkungsweise von Adrenalin und Noradrenalin auf die Kontraktionskraft der Herzmuskulatur. Beide Neurotransmitter binden an Rezeptoren vom β-Typ (β$_1$-adrenerger Rezeptor). Das führt zur Dissoziation des G-Proteinkomplexes und Aktivierung der α-Untereinheit. Diese stimuliert das Enzym Adenylatzyklase, welches ATP in zyklisches AMP (cAMP) überführt. cAMP wirkt als sekundärer Botenstoff, indem es die Proteinkinase A (A-Kinase) durch Bindung an ein Regulatorprotein freisetzt und aktiviert. Die A-Kinase steuert verschiedene Prozesse wie die Öffnung eines Ca^{2+}-Kanals der Plasmamembran durch Phosphorylierung oder Freisetzung von Glucose aus Glykogen durch Phosphorylierung der Phosphorylase-b-Kinase.

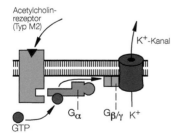

Abb. 2-13 Wirkungsweise (Signaltransduktion) von Acetylcholin an Schrittmacherzellen der Muskulatur des rechten Herzvorhofes. Acetylcholin (schwarzes Dreieck) bindet an den muskarinergen Acetylcholinrezeptor (M$_2$-Rezeptor) und stimuliert dadurch die Bindung von GTP an die α-Untereinheit des G-Proteinkomplexes. Das führt zur Dissoziation des G-Proteinkomplexes. In diesem Fall binden die β/γ-Untereinheiten (und nicht die α-Untereinheit) an einen K$^+$-Kanal und öffnen diesen. Der Ausstrom von K$^+$ führt zu einer Hyperpolarisation des Membranpotenzials und damit zu einer verminderten elektrischen Erregbarkeit der Muskelzelle und einer Herabsetzung der Herzfrequenz.

können spezifische membranständige und zytoplasmatische Serinkinasen aktivieren. Die Kinasen lösen durch Phosphorylierungen weitere Signalketten in der Zelle aus. Eine andere, durch Hormonrezeptoren stimulierte Serinkinase der Plasmamembran, ist die **Proteinkinase C**, die durch Diacylglycerol stimuliert wird (Abb. 2-11). Eine übermäßige Stimulierung dieser Kinase findet u. a. durch bestimmte tumorauslösende organische Verbindungen statt (Phorbolester).

2. Öffnung von Ionenkanälen. Über diesen Mechanismus operieren viele Neurotransmitter, z. B. der Acetylcholinrezeptor der Skelettmuskulatur, der ein Na$^+$-Kanal ist. Der Acetylcholinrezeptor der Muskulatur des Herzvorhofs ist zwar selbst kein Ionenkanal, führt aber nach Bindung von Acetylcholin zur Öffnung eines Kaliumkanals (durch G-Proteine vermittelt, Abb. 2-13). Im ersten Fall kommt es zur Depolarisation (Umkehr des elektrischen Membranpotenzials) und Kontraktion von Skelettmuskeln (Kap. 3.7.1, Abb. 3.7-9), im zweiten Fall zur Hyperpolarisation und Reduktion der Erregbarkeit der Herzmuskelzellen (Erniedrigung der Herzschlagfrequenz).

Das indianische Pfeilgift **Curare** bindet an den Acetylcholinrezeptor des Skelettmuskels und verhindert dadurch die Muskelkontraktion (Lähmungsgift). Curarederivate werden bei Operationen zur Relaxierung der Muskulatur eingesetzt.

Ein Rezeptor für den Neurotransmitter Glutamat im Gehirn ist ein Na$^+$-Ca^{2+}-Kanal, der ebenfalls depolarisierend wirkt (Na$^+$-Einstrom). (Weiteres s. unter Neurotransmitterrezeptoren.)

3. Intrazelluläre Erhöhung der Ca^{2+}-Konzentration. Die intrazelluläre Ca^{2+}-Konzentration wird über zwei Hauptwege erhöht: Einmal über die Öffnung von Ca^{2+}-Kanälen in der Plasmamembran. Da Ca^{2+} extrazellulär (10^{-3} M) in einer 10000fach höheren Konzentration als intrazellulär vorliegt (10^{-7} M), strömen Ca^{2+}-Ionen durch geöffnete Kanäle in die Zelle ein. Die Öffnung der Ca^{2+}-Kanäle der Plasmamembran erfolgt 1. durch direkte Kopplung der Kanäle an Rezeptoren (s. Absatz zuvor), 2. über Vermittlung von G-Proteinen, 3. durch Vermittlung intrazellulärer Botenstoffe (u. a. cAMP und durch Ca^{2+} selbst) oder 4. durch Depolarisation des elektrischen Membranpotenzials (spannungsabhängige Ca^{2+}-Kanäle, s. oben).

Zum anderen kann eine intrazelluläre Erhöhung von Ca^{2+} durch Freisetzung aus zellulären Ca^{2+}-Speichern stattfinden. Dieser Vorgang wird in den meisten Zellen durch das membranständige Enzym **Phospholipase C** gesteuert, das durch Zwischenschaltung von G-Proteinen an Rezeptoren gekoppelt ist, wie zum Beispiel an den Acetylcholinrezeptor von Drüsenzellen (Abb. 2-11). Die Lipase spaltet die hydrophile Kopfgruppe des Membranlipids Phosphatidylinositoldiphosphat (PIP$_2$) ab und setzt auf diesem Weg auf der Innenseite der Membran das **Inositoltrisphosphat** frei (**IP$_3$**). Das IP$_3$ ist ein sekundärer Botenstoff des Zytoplasmas, der an einen Ca^{2+}-Kanal in der Membran von Ca^{2+}-speichernden Organellen (u. a. ER) bindet (IP$_3$-Rezeptor) und diesen öffnet. Durch diesen strömen Ca^{2+}-Ionen in das Zytosol ein.

Ca^{2+}-Ionen aktivieren indirekt unter Zwischenschaltung biochemischer Schritte (u. a. durch Stimulierung Ca^{2+}-abhängiger Kinasen, s. oben) oder auch direkt spezifische Reaktionen der Zelle, wie zum Beispiel die Kontraktion der Skelettmuskulatur (direkter Ca^{2+}-Effekt auf Proteine des kontraktilen Apparates) oder die Sekretion von Drüsenzellen (Ca^{2+}-Effekt auf die Exozytose, Abb. 2-11). Das nach Abspaltung von IP$_3$ in der Membran zurückbleibende Rumpflipid (**Diacylglycerol**) stimuliert seinerseits die oben erwähnte **Proteinkinase C**, die verschiedene weitere Zellfunktionen durch Phosphorylierungen steuert.

4. Bildung von Stickoxid (NO). Verschiedene Stimuli können auch die Bildung eines Gases, nämlich von Stickstoffmonoxid (NO), vermitteln. Ein solcher Stimulus ist die intrazelluläre Erhöhung von Ca^{2+}. Ca^{2+} aktiviert die NO-Synthasen I (neuronal) und III (endothelial). NO wird aus der Guanidino-Gruppe der Aminosäure L-Arginin freigesetzt. Die NO-Synthasen benötigen dazu NADPH als Reduktionsäquivalent. NO-produzierende Zellen können deshalb färberisch durch NADPH-abhängige Reduktion farbgebender Tetrazoliumverbindungen angefärbt werden. Als Gas kann NO frei durch die Plasmamembran diffundieren und in Nachbarzellen durch Stimulierung der löslichen Guanylatzyklase die Bildung des sekundären Botenstoffes zyklisches GMP (**cGMP**) stimulieren. Nachgewiesen wurde dieser Weg der Signaltransduktion in zahlreichen Zellen. In Gefäßendothelzellen (Stimulierung der NO-Freisetzung durch Serotonin, Acetylcholin, Thrombin und andere Stoffe) führt das freigesetzte NO (auch endothelialer Relaxationsfaktor, **EDRF**, genannt) in der benachbarten glatten Muskulatur der Gefäßwand, u. a. über den Umweg der durch cGMP vermittelten Blockierung von IP$_3$-regulierten Ca^{2+}-Kanälen des ER (Abb. 2-11), zur Erschlaffung der Gefäßwand (Durchblutungsverbesserung).

Das Potenzmittel Viagra® hemmt den Abbau von cGMP durch Hemmung der Phosphodiesterase 5. Dadurch wird die Durchblutung der Penisschwellkörper verbessert (Verbesserung der Erektion). Nitropräparate, die NO freisetzen, verbessern u. a. die Durchblutung von Herzkranzgefäßen (Mittel zur Behandlung der Angina pectoris).

2.3 Oberflächendifferenzierungen der Zelle

Übersicht

Jede Körperzelle erfüllt spezielle Funktionen im Dienste des Gesamtorganismus. Dazu bedarf es besonderer Zellstrukturen für die Kommunikation der Zellen untereinander und mit dem sie umgebenden extrazellulären Milieu. Diese Wechselwirkung der Zelle mit ihrem Umfeld findet in erster Instanz auf der Zelloberfläche statt. Neben der Ausstattung mit bestimmten Rezeptoren und Kanalproteinen besitzen Zellen verschiedene, morphologisch gut definierte Oberflächenstrukturen, die im weitesten Sinne der Kommunikation der Zellen untereinander und mit ihrer Umwelt dienen.

1. **Mikrovilli, Stereozilien:** Stäbchenförmige Ausstülpungen mit innerem Stützskelett aus gebündelten Actinfilamenten (Abb. 2-14, 15 u. 16). **Mikrovilli** führen zu einer Vergrößerung der Zelloberfläche und schaffen zusätzlichen Platz für Membranproteine, u. a. für solche, die im Dienste der Resorption (Mikrovilli des Darmepithels und der Nierentubuli) oder Sekretion (Mikrovilli von H$^+$-sezernierenden Belegzellen des Magens) stehen. Ein rasenartiger Besatz von Mikrovilli, **Bürstensaum,** ist u. a. auf Nieren- und Darmepithelzellen zu finden. **Stereozilien** (stereos, gr.: starr; cilium, lat.: Wimper) kommen auf den Sinneszellen (Haarzellen) des Innenohrs vor (Abb. 2-16). Es sind steife, beim Menschen 0,2 μm dicke und bis 10 μm lange Fortsätze, die durch ein internes Bündel von dichtgepackten Actinfilamenten steif gehalten werden. Die Büschel der langen, flexiblen Mikrovilli des Nebenhodens und Samenleiters werden zu Unrecht auch als „Stereozilien" bezeichnet (Samenwegsstereozilien, Kap. 3.1.1).

2. **Mikroplicae:** Faltenförmige Membranaufwerfungen, die Actinfilamente enthalten und eine ähnliche Funktion wie Mikrovilli besitzen (Abb. 2-14).

3. **Kinozilien, Flagellen:** Wimpernförmige, bewegliche Zellfortsätze (Abb. 2-26, 31 u. 32) mit einem axialen Mikrotubulus-Dynein-Bewegungsapparat (Axonem-System).

4. **Invaginationen:** Blatt- oder schlauchförmige Einsenkungen der Plasmamembran (Abb. 2-14), die Platz für Ionenpumpen (-kanäle) schaffen (u. a. basales Epithellabyrinth) oder der elektrischen Erregungsausbreitung dienen (transversale Tubuli der quergestreiften Muskulatur).

5. **Caveolae:** Grübchenförmige Einsenkungen der Plasmamembran (Abb. 2-56). Sie gelten als überwiegend statische, im Schnittbild omegaförmige Einstülpungen, die von einem bienenkorbartigen Gerüst des Proteins Caveolin in ihrer Form stabilisiert werden (Kap. 2.8.1).

6. **Interzellularkontakte (Zelljunktionen):** Spezialisierte Membranabschnitte zur mechanischen Haftung (Desmosomen, Adherenskontakte), zum Verschluss des Interzellularspaltes für hydrophile Moleküle (Zonulae occludentes) oder zur elektrisch-metabolischen Kopplung zwischen Zellen (Nexus).

7. **Kontakte zur extrazellulären Matrix (Zell-Substrat-Kontakte):** Umschriebene Membranabschnitte für den Zellkontakt zu extrazellulären Komponenten (fokale Kontakte und Hemidesmosomen).

2.3.1 Interzellularkontakte

Fast jede Zelle des Organismus bildet vorübergehende oder dauerhafte Kontakte zu Nachbarzellen desselben Typs (**homotypische Kontakte**) oder zu anderen Zelltypen aus (**heterotypische Zellkontakte**). Nach Funktion, Morphologie und Molekularbau der Kontakte (Tab. 2-2) lassen sich solche mit überwiegend mechanischer Funktion (**Adhäsionskontakte**) von solchen mit metabolischer und elek-

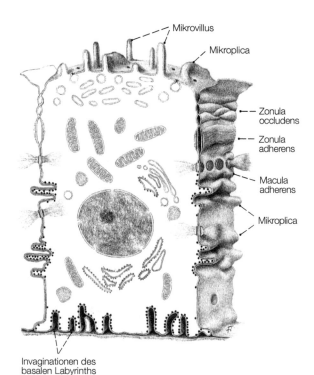

Abb. 2-14 Typische Oberflächendifferenzierungen der Zelle am Beispiel einer Bikarbonat-resorbierenden und säuresezernierenden Epithelzelle des Sammelrohrs der menschlichen Niere (A-Schaltzelle). Die Verteilung des Bikarbonat-Chlorid-Transporters in der basolateralen Plasmamembran ist ebenfalls eingezeichnet (schwarze Punkte). Beachte, dass dieses Transportprotein an Stellen der Oberflächenvergrößerung (Microplicae, Invaginationen) konzentriert ist.

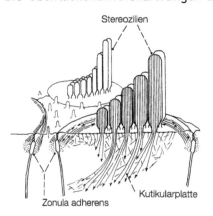

Abb. 2-16 Strukturelemente von Stereozilien auf der apikalen Oberfläche der Haarzellen (Sinneszellen) des Hör- und Gleichgewichtsorgans. Stereozilien sind an ihrer Basis verjüngt. Sie werden von dichten Actinfilamentbündeln gestützt, die in einem Actinfilamentgel (Kutikularplatte) im apikalen Zytoplasma verankert sind. Die Orientierung (Polymerisations-Richtung) der Actinfilamente ist durch Pfeilspitzen angedeutet.

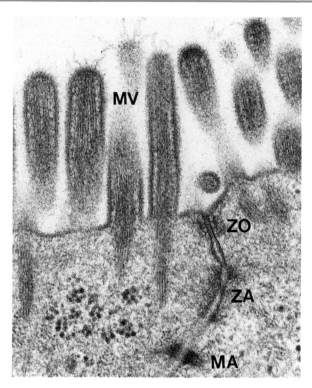

Abb. 2-15 Apikaler Abschnitt des Darmepithels vom Dickdarm des Menschen mit junktionalem Komplex (Schlussleistenkomplex). MV: Mikrovilli mit Glykokalyx; ZO: Zonula occludens; ZA: Zonula adherens; MA: Macula adherens. TEM, Vergr. 60000fach.

trisch-koppelnder Funktion (**Kommunikationskontakte**) unterscheiden und schließlich noch Zellverbindungen abgrenzen, die den Interzellularraum versiegeln (**Barrierenkontakte**). Viele Zwischenzellverbindungen weisen keine mikroskopisch auffälligen Spezialisierungen der Plasmamembran auf, wie zum Beispiel die funktionell wichtige Kontaktbildung zwischen Zellen des Immunsystems.

Tab. 2-2   Molekulare Komponenten der wichtigsten Zell-Zell- und Zell-Substrat-Kontakte

Zellkontakt	Integrale Proteine	Intrazelluläre periphere Proteine (Plaqueproteine)	Zytoskelett Filamente
Verschlusskontakt Zonula occludens	Occludin Claudin 1–24 JAM (Junktionales Adhäsionsmolekül)	ZO-1, -2, -3, Cingulin	Actin
Adhärenskontakt (Zonula-, Punctum-, Fascia adherens)	Cadherine: z.B. E-Cadherin (u.a. Epithel), N-Cadherin (u.a. Nervenzellen, Herzmuskel), VE-Cadherin (Gefäßendothel), P-Cadherin (u.a. Plazenta, Podozyten)	Vinculin α-Actinin Plakoglobin Catenine (α, β, p120)	Actin Myosin
Desmosom (Macula adherens)	Cadherine: Desmoglein 1, 2, 3 Desmocollin 1, 2, 3	Desmoplakin I, II Plakophilin 1, 2 Plakoglobin Plectin	Intermediärfilamente (hauptsächlich Zytokeratine)
Nexus (Macula communicans)	Connexine: (z.B.: Connexine 32, 36, 43)	unbekannt	unbekannt
Hemidesmosom	Integrin α₆β₄, BP180 (Kollagen XVII) Extrazelluläre Komponenten: Ankerfilamente (Laminin 5) Ankerfibrillen (Kollagen VII)	BP230 (Bullöses Pemphigoid-Protein 230) Plectin	Intermediärfilamente (Zytokeratine)
Fokaler Kontakt	Integrine: z.B. α₃β₁, α₅β₁, αᵥβ₃, Extrazelluläre Komponenten: u.a. Fibronectin, Vitronectin	α-Actinin, Vinculin Talin, Paxillin, VASP Fokale Adhäsionskinase (FAK)	Actin

Adhäsionskontakte

Haftproteine

Die Haftung zwischen benachbarten Zellen erfolgt durch Zelladhäsionsmoleküle (CAMs). Die wichtigsten CAMs sind integrale Membranproteine, deren extrazelluläre Abschnitte entweder mit denselben (homophil) oder mit anderen integralen Membranproteinen (heterophil) der Nachbarzellen in Kontakt treten. Durch die Vielfalt von CAMs wird die Bildung homotypischer (aus einem Zelltyp bestehend) und heterotypischer (aus verschiedenen Zelltypen bestehend) Zellverbände reguliert.

Der Interzellularspalt beträgt an den Adhäsionsflächen etwa 20–30 nm. Folgende Proteinklassen sind hauptsächlich für die Zell-Zell-Haftung verantwortlich:
1. Cadherine
2. CAMs der Immunglobulinsuperfamilie
3. Selectine
4. Integrine.

Cadherine sind Kalzium-bindende Adhäsionsproteine (über 50 verschiedene Gene), die nur in Anwesenheit von Kalziumionen untereinander haften können (homophile Zellkontakte). Das Protein E-Cadherin („E" von epithelial) ist der Hauptvertreter der Cadherine in Epithelzellen und ist bereits zwischen den Embryonalzellen im Morulastadium vorhanden (deshalb auch Uvomorulin genannt).

Immunglobulinsuperfamilie. Am bekanntesten ist das neuronale Adhäsionsprotein (N-CAM), das besonders in der Membran von Nervenzellen und Gliazellen vorkommt und homophile Interzellularkontakte herstellt. Alle Proteine dieser Gruppe (zahlreiche Moleküle bekannt) haben Strukturverwandtschaft mit Antikörpern (Immunglobuline).

Selectine. Es handelt sich um zuckerbindende Proteine (Lectine). Endothelzellen der Blutgefäße besitzen zwei Selectine, das endotheliale Selectin (E-Selectin) und das Blutplättchen-Selectin (P-Selectin). Lymphozyten besitzen das L-Selectin. Selectine binden an Zuckergruppen von spezifischen Ligandproteinen (E- bzw. P-Selectin an Blutgruppensequenzen vom Typ Sialyl-Lewis-X auf den Liganden ESL-1 bzw. PSGL-1), die in der Plasmamembran von weißen Blutkörperchen vorkommen. Bei Entzündungsreizen werden Selectine und ihre Liganden vermehrt in die Zellmembran eingebaut (s. Kap. 9.4, Bd. 2). Die Bindung von Leukozyten an die Endotheloberfläche ist eine Voraussetzung für das anschließende Auswandern der Leukozyten aus dem Blutgefäß. Lymphozyten besitzen auf ihrer Oberfläche das L-Selectin, welches an Zuckergruppen der Proteine CD-34 und MAdCAM-1 bindet, die auf Endothelzellen von Lymphknoten vorkommen (vgl. Kap. 9.4, Bd. 2).

Integrine. Integrine sind Haftproteine, die aus zwei Proteinketten bestehen (vgl. Abb. 2-24 u. 38). Bei Entzündungsreizen erscheinen auf stimulierten Leukozyten Integrine (z. B. αLβ2, αMβ2, α4β1, α4β7), die an Liganden vom Typ der Immunglobulinfamilie binden: interzelluläres Adhäsionsmolekül-1 und -2, vaskuläres Adhäsionsmolekül-1 (ICAM-1, -2 u. VCAM-1). Die meisten Integrine sind jedoch für die Haftung von Zellen an der extrazellulären Matrix von Bedeutung (Kap. 2.3.2).

Haftstrukturen

Die strukturell definierten Adhäsionskontakte werden in **Desmosomen** und **Adhärenskontakte** unterteilt. Beide Interzellularkontakte besitzen auf der zytoplasmatischen Seite Zytoplasmaverdichtungen, als **Plaques** bezeichnet. Die Plaques der Desmosomen sind dichter und mit **Intermediärfilamenten** verbunden. Die Adhärenskontakte besitzen weniger auffällige Plaques. Diese sind ausschließlich mit **Actinfilamenten** verbunden. Desmosomen kommen hauptsächlich im Epithel vor, Adhärenskontakte überall.

▢ Desmosomen (Macula adherens)

Desmosomen (desmos, gr.: Bindung; soma, gr.: Körperchen = Bindekörper) sind auf Epithelzellen und einige wenige nichtepitheliale Zellen (Herzmuskel, Arachnoidalzellen, follikulär dendritische Retikulumzellen des Lymphknotens) beschränkt. Die Größe der einzelnen *Maculae* schwankt zumeist zwischen 0,1–0,5 μm (Durchmesser der bedeckenden Membranfläche). Desmosomen werden durch Endozytose und lysosomalen Abbau entfernt. Die wesentlichen Strukturelemente sind:

(a) Ein 20–40 nm breiter Interzellularspalt, der mit filamentärem Material gefüllt ist (**Desmoglea**), das sich zu einer Mittellinie (**Mesophragma**) verdichtet.

Die Haftproteine sind Cadherine (Desmocollin 1-3, Desmoglein 1-3), deren externe Abschnitte in der Desmoglea miteinander verhaftet sind. Die internen Abschnitte reichen in die Plaques hinein. Desmocollin 2 und Desmoglein 2 kommen in allen Desmosomen vor, die anderen Desmo-Cadherine hauptsächlich (zusätzlich) in mehrschichtigen Plattenepithelien.

Bei dem Krankheitsbild des **Pemphigus vulgaris** (PV, Blasenbildung innerhalb der mehrschichtigen Plattenepithelien von Schleimhäuten und Haut mit großflächiger Ablösung) sind im Serum der Patienten vor allem Antikörper gegen Desmoglein 3 (PV-Antigen) und oft auch gegen andere desmosomale Proteine nachzuweisen.

(b) Eine auffällige zytoplasmatische Verdichtungszone (**Plaque**), die von der Plasmamembran durch eine spaltförmige Aufhellungszone getrennt ist.

Die zytoplasmatischen Plaques können in eine **Außen-** und **Innenzone** unterteilt werden. Die plasmamembrannahe Außenzone enthält die zytoplasmatischen Abschnitte der Desmocolline und Desmogleine sowie die Plaqueproteine Plakoglobin und Plakophiline. Die Innenzone enthält die Intermediärfilamente und Plectin. Die Desmoplakine verbinden Außen- und Innenzone miteinander, indem sie direkt an die Intermediärfilamente und an die desmosomalen Cadherine binden. Plakoglobin verstärkt die Bindung von Desmoplakin an die Cadherine, Plakophiline (PP1 nur in mehrschichtigen Epithelien, PP2 ubiquitär) quervernetzen Desmoplakin und binden auch an Zytokeratine und Desmocolline (Abb. 2-18).

Erbliche Defekte von Plaqueproteinen führen zu teils schweren blasenbildenden Erkrankungen der Haut (verschiedene Formen der **Epidermolysis bullosa**).

(c) **Bündel von Intermediärfilamenten** (Zytokeratin in Epithelzellen, Desmin im Herzmuskel, Vimentin in Arachnoidalzellen), die in die Plaques einstrahlen.

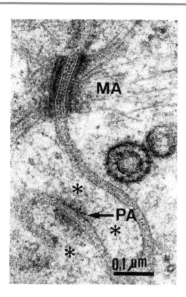

Abb. 2-17 Desmosom (MA, Macula adherens) und Adhärenspunkt (PA, Punctum adherens) im menschlichen Darmepithel. Beachte die Intermediärfilamente der Macula und das zarte Actinfilamentnetz (Sterne) am Punctum. Die Innen- und Außenzone der Plaque der Macula ist auf der linken Hälfte gut zu erkennen. TEM, Vergr. 100 000fach.

☐ Adhärenskontakte

Adhärenspunkte (Punctum adherens, Abb. 2-17). Sie sind kleiner als Desmosomen und kommen wahrscheinlich in allen Zellen des Organismus vor. Sie stärken u. a. synaptische Kontakte im Nervensystem. Adhärenspunkte besitzen alle typischen Plaqueproteine der Adhärenskontakte (Tab. 2-2). Die einstrahlenden Actinfilamente sind nicht gebündelt und unauffällig.

Adhärensgürtel (Zonula adherens, Abb. 2-14, 15 u. 16). Am auffälligsten in einschichtigen Epithelien einschließlich des Endothels und Mesothels entwickelt, aber auch in neuronalen Strukturen vorkommend *(Stratum limitans externum* in der Retina). Die *Zonula adherens* ist eine 0,1–0,5 μm breite Kontaktzone, die die Zelle wie ein Gürtel umgibt. Der Interzellularspalt ist 20–40 nm breit und von mikroskopisch nur spärlich sichtbarem filamentärem Interzellularmaterial erfüllt. Zwei Adhäsionsproteine der *Zonula adherens* sind als Cadherine identifiziert (**E-Cadherin, N-Cadherin**). Auf der zytoplasmatischen Seite der Zonula befindet sich ein Bündel von Actinfilamenten (**Zonula-adherens-Bündel**), das mit verschiedenen Farbstoffen angefärbt wird und lichtmikroskopisch als **Schlussleistennetz** in Erscheinung tritt (Abb. 2-19). In vielen Epithelien, einschließlich der Endothelzellen, enthält das Adhärensbündel Myosinmoleküle und ist **kontraktil**. Durch den kontraktilen Tonus des Bündels kann eine Versteifung erreicht werden. Auch sind aktive Formveränderungen von

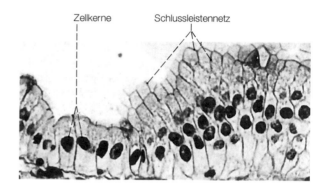

Abb. 2-19 Gallenblasenepithel der Katze mit färberischem Hervortreten der Zonula adherens als „Schlussleistennetz". H.E.-Färbung. Vergr. etwa 800fach.

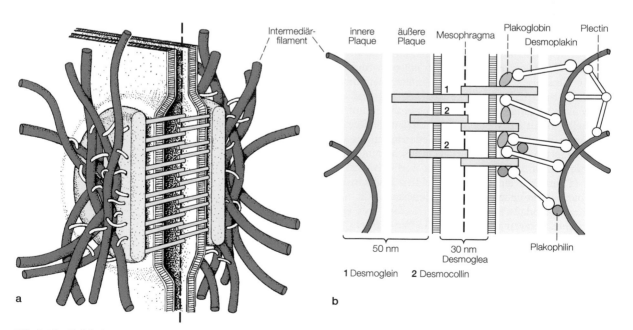

Abb. 2-18 Molekularstruktur der Macula adherens (Fleckdesmosom). Die wichtigsten Haftproteine sind das Desmoglein und die Desmocolline, die Vertreter der Ca²⁺-bindenden Cadherine sind. Intermediärfilamente sind in der inneren Plaquezone verankert. Diese Verankerung scheint im Wesentlichen durch die Desmoplakine (Desmoplakin I ist ubiquitär, Desmoplakin II nur in mehrschichtigen Epithelien) zu erfolgen. Plakoglobin und Plakophiline bewirken verschiedene Formen von Quervernetzungen und Stabilisierung.

Zellen dadurch möglich, wie beispielsweise das aktive Öffnen der Interzellularspalten zwischen Gefäßendothelzellen bei der Entzündungsreaktion (Kap. 9.4). Die Peristaltik von Gallenkapillaren der Leberepithelzellen ist ein weiteres Beispiel für kontraktile Eigenschaften des Adhärensbündels.

Zu den Plaqueproteinen gehören neben den Actinfilament-bindenden Proteinen α-Actinin und **Vinculin** (Abb. 2-38) auch das **Plakoglobin**, das ebenfalls in der *Macula adherens* vorkommt.

Die Verknüpfung der Cadherine mit Actinfilamenten erfolgt durch das α-**Catenin**, das an β-Catenin bindet. β-**Catenin** bindet seinerseits an die zytoplasmatischen Abschnitte der Cadherine. Plakoglobin verhält sich wie β-Catenin, Catenin-p120 reguliert die β-Catenin/Plakoglobin-Bindung an die Cadherine. β-Catenin wandert bei Kontaktlösung und speziellen Wachstumssignalen in den Zellkern und ist dort an der Transkription von proliferationsfördernden Genen beteiligt.

Viele **Darmkrebse** enthalten Mutationen von β-Catenin und Catenin-p120. Ein anderes bei Dickdarmpolypen und Darmkrebs mutiertes bzw. deletiertes Protein ist das **APC-Protein** (von Adenomatosis-Polyposis coli). Das normale APC-Protein ist am Abbau von β-Catenin beteiligt und gilt als Tumorsuppressor (Kap. 2.17.5).

Adhärensplatte, -streifen (Fascia adherens, Abb. 2-20). Flächenhafte Kontaktzone zwischen Herzmuskelzellen im Glanzstreifen. Kann als großes *Punctum adherens* angesehen werden, in das die Actinfilamente der Myofibrillen der Herzmuskelzellen einstrahlen und dort durch Catenine und Plakoglobin an das Hauptadhäsionsmolekül der Plasmamembran, N-Cadherin, geknüpft werden. Die Fascia dient der Kraftübertragung zwischen benachbarten Herzmuskelzellen. Am Rande oder innerhalb der *Fascia adherens* befinden sich regelmäßig einzelne Desmosomen, die wie in Epithelzellen mit Intermediärfilamenten (hier Desmin) verbunden sind. Desmosomale Cadherine können auch vermischt mit N-Cadherin in der Fascia adherens ohne erkennbare desmosomale Struktur vorkommen.

Kommunikationskontakte

1. Nexus (*Macula communicans, gap junction*, Abb. 2-20 u. 21). Umschriebene fleckförmige Interzellularkontakte mit einer mittleren Spaltbreite von 2–5 nm und einer Flächenausdehnung von zumeist kleiner als 1 μm². Der Interzellularspalt ist durch zahlreiche transzelluläre Proteinkanäle unterbrochen, die im Gefrierbruch als dicht gepackte intramembranäre Partikel in Erscheinung treten. Jeder Proteinkanal entsteht dadurch, dass sich ein Halbkanal (**Connexon**) einer Zelle mit einem Halbkanal der Nachbarzelle verbindet, sodass durchgehende, 1,5–2 nm weite transzelluläre Kanäle gebildet werden mit einem elektrischen Leitwert von 10–200 pS (Pico-Siemens). Ein Connexon besteht aus sechs zirkulär angeordneten Connexin-Proteinen. Ein transzellulärer Kanal zwischen zwei Zellen wird also aus zwölf Proteineinheiten gebildet.

Connexine besitzen zell- und differenzierungstypische Sequenzunterschiede (17 Gene) mit zum Teil erheblichen Molekulargewichtsunterschieden. Darm-, Leber- und Pankreasepithel enthalten Connexin 32 und Connexin 26 (Molekulargewicht von 32 000 und 26 000). In Herzmuskelzellen, vielen glatten Muskeln, Astrozyten und Gefäßendothelzellen kommt Connexin 43 vor. In der Epidermis enthalten Basalzellen Connexin 43, die Zellen des Stratum spinosum dagegen Connexin 31.

Die funktionelle Bedeutung der verschiedenen Connexine ist nicht bekannt. Sie können teilweise in ein und demselben Nexus koexistieren. Die Nexus erlauben die Passage kleiner Moleküle (bis zu einem Molekulargewicht von 1000) von einer Zelle in die Nachbarzelle (z.B. von sekundären Botenstoffen wie cAMP, Inositoltrisphosphat, Ca^{2+} und andere Ionen). Dieser Übertritt kann durch Öffnen und Verschließen der Kanäle reguliert werden, wobei eine intrazelluläre Erhöhung von Ca^{2+} bzw. H^+ (niedriger pH) als Verschlussstimulus identifiziert wurde. Auch die Depolarisation des Membranpotenzials kann bestimmte Nexus verschließen. Nexus werden durch Endozytose und lysosomalen Abbau von der Oberfläche entfernt.

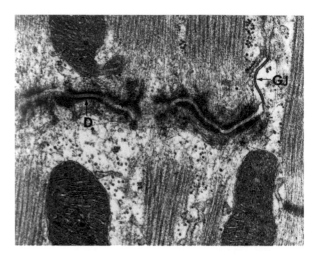

Abb. 2-20 Kontaktplatte (Glanzstreifen) zwischen zwei Herzmuskelzellen der Katze. Innerhalb der Fascia adherens ist eine Macula adherens eingeschaltet (D). Am rechten Rand der Fascia ist ein Nexus (GJ: gap junction) zu sehen. Die Fascia mit Macula dient der mechanischen und die Nexus dienen der elektrischen Kopplung zwischen den Herzmuskelzellen. TEM, Vergr. etwa 60 000fach.

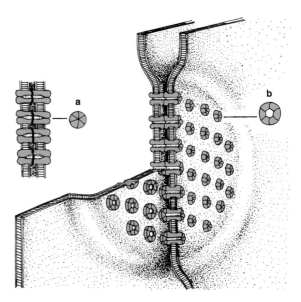

Abb. 2-21 Schematische Darstellung eines Nexus (Macula communicans) mit geschlossenen (a) geöffneten (b) und transzellulären Kanälen. Ein transzellulärer Kanal setzt sich aus zwei End-zu-End verbundenen Connexon-Komplexen zusammen. Ein Connexon wird von sechs Proteinen (Connexinen) aufgebaut. Ein transzellulärer Kanal besteht demnach aus zwölf Connexin-Proteinen.

Mutationen des X-chromosomalen Connexin 32 (kommt u. a. in Myelinscheiden peripherer Nerven vor) führen zur Degeneration peripherer Nerven (Charcot-Marie-Tooth-Neuropathie vom Typ X, s. Kap. 3.8.2). Mutationen von Connexin 43 sind eine Ursache von schweren angeborenen Herzfehlern des Menschen.

Die Hauptfunktion der Nexus liegt in einer **metabolischen Koordinierung** und **elektrischen Kopplung** zwischen Zellen. Im Herzmuskel und der glatten Muskulatur erlauben Nexus eine Ausbreitung des Aktionspotentials von Muskelzelle zu Muskelzelle und damit eine koordinierte Kontraktionswelle des Muskelgewebes. Allgemein gilt, dass die Nexus multizelluläre Verbände zu Funktionseinheiten koppeln, was auch für nicht erregbare Gewebe gilt, wie z. B. für Osteozyten des Knochens, Epithelzellen von Drüsen oder embryonale Gewebeverbände.

2. Synapsen. Synaptische Kontakte zwischen Nervenendigungen und Zielzellen (andere Nervenzellen, Muskulatur, Epithelien) sind Beispiele spezialisierter, heterotypischer Interzellularkontakte (Abb. 2-29). Durch Freisetzung von Botenstoffen aus den Nervenendigungen (Neurotransmitter) und das Vorhandensein von spezifischen Transmitterrezeptoren in der Membran der anhaftenden Zellen (Abb. 2-11, Näheres Kap. 3.8) erfolgt eine interzelluläre Kommunikation (**chemische Synapse**). Nexus sind die strukturelle Grundlage für die **elektrische Synapse** (u. a. zwischen Horizontalzellen der Retina), die eine direkte transzelluläre Weiterleitung elektrischer Aktionspotentiale ohne Transmitterfreisetzung ermöglicht.

Barrierenkontakte

1. Zonula occludens (Verschlusskontakt, -zone; tight junction, Abb. 2-3, 15, 22 u. 23). Hauptsächlich in Epithelzellen ausgebildeter, gürtelförmig die Zellen umgebender Interzellularkontakt, der durch leistenförmige (im Querschnitt punktförmige) Verschlusslinien der äußeren Lipidlamellen der Plasmamembran benachbarter Zellen charakterisiert ist. In der Regel liegen mehrere hintereinander gestellte Leisten vor. Im Bereich der Leisten ist der Interzellularspalt verschlossen und kaum für hydrophile Moleküle (u. a. Ionen, Proteine, Kohlenhydrate) durchgängig. *Zonulae occludentes* sind auf Zellverbände beschränkt, die Gewebekompartimente mit unterschiedlichem chemischen Milieu voneinander trennen, also im Wesentlichen auf oberflächenbedeckende Epithelien (u. a. Darmepithel, Nierenepithelien, Epithelien exokriner Drüsen, Leberepithel, Gefäßendothel), aber auch in Grenzstrukturen des Nervensystems mit seinem spezifischen Ionenmilieu (Arachnoidea, Perineuralzellen, Tanyzyten).

Die **Molekularstruktur** der *Zonula occludens* (Tab. 2-2) basiert auf integralen Membranproteinen, vornehmlich dem Occludin und der Familie der Claudine (über 24 Gene). Occludin (ein Gen) kommt in den meisten Zonulae occludentes vor (fehlt aber in den meisten Endothelzellen außerhalb des Gehirns). Bestimmte Claudin-Gene sind gewebespezifisch exprimiert. Beispiel: Claudin 5 scheint in allen Zonulae occludentes vorzukommen, Claudin 11 dagegen nur in Sertoli-Zell-Kontakten und Myelinscheiden des zentralen Nervensystems. Claudin 2 kommt in Leber- und Nierenepithelzellen vor. Claudin 16 (= Paracellin-1) ist auf Abschnitte der distalen Nierenbuli beschränkt, wo es selektiv die parazelluläre Resorption von Mg^{2+} ermöglicht. Mutation von Claudin 16 sind eine Ursache für Mg^{2+}-Mangel im Blut (hereditäre Hypo-

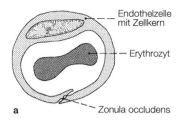

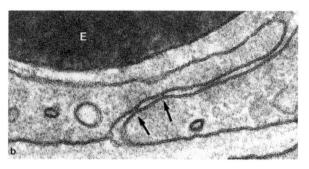

Abb. 2-22 Querschnitt durch eine Blutkapillare (Kapillarrohr) im Herzmuskel der Maus. Der Interzellularspalt (in diesem Fall zwischen Ausläufern derselben Zelle) ist durch eine Zonula occludens mit zwei Kontaktpunkten (Leisten) verschlossen (Pfeile). Oberhalb ist ein Punctum adherens angeschnitten. E = Erythrozyt im Kapillarlumen. TEM, Vergr. 110 000fach.

magnesiämie) mit erhöhter Mg^{2+}-Ausscheidung in den Harn. Ein weiteres Adhäsionsmolekül der Zonula occludens ist JAM (Junktionales Adhäsionsmolekül). Die Zonula-occludens(ZO)-Proteine ZO-1, -2, -3 sind zytoplasmatische Plaqueproteine, die an die zytoplasmatischen Abschnitte von Occludin (und wohl auch Claudinen) binden. ZO-1 und -2 stellen eine Verknüpfung zum Actinfilamentsystem her. Cingulin, eine weitere Komponente, bindet an alle ZO-Proteine, JAM und Myosin. Das Actin-Myosin-System könnte durch mechanischen Zug an einer Öffnung der *Zonula occludens* beteiligt sein. Eine vorübergehende Öffnung der *Zonula occludens* wird bei gesteigerter **Permeabilität** im Gefäßendothel und anderen Epithelien beobachtet. Weiterhin sind zahlreiche Signalproteine mit der Zonula occludens verbunden (u. a. PKC, PAR, MAGI, PTEN).

Der **elektrische Widerstand** zwischen der apikalen und basalen Seite einer epithelialen Grenzschicht korreliert mit der Zahl der Occludens-Leisten. Elektrisch dichte Epithelien haben stets mehrere hintereinander gestaffelte Occludens-Leisten, während elektrisch durchlässigere Epithelien meistens nur 1–2 komplette Occludens-Leisten aufweisen. Da die Occludens-Leisten einen passiven Übertritt von Ionen und anderen hydrophilen Molekülen zwischen den Zellen weitgehend verhindern, muss der Stoffdurchtritt durch epitheliale Grenzflächen mit Hilfe von Transportmechanismen der Zellen aktiv reguliert werden. Für Ionen und Wasser ist die Zonula occludens begrenzt durchlässig (korreliert mit der Zahl der Leisten und besonders Claudin-Isoformen, s. o.). Die *Zonula occludens* bildet gleichzeitig auch eine **Barriere innerhalb der Lipiddoppelschicht**, die bewirkt, dass die laterale Diffusion (Mobilität) von integralen Membranproteinen an dieser Stelle vollständig blockiert wird. Deshalb können Proteine der apikalen Plasmamembran von Epithelzellen sich nicht mit denen der basolateralen Plasmamembran vermischen (Abb. 2-23). Das Gleiche gilt für die Lipide der äußeren Lamelle der Plasmamembran, nicht jedoch für Lipide der inneren Lamelle. Durch diese Barriere innerhalb der Lipiddoppelschicht spielt die *Zonula occludens* eine zentrale Rolle bei der Aufrechterhaltung der molekularen Heterogenität der apikalen und basalen Plasmamembrandomäne. Diese molekulare Heterogenität (**polare Differenzierung** der Plasmamembran) ist eine Hauptvoraussetzung für den gerichteten Trans-

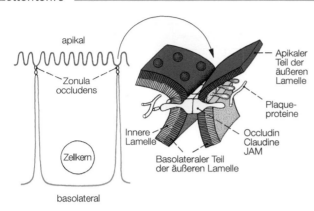

apikal

Zonula
occludens

Innere
Lamelle

Zellkern

Basolateraler Teil
der äußeren Lamelle

basolateral

Apikaler
Teil der
äußeren
Lamelle

Plaque-
proteine

Occludin
Claudine
JAM

Abb. 2-23   Vorstellung über den Molekularbau einer Leiste der Zonula occludens. Die Kontakte werden durch integrale Membranproteine (gelb) gebildet (Occludin, Claudin), die die äußere Lamelle der Plasmamembran vollständig ausfüllen. Durch periphere Strukturproteine (ZO-1, -2, -3; Cingulin, Actin) werden die Kontaktpunkte zu Leisten „aufgereiht". Membranproteine (symbolisiert durch Kugeln) und Lipide der äußeren Lipidlamelle können nicht die Zonula occludens von apikal (rot) nach basal (blau) oder umgekehrt durchqueren. Für die Lipide der inneren (grün) Lamelle besteht keine Barriere. Der Interzellularspalt ist für größere hydrophile Moleküle und Ionen kaum durchgängig. Die Zonula occludens spielt eine entscheidende Rolle für die Aufrechterhaltung der polaren Differenzierung einer Zelle.

port von Molekülen durch epitheliale Grenzflächen (Näheres im Kap. 3.1.3). Verschiedene Toxine von Bakterien führen zu einem Zusammenbruch der Zonula occludens (u. a. bindet das Toxin des Gasbranderregers an Claudin 3 und 4.)

2. Fascia occludens, Macula occludens (Verschlussstreifen, Verschlusspunkt). Streifenförmig und fleckförmig angeordnete Occludens-Leisten, die über größere Abschnitte der Kontaktflächen von manchen Epithelzellen verstreut sind. Ihr Auftreten wird unter anderem als Barriere für in den Interzellularspalt einwandernde Zellen (u. a. im Domepithel der PEYERSCHEN Platten, s. dort) oder als vorübergehendes Stadium bei der Ausbildung der Zellpolarität angesehen (u. a. im Uterusepithel).

3. Septierte Junktionen. Invertebraten (z. B. Insekten) besitzen keine Zonulae occludentes. Stattdessen sind dort septierte Junktionen ausgebildet. Diese kommen bei Säugetieren und Menschen nur an umschriebenen Stellen des Nervensystems vor: Kontakte zwischen Nervenzellfortsätzen (axo-axonale Kontakte) im Korbgeflecht (**Pinceau**) um PURKINJE-Zellsomata im Kleinhirn und an den **paranodalen** Axonkontakten von SCHWANN-Zellen und Oligodendrozyten (Kap. 3.8.2). An beiden septierten Kontakten im Nervensystem werden spannungsabhängige Kaliumkanäle konzentriert. In septierten Kontakten wird der Interzellularspalt durch plattenförmige Proteinbrücken versperrt (Septen), die Adhäsionsproteine der **Neurexinfamilie** enthalten. Diese Septen sind weitgehend undurchlässig für hydrophile extrazelluläre Moleküle (Barrierenfunktion). Septierte Kontakte von Invertebraten haben Plaqueproteine, die homolog zu ZO-1 und ZO-2 sind (u. a. Disc-Large-Protein, DLG).

4. Lipidverschluss. In mehrschichtigen Plattenepithelien sind *Zonulae occludentes* unregelmäßig und lückenhaft ausgebildet (Kap. 3.1.1). Als Permeabilitätsbarriere für hydrophile Moleküle dient ein Lipidpfropfen im Interzellularspalt, der von den Epithelzellen der oberen Schichten sezerniert wird (Schutz vor Austrocknung der Haut, Kap. 14.1).

5. Junktionaler Komplex (Schlussleistenkomplex). In den meisten einschichtigen Epithelien sind *Zonula occludens*, *Zonula adherens* und *Macula adherens* in enger Nachbarschaft hintereinander gestaffelt. Diese Trias wird als junktionaler Komplex bezeichnet (Abb. 2-14 u. 15).

2.3.2 Zell-Substrat-Kontakte

Zellen haften nicht nur untereinander, sondern ebenfalls an **nichtzellulären Substraten,** zum Beispiel an Kunststoff- oder Glasböden von Kulturschalen (In-vitro-Kontakte) oder an den fasrigen oder nichtfasrigen Elementen des Bindegewebes (als extrazelluläre Matrix, ECM, bezeichnet), mit denen die meisten Zellen in Kontakt stehen. Solche Substrat-Kontakte sind für Zellen notwendig, um in die Zellteilung eintreten zu können. Nur Tumorzellen können sich auch ohne Haftung an Substraten teilen. Die Haftung an der ECM erfolgt im Wesentlichen durch zwei Molekülgruppen, nämlich die **Rezeptoren vom Integrintyp** und durch **integrale Proteoglykane** der Plasmamembran.

Integrine bestehen aus zwei Proteinuntereinheiten (α, β). Inzwischen sind 16 verschiedene α-Ketten und acht verschiedene β-Ketten bekanntgeworden, die in unterschiedlichen Kombinationen auftreten. Viele der ECM-Proteine haben bei sonst erheblich abweichender Aminosäuresequenz einen identischen kurzen Segmentabschnitt, der aus drei Aminosäuren besteht, Arginin(R)-Glycin(G)-Asparaginsäure(D). Dieses Sequenzmotiv (**RGD**) ist für die Bindung an bestimmte Integrine essenziell. Beispielsweise bindet Fibronectin mit der Sequenz RGDS an das $\alpha_5\beta_1$-Integrin. Aber auch andere Sequenzen können als Bindungsmotive für bestimmte Integrine in Betracht kommen.

Die **Proteoglykane** der Plasmamembran, wie zum Beispiel das **Syndecan,** binden aufgrund ihrer negativen Oberflächenladung an positiv geladene Abschnitte verschiedener Komponenten der ECM, wie zum Beispiel an Fibronectin und Laminin (Abb. 3.3-19).

An der Plasmamembran lassen sich zwei strukturell definierte Zell-Substrat-Kontakte unterscheiden, an denen eine besonders feste Adhäsion der Zelle erfolgt, nämlich die Hemidesmosomen und fokalen Kontakte.

Hemidesmosom (Halbdesmosom)

Molekular und strukturell mit der *Macula adherens* (Fleckdesmosom) verwandte, umschriebene, fleckförmige Kontaktzone von Epithelzellen mit der extrazellulären Matrix. Ultrastrukturell sind Hemidesmosomen durch eine dichte Zone (Plaque) auf der zytoplasmatischen Seite der Plasmamembran gekennzeichnet, in welche, wie bei den Desmosomen, **Intermediärfilamente** (Tonofilamente) einstrahlen (Abb. 2-24). Von der Plasmamembran der Hemidesmosomen strahlen kurze extrazelluläre **Ankerfilamente** (5–10 nm im Durchmesser) in die Basallamina ein, wo sie mit dickeren **Ankerfibrillen** (20–50 nm im Durchmesser) in Kontakt treten. Diese stellen die Verbindung zu den darunterliegenden Kollagenfibrillen des Bindegewebes her. Die Ankerfilamente enthalten das ECM-Protein **Laminin 5**, die Ankerfibrillen **Kollagen Typ VII**. Die zytoplasmatischen Plaques enthalten außer Plectin keine der anderen Komponenten der Fleckdesmosomen.

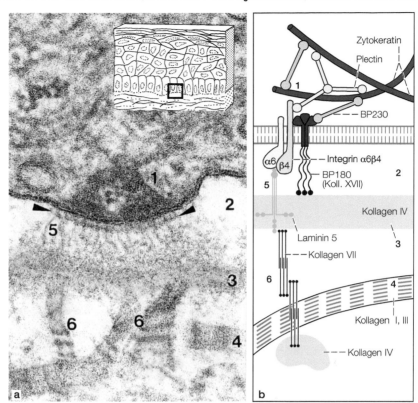

Abb. 2-24 Ultrastruktur (a) und Molekularbau (b) von Typ-I-Hemidesmosomen am Beispiel des Hautepithels (Epidermis des Menschen). 1 = zytoplasmatische Plaque mit zwei quergeschnittenen Intermediärfilamenten; 2 = Lamina lucida; 3 = Lamina densa der Basallamina (Protein: Kollagen IV); 4 = Kollagenfibrille (Typ I, III); 5 = Ankerfilamente (Proteine: Laminin 5, BP 180); 6 = Ankerfibrille (Protein: Kollagen VII). Die Pfeilköpfe zeigen auf eine extrazelluläre Verdichtungszone, die wahrscheinlich die extrazellulären Abschnitte von Integrin $\alpha_6\beta_4$ enthält. Näheres s. Text. TEM, Vergr. 130 000fach.

Zwei Typen von Hemidesmosomen werden unterschieden: **Typ-I-**Hemidesmosomen kommen in mehrschichtigen Epithelien vor, **Typ-II**-Hemidesmosomen in einschichtigen Epithelien. In beiden Hemidesmosom-Typen findet die extrazelluläre Verankerung durch $\alpha_6\beta_4$-Integrine statt, im Typ-I-Hemidesmosom zusätzlich noch durch das bullöse Pemphigoid-Protein 180 (BP 180). BP 180 ist identisch mit dem transmembranären Kollagen XVII. Im Zytoplasma (Plaque) findet die Verankerung an Intermediärfilamente (Zytokeratin) durch Plectin (Typ II) bzw. durch Plectin und BP 230 (Bullöses-Pemphigoid-Protein 230) statt (Typ I).

Patienten, bei denen die Funktion von BP 230, Plectin, β_4-Integrin oder BP 180 beeinträchtigt ist (Mutationen, Autoantikörperbildung), leiden u. a. an blasenbildenden Hauterkrankungen, bei denen sich die Epidermis von der Basalmembran ablöst (**bullöses Pemphigoid**). Auch können die Basalzellen zerreißen, weil die Zytokeratinfilamente nicht mehr basal verankert sind (**Epidermolysis bullosa**) (s. auch Kap. 3.1.1, 3.3.5, 14.1).

Fokaler Kontakt

Molekular mit den Adhärens-Kontakten (*Zonula* und *Punctum adherens*) verwandt. Die der Membran anhaftende Verdichtungszone (Plaque) ist weniger auffällig als die Plaques der Hemidesmosomen.

Fokale Kontakte sind mit Actinfilamenten verbunden, die unter Zwischenschaltung verschiedener Proteine (Vinculin, Talin, α-Actinin, Paxillin, VASP) mit Haftproteinen vom Integrintyp (u. a. dem Fibronectinrezeptor $\alpha_5\beta_1$) verbunden sind (Abb. 2-38, Kap. 2.4, Zytoskelett). Auch enthalten die Plaques verschiedene Kinasen, wie die Tyrosinkinase FAK (fokale Adhäsionskinase), die u. a. Zellproliferation, Zelltod (Apoptose) und Zytoskelettadaptation steuern kann, die Serin-/Threoninkinase ILK (Integrin-

linked Kinase) und die Kinase Src, die zu den Onkogenen (Krebsgenen, Kap. 2.17.5) zählt. Fokale Kontakte bilden den Membranhaftungspunkt von **Actinfilament-Stressfasern** (kontraktile, Actin und Myosin enthaltende Filamentbündel, Abb. 2-25, Kap. 2.4.3). Drei modifizierte fokale Kontakte sind ultrastrukturell besonders gut definiert:

1. der **Muskel-Sehnenübergang** (Befestigung der Muskelfaserendigungen an den Kollagenfasern der Sehnen),

2. die **Membranverdichtungszonen** der glatten Muskulatur und

3. die Haftfläche der **Podozyten** auf der Basallamina der glomerulären Kapillaren in der Niere.

Eine weitere spezialisierte Form der fokalen Kontakte sind die **Podosomen** (Fußpunkte) von Monozyten, Makrophagen und Osteoklasten. Podosomen sind rosettenförmig angeordnete 0,1–0,2 µm große, punktförmige Substratkontakte, in welche Actinfilamente einstrahlen.

Außer in Makrophagen und deren Abkömmlingen werden Podosomen auch in **Tumorzellen** beobachtet. Podosomen werden mit der Fähigkeit von Zellen in Zusammenhang gebracht, durch andere Zellverbände hindurchwandern zu können (wichtige Voraussetzung für die Metastasierung von Tumorzellen).

2.4 Zytoskelett, Zilien, Zentriolen

Das Zytoplasma der Zellen des Wirbeltierorganismus besteht im Wesentlichen aus einer konzentrierten, wässrigen Proteinlösung, die von einem äußerst flexiblen Lipidfilm, der Plasmamembran, umhüllt und gegen den Extrazellularraum abgeschirmt wird. Dieses mechanisch instabile Gebilde bedarf eines internen Stütz- und Bewe-

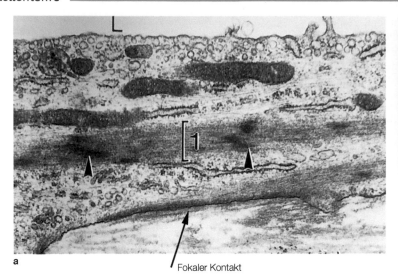
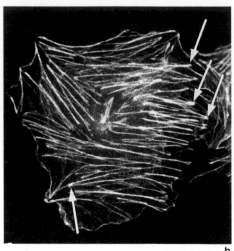

a

Fokaler Kontakt

b

Abb. 2-25   Fokale Kontakte (Pfeile) in einer quer geschnittenen Gefäßendothelzelle aus der A. meningea media eines Pavians (a, elektronenmikroskopische Aufnahme) und aus einer kultivierten Endothelzelle der Nabelschnurvene des Menschen (b, immunfluoreszenzmikroskopische Darstellung von Actin in der Aufsicht). Im Bereich der fokalen Kontakte sind Actinfilamentbündel an Haftrezeptoren für Komponenten der extrazellulären Matrix geknüpft. In vielen Zellen (z. B. Endothelzellen) bilden die Actinfilamente zusammen mit Myosin und anderen Proteinen kontraktile Bündel (Stressfasern), die wie die Myofibrillen der quer gestreiften Muskulatur Z-Streifen-ähnliche Quervernetzungszonen besitzen (Pfeilspitzen in [a]). Im rechten Bild (b) sind Stressfasern mit Antikörpern gegen Actin selektiv dargestellt. Die verdickten Enden entsprechen den fokalen Kontakten (Pfeile). Stressfasern schützen Gefäßendothelzellen u. a. vor Ablösung von der Gefäßwand durch die tangenzial einwirkenden Scherkräfte (Scherstress) des Blutstroms. L = lumenwärtige Oberfläche der Endothelzelle; 1 = Stressfaser. Vergr. (a): 55 000fach; (b): 800fach.

gungsapparates, der im Dienste der verschiedenen **statischen** und **dynamischen Zellfunktionen** steht. Zu diesen Funktionen zählen die aktive Änderung und Aufrechterhaltung der Zellgestalt, die Ausbildung und Stützung spezialisierter Zellfortsätze (u. a. Mikrovilli, Zilien, Dendriten, Axone), der gerichtete intrazelluläre Transport von Organellen (Membranverkehr), die Positionierung des Zellkerns und die Stabilisierung der Plasmamembran und anderer Zellmembranen. Um diese Funktionen erfüllen zu können, verfügt jede Zelle über verschiedene Systeme von **Strukturproteinen,** die kollektiv als **Zytoskelett** bezeichnet werden. Die gemeinsame Eigenschaft aller molekular zum Teil sehr unterschiedlicher Zytoskelettsysteme ist die Fähigkeit zur Selbstassoziation, d. h. durch Aneinanderlagerung (**Polymerisation**) von Proteinuntereinheiten dünne

Proteinfasern (Filamente) und Netzwerke zu bilden. Insgesamt können drei zytoplasmatische Filamentsysteme und zwei membrangebundene Filamentnetzwerke unterschieden werden (Tab. 2-3).

Die Mikrotubulus-, Intermediär- und Actinfilamentsysteme bilden das **zytoplasmatische Zytoskelett.** Diese Filamentsysteme können aufgrund der Filamentdurchmesser und besonderer Aggregationsformen (z. B. Bündel) morphologisch voneinander unterschieden werden. Das Spectrin- und Laminsystem bilden filamentäre Netzwerke, die mit der Plasmamembran (Spectrin) und der inneren Kernmembran (Lamin) verbunden sind (**Membranzytoskelette**) und sich nur durch Spezialmethoden (Gefrierätzmethode, Immunzytochemie) darstellen lassen. Jedes dieser Filamentsysteme ist mit speziellen Begleitproteinen

Tab. 2-3   Die wichtigsten Zytoskelettsysteme der Zelle

Zytoskelettsystem	Filamentdurchmesser	Organisationsform	Zelluläre Lokalisation
Mikrotubuli	25 nm	tubuläre Einzelfilamente	Zytoplasma Kinozilien
Intermediärfilamente	8 – 10 nm	Einzelfilamente Filamentbündel	Zytoplasma Desmosomen
Actin	7 nm	Einzelfilamente Filamentbündel Myofibrillen, Stressfasern Netzwerke	kortikales Zytoplasma Mikrovilli Adhärens-Zellkontakte
Spectrin, Dystrophin	5 nm	Netzwerk	Plasmamembran
Lamine	bis 10 nm	Netzwerk	innere Kernmembran

vergesellschaftet, die den Polymerisationszustand und die filamentäre Aggregationsform regulieren und Verbindungen zu anderen Zellstrukturen und Filamentsystemen herstellen.

2.4.1 Mikrotubuli

Mikrotubuli sind zumeist viele µm lange tubuläre Filamente mit einem Durchmesser von 25 nm. Ihre Hauptfunktion liegt im intrazellulären **Transport von Membransystemen.** Bei der **Zellteilung** steuern die Mikrotubuli den Transport und die Trennung der Chromosomen. Das spezialisierte Mikrotubulussystem der **Kinozilien** bildet den Motor für den Zilienschlag. In manchen Zellen sind Bündel von Mikrotubuli für die Aufrechterhaltung und Ausbildung der Zellform von Bedeutung, wie z. B. für die diskoide Gestalt der Thrombozyten (peripherer Mikrotubulusgürtel).

Molekularbau der Mikrotubuli

Die Baueinheit der Mikrotubuli ist das α-, β-**Tubulindimer** (Abb. 2-26). Die Tubulindimere sind zu longitudinalen Filamenten, den **Protofilamenten,** angeordnet. Meistens bauen 13 Protofilamente (selten 14 und 15) die Wand eines Mikrotubulus auf. Benachbarte Dimere sind gegeneinander versetzt, sodass eine spiralige (helikale) Grundstruktur der Mikrotubuli entsteht. Guanosintriphosphat (2 Moleküle GTP pro Dimer) und Magnesiumionen (1 Mg^{2+}-Ion pro Dimer) sind für die Polymerisation der Mikrotubuli notwendig. Erhöhte Ca^{2+}-Konzentration ($>10^{-5}$ M) führt zur Depolymerisation der Mikrotubuli.

In Säugetieren können verschiedene α- und β-Tubuline unterschieden werden. Einige dieser Tubulinisoformen sind auf bestimmte Zelltypen beschränkt. Zum Beispiel kommt $β_1$-Tubulin nur in Zellen des Blutes, $β_4$ nur im Nervensystem und $α_3$, $β_3$ nur in Spermien und Zellen der Spermiogenese vor. Diese molekulare Diversität wird durch eine Vielzahl von **Mikrotubulus-assoziierten** Proteinen (MAPs) erheblich vergrößert. Bestimmte MAPs sind auf Mikrotubuli neuronaler Axone (MAP 1, τ-Protein), andere auf Dendriten (MAP 2) beschränkt. Die funktionelle Bedeutung der MAPs liegt in einer Beschleunigung der Polymerisation, einer Stabilisierung der Mikrotubuli, der Verknüpfung der Mikrotubuli mit Intermediär- und Actinfilamenten (MAP 2) und der Plasmamembran (MAP 1) sowie der Kontrolle des seitlichen Abstandes zwischen benachbarten Mikrotubuli.

Transportfunktion der Mikrotubuli

Mikrotubuli sind für den gerichteten, intrazellulären **Transport von Zellorganellen** verantwortlich (Abb. 2-26 bis 29). In Nervenfasern können Organellen mit einer Geschwindigkeit von bis zu 1,5 cm pro Stunde (4 µm/sec) entlang der Oberfläche von Mikrotubuli transportiert werden (**schneller axonaler Transport**).

Dieser Transport wird von zwei Motorproteinklassen, den **Kinesinen** und **Dyneinen**, bewerkstelligt. Beide Proteinklassen bestehen aus einem Abschnitt, der an der Oberfläche von Membranen (Organellen) haften kann, und einem Abschnitt (Kopfabschnitt), der an Mikrotubuli bindet und unter Spaltung von ATP zyklische Konformationsänderungen durchführt. Durch diese rudernden Kopfbewegungen ist ein Gleiten der mit Dyneinen und Kinesinen verbundenen Organellen entlang der Mikrotubuli möglich. Dyneine transportieren auf diese Weise Organellen zum Minusende (s. folgenden Abschnitt) und die meisten Kinesine zum Plusende der Mikrotubuli. Durch die Existenz solcher separater **Minusend-** und **Plusendmotoren** ist ein gerichteter Organellentransport in der Zelle möglich. Manche Proteine der Kinesinfamilie (KIFs) binden an bestimmte Organellen (z. B. KIF1B und 5B an Mitochondrien, KIF1A an synaptische Vesikelmembranen). Die Bindung an Membranen erfolgt z. T. durch spezifische Rezeptoren (Kinectin, Dynactin). Auch der Transport und die Separierung der Chromosomen bei der Zellteilung werden durch spezialisierte Mikrotubulusmotoren vollzogen (Abb. 2-91).

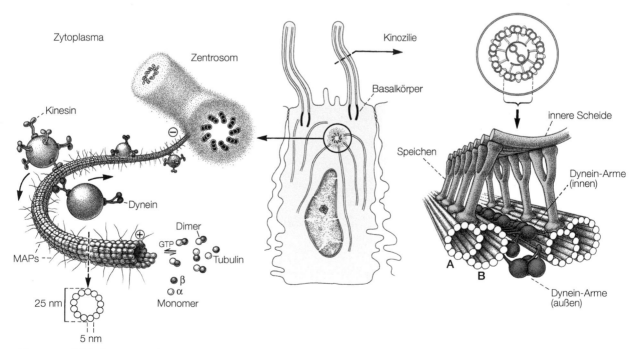

Abb. 2-26   Molekulare Anatomie des Mikrotubulussystems.

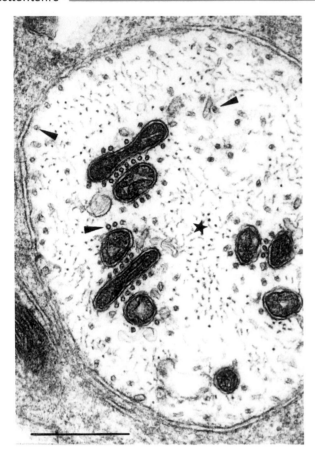

Abb. 2-27 Mikrotubuli (Pfeilköpfe) **und Intermediärfilamente (Neurofilamente)** (Stern) in einer Nervenfaser des Innenohres der Ratte. Beachte die enge räumliche Beziehung der Mikrotubuli zu Mitochondrien und anderen Membranstrukturen (axonaler Transport). TEM, 50000fach, Maßstab: 0,5 μm.

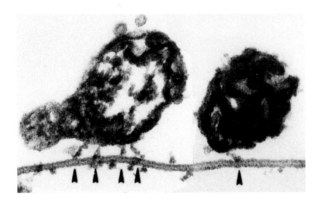

Abb. 2-28 Ultrastruktur der dynamischen Querbrücken (Meilköpfe) zwischen Mikrotubuli und Mitochondrien einer Amöbe. Der Transport der Mitochondrien wurde an der lebenden Zelle beobachtet, dann wurden die zugrunde liegenden Strukturen nach Fixierung elektronenmikroskopisch untersucht. TEM, Vergr. etwa 100000fach.

Polarität und Anordnung der Mikrotubuli

Mikrotubuli sind asymmetrische, spiralig aufgebaute Filamente mit einem schnell wachsenden Ende **(Plusende)**, an dem sich die Tubulindimere anlagern (polymerisieren), und einem langsam wachsenden Ende, an dem keine nennenswerte Polymerisation erfolgt **(Minusende)**. Das

Minusende der Mikrotubuli befindet sich in den meisten Zellen in der Umgebung des **Zentrosoms** (s. unten), das in der Nähe des Zellkerns liegt und als **Mikrotubulus-Organisationszentrum (MTOC)** dient (Abb. 2-26 u. 29). In **nichtpolarisierten Zellen** (Fibroblasten, Endothelzellen, Leukozyten) strahlen die Mikrotubuli vom MTOC fächerförmig in die Zellperipherie aus. In **polarisierten Epithelzellen** (u. a. Darmepithelzellen, exokrine Drüsenzellen) ist das MTOC vom Zentrosom losgelöst und befindet sich als diffuse Zone unterhalb der apikalen Plasmamembran, sodass alle Mikrotubuli ihr Minusende apikal besitzen und das Plusende nach basal orientiert ist (Abb. 2-29).

In **Nervenzellen** gibt es drei Mikrotubulussysteme. Die Mikrotubuli der Axone sind gleichsinnig orientiert. Ihr Minusende befindet sich im Zellleib bzw. zellleibwärts und ihr Plusende in Richtung der Axonterminalen. Der Zellleib besitzt ein unabhängiges Mikrotubulussystem ohne erkennbare Ordnung, während in Dendriten die Mikrotubuli mit wechselnder Polarität vorkommen (Abb. 2-29).

Aus dieser Anordnung der Mikrotubuli ergeben sich wichtige Konsequenzen für den intrazellulären Organellentransport. In **Nervenzellen** können Membranen synaptischer Vesikel, die vom GOLGI-Apparat im Zellleib der Nervenzellen abgegeben werden, durch Bindung von Plusendmotoren (verschiedene Kinesine) entlang der axonalen Mikrotubuli selektiv zu den synaptischen Endigungen der Nervenfasern (Axone) transportiert werden **(anterograder axonaler Transport)**. In polarisierten **Epithelzellen**, wie exokrinen Drüsenzellen oder Darmepithelzellen, scheinen Sekretgranula und apikale Membranvesikel durch den Minusendmotor Dynein gezielt die Apikalmembran zu erreichen (Abb. 2-29, 3.2-5). Das **gerichtete Wachstum** von Zellen und Zellfortsätzen kann ebenfalls dadurch erfolgen, dass vermehrt Mikrotubuli in Richtung auf den Wachstumspol der Zellen auspolymerisieren und den erhöhten Membranbedarf des sich ausdehnenden Zellpols durch gerichtete Zufuhr von Membranvesikeln aus dem GOLGI-Apparat decken.

Auch Transporte in umgekehrter Richtung (von der Zelloberfläche zum Zellzentrum) können durch Mikrotubuli geleitet werden. Ein Beispiel dafür ist der **retrograde axonale Transport** von Membranvesikeln, wie z. B. Endozytosevesikeln, von der synaptischen Endigung zum Zellleib einer Nervenzelle.

Durch einen solchen retrograden axonalen Transport von Endozytosevesikeln gelangen u. a. Bakteriengifte, die an den Nervenendigungen durch Endozytose aufgenommen wurden, in das Gehirn und Rückenmark und können dort Nervenzellen schädigen (u. a. Weg des Giftes des Wundstarrkrampferregers, Tetanustoxin, s. auch Kap. 2.2.5 u. 2.7.1).

Zentriol, Zentrosom, Kinetosom

Zentriolen sind zylindrische Organellen (0,2 μm dick, zumeist 0,5 μm lang), deren Hauptbauelement neun zirkulär angeordnete Mikrotubulustripletten sind (Abb. 2-26, 30 u. 32). Jede Triplette ist mit einem Winkel von 30–45° zur zentralen Achse des Zentriols gekippt (schaufelradartiges Querschnittsbild). Die Tripletten bestehen aus einem vollständigen Mikrotubulus (13 Protofilamente), dem peripherwärts zwei inkomplette Mikrotubuli mit je 11 Protofilamenten seitlich angelagert sind. Für die Tripletten-

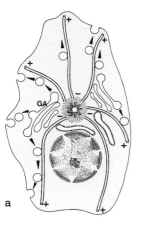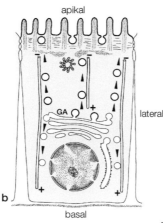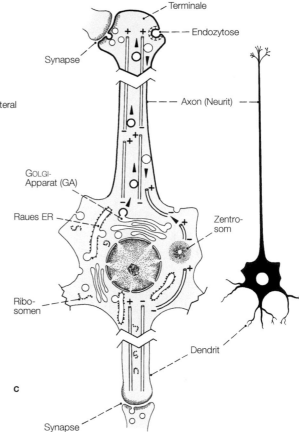

Abb. 2-29 **Ausrichtung und Polarität von Mikrotubuli** als Grundlage für gerichtete intrazelluläre Transportvorgänge und die polare Differenzierung von Zellen.

(a) **In nichtpolarisierten Zellen** (z. B. Fibroblasten) liegt das Zentrosom (s. Beschriftung in c) in Nähe des Zellkerns. Der GOLGI-Apparat (GA) wird durch Minusendmotoren im Umfeld des Zellkerns fixiert. Die vom GOLGI-Apparat abgeschnürten Membranvesikel gelangen durch Plusendmotoren an die Plasmamembran.

(b) **In polarisierten Epithelzellen** sind die Mikrotubuli einheitlich ausgerichtet und polarisiert. Sie wachsen von einem apikalen Organisationszentrum aus, das sich vom Zentrosom gelöst hat. Durch die gleichsinnige Ausrichtung der Mikrotubuli sind gerichtete Transportprozesse zur apikalen und basolateralen Membranoberfläche möglich. Dies ist Voraussetzung für eine polare Differenzierung von Zellen.

(c) **In Nervenzellen** lösen sich Mikrotubuli vom Zentrosom und wandern in das Axon und in Dendriten. Im Axon bilden Mikrotubuli ein gleichsinnig ausgerichtetes, hintereinander gestaffeltes Transportsystem. Das Plusende der Mikrotubuli ist stets zum Axonende (Ort der efferenten Synapse) ausgerichtet. Dadurch können Membranen mit synaptischer Bestimmung (z. B. Membranen von synaptischen Vesikeln) mit Hilfe von Plusendmotoren (Kinesinen) gerichtet zum Axonende transportiert werden (anterograder axonaler Transport). Minusendmotoren (Dyneine) vermitteln den Rücktransport zum Zellleib, z. B. von am Axonende aufgenommenen Stoffen (u. a. Wachstumsfaktoren, Toxinen) (retrograder axonaler Transport). Dendriten sind relativ kurz und enthalten kein schnelles Transportsystem. Die Mikrotubuli sind nicht einheitlich orientiert. Wie der Zellleib enthalten Dendriten auch Ribosomen und sind zur Synthese bestimmter Proteine befähigt.

bildung ist δ-Tubulin notwendig. Benachbarte Tripletten sind durch Verbindungsstrukturen (**Nexine**) untereinander verknüpft. Zentralwärts sind oft zylindrisch-vesikuläre und speichenartige Strukturen zu erkennen, die das Protein **Centrin** enthalten. Zentriolen sind ein wesentliches Strukturelement der Zentralkörper (**Zentrosomen**) und bilden als **Kinetosomen** (Basalkörper) die zytoplasmatische Ausgangs- und Verankerungsstruktur für Kinozilien.

Das **Zentrosom** (Abb. 2-26, 29 u. 30) stellt in den meisten Zellen das Polymerisationszentrum für das zytoplasmatische Mikrotubulussystem dar (**Mikrotubulus-Organisationszentrum, MTOC**). Es besteht aus zwei Zentriolen (auch **Diplosom** genannt), dem Mutter- und Tochterzentriol, und einer sie umhüllenden perizentriolären Proteinwolke, Matrix. Diese enthält u. a. die Proteine γ-**Tubulin** (ringförmige Aggregate), **Perizentrin** (elongiertes Protein) und auch **Centrin**. Perizentrin bindet das A-Kinase-Adaptorprotein AKAP-450 und die Proteinkinase A. γ-Tubulin ist für die Neubildung (Nukleation) von Mikrotubuli notwendig. Die Zentriolen sind durch filamentäre Komponenten der Matrix (**Satelliten**) miteinander verbunden und können End-zu-End oder rechtwinklig zueinander stehen. Eines der Zentriolen, das **Mutterzentriol**, besitzt endständige, füßchenartige Anhängsel, die von den Enden des Zent-

riols ausgehen, in denen die Mikrotubuli als Doubletten (anstelle Tripletten) vorliegen. Gelegentlich geht von dem Mutterzentriol eine **Kinozilie** aus, die nicht immer die Zelloberfläche erreichen muss. In nichtpolarisierten Zellen wie Fibroblasten, Leukozyten oder Endothelzellen liegt das Zentrosom in der Zellmitte zwischen GOLGI-Apparat und Zellkern (Abb. 2-29), in anderen Zellen, wie exokrinen Drüsenzellen oder Säulenepithelzellen, im apikalen Zellpol.

In diesen Zellen verschwindet γ-Tubulin aus der perizentriolären Matrix und verteilt sich in einer schmalen Zone unterhalb der apikalen Zellmembran. Diese Zone dient als MTOC und generiert einheitlich polarisierte Mikrotubuli (Minusende apikal, Plusende basal, Abb. 2-29). Diese Polarisierung ist Voraussetzung für die polare Differenzierung der Epithelzellen. Zu Beginn der Prophase der Zellteilung aller Zellen verdoppeln sich die Zentriolen der Zentrosomen und wandern in gegenüberliegende Abschnitte der Zelle. Die Neubildung erfolgt an Centrinnuclei. Von den Zentrosomen wachsen die beiden Hälften der mikrotubulären Mitosespindel aus (Abb. 2-89). Werden die Zentriolen experimentell aus Zellen durch Mikromanipulation entfernt, dann kann die Zelle keine neuen Zentriolen bilden und sich nicht mehr teilen. Es entsteht jedoch ein perinukleäres MTOC (Zentrosom ohne Zentriolen), von dem ein regelrecht angeordnetes Mikrotubulussystem ausgeht.

Kinetosomen oder **Basalkörper** sind subplasmalemmal gelegene Zentriolen, die den zytoplasmatischen Ausgangspunkt der Mikrotubuli der **Kinozilien** bilden (Abb. 2-26, 31 u. 32). Die jeweils inneren zwei Mikrotubuli der neun

Tripletten der Zentriolen dienen als Polymerisationskeime für die neun Mikrotubulusdoubletten der Kinozilien. An der Übergangszone zwischen Kinetosom und Zilie liegt der Ausgangspunkt (Nukleationspunkt) für die zentralen zwei

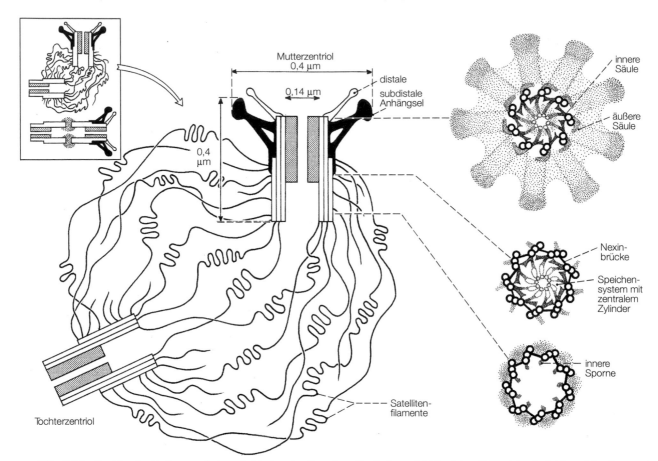

Abb. 2-30 Struktur des Zentrosoms in Lymphoblasten des Menschen. Das Mutterzentriol besitzt auffällige laterale Anhängsel (engl. append-ages). Das Tochterzentriol ist durch perizentrioläre Filamente (Satelliten) mit dem Mutterzentriol verbunden, häufig im rechten Winkel stehend, aber auch End-zu-End.

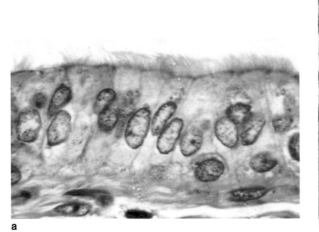

a

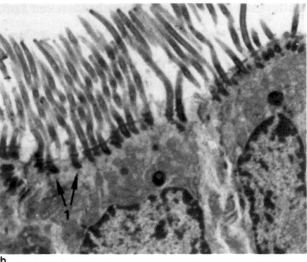

b

Abb. 2-31 Kinozilien-tragendes Trachealepithel. (a) Lichtmikroskopisches Erscheinungsbild bei Toluidinblaufärbung; (b) TEM. Der Kinozilien-saum (Flimmerhaare) unterscheidet sich vom Bürstensaum im Lichtmikroskop durch seine größere Höhe und durch die Dicke der Kinozilien, die be-reits im Lichtmikroskop als individuelle Kinozilien erkannt werden können (vgl. Abb. 2-1a). Die Basalkörper (Kinetosomen) sind im Lichtmikroskop (a) als dunkles Band, im Elektronenmikroskop (b) als 0,2 μm dicke Körperchen zu erkennen (Pfeile, 1), die den zytoplasmatischen Ausgangspunkt der Kinozilien bilden. Vergr. (a) 800fach; (b) TEM, 5500fach.

Tubuli der Zilien. Füßchenförmige oder globuläre seitliche Anhängsel sind regelmäßig an Mutterzentriol und Basalkörpern zu finden. Die Anhängsel sind umschriebene MTOC und enthalten das Potein Ninein. Filamentäre Strukturen (**äußere Speichen**) verbinden die Zentriolen mit der Plasmamembran. Von der Basis der Kinetosomen strahlen quer gestreifte Filamentbündel (**Wurzelfasern**) von unterschiedlicher Länge (bis zu mehreren µm) in das Zellinnere ein. Ihr Hauptbaustein ist das Protein **Centrin**. Bei Invertebraten (möglicherweise auch bei Vertebraten) sind die Wurzelfasern zur aktiven Verkürzung fähig, was sich in einer Änderung ihres Querstreifungsmusters äußert.

Kinozilien, Flagellen

Kinozilien sind wimpernförmige (zylindrische) 0,2 µm dicke und mehrere µm lange (überwiegend 2–5 µm) Differenzierungen der Zelloberfläche, die singulär oder in büschel- und rasenförmigen Verbänden (Kinoziliensaum) vorkommen (Abb. 2-31). Extrem lange, spezialisierte Kinozilien, wie das 50 µm lange Schwanzstück der Spermatozoen, werden als **Flagellen** oder **Geißeln** bezeichnet. Zilien und Flagellen besitzen ein einheitlich organisiertes Mikrotubulussystem (als **Axonema** bezeichnet). Es besteht aus einer ringförmigen (zylinderförmigen) Anordnung von neun Mikrotubulusdoubletten und zwei im Zentrum gelegenen Einzeltubuli (Abb. 2-26, 32 u. 33). Die neun Doubletten bestehen je aus einem kompletten A-Tubulus (13 Protofilamente) und einem inkompletten B-Tubulus (11 Protofilamente). Die Doubletten sind untereinander durch Verbindungsproteine (**Nexinkomplex**) verbunden. Jede Doublette steht durch die Speichenproteinkomplexe mit einem Proteinkranz (**innere Scheide**) in Kontakt, der die zentralen beiden Mikrotubuli umhüllt.

Die Bewegung der Kinozilien (Abb. 2-34 u. 35) erfolgt durch Gleitbewegungen zwischen benachbarten Mikrotubulusdoubletten, die durch das Mechanoprotein **Dynein** bewerkstelligt werden. Dynein bildet die äußeren und inneren Arme (Querbrückenkomplexe), die zwischen benachbarten Mikrotubulusdoubletten ausgebildet sind.

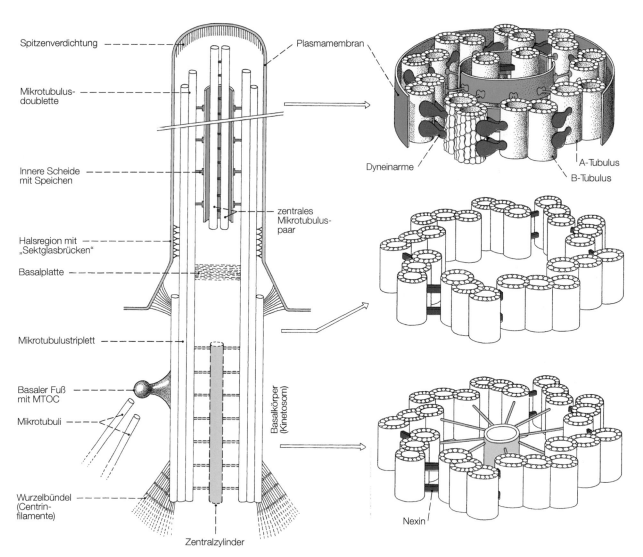

Abb. 2-32   Molekularstruktur der Kinozilie. MTOC: Mikrotubulus organisierendes Zentrum. Einzelheiten s. Text.

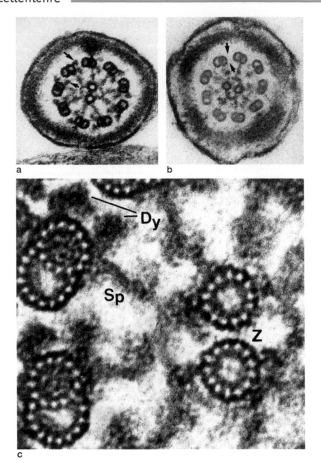

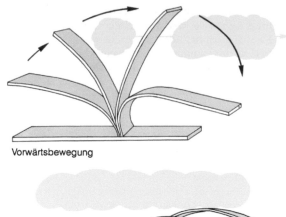

Vorwärtsbewegung

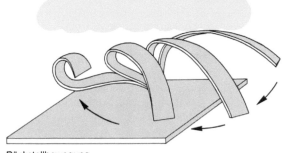

Rückstellbewegung

Abb. 2-34 Kinozilienbewegung. Zur Darstellung der Zilienbewegung im Raum ist die Kinozilie nicht als drehrundes Härchen, sondern als Lamelle dargestellt. Bei der Vorwärtsbewegung, die viermal schneller erfolgt als die Rückstellbewegung, sind die Zilienarme gestreckt. Dadurch wird das Sekret weitertransportiert.

Abb. 2-33 Ultrastruktur von Spermatozoengeißeln.
(a) Gesunder, fertiler Mann mit regulären Dyneinarmen (Pfeile); (b) infertiler Mann mit immotilen Geißeln, deren Dyneinarme fehlen (Pfeile). Dieser Patient ist am KARTAGENER-Syndrom erkrankt (Infertilität, chronische Entzündungen der Atemwege, Situs inversus). (c) Ausschnitt aus der linken Hälfte einer Spermatozoengeißel bei höchster elektronenmikroskopischer Auflösung. Die Protofilamente der Mikrotubuli sind sichtbar. Sp = Speichen; Dy = Dyneinarme; Z = zentrales Mikrotubuluspaar. (a), (b): TEM, Vergr. 100 000fach; (c): TEM, Vergr. 500 000fach.

Die Stiele der Dyneinarme sind statische Gebilde, die mit dem **A-Tubulus** verbunden sind, während die Dyneinköpfe (drei pro Komplex) bei Hydrolyse von ATP rudernde Bewegungen ausführen. Durch Haften, Abknicken und anschließende Ablösung der Dyneinköpfe von den **B-Tubuli** kommt es zum Gleiten zwischen benachbarten Doubletten. Solche **Gleitbewegungen** erfolgen koordiniert abwechselnd in der einen und dann in der anderen Zilienhälfte (Abb. 2-35). Dadurch wird die Zilie erst zu einer und dann zur anderen Seite geschoben. Daraus resultieren **flimmernde Bewegungen** mit einer Frequenz von bis zu 20 Hz (Trachea). Die Kinozilienbewegung besteht aus einem schnellen Schlag und einer langsamen Rückholbewegung (Abb. 2-34). Spezialisierte, **unbewegliche Kinozilien,** denen das zentrale Tubuluspaar fehlt (9 + 0), bilden den Stiel der Außensegmente der Photorezeptoren. Auch Riechrezeptoren besitzen unbewegliche Kinozilien (**Riechzilien**), die im größten Teil ihrer Länge eine unregelmäßige Zahl von Einzeltubuli enthalten. Auch viele andere Zellen besitzen eine singuläre (primäre) Kinozilie mit Rezeptor-

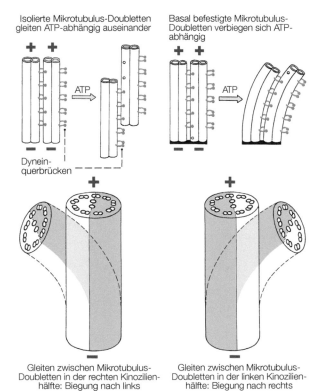

Isolierte Mikrotubulus-Doubletten gleiten ATP-abhängig auseinander

Basal befestigte Mikrotubulus-Doubletten verbiegen sich ATP-abhängig

Dyneinquerbrücken

Gleiten zwischen Mikrotubulus-Doubletten in der rechten Kinozilienhälfte: Biegung nach links

Gleiten zwischen Mikrotubulus-Doubletten in der linken Kinozilienhälfte: Biegung nach rechts

Abb. 2-35 Die Schlagbewegungen der Kinozilien beruhen auf ATP-abhängigem Gleiten zwischen benachbarten Mikrotubulusdoubletten (des Axonemas). Das Gleiten wird durch den Motorproteinkomplex Dynein verursacht, einem Minusendmotor. Die Polarität der Mikrotubuli ist durch Plus- und Minuszeichen eingetragen.

funktion (z.B. Sensor für Flüssigkeitsstrom in Nierentubuli). Ebenfalls kommen gelegentlich **interne Kinozilien** vor, die von einem Zentriol des Zentrosoms ausgehen und von einem Membransack umgeben sind, der nicht mit der Zelloberfläche in Verbindung zu stehen braucht. Interne Kinozilien ohne umgebende Membran treten gelegentlich als aberrierende, in die falsche Richtung (basalwärts) auswachsende Zilien im Trachealepithel auf. Für das Wachstum von Kinozilien ist der Kinesin-II-Komplex notwendig, der Materialien von der Zilienbasis zur Zilienspitze transportiert.

Verschiedene stickstoffhaltige pflanzliche Verbindungen (Alkaloide), wie das **Colchizin** aus der Herbstzeitlose oder **Vincristin** aus Immergrüngewächsen, binden an Tubulin und verhindern die Polymerisation. Daraus resultiert schließlich eine komplette Depolymerisation der zytoplasmatischen Mikrotubuli, sodass eine Zellteilung wegen des Fehlens der mikrotubulären Mitosespindel nicht mehr möglich ist (Arretierung in der Metaphase). Vincaalkaloide werden deshalb zur Unterdrückung des Tumorzellwachstums (**Zytostatika**) eingesetzt (besonders bei Leukämien).

Das KARTAGENER-Syndrom wird durch angeborene Defekte der Dyneinarme in Kinozilien hervorgerufen. Die Folge sind: 1. chronische Atemwegsinfektionen durch mangelhaften Abtransport von Schleim, 2. Infertilität von Männern wegen Spermienimmotilität, 3. Situs inversus (Herz links, Leber rechts) wegen defekter Zilienfunktion auf dem Primitivknoten (Kap. 4.3.2, S. 228).

Die **kongenitale Zystenniere** des Menschen wird durch genetische Defekte eines mechano-sensitiven Kalziumkanals auf primären Kinozilien der Nierentubuli hervorgerufen, der aus den Proteinen Polycystin-1 (PKD1) und Polycystin-2 (PKD2) besteht (Kap. 8.1.1, S. 737).

2.4.2 Intermediärfilamente

Struktur, Heterogenität, Lokalisation

Intermediärfilamente stehen mit einem Filamentdurchmesser von 8–10 nm zwischen Mikrotubuli (25 nm) und Actinfilamenten (7 nm). Daraus leitet sich die Namensgebung ab. Bündel von Intermediärfilamenten wurden in Epithelzellen bereits vor Einführung des Elektronenmikroskops durch färberische Verfahren beschrieben (**Tonofilamente**) und wurden in Nervenzellen und Gliazellen durch Versilberung dargestellt (**Gliafilamente, Neurofibrillen**). Intermediärfilamente sind bevorzugt in Bündeln angeordnet. Ihre genaue Funktion ist unbekannt. Ihnen wird insgesamt eine passive **mechanische Funktion** im Sinne eines zellulären **Stützgerüstes** zugeschrieben, das u. a. Zellorganellen und den Zellkern in Position hält. In verhornenden Epithelzellen sind die Intermediärfilamente am Verhornungsprozess beteiligt. In Fettzellen bilden Intermediärfilamente ein Fasergerüst um die Lipidtropfen (als Fetttropfenmembran bezeichnet).

Trotz einer hohen **molekularen Diversität** (36 Proteine, die sechs Verwandtschaftsgruppen zugeordnet werden, s. Tab. 2-4) besitzen alle Intermediärfilamentproteine konservierte Proteinabschnitte, die dafür verantwortlich sind, dass sie sich zu strukturell sehr ähnlichen Filamenten zusammenlagern. Intermediärfilamente sind aus 50 nm langen fadenförmigen Proteinuntereinheiten aufgebaut, die aus einem Schwanz- und Kopfteil bestehen (Streichholzform). In Abb. 2-36 ist am Beispiel der **Zytokeratinfilamente** veranschaulicht, wie diese Proteinuntereinheiten sich zu kompletten Intermediärfilamenten zusammenlagern. Die Intermediärfilamente können durch Begleitproteine, wie z. B. das **Filag-**

Tab. 2-4   Molekulare Heterogenität von Intermediärfilamenten

Typ	Proteinbezeichnung	Molekulare Masse (Kilodalton)	Vorkommen (Beispiele)
I/II	Zytokeratine (CK) I: sauer (CK 9–20) II: basisch (CK 1–8)	40–64 52–68	In den meisten Epithelien, auch in einigen nichtepithelialen Zellen
III	Vimentin	53	Nichtepitheliale und nichtneuronale Zellen, Embryonal- und Kulturzellen. Auch in manchen Epithelzellen, Linse, Astrozyten
	Desmin	53	Überwiegend glatte und quer gestreifte Muskelzellen
	saures Gliafibrillenprotein (GFAP)	50–52	Astrozyten, einige periphere Gliazellen
	Peripherin	54	Periphere Neurone und deren Fortsätze
III (V)	Synemin	182	Quer gestreifte Muskulatur, Kopolymer mit Desmin
III (V)	Nestin	240	Neuronale Stammzellen
IV	Neurofilamentprotein (NF) NF-L, NF-M, NF-H	68, 110, 130	Zentrale und periphere Nervenzellen und deren Fortsätze
	α-Internexin	56	Zentrale Nervenzellen und deren Axone
IV (I)	Paranemin	178	Quer gestreifte Muskulatur, Kopolymer mit Desmin
V	Lamine		
	Lamin B	65–68	Lamina der inneren Kernmembran aller Zellen
	Lamine A/C	62/72	Lamina der inneren Kernmembran der meisten differenzierten Zellen
Linsenfilamente	Phakinin	46	Bilden Kopolymere in Linsenfaserzellen
	Filensin	83	

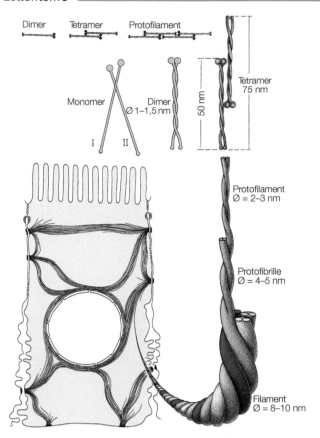

Abb. 2-36 Molekularbau von Intermediärfilamenten am Beispiel der Zytokeratinfilamente. Je ein saures (Typ I) und ein basisches (Typ II) Molekül lagern sich zu Paaren zusammen (Dimer). Diese bilden Vierergruppen (Tetramere), in denen die Dimere um etwa 50% gegeneinander versetzt sind. Die Tetramere sind die wichtigsten Polymerisationseinheiten der Intermediärfilamente. Die Filamente werden intrazellulär gebündelt und sind lateral an Desmosomen und basal an Hemidesmosomen verankert.

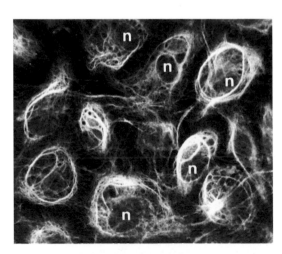

Abb. 2-37 Immunhistochemische Darstellung von Intermediärfilamenten des Vimentin-Typs in Endothelzellen der menschlichen Nabelvene. Der Antikörper gegen Vimentin wurde mit einem Fluoreszenzfarbstoff markiert (Technik der Immunfluoreszenz). Die Vimentinfilamente sind zu Bündeln angeordnet, von denen einige den Zellkern umschließen. n = Zellkerne. Vergr. 450fach.

gerin (Plattenepithelzellen) oder **Plectin** (ubiquitär), mit Nachbarfilamenten zu Bündeln zusammengefasst werden. **Neurofilamente** und **Gliafilamente** bilden nur lockere Bündel, die durch lange Querbrücken mit sich selbst und benachbarten Mikrotubuli verbunden sind (Abb. 2-27). Das Intermediärfilamentprotein von Fibroblasten und Endothelzellen sowie anderen nichtmuskulären Mesenchymzellen ist das **Vimentin** (Abb. 2-37). Muskelzellen (glatt und quer gestreift) enthalten dagegen **Desmin**. Intermediärfilamentproteine von Epithelzellen (als **Zytokeratine** bezeichnet) sind außerordentlich heterogen (20 verschiedene Proteine) mit unterschiedlichen Kombinationen dieser Proteine in verschiedenen Epithelzellen und selbst innerhalb verschiedener Schichten desselben Epithels. Zum Beispiel enthalten Basalzellen der Epidermis die Zytokeratine 5 und 14 (Abb. 3.1-3). In den Suprabasalzellen, die aus den Basalzellen hervorgehen, verschwinden diese Zytokeratine und werden durch andere Zytokeratine ersetzt, wie das Zytokeratin 1 und 10. Einschichtige Epithelzellen besitzen stets die Zytokeratine 8 und 18 sowie gegebenenfalls weitere Zytokeratine, die für das betreffende Epithel diagnostisch sind (z. B. ist Zytokeratin 20 darmepitheltypisch).

Für den Pathologen und Histologen sind Intermediärfilamente wegen ihrer großen molekularen und immunologischen Diversität (Tab. 2-4) aus diagnostischen Gründen von besonderer Bedeutung, unter anderem für die histologische Charakterisierung von Tumoren. Eine Störung der Expression und Filamentbildung bestimmter Zytokeratine in der Epidermis (Hautepithel) ist die Ursache für zum Teil tödlich verlaufende Ablösungen und Blasenbildungen der Epidermis bei mechanischer Beanspruchung (**Epidermolysis bullosa**) (s. Kap. 3.1.1, 14.1).

2.4.3 Actinfilamentsystem

Actin ist der Hauptbaustein der Actinfilamente, die morphologisch als Mikrofilamente bezeichnet werden (Durchmesser von 7 nm). Mit 5–20% des zellulären Gesamtproteins ist Actin das quantitativ bedeutendste Protein der meisten Zellen. In der Muskulatur beträgt der Anteil von Actin sogar über 50%. Actin ist an zahlreichen Zellfunktionen kausal beteiligt, insbesondere an aktiven Formveränderungen von Zellen bis hin zur Kontraktion, an der Regulation der Viskosität des Zytoplasmas und der mechanischen Stützung verschiedener Zellfortsätze (Mikrovilli, Stereozilien) und Zellkontakte (Adhärenskontakte).

Struktur, Polymerisation

Der Mensch besitzt mindestens sechs verschiedene Actingene, die für Actinmoleküle mit geringen Sequenzunterschieden (Isoformen) kodieren. Diese Actinisoformen werden aufgrund von Unterschieden in der elektrischen Ladung (isoelektrischer Punkt) als **α-, β-** und **γ-Isoformen** bezeichnet. Herz, Skelettmuskel und glatte Muskulatur haben unterschiedliche α-Isoformen, nichtmuskuläre Zellen besitzen überwiegend β- und γ-Actinisoformen.

Actin ist ein globuläres (ellipsoides) Molekül (G-Actin), das zu 7 nm dicken, doppelsträngigen, α-helikal gewundenen Filamenten auspolymerisieren kann (Abb. 2-38). Actinfilamente sind wie Mikrotubuli polare Strukturen mit einem schnell wachsenden Ende (Plusende) und einem langsam wachsenden Ende (Minusende). Die **Polymerisation** ist energieabhängig (1 Molekül ATP pro Actinmolekül). Sie wird besonders durch die Proteine **Profilin**, **Thymosin β₄**, **Cofilin** und **VASP** gesteuert, die an G-Actin binden und die Filamentbildung verhindern.

Die Steuerung erfolgt u. a. durch Immobilisierung (Bindung) von Profilin an Phosphatidylinositoldiphosphat der Plasmamembran (Abb. 2-11) oder durch Phosphorylierung von VASP (durch cGMP-/cAMP-Kinasen) und Cofilin. Cofilin wird von Rho-Protein-abhängigen Kinasen phosphoryliert und verliert dadurch seine Actinbindungsfähigkeit.

Rho-Proteine sind wichtige Steuerungsmoleküle der Actinfilamentpolymerisation und Zytoskelettorganisation. Verschiedene Bakterientoxine (Clostridientoxine) inaktivieren Rho-Proteine und bewirken dadurch einen Zusammenbruch des Actinfilamentsystems und schließlich den Zelltod.

Der lokale Auf- und Abbau des Actinfilamentsystems ist Grundvoraussetzung für reversible Formveränderungen der Zelle, u.a. bei der Zellteilung und der Fortbewegung von Zellen (z. B. Leukozyten). Außerdem gibt es eine Gruppe von Proteinen, die Kappenproteine, die bei erhöhter Ca^{2+}-Konzentration (>10^{-6} M) an das Plusende von Actinfilamenten binden und dadurch den Einbau neuer Actinmoleküle verhindern. Gleichzeitig können die meisten Kappenproteine auch Actinfilamente in Fragmente zerlegen.

Der Hauptrepräsentant der Kappenproteine ist das Gelsolin, das in verkürzter Form (Brevin) auch im Blutplasma vorkommt. Das Actinfilamente bündelnde Protein Villin der Mikrovilli (s. unten) ist bei erhöhter Ca^{2+}-Konzentration ebenfalls ein Kappenprotein. Es kann dann zusätzlich noch Actinfilamentbündel fragmentieren, was zur blasigen Auflösung und Abstoßung der Mikrovilli führt (unspezifische Apozytose, Kap. 2.7.2).

Organisationsformen von Actinfilamenten

Actinfilamente treten in verschiedenen räumlichen Organisationsformen auf. Dieser Polymorphismus wird durch

eine Reihe von Begleitproteinen reguliert. Nähere Informationen dazu können der Abb. 2-38 entnommen werden. **Netzwerke** von Actinfilamenten erzeugen gelartige, hochvisköse Zytoplasmabezirke, die besonders bei wandernden Leukozyten die Flussrichtung des Zytoplasmas steuern. Wichtige Netzwerk-assoziierte Proteine sind α-Actinin, Spectrin und Filamin. Der Arp-2/3-Komplex (Arp: actin related proteins) kann **Verzweigungen** der Actinfilamente erzeugen. Im Zusammenwirken mit dem filamentären Mechanoprotein Myosin können sich Actingele unter ATP-Verbrauch auch kontrahieren. Solche durch Actin und Myosin vermittelte Gelkontraktionen sind die molekulare Basis für die durch Thrombozyten vermittelte Kontraktion von Blutgerinnseln (Thrombus-Retraktion). Gemischte **Bündel** von Actinfilamenten und filamentär angeordneten Myosinmolekülen stellen die Grundlage für die Kontraktion der quer gestreiften und glatten Muskulatur dar. Im quer gestreiften Muskel werden die Bündel aus Actin- und Myosinfilamenten als **Myofibrillen** bezeichnet (Näheres s. dort). In vielen Nichtmuskelzellen kommen solche kontraktilen Bündel in abgewandelter Form ebenfalls vor. Sie werden dort als **Stressfasern** bezeichnet, weil sie in erster Linie der Stabilisierung der Zelle gegenüber externen Zugkräften (Stress) dienen, wie beispielsweise Endothelzellen der Blutgefäße gegenüber den Strömungskräften des Bluts (Abb. 2-25).

Stressfasern in Fibroblasten von Wunden (auch Myofibroblasten genannt) sind hauptverantwortlich für den aktiven Verschluss der Wundränder (Narbenkontraktion).

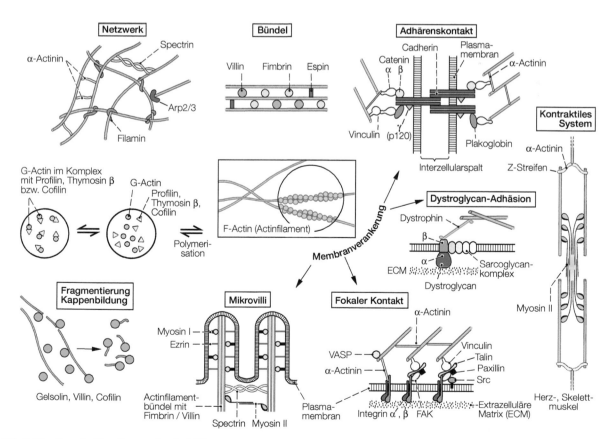

Abb. 2-38 Organisationsformen des Actinfilamentsystems.
Die strukturelle Diversität und Anheftung an die Plasmamembran werden durch verschiedene Begleitproteine reguliert.

An spezialisierten Abschnitten sind Stressfasern mit der Plasmamembran verbunden, die als Haftpunkte mit Komponenten des umgebenden Bindegewebes (extrazelluläre Matrix) dienen. Diese Kontakte werden als **fokale Kontakte** bezeichnet (s. Kap. 2.3.2). Dort sind Actinfilamente unter Zwischenschaltung verschiedener Proteine, wie Vinculin, Talin und das muskuläre Z-Streifenprotein α-Actinin mit der Innenseite von speziellen Extrazellulärmatrixrezeptoren (**Integrine**) verbunden. Molekular ähnlich aufgebaute Actinfilament-Membranverbindungen, die Vinculin und α-Actinin enthalten (nicht aber Talin), finden sich an **Interzellularkontakten** vom Adhärens-Typ (*Zonula adhaerens, Fascia adhaerens, Punctum adhaerens*) (Näheres Kap. 2.3.1). Hier findet die Verbindung des Actinfilamentsystems mit den Cadherinen durch Catenine (α, β) und Plakoglobin statt. Außerhalb von Zellkontakten werden Actinfilamente an die Plasmamembran durch die lipidbindenden Annexine und durch ERM-Proteine (Ezrin, Radixin, Moesin) geheftet. Außer der Stabilisierung der Plasmamembran (Membranzytoskelett) werden auch bestimmte Membranproteine an spezialisierten Membranabschnitten immobilisiert (ERM-Proteine binden u. a. die Adhäsionsmoleküle CD44 und ICAM1/2). Eine weitere wichtige Funktion des Actinfilamentsystems ist die Bildung rigider **Filamentbündel**, die als axiales Stützskelett von **Mikrovilli** und verwandten Strukturen wie den **Stereozilien** der Rezeptorzellen des Innenohres und den langen Mikrovilli der samenleitenden Wege des Mannes dienen. Solche Bündel kommen durch Quervernetzung der Actinfilamente mit Proteinen, wie Fimbrin, Espin und Villin, zustande (Abb. 2-15, 16 u. 38). In Mikrovilli der Darmepithelzellen werden die Bündel durch Querbrücken an der Mikrovillusmembran befestigt. Diese Querbrücken werden durch eine besondere Form des Myosins (**Myosin I**) gebildet, das im Gegensatz zum Myosin kontraktiler Filamentbündel (Myosin II) keine Pärchen (Dimere) und keine Filamente bilden kann (Abb. 2-38). Außerdem gibt es noch zahlreiche weitere Myosintypen (Typ III–IX), die an Membranen binden und u. a. für intrazelluläre Organellentransporte (Myosin V) und Endozytose wichtig sind.

Der genetische Ausfall von Myosin VIIA, das mit dem Actinzytoskelett der Haarzellen (Stereozilien, Kutikularplatte, Abb. 2-16) verbunden ist, führt zur Taubheit (Usher-Syndrom).

2.4.4 Spectrin, Dystrophin

Die Hauptbedeutung des Spectrinsystems liegt in der mechanischen Stabilisierung der Plasmamembran (Membranzytoskelett) des Erythrozyten und auch der meisten anderen Zellen des Organismus. Hauptbauelement des Spectrin-Membranzytoskeletts ist das 200 nm lange Spectrinfilament, das aus zwei α- und zwei β-Spectrinmolekülen besteht (Tetramer). Spectrintetramere werden durch kurze Actinfilamente zu einem Maschenwerk verbunden. Durch zwei Begleitproteine, Ankyrin und Protein 4.1, wird das Actin-Spectrin-Gerüst an der Plasmamembran befestigt (s. Abb. 2-39 u. 40), wobei als Verankerungspunkte in Erythrozyten der Bikarbonat-Chlorid-Anionenaustauscher (auch als Anionenaustauscher 1 oder Bande-3-Protein bezeichnet) und die Hauptglykoproteine Glykophorin A, B und C von Bedeutung sind. In anderen Zellen stellt die Natrium-Kalium-Pumpe (Na$^+$-K$^+$-ATPase) einen Veranke-

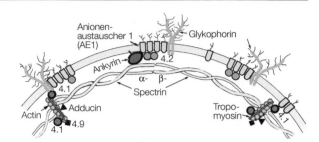

Abb. 2-39 Molekulare Anatomie des Membranskeletts des menschlichen Erythrozyten: Spectrinfilamente (Tetramere = Vierergruppen) werden durch kurze Actinfilamente zu einer Filamentmatte verknüpft. Diese ist hauptsächlich durch die Proteine Ankyrin und Protein 4.1 am Anionenaustauscher und Glykophorin der Plasmamembran verankert. Verschiedene Begleitproteine stabilisieren das Membranzytoskelett. Veränderungen in der Zusammensetzung der Proteine dieses Systems (z. B. Reduktion des Gehaltes an Spectrin, Protein 4.1 oder Ankyrin) führen zu Formveränderungen und mechanischer Instabilität der Erythrozyten (hereditäre hämolytische Anämien).

rungspunkt für das Spectrinnetzwerk dar. Wahrscheinlich wird die Na$^+$-K$^+$-ATPase durch Verankerung im Spectrinzytoskelett an spezialisierten Stellen der Plasmamembran festgehalten, so z. B. im RANVIERschen Knoten von Axonen oder an der lateralen Membran von transportierenden Epithelzellen (Darmepithel, Nierenepithel, Streifenstücke der Speicheldrüsen). Ein mit Spectrin verwandtes Protein, das ebenfalls wie Spectrin mit der Plasmamembran verbunden ist, wird als **Dystrophin** bezeichnet. Es ist besonders reichlich in Skelettmuskelfasern vorhanden.

Dystrophin und das verwandte **Utrophin** binden u. a. an ein Adhäsionsmolekül (**Dystroglycan-Komplex**), das extrazellulär in der Basalmembran verankert ist (bindet Laminin und Agrin, Abb. 2-38; 3.2-19 Kap. 3.3.4, 3.7.1 u. 3.8.1) und im Skelettmuskel mit weiteren Membranproteinen assoziiert ist (Sarcoglycan-Komplex).

Genetischer Mangel oder molekulare Defekte von Spectrin sind die häufigste Ursache angeborener Formanomalien und einer daraus resultierenden erhöhten Zerbrechlichkeit (Fragilität) von Erythrozyten, wie z. B. bei der Kugelzellanämie (**Sphärozytose**, Abb. 2-41). Auch Defekte von Protein 4.1 und Ankyrin führen zu Formanomalien und vorzeitiger Zerstörung von Erythrozyten (Hämolyse). Ein genetischer Mangel oder Sequenzdefekt von Dystrophin ist die Ursache für die DUCHENNEsche Muskeldystrophie, eine häufig letal verlaufende, progressive Zerstörung der Skelettmuskulatur (Kap. 3.7.1, Abb. 3.7-13). Auch Mutationen von Komponenten des Dystroglycan- und Sarcoglycan-Komplexes können Muskeldystrophien verursachen.

2.4.5 Laminsystem

Die innere Kernmembran besitzt auf der dem Kern zugewandten Seite ein dichtes Proteingerüst, die **Kernlamina.** Diese ist aus mehreren miteinander verwandten Proteinen aufgebaut (Lamine A, B und C). Die Lamine sind mit Intermediärfilamentproteinen verwandt. Lamin A und C können ebenfalls Filamente bilden, die in manchen Zellen ein regelmäßiges Netzwerk auf der inneren Kernmembran aufbauen (Abb. 2-86). Auch bei dem Wiederaufbau der Zellkernhülle im Anschluss an die Zellteilung scheinen Lamine entscheidend beteiligt zu sein (s. dort).

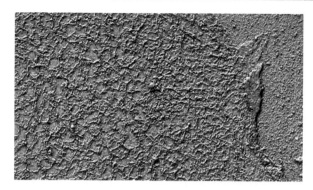

Abb. 2-40 Aufsicht auf die Innenseite der Plasmamembran des Erythrozyten. Die Membran wurde tiefgefroren und nach Verdampfung des Wassers (Eis) im Hochvakuum schräg mit Platin-Kohledampf besprüht. Dadurch entsteht bei der Betrachtung im Elektronenmikroskop ein räumlicher Eindruck vom Membranzytoskelett. Die filamentären Anteile dieses Netzwerkes bestehen aus Spectrin. Rechts ist der Rand der Membran zu sehen. Vergr. 100000fach.

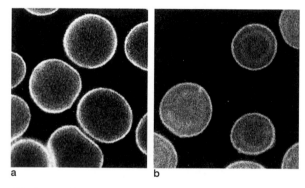

Abb. 2-41 Blutausstrich eines Gesunden (a) und eines Patienten mit erhöhter Zerbrechlichkeit und erniedrigter osmotischer Resistenz der Erythrozyten bei Spectrinmangel (b). Immunhistochemischer Nachweis von Spectrin. Beachte in (b) die schwache Immunanfärbung der Erythrozyten und die beiden kleineren Erythrozyten in der rechten Bildhälfte (Sphärozyten = Kugelzellen). Vergr. 1800fach.

2.5 Endoplasmatisches Retikulum (ER)

┌─ Übersicht ─────────────────────────────

Das endoplasmatische Retikulum (ER) ist ein schlauchförmiges Membransystem im Zytoplasma aller eukaryonten Zellen (Abb. 2-1). Die ER-Membran enthält die meisten Enzyme, die für die **Synthese von Membranlipiden** (Phospholipide, Cholesterin) und **Speicherlipiden** (Triglyceride) notwendig sind. Spezialisierte Abschnitte des ER, die als **raues ER** bezeichnet werden, haben Bindungsstellen für Ribosomen und sind der Ort der Synthese von sekretorischen, lysosomalen und membranständigen Proteinen. Besonders das ER der Leber besitzt **Enzyme** zur **Entgiftung** (Hydroxylierung, Methylierung, Veresterung) körperfremder und körpereigener Verbindungen.

2.5.1 Morphologie

Die strukturellen Elemente des ER sind abgeflachte Membransäcke (**Zisternen**) und Schläuche (**Tubuli**). Das ER bildet ein dreidimensionales netzförmiges Schlauchsystem

(**Retikulum**) im Zytoplasma, das sich vom Zellkern bis in die Zellperipherie erstrecken kann (Abb. 2-1).

Lokale Differenzierungen des ER sind:

1. **Raues ER (Ergastoplasma, RER).** Es ist mit **Ribosomen** und **Boten-Ribonukleinsäure** (mRNA, Kap. 2.12.3) besetzt (Abb. 2-42 u. 47). In proteinsezernierenden Zellen, zum Beispiel in exokrinen Drüsenzellen oder in den antikörpersezernierenden Plasmazellen ist es besonders stark entwickelt. Aufgrund seines hohen Gehaltes an Ribonukleinsäure besitzt das raue ER eine starke Affinität zu basischen Farbstoffen, wie z.B. Azurfarbstoffe und Methylenblau bei der Giemsa-Färbung oder Hämatoxylin (Basophilie). Das raue ER steht in kontinuierlicher Verbindung mit dem glatten ER und der Kernhülle (Abb. 2-42).

2. **Glattes ER (GER).** Es ist nicht mit Ribosomen besetzt. In Zellen, die Steroidhormone produzieren (Nebennierenrinde, Zwischenzellen in Hoden und Ovar) oder die Cholesterin synthetisieren (Leber), ist es stark ausgebildet

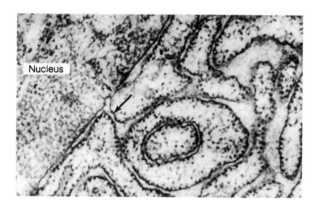

Abb. 2-42 Raues endoplasmatisches Retikulum (RER) mit dichtem Ribosomenbesatz in einer Speicheldrüsenzelle der Maus. Der große Pfeil weist auf eine direkte Verbindung zur perinukleären Zisterne des RER hin (Kernhülle), der kleine Pfeil auf eine Kernpore. TEM, Vergr. etwa 25000fach.

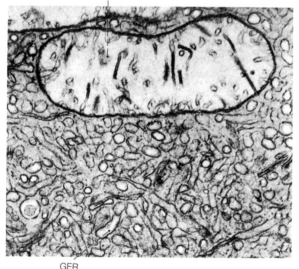

Abb. 2-43 Glattes endoplasmatisches Retikulum (GER) in der Steroidhormon(Androgen)-produzierenden Zwischenzelle des Hodens (Opossum). TEM, Vergr. etwa 50000fach.

GOLGI-Apparat | Mitochondrien

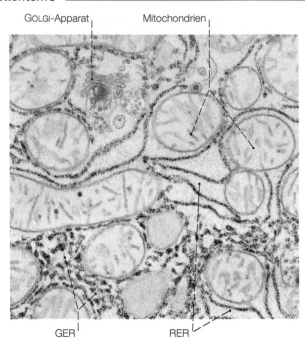

GER | RER

Abb. 2-44 Nachweis der katalytischen Aktivität der Glucose-6-Phosphatase im glatten ER (GER) und rauen ER (RER) eines Hepatozyten der Rattenleber. Ceriummethode. TEM, Vergr. 19 000fach.

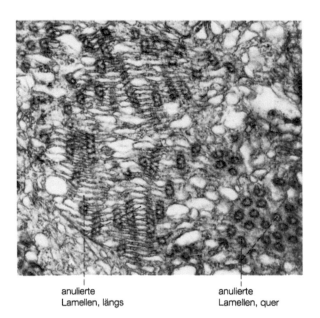

anulierte Lamellen, längs   anulierte Lamellen, quer

Abb. 2-45 Anulierte Lamellen des ER mit Kernporenkomplexen in einer Tumorzelle (HeLa-Zelle). TEM, Vergr. 24 000fach.

(Abb. 2-43, 44 u. 62). Eine erhebliche Zunahme (Proliferation) des glatten ER in der Leber ist nach Einnahme verschiedener Medikamente (z. B. Barbiturate, Psychopharmaka) und verschiedener Umweltgifte (organische Lösungsmittel, Pestizide) zu beobachten (s. unten).

3. **Kernhülle.** Sie umgibt als kontinuierliche Zisterne des rauen ER den Zellkern (Abb. 2-42). Ribosomen sind nur auf der zytoplasmatischen Oberfläche der Kernhülle vorhanden. Porenartige Aussparungen in der Kernhülle werden als Kernporen bezeichnet (Kap. 2.14.6).

RER:
Synthese der
Apoproteine

GER:
Synthese
der Lipide

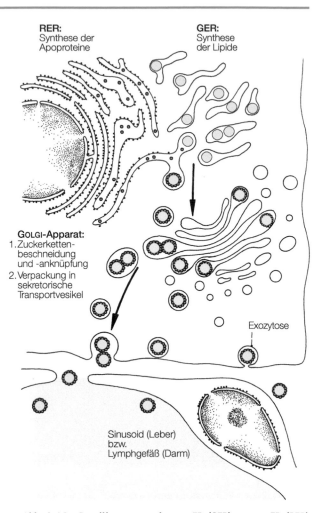

GOLGI-Apparat:
1. Zuckerketten-
beschneidung
und -anknüpfung
2. Verpackung in
sekretorische
Transportvesikel

Exozytose

Sinusoid (Leber)
bzw.
Lymphgefäß (Darm)

Abb. 2-46 Beteiligung von glattem ER (GER), rauem ER (RER) und GOLGI-Apparat an der Synthese und dem Zusammenbau von Lipoproteinpartikeln in der Leber bzw. der Darmepithelzelle (vgl. Abb. 2-49).

4. **Anulierte Lamellen.** Sie bestehen aus konzentrisch angeordneten Stapeln von Zisternen des ER. Die Zisternen sind von Kernporen durchlöchert und können als Reservematerial für die Kernhülle angesehen werden (Abb. 2-45). Besonders auffällig sind die anulierten Lamellen in Zellen entwickelt, die sich häufig teilen und/oder einen hohen Membranumsatz aufweisen (Tumorzellen, Keimzellen, SERTOLI-Zellen im Hoden oder das Pigmentepithel der Retina).

2.5.2 Funktionen des glatten ER

Das ER besitzt eine Monopolstellung für die Synthese von Lipiden (Cholesterol, Phospholipide, Triglyceride), Steroidhormonen (Sexualhormone, Nebennierenrindenhormone) und Lipoproteinen.

1. **Synthese von Lipid-Proteinkomplexen.** In der ER-Membran finden die wichtigsten Schritte der Synthese von Cholesterol statt (Leitenzym: Hydroxymethylglutaryl-[HMG]-CoA-Reduktase). Die Leber sezerniert einen Teil des am ER synthetisierten Cholesterols. Das Cholesterol wird zusammen mit Neutralfett (Triglycerid), das ebenfalls im ER gebildet wird, im Lumen des ER an bestimmte Pro-

teine (Apolipoproteine) gebunden. Die Apolipoproteine werden im rauen ER synthetisiert und vereinigen sich mit den im glatten ER gebildeten Triglyceriden und Cholesterol zu **Lipid-Proteinkomplexen,** die nach Durchlaufen des Golgi-Apparates als VLDL-Partikel (very low density lipoprotein) in die Blutbahn abgegeben werden (s. Abb. 2-46 u. 49). In der ER-Membran bindet Cholesterol an ein Regulatorprotein (Sterol-Regulatorelement-bindendes Protein, **SREBP**) und blockiert dessen proteolytische Spaltung. Ist zu wenig Cholesterol in der Membran, wird SREBP gespalten. Ein Fragment wandert dann in den Zellkern und stimuliert die Transkription von Genen der Cholesterolsynthese.

2. Das ER besitzt die Fähigkeit zur **Synthese von Phospholipiden.** Dazu enthält es mindestens 15 membrangebundene Proteine, die für die Synthese benötigt werden. Die Lipidbiosynthese erfolgt asymmetrisch. Die aktiven Zentren der Enzyme (integrale Membranproteine) sitzen ausschließlich auf der zytoplasmatischen Oberfläche des ER. Die neu synthetisierten Membranlipide gelangen auf das innere Blatt der ER-Membran durch einen aktiven Umklappmechanismus („Flip-Flop"), der im ER quantitativ viel bedeutender ist als in anderen Membranen der Zellen (die ER-Membran enthält dafür das Enzym Flippase).

3. Eine weitere wichtige Aufgabe des ER wird als „**Entgiftungsfunktion**" bezeichnet. Körpereigene und körperfremde, lipidlösliche Verbindungen werden im ER hydroxyliert und an wasserlösliche Gruppen, wie z. B. Glucuronsäure, gekoppelt. Beispiele sind die Produktion von Gallensäuren aus Cholesterin und die Kopplung von Glucuronsäure an Bilirubin (s. Kap. 2.13.1), wodurch diese Substanzen wasserlöslich werden und über die Galle ausgeschieden werden können.

Einige Verbindungen (z. B. Teerverbindungen im Zigarettenrauch, wie die Benzpyrene) erhalten im ER durch Oxidation Epoxidgruppen, wodurch sie zu krebsauslösenden Stoffen werden (Karzinogene). Die karzinogene Wirkung dieser Stoffe beruht darauf, dass sie an die DNA des Zellkerns binden (vgl. Kap. 2.17.4 u. 5). Das für diese Hydroxylierungs- und Entgiftungsfunktionen verantwortliche Enzymsystem des ER ist das Cytochrom P450, ein eisenhaltiges Hämoprotein.

4. Das glatte und zum Teil auch raue ER dient als **Speicher für Kalziumionen.** Die gespeicherten Kalziumionen können bei bestimmten Reizen (z. B. durch Hormone oder nervale Erregung) in das Zytosol der Zellen abgegeben werden (Abb. 2-11). Das zytosolisch erhöhte Ca^{2+} löst Muskelkontraktionen, Sekretausschüttungen (Exozytose) und andere zelluläre Ereignisse aus.

Die Ca^{2+}-Speicherung ist an die Aktivität von ER-Ca^{2+}-Pumpen, **SERCA** (Smooth ER Ca^{2+}-ATPase) genannt, gebunden, die das ER-Lumen mit Ca^{2+} beladen. Dort wird Ca^{2+} an Ca^{2+}-bindende Proteine, wie das ubiquitäre Calreticulin und Reticulocalbin sowie Calstorin (besonders in Nervenzellen) und Calsequestrin (quer gestreifter Muskel) gebunden. Das ER besitzt Rezeptoren für Inositoltrisphosphat (IP$_3$). Die **IP$_3$-Rezeptoren** sind zugleich Ca^{2+}-Kanäle, die nach Bindung von IP$_3$ Ca^{2+}-Ionen in das Zytosol durchlassen. Im quer gestreiften Muskel ist der Ca^{2+}-Austrittskanal der **Ryanodinrezeptor,** der an spezifischen Ca^{2+}-speichernden Abschnitten des ER, terminale Zisterne genannt, lokalisiert ist (s. Kap. 3.7, Abb. 3.7-9).

5. Das ER der Leber und der Tubuli der Nierenrinde ist auch am **Glucosestoffwechsel** beteiligt. Hier wird Glucose-6-Phosphat durch die ER-ständige Glucose-6-Phosphatase in Glucose umgewandelt (s. Abb. 2-44).

Ein spezifisches Transportprotein der ER-Membran erlaubt den Eintritt von Glucose-6-Phosphat in das ER-Lumen. Die nach Dephosphorylierung frei werdenden Glucosemoleküle verlassen mit Hilfe von Glucosetransportern (Glut) das ER (Glut 7) und die Plasmamembran (Glut 2) der Zellen und gelangen so in die Blutbahn.

2.5.3 Funktionen des rauen ER

Proteine, die für die Sekretion bestimmt sind oder in Lysosomen gelangen sollen, müssen räumlich streng von den Proteinen des Zytosols getrennt werden. Viele der sekretorischen und lysosomalen Proteine sind lytische Enzyme, die die Bestandteile des Zytoplasmas abbauen und den Zelltod herbeiführen könnten (Autolyse). Die Membran des ER bildet die entscheidende **Barriere** zwischen zytosolischen und sekretorisch-lysosomalen Proteinen, die hier synthetisiert werden. Ebenfalls wird der überwiegende Teil der Membranproteine der Zelle hier gebildet und in die ER-Membran eingebaut. Durch Membranaustausch zwischen den einzelnen Organellen und der Plasmamembran der Zelle können die Membranproteine zu ihren Bestimmungsorten transportiert werden. Die **Proteinsynthese** im rauen ER findet an den Ribosomen statt. Folgende Vorgänge sind hervorzuheben (Abb. 2-47):

1. Die **Proteinsynthese** besteht aus drei Schritten, die im Abschnitt Ribosom beschrieben werden. Die Ribosomen des rauen ER bilden in der Regel Gruppen (**Polysomen,** vgl. Kap. 2.12.3), die über einen mRNA-Strang verbunden sind. Die an den Ribosomen synthetisierten sekretorischen und lysosomalen Proteine gelangen durch Poren des rauen ER in dessen Lumen. Dieser Durchtritt durch die ER-Membran wird als **vektorielle Translation** bezeichnet.

2. Zwischen den freien Ribosomen des Zytoplasmas und den Ribosomen des ER besteht kein Unterschied. Es muss deshalb einen Mechanismus geben, durch den nur solche Ribosomen an die Membran des rauen ER angeheftet werden, die mRNA für sekretorische, lysosomale und Membranproteine gebunden haben. Dieser Mechanismus beruht darauf, dass ein Protein-RNA-Komplex, das **Signalerkennungspartikel** (SRP), nur an diejenigen Ribosomen bindet, die mit der Synthese solcher Proteine begonnen haben (Abb. 2-47). Diese Proteine besitzen alle einen sehr ähnlichen Sequenzabschnitt, die **Signalsequenz.** Diese besteht aus einer Abfolge hydrophober Aminosäuren, an die das SRP mit hoher Affinität bindet. Ein Membranprotein des rauen ER, der **SRP-Rezeptor,** dient als Bindungsstelle für das an die Signalsequenz gebundene SRP. Dadurch wird das Ribosom an die Oberfläche des rauen ER gebracht. Anschließend bindet das Ribosom an einen Porenkomplex des ER, der im Wesentlichen aus dem **Ribosomenrezeptor** und dem **ER-Translokator** (auch SEC-61-Protein genannt) besteht. Der ER-Translokator bildet die Transportpore, durch die der noch in der Synthese befindliche Proteinfaden in das Lumen des ER geschoben wird. Im Lumen nehmen die Proteine (nach Abspaltung der Signalsequenz) ihre Sekundär- und Tertiärstruktur (Faltung) an. Integrale Membranproteine werden nur abschnittsweise durch die Pore transloziert. Die hydrophoben Proteinabschnitte verbleiben in der ER-Membran.

3. **Modifikation von Proteinen** im Lumen des rauen ER durch Helferproteine. Im ER-Lumen erfahren die neu synthetisierten Proteine wichtige Umwandlungen: Entfernung der Signalsequenz, Ausbildung von Disulfidbrücken, Hydroxylierungsvor-

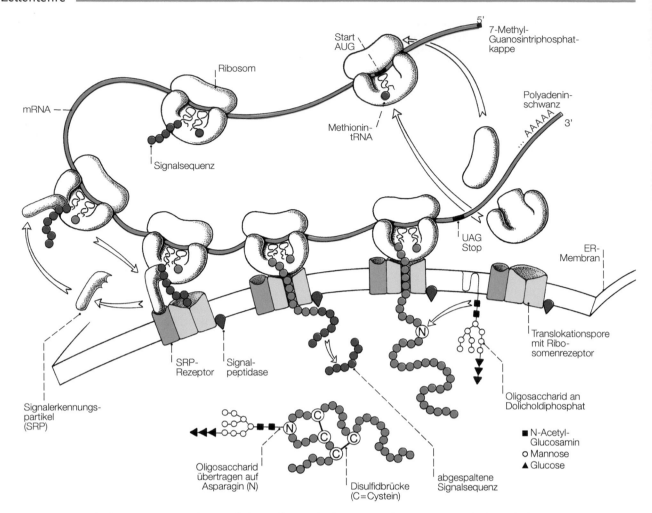

Abb. 2-47 Mechanismus der vektoriellen Translation und Translokation von Proteinen am rauen endoplasmatischen Retikulum. Ebenfalls sind die drei wichtigsten posttranslationalen Proteinmodifikationen im ER dargestellt (Signalpeptidentfernung, N-Glykosylierung, Disulfidbrückenbildung). Die Untereinheiten des SRP-Rezeptors (α, β, γ) und der Ribosomenrezeptor sind nicht gesondert dargestellt.

gänge und primäre Glykosylierung an Asparagin-Seitengruppen (**N-Glykosylierung**). Die Zuckergruppen werden von einem Glykolipid, dem **Dolicholdiphosphat,** auf das Protein übertragen. Ein Teil dieser Proteinmodifikationen wird durch Helferproteine in die Wege geleitet, so genannte **Retikuloendoplasmine,** zu denen das Glucose-regulierte Protein (GRP78/ BiP), die Proteindisulfidisomerase (PDI) und das Calreticulin zählen. Mehrere Helferproteine gehören der Familie der Fieber- oder **Hitzeschockproteine** (HSP) an, die verstärkt bei erhöhter Umgebungstemperatur der Zellen (über 37 °C) synthetisiert werden. Nicht korrekt gefaltete oder glykosylierte Proteine werden teilweise bereits wieder im ER proteolytisch gespalten und abgebaut.

4. **Beladung von Immunrezeptoren** der Klasse-I-MHC-Moleküle mit Peptiden (Proteinfragmenten) zur ständigen Immunüberwachung der Proteinidentität des Organismus (Unterscheidung von „selbst" und „fremd"). Die ER-Membran besitzt dazu einen Transporter der Antigenpräsentation (**TAP**), der Peptide aus dem Zytosol (dort generiert durch Proteasomaktivität, s. Kap. 2.12) in das ER-Lumen zur Beladung der MHC-Moleküle transportiert. Werden Organismus-fremde Peptide gebunden und nach Einbau der MHC-Moleküle in die Plasmamembran dem Immunsystem präsentiert, kommt es zur Abtötung der Zellen durch T-Lymphozyten. Beispiele: Abstoßung von transplantiertem Fremdgewebe und von mit Viren infizierten Zellen (Virusproteine sind Fremdproteine!).

Transport vom ER zum GOLGI-Apparat: Die im ER synthetisierten Proteine müssen das ER verlassen können, um an ihre Bestimmungsorte, wie z. B. die Plasmamembran, Sekretvesikel oder Lysosomen, zu gelangen. Die Austrittsstelle aus dem ER befindet sich in der Nähe des GOLGI-Apparates. Hier werden Vesikel vom ER abgeschnürt. Diese ER-Transportvesikel verschmelzen anschließend mit den Membranen des GOLGI-Komplexes. Das Aufnahmeorganell für die ER-Transportvesikel ist ein spezialisierter Abschnitt des GOLGI-Komplexes, das **Cis-GOLGI-Netzwerk** (CGN). Die Abschnürung vom ER und der Transport zum CGN erfolgen durch Vermittlung von COP-II-Saumproteinen (engl.: coat proteins II = 5 Proteine), die für den anterograden ER-GOLGI-Transport spezialisiert sind und nur hier vorkommen.

1. VON GIERKE-**Glykogenspeicherkrankheit.** Die hepatorenale Glykogenspeicherkrankheit (**Morbus VON GIERKE**) ist ein genetischer Defekt der Glucose-6-Phosphatase des ER. Dieser führt zur massiven Vergrößerung der Leber und Nieren aufgrund einer abnorm hohen intrazellulären Speicherung von Glykogen, da die beim Glykogenabbau freigesetzten Glucose-6-Phosphat-Moleküle nicht zu Glucose umgewandelt werden können. Glucose kann

deshalb nicht in die Blutbahn abgegeben werden. Es kommt in der Folge zu exzessiver Speicherung von Glykogen in Leber und Niere und zu niedrigen Glucosespiegeln im Blut (Hypoglykämie, Wachstumsstörungen, Leber- und Nierenschäden).

2. **Skorbut (Vitamin-C-Mangel).** Die Prolin-4-Hydroxylase ist ein Enzym der ER-Membran, das Fe^{2+} als Kofaktor und Vitamin C als Reduktionsmittel benötigt. Das Enzym und Vitamin C sind notwendig, um die Aminosäure Prolin mit einer OH-Gruppe zu versehen. **Hydroxyliertes Prolin** ist für die korrekte Ausbildung von Kollagenfibrillen erforderlich. Ist Vitamin C nicht in ausreichender Menge vorhanden, wird **defektes** Kollagen synthetisiert. Es kommt zum Krankheitsbild des Skorbuts, bei dem das kollagene Bindegewebe einschließlich der Knochen und der bindegewebigen Wand der Blutgefäße weniger stabil ist. Blutungen, Zahnausfall, Knochenbrüche und Verknöcherungsstörungen sind die klinisch wichtigen Folgen des Vitamin-C-Mangels.

Über die Bildung von krebsauslösenden Verbindungen durch Oxidation am ER s. oben.

2.6 GOLGI-Apparat (GA)

┌─ Übersicht ─────────────────────────

Der GOLGI-Apparat (GA), benannt nach seinem Erstbeschreiber CAMILLO GOLGI (1843–1926, Pathologe in Pavia), ist in allen kernhaltigen Zellen vorhanden (lichtmikroskopischer Aspekt: Abb. 2-48) und besteht aus Gruppen flacher, sackförmiger Membranen (Sacculi) und zahlreichen kleinen Vesikeln (Abb. 2-1 u. 49). Häufig liegt der GA in der Nähe des Zellkerns, dem GA-Feld, in dem in der Regel auch das Zentrosom liegt. Im Darmepithel und in den meisten exokrinen Drüsenzellen ist der GA supranukleär gelegen (Abb. 2-1). Diese Position wird durch Verbindungen zum Mikrotubulussystem herbeigeführt und aufrechterhalten. Die **Hauptfunktion** besteht darin, die im ER synthetisierten, noch unreifen Proteine weiter zu modifizieren, insbesondere durch Entfernung und Ankopplung bestimmter Zuckergruppen, Anknüpfung von Sulfatgruppen und Abspaltung von Teilen der Polypeptidketten mancher Proteine (**Proteinreifung**). Die reifen Proteine werden im GA in Vesikel verpackt und transportfähig gemacht. Dadurch spielt der GA eine zentrale Rolle bei der **Sortierung von Proteinen** mit verschiedenen Bestimmungsorten.

2.6.1 Morphologie

In routinegefärbten Gewebsschnitten ist der GA gelegentlich als perinukleäre Aufhellungszone schwach zu erkennen. Er kann jedoch durch bestimmte Metallverbindungen wie Silbersalze oder Osmiumtetroxid und durch verschiedene Enzymnachweise selektiv sichtbar gemacht werden (s. unten). Besonders in schnell wachsenden Zellen ist der GA recht klein. Er ist ausgedehnt in sekretorischen Zellen und enorm entfaltet in Zellen, die Polysaccharide und Proteine mit einem hohen Zuckeranteil synthetisieren (z. B. in Becherzellen und mukösen Drüsenzellen).

Der GA besteht aus Stapeln (**Diktyosomen**) von zumeist 3–10 abgeplatteten **Sacculi,** die schüsselförmig gekrümmt sind, vergleichbar mit einem Stapel tiefer Teller. Der Spaltraum der Sacculi ist an deren Rand zumeist erweitert (Abb. 2-49). Der GA ist von einem Schwarm zahlreicher kleiner Vesikel umgeben. Die Membran der Vesikel erscheint im

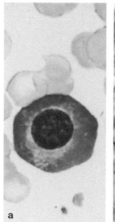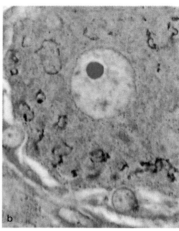

Abb. 2-48 Lichtmikroskopisches Erscheinungsbild des GOLGI-Apparates in einer Plasmazelle (sekretorische Zelle, die Antikörper produziert) im Blutausstrich (a) und einer Nervenzelle des Spinalganglions (b). In der Plasmazelle tritt der GOLGI-Apparat als heller perinukleärer Bezirk wegen seiner geringen Anfärbbarkeit (Lipidmembranen) auf. Das umgebende Zytroplasma ist aufgrund seiner Basophilie violett angefärbt (RER-Reichtum). In (b) wurden die vielen separaten GOLGI-Apparate einer Nervenzelle durch Osmiumsäure sichtbar gemacht. Vergr. (a und b) etwa 1000fach.

Elektronenmikroskop relativ glatt und unterscheidet sich dadurch von dem Stachelsaum (Clathrinsaum) der Endozytosevesikel und der meisten Vesikel, die vom Trans-GOLGI-Netzwerk abknospen. Die glatten GOLGI-Vesikel sind von spezifischen Proteinen, den COP-I-Saumproteinen (engl.: coat protein I; COP α, β, γ, δ, ϵ, ζ) und nicht von Clathrin umsäumt (Abb. 2-58). Fünf Zonen des GOLGI-Apparates lassen sich funktionell und morphologisch unterscheiden:

1. **Cis-GOLGI-Netzwerk (CGN).** Zwischen dem ER und der Cis-Zisterne des GA befindet sich das CGN, auch ERGIC genannt (engl.: ER-GOLGI-Intermediate Compartment). Die vom ER abgeschnürten Vesikel verschmelzen zunächst mit dem CGN. Dort werden alle diejenigen Proteine aussortiert, die nicht weiter in den GA gelangen, sondern wieder dem ER zurückgeführt werden sollen (ER-ständige Proteine). Im CGN befindet sich zu diesem Zweck u. a. ein Rezeptor, der die Aminosäureabfolge Lysin(K)-Asparaginsäure(D)-Glutaminsäure(E)-Leucin(L) erkennt. Dieser Sequenzabschnitt (KDEL) ist in vielen ER-Proteinen vorhanden (**ER-Rückführungs-Sequenz**). Das Sequenzmotiv KKXX (X steht für jede beliebige Aminosäure) ist in der zytoplasmatischen Domäne vieler ER-Membranproteine enthalten und ist ein weiteres Rückführungsmotiv, das direkt COP-I-Komponenten bindet (COP-I-Vesikel sind für den retrograden Transport zum ER verantwortlich).

2. **Cis-Seite,** die der konvexen (proximalen) Seite des GA entspricht. Sie ist die Stelle, die dem ER zugewandt ist. Die Cis-Zone wird durch Osmiumtetroxid bevorzugt geschwärzt. Ein Leitenzym ist die Mannosidase I.

3. **Mittelstück,** die zentrale Gruppe des Stapels. Sie ist besonders reich an Enzymen, die Zuckergruppen auf Proteine und Glykolipide übertragen (Glykosyl-Transferasen).

4. **Trans-Seite,** die der konkaven (distalen) Seite des GA entspricht. Hier werden Sekretgranula und primäre

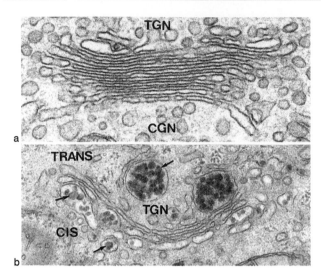

Abb. 2-49 Ultrastruktur des GOLGI-Apparates in einem Podozyten der Rattenniere (a) und einem Hepatozyten der Rattenleber (b). Im GOLGI-Apparat der Leber kann man Lipoproteinpartikel (Very-low-density-Lipoprotein, VLDL) sehen (Pfeile), die nach Durchlaufen der GOLGI-Zisternen im Trans-GOLGI-Netzwerk (TGN) in sekretorische Transportvesikel verpackt werden. TGN = Trans-GOLGI-Netzwerk; CGN = Cis-GOLGI-Netzwerk. TEM, Vergr. (a): 50000fach, (b): 30000fach.

Lysosomen abgeschnürt. Die Zone kann enzymhistochemisch durch verschiedene lysosomale Enzyme, wie die saure Phosphatase und Thiaminpyrophosphatase, dargestellt werden. Auch zwei Glykosyl-Transferasen sind auf diesen Abschnitt beschränkt (Galactosyl-Transferase, Sialyl-Transferase; Abb. 2-50).

5. **Trans-GOLGI-Netzwerk (TGN).** Das TGN ist ein verzweigtes Membransystem, das mit einer Trans-Zisterne in Verbindung steht (Abb. 2-49 u. 58). Im TGN werden primäre Lysosomen und Sekretvesikel abgeschnürt. Die meisten Vesikel sind mit einem Clathrinsaum versehen (Abb. 2-57). Clathrin ist über den Adaptorkomplex I mit der Vesikelmembran verbunden. Die Transportvesikel der konstitutiven Sekretion (Kap. 2.7.1 u. 3.2.3) werden unter Mitwirkung von Actin und anderen noch unbekannten Proteinen abgeschnürt (glatte Vesikel).

Ein Membranzytoskelett, das besondere Spectrin- und Ankyrin-Isoformen enthält, scheint die GOLGI-Membranen zu stabilisieren. Die Fusion zwischen GOLGI-Transportvesikeln und GOLGI-Zisternen erfolgt durch einen v-SNARE/t-SNARE-Mechanismus, wie im Kapitel Exozytose beschrieben (ein GOLGI-t-SNARE ist Syntaxin 5, ein v-SNARE ist GOS 28). Die GOLGI-Zisternen werden durch elongierte Membranproteine miteinander verbunden (u. a. durch GRASP 65). Andere Proteine (z. B. Giantin) verankern die GOLGI-Vesikel an den Zisternen.

2.6.2 Metabolische Leistungen

Die Lipidzusammensetzung der GOLGI-Membranen ist ähnlich der des ER. Im Unterschied zum ER enthält die innere Lamelle der GA-Membranen Glykolipide, deren Lipidanteil im ER synthetisiert und deren Zuckeranteil im GA angekoppelt wird. Die GA-Membran ist Sitz zahlreicher spezifischer Enzyme, die überwiegend an der Modi-

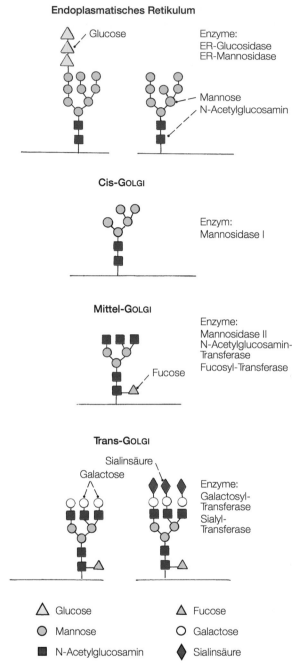

Abb. 2-50 Veränderung der Zuckerketten während des Transportes von Proteinen durch das RER und den GOLGI-Apparat. Die im RER an Asparagin-Reste von Proteinen geknüpften Mannose-reichen Oligosaccharidketten verlieren bis zum Erreichen des Cis-GOLGI 9 der 14 Zucker, im Mittel- und Trans-GOLGI werden an das Rumpf-Oligosaccharid neue Zuckergruppen geknüpft, sodass aus den ursprünglich Mannose-reichen Oligosacchariden dann komplexe Oligosaccharide entstehen. Einige Oligosaccharide verbleiben jedoch in ihrer Mannose-reichen Form, weil infolge von Proteinfaltungen die Oligosaccharide nicht durch die verschiedenen GOLGI-Enzyme erreichbar sind. Die verschiedenen Leitenzyme der einzelnen Abschnitte des Transportweges sind angegeben.

fizierung und Synthese von kurzen und langen Zuckerketten (Oligo- und Polysaccharide) beteiligt sind. Die Zucker können in aktivierter Form (u. a. Uridindiphosphat-Galactose) durch spezifische Proteinkanäle (Permeasen) aus dem Zytoplasma in das GA-Lumen geschleust und dort zur Synthese der Zuckerketten verwendet werden.

Folgende metabolische Leistungen sind hervorzuheben:

1. **Modifizierung von Proteinen**, die im ER synthetisiert worden sind. Diese Proteinmodifikationen umfassen:

(a) Übertragung von Zuckergruppen auf die OH-Gruppen der Aminosäuren Serin und Threonin; als **O-Glykosylierung** bezeichnet. Die O-Glykosylierung ist der vorherrschende Glykosylierungstyp bei den Schleimstoffen (Muzinen).

(b) Abspaltung von Mannose (durch Mannosidase I und II) und anschließende Anknüpfung von verschiedenen Zuckern an Zuckerketten, die zuvor im ER an die Aminosäure Asparagin gekoppelt worden sind (N-Glykosylierung des ER); dadurch Überführung der Mannose-reichen Zuckerketten in komplexe **Oligosaccharide** (Abb. 2-50).

(c) Übertragung von Phosphatgruppen auf Mannose-Moleküle von Zuckerketten der lysosomalen Enzyme. Dadurch entstehen **Mannose-6-Phosphat-Gruppen**, die im Trans-GOLGI durch den Mannose-6-Phosphat-Rezeptor gebunden und herausortiert werden (Kap. 2.9.3).

(d) Spaltung einiger Proteine. Beispiel: Abspaltung eines Sequenzabschnittes aus dem Proinsulin-Molekül und dadurch Überführung in das wirksame Insulin. Dieser Schritt findet im TGN statt (s. unten).

2. **Synthese und Anknüpfung des Zuckeranteils an Glykolipide**, deren Lipidanteil im ER synthetisiert worden ist. Die Übertragung der Zuckergruppen findet teilweise auf der zytosolischen Oberfläche der GA-Membranen statt. Anschließend müssen die Glykolipide auf die luminale Seite umklappen ("Flip-Flop").

3. **Synthese von Polysacchariden** und deren **Sulfatierung**. Wegen dieser Funktion ist der GA besonders stark in schleimproduzierenden Drüsenzellen (muköse Drüsenzellen, Becherzellen) entfaltet. Schleim besteht zu über 90% aus langen Zuckerketten, die an Trägerproteine (Muzine) gekoppelt sind (hauptsächlich durch O-Glykosylierung).

2.6.3 Struktur-Funktions-Beziehungen

Der **Transport** von Proteinen durch den GA scheint einmal durch vorübergehendes Verschmelzen der GA-Zisternen zu erfolgen. Zum anderen werden Proteine auch durch zisternale Abschnürung und Fusion der GOLGI-Vesikel weitertransportiert. Welchen Beitrag beide Wege zum Transport leisten, ist umstritten, insbesondere weil kürzlich gezeigt wurde, dass die GOLGI-Vesikel (COP-I-Vesikel) hauptsächlich retrograd zum CGN/ERGIC und ER wandern und mitgeschleppte ER-Proteine zurückführen.

Die **Hauptbedeutung** des GA kann mit der Funktion eines Postamtes oder Auslieferungslagers verglichen werden. Im CGN werden fehlgeleitete Sendungen an das ER zurückgeschickt (Adresse: KDEL, KKXX, s. oben). In den GA-Zisternen findet die **Adressierung** mancher Proteine statt, wie z. B. der lysosomalen Enzyme, die die Adresse **Mannose-6-Phosphat** bekommen. Viele Proteine werden auf ihrer Oberfläche stark verändert (glykosyliert, sulfatiert) oder sogar gespalten. An ihrem späteren Bestimmungsort erhalten diese Proteine dadurch meistens ihre volle Aktivität und besitzen auch eine längere Lebensdauer. Fehlen z. B. die endständigen Sialinsäuregruppen, die im GA angekoppelt werden, dann ist die Überlebenszeit von vielen Proteinen erheblich reduziert. Die **Verpackung** in Transportvesikel erfolgt im **TGN**, der eigentlichen Verpackungs- und Versandstelle des GA. Die molekularen Erkennungsvorgänge, die es dem GA ermöglichen, Proteine mit verschiedenem Bestimmungsort in unterschied-

liche Vesikel zu verpacken, sind noch weitgehend unbekannt (Abb. 2-58). Der GA (besonders das TGN) steht aber auch in rückläufiger Wechselbeziehung mit den Bestimmungsorten: Vesikel mit Mannose-6-Phosphat-Rezeptoren werden wieder zum GA zurücktransportiert, nachdem sie die lysosomalen Enzyme in die Endolysosomen abgegeben haben. Ebenfalls wird ein Teil der Vesikel, die laufend von der Plasmamembran invaginiert und abgeschnürt werden (Endozytosevesikel) zum GA zurücktransportiert. Man nimmt an, dass dieser Rückkopplungsmechanismus in erster Linie der Zurückführung von Membranmaterial und Rezeptoren dient ("Recycling" von Verpackungs- und Versandmaterial).

1. **Hyperproinsulinämie.** Das Hormon Insulin, das den Blutglucosespiegel senkt, wird in den B-Zellen der Pankreasinseln zunächst als Vorstufe (das Proinsulin) synthetisiert, von der im GA durch Abspaltung eines Sequenzabschnittes (C-Peptid) das reife Insulin entsteht. Bei der genetisch determinierten Hyperproinsulinämie findet die Spaltung des Proinsulins in den Vesikeln des TGN nicht statt. Das sezernierte Proinsulin hat eine um 95% reduzierte Aktivität gegenüber dem Insulin. Die Folge ist eine besondere Form des Diabetes mellitus (Zuckerkrankheit).

2. **Mukolipidose II** (I-Zell-Erkrankung). Der primäre Defekt liegt in dem Fehlen des GOLGI-Enzyms, das für die Ankopplung von Phosphatresten an den Zucker Mannose von lysosomalen Enzymen verantwortlich ist. Dies führt dazu, dass die lysosomalen Enzyme wegen des Fehlens von Mannose-6-Phosphat-Gruppen nicht in die Endolysosomen transportiert werden. Dadurch entstehen funktionslose Lysosomen, die mit unverdautem Material (besonders Lipide) überladen sind. In der homozygoten Form sterben die Patienten im Säuglingsalter.

2.7 Exozytose, Apozytose

Übersicht

Exozytose und Apozytose sind zwei Formen der Abgabe (**Extrusion**) von zellulären Komponenten in den Extrazellularraum. Bei der **Exozytose** fusionieren (verschmelzen) die Membranen von intrazellulären Membranvesikeln mit der Plasmamembran. Durch anschließende Porenbildung gelangt der Inhalt der Vesikel in den Extrazellularraum (Abb. 2-51). Bei der **Apozytose** werden Ausbuchtungen der Plasmamembran mit den von ihnen umschlossenen zytoplasmatischen Komponenten abgeschnürt und in den Extrazellularraum abgegeben. Die **Exozytose** findet in allen Zellen des Organismus kontinuierlich statt und dient in erster Linie der Erneuerung der Plasmamembran und seiner Proteinkomponenten. Die im endoplasmatischen Retikulum synthetisierten und im GOLGI-Apparat gereiften Membranproteine (Transportproteine, Strukturproteine, Rezeptoren etc.) werden im Trans-GOLGI-Netzwerk abgeschnürt und ein Teil von ihnen als **Exozytosevesikel** der Plasmamembran zugeführt. In speziellen Zellen ist die Exozytose die Hauptform der Sekretabgabe (Extrusion) von Proteinen, Polysacchariden und Transmittern. Die Apozytose ist wie die Endozytose ein Mechanismus zur Reduktion der durch Exozytose sich vergrößernden Membranoberfläche (**Membranmauserung**). Sie wird als unspezifische Apozytose in praktisch allen Zellen beobachtet. Eine Form der spezifischen Apozytose ist die Sekretion von Milchfett durch die Brustdrüsenepithelzellen.

2.7.1 Molekulare Vorgänge bei der Exozytose

Für den Exozytosevorgang ist eine lokale Erhöhung der intrazellulären Ca²⁺-Konzentration erforderlich. Zunächst nähert sich dann die Membran der Exozytosevesikel der Plasmamembran auf 1–2 nm. Dazu ist es erforderlich, dass lokal das **Membranzytoskelett als Barriere** zwischen beiden Membranen entfernt bzw. überwunden wird. In den Adrenalin-sezernierenden chromaffinen Zellen der Nebenniere geschieht dies durch Ca²⁺-aktivierte Depolymerisation von Actinfilamenten und Entfernung von Spectrin. Die Fusion zwischen Plasmamembran und Exozytosevesikel beruht auf der Bindung zwischen zwei Klassen von Proteinen. Diese sind die vesikulären (v) SNARE-Proteine und die Ziel (target, t) SNARE-Proteine der Plasmamembran (SNARE, engl.: „soluble N-ethylmaleimide sensitive [NSF] attachment protein receptor"). Die SNARE-Proteine kommen in allen Zellen vor und sind bei der Exozytose von synaptischen Transmittervesikeln am besten untersucht.

Die v-SNARE-Proteine sind die Synaptobrevine (Cellubrevine, VAMPs). Synaptobrevin der synaptischen Vesikel bindet an die plasmalemmalen t-SNARE-Proteine Syntaxin und SNAP 25 (Abb. 2-51 u. 3.8-11). Zuvor muss die Bindungsstelle zwischen den SNAREs durch Regulatorproteine freigemacht werden (u. a. reguliert durch kleine GTP-bindende Proteine der Rab-Familie, z. B. Rab-3). Die drei SNAREs verdrillen sich miteinander und pressen so das Exozytosevesikel an das Plasmalemm. Eine intrazelluläre Erhöhung von Ca²⁺ ist notwendig, damit Vesikel- und

Plasmamembran miteinander verschmelzen und eine Öffnung entsteht. Durch diese wird der Vesikelinhalt in den Extrazellularraum ausgeschüttet. In vielen Zellen (z. B. Nervenzellen) gelangt Ca²⁺ durch plasmalemmale Ca²⁺-Kanäle in das Zytosol. Die Ca²⁺-Kanäle werden durch Änderung (Erniedrigung) des Membranpotenzials geöffnet. Solche spannungs-abhängigen Ca²⁺-Kanäle werden von Syntaxin gebunden, sodass Ca²⁺ direkt am Ort der Exozytose erhöht wird. In anderen Zellen erfolgt der Ca²⁺-Anstieg durch IP₃-vermittelte Freisetzung aus dem ER (Abb. 2-11). Nach Exozytose wird der verdrillte SNARE-Komplex gelöst (unter Beteiligung der ATPase NSF, s.o.) und so für neue Exozytosevorgänge regeneriert. Spezifische v-SNARE- und t-SNARE-Proteine kommen auch auf intrazellulären Membranen vor (ER, Golgi-Apparat, Lysosomen, Endosomen). Dort sind sie an intrazellulären Membranfusionen beteiligt.

Die Exozytose wird entweder durch externe Stimuli ausgelöst (**regulierte Exozytose**) oder findet unabhängig von Stimuli statt (unregulierte, **konstitutive Exozytose**). Die Vesikel der regulierten Exozytose werden im Trans-Golgi-Apparat durch einen Clathrinsaum abgeschnürt und sind dadurch bereits im Stadium ihrer Bildung von den Vesikeln der konstitutiven Exozytose morphologisch unterschieden. Letztere werden im Golgi-Apparat nicht durch Clathrin, sondern unter Mitwirkung von Actin, Spectrin und anderen Proteinen abgeschnürt (Abb. 2-58).

Exozytosehemmung durch **Tetanus- und Botulinustoxin.** Erreger des Wundstarrkrampfes (Tetanus) und Botulismus binden an motorische Nervenendigungen und werden dort endozytiert. Die Botulinustoxine können durch Porenbildung der Endosomenmembran in das Zytoplasma der Terminale gelangen und spalten selektiv dort alle v-SNARE- und t-SNARE-Proteine. Folge: generalisierte Muskellähmungen. Tetanustoxin wird dagegen in den motorischen Nervenfortsätzen (Axonen) retrograd ins Rückenmark und in den Hirnstamm transportiert und dort an den hemmend wirkenden Nervenzellen abgegeben. In diesen spaltet das Toxin selektiv Synaptobrevin. Folge: generalisierte Muskelkrämpfe.

Geringste Mengen von Botulinustoxin können zur Behandlung von Muskelspasmen lokal in die Muskulatur injiziert werden.

2.7.2 Molekulare Vorgänge bei der Apozytose

Zwei Formen der Apozytose können unterschieden werden, die spezifische und unspezifische Apozytose (Abb. 2-52).

Ein Beispiel für die **spezifische Apozytose** ist die Sekretion von **Milchfetttropfen:** Integrale Membranproteine der apikalen Plasmamembran der Drüsenzellen, wie das Butyrophilin, dienen wahrscheinlich als Bindungsstelle für Proteine in der Peripherie von Milchfetttropfen. Durch seitliches Fortschreiten der Bindungen werden die Fetttropfen zunehmend von der Plasmamembran umhüllt, bis sie nur noch über einen Membranstiel mit der Zelloberfläche verbunden sind, der sich dann löst. Auf ähnliche Weise verlassen viele **Viren** infizierte Zellen: Zunächst werden Virusmembranproteine am ER synthetisiert, durchlaufen den Golgi-Apparat und werden durch Exozytose in die Plasmamembran eingebaut. Diese Proteine dienen als Bindungsstellen für das Kernstück der Viren, das Nucleocapsid, welches das Virusgenom enthält. Wenn dieses komplett von der Plasmamembran umhüllt ist, wird das Viruspartikel apozytotisch abgegeben. Die Ausstoßung des Zellkerns aus Vorläufer-Zellen der Erythrozyten (Normoblasten) ist ebenfalls eine spezifische Apozytose.

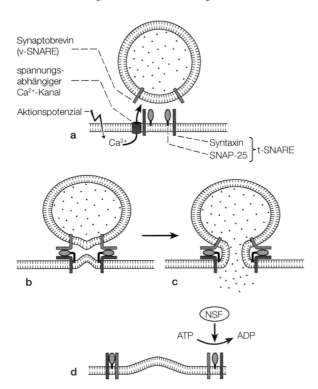

Abb. 2-51 Molekulare Schritte bei der Exozytose am Beispiel der Exozytose eines synaptischen Vesikels. Die Verschmelzung zwischen Vesikel und Plasmamembran erfordert zunächst ein elektrisches Signal (Depolarisation des Membranpotenzials bei Erregung), das Ca²⁺ durch spannungsabhängige Ca²⁺-Kanäle einströmen lässt und die Bindung zwischen v-SNARE und t-SNARE auslöst. Der Faktor NSF löst den Komplex zwischen v- und t-SNARE-Proteinen im Anschluss an die Exozytose (Näheres s. Text).

Synaptobrevin (v-SNARE)

spannungs-abhängiger Ca²⁺-Kanal

Aktionspotenzial

a

Ca²⁺

Syntaxin
SNAP-25 } t-SNARE

b

c

NSF

ATP → ADP

d

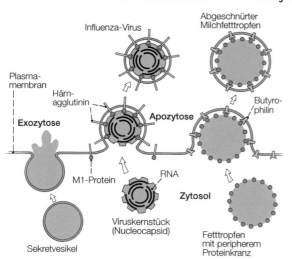

Abb. 2-52 Exozytose und Apozytose als Abgabemechanismen von Syntheseprodukten der Zelle. Über den Weg der Exozytose werden im rauen ER synthetisierte und im GOLGI-Apparat in Vesikeln verpackte Sekrete abgegeben. Die Apozytose ist der Abgabemechanismus für im Zytosol synthetisierte Substanzen. Viele Viren (hier am Beispiel des Influenza-Virus) verlassen die Zelle über eine spezifische Apozytose. Die Sekretion des Milchfetts erfolgt ebenfalls durch spezifische Apozytose. Der Membranrezeptor für das Viruskernstück ist das M1-Protein, das an das Hämagglutinin der Virusmembran gebunden ist. Die peripheren Proteine der Milchfetttropfen binden wahrscheinlich an das Butyrophilin, ein transmembranäres Protein der apikalen Plasmamembran des Milchdrüsenepithels.

Als **unspezifische Apozytose** kann man die Abstoßung von kleinen Abschnitten der Plasmamembran bezeichnen, die sich dabei zu Vesikeln schließen. Die unspezifische Apozytose beruht teilweise auf einer Depolymerisation oder lokalen Ablösung des Membranzytoskeletts. Erythrozyten setzen beispielsweise bei O_2- bzw. Glucosemangel Spectrin-freie Membranvesikel durch Apozytose frei (z. B. in Blutkonserven). Die **Matrixvesikel** im verkalkenden Knochen sind Membranabschnürungen der Osteoblasten. Die Vesikelmembran enthält verschiedene Ektoenzyme und Transportproteine, die an der Kalzifizierung des Knochens beteiligt sein sollen. In der Niere beträgt die Menge der in den Urin abgegebenen Membranvesikel (Mikrovillusmembranen) täglich mehrere Gramm. Die Abstoßung von Mikrovilli und Mikroplicae beruht auf einer durch Ca^{2+} aktivierten Fragmentierung des internen Actinfilamentstützskeletts, wobei die Ca^{2+}-bindenden Kappenproteine Villin und Gelsolin eine Rolle spielen (Kap. 2.4.3).

2.8 Endozytose (Phagozytose, Pinozytose, Transzytose, Potozytose)

┌─ Übersicht ─────────────────────────────

Endozytose ist als Aufnahme (Internalisation) von Stoffen aus dem Extrazellularraum definiert, die durch Invagination (Einstülpung) mit anschließender Abschnürung von Membranvesikeln der Plasmamembran erfolgt (Abb. 2-53, 54, 55 u. 57). Die Endozytose von löslichen Stoffen wird als **Pinozytose** bezeichnet und die von partikulären Bestand-

teilen, wie Bakterien oder Zelltrümmern, als **Phagozytose.** Trotz dieser begrifflichen Trennung wird der Oberbegriff Endozytose zumeist auch als Synonym für Pinozytose gebraucht, da die meisten Zellen nicht zur Phagozytose befähigt sind. Als **Transzytose** bezeichnet man den vesikulären Transport von Stoffen durch eine Zellschicht hindurch, wobei der Stoff auf der einen Seite der Zelle durch Endozytose aufgenommen und auf der gegenüberliegenden Seite wieder durch Exozytose abgegeben wird. Die Aufnahme von kleinen organischen Verbindungen durch Anreicherung in Caveolae und anschließenden transmembranären Transport wird **Potozytose** genannt.

2.8.1 Morphologie, molekulare Mechanismen

Phagozytose

Zur Phagozytose sind nur wenige Zellen befähigt: Zu ihnen gehören Monozyten und die sich aus ihnen ableitenden Zellen des **mononukleären Phagozytensystems (Makrophagen)**, neutrophile und eosinophile Granulozyten und Pig-

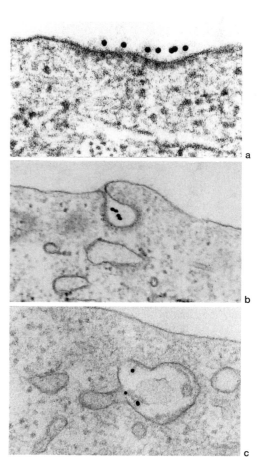

Abb. 2-53 Schritte der Rezeptor-vermittelten Endozytose von an Goldpartikel (⌀ 17 nm) adsorbiertem LDL (Low-density-Lipoprotein). Kultivierte Gefäßendothelzellen des Menschen wurden mit LDL-Goldpartikeln inkubiert und in Zeitintervallen fixiert und elektronenmikroskopisch untersucht. (a) LDL an Clathrinsaum-Grübchen der Plasmamembran gebunden, (b) Clathrinsaum-Grübchen bei der Abschnürung, (c) frühes Endosom mit typischen schlauchförmigen Ausziehungen. TEM, Vergr. (a): 100000fach; (b) und (c): 60000fach.

51

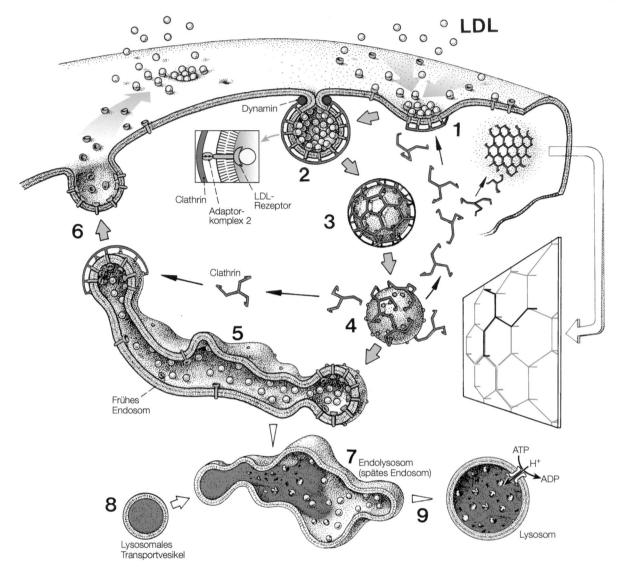

Abb. 2-54   Molekulare Schritte bei der Rezeptor-vermittelten Endozytose am Beispiel der Endozytose des Low-density-Lipoproteins (LDL).
1: Aggregat von besetzten LDL-Rezeptoren in einem Clathrinsaum-Grübchen im Querschnitt und in der Aufsicht von innen. Der Molekularbau des Clathringitters ist im Ausschnitt vergrößert dargestellt. Beachte das plane, hexagonale Muster. Die Arme benachbarter Clathrinsterne (Triskelion) überlappen sich. Der LDL-Rezeptor wird durch Adaptorkomplex 2 an Clathrin geheftet.
2: Clathrinsaum-Vesikel bei Abschnürung vermittelt durch Dynamin.
3: Clathrinsaum-Vesikel (Pinosom). Das Clathringitter besteht aus Sechsecken und Fünfecken (wie bei einem Lederfußball).
4: Entfernung der Clathrinsterne durch das Clathrin-Entfernungsenzym (engl. „uncoating enzyme", HSP-70).
5: Frühes (primäres) Endosom. Dort dissoziiert LDL vom Rezeptor wegen des erniedrigten pH-Wertes.
6: Rezirkulierung des LDL-Rezeptors zur Plasmamembran.
7: Endolysosom (spätes Endosom). Beginn der Degradation des LDL.
8: Mannose-6-Phosphat(M6P)-Rezeptor-Vesikel (lysosomales Transportvesikel). Es befördert lysosomale Enzyme vom Golgi-Apparat zum Endolysosom.
9: Abschnürung von Vesikeln und Transport zum Lysosom.

mentepithelzellen in der Retina (letztere phagozytieren Photorezeptorspitzen). Die phagozytierten Partikel können bis mehrere μm im Durchmesser betragen. Bei der Phagozytose schieben sich **lamellenförmige Zellausstülpungen** (Lamellipodien) über die Oberfläche der Partikel. Nach Fusion der Lamellenränder wird das Partikel in eine Vakuole, das **Phagosom,** eingeschlossen. Dieser komplexe Vorgang wird durch Rezeptoren für Oberflächenkomponenten der zu phagozytierenden Partikel eingeleitet. Makrophagen besitzen einen Rezeptor für Immunglobuline

(Antikörper), der den stielartigen „Fc-Abschnitt" des Antikörpermoleküls bindet (Fc-Rezeptor, Abb. 2-57). Alle Zellen und Partikel, die mit Immunglobulinen beladen sind, werden deshalb wie körperfremde Eindringlinge behandelt und von Makrophagen phagozytiert. Auf ähnliche Weise kann die Phagozytose durch Rezeptoren für veränderte zelluläre Zuckerstrukturen eingeleitet werden (s. Asialoglykoprotein-Rezeptor, Kap. 2.2.4). Komplement und Serumfibronectin sind Blutproteine, die Bindungsstellen für viele Proteine und Mikroorganismen besitzen und ebenfalls

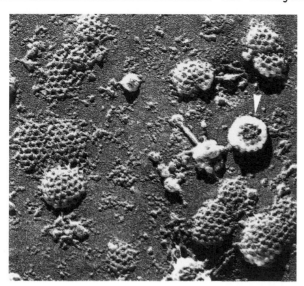

Abb. 2-55   Innenansicht der Plasmamembran einer Leberzelle (Hepatozyt). Darstellung der Stadien der Rezeptor-vermittelten Endozytose durch Platin-Kohle-Bedampfung (s. Abb. 2-40). In der linken Hälfte sind Stadien der Bildung von Clathrinsaum-Grübchen zu sehen. Rechts sind fortgeschrittenere Phasen der Vesikelbildung und ein Vesikel (Pfeil) sichtbar. TEM, Vergr. 75000fach.

eine Rezeptor-vermittelte Phagozytose stimulieren. Alle Phagozytose-vermittelnden Proteine werden unter dem Oberbegriff der **Opsonine** zusammengefasst. Als Motor für das Vorschieben der Lamellen im Zuge der Phagozytose dient das kontraktile Actin-Myosin-System.

Pinozytose

1. Rezeptor-vermittelte Endozytose. Es handelt sich um eine selektive Aufnahme von Makromolekülen, die an Rezeptoren der Zelloberfläche binden. Diese Rezeptor-Ligand-Komplexe aggregieren in grübchenförmigen Invaginationen der Plasmamembran. Die Invaginationen sind auf der zytoplasmatischen Seite mit einer im Querschnitt bürstenförmigen Auflagerung, dem **Stachelsaum** (engl.: bristle coat), versehen, der im Wesentlichen aus dem Protein Clathrin besteht. Daraus resultiert die Bezeichnung Stachelsaumgrübchen oder **Clathrinsaum-Grübchen.** Durch Abschnürung der Grübchen von der Plasmamembran entsteht das **Clathrinsaum-Vesikel** (Stachelsaumbläschen) mit einem Durchmesser von 100 nm (50–200 nm). In Gefrierätzpräparaten (Technik s. Abb. 2-40) stellt sich der Clathrinsaum als ein polygonales Proteingerüst dar, das die Vesikel wie ein Maschendrahtkäfig umgibt.

Clathrin ist aktiv am Einstülpungsvorgang der Plasmamembran beteiligt. Clathrinmoleküle lagern sich zunächst zu einem sternförmigen Dreierskelett zusammen, dem **Triskelion.** Die Clathrinsterne binden über den aus 4 Proteinen bestehenden Adaptorkomplex 2 (Hauptkomponenten: α- und β-Adaptin) an die zytoplasmatischen Pole der Rezeptoren (Tyrosin-enthaltende Bindestelle). Durch Polymerisation der Clathrinsterne entsteht ein hexagonales, ebenes Gitter, das dafür verantwortlich ist, dass die Rezeptoren zu Aggregaten zusammengefasst werden (Abb. 2-54 u. 55). Anschließend entstehen unter Energieverbrauch (ATP) aus einigen der **Clathrin-Sechsecke Fünfecke.** Dadurch tritt eine Krümmung des Clathrinsaums ein, bis schließlich eine Invagination gebildet ist. Der Clathrinsaum erinnert dann an das

Lederflickenmuster eines Fußballs, das immer aus einem Gemisch unterschiedlicher Vielecke (z. B. aus fünf- und sechseckigen Flicken) besteht. Für die Abschnürung des Vesikels sind weitere Proteine notwendig. Eines davon ist **Dynamin,** das zu kettenförmigen Strukturen auspolymerisiert, die sich ringförmig um die Halsregion der Grübchen anordnen. Unter GTP-Verbrauch erfolgt dann die Abschnürung des Vesikels. Die Beteiligung akzessorischer (regulatorischer) Proteine wird diskutiert (u. a. Amphiphysin, Synaptojoanin I, EPs15, Rab-5). Nach Abschnürung der Vesikel wird der Clathrinsaum durch ein spezifisches ATP-verbrauchendes Enzym entfernt (engl.: uncoating enzyme), das zu den Hitzeschockproteinen (HSP) gehört (s. auch Kap. 2.5.3). Die frei werdenden Clathrinsterne stehen dann wieder zur Bildung neuer Grübchen und Vesikel der Plasmamembran zur Verfügung.

2. Konstitutive Endozytose. Im Unterschied zur Rezeptor-vermittelten Endozytose ist bei dieser Form der Endozytose kein Clathrinsaum erkennbar. Der Mechanismus der Invaginationsbildung ist noch nicht geklärt. Die konstitutive Endozytose dient überwiegend der Rückgewinnung von Membranen, die den inneren Membransystemen der Zelle wieder zugeführt werden. Dadurch kann die Größe der Zelloberfläche reguliert werden (s. unten).

3. Caveolae, Potozytose. Caveolae sind in den meisten Zellen vorkommende kugelförmige bis eiförmige Invaginationen der Plasmamembran (Abb. 2-56 u. 57), die keinen Clathrinsaum besitzen, sondern mit einem streifenförmigen Gerüst des Proteins Caveolin umhüllt werden. **Caveolin** ist ein integrales (mit Palmitinsäure modifiziertes) Membranprotein, das eine hohe Affinität zu Cholesterol besitzt. Es gibt drei Caveoline: Caveolin 1 und 2 kommen überall vor. Caveolin 3 ist u. a. in der Herz- und Skelettmuskulatur sowie in Knorpelzellen nachgewiesen. Caveolae sind überwiegend statische Invaginationen, die jedoch unter Vermittlung von Dynamin und GTP (s. o.) abgeschnürt (**endozytiert**) werden können. In Endothelzellen enthalten sie u. a. einen Rezeptor für das Serumprotein Albumin (Albondin), in Epithelzellen den Rezeptor von IgA (s. unten). Caveolae enthalten zum Lumen hin u. a. Rezeptoren für das Vitamin **Folsäure,** das dadurch in den Caveolae angereichert und anschließend nach Verschluss der Halsregion und Abfall des luminalen pH-Wertes vom Rezeptor dissoziiert und dann über ein Transportprotein in die Zelle aufgenommen wird. Dieser Aufnahmemechanismus wird als **Potozytose** bezeichnet.

Verschiedene Ektoenzyme (5'-Nucleotidase), Transportproteine (u. a. Ca^{2+}-Pumpe, Aquaporine) und Rezeptoren (u. a. β-Rezeptor und Acetylcholinrezeptor der Herzmuskulatur) sind in Caveolae nachgewiesen worden. Auf der zytoplasmatischen Seite sind zahlreiche **Proteine von Signalwegen** lokalisiert (u. a. Tyrosinkinasen, Proteinkinase C, Komponenten des MAP-Kinaseweges [s. Kap. 2.17.4], NO-Synthase, verschiedene GTP-bindende Proteine). Die meisten Signalproteine scheinen durch Bindung ge-hemmt zu werden (**Sequestrierungsfunktion** der Caveolae). Die Lipidzusammensetzung der Caveolae ist durch einen hohen Gehalt an **Cholesterol,** Sphingomyelin, Glykosphingolipide und Glykolipide mit gebundenen Proteinen (Glykolipidankerproteine) gekennzeichnet. Diese Lipiddomänen werden bereits im GOLGI-Apparat durch Caveolin aggregiert und gelangen nach Exozytose als „Membranflöße" (engl.: rafts) in die Plasmamembran. Dort werden sie zu einem großen Teil in die Caveolae integriert. Die Membranflöße werden in Epithelzellen hauptsächlich nach apikal transportiert und bieten eine Erklärung dafür, wie Glykolipidankerproteine selektiv nach apikal gelangen.

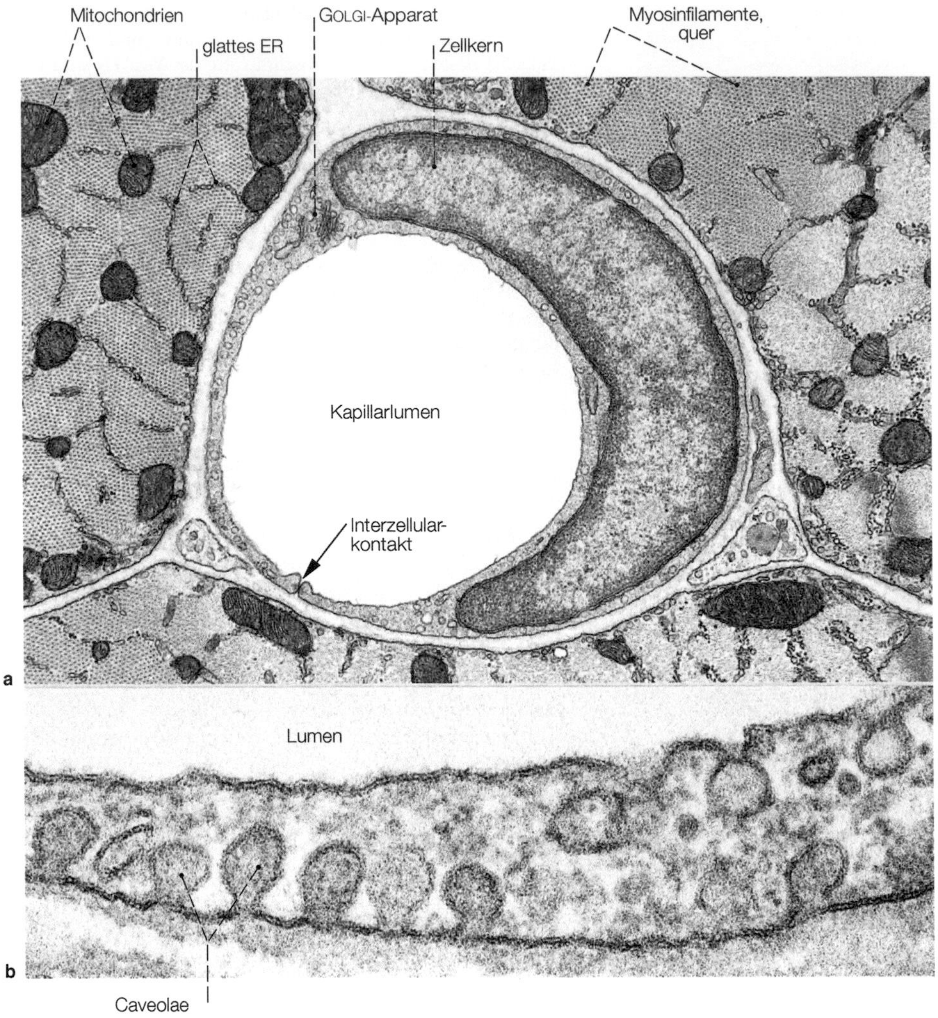

Mitochondrien   glattes ER   GOLGI-Apparat   Zellkern   Myosinfilamente, quer

Kapillarlumen

Interzellular-kontakt

a

Lumen

b

Caveolae

Abb. 2-56   Kapillare in der Ske-lettmuskulatur der Maus. (a) Übersicht und (b) stärkere Vergrößerung aus der Kapillarwand. Beachte die große Zahl der Caveolae. Es handelt sich nicht um Endozytosevesikel, sondern um Invaginationen der Plasmamembran, die verschiedene Transportprozesse beherbergen (u.a. Folsäuretransporter, Ca^{2+}-Pumpe, 5´-Nucleotidase). TEM, Vergr. (a): 17000fach, (b): 100000fach.

Ein genetischer Defekt von Caveolin 3 führt zu einer Form der Muskeldystrophie (progressiver Muskelfaseruntergang) der proximalen Extremitätenmuskulatur. Verschiedene Erreger (u.a. HIV) und Toxine (u.a. Choleratoxin) gelangen durch Endozytose von Caveolae in die Zelle.

2.8.2 Intrazelluläre Wege endozytotischer Vesikel

Lysosomaler Weg

Die Endozytosevesikel (**Pinosomen**) fusionieren mit einem unregelmäßig geformten, teilweise schlauchförmigen Membransystem, dem **frühen Endosom.** Der pH-Wert des frühen Endosoms liegt im Bereich von 6–6,5. Unter diesen pH-Bedingungen wird die Verbindung zwischen Liganden (endozytierten Molekülen) und Rezeptoren gelöst. Die Rezeptoren werden anschließend wieder durch Abschnürung vom Endosom entfernt und zur Plasmamembran zurückgeführt (unter Vermittlung von Clathrin und von Adaptorkomplex 3). Andere Abschnitte des Endosoms werden nach Abschnürung zum **Endolysosom** transportiert (auch als **spätes Endosom** bezeichnet). Das Endolysosom weist

einen pH-Wert von 5–6 auf und enthält bereits alle lysosomalen Enzyme, die den Abbau der endozytierten Materialien einleiten. In den sich vom Endolysosom abschnürenden **Lysosomen** wird der Abbau vollendet (Abb. 2-54, 58 u. 61).

GOLGI-Weg

Ein Teil der Pinosomen scheint unter Zwischenschaltung oder auch Umgehung des frühen Endosoms zum GOLGI-Apparat transportiert zu werden. Dadurch kann der ständige Membranverlust des GOLGI-Apparates teilweise kompensiert werden. Ein zweiter GOLGI-Weg geht vom Endolysosom aus. Er dient wohl in erster Linie der Rückführung (Rezirkulierung) des Mannose-6-Phosphat-(M6P)-Rezeptors (vgl. Kap. 2.9).

Transzytose-Weg

In transportierenden Epithelien können die endozytierten Moleküle durch die Zelle hindurch transportiert werden, um am gegenüberliegenden Zellpol diese Moleküle durch Exozytose abzugeben. Die Transzytose erfolgt ebenfalls unter Zwischenschaltung des frühen Endosoms (Abb. 2-59).

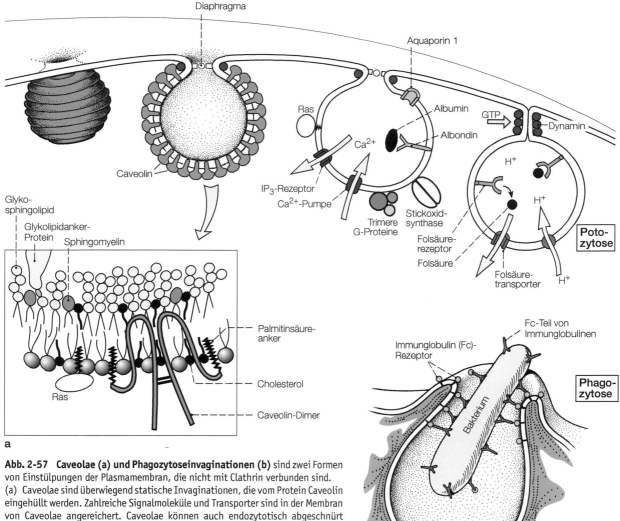

Abb. 2-57 Caveolae (a) und Phagozytoseinvaginationen (b) sind zwei Formen von Einstülpungen der Plasmamembran, die nicht mit Clathrin verbunden sind.
(a) Caveolae sind überwiegend statische Invaginationen, die vom Protein Caveolin eingehüllt werden. Zahlreiche Signalmoleküle und Transporter sind in der Membran von Caveolae angereichert. Caveolae können auch endozytotisch abgeschnürt werden (vermittelt durch Dynamin)(nähere Erläuterungen zur Abbildung s. Text).
(b) Die Phagozytose von mit Antikörpern (Immunglobulinen) besetzten Bakterien erfolgt durch Bindung an Rezeptoren für Immunglobuline (Fc-Rezeptor). Durch aktives Vorschieben von lamellären Fortsätzen unter Vermittlung von Actin und Myosin wird das Bakterium internalisiert.

2.8.3 Funktionelle Gesichtspunkte

Eliminierung von körpereigenen und körperfremden Zellen: Bakterien, Pilze und andere Erreger sowie Fremdkörper, die z.B. ständig über die Atemluft in die Lunge gelangen, werden im Wesentlichen durch Makrophagen und Granulozyten phagozytiert und auf diese Weise eliminiert. Eiter besteht hauptsächlich aus abgestorbenen, mit Erregern und Fremdkörpern beladenen Makrophagen und Granulozyten. Ebenso werden defekte körpereigene Zellen und Gewebetrümmer durch Phagozytose von diesen Zellen abgeräumt.

Resorption von Proteinen durch Epithelzellen der Niere und des Darms

In den Primärharn der Niere übergetretene Proteine und Peptide werden durch Endozytose (unter Vermittlung des Endozytoserezeptors Megalin/Cubilin) der Nierentubulus-Epithelzellen aufge-

nommen und in deren Lysosomen zu Aminosäuren degradiert und wieder dem Stoffwechsel zugeführt. Die Endozytose ist ebenfalls ein wichtiger Mechanismus für die Aufnahme von Proteinen und Proteinbruchstücken (Peptide) im Darm. Die Aufnahme erfolgt in den Darmepithelzellen sowohl durch Rezeptorvermittelte als auch konstitutive Endozytose. Aminosäuren und kleine Peptide können auch direkt durch Transporter der Plasmamembran in das Zytoplasma gelangen (u. a. H^+-Peptid-Kotransporter).

Aufnahme von Low-density-Lipoprotein (LDL)

Die Komponenten des LDL-Proteinkomplexes werden in der Leber synthetisiert. LDL ist die wichtigste Transportform für Neutralfette und Cholesterin im Blut (Kap. 2.5.2 und 3.4.2). Die Gefäßendothelzellen und viele andere Zellen des Körpers besitzen auf der Zelloberfläche den LDL-Rezeptor, der eine Proteinkomponente des LDL-Komplexes, das Apolipoprotein B, bindet. Die LDL-Partikel werden durch Rezeptor-vermittelte Endozytose

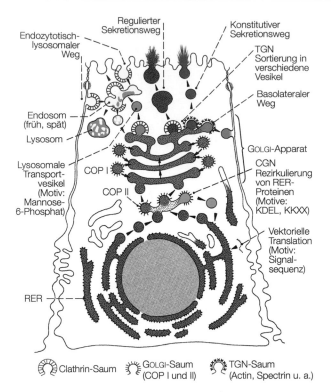

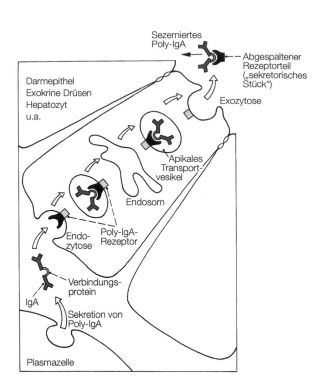

Abb. 2-58 **Intrazelluläre Transportwege von sekretorischen und lysosomalen Proteinen in einer polarisierten Epithelzelle.** Im Cis-GOLGI-Netzwerk (CGN) findet die Rückführung von ER-ständigen Proteinen statt. Im Trans-GOLGI-Netzwerk (TGN) erfolgt die Entmischung und Sortierung von Proteinen, die dort in gesonderte Vesikel verpackt werden. Diese gelangen aufgrund spezifischer Fusionsrezeptoren in das lysosomale System, den regulierten und konstitutiven apikalen Sekretionsweg und in den basolateralen Exozytoseweg.

Abb. 2-59 **Mechanismus der Transzytose** am Beispiel der Sekretion von Immunglobulin A (IgA) durch Epithelien. Das IgA liegt zumeist als Poly-IgA vor (durch Verbindungsproteine gebildete Paare). Das auf der Oberfläche der Epithelzellen sezernierte Poly-IgA bildet die erste Front der Immunabwehr des Organismus. An das sekretorische IgA ist ein Teil der externen Domäne des Poly-IgA-Rezeptors gebunden. Dieser Teil des Rezeptors wird durch Proteolyse abgespalten und verbleibt als „sekretorisches Stück" am Poly-IgA haften.

aufgenommen. Im Endosom dissoziiert das LDL-Partikel von den Rezeptoren. Die unbeladenen Rezeptoren werden mit Hilfe von Clathrinsaum-Vesikeln vom Endosom wieder abgeschnürt und zur Plasmamembran befördert, um dort neu mit LDL-Komplexen beladen zu werden (Abb. 2-54).

Bei Patienten mit einem genetischen Defekt des LDL-Rezeptors können diese nicht mehr den Adaptorkomplex 2 binden und in Clathrinsaum-Vesikel aufgenommen werden. Dadurch kommt es zu einer Erhöhung der Blutfette und einer Form der familiären Hypercholesterinämie. Die Blutfette lagern sich u. a. in der Wand von Arterien ab, sodass die Lebenserwartung durch eine frühzeitig einsetzende Arteriosklerose erheblich reduziert ist.

Aufnahme von Fe³⁺ durch den Transferrinrezeptor

Eisenionen (Fe³⁺) sind Zentralatome in vielen Proteinen der Zelle, insbesondere den Proteinen der Elektronentransportkette in den Mitochondrien (Zytochrome) und im Hämoglobin. Das schlecht wasserlösliche Fe³⁺ wird im Blut an ein eisenbindendes Protein gebunden, das Transferrin. Der Fe³⁺-Transferrin-Komplex (Ferri-Transferrin) bindet an Transferrinrezeptoren der Plasmamembran und wird anschließend durch Rezeptor-vermittelte Endozytose in das Endosom befördert. Bei dem erniedrigten endosomalen pH-Wert dissoziieren die Fe³⁺-Ionen vom Transferrin ab; das Transferrin bleibt jedoch am Rezeptor gebunden. Der Rezeptor-Transferrin-Komplex wird vom Endosom wieder abgeschnürt und in die Plasmamembran durch Exozytose einge-

baut. Dort wird Transferrin durch Ferri-Transferrin (das eine höhere Affinität zum Rezeptor besitzt) ausgetauscht.

Transzytose von Antikörpern durch Epithelien

Die basale Zelloberfläche von Drüsen und Darmepithelzellen enthält Rezeptoren für Antikörper (Immunglobulin vom Typ A, IgA). Die gebundenen IgA-Moleküle werden durch Rezeptor-vermittelte Endozytose aufgenommen, in Endosomen transportiert und schließlich nach Abschnürung von den Endosomen über den Weg der Exozytose in das Drüsensekret und auf die Oberfläche der Darmepithelzellen abgegeben. Dort üben die sezernierten Immunglobuline einen Immunschutz aus. Säuglinge sind in den ersten Lebenswochen noch nicht in der Lage, selbst ausreichende Mengen von Antikörpern zu bilden. Deshalb werden Antikörper aus der Muttermilch durch Darmepithelzellen über den Weg der Rezeptor-vermittelten Transzytose in die Blut- und Lymphbahn des Säuglings transportiert, um dort Immunschutzfunktionen auszuüben.

Endozytose als Mechanismus zur Konstanterhaltung der Zelloberfläche

Die Zelloberfläche, besonders von sekretorisch aktiven Zellen, wird durch den Einbau der Membranen von Sekretgranula oder synaptischen Vesikeln bei jedem Exozytosevorgang vergrößert. Zur Kompensation dazu werden Teile der Plasmamembran durch Endozytose wieder zurückgenommen. Auf diese Weise kann die Zelloberfläche konstant gehalten werden.

Endozytose von Hormonrezeptoren

Nach Bindung von Hormonen und anderen Signalstoffen werden viele Ligand-Rezeptor-Komplexe endozytiert (s. Kap. 2.24). Das dient der Herabregulation der Rezeptoren von der Zelloberfläche und auch der Regulation der Rezeptoren durch Entfernung der Liganden, wie für den Transferrinrezeptor beschrieben. Durch Endozytose können aber auch membranferne Zellabschnitte für interne Signalwege erreicht werden. Der adrenerge β-Rezeptor des Herzmuskels tritt nach Adrenalinbindung mit dem zytoplasmatischen Protein β-**Arrestin** in Kontakt. β-Arrestin ist ein Clathrinadaptor und bewirkt die Endozytose des Ligand-Rezeptor-Komplexes.

Aufnahme von Viren durch Endozytose: Zahlreiche Viren werden durch den Mechanismus der Rezeptor-vermittelten Endozytose aufgenommen, so z. B. der Erreger der Grippe, das Influenzavirus. Die zunächst in Clathrinsaum-Vesikeln enthaltenen Viren gelangen in Lysosomen. Bei dem niedrigen lysosomalen pH-Wert können bestimmte Proteine der Virusmembran (Hämagglutinin) durch Faltungsänderungen hydrophobe Proteinabschnitte exponieren, die mit der Lysosomenmembran fusionieren. Nach Öffnung der Kontaktstelle zwischen Virusmembran und Lysosomenmembran wird der Inhalt des Virus (sein Genom) in das Zytoplasma abgegeben und die Zelle infiziert. Für diesen Prozess ist der Eintritt von H⁺-Ionen in das Virusinnere erforderlich. Schwache Basen, wie das Antivirusmittel Amantadin, reichern sich im sauren Milieu des Lysosoms an (Kap. 2.9.1), blockieren einen H⁺-Kanal in der Virusmembran (das M2-Protein) und verhindern so die Abgabe des Virusgenoms und damit die Infektion der Zelle (s. auch Kap. 2.7.2). Andere Viren (u. a. HIV) werden durch Caveola-Endozytose aufgenommen.

2.9 Lysosomen

Übersicht

Lysosomen sind sphärische bis tubulär ausgezogene, membranumgrenzte Organellen (mittlerer Durchmesser 0,1–1 μm) mit einem niedrigen (sauren) internen pH-Wert um 4,5–5 (Abb. 2-1 u. 60). Sie enthalten über 40 verschiedene Verdauungsenzyme vom Typ der **sauren Hydrolasen,** die zelleigene und exogene Makromoleküle in ihre Grundbausteine zerlegen können. Die Spaltprodukte (Aminosäuren, Fettsäuren, Monosaccharide, Phosphat, Sulfat, Nucleoside etc.) können die lysosomale Membran durch **spezifische Transporter** verlassen und in den intermediären Stoffwechsel des Zytoplasmas und in Mitochondrien eingeschleust werden. Ein in der Histochemie und Biochemie häufig untersuchtes Leitenzym der Lysosomen ist die **saure Phosphatase.** Die Makromoleküle, die in den Lysosomen abgebaut werden, sind sowohl endogene (zelleigene) als auch exogene, durch Endozytose aufgenommene Stoffe. Die Aufnahme zelleigener Materialien in Lysosomen wird als **Autophagie,** die von exogenen Materialien als **Heterophagie** bezeichnet. Verschiedene genetische Defekte lysosomaler Proteine führen zu schweren, häufig tödlich verlaufenden Stoffwechselerkrankungen.

2.9.1 Morphologie, lysosomotrope Farbstoffe

Form, Inhalt und Größe der Lysosomen variieren erheblich von sphärischen bis tubulären Strukturen. Deshalb ist eine eindeutige Identifizierung des Lysosoms nur durch spezifische histochemische Nachweismethoden möglich

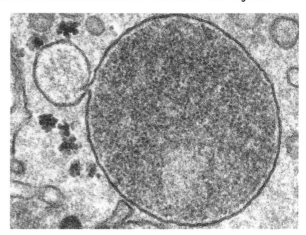

Abb. 2-60   Lysosom aus der Leber des Hundes. Oben links ist ein Fusionsvorgang mit einem vesikulären Organell zu sehen, das eine Abschnürung aus einem späten Endosom (Endolysosom) sein könnte. Links sind mehrere Glykogenpartikel (α-Granula) zu sehen. TEM, Vergr. 75 000fach.

(s. unten). Der Inhalt (**Matrix**) der Lysosomen ist meistens elektronendichter als das Zytoplasma der Zelle und von der Lysosomenmembran durch einen weniger elektronendichten Saum abgegrenzt (Abb. 2-60). Oft ist die Matrix strukturell inhomogen, enthält Membranvesikel (**multivesikulärer Körper**) oder zwiebelschalenartige Wirbel von Lipidlamellen (**Lamellenkörper**). Es werden auch Zytoplasmabestandteile, wie Glykogen, Ribosomen, Mitochondrien, oder extrazelluläres Material, wie Bakterienfragmente, in Lysosomen gefunden. In weißen Blutkörperchen werden Lysosomen zum Teil zur Zelldiagnose herangezogen: So sind die lichtmikroskopisch sichtbaren Granula der **eosinophilen Granulozyten** modifizierte große Lysosomen mit einer dichten homogenen Grundmatrix, in deren Zentrum ein Proteinkristall lokalisiert ist. Näheres s. Kap. 9.2. Die **Azurgranula** der neutrophilen Granulozyten sind ebenfalls Lysosomen, die im Elektronenmikroskop durch eine besonders elektronendichte Matrix auffallen. Auch die Pigmentkörner (**Melanosomen**) der Epidermis und der Pigmentzellen des Auges entstehen aus Lysosomen.

Spezifische **Nachweisverfahren für Lysosomen** sind 1. die enzymhistochemische oder immunhistochemische Darstellung der sauren Phosphatase und anderer lysosomaler Enzyme und 2. die Anfärbbarkeit mit basischen Vitalfarbstoffen, wie zum Beispiel Acridin-Orange. Die **Vitalfarbstoffe** werden zur Darstellung von Lysosomen in lebenden Zellen verwendet. Bei normalem pH-Wert können diese Vitalfarbstoffe wegen ihrer Hydrophobizität die Plasmamembran und die Lysosomenmembran ungehindert durchqueren. In den Lysosomen erhalten Aminogruppen dieser Farbstoffe aufgrund der hohen H⁺-Ionenkonzentration positive Ladungen. Dadurch werden die Farbstoffe zu hydrophil, um das Lysosom durch die lysosomale Membran wieder verlassen zu können. Auch verschiedene Arzneimittel werden auf diese Weise in Lysosomen ankonzentriert, wie das oben beschriebene Antivirusmittel Amantadin (siehe oben) oder das Antimalariamittel Chloroquin (**lysosomotrope Pharmaka**).

2.9.2 Molekularbau

Die Membran der Lysosomen enthält viele integrale Membranproteine, deren Zuckerketten besonders reich an Sialinsäure sind. Die Hauptglykoproteine sind die lysosomalen Membranproteine LAMP-1 und -2. Die Sialinsäure scheint unter anderem die Proteine vor Verdauung durch die lysosomalen Enzyme zu schützen. Ein funktionell wichtiges Membranprotein ist die H⁺-Pumpe (**vakuoläre H⁺-ATPase**), die kontinuierlich H^+-Ionen in das Innere der Lysosomen befördert und einen sauren internen pH-Wert (4,5–5,0) produziert. Die Matrix enthält mindestens 40 verschiedene Enzyme (u. a. Proteasen, Nucleasen, Glucosidasen, Lipasen, Phosphatasen, Sulfatasen), die als **Hydrolasen** bei einem pH-Optimum von unter 6 wirken. Manche dieser Enzyme haben eine hohe Substratspezifität. Der Defekt eines einzigen Enzyms kann schwere Stoffwechsel entgleisungen zur Folge haben (s. unten). Die meisten lysosomalen Enzyme sind Glykoproteine und besitzen eine besondere Zuckergruppe, **Mannose-6-Phosphat,** die als Erkennungsgruppe für den Transport dieser Enzyme zu den Lysosomen von zentraler Bedeutung ist (s. unten).

2.9.3 Biogenese des lysosomalen Kompartiments

Die neu synthetisierten lysosomalen Enzyme werden in den Innenraum (Zisterne) des rauen endoplasmatischen Retikulums abgegeben (vektorielle Translation) und erhalten dort, wie alle anderen Glykoproteine, Mannose-reiche Zuckerseitenketten, die an Asparaginseitengruppen der Proteine geknüpft werden (N-Glykosylierung). Über Transportvesikel (Abb. 2-58 u. 61) gelangen die lysosomalen Enzyme in den GOLGI-Apparat, wo ein oder mehrere Mannosezucker am 6. Kohlenstoffatom eine Phosphatgruppe erhalten (Mannose-6-Phosphat, M6P). Im Trans-GOLGI-Netzwerk sind zwei Rezeptoren für M6P-Gruppen lokalisiert, der kleine und der große **M6P-Rezeptor.** Nach Anbindung der lysosomalen Enzyme an diese M6P-Rezeptoren werden Vesikel abgeschnürt, die die Rezeptoren und die an sie gebundenen lysosomalen Enzyme enthalten. Diese **Transportvesikel** wurden früher auch als primäre Lysosomen bezeichnet. Sie fusionieren mit einem Membrankompartiment, das als **Endolysosom** oder **spätes Endosom** bezeichnet wird. In dieses Organell werden die Enzyme abgegeben. Aufgrund des niedrigen pH-Wertes in den Endolysosomen dissoziieren die lysosomalen Enzyme vom M6P-Rezeptor ab, der sogleich wieder durch Abschnürung kleiner Vesikel von dem Endolysosom entfernt und zum GOLGI-Apparat zurücktransportiert wird, um dort zur Aufnahme neuer lysosomaler Enzyme bereitzustehen. Einige M6P-Vesikel werden jedoch in die Plasmamembran eingebaut, wo der große M6P-Rezeptor eine ganz neue Funktion übernimmt. Er dient dort als Rezeptor für den Insulin-ähnlichen Wachstumsfaktor II (IGF II) und ist für dessen Eliminierung und lysosomale Degradation verantwortlich. Fehlt der große M6P-Rezeptor lokal (u. a. in Mäusen, bei denen eine gewebespezifische Genausschaltung vorgenommen wird), entsteht übermäßiges Wachstum und Tumorbildung.

Von dem Endolysosom trennen sich laufend größere Abschnitte ab, die dann als **Lysosomen** bezeichnet werden. Die Lysosomen enthalten keinen M6P-Rezeptor mehr und können dadurch von Endolysosomen immunhistochemisch unterschieden werden. Bei Aufnahme größerer partikulärer Bestandteile, wie Bakterien oder Zelltrümmer, fusionieren die **Heterophagosomen** (s. oben) sowohl mit

lysosomalen Transportvesikeln als auch mit Lysosomen. Dadurch entstehen die mit lysosomalen Enzymen ausgestatteten **Phagolysosomen.** Ähnliches scheint auch für Autophagosomen zu gelten (s. unten).

Nicht alle lysosomalen Enzyme benutzen den M6P-Rezeptor-Mechanismus. Die saure Phosphatase wird als integrales Membranprotein synthetisiert und zunächst über den Exozytoseweg in die Plasmamembran eingebaut. Anschließend gelangt das Enzym über den Endozytoseweg in die Lysosomen, wo die Abspaltung von der Membran stattfindet.

2.9.4 Heterophagolysosom

Die Heterophagozytose und der anschließende Abbau der endozytierten Materialien in Lysosomen (Heterophagolysosomen) ist ein biologisch wichtiger Vorgang. Beispiele sind:

(a) Die Phagozytose von Bakterien, Fremdkörpern und abgestorbenen Gewebebestandteilen durch Leukozyten und Makrophagen (s. Abb. 2-57). Die Lysosomen der Makrophagen enthalten zusätzlich zu den Hydrolasen noch Enzyme (Peroxidasen), die H_2O_2 zur Abtötung von Bakterien produzieren.

(b) Die Freisetzung von Schilddrüsenhormon im Follikelepithel der Schilddrüse durch Phagozytose der Hormonvorstufe Thyroglobulin. In den Phagolysosomen werden durch proteolytische Spaltung Thyroxin und Trijodthyronin freigesetzt und in die Blutbahn abgegeben.

(c) Aufnahme und Degradierung von Lipoproteinen zur Deckung des zellulären Bedarfs an Cholesterin.

2.9.5 Autophagolysosom

Intrazelluläre Bestandteile, wie z. B. Mitochondrien oder Ribosomen, können von Membranen des endoplasmatischen Retikulums komplett umschlossen werden. Die so gebildeten Vakuolen fusionieren mit lysosomalen Transportvesikeln oder Lysosomen, wodurch der Abbau des Inhalts eingeleitet wird. Dieser Vorgang wird als **Makroautophagie** bezeichnet. Die Autophagie dient in erster Linie dem Umsatz (Erneuerung) von zellulären Strukturen. Sie ist besonders ausgeprägt im Zuge der Umstrukturierung und Involution (Rückbildung, Aktivitätsabnahme) von Organen und tritt als Reparaturphänomen bei geschädigten Zellen und Organen in Erscheinung. Davon zu unterscheiden ist die **Mikroautophagie.** Durch Einstülpung der Lysosomenmembran mit anschließender Abschnürung von Vesikeln in das Innere der Lysosomen (**multivesikuläre Körperchen**) können Zytoplasmabestandteile in die Lysosomen hineintransportiert werden (Abb. 2-61).

Dieser Vorgang scheint durch besondere Rezeptoren gesteuert zu werden. Funktionsuntüchtige (denaturierte) Proteine binden aufgrund abnormer Konformationen das zytoplasmatische Protein **Ubiquitin.** Der Ubiquitin-Proteinkomplex scheint direkt an die Membran von Lysosomen zu binden und die Aufnahme der denaturierten Proteine in Lysosomen durch Mikroautophagie einzuleiten. An beiden Formen der Autophagie ist LAMP-2 beteiligt (gestörte Autophagie bei Gendefekt).

Crinophagolysosom. Crinophagie ist eine Sonderform der Makroautophagie, die bei plötzlichem Minderbedarf an Hormonen und anderen Sekretprodukten in Drüsenzellen zu beobachten ist. Sekretgranula werden in eine autophagische Vakuole eingeschlossen und dann lysosomal

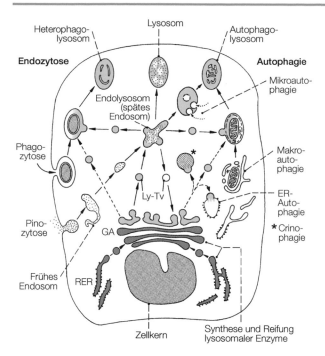

Abb. 2-61 Lysosomale Abbauwege der Zelle. Die in Lysosomen abgebauten Stoffe entstammen der Endozytose oder Autophagie. Es ist noch nicht geklärt, ob die lysosomalen Enzyme immer zunächst über die lysosomalen Transportvesikel (Ly-Tv) in das Endolysosom geliefert werden und von dort durch vesikuläre Abschnürungen in Autophagosomen und Heterophagosomen gelangen. Ein direkter Weg vom GOLGI-Apparat (GA) über Transportvesikel zu diesen Organellen ist auch denkbar (gestrichelte Linien).

abgebaut. Lysosomale Transportvesikel sollen auch direkt mit der Membran von Sekretgranula oder abgeschnürten ER-Zisternen (**ER-Autophagie**) verschmelzen können und dadurch den Abbau des Inhalts einleiten. Crinophagie ist zuerst in den Prolaktin-sezernierenden Zellen der Hypophyse von Ratten nach plötzlichem Abstillen (Entnahme der Säuglinge) beschrieben worden.

2.9.6 Telolysosom (Residualkörper)

Die Inhaltsstoffe der Lysosomen, die nicht weiter abgebaut werden können, werden entweder durch Exozytose in den Extrazellularraum abgegeben oder sie verbleiben als Telolysosomen (Residualkörper) in der Zelle. Diese können im Laufe des Lebens akkumulieren und ihr Inhalt tritt dann als eine Form der Alterspigmente (Lipofuscine) in Erscheinung (Kap. 2.13.1).

2.9.7 Exozytose von Lysosomen

Die Exozytose von Lysosomen und Endosomen führt zur Abgabe von Enzymen und Membranen, die in spezialisierten Zellen besondere Aufgaben erfüllen.

(a) **Osteoklasten** sezernieren über den Weg der Exozytose lysosomale Enzyme in den Extrazellularraum, um dadurch den Abbau des Knochens einzuleiten (Kap. 3.6.5).

(b) Die Sekretion lysosomaler Enzyme durch **Leukozyten** und Makrophagen ist ein wichtiges Phänomen bei der Wundheilung und Entzündung: Die sezernierten lyso-

somalen Enzyme bewirken eine extrazelluläre Verdauung von Zelltrümmern, Bakterien und Fremdkörpern.

(c) Die Fähigkeit von **Spermien**, den Uterusschleim und die Polysaccharidhülle von Eizellen durchdringen zu können, wird mit der Freisetzung von lysosomalen Enzymen und der Protease Acrosin erklärt. Dieses Enzym ist in einem großen subplasmalemmal gelegenen Lysosom des Spermienkopfes, dem **Akrosom**, enthalten.

(d) Durch Exozytose von multivesikulären Körperchen werden Membranvesikel abgegeben. Die extrazellulären Membranvesikel (**Exosomen**) enthalten Membranproteine, die extrazelluläre Funktionen übernehmen können, wie Immunrezeptoren (MHC) enthaltende Vesikel von Antigen-präsentierenden Zellen.

Lysosomale Speicherkrankheiten: Eine Gruppe von verschiedenen erblichen Erkrankungen ist durch das Fehlen eines oder gelegentlich mehrerer lysosomaler Enzyme gekennzeichnet. Inzwischen sind mehr als zwei Dutzend solcher Speicherkrankheiten bekannt. Bei diesen Erkrankungen akkumulieren die nicht verdauten Makromoleküle in den Lysosomen, die sich in den Zellen anhäufen. Schließlich sind die Zellen verschiedener Organe mit abnormen Telolysosomen so überladen, dass es zu Funktionsstörungen und Organversagen kommen kann. Klassische Beispiele solcher lysosomaler Erkrankungen sind die POMPEsche Erkrankung, bei der die lysosomale α-Glucosidase fehlt, die für den lysosomalen Abbau des Glykogens zuständig ist. Die Leber dieser Patienten (Kinder) ist wegen des gespeicherten Glykogens exzessiv vergrößert. Die Herz- und Skelettmuskulatur sind ebenfalls stark befallen. Bei der **Danon-Krankheit** liegt ein LAMP-2-Defekt vor, mit gestörter Autophagie von Glykogen. Daraus resultiert ebenfalls eine Glykogenspeicher-Krankheit. Bei der TAY-SACHSschen Krankheit fehlt die lysosomale β-N-Hexosaminidase A. Das Enzym katalysiert die Abspaltung von N-Acetylgalactosamin von der Zuckerkette der GM$_2$-Ganglioside (Abb. 2-2). Die Nervenzellen sind bei dieser Erkrankung voll gestopft mit Telolysosomen, die unverdaute Ganglioside enthalten. Es kommt zu Blindheit, Krampfanfällen und schließlich Hirnversagen. Bei der **Zystinose** akkumuliert die Aminosäure Cystein in Lysosomen der Nierentubuli, weil das Transportprotein fehlt, das Cystein aus den Lysosomen in das Zytoplasma transportiert. Die Folge ist eine allmähliche Zerstörung der Niere. Bei der **I-Zell-Erkrankung** (Mukolipidose II) fehlen zahlreiche Enzyme in den Lysosomen. Das liegt daran, dass die lysosomalen Enzyme bei dieser Erkrankung im GOLGI-Apparat keine Mannose-6-Phosphat-Zuckergruppen erhalten und deshalb nicht in die Lysosomen gelangen können. Anstelle dessen werden die lysosomalen Enzyme in den Extrazellularraum sezerniert (s. Kap. 2.6.3). Auch lipophile Arzneimittel mit basischen Seitengruppen können im sauren Milieu der Lysosomen akkumulieren und dort den Abbau von Lipiden und Polysacchariden stören. Es kommt dann zur **Arzneimittel-induzierten Lipidose** bzw. **Mukopolysaccharidose**.

Gicht, Silikose: Bei der Gicht ist die Harnsäurekonzentration im Blut erhöht. Es kommt dann u. a. zu einer Anreicherung von Harnsäurekristallen in Lysosomen. Diese Kristalle können offenbar die Membran der Lysosomen beschädigen oder Lysosomen zur Exozytose veranlassen, sodass lysosomale Enzyme freigesetzt werden und das Gewebe schädigen. Bei der Silikose (Steinstaublunge) scheinen eingeatmete und von Lungenmakrophagen phagozytierte Silikatkristalle (Größe der Kristalle unter 1 μm) eine ähnliche Wirkung auf Lysosomen auszuüben wie Harnsäurekristalle bei der Gicht. Durch lokale Entzündungsprozesse entsteht eine Vernarbung der Lunge (Lungenfibrose).

2.10 Peroxisom

┌─Übersicht─────────────────────────────

Peroxisomen sind kleine, in allen Zellen vorkommende, sphärische Organellen, deren Durchmesser in der Regel 0,2–1,5 µm beträgt. Der Inhalt der Peroxisomen, die Matrix, ist homogen, mäßig dicht und enthält häufig kristalloide oder amorphe Verdichtungszonen (**Kernstücke**) oder randständige Platten (Abb. 2-1 u. 62). Diese Kernstücke und Platten sind jedoch nicht in allen Peroxisomen vorhanden. Peroxisomen der menschlichen Niere und Leber haben keine Kernstücke, gelegentlich aber randständige Verdichtungen und Platten. Das **kristalloide Kernstück** besteht aus Harnsäureoxidase, während die **marginalen Platten** ein Polymer des Enzyms L-α-Hydroxysäureoxidase sind. Peroxisomen mit einem Durchmesser von kleiner als 0,2 µm werden als **Mikroperoxisomen** bezeichnet. Diese kleinen Peroxisomen enthalten zwar das Leitenzym der Peroxisomen, die **Katalase**, scheinen aber nicht alle Komponenten der größeren Peroxisomen zu besitzen.

2.10.1 Biogenese, Funktionen

Peroxisomen entstehen als Aussackungen und Abschnürungen eines schlauchförmigen Membransystems (**peroxisomales Retikulum**), das sich ultrastrukturell nicht vom glatten endoplasmatischen Retikulum unterscheiden lässt.

Peroxisomen stehen in verschiedener Hinsicht funktionell den Mitochondrien nahe:

1. Die peroxisomalen Proteine werden wie die meisten mitochondrialen Proteine auf freien Ribosomen des Zytoplasmas synthetisiert (translatiert) und anschließend durch spezifische Translokationsproteine in die Membran und/oder die Matrix der Peroxisomen transportiert. Peroxisomale Proteine enthalten zwei unterschiedliche Erkennungssequenzen (peroxisomale Targeting-Signale: PTS) für den Transport in die Matrix des Organells. Während PTS_1 nur aus einem Tripeptid SKL (Serin – Lysin – Leucin)

besteht, das am C-terminalen Abschnitt der meisten peroxisomalen Proteine vorkommt, ist das N-terminal gelegene PTS_2 länger, wird nach Import in der Matrix der Peroxisomen proteolytisch abgespalten und kommt nur an einigen wenigen peroxisomalen Enzymen (z. B. 3-Keto-acyl-CoA-Thiolase) vor.

An der Biogenese der Peroxisomen sind mehr als 20 verschiedene Proteine beteiligt, die als **Peroxine 1–20** (Produkte der PEX-Gene) bezeichnet werden und die teilweise in Peroxisomen, aber auch im Zytoplasma vorkommen. Die wichtigsten Peroxine sind PEX-5p und PEX-7p, die jeweils als Rezeptoren für den Import der Matrixproteine mit PTS_1- bzw. PTS_2-Sequenzen dienen. Die Funktion von PEX-5p erfordert zwei weitere Peroxine, PEX-1p und PEX-6p.

2. Peroxisomen enthalten wie Mitochondrien die Enzyme zum oxidativen Abbau von Fettsäuren (β-Oxidation), wobei offenbar langkettige und verzweigte Fettsäuren bevorzugt in Peroxisomen und nicht in Mitochondrien abgebaut werden.

3. Zur Oxidation wird in Peroxisomen wie in Mitochondrien elementarer Sauerstoff verwendet. Dieser wird aber nicht zu H_2O, sondern zunächst zu Wasserstoffperoxid (H_2O_2) reduziert:

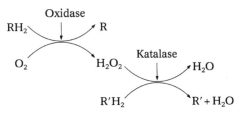

H_2O_2-produzierende peroxisomale Oxidasen sind u. a. die D-Aminosäureoxidase, die L-α-Hydroxysäureoxidase (das Protein der marginalen Platten) und die Uratoxidase (das Protein der zentralen Kristalle).

Das Leitenzym der Peroxisomen ist die Katalase, die H_2O_2 zur Oxidation verwendet. Damit enthalten Peroxisomen ein wichtiges Enzym zum Abbau des Zellgiftes

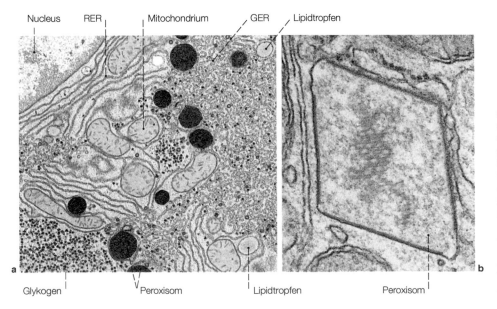

Nucleus   RER   Mitochondrium   GER   Lipidtropfen

a   b

Glykogen   Peroxisom   Lipidtropfen   Peroxisom

Abb. 2-62 Peroxisomen in der Leber des Hundes (a) und der Niere des Rindes (b). In (a) sind die Peroxisomen durch den histochemischen Nachweis der Katalaseaktivität dunkel gefärbt (Diaminobenzidin-Osmiumsäure-Niederschlag). Das Peroxisom der Niere besitzt marginale Platten (Polymer der α-Hydroxysäureoxidase) und einen kristallinen Einschluss der Matrix. Beachte die enge Beziehung zum ER. TEM, Vergr. (a): 12 500fach (b): 84 000fach.

H_2O_2, das auch bei Stoffwechselvorgängen außerhalb der Peroxisomen anfallen und Zellschäden hervorrufen kann. Die physiologische Bedeutung der Peroxisomen liegt nicht nur in der β-Oxidation langer Fettsäuren und der Oxidation bestimmter Aminosäuren und Harnsäure, sondern vornehmlich in der **Detoxifizierung** potenziell zelltoxischer organischer Verbindungen. Diese werden durch Oxidation oder Transaminierung unschädlich bzw. ausscheidungs- oder abbaufähig gemacht (u. a. Umwandlung von Glyoxylsäure zu Glycin). Außerdem sind Peroxisomen an wesentlichen Schritten der Synthese des Membranlipids **Plasmalogen** beteiligt (ein Etherlipid) und scheinen auch bei der Steroidsynthese mitzuwirken.

Genetische peroxisomale Defekte mit Krankheitswert sind das ZELLWEGER-Syndrom, das REFSUM-Syndrom und die Adrenoleukodystrophie. Sie werden durch Mutationen von PEX-Genen hervorgerufen (PEX-1, PEX-6). Beim ZELLWEGER-**Syndrom** (hepatorenales Syndrom) können die meisten peroxisomalen Enzyme nicht in das Peroxisom transportiert werden. Die defizienten Peroxisomen werden durch Autophagie entfernt. Klinisch ist ein Mangel an dem Membranlipid Plasmalogen festzustellen. Multiple Fehlbildungen des Gesichtsschädels, Hirnfehlbildungen mit gestörter Markscheidenbildung und Nieren- und Leberschäden sind Leitsymptome. Beim REFSUM-**Syndrom** findet der peroxisomale Abbau von verzweigten langkettigen Fettsäuren, vor allem der durch die Nahrung aufgenommenen Phytansäure des Chlorophylls, nicht statt. Die erhöhte Konzentration von Phytansäure im Serum führt zur Einlagerung dieses Lipids in die Membran verschiedener Gewebe, u. a. in die Myelinscheiden von Nervenfasern. Neurologische Störungen, wie Erblindung, Skelettfehlbildungen und Herzinsuffizienz sind klinische Folgen. Bei der **Adrenoleukodystrophie** (ALD), einer degenerativen Erkrankung des Gehirns und der Nebennieren, ist der Aufnahmemechanismus für Fettsäuren in das Peroxisom gestört (Defekt eines membranständigen Transportproteins, des ALD-Proteins). Langkettige Fettsäuren können dann nicht mehr abgebaut werden.

2.11 Mitochondrium

⌐Übersicht────────

Das Mitochondrium ist ein semiautonomes Organell mit einem (unvollständigen) eigenen Genom. Wegen Besonderheiten der Membranstruktur und des **genetischen Apparates** werden Mitochondrien als phylogenetisches Relikt symbiontischer Bakterien angesehen. Mitochondrien sind relativ große, mehrere μm lange fadenförmige Organellen (mitos, gr.: Faden; chondros, gr.: Körnchen), die mit bestimmten Redox- und Fluoreszenzfarbstoffen selektiv angefärbt werden können. Die Wand besteht aus zwei **konzentrisch angeordneten Biomembranen,** die den intermembranären Raum begrenzen. Die **innere Membran** ist Sitz der Atmungskette und ATP-Synthese. Sie schließt den **Matrixraum** ein, in dem der Zitratzyklus und die Fettsäureoxidation stattfinden. Mitochondrien sind der Ort der **Zellatmung:** Kohlenhydrate, Fettsäuren und Aminosäuren werden unter Verbrauch von elementarem Sauerstoff zu CO_2 und H_2O oxidiert. Dadurch wird ATP als Energielieferant für zahlreiche Zellfunktionen gewonnen. Von Mitochondrien gehen Signale für den programmierten Zelltod (Apoptose) aus.

2.11.1 Morphologie, mitochondriale Farbstoffe

Mitochondrien sind fadenförmig elongierte, teils verzweigte Zellorganellen, die in kleinere ellipsoide Abschnitte fragmentiert sein können (u. a. bei Sauerstoffmangel und Zelltod). Der Durchmesser liegt zumeist zwischen 0,2 bis 0,5 μm, die Länge beträgt meistens bis 10 μm, in Extremfällen (u. a. Linsenfasern) bis 40 μm (Abb. 2-1, 63 u. 64). Vitalbeobachtungen haben ergeben, dass Mitochondrien einem ständigen **Gestaltwandel** und Ortswechsel unterliegen. Diese Beweglichkeit beruht auf dem Transport entlang von Mikrotubuli durch Motorproteine der Kinesinfamilie KIF1B und -5B. Mitochondrien können durch Abknospung und Durchschnürung vermehrt werden. Sie lassen sich im Lichtmikroskop durch Anfärbung mit dem Vitalfarbstoff **Janus-Grün B** färberisch darstellen, eine Eigenschaft, die auf der Fähigkeit der Mitochondrien beruht, den reduzierten Farbstoff mit Hilfe von Cytochromoxidase zu oxidieren. Einige kationische Fluoreszenzfarbstoffe, wie **Rhodamin 3 B**, werden in dem anionischen Milieu des Matrixraums angereichert und färben deshalb die Mitochondrien intensiv an. Die Wand der Mitochondrien

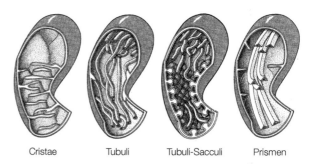

Abb. 2-63 Morphologische Typisierung von Mitochondrien hinsichtlich der Oberflächendifferenzierung der inneren Mitochondrienmembran.

Cristae   Tubuli   Tubuli-Sacculi   Prismen

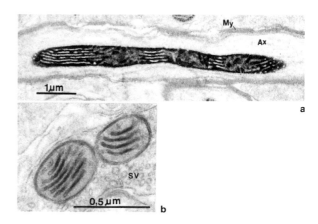

Abb. 2-64 Enzymhistochemische Darstellung von mitochondrialen Enzymen im Gehirn (Hippocampus) der Ratte. In (a) ist ein Matrixenzym (Aspartat-Aminotransferase) dargestellt und in (b) die Cytochromoxidase der inneren Mitochondrienmembran. Beachte in (a) die nichtreagierenden (weiß erscheinenden) Cristae und in (b) die dunkel hervortretenden Cristae. Ax = Axon (Nervenfaser) mit Myelinscheide (My). SV = synaptische Vesikel oberhalb eines synaptischen Spaltes. TEM, Vergr. (a): 10000fach; (b): 40000fach.

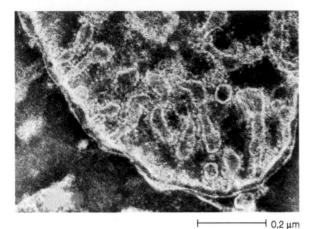

⊢———————⊣ 0,2 µm

Abb. 2-65 Isoliertes Mitochondrium mit Innenkontrastierung. Beachte den Besatz mit kleinen, hell erscheinenden Elementarpartikeln auf der Matrixseite der Cristae. TEM, Vergr. 90000fach.

besteht aus zwei elektronenmikroskopisch sichtbaren, konzentrisch angeordneten Einheitsmembranen. Diese begrenzen einen spaltförmigen Raum, den **intermembranären Spalt.** Die innere Membran umschließt den eigentlichen Binnenraum, den **Matrixraum.** Im Gegensatz zur äußeren

Membran ist die innere Membran reich gefaltet. Ihre Oberfläche ist fünf- bis zehnmal größer als die der nicht gefalteten äußeren Membran. Faltenförmige Aufwerfungen werden als **Cristae,** finger- und säckchenförmige Ausstülpungen als **Tubuli** und **Sacculi** und kantige, stabförmige Strukturen als **Prismen** bezeichnet (Abb. 2-63). Letztere kommen vereinzelt in Astrozyten vor. Die Mitochondrien vom Tubulus- und Sacculustyp sind auf Steroidhormonproduzierende Zellen beschränkt, wo sie an Hydroxylierungsschritten der Steroidhormone beteiligt sind. Die der Matrix zugewandte Oberfläche der Innenmembran und ihrer Aufwerfungen ist dicht mit den 8 nm großen **Elementarpartikeln** (FoF_1-Partikel) besetzt, an denen die ATP-Synthese stattfindet (Abb. 2-65). In der Matrix kommen neben Ribosomen verstreut 30−40 nm große Kalziumphosphat-Aggregate vor, die **Matrixgranula** (Abb. 2-66).

2.11.2 Molekularbau (Abb. 2-66)

1. Äußere Membran. Das Protein-Lipidverhältnis beträgt etwa 1:1 (Gewichtsanteil). Das dominierende Protein ist das Porin (Molekulargewicht von 30000), das strukturelle Ähnlichkeiten zu den Porinen der äußeren Membran von gramnegativen Bakterien aufweist (s. Lehrbuch der Mikrobiologie). Die **Porine** bilden einen polyspezifischen Kanal für organische und anorganische Anionen und Was-

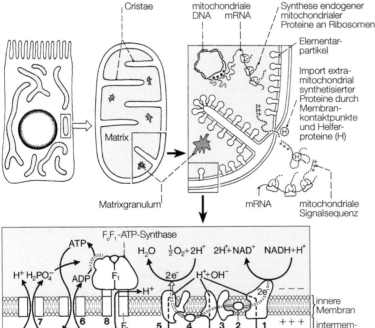

1 NADH-Dehydrogenase
2 Ubiquinon
3 Cytochrom-bc1-Komplex
4 Cytochrom c
5 Cytochromoxidase
6 ADP/ATP-Austauscher
7 Phosphat-Transporter
8 ATP-Synthase

Abb. 2-66 Molekularbau des Mitochondriums mit Darstellung der wesentlichen Schritte der oxidativen ATP-Synthese. Bei der ATP-Synthese rotiert die c-Untereinheiten des Fo-Abschnittes gegen den Uhrzeigersinn, angetrieben durch die Energie des H^+-Einstroms zwischen der a-Untereinheit und den c-Untereinheiten („Motor des Lebens"). Das führt zur Rotation der γ-Untereinheit im Zentrum des F_1-Abschnittes. Die Rotation bewirkt Konformationsänderungen an den β-Untereinheiten, die die Bildung von ATP aus ADP und Phosphat (Pi) bewirken. Der „Stator" (b-Untereinheit) fixiert die äußeren Abschnitte des FoF_1-Partikels gegenüber den rotierenden inneren Abschnitten.

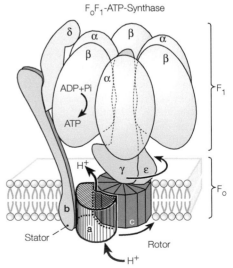

ser. Sie werden durch das mitochondriale Membranpotenzial reguliert (Volt-abhängiger Anionenkanal = VDAC) und lassen auch größere Moleküle wie ATP, Aminosäuren, Pyruvat und Ca^{2+} durch die äußere Membran treten. Die histochemischen und biochemischen Leitenzyme der äußeren Membran sind eine **Monoaminoxidase** (inaktiviert biogene Amine) sowie die **NADH-Cytochromoxidoreduktase.**

2. Innere Membran. Sie ist durch einen hohen Proteinanteil (75% des Gewichtes) und geringen Lipidanteil (25%) gekennzeichnet. Auffällig ist das Fehlen von Cholesterin und ein hoher Anteil von **Cardiolipin** (20% der Lipide), einem Phospholipid, das außerhalb der Mitochondrien kaum noch vorkommt und dessen Bedeutung in einer Verminderung der Permeabilität der inneren Membran, besonders für H^+-Ionen, gesehen wird. Die innere Membran ist durchlässig für ungeladene Moleküle bis zu einem Molekulargewicht von etwa 150 und impermeabel für Metabolite und Ionen einschließlich H^+. Durch das Vorhandensein einer Reihe von spezifischen Kanal- und Transportproteinen (**Permeasen**) wird der Durchtritt für bestimmte Ionen (Ca^{2+}, Phosphat) oder Metabolite (Pyruvat, ADP/ATP, Fettsäuren) ermöglicht. Der VDAC und der ADP/ATP-Transporter bilden an Kontaktpunkten der inneren und äußeren Membran einen gemeinsamen Komplex (mtPTP, mitochondriale Permeabilitäts-Transitionspore). Dieser wird durch das mitochondriale Protein Bcl2 stabilisiert und durch Bax geöffnet. Bei Dominanz von Bax, einem Apoptosestimulator, können Cytochrom c und AFP (Apoptose-induzierender Faktor) in das Zytoplasma austreten und dort den Zelltod (**Apoptose**) durch Aktivierung von potenten Proteasen des Zytosols, den Caspasen, einleiten (Kap. 2.17.3). Die innere Membran ist Sitz der **Atmungskette.** Diese besteht aus etwa 50 verschiedenen Proteinuntereinheiten, die transmembranär oder peripher gelegen sind. Cytochrom c ist ein Beispiel für ein peripheres Protein, das im **intermembranären Spalt** gelegen ist, Cytochrom a_3 ist auf der Matrixseite gebunden.

3. Elementarpartikel. Die innere Oberfläche der inneren Membran ist mit 8 nm großen, kugelförmigen Partikeln besetzt, den Elementarpartikeln oder F_1-Partikel (Abb. 2-66). Die F_1-Partikel haften einem transmembranären Proteinkomplex der inneren Membran an. Dieser bindet das Antibiotikum **Oligomycin** und wird deswegen als Fo-Partikel bezeichnet. Der FoF_1-Komplex ist der Ort der **Synthese von ATP** in den Mitochondrien (s. u.).

4. Matrix. Der Matrixraum enthält alle Enzyme des Fettsäureabbaus (**β-Oxidation**) und des **Zitronensäurezyklus.** Die Succinatdehydrogenase ist das einzige membrangebundene Enzym des Zitratzyklus. Die Matrix enthält 20–40 nm große Partikel, die **Matrixgranula,** die als Speicherdepot für Kalziumionen gelten (Kalziumphosphat-Kristalle). Außerdem weist die Matrix noch **Ribosomen** und ringförmige **DNA-Fäden** auf.

5. Genetischer Apparat der Mitochondrien. Mitochondrien besitzen einen eigenen genetischen Apparat, der zur Synthese von RNA und Proteinen befähigt ist. Ähnlich wie DNA von Bakterien ist die mitochondriale DNA nicht an Histone gebunden und liegt als **Doppelstrang-DNA in Ringform** vor (Abb. 2-66).

Das Genom der mitochondrialen DNA des Menschen ist vollständig bekannt. Nur 13 der mindestens 150 Mitochondrien-spezifischen Proteine werden von der mitochondrialen DNA kodiert. Die meisten Proteine des Syntheseapparates (inklusive der ribosomalen Proteine) werden im Zellkern transkribiert und als Proteine in die Matrix importiert. Nur drei der sieben Untereinheiten der Cytochromoxidase sind mitochondrialer Herkunft. Vom FoF_1-Partikel stammt nur der Fo-Teil aus dem mitochondrialen Genom. Die **mitochondrialen Ribosomen** sind wie bakterielle Ribosomen mit 15–20 nm im Durchmesser kleiner und leichter (70 S: Sedimentationskoeffizient von 70 SVEDBERG-Einheiten) als die zytoplasmatischen Ribosomen (25 nm, 80 S). Die an ihnen stattfindende Elongation der Polypeptidkette wird wie in Bakterien durch das Antibiotikum Chloramphenicol gehemmt, das aber nicht die Proteinsynthese auf zytoplasmatischen Ribosomen beeinflusst. Dagegen inhibiert die Verbindung Cycloheximid die Elongation auf zytoplasmatischen, nicht aber auf mitochondrialen Ribosomen. Eine weitere Besonderheit des mitochondrialen Genoms ist die Kodierung für nur 22 **Transfer-RNA**-Moleküle anstatt der 30 des Zytoplasmas. Das bedingt offenbar eine Änderung des genetischen Alphabets (Codon): Zum Beispiel wird das Basentriplett AUA als Methionin und nicht wie im Zytoplasma als Isoleucin translatiert; UGA bedeutet in Mitochondrien Tryptophan und nicht „Stop".

2.11.3 Struktur-Funktions-Beziehungen

Vermehrung, Lokalisation in der Zelle, funktionelle Adaptation

Die Vermehrung der Mitochondrien ist an den Zellzyklus gekoppelt, wobei das Volumenverhältnis von Mitochondrium und Zytoplasma recht konstant gehalten zu werden scheint. Die Vermehrung der Mitochondrien erfolgt kontinuierlich und proportional zum Zellwachstum. Bei manchen Zelltypen ist eine synchrone **Mitochondrienteilung** am Ende der S-Phase beobachtet worden. Mitochondrien unterliegen einem ständigen Umsatz, wobei ein Abbau durch **Autophagolysosomen** (s. dort) die Regel zu sein scheint. Mitochondrien sind vor allem dort lokalisiert, wo ein hoher Energiebedarf besteht, zum Beispiel zwischen den Myofibrillen von Herz- und Skelettmuskelzellen, um das Mittelstück der Spermiengeißeln oder entlang der basalen Einfaltungen der Plasmamembran in transportierenden Epithelzellen (Sitz ATP-getriebener Ionenpumpen). Mitochondrien können auch dort gehäuft vorkommen, wo ihre **Syntheseleistungen** benötigt werden, wie in den Zellen der Nebennierenrinde, in denen die Mitochondrien an der **Steroidhormonsynthese** beteiligt sind (u. a. oxidative Umwandlung von Cholesterol in Pregnenolon, dem Ausgangsmolekül für alle Steroidhormone). Eine Steigerung der Zellaktivität führt zu einer Vermehrung der Cristae (Tubuli) und **Elongierung** bzw. **Vermehrung** der Mitochondrien in den meisten Zellen. Ebenfalls führt eine Teilblockade der Atmungskette durch Cyanidgabe zu einer kompensatorischen Elongierung und Vermehrung der Mitochondrien. Sauerstoffmangel (Hypoxie, Anoxie) oder toxische, chemische und physikalische Einwirkungen rufen vielfältige mitochondriale Veränderungen hervor, wie Schwellung, Fragmentierung der Cristae oder Schrumpfung (Kondensierung) des Matrixraums. Das normale aufgelockerte („orthodoxe") Bild der Matrix nimmt eine dichte „kondensierte" Morphologie an, wenn der ADP-Gehalt oder der osmotische Wert des Mediums angehoben wird, in dem isolierte Mitochondrien suspendiert sind.

ATP-Bildung (Abb. 2-66)

Die Hauptbedeutung der Mitochondrien liegt in der Bereitstellung von ATP als **Energielieferant** für zahlreiche Zellfunktionen. Ohne Mitochondrien können aus dem Abbau eines Glucosemoleküls durch die Glykolyse nur zwei Moleküle ATP erzeugt werden. **Mitochondrien steigern die ATP-Ausbeute auf 38 Moleküle ATP pro Molekül Glucose,** weil sie in der Lage sind, Kohlenhydrate unter Verbrauch von molekularem Sauerstoff zu Kohlendioxid und Wasser zu oxidieren. Dieser Vorgang wird als **Zellatmung** bezeichnet. Fettsäuren und die meisten Aminosäuren können im Zytoplasma überhaupt nicht zur ATP-Gewinnung metabolisiert werden. Dies ist nur in den Mitochondrien möglich, wo Abbaustufen der Kohlenhydrate, Fettsäuren und Aminosäuren in den **Zitratzyklus** eingeschleust werden. Als Orte der ATP-Synthese sind die FoF₁-Partikel der inneren Membran erkannt worden. Die Oberfläche der inneren Membran und damit die Zahl der FoF₁-Partikel korreliert mit dem Energieverbrauch der Zelle. Zum Beispiel besitzen Mitochondrien der meisten Muskeln eine hohe **Cristadichte.** Die Synthese von ATP kann nur erfolgen, wenn der Matrixraum gegenüber dem intermembranären Raum alkalisch (negativ geladen) ist, d. h. wenn zwischen der Innen- und Außenfläche der inneren Membran ein Gradient von Wasserstoffionen besteht, der wesentlicher Bestandteil des mitochondrialen **Membranpotenzials** von −150 mV ist. Der **H⁺-Gradient** wird durch die Proteine der Atmungskette aufrechterhalten, die als integrale Multiproteinkomplexe in die innere Membran eingebaut sind. Die bei dem Transport von Elektronen durch die Atmungskette freiwerdende Energie wird dazu verwendet, H⁺-Ionen in den intermembranären Spalt zu pumpen. Die H⁺-Ionen können über den Fo-Abschnitt des FoF₁-Komplexes wieder zurück in den Matrixraum fließen. Die dabei frei werdende Energie wird zur ATP-Synthese aus ADP und Phosphat verwendet. Dabei wirkt der FoF₁-Komplex wie ein Dynamo (**„Motor des Lebens"**): Die einströmenden H⁺-Ionen versetzen die Hauptkomponente des Fo-Teils (aus c-Untereinheiten bestehend) in eine Rotationsbewegung gegen den Uhrzeigersinn (Abb. 2-66). Dadurch entstehen im F₁-Partikel molekulare „Reibungskräfte" (Ladungsverschiebungen zwischen den aneinander vorbeigleitenden Proteinabschnitten), die zu Konformationsänderungen im ATP-Synthase-Zentrum der β-Untereinheiten des F₁-Partikels führen und die ATP-Synthese antreiben (**mechanochemische Kopplung**). ADP gelangt im Austausch gegen ATP in den Matrixraum. Wenn der ATP-Verbrauch in der Zelle gering ist und wenig ADP anfällt, steht weniger ADP zum Austausch gegen ATP zur Verfügung. Dadurch wird die ATP-Synthese gedrosselt (**Regulation der Zellatmung**).

Transportsysteme der inneren Membran

Die innere Membran besitzt eine Reihe spezifischer Transportkanäle (**Permeasen**), durch die unter anderem Metabolite des Kohlenhydrat- und Aminosäureabbaus vom Zytoplasma in den Matrixraum gelangen können. Fettsäuren können an das Transportmolekül Carnitin gebunden die innere Membran durchqueren (**Carnitin-Pendelverkehr**). Die Energie für den Transport aller geladenen Moleküle durch die innere Membran wird wiederum aus dem H⁺-Gradienten bezogen. Stoffe, die den H⁺-Gradienten reduzieren, wie zum Beispiel das Gift **Dinitrophenol** (welches H⁺-Ionen bindet und als lipophile Substanz ungehindert in den Matrixraum eindringen kann), bringen die ATP-Produktion und den Stofftransport im Mitochondrium zum Erliegen.

Erkennungs- und Transportmechanismus für extramitochondrial synthetisierte Mitochondrienproteine

Nur 13 der 150−200 Mitochondrienproteine werden in Mitochondrien selbst synthetisiert (s. oben). Die übrigen Proteine entstehen auf zytoplasmatischen Ribosomen. Für einige dieser Proteine ist gezeigt worden, dass sie am N-Terminus einen (gewundenen [α-helikalen]) Abschnitt mit einer erhöhten Dichte basischer Aminosäuren besitzen, der als **mitochondriale Signalsequenz** bezeichnet wird. Mit Hilfe dieses Sequenzabschnittes und verschiedener Helferproteine (die zu den Hitzeschockproteinen gehören, Kap. 2.5.3) binden die Proteine an punktförmige Verschmelzungsstellen zwischen äußerer und innerer Membran. Die Haftung an den Kontaktpunkten erfolgt durch die **Translokase** der inneren Membran (**TIM-23-Komplex**), die transmembranäre Abschnitte in beiden Mitochondrienmembranen besitzt. Dort ist auch der Translokator der äußeren Membran (**TOM-Komplex**) lokalisiert, der der Rezeptor für die mitochondriale Signalsequenz ist. Die Translokation von Proteinen in den Matrixraum erfordert das mitochondriale Membranpotenzial. Im Mitochondrium wird die Signalsequenz abgespalten, und unter Mitwirkung von Helferproteinen erfolgt die endgültige Proteinkonformation. Die Membranproteine der inneren Membran besitzen keine klassischen Signalsequenzen. Sie werden vom TOM- an den TIM-22-Komplex übergeben und nicht in den Matrixraum transloziert.

Entkopplung der ATP-Bildung im braunen Fettgewebe

Das braune Fettgewebe ist in der Lage, durch die mitochondriale Oxidation von Fettsäuren Wärme zu produzieren. Daher ist es bei Säuglingen und winterschlafenden Säugetieren stärker entwickelt. Die Mitochondrien des braunen Fettgewebes besitzen in der inneren Membran ein **Entkopplungsprotein,** das die H⁺-Ionen unter Umgehung des FoF₁-Partikels in die Matrix zurückführt. Auf noch unbekannte Weise wird die Energie des H⁺-Einstroms in Wärmeproduktion umgesetzt.

Theorie der bakteriellen Herkunft der Mitochondrien

Mitochondrien besitzen eine Reihe von strukturellen und molekularen Besonderheiten, die sonst nur noch von Bakterien und den Chlorophyllkörnern (Chloroplasten) der Pflanzen bekannt sind. Zu diesen Besonderheiten zählen unter anderem: doppelte Membran, Permeasen in der äußeren Membran, Cardiolipingehalt der inneren Membran, Atmungskette und ATP-Synthese an der inneren Membran, ringförmige DNA ohne Histone, kleine Ribosomen, Chloramphenicol-sensitive Proteinsynthese. Diese und andere Besonderheiten sprechen dafür, dass in einem frühen Evolutionsstadium aerobe **Purpurbakterien als Symbionten** in das Zytoplasma von Einzellern aufgenommen wurden. Ein Teil des bakteriellen Genoms scheint durch Gentransfer in das Genom des Zellkerns eingegliedert worden zu sein, sodass schließlich die semiautonomen Mitochondrien entstanden sind, die der Zelle die Fähigkeit zur oxidativen Zellatmung verliehen haben. Die Chloroplasten in Pflanzenzellen werden als phylogenetische Relikte von Blaualgen (Cyanobakterien) angesehen.

1. Mitochondrien-Erkrankungen. Angeborene Defekte mitochondrialer Proteine können in **drei Gruppen** unterteilt werden: a) Defekte in der Substratverwertung (z. B. Carnitin-Palmitinsäure-Transferase-Mangel, Pyruvatcarboxylas-Mangel), b) Defekte der Atmungskette (Cytochrom-Defekte, NADH-Ubichinon-Reduktase-Mangel) und c) Defekte der Energieproduktion (Defekte der ATP-Synthase und H⁺-Kopplung). Funktionsausfälle von Geweben mit hohem Energiebedarf wie Herzmuskel, Skelettmuskel und Nervensystem stehen klinisch im Vordergrund: Muskelschwund,

Taubheit, Blindheit, Krampfanfälle, Schwachsinn oder Herzinsuffizienz. Bekannte Syndrome sind das ALPERS-Syndrom (Gehirn- und Muskeldystrophie bei Defekten des Zitratzyklus und der Cytochrom-C-Oxidase) oder die **paroxysmale Rhabdomyolyse** mit Myoglobinurie (anfallsweiser Untergang von Skelettmuskulatur mit Ausscheidung von Myoglobin im Urin als Folge eines Defektes der Carnitin-Palmitinsäure-Transferase).

2. Blausäure-Vergiftung. Die tödliche Wirkung von Cyanidverbindungen (Blausäure, Kaliumcyanid) beruht auf einer Komplexierung der Eisenionen in den eisenhaltigen Enzymen der Atmungskette, insbesondere der Cytochromoxidase. Dadurch werden die O_2-Verwertung und die mitochondriale ATP-Bildung sofort unterbrochen. Das venöse Blut zeigt wegen des ausbleibenden zellulären O_2-Verbrauchs eine hellrote Farbe.

2.12 Zytosol, Ribosom

┌─ **Übersicht** ─────────────────────────

Das Zytoplasma der Zelle ist durch mindestens zehn morphologisch und biochemisch definierte Membransysteme (Organellen) kompartimentiert. Diese Membransysteme werden von einer wässrigen, proteinreichen Flüssigkeit, dem **Zytosol (Hyaloplasma)** umgeben. Die Konsistenz (Viskosität) des Zytosols wird durch Zytoskelettproteine reguliert, besonders durch Actin, das das Zytosol je nach Polymerisations- und Vernetzungsgrad in einen flüssigen **Sol-** und festeren **Gelzustand** überführen kann. Die Zytoskelettkomponenten werden insgesamt dem **Metaplasma** zugeordnet.

Im Zytosol bzw. an der zytosolischen Oberfläche von Membransystemen finden **wichtige zelluläre Aktivitäten** statt:

1. Synthese von Aminosäuren, Fettsäuren, Monosacchariden und Nukleotiden.
2. Speicherung und Synthese von Vorratsstoffen wie Glykogen und Neutralfetten.
3. Anaerober Abbau von Glucose (Glykolyse, Pentosephosphatzyklus) und zahlreiche andere Schritte des intermediären Metabolismus der unter 1. aufgeführten Stoffe.
4. Proteinsynthese an Ribosomen.
5. Abbau von zytosolischen Proteinen durch Proteasomen.

Ein Teil dieser metabolischen Aktivitäten wird durch hohe Bindungsspezifität und Zufallskollision zwischen Substrat und Enzymen diktiert. Andere Schritte, besonders die komplexen Syntheseleistungen, erfolgen in Multienzymsystemen, wie zum Beispiel die **Fettsäuresynthese** in einem Komplex aus sieben miteinander zusammenhängenden Enzymen. Die **Glykogensynthese** und **Glykogenolyse** finden in einem Multienzymkomplex statt, der mit Glykogen bis zu 40 nm große Aggregate bildet. Andere metabolische Schritte, wie zum Beispiel die Synthese von Cholesterol und Triglyceriden oder verschiedene oxidative Prozesse, erfolgen an der zytoplasmatischen Oberfläche des endoplasmatischen Retikulums. Die Synthese von Proteinen findet ebenfalls an komplexen, mikroskopisch sichtbaren Strukturen statt, nämlich den **Ribosomen.** Konformationsdefekte zytoplasmatischer Proteine werden durch partikuläre zylinderförmige Multiproteinkomplexe (25 x 45 nm), **Proteasomen** genannt, abgebaut. Dieser Abbau erfolgt in einem kanalförmigen Innenraum des Proteasoms, und zwar nur, wenn zunächst ein kleines (76 Aminosäuren großes) zytoplasmatisches Protein, das **Ubiquitin**, an Lysine der defekten Pro-

teine bindet. Die generierten Proteinfragmente (Peptide) werden zum Teil in das ER-Lumen transportiert (TAP-Transporter, Kap. 2.5.3).

Drei im Zytosol suspendierte Makromolekülkomplexe sind mikroskopisch gut definiert, nämlich die **Ribosomen, Glykogenpartikel** und **Lipidtropfen.** Ein Teil dieser Strukturen kann bereits im Lichtmikroskop dargestellt werden. Glykogenpartikel und Lipidtropfen werden dem **Paraplasma** zugeordnet (reversible zytosolische Einschlüsse, zu dem auch Eiweißkristalle (z. B. in Zwischenzellen des Hodens) und Ferritin (Eisenspeicherpartikel, Kap. 2.13) zählen.

2.12.1 Glykogenpartikel

Glykogen ist ein reich verzweigtes Polymer der Glucose in α-1,4- und α-1,6-Verknüpfung. Die gebräuchlichsten Nachweisverfahren für Glykogen sind das BESTsche Karmin (rötliche Anfärbung glykogenhaltiger Plasmabezirke) und die **PAS-Färbung** (rötliche Färbung von Glykogen, aber auch anderen Zuckerverbindungen).

Im Elektronenmikroskop erscheint Glykogen nach Bleikontrastierung als unregelmäßig geformte Partikel (**β-Partikel**) mit einem Durchmesser von 10–40 nm (Abb. 2-72). **α-Partikel** sind Aggregate von β-Partikeln. Sie können bis 200 nm im Durchmesser betragen (Abb. 2-60 u. 62). Glykogengranula treten in einigen Zelltypen in größeren Mengen auf, zum Beispiel in Epithelzellen der Leber, den proximalen Nierentubulusepithelzellen, den Uterusdrüsen, den Superfizialzellen des unverhornten Plattenepithels der Vagina und in Herz- und Skelettmuskelfasern. In anderen Zellen, wie Endothelzellen, Fibroblasten, glatten Muskelzellen und Nervenzellen, sind die Glykogensynthese und -speicherung unbedeutend. Diese Zellen erhalten Glucose über die Blutbahn. **Die Leber ist der Hauptglykogenspeicher des Organismus.**

Glykogenpartikel sind von einem Proteinsaum bedeckt, der die Enzymkomplexe zur Synthese und zum Abbau des Glykogens enthält. Die Glykogensynthese (α-glykosidische Verknüpfung zwischen den Glucosemolekülen) wird durch die Glykogensynthetase gesteuert. Der Abbau von Glykogen setzt ein, wenn der Blutglucosespiegel abfällt. Bei niedriger Konzentration der Blutglucose werden die Hormone **Glukagon** und **Adrenalin** freigesetzt. Diese binden an Rezeptoren der Leberzellen und leiten durch intrazellulären Anstieg der sekundären Botenstoffe cAMP und Ca^{2+} (Abb. 2-12) den Glykogenabbau ein. cAMP aktiviert Phosphatgruppen-übertragende Enzyme (Proteinkinasen), die unter anderem die **Phosphorylase** der Glykogenpartikel durch Anfügen einer Phosphatgruppe in eine aktive Form überführen. Die aus Glykogen freigesetzten Glucose-1-Phosphat-Moleküle werden in Glucose-6-Phosphat überführt und im **endoplasmatischen Retikulum** zu Glucose dephosphoryliert (Glucose-6-Phosphatase) (Abb. 2-44). Anschließend kann Glucose durch bestimmte Formen von Glucosetransportern (Glut) das ER (Glut 7) und die Plasmamembran (Glut 2) der Leberzellen verlassen und in die Blutbahn eintreten. Daraus folgt, dass Glykogenpartikel einem ständigen Auf- und Abbau unterliegen, der über Rezeptoren der Plasmamembran und den intrazellulären Spiegel an cAMP und Ca^{2+} kontrolliert wird.

2.12.2 Lipidtropfen

Viele Zellen enthalten im Zytosol suspendierte Lipidtropfen, die im Wesentlichen aus **Triglyceriden** mit unterschiedlichen Beimengungen von **Cholesterolestern** bestehen. Lipidtropfen treten in manchen Zellen in großer Zahl auf, in anderen fehlen sie dagegen. Besonders reich an Lipidtropfen sind Leberepithelzellen (Abb. 2-62), Steroidhormon-produzierende Drüsenzellen, Herzmuskelzellen, Talgdrüsenzellen und Fettzellen. Die Leber- und Fettzellen spielen eine zentrale Rolle im Lipidstoffwechsel des Organismus (Näheres s. Kap. 3.4). In Steroidhormon-produzierenden Drüsen stellen die Lipidtropfen den Vorrat für die **Synthese von Steroidhormonen** bereit (Cholesterinspeicher). In den spezialisierten Fettspeicherzellen der Leber dienen Lipidtropfen der Speicherung des fettlöslichen **Vitamins A.** Im Herzmuskel dienen die Lipidtropfen als **Energiespeicher.** Die Herzmuskelzellen decken einen erheblichen Teil ihres Energiebedarfs aus der Oxidation von Fettsäuren. Die Lipidtropfen in Brustdrüsenepithelzellen und Talgdrüsenzellen dienen der **Sekretion von Lipiden.**

Lipidtropfen lassen sich lichtmikroskopisch durch fettlösliche Farbstoffe darstellen, z. B. durch **Sudanrot** und **Sudanschwarz.** Bei vielen lichtmikroskopischen Techniken wird das Lipid herausgelöst (z. B. bei der Paraffineinbettung), sodass Lipidtropfen wie leere Vakuolen aussehen. Im Elektronenmikroskop treten Lipidtropfen als homogene, unterschiedlich elektronendichte, zytoplasmatische Einschlüsse in Erscheinung. Die Lipidtropfen besitzen **keine Membran.** An der Zytoplasmagrenze ist das Protein Adipophilin (ADRP) konzentriert, um Lipidtropfen von Fettzellen das Protein Perilipin. Intrazellulär sieht man Lipidtropfen häufig in engem Kontakt mit der Membran des endoplasmatischen Retikulums. Dieser Kontakt ist aus dem intrazellulären **Syntheseweg der Neutralfette** und des Cholesterins erklärbar:

Fettsäuren werden auf Multienzymkomplexen des Zytoplasmas synthetisiert (meistens bis zu einer Kettenlänge von 16 C-Atomen) und anschließend an der zytoplasmatischen Oberfläche des endoplasmatischen Retikulums mit Glycerin zu Neutralfett verestert. Auch die **Cholesterinsynthese** findet überwiegend in der Membran des endoplasmatischen Retikulums statt. Häufig sieht man auch Lipidtropfen in engem Kontakt mit **Mitochondrien.** Auch dieser Kontakt hat funktionelle Bedeutung: Der Abbau der Neutralfette wird durch Lipasen eingeleitet. Zuvor müssen Adipophilin/Perilipin durch die A-Kinase phosphoryliert werden, damit die Lipasen an die Fetttropfen binden können. Die von den Lipasen freigesetzten Fettsäuren werden anschließend über ein spezifisches Transportsystem durch die Mitochondrienmembran (**Carnitin-Pendelverkehr**) in die mitochondriale Matrix eingeschleust und dort unter Energiegewinnung (ATP-Synthese) und CO_2-Produktion oxidativ vollständig abgebaut (β-Oxidation, Zitronensäurezyklus).

Eine krankhafte Vermehrung von Lipidtropfen in der Leberzelle, dem Herzmuskel und in anderen Geweben wird als Verfettung bzw. fettige Degeneration bezeichnet. Diese ist häufig Folge von Sauerstoffmangel (dadurch Reduktion des oxidativen Abbaues der Fettsäuren in Mitochondrien) oder beruht auf toxischen Zellschäden, die ebenfalls zu einer Abbaustörung der Neutralfette führen. Ein typisches Beispiel hierfür ist die Fettleber bei Alkoholabusus.

2.12.3 Ribosom

Ribosomen sind 20−25 nm große, globuläre Partikel, an welchen die Synthese aller Zellproteine erfolgt (Kap. 2.5.3, außerdem Abb. 2-67 u. 68). Eine zweite Population kleiner, ungefähr 15−20 nm großer Ribosomen ist in der Matrix der Mitochondrien enthalten.

Ribosomen des Zytoplasmas besitzen eine molekulare Masse von 4,2 Millionen und einen Sedimentationskoeffizienten von **80 S** (Svedberg-Einheiten). Sie bestehen aus zwei Untereinheiten, der **großen (60 S)** und der **kleinen (40 S) Untereinheit,** deren Bausteine Ribonukleinsäuremoleküle und etwa 85 verschiedene assoziierte Proteine sind (Details s. Abb. 2-69). Bei Bakterien und in Mitochondrien sind die Untereinheiten kleiner (30 S, 50 S) und enthalten 55 Proteine (21 Proteine in der kleinen, 34 in der großen Untereinheit). Die große und kleine Untereinheit der Ribosomen lagern sich nur dann zum kompletten Ribosom zusammen, wenn diese an die Boten-Ribonukleinsäure (**mRNA**) gebunden haben.

Zunächst bindet die kleine Untereinheit an das 5′-Ende der mRNA (Kap. 2.14.2). Als Erkennungssignal dient die 7-Methyl-Guanosin-Kopfgruppe am 5′-Ende der mRNA. Die kleine Untereinheit wandert vom 5′-Ende bis zum **Startkodon** für die Proteinsynthese. Die Basenfolge des Startkodons ist Adenin-Uracil-Guanin (**AUG**) (Abb. 2-47). Dann bindet an die kleine Untereinheit die Methionin-Transfer-RNA (**Met-tRNA**), die spezifisch für das Startkodon ist. Erst jetzt bindet die große Untereinheit an diesen Komplex. Anschließend erfolgt die Synthese des Polypeptidfadens. Die molekularen Vorgänge bei der Synthese der Proteine an den Ribosomen sind in Abb. 2-70 veranschaulicht. Die Proteinsynthese erfolgt außerordentlich schnell. Für das Zusammenfügen von 50 Aminosäuren sind nur etwa 10 Sekunden erforderlich.

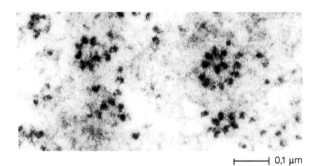

├──────────┤ 0,1 µm

Abb. 2-67   Ribosomen (Polysomen) aus einem Fibroblasten entlang von mRNA-Strängen (nicht zu sehen) angeordnet. Stellenweise ist die Unterteilung der Ribosomen in kleinere und größere Partikel (Untereinheiten) zu erahnen. TEM, Vergr. 90 000fach.

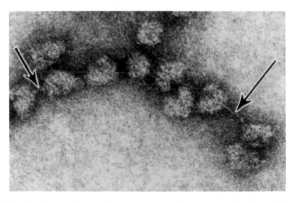

Abb. 2-68   Isolierte Ribosomen aus Hamstergewebe. Die Pfeile weisen auf den mRNA-Strang hin, der zwischen großer und kleiner Untereinheit verläuft. TEM, Vergr. 240 000fach.

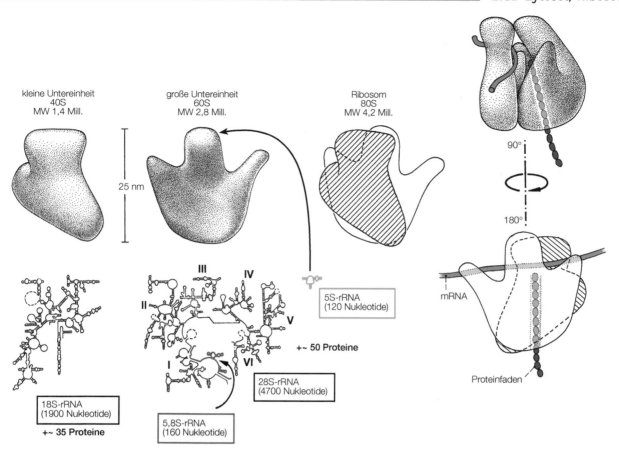

Abb. 2-69 Struktur des Ribosoms und der ribosomalen RNA. Ribosomen bestehen im Wesentlichen aus zwei großen ribosomalen rRNA-Molekülen und etwa 85 ribosomalen Proteinen. Die große und kleine Untereinheit lagern sich nur an der mRNA zu kompletten Ribosomen zusammen. Der neu synthetisierte Proteinfaden wird durch einen Kanal in der großen Untereinheit nach außen geschoben. Die rRNA der großen Untereinheit ist mit zwei kleinen rRNAs verbunden (5,8 S-rRNA, 5 S-rRNA). Die 5 S-rRNA ist im Spitzenbereich der zentralen Protuberanz der großen Untereinheit lokalisiert. Die rRNA der großen Untereinheit besitzt sechs Abschnitte (Domänen) mit katalytischer Kapazität: Die Domäne II scheint an den GTP-spaltenden Schritten beteiligt zu sein (GTPase-Zentrum), während die Domäne V das Peptidyltransferase-Zentrum enthält. Die Domänen IV und VI spielen bei der Elongation des Proteinfadens eine Rolle (vgl. Abb. 2-70). MW = molekulare Masse.

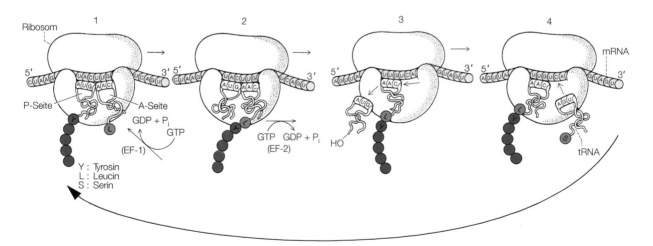

Abb. 2-70 Synthese von Proteinen am Ribosom (Translation, Elongation). Schritt 1: Mit Hilfe des Elongationsfaktors EF-1 und der Hydrolyse eines GTP-Moleküls wird die richtige Aminoacyl-tRNA in die A-Stelle des Ribosoms eingepasst. Die P-Stelle ist von der wachsenden Peptidkette besetzt, die mit ihrem C-Terminus an einer tRNA hängt. **Schritt 2:** Die Peptidyltransferase überträgt die gesamte wachsende Kette auf die Aminogruppe der Aminoacyl-tRNA. **Schritt 3:** Mit Hilfe des Elongationsfaktors EF-2 und der Hydrolyse eines weiteren GTP-Moleküls wird die verlängerte Peptidyl-tRNA von der A-Seite auf die P-Seite verschoben; dabei verdrängt sie die freie tRNA und zieht die mRNA mit sich, die nun an der Aminoacylstelle ein neues Kodon anbietet. **Schritt 4:** Der Zyklus beginnt von vorn, wenn eine Aminoacyl-tRNA hinzukommt, die zu dem neuen Kodon über der A-Seite passt.

Das Toxin des Diphtheriebakteriums inaktiviert den Elongationsfaktor-2 (durch kovalente Verknüpfung mit ADP-Ribose). Ein einziges Toxinmolekül kann dadurch eine ganze Zelle töten.

Zunächst erfolgt die Synthese aller Proteine der Zelle auf freien Ribosomen des Zytoplasmas. Sobald die wachsende Peptidkette eine bestimmte Länge erreicht hat (50–100 Aminosäuren), wird die mRNA mit den anhaftenden Ribosomen entweder an die Membran des rauen endoplasmatischen Retikulums (RER) geheftet oder sie verbleibt weiter im Zytoplasma. Es binden nur solche Ribosomen an das RER, die damit begonnen haben, Membranproteine, sekretorische Proteine oder lysosomale Proteine zu synthetisieren.

Entscheidend für die Bindung der Ribosomen an die Membran des RER ist ein hydrophober Sequenzabschnitt auf der frisch synthetisierten (naszierenden) Peptidkette, die **Signalsequenz** (Näheres s. Kap. 2.5.3). Sobald die Ribosomen das 3′-Ende der RNA erreicht haben, treffen sie auf ein **Terminationskodon** mit der Sequenz UGA oder UAA. Dieses Kodon bindet keine tRNA, sondern ist durch einen Proteinkomplex, den **Terminationsfaktor,** blockiert. Die Ribosomen fallen an dieser Stelle in ihre beiden Untereinheiten auseinander und geben das fertige Protein frei, von dem noch die letzte tRNA durch eine Transpeptidase abgespalten wird.

Da immer mehrere Ribosomen gleichzeitig wie im Gänsemarsch an einer mRNA aufgereiht sind, findet man Ribosomen zumeist in Gruppen, die als **Polysomen** bezeichnet werden. Abhängig von der Menge der mRNA einer Zelle können in Zellen mit sehr aktiver Proteinsynthese mehrere Millionen Ribosomen vorkommen (0,5–1% des Zellvolumens).

2.13 Pigmente, Pigmentzellen

┌─ Übersicht ──────────────────────────────────
Pigmente sind farbgebende Stoffe, die vom Organismus selbst synthetisiert oder aufgenommen werden (endogene und exogene Pigmente). Die Farbe von Zellen, Geweben und Körperflüssigkeiten wird im Wesentlichen durch organische Verbindungen mit konjugierten Doppelbindungen bestimmt, vor allem durch das endogene **Porphyrinringsystem** (braunrot) und das exogene **Vitamin A** und dessen Umwandlungsprodukte (gelb-orange). Die Farbe der Haut wird durch das endogene Pigment **Melanin** gesteuert, das ein Polymer von Oxidationsprodukten der Aminosäure Tyrosin darstellt. Zu den **Eisenpigmenten** (braun) zählen das Ferritin (Apoferritin-Fe[OH]$_3$-Komplex) und zytoplasmatische Fe(OH)$_3$-Aggregate (Hämosiderin). **Lipofuscin** ist ein braunes, inertes Eisen-Protein-Lipidpigment, das intralysosomal akkumuliert (Alterspigment).
└──

2.13.1 Endogene Pigmente

Porphyrine

Die rote Farbe des Blutes wird durch die roten Blutkörperchen hervorgerufen, die den Blutfarbstoff **Häm** (Porphyrinring mit gebundenem Fe^{2+}) enthalten, der seinerseits an das Protein Globin gebunden ist (Hämoglobin). **Hämoglobin** ist das Sauerstoffträgermolekül der Erythrozyten.

Ähnlich sind die O$_2$-bindenden Proteine von Nervenzellen des Gehirns (**Neuroglobin**) und das **Myoglobin** der Skelettmuskulatur aufgebaut (Fe^{2+}-Porphyrinringsystem, gebunden an Protein). Myoglobin ruft die rötlichbraune Färbung der Muskulatur hervor. Die bräunliche Farbkomponente der (rotbraunen) Muskulatur und die Färbung des braunen Fettgewebes beruhen auf dem hohen Gehalt dieser Zellen an Mitochondrien, die ebenfalls Fe^{2+}-Porphyrinringsysteme besitzen, welche dort an die verschiedenen **Cytochrome** (Atmungspigmente) gebunden sind (Kap. 2.11).

Beim Abbau der Porphyrinringe entstehen pigmentierte Produkte, die teilweise klinische Bedeutung haben. Durch Spaltung des Porphyrinringes entsteht das grüne **Biliverdin**, das durch Oxidation in das gelbe **Bilirubin** überführt wird. Dieses kann intrazelluläre kristalloide Aggregate (**Hämatoidin**) bilden, besonders in Makrophagen, die Erythrozyten abbauen. Der Farbwechsel eines **Blutergusses** (z. B. eines blauen Auges) von Rotblau über Grün nach Gelb spiegelt den Abbauweg des Porphyrins optisch wider. Bilirubin ist relativ schlecht wasserlöslich. Es wird an Serumproteine gebunden (besonders an Albumin) und über den Blutweg den Leberzellen zugeführt, die das Bilirubin über spezifische Transporter aufnehmen. An der Membran des glatten endoplasmatischen Retikulums wird das Bilirubin mit Glucuronsäure verestert (**konjugiertes Bilirubin**). Das wasserlösliche, konjugierte Bilirubin (auch als „direktes" Bilirubin bekannt) wird über die Gallenflüssigkeit (gelbe Farbe) in das Darmlumen ausgeschieden und ist nach weiteren Oxidationsschritten (**Urobilin, Stercobilin** = braungelb) für die Farbe des Stuhls verantwortlich.

Bei Leberfunktionsstörungen oder Abflussstörungen der Galle kann Bilirubin nicht in ausreichender Menge ausgeschieden werden (grauer Stuhl!), sodass es zu Ablagerungen von nichtkonjugiertem, indirektem Bilirubin im Gewebe kommt. Das in die Blutbahn gelangte, konjugierte Bilirubin kann dagegen wegen seiner Wasserlöslichkeit im Urin ausgeschieden werden (rotbrauner Urin). Die Ablagerung von nichtkonjugiertem Bilirubin führt zu einer allgemeinen gelben Verfärbung der Haut und des Bindegewebes (**Gelbsucht, Ikterus**), die besonders gut durch die Verfärbung der Sklera des Augapfels (Augenweiß) sichtbar wird. Im Bindegewebe herrscht im allgemeinen ein niedriger pH-Wert (< 7,0), sodass unkonjugiertes Bilirubin dort als schwache Säure ausfällt. Bei Neugeborenen kann Bilirubin auch im Gehirn abgelagert werden, weil die Blut-Hirn-Schranke dann noch nicht voll funktionstüchtig ist. Aufgrund seiner Lipophilie wird das Bilirubin in die Membran von Nervenzellen und Nervenfasern eingebaut und ruft Nervenzelluntergänge hervor, besonders in den Kerngebieten des Endhirns (*Pallidum, Ncl. subthalamicus*) (**Kernikterus**).

Eisenpigmente

Die Transportform des Eisens im Blut ist das schlecht wasserlösliche Fe^{3+}-Ion, das an das Plasmaprotein **Transferrin** gebunden ist (Ferritransferrin). Das Ferritransferrin wird über den Transferrinrezeptor in Zellen aufgenommen (Rezeptor-vermittelte Endozytose, vgl. Kap. 2.8.3) und zur Synthese der Cytochrome und anderer eisenhaltiger Zellproteine zur Verfügung gestellt. Eine intrazelluläre Transport- und Speicherform des Eisens ist das **Ferritin**, ein 14 nm großer Eisenproteinkomplex, der aus dem Protein **Apoferritin** und einem oktaedrisch angeordneten Fe(OH)$_3$-Kristall besteht (24 Apoferritinmoleküle umschließen einen Hohlraum mit 2000–4000 Fe(OH)$_3$-Molekülen). Ferritin kann färberisch sichtbar gemacht werden (u. a. durch die **Berlinerblau-Reaktion**) und lässt sich besonders reichlich in den Zellen des blutbildenden Knochenmarks nachweisen (Hämsynthese!). Ferritin kommt auch im Serum vor und kann durch Ferritinrezeptoren von Zellen aufgenommen werden (u. a. von Leberzellen und Erythroblasten). **Hämosiderin** besteht aus $Fe(OH)_3$-Aggregaten (ohne umgebende Apoferritinhülle), die bereits im Lichtmikroskop als braune, intrazelluläre (zumeist intralysosomale) Flecken erkennbar sind (auch durch Berlinerblau-Reaktionen darstellbar).

Bei Überflutung des Organismus mit Eisen, z. B. bei übermäßigem Abbau von Erythrozyten oder nach zahlreichen Transfusionen und Injektionen von Eisenpräparaten, wird Hämosiderin in viele Zellen des Körpers eingelagert und kann zu Zellschäden führen (**Hämosiderose**, braunrote Verfärbung von Organen). Bei der **Hämochromatose** ist die Eisenresorption im Darm dereguliert (übersteigert) (s. Kap. 7.7.3).

Melanin

Melanin wird in Melanozyten, Pigmentepithelzellen des Auges und pigmentierten chromophilen Zellen des Innenohres gebildet. Davon unterschieden wird das chemisch abweichende Neuromelanin, das in Nervenzellen des Gehirns vorkommt, die die Neurotransmitter Dopamin und Adrenalin/Noradrenalin bilden (s. u.). In Pigmentepithelzellen und Melanozyten erfolgt die Synthese des Melanins in speziellen, mit einer Einheitsmembran umgebenen Organellen, den Melanosomen. **Primäre Melanosomen** erscheinen optisch leer und entsprechen späten Endosomen (Endolysosomen). Sie enthalten das Enzym **Monophenol-**

Monoxygenase (Tyrosinase), das im rauen ER synthetisiert und anschließend über den Golgi-Apparat zum primären Melanosom transportiert wird. **Sekundäre Melanosomen** (auch Prämelanosomen genannt) sind bis zu 3 µm lange spezialisierte **Lysosomen**, die aus primären Melanosomen entstehen. Sie enthalten lysosomale Proteine (u. a. LAMP-1 und -2, Cathepsin D) und besitzen zahlreiche, in der Längsachse ausgerichtete Filamente, die periodische Verdichtungen aufweisen. Erst in den **tertiären Melanosomen** liegt die Tyrosinase in aktiver Form vor und katalysiert die Synthese von Dopachinon aus der Aminosäure Tyrosin. Aus Dopachinon entsteht durch Oxidationsschritte und Ringschluss das Indolchinon, das spontan durch Polymerisation das Melanin bildet (Abb. 2-71). Melanin wird an die Matrixfilamente der Melanosomen angelagert. Das **reife (quartäre) Melanosom** ist mit Melanin voll angefüllt. Eine Filamentstruktur ist nicht mehr erkennbar und die Aktivität der Tyrosinase nicht mehr nachweisbar.

Die Melanosomen können entweder in den Zellen verbleiben (Regelfall) oder an andere Zellen abgegeben werden. Die „Tinte" des Tintenfisches besteht aus sezerniertem Melanin! Im Spezialfall der Haut und der Haare werden Melanosomen von den Melanozyten an die Epithelzellen der Epidermis und Haarfollikel abgegeben. Dadurch entstehen das **braune Hautkolorit** und die **dunkle Haarfarbe**. Die Aufnahme von Melanosomen erfolgt durch Phagozytose, wobei offenbar sowohl sezernierte Melanosomeninhalte als auch Melanosomen enthaltende Zellfortsätze der Melanozyten phagozytiert werden können.

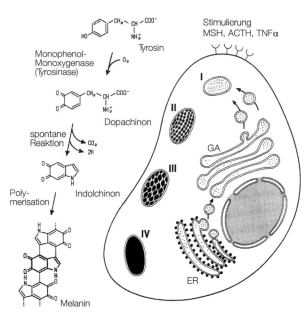

Abb. 2-71 Zelluläre Kompartimente und Schritte bei der Synthese von Melanin in Melanozyten und Pigmentepithelzellen. Die Monophenol-Monoxygenase (Tyrosinase) gelangt kotranslational in das ER-Lumen und wird nach Durchlaufen des Golgi-Apparates (GA) in primäre Melanosomen (I) abgegeben. Im sekundären Melanosom (II) werden periodisch verdichtete Matrixfilamente sichtbar. Erst in tertiären Melanosomen (III) wird die Tyrosinase aktiv und katalysiert die Synthese von Melanin aus der Aminosäure Tyrosin. Die Melaninsynthese wird durch verschiedene Hormone stimuliert. Tumornekrosefaktor α (TNFα) wird bei der UV-Bestrahlung der Haut vermehrt gebildet und stimuliert die Melaninsynthese (Hautbräunung).

Die Synthese von Melanin in den Melanozyten der Haut und die Aufnahme von Melanosomen durch das Hautepithel wird durch UV-Licht stimuliert (**Sonnenbräunung**). Wahrscheinlich spielen bei dieser Stimulation auch Wachstumsfaktoren eine Rolle (Interleukin 6 und Tumornekrosefaktor α), die von den Epidermiszellen (und Melanozyten) bei UV-Exposition abgegeben werden. Melanin absorbiert UV-Licht und scheint zusätzlich die durch UV-Licht entstehenden Sauerstoffradikale binden und reduzieren zu können (Schutz gegen Sonnenbrand und Hautkrebs). Die Aktivität der Melanozyten steht ebenfalls unter dem Einfluss von Hormonen, nämlich dem Melanozyten-stimulierenden Hormon (MSH) und dem adrenokortikotropen Hormon (ACTH) der Hypophyse sowie Östrogenen. Melanozyten scheinen selbst MSH bilden zu können (Autostimulation bei UV-Exposition; evtl. Tumorbildung: Melanom).

Zwei Formen des Melanins sind bekannt, das braunschwarze **Eumelanin** und das rotgelbe **Phäomelanin**. Das Phäomelanin ist ein schwefelhaltiges Mischpolymer aus Indolchinon und Dopachinon, an das die Aminosäure Cystein gekoppelt ist. Das Mischungsverhältnis zwischen Eumelanin und Phäomelanin variiert individuell. Phäomelanin überwiegt in den **Sommersprossen** und roten Haaren. Melanin und Eumelanin können durch Oxidationsmittel oxidiert und ausgeblichen werden (Bleichung von Haaren durch H_2O_2).

Das Erscheinungsbild des **Albinismus** (weiße Haut, weiße Haare, „rote" Augen) resultiert aus einem genetischen Mangel an Tyrosinase (Typ-I-Albinismus) oder aus einem Defekt der Tyrosinaufnahme in Melanosomen (Typ-II-Albinismus).

Neuromelanin entsteht im Zytoplasma von Nervenzellen durch Fe^{3+}-abhängige Oxidation der Neurotransmitter Noradrenalin, Adrenalin und Dopamin, die aus der Aminosäure Tyrosin entstehen. Die gebildeten Quinone/Semiquinone polymerisieren zu Neuromelanin, das durch **Autophagie** in membranumhüllte Neuromelaningranula gelangt. Im Zytoplasma verbleibende Quinone sind toxisch und führen zum Nervenzelluntergang. Neuromelaningranula kommen vor allem in dopaminergen und adrenergen/noradrenergen Nervenzellen des Gehirns vor (u. a. *Locus caeruleus* und *Substantia nigra*).

Lipofuscin

Lipofuscin ist ein chemisch noch unzureichend definiertes, braunes Pigment, das als inertes Abbauprodukt in Lysosomen entsteht (**Telolysosomen**, Residualkörper). Es handelt sich um einen Lipidproteinkomplex mit eingelagerten Eisen- und Kupfer-Ionen, der durch enzymatische und oxidative Prozesse in den Lysosomen entsteht. In Zellen, die Telolysosomen durch Exozytose an Gangsysteme und Oberflächen abgeben können (z. B. alle Epithelzellen und Endothelzellen), ist der Lipofuscingehalt gering. In Zellen, die dazu nicht in der Lage sind, wie z. B. Nervenzellen, Herzmuskelzellen (Abb. 2-72), Zellen der Nebenniere *(Zona reticularis)*, nimmt der Lipofuscingehalt kontinuierlich zu. Lipofuscin fehlt bei Säuglingen und erreicht im Alter höchste Werte (**Alterspigment**).

Bei dem Krankheitsbild der Ceroidlipofuscinose ist eine übermäßige Anhäufung von Lipofuscin in Nervenzellen des Gehirns festzustellen, die als Ursache für Nervenzellenuntergänge angesehen wird (neurodegenerative Erkrankung).

2.13.2 Exogene Pigmente

Pigmentierte Farbstoffe werden durch Einatmung (u. a. Kohlenstaub), Nahrungsaufnahme (u. a. Vitamin A) oder Injektion (**Tätowierung**, Medikamente) in den Körper eingebracht. Kohlenstaub wird von Alveolarmakrophagen phagozytiert und über das Lymphsystem der Lunge in Lymphknoten abgelagert. Diese erhalten dadurch eine dunkle bis schwarze Farbe (**anthrakotisches Pigment**).

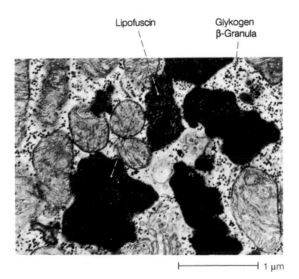

Lipofuscin

Glykogen β-Granula

⊢————————————⊣ 1 µm

Abb. 2-72 Lipofuscin. Elektronenmikroskopische Aufnahme einer Papillarmuskelzelle aus der rechten Herzkammer einer alten Katze. Zahlreiche Lipofuscingranula und Mitochondrien sind neben vielen Glykogenpartikeln (β-Granula) zu sehen. TEM, Vergr. 20 000fach.

Anthrakotisches Pigment kann bereits in der Lunge von Kleinkindern nachgewiesen werden. **Vitamin A (Karotin)** ist ein für Wachstumsvorgänge notwendiges pflanzliches Vitamin, das lipophil ist und u. a. in Fettspeicherzellen der Leber und auch im Fettgewebe gespeichert wird (u. a. im subkutanen Fettgewebe). Aus dem Gehalt an Vitamin A und dessen Metaboliten (**Lipochrome**) resultiert die gelbliche Farbe des Fettes und die gelblich rötliche Hautverfärbung bei Kleinkindern, die viel Karottennahrung erhalten.

Eine gelbliche Verfärbung von Zähnen kann nach längerer Therapie mit Antibiotika der Tetrazyklin-Gruppe auftreten (besonders wenn die Zähne noch wachsen). **Tetrazykline** werden in Hartsubstanzen des Organismus eingelagert. Bei chronischer Aufnahme einiger **Schwermetalle** (z. B. chronische Bleivergiftung) kann es zur schwärzlichen Verfärbung des Zahnfleisches kommen (Bleisaum).

2.14 Zellkern

⌐Übersicht⌐

Jede Körperzelle besitzt einen Zellkern, *Nucleus*. Ausnahmen sind einige terminal differenzierte zelluläre Strukturen, wie die Erythrozyten und Linsenfaserzellen, aus denen der Zellkern durch Ausstoßung (Erythrozyt) oder Auflösung (Linsenfasern) verschwunden ist. Thrombozyten (Blutplättchen) sind zellkernfreie Zytoplasmaabschnürungen von Vorläuferzellen, den Megakaryozyten.

Der Zellkern steuert die Zellfunktionen durch Übermittlung der Informationen für die Synthese von Proteinen. Diese Information ist auf umschriebenen Abschnitten, **Genen,** der 46 **Desoxyribonukleinsäuremoleküle (DNA)** des Zellkerns enthalten. Die DNA ist der Träger der Erbsubstanz und zentraler Bestandteil der **Chromosomen.** Außerhalb des Zellkerns gibt es nur noch eine kleine DNA in den Mitochondrien, die ausschließlich mitochondrienspezifische Informationen enthält. Die Informationsübermittlung von der DNA des Zellkerns zum Proteinsyntheseapparat des Zytoplasmas erfolgt durch **Boten-Ribonukleinsäure (mRNA),** die an den Genabschnitten der DNA synthetisiert wird (als Transkription bezeichnet) und somit Teilkopien der DNA enthält. Alle im Zellkern enthaltenen Aktivitäten dienen der Übermittlung, Konstanterhaltung und Vermehrung der Erbinformation. Demzufolge besitzt der Zellkern Mechanismen für die Übertragung der genetischen Information der DNA auf die RNA (**Transkription**) sowie Mechanismen für die bei der Zellteilung notwendige Verdopplung der DNA (**Replikation**) und ihre Reparatur. In speziellen Abschnitten des Zellkerns, den **Nucleoli,** erfolgt die Synthese der ribosomalen RNA (**rRNA**) und der Zusammenbau der ribosomalen Untereinheiten. Der Zellkern ist von einer Zisterne des endoplasmatischen Retikulums umhüllt (**Kernhülle**), die zahlreiche porenartige Unterbrechungen (**Kernporen**) aufweist, durch die Proteine, RNA und andere Makromoleküle den Zellkern verlassen oder in ihn eintreten können.

2.14.1 Morphologie, Zahl und Anfärbung von Zellkernen

Der Zellkern ist verformbar und passt sich in seiner Gestalt meistens der allgemeinen Zellform an (Abb. 2-73). Beispielsweise sind in erschlafften glatten Muskelzellen die Zellkerne zigarrenförmig, in kontrahierten Muskelzellen dagegen korkenzieherartig gewunden und gestaucht (Abb. 2-73). Sanduhrform nehmen die Zellkerne von Zellen an, die sich gerade durch enge Spalten zwängen (z. B. wandernde Lymphozyten). Stark gelappte Zellkerne mit fadenförmigen Segmenten sind typisch für verschiedene weiße Blutkörperchen (Granulozyten). Ein normaler, diploider (s. unten) Zellkern besitzt einen mittleren Durchmesser von 6,5 μm und nimmt ein Volumen von etwa 100 μm³ ein. Die Kerngröße steht zumeist in Relation zur Zellgröße und beträgt etwa 10% des Zellvolumens (**Kern-Plasma-Relation** von 0,1), aber erhebliche Abweichungen kommen in Zellen mit voluminösen Zytoplasmastrukturen vor (Skelettmuskelfasern 1%, Fettzellen 0,5%). In nichtaktivierten, kleinen Lymphozyten mit ihrem schmalen Zytoplasmasaum kann das Kernvolumen bis 50% des Zellvolumens ausmachen. Zellkerne von metabolisch aktiven Zellen, die eine Vielzahl von Proteinen synthetisieren (u. a. Leberzellen, Nervenzellen), oder von schnell wachsenden Zellen, wie Tumorzellen und Embryonalzellen, sind absolut und relativ größer (**funktionelle Kernschwellung**) als metabolisch weniger aktive Zellen (z. B. Fibrozyten, Osteozyten). Zellkerne mit einem Mehrfachen des normalen, **diploiden** Chromosomensatzes kommen in manchen Geweben regelmäßig vor (z. B. Leberepithelzellen, Megakaryozyten). Solche, als **polyploid** bezeichneten Zellkerne sind entsprechend größer (Abb. 2-74). Zellen können auch mehrere Zellkerne enthalten, wie z. B. Leberzellen (häufig zwei, Abb. 2-74), Osteoklasten (bis 25), Skelettmuskelfasern (über 1000). Tumorzellen sind häufig polyploid oder **mehrkernig**.

Als **Synzytium** sind mehrkernige Zellen definiert, die durch Verschmelzung von Zellen entstehen, wie z. B. der Synzytiotrophoblast der Plazentazotten, Osteoklasten, mehrkernige Leberzellen oder die Skelettmuskelfasern. Eine mehrkernige Zelle wird dann als **Plasmodium** bezeichnet, wenn sie durch Teilung der Zellkerne ohne anschließende Trennung der Zellen entstanden ist. Plasmodienbildung ist in gesunden Zellen des Menschen selten (z. B. Leber).

Die negativen Ladungen der Phosphorsäureester der DNA- und RNA-Moleküle (Nukleinsäuren) sind dafür verantwortlich, dass der Zellkern positiv geladene (kationische, basische) Farbstoffe bindet und durch sie färberisch darstellbar wird (als **Basophilie** bezeichnet). Gebräuchliche **Kernfarbstoffe** sind Komplexe zwischen Hämatoxylin und Metallionen wie das Hämalaun (bei der Hämatoxylin-Eosin-Färbung) und das Eisenhämatoxylin (u. a. Abb. 2-74). Weitere gebräuchliche Kernfarbstoffe sind Kresylviolett (Nissl-Färbung), Azokarmin (Azanfärbung), Azurfarbstoffe und Methylenblau (Giemsa-Färbung, Pappenheim-Färbung; Abb. 2-83). Eine spezifische färberische Darstellung der DNA ist die Feulgensche Nuklearreaktion (Abb. 2-82). Bei dieser Färbung werden durch saure Hydrolyse die Purinbasen der DNA abgespalten. An die dabei entstehenden Aldehydgruppen der Desoxyribose bindet der Farbstoff fuchsinschweflige Säure. In der Tumordiagnostik

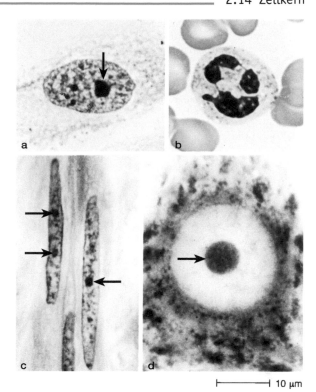

Abb. 2-73 Verschiedene Kernformen und -größen. a = Fibroblast in der Gewebekultur (Totalpräparat, flacher Kern in der Aufsicht); b = segmentkerniger neutrophiler Granulozyt (Ausstrichpräparat), c = glatte Muskelzellen (Schnittpräparat), d = Nervenzelle (Vorderhornzelle des Rückenmarks, Schnittpräparat). Pfeile zeigen auf Nucleoli. Alle Aufnahmen bei gleicher Vergrößerung (1400fach).

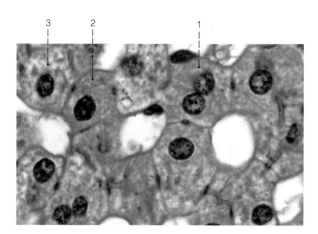

Abb. 2-74 Anfärbung der Zellkerne in der Leber durch den kationischen Farbstoff Eisenhämatoxylin. Beachte die unterschiedliche Größe und Zahl der Zellkerne. Zelle 1 besitzt zwei diploide Zellkerne, Zelle 2 ist wahrscheinlich tetraploid und Zelle 3 diploid. Vergr. 480fach.

dient die Feulgensche Kernfärbung der Abschätzung der Ploidie (DNA-Gehalt).

2.14.2 Bestandteile des Zellkerns

Der Inhalt des Zellkerns (Karyoplasma) besteht zu etwa ¹/₃ seiner Masse aus Desoxyribonukleinsäure (DNA), ¹/₃ aus

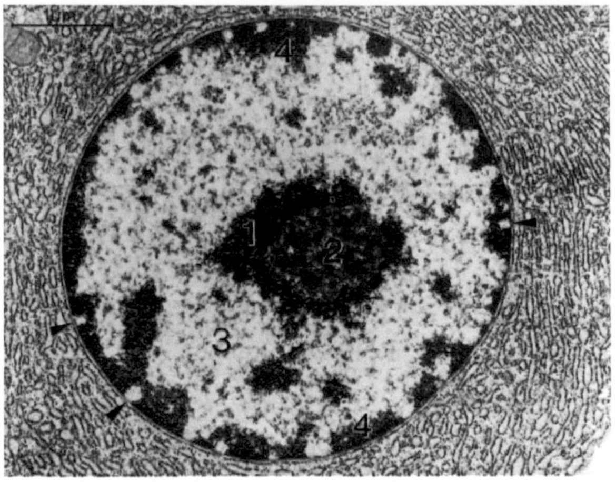

Abb. 2-75 Ultrastruktur eines Zellkerns in einer exokrinen Drüsenzelle der Bauchspeicheldrüse der Ratte. 1, 4 = Heterochromatin; 2 = Nucleolus; 3 = Euchromatin; Pfeilspitzen = Kernporen. Beachte auch das stark entwickelte raue ER in dieser sekretorisch aktiven Zelle. TEM, Vergr. 14000fach.

Ribonukleinsäure (RNA) und $^1/_3$ aus Proteinen. Die DNA ist im Zellkern nicht gleichmäßig verteilt (Abb. 2-75).

DNA

Die DNA des Zellkerns ist beim Menschen auf 46 fadenförmige DNA-Riesenmoleküle verteilt. Die Länge eines DNA-Moleküls beträgt im entknäulten Zustand 1,7–8,5 cm, die aller 46 Moleküle zusammen etwa 1,6 m. Nur während der Zellteilung werden die DNA-Moleküle als kondensierte Strukturen, **Chromosomen,** sichtbar. Jedes DNA-Molekül besteht aus zwei komplementären Strängen, die sich zu einer rechtsdrehenden **Doppelschraube** anordnen. Der Molekularbau der DNA ist in Abb. 2-76 dargestellt.

Gegenüberliegende DNA-Stränge werden durch Wasserstoffbrücken zwischen den Basen Adenin und Thymin (AT) sowie zwischen Guanin und Cytosin (GC) zusammengehalten. Die variable Abfolge dieser vier Basen eines DNA-Fadens enthält die genetische Information (Code). Das **genetische Alphabet** besteht also aus vier Nukleinbasen, die im übertragenen Sinne als Buchstaben angesehen werden können. Nur einer der DNA-Stränge eines Doppelfadens wird als Matrize für die genetische Information benutzt (**Transkriptionsstrang**), und zwar in Richtung der 3′- bis 5′-Verknüpfung des Zuckerphosphat-Rückgrats (Abb. 2-76 u. 77). Die für Proteine und RNA kodierenden Abschnitte der DNA werden als **Gene** bezeichnet, die über die Gesamtlänge des DNA-Fadens verteilt sind. Die ca. 40000 Gene umfassen aber nur etwa 5% der DNA-Sequenz. Die restlichen 95% der DNA sind genetisch stumm und stellen einen offensichtlich evolutionsbiologisch notwendigen Anteil dar (**Ballast-DNA**).

Veränderungen (Mutationen) der DNA, wie z. B. lokale Verluste (Deletionen), Einfügungen (Insertionen) oder Änderungen einzelner Basen (Punktmutationen) betreffen deshalb nur mit einer Wahrscheinlichkeit von etwa 5% ein Gen. Große Gene sind daher statistisch gesehen auch anfälliger gegenüber Mutationen als kleine Gene. Beispiele dafür bieten die Defekte der großen Gene für das Zytoskelettprotein Dystrophin (DUCHENNEsche Muskeldystrophie) und des CFTR-Chloridkanals (zystische Fibrose; CFTR steht für Cystic fibrosis transmembrane conductance regulator). Defekte dieser beiden Gene zählen zu den häufigsten Erbkrankheiten des Menschen.

RNA

Wie bereits beim Ribosom (Kap. 2.12.3) dargestellt, wird die auf den DNA-Molekülen enthaltene Information (Basenabfolge) auf die **Boten-RNA (mRNA)** übertragen, die an die Ribosomen des Zytoplasmas bindet (Abb. 2-77). Die Basenabfolge der mRNA-Moleküle ist komplementär zur Basenabfolge eines umschriebenen DNA-Genabschnittes.

Die Synthese von mRNAs erfolgt durch die Aktivität von **RNA-Polymerasen** (Polymerase II für mRNAs, Polymerase I für ribosomale RNAs, Polymerase III für tRNAs). Diese transkribieren ein bestimmtes Gen nur dann, wenn an dessen vorgeschalteten Abschnitt (**Promotorregion** genannt) **Transkriptionsfaktoren** binden (Abb. 2-81). Diese regulieren, welche Gene in einer Zelle transkribiert werden sollen. In Muskelzellen sind es vor allem die Gene für kontraktile Proteine, in Leberzellen beispielsweise Gene für den Glucose- oder Fettstoffwechsel. Es gibt Transkriptionsfaktoren, die die Transkription steigern (Enhancer, Aktivatoren), und solche, die sie unterdrücken können (Suppressoren).

Chemisch unterscheidet sich die RNA von der DNA durch den Zucker Ribose (anstelle Desoxyribose) und die Base Uracil (anstelle Thymin). Die Abfolge von drei Basen (Triplett) auf der mRNA bildet das Signal (**Kodon**) für eine der 20 verschiedenen Aminosäuren des Säugetierorganismus. Das Ablesen der mRNA-Tripletts und die Verknüpfung der kodierten Aminosäuren zu einer Aminosäurekette (Polypeptid, Protein) erfolgt an den Ribosomen unter Mitwirkung der **Transfer-RNA (tRNA)** (Abb. 2-47 u. 70). Die Aminosäuresequenz der Proteine entscheidet über deren Funktion und damit über die Funktion und Struktur der Zelle und des Organismus.

Wie in Abb. 2-77 skizziert, ist die im Zytoplasma erscheinende mRNA kein komplettes Abbild der entsprechenden Gensequenz der DNA. Aus dem primären mRNA-Transkript (**Prä-mRNA**) werden noch im Zellkern Abschnitte (sog. **Introns**) herausgeschnitten, ein Vorgang, der als **Spleißen** bezeichnet wird. Die zwischen den Introns gelegenen Abschnitte werden als **Exons** bezeichnet. Die Exons werden zur definitiven mRNA-Sequenz zusammengefügt. Außerdem wird dem mRNA-Molekül noch im Zellkern am 5′-Ende eine 7-Methylguanosin-Gruppe angefügt und das 3′-Ende mit einem Schwanzstück versehen, das reich an der Base Adenin ist (**Polyadeninschwanz**). Die so prozessierte (gereifte) mRNA verlässt anschließend den Zellkern über die Poren der Kernhülle, um in das Zytoplasma einzutreten, wo mit Hilfe der Ribosomen die Proteinsynthese in Gang gesetzt wird. Außer der mRNA (Prä-mRNA) enthält der Zellkern noch größere Mengen frisch synthetisierter ribosomaler RNA (weitgehend auf den Nucleolus beschränkt, s. unten) und eine Reihe nukleärer RNA-Moleküle, die im Zusammenwirken mit anderen Proteinen an verschiedenen Schritten der Transkription und Verdopplung (Replikation) der DNA und auch an der Prozessierung der Prä-mRNA beteiligt sind. Besonders gut untersucht sind in dieser Hinsicht uracilreiche kleine (small) nukleäre RNA(UsnRNA)-Proteinpartikel (snRNPs), die das Spleißen und Zerschneiden von mRNA (u. a. die Typen U1, U2, U4, U5, U6) oder rRNA (u. a. U3, U8, U13) vornehmen. Die großen **heteronukleären RNPs (hnRNPs)** binden bevorzugt Prä-RNA während der Synthese (naszierende RNA) und reichen sie später an die snRNPs weiter (Abb. 2-81).

Proteine

Die Proteinkonzentration des Zellkerns ist mit etwa 200 mg/ml ungewöhnlich hoch (stark visköse, gelartige Lösung). Etwa die Hälfte der nukleären Proteinmasse

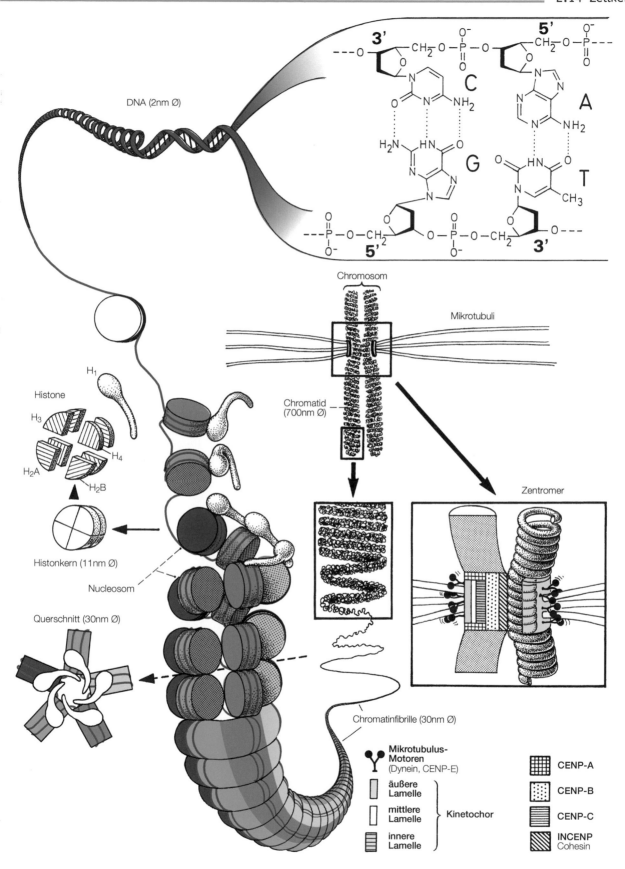

Abb. 2-76 Struktur eines Chromosoms (Näheres s. Text).

besteht aus den **Histonen,** basischen Proteinen, die sich zu 5 × 10 nm großen zylindrischen Partikeln zusammenlagern (Histonoktamere). Auf diesen ist die DNA aufgespult (Abb. 2-76). Als **Nukleosom** wird ein Histonoktamer mit aufgespulter DNA (~180 Basen langes Stück) bezeichnet. Die andere Hälfte der Proteine erfüllt verschiedene Funktionen im Rahmen der Transkription, Replikation, Reparatur und Entwirrung der DNA sowie Prozessierung der mRNA und rRNA. Einige Proteine bilden zusammen mit besonderen RNA-Molekülen das Kernskelett (**Kernmatrix**) (s. u.). Andere nukleäre Proteine, wie die Rezeptoren für Steroidhormone oder für das Schilddrüsenhormon Thyroxin, steuern direkt die Transkription bestimmter Gene. Zur Gruppe der nukleären Proteine gehören auch die **Lamine,** die das Filamentgerüst der inneren Kernmembran (Kernlamina) aufbauen (Kap. 2.4.5).

2.14.3 Chromosomen

Zahl der Chromosomen, numerische Aberrationen

Ein normaler Zellkern des Menschen enthält 46 DNA-Moleküle, die sich während der Zellteilung zu Chromosomen verdichten (Abb. 2-78). Der menschliche Chromosomen-

satz besteht demzufolge aus 46 Chromosomen, von denen je 23 mütterlichen (maternalen) und 23 väterlichen (paternalen) Ursprungs sind. 44 der Chromosomen werden als **Autosomen** bezeichnet, zwei als **Gonosomen** (Geschlechtschromosomen). Die Autosomen bestehen aus 22 homologen Paaren (Chromosomen 1–22), die Gonosomen bei weiblichen Individuen aus zwei X-Chromosomen und bei männlichen Individuen aus einem X- und einem Y-Chromosom (Abb. 2-80). **Abgekürzt wird der Chromosomensatz durch die Gesamtzahl der Chromosomen und die durch Komma abgetrennten Gonosomen** beschrieben, also für normale weibliche Individuen als **46,XX** und für normale männliche Individuen als **46,XY.** Diese chromosomale Zusammensetzung (**Karyotyp**) trifft für alle Körperzellen (somatische Zellen) zu. Dagegen enthalten die Keimzellen (reife Eizellen und Spermien) des Menschen nur den halben Chromosomensatz von 23,X oder 23,Y. Der doppelte Chromosomensatz der Körperzellen wird auch als **diploid** (2n), der einfache Satz der Keimzellen als **haploid** (n) bezeichnet. Durch Vereinigung des haploiden Chromosomensatzes zweier Keimzellen entsteht der normale diploide, somatische Chromosomensatz. Bei Vereinigung einer männlichen und einer weiblichen Keimzelle vom Karyotyp 23,X entsteht ein weibliches Individuum (46,XX), bei Vereinigung von Keimzellen mit dem Karyotyp 23,X und 23,Y ein männliches Individuum (46,XY). Die Anwesenheit des Y-Chromosoms ist für die Ausbildung der männlichen Geschlechtsmerkmale (**Phänotyp**) verantwortlich, sein Fehlen führt zum weiblichen Phänotyp.

In manchen somatischen Zellen (z. B. in vielen Leberzellen) kann es durch Endoreplikation (Kap. 2.15.3) zu einer weiteren Verdopplung des diploiden Chromosomensatzes kommen (**polyploide Zellen**): Polyploide Zellkerne können auch durch Fusion von Zellen und anschließende Verschmelzung der Zellkerne entstehen (wahrscheinlich

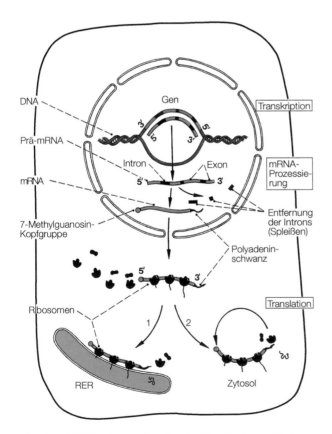

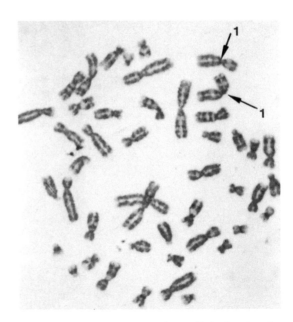

1. Proteine mit ER-Signalsequenz (u.a. Exportproteine, Membranproteine)
2. Proteine ohne ER-Signalsequenz (u.a. zytosolische und mitochondriale Proteine)

Abb. 2-77 Transkription und Translation. Zelluläre Kompartimente und wichtige Schritte im Rahmen der Transkription und Translation von Proteinen.

Abb. 2-78 Chromosomen aus einer Zelle in der Metaphase mit der GIEMSA-Methode gefärbt (Zellkulturpräparat). Die G-Banden sind gut zu erkennen. Die Pfeile weisen auf die Zentromerregion von zwei submetazentrischen Chromosomen. Vergr. 1200fach.

der häufigste Entstehungsmechanismus der Polyploidie). Häufig sind Zellen tetraploid (4n). Auch höhere Grade der Polyploidie (z. B. hexa-, oktoploid) kommen vor, meist aber als eine Vervielfachung des diploiden Chromosomensatzes (4n, 6n, 8n etc.). Triploide (3n) oder pentaploide (5n) Sätze kennt man nur von Tumorzellen. Zellen mit vollständigem Chromosomensatz werden als **euploid,** solche mit Abweichungen von der normalen Zahl der Chromosomen als **aneuploid** bezeichnet. Sonderformen der Aneuploidie sind **Hypoploidie** (Fehlen von Chromosomen) oder **Hyperploidie** (zusätzliche Chromosomen).

Ein Beispiel für die Hypoploidie sind infertile Frauen, denen ein X-Chromosom fehlt (45,X0 = Ullrich-Turner-Syndrom). Die häufigste Hyperploidie des Menschen ist das Down-Syndrom (Mongolismus), bei dem ein zusätzliches Chromosom 21 vorliegt (Trisomie 21: 47,XY+21 bzw. 47,XX+21). Solche angeborenen numerischen Änderungen des Chromosomensatzes (**numerische chromosomale Aberration**) führen in der Regel zu Entwicklungsstörungen oder partiellen Funktionsstörungen des jeweils betroffenen Individuums (veränderte Chromosomendosis).

Meistens entstehen numerische Aberrationen dadurch, dass in einer der Keimzellen bei der Zellteilung (2. Reifeteilung) die Chromatiden (Chromosomenhälften) am Zentromer (s. unten) nicht getrennt werden (Nicht-Trennung = Nondisjunction). Daraus resultieren Keimzellen mit zu vielen und zu wenigen Chromosomen. Aus der Vereinigung einer chromosomal aberranten Keimzelle mit einer karyotypisch normalen Keimzelle (Befruchtung) geht ein chromosomal aberriertes Individuum hervor. Zum Beispiel würde die Vereinigung der Keimzellen mit dem Chromosomensatz 22,0 und 23,X den Karyotyp 45,X0 entstehen lassen (Ullrich-Turner-Syndrom). Das Klinefelter-Syndrom (infertiler Mann) kann durch Vereinigung von Keimzellen mit den Chromosomensätzen 23,X und 24,XY entstehen, woraus der Karyotyp 47,XXY resultiert.

Gelegentlich können aber Aberrationen während späterer Zellteilungen durch unvollkommene Chromosomentrennung erfolgen, sodass ein Nebeneinander gesunder und chromosomal defekter Zellen in unterschiedlichem Mischungsverhältnis entsteht (**Mosaikbildung**). Das Mischungsverhältnis und damit der Schweregrad der Entwicklungsstörung des Individuums ist abhängig von dem Zeitpunkt während der Entwicklung, an dem die Aberration auftritt. Im hohen Lebensalter treten solche Aberrationen naturgemäß in Erscheinung, jedoch ohne Krankheitswert: Beispielsweise enthalten 7% der Lymphozyten von 60-jährigen Frauen nur ein X-Chromosom (45,X0), ohne dass diese sekundär aufgetretene chromosomale Aberration irgendwelche funktionellen Auswirkungen zu haben scheint.

Struktur der Chromosomen während der Zellteilung

Während der Metaphase ist die zelluläre DNA um den Faktor 7000 kondensiert. Diese **Kondensation** erfolgt in zwei Schritten, die in Abb. 2-76 skizziert sind.

Zunächst entsteht eine Chromatinfibrille. Diese ist bereits während der Interphase (Phase zwischen den Zellteilungen) in Transkriptions-inaktiven Abschnitten der DNA vorhanden. In den Chromatinfibrillen ist der DNA-Faden auf den 10 nm dicken Histonpartikeln aufgewickelt, sodass die Chromatinfaser wie eine Perlenkette strukturiert ist. Als **Nukleosom** wird ein Histonpartikel mit aufgespultem DNA-Stück (~180 Basenpaare) bezeichnet. Jedes Histonpartikel besteht aus acht Proteinuntereinheiten (Oktamer), das aus den **Histonen** 2A, 2B, 3 und 4 gebildet wird. Das Histon 1 verbindet benachbarte Nukleosomen und ordnet

sie zur schraubenförmigen Chromatinfibrille an, die auch **Solenoidkonformation** genannt wird. Dieser Schritt wird durch Übertragung von Phosphatgruppen auf Histon 1 reguliert. Die **Chromatinfibrillen** werden anschließend in Schleifentouren und Spiralen höherer Ordnung kondensiert. Dabei scheint das Protein **Topoisomerase II** eine wichtige Rolle zu spielen. Dieses Protein kann die DNA nicht nur zerschneiden und wieder zusammenfügen (wichtig für die Entwirrung von miteinander verschlungenen DNA-Fäden), sondern auch die Schleifenbildung steuern.

Die Kondensierung der Chromosomen beginnt in der Prophase der Zellteilung und erreicht in der Meta- und Anaphase ihre höchste Stufe. Kurz vor der Zellteilung in der Synthese-Phase (S-Phase) werden die DNA-Moleküle verdoppelt (Replikation). Die verdoppelten DNA-Moleküle bleiben jedoch an einem Punkt, dem **Zentromer,** miteinander verbunden, sodass in der Pro- und Metaphase jedes der 46 Chromosomen als **Doppelchromosom** vorliegt. Das Zentromer enthält eine Reihe spezifischer Proteine (CENPs), deren Lokalisation in Abb. 2-76 eingetragen ist. Zu den Zentromerproteinen gehören auch Mikrotubulus-Motorproteine (Dynein, CENP-E), die für die Wanderungen der Chromosomen bei der Zellteilung von Bedeutung sind (Abb. 2-91).

Die beiden identischen Hälften der Doppelchromosomen werden als **Chromatiden** bezeichnet. Diese sind im Zentromer durch INCENPs und den **Cohesin-Protein-Komplex** mechanisch miteinander verhaftet. In der Anaphase werden die Chromatiden durch Proteolyse des Cohesin-Komplexes am Zentromer voneinander getrennt, sodass jede Tochterzelle ein Chromatid erhält, das dann als nicht dupliziertes Chromosom bezeichnet wird. Erst kurz vor der nächsten Zellteilung beginnen die 46 Chromosomen (DNA-Moleküle) sich wieder zu verdoppeln.

Aufgrund einer **internationalen Konvention** werden die 46 Chromosomen entsprechend ihrer Größe durchnummeriert (Autosomen: 1–22, Gonosomen: X, Y) und entsprechend der Form und Lage des Zentromers (Abb. 2-79) in Gruppen von A–G zusammengefasst (Abb. 2-80). Bei den meisten Chromosomen liegt das Zentromer (auch als **primäre Konstriktion** bezeichnet) nicht in der Mitte, sodass ein kurzer Arm (**p-Arm**) und ein langer Arm (**q-Arm**) unterschieden werden können (Abb. 2-79). Das Längenverhältnis zwischen kurzem Arm und Gesamtchromosom wird als **Zentromerindex** bezeichnet. Die Chromosomen der Klassen A und F besitzen ein mittelständiges Zentromer (**metazentrisch;** Zentromerindex ~ 0,5), die der Gruppen B, C und E sind **submetazentrisch** (Index ~ 0,25) und jene der Gruppen D und G sind **akrozentrisch** (Index < 0,2).

Mit Hilfe verschiedener **Färbemethoden** lassen sich umschriebene Querbanden auf den Chromosomen darstellen: **Q-Banden** durch den Fluoreszenzfarbstoff Quinacrin, **G-Banden** durch die Giemsa-Färbung nach vorheriger Behandlung der Chromosomen mit Trypsin (Abb. 2-78) und **C-Banden** (Zentromer-Banden) durch Giemsa-Färbung nach NaOH- und Hitzedenaturierung der Chromosomen. Der Fluoreszenzfarbstoff Hoechst 33258 bindet an Adenin-Thymin-Paare (AT-reiche Abschnitte), die überwiegend in den G-Banden liegen, und Olivomycin markiert die **R-Banden,** reich an Guanin-Cytosin-Paaren sind (GC-reiche Abschnitte). Die Zahl der gut unterscheidbaren Banden aller menschlichen Chromosomen beträgt in der

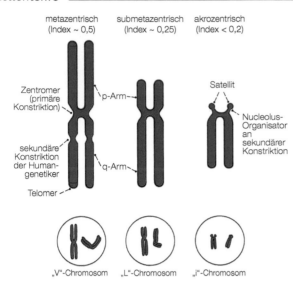

Abb. 2-79 Morphologie der Chromosomen des Menschen. Der Zentromerindex (Index) gibt das Längenverhältnis zwischen kurzem Arm und Gesamtchromosom an.

Prophase 850, in der Metaphase 400. Durch Fluoreszenzfarbstoffe können bis 2000 AT-reiche Abschnitte identifiziert werden. Die Chromosomenabschnitte werden nach Regionen (1–4) und Bandengruppen (1–8) durchnummeriert (vom Zentromer ausgehend), getrennt nach p- und q-Armen (Abb. 2-80).

Struktur der Chromosomen während der Interphase

Die DNA der Chromosomen ist im Zellkern nicht gleichmäßig verteilt. Das kommt u. a. schon durch die ungleichmäßige, scheckige Anfärbbarkeit des Zellkerns mit Kernfarbstoffen zum Ausdruck: Intensiv angefärbte Kernareale werden als **Heterochromatin** bezeichnet, schwächer angefärbte Areale als **Euchromatin** (Abb. 2-75). Das Euchromatin enthält weitgehend entspiralisierte Chromatinfibrillen. An schleifenförmigen Abschnitten der Fibrillen findet die RNA-Synthese (Transkription) statt (**aktive DNA;** Abb. 2-81). Im Heterochromatin liegen dagegen Chromatinfibrillen in Sekundärwindungen vor mit einer entsprechend höheren lokalen DNA-Konzentration und damit Anfärbbarkeit. Hier ist die Transkription gering oder fehlt gänzlich. In Zellen mit hoher und vielseitiger Syntheseleistung, wie z. B. in Leberepithelzellen, vielen Nervenzellen oder Embryonalzellen, ist der Heterochromatinanteil niedrig (blasses Aussehen des Zellkerns). Bei geringer oder einseitiger Syntheseleistung ist der Heterochromatingehalt hoch, wie etwa in Granulozyten, Fibrozyten, Lymphozyten oder Plasmazellen. Als **konstitutives Heterochromatin** (Heterochromatin im eigentlichen Sinne) werden die Abschnitte von Chromosomen bezeichnet, die stets kondensiert bleiben und keine transkriptionsaktiven Gene enthalten. Beispiele hierfür sind die DNA-Abschnitte der Zentromerregionen und die Enden der Chromosomen (**Telomere**). Die DNA dieser heterochromatischen Abschnitte ist durch vielfach sich wiederholende Sequenzabschnitte (repetitive Sequenzen) und einen hohen Anteil von Basen gekennzeichnet, die durch Ankopplung zusätzlicher Methylgruppen inaktiviert sind.

Die Telomere bestehen aus zahlreichen (bis ca. 2000) repetitiven DNA-Abschnitten mit der Sequenzeinheit TTAGGG. Bei jeder Zellteilung gehen etwa 30 Einheiten verloren weil die DNA-Polymerase endständig nicht binden kann („herunterfällt"). Nach 40–60 Zellteilungen sind die Telomere verbraucht, die Chromosomenenden verkleben miteinander und die Zelle stirbt (biologische Uhr). Nur in Stammzellen und Embryonalzellen ist ein Enzymkomplex aktiv, die **Telomerase**, die die Telomerenden verlängern kann. So werden eine hohe Teilungsrate und Lebensdauer der Zellen ermöglicht. Auch in ca. 85% der menschlichen **Tumorzellen** ist die Telomerase aktiv und ermöglicht auf diese Weise ein ungehindertes Tumorwachstum.

Als **fakultatives Heterochromatin** (auch heteropyknotisches Chromatin genannt) sind die Chromosomenabschnitte definiert, in denen die Genaktivität durch Kondensierung (Heterochromatin-Bildung) vorübergehend stillgelegt ist, aber prinzipiell durch Dekondensierung wieder euchromatisch und damit transkriptionsaktiv verändert werden kann. Inaktivierung von Genen (**Imprinting**) erfolgt u. a. durch Methylierung der Nucleinbase Cytidin oder durch RNA-Maskierung. Ein besonderes Beispiel für fakultatives Heterochromatin ist das **Geschlechtschromatin:** In Zellen weiblicher Individuen wird eines der beiden X-Chromosomen durch Maskierung mit einer besonderen RNA-Form (Xist) inaktiviert (Imprinting). Es wird in 25–30% der Zellen als Barr-Körper (Abb. 2-82), ein besonders großer Heterochromatinfleck, sichtbar. Das inaktive X-Chromosom ist über die beiden Telomerabschnitte mit der Kernmembran verbunden (Abb. 2-81). In 3% der neutrophilen Granulozyten weiblicher Individuen tritt das kondensierte X-Chromosom als trommelschlegelartiges Anhängsel des Zellkerns in Erscheinung („**drumstick**") (Abb. 2-83). Durch die Inaktivierung eines X-Chromosoms enthalten weibliche Individuen nur jeweils ein aktives X-Chromosom und damit dieselbe X-chromosomale Gendosis wie männliche Individuen. Während der Embryonalentwicklung ist es zunächst dem Zufall überlassen, welches der beiden X-Chromosomen eines weiblichen Individuums dem Imprinting unterliegt (von Tochterzelle zu Tochterzelle unterschiedlich). Mit Beginn der Segmentierung des Mesenchyms (Somitenbildung, s. Kap. 4 u. 5.1) wird ausgehend von einer Ursprungszelle in allen Folgezellen immer dasselbe X-Chromosom als Barr-Körper inaktiviert.

Das hat in solchen Fällen klinische Bedeutung, in denen eines der X-Chromosomen einen Gendefekt trägt. Zum Beispiel ist eine genetische Verhornungsstörung der Epidermis (**Ichthyosis**, Fischschuppenerkrankung) auf dem X-Chromosom lokalisiert (Abb. 2-80). Zellen, in denen das gesunde X-Chromosom inaktiviert ist, sind phänotypisch erkrankt, im umgekehrten Fall jedoch gesund. Das erklärt, weshalb bei solchen Patientinnen gesunde neben erkrankten Hautarealen auftreten. Entsprechend der in zebrastreifenartigen Mustern stattfindenden Differenzierung der Dermis und Epidermis (Blaschko-Linien) sind die erkrankten Areale unregelmäßig streifenförmig angeordnet. Die Blaschko-Linien stimmen größtenteils nicht mit den segmentalen Hautinnervationsmustern (Dermatomen) überein.

Männliche Individuen enthalten statt des doppelten X-Chromosoms ein X- und ein Y-Chromosom, die beide transkriptionsaktiv sind. Deshalb fehlen bei Männern Barr-Körper. Jedoch enthält das Y-Chromosom einen größeren Heterochromatinabschnitt, der sich durch den

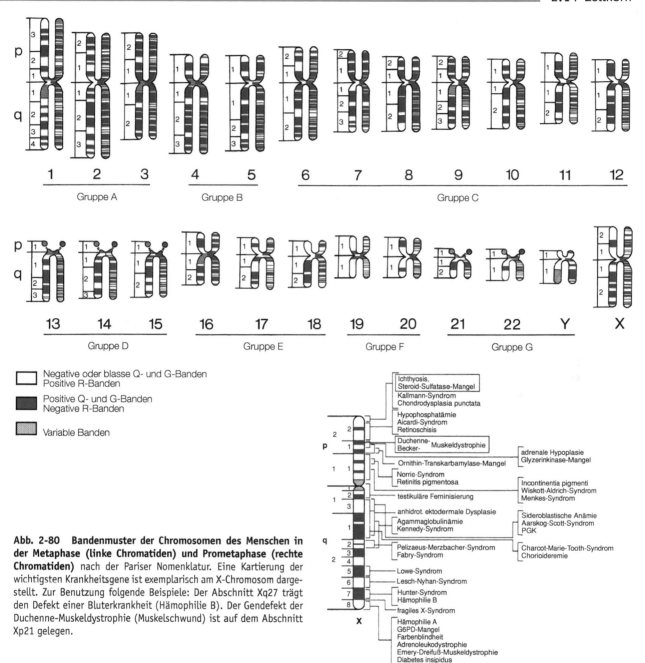

Abb. 2-80 Bandenmuster der Chromosomen des Menschen in der Metaphase (linke Chromatiden) und Prometaphase (rechte Chromatiden) nach der Pariser Nomenklatur. Eine Kartierung der wichtigsten Krankheitsgene ist exemplarisch am X-Chromosom dargestellt. Zur Benutzung folgende Beispiele: Der Abschnitt Xq27 trägt den Defekt einer Bluterkrankheit (Hämophilie B). Der Gendefekt der Duchenne-Muskeldystrophie (Muskelschwund) ist auf dem Abschnitt Xp21 gelegen.

Fluoreszenzfarbstoff Quinacrin leuchtend anfärbt und als kleiner Fleck an der Kernmembran sichtbar wird (**Y-Chromatin**).

2.14.4 Nucleolus

Zahl, Größe und Funktion des Nucleolus

Kernkörperchen, *Nucleoli*, sind zumeist kugelförmige oder ellipsoide, durch Kernfarbstoffe und Versilberungstechniken intensiv anfärbbare Territorien innerhalb des Zellkerns (Abb. 2-73, 75, 81 u. 84). Die **Größe der Nucleoli** kann bis zu 25% des Kernvolumens betragen. Sie korreliert mit der Syntheseaktivität der betreffenden Zelle. Im Nucleolus finden die Synthese und der Zusammenbau der ribosomalen

Untereinheiten statt. Nucleoli stehen meist durch stielförmige Ausziehungen mit der Kernmembran in Verbindung. Die Bildung der Nucleoli erfolgt an den **Nucleolus-Organisations-Abschnitten** der akrozentrischen Chromosomen 13, 14, 15, 21 und 22 (Abb. 2-80). Dementsprechend können bis zu zehn Nucleoli in einer Zelle vorkommen (meist unmittelbar nach der Zellteilung zu beobachten), die sich jedoch in der Regel zu ein bis drei größeren Nucleoli zusammenlagern. Die Nucleolus-Organisations-Abschnitte sind an den Enden der kurzen Chromosomenarme lokalisiert, unterhalb der knopfförmig angeschwollenen Telomere (**Satelliten**) dieser Chromosomen. Die Nucleolus-Organisatoren der Chromosomen reduzieren Silber-Ionen und lassen sich wie die fibrillären Zentren der Nucleoli (s. unten) durch Silbersalze selektiv darstellen (**Argyrophilie**).

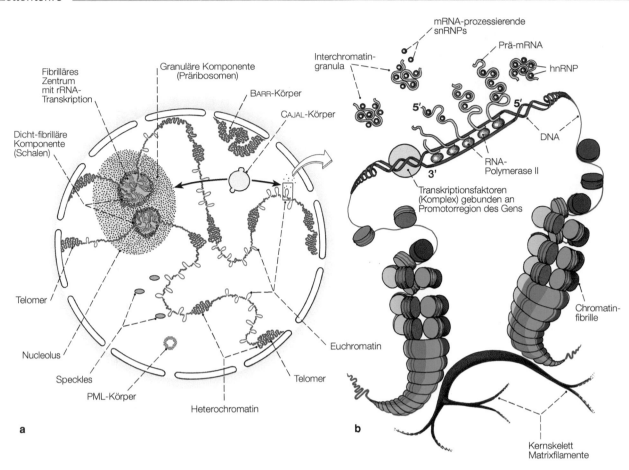

a

b

Fibrilläres Zentrum mit rRNA-Transkription

Granuläre Komponente (Präribosomen)

BARR-Körper

CAJAL-Körper

Dicht-fibrilläre Komponente (Schalen)

Telomer

Nucleolus

Speckles

PML-Körper

Heterochromatin

Euchromatin

Telomer

mRNA-prozessierende snRNPs

Interchromatin-granula

Prä-mRNA

hnRNP

5'

5'

DNA

3'

RNA-Polymerase II

Transkriptionsfaktoren (Komplex) gebunden an Promotorregion des Gens

Chromatin-fibrille

Kernskelett Matrixfilamente

Abb. 2-81   Schema zur funktionellen Struktur der chromosomalen DNA im Interphasenkern am Beispiel von zwei Chromosomen mit Nucleolus-Organisatoren. Ein inaktiviertes X-Chromosom (BARR-Körper) ist auch dargestellt. In (b) ist eine transkriptionsaktive DNA-Schleife (Replikationseinheit) herausvergrößert (sehr vereinfachtes Modell). Die Basen der Schleifen werden durch Protein-RNA-Komplexe zusammengehalten, die zum Kernskelett zählen (nukleäre Matrix). CAJAL-Körper („coiled bodies") sind bis 0,5 μm große proteinreiche Bezirke, in denen u.a. Proteine der RNA-Synthese (RNA-Polymerase I, II, III) und der RNA-Prozessierung (Spleißens) konzentriert sind. Kernflecken (engl.: speckles) sind Aggregate von Interchromatingranula. Diese enthalten vor allen Dingen snRNPs. Ringförmige PML-Körperchen enthalten u. a. das Promyelozyten-Leukämie-Protein (PML) und das Zellzyklusregulator-Protein Rb (Retinoblastom-Protein).

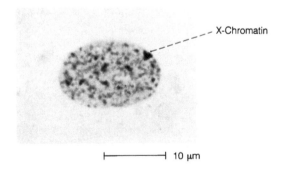

X-Chromatin

10 μm

Abb. 2-82   X-Chromatin (BARR-Körper) im Zellkern einer Amnionbindegewebezelle eines neugeborenen Mädchens. FEULGEN-Färbung.

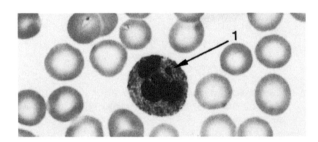

1

Abb. 2-83   „Drumstick". In 3% der neutrophilen Granulozyten von Frauen bildet das X-Chromatin trommelschlägelartige Anhängsel (1) (engl.: drumstick). GIEMSA-Färbung. Vergr. 1200fach.

Für die Organisation (Bildung) eines Nucleolus reicht bereits ein einziges Gen für die ribosomale RNA aus. Die 28-S-, 18-S- und 5,8-S-rRNA der Ribosomen (Abb. 2-69) werden durch Spaltung einer gemeinsamen Vorläufer-rRNA (45-S-Prä-rRNA) gebildet, während die kleine 5-S-rRNA an Chromosomenabschnitten außerhalb der Nucleoli synthetisiert wird. Wegen des hohen Bedarfs an ribosomaler RNA gibt es zahlreiche identische rRNA-Gene (repetitive Gene) auf den entsprechenden Nucleolus-organisierenden Chromosomenabschnitten.

Molekularstruktur des Nucleolus

Das Elektronenmikroskop erlaubt eine nähere Analyse der molekularen Struktur der Nucleoli. Es lassen sich drei Abschnitte unterscheiden (Abb. 2-84):

1. **Fibrilläre Zentren.** Diese treten als multiple, inselförmige, feinfilamentäre Aufhellungen innerhalb des Nucleolus in Erscheinung und lassen sich durch Reduktion von Silbersalzen färberisch darstellen. Hier ist die RNA-Polymerase I lokalisiert, die für die Synthese (Transkription) der ribosomalen RNA (45-S-Prä-rRNA) verantwortlich ist.

2. **Dicht-fibrilläre Komponente.** Diese optisch dichtesten Abschnitte der Nucleoli umgeben die fibrillären Zentren meistens schalenförmig. Aber auch girlanden- und netzförmige Strukturen kommen vor (als **Nucleonema** bezeichnet). In diesen Abschnitten bildet die ribosomale Prä-rRNA Komplexe mit spezifischen Proteinen, die die Prä-rRNA in die 28-S-, 18-S- und 5,8-S-rRNA zerschneiden. Dieses geschieht unter der Mitwirkung der Proteine **Fibrillarin** und **Nucleolin.**

3. **Granuläre Komponente.** Volumenmäßig handelt es sich meistens um das größte Kompartiment des Nucleolus, in welchem die ribosomalen Untereinheiten als Granula in Erscheinung treten. Sie werden hier aus rRNA und Proteinen zusammengesetzt (**präribosomale Partikel**). Die ribosomalen Untereinheiten der Nucleoli enthalten neben den spezifischen ribosomalen Proteinen (etwa 50 in der großen, 35 in der kleinen Untereinheit) noch verschiedene **ribosomale Helferproteine** (u. a. das Protein B23), die aber die ribosomalen Untereinheiten vor dem Durchtritt durch die Kernpore wieder verlassen und zur Bildung neuer Untereinheiten zu den Nucleoli rezirkulieren.

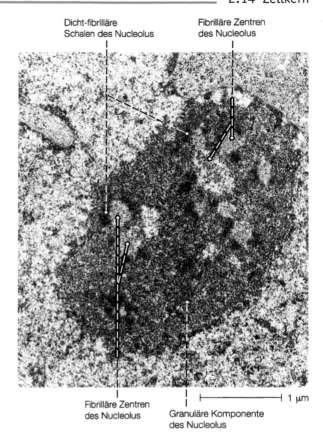

Dicht-fibrilläre Schalen des Nucleolus · Fibrilläre Zentren des Nucleolus · Fibrilläre Zentren des Nucleolus · Granuläre Komponente des Nucleolus · 1 μm

Abb. 2-84 Ultrastruktur eines Nucleolus aus einem Lymphozyten. TEM, Vergr. 20000fach.

Unter den etwa 20 inzwischen identifizierten, spezifischen nucleolären Proteinen haben einige **klinisch diagnostische Bedeutung** erlangt, weil gegen sie aus noch nicht geklärten Gründen bei bestimmten Erkrankungen Antikörper gebildet werden, die im Serum der Patienten auftreten. Besonders zu erwähnen ist das Krankheitsbild der **Sklerodermie**, einer zumeist tödlich verlaufenden Erkrankung, die mit einer überschießenden Produktion und Schrumpfung von Bindegewebe einhergeht. Im Serum dieser Patienten lassen sich Antikörper u. a. gegen folgende nukleoläre Proteine nachweisen:

Nucleolin ist ein Protein der dicht-fibrillären und granulären Komponente und ist für die Spaltung der 45-S-Prä-rRNA obligatorisch.

RNA-Polymerase I. Es handelt sich um einen aus vielen Proteinuntereinheiten bestehenden Komplex, der auf die fibrillären Zentren der Nucleoli beschränkt ist. RNA-Polymerase I ist auch in den Nucleolus-Organisationsabschnitten der Metaphase-Chromosomen nachweisbar.

Fibrillarin. Dieses Protein ist auf die dicht-fibrilläre Komponente beschränkt und dort mit den kleinen Ribonukleoproteinpartikeln (snRNPs) vergesellschaftet. Diese snRNPs besitzen in ihrer RNA uracilreiche Abschnitte (UsnRNP). Von diesen UsnRNPs kommen die Typen U3, U8 und U13 nur im Nucleolus vor und sind dort an der Reifung (u. a. Spaltung) der 45-S-Prä-rRNA beteiligt.

2.14.5 Kernskelett, Cajal-Körper, Kernflecken (Abb. 2-81)

Der Zellkern besitzt ein engmaschiges filamentäres Proteingerüst (Kernskelett, Kernmatrix). Die **Matrixfilamente** werden nach Verdau der DNA sichtbar. Sie sind 9–13 nm dick und enthalten u. a. RNA und die Proteine **Topoisomerase II** und **NuMA.** Zwischen den Matrixfilamenten befinden sich ~30 nm große **Interchromatingranula,** die hauptsächlich snRNPs (s.o.) und RNA-Polymerase II enthalten (engl.: snurposome). Aggregate von Interchromatingranula sind die **Kernflecken** (engl.: speckles). Andere Aggregate sind **Cajal-Körper** (engl.: coiled body). Es sind bis 0,5 μm große proteinreiche Territorien mit gewundener filamentärer Substruktur, die vor allem große Mengen von snRNAs (s. oben unter RNA) und **RNA-Polymerasen I bis III** sowie das Protein Coilin und das nukleoläre Protein Fibrillarin enthalten. In den Cajal-Körpern findet u. a. die Biogenese von snRNPs statt. Von ihnen geht u. a. durch Abschnürung die Bildung von Interchromatingranula aus.

PML-Körper sind ring- bis fleckförmige Strukturen, die u. a. das PML-Protein, das Retinoblastom-Protein (Rb) und das Tumorsuppressorprotein p53 enthalten (Kap. 2.17.3 u. 2.17.5). Bei der **Promyelozyten-Leukämie** (PML) entsteht ein abnormes Fusionsprotein zwischen PML-Protein und dem Vitamin-A-Rezeptor. Die PML-Körper verschwinden bei dieser Erkrankung. PML-Körper werden u. a. am MHC-Locus (Kap. 2.2.4 u. Bd. 2, Kap. 10.1) von Chromosom 6 gebunden und sind außer an der Transkriptions-Kontrolle auch an der proteolytischen Eliminierung von Proteinen durch Bindung von SUMO (Ubiquitin-Analog) beteiligt.

Die Kernlamina ist an integralen Membranproteinen der inneren Kernmembran befestigt (u. a. Lamin-B-Rezeptor und Emerin). Mutationen der Lamine A/C bzw. von Emerin (Xq8, Abb. 2-80) sind die genetische Ursache für Formen der **Muskeldystrophie** (EMERY-DREIFUSS-Muskeldystrophie).

2.14.6 Kernhülle

Der Zellkern ist gegenüber dem Zytoplasma durch eine **Zisterne des rauen ER,** die Kernhülle, abgegrenzt (Abb. 2-1, 42 u. 85). Die innere Membran der Kernhülle ist dem Karyoplasma und die äußere dem Zytoplasma zugewandt. Die äußere Kernmembran ist teilweise mit Ribosomen besetzt und wird in der Regel von einem perinukleären Geflecht von Intermediärfilamenten umfasst (stabilisiert). Die innere Kernmembran ist mit einem Gerüstwerk aus Lamin-Filamenten (Abb. 2-86) besetzt, die die **Kernlamina** (nukleäre Lamina) aufbauen (s. auch Kap. 2.4.5).

In regelmäßigen Abständen ist die Kernhülle durch 100 µm weite **Kernporen** unterbrochen, die in einer Dichte von bis zu 20 Poren pro µm^2 vorkommen (Abb. 2-1, 42 u. 85). Strukturelle Details der Kernporen sind in Abb. 2-86 dargestellt. Jeweils acht Proteinkomplexe bilden einen äußeren und einen inneren Ring. Vom äußeren Ring ragen acht 50 µm lange zytoplasmatische Fibrillen ins Zytoplasma und vom inneren Ring acht Fibrillen ins Nukleoplasma. Diese bilden durch ringförmige Querverbindungen eine reusenartige Struktur (nukleärer Korb). Der zytoplasmatische und nukleäre Ring stehen mit einem zentralen Proteinkomplex in Verbindung. Dieser enthält den eigentlichen Transportkanal für den Im- und Export von Proteinen, RNA-Komplexen und ribosomalen Untereinheiten durch die Kernpore. Der Transportkanal kann sich zu einer bis 30 nm weiten Pore öffnen.

Proteine mit einem Molekulargewicht von < 60 000 (≤ 9 nm) können passiv (durch Diffusion) die Poren durchqueren. Größere Proteine und Proteine, die selektiv im Zellkern angereichert werden, unterliegen einem spezifischen **Transportmechanismus.** Für den selektiven Import besitzen diese Proteine meistens umschriebene Sequenzmotive mit mehreren basischen Aminosäuren (nukleäre Lokalisationssequenz, NLS). Die NLS wird von zytoplasmatischen Transportproteinen der **Importin-Familie** gebunden. Die Importin-Proteinkomplexe (bestehen aus einer α- und β-Untereinheit) binden mit der β-Untereinheit an die zytoplasmatischen Fibrillen der Kernporenkomplexe. Anschließend findet die energieabhängige Translokation der Proteine in den Zellkern statt. An der Innenseite der Kernpore dissoziiert der Komplex. Anschließend werden die beiden Untereinheiten wieder in das Zytoplasma zurücktransportiert (α-Importin im Komplex mit RanGTP und dem Protein CAS; β-Importin im Komplex mit RanGTP). Exportine transportieren u. a. t-RNAs aus dem Zellkern.

Die Bedeutung dieses Transportweges wird u. a. daran ersichtlich, dass alle mit der DNA verbundenen Proteine (Histone, Transkriptionsfaktoren, Reparaturenzyme) sowie die Proteine der Ribosomen (80–90 verschiedene Proteine) im Zytoplasma der Zelle synthetisiert werden und anschließend über eine selektive Affinität zu den Kernporen in den Zellkern hineingelangen. Desgleichen müssen alle RNA-Moleküle den Kern über die Kernporen verlassen, teilweise als große Ribonukleoproteinkomplexe, wie die Untereinheiten der Ribosomen.

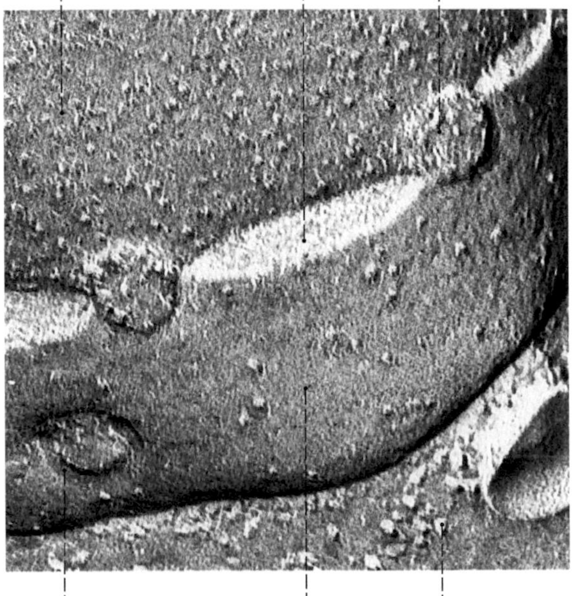

2.15 Zellzyklus, Mitose

┌─ Übersicht ─

Der Begriff Zellzyklus beinhaltet die Abfolge der zellulären Ereignisse, die eine Körperzelle durchläuft, um sich in zwei identische Tochterzellen zu teilen (Reduplikation). Er beträgt für schnell wachsende Zellen, wie z. B. Erythrozytenbildende Zellen, etwa 15–30 Stunden. Zellwachstum, Verdopplung der DNA-Moleküle (Chromosomen) und ihre exakte Aufteilung auf die beiden Tochterzellen müssen miteinander koordiniert werden. Diese drei Mechanismen finden in verschiedenen, zeitlich voneinander getrennten Phasen statt (Abb. 2-87).

2.15.1 Interphase

Als Interphase wird der gesamte zeitliche Abschnitt zwischen zwei Zellteilungen bezeichnet. Die meisten Zellen in Gewebeschnitten des erwachsenen Menschen befinden sich im Stadium der Interphase, nur wenige Zellen sind im Stadium der Zellteilung, der Mitose anzutreffen (s. u.).

Die Interphase wird in drei Stadien unterteilt: die DNA-Synthese-Phase (**S-Phase),** in der die Chromosomen verdoppelt werden, und zwei weitere Phasen, in denen keine DNA-Synthese stattfindet. Diese Phasen werden als **Lücken-Phasen (Gap-Phasen)** bezeichnet und als G_1- und G_2-Phasen abgekürzt. In einer Gewebekultur mit Embryonalzellen beträgt ein Zellzyklus etwa 24 Stunden.

G_1-**Phase.** Sie beginnt im Anschluss an die Zellteilung und ist durch intensives Wachstum der Zellen mit hoher Protein- und RNA-Synthese gekennzeichnet. Die G_1-Phase kann in schnell proliferierenden Zellen des Menschen nur 3 Stunden betragen. Der Chromosomensatz ist diploid (2n), jedes Chromosom besteht jetzt noch aus einer Chromatide (2n, 2C) bzw. einem DNA-Molekül. Von einem nicht genau festgelegten Zeitpunkt an, der als **Restriktionspunkt** oder Startpunkt definiert ist, wird ein zelluläres Programm angeschaltet, das die Zelle auf die S-Phase vorbereitet. Der Restriktionspunkt trennt die G_1-Phase in einen A- und B-Zu-

Innere Kernmembran | Perinukleäre Zisterne | Kernpore

Abdruck des zytoplasmatischen Ringes einer Kernpore | Äußere Kernmembran | Zytosol

Abb. 2-85 Kernmembran und Kernporen. Gefrierbruch durch die Kernhülle eines Zellkerns der Darmepithelzelle (Ratte). Man sieht die äußere und innere Kernmembran mit drei Kernporen. Die Kernpore unten links lässt den Abdruck des zytoplasmatischen Ringes erkennen (die Proteine des Ringes sind abgebrochen). Vergr. 150 000fach.

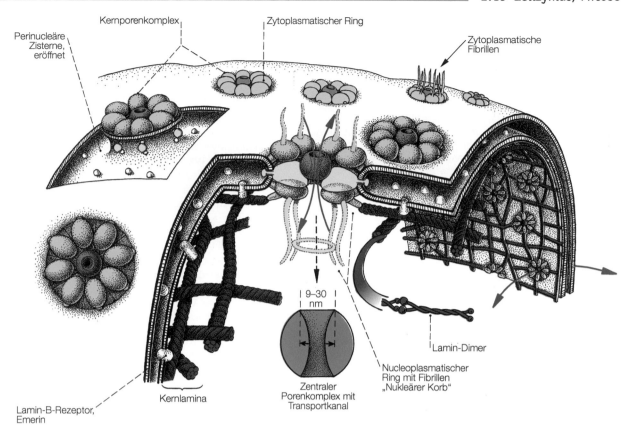

Kernporenkomplex

Zytoplasmatischer Ring

Perinucleäre Zisterne, eröffnet

Zytoplasmatische Fibrillen

9–30 nm

Lamin-Dimer

Nucleoplasmatischer Ring mit Fibrillen „Nukleärer Korb"

Lamin-B-Rezeptor, Emerin

Kernlamina

Zentraler Porenkomplex mit Transportkanal

Abb. 2-86   Struktur der Kernhülle und des Kernporenkomplexes.

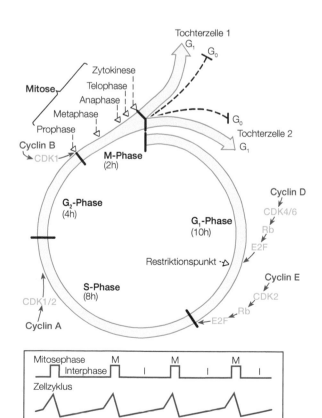

Tochterzelle 1

Zytokinese

Mitose
Telophase
Anaphase
Metaphase
Prophase

Cyclin B
CDK1

M-Phase (2h)

G_2-Phase (4h)

G_1-Phase (10h)

Restriktionspunkt

CDK1/2
Cyclin A

S-Phase (8h)

Cyclin D
CDK4/6
Rb
E2F

Cyclin E
CDK2
Rb
E2F

G_0

G_0

Tochterzelle 2
G_1

Mitosephase   M   M   M
Interphase
Zellzyklus
Cyclin B

stand. Der B-Zustand wird durch die Synthese des Proteins Cyclin D ausgelöst, das die Cyclin-abhängigen (dependent) Kinasen 4 und 6 (CDK4, CDK6) aktiviert. Diese übertragen Phosphatgruppen auf verschiedene Proteine, welche die DNA-Replikation und die Zentriolenverdopplung steuern.

Das wichtigste Zielprotein, das von CDK4 und CDK6 phosphoryliert wird, ist das **Retinoblastomprotein** (Rb). Dieses bildet einen Komplex mit dem Transkriptionsfaktor **E2F** (Abb. 2-94), der nach Phosphorylierung von Rb freigesetzt wird und die Transkription von verschiedenen Genen aktiviert, die für den Eintritt in die S-Phase notwendig sind. Das Protein **Myc** ist ein Aktivator von E2F. In Familien mit gehäuft auftretenden bösartigen Tumoren der Netzhaut (Retinoblastom) liegt eine inaktivierende Mutation des Rb-Gens vor. Aktivierende Mutationen von Myc kommen in vielen Tumoren vor (Kap. 2.17.5).

S-Phase. In dieser Phase erfolgt die Synthese (Replikation) der DNA. Sie beträgt gewöhnlich 8 Stunden, kann aber in Embryonal- und Tumorzellen auch schneller vollzogen werden (5–6 Stunden). Die S-Phase wird hauptsächlich durch Synthese von **Cyclin E** und Aktivierung von CDK2 eingeleitet, die ebenfalls das Rb-Protein hyperphosphoryliert. Die Proteinsynthese ist in dieser

◄ **Abb. 2-87   Die Phasen des Zellzyklus bei einer zugrunde gelegten Zyklusphase von 24 h.** Die Phasen des Zellzyklus stehen unter Kontrolle verschiedener Cycline. Die Konzentration von Cyclin B steigt kontinuierlich bis zur Mitose (M-Phase) an. Cyclin B aktiviert die Cyclin-abhängige Kinase 1 (CDK1), die ihrerseits durch Aktivierung eines anderen Proteins (die Ubiquitin-Ligase APC/C) den Abbau von Cyclin B während der M-Phase einleitet (negative Rückkopplung).

Phase gleichbleibend hoch wie in der G_1-Phase, jedoch liegt das Schwergewicht auf der **Synthese großer Mengen von Histonen,** die für die Bindung und Aufspulung der neu synthetisierten DNA benötigt werden. Wegen des enorm hohen Proteinbedarfs in sehr kurzer Zeit verfügen Histone als einzige Proteine des Organismus über zahlreiche **repetitive Gene** (etwa 40 Gene pro Histon). Außerhalb der S-Phase werden Histone praktisch nicht synthetisiert. Am Ende der S-Phase sind die Chromatiden der 46 Chromosomen verdoppelt (2n, 4C). Die Replikation der DNA erfolgt gleichzeitig an zahlreichen Abschnitten entlang von DNA-Fäden, die als **Replikationseinheiten** (Replicon) bezeichnet werden. Jedes Replikon scheint einen schleifenförmigen DNA-Abschnitt von etwa 100 000 – 200 000 Basenpaaren zu umfassen, was etwa 1000 Replikons pro DNA-Molekül (Chromosom) entsprechen würde. Die wichtigsten Proteine für die DNA-Synthese sind die Primase, DNA-Polymerase, Replicase, Topoisomerase I, II und das proliferierende nukleäre Antigen (**PCNA**). Diese Proteine werden in der G_1-Phase synthetisiert (unter Kontrolle von E2F) und scheinen erst zu Beginn der S-Phase vom Zytoplasma in den Zellkern verlagert zu werden. Antikörper gegen PCNA werden zur Immundarstellung von Zellen in der S-Phase eingesetzt.

G_2-Phase. Es handelt sich um einen kurzen, etwa 4 Stunden langen Abschnitt nach Abschluss der S-Phase, der u. a. durch **Cyclin A** und CDK1/2 gesteuert wird. In der G_2-Phase werden Proteine synthetisiert, die für die Kondensierung von Chromosomen wichtig sind. Dazu gehören spezielle Kinasen (Phosphatgruppen übertragende Enzyme), die z. B. die Histone 1 und 3 phosphorylieren und damit die Kondensierung der DNA einleiten. Diese Schritte werden hauptsächlich durch **Cyclin B** und CDK1 reguliert. Außerdem scheinen in der G_2-Phase das **Korrek-** **turlesen der DNA** und die Reparatur defekter Abschnitte zu erfolgen. An dieser Funktion ist das Protein **p53** zentral beteiligt. Eine experimentelle Schädigung der DNA durch UV-Bestrahlung verlängert die G_2-Phase.

2.15.2 Mitose-Phase (M-Phase)

In dieser Phase findet die Mitose statt, die etwa 60 Minuten dauert (Abb. 2-88 u. 89). Die Chromosomen werden als fadenförmige, kondensierte Strukturen sichtbar (mitos, gr.: Faden). Während der Mitose wird der duplizierte Chromosomensatz auf zwei Tochterzellen verteilt, die anschließend voneinander getrennt werden. Die Mitose wird durch **Cyclin B** ausgelöst, das die **CDK1** (früher cdc2) aktiviert. Der Komplex aus beiden Proteinen wird als **MPF** (engl.: M phase promoting factor) bezeichnet. Die zytoplasmatische Konzentration von Cyclin B steigt kontinuierlich bis zur M-Phase an. Cyclin B wird während der M-Phase wieder abgebaut. Das geschieht durch CDK1-vermittelte Phosphorylierung und Aktivierung einer Ubiquitin-Ligase (APC/C-Komplex, s. u.), die Cyclin B ubiquitinyliert und so der Degradation durch Proteasomen zuführt (Kap. 2.12). Die M-Phase wird in sechs Stadien unterteilt:

1. Prophase. Phase der beginnenden Kondensierung der Chromosomen, die durch CDK1-abhängige Phosphorylierung von Histonen eingeleitet wird. Daraus resultiert

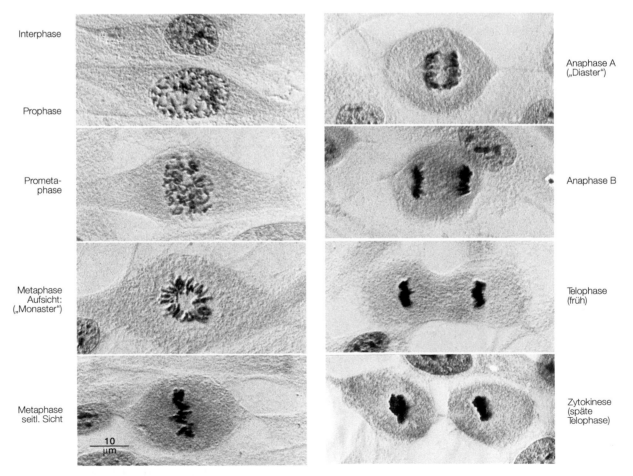

Abb. 2-88 Mitosestadien von menschlichen Fibroblasten in der Gewebekultur.

eine **grobschollige Chromatinstruktur** der Zellkerne. Die Kernmembran bleibt noch intakt. Im Zytoplasma sind die Zentriolen bereits in der G$_2$-Phase verdoppelt worden (zwei Zentriolenpaare). Gegen Ende der Prophase kommt es zu einem kompletten **Zusammenbruch des zellulären Mikrotubulussystems.** Anschließend wachsen Mikrotubuli von den beiden jetzt getrennten Zentrosomen aus, wodurch die Zentrosomen weiter voneinander entfernt werden. An diesem Schritt ist das Protein **NuMA** beteiligt, das Dynein bindet und Mikrotubuli am Zentrosom verklammert.

2. Prometaphase. In dieser Phase werden die Chromosomen durch fortschreitende Kondensation komplett sichtbar. Die **Kernhülle zerfällt** in kleine Membranvesikel. Der Auflösung der Kernhülle geht eine Depolymerisation der Kernlamina voraus, die auf einer Phosphorylierung der Lamine A und B durch CDK1 beruht. Die Zentrosomen erreichen in dieser Phase die gegenüberliegenden Zellpole. Die von ihnen ausstrahlenden Mik-

rotubuli bilden die **Mitosespindel.** Die **Kinetochore** am Zentromer der Chromosomen binden an die Mikrotubuli der Spindel und wandern mit Hilfe des Plusendmotors CENP-E zu den freien Enden (Plusenden) der Mikrotubuli (Abb. 2-90).

Das 0,3–0,5 μm große Kinetochor besteht aus einer plattenförmigen Auflagerung von Proteinen in der Zentromerregion der Chromatiden (Abb. 2-76). Im Querschnitt bestehen die Kinetochore aus drei Lamellen (äußerer, mittlerer und innerer **Lamelle**) und einer aufgelockerten Corona. Die **Corona** und äußere Lamelle enthalten Mikrotubulusbindeproteine (CLIP-170) und Mikrotubulusmotorproteine (Dynein, CENP-E). Der Dyneinkomplex wird durch das Protein ZW-10 an der äußeren Lamelle verankert. Die Plusenden der Mikrotubuli werden durch Bindung an das Kinetochor stabilisiert.

Außer diesen **Kinetochor-Mikrotubuli** gibt es eine zweite Population von Mikrotubuli, die nicht mit den Kinetochoren in Verbindung treten, sondern sich mit Mikrotubulusenden überlappen, die von dem gegenüberliegenden Zentrosom auswachsen (**Pol-Mikrotubuli**). Viele Chromosomen haben in dieser Phase nur mit einem ihrer beiden Kinetochore Kontakt mit Mikrotubuli aufgenommen. Andere Mikrotubuli strahlen sternförmig von der Mitosespindel in die Zellperipherie aus (**astrale Mikrotubuli**).

3. Metaphase (meta, gr.: Mitte). In dieser Phase wird eine weitere Kondensation der Chromosomen vollzogen. In günstigen Fällen werden die beiden Chromosomenhälften (Chromatiden) jedes Chromosoms bereits im Lichtmikroskop sichtbar. Beide Kinetochore jedes Chromosoms haben jetzt Kontakt zu Mikrotubuli aufgenommen, wodurch die Chromosomen exakt in die Mitte zwischen den beiden Spindelpolen verlagert werden (**Metaphasenplatte**). In der Aufsicht der Metaphasenplatte erscheinen die Chromosomen als sternförmiges Gebilde (**Monaster**).

4. Anaphase (ana, gr.: hinauf). In diesem, wenige Minuten dauernden Stadium werden die Chromatiden voneinander getrennt und in Richtung auf die beiden Spindel-

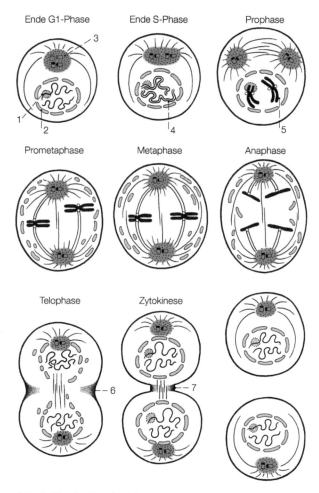

Abb. 2-89 Stadien der Mitose.
1: Nucleolus an Organisator-Region eines Chromosoms
2: Kernhülle
3: Zentrosom mit sich verdoppelnden Zentriolenpaaren und ausstrahlenden Mikrotubuli
4: verdoppelte Chromatiden (DNA)
5: kondensierte Doppelchromosomen mit Zentromer (Kinetochor)
6: kontraktiler Schnürring
7: Zytoplasmabrücke mit Mittelkörper

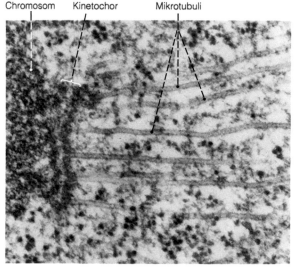

Abb. 2-90 Kinetochor am Zentromer eines Chromosoms in früher Anaphase (Zellkultur aus Fibroblasten der Känguruh-Ratte) bestehend aus drei Lamellen (dunkel, hell, dunkel). Mikrotubuli sind in der äußeren Lamelle des Kinetochors verankert. TEM.

pole transportiert. Es entstehen zwei Chromatidensterne (**Diaster**).

Die Lösung der Chromatiden im Zentromer erfolgt durch Aktivierung des Anaphase auslösenden (engl.: promoting) Komplexes, auch Cyclosom genannt (**APC/C**). APC/C ist eine Ubiquitin-Ligase (Kap. 2.9.5), die eine Proteolysekaskade in Gang setzt, welche schließlich eine durch das Protein Separin vermittelte Spaltung des Cohesinkomplexes am Zentromer auslöst.

Der Transport der separierten Chromatiden erfolgt durch Depolymerisation der Kinetochormikrotubuli. Dieser Abbau der Mikrotubuli erfolgt am Kinetochor selbst. **Dyneinmoleküle,** die mit dem Kinetochor verbunden sind (s. oben), ziehen durch ruderartige Bewegungen die Chromatiden kontinuierlich an die schrumpfenden Enden der Kinetochor-Mikrotubuli heran (Abb. 2-91). Die Geschwindigkeit dieses Transportes beträgt etwa 1 µm/Minute (**Stadium A der Anaphase**). Im **Stadium B** beginnen die Pol-Mikrotubuli weiterzuwachsen und gleichzeitig mit ihren **Enden aneinander entlangzugleiten.** Dieser Gleitmechanismus wird durch Motorproteine der Kinesinfamilie vermittelt. Dadurch werden die Spindelpole immer weiter voneinander entfernt.

5. Telophase (telos, gr.: Ende). Endstadium der Mitose. Die separierten Tochterchromatiden haben die Zentrosomenregion erreicht. Die Chromatiden entspiralisieren sich wieder (**Despirem**), und eine Kernhülle wird um das Chromosomenpaket aufgebaut. Die Fragmente der alten **Kernhülle** werden zum Aufbau der neuen Hülle wiederverwendet, wobei das Lamin B (Strukturprotein der Kernlamina, s. oben) von besonderer Bedeutung ist.

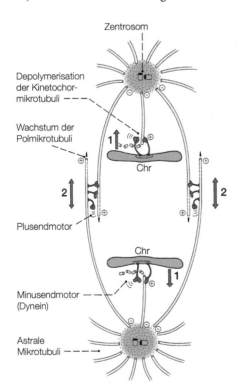

Zentrosom

Depolymerisation
der Kinetochor-
mikrotubuli

Wachstum der
Polmikrotubuli

Chr

Plusendmotor

Chr

Minusendmotor
(Dynein)

Astrale
Mikrotubuli

Abb. 2-91   Molekulare Basis der Chromatidenbewegungen in der Anaphase.
1. Anaphase A: Depolymerisation der Kinetochormikrotubuli und aktives Folgen („Hangeln") der Chromatiden (Chr) durch Minusend-Motorproteine. Dadurch Wanderung zu den Zentrosomen (Z).
2. Anaphase B: Auseinandergleiten durch Plusend-Mikrotubulusmotoren und gleichzeitige Verlängerung der Pol-zu-Pol-Mikrotubuli. Dadurch werden die Zentrosomen mit Chromosomen weiter voneinander entfernt.

Lamin B bleibt während der gesamten M-Phase mit einem Lipidanker (Isoprenschwanz) an den Fragmenten der Kernhülle haften. Die Lamine A und C binden dagegen an die Chromosomen. Durch Bindung der Lamine A und C an Lamin B finden die Kernhüllenfragmente zu den Chromosomen zurück. Durch anschließende Verschmelzung der vesikulären Fragmente (stimuliert u. a. durch GTP-bindende Proteine) entsteht eine neue Kernhülle.

Die Ausbildung der Kernlamina wird dadurch möglich, dass das Protein Cyclin B während der Telophase schnell abgebaut wird (s. oben). Dadurch kommt es in der Folge auch zu einem Abfall des MPF und damit seiner CDK1-Aktivität. Wie oben erwähnt, ist CDK1 für die Phosphorylierung der Lamine und dadurch Hemmung ihrer Polymerisation verantwortlich. Die Lamine werden jetzt nicht länger phosphoryliert und sind deshalb in der Lage, wieder zu polymerisieren und die Kernlamina aufzubauen.

Die Pol-Mikrotubuli bleiben noch als ein zentrales Bündel (**Zentralspindel**) bestehen und bilden die letzte Zytoskelettbrücke zwischen den beiden sich allmählich trennenden Tochterzellen.

6. Zytokinese (kytos, gr.: Zelle; kinein, gr.: bewegen). In diesem letzten Stadium der Zellteilung kommt es zur Durchtrennung des noch gemeinsamen Zellleibes exakt in der Mitte zwischen den beiden Tochterkernen (äquale Teilung). Diese Teilung erfolgt immer senkrecht zur Zentralspindel. Die Durchtrennung wird durch ein an der Plasmamembran befestigtes zirkuläres Actin-Myosin-Bündel bewirkt, den **kontraktilen Ring.** Dieses Bündel kontrahiert sich wie ein Schließmuskel und zieht die anhaftende Plasmamembran furchenartig in die Tiefe zwischen den beiden Zellen (**Teilungsfurche**). Zum Schluss bleibt nur noch eine 0,5–1 µm dünne Zytoplasmabrücke zwischen den Zellen bestehen, die als **Mittelkörper** bezeichnet wird. Der Mittelkörper enthält die Überlappungszone der verbleibenden Zentralspindel, die mehr als 100 Einzeltubuli enthält. Anschließend depolymerisiert auch die Zentralspindel, sodass sich die Tochterzellen voneinander trennen können.

Mitose-Index

Der Mitose-Index (Zahl der Mitosen unter 1000 Zellen) zeigt lokal erhebliche Unterschiede. Er ist z. B. hoch im Epithel des Dünndarms (20–40), im blutbildenden Knochenmark (7) und sehr niedrig (unter 0,1) in Skelettmuskelfasern, Gefäßendothelzellen oder in Nervenzellen des Gehirns. Tumorgewebe ist zumeist durch einen hohen Mitose-Index (>10) gekennzeichnet. Die Häufigkeit von Mitosen wird in histologischen Präparaten unterschätzt, da Mitosen nach dem Tode bzw. nach Entnahme der Gewebe noch vollendet, neue Mitosen (S-Phasen) aber wegen O_2-Mangels (ATP-Bildung) nicht mehr eingeleitet werden können. Selbst bei Einlegen eines Gewebes in eine Fixierungsflüssigkeit können Mitosen im Zentrum der Gewebe wegen der langen Diffusionszeiten der Fixanzien noch zu Ende geführt werden.

2.15.3 Endoreplikation, Endomitose, Amitose

Bei der **Endoreplikation** durchläuft die Zelle mehrere S-Phasen, bevor sie in die G_2-Phase und Mitose eintritt. Daraus resultieren polyploide Zellen mit einer Vermehrfachung der Chromosomenzahl.

Eine **Endomitose** (Trennung der Chromatiden in der Prometaphase bei erhaltener Kernmembran und Ausbleiben der Kernteilung und Zytokinese) ist von Invertebraten bekannt, scheint beim Menschen aber nicht vorzukommen (vielleicht in Tumorzellen).

Bei der **Amitose** findet die Zytokinese nach Komplettierung der S-Phase unter Auslassung der M-Phase statt. Die Zellkerne werden durch einen zirkulären Filamentring sanduhrförmig durchschnürt, sodass Tochterzellen mit unterschiedlich großen Kernfragmenten entstehen. Die Amitose ist einwandfrei nur in ACTH-stimulierten Nebennierenrindenzellen von Fröschen nachgewiesen. Sie scheint beim Menschen nicht vorzukommen (vielleicht in Tumorzellen).

Mitose ohne Zytokinese: Nach regelrecht durchlaufenen Mitosestadien bleibt die Zytokinese aus. Es entsteht dadurch eine mehrkernige Zelle, die **Plasmodium** genannt wird. Beim Menschen sind Plasmodien nicht nachgewiesen (s. Kap. 2.14.1).

2.16 Reifeteilung, Meiose

Übersicht

Das Ziel der Meiose (meiosis, gr.: Verkleinerung) ist die **Produktion von Gameten** (Eizellen, Spermatozoen) zur geschlechtlichen Fortpflanzung. Gameten besitzen einen haploiden Chromosomensatz (23,X oder 23,Y). Durch Vereinigung der Gameten (Befruchtung) entsteht die diploide **Zygote** (befruchtete Eizelle, 46,XX oder 46,XY), die in der Lage ist, ein neues Lebewesen zu bilden. Die geschlechtliche Fortpflanzung hat evolutionsbiologisch folgende Vorteile: 1. eine randomisierte (zufällige) Mischung der Chromosomen zu erzeugen mit neuen chromosomalen Kombinationen und 2. durch Austausch von Chromosomenfragmenten neue Chromosomen und evtl. rearrangierte Gene herzustellen (Rekombination).

Die Meiose läuft in zwei aufeinander folgenden Zellteilungen ab (Abb. 2-92, 2-93 u. 8.5-13) . Die **erste Reifeteilung** verteilt die paternalen und maternalen Chromosomen gleichmäßig auf zwei haploide Tochterzellen (23,X und 23,Y). Die **zweite Reifeteilung** entspricht einer Mitose, in der die noch aus zwei Schwesterchromatiden bestehenden Chromosomen (23,2C) getrennt werden (23,1C).

2.16.1 Erste Reifeteilung

Das Hauptproblem, das die Zelle in der ersten Reifeteilung lösen muss, besteht darin, exakt die Hälfte des Chromosomensatzes auf beide Tochterzellen zu verteilen, sodass jede der Tochterzellen anstelle der 46 nur 23 verschiedene Chromosomen besitzt. Dazu werden in der 1. Reifeteilung der Meiose die homologen Chromosomen über eine Verbindung, den **synaptonemalen Komplex,** aneinander geheftet (Abb. 2-92 u. 8.5-12). Sie bleiben so lange mechanisch miteinander verbunden, bis die Teilungsspindel mit jedem Chromosom Kontakt aufgenommen hat. Erst dann wird die Haftung zwischen den Chromosomen gelöst. Dadurch werden die homologen Chromosomen exakt auf die beiden Tochterzellen verteilt. Die **Prophase** wird in fünf Stadien unterteilt (siehe auch Kap. 8.5.3).

1. Leptotän (leptos, gr.: dünn; taenia, lat.: Band). Die Chromosomen beginnen zu kondensieren. Jedes Chromosom besteht aus zwei Chromatiden, die in der zuvor abgelaufenen S-Phase synthetisiert worden sind. Die Chromatiden sind jedoch noch nicht sichtbar. Bürstenähnlich abstehende DNA-Schleifen sind immer

noch transkriptionsaktiv. Die Telomere aller Chromosomen bleiben mit der inneren Kernmembran verbunden, und zwar scheinen die Telomere jedes homologen Chromosomenpaares an jeweils eine spezifische Stelle der Kernmembran zu gleiten, sodass eine Paarung zwischen homologen Chromosomen zustande kommt.

2. Zygotän (zygon, gr.: Joch). Die Chromosomen sind stärker kondensiert und lagern sich der Länge nach aneinander *(Synapsis).* Die Proteine des lateralen Elementes des **synaptonemalen Komplexes** lagern sich den Chromosomen an, und der Komplex beginnt sich auszubilden. Diese Verbindung erfolgt durch Komponenten des Cohesinkomplexes (s. Mitose), die die Proteine des synaptonemalen Komplexes (SC), SCP2 und SCP3, binden. SCP3 bildet die 5-10 nm dicken Filamente des lateralen Elementes (Abb. 2-92). SCP1 baut das zentrale Element des Komplexes auf.

3. Pachytän (pachys, gr.: derb). Die homologen Chromosomen sind vollständig durch den synaptonemalen Komplex miteinander verbunden.

4. Diplotän (diploos, gr.: doppelt). Der synaptonemale Komplex wird schrittweise gelöst. Schließlich hängen die Chromosomen an Überkreuzungspunkten, den **Chiasmata,** noch eine Zeitlang zusammen und sind deutlich als Chromosomenpaare zu erkennen. An diesen Stellen sind Protein-RNA-Komplexe lokalisiert, die **Rekombinationsknötchen.** In der Folge entstehen hier

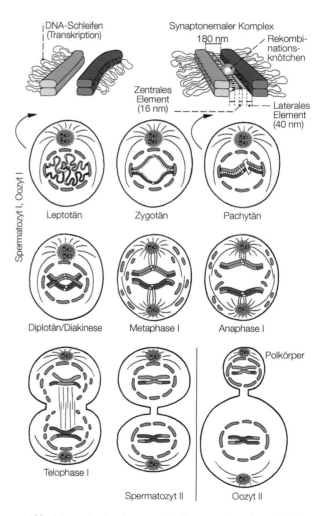

Abb. 2-92 Stadien der ersten Reifeteilung im Rahmen der Spermatogenese und Oogenese. Charakteristisch ist der Austausch von Chromosomenstücken zwischen homologen Chromosomen (Rekombination). Die erste Reifeteilung des Oozyten verläuft inäqual mit Bildung einer kleinen Tochterzelle (Polkörper) und wird erst beim Follikelsprung abgeschlossen.

Brüche der Chromatiden, und es kommt zu einem Austausch paternaler und maternaler Chromosomenstücke. Dieser als Rekombination bezeichnete Mechanismus wird offenbar durch die Rekombinationsknötchen gesteuert. Abschnitte der Diplotänchromosomen dekondensieren anschließend in transkriptionsaktive Zonen, an denen die mRNA für bestimmte Eizell- und Spermienproteine synthetisiert wird (aktive Proteinsynthese!).

5. Diakinese (diakinein, gr.: auseinander bewegen). Erst jetzt werden die Telomere von der Kernmembran gelöst und die Chromosomen getrennt. Noch hängen die homologen Chromosomen an den Chiasmata zusammen. Die Chiasmata gleiten dann immer weiter zu den Enden der Chromosomen (**Terminalisierung**).

Separierung der Chromosomen, Zytokinese. Die anschließende meiotische Zellteilung erfolgt ähnlich der Teilungsschritte der Mitose und wird in **Prometaphase I** (Endphase der Diakinese), **Metaphase I, Anaphase I** und **Telophase I** unterteilt. Der wesentliche Unterschied zur Mitose besteht darin, dass beide Kinetochore der Schwesterchromatiden eines Doppelchromosoms Kontakt zu den Mikrotubuli desselben Spindelpols aufnehmen. Erst wenn alle Kinetochore mit Mikrotubuli besetzt sind und die Chromosomen in der Metaphasenebene liegen, lösen sich die Chiasmata. In der Anaphase werden die Chromosomen zu den Spindelpolen transportiert, ohne dass die Chromatiden in den

Zentromeren voneinander getrennt werden (ein wesentlicher Unterschied zur Mitose). Die Zytokinese ist unvollständig. Die Tochterzellen bleiben über eine **Zytoplasmabrücke** noch bis zum Abschluss der zweiten Reifeteilung miteinander verbunden.

2.16.2 Zweite Reifeteilung

Nach einer kurzen Interphase ohne S-Phase wird die zweite meiotische Teilung eingeleitet (Abb. 2-93), in der die Schwesterchromatiden der Doppelchromosomen (23,2C) voneinander getrennt und auf die Gameten verteilt werden (23,1C). Die zweite meiotische Teilung entspricht einer Mitose und wird in die Stadien **Prophase II, Metaphase II, Anaphase II, Telophase II** und **Zytokinese** unterteilt.

Die meiotische Produktion von männlichen Gameten (**Spermatozoen**) erfolgt in den Hodenkanälchen (*Ductuli seminiferi*). Die Meiose nimmt insgesamt einen Zeitraum von durchschnittlich **24 Tagen** in Anspruch, bis zur Freisetzung reifer Spermatozoen dauert es insgesamt 74 Tage. Aus einem Spermatozyten I entstehen vier Spermatozoen (Spermien). Während der 1. und 2. Reifeteilung bleiben die Zellen der Spermatogenese über Zytoplasmabrücken miteinander verbunden. Bei weiblichen Individuen dauert die erste Reifeteilung **15 – 45 Jahre.** Im 5. Entwicklungsmonat verharren die **Eizellen** im Stadium des Diplotäns, hier als **Diktyotän** bezeichnet. Erst beim **Eisprung** (Ovulation, Kap. 8.6.5) wird die erste Reifeteilung abgeschlossen und die zweite Reifeteilung eingeleitet. Diese wird erst nach der **Imprägnation** (Eindringen eines Spermatozoons) der Eizelle vollendet. Es bilden sich zunächst ein männlicher und ein weiblicher Vorkern. Nach Durchlaufen der S-Phase verschmelzen die Vorkerne miteinander (**Konjugation, Syngamie**) und es entwickelt sich die **Zygote**. Diese tritt in die 1. Furchungsteilung (Mitose) ein. Charakteristisch für die Oogenese ist eine ungleichmäßige Zytokinese (inäquale Teilung) mit Bildung von kleinen Tochterzellen (Polkörpern). Aus einem Oozyten entstehen eine befruchtungsfähige Eizelle und zwei bis drei Polkörper.

2.17 Kontrolle des Zellwachstums

2.17.1 Regeneration

In jungen, heranwachsenden Individuen übersteigt die Vermehrung der Zellen (Proliferation) deutlich den Untergang von Zellen (Zelltod). Daraus resultiert das Größenwachstum des gesamten Organismus und seiner Organe. Dagegen stehen in ausgewachsenen, adulten Individuen Proliferation und Zelltod in einem fein ausbalancierten Gleichgewicht. Der Ersatz für gestorbene (entfernte) Zellen und Gewebe wird als Regeneration bezeichnet.

Physiologische Regeneration

Viele Gewebe besitzen permanent die Fähigkeit zum Ersatz von Zellen im Rahmen des normalen Verschleißes. Von dieser **permanenten physiologischen Regeneration** ist die **zyklische physiologische Regeneration** zu unterscheiden, die in zeitlich festgelegten Abständen erfolgt, wie beispielsweise die hormonell gesteuerte, monatliche Erneuerung der Uterusschleimhaut (Menstruationszyklus). Eine **ein-**

2. Reifeteilung

Prophase II Metaphase II Anaphase II

Ende 2. Reifeteilung von Oozyt II

Polkörper

Telophase, Zytokinese

Zygote nach Durchlaufen der S-Phase

1

2

Metaphase der 1. Furchungsteilung

Spermatiden   Spermatozoen

* Der erste Polkörper kann sich auch teilen, sodass dann drei Polkörper vorliegen

1 Imprägnation

2 Konjugation der Vorkerne (Syngamie)

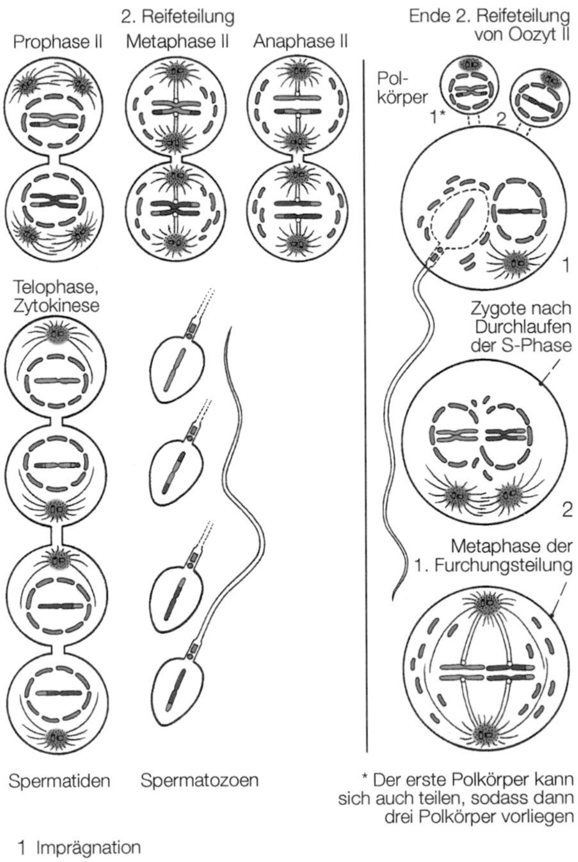

Abb. 2-93   Stadien der zweiten Reifeteilung. Die Meiose II wird erst bei Follikelsprung eingeleitet und nach Eindringen eines Spermatozoons (Imprägnation) abgeschlossen. Anschließend wird nach Bildung eines männlichen und weiblichen Vorkerns die S-Phase eingeleitet. Nach Konjugation der Vorkerne (Syngamie) wird die 1. Furchungsteilung (Mitose) vollzogen.

malige **physiologische Regeneration** ist der Ersatz des Milchgebisses. Die **Epithelzellen des Darms** werden permanent erneuert, mit einer Erneuerungsrate (Lebensdauer) von etwa einer Woche. Die alten, abgestorbenen Epithelzellen werden in das Darmlumen abgegeben, dort verdaut und in Form von molekularen Bestandteilen wieder resorbiert. Rote Blutkörperchen (**Erythrozyten**) leben etwa 120 Tage und werden danach durch neue Erythrozyten ersetzt. Vergleichbares gilt auch für die Epithelzellen der Haarfollikel und der Fingernägel. Die abgestorbenen Zellen verhornen und bilden Haare und Fingernägel. Die **Spermatozoen** (Spermien) sind ein weiteres Beispiel für den Umsatz von Zellen. Die reifen Spermatozoen werden in die Samenwege abgegeben.

Diese proliferationsaktiven Zellsysteme, die einem hohen Umsatz von Zellen unterliegen, sind besonders empfindlich gegenüber **radioaktiven Strahlen**, die die DNA schädigen und die DNA-Synthese stören (s. unten). Bei erhöhter allgemeiner Strahlenexposition stehen Funktionsausfälle von Geweben mit hohem Umsatz klinisch im Vordergrund: blutige Durchfälle, Blutarmut (Anämie, Agranulozytose), Haarausfall, Infertilität. Ähnliche Symptome können auch bei der Behandlung von krebskranken Patienten mit Arzneimitteln beobachtet werden, die die Zellteilung hemmen (Zytostatika).

In den meisten Geweben geht die Proliferation (Regeneration) von **Stammzellen** aus (Kap. 4.1). Stammzellen, auch **Blasten** genannt, sind undifferenzierte Zellen mit einer zumeist geringen Teilungsrate. Die aus Stammzellen hervorgehenden Tochterzellen und deren Folgezellen besitzen dagegen eine hohe Proliferationsrate. Die so vermehrten, noch undifferenzierten Zellen unterliegen anschließend einer zell- und gewebespezifischen Differenzierung. Beispiele für Stammzellen sind die **Kryptenzellen** im Darm, **Basalzellen** in vielen Epithelien, **Satellitenzellen** in Skelettmuskelfasern oder **Spermatogonien** in Hodentubuli. Unter den Basalzellen in der Riechschleimhaut befinden sich **Neuroblasten,** die auch noch beim Adulten in der Lage sind, sich zu teilen und neue Nervenzellen (Riechnervenzellen) zu bilden. Die **Stammzellen** für die verschiedenen Zellen **des Blutes** befinden sich **im roten Knochenmark.** Stammzellen besitzen Telomeraseaktivität. Das Oberflächenmolekül CD34 ist typisch für Stammzellen des Knochenmarks.

Akzidenzielle (pathologische) Regeneration

Wenn in einem Zellsystem durch schädigende Einflüsse Defekte entstanden sind, können diese in vielen Geweben durch Regeneration geheilt werden. Führt die Regeneration eines Defektes zu einer Wiederherstellung der normalen Gewebsarchitektur, liegt eine **komplette Regeneration** vor *(restitutio ad integrum).* Wird der Defekt durch Ersatzgewebe aufgefüllt, ist die Regeneration **inkomplett** (z. B. Narbengewebe).

Beispiele: Die lokale Entfernung oder Verletzung des Hautepithels (Epidermis) bei einer Verletzung (Abschürfung, Schnittwunde) stimuliert die Mitose im benachbarten, unverletzten Epithel. Die proliferierenden Epithelzellen wandern über die Hautwunde und beenden ihre Proliferation erst, wenn ein kontinuierlicher (= konfluenter) Zellverband wiederhergestellt ist. Die Hemmung der Zellproliferation nach Erreichen eines konfluenten Zellverbandes wird als **Kontaktinhibition** bezeichnet. Die Kontaktinhibition ist ein wichtiger Mechanismus, der die Regeneration und Prolifera-

tion von Geweben kontrolliert. In adulten Individuen ist die Fähigkeit zur Regeneration in vielen Zellsystemen verloren gegangen. Beispielsweise ist im Gehirn nach Abschluss des Wachstums praktisch keine nennenswerte Erneuerung von Nervenzellen mehr möglich. Allerdings sind Nervenzellen auch im ausgewachsenen Organismus noch in der Lage, nach Durchtrennung ihrer Fortsätze (Axone, Dendriten) diese wieder auswachsen zu lassen (**partielle Regeneration**) (Kap. 3.8.6).

2.17.2 Hyperplasie, Hypertrophie, Atrophie, Metaplasie

Besondere metabolische und mechanische Beanspruchungen können auch noch im adulten Organismus in manchen Geweben eine absolute Zunahme der Zellzahl bewirken (**Hyperplasie**) oder eine Vergrößerung der Zellen induzieren (**Hypertrophie**).

Bei sportlicher Betätigung findet hauptsächlich eine Dickenzunahme der Skelettmuskelfasern und Herzmuskelzellen statt (Hypertrophie). Eine Hypertrophie und Hyperplasie der Harnblasenmuskulatur, mit vorspringenden Muskelzügen („Balkenblase"), ist bei Einengung der Harnröhre aufgrund einer Prostatavergrößerung („Prostatahypertrophie") festzustellen. Beim Höhentraining (geringe atmosphärische O_2-Konzentration) nimmt die Zahl der roten Blutkörperchen zu (Hyperplasie).

Eine Verkleinerung (Verkümmerung) von Organen durch Reduktion des Volumens und/oder der Zahl von Zellen wird als **Atrophie** bezeichnet. Die **Inaktivitätsatrophie** der Skelettmuskelfasern nach Ruhigstellung einer Extremität durch Gipsverband beruht auf einer Reduktion der Dicke der Skelettmuskelfasern. Das vollständige Fehlen eines Organs, Gewebes oder einer Zellart wird **Aplasie** genannt. Umwandlung eines differenzierten Gewebes in ein anderes differenziertes Gewebe, **Metaplasie,** kann bei inadäquaten Beanspruchungen auftreten: lokale Verhornungen von unverhorntem Plattenepithel der Lippe und Mundschleimhaut bei Pfeifenrauchern oder Umwandlung des Flimmerepithels der Bronchien in unverhorntes Plattenepithel bei Rauchern. **Auf dem Boden der Metaplasie können Tumoren entstehen** (s. unten).

2.17.3 Nekrose, Apoptose

Es werden zwei Formen des Zelltodes unterschieden. Bei der **Nekrose** (unkoordinierter Zelltod) führen exogene Noxen wie Bakteriengifte, abrupter Sauerstoffmangel (Hypoxie, Anoxie) nach Verschluss von Arterien (Ischämie), mechanische Kräfte, Hitze oder chemische Noxen (u. a. Säuren, Laugen) zu schwersten Schädigungen der Zelle mit **Ruptur der Plasmamembran.** Die Ruptur kann direkt durch die Noxen oder indirekt durch Zellschwellung als Folge dekompensierter zellulärer Osmoregulation hervorgerufen werden (u. a. durch ATP-Mangel verursachte Reduktion der Aktivität der Na^+-K^+-ATPase). Zytoplasma, lysosomale Enzyme und zelluläre Degradationsprodukte werden schließlich freigesetzt und können u. a. im Blut nachgewiesen werden (u. a. Herzmuskelproteine bei Herzinfarkt). Die nekrotische Zelle zeigt zumeist eine gesteigerte Eosinophilie (Protein-Denaturierung) und Auflösung des Zellkerns (**Karyolyse**). Nekrosen betreffen größere Verbände von Zellen, die den Noxen ausgesetzt sind, und führen zu entzündlichen Reaktionen in den betreffenden Geweben.

Die **Apoptose** ist ein programmierter (koordinierter) Zelltod, durch den funktionsdefekte, überschüssige oder unerwünschte Zellen (u. a. Tumorzellen, virusinfizierte Zellen, Abwehrzellen nach überstandener Infektion) durch ein koordiniertes Zerstörungsprogramm eliminiert werden. Dieser regulierte Prozess spielt bei der Embryonal- und Organentwicklung und bei der Aufrechterhaltung einer konstanten Zellzahl im adulten Organismus eine wichtige Rolle. Er gewährleistet, dass Entzündungen und Gewebeschäden durch die sterbenden Zellen vermieden werden: Die **Plasmamembran bleibt intakt** und der Zellkern schrumpft meistens (**Karyopyknose**). Anschließend fragmentieren Zellkern (**Karyorrhexis**) und Zelle (**apoptotische Körperchen**). Die membranumhüllten Körperchen werden von Makrophagen phagozytiert und eliminiert. Die Apoptose dauert 20–30 Minuten. Nach 24 Stunden sind keine apoptotischen Zellfragmente mehr nachzuweisen. **Im Gegensatz zur Nekrose vollzieht sich Apoptose an Einzelzellen.**

Die Apoptose wird durch externe und interne Stimuli ausgelöst. Zu den **externen Stimuli** zählen der Entzug von für die Differenzierung notwendigen Hormonen (Beispiel: Apoptose des Gelbkörpers im Eierstock vor der Menstruation), die Lösung von der extrazellulären Matrix (Spezialfall der Apoptose, als **Anoikis** bezeichnet), oder die Aktivität von bestimmten Immunzellen (T-Lymphozyten, Makrophagen), die Apoptosesignale (Liganden) aussenden (**Tumor-Nekrose-Faktor-α**, **FAS**-Ligand). Die von TNF-α-Rezeptoren (TNF-αR2) bzw. FAS-Rezeptoren ausgehenden Signalwege sind gut untersucht. Nach Bindung der Liganden kommt es zur Aktivierung einer Gruppe von spezialisierten Proteasen, **Caspasen** genannt (**C**ystein-**a**bhängige **Asp**artat-**s**pezifische Prot**easen**), insbesondere von Caspase 8. Die Caspasen aktivieren schließlich DNA-zerschneidende **Endonukleasen**, die den Zelltod vollstrecken. Caspasen degradieren auch das Zytoskelett und die Kernlamina, sodass die Zelle in apoptotische Körperchen zerfällt.

Zu den **internen Signalen**, die Apoptose auslösen können, zählen Mitochondrienschäden (u. a. Schwellung bei Hypoxie), die zum Austritt von Cytochrom C führen können. Cytochrom C induziert im Zytoplasma durch Aktivierung der Caspase 9 die Apoptose. Auch DNA-Defekte können durch Vermittlung des **Proteins 53 (p53)** Apoptose stimulieren. Ein an defekte DNA-Abschnitte bindendes Protein, die ATM-Kinase (die bei der Krankheit Ataxia teleangiectatica mutiert ist), verhindert die Degradation von p53. Die Zunahme von p53, einem Transkriptionsfaktor, führt u. a. zur Heraufregulation von Proteinen der **BAX**-Gruppe. Diese steigern die Permeabilität der äußeren Mitochondrienmembran für Cytochrom C durch Öffnung von Porinkanälen (VDAC, Kap. 2.11.2). Ein natürlicher Gegenspieler des BAX sind Proteine der **Bcl-2**-Gruppe, die die äußere Mitochondrienmembran stabilisieren und Porenbildung verhindern. Der externe Signalweg der Apoptose stimuliert im Seitenweg auch den internen (mitochondrialen) Signalweg, sodass eine strikte Trennung beider Signalwege nicht vorliegt.

In den meisten **Tumoren** ist der Apoptosesignalweg unterbrochen, u. a. durch unphysiologische Hochregulation von Proteinen der Bcl-2-Gruppe oder durch Inaktivierung oder Deletion von p53.

2.17.4 Wachstumsfaktoren, Zytokine

Proliferation und Differenzierung von Zellen werden von extrazellulären Signalmolekülen gesteuert. Neben den klassischen Hormonen, die über die Blutbahn zu ihren Zielzellen gelangen (**systemische Hormone**), gibt es eine große, heterogene Gruppe von Signalmolekülen, die lokal gebildet werden und ihre Zielzellen hauptsächlich durch Diffusion erreichen (**Gewebehormone**, Näheres s. Kap. 3.2.8 u. Bd. 2 Kap. 11). Zwei Gruppen der Gewebehormone sind **Wachstumsfaktoren** (engl.: growth factor, GF) und **Zytokine**. Zytokine wirken hauptsächlich auf Leukozyten, Knochenmarkzellen und Zellen des Immunsystems. Wichtige Beispiele von Wachstumsfaktoren und Zytokinen sind in Tab. 2-5 aufgelistet.

Die Einteilung der Wachstumsfaktoren und Zytokine in Familien und die Namensgebung der einzelnen Faktoren sind häufig historisch begründet. Beispielsweise ist der (**NGF**) ein Neurotrophin (trophisch, gr.: Ernährung fördernd), welches das Überleben von Nervenzellen und Auswachsen von Fortsätzen (Axonen) bewirkt. NGF wirkt aber auch auf nicht-neuronale Zellen, wie Keratinozyten oder Lymphozyten. Umgekehrt wirken bestimmte Zytokine (z. B. **Interleukin-6**) im Sinne von neurotrophen Wachstumsfaktoren auf Nerven- und Gliazellen. Die Faktoren wirken über Bindung an spezifische Membranrezeptoren und die Aktivierung intrazellulärer **Signalwege** (Abb. 2-94). Letztlich führt dies zu Änderungen in der Expression von Proteinen, welche auf den Zellzyklus wirken (z. B. Mitose auslösend = mitogen) oder andere Funktionen der Zielzellen steuern. Viele Wachstumsfaktor-Rezeptoren enthalten eine zytoplasmatische Domäne mit **Tyrosinkinaseaktivität** (z. B. Rezeptoren für PDGF, EGF, FGF), andere mit **Serinkinaseaktivität** (z. B. TGF-β-Familie). Schließlich gibt es Rezeptoren, die nach Bindung des Liganden Tyrosinkinasen intrazellulär binden, wie beispielsweise Rezeptoren verschiedener Zytokine, welche die **Janus**-Tyrosinkinasen binden. Rezeptoren der Chemokine sind an trimere **GTP-bindende Proteine** gekoppelt (Kap. 2.2.8).

Wirkungsweise von Wachstumsfaktoren

Ein Signalweg, auf den verschiedene Proliferations-stimulierende Faktoren konvergieren, ist der **Mitogen-aktivierte Kinase-(MAP-K)-Weg**. Am Beginn dieses Signalweges steht die Serin-/Threoninkinase Raf. **Raf** aktiviert die Kinase MEK, die MAP-K aktiviert. MAP-K (mehrere Formen) führen über Phosphorylierung zur Aktivierung mitogener Transkriptionsfaktoren (u. a. **Jun** u. **Fos**, die den Transkriptionsfaktor-Komplex AP-1 bilden). Bei Tyrosinkinase-Rezeptoren wird Raf meistens über Aktivierung des GTP-bindenden peripheren Membranproteins **Ras** aktiviert. Ras wird u. a. durch Tyrosinphosphatgruppen in den zytoplasmatischen Domänen von Wachstumsfaktor-Rezeptoren unter Vermittlung von Adaptorproteinen (Grb2, SOS) aktiviert (Abb. 2-94).

2.17.5 Tumore, Onkogene

Wenn die fein abgestimmte Kontrolle zwischen Zellproliferation und Apoptose aus dem Gleichgewicht gerät, werden laufend neue Zellen gebildet, die der Organismus nicht benötigt. Schließlich können diese Zellen zu einem sichtbaren Zellverband anwachsen, der dann als Tumor bezeichnet wird. Tumore entstehen gehäuft in Geweben, die eine hohe physiologische Regenerationsrate aufweisen (u. a. Knochenmark, Uterusschleimhaut, Epithelien des Magen-Darm-Traktes, Metaplasieherde). Tumore können ortsständig bleiben und nicht in das benachbarte Gewebe eindringen (**gutartiger Tumor, Benignom**) oder infiltrierend in die Nachbarschaft einwachsen, in Blut- und Lymphgefäße eindringen und über den hämatogenen und lymphogenen Weg in andere Organe verschleppt werden

Tab. 2-5 Die wichtigsten Familien der Wachstumsfaktoren und Zytokine mit ausgewählten Beispielen von Faktoren und Funktionen

Familie (Beispiel)	Wachstumsfaktoren (WF; engl.: growth factor, GF)	
	Vertreter (Beispiel)	Funktionen (Beispiel)
Epidermaler WF/ Transformierender WF alpha	EGF TGF-α	Mitogene für Epithelzellen und Fibroblasten. TGF-α bindet an EGF-Rezeptor
Fibroblasten-WF	FGF-1 bis -20 (FGF-1: saurer FGF, aFGF FGF-2: basischer FGF, bFGF)	Angiogenesestimulation (FGF-1, -2), neurotrophe Wirkung (FGF-1), Keratinozytenmitogen (FGF-7 = Keratinozyten-WF, KGF), Astrozytenmitogen (FGF-9 = glia activating factor, GAF), Muskel- und Lungenentwicklung/-differenzierung (FGF-6)
Hepatozyten-WF	HGF (= scatter factor, SF)	Differenzierung von Epithelien und Skelettmuskulatur
Insulin	Insulin Insulin-like GF (IGF-I, -II) Relaxin	Senkung des Blutglukosespiegels (Insulin), Stimulation von Skelett- und Bindegewebewachstum (IGF-I, -II = Somatomedine), Erweiterung und Auflockerung des Geburtskanals (Relaxin)
Transformierender WF beta	TGF-β 1 bis 5 Bone morphogenetic proteins (BMPs) Glia-derived neurotrophic factor (GDNF) Neurturin	TGF-β (1–5) ist u.a. Wachstumsfaktor für Epithelzellen und Fibroblasten, stimuliert Kollagenproduktion (Fibrosierung, Narbenbildung) und hat u.a. neurotrophe Funktionen. BMPs sind u.a. für Entwicklung von Skelett und Nervensystem wichtig GDNF und Neurturin sind neurotrophe Faktoren
Plättchen-WF	Platelet-derived GF (PDGF) Vakulärer endothelialer WF (VEGF A, B, C)	PDGF: Proliferation von Fibroblasten und glatter Muskulatur (Wundheilung) VEGF A, B: Endothelproliferation, Angiogenese VEGF C: Lymphangiogenese
Neurotrophine (NT)	Nerven-WF (NGF) Brain-derived neurotrophic factor (BDNF) NT-3 bis -5	Überleben und Differenzierung von Nervenzellen NGF wirkt auch trophisch auf Keratinozyten, Lymphozyten, Mastzellen, Pankreasinseln. BDNF reguliert die synaptische Plastizität im adulten Gehirn

Familie (Beispiel)	Zytokine	
	Vertreter (Beispiel)	Funktionen (Beispiel)
Interleukine	IL-1 bis -15	Lymphozytenaktivierung (IL-2, -4) Entzündungsreaktion, Fieber (IL-1, -6), Stimulation von Entzündungszellen (IL-5, -10, -12), Leukozytenproliferation (IL-1, -3, -7),Chemotaxie von Leukozyten (IL-8). IL-6 wirkt auch als Neurokin (s. u.)
Kolonie-stimulierende Faktoren	CSF-1 bis -3	Proliferation (Koloniebildung) von Knochenmarkszellen (Monozyten: CSF-1/-2; Granulozyten: CSF-2/-3)
Tumor-Nekrose-Faktor	TNF-α TNF-β	Apoptoseinduktion (TNF-α), Entzündungsreaktion, Fieber (TNF-α, -β), Abmagerung (TNF-β)
Interferone	IFN-α, -β, -γ	Stimulation von Monozyten, Makrophagen (IFN-γ), Stimulation der Abwehr virusinfizierter Zellen, Immunmodulation (IFN-α/-β)
Chemokine	α, -β, -γ-Chemokine	Attraktion (Chemotaxie) und Aktivierung von Leukozyten: z.B. Basophile durch RANTES, Eosinophile durch Eotaxin, ECF, Monozyten durch MCP-1, Lymphozyten durch Lymphotaxin, Neutrophile durch IL-8
Neurokine	Leukämie-Inhibitor-Faktor (LIF) Ciliary neurotrophic factor (CNTF) Cardiotrophin	Alle Neurokine fördern Überleben und Differenzierung von Nervenzellen/Gliazellen. Die Wirkung von CNTF ist auf das Nervensystem beschränkt. LIF wirkt zusätzlich auf Proliferation/ Differenzierung verschiedener Knochenmarks-/Leukämiezellen, Cardiotrophin u.a. auf Herzmuskeldifferenzierung

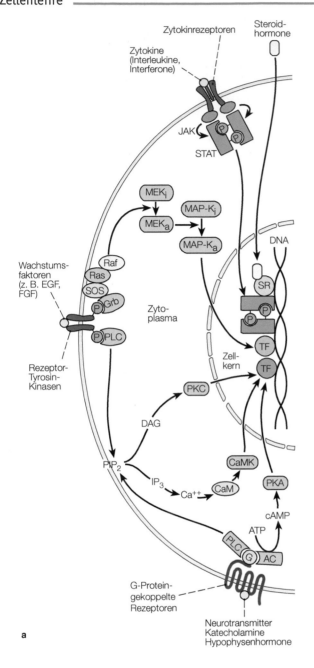

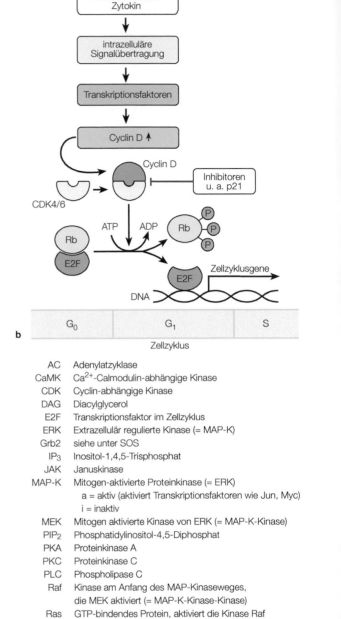

AC   Adenylatzyklase

CaMK Ca^{2+}-Calmodulin-abhängige Kinase

CDK   Cyclin-abhängige Kinase

DAG   Diacylglycerol

E2F   Transkriptionsfaktor im Zellzyklus

ERK   Extrazellulär regulierte Kinase (= MAP-K)

Grb2   siehe unter SOS

IP_3 Inositol-1,4,5-Trisphosphat

JAK   Januskinase

MAP-K   Mitogen-aktivierte Proteinkinase (= ERK)

       a = aktiv (aktiviert Transkriptionsfaktoren wie Jun, Myc)

       i = inaktiv

MEK   Mitogen aktivierte Kinase von ERK (= MAP-K-Kinase)

PIP_2 Phosphatidylinositol-4,5-Diphosphat

PKA   Proteinkinase A

PKC   Proteinkinase C

PLC   Phospholipase C

Raf   Kinase am Anfang des MAP-Kinaseweges, die MEK aktiviert (= MAP-K-Kinase-Kinase)

Ras   GTP-bindendes Protein, aktiviert die Kinase Raf

Rb   Retinoblastom-Protein, bindet (inaktiviert) E2F und setzt nach Phosphorylierung durch CDK E2F frei

SOS, Grb2   Adaptorproteine zwischen Tyrosinkinaserezeptoren und Ras
SOS = "Son of Sevenless" (GDP/GTP-Austauschfaktor von Ras)
Grb2 = Growth Factor Receptor Binding Protein 2

SR   Steroidrezeptor (Transkriptionsfaktor)

STAT   Signal-Transduktions-Aktivator von Transkription

TF   Transkriptionsfaktoren

Abb. 2-94 Wichtige, durch Wachstumsfaktoren/Hormone aus-gelöste Signalwege, die (a) Transkription und (b) Zellzyklus (Proli-feration) stimulieren. Viele der Komponenten spielen bei Überex-pression und aktivierenden Mutationen als Onkogene eine Rolle.

(**metastasieren**) und dort weiterwachsen (**bösartiger Tumor, Malignom**). **Karzinome** sind Malignome epithelialen Ursprungs, **Sarkome** sind Malignome der Zellen des Bin-degewebes und der Muskulatur (sarkos, gr.: Fleisch), und **Leukämien** sind maligne Proliferationen von Vorläufer-zellen der Blutzellen. Als **Blastome** werden Malignome be-zeichnet, die besonders proliferationsaktiv sind und Merk-male von unreifen Vorläuferzellen (Blasten) zeigen.

Die gemeinsame Ursache aller Tumore liegt in der Mutation, Deletion oder Fehlregulation von Genen, die Zellzyklus und Apo-ptose kontrollieren. Gene, die das Tumorwachstum stimulieren, werden **Onkogene** genannt (Krebsgene, gr.: onkos = Tumor). Ihre Genprodukte sind die **Onkoproteine**. Onkogene (-proteine) ent-stehen durch Mutationen bzw. Fehlregulierung von natürlichen Genen der Zelle (**Protoonkogene**), die an der Stimulation des Zell-zyklus und Inhibition der Apoptose beteiligt sind.

Beispiele: **(a)** In einigen Tumoren ist die Genexpression von **Wachstumsfaktoren** fehlreguliert. Solche Tumore produzieren u. a. große Mengen von TGF-β (einige Sarkome) bzw. PDGF (einige Hirntumore vom Typ der Glioblastome), die die Tumorzellen zur ständigen Zellteilung antreiben. **(b)** In anderen Tumoren können **Rezeptoren** für Wachstumsfaktoren hochreguliert sein, wie z. B. der EGF-Rezeptor in manchen Lungen- und Brustkrebsen. Dadurch werden die Zellen überstimuliert und teilen sich permanent. Mutationen des CSF-1-Rezeptorgens kommen in verschiedenen Leukämieformen vor. Die permanent aktive Tyrosinkinase dieser Rezeptoren führt zu einer Daueraktivierung des MAP-Kinaseweges mit permanenter Zellteilung. **(c)** Aktivitätssteigernde Mutationen von **Ras** sind in ca. 50% aller Dickdarmkarzinome nachzuweisen. **(d)** In anderen Tumoren sind Überexpression und aktivierende Mutationen der Zellzyklus-Stimulatoren **Cyclin D** und **CDK-4** oder des mitogenen Transkriptionsaktivators **Myc** zu finden, der die Aktivität des E2F-Transkriptionsfaktors steigert (Kap. 2.15.1). **(e)** **Bcl-2** als Anti-Apoptoseprotein (s. oben) ist ebenfalls in vielen Tumoren hochreguliert. Das hochregulierte Bcl-2 verhindert die Apoptose und Selbstzerstörung der Tumorzellen. In allen diesen Beispielen wirken die überexprimierten oder permanent aktiven Wachstumsfaktoren, Rezeptoren, Signalwegproteine, Transkriptionsfaktoren und Apoptoseinhibitoren als Onkogene/Onkoproteine.

Eine 2. Gruppe von krebsauslösenden bzw. -fördernden Genen sind die **Tumorsuppressor-Gene (Anti-Onkogene)**. Diese Gene kodieren für Proteine, welche den Zellzyklus inhibieren bzw. Apoptose stimulieren. Werden diese Proteine durch Mutationen inaktiviert oder deletiert, können Tumore entstehen. Verschiedene Beispiele sind bereits in vorhergehenden Kapiteln erläutert worden: **(a)** Das Adenomatosis-Polyposis-coli-Protein (**APC**) eliminiert β-Catenin, ein Zytoskelettadaptorprotein von Cadherinen (Kap. 2.3.1), das unter bestimmten Bedingungen von Cadherinen abdissoziiert und in den Zellkern wandert. Durch Eliminierung von β-Catenin verhindert APC, dass β-Catenin zusammen mit dem Transkriptionsfaktor LEF die Transkription von Proliferations-aktivierenden Genen induziert (u. a. von Cyclin D und Myc). Mutationen von APC, β-Catenin und E-Cadherin kommen gehäuft in Dickdarmkrebsen (Kolonkarzinomen) vor. **(b)** Deletion des Retinoblastom-Gens (**Rb**) ist Ursache des familiären Retinoblastoms (Kap. 2.15.1). Rb-Mutationen kommen auch in vielen anderen Tumoren vor. Das Rb-Protein hemmt den Eintritt in die S-Phase des Zellzyklus durch Inaktivierung (Bindung) des Transkriptionsfaktors E2F. **(c)** In 50% aller Tumore ist das p53-Gen inaktiviert. p53 reguliert u. a. das DNA-Reparaturenzym **GADD45** (engl.: Growth Arrest and DNA Damage) hoch und das Protein 21 (**p21**), das alle Zellzykluskinasen (CDKs) hemmt. Der GAAD45-Mangel bei p53-Inaktivierung verhindert die Korrektur von Transkriptionsfehlern der DNA in der G_2-Phase des Zellzyklus. Die betroffenen Zellen entwickeln deshalb vermehrt Mutationen, die schließlich Onkogene oder Tumorsuppressor-Gene betreffen können. Außerdem wird der Zellzyklus dieser Zellen nicht gehemmt (p21-Reduktion) und die durch p53 (via BAX) vermittelte Apoptose unterdrückt.

In vielen Säugetieren/Vögeln können auch **Viren** Tumore auslösen. In vielen Fällen enthalten solche Viren Onkogensequenzen, die sie von infizierten Wirtstieren übernommen und in ihr Genom integriert haben. Ein klassisches **Virus-Onkogen** ist v-Src (v von Virus), das beim Vogel ein Sarkom induziert (Rous-Sarkom). Das zelluläre Protoonkogen ist die **Src-Kinase**, die u. a. an Adhäsionskontakten lokalisiert ist (Kap. 2.3.2) und verschiedene Funktionen der Zellhaftung, Migration und Signalübermittlung reguliert. Beim Menschen kann das **Papillomvirus**, das bevorzugt den Gebärmutterhals infiziert, Tumore auslösen. Ein virales Onkogenprodukt des Virus, **HPV-E7**, hemmt Rb und verhindert so die Rb-abhängige Unterdrückung des Zellzyklus. Ein anderes virales Onkoprotein, HPV-E6, fördert die Degradation von p53.

Substanzen, die DNA-Schäden und Mutationen hervorrufen, welche schließlich zur Fehlregulation von Protoonkogenen und Tumorsuppressor-Genen führen können, werden als **Karzinogene** bezeichnet. Zu den **chemischen Karzinogenen** zählen polyzyklische aromatische Hydrokarbone (Teerverbindungen, die u. a. im Zigarettenrauch vorkommen), Benzol, Nitrosamine oder auch verschiedene Pestizide. **Radioaktive Strahlen** oder **UV-Strahlung** können ebenfalls DNA-Schäden und tumorauslösende Mutationen verursachen.

Literatur

Siehe Anhang Nr. 80, 85, 89, 101, 105, 110, 126, 127, 159, 160, 169, 218, 219, 232, 267, 392, 395, 431.

3 Allgemeine Gewebelehre

━━━━━━━━━━━━━━━━━━━━ **Zur Orientierung** ━━━━━━━━━━━━━━━━━━━━

Der Begriff **Gewebe** ist historisch begründet und stammt aus der Ära vor Entdeckung der Zelle. Er bezieht sich auf das faserige Erscheinungsbild vieler Körpergewebe. Später wurde der Begriff Gewebe auf Verbände von Zellen übertragen. Zellen sind die eigentlichen Bauelemente der Gewebe. Sie sind ebenfalls für die Synthese und Anordnung extrazellulärer Strukturen verantwortlich (z. B. von Fasern des Bindegewebes).

Man unterscheidet vier **Hauptgewebe:**
– **Epithelgewebe** (inkl. Drüsenepithel)
– **Binde- und Stützgewebe**
– **Muskelgewebe**
– **Nervengewebe**

Die Hauptgewebe bilden die Grundgewebe der meisten Organe.

Beispiele: Die Organe des Herz-Kreislauf-Systems (Herz, Blutgefäße) bestehen aus einer Epithelauskleidung (hier als Endothel bezeichnet) und einer aus Muskelgewebe und

Bindegewebe gebildeten Wandung. Die Leber wird hauptsächlich aus Epithelgewebe (Leberzellen) gebildet, das in ein Grundgerüst aus Bindegewebe mit Blutgefäßen eingebaut ist. Das Hauptgewebe des Gehirns ist Nervengewebe. Es wird von Blutgefäßen und von einem inneren Hohlraumsystem (Ventrikel) durchzogen, welches von Epithelgewebe (Ependym, Epithel des *Plexus choroideus*) ausgekleidet ist.

Das **Organisationsprinzip** des Körpers basiert also auf der Zelle als kleinster autonomer Lebenseinheit. Zellen ordnen sich zu Geweben an. Die Gewebe liefern ihrerseits die Grundstrukturen (Bauelemente) der Organe, die eine höhere, strukturell abgegrenzte Organisationsform darstellen. Sie sind wiederum Teil von funktionell (zumeist auch strukturell) zusammenhängenden Organsystemen, welche die übergeordneten Lebensfunktionen des Organismus erfüllen (Kap. 1). Auf eine kurze Formel gebracht, gilt folgender Zusammenhang:

Zelle → Gewebe → Organe → Funktionssysteme

3.1 Epithelgewebe

┌─**Übersicht**────────────────────────────

Der Begriff **Epithel** (epi, gr.: auf; thele, gr.: Brustwarze) leitet sich historisch von dem Gewebe ab, das der Lippe mit ihren Bindegewebepapillen („Warzen") aufliegt und im Bereich des Lippenrots die in den Papillen enthaltenen Blutkapillaren durchscheinen lässt. Daraus ergibt sich auch die heute gültige Definition des Epithels als **Grenzgewebe, das die Oberfläche des Körpers bedeckt und seine inneren Hohlräume und Gangsysteme auskleidet.** Die von Epithelzellen begrenzten Gänge können feinste Kanälchen sein, wie die Lumina von Drüsen und Nierentubuli oder die Gallenkapillaren der Leber.

Epithelgewebe, das die Körperoberfläche, Körperhöhlen und innere Oberflächen weitlumiger Hohlorgane bedeckt, wird **Oberflächenepithel** genannt. Davon unterschieden wird das Epithel von Drüsen (**Drüsenepithel**), Ausführungsgängen (**Gangepithel**) und von Sinnesorganen (**Sinnesepithel**). **Exoepithelien** stehen direkt oder über Gangsysteme (u. a. des Atem- und Verdauungssystems) mit der Außenwelt in Kontakt, **Endoepithelien** kleiden innere Kompartimente aus wie die Blutgefäße (Gefäßendothel) oder die Körperhöhlen (Mesothel), welche nicht mit der Außenwelt in Verbindung stehen.

Herkunft: Epithelien entstehen aus allen Keimblättern: **Mesoderm** (u. a. Epithelien der Blutgefäße, Körperhöhlen, Nierentubuli und inneren Geschlechtsorgane), **Endoderm** (u. a. Epithelien von Rumpfdarm und unteren Atemwegen), **Ektoderm** (u. a. Epidermis, Brust- und Speicheldrüsenepithel, Epithelien des Innenohres) und **Neuroektoderm** (u. a. epitheliale Auskleidung der Hirnventrikel, Pigment-, Ziliar- und Irisepithel des Auges).

Gemeinsame strukturelle Merkmale:
1. Begrenzung von mit Flüssigkeiten oder Luft gefüllten Kompartimenten.
2. Solider Zellverband ohne Blutgefäße.
3. Vorhandensein einer Basallamina (Kap. 3.3.5), die die Epithelien mit dem unterliegenden Gewebe verbindet.

Diese drei Kriterien werden von der großen Mehrheit der Epithelien erfüllt. **Ausnahmen:** Zwischen den Epithelzellen der *Stria vascularis* im Innenohr sind Kapillaren gelegen. Einige Epithelien besitzen eine lückenhafte oder keine Basallamina (Leberepithelzellen; Endothelzellen der Sinusoide von Leber und Milz; Endothelzellen initialer Lymphkapillaren).

3.1.1 Strukturelle Klassifizierung der Epithelien

Epithelien bilden Zellverbände, die ein- oder mehrschichtig sein können. Die Zellen sind über Adhäsionskontakte und meistens auch durch Verschlusskontakte miteinander verbunden (Kap. 2.3.1). Aufgrund der Zahl der Schichten (Schichtigkeit) und der Form der an die Oberfläche grenzenden Zellschicht (Grenzzellschicht) werden die Epithelien in folgende Gruppen unterteilt:

Einschichtige Epithelien

Die Epithelzellen fußen mit ihren basalen Zellabschnitten auf einer Basallamina. Im **einfachen Epithel** (*Epithelium simplex)* erreichen alle Zellen mit ihrem apikalen (luminalen) Zellpol die Oberfläche des Epithels. Die Zellkerne liegen dann annähernd auf gleicher Höhe und bilden in senkrechten Schnitten durch das Epithel eine Reihe. Erreicht nur ein Teil der Epithelzellen die Oberfläche, liegt ein **mehrreihiges (pseudostratifiziertes) Epithel** vor (*Epithelium pseudostratificatum)*. Beim mehrreihigen Epithel berühren also alle Zellen die Basallamina, es erreichen aber nicht alle die Oberfläche. Die Zellkerne liegen in mehreren Reihen übereinander. Ein gemeinsames Merkmal aller einschichtigen Exoepithelien (Definition s. u.) ist das Vorkommen von Zytokeratinfilamenten vom Typ 8 und 18 (vgl. Kap. 2.4.2). Diese Zytokeratine fehlen in mehrschichtigen Epithelien.

Einteilung nach der Zellform (Abb. 3.1-1)

1. **Einfaches Plattenepithel** (*Epithelium simplex squamosum*): Der Durchmesser der Basis der Zellen ist wesentlich größer als ihre Höhe. Bei manchen Plattenepithelien ist das Zytoplasma im Lichtmikroskop kaum zu sehen. **Beispiele:** Alveolarzellen der Lunge, Epithel der dünnen Abschnitte der HENLEschen Schleife der Nierentubuli, Epithelauskleidung der Körperhöhlen (Mesothel), innere Epithelauskleidung der Blutgefäße (Gefäßendothel) und das innere Epithel der Hornhaut des Auges (Korneaendothel).

2. **Einfaches kubisches (isoprismatisches) Epithel** (*Epithelium simplex cuboideum*): Breite und Höhe der Zellen sind etwa gleich groß. In der Aufsicht sind die Zellen polygonal (Pflastersteinbild). **Beispiele:** Kortikale Sammelrohre der Niere, Linsenepithel, Epithel kleiner Gallengänge.

3. **Einfaches Säulenepithel (zylindrisch, hochprismatisch)** (*Epithelium simplex columnare*): Die Zellen sind höher als breit. **Beispiele:** Oberflächenepithel des Magens und Darms, der Gebärmutter und des Eileiters sowie der Bronchiolen. Außerdem gehören die meisten exokrinen Drüsenzellen zu dieser Epithelform.

4. **Mehrreihiges (pseudostratifiziertes) Epithel** (*Epithelium pseudostratificatum*): Epithel, bei dem alle Epithelzellen Kontakt zur Basallamina besitzen, aber nicht alle Zellen an die Oberfläche des Epithels reichen. Die Zellen, die nicht mit der Oberfläche in Kontakt stehen, werden **Basalzellen** genannt. Ob die Basalzellen (wie im mehrschichtigen Plattenepithel) teilungsfähige Stammzellen

sind, aus denen das Oberflächenepithel hervorgeht, ist umstritten. **Beispiele:** Kinozilien-tragendes Epithel (Flimmerepithel) der Atemwege, Epithel des Nebenhodenganges.

Oberflächendifferenzierungen

Aufgrund von speziellen Oberflächendifferenzierungen kann eine weitere Unterteilung der einschichtigen Epithelien erfolgen (Abb. 3.1-1 u. 2).

1. **Mit glatter Oberfläche:** Nur wenige Mikrovilli und Mikroplicae sind vorhanden. **Beispiele:** Gefäßendothelzellen, distale Tubuli und Sammelrohre der Niere, Oberflächenepithel des Magens, die Epithelien der meisten exokrinen Drüsen.

2. **Mit Bürstensaum:** Ein dichter Besatz der Zelloberfläche mit Mikrovilli wird als Bürstensaum bezeichnet (Kap. 2.3 u. 4). **Beispiele:** Epithel von Darm, Gallenblase und proximalem Tubulus der Niere.

3. **Mit Stereozilien:** Als Stereozilien (stereos, gr.: hart, steif; cilium, lat.: Augenwimper) werden sowohl die Büschel von langen flexiblen Mikrovilli der Samenwege des Mannes (**Samenwegs-Stereozilien**, Abb. 3.1-2) als auch die steifen Sinneshaare der Sinnesepithelien des Innenohres bezeichnet (**Innenohr-Stereozilien**, Abb. 2-16). Beide Formen von Stereozilien besitzen wie Mikrovilli ein internes Actinfilamentskelett, das in den Innenohr-Stereozilien ein Parakristall bildet.

4. **Mit Kinozilien** (Kap. 2.4.1, Abb. 2-31 bis 34): Kinozilien-tragende Epithelien sind meistens säulenförmig und

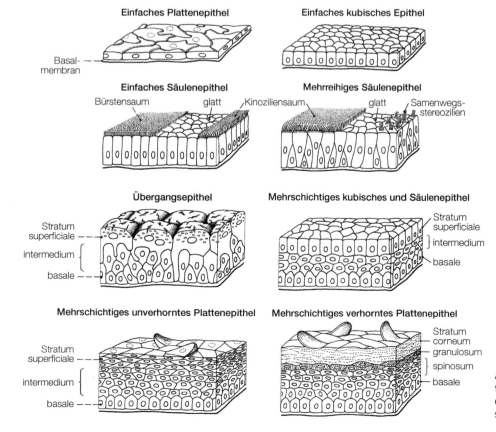

Abb. 3.1-1 Strukturelle Klassifizierung des Epithelgewebes des Menschen (schematische Darstellung).

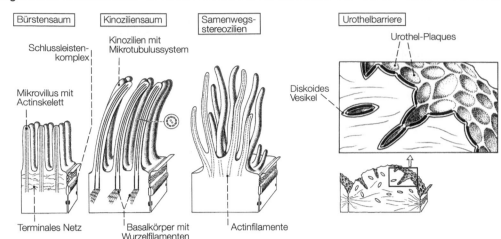

| Bürstensaum | Kinoziliensaum | Samenwegs-stereozilien | Urothelbarriere |

Abb. 3.1-2 Spezielle Differenzierungen der apikalen Oberfläche von Epithelzellen.

mehrreihig (pseudostratifiziert). Ein einfaches iso- bis hochprismatisches Kinozilien-tragendes Epithel ist an verschiedenen Stellen der Nasenhöhle, in Bronchiolen, im Eileiter und im Ependym bzw. *Plexus choroideus* der Hirnventrikel vorhanden. Der durch ein spezialisiertes Mikrotubulussystem (Axoneme) vermittelte Schlag der Kinozilien im Respirationstrakt und im Eileiter ist koordiniert und gerichtet: im Respirationstrakt zur Mund-Nasen-Öffnung, im Eileiter zum Uterus.

Mehrschichtige Epithelien (Epithelium stratificatum)

Die Epithelzellen sind in mehreren Schichten übereinander gelagert: **Basalzellschicht, Intermediärzellschicht, Superfizialzellschicht.** Nur die Basalzellen stehen in Kontakt mit der Basallamina. Sie enthalten teilungsfähige Stammzellen und bilden die Proliferationszone des Epithels. Nach der Form der Superfizialzellen unterscheidet man ein Übergangsepithel, ein mehrschichtiges kubisches und Säulenepithel und ein mehrschichtiges Plattenepithel. Das Letztere wird weiter in verhorntes und nicht verhorntes Epithel untergliedert.

Übergangsepithel, Urothel *(Epithelium transitionale)*

Es handelt sich um ein mehrschichtiges Epithel (Abb. 3.1-1 u. 2; 8.4-4), das auf die luminale Oberfläche der **harnleitenden Organe** beschränkt ist: Nierenbecken, Ureter, Harnblase, proximale Teile der Harnröhre. Das Epithel besteht aus **Basalzellen, Intermediärzellen** und **Superfizialzellen** (Deckzellen). Die Deckzellen sind die größten Zellen des Epithels, enthalten oft mehrere Zellkerne und buckeln sich in das Lumen vor. Die Deckzellen besitzen stielförmige basale Ausziehungen, die bei manchen Tieren bis zur Basallamina herunterreichen können. Wegen dieser Form werden sie auch Regenschirmzellen (engl.: umbrella cells) genannt. Im stark gefüllten Zustand der Harnblase (in den anderen Abschnitten gibt es keine extremen Füllungszustände) werden die Deckzellen stark gedehnt und platt gedrückt. Das Epithel sieht dann wie ein zwei- bis dreischichtiges Plattenepithel aus.

Die Deckzellen bilden die Barriere zum Harn mit seinen potenziell zellschädigenden Bestandteilen (z.B. Harnstoff!). Zwei **Barriereeinrichtungen** der Deckzellen sind hervorzuheben: 1. Gut ausgebildete *Zonulae occludentes*

mit vielen Leisten. 2. Rigide plattenförmige Areale der apikalen Plasmamembran (**Plaques**), die dicht aneinander liegen und durch schmale, flexible Plasmalemmabschnitte („Gelenke") getrennt sind (Abb. 3.1-2). Innerhalb der Plaques erscheint die Plasmamembran im Elektronenmikroskop dicker (12 nm), mit einer besonders dicken äußeren Lamelle (8 nm statt normal 4 nm). Dieser Struktur liegen hexagonal gepackte Aggregate von integralen Membranproteinen zugrunde (16-nm-Partikel), die die äußere Lipidlamelle um 5 nm überragen und sie dadurch optisch verbreitern. Dieser Proteinkomplex besteht aus den Proteinen **Uroplakin** Ia, Ib, II und III. Die Plaques werden in intrazellulären Reservevesikeln von diskusförmiger Gestalt (0,5–1 μm × 0,1–0,15 μm) gespeichert und bei Bedarf (u.a. bei Dehnung) durch Exozytose in die Plasmamembran eingebaut. Sie können durch Endozytose wieder entfernt werden. Die zahlreichen **diskoiden Vesikel** werden zusammen mit einem dichten Netz von Intermediärfilamenten und Actinfilamenten für die stärkere Anfärbbarkeit des apikalen Zytoplasmasaums der Deckzellen verantwortlich gemacht (früher als „Crusta" bezeichnet).

Die Gendeletion von Uroplakin III führt in Mäusen zu erhöhter Urothelpermeabilität und erweiterten Harnleiteröffnungen in der Harnblase.

Die besondere Stellung des Urothels (mehrreihig bis mehrschichtig) drückt sich auch im Zytokeratinmuster aus: Alle Zellen besitzen die beiden obligaten Zytokeratine der einschichtigen Epithelien (CK 8 und 18). Die Deckzellen enthalten das im Darmepithel vorkommende Zytokeratin 20 (endodermale Herkunft!). Das Basal- und Intermediärzellen enthalten zusätzlich noch die Zytokeratine 5 und 13. Letzteres ist charakteristisch für mehrschichtige Plattenepithelien.

Mehrschichtiges kubisches und Säulenepithel *(Epithelium stratificatum cuboideum/columnare)*

Es besteht aus 2–5 Zelllagen (Abb. 3.1-1, 8.5-50). Die Superfizialzellen sind kubisch bis säulenförmig. Beispiele: Epithel in distalen Abschnitten der männlichen und weiblichen Harnröhre (außer dem Mündungsbereich), Epithel der Umschlagfalte der Bindehaut des Auges *(Fornix conjunctivae)*, Epithel der Hauptausführungsgänge der Mundspeicheldrüsen. Das Epithel des Ziliarkörpers und der Iris des Auges sowie das der Schweißdrüsengänge ist ein zweischichtiges isoprismatisches Epithel.

Mehrschichtiges unverhorntes Plattenepithel
(Epithelium stratificatum squamosum noncornificatum)

Die Epithelzellen nehmen mit zunehmender Entfernung von der Basalzellschicht eine abgeplattete Form an. Die Superfizialzellen sind schuppenförmig abgeplattet, besitzen aber noch einen Zellkern (Abb. 3.1-1 u. 8.6-5). Dieser ist selbst noch in abgeschilferten Zellen enthalten. Die Zellen der Intermediärzone besitzen das größte Zellvolumen. Der Interzellularspalt zwischen den Superfizialzellen kann durch *Zonulae occludentes* verschlossen sein. Die Basalzellen enthalten die Zytokeratine CK 5 und 14, das Stratum intermedium und superficiale CK 4 und 13.

Vorkommen: Mechanisch beanspruchte Stellen im Bereich der Anfangs- und Endabschnitte des Verdauungs- und Urogenitaltraktes (Mundhöhle [außer hartem Gaumen und Zahnfleisch], Speiseröhre, Analkanal [Zona alba], Vagina, Mündungsbereich der Harnröhre) sowie äußere Epithelbedeckung des Auges (*Cornea, Conjunctiva*).

Mehrschichtiges verhorntes Plattenepithel
(Epithelium stratificatum squamosum cornificatum)

Es besitzt gegenüber dem unverhornten Plattenepithel zwei Besonderheiten (Abb. 3.1-1 u. 3; Kap. 14.1.1, Bd. 2): Das *Stratum superficiale* besteht aus verhornten, abgestorbenen Zellen und bildet das **Stratum corneum.** Das *Stratum intermedium* gliedert sich in ein **Stratum spinosum** und ein **Stratum granulosum.** Das *Stratum granulosum* ist ein- bis dreischichtig und grenzt an das *Stratum corneum.* Die Zellen sind mit einer Zonula occludens ausgestattet und fallen durch intensiv anfärbbare Körnchen im Zytoplasma auf (**Keratohyalingranula**), die in Zusammenhang mit dem Verhornungsprozess stehen (s. u.). Zwischen *Stratum granulosum* und *Stratum basale* liegt das mehrschichtige *Stratum spinosum* (Stachelzellschicht). Wegen zahlreicher Fleckdesmosomen mit einstrahlenden Bündeln von Zytokeratinfilamenten erscheinen die Zellen im Lichtmikroskop andeutungsweise wie mit Stacheln besetzt (besonders gut bei Schrumpfung der Zellen nach hypertoner Fixierung zu sehen).

Es gibt zwei Formen des verhornten Plattenepithels:

Orthokeratinisiertes Epithel besitzt ein deutliches *Stratum granulosum* (Körnerschicht) und ein *Stratum corneum* (Hornschicht). Die Zellen der Hornschicht enthalten keine Zellkerne mehr. Das orthokeratinisierte Epithel ist das verhornte Plattenepithel der Körperoberfläche und des harten Gaumens. Das Epithel der *Gingiva* (Zahnfleisch) ist überwiegend parakeratinisiert (s. u.). Im Bereich der Körperöffnungen geht es in das unverhornte Plattenepithel über (Ausnahmen: Gaumen, Zahnfleisch). Das Epithel der Handinnenflächen und Fußsohlen unterscheidet sich von dem der übrigen Körperoberfläche durch ein **Stratum lucidum.** Diese schmale, zellkernfreie Zone liegt zwischen *Stratum granulosum* und *Stratum corneum.* Sie färbt sich meistens weniger stark (gelegentlich aber auch stärker) als das *Stratum corneum* an.

Parakeratinisiertes Epithel nimmt eine Zwischenstellung zwischen orthokeratinisiertem und unverhorntem Plattenepithel ein. Das **Statum granulosum** fehlt meistens oder ist nur schwach ausgebildet. Im *Stratum corneum* enthalten noch einzelne Zellen Zellkerne. Die Zellen sind jedoch dicht zusammengepresst und besitzen verhornte Abschnit-te. Das Epithel enthält Zytokeratine vom nicht-verhornten Typ (CK 4 und 13) und vom verhornten Typ (CK 1 und 10). Parakeratinisiertes Epithel kommt auf dem Zahnfleisch (*Gingiva*), den *Papillae filiformes* der Zunge und hartem Gaumen vor (dort zusammen mit orthokeratinisiertem Epithel).

Verhornungsprozess (Abb. 3.1-3)
Die Verhornung beginnt im **Stratum granulosum,** einer ein- bis dreischichtigen Zone, deren Zellen durch den Gehalt an basophilen **Keratohyalingranula** charakterisiert sind. Diese stellen dichte Aggregate von Zytokeratinfilamenten dar, die in eine homogene, elektronendichte Masse eingebettet sind. Die Hauptkomponente der Granula ist das Protein **Filaggrin** (das zunächst als Profilaggrin vorliegt, Kap. 14.1.1, Bd. 2). In der an das *Stratum granulosum* anschließenden Zellschicht des *Stratum corneum* lösen sich die Keratohyalingranula auf, und das Filaggrin verteilt sich über das gesamte Zytoplasma. Zusätzlich werden **Transglutaminasen** exprimiert (aktiviert), die sowohl im Zytoplasma als auch an der Plasmamembran der Zellen lokalisiert sind. Das Enzym katalysiert die Quervernetzung zwischen Lysin- und Glutamin-Seitengruppen von Proteinen. An der Innenseite der Zellmembran entsteht dadurch eine stark quer vernetzte Proteinschicht, die **Hornhülle** (engl.: cornified envelope). Die quer vernetzten Hauptkomponenten der Hornhülle sind **Loricrin, Involucrin, Cornifin, Periplakin** und **Envoplakin.** Durch weitere Quervernetzungsreaktionen und den Abbau der Zellorganellen und des Zellkerns sowie der meisten Zellproteine entsteht die Hornsubstanz. Diese besteht im Wesentlichen aus stark quer vernetzten Zytokeratinfilamenten und der Hornhülle. Eine schuppende Hauterkrankung (Vohwinkel-Syndrom) beruht auf einer Mutation von Loricrin.

Zytokeratine
Basalzellen enthalten nur die Zytokeratine CK 5 und 14, die in den nachfolgenden Schichten fehlen. Stattdessen sind CK 1 und 10 und zusätzlich noch CK 2e (ab Stratum granulosum) vorhanden. In der Epidermis von Haut- und Fußsohlen (*Palma, Planta*) kommt außerdem noch CK 9 vor.

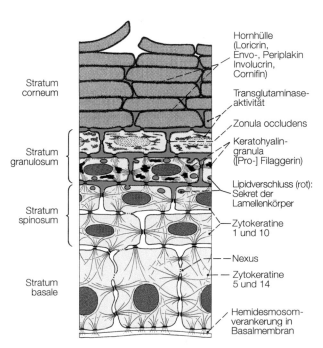

Abb. 3.1-3 Verhorntes Plattenepithel (stark schematisiert).

Verschiedene auch z. T. bedrohliche Erbkrankheiten sind auf Mutationen dieser Zytokeratine zurückzuführen: **Epidermolysis bullosa simplex** (CK 5 bzw. 14), bullöse kongenitale ichthyosiforme Erythrodermie (CK 1, CK 10), **Ichthyosis bullosa Siemens** (CK 2e), epidermolytisches palmoplantares Keratom (CK 9).

Lipidverschluss

Die Epithelzellen des *Stratum granulosum* und angrenzenden *Stratum spinosum* enthalten Sekretgranula, die mit Lipiden und Glykoproteinen gefüllt sind und wegen des Lipidreichtums eine lamelläre Struktur besitzen (**Lamellenkörper,** ODLAND-**Körperchen**). Der Inhalt wird durch Exozytose in den Interzellularspalt abgegeben (Abb. 3.1-3), der durch das Lipidmaterial ausgefüllt wird (Lipidverschluss). Die Lipide (vor allem Ceramide und Cholesterol) sind bis zur Superfizialschicht nachzuweisen und bilden eine wirksame parazelluläre Diffusionsbarriere für hydrophile Moleküle (Kap. 2.3.1 u. 14.1.1, Bd. 2). Zusätzlich ist noch eine lückige Zonula occludens zwischen Epithelzellen des Stratum granulosum (oberste Lage) ausgebildet.

3.1.2 Topologische Klassifizierung

Nach topologischen Gesichtspunkten (Lagebeziehung) können Epithelzellen in verschiedene Gruppen unterteilt werden. Diese zeichnen sich auch durch strukturelle und molekulare Unterschiede aus.

Exoepithel

Dieser Begriff schließt das Epithel der Körperoberfläche (Epidermis) und alle Epithelien mit direkter oder indirekter **Verbindung zur Körperoberfläche** ein.
Hierzu zählen:
1. Epithelien der **Hautdrüsen** (u. a. Schweiß-, Brustdrüsen).
2. Epithelien des gesamten **Verdauungssystems** (Kopf- und Rumpfdarm) einschließlich seiner Drüsen (u. a. Leber, Bauchspeicheldrüse).
3. Epithelien des gesamten **Atemsystems** einschließlich der Nasennebenhöhlen und des Mittelohrs.
4. Epithelien des männlichen und weiblichen **Genitalsystems** (Derivate des MÜLLERschen und WOLFFschen Ganges, Kap. 8.1).
5. Epithelien des **Harnsystems** (Nierentubuli und **harnleitende Organe**).

Charakteristisch für die Exoepithelien ist das Vorkommen von Desmosomen *(Macula adherens)* und Zytokeratinfilamenten (Kap. 2.3.1). **Vimentinfilamente fehlen!** Ausnahmen bilden einige aus dem Mesoderm abstammende Epithelien des männlichen und weiblichen Genitalsystems, die zusätzlich zu Zytokeratinfilamenten auch Vimentinfilamente besitzen können. Zwei Epithelien, die zwischen Exo- und Endoepithelien stehen, sind die Podozyten der Nierenglomeruli und die SERTOLI-Zellen des Hodens. Diese Zellen besitzen in der Embryonalperiode noch Zytokeratine, postnatal aber nur noch Vimentin. Die von Exoepithelien ausgehenden **Malignome** verhalten sich pathohistologisch und klinisch überwiegend als **Karzinome** (Kap. 2.17.5).

Endoepithel

Die Epithelien dieser Gruppe kleiden **innere Hohlräume** aus, die keine direkte Verbindung zur Körperoberfläche besitzen. Zu dieser Gruppe gehören die epitheliale Auskleidung des Herz-Kreislauf-Systems („**Endothel**"), der Lymphgefäße („Endothel") und der Körperhöhlen („Mesothel" der Brust-, Bauch- und Perikardhöhle), ferner die inneren Epithelien von Auge und Innenohr, die Epithelien der Schilddrüse und Ovarfollikel sowie die Epithelien der Flüssigkeitsräume des Gehirns (Ependym, Plexusepithel, Neurothel). Das **Neurothel** (Duraneurothel, perineurales Neurothel) als Bestandteil der zellulären Grenzschicht zum Subarachnoidalraum (Flüssigkeitsraum, der das Gehirn umgibt) und zum Endoneuralraum peripherer Nerven (enthält die Nervenfasern).

Alle Endoepithelien enthalten **Vimentinfilamente,** die in den typischen Exoepithelien fehlen. Zusätzlich enthalten verschiedene Endoepithelien auch noch Zytokeratine und Desmosomen (u. a. Mesothel, Gefäßendothelzellen der Gelenkkapseln, innere Epithelien des Auges und Innenohres, Plexus choroideus). Das Duraneurothel wird häufig nicht zu den Epithelien gerechnet, obwohl es neben Vimentinfilamenten auch Zytokeratinfilamente, Desmosomen und (lokal) *Zonulae occludentes* besitzt. Während die, von den Exoepithelien ausgehenden, bösartigen Tumoren überwiegend den Charakter von Karzinomen aufweisen (Kap. 2.17.5), sind die **Tumoren der Endoepithelien** meistens **Sonderformen** (Endotheliom, Mesotheliom, Meningiom) und nur selten Karzinome (z. B. Schilddrüsenkarzinom).

Oberflächenepithel, Gangepithel, Drüsenepithel

Exo- und Endoepithelien werden weiterhin nach ihrer Lokalisation unterteilt.
Oberflächenepithel: Epithelien, die die Körperoberfläche, Körperhöhlen oder innere Oberflächen weitlumiger Hohlorgane bedecken.
Drüsenepithel: Sekretorische Epithelzellen, die Drüsenendstücke bilden (Kap. 3.2).
Gangepithel: Epithel von Drüsenausführungsgängen (Kap. 3.2) und anderen Gangsystemen (u. a. Gallengang, Harnleiter).

Sinnesepithel (Epithelium sensorium)

Als Sinnesepithel werden spezialisierte Epithelabschnitte der Nase, Zunge und des Innenohres bezeichnet, die Rezeptorzellen (Sinneszellen) für Geruch (Riechepithel), Geschmack (Geschmacksknospen), akustische Reize (CORTI Organ) und für den Gleichgewichtssinn tragen *(Macula statica, Crista ampullaris)*. Sinnesepithelien gehören zu den **Exoepithelien** (Geruch, Geschmack) und **Endoepithelien** (Gehör, Gleichgewicht). Die Sinnesepithelien bestehen aus Stützzellen und Sinneszellen (Näheres s. Bd. 2, Kap. 13.1 bis 4).

Epithelderivate

Während der Entwicklung können Epithelzellen in das umgebende Mesenchym einwandern, den Kontakt zum Ausgangsepithel verlieren und Zellaggregate bzw. netzig zusammenhängende Zellverbände bilden, die keine Hohlräume mehr umschließen und keine Barriere aufbauen. Solche Epithelderivate können noch verschiedene epitheliale Charakteristika besitzen, wie Zytokeratinfilamente, Desmosomen oder eine Basallamina.

Beispiele: Endokrine Zellen von Nebenschilddrüse, Hypophysenvorderlappen und LANGERHANSschen Inseln des Pankreas. Zu dieser Gruppe gehören auch die Zellen der HASSALLschen Körperchen und des epithelialen Retikulums des Thymus. **Tumoren,** die von diesen Epithelderivaten ausgehen, verhalten sich entsprechend der epithelialen Herkunft oft als **Adenome** und **Karzinome.**

3.1.3 Epitheliale Funktionen

Epithelien sind **Grenzgewebe,** die unterschiedliche Räume (Kompartimente) des Körpers voneinander trennen (Endoepithelien) bzw. die Gewebe des Körpers gegenüber dem externen Milieu (Außenwelt im weitesten Sinne) abgrenzen (Exoepithelien). Entsprechend dieser Grenzstellung zwischen physikochemisch unterschiedlichen Kompartimenten erfüllen Epithelien verschiedene physikochemische Funktionen:

Barrierefunktion

Physikalische Barriere

Das mehrschichtige verhornte Plattenepithel der Körperoberfläche (Epidermis) bietet mit Hilfe seiner Hornschicht den besten Schutz gegenüber mechanischen Beanspruchungen (**mechanische Barriere**). An mechanisch stark beanspruchten Stellen ist dementsprechend die Hornschicht höher und fester (Handinnenfläche, Fußsohle, Finger- und Zehennägel). Das unverhornte mehrschichtige Plattenepithel (oberes Verdauungssystem, Analkanal, Vagina) ist ebenfalls als eine epitheliale Anpassung an mechanische Beanspruchungen zu sehen. An Stellen mit großer mechanischer Beanspruchung in der Mundhöhle (Gaumen, Zahnfleisch) entsteht verhorntes Epithel. In den großen Körperhöhlen ermöglicht die Auskleidung mit einem Plattenepithel (Mesothel) großräumige Verschiebungen zwischen den Organen. Ein Flüssigkeitsfilm auf der Oberfläche der Epithelzellen dient als Gleitschicht. Das Epithel der Körperoberfläche bildet zugleich auch eine **aktinische Barriere** (Schutz gegen UV-Strahlen). Der UV-Schutz wird vor allem durch den Melaningehalt der Epidermiszellen erreicht (Kap. 2.13.1). Auch die Hornschicht bewirkt einen gewissen UV-Schutz.

Chemische Barriere

Ein Flüssigkeitsverlust durch die epitheliale Grenzfläche wird durch Verschluss der Interzellularspalten reduziert. In den meisten Epithelien erfolgt der Verschluss durch *Zonulae occludentes.* In der Epidermis sind die Interzellularspalten durch Lipide ausgefüllt (**Lipidverschluss**). Das Lipidmaterial erschwert die Resorption von hydrophilen chemischen Verbindungen, während hydrophobe Verbindungen (u.a. Lösungsmittel) die Epidermis viel besser durchdringen können. Die **Hornschicht** bietet auch einen gewissen Schutz gegen zellschädigende Substanzen (u.a. Säuren, Laugen). Dieser Schutz ist im Bereich des unverhornten Plattenepithels wesentlich geringer. Chemische Verbindungen, die die Epidermis zunächst nicht oder nur geringgradig schädigen, können in kurzer Zeit schwere Verletzungen (Gewebenekrosen) hervorrufen, wenn sie auf das unverhornte Plattenepithel der Binde- und Hornhaut des Auges oder in die Mundhöhle gelangen. Das **Übergangsepithel** der harnleitenden Organe besitzt durch die molekulare Spezialisierung der äußeren Lipidlamelle der Plasmamembran eine Schutzeinrichtung gegen Bestandteile des Harns (s.o.).

Transportfunktion

Alle Epithelien verfügen über Transportsysteme, mit deren Hilfe Ionen und organische Verbindungen (Mikro- und Makromoleküle) aufgenommen bzw. abgegeben werden können. Wassermoleküle folgen den Ionenbewegungen. Eine wichtige strukturelle Voraussetzung für einen effektiven transepithelialen Transport bildet die *Zonula occludens,* die unkontrollierte parazelluläre Diffusionsvorgänge stark einschränkt und dadurch die Entstehung und die Aufrechterhaltung eines chemischen Gradienten ermöglicht (Kap. 2.3.1).

Resorption

☐ Strukturelle Differenzierungen

Epithelien, bei denen resorptive Prozesse funktionell im Vordergrund stehen, fallen durch verschiedene morphologische Differenzierungen der Plasmamembran auf, die zu einer **Vergrößerung der Zelloberfläche** führen (vgl. auch Kap. 8.3.5). Die Vergrößerung der apikalen Plasmamembran erfolgt hauptsächlich durch **Mikroplicae** und **Mikrovilli** (Oberflächenvergrößerung bis 20fach). Eine Membranvergrößerung der basolateralen Plasmamembran wird durch Mikroplicae der lateralen Zellmembran und spaltförmige Invaginationen der basalen Plasmamembran erreicht (**basales Labyrinth;** Abb. 3.1-4). Eine Kombination von apikalem Bürstensaum (s.o.) und basalen Invaginationen liegt in den Epithelzellen des proximalen Nierentubulus vor. In anderen resorbierenden Epithelien ist entweder die basale Oberfläche (distaler Nierentubulus) oder die apikale Oberfläche (Darmepithel) vergrößert. Die Vergrößerung der Membranoberfläche dient in erster Linie der **Unterbringung von spezifischen Transportproteinen** für Ionen und organische Verbindungen. Das Vorhandensein von **Zonulae occludentes** ist eine wesentliche Voraussetzung für alle aktiven Resorptionsprozesse (s.o.).

☐ Transportsysteme

Resorption von Ionen und organischen Molekülen: Die funktionelle Kopplung zwischen Transportsystemen der apikalen und basolateralen Plasmamembran ist in Abb. 3.1-4 u. 5 dargestellt (s. auch Abb. 8.3-25): Der wichtigste Motor für die aktive Resorption von Ionen und kleinen organischen Molekülen (gegen deren Konzentrationsgradienten) wird durch die Na^+-Pumpe (Na^+-K^+-ATPase) bereitgestellt. Dieses Transportprotein ist in allen Exoepithelien ausnahmslos in der basolateralen Zellmembran gelegen. In einigen Endoepithelien ist die Na^+-K^+-ATPase in der apikalen Zellmembran lokalisiert (Pigmentepithel des Auges, *Plexus chorioideus* der Hirnventrikel). Die Na^+-K^+-ATPase verbraucht bis zu zwei Drittel der zellulären ATP-Produktion. Die enge **räumliche Beziehung zwischen Na^+-K^+-ATPase und Mitochondrien** (als ATP-Produzenten) ist besonders auffällig in Epithelien mit tiefen basalen Einfaltungen. Dort rufen die zwischen den Einfaltungen aufgereihten Mitochondrien das Bild einer **basalen Streifung** hervor (Abb. 3.1-4).

Die Bedeutung der Na^+-K^+-ATPase liegt darin, Na^+-Ionen aus dem Zytoplasma der Zelle herauszupumpen und dadurch einen Konzentrationsgradienten für Na^+-Ionen aufzubauen. Dieser durch die Na^+-K^+-ATPase aufgebaute elektrochemische Gradient (**primär-aktiver Transport**) bildet die Triebkraft für die Resorption von Na^+ durch die apikale Plasmamembran (**sekundär-aktiver Transport**). Die eingeströmten Na^+-Ionen werden mit Hilfe der Na^+-K^+-ATPase durch die basolaterale Plasmamembran in das angrenzende Gewebe und die Blutbahn abgegeben.

Die apikale Membran vieler Epithelien (besonders des Darms und des proximalen Nierentubulus) ist besonders reich an Transportproteinen, die zusammen mit Na^+ organische Verbindungen, wie Zucker und Aminosäuren, in die Zellen einströmen lassen (**Kotransport-Systeme**). Bildlich gesehen werden die organischen Moleküle durch den Na^+-Einstrom in die Zelle „mitgerissen" (Abb. 3.1-5). Mit Hilfe solcher Kotransport-Systeme werden z.B. im Darmepithel Glucose und Aminosäuren resorbiert. Bei Defekten dieser Transportsysteme würde man trotz ausreichender Nahrungszufuhr verhungern. Im Bürstensaum des proximalen

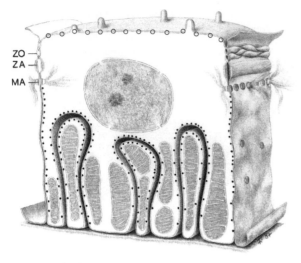

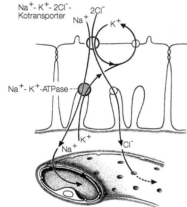

Abb. 3.1-4   Morphologische und molekulare Spezialisierung der Epithelzellen des distalen Tubulus der Niere. Die durch tiefe Invaginationen vergrößerte basale Membranoberfläche (basales Labyrinth) ist u. a. Sitz der Na⁺-K⁺-ATPase (schwarze Punkte). Dieses ATP-verbrauchende Membranprotein bildet den aktiven Motor für die Resorption von Kochsalz (NaCl). Na⁺ strömt u. a. durch den apikal gelegenen Na⁺-K⁺-2Cl⁻-Kotransporter (Kreise im oberen Bild) in die Zelle ein und wird basal durch die Na⁺-K⁺-ATPase in das Interstitium und die Blutbahn abgegeben. Cl⁻ folgt passiv (isoelektrisch). Beachte die enge räumliche Beziehung zwischen Mitochondrien (Ort der ATP-Produktion) und Na⁺-K⁺-ATPase im basalen Labyrinth. Abkürzungen: ZO, Zonula occludens; ZA, Zonula adherens; MA, Macula adherens.

Nierentubulus werden die in den Primärharn passiv übergetretenen Glucose- und Aminosäuremoleküle ebenfalls durch Na⁺-Kotransporter resorbiert und bleiben damit dem Organismus erhalten.

Ein anderes weit verbreitetes Na⁺-Kotransport-System, das apikal oder basolateral gelegen sein kann, ist der **Na⁺-K⁺-2Cl⁻-Kotransporter.** Im distalen Nierentubulus ist dieses Transportsystem in der apikalen Membran lokalisiert und dient der Resorption von Kochsalz (NaCl) aus dem Primärharn (Abb. 3.1-4; 8.3-25). Eine medikamentöse Hemmung dieses Transportsystems durch „Schleifendiuretika" wird vorgenommen, wenn der Kochsalzgehalt des Blutes erniedrigt werden soll (z. B. bei Bluthochdruck). In exokrinen Drüsenzellen ist der Na⁺-K⁺-2Cl⁻-Kotransporter basolateral gelegen (s. dort).

Resorption von Makromolekülen: Die Resorption von Proteinen und Lipoproteinkomplexen erfolgt zum einen durch **Endozytose** und lysosomalen Abbau. Dieser Mechanismus ist besonders gut in Leberepithelzellen für Proteine des Blutes (Serumproteine)

ausgebildet und findet auch im proximalen Tubulus der Niere für in den Harn übergetretene Blutproteine und Peptide statt. Nach **lysosomalem Abbau** werden die Bausteine der Makromoleküle dem Zellstoffwechsel (Organismus) wieder zugeführt.

Im Darm herrscht ein anderer Resorptionsmechanismus vor. Die Endozytose ist im Darmepithel unbedeutend, da die Makromoleküle bereits extrazellulär durch die Verdauungsenzyme in kleine Bruchstücke gespalten werden (Oligopeptide, Oligosaccharide). Diese Bruchstücke werden im Bürstensaum des Darmepithels durch verschiedene **Ektoenzyme** in kleinere Bausteine zerlegt (Dipeptide, Aminosäuren, Monosaccharide), die anschließend hauptsächlich mit Hilfe von Na⁺-Kotransport-Systemen in die Zelle aufgenommen werden (s. o.). Auch der Bürstensaum des proximalen Nierentubulus ist mit zahlreichen Ektoenzymen ausgestattet, die für den Abbau von Makromolekülen verantwortlich sind, welche aus dem Serum in den Harn übertreten.

Aufnahme und Abgabe von Gasen (O_2 und CO_2): Dieser Vorgang wird im Blutgefäßsystem und in der Lunge durch besonders dünne Plattenepithelien erleichtert, deren Spezialisierung für den Gasaustausch in erster Linie durch Minimierung der Schichtdicke des Epithels erfolgt. Gase können durch Membranen hindurch diffundieren und brauchen dafür keine speziellen Transportsysteme.

Sekretion

☐ Sekretion von Ionen

Die **Säure-sezernierenden Zellen** der Sammelrohre der Niere (Typ-A-Schaltzellen, Abb. 2-14) und des Magens (Salzsäure-bildende Parietalzellen, Abb. 7.6-12) sollen als Beispiele für Epithelzellen genannt werden, die für die Sekretion von Ionen spezialisiert sind (Abb. 3.1-5b). Beide Zellen arbeiten nach dem gleichen Prinzip. Dieses beruht auf einer apikal gelegenen H⁺-Pumpe und einem basolateral gelegenen Anionenaustauscher (HCO_3^--Cl^--Austauscher). Die Produktion von HCO_3^--Ionen wird durch das Enzym Carboanhydrase beschleunigt, das in beiden Zelltypen in großen Mengen vorhanden ist. Die Sekretion von H⁺-Ionen wird dadurch reguliert, dass die H⁺-Pumpen durch Endozytose von der apikalen Plasmamembran entfernt (zurückgenommen) werden können und bei Bedarf (Stimulation) wieder in die apikale Membran eingebaut werden. Dieser Mechanismus wird über den zellulären Anstieg von cAMP und Ca^{2+} reguliert.

☐ Sekretion von Makromolekülen

Epithelzellen, die auf die Sekretion von Makromolekülen spezialisiert sind, werden als **exokrine Drüsenepithelien** bezeichnet (Kap. 3.2). Die exokrinen Drüsenzellen können verstreut zwischen den Oberflächenepithelzellen des Magen-Darm-Rohres und Respirationstraktes vorkommen (**intraepitheliale Drüsenzellen**, Becherzellen) oder in spezialisierten epithelialen Organen, den **extraepithelialen, exokrinen Drüsen**, lokalisiert sein. Alle exokrinen Drüsen stehen mit den Oberflächenepithelien (von denen sie in der Embryonalperiode ausgewachsen sind) durch ein epitheliales **Gangsystem** in offener Verbindung. Exokrine Drüsenzellen sezernieren außer Makromolekülen zugleich auch Ionen (hauptsächlich Na⁺, Cl⁻) und bewirken dadurch den (isoosmotischen) Nachstrom von Wasser in das Drüsenlumen (wässriges Sekret!) (Kap. 3.2).

Literatur

Siehe Anhang Nr. 1, 70, 80, 85, 124, 143, 159, 160, 169, 288, 382.

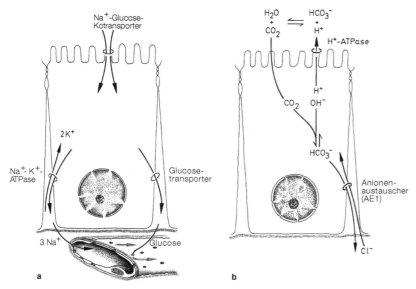

Abb. 3.1-5 Beispiele für die funktionelle Polarisierung von transportierenden Epithelzellen.
(a) Mechanismus der Resorption von Glucose durch Epithelzellen des Darms und der Niere. Die basolaterale Na^+-K^+-ATPase ist die treibende Kraft für die Resorption von Na^+ und Glucose durch ein apikal lokalisiertes Na^+-Glucose-Kotransport-System. Die dabei in die Zelle gelangten Kaliumionen verlassen die Zelle wieder über Kaliumkanäle (nicht eingezeichnet).
(b) Mechanismus der Resorption von Bikarbonationen (HCO_3^-) und Sekretion von Säure (H^+) im Sammelrohrepithel der Niere (A-Schaltzellen). H^+ wird durch eine apikale H^+-Pumpe (H^+-ATPase) in das Sammelrohrlumen (Urin) gepumpt. Die im Zytoplasma zurückbleibenden OH^--Ionen vereinigen sich (durch die Aktivität der Carboanhydrase beschleunigt) mit CO_2 zu HCO_3^-, das durch einen basolateralen Anionenaustauscher in das Interstitium und die Blutbahn gelangt. Cl^- tritt durch apikale Chloridkanäle in das Lumen über (nicht eingezeichnet).

3.2 Drüsenepithel und Sekretion

Übersicht

Als Sekretion wird die Produktion und Abgabe von intrazellulären Substanzen in den Extrazellularraum bezeichnet. Die sezernierten Substanzen (**Sekrete**) können Makromoleküle (Proteine, Polysaccharide, Lipide), Mikromoleküle (Steroidhormone, Aminosäuren, Amine, Glucose) oder Ionen (z.B. H^+-Ionen als „Magensäure") sein. Zellen, deren Hauptaufgabe in der Produktion und Abgabe von Sekreten besteht, werden als Drüsenzellen bezeichnet. **Exokrine Drüsenzellen** geben das Sekret an die Körperoberfläche und an innere Gangsysteme ab, die mit der Körperoberfläche in offener Verbindung stehen (Exoepithelien). Das Sekretprodukt der **endokrinen Drüsenzellen**, als **Hormon** oder Inkret bezeichnet, wird in das umgebende Gewebe oder die Blutbahn abgegeben. Die von synaptischen Endigungen der Nervenzellen freigesetzten Stoffe werden **Neurotransmitter** genannt, wenn sie die Aktivität unmittelbar benachbarter Zellen beeinflussen. Als **Neurohormone** werden Sekrete von Nervenzellen bezeichnet, die über das Blutgefäßsystem ihre Zielzellen erreichen, z.B. Vasopressin/Antidiuretisches Hormon (ADH) der Neurohypophyse, das auf das Sammelrohrepithel der Niere wirkt.

Auch alle anderen Zellen des Körpers besitzen die Fähigkeit zur Abgabe von Makromolekülen. Man unterscheidet die **regulierte Sekretion,** die durch bestimmte chemische oder elektrische Stimuli ausgelöst wird (u.a. durch Hormone, Neurotransmitter, elektrische Depolarisation), von der nicht regulierten, **konstitutiven Sekretion,** die ohne definierte Stimuli kontinuierlich abläuft. Die Sekretion der Mehrzahl der endo- und exokrinen Drüsenzellen ist reguliert, während die Sekretion der meisten anderen Zellen des Organismus konstitutiv ist (Tab. 3.2-1 u. 2).

Tab. 3.2-1 Beispiele für eine regulierte Sekretion.

Zelle	Stimulus	Sekret
Exokrine Drüsenzellen des Pankreas	Acetylcholin und gastrointestinale Hormone	Trypsin, Chymotrypsin, Lipase, Amylase etc.
B-Zellen der Pankreasinseln	Glucose, gastrointestinale Hormone	Insulin
Exokrine Drüsenzellen der Parotis	Noradrenalin, Acetylcholin	Amylase etc.
Thrombozyten	Thrombin	Serotonin, ATP, ADP
Mastzellen	Immunglobulin E	Histamin
Terminalen von Motoneuronen	elektrische Erregung (Depolarisation)	Acetylcholin

Tab. 3.2-2 Beispiele für eine konstitutive Sekretion.

Zelle	Produkt
Fibroblast	Kollagen, Fibronectin etc.
Hepatozyt	Serumproteine, Lipoproteine etc.
Plasmazelle	Immunglobuline

3.2.1 Mechanismen der Sekretabgabe (Extrusion)

Nach dem elektronenmikroskopischen Bild der Sekretabgabe (Extrusion) unterscheidet man folgende Formen:

Merokrin (Exozytose, Abb. 3.2-1, vgl. Abb. 2-51 u. 52): Verschmelzung (Fusion) der Membran von Sekretvesikeln mit der Plasmamembran, anschließend Öffnung der Vesikel und Entleerung des Inhalts in den Extrazellularraum (Sekretabgabeform der meisten exokrinen und endokrinen Drüsen).

Apokrin (Apozytose, Abb. 3.2-1, vgl. Abb. 2-52): Abschnürung bzw. Abknospung von Teilen des Zytoplasmas, das die Sekretprodukte enthält. Das sezernierte Material ist von der abgeschnürten Plasmamembran eingehüllt (Sekretion von Milchfett).

Holokrin (Holozytose): Mit Sekretprodukt beladene Zellen sterben ab (Apoptose). Das Sekret wird durch Zelllyse freigesetzt (Sekretionsmodus der Talgdrüsen).

Ekkrin: Abgabe von Einzelmolekülen durch transmembranären Transport (Kanäle, Transporter, Pumpen) wie die Sekretion von Schweiß durch die ekkrinen Schweißdrüsen (wässrige Elektrolytlösung), Gallensäuren durch Leberzellen oder Magensäure (HCI) durch Parietalzellen der Magendrüsen. Lipophile Verbindungen wie Steroidhormone und das Schilddrüsenhormon können die Zellmembran teilweise ohne Membrantransporter aufgrund ihrer Lipidlöslichkeit durchqueren und so abgegeben werden.

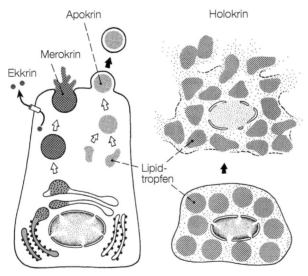

Abb. 3.2-1   Abgabeform (Extrusion) von Sekreten. Die merokrin durch Exozytose abgegebenen sekretorischen Proteine und Muzine werden am rauen endoplasmatischen Retikulum synthetisiert, durchlaufen den Golgi-Apparat und werden in membranumhüllte Sekretvesikel verpackt. Bei der ekkrinen Sekretion werden Einzelmoleküle (u. a. Ionen) durch transmembranären Transport abgegeben. Die Abgabe von Sekreten, wie Lipidtropfen, die nicht von einer Membran umhüllt sind, erfolgt apokrin und holokrin durch den Mechanismus der Apozytose oder Holozytose. Bei der Holozytose geht die Drüsenzelle zugrunde.

3.2.2 Struktur und Bildung von sekretorischen Vesikeln

Struktur

Sekretvesikel sind von einer Einheitsmembran umgeben, die den Vesikelinhalt vom Zytoplasma der Zelle trennt. Die Morphologie der sekretorischen Vesikel wird erheblich von den Inhaltsstoffen beeinflusst. Sekretorische Vesikel mit einem mikroskopisch darstellbaren, strukturierten Inhalt werden als **Granulum** bezeichnet, und solche, deren Inhalt leer erscheint, als Vesikel, wie z. B. die meisten Neurotransmitter enthaltenden **synaptischen Vesikel.** Der Durchmesser der Sekretvesikel (-granula) schwankt meist zwischen 50–100 nm (synaptische Vesikel) und mehreren µm (z. B. Hauptzellen des Magens, PANETHsche Drüsenzellen). Sekretgranula können zu größeren **Konglomeraten** zusammenfließen, was z. B. regelmäßig in den mit Schleim beladenen Sekretgranula der Becherzellen beobachtet wird.

Form und Größe der Sekretgranula können zur morphologischen Unterscheidung sonst ähnlich aussehender Zellen herangezogen werden. Ebenso hat die Ultrastruktur der Granulainhalte **diagnostischen Wert:** Die Insulin-produzierenden B-Zellen der **Inseln des Pankreas** haben einen kondensierten, parakristallinen Inhalt, bei den Somatostatin-produzierenden D-Zellen erscheint der Granulainhalt homogen. Ähnlich lassen sich im **Nebennierenmark** die Noradrenalin-sezernierenden Zellen von Adrenalinsezernierenden Zellen unterscheiden. Bei dieser Form der Unterscheidung muss der Einfluss der Gewebefixierung berücksichtigt werden.

Bildung der sekretorischen Vesikel

Synthese, posttranslationale Modifizierung und Verpackung von sekretorischen Proteinen, Muzinen (Schleimstoffe) und Lipoproteinen in Sekretvesikeln (-granula) finden im endoplasmatischen Retikulum und im GOLGI-Apparat statt (Abb. 3.2-2, 3 u. 4, s. auch Kap. 2.5 bis 2.7). Von der Transseite des GOLGI-Apparates werden mit Sekret beladene Vesikel abgeschnürt, die sich anschließend zu größeren Vesikeln (Granula) vereinigen können. Typisch für Zellen mit regulierter Sekretion (u. a. B-Zellen der Pankreasinseln, Azinuszellen des exokrinen Pankreas) sind die **kondensierenden Vakuolen** im Trans-GOLGI-Netzwerk (Abb. 3.2-4). In ihnen findet eine Konzentrierung der Sekrete statt. Deshalb ist ihr Inhalt in der Regel noch weniger dicht (elektronenoptisch heller) als der der reifen Granula. Das Prinzip der **Konzentrierung des Sekretes** beruht darauf, dass die meisten der osmotisch wirksamen, Wasser anziehenden sekretorischen Makromoleküle zu osmotisch weniger aktiven Komplexen aggregiert werden. Das kann durch Trägerproteine (z. B. Chromogranine in neuroendokrinen Granula), Metallionen (Zink-Ionen in Insulin enthaltenden Granula) oder Proteoglykane (Heparin-Seitenketten von Serglycin zur Bindung von Histamin in Mastzellgranula) erreicht werden.

Die in **synaptischen Vesikeln** gespeicherten Neurotransmitter sind häufig sehr kleine Moleküle, wie Aminosäuren und Aminosäureprodukte. Diese durchlaufen nicht den GOLGI-Apparat, sondern werden aus dem Zytoplasma der Nervenendigung durch Transporter in der Vesikelmembran intravesikulär angereichert (Kap. 3.8.1, Abb. 3.8-10).

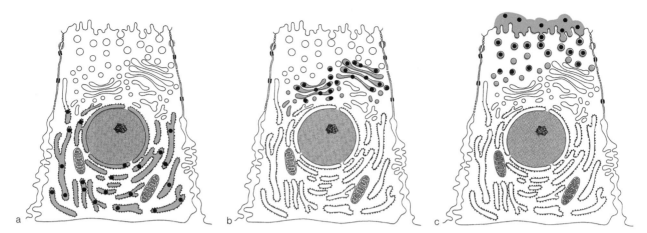

Abb. 3.2-2   Intrazellulärer Transport von sekretorischen Proteinen (rosa) in einer exokrinen Drüsenzelle, sichtbar gemacht durch Autoradiographie (schematische Darstellung). Radioaktiv markierte Aminosäuren (schwarze Punkte), z. B. [³H]-Leucin, werden in die Blutbahn injiziert. (a) Nach wenigen Minuten erscheinen die markierten Aminosäuren im rauen endoplasmatischen Retikulum, wo sie in Proteine eingebaut werden. (b) Nach 20–30 Minuten sind die neu synthetisierten Proteine im GOLGI-Apparat zu sehen. (c) Dort werden sie in Sekretgranula verpackt, die nach weiteren 60 Minuten sezerniert werden. Die radioaktiv markierten Aminosäuren werden indirekt durch Überschichten der Gewebeschnitte mit einer Photoemulsion sichtbar gemacht. Die durch die radioaktive Strahlung entstandenen Silberkörner erscheinen im Elektronenmikroskop als elektronendichte (dunkle) Körnchen.

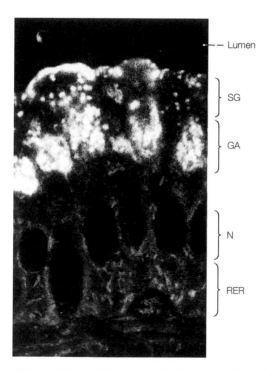

Abb. 3.2-3   Immunhistochemische Darstellung eines Sekretproteins (saure Phosphatase) in Drüsenzellen der Prostata der Ratte. Der verwendete Antikörper wurde mit einem Fluoreszenzfarbstoff markiert. Die intrazellulären Organellen, die an Synthese, Reifung und Transport von sekretorischen Proteinen beteiligt sind, erscheinen hier als hell fluoreszierende Strukturen. Am intensivsten sind die Sekretgranula (SG) und der GOLGI-Apparat (GA) angefärbt. Auch das raue endoplasmatische Retikulum (RER) ist dargestellt (helle Striche und Punkte). Die Zellkerne (N) heben sich als ovale, dunkle, nicht markierte Strukturen deutlich ab. Vergr. 1500fach.

3.2.3 Regulierte und konstitutive Sekretion

Die Sekretabgabe der meisten exokrinen und endokrinen Drüsen sowie verschiedener anderer sekretorischer Zellen erfolgt über den Weg der regulierten Sekretion (Kap. 2.7). Die regulierte Sekretion erfordert spezifische externe Stimuli (Tab. 3.2-1), die zur Exozytose und Abgabe des Sekretes führen **(Stimulus-Sekretions-Kopplung)**. Die meisten Stimuli bewirken eine intrazelluläre Erhöhung der Ca^{2+}-Konzentration. Kalzium-Ionen sind für verschiedene Schritte der Exozytose notwendig (Kap. 2.2.8, 2.7.1 u. Abb. 2-51). Viele sekretorisch aktive Zellen speichern jedoch keine Sekretgranula, sondern sezernieren kontinuierlich (konstitutive Sekretion). In den schleimsezernierenden Becherzellen unterliegen die peripheren Schleimgranula einer konstitutiven, die zentralen Granula einer regulierten (explosionsartigen) Sekretion (Abb. 3.2-5).

3.2.4 Morphologische Klassifizierung exokriner Drüsen

Aufgrund ihrer Lokalisation und Anordnung können folgende Formen von exokrinen Drüsen unterschieden werden:

Intraepitheliale Drüsen

Die Drüsenzellen sind zwischen den Epithelzellen eines Oberflächenepithels verstreut **(unizelluläre Drüsen)** oder bilden Gruppen von mehreren sekretorischen Zellen **(multizelluläre Drüsen)**. Im Extremfall kann das gesamte Oberflächenepithel aus Drüsenepithelzellen bestehen (z. B. das Oberflächenepithel des Magens). Der Hauptvertreter einer unizellulären Drüse ist die **Becherzelle**, eine schleimproduzierende Drüsenzelle, die zwischen den Säulenepithelzellen des Respirationstraktes und des Darms vorkommt (Abb. 3.2-5). Zwei weitere im Respirationssystem vorkommende, spezialisierte intraepitheliale exokrine Drüsenzellen sind

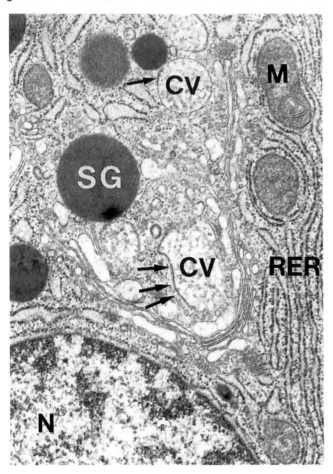

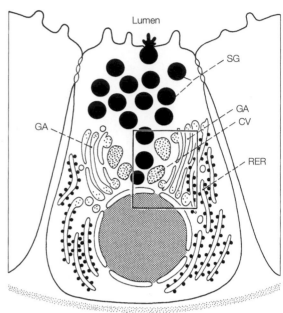

Abb. 3.2-4 Stadien der Bildung von Sekretgranula (SG) in exokrinen Azinuszellen der Bauchspeicheldrüse der Ratte (elektronenmikroskopisches Bild, zur Orientierung nebenstehende Skizze). Im Trans-GOLGI-Netzwerk sind Prosekretgranula (kondensierende Vakuolen, CV) zu erkennen, die abschnittsweise noch einen Clathrinsaum (Pfeile) besitzen. Mit Hilfe des Clathrinsaums werden Sekret-enthaltende Vesikel vom Trans-GOLGI-Netzwerk abgeschnürt. RER = raues ER; M = Mitochondrium; N = Zellkern; GA = GOLGI-Apparat. TEM, Vergr. 20000fach.

die CLARA-Zellen und Typ-II-Alveolarzellen (Kap. 6.3.3). Die **endokrinen Zellen des Magen-Darm-Epithels** (Kap. 7.1.3) sind ebenfalls intraepitheliale Drüsenzellen, die ihr Sekret (Hormon) nach basal in das Blutgefäßsystem abgeben. Multizelluläre intraepitheliale exokrine Drüsen findet man unter anderem im Konjunktivalepithel des Auges (Becherzellgruppen).

Extraepitheliale Drüsen

Es handelt sich um organartig aufgebaute epitheliale Zellverbände, die vom Oberflächenepithel des Respirationstraktes, Verdauungstraktes, Genitaltraktes oder der Haut ausgewachsen sind, und mit den Oberflächenepithelien durch Ausführungsgänge *(Ductus excretorii)* in offener Verbindung bleiben. Durch die Ausführungsgänge werden die Drüsensekrete an die Oberfläche abgegeben (Abb. 3.2-6).

Endstücke: Die Abschnitte des Drüsengewebes, die die exokrinen Drüsenzellen enthalten, werden Endstücke genannt *(Portio terminalis)*. Nach ihrer Gestalt werden **tubulöse** (schlauchförmige), **azinöse** (beerenförmige) und **alveoläre** (sackförmige) Drüsenendstücke unterschieden.

Einfache und zusammengesetzte Drüsen: Besteht eine Drüse aus nur einem Endstück, liegt eine **einfache Drüse** *(Glandula simplex)* vor, die zumeist tubulös ist. Beispiele: tubulöse Schweißdrüsen (der Tubulus ist knäuelförmig gewunden: „Knäueldrüsen"), tubulöse Magendrüsen. Die meisten extraepithelialen Drüsen sind jedoch **zusammengesetzte Drüsen** *(Glandula composita)*, deren Gangsystem

verzweigt ist und das Sekret von bis zu mehreren tausend Endstücken aufnimmt. Viele zusammengesetzte Drüsen sind **gemischte Drüsen,** die tubulöse und azinöse/alveoläre Endstücke besitzen:

(a) **Gemischt-tubuloazinös:** Die Drüsen enthalten tubulöse neben azinösen Endstücken. Häufig sitzt einem tubulösen Abschnitt endständig ein azinöser Abschnitt auf (Beispiele: *Glandulae submandibularis* und *sublingualis).*

(b) **Gemischt-tubuloalveolär:** Alveoläre Endstücke sind mit tubulösen Endstücken verbunden (Beispiel: laktierende Brustdrüse).

3.2.5 Klassifizierung der exokrinen Drüsen aufgrund des Sekrets

Seröse Drüsen

Sie produzieren ein **dünnflüssiges, proteinreiches Sekret,** das wenige Schleimstoffe (Muzine) enthält. Das Lumen der Endstücke ist eng, im Lichtmikroskop häufig kaum zu erkennen. Das Zytoplasma verhält sich aufgrund des stark entwickelten rauen endoplasmatischen Retikulums (Ort der Synthese von Exportproteinen!) **basophil,** besonders in den basalen Zellabschnitten. Die Zellkerne sind meist groß und rund, im apikalen Zytoplasma sind bei guter Fixierung zahlreiche Sekretgranula sichtbar, die sich mit Eosin (H.E.-Färbung), aber auch mit bestimmten basischen Farb-

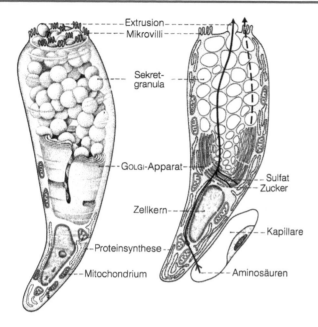

Abb. 3.2-5 Becherzelle. Eine weit verbreitete intraepitheliale Drüsenzelle ist die Becherzelle. Becherzellen produzieren Schleimstoffe (Muzine). Die Muzinproteine werden aus Aminosäuren am rauen endoplasmatischen Retikulum synthetisiert, während die Zuckerketten im GOLGI-Apparat durch den Mechanismus der O-Glykosylierung angebunden werden. Die Sulfatierung des Aminozuckers N-Acetylglucosamin erfolgt ebenfalls im GOLGI-Apparat (viele Muzine sind jedoch nicht sulfatiert). Die peripheren Sekretgranula werden kontinuierlich (konstitutiv) sezerniert (gestrichelter Pfeil), während das zentrale Granulumpaket erst nach Stimulation (z. B. durch Acetylcholin) explosionsartig abgegeben wird (regulierte Sekretion, durchgezogener Pfeil).

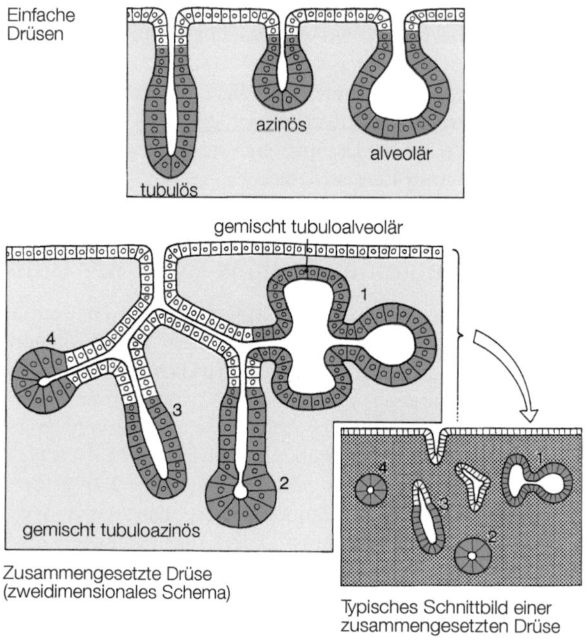

Einfache Drüsen

tubulös
azinös
alveolär
gemischt tubuloalveolär

Zusammengesetzte Drüse (zweidimensionales Schema)

gemischt tubuloazinös

Typisches Schnittbild einer zusammengesetzten Drüse

Abb. 3.2-6 Morphologische Klassifizierung von extraepithelialen exokrinen Drüsen. Die Zahlen 1–4 sind als Orientierungshilfe zum Verständnis des Schnittbildes eingetragen. Die sekretorischen Endstückepithelien sind orange gefärbt, das Gang- und Oberflächenepithel gelb.

stoffen (u. a. Toluidinblau) anfärben lassen. Beispiele: **exokrines Pankreas, Glandula parotis, Glandula lacrimalis, VON EBNERsche Spüldrüsen.**

Die sekretorischen Proteine sind fast ausnahmslos Glykoproteine. Der Flüssigkeitsgehalt des Sekrets resultiert hauptsächlich aus einem Transport von Cl⁻-Ionen in das Drüsenlumen. Na⁺-Ionen und Wasser folgen parazellulär durch die nicht sehr dichten *Zonulae occludentes* der Endstücke (Abb. 3.2-8).

Ein wichtiger apikaler Cl⁻-Kanal in Drüsenzellen bzw. Gangepithelien ist das **CFTR-Protein** (Kap. 7.10.5), das beim Krankheitsbild der zystischen Fibrose einen Sequenzdefekt besitzt. Deshalb ist das Sekret bei diesen Patienten zähflüssig und kann nicht ordentlich abfließen. Das führt schließlich zu zystischen Erweiterungen der Ausführungsgänge mit nachfolgender Entzündung und Vernarbung (Fibrose) der Drüsen.

Muköse Drüsen

Typischerweise füllen die Sekretgranula (Muzingranula) den größten Teil der Zelle aus. Das Sekret ist reich an **Muzinen** (Schleimstoffen). Muzinmoleküle bestehen aus zwei Komponenten: einem elongierten zentralen Proteinfaden (Trägerprotein), der besonders reich an den Aminosäuren Serin und Threonin ist. An die OH-Gruppen dieser Aminosäuren sind als zweite Komponente lange **Zuckerketten** angekoppelt mit einer Oligosaccharidlänge pro Kette von 10–20 Zuckermolekülen (Abb. 7.6-12). Insgesamt 100–200 solcher Zuckerketten sind an ein fadenförmiges Muzinprotein gebunden, das über 100 nm lang sein kann. Mehrere Muzinmoleküle können durch Verbindungsproteine (engl.: link proteins) zu größeren Aggregaten verbunden sein. Die Muzine sind reich an endständigen **Sialinsäuremolekülen** (N-Acetylneuraminsäure). Die Sialinsäure wurde zuerst in den Muzinen des Speichels (gr.: sialon) beschrieben. Zusätzlich enthalten viele Muzine auch **sulfatierte Zucker** (u. a. N-Acetylglucosamin-Sulfat). Aufgrund ihrer negativen Ladungen (Polyanionen) sind Muzine ausgesprochen basophil. Muzine können wegen ihres Zuckerreichtums nicht mit Aldehyden fixiert werden. Sie werden bei normaler Fixierung und der Paraffinschnitt-Technik (typische Präparate im Histologiekursus) größtenteils aus den Zellen ausgewaschen, sodass muköse Zellen blass bis fast leer erscheinen (Abb. 3.2-7). Nur der basale Zellpol enthält einen schmalen Zytoplasmasaum, in dem der zumeist **abgeplattete, nach basal verlagerte Zellkern** gelegen ist. Das Lumen der Endstücke ist meistens weit, was den Abfluss des viskösen, fadenziehenden Sekrets erleichtert. Mit speziellen Fixierungsmethoden (u. a. Fällung der Muzine durch kationische Farbstoffe oder Mg²⁺) und Färbungen (Alcianblau, PAS-Färbung) können Muzine selektiv angefärbt werden (**Schleimfärbungen,** Abb. 7.8-3b).

Insgesamt sind 12 verschiedene **Muzine** (MUC) sequenziert worden. Zwei von diesen Muzinen sind transmembranäre Proteine (MUC1; MUC4) die in der Glykokalyx vieler Epithelzellen enthalten sind (u. a. der Mikrovilli vom Darmepithel). Wichtige sekretorische Muzine sind MUC5AC und MUC6 (Magenschleim), MUC2 (Becherzellen von Darm und Bronchien), MUC5B und MUC7 (Glandula sublingualis). Als Verbindungsproteine von Magenmuzinen wurden Proteine identifiziert, die **Trefoil-Fak-**

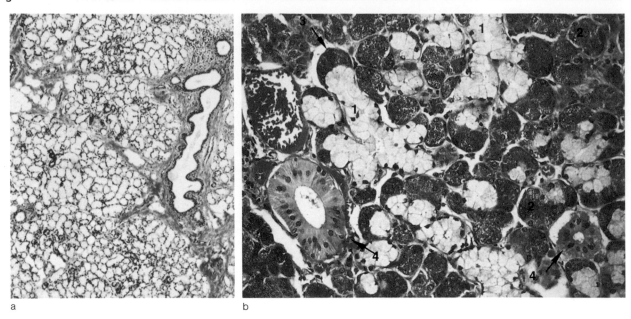

a   b

Abb. 3.2-7 Muköse Drüsen. Typisches histologisches Schnittbild einer überwiegend mukösen Drüse bei geringer mikroskopischer Vergrößerung (a, Glandula sublingualis, Azan-Färbung, Vergr. 42fach) und einer gemischten seromukösen Drüse bei starker Vergrößerung (b, Glandula submandibularis, H. E.-Färbung, Vergr. 200fach). Beachte das ausgewaschen erscheinende Zytoplasma der mukösen Drüsenzellen (1, muköse Tubuli) und das kräftig angefärbte Zytoplasma mit Sekretgranula in den serösen Drüsenzellen (2, 3). Die serösen Drüsenzellen sitzen den mukösen Tubuli teilweise endständig als Kappen (Halbmonde) auf (3). Die Ausführungsgänge in (b) sind Streifenstücke (4). In (a) sind ein großer interlobulärer Ausführungsgang (rechts) und zahlreiche intralobuläre Gänge zu sehen (kreisförmige Querschnitte). Beachte auch die Untergliederung des Drüsengewebes durch Bindegewebesepten in Läppchen (blau gefärbte Gewebestraßen in a).

tor-Peptide genannt werden (u. a. TFF1). Diese sind auch wichtig für die Wundheilung im Bereich von Schleimhäuten.

Der Hauptvertreter von mukösen intraepithelialen Drüsenzellen ist die **Becherzelle** *(Exocrinocytus caliciformis)*. Becherzellen (Abb. 3.2-5) kommen in großen Mengen zwischen den Epithelzellen der Darmschleimhaut und Atemwege vor. Das **Oberflächenepithel des Magens** besteht ausschließlich aus speziellen mukösen Drüsenzellen. Extraepitheliale Drüsen mit überwiegend mukösen Endstücken sind z. B. die *Glandula sublingualis* (Abb. 3.2-7), *Glandulae nasales* und *linguales, Glandulae pyloricae*. Viele Drüsen enthalten sowohl seröse als auch muköse Endstücke (**seromuköse Drüsen**). In der *Glandula sublingualis* und noch ausgeprägter in der *Glandula submandibularis* sitzen die serösen Anteile den mukösen Tubuli endständig auf und werden wegen dieser Morphologie als **seröse Halbmonde** *(Semiluna serosa)* bezeichnet (Abb. 3.2-7).

Lipidsezernierende Drüsen und Drüsenzellen

Apokrine Milchdrüse: Die Milchfetttropfen der Brustdrüse werden im Zytoplasma synthetisiert und sind nicht von einer Einheitsmembran umgeben. Sie können deshalb nicht über den Mechanismus der Exozytose abgegeben werden. Die Extrusion erfolgt über den Weg der **Apozytose** (Abb. 3.2-1, 2-52 u. Bd. 2, Kap. 14.2.4). Dagegen findet die Sekretion des Milcheiweißes über Sekretgranula und Exozytose statt (merokrin).

Holokrine Talgdrüsen: Talgdrüsen sind auf die Epidermis und Eingänge der Körperöffnungen beschränkt. Sie münden meistens in die Epitheltrichter von Haaren. Es handelt sich um mehrschichtige Drüsenepithelien, deren

innerste Zellen durch Zelluntergang (Holozytose) und Verflüssigung die Lipidtropfen des Zytoplasmas freigeben (Abb. 2-52 u. Bd. 2, Kap. 14.2.2).

Andere lipidsezernierende exokrine Zellen sind die Typ-II-Alveolarzellen und die Epithelzellen des *Stratum granulosum* der Epidermis. In beiden Zelltypen liegen die Lipide als Lipoproteinkomplexe in Granula vor, die vom GOLGI-Apparat abgeschnürt werden und aufgrund ihres hohen Lipidgehalts eine lamelläre Innenstruktur (**Lamellenkörper**) aufweisen können (Abb. 3.1-3, 6-39 u. Bd. 2, Abb. 14-5). Diese Lipoproteinkomplexe werden über den Exozytoseweg ausgeschleust.

3.2.6 Allgemeiner Bauplan exokriner Drüsen

Alle zusammengesetzten extraepithelialen Drüsen lassen einen allgemeinen Bauplan erkennen. Die Epithelien der Endstücke bilden das **Drüsenparenchym**. Dieses ist in lockeres Bindegewebe eingebettet, das **Drüsenstroma**, in welchem Blutgefäße, Lymphgefäße und Nerven verlaufen. Das die Drüsen umgebende Bindegewebe ist die **Drüsenkapsel** *(Capsula glandularis)*. Von der Kapsel dringen Bindegewebeblätter (Septen) in das Parenchym vor und unterteilen es in **Lappen** *(Lobi)* und **Läppchen** *(Lobuli)* (Abb. 3.2-7). Die Endstücke der Läppchen münden über kleine Gangsysteme (**Schaltstücke**, *Ductus intercalatus*) in einen gemeinsamen **Läppchengang** *(Ductus intralobularis)*. Bei den Mundspeicheldrüsen ist häufig zwischen Schaltstücken und Läppchengang ein spezialisierter Abschnitt, das **Streifenstück** (Sekretrohr), eingeschaltet. Die Läppchengänge vereinigen sich in den Bindegewebesepten zu **Interlobulargängen** *(Ductus interlobares)*, die ihr Sekret in

Nebenausführungsgänge abgeben. Diese münden schließlich in einen gemeinsamen oder mehrere einzelne **Hauptausführungsgänge** (*Ductus excretorius principalis*), die das Sekret auf die Epheloberfläche des Magen-Darm-Traktes, Respirationstraktes, Genitaltraktes bzw. der Körperoberfläche leiten.

Die Gangepithelien, besonders deren intralobuläre Abschnitte, resorbieren wieder einen großen Teil der in die Lumina der Endstücke eingeströmten Ionen (besonders NaCl, Abb. 3.1-4 u. 3.2-8). Dadurch wird das Sekret hypoton, da Wasser wegen besonders dichter *Zonulae occludentes* zwischen den Gangepithelien nur schlecht folgen kann. Gangepithelien sezernieren in manchen Drüsen Bikarbonat (HCO_3^-), zumeist im Austausch gegen Cl^- (u.a. intralobuläre Gänge des Pankreas, Gallengänge). Die **Streifenstücke** der Speicheldrüsen (Abb. 3.2-7 u. 7.2-6) besitzen basale Einfaltungen der Plasmamembran mit einem hohen Gehalt an Na^+, K^+-ATPase. Zwischen den Einfaltungen liegen Mitochondrien, deren Anfärbung eine basale Streifung verursacht. Das Streifenstückepithel besitzt viele Gemeinsamkeiten mit den NaCl-resorbierenden Tubulusepithelien der Niere (Abb. 3.1-4).

3.2.7 Myoepithelzellen

Myoepithelzellen sind **kontraktile Basalzellen** im Bereich der Endstücke und der unmittelbar anschließenden Abschnitte des Ausführungsgangsystems. Sie kommen in Schweißdrüsen und Duftdrüsen der Haut, in der Brustdrüse, in Speicheldrüsen und Bronchialdrüsen vor. Die Zellen sind stark abgeplattet mit sternförmig verzweigter oder spindelförmiger Gestalt (Abb. 3.2-8 u. 7.2-7). Sie liegen zwischen den Basen der Drüsenzellen und der Basallamina. In manchen Drüsen (u.a. Schweißdrüsen und Duftdrüsen) sind sie weniger stark abgeplattet und bereits ohne Spezialfärbung im Lichtmikroskop gut zu erkennen. Aufgrund ihres hohen Gehalts an **kontraktilen Proteinen** sind sie meistens stärker eosinophil als die Drüsenzellen. Myoepithelzellen gleichen ultrastrukturell glatten Muskelzellen und besitzen wie diese alle charakteristischen glattmuskulären kontraktilen Proteine einschließlich des muskulären Intermediärfilamentproteins Desmin. Zusätzlich enthalten sie aber auch verschiedene **epitheliale Zytokeratine** und besitzen Desmosomen, mit denen sie Kontakt zu den Drüsenzellen aufnehmen. Myoepithelzellen sind durch Nexus untereinander elektrotonisch gekoppelt. Sie werden in Speichel- und Hautdrüsen hauptsächlich **sympathisch innerviert**.

Die **Kontraktion der Myoepithelzellen** führt zur Auspressung der Endstücke und Verkürzung der Schaltstücke. Dadurch wird der initiale Speichelfluss in Gang gesetzt („Gefühl des Zusammenziehens der Speicheldrüsen beim Beißen in eine Zitrone"). Die Austreibung der Milch wird ebenfalls durch Myoepithelzellen eingeleitet und unterstützt. Die Myoepithelzellen der **Brustdrüse** werden durch ein Hormon der Neurohypophyse, **Oxytocin**, stimuliert. Dieses Neurohormon wird u.a. aufgrund psychischer und taktiler Reize freigesetzt und erreicht über die Blutbahn die Brustdrüse.

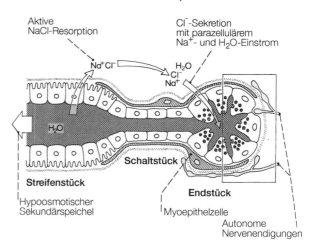

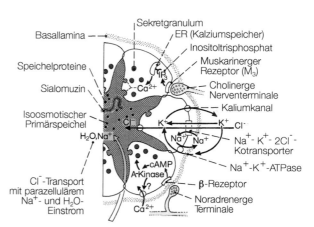

Abb. 3.2-8 Funktionelle Histologie der regulierten Sekretion von exokrinen Drüsen am Beispiel der Speicheldrüsen. Die Exozytose wird durch intrazellulären Anstieg von Ca^{2+} ausgelöst, u.a. durch Bindung von Acetylcholin an muskarinerge Acetylcholinrezeptoren der Drüsenzellen. Acetylcholin wird aus cholinergen Nervenendigungen freigesetzt (s. auch Abb. 2-11). Adrenerge Nervenendigungen stimulieren durch Abgabe und anschließende Bindung von Noradrenalin an β-Rezeptoren die Exozytose durch intrazellulären Anstieg von cAMP, möglicherweise indirekt auch durch cAMP-regulierte Ca^{2+}-Kanäle. Der Flüssigkeitsgehalt des Sekrets wird durch Abgabe von Chloridionen in das Sekret und durch parazellulären Nachstrom von Na^+ und H_2O gesteuert. Das primär aktive Transportprotein ist die Na^+-K^+-ATPase, die den Einstrom von Cl^- in die Drüsenzellen durch den Na^+-K^+-$2Cl^-$-Kotransporter ermöglicht. Cl^- wird durch einen apikal gelegenen Chloridtransporter in das Drüsenlumen abgegeben. Das Sekret wird durch die Kontraktion der Myoepithelzellen ausgepresst und in das Gangsystem befördert. Dort wird NaCl teilweise wieder resorbiert. A-Kinase: cAMP-regulierte Proteinkinase.

3.2.8 Endokrine Drüsen

Endokrine Drüsen geben ihr Sekret (Hormon, Inkret) nicht in Gangsysteme, sondern in die Blutbahn ab. Deshalb sind endokrine Drüsen gut durchblutet (dichtes Kapillarnetz). Einige endokrine Drüsen entstehen durch Abschnürung von Oberflächenepithelien (Hypophysenvorderlappen, Schilddrüse, Nebenschilddrüse, LANGERHANSsche Inseln) und zählen zu den **epithelialen Derivaten** (s.o.). Andere endokrine Drüsen leiten sich aus mesodermalen (mesenchymalen) und neuronalen Geweben ab. Es gibt kein allgemein gültiges Bauprinzip (Näheres Kap. 11, Bd. 2).

Die Wirkstoffe (Sekrete) von endokrinen Drüsen (Zellen) sind die **Hormone** (hormaein, gr.: antreiben). Sie gelangen in die Blutbahn und erreichen dadurch ihr Zielgewebe (**endokrine Sekretion**). Über die Blutbahn wirken die **systemischen Hormone.** Eine zweite Gruppe von Hormonen, die **Gewebehormone,** gelangt durch Diffusion zu ihren Zielzellen (**parakrine Wirkung**). Gewebehormone werden von praktisch allen Zellen des Organismus abgegeben.

Wenn die Hauptaufgabe von Zellen/Drüsen in der Synthese/Abgabe von systemischen Hormonen besteht, werden sie als **endokrine Zellen/Drüsen** bezeichnet. Viele Hormone wirken zusätzlich auch auf die hormonproduzierenden Zellen selbst (**autokrine Wirkung**). Eine Wirkung auf angrenzende Nachbarzellen wird als **juxtakrine Wirkung** bezeichnet. Juxtakrin wirken auch Neurotransmitter, die allerdings nicht zu den Hormonen gerechnet werden. Gewebehormone werden unterteilt in:

– Wachstumshormone
– Zytokine
– Vasokine/Myokine
– Eicosanoide (Prostaglandine/Leukotriene)

Einige wichtige Wachstumsfaktoren und Zytokine sind in Tabelle 2-5 aufgelistet. **Vasokine/Myokine** wirken hauptsächlich auf glatte Muskulatur und Blutgefäße (z.B. Endothelin, Histamin, Bradykinin; Kap. 9.4, Bd. 2). **Eicosanoide** entstehen aus der ungesättigten Fettsäure Arachidonsäure (Kap. 2.2.8). Sie beeinflussen vielfältige epitheliale, vaskuläre und glattmuskuläre Funktionen und sind entzündungshemmend und schmerzauslösend (ein Hemmstoff der Prostaglandinsynthese ist Aspirin®).

Literatur

Siehe Anhang 85, 159, 160, 203, 267, 376, 431.

3.3 Bindegewebe

D. Drenckhahn und P. Kugler

┌─**Übersicht**─────────────────

Herkunft: Bindegewebe bildet zusammen mit dem **Stützgewebe** (Knorpel und Knochen) ein Hauptgewebe im menschlichen Körper. Dieses Hauptgewebe leitet sich entwicklungsgeschichtlich aus dem **Mesenchym** ab (embryonales Bindegewebe). Das Mesenchym geht frühembryonal hauptsächlich aus dem Mesoderm hervor (Kap. 4 u. 5.1).

Vorkommen, Funktion: Bindegewebe kommt überall im Körper in unterschiedlicher Menge und Zusammensetzung vor. Es erfüllt vielfältige mechanische Aufgaben (u.a. Halte- und Bindefunktionen), ist aber auch an Wasserhaushalt, Stoffaustausch und **Abwehr** beteiligt. Seine **Bindefunktionen** bestehen darin, dass es z.B. Oberflächenepithelien verschieblich mit Muskelgewebe verbindet oder Nerven und Gefäße in die Umgebung einbindet. Es bildet auch das Grundgewebe (**Stroma**) von Organen. Darüber hinaus erreichen über Bindegewebestraßen Nerven und Gefäße ihre Zielgebiete, z.B. blutgefäß- und nervenführende Bindegewebesepten innerhalb von Skelettmuskulatur, Sehnen und Drüsen.

Bestandteile des Bindegewebes (Abb. 3.3-1): Für Bindegewebe (und auch Stützgewebe) ist charakteristisch, dass

neben Zellen große Mengen von Interzellularsubstanzen vorkommen. Die im Bindegewebe auftretenden **Zellen** lassen sich in zwei Gruppen zusammenfassen: **spezifische Bindegewebezellen** (ortsansässige oder fixe Zellen), die Interzellularsubstanz bilden, und eingewanderte (freie oder mobile) Zellen. Letztere sind vor allem aus dem Blut ins Bindegewebe **eingewanderte Zellen,** die der unspezifischen und spezifischen Abwehr dienen. Die **Interzellularsubstanzen** werden unter dem Oberbegriff der **extrazellulären Matrix** zusammengefasst. Diese besteht im Wesentlichen aus zwei Komponenten, **Fasern** (kollagene und elastische) und **Grundsubstanz.** Eine spezielle Form der kollagenen Fasern sind die retikulären Fasern. Das quantitative Verhältnis zwischen Fasern und Grundsubstanz ist in den einzelnen Bindegewebeformen (s.u.) unterschiedlich.

└──────────────────────────

3.3.1 Spezifische Bindegewebezellen

Die spezifische (fixe, ortsansässige) Zelle des adulten Bindegewebes ist der Fibroblast. Die spezifische Zelle des embryonalen Bindegewebes ist die Mesenchymzelle. Weitere spezifische Zellen spezieller Binde- bzw. Stützgewebetypen sind Retikulumzellen, Chondrozyten, Osteozyten und Fettzellen.

Mesenchymzellen

Aus diesem Zelltyp des embryonalen Bindegewebes gehen die spezifischen Bindegewebezellen des adulten Binde- und Stützgewebes und weitere Zellarten hervor (z.B. glatte Muskelzellen). Lichtmikroskopisch tritt vor allem der große, schwach basophile (euchromatische) Zellkern der Mesenchymzellen hervor (Abb. 3.3-13). Er enthält einen oder mehrere auffallend große Nucleoli. Der Fortsatzreichtum dieser Zellen ist lichtmikroskopisch nur schwer zu erkennen, jedoch fällt ihr basophiles Zytoplasma auf. Die Basophilie beruht auf großen Mengen an Ribosomen und mRNA (Proteinbildung für Zellwachstum). Mesenchymzellen sind mitoseaktiv und amöboid beweglich.

Fibroblasten

Fibroblasten sind Bindegewebezellen im engeren Sinn und kommen im faserarmen und faserreichen Bindegewebe vor. Das Suffix „-blast" steht üblicherweise für Stammzellen. Fibroblast bedeutet jedoch hier, dass es sich um eine syntheseaktive Zelle handelt (Faserbildner; fibra, lat.: Faser). Der Fibroblast synthetisiert alle Komponenten der Fasern und der Grundsubstanz des Bindegewebes. Es handelt sich um eine teilungsfähige Zelle, deren Mitoserate während des Bindegewebewachstums und bei Wundheilungen gesteigert ist. Fibroblasten mit stark verminderter Syntheseleistung (Erhaltungsumsatz) werden Fibrozyten genannt. Beide Zustandsformen gehen fließend ineinander über. Deshalb können diese Bindegewebezellen, ohne ihre Zustandsform zu berücksichtigen, allgemein als Fibroblasten bezeichnet werden.

Der Zellkern der Fibroblasten (-zyten) ist lang und abgeplattet und enthält unterschiedlich stark gefärbtes Chromatin (Abb. 3.3-2, 14 a u. 17). Das Zytoplasma ist im Lichtmikroskop kaum zu erkennen. Häufig erscheint der Zellkern wie „eingeklemmt" zwischen den umgebenden Fasern der Interzellularsubstanz.

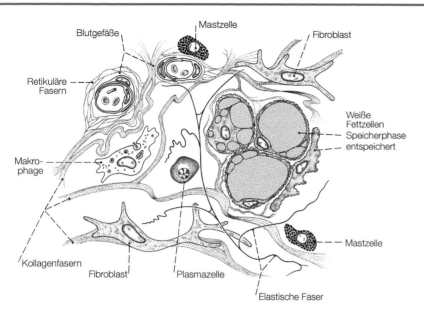

Abb. 3.3-1 **Zellen und Faser-Komponenten des Bindegewebes** (schematische Übersicht).

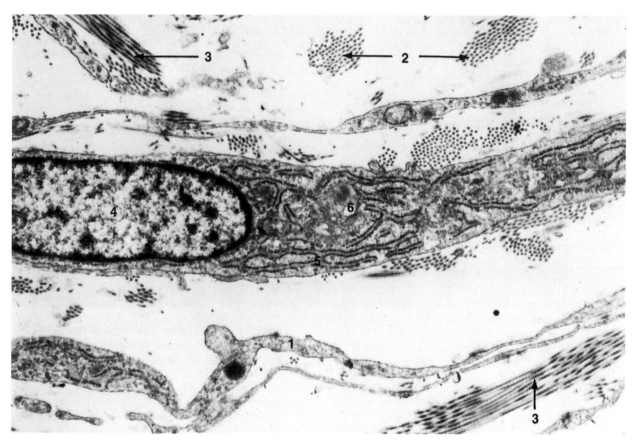

Abb. 3.3-2 Fibroblast im lockeren Bindegewebe mit Zellkern (4), rauem endoplasmatischem Retikulum (5) und GOLGI-Apparat (6). Dünne, lang ausgezogene Zellfortsätze benachbarter Fibroblasten sind auch angeschnitten (1). Bündel von Kollagenfibrillen (= Kollagenfasern) sind quer (2) und längs (3) angeschnitten. TEM, Vergr. 12000fach.

Retikulumzellen

Dieser Zelltyp ist auf das retikuläre Bindegewebe der **lymphatischen Organe** und des **roten Knochenmarks** beschränkt. Die Aufgabe der Retikulumzellen besteht in der Synthese des Prokollagens für retikuläre Fasern und der mit den Fasern verbundenen Glykoproteine und Proteoglykane (deshalb auch als **fibroblastische Retikulumzellen** bezeichnet). Retikulumzellen besitzen einen schlanken Zellleib mit zahlreichen langen Zellfortsätzen (Abb. 3.3-15). Der Zellkern ist groß, oval, euchromatisch (geringe Anfärbung) und besitzt einen oder mehrere Nucleoli. Die langen Zellfortsätze begleiten die Fasern und sind im Lichtmikroskop nur andeutungsweise zu erkennen.

3.3.2 Eingewanderte (freie) Zellen

Die wichtigsten freien Zellen, die vor allem im faserarmen Bindegewebe vorkommen, sind Granulozyten, Lymphozyten, Makrophagen, Plasma- und Mastzellen. Sie bzw. ihre Vorläuferzellen gelangen aus dem Blut ins Bindegewebe, wo sie auch als **mobile Zellen** bezeichnet werden, da sie ihren Aufenthaltsort im Bindegewebe ändern können. Diese Zellen stehen in Zusammenhang mit spezifischer und unspezifischer **Abwehr,** die an anderer Stelle abgehandelt wird (Kap. 9.2 u. 10, Bd. 2). Granulozyten und Lymphozyten gehören zu den weißen Blutzellen (**Leukozyten**) und wandern vermehrt bei entzündlichen Reaktionen durch die Wände von Kapillaren und Venulen (Diapedese) ins umgebende Bindegewebe ein. Im Folgenden wird nur auf Makrophagen, Plasma- und Mastzellen eingegangen.

Makrophagen

Makrophagen des Bindegewebes zählen zu den **Gewebemakrophagen.** Sie werden auch Histiozyten genannt und gehören zum **monozytären Phagozytensystem** (MPS; Kap. 10.1, Bd. 2). Makrophagen können sich **amöboid** fortbewegen und durch das Bindegewebe wandern (deshalb auch manchmal Unterscheidung zwischen wandernden und sessilen Makrophagen). Die **Vorläuferzellen** der Gewebemakrophagen sind **Monozyten,** die aus dem Knochenmark stammen und über das Blut und die Blutgefäße in das Bindegewebe auswandern. Sie differenzieren sich hier zu Makrophagen und können anschließend auf dem Lymphweg in Lymphknoten gelangen.

Ihre Aufgabe besteht in erster Linie in der Beseitigung von abgestorbenen Zellen, Zellfragmenten und von ins Bindegewebe eingedrungenen Fremdstoffen und Erregern durch **Phagozytose** und lysosomalen Abbau. Fragmente der phagozytierten Moleküle werden im Endosom von Immunrezeptoren gebunden (Klasse-II-Rezeptoren) und anschließend mit diesen durch Exozytose in die Plasmamembran eingebaut (**Antigenpräsentation**). Dadurch wird eine Immunantwort der Lymphozyten stimuliert, wenn diese das präsentierte Antigen als fremd erkennen (Kap. 10.1, Bd. 2).

In routinehistologischen Präparaten sind Makrophagen nur dann von anderen Zellen sicher zu unterscheiden, wenn sie phagozytiertes Material enthalten (z. B. Tuschepartikel, Bakterien, Erythrozyten). Elektronenmikroskopisch fallen sie jedoch durch ihren **hohen Gehalt an Phagosomen und Lysosomen,** durch lamellenförmige und mikrovilläre Fortsätze auf (Abb. 3.3-3).

Mastzellen

Es gibt Hinweise, dass Mastzellen des Bindegewebes aus einer mit Makrophagen gemeinsamen **Vorläuferzelle des Knochenmarks** hervorgehen und über Blutgefäße das Bindegewebe erreichen. Mastzellen und basophile Granulozyten des Blutes haben eine ähnliche Struktur und Funktion. Sie unterscheiden sich u. a. strukturell durch die Form des Zellkerns, der bei den Blutbasophilen segmentiert ist. Beide Zelltypen stammen von unterschiedlichen Vorläuferzellen ab. Mastzellen kommen im Bindegewebe zahlreicher Organe vor (z. B. Lunge, Magen, Darm, Haut), häufig in **Nachbarschaft von Gefäßen** (Mastzellen besitzen einen Rezeptor für das Basallaminaprotein Laminin, s. u.). Sie kön-

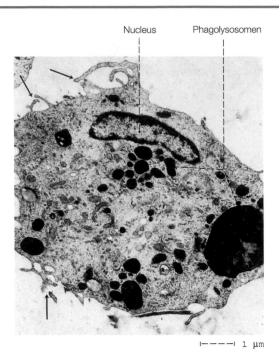

Abb. 3.3-3   Makrophage aus dem Omentum majus der Ratte. Im Zytoplasma sind zahlreiche Phagolysosomen zu sehen. Pfeile: lamellenförmige Ausstülpungen (Fortsätze) der Zelloberfläche. TEM, Vergr. 10 000fach.

nen einzeln oder in Gruppen auftreten. Es muss zwischen zwei Mastzelltypen unterschieden werden: den **Mukosamastzellen** des Bindegewebes der Schleimhäute und den **Gewebemastzellen** des Hautbindegewebes. Mukosamastzellen bilden nach Aktivierung mehr Entzündungsmediatoren als Gewebemastzellen (besonders Leukotriene und den Plättchenaktivierungsfaktor, PAF).

Lichtmikroskopisch (Abb. 3.3-7) handelt es sich um runde bis ovale Zellen (Durchmesser 6–12 μm) mit rundem bis ovalem Zellkern. In Routinefärbungen (z. B. H.E.) sind sie kaum von anderen Zellen unterscheidbar. Bei Färbung mit basischen Thiazinfarbstoffen (z. B. Toluidinblau) werden in Mastzellen **metachromatische Granula** dargestellt, die den ganzen Zellleib ausfüllen. Dadurch unterscheiden sie sich von anderen Zellen des Bindegewebes. Metachromasie bedeutet, dass die vielen sauren Valenzen des Granulainhalts (Heparin, s. u.) so große Mengen des Farbstoffes binden, dass es zu einem Umschlag des Farbtons kommt. Bei Toluidinblau z. B. von Blau nach Rotviolett.

Elektronenmikroskopisch (Abb. 3.3-4) kennzeichnet Mastzellen der große Gehalt an **Sekretgranula** (0,5–2 μm im Durchmesser). Der Granulainhalt ist elektronendicht (dunkel) und besteht aus amorphem bis lamellär geschichtetem Material.

Beim Menschen enthalten die Granula verschiedene **Proteasen** (Chymase, Tryptase, zahlreiche Mastzell-spezifische Proteasen = MCPs, lysosomale Hydrolasen), **Chemokine** (= chemotaktische Faktoren, CF) für eosinophile (ECF) und neutrophile (NCF) Granulozyten (Kap. 2.17.4) sowie **Adenosin** und die biogenen Amine **Histamin** und **Serotonin**. Histamin und verschiedene MCPs sind an die sauren Heparin- und Chondroitinsulfatgruppen des Proteoglykans Serglycin (reich an Aminosäuren Serin und Glycin) der Granula gebunden. Histamin wird so osmotisch

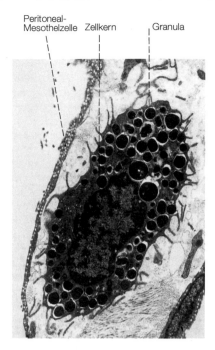

Abb. 3.3-4 Gewebemastzelle aus dem Mesenterium der Ratte. TEM, Vergr. 6000fach.

neutral in hohen Konzentrationen in den Granula angereichert (Kap. 3.2.2).

Die **Exozytose** des Granulainhalts kann durch unspezifische Reize (z.B. Erniedrigung des pH-Wertes) oder spezifisch durch **Antigen-Antikörper-Reaktion** induziert werden.

Mastzellen binden über Rezeptoren an ihrer Zellmembran Immunglobuline vom IgE-Typ (bis zu 10^6 IgE-Moleküle pro Zelle), die von Plasmazellen synthetisiert werden. Gelangen Antigene in das Gewebe, die von den **IgE-Molekülen der Zelloberfläche** erkannt und gebunden werden, so kommt es zur Exozytose der Granula (Abb. 3.3-5). Die Exozytose (Degranulation) wird durch einen Inositoltrisphosphat(IP_3)-vermittelten Ca^{2+}-Einstrom ausgelöst (der IgE-Rezeptor ist mit G-Proteinen verbunden, Kap. 2.2.8). Typisch für Mastzellen ist eine Kettenexozytose (intrazelluläre Fusion zwischen Granula).

Heparin ist ein stark saures (sulfatiertes) Glykosaminoglykan, das u.a. die Gerinnung des Blutes hemmt. Die gerinnungshemmende Wirkung von an Serglycin gebundenem Heparin aus Mastzellen ist jedoch gering.

Histamin bewirkt die Erweiterung von Arterien und Arteriolen im Bindegewebe (Schleimhaut) und eine **Öffnung der Interzellularspalten zwischen den Gefäßendothelzellen** von Kapillaren und Venulen (Kontraktion des Endothels). Das führt zu einer lokalen Rötung des Gewebes durch vermehrte Blutfülle und zu einer Schwellung durch Austritt von Serum. Bei **Bronchialmuskeln** führt Histamin zu einer Kontraktion und kann dadurch einen **Asthmaanfall** auslösen. Außerdem erregt Histamin sensorische Nervenendigungen (Brennen, Jucken). Histamin ruft insgesamt **typische Entzündungszeichen** hervor: **Tumor** (Schwellung), **Calor** (Wärme), **Rubor** (Rötung), **Dolor** (Schmerz). Die freigesetzten Chemokine locken eosinophile und neutrophile Granulozyten an. Die Proteasen der Granula aktivieren Bradykinin und andere permeabilitätssteigernde Kinine. Adenosin führt in der Lunge zum Bronchospasmus und fördert in Mastzellen (über Bindung

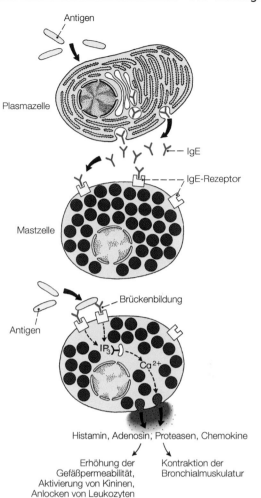

Abb. 3.3-5 **Stimulation der Exozytose von Mastzellgranula durch Bindung von Antigen an IgE-Moleküle auf der Oberfläche von Mastzellen.** Die IgE-Moleküle werden von Plasmazellen beim ersten Antigenkontakt synthetisiert (sezerniert) und von IgE-Rezeptoren auf der Plasmamembran von Mastzellen gebunden (Näheres s. Text). Ein besonders starker Stimulus der Mastzellen liegt vor, wenn das Antigen gleichzeitig von mehreren IgE-Rezeptorkomplexen gebunden wird (Brückenbildung).

an Adenosin-Rezeptoren) die Bildung der Entzündungsmediatoren (Leukotrien C4, D4, E4 und PAF; s. Kap. 2.2.8). Diese Mediatoren werden in Minutenschnelle gebildet. Sie haben histaminartige Wirkungen und sind 100–1000fach wirksamer als Histamin.

Mastzellen sind an **allergischen Reaktionen** (überschießende Immunantwort) beteiligt. Bei Sensibilisierung gegenüber bestimmten Antigenen (z.B. Pollen, Stäube, bestimmte Arzneimittel) kann es nach erneutem Antigenkontakt zu einer allergischen Reaktion in Form einer gesteigerten Mastzelldegranulation kommen. Dies kann lokale Reaktionen auslösen (Heuschnupfen, Quaddelbildung auf der Haut) bis hin zu generalisierten Krankheitsbildern wie Asthmaanfall und **anaphylaktischem Schock** (lebensgefährlicher Blutdruckabfall).

Plasmazellen

Plasmazellen entstehen nach Antigenkontakt aus B-Lymphozyten, die aus dem Blut ins Bindegewebe eingewandert sind. Sie sezernieren Immunglobuline (**Antikörper**). Diese gelangen vor allem über die Lymphe ins Blut und dienen damit der humoralen Immunabwehr (s. Kap. 10). Die von Plasmazellen der Schleimhäute (**Mukosaplasmazellen**) sezernierten Immunglobuline vom Typ A (**IgA**) werden über den Weg der Transzytose von den Epithelzellen auf die Oberfläche des Epithels transportiert (Abb. 2-59). Die **Transzytose** ist der Mechanismus, durch den Immunglobuline in die Muttermilch abgegeben werden. Dem Säugling verleihen die Immunglobuline der Muttermilch einen gewissen Immunschutz.

In **histologischen Präparaten** sind die Plasmazellen an ihrer Zellkernstruktur und Zytoplasmafärbung zu erkennen. Häufig enthalten die exzentrisch liegenden Zellkerne Heterochromatin, das radspeichenartig angeordnet ist. Das Zytoplasma verhält sich basophil, und zwar aufgrund **großer Mengen von rauem endoplasmatischem Retikulum,** das der Synthese der Immunglobuline dient. Der GOLGI-Apparat ist bei der H.E.- oder PAPPENHEIM - Färbung als helles, perinukleäres Feld im blau gefärbten Zytoplasma meistens ausgespart (Abb. 3.3-1 u. 6; 2-48a).

3.3.3 Fasern

Im adulten Bindegewebe können zwei Hauptfasertypen unterschieden werden: **kollagene** und **elastische Fasern.** Eine Sonderform der Kollagenfasern sind die **retikulären Fasern.** Im Bindegewebe werden die Ausgangssubstanzen (Prokollagen und Tropoelastin) aller drei Fasertypen bevorzugt von Fibroblasten gebildet. Die Proteine der retikulären Fasern lymphatischer Organe werden von Retikulumzellen synthetisiert. Zur Kollagenbildung sind auch andere Zelltypen befähigt (z.B. Chondroblasten, Osteoblasten, glatte Muskelzellen).

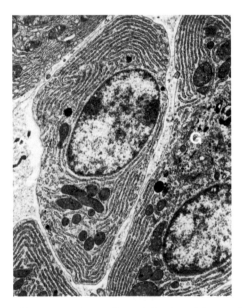

Abb. 3.3-6 Plasmazellen aus dem Lymphknoten des Menschen. Beachte das stark entwickelte, raue endoplasmatische Retikulum und den GOLGI-Apparat (G) als Orte der Synthese, Glykosylierung und Verpackung von Immunglobulinen in Sekretvesikel. TEM, Vergr. 6000fach.

Allgemeines und Lichtmikroskopie

Kollagenfasern

Die Hauptform der Kollagenfasern des Bindegewebes besteht aus **Kollagen Typ I** (s. u.). Diese **Fasern** sind besonders zugfest und verleihen dem Bindegewebe hohe **mechanische Widerstandskraft.** Der Faserdurchmesser beträgt überwiegend 1–10 μm. Die Fasern können sich zu dickeren **Bündeln** zusammenlagern, die bei Lupenvergrößerung und zum Teil auch mit dem bloßen Auge sichtbar werden. Die mechanische Beanspruchbarkeit des Bindegewebes hängt von der Menge und Anordnung der kollagenen Fasern (Bündel) ab. Typische Beispiele für Gewebe mit einem hohen **Kollagenfasergehalt** sind das Bindegewebe der **Lederhaut** (*Stratum reticulare des Coriums*) mit hoher Zugfestigkeit in alle Richtungen (geflechtartige Anordnung der Kollagenfasern) und das Gewebe von **Sehnen** und **Bändern** mit hoher Zugfestigkeit in deren Längsrichtung (parallel angeordnete Kollagenfasern). Die **Dehnbarkeit** von kollagenen Fasern ist gering. Bei Dehnung von mehr als 5–10% der Gesamtlänge ist diese irreversibel oder die Fasern reißen (z.B. Sehnenriss). Durch Erhitzen in kochendem Wasser denaturieren die Kollagenmoleküle, was zur Auflösung der Faserstruktur führt. Beim Erkalten entsteht eine klebrige, starre Lösung (colla, gr.: Leim, Knochenleim).

Retikuläre Fasern

Diese Fasern sind ebenfalls aus Kollagen aufgebaut (hauptsächlich **Kollagen Typ III;** s. u.). Sie bilden jedoch zarte, netzartig angeordnete Fasern (Durchmesser 0,5–2 μm), weshalb sie auch als Gitterfasern bezeichnet werden. Aus ihrer selektiven Anfärbbarkeit mit Silbersalzen rührt die Bezeichnung **argyrophile Faser** (argyros, gr.: Silber). Die retikulären Fasern sind Bestandteil von **Basalmembranen** (*Lamina fibroreticularis*) und bilden häufig ein zartes Stützgerüst (Stroma) im Parenchym der meisten Organe (Leber, Niere, Drüsen, lymphatische Organe, Knochenmark) und vieler anderer Gewebe, wie Fettgewebe, Muskelgewebe (Endomysium), periphere Nerven (Endoneurium) und Blutgefäße (Adventitia). Sie erfüllen weniger grobmechanische Funktionen als die kollagenen Fasern, sondern bilden eher ein **begrenzt dehnungsfähiges,** perizelluläres Gerüst im Organparenchym.

Elastische Fasern

Sie bestehen aus **quer vernetzten Tropoelastinmolekülen** (= Elastin) und elastischen **Mikrofibrillen.** Sie sind ihrem Namen entsprechend gut **dehnbar** und können um mehr als das Doppelte ihrer Ausgangslänge gedehnt werden (100–150%). Nach Entspannung kehren sie wieder in ihre Ausgangslänge zurück. Elastische Fasern verzweigen sich und haben in der Regel einen Durchmesser bis zu 2 μm, in **elastischen Bändern** (*Ligamenta flava*) stellenweise bis 10 μm. In Arterien sind Elastin und Mikrofibrillen zu **elastischen Lamellen** angeordnet (*Membrana elastica interna,* Medialamellen). Im **elastischen Knorpel** bilden elastische Fasern ein wabenförmiges Raumgitter. Elastische Fasern kommen ubiquitär im Bindegewebe vor, jedoch treten sie vermehrt in Geweben und Organen auf, die aus funktionellen Gründen gut dehnbar sein müssen. Typische Beispiele für ein vermehrtes Vorkommen von elastischem Material sind die Wände herznaher Arterien (**Windkessel-funktion),** elastische Bänder (**Ligamenta flava** zwischen den Wirbelbögen), die **Lunge** (unterschiedliche Ausdehnung bei In- und Exspiration) und elastischer Knorpel (u. a. Knorpel der Ohrmuschel).

Spezialfärbungen zur lichtmikroskopischen Darstellung von Bindegewebefasern

Die H.E.- oder Methylenblau-Färbung erlaubt keine spezifische Faserdarstellung. Kollagenfasern erscheinen rosa bis rot (H.E., s. Abb. 3.3-14) oder blassblau (Methylenblau, Abb. 3.3-7a), elastische und retikuläre Fasern stellen sich schwächer dar. Durch Spezialfärbungen kann eine Faserdarstellung erfolgen:

VAN GIESON: Kollagene und retikuläre Fasern sind rot (Anfärbung durch Pikro-Fuchsin).

Azan: Kollagene und retikuläre Fasern sind blau (Anfärbung durch Anilinblau) (Abb. 3.3-13b, 15 u. 3.5-1).

GOLDNER: Kollagene und retikuläre Fasern sind grün (Anfärbung durch Lichtgrün).

PAS (Perjodsäure-SCHIFF-Reaktion): Retikuläre Fasern sind rot, kollagene und elastische Fasern nicht angefärbt. Die PAS-Reaktion erfasst Zuckergruppen, die in den Begleitglykoproteinen der retikulären Fasern enthalten sind.

Versilberung: Silbersalze schlagen sich an den negativen Ladungen der Glykoproteine von retikulären Fasern nieder. Nach Reduktion durch Formaldehyd färben sie die Fasern schwarz-braun an (Abb. 3.3-7c). Kollagenfasern sind dagegen blassbräunlich angefärbt.

Elastika-Färbungen: Durch die **Resorcin-Fuchsin-** und **Orcein-Färbung** werden elastische Fasern rot- bis schwarzviolett angefärbt (Abb. 3.3-7b). Die anderen Fasern bleiben ungefärbt. Eine weitere Elastika-Färbung ist das VER-HOEFFsche Eisenhämatoxylin, das nur reife elastische Fasern anfärbt, nicht jedoch die unreifen Faservorstufen (Elauninfasern, Oxytalanfasern).

Ultrastruktur und Molekularbau der Fasern

Kollagene Fasern

Die folgende Beschreibung gilt für typische Kollagenfasern des Bindegewebes, die aus **Kollagen Typ I** bestehen. Sie setzen sich je nach Dicke der Faser aus unterschiedlich vielen, parallel angeordneten **Kollagenfibrillen** zusammen. Der **Durchmesser** von Kollagenfibrillen (Typ I) schwankt hauptsächlich zwischen **30–70 nm,** kann aber Werte **bis zu 200 nm** erreichen (u. a. äußere Schichten der Sklera). Kollagenfibrillen kennzeichnet ein streng geordneter innerer Aufbau (Abb. 3.3-8 u. 9).

Sie bestehen aus langen, stäbchenförmigen **Tropokollagenmolekülen** (Länge: 300 nm, Dicke: 1,23 nm), die hinter- und nebeneinander (**Parallelaggregation**) angeordnet sind. Ein Tropokollagenmolekül ist aus drei umeinander gewundenen, fadenförmigen Proteinketten (α-Ketten) aufgebaut, die eine stabile **α-Tripelhelix** bilden (Abb. 3.3-9a). Die Tropokollagenmoleküle lagern sich extrazellulär treppenförmig seitlich aneinander, wobei die Moleküle jeweils um etwa ein Viertel (1:4,4) ihrer Moleküllänge gegeneinander versetzt sind (67 nm). In Längsrichtung der Fibrille sind die Tropokollagenmoleküle so angeordnet, dass zwischen den Enden der aufeinander folgenden Moleküle immer eine kleine **Lücke von etwa 40 nm** bleibt (Abb. 3.3-9b). In dieser Lücke

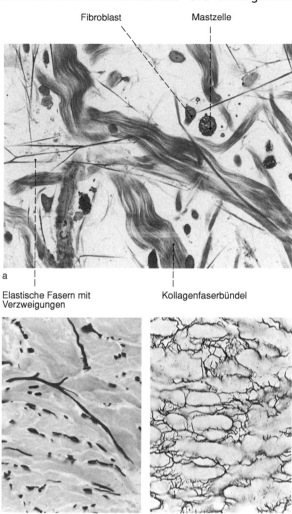

Elastische Fasern mit Verzweigungen

Kollagenfaserbündel

Abb. 3.3-7   Fasern des lockeren Bindegewebes.
(a) Nicht-selektive Darstellung von kollagenen und elastischen Fasern im Mesenterium der Ratte (Safranin-Methylenblau-Azur-II-Färbung, Vergr. 380fach).
(b) Selektive Anfärbung von elastischen Fasern im lockeren, kollagenen subkutanen Bindegewebe der Haut (Resorcin-Fuchsin-Färbung, Vergr. 240fach).
(c) Retikuläre Fasern in der Leber, dargestellt durch Versilberung. Vergr. 240fach.

befinden sich die aufgefaserten Enden der Tropokollagenmoleküle. Durch diese reguläre Anordnung von sich abwechselnden **Überlappungszonen** (27 nm) und Lücken ergibt sich das elektronenmikroskopische Bild einer **Querstreifung.** Diese lässt sich folgendermaßen erklären:

Bei konventioneller Transmissionselektronenmikroskopie müssen die Gewebe zur Herstellung ultradünner Gewebeschnitte in Kunststoff eingebettet werden. Um den Kontrast im Elektronenmikroskop zu verbessern, werden die Gewebeschnitte mit Schwermetallsalz-Lösungen (Kontrastierungsmittel) behandelt. Die Schwermetallsalze adsorbieren an Proteine (**Positiv-Färbung**), können aber nicht in die mit Kunststoff gefüllten Lücken zwischen den Tropokollagenmolekülen eindringen. Deshalb wird in den Lücken der Kollagenfibrille weniger Schwermetall eingelagert. Die Elektronenabsorption ist dort entsprechend geringer, sodass diese Abschnitte heller als die Überlappungsbereiche der Tropokollagenmoleküle erscheinen (**Muster aus hellen und dunklen Querstreifen**). Ein heller und ein dunkler Querstreifen

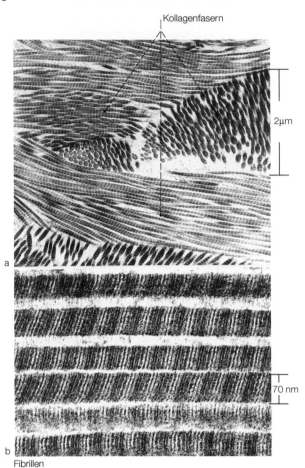

Abb. 3.3-8 **Ultrastruktur des straffen kollagenen Bindegewebes aus der Kornea der Ratte** (Positiv-Kontrast). Kollagenfibrillen ordnen sich zu Fasern (= Fibrillenbündel) zusammen (a). Beachte das Querstreifungsmuster der Fibrillen (b), bestehend aus Perioden von hellen und dunklen Querstreifen, die ihrerseits Linien enthalten. TEM, Vergr. (a) 14000fach und (b) 90000fach.

bilden zusammen eine Periode (durchschnittlich 67 nm). Umgekehrt sind die Verhältnisse bei der sog. **Negativ-Färbung** der Elektronenmikroskopie. Bei dieser Methode wird das Gewebe vor der Einbettung mit Kontrastierungsmittel durchtränkt. Die Schwermetallionen werden dort angereichert, wo die Lücken auftreten, sodass die Lückenregion dann dunkel und die Überlappungszonen hell erscheinen (umgekehrtes Bild). Innerhalb der dunklen und hellen **Querstreifen** gibt es zusätzlich noch feinere Unterteilungen, die als **Linien** (helle und dunkle) bezeichnet werden und ebenfalls Periodizität aufweisen. Diese periodische Linierung kommt wahrscheinlich dadurch zustande, dass in regelmäßiger Abfolge geladene Aminosäuren des Tropokollagens in der Kollagenfibrille übereinander gelagert sind, die vermehrt Schwermetall binden.

Retikuläre Fasern

Die fibrilläre Komponente besteht aus Kollagen **Typ III,** mit wechselnden Anteilen von Kollagen **Typ I.** Deshalb sind die Fibrillen ähnlich wie die Kollagen-Typ-I-Fibrillen strukturiert und besitzen die typische Querstreifung. Der Durchmesser der Fibrillen ist im Durchschnitt jedoch kleiner (20–45 nm).

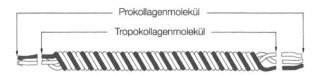

Abb. 3.3-9a **Die Moleküle des Kollagens Typ I.** Zwei α_1-Ketten (weiß) und eine α_2-Kette (rot) sind zu einer Tripelhelix umeinander gewunden.

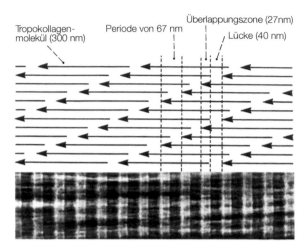

Abb. 3.3-9b **Molekularbau einer Kollagenfibrille** (Negativ-Kontrast). Die Tropokollagenmoleküle (Pfeile) sind um etwa ein Viertel ihrer Länge gegeneinander versetzt. Das Querstreifungsmuster der Fibrillen entsteht durch eine periodische Abfolge von Lücken und Überlappungszonen zwischen den Tropokollagenmolekülen. TEM, Vergr. 90000fach.

Elastische Fasern

Der Aufbau elastischer Fasern unterscheidet sich von dem kollagener und retikulärer Fasern: Sie lassen keine geordneten Binnenstrukturen erkennen und besitzen keine Querstreifung.

Elastische Fasern zeigen im Elektronenmikroskop eine amorphe Grundstruktur (Masse), die aus **Elastin** besteht (Abb. 3.3-10). In das Elastin sind **Mikrofibrillen** (Durchmesser 10–12 nm) eingelagert. Außen wird die Faser von Mikrofibrillen bedeckt. In unreifen elastischen Fasern überwiegen die Mikrofibrillen: Mikrofibrillenbündel ohne Elastin sind die **Oxytalanfasern.** Mikrofibrillenbündel mit geringen Mengen an Elastin werden als **Elauninfasern** bezeichnet. Durch Abscheidung von Elastin werden die Mikrofibrillen in die Fasern integriert und allmählich maskiert.

Kollagentypen und Synthese von Kollagenen

Familie der Kollagene

Rund ein Viertel des Proteingehalts des menschlichen Körpers besteht aus Kollagen. Die Familie der Kollagene umfasst 19 biochemisch und strukturell unterschiedliche Typen. Von denen sind 12 gut charakterisiert. Alle Kollagene haben einen relativ hohen Gehalt an den Aminosäuren **Glycin, Prolin** und **Hydroxyprolin.**

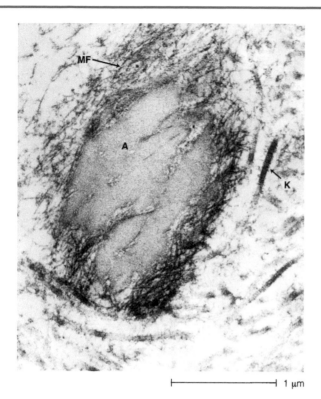

Abb. 3.3-10 Elastische Faser aus dem Nackenband des Rindes
(Querschnitt). A, amorphe Elastinmatrix; MF, Mikrofibrillen (Fibrillin-Fibrillen); K, Kollagenfibrille. TEM, Vergr. 27000fach.

Jede dritte Position der Polypeptidsequenz im Tripel-helixbereich (s. o.) muss mit **Glycin** besetzt sein. Sobald Glycin durch eine andere Aminosäure ersetzt wird, kommt es zur Störung der Tripelhelixstruktur. Solche Mutationen konnten als Ursache für verschiedene angeborene Binde-gewebeerkrankungen nachgewiesen werden. Auch Hydro-xyprolin ist für die Stabilisierung der Tripelhelix und der Fibrillen wichtig.

Die Kollagenfamilie kann in sieben Hauptgruppen unterteilt werden (Abb. 3.3-11).

1. Fibrilläre Kollagene
Sie umfassen die Kollagene Typ I, II, III, V und XI. Diese Kollagene bilden Fibrillen, die in ihrer Struktur den Typ-I-Kollagenfibrillen entsprechen. **Kollagen I** bildet die Fibrillen des straffen und locke-ren Bindegewebes und des Knochens. Im lockeren Bindegewebe kommt auch **Kollagen III** vor, das in den retikulären Fasern domi-niert. **Kollagen II** ist auf den Knorpel beschränkt. **Kollagen V** bildet dünne Fibrillen (dünner als 30 nm), kommt aber auch als Misch-polymer in Typ-I- und Typ-III-Fibrillen vor, wo Kollagen V mög-licherweise Einfluss auf die Dicke der Fibrille nimmt. Ähnliches gilt für **Kollagen XI**, das im Knorpel vorkommt und mit Kollagen II Mischfibrillen bilden kann.

2. Fibrillen-assoziierte Kollagene
Moleküle vom **Kollagen Typ IX** lagern sich seitlich den Typ-II-Fibrillen des Knorpels an. **Kollagen XII und XIV** sind mit den Typ-I-Kollagenfibrillen des straffen Bindegewebes verbunden (u. a. Sehnen, Bänder). Kollagene XVI und XIX siehe Abb. 3.3-11.

3. Mikrofibrilläre Kollagene
Kollagen VI bildet durch Hintereinanderreihung von Vierergrup-pen (Tetramere) lange, dünne Filamente (**Perlschnurfilamente**) mit einer Periodizität von etwa 100 nm (Länge eines Moleküls) und einer Dicke von etwa 7–10 nm. Die Typ-VI-Filamente kom-

men im lockeren und straffen kollagenen Bindegewebe vor. **Kolla-gen VII** baut die bis 800 nm langen **Ankerfibrillen** der Haut auf, in denen jeweils zwei Moleküle End zu End verbunden sind und sich mehrere dieser Dimere seitlich aneinander lagern (Parallelaggre-gation).

4. Basallamina-Kollagene
Die Familie der **Kollagene IV** besteht aus 6 Proteinen (α-Ketten). Je 2–3 verschiedene α-Ketten bilden Netzwerke als Grundstruktur der *Lamina densa* von Basallaminae. Bestimmte Kombinationen von α-Ketten kommen lokalisiert vor, z. B. α_3, α_4, α_5 in der glo-merulären Basallamina und Basallaminae der Hodentubuli. Die α_1- und α_2-Ketten sind am weitesten verbreitet. α_6 kommt in Epidermis, glatter Muskulatur, Fettzellen und BOWMAN-Kapsel sowie distalen Nierentubuli vor. Verschiedene genetische Nieren-erkrankungen sind auf Mutationen in α_3-, α_4- bzw. α_5-Ketten (ALPORT-Syndrom: Hämaturie, Proteinurie, Glomerulonephri-tis) bzw. auf Autoantikörper gegen α_3-Ketten-Abschnitte (α_3NC1) zurückzuführen (GOODPASTURE-Syndrom: Glomerulonephritis, Blutungen in der Lunge).

5. Kurzketten-Kollagene
Kollagen VIII ist Hauptbauelement des regulär strukturierten Netzwerkes, das der DESCEMETschen Membran des Auges zugrun-de liegt. **Kollagen X** ist auf den **hypertrophen Knorpel** (Blasen-knorpel) der Epiphysenfugen beschränkt, wo es ein filamentäres Geflecht um die Knorpelzellen bildet.

6. Transmembranäre Kollagene (Abb. 3.3-11)

7. Multiplexin-Kollagene (Abb. 3.3-11)
Ein Spaltprodukt von Kollagen XVIII, **Endostatin**, hemmt die Neubildung von Blutgefäßen (Angiogenese) und dadurch Tumor-wachstum.

Synthese und Prozessierung von Kollagen Typ I

Die zellulären und extrazellulären Schritte, die zur Bildung von Kollagenfibrillen führen, sollen am Beispiel der Typ-I-Fibrillen beschrieben werden. Das die Kollagenfibrillen aufbauende **Tropokollagenmolekül** besteht aus einem ca. 300 nm langen und 1,23 nm dicken, stäbchenförmigen Abschnitt, der aus drei umeinander gewundenen Poly-peptidketten, den α-Ketten, gebildet wird (Tripelhelix). Tropokollagen Typ I besteht aus zwei verschiedenen α-Ket-ten (α_1 [I], α_2 [I]). An den Enden der Tropokollagenmo-leküle weichen die α-Ketten auseinander (Telopeptide) (Abb. 3.3-9a). Die Synthese der α-Ketten findet durch den Mechanismus der vektoriellen Translation am rauen endo-plasmatischen Retikulum statt (Kap. 2.5.3). Im Lumen des endoplasmatischen Retikulums lagern sich die α-Ketten zu **Prokollagenmolekülen** (Tripelhelices) zusammen, aus denen extrazellulär die Tropokollagenmoleküle entstehen (s. u.).

Im endoplasmatischen Retikulum findet die Hydroxylierung einiger Prolinseitengruppen statt. Für diesen Schritt ist das **Vitamin C** als Kofaktor der **Prolinhydroxylase** notwendig. Vita-min-C-Mangel führt zu defektem Kollagen und kann das **Krank-heitsbild Skorbut** hervorrufen (Kap. 2.5.3). Außer Prolin wer-den im endoplasmatischen Retikulum auch einige **Lysinreste hydroxyliert**. Zwei der hydroxylierten Lysine dienen als **Verknüp-fungsstelle von Zuckern** im GOLGI-Apparat (eine Monogalakto-syl-Gruppe und eine Galaktosyl-Glykosyl-Disaccharid-Grup-pe). Zwei Hydroxylysingruppen werden extrazellulär durch die **Lysyloxidase** zu Aldehydgruppen oxidiert. Die Lysyl-oxidase benötigt Kupferionen als Kofaktor.

Prokollagen unterscheidet sich von Tropokollagen dadurch, dass die drei α-Ketten an beiden Enden länger (10–15 nm lange

Allgemeine Molekularstruktur: Tripelhelix aus drei umeinander gewundenen Proteinketten (α-Ketten). Manche Kollagene bestehen aus 2 oder 3 verschiedenen α-Ketten.

Struktur:  ; vereinfacht: •——————•

---

* Zahl der verschiedenen α-Ketten pro Tripelhelix

---

1. Fibrilläre Kollagene

I	2*	Lockeres und straffes kollagenes Bindegewebe, Knochen
II	1*	Knorpel (hyalin, elastisch, Faserknorpel)
III	1*	Retikuläre Fasern
V	2*	Vergesellschaftet mit Typ I und III
XI	3*	Vergesellschaftet mit Typ II

Struktur:
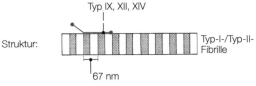

2. Fibrillen-assoziierte Kollagene

IX	3*	Oberfläche von Typ II-Fibrillen im Knorpel
XII	1*	Oberfläche von Typ I-Fibrillen, besonders des straffen Bindegewebes
XIV	1*	wie XII

Struktur:
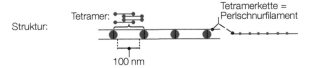

XVI	1*	Verbreitung unbekannt
XIX	1*	Embryonal verbreitet, postnatal in Gehirn, Auge, Hoden nachgewiesen

Struktur: wahrscheinlich ähnlich IX, XII, XIV

3. Mikrofibrilläre Kollagene

VI	3*	Dünne Perlschnurfilamente im straffen und lockeren kollagenen Bindegewebe und Gelenkknorpel

Struktur:
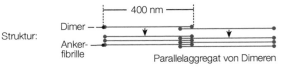

VII	2*	Haut: Ankerfibrillen der dermoepithelialen Verbindung

Struktur:

4. Basallamina-Kollagene

IV	2*	Lamina densa der Basalmembran, Verankerungsplaques. Insgesamt 6 verschiedene α-Ketten mit verschiedenen lokalen Kombinationen.

Struktur:
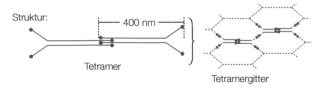

5. Kurzketten-Kollagene

VIII	1*	DESCEMETsche Membran der Kornea, Blutgefäße (subendothelial)

Struktur: Netzwerke

X	1*	Knorpel: Hypertropher Knorpel der Epiphysenfugen (perizellulär), tiefe Schicht des Gelenkknorpels

Struktur: Netzwerke

6. Transmembranäre Kollagene

XIII	1*	Ubiquitär, häufig an Zell-Zell- und Zell-Matrixkontakten
XVII	1*	Hemidesmosomen von Epithelzellen (identisch mit BP180, Abb. 2-24)

Struktur:
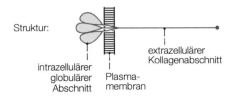

7. Multiplexin-Kollagene

XV	1*	Verbreitet in Basalmembranen und perizellulärer Matrix
XVIII	1*	

Struktur: Moleküle mit Unterbrechungen in der Tripelhelix, wahrscheinlich Netzwerke bildend

Abb. 3.3-11 Übersicht über die Kollagentypen I bis XIX und ihr Vorkommen.

Propeptidsequenzen) sind. Im GOLGI-Apparat finden die geringgradige O-Glykosylierung (s.o.) und die Verpackung in **sekretorische Vesikel** statt. Die Sekretion des Prokollagens erfolgt durch **konstitutive Exozytose.** Im Extrazellularraum spalten spezifische Enzyme (**Prokollagenpeptidasen**) die Propeptide am C- und N-Terminus ab. Das endständig gestutzte Molekül ist das Tropokollagen. Die Tropokollagenmoleküle lagern sich anschließend zu Fibrillen zusammen. Die Lysinaldehydgruppen der Tropokollagenmoleküle bilden mit Lysinseitenketten benachbarter Tropokollagene **kovalente Querbrücken** aus. Durch diese werden die Fibrillen stabilisiert. Die Fibrillen werden ihrerseits durch Kom-

ponenten der Grundsubstanz (Proteoglykane und Glykoproteine, s.u.) zu größeren Aggregaten (Fasern, Bündeln) zusammengefasst.

Kollagene Fibrillen und Fasern unterliegen im Extrazellularraum ständigen **Umbauvorgängen,** die durch verschiedene Faktoren reguliert werden. Beispielsweise beträgt die **Halbwertszeit** von Kollagen I im Zahnfleisch der Ratte 2–3 Tage. Ein wichtiger **Reiz für die Synthese** und den Umsatz von Kollagenfasern und Grundsubstanz ist die **mechanische Beanspruchung.** Die Umbauvorgänge und

Anpassung an veränderte mechanische Beanspruchungen können sehr rasch erfolgen, sodass sich beispielsweise bei Ruhigstellung eines Gelenks die Gelenkkapsel in wenigen Wochen an diese Stellung anpasst („Kapselschrumpfung").

Elastinsynthese und Faserbildung

Fibroblasten und glatte Muskelzellen synthetisieren das lösliche **Tropoelastin** (globuläres Molekül von 5–7 nm Durchmesser). Im Gegensatz zu Kollagen gibt es keine Pro-Form des Elastins.

Tropoelastin besteht aus hydrophoben glycinreichen Abschnitten, die durch hydrophile Quervernetzungsbereiche unterbrochen sind. Diese enthalten bevorzugt die Aminosäuren Lysin und Alanin bzw. Prolin. Durch die Wirkung der **extrazellulären Lysyloxidase** entstehen dort ringförmige Vernetzungskomplexe zwischen den Lysinresten benachbarter Tropoelastinmoleküle. Die **Quervernetzungskomplexe** sind biochemisch als **Desmosin** und **Isodesmosin** definiert.

Die elastischen Eigenschaften des Elastins liegen in den helikalen Abschnitten der miteinander vernetzten Tropoelastinmoleküle, die wie Sprungfedern gedehnt werden können. Tropoelastin wird entlang der Mikrofibrillen deponiert. Dieser Schritt erfolgt in unmittelbarer Nähe der Zelloberfläche. Die Zellhaftung an elastische Fasern wird u. a. durch das Elastin-bindende Protein Fibulin-5 vermittelt. Die **Mikrofibrillen** (durchschnittliche Dicke von 10 nm) bestehen im Wesentlichen aus dem Protein **Fibrillin** und einigen Begleitproteinen, wie MAGP-1 (Mikrofibrillen-assoziiertes Glykoprotein 1). Fibrillin wird wie das Tropoelastin von Fibroblasten, glatten Muskelzellen und einigen anderen Zelltypen synthetisiert. Die Fibrillin-Mikrofibrillen kommen auch ohne Elastin vor, und zwar als **Aufhängefasern für die Augenlinse** (Zonulafasern) und als Mikrofibrillen zwischen Kollagenfasern. **Bündel von Mikrofibrillen** ohne Elastin sind die **Oxytalanfasern**. Mikrofibrillenbündel mit geringen bis mäßigen Mengen an Elastin sind **Elauninfasern**.

3.3.4 Grundsubstanz

Zellen und Fasern des Bindegewebes sind in eine amorphe Grundsubstanz eingebettet. Sie wird hauptsächlich von den spezifischen Bindegewebezellen gebildet und kommt in unterschiedlicher Menge und Zusammensetzung vor. Vereinfacht ausgedrückt handelt es sich bei dieser Grundsubstanz um ein Maschenwerk aus Makromolekülen (**Glykosaminoglykane, Proteoglykane, Glykoproteine**). Diese Makromoleküle sind überwiegend hydrophil (wasserbindend) und erlauben die Diffusion von Flüssigkeit (interstitieller Flüssigkeit), die aus Blutkapillaren abgepresst und nach Passage durch Bindegeweberäume über die Lymphgefäße abtransportiert wird. Diese Flüssigkeit dient u. a. der Ernährung von Bindegewebezellen. Die unterschiedliche Zusammensetzung der Grundsubstanz verleiht dem Bindegewebe unterschiedliche Konsistenz. Bei zusätzlicher Einlagerung von Kalziumsalzen kann eine extreme Härte erreicht werden (Knochengewebe, Zahnbein).

Glykosaminoglykane

Glykosaminoglykane sind lineare **Polysaccharidketten** aus repetitiven **Disaccharideinheiten.** Jedes Disaccharid besitzt mindestens eine anionische Gruppe in Form eines Carboxylrestes (Glucuronsäure oder Iduronsäure) und/oder in Form eines an Zucker gebundenen Sulfatrestes. Der zweite Zucker der Disaccharide ist immer ein Aminozucker (Hexosamin), meistens N-Acetylglucosamin und N-Acetylgalactosamin (Abb. 2-50). Auch die Aminozucker können eine Sulfatgruppe tragen. Glykosaminoglykane sind wegen der anionischen Gruppen stark sauer (**polyanionisch**) und binden kationische (basische) Farbstoffe. Die fünf wichtigsten sulfatierten Glykosaminoglykane sind **Heparin, Heparansulfat, Keratansulfat, Dermatansulfat** und **Chondroitinsulfat** (s. unter Proteoglykane).

Ein wichtiger Vertreter der nicht-sulfatierten Glykosaminoglykane ist **Hyaluronsäure** (das repetitive Disaccharid besteht aus N-Acetylglucosamin und Glucuronsäure). Hyaluronsäure ist ein besonders langes Fadenmolekül mit einer Kettenlänge von mehreren **10 000 Zuckern** (Molekulargewicht von bis zu 10 Millionen). Der polyanionische Charakter von Hyaluronsäure wird durch die Glucuronsäure hervorgerufen. Hyaluronsäure ist stark wasserbindend und bildet dadurch eine **visköse** bis **gelartige Matrix.** Zusammen mit Proteoglykanen (s. u.) bildet sie das stark hydratisierte, molekulare Maschenwerk des Interstitiums. Hyaluronsäure ist besonders reich im embryonalen Mesenchym, in der **Nabelschnur,** im **Glaskörper des Auges,** im **Knorpel** und in der **Haut** vorhanden. Sie bildet auch eine Hauptkomponente der **Synovia** (Gelenkschmiere), die den Reibungswiderstand artikulierender Gelenkflächen herabsetzt. Hyaluronsäure wird auf der Innenseite der Plasmamembran durch Hyaluronsäure-Synthase synthetisiert und durch einen Transporter nach extrazellulär transloziert. Zellrezeptoren für Hyaluronsäure sind CD44 und RHAMM. Beide Rezeptoren sind intrazellulär mit dem Actinfilamentsystem verbunden.

Proteoglykane

Proteoglykane sind spezielle Formen von Glykoproteinen (Tab. 3.3-1, Abb. 3.3-12, 19 u. 3.5-3d). Ein Proteoglykanmolekül besteht aus einem fadenförmigen zentralen Protein (**Kernprotein**), an das **Seitenketten mit sulfatierten Glykosaminoglykanen** geknüpft sind (durch O-Glykosylierung, vgl. Kap. 2.6). Abb. 3.3-12 veranschaulicht die Struktur des Hauptproteoglykans des Knorpels, **Aggrecan.** Der Proteinkern trägt etwa 100 Seitenketten aus Chondroitinsulfat und 30 Seitenketten aus Keratansulfat. Die Chondroitinsulfatseitenketten sind etwa 100 Disaccharideinheiten lang (200 Zucker), die Keratansulfatketten sind kürzer (etwa 30 Disaccharide). Aggrecanmoleküle neigen zur Aggregatbildung mit Hyaluronsäure (Namensgebung). Die Bindung an Hyaluronsäure wird durch ein **Bindeprotein** (engl.: link protein) stabilisiert, das Hyaluronectin. Proteoglykane können aufgrund ihrer polyanionischen Glykosaminoglykanseitenketten durch **kationische Farbstoffe** angefärbt werden (u. a. durch Alcianblau oder Toluidinblau). Mit der PAS-Reaktion lassen sich die Glykosaminoglykanseitenketten nicht darstellen.

Proteoglykane können in drei Hauptgruppen unterteilt werden:

Tab. 3.3-1 Übersicht über die wichtigsten strukturell aufgeklärten Proteoglykane.

Proteoglykan	Molekulare Masse (Mr)	Seitenketten (Zahl pro Molekül)	Vorkommen	Eigenschaften
Aggrecan	Mr ~ 2,5 Millionen	CS (~ 100) KS (~ 20–80)	Knorpel	Bindet an Hyaluronsäure und Kollagen-II-Fibrillen. Hohe Wasserbindungskapazität
Versican	Drei Spleißvarianten (V$_0$, V$_1$, V$_2$) Mr ~ 0,5–1,5 Millionen	V$_0$: CS (17–28) V$_1$: CS (12–15) V$_2$: CS (5–8)	Verbreitet in Knorpelmatrix, Muskeln, ZNS, subepithelialem Bindegewebe, Blutgefäßen (V$_2$ nur im ZNS)	Bindet an Hyaluronsäure und Kollagenfibrillen. Hemmt Zellhaftung, Migration und Axonwachstum
Fibromodulin	Mr < 100000	KS (4)	Hauptsächlich in Knorpel, Sehne und Sklera	Bindet an Kollagen-I- und -II-Fibrillen und elastische Fasern. Bei Mangel abnorme Fibrillen in Sehnen und Knorpel
Decorin	Mr < 100000	CS/DS (1) (Knochen/Knorpel: CS, Bindegewebe: DS)	Verbreitet in Knochen/Knorpel und Bindegewebe	Bindet an Kollagene I, II, III. Hemmt überschießende Fibrillogenese, bindet und inaktiviert TGF-β
Biglycan	Mr < 100000	CS/DS (2) (Knochen/Knorpel: CS, Bindegewebe DS)	Verbreitet perizellulär	Bindet an Kollagen I, II und elastische Fasern. Vermittelt auch trophische Signale auf Zellen
Perlecan	Mr ~ 400000	HS (3)	Verbreitet in Basalmembranen, Knochenmatrix und Knochenmark	Bindet an Zellmembranen, Laminin und Fibronectin. HS-Seitenketten binden FGF-2
Agrin	Mr ~ 500000	HS (3)	Verbreitet in vielen Basalmembranen und perizellulär: u. a. glomeruläre Basalmembran, Synapsenspalt der mot. Endplatte	Verschiedene Spleißvarianten: z(+)-Agrin: neuronal, z(–)-Agrin: nicht-neuronal. Induziert u. a. Differenzierung der mot. Endplatten-Synapse. Bindet an Dystroglycan und Laminin-α$_2$-Kette
Syndecan 1–4	Mr < 100000	Syndecan 1 (2 HS, 3 CS) Syndecan 2 (2 HS) Syndecan 3 (3 HS, 2 CS) Syndecan 4 (2 HS)	Syndecan 4: ubiquitär; Syndecan 3: Nervengewebe; Syndecan 2: u. a. Endothelzellen, Hepatozyten; Syndecan 1: während Entwicklung und Wundheilung	Integrale Membranproteine mit externer Proteoglykandomäne. Binden zahlreiche Proteine, Wachstumsfaktoren (u. a. FGF-2, TGF-β), Chemokine, Viren. Beeinflussen Differenzierung und Migration

CS = Chondroitinsulfat; HS = Heparansulfat; DS = Dermatansulfat; KS = Keratansulfat

1. Hyaluronsäure-bindende große Proteoglykane
2. Kleine interstitielle Proteoglykane
3. Perizelluläre Proteoglykane

Proteoglykane besitzen ein hohes Wasserbindungsvermögen (große hydrophile Oberfläche) und sind dadurch für Wassergehalt und Turgor der Gewebe wichtig. Die großen **Hyaluronsäure-bindenden Proteoglykane,** Aggrecan und Versican, sind an Bündelung und Zusammenhalt des Kollagenfasergefüges wesentlich beteiligt. Die an Kollagenfibrillen bindenden kleinen **interstitiellen Proteoglykane,** Decorin und Fibromodulin, kontrollieren u. a. die Fibrillogenese (bei Genausschaltung von Mäusen entstehen abnorme Kollagenfibrillen). Alle Proteoglykane beeinflussen (hemmen, fördern) Adhäsion, Migration und Proliferation von Zellen und sind für gerichtete Zellwanderungen und Bahnung auswachsender Nervenfortsätze (Axone)

während Entwicklung und Regeneration wichtig. Das trifft besonders für die **perizellulären Proteoglykane** zu (Syndecan, Perlecan, Agrin, Biglycan). Für die Beteiligung perizellulärer Proteoglykane an zellulären Differenzierungsvorgängen ist das Proteoglykan **Agrin** ein gutes Beispiel: Agrin wird von Terminalen der Motoneurone sezerniert und induziert an Kontaktstellen mit Skelettmuskelfasern die Aggregation von Acetylcholinrezeptoren und Ausbildung postsynaptischer Membrandifferenzierungen der Muskelmembran (Abb. 3.8-15). Bei Agrin-defizienten Mäusen werden keine motorischen Endplatten gebildet. Proteoglykane beeinflussen Differenzierungsvorgänge schließlich auch durch Bindung (Konzentrierung) von **Wachstumsfaktoren** und Chemokinen, die bevorzugt an Heparansulfatseitenketten binden (u. a. FGF-2 und TGF-β). Die Affinität von gebundenem FGF-2 zum FGF-

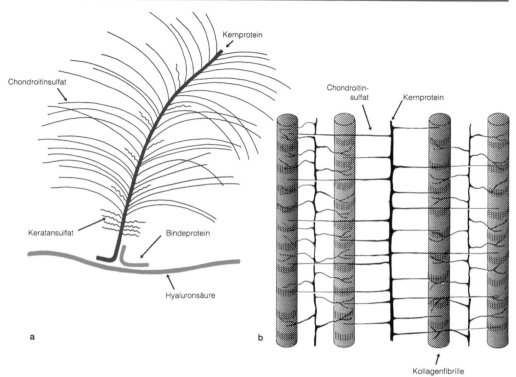

Abb. 3.3-12 Proteoglykane.
(a) Schematische Darstellung der Struktur des Proteoglykans Aggrecan aus dem Knorpel, bestehend aus einem Kernprotein, an das verschiedene Glykosaminoglykanseitenketten gebunden sind (Chondroitinsulfat, Keratansulfat). Aggrecan kann mit Hilfe von Bindeproteinen (Hyaluronectin) an Hyaluronsäure haften.
(b) Modellvorstellung über Komplexbildung zwischen Proteoglykanen und Kollagenfibrillen.

Rezeptor-1 ist wesentlich höher als die Affinität von ungebundenem FGF-2. Bei besonderen Ereignissen (z. B. Gewebeverletzungen und Umstrukturierungen) können gebundene Wachstumsfaktoren und Chemokine durch Abbau von Proteoglykanen freigesetzt werden und Regeneration und Wundheilung steuern.

Glykoproteine

Im Gegensatz zu den Proteoglykanen enthalten die Glykoproteine der extrazellulären Matrix nur **kurze Kohlenhydratseitenketten,** die **nicht sulfatiert** sind und auch keine Glukuronsäure oder Iduronsäure enthalten. Die Glykoproteine sind hauptsächlich für die **Verankerung von Zellen** in der extrazellulären Matrix verantwortlich. Viele Glykoproteine besitzen das Sequenzmotiv Arginin-Glycin-Asparaginsäure **(RGD).** Dieses Motiv vermittelt die Bindung der Proteine an zelluläre Adhäsionsrezeptoren vom Typ der Integrine (Kap. 2.3.2 u. Abb. 3.3-19). Verschiedene Integrine stehen intrazellulär mit dem kontraktilen Actin-Myosin-Filamentsystem in Verbindung. Die (vorübergehende) Haftung (Adhäsion) von Zellen an der extrazellulären Matrix ist eine wichtige Voraussetzung für die Fortbewegung der Zellen im Bindegewebe. Deshalb spielen Zelladhäsionsproteine eine zentrale Rolle bei der **Kontrolle der Migration von Zellen** im Bindegewebe (freie Zellen, Embryonalzellen, Tumorzellen).

Die Glykoproteine der extrazellulären Matrix (Abb. 3.3-19) können aufgrund ihrer Kohlenhydratseitenketten durch die **PAS-Reaktion** dargestellt werden. Die positive PAS-Reaktion von retikulären Fasern beruht vor allem auf dem hohen Gehalt des angelagerten Fibronectins (Abb. 3.3-16).

Fibronectin liegt in zahlreichen Spleißvarianten vor und neigt zur Dimerbildung (Abb. 3.3-19). Es kommt im Blutserum vor und ist in der extrazellulären Matrix weit verbreitet. Dort ist es vor allem an der Oberfläche von Zellen angereichert. In Zellen, die keine Basallamina besitzen (u. a. Fibroblasten), vermittelt Fibronectin die Haftung von Zellen an Kollagenfasern und an Heparinseitenketten von Proteoglykanen. An der Zelloberfläche bindet Fibronectin an Integrine (z. B. Integrin $\alpha_5\beta_1$). Die Genausschaltung in Mäusen ist letal (keine Bildung von Chorda dorsalis und Somiten).

Vitronectin ist ein Glykoprotein, das ähnliche Funktionen wie Fibronectin erfüllt und auch im Serum vorkommt. Überdies ist es an der Oberfläche von elastischen Fasern lokalisiert. Im Serum ist Vitronectin ein Regulatorprotein der Blutgerinnung (= Protein S). Die Genausschaltung in Mäusen führt zu keinem erkennbaren Defekt.

Laminine setzen sich aus drei Proteinketten zusammen (α, β, γ). Es gibt je drei α-, β- und γ-Ketten, die sich zu 11 verschiedenen Lamininmolekülen zusammenlagern: z. B. Laminin 1 ($\alpha_1 \beta_1 \gamma_1$), Laminin 2 ($\alpha_2 \beta_1 \gamma_1$), Laminin 5 ($\alpha_3 \beta_3 \gamma_2$). Laminin hat die Gestalt eines asymmetrischen Kreuzes mit einem langen Arm und drei kurzen Armen. Der längste Durchmesser des Moleküls beträgt 150 nm (Abb. 3.3-19). Laminin kann zu Netzwerken polymerisieren. Es bindet an Integrine der Zellmembran, insbesondere an Integrin $\alpha_1\beta_1$ $\alpha_6\beta_1$ $\alpha_7\beta_1$ und $\alpha_6\beta_4$. Mit anderen Abschnitten bindet es an Heparin-/Heparansulfatseitenketten von Proteoglykanen (z. B. Perlecan). Es kommt in größter Konzentration an der Oberfläche von Zellen vor, die von einer **Basallamina** bedeckt sind (Abb. 3.3-20 u. 2-24). Ein Teil der Laminine ist im Bereich des kurzen Arms der γ_1-Kette mit dem stäbchenförmigen Protein Nidogen verbunden, das seinerseits an Kollagen IV bindet. Dadurch wird die Verankerung von Lamininen an die *Lamina densa* vermittelt. Laminin ist für zahlreiche Differenzierungs- und Wachstumsvorgänge wichtig.

Mutationen und Deletionen von Laminingenen führen zu schweren kongenitalen Erkrankungen. Beispiele: Mutationen, die eine der drei Ketten von Laminin 5 (α_3 β_3 γ_2) betreffen, führen zu Ablösung der Epidermis und perinatalem Tod (junktionale Epidermolysis bullosa). Mutationen (Deletionen) der α_2-Kette führen zu schwerer Muskeldystrophie. Laminin 2 (α_2 β_1 γ_1) ist das Hauptlaminin von Muskelfasern und Nerven.

Tenascine (fünf verschiedene Formen; C, R, W, X, Y) lagern sich hauptsächlich zu sternförmigen, meistens aus 6 Armen bestehenden Komplexen zusammen (Hexabrachion). Tenascin C ist vor allem in Sehnen (**Tendo**, lat.: Sehne) und Periost enthalten und wird während der Embryonalentwicklung ubiquitär (außer ZNS) exprimiert (-**nascere**, lat.: entstehen). Tenascine binden mit den Enden der Arme an **Heparansulfatseitenketten** von Proteoglykanen (Quervernetzungsfunktionen) und binden ebenfalls an **Integrine** der Zelloberfläche. Dadurch scheinen Tenascine andere Adhäsionsproteine partiell verdrängen zu können (**partielle antiadhäsive Funktion**) und die Migration von Zellen im Bindegewebe zu erleichtern (u.a. von Neuralleistenzellen während der Embryonalperiode). Tenascin R ist auf das ZNS beschränkt, Tenascin X und Y kommen vor allem in Muskelbindegewebe, Epikard und Hoden (Tenascin X) vor.

Thrombospondine bilden dreiarmige Ca^{2+}-bindende Proteinkomplexe, die sowohl an Rezeptoren der Zelloberfläche (Integrine, CD36) als auch an Heparansulfatseitenketten von Proteoglykanen und an Mikrofibrillen des Bindegewebes binden können. Thrombospondin 1 wird von Thrombozyten sezerniert und führt zur Aggregation der Plättchen und Haftung an der verletzten Gefäßwand. Thrombospondine fördern überwiegend Zellhaftung, Migration, Proliferation, Axonwachstum, können aber antiadhäsiv wirken (z. B. Hemmung von Endothelproliferation und Angiogenese durch Thrombospondin 1 und 2). Eine Sonderform der Thrombospondine ist das Protein COMP (cartilage oligomeric matrix protein), das pentamere (5-armige) Komplexe bildet und auf den Knorpel beschränkt ist (Kap. 3.5.1).

Genausschaltung von Thrombospondin 2 in Mäusen führt zu dicken, irregulär geformten Kollagenfibrillen, erhöhter Blutgefäßdichte und verlängerter Blutungszeit.

Andere, funktionell weniger gut charakterisierte Glykoproteine sind **Epinectin** (kann Adhäsion von Epithelzellen vermitteln), **Undulin** (ist mit Kollagenfasern im lockeren Bindegewebe verbunden), **Osteopontin, Osteonectin** und **Chondronectin** (vermitteln u.a. Haftung von Knorpel- und Knochenzellen).

Proteinasen der extrazellulären Matrix (ECM-Proteinasen)

Die Komponenten der ECM unterliegen einem ständigen Umsatz. Bei verschiedenen Vorgängen wie Entwicklung, Wundheilung und Tumorwachstum ist der Umsatz besonders hoch. Der Abbau der ECM-Moleküle wird hauptsächlich durch eine aus 20 Mitgliedern bestehende große Familie hochspezifischer Proteinasen, den **Matrixmetalloproteinasen** (MMP), durchgeführt. Die MMP haben in ihrem aktiven Zentrum Zink gebunden und benötigen Ca^{2+} für ihre Strukturstabilität. Die meisten MMPs sind Proenzyme, die erst nach Sekretion extrazellulär durch Spaltung aktiviert werden. Bekannte Beispiele von MMPs (und ihre Substrate) sind **Kollagenasen** 1–4 (vor allem fibrilläre Kollagene), **Stromelysin** 1–3 (u.a. Proteoglykane), **Gelatinase** A u. B (hauptsächlich Kollagene), **Matrilysin** (u.a. Aggrecan, aktiviert verschiedene ECM-Proteinasen). Inhibitorproteine der MMPs sind die

TIMPs (Tissue Inhibitors of Metalloproteinases), die die Aktivität der MMPs bremsen können. Andere ECM-Proteinasen sind **Elastase** und Cathepsin G (aus Leukozyten) und Plasminogen-Aktivatoren vom **Urokinase**-Typ (uPA) (verschiedene Zellen, u. a. Endothel). Die ECM-Proteinasen werden hauptsächlich sezerniert. Sie können auch membrangebundene Proteine sein und mit extrazellulärer Enzymaktivität (u. a. die Proteinase ADAM und die MT-MMPs) bzw. nach Sekretion an Rezeptoren der Plasmamembran binden (uPA an den uPA-Rezeptor). Die ECM-Proteinasen setzen u. a. membrangebundene Wachstumsfaktoren wie TGF-β frei und können sie dadurch aktivieren.

Durch lokalisierten Abbau der ECM fördern sie **Migration** und **Metastasierung**. Die Aggressivität von Tumoren geht mit gesteigerter Sekretion von MMPs einher. Der übermäßige Abbau von ECM-Molekülen kann Gewebeschäden und krankhafte Organstörungen herbeiführen. Beispiele: Lungenemphysem durch Zerstörung von elastischen Fasern durch leukozytäre Elastase oder Abbau von Gelenkknorpel durch ECM-Proteinasen von Leukozyten bei Gelenkentzündung (Arthritis).

3.3.5 Bindegewebeformen

Bindegewebe unterscheiden sich in Menge und Anordnung der Fasern, Zusammensetzung der Grundsubstanz und Vorkommen von Bindegewebezellen. Unreifes Bindegewebe ist das Mesenchym, dem das gallertige Bindegewebe morphologisch recht nahe steht. Diese beiden Bindegewebeformen werden auch unter dem Begriff **„embryonales Bindegewebe"** zusammengefasst. Beim ausdifferenzierten, reifen Bindegewebe dominieren das **faserarme** und das **faserreiche Bindegewebe,** wobei es sich bei den Fasern vor allem um Kollagenfasern handelt. Es gibt jedoch auch faserreiches elastisches Gewebe (u.a. *Ligamenta flava*). An wenigen Orten gibt es auch ein Bindegewebe, das hauptsächlich aus spezifischen Bindegewebezellen und wenig Interzellularsubstanz besteht, das so genannte **spinozelluläre Bindegewebe.** Eine besondere Differenzierung der extrazellulären Matrix ist die **Basalmembran,** die an der Kontaktfläche verschiedener Zelltypen zum Bindegewebe gelegen ist.

Mesenchym

Es ist das typische embryonale Bindegewebe, aus dem sich Binde- und Stützgewebe (sowie glatte und Herzmuskulatur, Niere und Nebennierenrinde) differenzieren (Abb. 3.3-13a). Mesenchym besteht aus **Mesenchymzellen,** die über ihre Fortsätze metabolisch (Nexus) und mechanisch verbunden sind und ein **weiträumiges Maschenwerk** bilden. Die Interzellularräume sind mit einer viskösen Grundsubstanz gefüllt, die von Mesenchymzellen gebildet wird und vor allem das Glykosaminoglykan **Hyaluronsäure** enthält. Mesenchym ist faserfrei. Kollagene Fibrillen treten beim Menschen erst gegen Ende der Embryonalzeit (Ende der 8. Entwicklungswoche) auf.

Gallertiges Bindegewebe, Gallertgewebe

Es ist das Grundgewebe der **Nabelschnur,** das die Nabelschnurgefäße umhüllt und außen vom Amnionepithel (einschichtiges Epithel) bedeckt wird (Abb. 3.3-13b). Bei den spezifischen Bindegewebezellen handelt es sich um fortsatzreiche Fibroblasten, die ein weiträumiges Maschen-

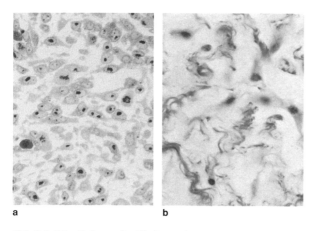

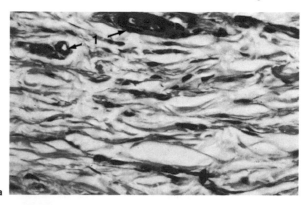

Abb. 3.3-13   Embryonales Bindegewebe.
(a) **Mesenchym,** gefärbt mit Methylenblau-Azur II (Vergr. 380fach).
(b) **Gallertiges Bindegewebe der Nabelschnur,** Azan-Färbung
(Vergr. 380fach). Die kollagenen und retikulären Fasern im gallertigen Bindegewebe sind blau gefärbt, die Fibroblasten erscheinen rosa
mit rotem Zellkern.

werk bilden. Lichtmikroskopisch erscheinen diese Zellen
eher spindelförmig mit gut sichtbarem Zytoplasma und
ovalem Zellkern.

Bei Gallertgewebe steht die Interzellularsubstanz im
Vordergrund, die diesem aufgrund ihrer gallertigen Konsistenz den Namen verliehen hat. Die Interzellularsubstanz
wird auch als **WHARTON-Sulze** bezeichnet. Sie enthält große
Mengen an **Hyaluronsäure,** in der **kollagene** und **retikuläre
Fasern** und Faserbündel einen lockeren, maschenartigen
Verband bilden. Freie Zellen kommen selten vor. Aufgrund
der hohen Wasserbindungsfähigkeit der Hyaluronsäure erhält die Nabelschnur eine **prallelastische** Konsistenz. Diese
schützt die Nabelschnur mit den Nabelschnurgefäßen **vor
Abknickungen.** Das gleiche Bauprinzip (gallertiges Gewebe) liegt dem Kamm des Haushuhns (**Hahnenkamm**) zugrunde.

Faserarmes Bindegewebe

Lockeres kollagenes Bindegewebe

Dieses ist eine im Organismus **weit verbreitete Bindege-
webeform** und ist das Bindegewebe im eigentlichen Sinn.
Es bildet das **Stroma von Organen,** bindet Nerven und Gefäße verschieblich in umgebende Gewebe und Organe ein,
ist eine Bindeschicht *(Lamina propria)* zwischen Epithelien
bzw. Endothel und sich anschließenden Geweben und
kommt unter dem Mesothel der inneren Körperhöhlen
vor. Außerdem untergliedert es Skelettmuskeln und Sehnen und bildet in diesen **blutgefäß- und nervenführende
Bindegewebesepten.** Es ist ein wichtiger Bestandteil des Koriums *(Stratum papillare)* und der Subkutis der Haut.

Die spezifischen Bindegewebezellen sind Fibroblasten,
die mit ihren Fortsätzen ein weiträumiges Maschenwerk
bilden (Abb. 3.3-14a). Im Interzellularraum finden sich
in lockerer Anordnung vor allem kollagene, retikuläre
und weniger elastische Fasern. In der Grundsubstanz kommen Hyaluronsäure und verschiedene Proteoglykane vor,
die aufgrund ihrer Wasserbindungsfähigkeit den **hohen
Flüssigkeitsgehalt** des lockeren Bindegewebes ausmachen.
Außerdem treten alle Typen von freien Zellen auf. Ihr

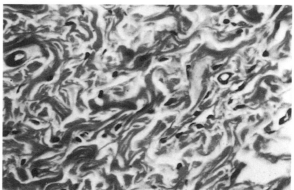

Abb. 3.3-14   Ausdifferenziertes, reifes Bindegewebe.
(a) Faserarmes (lockeres) kollagenes Bindegewebe mit rötlich gefärbten Kollagenfasern und zahlreichen Fibroblasten, deren längliche
Zellkerne dunkelviolett bis blau erscheinen. Kleine Blutgefäße sind
ebenfalls zu sehen (1). H.E., Vergr. 320fach.
(b) Faserreiches, geflechtartiges Bindegewebe. H.E., Vergr. 320fach.

Anteil kann sehr hoch sein (z. B. *Lamina propria* von
Schleimhäuten) und ist bedeutsam für unspezifische und
spezifische Abwehrmechanismen.

Retikuläres Bindegewebe

Es ist eine spezielle Form des faserarmen Bindegewebes,
das als **Grundgewebe in lymphatischen Organen** (Lymphknoten, Milz) und im **roten Knochenmark** vorkommt.

Hier bilden fortsatzreiche (fibroblastische) **Retikulumzellen** einen weitmaschigen Gewebeverband (Abb. 3.3-15).
In den Interzellularräumen befinden sich dem Organ entsprechend viele freie Zellen (u.a. der Lymphopoese bzw.
Hämatopoese; in der Milz auch Zellen des peripheren Blutes). Besonderer Erwähnung bedürfen die von den Retikulumzellen der lymphatischen Organe gebildeten **retikulären Fasern.** Bei lichtmikroskopischer Beobachtung besteht
der Eindruck, dass diese Fasern den Fortsätzen der Retikulumzellen anliegen. Elektronenmikroskopisch zeigt sich
jedoch, dass die **Fasern von den Retikulumzellen eingehüllt**
werden. Dies bedeutet, dass die Fasern keinen direkten
Kontakt mit dem Interzellularraum besitzen. Dadurch
wird z.B. in der roten Pulpa der Milz oder im Knochenmark ein direkter Kontakt zwischen Fasern und Thrombozyten verhindert. Ein Faserkontakt würde zur Aktivierung
der Thrombozyten und damit zur Blutgerinnung führen.
Lichtmikroskopisch ist das retikuläre Bindegewebe in
lymphatischen Organen und im roten Knochenmark auf-

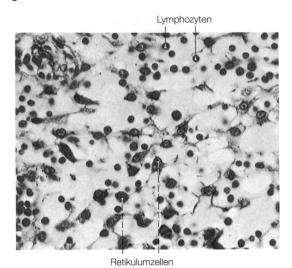

Lymphozyten

Retikulumzellen

Abb. 3.3-15 Retikuläres Bindegewebe aus dem Lymphknoten der Katze. Die retikulären Fasern sind durch Anilinblau angefärbt. Azan-Färbung, Vergr. 380fach.

grund des Reichtums an freien Zellen nur schwer zu erkennen. Die Retikulumzellen fallen nur bei genauer Beobachtung durch ihre großen ovalen, schwach basophil gefärbten Zellkerne auf.

Außerhalb von lymphatischen Organen und dem Knochenmark kommen Retikulumzellen nicht vor. Hier werden die retikulären Fasern von Fibroblasten gebildet, die die Fasern aber nicht einhüllen. Mit Hilfe von Antikörpern gegen Kollagen Typ III, V und Fibronectin können die retikulären Fasern dargestellt werden (Abb. 3.3-16).

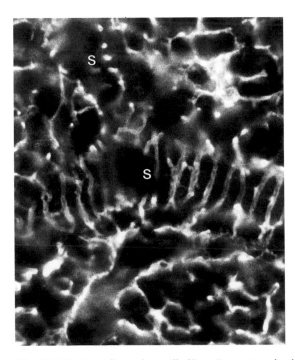

Abb. 3.3-16 Darstellung des retikulären Fasernetzes in der roten Pulpa der menschlichen Milz mit Hilfe eines Fluoreszenz-stoff-markierten Antikörpers gegen Fibronectin. Die weiten Blutgefäße (Sinus, S) sind von ringförmigen retikulären Fasern eingefasst (Ringfasern). Vergr. 700fach.

Faserreiches Bindegewebe

Im Vordergrund stehen bei diesem Gewebe die Fasern, vor allem die kollagenen (straffes kollagenfaseriges Bindegewebe), selten die elastischen (elastische Bänder). Das straffe kollagenfaserige Bindegewebe liegt nach der Anordnung der Kollagenfasern in zwei Formen vor, straffes geflechtartiges und straffes parallelfaseriges Bindegewebe. Neben Kollagenfasern enthalten sie wenig Grundsubstanz in Form von Proteoglykanen mit Dermatan- und Chondroitinsulfatseitenketten. Spezifische Bindegewebezellen sind die Fibroblasten, freie Zellen kommen selten vor.

Straffes geflechtartiges Bindegewebe

Der Faserverlauf gewährleistet **Zugfestigkeit in allen Richtungen.** Entsprechend dieser Eigenschaften bildet es die Bindegewebekapsel von Gelenken und inneren Organen. Spezielle Beispiele von Organkapseln sind die **Dura mater** des Gehirns, die **Sklera** und **Kornea** des Auges, das **Perikard** (*Pericardium fibrosum* beim Herzbeutel). Es umhüllt auch Knochen (**Periost**) und Knorpel (**Perichondrium**) und bildet die Grundlage von **Herz- und Gefäßklappen.** Wichtig ist auch das Vorkommen in der Haut. Hier bildet es die **Lederhaut** (*Stratum reticulare* des Koriums). Leder ist das gegerbte Korium tierischer Häute.

Die Kollagenfaserbündel verlaufen sich kreuzend in allen Richtungen und bilden dadurch ein filzartiges Geflecht (Abb. 3.3-14b). Dieses Gewebe ist damit in allen Richtungen beanspruchbar.

Straffes parallelfaseriges Bindegewebe, Sehnen

Es ist das Grundgewebe von **Sehnen** (strangartige Form), **Aponeurosen** (platte Sehnenform) und **Bändern.** Die Kollagenfasern, die in Bündeln auftreten, verlaufen alle in einer Richtung (Zugrichtung) und sind damit parallel angeordnet (Abb. 3.3-17 u. 18). Dort wo die rundlichen Fasern und Faserbündel aneinander stoßen, entstehen zwickelartige Räume, in denen die Fibroblasten (**Sehnenzellen**) liegen. In Querschnittspräparaten der Sehne haben diese Fibroblasten deshalb eine dreieckige Form. Ausgehend von diesen Zwickeln ragen die abgeplatteten Fortsätze der Fibroblasten zwischen die Fasern. Dies wird bild-

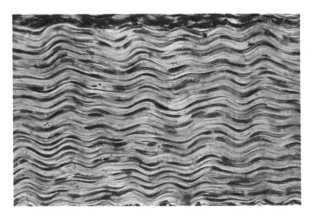

Abb. 3.3-17 Längsschnitt durch eine Sehne (Mensch). Beachte die lang gestreckten Fibroblasten (Sehnenzellen) mit ihren abgeplatteten blauen Zellkernen zwischen den gewellten Kollagenfaserbündeln. H.E.; Vergr. 190fach.

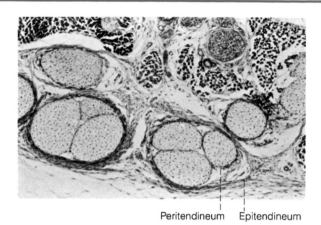

Peritendineum   Epitendineum

Abb. 3.3-18 Querschnitt durch Sehnen des fetalen Katzenschwanzes. Die Zellkerne der Fibroblasten sind als kleine punktförmige Strukturen zu erkennen, die gleichmäßig über die Sehnenquerschnitte verteilt sind. H.E.; Vergr. ca. 100fach.

lich mit Flügeln verglichen, weshalb die Fibroblasten der Sehne auch **Flügelzellen** genannt werden. Diese dünnen Fibroblastenfortsätze sind lichtmikroskopisch nur bei Spezialfärbungen zu erkennen. Im Längsschnitt der Sehnen erkennt man lichtmikroskopisch zwischen den längs verlaufenden Kollagenfaserbündeln nur die lang gestreckten, dünnen Zellkerne der in Reihe angeordneten Fibroblasten.

Eine Sehne wird durch faserarmes (lockeres), blutgefäß- und nervenführendes Bindegewebe umscheidet und gegliedert (Abb. 3.3-18). Die Bindegewebescheide heißt **Epitendineum.** Von dieser ausgehend ziehen Bindegewebesepten ins Innere der Sehne, so genanntes **Peritendineum,** und führen zu einer inneren Grobgliederung der Sehne in Sekundärbündel. Diese **Sekundärbündel** werden durch feine Bindegewebesepten, die vom Peritendineum ausgehen, weiter untergliedert in **Primärbündel.** Sekundärbündel bestehen also aus Primärbündeln, die sich aus einer unterschiedlich großen Zahl an Kollagenfasern und dazwischenliegenden Fibroblasten zusammensetzen. Die Funktion dieser Bindegewebesepten besteht nicht nur darin, **Blutgefäße und Nerven** (Innervation der Sehnenspindeln) ins Innere der Sehne zu führen, sondern auch **Verschiebeschichten** zwischen den organisierten Faserbündeln zu bilden. Sehnengewebe kann nach Verletzung (An- oder Abriss) regenerieren. Die Regeneration geht vom Peritendineum aus, von dem Fibroblasten in den Verletzungsbereich einwandern und neue Kollagenfibrillen bilden (Narbengewebe).

Elastische Bänder und Sehnen

Sie kommen im menschlichen Organismus selten vor. Ein wichtiges Beispiel sind die **Ligamenta flava,** die die Wirbelbögen verbinden. Das bei vielen Tieren vorhandene elastische *Ligamentum nuchae* ist beim Menschen nicht ausgebildet. Die glatten Muskeln, die die Haare aufrichten *(Mm. arrectores pilorum),* besitzen elastische Endsehnen. Elastische Bänder und Sehnen bestehen aus sich verzweigenden elastischen Fasern, die relativ dick und dicht gelagert sind. Zwischen den elastischen Fasern befindet sich kollagenfaseriges Bindegewebe.

Spinozelluläres Bindegewebe

Dieses Bindegewebe kommt nur in der **Rinde des Ovars** vor. Es besteht aus dicht gelagerten spindelförmigen Bindegewebezellen mit einem geringen Anteil an Fasern. Die Zellen sind in Zügen angeordnet, die in unterschiedliche Richtungen verlaufen (Vergleich mit Fischschwärmen). Im Ovar entwickeln sich aus diesen Zellen die steroidhormonbildenden Thekazellen (Kap. 8.6.5).

Basalmembran und Basallamina

Verschiedene Zellsysteme und Einzelzellen besitzen an ihrer Kontaktfläche zur extrazellulären Matrix eine schmale Zone von verdichtetem Kollagen. Diese Schicht wird als **Basalmembran** bezeichnet **(Begriff der Lichtmikroskopie).** Sie tritt mit verschiedenen Kollagenanfärbenden Farbstoffen (u. a. Anilinblau bei der Azan-Färbung) als 0,5–1 μm breite Zone in Erscheinung. Basalmembranen kommen in folgender Lokalisation vor: **Exo- und Endoepithelien** (s. Kap. 3.1), **einige Epithelderivate** (u. a. retikuläre Epithelzellen des Thymus an der Organoberfläche), glatte und quer gestreifte **Muskelzellen, Fettzellen,** Hüllzellen der **peripheren Nerven** (perineurales Neurothel, SCHWANN-Zellen, Satellitenzellen), **chromaffine Zellen** des Nebennierenmarks, Oberfläche des Gehirns und Rückenmarks.

Im Elektronenmikroskop (Abb. 2-24) besteht die Basalmembran aus **zwei Schichten,** der **Basallamina** und der **Lamina fibroreticularis.** Die Basallamina wird weiter in *Lamina rara* und *Lamina densa* unterteilt. Die **Lamina densa** ist eine mäßig elektronendichte, 50 nm (20–300 nm) dicke Schicht, die von der Zelloberfläche durch einen weniger dichten, 10–50 nm breiten Spaltraum getrennt ist. Dieser wird als **Lamina rara** bezeichnet. Nach außen schließt an die *Lamina densa* die meistens 0,2–0,5 μm dicke *Lamina fibroreticularis* an. Diese enthält retikuläre Kollagenfibrillen (Mischung aus Kollagen Typ III und I). Mancherorts kommt eine Basallamina auch ohne *Lamina fibroreticularis* vor, z. B. die Basallamina zwischen Podozyten und Endothelzellen der Glomeruli der Niere (glomeruläre Basalmembran), Basallamina der transversalen Tubuli der Herzmuskelzellen, Linsenkapsel.

Die Basallamina enthält zahlreiche Glykoproteine und mehrere Proteoglykane. Die Hauptkomponenten sind in Abb. 3.3-19 für die Basallamina der Epidermis dargestellt. Das wichtigste Adhäsionsmolekül der Basallamina ist der **Laminin-/Nidogenkomplex** (s. o., Abb. 3.3-20), der sowohl an Adhäsionsrezeptoren der Zelloberfläche (Lamininrezeptoren) als auch an verschiedene extrazelluläre Komponenten bindet: **Kollagen Typ IV** der *Lamina densa,* Seitenketten von Proteoglykanen (u. a. **Perlecan** und **Syndecan**). Die Hemidesmosomen von Epithelzellen sind mit spezialisierten, extrazellulären filamentären Strukturen verbunden, die Kollagen XVII (= BP 180), Laminin 5 und Kollagen VII enthalten (Kap. 2.3.2, Abb. 2-24 u. 3.3-19).

Wundheilung, Granulationsgewebe: Schnittverletzungen und Zerreißungen von Geweben (u. a. Haut, Muskeln) führen zwangsläufig zur Eröffnung von Blutgefäßen mit Austritt von Blut in den Wundspalt. Die ausgetretenen Blutplättchen und Leukozyten setzen Mediatoren frei, u. a. den Plättchenwachstumsfaktor (PDGF), Interleukine, Leukotriene, Prostaglandine. Zusammen mit Proteinfragmenten der abgestorbenen Zellen und extrazellulären Komponenten im Verletzungsbereich stimulieren die Mediatoren

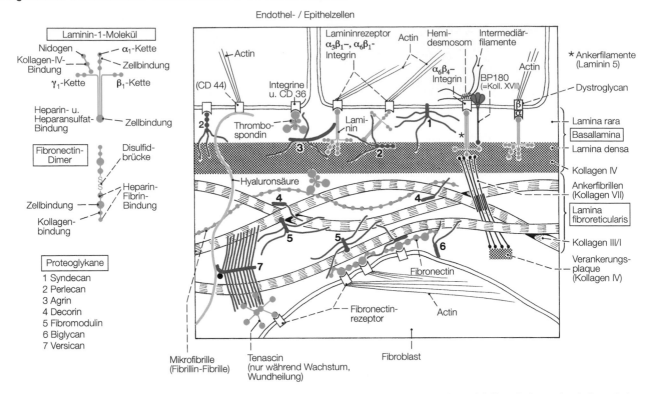

Abb. 3.3-19 **Lage und Anordnung der Hauptkomponenten der Basalmembran und des lockeren interstitiellen Bindegewebes** (schematische Darstellung). Proteoglykane sind rot dargestellt (Kernproteine: durchgehende Linien; Glykosaminoglykanseitenketten: gestrichelte Linien); Hyaluronsäure blau. Die Glykoproteine sind grün koloriert, die Kollagene sind schwarz und grau dargestellt. Am linken Bildrand ist die Struktur der beiden wichtigsten Haftproteine, Fibronektin und Laminin, schematisch wiedergegeben mit Hinweisen auf die Proteinabschnitte, die die bezeichneten Moleküle und Strukturen binden.

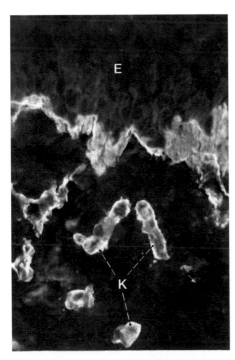

Abb. 3.3-20 **Basallaminae der Epidermis (E) und subepidermale Blutkapillaren (K) der Rückenhaut.** Es wurde ein mit Fluoreszenzfarbstoff markierter Antikörper gegen Laminin verwendet. Laminin ist auf die Basallaminae beschränkt und fehlt im übrigen Bindegewebe. Vergr. 500fach.

die Einwanderung weiterer Makrophagen und die Proliferation und Einwanderung von Fibroblasten und Blutkapillaren. Die Fibroblasten synthetisieren Kollagen (zunächst Kollagen Typ III) und Grundsubstanz. Das primäre Füllgewebe des Wundspalts wird als **Granulationsgewebe** bezeichnet. Innerhalb von sieben Tagen entwickeln die Fibroblasten zahlreiche kontraktile Stressfasern (Abb. 2-25), weshalb diese Zellen auch als **Myofibroblasten** bezeichnet werden. In den folgenden Tagen führt die koordinierte Kontraktion der Myofibroblasten, die über Nexus untereinander in Kontakt stehen, zur Annäherung der Wundränder (Wundkontraktion). Der erreichte Kontraktionszustand wird durch neusynthetisierte Kollagenfasern und Grundsubstanz laufend extrazellulär fixiert (Narbenbildung).

Genetische Kollagendefekte: Zahlreiche Erkrankungen sind bekannt, bei denen entweder **Mutationen** (Sequenzdefekte) von Kollagen Typ I oder Typ III vorliegen oder Defekte der Enzyme bestehen, die für die Fibrillogenese notwendig sind (u. a. Prokollagenpeptidase, Lysyloxidase). Die Folgen dieser Mutationen können das Skelettsystem betreffen und gehäufte **Knochenbrüche** verursachen (Osteogenesis imperfecta als Folge von Kollagen-Typ-I-Defekten) oder zu einer abnormen Dehnbarkeit und Verletzungshäufigkeit von Bändern, Faszien und der Haut führen (Überstreckbarkeit von Gelenken, Organrupturen, Einrisse der Haut). Solche **Überdehnungssymptome** sind charakteristisch für verschiedene Typen des Ehlers-Danlos-Syndroms (ED), das durch Defekte der Lysyloxidase (ED Typ VI), Störung der Kollagen-III-Synthese (ED Typ IV) oder gestörte Abspaltung von Prokollagenpeptiden hervorgerufen wird (ED Typ VII).

Mutation des Proteins Fibrillin als Ursache für das Marfan-Syndrom: Das Marfan-Syndrom ist durch lange, dünne Finger (Spinnenfinger, Arachnodaktylie), Schlottern der Augenlinse und abnorme Erweiterungen (Aneurysmen) der Körperschlagader (Aorta) gekennzeichnet. Der genetische Defekt betrifft das Protein Fibrillin-1 (Chromosom 15q21). Fibrillin-1 ist Hauptbestandteil der Mikrofibrillen in den elastischen Fasern, der Mikrofibrillen des lockeren Bindegewebes und der Aufhängefasern der Linse (Zonulafasern). Eine letale Komplikation des MARFAN-Syndroms stellt die Ruptur (Zerreißung) der Aorta dar. Mutationen von Fibrillin-2 sind milder, oft nur durch Arachnodaktylie gekennzeichnet.

Hemmung der Lysyloxidase durch Bestandteile von Platterbsenmehl: Einseitige Ernährung mit dem Mehl von Erbsen der Familie der Platterbsen (Lathyrus), wie z.B. der Kichererbse, führt zur Hemmung der Lysyloxidase, einem extrazellulären Enzym, das für die kovalente Quervernetzung zwischen Tropokollagenmolekülen in der Kollagenfibrille verantwortlich ist. Der toxische Bestandteil des Mehls ist das β-Aminopropionitril, das auch Nervenschäden hervorruft (Krankheitsbild des **Lathyrismus**). Im Tierexperiment treten Knochenbrüche und Gefäßrupturen auf, beim Menschen stehen neurologische Schäden im Vordergrund.

Literatur

Siehe Anhang Nr. 14, 80, 85, 159, 160, 169, 170, 218, 223, 234, 293, 367, 431.

3.4 Fettgewebe

D. DRENCKHAHN und P. KUGLER

┌─ Übersicht ─────────────────────────────

Fettgewebe, das vor allem aus Fettzellen (**Adipozyten**) besteht, macht beim normalgewichtigen erwachsenen Mann ca. 10–20% und bei der erwachsenen Frau ca. 15–25% des Körpergewichts aus. Es ist ein **metabolisch aktives Gewebe** hinsichtlich Aufnahme von Fettsäuren und intrazellulärer Synthese, Speicherung und Mobilisierung von Neutralfetten. Fettgewebe kommt in zwei Formen vor, als **weißes** und als **braunes Fettgewebe** (entsprechend dem Farbton des nativen Fettgewebes). Im adulten Organismus liegt im Wesentlichen weißes Fettgewebe vor, das als Speichergewebe für Neutralfette (Speicherfett), als mechanisch wichtiges Füllgewebe (Baufett) und als Kälteschutzgewebe (subkutanes Fettgewebe) dient. Braunes Fettgewebe kommt noch vermehrt beim Säugling und in besonderem Maße bei bestimmten Tierspezies (Nagetiere und Winterschläfer) vor. Im adulten Organismus befindet sich braunes Fettgewebe nur noch an wenigen Orten (z.B. im Mediastinum und um die Aorta). Braune Fettzellen können durch Oxidation von Fettsäuren Wärme produzieren.

3.4.1 Herkunft

Fettgewebe entwickelt sich aus Mesenchymzellen, bevorzugt in der Umgebung von Blutgefäßen. Erste Fettzellen entstehen bereits in der Embryonalperiode (4.–8. Woche) und bilden zunächst überwiegend braunes Fettgewebe. Das weiße Fettgewebe entsteht in der Fetalperiode und postnatal bis in die Pubertät hinein. Braunes Fettgewebe verschwindet weitgehend prä- und postnatal. Fettzellen können auch im Erwachsenenorganismus permanent aus **Vorläuferzellen** (Präadipozyten) entstehen. Lokale Injektionen von Basallamina-Material, zusammen mit basi-

schem Fibroblastenwachstumsfaktor (FGF-2), induzieren Fettgewebe auch in Geweben, die normalerweise keine oder wenig Fettzellen enthalten (Skelettmuskulatur, Knorpel).

Schlüsselfaktoren für die adipogene Differenzierung von Vorläuferzellen (Präadipozyten) sind der nukleäre Transkriptionsaktivator-Rezeptor PPARγ (peroxisomal proliferator activated receptor γ) und die C/EBP-Familie von Transkriptionsfaktoren. Experimenteller Transfer (Transfektion) von PPARγ in Myoblasten, Fibroblasten oder Hepatozyten induziert eine Transdifferenzierung zu Fettzellen. Der natürliche Ligand (Aktivator) von PPARγ ist noch nicht bekannt. PPARγ kann aber durch die anti-diabetische Substanz TZD (Tiazolidindione) aktiviert werden. Genausschaltung von PPARγ in Mäusen verhindert Fettgewebebildung. Für die Differenzierung zu braunem Fettgewebe ist der an PPARγ-bindende Koaktivator PGC-1 wichtig. Die Transkriptionsfaktoren GATA-2 und -3 sind in Präadipozyten aktiv und verhindern deren Differenzierung zu Adipozyten. Genausschaltung von GATA-2/-3 in Mäusen führt zu Fettsucht (massive Fettgewebeentwicklung).

3.4.2 Weißes Fettgewebe

Vorkommen und Bedeutung

Neben seiner Bedeutung als **Kälteschutz** (subkutanes Fettgewebe) hat Fettgewebe mechanische Funktionen (sog. **Baufett**) und bildet vor allem ein Energiedepot (sog. **Speicherfett**). Weißes Baufett kommt subkutan in Handteller und Fußsohle, im Bereich von Kniegelenk und Gesäß, als Orbitalfett und Wangenfettpfropf vor. Fett hat hier mechanische (polsternde) Funktionen. Dieses Baufett wird nur bei extremen Hungerzuständen oder extremer Abmagerung im Verlauf schwerer Erkrankungen (Kachexie) abgebaut. Für solche Extremzustände typisch sind eingefallene Wangen (Verschwinden des Wangenfettpfropfs) und in die Orbita zurückgesunkene Augäpfel (Verschwinden des Orbitalfetts).

Alles übrige Fettgewebe stellt die Speicherform von weißem Fett dar. Es kommt vermehrt subkutan, im großen Netz und um den Dickdarm vor. Dieses Fett ist ein wichtiger **Energiespeicher des Organismus.** Bei einem Überangebot von Nährstoffen (vor allem Fett) wird vermehrt Fett in Fettzellen gespeichert (Volumenzunahme des Fettgewebes). Umgekehrt wird es bei mangelhaftem Nährstoffangebot (Hunger) wieder aus den Fettzellen mobilisiert und anderen Körperzellen zur Energiegewinnung zur Verfügung gestellt.

Struktur

Fettzellen treten einzeln oder in Gruppen im faserarmen (lockeren) Bindegewebe auf und sind damit nahezu ubiquitär im Organismus verbreitet. Fettgewebe im engeren Sinn besteht aus einer größeren Anzahl von Fettzellen, die sich zu **läppchenartigen Zellverbänden** organisieren.

Lichtmikroskopisch besitzen die einzeln liegenden Fettzellen meist eine runde bis polygonale Form (Abb. 3.3-1 u. 3.4-1). Die Zelle wird im Wesentlichen von einem großen Fetttropfen ausgefüllt, der das Zytoplasma in einen schmalen peripheren Saum verlagert und den Zellkern abplattet und an den Rand drängt. Je nach Größe des Fetttropfens haben Fettzellen einen Durchmesser zwischen 70 und 120 μm. Ein großer Fetttropfen pro Zelle ist für weiße Fettzellen charakteristisch, sodass diese auch als **unilokuläre**

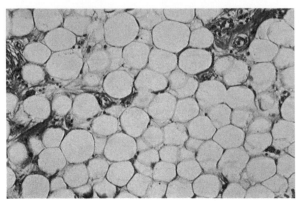

Abb. 3.4-1 Weißes Fettgewebe nach Paraffineinbettung. Das Fett ist vollständig herausgelöst und hinterlässt ungefärbte Hohlräume (Fettvakuolen). Das Zytoplasma und der abgeplattete (rote) Zellkern sind an den Rand gedrängt (Siegelringform). Kollagene und retikuläre Fasern sind durch Anilinblau dargestellt. MASSON-Trichrom-Färbung, Vergr. 480fach.

Fettzellen bezeichnet werden. Noch nicht ausgereifte Fettzellen enthalten mehrere einzelne Fetttropfen, die jedoch mit Ausreifung der Zelle zusammenfließen. Bei extremer Fettentspeicherung kann ebenfalls ein Zellstadium mit vielen kleineren Fetttropfen durchlaufen werden (Abb. 3.4-2a).

Bei der üblichen **Paraffinschnitt-Technik** wird das Neutralfett durch organische Lösungsmittel vollständig aus den Zellen herausgelöst. Zurück bleiben ein dünner, lichtmikroskopisch kaum sichtbarer Zytoplasmasaum und der an den Rand gedrängte Zellkern. An der Stelle des Fetttropfens befindet sich ein leerer Raum (Vakuole). Deshalb werden die weißen Fettzellen auch als **univakuoläre Fettzellen** bezeichnet. Die durch Herauslösen des Fetts resultierende Zellform wird auch mit einem **Siegelring** verglichen: Der Zytoplasmasaum entspricht dem Ring, der Kernbereich dem Siegel. Um das Fett mikroskopisch darzustellen, friert man das Gewebe ein und fertigt Gefrierschnitte an. Diese werden nach Auftauen mit **lipophilen Farbstoffen** (u. a. Sudanfarbstoffe, Scharlachrot) überschichtet. Die Farbstoffe lösen sich in den Fetttropfen und färben sie an.

Elektronenmikroskopisch ist der Zytoplasmasaum 1 bis 2 μm dick, und die Organellen befinden sich bevorzugt perinukleär, wo etwas mehr Zytoplasma vorhanden ist (Abb. 3.4-2). Vor allem hier sind Ribosomen (Polysomen), endoplasmatisches Retikulum, GOLGI-Apparat und zahlreiche Mitochondrien gelegen. Außerdem enthält die äußere Zellmembran zahlreiche **Caveolae**, die die Membranoberfläche wesentlich vergrößern und Platz für Rezeptoren und Transportproteine bereitstellen (Kap. 2.8.2). Fetttropfen sind von keiner Lipiddoppelschicht umgeben (Kap. 2.12.2). Sie enthalten in ihrer Peripherie die Proteine Perilipin A und B sowie häufig ein Geflecht von Vimentinfilamenten. Um jede Fettzelle befindet sich eine **Basallamina,** an der ein Netz von retikulären Fasern haftet, das auch lichtmikroskopisch dargestellt werden kann (z. B. durch Versilberung).

Im weißen Fettgewebe findet man zwischen den Gruppen von Fettzellen lockeres Bindegewebe, das Blutgefäße und Nerven (hauptsächlich des **Sympathikus**) führt. Im Baufett enthält dieses Bindegewebe vermehrt Kollagenfasern. Ausgehend von diesen Septen ziehen auch Kollagenfasern, Blutgefäße und Nerven zwischen die einzelnen Fettzellen.

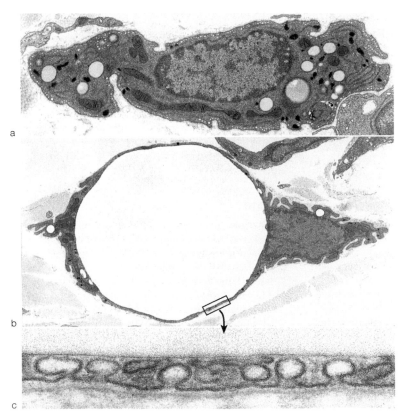

Abb. 3.4-2 Ultrastruktur von weißen Fettzellen im Augenlid der Maus.
(a) Entspeicherte Fettzelle mit einzelnen kleinen Fetttropfen im Zytoplasma. Peroxisomen enthalten aufgrund eines Katalasenachweises einen dunklen Niederschlag (Diaminobenzidin-Verfahren). TEM, Vergr. 7000fach.
(b) Fettzelle im Stadium der Speicherung. TEM, Vergr. 3500fach.
(c) Zytoplasmasaum bei stärkerer Vergrößerung. Die Basallamina und zahlreiche Caveolae sind zu sehen. TEM, Vergr. 80000fach.

Fettstoffwechsel

Unter dem Einfluss von Hormonen (vor allem Insulin und Adrenalin) sowie durch Noradrenalin aus den sympathischen Nervenfasern erfolgt ein geregelter Auf- und Abbau von Triglyceriden (Neutralfett) in weißen Fettzellen (Triglyceride sind die Hauptkomponente des intrazellulären Fetttropfens).

Fettaufbau

Auf dem Blutweg gelangen Triglycerid-haltige Lipoproteinkomplexe (**Chylomikronen** aus dem Darm, **VLDL** aus der Leber, Kap. 2.6, 2.8, 7.7.3, 7.9.5) in das Kapillarbett des Fettgewebes. Das **Endothel der Kapillaren** enthält zahlreiche an der Glykokalyx adsorbierte **Lipoproteinlipase-Moleküle**, die von Fettzellen sezerniert werden, an Decorin der Endothelzellen binden und durch Transzytose an die luminale Plasmamembran transferiert werden. Die Lipase entfernt Triglyceride aus den vorbeiströmenden Lipoproteinen und setzt aus ihnen durch Hydrolyse Fettsäuren und Glycerol frei (aus VLDL entsteht durch Entfernung der Triglyceride das LDL). Die **Fettsäuren binden an Serumalbumin.** Dieses gelangt durch **Transzytose** und den **parazellulären Weg** in den Extravasalraum und dort an die Oberfläche der Fettzellen. Die Fettsäuren werden durch Fettsäuretransporter der Plasmamembran (FATPs) von den Fettzellen aufgenommen. Im Zytoplasma findet die Veresterung mit Glycerophosphat (= Glycerin-3-phosphat) zu Triglyceriden statt. Dieses Glycerophosphat stammt aus dem Glucosemetabolismus der Fettzelle. Fettzellen synthetisieren nur geringe Mengen von Fettsäuren aus Glucose und Aminosäuren. Dieses ist in erster Linie eine Funktion der Leber, die das Fettgewebe mit Triglyceriden durch Sekretion von Lipoproteinen versorgt.

Der Fettaufbau (**Lipogenese**) wird durch Insulin gefördert. **Insulin** steigert die Glucoseaufnahme in Fettzellen durch Rekrutierung des Glucosetransporters 4 (Glut 4) aus endosomalen Speichervesikeln in die Plasmamembran. Außerdem stimuliert Insulin die Triglyceridbildung und induziert Synthese und Abgabe der Lipoprotein-Lipase an das Endothel (dadurch vermehrtes Fettsäureangebot für die Triglyceridsynthese). Andererseits vermindert Insulin die Fettsäurefreisetzung (**Lipolyse**) durch Inhibition von Lipasen der Fettzelle (s. u.). Auch Geschlechtshormone, speziell **Östrogene**, stimulieren den Fettaufbau.

Fettabbau

Dieser erfolgt vor allem durch Translokation einer hormonsensitiven Triglyceridlipase (HSL) aus dem Zytosol an den Rand der Fetttropfen. HSL spaltet die Triglyceride des Fetttropfens. Die Translokation erfolgt erst nach Bindung von **Adrenalin** und **Noradrenalin** an β_3-Rezeptoren der Fettzellmembran, mit nachfolgender Erhöhung von cAMP (Abb. 2-12) und Phosphorylierung von HSL und Perilipinen durch die cAMP-abhängige Proteinkinase. Erst dann kann HSL an die Peripherie der Tropfen binden (dort an das Adipozyten-Lipid-bindende-Protein, ALBP). Genausschaltung von Perilipin A in Mäusen führt zu gesteigerter Lipolyse und Untergewicht. Außer der HSL gibt es noch andere Lipasen in Fettzellen (u. a. eine Monoglycerid-Lipase). Ihre Regulationsmechanismen sind noch unzureichend bekannt.

Noradrenalin ist der Überträgerstoff des Sympathikus. Adrenalin (und zusätzlich Noradrenalin) wird von Nebennierenmarkzellen (chromaffine Zellen) sezerniert und erreicht auf dem Blutweg das Fettgewebe. Alle Zustände, die zu einer gesteigerten Tätigkeit des Sympathikus und einer vermehrten Sekretion des Nebennierenmarks führen (psychische Faktoren, körperliche Aktivität), haben damit auch eine gesteigerte Lipolyse zur Folge.

Fettzellhormon Leptin

Fettzellen sezernieren bei zunehmender Speicherung vermehrte Mengen des Polypeptidhormons Leptin. Leptin bindet u. a. an Rezeptoren von Nervenzellen im Nucleus arcuatus im Zwischenhirn (Hypothalamus) und reduziert in ihnen Synthese und Abgabe des Neurotransmitters Neuropeptid Y (**NPY**). NPY vermittelt über Verbindungen zu Nervenzellen des medialen Hypothalamus Fresssucht, vermehrte Insulinausschüttung und Fettsucht (Obesitas). Gleichzeitig führt Leptin in denselben Nervenzellen zu vermehrter Bildung von Proopiomelanocortin (POMC), aus dem das Hormon α-**MSH** (α-Melanozyten-stimulierendes Hormon) abgespalten wird (Kap. 11.1). α-MSH bindet an Rezeptoren von Nervenzellen des lateralen Hypothalamus (Melanocortin-4-Rezeptor, MC4-R). Die so stimulierten Nervenzellen drosseln auf noch unbekannte Weise Nahrungsaufnahme und Lipogenese. Zwei hypothalamische Faktoren, die mit der Rezeptorbindung und Aktivierung von α-MSH konkurrieren, sind das **MCH** (Melatonin-konzentrierendes Hormon) und das **AGRP** (Agouti-related peptide; zuerst in fettsüchtigen Agouti-Mäusen entdeckt). Leptin hat auch periphere Rezeptorwirkungen u. a. auf die Fettzellen selbst (autokrin) und auf Insulin-produzierende β-Zellen der Pankreasinseln: Steigerung der Lipolyse, erniedrigte Insulinabgabe. Leptin erhöht auch die TNF-α-Produktion in verschiedenen Zellen und führt so u. a. Lipolyse und Apoptose von Fettzellen herbei (Kap. 2.17.3 u. 4). Inaktivierende Mutationen von Leptin, Leptinrezeptor und MC4-Rezeptor führen bei Mäusen und Menschen zu Fettsucht (Obesitas). Die Überexpression von AGRP in Mäusen ruft ebenfalls Obesitas hervor.

3.4.3 Braunes Fettgewebe

Lichtmikroskopisch ist die Form der Fettzellen und die gewebliche Organisation ähnlich wie beim weißen Fettgewebe (Abb. 3.4-3a). Die Zellen sind jedoch deutlich **kleiner** (Durchmesser ca. 30 µm), der meist runde Zellkern liegt nahezu zentral im Zellleib und ist umgeben von einer unterschiedlich großen Anzahl von Fetttropfen. Aufgrund der **zahlreichen Fetttröpfchen** werden braune Fettzellen auch als **multilokuläre Fettzellen** bezeichnet.

Nach Herauslösen des Fetts bei der Routinehistologie bleiben an den Orten der Fetttropfen zahlreiche Hohlräume (Vakuolen) zurück, daher auch der Name multi- oder **plurivakuoläre Fettzellen**. Die dicht liegenden Vakuolen verleihen dem Zytoplasma ein „schaumiges" Aussehen. Zwischen den Vakuolen befindet sich wenig azidophiles Zytoplasma. Das faserarme Bindegewebe zwischen den Fettzellen und Fettzellformationen enthält **viele Blutgefäße** (Kapillaren) und eine **hohe Dichte sympathischer Nervenfasern.**

Elektronenmikroskopisch fallen in den Fettzellen große Mengen von **Mitochondrien** auf (Abb. 3.4-3b). Die mitochondrialen Cytochrome und die in Fetttropfen gelösten Lipochrome verleihen dem Fett eine bräunliche Farbe (Kap. 2.13). Die Mitochondrien stehen im Zusammenhang mit der Funktion brauner Fettzellen, und zwar dienen sie der **Wärmeproduktion.** Sympathische Reize (vermittelt durch Noradrenalin an den β_3-Rezeptor der Zellen) stimulieren die Lipolyse und gleichzeitig auch den **Fettsäureabbau in den Mitochondrien.** Die dabei entstehende Energie (H^+-Gradient) wird jedoch nur teilweise zur Synthese von ATP verwendet. Ein großer Teil der Energie wird durch Entkopplung der oxidativen Phosphorylierung als Wärme freigesetzt. Das geschieht durch das Entkopplungsprotein UCP-1 (uncoupling protein 1) (Kap. 2.11.3). Die Wärme wird an benachbarte Blutgefäße abgegeben, wobei das Blut als Vektor zur Wärmeverteilung im Organismus dient.

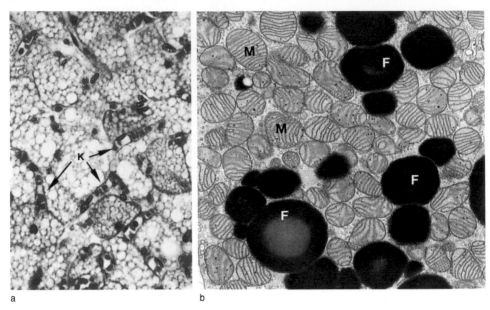

a   b

Abb. 3.4-3   Braunes Fettgewebe.
(a) Typisches lichtmikroskopisches Erscheinungsbild des braunen Fettgewebes mit schaumig aussehenden, plurivakuolären Fettzellen und zahlreichen Blutkapillaren (K). H.E., Vergr. 320fach.
(b) Ausschnitt aus einer Fettzelle bei Betrachtung im Elektronenmikroskop. Beachte den hohen Gehalt der Zellen an Mitochondrien (M) und Fetttropfen (F). TEM, Vergr. 9000fach.

Diese Funktion des braunen Fettgewebes ist für **Neugeborene** von Bedeutung (ungünstiges Oberflächen-/Volumenverhältnis, Kap. 1.6.3) und spielt für die **Thermoregulation** bei winterschlafenden Tieren eine große Rolle.

Bekannt sind zwei weitere Entkopplungsproteine UCP-2 (Gehirn, Skelettmuskulatur, Fettzellen) und UCP-3 (Skelettmuskulatur). Entkopplung der ATP-Synthese und Wärmeabgabe scheinen somit nicht nur auf braunes Fettgewebe beschränkt zu sein.

Literatur

Siehe Anhang Nr. 13, 25, 166, 346, 348, 410, 444.

3.5 Knorpelgewebe

D. DRENCKHAHN und E. HUNZIKER

┌─Übersicht─────────────────────────────

Das Knorpelgewebe bildet zusammen mit dem Knochengewebe das **Stützgewebe** des Körpers. Beide Gewebe sind durch einen hohen Gehalt an extrazellulärer Matrix gekennzeichnet (über 80 % des Gesamtvolumens). Die Matrix wird von Knorpelzellen (Chondrozyten, Chondroblasten) bzw. Knochenzellen (Osteoblasten) sezerniert. Dadurch mauern sich die Zellen in Matrix ein und sind dort in Zellhöhlen (Lakunen) gelegen. Die Matrix besteht hauptsächlich aus Kollagenfibrillen (Knorpel: vor allem Kollagen Typ II; Knochen: Kollagen Typ I) und Grundsubstanz. Die Matrix des Knochens erhält durch Einlagerung kristalliner Kalksalze Härte und Steifheit. Die **Knorpelmatrix** tritt in nichtmineralisierter Form bzw. mineralisierter Form auf. Sie ist demnach verform- und schneidbar bzw. knochenhart. Die Matrix ist besonders reich an Proteoglykanen (hauptsächlich Aggrecan) und Hyaluronsäure (Kap. 3.3.4, Abb. 3.5-3).

Dadurch besitzt der Knorpel eine hohe Wasserbindungskapazität: 80% des Matrixvolumens besteht aus Wasser (Knochen: 10–20%). Die Knorpelmatrix verhält sich wie ein sehr steifes Gel, das durch das Kollagenfibrillensystem stabilisiert wird und dadurch eine mäßig verformbare prallelastische Konsistenz erhält.

Knorpelgewebe ist vor allem dort vorhanden, wo gleichzeitig **Festigkeit** und **mäßige Verformbarkeit** erforderlich sind, z.B. knorpelige Anteile des Brustkorbs (Verformbarkeit bei Atembewegung), Knorpel in der Wand der Atemwege (Nase, Kehlkopf, Trachea, Bronchien), Ohrknorpel, Zwischenwirbel und Gelenkscheiben (Disci, Menisci, Symphysen). Die Bedeckung von Gelenkflächen mit Knorpel (Gelenkknorpel) erlaubt die Übertragung großer Druckkräfte bei minimalem Reibungsverlust. Knorpelgewebe tritt als **hyaliner Knorpel, Faserknorpel** und **elastischer Knorpel** in Erscheinung. Vor allem der hyaline Knorpel kann verkalken und wird dann als **Kalkknorpel** bezeichnet. Die drei Knorpelformen sind hauptsächlich durch Gehalt und Zusammensetzung der Faserkomponenten der Matrix voneinander unterschieden.

3.5.1 Hyaliner Knorpel

Vorkommen

Hyaliner Knorpel tritt als milchig trübes, derbes Gewebe mit weißlich blauer Färbung in Erscheinung (*hyalos,* gr. Glas). Er verstärkt die Wandabschnitte der Atemwege (Nase, Schild- und Ringknorpel des Kehlkopfes, Trachea, Bronchien), bildet die Sternum- und Bogenabschnitte der Rippen und bedeckt als Gelenkknorpel die Gelenkflächen von Diarthrosen (Ausnahme: Kiefer- und Sternoklavikulargelenk). Hyaliner Knorpel bildet während der Entwicklung ein temporäres Knorpelskelett (Ausnahme: Schädeldach, Gesicht und Schlüsselbein), das im Laufe der fetalen und postnatalen Entwicklung durch Knochen ersetzt wird (**Ersatzknochen**). Hyaliner Knorpel kommt ferner in Knorpelfugen des Knochens vor, wie z. B. in Epiphysenfugen von Röhrenknochen. Diese Knorpelabschnitte sind für das Wachstum notwendig und werden am Ende des Knochenwachstums durch Knochengewebe ersetzt.

Entwicklung

Hyaliner Knorpel entsteht ab der 5. Embryonalwoche innerhalb zellreicher Mesenchymverdichtungen. Chondrogene Mesenchymzellen stammen aus den Sklerotomen der Somiten (Rumpfskelett, Teile des Os occipitale), dem Schlundbogenmesenchym (Kehlkopf, Trachea) und aus prächordalem Mesoderm und Neuralleistenzellen (größter Teil der knorpelig angelegten Schädelbasis). Die Zellen runden sich ab und wandeln sich in **Chondroblasten** um, die mit der Sekretion der Knorpelmatrix beginnen. Die Matrixbildung bewirkt, dass die zunächst dicht stehenden Zellen des unreifen, jugendlichen Knorpels voneinander abrücken. Solange die Matrix weich genug ist, können sich die aus Zellteilung hervorgehenden Zellen noch voneinander entfernen. Das ist nach Versteifung der Knorpelmatrix nicht mehr möglich. Die sich dann teilenden Chondroblasten bilden gruppenförmige Aggregate von (postmitotischen) Chondrozyten (isogene Zellgruppe, *Aggregatio chondrocytica*), die als **Chondrone** bezeichnet werden. Die Chondrone bilden zusammen mit dem sie umgebenden territorialen Matrixsaum die **Territorien**. Die zwischen den Territorien gelegenen Matrixareale bilden die **Interterritorien**. Das Knorpelwachstum durch Zellteilung und Matrixsynthese wird als **interstitielles** (intussuszeptionelles) **Wachstum** bezeichnet. Auf der Oberfläche des Knorpels differenzieren sich Mesenchymzellen fortlaufend zu Chondroblasten. Durch äußere Auflagerung von Knorpelzellen und Knorpelmatrix erfolgt **appositionelles Wachstum**.

Zellen

Die Zellen des Knorpelgewebes (alle Formen) sind **Chondroblasten** (teilungsfähige Knorpelzellen) und **Chondrozyten** (postmitotische Knorpelzellen). Sie liegen in matrixfreien **Knorpelzellhöhlen** (*Lacunae cartilagineae*), die sie ohne Randspalt vollkommen ausfüllen. Chondroblasten entwickeln sich aus chondrogenen Zellen. Bei Knorpel, der von Perichondrium umgeben ist, befinden sich diese im *Stratum chondrogenicum* [*germinativum*]. In Epiphysen-

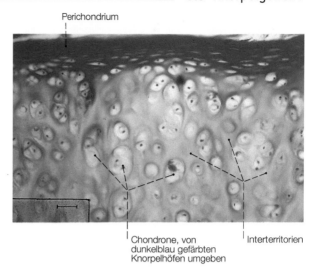

Perichondrium

Chondrone, von dunkelblau gefärbten Knorpelhöfen umgeben

Interterritorien

Abb. 3.5-1 Hyaliner Knorpel der Nasenscheidewand mit Perichondrium. Azan, Vergr. 80fach (Maßstab: 100 µm).

fugen und Gelenkknorpel sind Chondroblasten in einer Proliferationszone gelegen, die an die Knochenkerne der Epiphysen angrenzt (Abb. 3.6-17). Chondroblasten sind zunächst abgeplattet und runden sich zunehmend ab (Abb. 3.5-1 u. 2). Durch Matrixsekretion und -expansion wird die Proliferationszone weiter nach peripher verlagert, und die Chondrozyten gelangen so in tiefere (oberflächenfernere) Regionen des wachsenden Knorpels. In der Epiphysenfuge von Knochen bilden Chondroblasten charakteristische Zellsäulen (Kap. 3.6.6). Durch Zunahme des Zellvolumens können große **hypertrophe Chondrozyten** entstehen, die charakteristisch für zentrale, oberflächenferne Knorpelbereiche und metaphysennahe Abschnitte von Epiphysenfugen sind und auf beginnende Verkalkung des Knorpels hinweisen. Chondrozyten und Chondroblasten **sezernieren** große Mengen von Knorpelmatrix und sind entsprechend mit stark entwickeltem rauen ER und GOLGI-Apparat sowie zahlreichen Sekretvesikeln ausgestattet. Die Zellen enthalten weiterhin viele Mitochondrien, Lysosomen und Glykogenpartikel. Das **Zytoplasma** ist von einem zytoskelettalen Netzwerk von Vimentin-Intermediärfilamenten erfüllt. Unterhalb der Plasmamembran und in filopodienartigen Zellfortsätzen (Abb. 3.5-3) sind Actinfilamente, Myosin und verschiedene weitere actinassoziierte Proteine lokalisiert, die mit transmembranären Adhäsionsmolekülen der Zellmembran verbunden sind

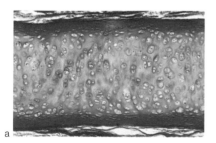
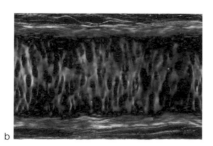
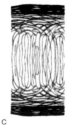

a
b
c

Abb. 3.5-2 Ausrichtung von Kollagenfasern im Trachealknorpel.
(a) Durchlichtfotografie eines mit Azan gefärbten Gewebeschnittes.
(b) Polarisationsmikroskopisches Bild.
(c) Schema der Faserausrichtung. Vergr. 12fach.

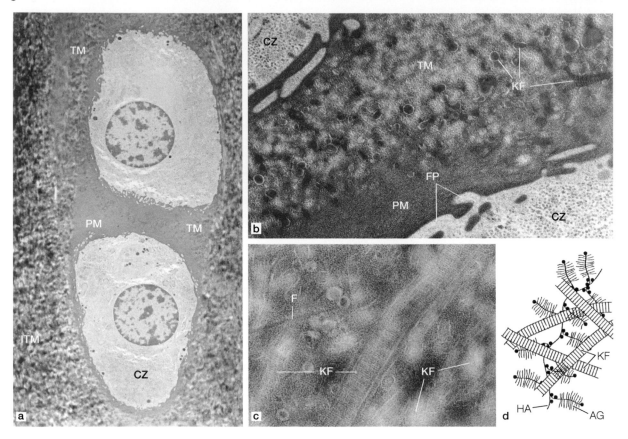

Abb. 3.5-3   Ultrastruktur des Gelenkknorpels (TEM).
(a) Ein Chondron, hier aus zwei Chondrozyten gebildet, wird von perizellulärer Matrix (PM) und von territorialer Matrix (TM) eingehüllt (Knorpelhof). Beachte das dichte Geflecht von Kollagenfibrillen in der interterritorialen Matrix (ITM). Vergr. 3500fach.
(b) Starke Vergrößerung aus einem Territorium mit Anschnitten von zwei Chondrozyten (CZ) mit zahlreichen Glykogengranula und filopodienartigen Zellausläufern (FP). Beachte die filzige perizelluläre Matrix (PM) und die territoriale Matrix mit Kollagenfibrillen (KF). Vergr. 25000fach.
(c) Starke Vergrößerung aus der ITM. Man sieht quer und längs geschnitten dicke Kollagenfibrillen (KF) und zusätzlich dünne Fibrillen (F). Vergr. 50000fach. Der Ausschnitt (d) zeigt eine schematische Darstellung der Molekularstruktur der ITM (HA: Hyaluronsäure; AG: Aggrecanmoleküle, KF: Kollagenfibrillen; vgl. Abb. 3.3-12).

(CD 44, Integrine; Abb. 2-38, 3.3-19). Die Zellen besitzen außer Filopodien (Abb. 3.5-3) gelegentlich ein in die Matrix vorragendes Kinozilium. Der **Zellkern** ist schwach basophil (euchromatisch) mit deutlichen Nucleoli. Bei den reifen hypertrophen Knorpelzellen wird der Zellkern heterochromatisch, und im Zytoplasma treten häufig Lipidtropfen auf, die mehrere Mikrometer groß werden können. Zwischen den Knorpelzellen und der angrenzenden perizellulären und territorialen Matrix besteht kein Spaltraum (siehe dagegen Osteozyten). Chondrozyten sezernieren (synthetisieren) nicht nur alle Matrixkomponenten, sondern steuern auch ihren **Abbau** (Umsatz) durch Sekretion verschiedener Metalloproteinasen (Kap. 3.3.4), Endozytose und lysosomale Degradation. Die Halbwertszeit von Kollagen Typ II beträgt ca. 100 Tage im wachsenden (unreifen) und mehrere Jahre im adulten (reifen) Knorpel des Menschen, während das Hauptproteoglykan (Aggrecan) eine Halbwertszeit von wenigen Tagen bis Wochen besitzt.

Matrix

Die Knorpelmatrix ist **basophil** und lässt sich durch kationische Farbstoffe, wie Methylenblau und Hämatoxylin, gut anfärben. Bei guter Fixierung ist insbesondere die pe-

rizelluläre Matrix wegen ihres hohen Gehalts an dem polyanionischen Proteoglykan Aggrecan basophil (als „Knorpelkapsel" bezeichnet). Aber auch die angrenzenden territorialen Abschnitte sind basophiler als die Interterritorien, sodass das Bild basophiler **Knorpelhöfe** im Umfeld der Chondrone entsteht. Bei Routinefixierungen werden die perizellulären Proteoglykane oftmals herausgelöst, sodass der Eindruck eines perilakunären Spalts entsteht und die Knorpelhöfe blass und ausgewaschen erscheinen können. Kollagenfasern sind nicht im Lichtmikroskop zu sehen, weil sie einen ähnlichen Brechungsindex wie die Grundsubstanz besitzen. Sie können aber beim degenerierenden Knorpel durch Verlust an Grundsubstanz und Umstrukturierung besonders als faserige Strukturen („Asbestfasern") in Erscheinung treten. (Die Fibrillen der Asbestfasern sind teils über 1 μm dick.) Die Matrix des hyalinen Knorpels besteht zu 80% (70–90%) seines Volumens aus hydratisiertem extrazellulärem Material und zu 20% (10–30%) aus Knorpelzellen. Die Matrix enthält 80% (70–90%) Wasser und 20% (10–30%) organische Matrixmoleküle. Diese bestehen zu 60% (50–70%) aus Kollagen, 30% (20–40%) aus Proteoglykanen und 5–10% aus verschiedenen Glykoproteinen.

Kollagen (Kap. 3.3.3) liegt zu 90% als **Kollagen II** vor (Kollagen II kommt außerhalb des Knorpelgewebes hauptsächlich nur noch im Glaskörper des Auges und Nucleus pulposus der Zwischenwirbelscheiben vor). Die restlichen 10% des Kollagengehalts entfallen auf die Typen IX, X und XI. Im Gelenkknorpel kommt zusätzlich noch Kollagen VI vor. Weitere Kollagentypen (I, III, V, XIV) sind nur in Spuren nachweisbar. Die **räumliche Anordnung** des Kollagenfibrillensystems ist durch Polarisations- und Elektronenmikroskopie erkennbar (Abb. 3.5-2). Relativ dicke, netzförmig bis parallel angeordnete Kollagenfibrillen (Durchmesser hauptsächlich 50–150 nm) sind auf die **Interterritorien** beschränkt. In den oberflächlichen Regionen verlaufen die Fibrillen hauptsächlich parallel zur Oberfläche (Tangentialfasern), während in tieferen Regionen die Fibrillen bevorzugt senkrecht (radiär) bis schräg (arkadenförmig) zur Oberfläche ausgerichtet sind (Abb. 3.5-2c). Dieses Verlaufsmuster der Kollagenfibrillen ist besonders regelmäßig in Gelenkknorpel (Abb. 5.3.3), Epiphysenfuge und Knorpel der Atemwege und Rippen ausgeprägt. Beim unreifen Knorpel liegt eine ungeordnete, isotrope Fibrillenanordnung vor. Die **territoriale Matrixzone** enthält ein dichtes Netzwerk von 10–20 nm dicken Kollagenfibrillen. Die unmittelbar den Knorpelzellen anliegende bis 1 μm dicke Matrixzone (**perizelluläre Matrix**) erscheint amorph bis feinfilzig und enthält keine nennenswerten Mengen von Kollagenfibrillen (Abb. 3.5-3). **Hypertrophe Knorpelzellen** sezernieren zusätzlich noch Kollagen X, das perizellulär deponiert wird. Interterritorien und Matrixzonen sind von einem losen Netzwerk feinster Kollagenfibrillen durchzogen (5–15 nm), die nur durch Spezialtechniken (Ultragefriermethoden) sichtbar gemacht werden können. Kollagen IX ist u.a. an den Überkreuzungsstellen der dünnen Typ-II-Fibrillen lokalisiert und scheint für die Quervernetzungsstabilisierung der Netzwerke wichtig zu sein. Die Kollagene VI und IX bilden dünne Fibrillen. Ihre Struktur und die Lokalisation im Knorpel sind nicht bekannt.

Genetische Deletion von Kollagen II bei Mäusen führt zu weichem Knorpel (puddingartige Konsistenz) und entsprechend schweren Wachstumsstörungen der Tiere. Genetischer Mangel von Kollagen X führt zu Differenzierungsstörungen der Epiphysenfugen und zu Wachstumsstörungen (Schmidsche metaphysale Chondrodysplasie; Kap. 3.6.6). Genetischer Mangel und Defekte von Kollagen IX sind bei Menschen und Mäusen Ursache von Epiphysenverformungen, Gelenkknorpeldegenerationen und Osteoarthritis.

Proteoglykane (Kap. 3.3.4). Die spezifischen biomechanischen Eigenschaften des hyalinen Knorpels beruhen vor allem auf einem hohen Gehalt der Matrix an dem Proteoglykan **Aggrecan** (Abb. 3.3-12). Aggrecanmoleküle sind durch Bindung an die bis 2 μm langen fadenförmigen Hyaluronsäuremolekülen aufgereiht. Die Bindung wird durch Bindeproteine (Hyalunectin, Link-Protein) stabilisiert (Abb. 3.3-12). Ein Aggrecanmolekül besitzt etwa 100 Glykaminoseitenketten vom Typ des Chondroitin 4- und 6-Sulfats und 20–80 Seitenketten vom Typ des Keratansulfats. Die Sulfatgruppen bewirken eine starke negative Ladung, die dazu führt, dass die Seitenketten sich gegenseitig abstoßen und steif vom Molekül abstehen. Dadurch werden Oberfläche und Wasserbindungskapazität des Aggrecans enorm gesteigert (dieser Effekt wird durch Bindung hydratisierter Kationen noch weiter verstärkt).

Trocknendes Aggrecan kann um das 50fache seines Volumens an Wasser binden und bildet nach Sättigung eine visköse, gelartige Lösung mit einer Konzentration von ca. 0,02 g/ml. Im Knorpel liegt Aggrecan in einer wesentlich höheren Konzentration (0,1–0,2 g/ml) vor, ist also auf 1/5–1/10 seines voll hydratisierten Volumens komprimiert. Der daraus resultierende **Quelldruck** (200 N/cm^2) wird durch das dichte Kollagenfibrillensystem aufgefangen. Dadurch entsteht eine Matrix von prall elastischer Konsistenz. Die höchste Konzentration von Aggrecan befindet sich in der perizellulären und territorialen Matrix. Das ist der Grund für die starke Basophilie dieser Zonen (Knorpelhof).

Störungen der Synthese von Aggrecan und von sulfatierten Glykosaminoglykanen (defekter Sulfattransporter in der GOLGI-Membran von Chondrozyten) sowie Störungen des Abbaus von sulfatierten Glykosaminoglykanen (Sulfatasemangel) führen bei Mensch und Maus zu Minderwuchs und Skelettdeformationen. Genetische Defizienz von Aggrecan führt bei neugeborenen Mäusen zum Tod (Kollaps der Atemwege).

Außer Aggrecan enthält der Knorpel noch geringe Mengen (bezogen auf Gewichtsanteil) der Proteoglykane Biglycan (bindet an Zelloberflächen), Decorin und Fibromodulin (binden an Kollagenfibrillen) (Abb. 3.3-19). Knorpel enthält auch das Proteoglykan Perlecan, das außerhalb des Knorpels vor allem in Basallaminae vorkommt (Kap. 3.3.4). Decorin bindet an die Lückenregion, bevorzugt der dicken Kollagenfibrillen (Abb. 3.3-9).

Glykoproteine. Zu den identifizierten Glykoproteinen gehört das Matrylin (Cartilage-Matrix-Protein), das Filamente bilden kann und an Typ-II-Kollagen bindet. Es fehlt im Gelenkknorpel und ist besonders stark in der Epiphysenfuge exprimiert. Das Matrix-GlA-Protein (Kap. 3.6.3) wirkt der Kalzifizierung des Knorpels entgegen. Seine genetische Ausschaltung führt bei Mäusen zu übermäßiger und abnormer Verkalkung von hyalinem Knorpel. Ein weiteres knorpelspezifisches Glykoprotein ist das pentamere Cartilage-Oligomeric-Matrixprotein (COMP), das zur Thrombospondin-Familie gehört (Kap. 3.3.4) und besonders reichlich im Gelenkknorpel vorhanden ist. Mutationen von COMP führen beim Menschen zu Minderwuchs und chronischen Gelenkentzündungen (Osteoarthritis). An der Oberfläche von Chondrozyten sind die Proteine Anchorin und Chondronectin lokalisiert, die Kollagen-Typ-II-Fibrillen binden. Integrine und der Hyaluronsäurerezeptor CD44 sind ebenfalls an der Matrixhaftung der Knorpelzellen beteiligt.

Verkalkung. Hyaliner Knorpel kann zu verschiedenen Zeitpunkten und an verschiedenen Lokalisationen partiell bis komplett verkalken (**Kalkknorpel**). Die Verkalkung von Schild- und Ringknorpel des Kehlkopfes und von Rippenknorpel beginnt mit der Adoleszenz und kann im Alter die gesamte Matrix erfassen. Verkalkter Knorpel kann teilweise oder vollständig durch Knochengewebe ersetzt werden (verknöchern). Die Verkalkung und anschließende Verknöcherung von Rippen- und Schildknorpel ist bei Männern ausgeprägter als bei Frauen (die Chondrozyten enthalten Androgen- und keine Östrogenrezeptoren). Im Gelenkknorpel ist knochenwärts eine schmale Zone regelmäßig verkalkt und gegen den nicht verkalkten Knorpel durch eine Frontlinie (engl.: *tidemark*) scharf abgegrenzt (Abb. 5.3-3). Die Verkalkung des Knorpels ist Voraussetzung für den Ersatz durch Knochengewebe. Die Verkalkung erfolgt durch Matrixvesikel und Mineralisierung an der Oberfläche von Kollagenfibrillen (Details Kap. 3.6.8).

Hüllstrukturen

Die äußere Oberfläche von hyalinem Knorpel wird vom **Perichondrium** (Knorpelhaut) bedeckt (Ausnahme: Gelenkknorpel). Im Bereich der Epiphysenfugen ist das Perichondrium Teil des Periosts. Die innere Schicht des Perichondriums ist zellreich (*Stratum chondrogenicum [germinativum]*). Die Zellen sind dort abgeplattet und können sich zu Fibroblasten und Chondroblasten differenzieren (Abb. 3.5-1). Die äußere Schicht, *Stratum fibrosum*, besteht aus straffem kollagenem Bindegewebe (Kollagen Typ I). Das Perichondrium enthält Blutgefäße und Nervenfasern und ist reich an dem Matrixprotein Tenascin C, das charakteristisch ist für proliferationsaktive embryonale Bindegewebeformen.

Blutgefäße, Stoffaustausch

Gelenkknorpel kann bis zu 8 mm dick werden (Patella). Rippenknorpel erreicht Durchmesser bis zu 12 mm. Der Gelenkknorpel ist blutgefäßfrei und wird von zwei Seiten, nämlich vom Kapillarplexus des subchondralen Knochens und von der Gelenkoberfläche durch die Synovia, mit Nährstoffen und Sauerstoff versorgt. Der hyaline Knorpel von Rippen, Kehlkopf und Trachea ist mit **Knorpelkanälen** (*Canales cartilaginei*) durchsetzt. Diese enthalten eine zentrale Arteriole, mehrere Venulen und Kapillaren. Blutbildendes **Knochenmark** kann ebenfalls in den Kanälen enthalten sein. Knorpelkanäle mit Blutgefäßen treten regelmäßig auch in den Epiphysen von Röhrenknochen und in Knorpelanlagen von Hand- und Fußwurzelknochen auf. Dort können sie sekundäre Ossifikationszentren induzieren (Regelfall) oder auch ohne nachfolgende Knochenkernbildung verbleiben (Beispiele: distale Epiphysen der Phalangen, proximale Epiphysen der Metakarpalknochen, in denen sich keine Ossifikationszentren entwickeln). In Nasen-, Kehlkopf- und Rippenknorpel treten Knorpel-

kanäle erst gegen Ende der Pubertät auf, bevorzugt in asbestfaserreichen Abschnitten.

Die maximale **Diffusionsstrecke**, über die hyaliner Knorpel vital bleibt, beträgt 3–4 mm. Dieser kritische Wert wird beim Gelenkknorpel der Patella (bis zu 8 mm; Ernährung von zwei Oberflächen) erreicht. Die Porenräume der Matrix mit einer mittleren Porenweite von 3–6 nm füllen 70% des Volumens aus (Porosität von 70%). Der **Diffusionskoeffizient** kleiner Moleküle (wie z. B. Glucose und Ionen) ist im Knorpel etwa halb so groß wie in Wasser. Für Proteine ist er abhängig vom Molekulargewicht 10- bis 100fach niedriger. Die Kompression der Matrix führt zur Verkleinerung der Porenradien und entsprechender Reduktion der Diffusionsgeschwindigkeit. **Intermittierende Druckbeanspruchung** kann durch Auspressen und Wiedereinstrom von Wasser den Stofftransport durch Konvektion (Transport durch Flüssigkeitsstrom) beschleunigen. Das ist wahrscheinlich der Grund dafür, weshalb intermittierende Druckbeanspruchung für den Erhalt des Gelenkknorpels wichtig ist. Zu starke und zu geringe Druckbelastung sowie Dauerdruck können zur Degeneration des Gelenkknorpels führen. Wegen der schlechten Sauerstoffversorgung ist der **Stoffwechsel** (Energieversorgung) der Chondrozyten hauptsächlich anaerob glykolytisch. Entsprechend weist die Knorpelmatrix einen hohen Milchsäuregehalt auf.

Regeneration. Hyaliner und elastischer Knorpel können nicht regenerieren. Wenn Knorpeldefekte bis in das Perichondrium bzw. in den subchondralen Knochen reichen, wachsen Blutgefäße in den Defekt ein. Dieser wird schließlich durch bindegewebiges Narbengewebe verschlossen.

3.5.2 Faserknorpel

Faserknorpel unterscheidet sich von hyalinem Knorpel durch einen hohen Gehalt an **Kollagenfasern** vom **Typ I**. Der Faserknorpel besitzt deshalb eine weiße Farbe und ist nicht transparent. Die Knorpelmatrix umhüllt die zumeist länglichen bis ovalen Chondrozyten (Abb. 3.5-4a). Diese liegen überwiegend einzeln oder in Chondronen aus wenigen Zellen vor. Faserknorpel kommt in der Regel nicht als homogenes Gewebe vor, sondern geht in straffes Bindegewebe (Menisken, Ansatzzonen von Sehnen) und hyali-

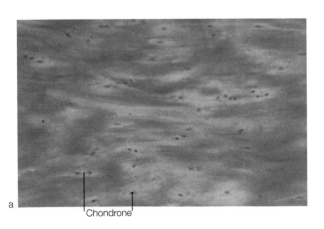

a

Chondrone

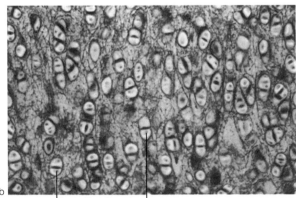

b

Zweizellige Chondrone

Abb. 3.5-4 Faserknorpel und elastischer Knorpel.
(a) Faserknorpel, Discus intervertebralis. HE, Vergr. 150fach.
(b) Elastischer Knorpel, Ohr. Resorcin-Fuchsin-Färbung, Vergr. 150fach.

nen Knorpel über (Discus intervertebralis, Symphyse). Ein Perichondrium ist nicht ausgebildet. Faserknorpel entsteht in Anpassung an kombinierte Druck-, Zug- und Scherbeanspruchung.

Vorkommen: Zwischenwirbelscheiben, Symphysen, Meniski und Disci, Gelenkknorpel des Kiefer- und Sternoklavikulargelenks, Ansatzzonen von Sehnen und Ligamenten am Knochen, druckexponierte Bereiche von Ligamenten und Sehnen sowie Retinakulabereiche von Sehnenscheiden. In Faserknorpelabschnitten von Sehnen und Bändern können sich **Sesamknorpel** und -knochen entwickeln (Beispiel: *Cartilago* bzw. *Os peroneum* in der Sehne des *M. fibularis longus* am *Os cuboideum*). Faserknorpel enthält spärlich Blutgefäße und gelegentlich auch Nervenfasern (Beispiele: Randbereiche der Kniegelenksmenisken und Abschnitte des Kiefergelenkdiskus).

3.5.3 Elastischer Knorpel

Diese Knorpelform ist hauptsächlich auf die Knorpel des äußeren Ohrs, den Kehldeckel (Epiglottis) und Abschnitte des Stellknorpels (*Cartilago arytenoidea*) beschränkt. In diesen Lokalisationen kommen stärkere mechanische Verformungen und Vibrationsbeanspruchungen vor (z.B. Schallwellengenerierung und -aufnahme). Elastischer Knorpel wird von Perichondrium umgeben. Die Chondrozyten sind auffallend groß und liegen meistens einzeln oder in Chondronen aus wenigen Zellen vor (Abb. 3.5-4b). Die Interterritorien enthalten große Mengen von elastischen Netzen und elastischen Membranen, die sich mit Elastikafärbung (u.a. Resorcin-Fuchsin) darstellen lassen. Wegen des hohen Gehalts an Elastin besitzt der elastische Knorpel eine gelblich trübe Eigenfarbe.

Literatur

Siehe Anhang Nr. 36, 77, 121, 159, 195, 198, 234, 241, 442.

3.6 Knochengewebe

D. Drenckhahn und P. Kugler

┌─**Übersicht**─────────────────────────────
Knorpel- und Knochengewebe bilden zusammen das **Stützgewebe** des Körpers. Der Knochen zeichnet sich durch Härte (Druckfestigkeit) und gleichzeitig mäßige Elastizität aus, die durch die spezielle Zusammensetzung der extrazellulären Matrix (**Knochenmatrix**) bedingt sind. Die **Härte** des Knochens beruht auf seinem hohen Gehalt an Kalziumphosphat-Kristallen (Hydroxylapatit). **Elastizität** und Zugfestigkeit werden durch ein trajektoriell ausgerichtetes, dichtes System von Kollagenfibrillen erreicht. Knochen ermöglichen der Skelettmuskulatur die Übertragung von Kontraktionskraft auf benachbarte oder entferntere Körperpartien. Knochen bilden zusammen mit Gelenken und Bändern den **passiven Bewegungsapparat,** die Skelettmuskulatur den aktiven Bewegungsapparat. Knochen liefern überdies **schützende Wandstrukturen** für Gehirn (Schädelkapsel), Brusteingeweide (Brustkorb) und Beckenorgane (knöchernes Becken). Auch enthalten Knochen das blutbildende Knochenmark. Schließlich spielt der Knochen als

Kalziumreservoir eine zentrale Rolle bei der Regulation der Kalziumhomöostase der Körperflüssigkeiten.

Knochengewebe kommt in zwei Ausbildungen vor, als **Lamellen-** und **Geflechtknochen.** Im adulten Organismus überwiegt bei weitem der Lamellenknochen. Lamellenknochen weist eine sperrholzartige Schichtung von verkalkter Knochenmatrix auf. Lamellenknochen kommt als schwammartiges Gerüst von dünnen, balkenförmigen Strukturen (**spongiöser Knochen**) und als solider Geweberverband ohne nennenswerte Zwischenräume vor (**kompakter Knochen**). Kompaktes Knochengewebe ist auf die Außenschicht des Knochens beschränkt (Substantia corticalis, Substantia compacta), das spongiöse Knochengewebe erfüllt die inneren Partien des Knochens. Die äußere Oberfläche des Knochen wird von **Periost**, die inneren Oberflächen von **Endost** bedeckt.

Die **spezifischen Zellen** des Knochengewebes sind Osteoblast, Osteozyt, endostale Saumzelle und Osteoklast. **Osteoblasten** sezernieren die organische Matrix des Knochens (Osteoid), in die vor allem Hydroxylapatit eingelagert wird (**Mineralisierung**). **Osteozyten** sind weitgehend inaktive Osteoblasten, die in verkalkte Knochensubstanz eingemauert sind und dort in Höhlungen (**Osteozyten-Lakunen**) liegen. Über dünne Kanälchen (**Canaliculi ossei**) sind Knochenzellen durch Zellausläufer untereinander verbunden. **Endostale Saumzellen** sind die Hauptzellen im Endost. Sie bekleiden die innere Oberfläche des Knochens (Trabekel, Markhöhle, Gefäßkanäle der Osteone) und stellen ruhende Osteoblasten dar. **Osteoklasten** sind mehrkernige Riesenzellen, die zum monozytären Phagozytensystem (MPS) gehören. Sie können Knochensubstanz abbauen. Der Abbau der Knochensubstanz wird durch **Parathormon** stimuliert. Dadurch wird u.a. der Kalziumspiegel im Blut erhöht. **Calcitonin** wirkt der Resorption entgegen. Knochengewebe ist permanenten **Umbauvorgängen** unterworfen und ist zeitlebens zur Regeneration befähigt, u.a. nach Knochenbrüchen.
└────────────────────────────────────

3.6.1 Makrostruktur des Knochens

Das knöcherne Skelett (einschließlich Schädelknochen, Gehörknöchelchen und Sesambeine) besteht in der Regel aus 210 anatomisch abgrenzbaren Knochen. Entsprechend ihrer funktionellen Stellung und Topographie sind Knochen außerordentlich vielgestaltig (Kap. 5.3.2).

In den Extremitäten herrschen lange, stabförmige Knochen vor, deren Schaft (**Diaphysis, Corpus**) röhrenförmig ist (**Ossa longa, Röhrenknochen,** Abb. 3.6-1). Die Enden der Röhrenknochen, **Epiphysen,** sind verbreitert und tragen die mit Gelenkknorpel überzogenen **Gelenkflächen,** deren Form in Kap. 5.3.1 beschrieben ist (*Caput, Trochlea, Condylus* etc.). Zwischen Epiphyse und Diaphyse liegen ein meist verbreiterter Knochenabschnitt, **Metaphyse,** und die **Epiphysenfuge** (zwischen Metaphyse und Epiphyse). Die Epiphysenfuge besteht bis zum Abschluss des Skelettwachstums (Pubertät) aus Knorpel und ist für das Längenwachstum der Röhrenknochen verantwortlich. Nach Abschluss des Längenwachstums verknöchert die Epiphysenfuge zur **Linea epiphysialis.**

Epiphysen und Metaphysen sowie alle anderen Knochen des Körpers bestehen hauptsächlich aus einem dichten Gerüst von Knochenbälkchen (**Substantia spongiosa**). Die

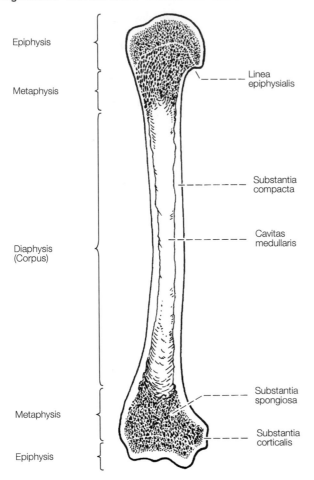

Epiphysis

Metaphysis

Linea
epiphysialis

Substantia
compacta

Cavitas
medullaris

Diaphysis
(Corpus)

Substantia
spongiosa

Metaphysis

Substantia
corticalis

Epiphysis

Abb. 3.6-1 Makroskopischer Bau eines Röhrenknochens (Längsschnitt durch den Humerus).

über (*Fibrae perforantes*, SHARPEYsche Fasern). Dadurch ist das Periost fest mit dem Knochen verbunden. Bei Knochenbrüchen sowie anderen Knochenverletzungen proliferieren die Zellen des Stratum osteogenicum und differenzieren zu Osteo- und Chondroblasten. Diese bilden knöchernes und knorpeliges Ersatzgewebe (**Kallus**), das anschließend in lamelläres Knochengewebe umstrukturiert wird (s. u.). Kleinere **periostale Blutgefäße** versorgen die äußeren Abschnitte der Kompakta (Kortikalis). Benachbarte Knochen werden durch **Bänder** und **Gelenkkapseln** zu funktionellen Einheiten verbunden (Kap. 5.3.1). Auch Muskelsehnen sind fest mit dem Knochen verwachsen und ermöglichen so die Übertragung der muskulären Kontraktionskraft auf knöcherne Skelettelemente. Das **Endost** des Knochens kann als innere Hüllstruktur des Markraums und der Gefäßkanäle des Knochens angesehen werden und besteht hauptsächlich aus endostalen Saumzellen und einer dünnen Lage von extrazellulärer Matrix.

3.6.3 Knochenmatrix

Das Gesamtgewicht des reinen Knochengewebes eines 70 kg schweren Erwachsenen beträgt ca. 4 kg und nimmt ein Volumen von 1720 cm³ ein. Der Wassergehalt der mineralisierten Knochenmatrix beträgt 10–20% (Knorpel 60–80%). Die wasserfreie Matrix enthält 70% anorganische (mineralische) und 30% organische Substanzen.

Die **Mineralsubstanz** besteht hauptsächlich aus Hydroxylapatit-Kristallen ($Ca_{10}(PO_4)_6OH_2$) und enthält nur geringe Mengen von Kalziumcarbonat ($CaCO_3$) und amorphem Kalziumhydrogenphosphat ($CaHPO_4$). Kalziumhydrogenphosphat ist besser löslich als Hydroxylapatit und steht für schnelle Austauschvorgänge mit dem Kalzium der Körperflüssigkeiten zur Verfügung. Der Kalziumgehalt des Knochengewebes (70 kg Erwachsener) beträgt ca. 1 kg (1050 g). Neben den Hauptionen Kalzium, Phosphat, OH⁻ und Carbonat enthält die Matrix geringe Mengen weiterer Anionen (u. a. Fluorid, Zitrat) und Kationen (u. a. Magnesium, Eisen, Zink, Kupfer, Strontium, Blei). Fluorid kann Hydroxyl(OH⁻)-Ionen im Hydroxylapatit ersetzen. Strontium und Blei können anstelle von Kalziumionen eingelagert werden (osteotrope Metallionen).

Organische Matrixkomponenten sind **Kollagen Typ I** (90%) und verschiedene andere Proteine (10%). Kollagen Typ I bildet typische Fibrillen mit einem hoch geordneten Verlaufsmuster (s. u.). Nach kompletter Entkalkung (Demineralisierung) des Knochens erhält das Kollagenfibrillensystem die Knochenform aufrecht. Der entkalkte Knochen kann jedoch extrem deformiert werden (u. a. Knotenbildung bei entkalkten Röhrenknochen möglich). Die übrigen 10% der **Matrixproteine** setzen sich aus folgenden Proteinen zusammen: Kollagen Typ V (5%), Osteocalcin und Matrix-GlA-Protein (20%), Osteonectin (20%), Osteopontin, Bone-Sialoprotein und Thrombospondin (zusammen ungefähr 20%), Proteoglykane (Biglycan, Decorin: ungefähr 5%) sowie Fibronectin, Serumalbumin und noch weitere Komponenten. Diese Proteine haben folgende Eigenschaften (s. auch Kap. 3.3.4):

Kollagen Typ I: Zugfestigkeit, Elastizität, Kalzifizierungsmatrix.
Kollagen Typ V: Regulation der Fibrillenbildung von Kollagen Typ I.
Osteocalcin: Inhibition der Mineralisierung; wird in Anwesenheit von Calcitriol (1,25-Dihydro-Vitamin-D₃) vermehrt gebildet

äußere Wand, **Substantia corticalis,** besteht aus kompaktem Knochengewebe. Die Zwischenräume der Spongiosa sind in der Regel mit blutbildendem Knochenmark ausgefüllt (*Medulla ossium rubra*, **rotes Knochenmark**). Diaphysen der langen Röhrenknochen bestehen hauptsächlich aus kompaktem Knochengewebe (**Substantia compacta**). Eine Kortikalis wird hier nicht weiter abgegrenzt. Die Kompakta umschließt die Markhöhle (*Cavitas medullaris*). Diese ist beim Erwachsenen mit Fettgewebe ausgefüllt (*Medulla ossium flava*, **gelbes Knochenmark**).

3.6.2 Hüll- und Hilfsstrukturen

Die äußere Oberfläche des Knochens wird von der Knochenhaut, **Periost,** bedeckt (Abb. 3.6-3, 4 u. 17). Periost fehlt an folgenden Knochenabschnitten: überknorpelte Gelenkflächen, Knochenabschnitte, die von Synovialmembran (Gelenkinnenhaut) überzogen sind (u. a. Femurhals), sowie die Anheftungszonen von Bändern, Sehnen und Muskeln (u. a. große Teile der Scapula) (Abb. 3.6-6). Die innere Schicht des Periosts ist zellreich und enthält osteogene und chondrogene Vorläuferzellen (**Stratum osteogenicum** [germinativum]). Die äußere Schicht besteht aus straffem, geflechtartigem kollagenen Bindegewebe (**Stratum fibrosum**). Vom Periost gehen Bündel von Kollagenfibrillen direkt in das Kollagenfibrillensystem der Kortikalis

(das Osteocalcin-Gen enthält ein Vitamin-D-responsives Promotorelement); kommt nur in Knochen und Dentin vor. Die Genausschaltung führt bei Mäusen zu abnorm erhöhter Knochenmineralisierung und Zunahme der Knochensubstanz bei gleichzeitig verminderter Bruchfestigkeit und Einengung des Markraums (Osteopetrosis = Marmorknochenkrankheit).

Matrix-GlA-Protein: Es hat Eigenschaften wie Osteocalcin und wird vom hypertrophen Knorpel gebildet. Es kommt aber auch im hyalinen Knorpel (u.a. Trachea) und in glatter Muskulatur vor (u.a. Blutgefäße). Osteocalcin und Matrix-GlA-Protein sind sehr saure Proteine, u.a. wegen des Vorhandenseins mehrerer γ-Carboxylglutaminsäure-Gruppen (GlA) (s. Mineralisierungsmechanismen).

Proteoglykane: Hauptsächlich **Decorin, Biglycan** (Kap. 3.3.4) und **Osteoadherin.** Decorin und Biglycan regulieren die Kollagenfibrillogenese, inhibieren die Mineralisierung und immobilisieren durch Bindung TGF-β in der Matrix. Osteoadherin bindet an Hydroxylapatit und an Osteoblasten ($\alpha_V\beta_3$-Integrin) und scheint die Matrixhaftung der Osteoblasten zu fördern (ähnlich wie Osteopontin).

Osteonectin: Saures Cystein-reiches Glykoprotein (identisch mit dem Protein SPARC). Es setzt die Zelladhäsion an der Matrix herab und fördert so die Zellmigration. Es hemmt außerdem die Hydroxylapatit-Kristallbildung. Osteonectin kommt auch in vielen anderen Geweben vor.

Osteopontin: Es ist ein saures Glykoprotein, das Integrin(α_V)-vermittelte Zelladhäsion ermöglicht. Es hemmt die Hydroxylapatitbildung und kommt auch in Niere und Urin vor (Hemmung von Steinbildung).

Bone-Sialoprotein: Es handelt sich um ein saures Phosphatreiches Glykoprotein, das die Integrin-abhängige (und unabhängige) Zellhaftung an Hydroxylapatit vermittelt. Es fördert die Bildung (Nukleation) von Hydroxylapatit-Kristallen und kommt in kalzifizierendem Gewebe vor (Zähne, verkalkender Knorpel), außerdem im Trophoblast der Plazenta.

Thrombospondin: Es setzt die Zelladhäsion herab und stimuliert dadurch die Zellproliferation (Kap. 3.3.4).

Fibronectin: Ubiquitäres Matrixglykoprotein, das die Zelladhäsion an andere Matrixkomponenten durch Integrinbindungsstellen ermöglicht (RGD-Sequenz, Kap. 2.3.2 u. 3.3.4).

Metalloproteinasen (u.a. Kollagenasen, Stromelysin): Sie degradieren Kollagene und andere Matrixkomponenten (Kap. 3.3.4).

3.6.4 Mikrostruktur des Knochens

Das Knochengewebe des Erwachsenen besteht hauptsächlich aus **Lamellenknochen.** Dieser liegt in zwei Organisationsformen vor: als kompakter Knochen und spongiöser Knochen (Abb. 3.6-2 u. 3). Der **kompakte Knochen** ist auf die Außenschicht des Knochens beschränkt (Substantia compacta, Substantia corticalis, s.o.). Die Dicke der Kortikalis beträgt hauptsächlich 0,5–3 mm. Die Substantia compacta (Diaphysen von Röhrenknochen) kann bis zu 15 mm betragen (Femur). Der kompakte Knochen enthält 80% des Knochengewebes des Körpers. Der **spongiöse Knochen** macht 20% des Knochengewebes des Organismus aus. Die **Spongiosatrabekel** sind platte bzw. säulenförmige, verzweigte Strukturen (mittlere Dicke: 0,2 mm), die ein gitterförmiges Gerüst bilden. Die Spongiosatrabekel verlaufen bevorzugt in Richtung der im Knochen herrschenden Druck- und Zugspannungen (trajektorielle Spongiosaarchitektur, Kap. 5.3.2). Die Oberfläche der Spongiosa ist von **Endost** bekleidet. Sie beträgt ca. 11 m². Die periostale und endostale Oberfläche des kompakten Knochens umfasst nur ca. 1 m², die der HAVERSschen Kanäle ca. 3,5 m². Wegen der großen Oberfläche spielt die Spongiosa bei **Knochenresorptionsvorgängen** eine bedeu-

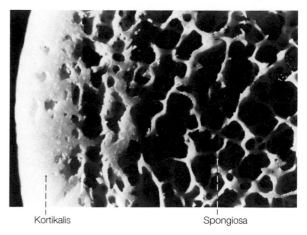

Abb. 3.6-2 Kompakter und spongiöser Knochen. Lupenvergrößerung eines Sägeschnitts durch Kortikalis (kompakter Knochen) und Spongiosa eines mazerierten (weichteil- und zellfreien) Knochens. Vergr. 6,5fach.

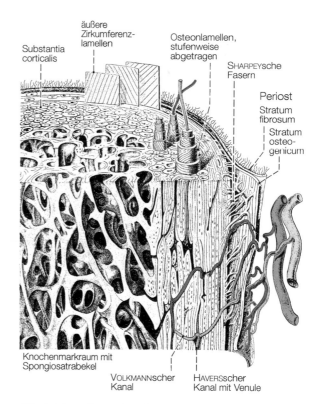

Abb. 3.6-3 Mikrostruktur des Knochens (schematische Darstellung). Beachte die wechselnde Verlaufsrichtung von Kollagenfibrillen in benachbarten Lamellen. Innere Zirkumferenzlamellen sind unregelmäßig ausgebildet und hier nicht dargestellt. Aus Gründen der Übersichtlichkeit ist das rote Knochenmark in den Maschenräumen der Spongiosa weggelassen worden.

tendere Rolle als das kompakte Knochengewebe. **Geflechtknochen** (Faserknochen) fehlt im adulten Skelett weitgehend, er dominiert allerdings während bestimmter Phasen der Knochenentwicklung und Knochenbruchheilung.

Lamellenknochen

Das Strukturelement des Lamellenknochens ist die 2–4 µm dicke **Knochenlamelle.** Innerhalb der Knochenlamellen sind **Kollagenfibrillen** gleichsinnig (anisotrop) ausgerichtet (meistens schräg zur Längsachse der Osteone, s. Kap. 5.2). Im Querschnitt erscheinen Lamellen im **Polarisationsmikroskop** deshalb als optisch homogene Bänder (Abb. 3.6-5a, b). In benachbarten Lamellen stehen die Kollagenfibrillen meistens senkrecht zueinander (Abb. 3.6-3), sodass polarisationsoptisch ein Zebrastreifenmuster aus optisch durchlässigen und undurchlässigen Lamellen entsteht (hell, dunkel). Es gibt auch Osteone, deren Lamellen gleichsinnig steil verlaufende Fibrillen aufweisen (Abb. 3.6-5b u. 5.3-27). Knochenlamellen kommen in vier verschiedenen Anordnungen vor:

1. **Osteonlamellen** (Lamellae osteoni [concentricae], Speziallamellen)
2. **Zirkumferenzlamellen** (Lamellae circumferentiales, Generallamellen)
3. **Interstitielle Lamellen** (Lamellae interstitiales, Schaltlamellen)
4. **Trabekellamellen**

Osteonlamellen, Osteone

Osteone bestehen aus konzentrischen Lamellen und sind auf den kompakten Knochen beschränkt (Ausnahme: dicke Trabekel der Spongiosa). In der Kortikalis nehmen sie 95% des Volumens ein. Ein Osteon wird durchschnittlich aus 30 konzentrischen Lamellen gebildet, die einen zentralen Gefäßkanal umschließen, der nicht verknöchert (HAVERSscher Kanal, *Canalis centralis*) (Abb. 3.6-5c). Das Osteon ist annähernd zylinderförmig mit folgenden Dimensionen (Mittelwerte): Durchmesser: 200 µm (0,2 mm); Länge: 2,5 mm; Durchmesser des HAVERSschen Kanals: 50 µm. Die Gesamtzahl aller Osteone des Skeletts wird mit 21 Millionen veranschlagt. In den Diaphysen der Röhrenknochen sind die Osteone überwiegend in Längsrichtung des Schaftes ausgerichtet. Das **Querschnittsbild** der Osteone ist meistens rund bis leicht oval. In der Peripherie werden die Osteone durch eine kollagenfreie 1–2 µm dicke **Zementlinie** (Abb. 3.6-4 u. 6) begrenzt. Diese ist in histologischen Präparaten mäßig basophil, die Lamellen dagegen stark **azidophil.** Zwischen den Lamellen sind oft sehr dünne Zementlinien (< 0,5 µm) gelegen. In Längsrichtung gehen Osteone ineinander über und folgen dem Verzweigungsmuster der Blutgefäße, die in den HAVERSschen Kanälen verlaufen. Gefäßkanäle, die transversal durch die Kompakta (Kortikalis) verlaufen und die HAVERSschen Kanäle untereinander verbinden, werden als VOLKMANNsche Kanäle bezeichnet (Canales perforantes) (Abb. 3.6-3). Sie enthalten, wie die HAVERSschen Kanäle, Blutgefäße und Nerven. VOLKMANNsche Kanäle werden nicht von konzentrischen Lamellen umhüllt. Im Lamellensystem der Osteone befinden sich 10 × 25 µm große ellipsoide Aussparungen, **Osteozyten-Lakunen,** *Lacunae osseae,* in denen die Zellleiber der Osteozyten liegen. Die Lakunen zeigen in quer geschnittenen Osteonen eine konzentrische (ringförmige) Anordnung (Abb. 3.6-5c). Die Zahl solcher „Lakunenringe" ist geringer als die Zahl der Lamellen. Die Lakunen sind durch kanälchenförmige Verbindungen (**Canaliculi ossei**) miteinander verbunden, die

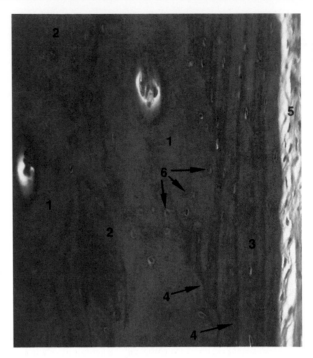

Abb. 3.6-4 Querschnitt durch die Kompakta mit anhaftendem Periost eines entkalkten Knochens. Quer- bis schräg geschnittene Osteone (1), interstitielle Lamellen (2) und äußere Zirkumferenzlamellen (3) sind zu sehen. Die Peripherie der Osteone und die Grenzen zwischen Lamellengruppen der Zirkumferenzlamellen sind durch Zementlinien (4) markiert. Vom Periost ist hauptsächlich das Stratum osteogenicum zu sehen (5). Osteozyten (6) liegen in Lakunen (H.E.-Färbung). Vergr. 200fach.

Osteozytenfortsätze enthalten. Die Canaliculi kommunizieren mit dem HAVERSschen Kanal. Der HAVERSsche Kanal enthält meistens nur ein terminales **Blutgefäß** (Kapillare, Venule), gelegentlich auch zusätzlich noch eine Arteriole. Arterien (Arteriolen) des Knochens besitzen eine stark reduzierte oder gar keine Tunica muscularis. Das **Endothel** der Kapillaren/Venolen ist fenestriert. Das erleichtert den Austausch von kleinen Molekülen, wie Glucose, Ionen und Hormonen, zwischen Blut und Extrazellulärflüssigkeit des Knochens. Meistens werden die HAVERSschen Gefäße von nichtmyelinisierten (gelegentlich auch myelinisierten) dünnen **Nervenfasern** begleitet. Die knochenwärtige Oberfläche des Kanals ist mit **endostalen Saumzellen** besetzt.

Interstitielle Lamellen

Die Zwickel zwischen Osteonen werden durch unregelmäßig konfigurierte Stapel von Lamellen ausgefüllt (interstitielle Lamellen, Schaltlamellen, Abb. 3.6-4 u. 5). Diese stellen Überreste von inkomplett resorbierten, alten Osteonen oder Zirkumferenzlamellen dar (s. Resorption).

Zirkumferenzlamellen

An der periostalen und endostalen Oberfläche der Kompakta (Kortikalis) befindet sich meistens eine dünne Lage (einige 100 µm dick) von oberflächenparallelen Lamellen, die sich nicht um Blutgefäße herum orientieren (Abb. 3.6-3 u. 4).

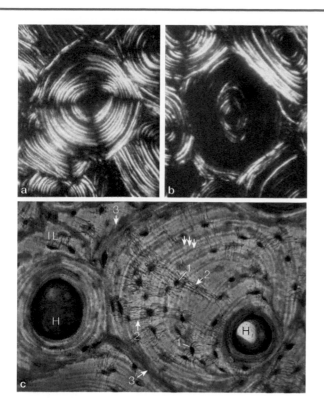

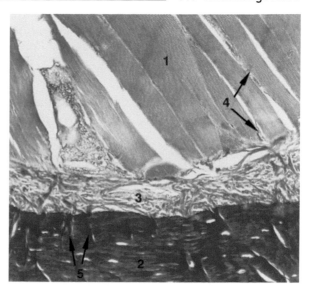

Abb. 3.6-6 Direkter (sehnenloser) Muskelansatz am Knochen.
(1: Muskelfasern, 4: Endomysium). In den Knochen (2) strahlen Kollagenfaserbündel (5) ein (Bündelknochen). Das straffe kollagene Bindegewebe des Muskelansatzes (3) ersetzt hier das Periost (Phosphorwolframsäure-Hämatoxylin). Vergr. 480fach.

Abb. 3.6-5 Struktur von Osteonen.
(a, b) Polarisationsoptische Darstellung von Osteonlamellen (konzentrische Kreise) in einem Schliffpräparat der Kompakta des menschlichen Femurs. (a) Osteon mit abwechselnd steil und flach verlaufenden Kollagenfibrillen, (b) Osteon mit vorwiegend einheitlich steil verlaufenden Fibrillen. Vergr. 120fach.
(c) Durchlichtmikrofotografie eines entkalkten und mit Thionin angefärbten Gewebeschnitts der Kompakta. Die konzentrischen Lamellen des Osteons in Bildmitte sind durch ein baumringartiges Muster gut zu erkennen (kleine Pfeile). Die Osteozytenlakunen (1) sind durch Knochenkanälchen (2) miteinander und mit dem zentralen HAVERSschen Kanal (H) verbunden. Zementlinien (3) verkitten Osteone untereinander und mit interstitiellen Lamellen (IL) (SCHMORL-Färbung). Vergr. 600fach.

Trabekellamellen

Die meisten Trabekel der Spongiosa sind dünn (< 200 μm) und werden aus halbmondförmigen Lamellenpaketen aufgebaut (bis 600 μm lang) (Abb. 3.6-7). Die Lamellenpakete füllen ehemalige Erosionslakunen aus (s.u.). Die Lamellenpakete sind durch kollagenfreie Zementlinien abgegrenzt. Osteone fehlen weitgehend.

Geflechtknochen

Bei der **Knochenneubildung** während der Knochenentwicklung und Knochenbruchheilung wird zunächst Geflechtknochen gebildet. Die Kollagenfibrillen bilden wie im straffen geflechtartigen Bindegewebe ein **Flechtwerk aus Kollagenfasern** ohne höheres Organisationsmuster (isotrope Struktur). Eine lamelläre Ordnung fehlt (Abb. 3.6-15 u. 16). Osteozyten-Lakunen sind ohne erkennbare Ordnung in der Matrix verteilt und weniger abgeplattet als im Lamellenknochen. Geflechtknochen wird beim Erwachsenen in folgenden **Lokalisationen** gefunden: knöchernes **Labyrinth** des Felsenbeins, **Suturen** der Schädelknochen

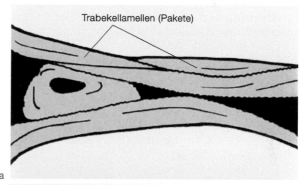

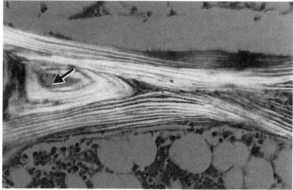

Abb. 3.6-7 Spongiosatrabekel mit typischen halbmondförmigen Trabekellamellen (Lamellenpakete).
(a) Schematische Darstellung des in (b) gezeigten polarisationsmikroskopischen Bildes. Der Pfeil zeigt auf ein kleines Osteon. Vergr. 130fach.

und im **Kallusgewebe** (Reparaturgewebe von Knochenbrüchen). Eine Sonderform des Geflechtknochens ist der **Bündelknochen**, der durch dicke, nicht verflochtene Kollagenfaserbündel gekennzeichnet ist. Er kommt an Sehnen- und

Bänderansatzzonen der Kortikalis und in der Wand von Zahnalveolen vor (einstrahlende Kollagenfaserbündel des Desmodonts) und ist mit Lamellenknochen durchsetzt (Abb. 3.6-6).

3.6.5 Spezifische Zellen des Knochens

Die spezifischen Zellen des Knochens sind Osteoblast (bildet Osteoid), Osteozyt (in kalzifizierte Matrix eingemauerter Osteoblast), endostale Saumzelle (ruhender Osteoblast des Endost) und Osteoklast (knochenabbauende mehrkernige Riesenzelle).

Herkunft: Osteoblasten, Osteozyten und endostale Saumzellen leiten sich von mesenchymalen Vorläuferzellen (Osteoprogenitorzellen) ab, die im Rumpfbereich aus den Somiten (Sklerotom) ausgewandert sind. Im Schädelbereich entstehen Osteoprogenitorzellen zusätzlich noch aus Zellen der Neuralleiste und Prächordalplatte. Osteoklasten gehören zum mononukleären Phagozytensystem (MPS).

Osteoblast

Osteoblasten sind einkernige annähernd kubische, plumpe Zellen (Durchmesser: 15–30 μm) (Abb. 3.6-8). Sie bilden alle wesentlichen organischen Matrixkomponenten des Knochens (Osteoid). Ihre Plasmamembran ist reich an **alkalischer Phosphatase** (Kennmolekül der Osteoblastendifferenzierung). Osteoblasten reihen sich an der **Osteoidgrenze** von Knochenneubildungszonen auf und bilden einen palisadenartigen Zellrasen (Abb. 3.6-8 u. 15). Die Zellen sind basophil (Reichtum an Ribosomen und rauem

ER: Proteinsynthese!) und besitzen einen stark entwickelten GOLGI-Apparat (u. a. Synthese von Zuckerketten der Matrixglykoproteine und Proteoglykane). Die Zellen sind untereinander durch Adhärenskontakte (Cadherin 11, N-Cadherin), Nexus (Connexin 43) und fleckförmige Occludenskontakte (Maculae occludentes) verbunden. Als **osteozytäre Osteoblasten** werden Zellen mit geringer oder fehlender Aktivität von alkalischer Phosphatase bezeichnet, die Zellfortsätze in Knochenkanalikuli vorschieben und mit Osteozyten Zellkontakte ausbilden (Abb. 3.6-9).

Osteoblasten bilden verschiedene **Zytokine**, u. a. Interleukine (IL -1, -6, -11), Plättchenwachstumsfaktor (PDGF), Tumornekrosefaktor (TNF-α), Transforming growth factor-β (TGF-β), Insulinlike growth factor-I u. -II (IGF-I, -II), Macrophage colony stimulating factor (CSF-1) und einen membranständigen Osteoklastenliganden (Osteoprotegerin-Ligand) (Abb. 3.6-14). TGF-β, PDGF und IGF-I und -II wirken autokrin auf Osteoblasten (besitzen Rezeptoren für diese Zytokine) und stimulieren sowohl die Proliferation von Osteoblasten (bzw. Präosteoblasten) (s. u.) als auch die Osteoidbildung. Die Interleukine und TNF-α aktivieren Osteoklasten. CSF-1 und Osteoprotegerin-Ligand sind essentielle **Differenzierungsfaktoren für Osteoklasten** (s. u.). Osteoblasten besitzen Rezeptoren für **Parathormon** (PTH), **Calcitriol** (1,25-Dihydroxy-Vitamin-D$_3$) und **Retinsäure** (nukleärer γ-Rezeptor). PTH wirkt hauptsächlich inhibierend auf Osteoidsynthese, Proliferation und Differenzierung der Osteoblasten (Präosteoblasten), induziert aber die osteoblastären Mediatoren der Osteoklastendifferenzierung und -aktivierung (Abb. 3.6-14). Calcitriol stimuliert partiell die Osteoblastenaktivität (Kap. 3.6.9). Retinsäure (aktives Vitamin A) fördert die Osteoblastendifferenzierung.

Osteoprogenitorzellen (Abb. 3.6-9): Das Knochengewebe und viele andere Gewebe des Körpers enthalten multipotente Progenitorzellen, die u. a. zu Osteoblasten und Chondroblasten differen-

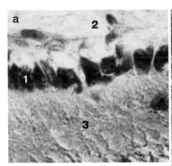

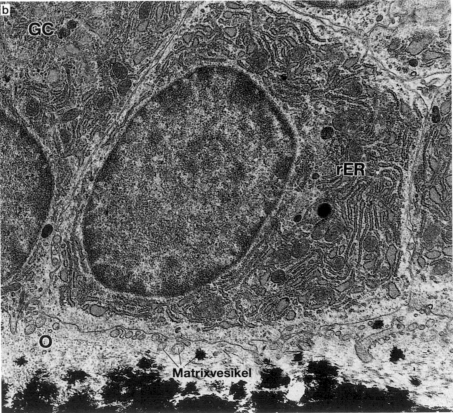

Abb. 3.6-8 Aktive Osteoblasten.
(a) Lichtmikroskopisches Bild: Palisadenartiger Verband von (basophilen) Osteoblasten (1) an der Oberfläche eines Knochentrabekels (3), die sich deutlich vom lockeren Stroma (2) abheben (H.E.-Färbung). Vergr. 480fach. (b) Elektronenmikroskopisches Bild (TEM): Das Zytoplasma der Osteoblasten enthält ein stark entwickeltes raues ER (rER) und große GOLGI-Apparate (GC). Zwischen der mineralisierten Knochenmatrix (schwarz) und den Zellen liegt ein schmaler Osteoidsaum (O) mit zahlreichen vesikulären Strukturen (Matrixvesikel) und verstreuten kleinen Verkalkungsherden (wahrscheinlich verkalkende Matrixvesikel). Vergr. ca. 10000fach.

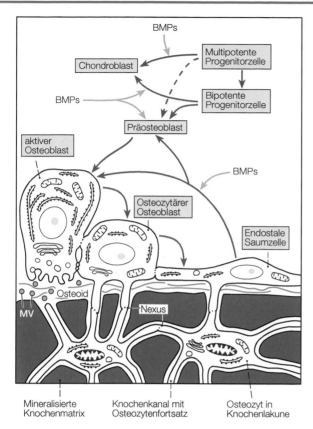

Abb. 3.6-9 Osteoblastäre Zellreihe (schematische Darstellung). Osteoblasten entstehen aus Präosteoblasten, die sich aus multi- und bipotenten Progenitorzellen ableiten, sowie aus endostalen Saumzellen. Die Proliferation und Differenzierung der Progenitorzellen wird durch Bone morphogenic proteins (BMPs) stimuliert. MV= Matrixvesikel.

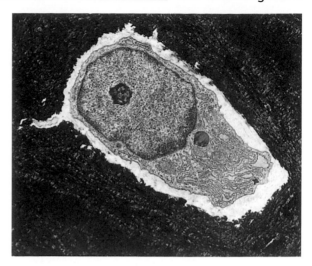

Abb. 3.6-10 Osteozyten-Lakune mit einem jungen Osteozyten, der noch viel rER besitzt (elektronenmikroskopisches Bild). Links ist der Abgang eines Knochenkanälchens mit Osteozytenfortsatz angeschnitten. Vergr. 4000fach.

zieren können. Transplantate von entkalktem Knochenmehl in Bindegewebe oder Muskulatur induzieren dort Chondroblasten und Osteoblasten sowie eine enchondrale Knochenbildung (**ektope Osteogenese**). Faktoren, die eine ektope Knochenbildung induzieren können, sind die **Bone morphogenetic proteins** (BMP-2, -4, -6 und -7), die in der Knochenmatrix gebunden vorliegen (1 µg/kg Knochen). BMPs können multipotente Stromazellen in **bipotente Progenitorzellen** (können sich sowohl zu Osteoblasten als auch zu Chondroblasten entwickeln) und **Präosteoblasten** überführen (entwickeln sich zu aktiven Osteoblasten). Für die Differenzierung zu Osteoblasten ist die Aktivierung des Transkriptionsfaktors CBFA1 notwendig. CBFA1 ist bei dem Krankheitsbild der Dysostosis cleidocranialis durch Mutation inaktiv. Das führt vor allem zu Störungen der membranären Ossifikation (Fehlen der Clavicula, Anomalien im Kopfskelett, Abb. 5.4-4).

Präosteoblasten und bipotente Progenitorzellen kommen in Knochenmark, Endost und Periost (Stratum osteogenicum) vor. Als Progenitorzellen werden Zellen mit der Morphologie von Stromafibroblasten und Perizyten der Blutkapillaren angesehen. Bei Knochenbrüchen entwickeln sich lokal Osteoblasten und Chondroblasten, die Osteoid und Knorpel bilden und so die Frakturheilung ermöglichen (Kap. 3.6.11).

Osteozyten

Osteozyten sind in verkalkte Knochenmatrix eingemauerte, inaktive Osteoblasten (gering entwickeltes raues ER, spärliche Ribosomen, kleiner Golgi-Apparat) (Abb. 3.6-4, 5, 9, 10 u. 15). Sie können nach Freisetzung durch Resorp-

tionsvorgänge wahrscheinlich wieder zu aktiven Osteoblasten differenzieren. Osteozyten sind der **dominierende Zelltyp** des Knochens. Die Zellleiber befinden sich in den **Osteozyten-Lakunen** (Durchmesser: 35 × 10 µm) und sind über Zellfortsätze in den Canaliculi durch Nexus (Connexin 43) verbunden. Die Nexus ermöglichen eine Koordinierung der metabolischen Aktivität und der Weiterleitung von Signalen zwischen Osteozyten (u. a. zwischen blutgefäßnahen und -fernen Zellen). Der Durchmesser der **Canaliculi** beträgt durchschnittlich 0,4 µm, der der Osteozytenfortsätze 0,15 µm. Die innere Oberfläche der Canaliculi und Lakunen wird durch eine dünne Lage (meistens < 1 µm) nicht-mineralisierter Matrix (Matrixsaum) bedeckt. Der flüssigkeitshaltige Spaltraum zwischen Kanalikuluswand und Osteozytenfortsatz dient dem Stoffaustausch (Ernährung) durch **Diffusion**. Die maximale Entfernung zwischen Osteozyt und Blutkapillaren beträgt 200 µm. Ob Osteozyten an der Mobilisierung von Kalzium beteiligt sind (osteozytäre Osteolyse), ist fraglich.

Endostale Saumzelle

Die Zellen sind flach und enthalten einen abgeplatteten Zellkern. Sie bilden einen kontinuierlichen **Zellverband** auf den **Trabekeln** (Abb. 3.6-11), auf der inneren Oberfläche der Kortikalis und an der Wand der HAVERSschen Kanäle. Zwischen Zellen und verkalkter Knochenmatrix liegt ein schmaler, nicht-verkalkter **Matrixsaum**. Die endostalen Saumzellen sind durch Nexus untereinander und mit Osteozyten (über Ausläufer, die in die Canaliculi hineinragen) verbunden. Die Saumzellen sind **ruhende Osteoblasten**, die wahrscheinlich an der Regulation der Knochenresorption beteiligt sind. Die Zellen müssen nämlich auseinander weichen, um Osteoklasten zur Bildung von Erosionslakunen Zugang zur Matrix zu verschaffen. Wahrscheinlich können die Zellen Kollagenase sezernieren. Dadurch könnte der Matrixsaum von der mineralisierten Matrix entfernt (Abb. 3.6-11) und den Osteoklasten eine erosionsfähige Oberfläche geschaffen werden.

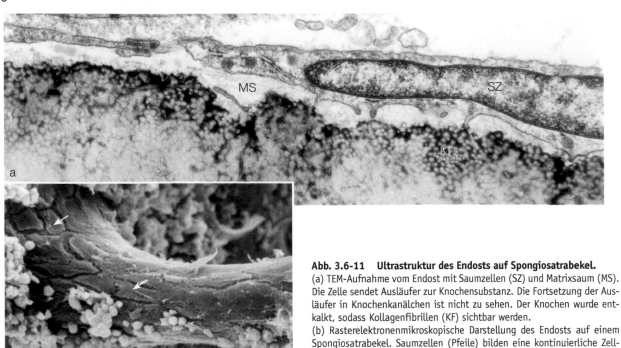

Abb. 3.6-11   Ultrastruktur des Endosts auf Spongiosatrabekel.
(a) TEM-Aufnahme vom Endost mit Saumzellen (SZ) und Matrixsaum (MS). Die Zelle sendet Ausläufer zur Knochensubstanz. Die Fortsetzung der Ausläufer in Knochenkanälchen ist nicht zu sehen. Der Knochen wurde entkalkt, sodass Kollagenfibrillen (KF) sichtbar werden.
(b) Rasterelektronenmikroskopische Darstellung des Endosts auf einem Spongiosatrabekel. Saumzellen (Pfeile) bilden eine kontinuierliche Zellschicht. Anhaftende Knochenmarkszellen und Erythrozyten (-fragmente) verdecken teilweise das Endost. Vergr. 600fach.

Osteoklast

Osteoklasten sind für die Demineralisierung und den Abbau der Knochenmatrix verantwortlich. Sie besitzen dadurch eine Schlüsselfunktion für Umbauvorgänge und Kalziumfreisetzung. Osteoklasten sind stark azidophile, **vielkernige Riesenzellen** (bis 25 Zellkerne, Zelldurchmesser: 30–100 µm) (Abb. 3.6-12 u. 15). Im Bereich der Trabekel stehen Osteoklasten in engem Kontakt mit **Erosionslakunen** (*Lacunae erosionis*, HOWSHIP-Lakunen). In kompaktem Knochengewebe befinden sich Osteoklasten in der kegelförmigen Spitze (engl.: cutting cone) von **Erosionstunneln** (s. u., Abb. 3.6-19).

Progenitorzellen der Osteoklasten sind Vorläuferzellen des monozytären Phagozytensystems (**MPS**) im Knochenmark. Von dort gelangen die Zellen direkt oder über die Blutbahn in das Knochengewebe. Die Zellen müssen in Zellkontakt mit Stromazellen (Saumzellen, Osteoblasten) treten (vermittelt durch Cadherin 6), um zu mehrkernigen Osteoklasten fusionieren zu können (Synzytiumbildung) (Abb. 3.6-14). Der Zellkontakt ermöglicht die Bindung des **Osteoprotegerin-Rezeptors** (RANK) von osteoklastären Progenitorzellen an den membranständigen osteoblastären **Osteoprotegerin-Liganden** (RANKL). Weitere osteoblastäre Faktoren der Osteoklastendifferenzierung sind **CSF-1, Interleukin-1**, -6, -11, **TNF-α** und **Prostaglandin E₂** (PGE₂). Für die Osteoklastendifferenzierung ist u.a. die Expression des Transkriptionsaktivators Fos notwendig. Ein genetischer Defekt der osteoblastären CSF-1-Synthese führt zum Fehlen von Osteoklasten und ruft eine Form der Marmorknochenkrankheit (Osteopetrosis) hervor (s.o.). Die Genausschaltung von Fos führt bei Mäusen ebenfalls zur Osteoklastendefizienz und Osteopetrosis.

Aktive Osteoklasten sind **polar organisierte Zellen** mit einer lakunären (apikalen) und stromawärtigen (basolateralen) Membranoberfläche. Die lakunäre Membrandomäne ist durch zahlreiche Mikroplicae zu einem **Faltensaum** (engl.:

ruffled border) aufgeworfen (ca. 10fache Oberflächenvergrößerung) (Abb. 3.6-12 u. 13). Die stromawärtige Membrandomäne ist glatt. An der Grenze zwischen beiden Membrandomänen haften die Zellen durch einen Ring von **fokalen Zellsubstratkontakten** vom Typ der **Podosomen** (Kap. 2.3.2) an der Knochenmatrix. Das Zytoplasma im Bereich der **Haftzone** ist arm an Organellen (engl.: clear zone) und reich an Actinfilamenten und der **Src-Kinase** (Kap. 2.3.2 u. 2.17.5). Die Genausschaltung von Src führt bei Mäusen zur Osteopetrosis (Src ist offensichtlich für die Knochenhaftung der Osteoklasten wichtig). Adaptormoleküle (Talin, α-Actinin, Vinculin) verankern Integrinadhäsionsmoleküle vom Typ des **Vitronectinrezeptors** (αᵥβ₃) im Actinfilament-Zytoskelett. Die extrazellulären Adhäsionsliganden sind **Osteopontin** und **Bone-Sialoprotein**. Beide Proteine werden außer von Osteoblasten und Osteozyten (s.o.) auch von Osteoklasten sezerniert (Selbstversorgung mit extrazellulären Haftmolekülen). Inhibition der Adhäsionskontakte durch RGD-Peptide (Kap. 2.3.2), Integrinantikörper, Zerstörung der Actinfilamente (Cytochalasin) oder Genausschaltung von Src führen zur Matrixablösung, Abrundung und Inaktivierung der Osteoklasten (Wirkung von Calcitonin auf Adhäsionskontakte s.u.).

Das Zytoplasma der Osteoklasten ist reich an **Mitochondrien** (Azidophilie, ATP-Produktion) und besitzt einen stark entwickelten GOLGI-Apparat mit zahlreichen Stapeln in Nähe des Faltensaums. Zwischen GOLGI-Stapeln und Faltensaum sind zahlreiche **Vesikel** im Zytoplasma enthalten (vakuoläre Zone), bei denen es sich hauptsächlich um Lysosomen, Endozytosekompartimente (Endosomen) und Sekretvesikel handelt. Primäre **Lysosomen** enthalten in ihrer Membran den Mannose-6-Phosphat-Rezeptor (M6P, Kap. 2.9). Die Lysosomenmembranen werden offenbar im Rahmen der Exozytose in den Faltensaum ein-

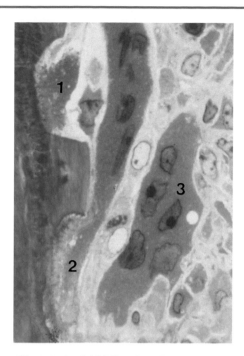

Abb. 3.6-12 Schädelknochen der Ratte mit Anschnitten von Osteoklasten. Fortsätze von Osteoklasten (1, 2) befinden sich in Erosionslakunen. Der Osteoklast 3 zeigt in dieser Schnittebene keinen Kontakt zum Knochen. Die Faltensaummembran von Osteoklast 2 ist durch immunzytochemische Darstellung des lysosomalen Membranproteins LAMP-2 bräunlich gefärbt (Grundfärbung: Toluidinblau). Vergr. 1000fach.

gebaut, welcher entsprechend reich an M6P und anderen lysosomalen Membranproteinen ist (u. a. LAMP-1, -2 u. LIMP II) (Abb. 3.6-12). Durch die Exozytose gelangen **lysosomale Enzyme** (u. a. Tartrat-resistente saure Phosphatase [TRAP], β-Glucuronidase, Arylsulfatase A und die Cystein-Protease Cathepsin K) in die Erosionslakune. Osteoklasten sezernieren auch verschiedene **nicht-lysosomale Proteasen** (Prokollagenase, Stromelysin-1, Lysozym). Genetischer Cathepsin-K-Mangel führt bei Menschen und Mäusen zu Skelettanomalien, Minderwuchs und Osteopetrosis (Pyknodysostosis). Auch TRAP-Mangel ruft (bei Mäusen) Skelettanomalien hervor.

Folgende Mechanismen der Osteoklasten sind für die **Erosion** von Bedeutung (Abb. 3.6-13): Die Faltensaummembran ist durch einen hohen Gehalt an **H⁺-Pumpen** gekennzeichnet (vakuoläre H⁺-ATPase, Kap. 2.9), die Wasserstoffionen in die Lakune pumpen. Chloridionen folgen durch den lysosomalen Chlorid-H⁺-Austauscher ClC-7. Dadurch entsteht in den Lakunen **Salzsäure** (pH 5). Die Säure bewirkt die Auflösung der Knochensalze. Mutationen von ClC-7 oder seiner β-Untereinheit (OSTM1) sind eine Ursache der **malignen Osteopetrosis** des Menschen. Kalziumionen können durch Kalziumkanäle der Faltensaummembran in die Zelle aufgenommen und über Kalziumpumpen an der Stromaseite wieder abgegeben werden. Die **lysosomalen Proteasen** bauen die demineralisierte Matrix ab und aktivieren auch Kollagenase und Stromelysin durch Propeptidabspaltung. Beide Proteasen sind Zink-bindende **Metalloproteinasen** (MMPs, Kap. 3.3.4), die bevorzugt Kollagen (Kollagenase) und Proteoglykane (Stromelysin) abbauen. Eine membrangebundene MMP der Osteoklasten im Bereich der Haftzonen ist die MT$_1$-MMP. Bei Genausschaltung dieser MMP in Mäusen entstehen schwere Skelettanomalien.

Osteoklasten sind reich an **Carboanhydrase II**, ein Enzym, das die Bildung von H⁺ und HCO$_3$⁻ (aus CO$_2$ und H$_2$O) katalysiert.

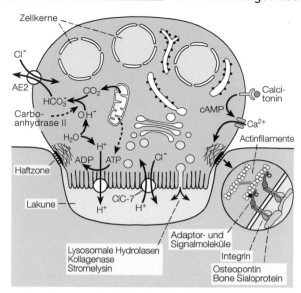

Abb. 3.6-13 Schematische Darstellung wichtiger struktureller und molekularer Eigenschaften eines aktiven Osteoklasten. Der Mitochondrienreichtum dient u. a. der Versorgung der H⁺-Pumpe im Faltensaum mit ATP. Die Carboanhydrase II beschleunigt die Bereitstellung von H⁺ und HCO$_3$⁻. HCO$_3$⁻ wird im Austausch gegen Cl⁻ an der stromawärtigen Plasmamembran abgegeben (AE2: Anionenaustauscher 2). Cl⁻ gelangt im Austausch mit H⁺ durch den ClC-7 Chloridkanal der Faltensaummembran in die Lakune. Reichlich entwickeltes raues ER und GOLGI-Apparat dienen u. a. der Synthese sekretorischer lysosomaler und nicht-lysosomaler Enzyme. Diese werden in die Lakune sezerniert. Calcitonin inaktiviert die Resorptionstätigkeit durch Lösung der Knochenhaftung (vermittelt durch cAMP und Ca²⁺) an den Haftzonen. Calcitriol stimuliert Osteoklasten.

H⁺ wird in die Lakune gepumpt, HCO$_3$⁻ wird an der Stromaseite gegen Cl⁻ ausgetauscht (Anionenaustauscher 2). Ein genetischer Defekt der Carboanhydrase II führt zu einer Form der Marmorknochenkrankheit (Osteopetrosis).

Die Osteoklastenaktivität wird indirekt durch **PTH** stimuliert (PTH-Rezeptoren fehlen auf Osteoklasten). Der PTH-Effekt wird durch Faktoren der Osteoblasten (die PTH-Rezeptoren besitzen) vermittelt: TNF-α, IL-1, -6, -11 und PGE$_2$. PTH stimuliert auch die Bildung von CSF-1 und Osteoprotegerin-Ligand die Neubildung von Osteoklasten durch Fusion von monozytären Vorläuferzellen (s. o.). Bei niedrigem PTH bilden Osteoblasten das lösliche Osteoprotegerin, das den Kontakt zu Osteoklastenvorläuferzellen sprengt. Auch **Calcitriol** stimuliert die Osteoklastenbildung und -aktivierung. **Calcitonin** hemmt die Osteoklastenaktivität durch Wirkung auf osteoklastäre Calcitoninrezeptoren (10⁶ Rezeptoren pro Zelle): Calcitonin erhöht intrazellulär cAMP und aktiviert cAMP-abhängige Ca²⁺-Kanäle der Plasmamembran. Das bewirkt einen Ca²⁺-Anstieg in der Zelle. Dieser führt zur **Depolymerisation von Actinfilamenten** in der Haftzone und dadurch zur Lösung der Kontakte zur Knochenmatrix und zum Verlust des Faltensaums (Actinfilamente sind für den Erhalt beider Strukturen notwendig).

3.6.6 Knochenentwicklung, Knochenwachstum

Knochengewebe entsteht aus osteogenen und chondrogenen **Mesenchymverdichtungen** (ab 6. Embryonalwoche). Die Mesenchymverdichtungen können zum einen direkt verknöchern. Dieser direkte Verknöcherungsvorgang wird als **membranäre** oder **desmale Ossifikation** (*Ossificatio membranalis*) bezeichnet. Der daraus hervorgehende Kno-

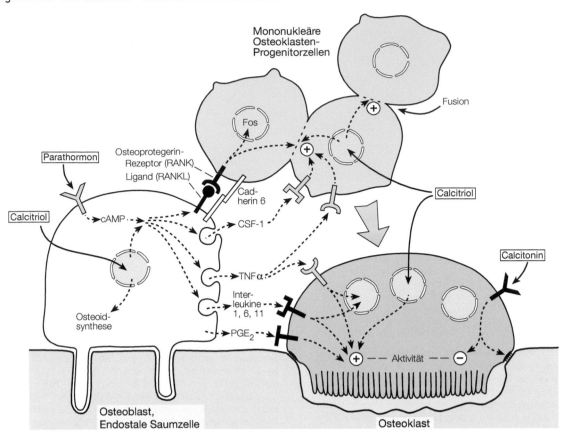

Abb. 3.6-14 Differenzierung und Aktivierung von Osteoklasten. Osteoklasten entstehen aus Fusionen von Progenitorzellen des mononukleären Phagozytensystems (MPS). Für die Fusion ist der Zell-Zell-Kontakt mit Osteoblasten notwendig (vermittelt durch Cadherin 6 und Bindung zwischen membranständigen Osteoprotegerin-Ligand und Osteoprotegerin-Rezeptor) und die Hochregulation des Transkriptionsfaktors Fos. Auch CSF-1 ist für Fusion und Aktivierung der Osteoklasten notwendig. TNF-α, Interleukine und Prostaglandin E$_2$ sind Aktivatoren der Osteoklasten. Calcitriol stimuliert ebenfalls Osteoklastenbildung und -aktivierung und stimuliert auch die Osteoidbildung. Calcitonin hemmt die Osteoklastenaktivität.

chen wird Bindegewebe-, Deck- oder Belegknochen genannt. Durch membranäre (desmale) Ossifikation entstehen der **Schlüsselbeinschaft** und die Knochen des **Schädeldachs** und des **Gesichtsschädels**. (Die membranären Mesenchymverdichtungen der Knochenanlagen des Schädeldachs waren namensgebend für diese Form der Knochenbildung.) Die zweite Form der Knochenbildung, durch die das übrige Skelett entsteht, ist die indirekte oder **chondrale (kartilaginäre) Ossifikation** (*Ossificatio cartilaginea*). Bei dieser Form der Knochenbildung entsteht aus den Mesenchymverdichtungen zunächst Knorpelgewebe. Anschließend werden diese Knorpelmodelle der späteren Knochen durch Knochengewebe ersetzt. Die chondrale Ossifikation erfolgt durch Umwandlung des Knorpelgewebes in Knochengewebe (**enchondrale Ossifikation**, *Ossificatio enchondralis*) und durch Auflagerung von Knochengewebe auf die Knorpeloberfläche im Bereich des perichondralen Bindegewebes (**perichondrale Ossifikation**, *Ossificatio perichondralis*). Das Längenwachstum der Röhrenknochen erfolgt durch enchondrale Ossifikation, das Dickenwachstum hauptsächlich durch perichondrale Ossifikation.

Membranäre (desmale) Ossifikation

Die **osteogenen Mesenchymzellen** wandeln sich in syntheseaktive Osteoblasten um, die nach allen Seiten Osteoid abgeben und schließlich in die verkalkte Knochenmatrix eingemauert werden (Abb. 3.6-15). Aus Osteoblasten entstehen so Osteozyten, die in Lakunen gelegen sind und über Fortsätze in den Knochenkanälchen miteinander in Kontakt bleiben. Auf diese Weise entsteht eine **primäre Spongiosa** aus **Geflechtknochen**. Auf der Oberfläche der primären Spongiosatrabekel ordnen sich Osteoblasten palisadenartig an und bewirken durch Osteoidabscheidung ein weiteres Dicken- und Längenwachstum der primären Trabekel. Die **Umwandlung** des Geflechtknochens **in Lamellenknochen** erfolgt auf zwei Weisen (Abb. 3.6-16). Zum einen werden Knochenlamellen auf die primären Trabekel aufgelagert. Die Trabekel werden anschließend durch Osteoklastentätigkeit wieder abgebaut und komplett durch lamellären Knochen ersetzt (**sekundäre Spongiosa**). Die zweite Form des Umbaus erfolgt durch den Vorgang der **Kompaktierung**. Hierbei entsteht kompakter Knochen (Kortikalis) durch Bildung primärer Osteone um Blutgefäße in den Maschenräumen der Spongiosa und an der periostalen Oberfläche des Knochens. **Primäre Osteone** sind daran zu erkennen, dass sie kontinuierlich mit dem umgebenden Knochen verwachsen und nicht durch Zement-

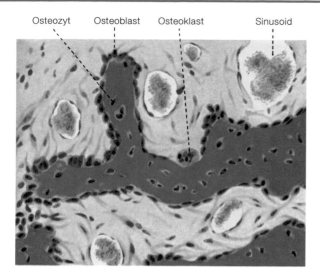

Osteozyt   Osteoblast   Osteoklast   Sinusoid

Abb. 3.6-15 Membranäre Ossifikation. Osteoblasten lagern Osteoid auf Geflechtknochentrabekel. Osteozyten entstehen aus Osteoblasten durch Einmauerung in die mineralisierte Matrix. Osteoklasten resorbieren Knochen und ermöglichen den Ersatz durch Lamellenknochen (H.E.-Färbung, Zeichnung). Vergr. 270fach.

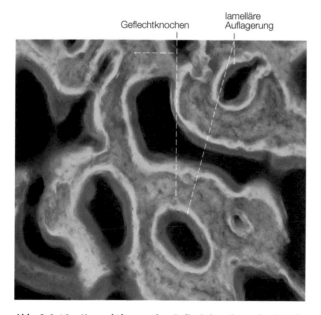

Geflechtknochen   lamelläre Auflagerung

Abb. 3.6-16 Kompaktierung des Geflechtknochens durch Auflagerung von Lamellenknochen und Bildung primärer Osteone (Ratte). Durch zeitlich begrenzte Gabe (Injektion) unterschiedlich fluoreszierender Tetrazykline (Antibiotika), die an Hydroxylapatit binden, kann der Zeitverlauf der Ossifikation sichtbar gemacht werden. Rot: Geflechtknochen; gelb und grün: zwei Phasen von Lamellenknochenbildung. Vergr. 70fach.

linien abgegrenzt sind. Durch Abbau der primären Osteone und Ersatz durch **sekundäre Osteone** (s. u.) entsteht die oben beschriebene charakteristische Kompaktastruktur. Das Größenwachstum der durch membranäre Ossifikation entstandenen Knochen erfolgt ausschließlich durch externe Auflagerung von Knochengewebe (**appositionelles Wachstum**).

Chondrale Ossifikation

Die Knorpelanlagen der Knochen vergrößern sich zunächst durch Zellteilung der Knorpelzellen (**interstitielles Wachstum**) und perichondralen Knorpelanbau (**appositionelles Wachstum**). In der 7. Embryonalwoche treten im Bereich der Diaphysen bei einzelnen Röhrenknochenanlagen (Femur, Humerus) Zeichen der **perichondralen Verknöcherung** auf. Osteoblasten entwickeln sich im Perichondrium und bilden durch membranäre Ossifikation die **perichondrale Knochenmanschette** aus Geflechtknochen. Die **enchondrale Ossifikation** beginnt mit Vergrößerung von Knorpelzellen im Zentrum der Anlage (**hypertrophischer Knorpel**) und Verkalkung der Knorpelgrundsubstanz (zentrale Verkalkungsherde). Durch Abgabe von vaskulärem endothelialem Wachstumsfaktor (VEGF) aus den hypertrophen Knorpelzellen wird das **Einwachsen von Blutgefäßen** stimuliert. Diese dringen in das Verkalkungszentrum der knorpeligen Knochenanlagen vor. Den Blutkapillaren folgen Mesenchymzellen, aus denen Osteoblasten und Osteoklasten entstehen. Osteoklasten bauen die verkalkte Matrix ab. Osteoblasten füllen die entstandenen Erosionsherde mit spongiöser Knochenmatrix (**primäres Ossifikationszentrum**). In wenigen Tagen ist die gesamte Diaphysenanlage durch **primäre Spongiosa** aus Geflechtknochen ersetzt. In den Maschenräumen (primäre Markhöhle) siedelt sich blutbildendes Knochenmark an. Das weitere **Dickenwachstum der Diaphyse** erfolgt durch Knochenabbau von innen und **appositionelles Wachstum** von außen. Das **Längenwachstum** des Röhrenknochens und das Dickenwachstum der Metaphysen erfolgt durch **interstitielles Wachstum** in der Übergangszone zwischen Diaphyse (Metaphyse) und Epiphyse. Diese Wachstumszone wird als **Epiphysenfuge** (*Lamina epiphysialis*) bezeichnet. Die Epiphysen bestehen bis zur Geburt aus Knorpel (**Cartilago epiphysialis**) und beginnen postnatal allmählich zu verknöchern. Die **Epiphysenfugen verknöchern** gegen Ende der Pubertät (Bildung der knöchernen **Linea epiphysialis**), sodass die Epiphysenfugen über einen Zeitraum von 16–20 Jahren das Längenwachstum des Röhrenknochens bestimmen. Die Epiphysenfugen werden in fünf aufeinander folgende Zonen unterteilt (Abb. 3.6-17):

1. Reservezone (Zona reservata)
2. Proliferationszone (Zona proliferata)
3. Hypertrophiezone (Zona hypertrophica)
4. Resorptionszone (Zona resorbens)
5. Ossifikationszone (Zona ossificationis)

Die **Reservezone** liegt am Übergang zwischen Epiphyse und Epiphysenfuge und besteht aus hyalinem Knorpel mit hauptsächlich einzeln liegenden Knorpelzellen. In der diaphysenwärts folgenden **Proliferationszone** zeigen die Chondroblasten eine starke Mitoseaktivität, die u. a. durch Abgabe von PDGF und FGF autokrin stimuliert wird. Mutationen des FGF-Rezeptors 3 sind Ursache letaler und nicht-letaler Formen der Chondrodystrophie: Zwergenwuchs, „Liliputaner". Die Zellteilung erfolgt hauptsächlich in der Längsachse des Knochens (interstitielles Längenwachstum), teilweise auch transversal (interstitielles Dickenwachstum der Epiphysenfuge). Durch die hohe Teilungsrate werden die Zellen zu geldrollenartigen Zellsäulen aufgestapelt (Säulenknorpel). Dabei flachen die Zellen ab. Durch den interstitiellen Wachstumsdruck werden die

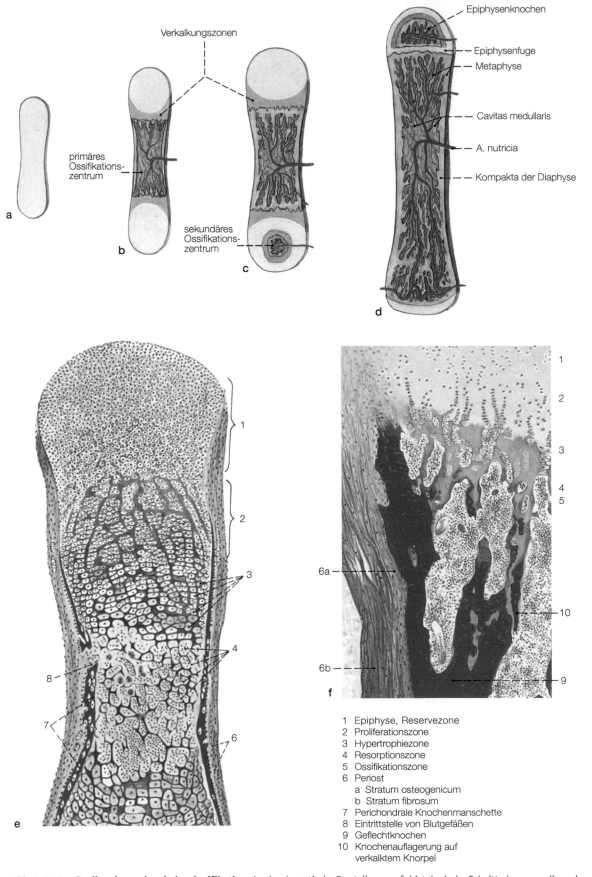

Verkalkungszonen

primäres
Ossifikations-
zentrum

a

b

sekundäres
Ossifikations-
zentrum

c

Epiphysenknochen

Epiphysenfuge

Metaphyse

Cavitas medullaris

A. nutricia

Kompakta der Diaphyse

d

e

f

6a

6b

1
2
3
4
5
10
9

7
8
6

1 Epiphyse, Reservezone
2 Proliferationszone
3 Hypertrophiezone
4 Resorptionszone
5 Ossifikationszone
6 Periost
   a Stratum osteogenicum
   b Stratum fibrosum
7 Perichondrale Knochenmanschette
8 Eintrittstelle von Blutgefäßen
9 Geflechtknochen
10 Knochenauflagerung auf
   verkalktem Knorpel

Abb. 3.6-17   Stadien der enchondralen Ossifikation. (a–d: schematische Darstellung; e, f: histologische Schnitte korrespondierend zu Stadien b und d). In (f) ist ein seitlicher Ausschnitt der Region der Epiphysenfuge dargestellt (H. E.-Färbung). Vergr. 100fach (e), 80fach (f).

Epiphysen von den Diaphysen entfernt (weggeschoben). In der **Hypertrophiezone** findet eine Dickenzunahme der Knorpelzellen statt. Die Übergangszone zwischen Proliferations- und Hypertrophiezone wird vielfach noch als Reifungszone (**Maturationszone**) abgegrenzt. Die Zellen der Maturations- und Hypertrophiezone lagern Glykogen ein und scheinen besonders stoffwechselaktiv zu sein.

Unter anderem bilden die Zellen PDGF, Kollagen Typ X, Matrix-GlA-Protein und das Cartilage-Matrix-Protein (Matrylin). Deponiert in der Matrix, stimuliert PDGF parakrin die Angiogenese sowie Migration und Proliferation von osteogenen Zellen in die Resorptionszone. Kollagen Typ X bildet ein perizelluläres, hexagonales Netzwerk um die Knorpelzellen. Ein genetischer Defekt von Kollagen Typ X ist Ursache für eine Form des menschlichen Zwergenwuchses (SCHMIDsche metaphyseale Chondrodysplasie). Matrix-GlA-Protein hemmt die (übermäßige) Verkalkung der Knorpelmatrix (s. Mineralisierungsmechanismen).

Die hypertrophen Knorpelzellen sind **fixierungsempfindlich** und erscheinen in Gewebeschnitten häufig geschrumpft (blasiges Erscheinungsbild, deshalb auch als Blasenknorpel bezeichnet). In der anschließenden **Resorptionszone** findet zunächst eine **Verkalkung** der longitudinalen Knorpelwände statt, die die Zellsäulen wie Rohrwände umgeben (*Cartilago calcificata*). Die zwischen den Zellen innerhalb der Säulen gelegenen, kurzen transversalen Knorpelwände verkalken nicht und lösen sich auf. Dadurch gelangen die Zellsäulen in tunnelförmige Höhlungen (**Knorpeltunnel**, *Cavitates cartilagineae*), die zur primären Markhöhle der Diaphyse offen sind (Abb. 3.6-18). Die Chondrozyten gehen dann zugrunde (Apoptose). Die kalzifizierten Knorpelsepten (-wände) der Tunnel werden in der anschließenden **Ossifikationszone** durch Osteoblastentätigkeit von einer dünnen Lage von Geflechtknochen überzogen (im histologischen Präparat ist die kalzifizierte Knorpelsubstanz basophil, die aufgelagerte Knochenmatrix azidophil).

Osteoklasten bauen vornehmlich die markwärtigen Enden der Septen ab und ermöglichen so eine Erweiterung der Markhöhle in Richtung auf die Epiphyse. **Kapillaren** wachsen in die von Geflechtknochen gesäumten Tunnel ein und induzieren die Bildung **primärer Osteone** (besonders in den Randpartien der Epiphysenfuge). Dadurch findet hier eine **Kompaktierung** statt, wie oben beschrieben. Die seitlichen kompaktierten Abschnitte der Ossifikationszone werden in die Kortikalis der Metaphyse überführt und im Zuge des Weiteren Längenwachstums in die Kompakta der Diaphyse integriert.

Postnatal entstehen in den Epiphysen **sekundäre Ossifikationszentren** (zentrale Knochenkerne), die auf gleiche Weise entstehen wie die Knochenkerne in den Diaphysen. Die ersten **Epiphysenknochenkerne** treten in der distalen Femur- und proximalen Tibiaepiphyse zum Zeitpunkt der Geburt auf (Reifezeichen des Neugeborenen). Gegen Ende der Pubertät verknöchern schließlich alle Epiphysenfugen. Der gelenkwärtige Epiphysenknorpel bleibt zeitlebens als hyaliner Gelenkknorpel erhalten.

Die chondrale Ossifikation der anderen Knochen des Körpers (kurze, platte, irreguläre Knochen) erfolgt ebenfalls durch enchondrale und perichondrale Knochenbildung. Das Größenwachstum wird entweder nur durch perichondrales appositionelles Wachstum erreicht oder zusätzlich durch interstitielles Wachstum in Knorpelfugen (ähnlich aufgebaut wie Epiphysenfugen), die zwischen ver-

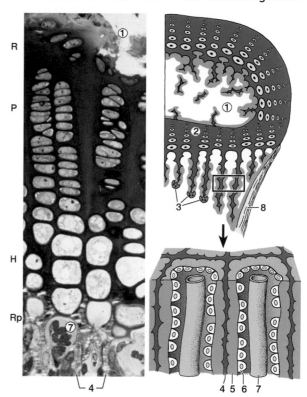

Abb. 3.6-18 Struktur der Epiphysenfuge mit Epiphysenknochenkern (1), gefolgt von Reservezone (R), Proliferationszone (P), Hypertrophiezone (H), Resorptionszone (Rp) mit verkalkten Knorpelsepten (4). Toluidinblau, Vergr. 150fach.
Die schematische Darstellung illustriert Vorgänge bei der Ossifikation. In den Randbereichen der Ossifikationszone werden Knorpeltunnel durch konzentrische Knochenlamellen aufgefüllt (Kompaktierung, primäre Osteone), während in den mehr zentralen Bereichen die Septen durch Knochenauflagerung und Resorption in primäre und sekundäre Spongiosa umgewandelt werden.
1: Epiphysenknochenkern
2: Epiphysenfuge
3: Osteoklasten
4: Knorpelsepten verkalkt
5: Osteoid verkalkend
6: Osteoblasten
7: Blutgefäß
8: Periost

schiedenen Abschnitten der Knochenanlagen ausgebildet sein können (s. Wirbel: Abb. 5.6-2, Sternum: Abb. 5.6-49, Extremitätenknochen: Abb. 5.4-3 u. 5.5-3).

3.6.7 Knochenumbau

Erosionslakune, Erosionstunnel

Knochengewebe unterliegt zeitlebens Umbauvorgängen, die u. a. eine Adaptation der Knochenstruktur an mechanische Belastungen ermöglichen (Kap. 5.3.2). Durch die Umbauvorgänge findet eine ständige Materialerneuerung statt. Schließlich dienen Umbauvorgänge auch der Freisetzung von Kalziumionen (während der Abbauphase). Knochenabbau und Wiederaufbau stehen in einem fein abgestimmten Gleichgewicht. Wird diese Balance durch Überwiegen des Abbaus gestört, kommt es zur Osteoporose (besonders im Alter).

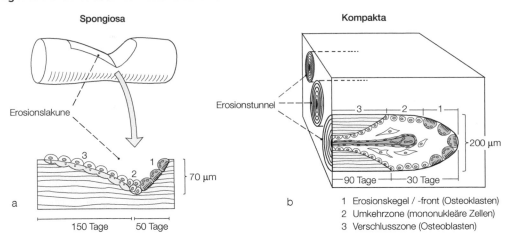

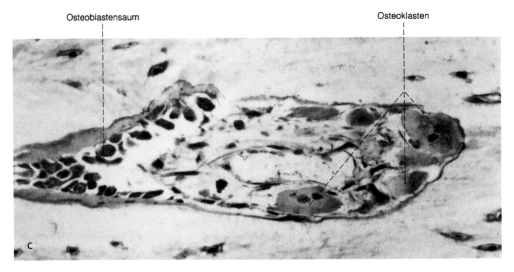

Abb. 3.6-19 Knochenumbaumechanismen in der Spongiosa (a) und Kompakta (b, c). Die Erosionslakunen der Spongiosatrabekel und Erosionstunnel der Kompakta sind durch die gleiche Zellabfolge gekennzeichnet: (1) osteoklastäre Erosionszone (-kegel), (2) mononukleäre Umkehrzone, (3) osteoblastäre Verschlusszone. Die lichtmikroskopische Aufnahme (c) zeigt den Erosionskegel eines Erosionstunnels im Längsschnitt. GIEMSA-Färbung, Vergr. 300fach.

Knochen wird durch zwei Mechanismen abgebaut, die als **Erosionslakunen** und **Erosionstunnel** in Erscheinung treten (Abb. 3.6-19). Erosionslakunen treten hauptsächlich auf der Oberfläche der Spongiosatrabekel auf. Ihre Wiederauffüllung mit Knochengewebe verursacht die typische gekrümmte Lamellenstruktur der Trabekel (Trabekellamellen). Erosionstunnel sind charakteristisch für die Kompakta. Sie führen zur Bildung von neuen Osteonen. **Erosionslakunen** sind napfförmige Vertiefungen (50–70 μm tief, Durchmesser: ca. 100 μm). Erosionstunnel weisen an ihrer Spitze einen Durchmesser von 200 μm auf und können mehrere Millimeter weit in die Kompakta vorgetrieben werden. An der Spitze der **Erosionstunnel** liegt der **Erosionskegel** (engl.: cutting cone). Kegel und anschließende Verschlusszone sind ca. 400 μm lang. In der Verschlusszone wird der Erosionstunnel durch die konzentrischen Osteonlamellen wieder verschlossen (Abb. 3.6-19). Die Erosionslakunen und -tunnel besitzen drei Zonen mit unterschiedlicher Zellausstattung:
– **Osteoklastäre Erosionszone** (Einleitung der Erosion),
– **monozytäre Umkehrzone** (engl.: reversal zone; Abbau

der entkalkten Matrix durch Makrophagen-ähnliche Zellen) und
– **osteoblastäre Verschlusszone**, die die Lakunen/Tunnel wieder durch Knochenlamellenauflagerung verschließt.

Die osteoklastäre Erosionszone wandert mit einer Geschwindigkeit von bis zu 40 μm/Tag voran, beendet dann aber nach einer bestimmten Zeit ihre Aktivität, sodass Lakunen und Tunnel durch Knochenlamellen wieder vollständig ausgefüllt werden. Dadurch entstehen in den Trabekeln die bis ca. 600 μm langen Stapel gekrümmter Trabekellamellen, in der Kompakta bis zu mehrere mm lange Osteone.

3.6.8 Mechanismen der Mineralisierung

Die mineralische Komponente der Knochenmatrix besteht hauptsächlich aus Hydroxylapatit ($Ca_{10}(PO_4)_6OH_2$). Hydroxylapatit ist kaum löslich, sodass das Produkt aus Kalziumionen und Phosphationen $[Ca^{2+}] \times [Pi]$ (Pi = PO_4^{3-}, HPO_4^{2-}, H_2PO_4-) mit 4,2 mM in der Extrazellulärflüssigkeit (und im Blut) für die Bildung von Hydroxylapatit übersättigt ist. Hydroxylapatit wird jedoch nicht direkt gebildet, sondern entsteht wahrscheinlich aus $CaHPO_4$-Präzipitaten, die über Oktakalziumphosphat ($Ca_8H_2(PO_4)_6 \cdot 5\,H_2O$) und verschiedene weitere Stadien in Hydroxylapatit überführt werden. Das $[Ca^{2+}] \times [Pi]$-Ionenprodukt der Extrazellulärflüssigkeit ist jedoch zu niedrig (ca. 1/3 der erforderlichen Konzentration), um spontan $CaHPO_4$-Präzipitate bilden zu können. In der Knochenmatrix müssen deshalb Bedingungen herrschen, die Kalziumphosphat-Präzipitate und Hydroxylapatit-Kristallbildung ermöglichen. Zwei Mineralisierungsmechanismen greifen wahrscheinlich ineinander:

Epitaktische Mineralisierung: Die Mineralisierung wird durch Kristallisationskeime katalysiert (Nukleation). Als solche Nukleationsstrukturen werden die 40-nm-Lücken der Kollagenfibrillen angesehen (Kap. 3.3.3). In diesen können sich in vitro aus Kalziumphosphat-Lösungen Kristalle bilden. Diese dienen als Nuklei zur weiteren Kristallabscheidung (Epitaxie). Dieser Mechanismus erklärt aber nicht, warum nicht überall im Körper Kollagenfibrillen verkalken, sondern normalerweise nur im Knochen und im kalzifizierenden Knorpel. Wahrscheinlich werden durch die Tätigkeit der Osteoblasten und die Eigenschaften verschiedener nicht-kollagener Matrixproteine lokal Kalzium- und Phosphationen so stark angereichert, dass die Verkalkung erfolgen kann. Osteoblasten besitzen auf ihrer Plasmamembran große Mengen **alkalischer Phosphatase**, die aus verschiedenen Substraten (wie beispielsweise β-Glycerophosphat) Phosphationen abspalten kann und so die Komplexbildung mit Kalziumionen fördert. Das **Bone-Sialoprotein** ist ein Matrixprotein, das mit seinen sauren Gruppen offenbar Kalziumionen konzentrieren und in vitro deshalb als Kristallisationsnukleus wirken kann. Osteoblasten können während der Mineralisierungsphase möglicherweise die Mineralisierungsherde gegenüber dem übrigen Extrazellularraum abschirmen und so ein erhöhtes $[Ca^{2+}] \times [Pi]$-Ionenprodukt aufrechterhalten (Ausbildung von Maculae occludentes, Verhinderung des Durchtritts von extrazellulären Testsubstanzen wie Lanthanionen).

Matrixvesikel: Osteoblasten und hypertrophe Knorpelzellen schnüren plasmalemmale Vesikel ab (Abb. 3.6-8b). Diese Matrixvesikel sind reich an **alkalischer Phosphatase** und enthalten u. a. das kalziumbindende Protein **Calbindin-D$_{9K}$** und verschiedene Ca^{2+}-bindende saure Phospholipide (u.a. Phosphatidylserin). In Frühstadien der Mineralisierung des Epiphysenkorpels und der Knochenmatrix kann man Kalziumphosphat-Kristalle im Inneren der Matrixvesikel nachweisen. Durch weiteres Wachstum sprengen die Kristalle die Vesikel und könnten so Nuklei für weiteres Kristallwachstum bilden.

Die **pathologische Verkalkung** (Verknöcherung) von Nekroseherden, die meistens große Mengen von Lipidmembranen der zugrunde gegangenen Zellen enthalten, erfolgt wahrscheinlich durch Kalziumbindung der Phospholipide. Beispiele solcher pathologischen Veränderungen sind Myositis ossificans nach Muskelverletzungen, Verkalkung von Lymphknoten mit entzündlichen Nekrosen, Verkalkungen von geschädigten Blutgefäßwänden im Rahmen der Arteriosklerose.

Kontrolle einer überschießenden Mineralisierung: Offenbar herrschen in der mineralisierenden Matrix Bedingungen vor, die zu einer überschießenden Mineralisierung führen können. Der Knochen und die Epiphysenfuge enthalten deshalb zwei extrem saure Proteine (**Osteocalcin**, **Matrix-GlA-Protein**), die die überschießende Mineralisierung verhindern. Beide Proteine besitzen γ-Carboxyl-Glutaminsäuregruppen (GlA). Diese zusätzlichen Carboxylgruppen werden posttranslational in Glutaminsäureseitenketten eingefügt, unter Beteiligung von **Vitamin K**. Vitamin-K-Antagonisten verhindern die GlA-Bildung in beiden Proteinen.

Das führt im Tierversuch zu verfrühter Verknöcherung der Epiphysen und Kleinwüchsigkeit. Die **Genausschaltung von Matrix-GlA-Protein** (wird besonders stark im hypertrophen Knorpel angereichert) ruft bei der Maus ebenfalls Kleinwüchsigkeit mit vorzeitiger Verknöcherung der Epiphysenfugen hervor. Die Tiere zeigen zudem auch ubiquitäre Verkalkung von hyalinem Knorpel (z. B. Trachea) sowie massive Arterienverkalkung. Das Matrix-GlA-Protein wird auch von glatten Gefäßmuskelzellen gebildet und wirkt dort offenbar spontanen Verkalkungsprozessen entgegen. Die **Genausschaltung von Osteocalcin** führt bei Mäusen zu abnorm erhöhter Knochenmineralisierung (Osteopetrosis) (s. o.).

3.6.9 Hormon- und Vitaminwirkungen

Knochengewebe spielt als Kalziumreservoir (über 99% des Kalziumgehalts des Körpers) eine zentrale Rolle bei der Regulation der **Kalziumhomöostase**. Der Serumgehalt von Kalzium wird auf 2,4 mM eingestellt. Davon sind 1,2 mM freie Kalziumionen. Der Rest ist an Proteine gebunden und/oder komplexiert. Schon geringe Abweichungen des Kalziumgehalts können zu abnormen Gewebeverkalkungen (**Hyperkalzinose**) bzw. zur Übererregbarkeit von Nerven und Muskulatur führen (**Tetanie**). **Parathormon** und **Calcitriol** wirken auf das Knochengewebe, um den Kalziumgehalt im Blut zu erhöhen. **Calcitonin** hemmt die Freisetzung von Ca^{2+} aus dem Knochen und erniedrigt den Kalziumgehalt im Blut. Das Wachstumshormon (GH) fördert die Proliferation der osteogenen Zellen und steuert so das Wachstum. **Östrogene** und **Androgene** fördern Mineralisierung und Knochenbildung, **Cortisol** hat gegenteilige Effekte. **Vitamin C** ist für die regelrechte Kollagensynthese erforderlich.

Parathormon (PTH) wird von den Nebenschilddrüsen (Gll. parathyroideae) gebildet. PTH bindet an PTH-Rezeptoren von Epithelzellen des **distalen Nierentubulus** sowie von Osteoblasten. Das führt zu einem über G-Proteine vermittelten intrazellulären Anstieg von cAMP. Dieses bedingt in den Nierenepithelzellen den Einbau von Kalziumtransportproteinen in die Plasmamembran. Dadurch wird die Rückresorption von filtriertem Kalzium aus dem Tubulusharn verstärkt. In Osteoblasten bewirkt PTH eine Herabsetzung der Osteoidsynthese und die Abgabe verschiedener Signalstoffe, die die Bildung von Osteoklasten bzw. die **Osteoklastenaktivität** steigern (s. Osteoklasten). Dadurch werden Kalzium- und Phosphationen freigesetzt und der Blutspiegel für beide Ionen angehoben. Um das $[Ca^{2+}] \times [Pi]$-Produkt nicht auf zu hohe Werte ansteigen zu lassen (dies hätte ubiquitäre Verkalkung von Geweben zur Folge), steigert PTH gleichzeitig die Phosphatausscheidung in der Niere (durch Reduktion von Phosphattransportern in der Plasmamembran der proximalen Tubuli).

Eine **Überfunktion** der Nebenschilddrüsen (Hyperparathyreoidismus) führt zu übermäßiger Osteoklastenaktivität, Knochenabbau und Ersatz der dadurch entstehenden Resorptionszysten durch faserreiches Bindegewebe (Osteodystrophia fibrosa cystica). **Calcitriol** (1,25-Dihydro-Vitamin-D$_3$) wird in den Epithelzellen des proximalen Nierentubulus aus Calcidiol (25-Hydroxy-Vitamin-D$_3$) gebildet. Calcidiol entsteht in der Leber aus Vitamin D$_3$ (Calciol, Cholecalciferol). Vitamin D$_3$ wird in der Epidermis der Haut durch Sonnenlicht gebildet (spontane fotolytische Konversion von 7-Dehydrocholesterol). Vitamin D$_3$ wird zudem auch aus der Nahrung aufgenommen und der Leber über Chylomikronen zugeführt (fettlösliches Vitamin). Synthese und Abgabe von Calcitriol in der Niere werden durch PTH und niedrigen Kalzium- und Phosphatgehalt des Blutes stimuliert. Calcitriol **steigert die Resorption von Kalzium- und Phosphationen** im Dünndarm (durch gesteigerte Synthese von Transportproteinen). Die Wirkung auf das Knochengewebe ist hauptsächlich indirekt: Die Erhöhung des Kalzium- und Phosphatgehalts im Serum führt zur Verbesserung der Knochenmineralisierung. Bei Ca^{2+}- und Phosphatmangel wirkt das dann vermehrt gebildete Calcitriol auch direkt auf **Osteoblasten**, u.a. durch Steigerung der Proliferation und Stimulierung der Produktion von Osteocalcin (Vitamin-D-responsives Gen, s. o.), das die Mineralisierung hemmt. Calcitriol stimuliert ebenfalls konzentrationsabhängig die Osteoklastendifferenzierung und kann so die Mobilisierung von Ca^{2+} und Pi aus Knochen steigern.

Rachitis: Mangel an Vitamin D_3 (und dadurch an Calcitriol) während des Skelettwachstums führt zur verminderten Mineralisierung von Osteoid und Epiphysenknorpel. Das äußert sich histologisch in **breiten Osteoidsäumen** auf den Knochentrabekeln. Die Mineralarmut des Knochens führt besonders in den statisch stark belasteten Skelettelementen zu Deformationen: u. a. O-Beine, Lendenwirbelsäulenbuckel, Hüftverformungen (Coxa vara). Osteoklasten können den nicht-verkalkten Epiphysenknorpel nicht abbauen. Das führt zu Epiphysenauftreibungen, die auffällig an Rippenknorpelgrenzen in Erscheinung treten (**rachitischer Rosenkranz**). Rachitis nahm im Zuge der industriellen Revolution mit Verstädterung (Sonnenlichtarmut) und sozialer Notlage (Vitamin-D_3-arme Nahrung) epidemieartig zu ("englische Krankheit"). Durch routinemäßige Vitamin-D_3-Gaben im Säuglingsalter ist Rachitis heute sehr selten.

Bei einer Überdosierung von Vitamin D_3 (Hypervitaminose) kann der Kalzium- und Phosphatgehalt des Serums übermäßig ansteigen und zu pathologischen Kalkablagerungen in Blutgefäßen und Organen führen. Durch Überstimulierung von Osteoblasten und Osteoklasten treten wie bei Rachitis breite Osteoidsäume auf, gepaart mit erhöhter Erosionstätigkeit der Osteoklasten.

Calcitonin. Es ist das Hormon der C-Zellen der Schilddrüse, das hauptsächlich die Aktivität von Osteoklasten und dadurch die Freisetzung von Kalzium aus dem Knochen hemmt (Wirkmechanismus s. Osteoklasten).

Östrogene, Androgene, Cortisol. Östrogen erhöht die Kalziumresorption im Dünndarm, u.a. durch Steigerung der Calcitriolsynthese. Osteoblasten und Osteoklasten besitzen Östrogenrezeptoren, und Osteoblasten können Östrogene aus Androgenen synthetisieren (sie enthalten das Enzym Aromatase). Östrogene fördern die Aktivität der Osteoblasten und reduzieren die Aktivität der Osteoklasten. **Androgene** haben ähnliche Effekte. Der Abfall des Östrogenspiegels in der Menopause führt zu verstärktem Abbau und Entkalkung, besonders des spongiösen Knochens (**Osteoporose**), was u. a. zu Kompressionsfrakturen der Wirbelkörper und erhöhter Bereitschaft zu Knochenbrüchen bei geringeren Traumen führt (u. a. Schenkelhalsfraktur alter Leute). Östrogene bzw. Androgene (**Anabolika**) wirken der Osteoporose entgegen, können aber nicht mehr eine Neubildung bereits verloren gegangener Trabekel bewirken. **Cortisol** hemmt die Ca^{2+}-Resorption im Darm und inhibiert die Differenzierung von Präosteoblasten. Eine Überdosierung von Cortisol oder Nebennierenüberfunktion (**Morbus Cushing**) führt deshalb zu Osteoporose.

Wachstumshormon (GH, STH). GH führt vor allem in der Leber zur Bildung von IGF-I. IGF-I und -II werden auch von Osteoblasten/Chondroblasten gebildet (direkter GH-Effekt). IGFs steigern die Proliferation von Osteoblasten und Chondroblasten sowie die Synthese der Grundsubstanz. Bei Überproduktion von GH (z. B. bei eosinophilem Hypophysentumor) wird das Knochenwachstum übermäßig stimuliert (**Riesenwuchs** vor Schluss der Epiphysenfugen; Akromegalie bei Erwachsenen).

Vitamin C. Vitamin C ist als Kofaktor für die Hydroxylierung von Prolin und Lysin im Kollagen notwendig (Kap. 2.5.3, 3.3.4). Bei Vitamin-C-Mangel entsteht ein minderwertiges Kollagen. Das bedingt u.a. Zahnlockerung und Blutungsneigung (**Skorbut**). Die regelrechte Anordnung des Säulenknorpels unterbleibt. Die Knochenbälkchen sind nicht tragfähig. Daraus resultieren Mikrofrakturen, bevorzugt im Epiphysen-Metaphysen-Bereich (MOELLER-BARLOW-Syndrom).

3.6.10 Leitungsbahnen

Die **Blutversorgung** erfolgt durch Vasa nutricia, die über Foramina nutricia ohne Verzweigung durch die Kortikalis in die Cavitas medullaris verlaufen (Abb. 3.6-20). In Röhrenknochen liegen meistens ein bis zwei große Diaphysenarterien vor, die in das proximale oder mittlere Drittel des Schafts eintreten (Abb. 5.3-16) und sich in Markarterien aufzweigen. Mehrere kleine Arterien versorgen Metaphysen und Epiphysen. Das Blutgefäßsystem der Epiphysen anastomosiert nur geringfügig über die verknöcherte Epiphysenfuge mit dem Blutgefäßsystem der Meta- und Diaphyse. Die Blutversorgung der Kortikalis erfolgt hauptsächlich von innen nach außen (Abfluss über zahlreiche kleine Venen in das Periost). Nur die äußeren Kortikalisabschnitte werden von periostalen Blutgefäßen direkt versorgt. Das Blut des Markraums sammelt sich in größeren Markvenen, die meistens die Arterien begleiten. Die Media der Knochenarterien/-venen ist stark reduziert oder fehlt.

Nerven treten zumeist mit Blutgefäßen in den Knochen ein. Hier folgen sie den Gefäßen in die HAVERSschen und VOLKMANNschen Kanäle und in die Spongiosa. Die Nervenfasern sind größtenteils nicht myelinisiert. Folgende Transmitter wurden nachgewiesen: Noradrenalin, Neuropeptid Y (NPY), Calcitonin gene related peptide (CGRP), Vasoactive intestinal peptide (VIP) und Substanz P. Das Periost ist dicht innerviert und besonders schmerzhaft (schmerzhafter Tritt an das Schienbein).

Lymphgefäße fehlen im Knochen, kommen aber im Periost vor.

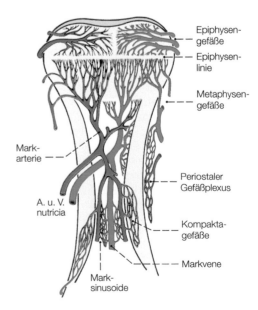

Abb. 3.6-20 Blutgefäßsystem eines Röhrenknochens (schematisch).

Labels: Epiphysengefäße, Epiphysenlinie, Metaphysengefäße, Markarterie, Periostaler Gefäßplexus, A. u. V. nutricia, Kompaktagefäße, Markvene, Marksinusoide

3.6.11 Knochenbruchheilung

Knochenbrüche (Frakturen) können auf zwei Weisen heilen:

Primäre Frakturheilung. Bricht der Knochen ohne Zerstörung des Periosts (Grünholzfraktur) oder bleiben die Frakturenden in Kontakt, wird der tote Knochen an den Frakturenden (Nekrose durch Unterbrechung der Blutversorgung) durch Erosionstunnel (s. o.) aus den gesunden Abschnitten abgebaut und durch neue Osteone ersetzt. Die neuen Osteone wachsen wie Bolzen in Bohrlöchern über den Frakturspalt hinweg (**Kontaktheilung**). Nach drei Wochen ist die Funktionsfähigkeit des Knochens wieder hergestellt. Ist ein Frakturspalt **unter 1 mm** ausgebildet, wächst kapillarreiches Bindegewebe in den engen Frakturspalt ein. Osteoprogenitorzellen aus Endost und Periost lagern sich um die Kapillaren und bilden Osteone. Diese sind zunächst parallel zur Bruchoberfläche ausgerichtet und werden später durch Erosionstunnel in Längsachse des Knochens umstrukturiert (**Spaltheilung**).

Sekundäre Frakturheilung. Die meisten Knochenbrüche bewirken eine Dislokation der Frakturenden (Frakturspalt > 1 mm). Es entsteht eine Gewebeblutung (Hämatom). Die Frakturenden des Knochens sterben ab (unterbrochene Blutversorgung) und werden resorbiert. Aus Endost und Periost wandern Fibroblasten, Kapillaren und osteogene Zellen in die Hämatome ein. Eine Woche nach Fraktur sind der Frakturspalt und seine Umgebung durch faserreiches Bindegewebe überbrückt (**Bindegewebekallus**). In der 2. bis 3. Woche entstehen im Kallusgewebe Geflechtknochentrabekel, die die Frakturenden überbrücken und stabilisieren (**provisorischer knöcherner Kallus**). In schlechter durchbluteten Abschnitten des Kallus entsteht zunächst hyaliner Knorpel. Dieser wandelt sich in Blasenknorpel um und unterliegt der chondralen Ossifikation. In der 4. bis 6. Woche wird der provisorische Kallus in **Lamellenknochenkallus** umgewandelt. Je nach Lage des Kallusgewebes spricht man von periostalem (außen aufgelagert), intermediärem (zwischen den Frakturenden gelegenem) und endostalem Kallus (in der Markhöhle gelegen). Der überschüssige periostale und endostale Kallus wird allmählich abgebaut (monate- bis jahrelanger Prozess).

Literatur

Siehe Anhang Nr. 50, 85, 115, 120, 131, 142, 159, 160, 198, 286, 330, 413.

3.7 Muskelgewebe

D. Drenckhahn

Übersicht

Die Spezialisierung des Muskelgewebes besteht in der Fähigkeit seiner spezifischen Zellen (Muskelzellen, Muskelfasern), sich aktiv verkürzen zu können. Die **aktive Verkürzung** wird als **Kontraktion** bezeichnet und kann abhängig von der Art des Muskelgewebes Bruchteile von Sekunden bis mehrere Stunden dauern. Nach Beendigung der Kontraktion kann das Muskelgewebe erschlaffen und durch entgegengesetzte Kräfte (Antagonisten) wieder auf seine Ausgangslänge oder darüber hinaus gedehnt werden. Die durch die Kontraktion erzeugte Kraft dient zahlreichen **lebenswichtigen Funktionen** des Organismus. Beispiele sind: Atembewegungen, Beförderung des Blutes im Herz-Kreislauf-System einschließlich der Erzeugung der Wandspannung in den Blutgefäßen zur Regulation des Blutdruckes, Austreibung des Feten beim Geburtsvorgang, Verklammerung und Stabilisierung des Skelettsystems und schließlich die Bewegung von Körperteilen und die Fortbewegung des gesamten Individuums.

Die schnellen Bewegungen (Bewegungen des Skelettsystems, Herzschlag) erfolgen im Allgemeinen durch **quergestreifte Muskulatur,** die langsamen Bewegungen (hauptsächlich Eingeweidebewegungen) werden überwiegend durch **glatte Muskulatur** erzeugt. Bei der quergestreiften Muskulatur wird die **Skelett-** von der **Herzmuskulatur** unterschieden. Die glatte Muskulatur wird strukturell nicht weiter unterteilt.

Die Bewegungen der meisten Skelettmuskeln können bewusst gesteuert werden (**Willkürmuskulatur**), während die Herz- und glatte Muskulatur nicht der Willkür unterworfen sind (**autonome Muskulatur**). Die Kontraktionen des Muskelgewebes werden durch **Nerven** gesteuert: die der Skelettmuskulatur durch das somatische Nervensystem, die übrigen Muskeln durch das autonome (vegetative) Nervensystem. Außerdem regulieren verschiedene **Hormone** (z. B. die Katecholamine) den Kontraktionszustand (Tonus) der autonomen Muskulatur.

Die **molekulare Basis der Kontraktion** aller Muskeln beruht auf einem Gleitfilamentmechanismus zwischen **Actin- und Myosinfilamenten,** bei dem ATP als Energielieferant verbraucht wird. Eine reguläre Anordnung von Actin- und Myosinfilamenten erzeugt in der quergestreiften Muskulatur das mikroskopisch sichtbare Querstreifungsmuster (Abb. 3.7-5).

Form und Größe: Die Zellen der glatten und quergestreiften Muskulatur sind elongiert (Abb. 3.7-1). Am längsten sind die Muskelzellen der Skelettmuskulatur, weshalb sie als „Fasern" bezeichnet werden. Am wenigsten elongiert sind die Herzmuskelzellen. Diese lagern sich jedoch zu faserförmigen Zellverbänden zusammen. Skelettmuskelfasern sind hauptsächlich 1–10 cm lang und bis 0,1 mm dick (mit dem bloßen Auge sichtbar). Sie besitzen zahlreiche Zellkerne. Die Zellen der Herzmuskulatur und glatten Muskulatur sind wesentlich kleiner und besitzen in der Regel nur einen Zellkern pro Zelle.

Herkunft: Das Muskelgewebe entsteht aus Zellen des mittleren Keimblatts (Mesoderm, Kap. 4 u. 5.1). Nur die glatte Muskulatur der Iris des Auges hat eine andere Herkunft (Neuroektoderm). Skelettmuskeln werden durch kettenförmige Aneinanderreihung von Vorläuferzellen (**Myoblasten**) gebildet, die anschließend miteinander fusionieren. Die hauptsächlich aus dem Ektoderm entstehenden kontraktilen **Myoepithelzellen** der exokrinen Drüsen werden dort behandelt (s. Kap. 3.2.7).

3.7.1 Skelettmuskulatur

Ein Skelettmuskel, wie beispielsweise der *M. biceps brachii* auf der Vorderseite des Oberarms (Abb. 3.7-4), besteht aus zahlreichen Skelettmuskelfasern, die durch Bindegewebehüllen zu Bündeln zusammengefasst werden. Die Enden der Muskeln gehen in Sehnen über, die überwiegend an Skelettelementen oder seltener an Weichteilen befestigt sind (Abb. 3.7-2).

Bindegewebehüllen

Faszie und **Epimysium:** Die oberflächliche Bindegewebehülle, die den Muskel bedeckt, ist die **Muskelfaszie** (Abb. 3.7-2, 3 u. 19). Die Faszie besteht aus straffem kollagenem Bindegewebe, dessen Kollagenfasern sich scheren-

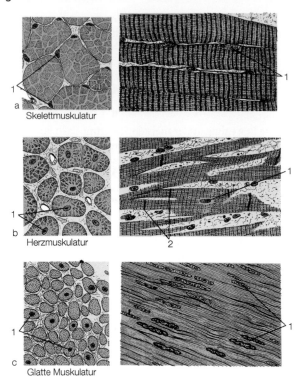

Abb. 3.7-1 Quergestreiftes und glattes Muskelgewebe zum Vergleich (links quer, rechts längs geschnitten); 1 = Zellkerne, 2 = Glanzstreifen, Disci intercalares.
(a) Quergestreiftes Muskelgewebe (Skelettmuskel): Mehrere Muskelfasern im Quer- und Längsschnitt; Kerne sind randständig. Im Querschnitt zeigen die punktförmigen Myofibrillenquerschnitte innerhalb der Muskelfaser eine CoHNHEIMsche Felderung.
(b) Quergestreiftes Muskelgewebe (Herzmuskel): Die Zellen sind an den (dunkel gefärbten) Kontaktlinien (Glanzstreifen, Disci intercalares) miteinander verbunden; Kerne liegen zentral. Die verzweigten Muskelzellen bilden netzartige Faserverbände. Im Querschnitt CoHNHEIMsche Felderung. Vergr. etwa 400fach.
(c) Glattes Muskelgewebe: einzelne Zellen, keine Querstreifung, Kerne zentralständig. Im Längsschnitt unten links kontrahierte Zellen mit gestauchten Zellkernen (Korkenzieherform).

gitterförmig überkreuzen. Dadurch sind in begrenztem Umfang Quer- und Längsdehnungen möglich, die es der Faszie erlauben, sich den Formveränderungen des Muskels bei der Kontraktion anzupassen. Reißt die Faszie lokal ein, kann Muskelgewebe an diesen Stellen vorquellen (**Muskelhernie**).

Die Faszie kann als eine spezielle Oberflächendifferenzierung des **Epimysiums** angesehen werden. Dieses ist als lockere kollagene Bindegewebeschicht definiert, die dem Muskel oberflächlich aufliegt. In vielen Muskeln ist die Faszie vom restlichen Epimysium durch eine Verschiebeschicht aus weniger straffem Bindegewebe getrennt. Besonders auffällig tritt dieses bei vielen Muskeln des Oberschenkels in Erscheinung, wo Faszien Führungsröhren für die Muskeln bilden können (**Faszienlogen**).

Die Verschiebeschicht unter der Faszie kann als Ausbreitungsweg für Blutergüsse und eitrige Infektionen dienen. Beispiel: Eitrige tuberkulöse Herde der Lendenwirbel können sich unter der Faszie des *M. psoas major* (Hüftbeuger) bis zum Oberschenkel ausbreiten (**Senkungsabszess**).

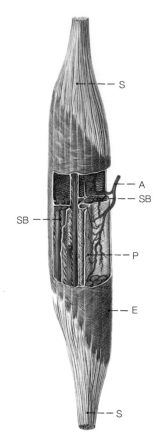

Abb. 3.7-2 Bauelemente des Skelettmuskels. Ursprungs- und Ansatzsehne (S), Muskelarterie in Area vasculosa (nervovasculosa) eintretend (A), Sekundärbündel von Muskelfasern (SB), eingefasst von kräftigen Blättern des Perimysiums (P); Epimysium mit Faszie (E). Die Aufzweigungen der Blutgefäße verlaufen im Perimysium.

Peri- und Endomysium: Die vom Epimysium in die Tiefe des Muskels einstrahlenden Bindegewebeblätter werden als **Perimysium** bezeichnet (Abb. 3.7-2, 3 u. 19). Die Perimysiumblätter umgreifen mehrere Millimeter dicke Bündel von Muskelfasern (**Sekundärbündel**). Die Sekundärbündel rufen das Bild der Faserung (Fiederung) des Muskels hervor (s.o.). Die Sekundärbündel sind durch feinere Aufzweigungen des Perimysiums weiter in **Primärbündel** untergliedert (mittlere Querschnittsfläche: 1 mm^2; mittlere Zahl der Fasern: 250). Bei Kleinkindern und Alten (über 70 Jahren) ist die Zahl der Fasern in den Primärbündeln niedriger (ca. 150) (Abb. 3.7-16). Innerhalb der Primärbündel sind die Muskelfasern von einer dünnen Schicht von retikulären Fasern umgeben. Diese Bindegewebeschicht wird als **Endomysium** bezeichnet.

Basallamina: Jede Muskelfaser ist von einem kontinuierlichen **Basalmembranschlauch** umhüllt (Abb. 3.7-10 u. 19). Dieser besteht aus der Basallamina und retikulären Fasern des Endomysiums *(Lamina fibroreticularis)*. Die Basallamina ist auch im synaptischen Spalt an der motorischen Endplatte vorhanden.

Die Lamininformen der Basallamina sind Laminin 2 ($\alpha_2\beta_1\gamma_1$) und Laminin 4 ($\alpha_2\beta_2\gamma_1$). Laminin 4 ist vor allem in der Basallamina der Endplatte und des Muskel-Sehnen-Übergangs angereichert. Ähnliches gilt für den Lamininrezeptor $\alpha_7\beta_1$-Integrin.

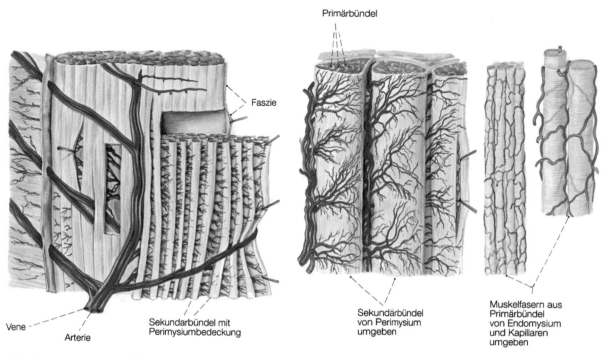

Primärbündel

Faszie

Vene

Arterie

Sekundärbündel mit
Perimysiumbedeckung

Sekundärbündel
von Perimysium
umgeben

Muskelfasern aus
Primärbündel
von Endomysium
und Kapillaren
umgeben

Abb. 3.7-3 Bindegewebehüllen und Blutversorgung von Skelettmuskeln. Ausschnitt aus dem M. rectus abdominis.

Das Perimysium dient als **Bindegewebestraße** für Blutgefäße, Lymphgefäße und Nerven. Endaufzweigungen dieser Leitungsbahnen gelangen über das Endomysium an die Oberfläche der Muskelfasern (Abb. 3.7-2 u. 3). An den Endabschnitten der Muskeln enthalten Peri- und Epimysium straffe Kollagenfaserzüge, die als intramuskuläre Aufzweigungen der Sehnen anzusehen sind. Die Kollagenfibrillen des Perimysiums bestehen hauptsächlich aus Kollagen Typ III (und wenig Typ I), die des Endomysiums aus Typ III und Typ V. Das Epimysium und die Faszie enthalten ausschließlich Kollagen Typ I. Die **Reißfestigkeit** des Muskels (um 100 N/cm²) wird hauptsächlich durch das Endomysium und kaum durch das Peri- und Epimysium bestimmt.

Blutgefäße

Die Eintrittsstelle der versorgenden Blutgefäße (Arterien und Venen) liegt meistens im mittleren Abschnitt des Muskels (**Hilum**). Oft treten hier auch die Nerven ein (Abb. 3.7-2). Diese versorgen den Muskel mit motorischen und sensorischen Fasern (**Area nervovasculosa**). Die Blutgefäße verzweigen sich innerhalb des Perimysiums und dringen mit ihren Endverzweigungen (Arteriolen und Venulen) in die Sekundär- und Primärbündel ein. Die Kapillaren enthalten ein kontinuierliches (nicht fenestriertes) Endothel (Abb. 2-56) und sind überwiegend in Längsrichtung der Muskelfasern orientiert.

Die **Kapillardichte** beträgt beim Erwachsenen in den meisten Muskeln 300–400 Kapillaranschnitte pro mm² Muskelquerschnitt bzw. 1,5–2 Kapillaren pro quer geschnittener Muskelfaser. Im histologischen Bild steht demzufolge jede quer geschnittene Muskelfaser mit durchschnittlich 3 (schnelle Typ-2-Fasern) bzw. 4 (langsame, dauerleistende Typ-1-Fasern) Kapillaranschnitten in Kontakt (Abb. 3.7-3). Bei **sportlichem Training** nimmt die Kapillardichte bis auf das 1,7fache zu (4–5 Kapillarkontakte pro Faser). Da ebenfalls die Muskelfaserdicke zunimmt (Hypertrophie), ist die erhöhte Kapillardichte auch als Anpassung an die vergrößerten Diffusionsstrecken und den erhöhten Energiebedarf der Fasern zu sehen.

Länge und Dicke der Skelettmuskelfasern

Der **Faserdurchmesser** beträgt beim erwachsenen Mann im Durchschnitt 64 µm (Variationsbreite 30–80 µm), bei der erwachsenen Frau 49 µm (20–70 µm). Beim Kind bis zum 6. Lebensjahr sind die Fasern 15–20 µm dick, nehmen dann kontinuierlich an Dicke zu und erreichen mit dem 12. Lebensjahr Werte des Erwachsenen. Die **Längen** isolierter bzw. durch elektrische Einzelfaserreizung vermessener Fasern schwanken abhängig von der Länge der Muskeln von wenigen Millimetern (M. stapedius des Innenohres) bis zu 10 cm (lange **parallelfaserige Muskeln** wie der M. biceps brachii, Abb. 3.7-4a). Ältere Angaben über 35 cm lange Muskelfasern im parallelfaserigen M. sartorius bedürfen einer Bestätigung mit neueren Untersuchungsmethoden. Die meisten Fasern der parallelfaserigen Muskeln reichen nicht vom Ansatz bis zum Ursprung, sondern überlappen sich im Muskel. So kommt es u. a. zur Ausbildung eines Muskelbauches. In zahlreichen **gefiederten Muskeln** liegen die Faserlängen in der Größenordnung von einigen Zentimetern. Das gilt auch für sehr große gefiederte Muskeln, wie den M. latissimus dorsi. Die längsten Abschnitte dieses Muskels (bis 30 cm) bestehen aus fünf bis sechs hintereinander geschalteten Einzelfasern (Faserketten) mit einer durchschnittlichen Länge der Einzelfasern von 4–5 cm (Abb. 3.7-4c). Im M. masseter sind die Fasern innerhalb der Faserketten 2–3 cm lang. Die Verbindung der hintereinander geschalteten Fasern erfolgt entweder über kurze **Zwischensehnen innerhalb des Endomysiums** oder durch direkte **myomyale Kontakte.** In den myomyalen Kontakten können die Fasern End-zu-End, Seit-zu-Seit oder End-zu-Seit verbunden sein (Abb. 3.7-4c).

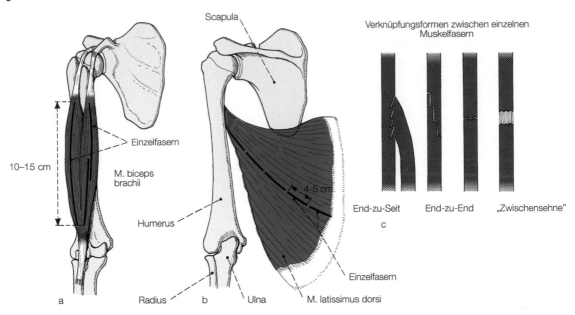

Abb. 3.7-4 Anordnung von Muskelfasern am Beispiel des annähernd parallelfaserigen M. biceps brachii (a) und des gefächerten M. latissimus dorsi (b). Typische Formen myomyaler Kontakte sind in (c) abgebildet. Im M. biceps brachii gibt es sowohl durchgängige Muskelfasern als auch Muskelfasern, die sich im Muskelbauch überlappen. In den langen Sekundärbündeln des M. latissimus dorsi bilden die Muskelfasern Faserketten.

Struktur der Muskelfasern

Zellkerne und Querstreifung

Querschnitt (Abb. 3.7-5a): Die Muskelfasern sind innerhalb der Primärbündel dicht aneinander gelagert und erscheinen im Querschnitt polygonal (meistens drei- bis sechseckig), selten rund. Jede Muskelfaser stellt ein **Synzytium** dar, das in der Embryonalperiode durch Verschmelzung von zahlreichen hintereinander gelagerten Myoblasten entsteht. Eine Faser besitzt auf 1 mm Länge etwa 50–100 **Zellkerne.** Die Zahl der Zellkerne pro Faser (1–10 cm Länge) beträgt also 500–10 000.

Ein mm³ Muskelgewebe enthält etwa 50 000 Muskelzellkerne. Die Zellkerne sind meistens euchromatisch (blass), elongiert (10–15 μm lang, 2–5 μm dick) und liegen mit der Längsachse parallel zur Längsachse der Muskelfasern, direkt unterhalb der Plasmamembran (periphere Lage, Abb. 3.7-6b). In einem 10 μm dicken, queren Gewebeschnitt sind es meistens 1–3 Zellkernanschnitte pro Faser. Durchschnittlich 3 % der Zellkerne liegen deutlich abgerückt von der Plasmamembran in Richtung auf die Fasermitte.

Werte von über 10 % zentralständiger Zellkerne gelten als pathologisch.

In der H.E.-Färbung erscheinen die Fasern kräftig eosinophil. Durch Gewebeschrumpfung sind die Fasern häufig von einem schmalen hellen Schrumpfspalt im Endomysium umgeben. Feine, netzförmig angeordnete Spalten innerhalb der Fasern können ein scholliges Querschnittsbild hervorrufen (COHNHEIMsche **Felderung,** Abb. 3.7-1). Mit der Eisenhämatoxylin-Färbung treten die quer geschnittenen kontraktilen Filamentbündel der Fasern (Myofibrillen) als punktförmige Strukturen in Erscheinung (Fibrillenstruktur).

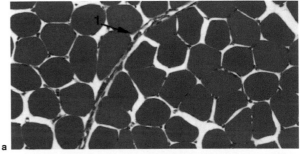

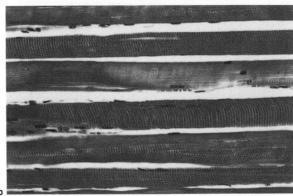

Abb. 3.7-5 Querschnitt (a) und Längsschnitt (b) durch Skelettmuskulatur bei gleichem Vergrößerungsmaßstab. Im Querschnitt trennt ein Perimysiumblatt (1) zwei benachbarte Primärbündel. In diesen sind die Muskelfasern von hell erscheinenden Schrumpfspalten im Endomysium umgeben. Im Endomysium befinden sich Blutkapillaren und Fibroblasten (Zellkerne im Endomysium). Die Zellkerne der Muskelfasern sind randständig. H.E.-Färbung, Vergr. 320fach.

Längsschnitt (Abb. 3.7-5b u. 6): Charakteristisch für die Skelettmuskulatur ist eine **Querstreifung,** die aus 1,5 µm breiten, stark angefärbten Banden besteht. Diese sind durch hellere Banden voneinander getrennt. Die Querstreifung ist auch in nativen, nicht gefärbten Muskelfasern im Phasenkontrast- bzw. Polarisationsmikroskop zu erkennen. Die dunklen Banden sind doppelbrechend (anisotrop, **A-Banden**), die hellen nicht doppelbrechend (isotrop, **I-Banden**). Innerhalb der hellen I-Banden liegt eine schmale dunkle Zwischenscheibe (**Z-Scheibe**), die sich im Schnittbild als Linie darstellt (**Z-Linie**). Diese unterteilt die I-Banden in zwei Hälften.

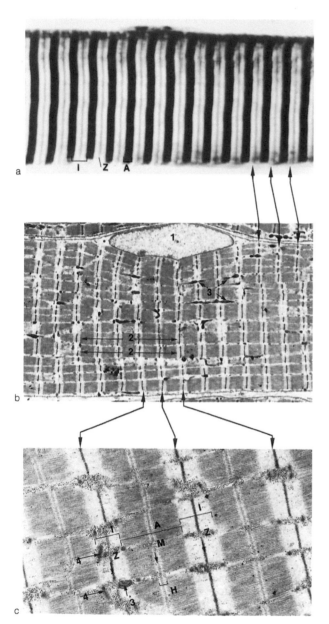

Abb. 3.7-6 Längsschnitt durch Skelettmuskelfasern bei steigender Vergrößerung. (a) Lichtmikroskopie, (b, c) TEM.
Abkürzungen: I-Bande (I); A-Bande (A); Z-Linie (Z); M-Zone (M); H-Zone (H); Zellkern (1); Myofibrille (2); Mitochondrien (3); T-Tubuli mit Triaden (4). Beachte in (c) zahlreiche Glykogenpartikel zwischen den Myofibrillen und wenige Mitochondrien (Typ-2B-Faser). Vergr. (a) 1200fach, (b) 2860fach, (c) 18700fach.

Der Abschnitt einer Myofibrille, der zwischen zwei benachbarten Z-Linien (Z-Scheiben) liegt, wird als **Sarkomer** bezeichnet. Ein Sarkomer besteht demnach aus einer A-Bande und zwei ihr benachbarten halben I-Banden.

Ein weiterer, weniger deutlich sichtbarer Querstreifen liegt im Zentrum der A-Banden und wird als Mittelzone (**M-Zone**) bezeichnet. Die Mittelzone liegt innerhalb eines Abschnittes der A-Bande, der etwas heller ist (**H-Zone,** HENSEN-Zone). Die Breite der H-Zone ist variabel. Sie hängt wie die der I-Bande vom Kontraktionszustand des Muskels ab. Beim Muskel in Ruhestellung beträgt die Breite der H-Zone 30–50% der Breite der A-Bande (Abb. 3.7-13). Bei maximaler Kontraktion verschwinden H-Zone und I-Bande, im gedehnten Zustand erreichen beide Zonen maximale Werte (Abb. 3.7-14).

Membransysteme

Die **Plasmamembran** der Muskelfaser enthält zahlreiche Caveolae. Sie wird von einer kontinuierlichen Basallamina bedeckt, die die Caveolin 3-Isoform enthalten. Von der Oberflächenmembran zweigen in regelmäßigen Abständen von 1–1,5 µm abgeplattete Membranschläuche (Tubuli) in das Zytoplasma ab (mittlerer Tubulusdurchmesser 60 nm). Diese transversalen Tubuli (**T-Tubuli**) durchqueren die Muskelfasern in ihrer ganzen Breite und hängen innerhalb der Faser durch Querverbindungen miteinander zusammen. Die T-Tubuli liegen in den Spalträumen zwischen den Myofibrillen (intermyofibrilläre Spalten). Sie vergrößern die Membranoberfläche der Muskelfaser um das 5- bis 10fache. Die T-Tubuli umkreisen die Myofibrillen an der Grenze zwischen A- und I-Bande. Zu beiden Seiten werden die T-Tubuli durch je eine Zisterne des endoplasmatischen Retikulums begleitet (Abb. 3.7-7 u. 8). Dieses wird auch als **sarkoplasmatisches Retikulum (SR)** bezeichnet (von sarkos, gr.: Fleisch). Die terminalen Zisternen des SR sind mit den T-Tubuli durch feine Proteinbrücken (**Triadenfüßchen**) verbunden, die die Adhäsionsmoleküle Juncophilin 1 und 2 (JP-1, JP-2) enthalten (Genausschaltung von JP-1 in Mäusen resultiert in schwerer Muskelschwäche und Reduktion von Triaden). Im Elektronenmikroskop entsteht durch diese Anordnung das Bild einer **Triade,** die aus einem T-Tubulus und zwei flankierenden **terminalen Zisternen** besteht (auch als **junktionales SR** bezeichnet). Die terminalen Zisternen benachbarter Triaden sind durch schlauchförmige SR-Abschnitte miteinander verbunden. Diese verlaufen annähernd in Längsrichtung der Myofibrillen (longitudinale Tubuli = **L-System**). Das SR ist ein **Speicherorganell für Ca²⁺-Ionen,** die in den terminalen Zisternen durch das Ca^{2+}-bindende Protein Calsequestrin angereichert werden.

Funktion: T-Tubuli dienen der Ausbreitung der elektrischen Erregung von der Zelloberfläche in das Innere der Muskelfasern. Im Bereich der Triaden führt das Aktionspotenzial zur Freisetzung von Ca^{2+} aus dem SR. In Abb. 3.7-9 sind die wichtigsten molekularen Komponenten dargestellt, die bei diesem Vorgang beteiligt sind:

Von der Nervenendigung (motorische Endplatte, Abb. 3.8-15) wird bei Erregung (Depolarisation des Membranpotenzials) der Neurotransmitter **Acetylcholin** durch den Vorgang der Exozytose abgegeben. Acetylcholin bindet an den Acetylcholinrezeptor der Muskelmembran (nikotinerger Rezeptor, weil er auch Nikotin bindet). Der **nikotinerge Acetylcholinrezeptor** ist ein durch Acetyl-

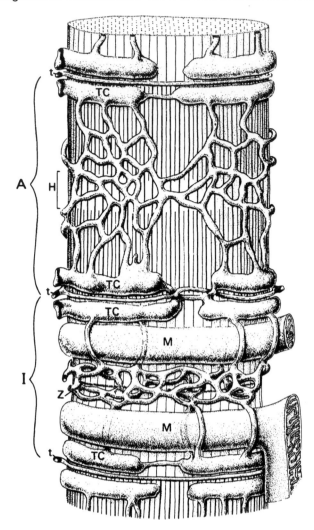

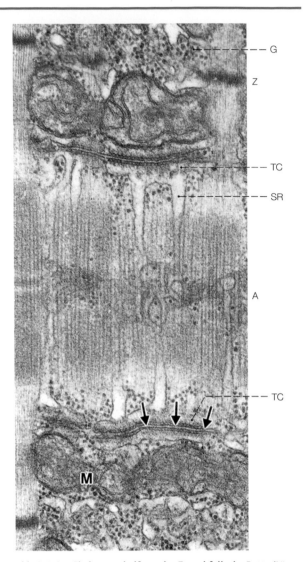

Abb. 3.7-7   Dreidimensionales Modell der sarkoplasmatischen Membransysteme im Skelettmuskel (Zwerchfell der Ratte). A-Bande (A), I-Bande (I), H-Zone (H), Z-Linie (Z), T-Tubulus (t), terminale Zisternen des sarkoplasmatischen Retikulums (TC), Mitochondrien (M). Die terminalen Zisternen sind durch die longitudinalen Tubuli des sarkoplasmatischen Retikulums miteinander verbunden.

Abb. 3.7-8   Skelettmuskelfaser des Zwerchfells der Ratte (Längsschnitt). Der hier gezeigte Ausschnitt verläuft parallel zur Oberfläche einer Myofibrille. Die Pfeile zeigen auf einen T-Tubulus, der beidseits von terminalen Zisternen (TC) des sarkoplasmatischen Retikulums begleitet wird. Beachte die Triadenfüßchen zwischen T-Tubulus und terminalen Zisternen (dunkle, gestreifte Zone entlang der T-Tubuli). Mitochondrien (M), Glykogen-β-Partikel (G), A-Bande (A), Z-Linie (Z). TEM, Vergr. 35 000fach.

cholin regulierter Kationen-Kanal (s. Kap. 2.2.4). Durch diesen strömen nach Bindung von zwei Acetylcholinmolekülen Na^+-Ionen in die Zelle ein und produzieren dadurch einen lokalen Membranstrom (**Miniaturendplattenpotenzial**). Dieser löst durch Öffnung benachbarter, spannungsabhängiger Na^+-Kanäle eine Kettenreaktion aus, die schließlich zur Entstehung des muskulären **Aktionspotenzials** führt. Dieses breitet sich über die Muskelmembran und die T-Tubuli aus (Leitungsgeschwindigkeit: 5 m/s). In der Membran der T-Tubuli sind spezialisierte, spannungsabhängige Ca^{2+}-Kanäle gelegen, die mit dem Pharmakon Dihydropyridin (DHP) gehemmt werden können (**DHP-Rezeptor**). Der DHP-Rezeptor ragt in die Triadenfüßchen vor und steht dort im direkten Kontakt mit einem Ca^{2+}-Kanal der terminalen Zisterne. Dieser bindet das Pharmakon Ryanodin (**Ryanodin-Rezeptor**). Die spannungsabhängigen Konformationsänderungen des DHP-Rezeptors führen (zusammen mit einfließenden Ca^{2+}-Ionen) zu einer Öffnung des Ryanodin-Rezeptors. Durch diesen strömen Ca^{2+}-Ionen aus den terminalen Zisternen zwischen die Myofilamente der benachbarten Myofibrillen und lösen bei einer Konzentration von $\geq 10^{-6}$ M (1 Mikromol/L = 1 µM) die Muskelkontraktion aus. Die Beendigung der Kontraktion erfolgt durch den Abfall der zytosolischen Ca^{2+}-Konzentration unter 1 µM, da Ca^{2+}-Pumpen in der Membran des SR ständig Ca^{2+}-Ionen in das SR zurückbefördern. So ist es möglich, dass mehrere Kontraktionen innerhalb 1 Sekunde stattfinden können (wichtig für schnelle, repetitive Bewegungen).

Membranskelett

Dort wo die Z-Linien und M-Linien der peripheren Myofibrillen die Plasmamembran berühren, befinden sich auf der zytoplasmatischen Oberfläche der Plasmamembran zu beiden Seiten der Z-Linie und in Höhe der M-Linie umschriebene zytoskelettale Verdichtungszonen (Abb. 3.7-10). Diese verlaufen reifenförmig um die Muskelfaser herum und werden deshalb als **Costamere** bezeichnet (costa, lat.: Rippe; meros, gr.: Teil). Die Costamere enthalten

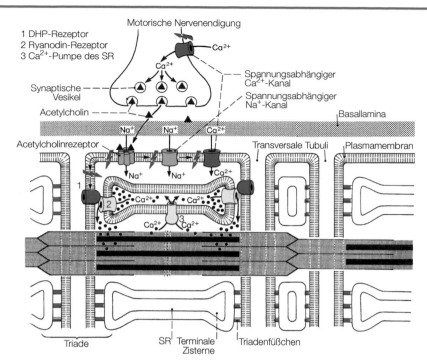

Abb. 3.7-9 Moleküle und Strukturen der neuromuskulären und elektromechanischen Signaltransduktion im Skelettmuskel.

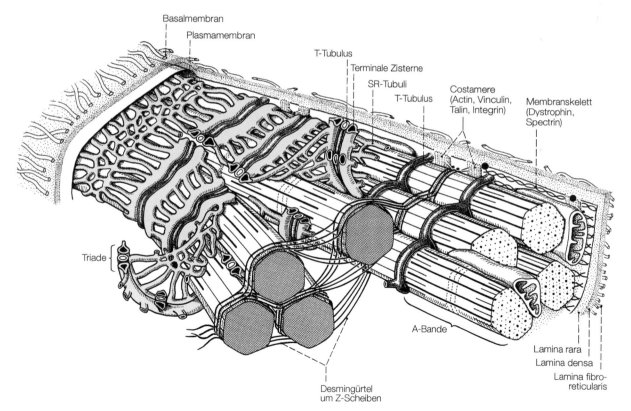

Abb. 3.7-10 Räumliche Anordnung der Membransysteme und Myofibrillen im Skelettmuskel (dreidimensionales Modell).

u. a. die Actinfilament-bindenden Proteine Vinculin, Talin, Dystrophin und Spectrin. Diese Proteine dienen der Verankerung der peripheren Myofibrillen an Integrine ($\alpha_3\beta_1$) und Dystroglycan der Plasmamembran, die ihrerseits extrazellulär über Laminin 2 an der Basallamina verhaftet sind. Dadurch wird ein Verbundsystem zwischen Zytoskelett und extrazellulärer Matrix geschaffen, das u. a. die

Plasmamembran schützt und stabilisiert (Kap. 2.3.2, Abb. 2-38). Außerdem ist am Dystrophinkomplex der Costamere die Stickoxidsynthase 1 (NOS-1) verankert. Die Plasmamembran wird von einem filamentären Gerüstwerk unterlagert, dem **Membranskelett** (Abb. 3.7-10). Dieses ist für die reversible Dehnungsfähigkeit und Stabilität der muskulären Plasmamembran erforderlich. Das

155

Membranskelett besteht im Wesentlichen aus den fadenförmigen Proteinen **Dystrophin, Utrophin** und **Spectrin**, die ihrerseits mit Actin und Ankyrin verknüpft sind (Kap. 2.4.4).

Dystrophin ist an einem Membranprotein-Komplex verankert (Dystroglycan-, Sarcoglycan-Komplex, Abb. 2-38), der für die Haftung der Plasmamembran (via Dystroglycan und Laminin 2) an der Basallamina verantwortlich ist und so die Plasmamembran vor mechanischen Verletzungen schützt, die u. a. bei starker Muskeldehnung auftreten würden. Ein genetischer Defekt von Dystrophin ist die Ursache der tödlich verlaufenden DUCHENNEschen Muskeldystrophie (Abb. 3.7-11). Da das Dystrophin-Gen auf dem X-Chromosom lokalisiert ist (Xp21, Abb. 2-80), ist nur das männliche Geschlecht von dieser Krankheit befallen. Die Patienten sterben meistens vor dem 20. Lebensjahr an Muskelschwund und Atemlähmung. Weitere Muskeldystrophien werden durch Mutationen von Komponenten des Dystroglycan- und Sarcoglycan-Komplexes sowie von Laminin 2 (α_2-Kette) hervorgerufen und durch Mutationen von Caveolin-3 (Kap. 2.8.1). Caveolin 3 der Caveola ist möglicherweise auch an der Stabilisierung der Plasmamembran und der Verankerung des Membranskeletts beteiligt.

Myofibrillen

Allgemeiner Bau (Abb. 3.7-10, 12 u. 13): Myofibrillen nehmen 85–90% des Faservolumens ein. Ihre Zahl beträgt bei einer durchschnittlichen Faserdicke von 50–60 μm 2500–3500 pro Muskelfaser, ihre Länge entspricht der Länge der Muskelfaser. Im Querschnitt sind Myofibrillen polygonal, mit einem durchschnittlichen Durchmesser von 0,5–1 μm. Myofibrillen sind für das typische Querstreifungsmuster des Skelettmuskels verantwortlich. Ultrastrukturell bestehen die Myofibrillen aus Gruppen von periodisch hintereinander gestaffelten dicken Filamenten (**Myosinfilamenten**) und dünnen Filamenten (**Actinfilamenten**). Myosinfilamente sind 15 nm dick und 1,5 μm lang, Actinfilamente 8 nm dick und 1 μm lang.

Myosinfilamente: Myosinfilamente sind auf die A-Bande beschränkt und für die Doppelbrechung dieser Bande verantwortlich. Jedes Myosinfilament wird von rund 300 Myosinmolekülen gebildet. Ein **Myosinmolekül** besteht aus zwei identischen schweren Ketten.

Diese können durch Proteasen in drei Abschnitte gespalten werden: einen 12 nm langen, birnenförmigen Kopfabschnitt (S1-Fragment), einen ca. 30 nm langen Halsabschnitt (S2) und einen 100 nm langen Schwanzteil (leichtes Meromyosin, LMM). Kopf- und Halsabschnitt (S1 und S2) bilden zusammen das schwere Meromyosin (HMM). Die Schwanzabschnitte lagern sich zu den bipolaren Myosinfilamenten zusammen, so wie es in Abb. 2-38 u. 3.7-12 veranschaulicht ist. Die Kopfabschnitte stehen mit Teilen des Halses senkrecht von der Filamentoberfläche ab und bilden so die **Querbrücken** zu den Actinfilamenten. Die Querbrücken sind mit weiteren kleinen Proteinen, den **Leichtketten**, verbunden. Im Skelettmuskel gibt es drei verschiedene Leichtketten. Pro Kopfhälfte sind zwei unterschiedliche Leichtketten gebunden, also insgesamt vier Leichtketten pro Querbrücke. Myosinfilamente sind ebenfalls mit dem Myosin-bindenden C-Protein (MyBP-C) verbunden, das u. a. als Bindeprotein für Titin dient (s. u.).

Im Mittelabschnitt der Myofibrillen (Bereich der M-Zone) fehlen Querbrücken. Diese **Querbrücken-freie Zone** (Pseudo-H-Zone, Abb. 3.7-13) entsteht durch die bipolare Polymerisation der Myosinmoleküle, deren Schwanzabschnitte sich hier endständig mit entgegengesetzter Richtung überlagern (Abb. 2-38).

M-Zone: In der Mitte der A-Bande sind die Myosinfilamente miteinander quer vernetzt. Dadurch entsteht die M-Zone, die aus mehreren Querverbindungen (Linien) zwischen den Myosinfilamenten aufgebaut ist (Abb. 3.7-12). Eine zentral gelegene **M-Linie** wird beidseits von jeweils acht weiteren Einzellinien flankiert.

Von diesen sind nur die 1., 2. und 5. Linie im Elektronenmikroskop ohne spezielle Verfahren darstellbar (Abb. 4.7-15). Die M-Zone enthält die Proteine **Myomesin**, das **M-Linien-Protein** und die muskuläre **Kreatinkinase** als Hauptkomponenten. Letztere kommt auch als lösliche Form im Zytoplasma und als membrangebundene Form auf der Oberfläche des SR vor.

Actinfilamente: Die Actinfilamente erstrecken sich von den Z-Linien ausgehend zwischen die Myosinfilamente. Im erschlafften Muskel reichen sie ca. 0,3 μm weit in die A-Bande hinein. Diese **Überlappungszone** ist optisch dichter (dunkler) als der restliche Teil der A-Bande. Auf diese Weise entsteht die **H-Zone**, die als Abschnitt der A-Bande definiert ist, der zwischen den Überlappungszonen gelegen ist. Im Bereich der **Z-Linie** sind die Enden der Actinfilamente durch das Protein α-Actinin miteinander quer vernetzt (Abb. 3.7-12; 2-38).

Das in der Z-Linie gelegene Ende ist das Plusende, an welchem das Filamentwachstum (Polymerisation) stattfinden kann. In der ausdifferenzierten Myofibrille ist das Plusende durch das Plusend-Kappenprotein CapZ blockiert. Das andere Ende der Actinfilamente befindet sich in der Überlappungszone, an der Grenze zur H-Zone. Es ist das Minusende, das endständig mit dem Minusend-Kappenprotein Tropomodulin besetzt ist und dadurch wahrscheinlich vor der Depolymerisation bewahrt wird.

Actinfilamente werden durch das Protein **Tropomyosin** stabilisiert. Tropomyosin ist ein fadenförmiges Doppelmolekül, das aus einer α- und einer β-Untereinheit besteht. Der Tropomyosinfaden liegt am Rand der Rinne der α-helikal gewundenen Actinfilamente. In einem Abstand von etwa 40 nm sind die Tropomyosinmoleküle mit dem **Troponinkomplex** verbunden. Dieser setzt sich aus den Untereinheiten Troponin C (bindet Ca^{2+}), Troponin T (bindet an Tropomyosin) und Troponin I (bindet

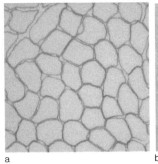
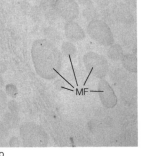

a   b

Abb. 3.7-11 Immunlokalisation des Membranskelett-Proteins Dystrophin (Immunperoxidasemethode) im Skelettmuskelquerschnitt. Vergr. 200fach.
a) Gesunder Mensch. Beim Gesunden reagiert die Plasmamembran deutlich mit dem Dystrophin-Antikörper (braunes Reaktionsprodukt).
b) Patient mit DUCHENNEscher Muskeldystrophie: Die Fasern des DUCHENNE-Patienten sind negativ. Beachte weiterhin das Nebeneinander von sehr dünnen und dicken nicht immunreaktiven Muskelfasern (MF) beim DUCHENNE-Patienten (Zeichen der Degeneration und Regeneration).

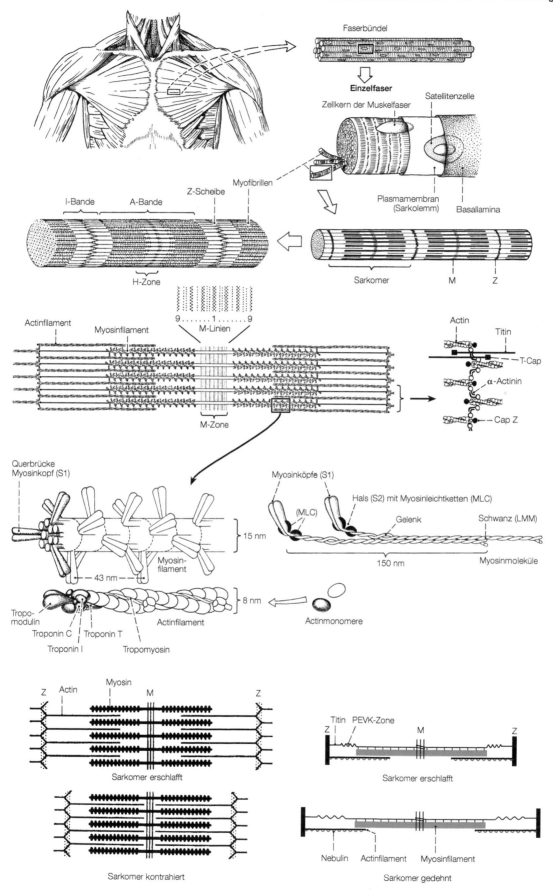

Abb. 3.7-12 **Struktur und Molekularbau des kontraktilen Apparates der Skelettmuskulatur.**

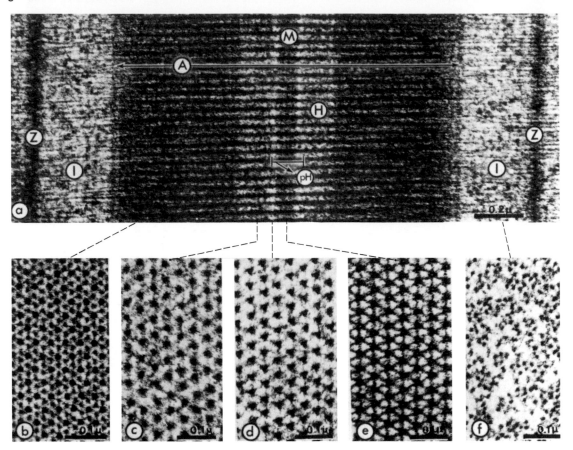

Abb. 3.7-13 Sarkomer einer Skelettmuskelfibrille (Fisch) im Längsschnitt (a) und Querschnitt (b bis f). Die Pseudo-H-Zone (pH) umfasst den Querbrücken-freien Mittelabschnitt der Myosinfilamente, in dem zentral die M-Zone gelegen ist (e). Die hexagonal angeordneten Brückenfilamente der M-Zone sind gut zu erkennen (e).
Beachte auch die hexagonale Anordnung der Actinfilamente in der Überlappungszone mit den Myosinfilamenten (b): Ein Myosinfilament ist von sechs Actinfilamenten umgeben. TEM, Vergr. 60 000fach.

Ca^{2+}-abhängig an Actin) zusammen. Troponin T ist ein elongiertes Molekül, das annähernd die Hälfte des Tropomyosinfadens bedeckt.

Superdünne Filamentsysteme: Werden Actin- und Myosinfilamente durch Extraktion mit hoher Salzkonzentration entfernt, dann bleiben Komponenten der Z-Linie und ein zartes Filamentsystem übrig. Diese 2–4 nm dünnen Filamente sind in Längsrichtung der Myofibrillen angeordnet und im Z-Streifen befestigt. Eine Hauptkomponente dieses „superdünnen" Filamentsystems ist das Protein **Titin** (Molekulargewicht von etwa 3 Millionen). Die Titinfilamente reichen von der Z-Linie (dort sind sie mit α-Actinin, Actin und endständig mit Telethonin/T-Cap verbunden) bis über die Mitte der M-Linie.

In der A-Bande legt sich Titin den Myosinfilamenten an und bindet an Myosin und MyBP-C (s. o.). In der M-Linie bindet Titin an Myomesin und die Kalzium-aktivierte Protease Calpain p94. Mutationen von T-Cap und p94 sind eine Ursache von erblichen Myopathien/Kardiomyopathien. In der I-Bande enthält Titin ein großes Dehnungssegment, das reich an der Aminosäureabfolge Prolin-Glutamat-Valin-Lysin (PEVK) ist.

Titin bildet ein elastisches Filamentsystem, das die Sarkomere bei starker Dehnung des Muskels zusammenhält (**Überdehnungsbremse**) und nach Beendigung der Deh-

nung ein automatisches Zurückgleiten der Actinfilamente zwischen die Myosinfilamente ermöglicht.

Ein zweites superdünnes Filamentsystem wird von dem 1 µm langen fadenförmigen Protein **Nebulin** gebildet, das an die Oberfläche der Actinfilamente gebunden ist und dieses stabilisiert. Im Herzmuskel kommt nur eine stark verkürzte Form von Nebulin vor (Nebulett), das die Actinfilamente nahe der Z-Scheibe bedeckt.

Z-Scheibe: Die Z-Scheibe ist besonders elektronendicht. Sie erscheint im Längsschnitt der Myofibrille als elektronendichte Mittellinie innerhalb der I-Bande (Abb. 3.7-6). Die Breite der **Z-Linie** variiert. Sie beträgt in langsamen Zuckungsfasern (Typ-1-Fasern) im Mittel 120 nm und in schnellen Zuckungsfasern (Typ-2-Fasern) 75 nm. Innerhalb der Z-Scheibe sind Actinfilamente tetragonal angeordnet und überlappen sich mit ihren Enden. Die Hauptproteine der Z-Scheibe sind das α-Actinin, das die Actinfilamente quer vernetzt, und β-Actinin, das die Enden der Actinfilamente blockiert. In der Peripherie werden die Z-Scheiben von einem **Ringbündel aus Intermediärfilamenten** (Desmin, Kap. 2.4.2) eingefasst. Die Desminfilamente verbinden benachbarte Z-Scheiben untereinander und gewährleisten dadurch die exakte Ausrichtung der Myofibrillen (Abb. 3.7-10).

Für die Z-Scheibenhaftung von Desmin ist Plectin notwendig. Desmin wird an den Costameren in der Plasmamembran verankert.

Mutationen von Desmin und Plectin sind als genetische Ursachen verschiedener Formen von degenerativen Muskelerkrankungen (Myodystrophien) erkannt worden. Das Stressprotein αB-Crystallin, das in hoher Konzentration in Typ-1-Fasern und Herzmuskelzellen vorkommt, bindet u. a. Desmin und scheint Desmin dadurch zu stabilisieren. Bei Mutationen von αB-Crystallin sind Myopathien mit verklumpten Desminfilamenten gefunden worden.

Kontraktionsvorgang

Die aktive, krafterzeugende Verkürzung der Muskulatur erfolgt nach dem **Gleitfilament-Mechanismus** (Abb. 3.7-12, 14 u. 15): Bei Ca^{2+}-Konzentrationen ≥ 1 μM binden die Myosin-Querbrücken in einem Winkel von 90° (also senkrecht) an das Actinfilament. Anschließend knickt die Querbrücke am Übergang zwischen Kopf- und Halsabschnitt bis auf einen Winkel von 50° ab. Dieser **Kraftschlag** (engl.: power stroke) erfolgt in Richtung auf die M-Zone. Dadurch werden die Actinfilamente um eine Strecke von etwa 10 nm zwischen die Myosinfilamente gezogen. Anschließend lösen sich die Querbrücken vom Actinfilament, nehmen wieder die 90°-Position ein und binden erneut an das Actinfilament (Querbrückenzyklus). Etwa 50–70 Querbrückenzyklen reichen aus, um die Actinfilamente einer gedehnten Myofibrille bis zur M-Linie zu bewegen. Da ein Myosinfilament von sechs Actinfilamenten umgeben wird (Abb. 3.7-13), erfolgt der Gleitmechanismus eines Myosinfilamentes an sechs Actinfilamenten gleichzeitig.

Die Energie für den **Querbrückenzyklus** wird durch Spaltung von ATP bereitgestellt. Wenn ATP durch den Myosinkopf (S1-Fragment) gebunden wird, löst sich die Querbrücke von den Actin-

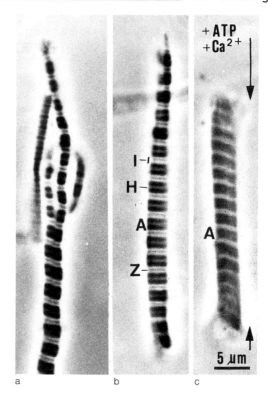

a   b   c

Abb. 3.7-14 Isolierte Myofibrillen aus dem M. masseter (Kaumuskel) der Ratte.
(a) Bündel von drei Myofibrillen. In (b und c) ist das identische Myofibrillenbündel in relaxiertem Zustand (b) und nach Kontraktion (c) gezeigt. Die Kontraktion wurde durch Gabe von 1 mM MgATP und 1 μM Ca^{2+} ausgelöst. Beachte, dass die Breite der A-Banden konstant bleibt, während die I-Banden während der Kontraktion schmaler werden und die H-Zonen verschwinden. Die Pfeile zeigen die Verkürzungsrichtung an (Verkürzung um 25% der Länge).

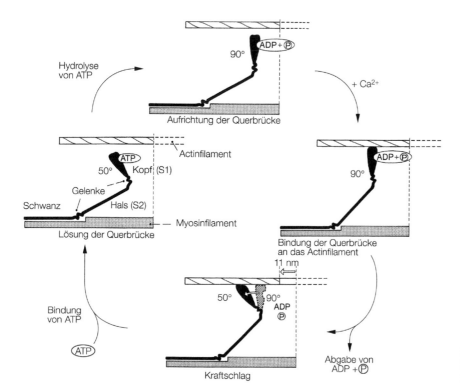

Abb. 3.7-15 Strukturelle und molekulare Vorgänge beim Querbrückenzyklus der Muskelkontraktion.

filamenten und bringt sie in die 90°-Stellung zurück (**Weichmachereffekt des ATP**). Anschließend wird ATP in ADP und Phosphat gespalten. Dadurch werden Konformationsänderungen in den Querbrücken ausgelöst, die bei ausreichender Ca^{2+}-Konzentration (≥ 1 μM) eine feste Bindung an das Actinfilament ermöglichen. Daraufhin werden ADP und Phosphat vom Kopf abgegeben. Diese Abgabe führt zur Abknickung des Kopfes in die 50°-Stellung (Kraftschlag). Der Kopf verbleibt in dieser Position, bis ein neues ATP-Molekül gebunden wird und dadurch der nächste Querbrückenzyklus eingeleitet werden kann. Die Totenstarre kommt dadurch zustande, dass die Myosinköpfe in der 50°-Stellung fixiert sind, da ATP nicht mehr zur Verfügung steht.

Wie oben dargelegt, ist für den Querbrückenzyklus eine erhöhte **Ca^{2+}-Konzentration** erforderlich. Die Ca^{2+}-Ionen werden bei Depolarisation des Membranpotenzials aus den terminalen Zisternen des sarkoplasmatischen Retikulums abgegeben. Ca^{2+}-Ionen binden an das Troponin C der Actinfilamente und lösen Konformationsänderungen im Troponinkomplex aus. Diese bewirken eine Verlagerung der Tropomyosinfilamente in die Furchen der Actinfilamente. Dadurch werden die Bindungsstellen der Querbrücken auf der Oberfläche des Actinfilaments besser zugänglich. Gleichzeitig stimulieren die Ca^{2+}-Ionen die ATPase-Aktivität der Myosinköpfe und damit die Geschwindigkeit des Querbrückenzyklus.

Muskelfasertypen

Extrafusale und intrafusale Fasern

Die Fasern der Skelettmuskulatur können in Fasern der **Arbeitsmuskulatur** (extrafusale Fasern) und Fasern der **Muskelspindeln** (intrafusale Fasern) unterteilt werden.

Muskelspindeln (Fusi neuromusculares) sind spezialisierte Mechanorezeptoren des Muskels, die in geringer Zahl über den Muskel verteilt sind. Die **intrafusalen Muskelfasern** sind sehr dünn (5–20 μm dick, 3–9 mm lang) und erfüllen zwei Aufgaben:
1. Einstellung der Empfindlichkeit der Muskelspindeln durch Spannungs- und Längenänderung,
2. Funktion als Dehnungsrezeptoren, die Längenänderungen des Muskels wahrnehmen (wichtig für den Muskelreflex, Näheres s. Bd. 2, Kap. 13.5).

Die **extrafusalen Muskelfasern** können sich bei Reizung innerhalb von Bruchteilen einer Sekunde kontrahieren und wieder erschlaffen (Muskelzuckung). Sie werden deshalb als **Zuckungsfasern** (engl.: twitch fibers) bezeichnet. Zuckungsfasern besitzen in der Regel nur einen Synapsenkontakt mit einer motorischen Nervenfaser (**motorische Endplatte**, Abb. 3.8-15, „En plaque"-Endigung). Lange Muskelfasern haben oft zwei (oder mehr) Endplatten in größerem Abstand voneinander.

Das gewährleistet eine gleichzeitige Kontraktion aller Abschnitte einer Faser. Wegen der begrenzten elektrischen Leitungsgeschwindigkeit der Muskelmembran (5 m/s) könnten theoretisch zentrale Abschnitte der Faser kontrahieren (erfolgt innerhalb von 20 Millisekunden nach Depolarisation), während die endständigen Abschnitte noch erschlafft sind bzw. umgekehrt. Die Leitungsgeschwindigkeit der Nerven ist rund zehnfach höher als die der Muskelmembran.

Von den Zuckungsfasern werden **Tonusfasern** unterschieden, deren Zellmembran kein Aktionspotenzial fortleiten kann. Deshalb werden die Tonusfasern durch zahlreiche kleine Nervenendigungen („En grappe"-Endigungen) versorgt und können sich nur langsam (wurmförmig) kontrahieren.

Sie besitzen auf ihrer Oberfläche diffus verteilte Acetylcholinrezeptoren und lassen sich deshalb durch Auftropfen von Acetylcholin auf die Muskelmembran zur Kontraktion bringen. Bei den Zuckungsfasern sind die Acetylcholinrezeptoren dagegen nur auf die postsynaptische Membran beschränkt.

Tonusfasern kommen in **Muskelspindeln** (Kernsackfasern vom Typ 1) vor und sind auch in äußeren Augenmuskeln (5% der Fasern) und dem M. tensor tympani nachgewiesen. Tonusfasern sind dünn (10–25 μm) und besitzen zumeist zentralständige Zellkerne.

Das Myosin der schweren Kette (engl.: heavy chain) von Tonusfasern ($MyHC_{ton}$) ist mit dem Myosin der Herzvorhöfe ($MyHC$-α) verwandt. Mit Antikörpern gegen α-Myosin des Herzmuskels lassen sich in den Augenmuskeln auch multipel innervierte Muskelfasern nachweisen, die zucken können. Diese Fasern nehmen eine Zwischenstellung zwischen Tonus- und Zuckungsfasern ein.

Langsame und schnelle Zuckungsfasern (Typ-1-, Typ-2-Fasern)

Die im Folgenden beschriebenen extrafusalen Zuckungsfasern lassen sich in langsam zuckende Fasern (Typ-1-Fasern) und schnell zuckende Fasern (Typ-2-Fasern) unterteilen (Tab. 3.7-1). Die **Typ-1-Fasern** sind auf Dauerleistung ausgelegt (geringer Grad an Erschöpfbarkeit) und erfüllen die normalen Haltefunktionen und Bewegungen der Muskeln. Sie verbrauchen für dieselbe Krafterzeugung wie die Typ-2-Fasern nur 1/3 so viel ATP. **Typ-2-Fasern** sind hauptsächlich für schnelle und kurze kraftvolle Kontraktionen verantwortlich. Ihre Kontraktionsgeschwindigkeit ist zwei- bis viermal größer als die der Typ-1-Fasern. Sie sind in ihrer Leistungsfähigkeit schnell erschöpfbar.

Entsprechend dieser Funktion sind **Typ-1-Fasern** reich an Mitochondrien und decken ihren Energiebedarf hauptsächlich durch oxidative (mitochondriale) ATP-Bildung. Wie die ebenfalls auf Dauerleistung angelegten Herzmuskelzellen enthalten Typ-1-Fasern reichlich Fetttropfen als

Tab. 3.7-1 Übersicht über die wichtigsten Typen der Skelettmuskelfasern

Eigenschaften	Zuckungsfasern			Tonusfasern
	Typ 1	Typ 2A	Typ 2B	tonisch
Myoglobin	viel	viel	wenig	viel
Kontraktion	langsam	schnell	schnell	langsam (wurmförmig)
Ermüdbarkeit	gering	mittel	rasch	gering
Mitochondrien	viele	viele	wenige	viele
Glykogen	wenig	mittel	viel	wenig
Fetttropfen	viele	mittel	wenige	mittel
Z-Streifen	breit	mittel	schmal	mittel
Aktivität der Myosin-ATPase	mittel	hoch	sehr hoch	niedrig
Myosintyp (schwere Kette, HC)	MyHC-I(β)	MyHC-IIa	MyHC-IIx	$MyHC_{ton}$
Vorkommen	ubiquitär			selten, u. a. in Muskelspindeln

Energiereservoir und sind durch einen hohen Gehalt an dem Sauerstoff-bindenden zytosolischen Protein **Myoglobin** (rotbraune Farbe) gekennzeichnet. Deshalb werden die Typ-1-Fasern auch als **„rote" Muskelfasern** bezeichnet, während die Typ-2-Fasern wegen ihres geringen Myoglobingehaltes bei vielen Tieren (aber nicht beim Menschen) etwas heller erscheinen (**„weiße" Muskelfasern**).

Weitere Charakteristika sind ein relativ geringer Gehalt sarkoplasmatischer Ca^{2+}-Pumpen (SERCA) und ein hoher Gehalt des SERCA-Regulators Phospholamban (trifft auch für die Herzmuskulatur zu).

Typ-2-Fasern decken ihren periodisch hohen Energiebedarf hauptsächlich durch Abbau von Glucose (anaerobe Glykolyse) und speichern deshalb viel Glykogen (β-Partikel). Sie besitzen weniger Mitochondrien als die Typ-1-Fasern. Im Zuge der anaeroben Glykolyse entsteht Milchsäure. Diese wird von den Muskelfasern an das Blut abgegeben und in der Leber zur Neusynthese von Glucose verwendet. Glucose wird dem Muskel wieder über die Blutbahn zugeführt (CORI-Zyklus).

Typ-2-Fasern besitzen eine hohe Myosin-ATPase-Aktivität, einen hohen Gehalt an SERCA und kein Phospholamban. Die schnellen Typ-2-Fasern (Typ-2B-Fasern, s. u.) werden erst bei starker Muskeltätigkeit aktiviert. Die normale „Dauerarbeit" der Muskulatur wird durch die Typ-1- und langsamen Typ-2-Fasern (Typ-2A-Fasern) geleistet.

In den meisten Muskeln des Menschen treten Typ-1- und Typ-2-Fasern mit annähernd gleicher **Häufigkeit** auf (Beispiel: *M. vastus lateralis, M. trapezius*). In Muskeln, die dauerhafte Haltefunktionen haben, überwiegen die Typ-1-Fasern (Beispiel: der *M. tibialis anterior* enthält 66% Typ-1- und 34% Typ-2-Fasern).

In der funktionell vielseitigen **Kaumuskulatur** gibt es bei verschiedenen Säugetieren und Affen zusätzlich zu Typ-1- und Typ-2-Fasern noch Fasern mit einer besonders hohen ATPase-Aktivität („superschnelles mastikatorisches Myosin", MyHC$_m$) und offensichtlich sehr langsame Zuckungsfasern, die das α-Myosin der Herzvorhöfe (MyHC-α) enthalten. Die **extraokulären Muskeln** (EOM) enthalten u. a. Fasern mit einem anderen „superschnellen Myosin" (MyHC$_{eom}$), das auch in einigen Kehlkopfmuskeln vorkommt. Unter den extraokulären Muskeln gibt es auch Fasern mit fetalem/neonatalem Myosin (MyHC$_{neo}$) sowie Tonusfasern (MyHC$_{ton}$).

Histochemische und molekulare Unterschiede zwischen den Muskelfasern

Eine sichere lichtmikroskopische Unterscheidung zwischen Typ-1- und Typ-2-Fasern gelingt nur durch Anwendung histochemischer Spezialverfahren zum Nachweis verschiedener Enzyme: Bei neutralem bzw. mäßig alkalischem pH-Wert (pH 9,4) ist die Myosin-ATPase-Reaktion aller Typ-2-Fasern deutlich stärker als die der Typ-1-Fasern. Bei pH 10,4 sind nur noch die Typ-2-Fasern positiv, die Typ-1-Fasern negativ (Abb. 3.7-16). Die Myosin-ATPase der Typ-2-Fasern ist jedoch säurelabil. Diese Säurelabilität kann zur weiteren histochemischen Unterscheidung von Typ-1- und Typ-2-Fasern ausgenutzt werden (Abb. 3.7-17): Bei einem pH-Wert von 4,3 lässt sich in den Typ-1-Fasern eine starke ATPase-Reaktion nachweisen, während die ATPase der Typ-2-Fasern bei diesem pH-Wert nicht mehr reagiert (helle, nichtreaktive Fasern). Wird der pH-Wert auf 4,6 angehoben, kommt neben den Typ-1-Fasern eine Fraktion der Typ-2-Fasern zur Darstellung. Diese Fasern werden als **Typ-2B-Fasern** bezeichnet und von den nichtreaktiven **Typ-2A-Fasern** unterschieden. Typ-2A-Fasern

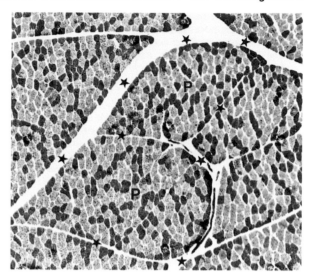

Abb. 3.7-16 Querschnitt durch den M. vastus lateralis des Menschen (9-jähriges Kind) mit Darstellung von schnellen (Typ 2) und langsamen (Typ 1) Zuckungsfasern mit Hilfe der ATPase-Reaktion im alkalischen Milieu (pH 10,4). Typ-2-Fasern zeigen eine starke ATPase-Reaktion (schwarz), die Typ-1-Fasern eine schwache (blass). Primärbündel (P) sind von nicht angefärbten Perimysiumblättern abgegrenzt (Sterne). Vergr. 75fach.

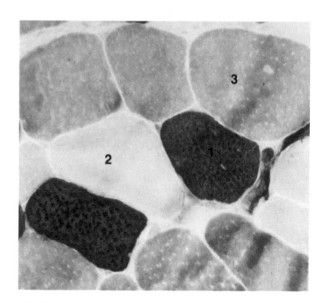

Abb. 3.7-17 Unterscheidung zwischen langsamen Typ-1-Fasern (1), schnellen Typ-2A-Fasern (2) und Typ-2B-Fasern (3) aufgrund der Säureinstabilität der Myosin-ATPase der schnellen Fasern bei einem pH-Wert von 4,6. Die ATPase-Reaktion ist negativ (Typ 2A), schwach positiv (Typ 2B) bzw. stark positiv (Typ 1). Vergr. 600fach.

besitzen mehr Mitochondrien und Myoglobin als die Typ-2B-Fasern. Dadurch nehmen sie eine Mittelstellung zwischen Typ-1- und Typ-2B-Fasern ein. Außerdem gibt es noch einen geringen Anteil (wenige %) von Fasern, die Myosine von langsamen und schnellen Zuckungsfasern gleichzeitig enthalten und sich histochemisch intermediär verhalten (Typ-C-Fasern, Typ-AB-Fasern). Bei Neugeborenen betragen die Typ-2C-Fasern ca. 20% der Muskelfasern. Sie enthalten dann zusätzlich noch fetales Myosin. Sie gelten als Vorläufer der Typ-2A- und Typ-2B-Fasern. Typ-1C-Fasern enthalten Myosine von Typ-1- und Typ-2A-Fasern.

Auch Enzyme des oxidativen bzw. glykolytischen (glykogenolytischen) Energiestoffwechsels können für die enzymhistochemische Unterscheidung der Fasertypen herangezogen werden: Die **Succinatdehydrogenase** (mitochondriales Enzym) zeigt eine besonders starke Reaktion in Typ-1-Fasern, dagegen ist die Aktivität der **Glykogenphosphorylase** in den Typ-2-Fasern wesentlich höher.

Das unterschiedliche Kontraktionsvermögen der verschiedenen Muskelfasertypen spiegelt sich auch in **molekularen Unterschieden** zwischen den Myosinisoformen der Muskelfasern wider. Typ-1-, -2A- und -2B-Fasern besitzen jeweils eine eigenständige Isoform der schweren Kette (engl.: myosin heavy chain = MyHC), die als MyHC-I(β), MyHC-IIa und MyHC-IIx bezeichnet wird. MyHC-I(β) ist identisch mit dem Myosin (β-kardial) der Muskulatur der Herzkammern. Auch hinsichtlich der leichten Myosinketten, der drei Troponinuntereinheiten und der beiden Tropomyosinuntereinheiten bestehen Unterschiede zwischen Typ-1- und Typ-2-Fasern, nicht jedoch zwischen Typ-2A- und Typ-2B-Fasern.

Zusätzlich zu diesen MyHCs der Typ-1- und Typ-2-Fasern gibt es sieben weitere MyHCs: eine für die Herzmuskulatur der Vorhöfe (MyHC-α), zwei für embryonale und fetale/neonatale Myosinformen (MyHC$_{emb}$, MyHC$_{neo}$) sowie für Tonusfasern (MyHC$_{ton}$) und spezielle Formen für Fasern der extraokulären/laryngealen Muskulatur (MyHC$_{eom}$) und Kaumuskulatur (MyHC$_m$) (s. o.). Das Expressionsmuster der letzten drei Myosinformen ist bei Menschen unzureichend bekannt.

Elektronenmikroskopische Unterschiede zwischen Typ-1- und Typ-2-Fasern

Qualitative Kriterien zur Unterscheidung von Typ-1- und Typ-2-Fasern sind Mitochondrienreichtum und Lipidtropfen (Typ-1-Fasern) bzw. Glykogenreichtum und stark entfaltetes sarkoplasmatisches Retikulum (Typ-2-Fasern). Eine präzisere Typisierung mit hoher Treffsicherheit kann durch die Breite der **Z-Linie** und die Struktur der **M-Zone** erfolgen: Typ-1-Fasern haben eine breite Z-Linie (im Mittel 120 nm) und lassen fünf deutliche M-Linien erkennen; Typ-2A-Fasern besitzen eine mittelbreite Z-Linie und drei deutliche sowie zwei schwächer ausgebildete M-Linien; Typ-2B-Fasern sind durch eine dünne Z-Linie (70–80 nm) und drei deutliche M-Linien gekennzeichnet.

Veränderung der Fasertypen

Die funktionellen und biochemischen Unterschiede der Muskelfasern werden durch die Frequenz der nervösen Erregung gesteuert. Werden denervierte Muskeln über längere Zeit intermittierend mit einer hohen Frequenz stimuliert (20–40 Hz), kann eine Umwandlung von Typ-1- in Typ-2-Fasern bzw. Typ-2A- in Typ-2B-Fasern beobachtet werden. Ähnliche Resultate wurden durch **Kreuzinnervierung** von Muskeln bei Labortieren erhalten: Wenn man in einen überwiegend langsamen Muskel den Nerv eines schnellen Muskels implantiert (und umgekehrt), dann verändert sich die Faserzusammensetzung: der langsame Muskel wird in seiner Faserzusammensetzung „schnell" und der schnelle „langsam". Bei niederfrequenter Reizung schneller Muskeln (Denervierung in diesem Fall nicht notwendig) findet eine Umwandlung von Typ-2-Fasern in Typ-1-Fasern statt.

Auch bei **Krafttraining** ist eine Änderung der Faserzusammensetzung zu erzielen, wobei das Verhältnis zwischen Typ-1- und Typ-2-Fasern in etwa konstant bleibt, aber innerhalb der Typ-2-Fasern eine starke Verschiebung zu den langsamen Typ-2A-Fasern stattfindet (Zunahme von Typ-2A-Fasern im M. trapezius des Menschen bei Krafttraining von 27 auf 44% aller Fasern).

Der Haupttrainingseffekt beruht jedoch auf einer besseren Kapillarisierung der Muskulatur (Zunahme um bis zu 40%), einer **Hypertrophie** (Dickenzunahme) der Fasern, geringfügiger Zunahme der Gesamtzahl der Fasern (Bildung neuer, zumeist dünn kalibriger Fasern, die MyHC$_{neo}$ enthalten, **Hyperplasie**) und dem Anstieg des Glykogengehaltes und verschiedener Enzymaktivitäten des Energiestoffwechsels. Die Zunahme der Querschnittsfläche der Fasern im Rahmen der Hypertrophie geht mit einer korrespondierenden Zunahme der Zellkerne einher (Fusion von Satellitenzellen, s. u.). Der **Muskelkater** wird durch Mikrotraumen der Muskulatur mit Bindegewebeumbau hervorgerufen und korreliert mit vermehrter Ausscheidung der für Kollagen typischen Aminosäure Hydroxyprolin im Harn (Kap. 3.3.3).

Im Lauf des Lebens nimmt die Zahl der Muskelfasern kontinuierlich ab (beginnend mit dem 20. Lebensjahr). Mit 50 Jahren sind bereits 10% der Fasern verschwunden. Im hohen Alter (> 70 Jahre) ist in der Regel eine deutliche **Muskelatrophie** festzustellen (Reduktion der Faserzahl und Querschnittsfläche um 50%). Das quantitative Verhältnis von Typ-1- und Typ-2-Fasern bleibt dabei in etwa konstant, die Typ-2-Fasern werden jedoch dünner. Der Durchmesser der Typ-1-Fasern bleibt dagegen unverändert.

Motorische Einheit

Jede motorische Nervenzelle (Motoneuron) im Vorderhorn des Rückenmarks oder in den motorischen Kerngebieten des Hirnstamms innerviert gleichzeitig zahlreiche Muskelfasern. Nervenzelle und innervierte Muskelfasern bilden eine **motorische Einheit**. Die Muskelfasern einer Einheit gehören stets demselben Fasertyp an. Die Größe der motorischen Einheit kann tierexperimentell durch längere elektrische Reizung von einzelnen Nervenfasern bestimmt werden. Dies führt zur Entleerung des Glykogenspeichers in den von dieser Nervenfaser innervierten Muskelfasern. Anschließend kann die Verteilung der Muskelfasern einer motorischen Einheit durch Glykogennachweis (z.B. PAS-Färbung) im histologischen Schnitt bestimmt werden. Bei der Ratte und Katze wurden für Extremitätenmuskeln motorische Einheiten von durchschnittlich 100–400 Muskelfasern ermittelt.

Untersuchungen am Menschen beruhen auf Auszählung der Muskelfasern eines Muskels geteilt durch die in den Muskel eintretenden myelinisierten Nervenfasern abzüglich der geschätzten Zahl von Nervenfasern für Muskelspindeln.

In Muskeln mit fein abgestimmten Bewegungsmöglichkeiten (z.B. Muskeln der Finger, äußere Augenmuskeln) umfasst eine motorische Einheit beim Menschen **100–300 Muskelfasern**. Angaben über kleinere motorische Einheiten (15–25 Fasern) im *Platysma, M. obliquus superior, M. opponens pollicis* sind Einzelwerte, die zum Teil an Totgeburten erhoben wurden. Muskeln mit gröberen Funktionen umfassen motorische Einheiten von **bis zu 2000 Fasern** (z.B. *M. gastrocnemius*). Die Fasern der Einheit sind nicht in Gruppen angeordnet, sondern gleichmäßig über eine größere Querschnittsfläche des Muskels verteilt (bis zu 1 cm^2). Dadurch ist gewährleistet, dass selbst bei Aktivierung von wenigen motorischen Einheiten Kontraktionen über größere Abschnitte des Muskels verteilt werden.

Regeneration und Satellitenzellen

Regeneration

Verletzungen der Skelettmuskulatur durch mechanische, thermische oder chemische Noxen führen, abhängig vom Umfang der Verletzung, zu einem partiellen bzw. kompletten Untergang (Nekrose) der Muskelfasern. Werden nur Abschnitte der Fasern lädiert (z. B. durch lokale Quetschung), kann das Bild einer **segmentalen Nekrose** entstehen: Die Fasern gehen nur lokal zugrunde, während die nicht verletzten Teile (Enden) der Fasern intakt bleiben. Skelettmuskelfasern sind zur **Regeneration** befähigt.

Zunächst wandern Makrophagen in den Basallaminaschlauch ein und phagozytieren das untergegangene (nekrotische) Zellmaterial. Gleichzeitig werden ruhende Myoblasten der Muskelfasern zur Zellteilung und Differenzierung zu neuen Muskelfasern stimuliert. Die ruhenden Myoblasten der Skelettmuskelfasern werden als **Satellitenzellen** bezeichnet (s. u.). Zusätzlich können **Muskelstammzellen** aus dem **Knochenmark** einwandern und sich zu Myoblasten differenzieren. Nach mehreren Teilungszyklen lagern sich postmitotische Myoblasten kettenförmig aneinander und bilden durch anschließende Fusion (Verschmelzung) ihrer Plasmamembranen unreife, dünne Muskelfasern. Diese werden als **Myotuben** bezeichnet und liegen innerhalb des alten Basallaminaschlauches der zerstörten Muskelfaser. Sie werden zusätzlich aber von einer eigenen Basallamina umgeben. Durch Vereinigung mit den intakten Abschnitten der Muskelfasern entsteht wieder ein kontinuierliches Fasergebilde. In Längsschnitten durch die Muskeln sieht man im Bereich der Regeneration häufig mehrere dünne Fasern, die in Verbindung mit den dicken, unverletzten Faserabschnitten stehen. Dadurch entsteht das Bild der **Faseraufspaltung** (engl.: fiber splitting). In späteren Stadien der Regeneration vereinigen sich die dünnen Anteile der Fasern, sodass wieder eine einheitlich dicke, vollständig regenerierte Muskelfaser entsteht (Abb. 3.7-11b).

Satellitenzellen

Es handelt sich um rundliche bis spindelförmige Zellen, die zwischen Basallamina und Faseroberfläche liegen. Sie besitzen keine Myofibrillen und enthalten kaum Glykogen. Deshalb erscheinen sie in der PAS-Färbung hell. Der **Zellkern ist hyperchromatisch**, gelappt und kann häufig schon im Lichtmikroskop von den euchromatischen Zellkernen der Fasern unterschieden werden (Abb. 3.7-18). Satellitenzellen können sich teilen. Die Tochterzellen verschmelzen mit den Muskelfasern. Eine selektive Darstellung gelingt durch Immunanfärbung mit Antikörpern gegen die Adhäsionsproteine N-CAM und M-Cadherin (Kap. 2.3.1). Die Häufigkeit der Satellitenzellen beträgt beim Menschen ca. 4% der Zellkerne einer Faser und kann bei körperlichem Training zunehmen (bis zu 7%). Unter den Satellitenzellen befinden sich **Stammzellen**, die für Nachschub neuer (teilungsfähiger) Satellitenzellen sorgen.

Myotendinöse Verbindung

Die Verbindung der Muskelfasern mit den Kollagenfasern der Ursprungs-, Ansatz- und Zwischensehnen (s. u.) erfolgt durch Spezialisierungen der Plasmamembran. An diesen Stellen ist die Oberfläche der Fasern durch zahlreiche tunnel- und rinnenförmige **Einfaltungen** um etwa das Fünf- bis Zehnfache vergrößert (Abb. 3.7-19). Die Basallamina folgt den Einfaltungen auf der extrazellulären

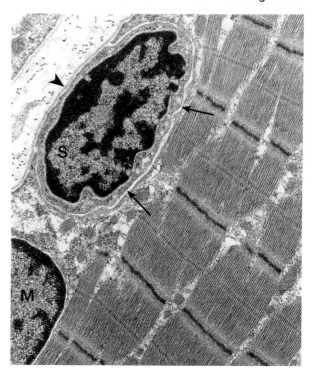

Abb. 3.7-18   Ultrastruktur einer Satellitenzelle (S) einer Skelettmuskelfaser des Menschen. Basallamina (Pfeilspitze) und Interzellularspalt (Pfeile) sind deutlich zu sehen. M, Zellkern der Muskelfaser. TEM, Vergr. 14000fach.

Seite. Mit ihr sind Kollagenfibrillen verbunden, die ebenfalls bis in die Tiefe der Einfaltungen vordringen. An der Innenseite der Plasmamembran ist eine ca. 20 nm dicke, elektronendichte Auflagerung zu erkennen (**Anheftungsplaque**). In diese strahlen die Actinfilamente der Myofibrillen endständig ein.

Der **Molekularbau** dieser Kontakte entspricht in allen Details der Struktur von fokalen Zellsubstratkontakten (Kap. 2.3.2). Die Plasmamembran enthält in hoher Dichte Rezeptoren für die extrazellulären Proteine Laminin-4, Fibronectin und Kollagen (**Integrine** u.a. vom Typ $\alpha_2\beta_1$, $\alpha_7\beta_1$). Durch diese erfolgt eine direkte und indirekte Anbindung der Kollagenfibrillen (vor allem Typ-VI-Kollagen) an die Muskelfasermembran. Intrazellulär sind die Integrine über die Proteine **Talin, Vinculin** und α-**Actinin** mit den Actinfilamenten der Myofibrillen verbunden. Über diese Proteinkette kann die Kontraktionskraft der Myofibrillen von innen nach außen auf das Bindegewebe übertragen werden. Als Besonderheit der myotendinösen Verbindung ist ein hoher Gehalt der Membranoberfläche an **Acetylcholinesterase** zu erwähnen (Funktion unbekannt). Durch den enzymhistochemischen Nachweis der Esterase können die myotendinösen Verbindungen selektiv dargestellt werden.

Zwei schwere erbliche Muskelerkrankungen (Myopathien, Muskeldystrophien) sind auf Mutationen von Proteinen der myotendinösen Verbindung zurückzuführen: BETHLEM-Myopathie durch Mutation einer der drei α-Ketten von Kollagen VI und eine andere Form der Myopathie durch Mutationen von Integrin-α_7.

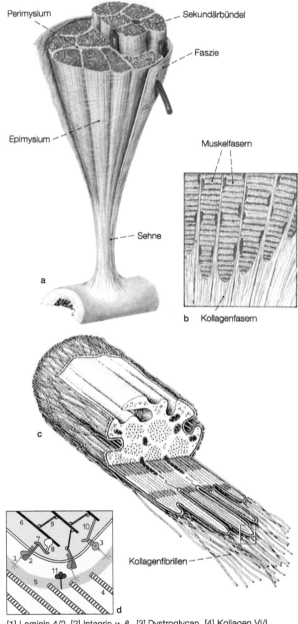

[1] Laminin 4/2, [2] Integrin $\alpha_7\beta_1$, [3] Dystroglycan, [4] Kollagen VI/I,
[5] Lamina densa (Koll. IV), [6] Actinfilament von Myofibrillen, [7] Talin,
[8] Vinculin, [9] α-Actinin, [10] Dystrophin, [11] Acetylcholinesterase

Abb. 3.7-19 Struktur des Muskel-Sehnen-Übergangs im Skelettmuskel. Makroskopische Übersicht (a), Längsschnitt des Übergangs im Lichtmikroskop (b), räumliche Darstellung des Übergangs am Ende einer Muskelfaser (c, d).

3.7.2 Herzmuskulatur

┌─ Übersicht ─────────────────────────────
Die Herzmuskulatur ist ein auf Dauerleistung ausgelegtes, quergestreiftes Muskelgewebe (Bd. 2, Kap. 9.3). Der generelle Aufbau des kontraktilen Apparates unterscheidet sich prinzipiell nicht von dem der Skelettmuskulatur. Das Myosin der Muskulatur der Herzkammern ist identisch mit MyHGI (β), dem Myosin der langsamen Typ-1-Skelettmuskelfasern, das der Vorhöfe mit MyHC-α. Letzteres kommt

nur in wenigen Skelettmuskelfasern vor (s.o.). Im Unterschied zur Skelettmuskulatur setzen sich die Herzmuskelfasern aus **Einzelzellen** zusammen (**Kardiomyozyten),** die meistens nur einen Zellkern (selten zwei) besitzen. Dieser liegt in der Mitte der Zellen (zentralständig) und nicht randständig wie bei den Skelettmuskelfasern (Abb. 3.7-1, 20 u. 22). Der Durchmesser der Herzmuskelzellen beträgt durchschnittlich 10–20 µm, ihre Länge 40–100 µm. Herzmuskelzellen sind untereinander durch spezialisierte Interzellularkontakte, die **Glanzstreifen,** mechanisch und elektronisch miteinander verbunden. Durch die Anordnung der Zellen zu verzweigten faserförmigen Ketten (**Herzmuskelfasern**) entsteht ein dreidimensionales muskuläres Netzwerk. Folgende Besonderheiten sind hervorzuheben:

Glanzstreifen (Disci intercalares)

Innerhalb der Fasern sind die Muskelzellen durch die *Disci intercalares* miteinander verbunden. Diese erscheinen bei Lupenbetrachtung von nativem Gewebe als helle, glänzende Querbanden (deshalb „Glanzstreifen"). Im lichtmikroskopischen Schnittbild sind die Glanzstreifen intensiver angefärbt als das angrenzende Zytoplasma der Zellen (Abb. 3.7-20). Charakteristisch sind Stufenbildungen innerhalb der Glanzstreifen, sodass man **transversale** von **longitudinalen Abschnitten** unterscheiden kann (Abb. 3.7-20b unten, 21 u. 22). Im Elektronenmikroskop können innerhalb der Glanzstreifen drei verschiedene Zellkontakte unterschieden werden: **Fascia adherens, Macula adherens** und **Nexus.**

Die *Fascia adherens* (Kontaktplatte) liegt in den transversalen Abschnitten. In ihr sind die Actinfilamente der Myofibrillen mit dem Adhäsionsmolekül N-Cadherin der Plasmamembran verbunden. Der Molekularbau dieser Verbindung ist in Kap. 2.3.1 (Abb. 2-20) näher beschrieben. Hier erfolgt die mechanische **Übertragung der Kontraktionskraft** zwischen den Herzmuskelzellen.

Am Rande oder innerhalb der *Fascia* sind einzelne Desmosomen *(Maculae adherentes)* gelegen, die Cadherine von Desmoglein- und Desmocollin-Typ enthalten. An diesen sind die **Desmin-Intermediärfilamente** der Kardiomyozyten befestigt. Über größere Strecken kommt es zu einer molekularen Vermischung von Fascia und Macula adherens (Mischkontakt).

In den longitudinalen Abschnitten der Glanzstreifen sind große Nexus (gap junctions) lokalisiert. Nur wenige kleinere Nexus befinden sich auch in den transversalen Abschnitten der Glanzstreifen. Die Nexus dienen der **elektrischen Kopplung** zwischen den Herzmuskelzellen und werden in der Arbeitsmuskulatur vom herzspezifischen Nexusprotein **Connexin 43** gebildet. Die Erregungsübertragung wird durch eine hohe Konzentration von spannungsabhängigen Na^+-Kanälen in der Membran der Glanzstreifen erleichtert.

Membransysteme

Jedes Sarkomer wird von nur einem T-Tubulus umgeben. Dieser liegt in Höhe der Z-Scheibe. Die **T-Tubuli** besitzen ein weites Lumen (100–300 nm), das von einer Basallamina ausgekleidet ist (Abb. 3.7-21 u. 22). Diese kann als eine Fortsetzung der Basallamina der Zelloberfläche ange-

Eine Herzmuskelzelle

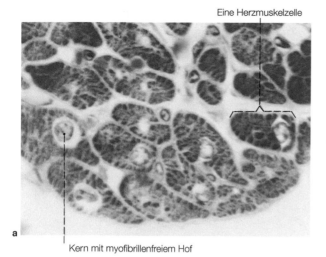

a

Kern mit myofibrillenfreiem Hof

Glanzstreifen

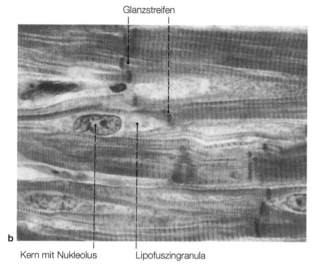

b

Kern mit Nukleolus   Lipofuszingranula

Abb. 3.7-20 Herzmuskulatur (Hund) im Querschnitt (a) und Längsschnitt (b) zum Faserverlauf. Azan-Färbung, Vergr. 960fach.

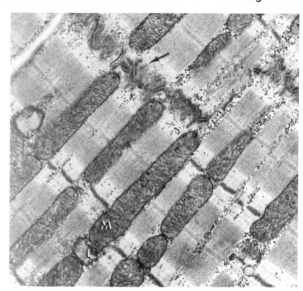

Abb. 3.7-21 Ultrastruktur der Herzmuskulatur (Katze). Der Pfeil zeigt auf einen transversalen Abschnitt des Glanzstreifens mit der Fascia adherens. In der rechten oberen Bildhälfte ist ein longitudinaler Abschnitt des Glanzstreifens zu sehen. In der unteren rechten Bildecke ist ein T-Tubulus quer geschnitten mit erkennbarer Basallamina-Auskleidung. Beachte die vielen Mitochondrien (M), Lipidtropfen (L) und Glykogengranula (kleine schwarze Punkte in den I-Banden und zwischen den Myofibrillen). Vergr. 1500fach. Hinweis: In Abb. 2-20 ist ein Glanzstreifen bei stärkerer Vergrößerung wiedergegeben.

sehen werden. In der T-Tubulusmembran befinden sich Integrine ($\alpha_5\beta_1$) für die Haftung an der Basallamina und verschiedene mit Integrinen verbundene Zytoskelettkomponenten (Actin, Vinculin, Spectrin), die die T-Tubulusmembran stabilisieren. Benachbarte T-Tubuli sind untereinander verbunden, teilweise durch longitudinale Aufzweigungen. Das sarkoplasmatische Retikulum (SR) ist viel spärlicher ausgebildet als im Skelettmuskel. Das **junktionale SR** besteht aus relativ kleinen terminalen Zisternen, die in größeren Abständen Füßchenkontakte mit den T-Tubuli ausbilden. Deshalb ist in Querschnitten durch T-Tubuli meistens nur eine terminale Zisterne im Kontakt mit einem T-Tubulus zu sehen (**Dyaden**). Umschriebene bläschenförmige Aussackungen des SR, die auch Kontakte mit der Plasmamembran aufnehmen können, werden als **korbuläres SR** bezeichnet (Abb. 3.7-22).

Das junktionale und korbuläre SR dienen als Ca^{2+}-Speicher und enthalten das Ca^{2+}-bindende Protein Calsequestrin sowie in ihrer Membran den Ryanodinrezeptor (junktionales SR) bzw. einen IP_3-regulierten Ca^{2+}-Kanal (korbuläres SR) (Abb. 3.7-9 u. 22). Das SR spielt bei der Herzkontraktion eine wichtige Rolle als Ca^{2+}-Quelle. Ein großer Teil der Ca^{2+}-Ionen gelangt jedoch auch durch

die zahlreichen spannungsabhängigen Ca^{2+}-Kanäle der Plasmamembran und T-Tubuli (DHP-Rezeptoren) in das Zytosol. Die größere Weite der T-Tubuli (im Vergleich zur Skelettmuskelfaser) erleichtert den Zutritt (Diffusion) von Ca^{2+}-Ionen von der Oberfläche der Herzmuskelzellen in das Innere der Fasern.

Reizleitungsmuskulatur und Schrittmacherzellen

Die automatische Selbsterregung und anschließende koordinierte Ausbreitung der Aktionspotentiale über die gesamte Herzmuskulatur erfolgt durch das Reizbildungs- und Reizleitungssystem. Dieses besteht aus spezialisierten Herzmuskelzellen in den Vorhöfen (Sinusknoten, Atrioventrikularknoten) als **Reizbildungszentren** (Schrittmacherzellen) und den **Reizleitungsbündeln** der Kammern (Bd. 2, Kap. 9.3).

Die **Schrittmacherzellen** sind durch ein lockeres und teilweise ungeordnetes Myofibrillensystem gekennzeichnet. Sie besitzen keine Glanzstreifen, sondern nur Nexus (Connexine 40 und 45) und punktförmige Adhäsionskontakte (*Puncta adherentia*). T-Tubuli fehlen ebenfalls.

Die Zellen der Reizleitungsbündel (PURKINJE-Fasern) fallen bereits im Lichtmikroskop durch Armut an Myofibrillen und hohen Gehalt an Glykogen auf. Überdies sind die spärlichen Myofibrillen häufig in zirkulären Touren unter der Plasmamembran konzentriert („Ringbinden"). Der Durchmesser der Reizleitungsfasern (Zellen) ist meistens deutlich größer als der der Arbeitsmuskulatur. Die Muskelzellen der Reizleitungsbündel sind durch Glanzstreifen miteinander verbunden. Die Nexus enthalten das **Connexin 40** (Arbeitsmuskulatur: Connexin 43).

165

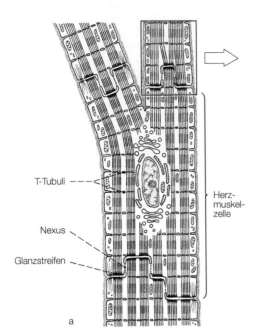

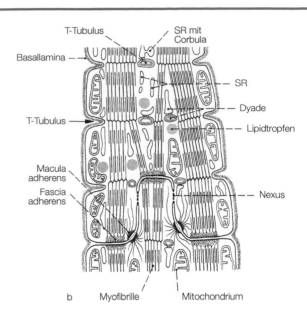

Abb. 3.7-22 **Ultrastruktur der Herzmuskelzelle im Längsschnitt** (schematische Darstellung). (b) zeigt einen Ausschnitt aus (a) mit Glanzstreifen.

An den distalen Enden der PURKINJE-Fasern (Übergänge zur Kammermuskulatur) besitzen die Zellen keine Glanzstreifen.

Weitere Besonderheiten

Herzmuskelzellen enthalten viel Myoglobin, zahlreiche Mitochondrien und Lipidtropfen (Abb. 3.7-21). Sie ähneln damit den Typ-1-Fasern der Skelettmuskulatur und enthalten in der Kammermuskulatur auch die schweren Ketten des Myosins der Typ-1-Fasern (MyHC-I(β) = MyHC β-kardial). Die Kardiomyozyten der Vorhöfe besitzen dagegen eine eigenständige Myosin-Isoform (α-kardial = MyHC-α). Es gibt auch Herzmuskelzellen in den Ventrikeln und Vorhöfen, die beide Myosinformen enthalten. Die Myofibrillen sind innerhalb der Herzmuskelzellen weniger dicht gepackt als in der Skelettmuskulatur. Insbesondere im perinukleären Raum liegt ein größeres myofibrillenfreies Zytoplasmaareal. Dieses enthält viel raues endoplasmatisches Retikulum (ER), den GOLGI-Apparat und Lysosomen. Außerdem kommt es hier im Laufe des Alters zur Anhäufung (Ablagerung) von **Lipofuszingranula** (Kap. 2.13.1). Einige Herzmuskelzellen der **Vorhöfe** (Trabekel) synthetisieren und speichern im perinukleären Raum sekretorische Granula. Diese enthalten das **Hormon ANP** (atriales natriuretisches Peptid), das bei Dehnung der Vorhofmuskulatur durch Exozytose abgegeben wird. ANP ist ein gefäßerweiterndes und blutdrucksenkendes Hormon, das auch die Na$^+$-Ausscheidung in der Niere stimuliert (Näheres Kap. 9.3).

Wachstum und Regeneration

Herzmuskelzellen reagieren auf eine Zunahme der hämodynamischen Belastung (z. B. Hochdruck, Hypertonie) mit einer **Hypertrophie** der Muskelzellen (Zunahme der Zellgröße). Satellitenzellen fehlen im Herzmuskel, sodass eine Regeneration von abgestorbener Muskulatur (z. B. nach Herzinfarkt) nicht möglich ist.

Die Hypertrophie geht bei unphysiologischen Belastungen in Umbauvorgänge und Bindegewebevermehrung über (Remodellierung, Gefügedilatation). Dieser Schritt führt schließlich zur Herabsetzung der Pumpeffektivität des Herzens, gefolgt von globaler Herzinsuffizienz.

3.7.3 Glatte Muskulatur

Die glatte Muskulatur ist hauptsächlich auf die **Wandungen von Hohlorganen** und von Blut- und Lymphgefäßen beschränkt (Eingeweidemuskulatur). Außerdem ist glatte Muskulatur in der **Iris** für die Einstellung der Pupillenweite (*Mm. sphincter* und *dilatator pupillae*) und im **Corpus ciliare** (*M. ciliaris*) für die Nah- und Ferneinstellung der Augenlinse von Bedeutung. In der Haut steht glatte Muskulatur mit den Haarwurzeln in Verbindung (*Mm. arrectores pilorum*) und ist für die Entstehung der „Gänsehaut" (Aufrichtung der Haare) verantwortlich. In der **Augenhöhle** bildet glatte Muskulatur ein Widerlager für den Augapfel (*M. orbitalis*). Glatte Muskulatur (*Mm. tarsales*) hält die **Augenlider** in einer leicht geöffneten Grundposition.

Eine Fehlfunktion der glatten Muskulatur steht in kausalem Zusammenhang mit der Entstehung **häufiger Erkrankungen** des Menschen, wie Asthma bronchiale, Bluthochdruck und Störungen des Magen-Darm-Traktes, der Gallenwege und der harnleitenden Organe. Medikamente, die direkt oder indirekt den Kontraktionszustand der glatten Muskulatur beeinflussen, gehören zu den am häufigsten verschriebenen Arzneimitteln.

Form, Größe und Anordnung

Die spezifische Zelle der glatten Muskulatur ist die **spindelförmige** glatte Muskelzelle (Abb. 3.7-1 u. 23 bis 27). Glatte Muskelzellen können zwischen 5–10 μm (Zellen zwischen den elastischen Lamellen der Aorta) und 800 μm (Muskelzellen im schwangeren Uterus) lang sein. Die Dicke schwankt zwischen 3–10 μm. An verschiedenen Stellen kommen auch **sternförmig** verzweigte, glatte Muskelzellen vor (Organkapseln, Metarteriolen, kleine Venen, subendokardiale glatte Muskelzellen der Herzvorhöfe).

Glatte Muskelzellen bilden in der Regel **Bündel** von parallel ausgerichteten Zellen. Innerhalb der Bündel können die Zellen durch endständige Verzahnungen **Faserketten** bilden (ähnlich wie Herzmuskelzellen und Skelettmuskelfasern). In der Wand von Hohlorganen sind die glattmuskulären Bündel häufig **schichtenförmig** angeordnet mit rechtwinklig oder schräg zueinander gestellten Ver-

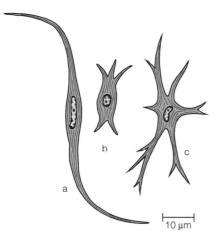

Abb. 3.7-23 Typische Formen von isolierten glatten Muskelzellen. (a) lang, spindelförmig (Darmwand), (b) kurz, zipfelförmig verzweigt (Media der Aorta), (c) sternförmig verzweigt (Herzinnenhaut, Endokard).

laufsrichtungen. In der Muskelwand beispielsweise der unteren Speiseröhre und des Darms ist eine außen gelegene Längsmuskelschicht und eine innen lokalisierte Ringmuskelschicht ausgebildet.

Glatte Muskelzellen können an sehnenähnlichen Strukturen befestigt sein (*Mm. arrectores pilorum, Mm. tarsales, M. ciliaris*). Die „Sehnen" können aus elastischen Fasern oder aus Kollagenfasern bestehen. In diesen Fällen umschließen die Muskelzellen die Fasern in endständigen Invaginationen, wie bei der myotendinösen Verbindung der Skelettmuskulatur beschrieben.

Struktur

Die Zellen besitzen einen **zentralständigen Zellkern,** der im größten Durchmesser der Zelle (Zellmitte) liegt. Die Kernform ähnelt der eines Fibroblasten. In gestreckten Muskelzellen sind die Kerne oft zigarrenförmig lang ausgezogen (bis 20 μm Länge). In kontrahiertem Zustand erscheinen sie häufig korkenzieherförmig gestaucht (Abb. 3.7-1). Die Mehrzahl der Organellen (GOLGI-Apparat, Mitochondrien, raues endoplasmatisches Retikulum) ist in kappenförmigen Zytoplasmaarealen an beiden Polen der Zellkerne lokalisiert (Abb. 3.7-25a). Die übrigen Abschnitte der Muskelzellen enthalten dicht aneinander gelagerte Bündel von Myofilamenten, die überwiegend in der Längsachse der Zellen ausgerichtet sind (s. u.). Zwischen den Myofilamenten sind verstreut Mitochondrien und ein mäßig entwickeltes **glattes endoplasmatisches Retikulum** (ER) (Ca^{2+}-Speicher) gelegen. Die Muskelzellen sind eosinophil und meistens intensiver gefärbt als Fibroblasten und Fasern des umgebenden Bindegewebes (Abb. 3.7-24). In der Azan-Färbung erscheint jede Muskelzelle von einer dünnen blauen Linie umgeben. Diese stellt die **Basalmembran** dar, welche die Zellen komplett umhüllt. Eine Querstreifung ist nicht ausgebildet, weshalb die Zellen „glatt" erscheinen.

Kontraktiler Apparat

Der kontraktile Apparat besteht aus **Actin-** und **Myosinfilamenten** sowie aus umschriebenen Quervernetzungszonen (**Verdichtungszonen,** engl.: dense bodies), die den Z-Scheiben der quergestreiften Muskulatur entsprechen (Abb.

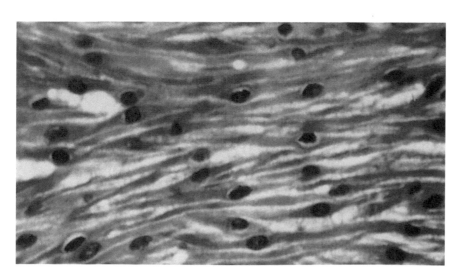

Abb. 3.7-24 Schnitt in Längsrichtung von glatten Muskelzellen (H.E.-Färbung). Vergr. 480fach.

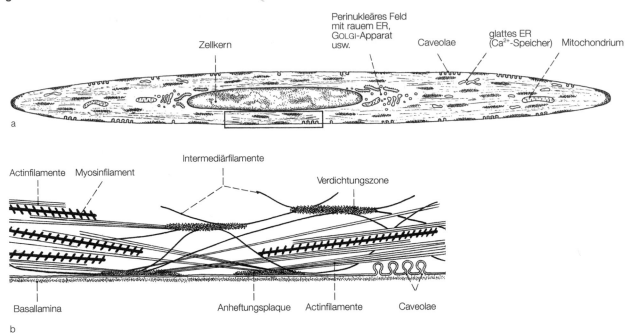

Abb. 3.7-25 Schematischer Längsschnitt durch eine glatte Muskelzelle mit ihren wichtigsten Zellkompartimenten und Organellen. Der Ausschnitt (b) zeigt die strukturelle Organisation des kontraktilen Filamentsystems.

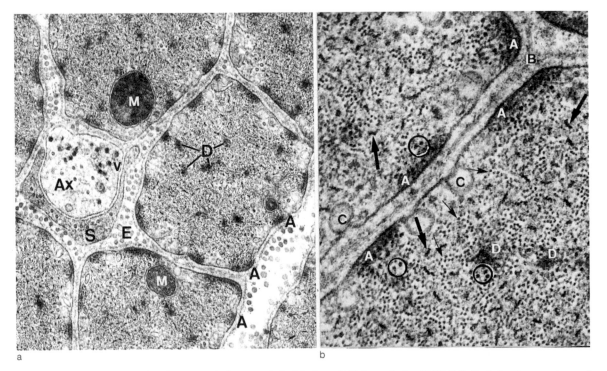

Abb. 3.7-26 Ultrastruktur der glatten Muskulatur am Beispiel eines dicht innervierten Multi-Unit-Muskels (Mm. arrectores pilorum des Haushuhns = Mm. pennati) in der Übersicht (a) und bei stärkerer Vergrößerung (b). Abkürzungen: Ax = Axonanschwellung (Varikosität) mit synaptischen Vesikeln (V) und partiell bedeckender Hüllzelle (SCHWANN-Zelle, S). E = Endomysium mit Kollagenfibrillen und Basallamina (B). D = dichte Zonen. Anheftungsplaques (A) für die Actinfilamente (kleine Pfeile) und Intermediärfilamente (Kreise). Dicke Pfeile = Myosinfilamente; C = Caveolae mit Diaphragmen. M = Mitochondrien. TEM, Vergr. (a) 35 000fach; (b) 85 000fach.

3.7-25 bis 27). Eine reguläre Anordnung der Actin- und Myosinfilamente liegt jedoch nicht vor, sodass kein Querstreifungsmuster entsteht. Ein weiterer wichtiger Unterschied zur quer gestreiften Muskulatur besteht darin, dass

die Anheftungszonen von Actinfilamenten über die gesamte innere Oberfläche der Zellmembran verteilt sind. Diese **Anheftungsplaques** (engl.: attachment plaques, membrane densities) sind häufig in longitudinalen Bändern angeord-

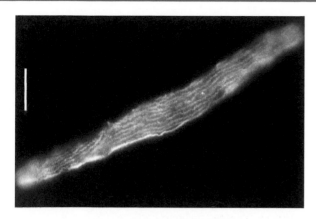

Abb. 3.7-27 Isolierte glatte Muskelzelle. Die plasmalemmalen Anheftungsbänder für die Actinfilamente sind mit einem Antikörper gegen das Protein Talin immunhistochemisch dargestellt. Talin verknüpft die Actinfilamente mit den Rezeptoren für Proteine des Bindegewebes (Integrine). Maßstab 10 μm.

net (Abb. 3.7-27), die ohne Unterbrechung von einem Ende der Muskelzellen zum anderen verlaufen (**Anheftungsbänder**, engl.: dense bands).

Die Molekularstruktur der Anheftungsplaques (-bänder) entspricht der von fokalen Kontakten bzw. Muskel-Sehnen-Verbindungen (Hauptproteine: α-Actinin, Vinculin, Talin, Integrine, s. o.). Zusätzlich strahlen hier Intermediärfilamente ein, welche in den glatten Muskelzellen hauptsächlich aus Desmin bestehen (in Muskelzellen von Blutgefäßen teilweise auch aus Vimentin). Die Intermediärfilamente verbinden die Verdichtungszonen (densities) untereinander und mit den Anheftungszonen der Plasmamembran.

Die Zellen besitzen für die glatte Muskulatur spezifische **kontraktile Proteine**: glattmuskuläres Myosin (schwere und leichte Ketten), glattmuskuläres Actin (**saures α-Actin**) und glattmuskuläre Formen des Tropomyosins. Den glatten Muskeln fehlt jedoch ein Troponinkomplex. Stattdessen besitzen glatte Muskelzellen das Ca^{2+}-bindende Protein **Calmodulin**. Anders als im quer gestreiften Muskel kann glattmuskuläres Myosin auch bei niedrigen Ca^{2+}-Konzentrationen ($< 10^{-6}$ M) an die Actinfilamente binden. Ein intrazellulärer Anstieg von Ca^{2+} (Einstrom durch Ca^{2+}-Kanäle der Plasmamembran und des glatten endoplasmatischen Retikulums) löst die Kontraktion in erster Linie durch eine Aktivierung der Myosin-ATPase aus. Diese Aktivierung erfolgt durch Übertragung einer Phosphatgruppe auf die regulatorischen leichten Ketten der Myosin-Querbrücken. Die dafür verantwortliche **Leichtkettenkinase** wird durch den Ca^{2+}-Calmodulin-Komplex aktiviert. Das Calmodulin- und Actin-bindende Protein **Caldesmon** moduliert zusätzlich die Bindung von Myosin an Actin. Die Kontraktion wird durch Absinken der zytosolischen Ca^{2+}-Konzentration beendet. Die Ca^{2+}-Ionen werden durch Ca^{2+}-Pumpen des glatten endoplasmatischen Retikulums und der Plasmamembran aus dem Zytoplasma entfernt.

Die plasmalemmalen Ca^{2+}-Pumpen sind hauptsächlich in der Membran von bläschenförmigen Einstülpungen der Plasmamembran (**Caveolae**) lokalisiert (Abb. 3.7-25 u. 26, Abb. 2-57, Kap. 2.8.1). Die *Caveolae* befinden sich in den Membranabschnitten der Zelloberfläche, die zwischen den Anheftungsbändern gelegen sind. Hier ist auch das Membranskelett-Protein Dystrophin lokalisiert.

Metabolische Myozyten, Myofibroblasten

Glatte Muskelzellen können Übergänge zu Fibroblasten aufweisen und ihre Hauptaktivität auf die Synthese von Komponenten der extrazellulären Matrix legen. Die glatten Muskelzellen in der Media von Arterien sezernieren alle Komponenten der extrazellulären Matrix (Elastin, Kollagen usw.). Bei den sekretorisch aktiven Myozyten wird der kontraktile Apparat reduziert und an den Rand der Zellen gedrängt. Er enthält aber noch alle typischen Proteine des kontraktilen Apparates („metabolischer Myozyt").

Übergänge zu Fibroblasten mit teilweisem Verlust der Basallamina und starker Reduktion des kontraktilen Apparates (Ausbildung von Stressfasern, Kap. 2.4.3) werden **Myofibroblasten** genannt. Myofibroblasten enthalten noch einige Isoformen des kontraktilen Apparates der glatten Muskulatur (z. B. das saure α-Actin). Sie entstehen wohl hauptsächlich aus fibroblastischen Zellen und sind charakteristisch für das Granulationsgewebe während der Wundheilung. Hier sind Myofibroblasten für den Schluss der Wundränder (Wundkontraktion) verantwortlich. Ihre Bildung wird u. a. durch TGF-β stimuliert.

Innervation und Erregungsleitung

Man kann die glatte Muskulatur in spontan aktive Muskeln und nicht-spontan aktive Muskeln unterteilen:

Spontan aktive Muskeln: Der größte Teil der Eingeweidemuskulatur ist spontan aktiv. Spezialisierte glatte Muskelzellen (die strukturell nicht charakterisiert sind) dienen als

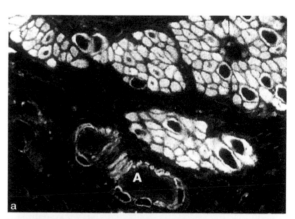

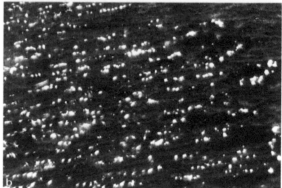

Abb. 3.7-28 Ringmuskelschicht der Dünndarmwand (Ratte).
(a) Querschnitt: Die glatte Muskulatur ist durch einen Antikörper gegen glattmuskuläres Myosin spezifisch dargestellt. Die Zellkerne erscheinen hier als dunkle zentralständige Aussparungen. A = glatte Muskulatur in der Wand einer Arteriole.
(b) Längsschnitt: Die Nexus wurden mit einem Antikörper gegen Connexin 43 angefärbt. Beachte die hohe Dichte der Nexus in diesem spontan aktiven glatten Muskel (Single-Unit-Typ). Vergr. 700fach.

Schrittmacherzellen. In diesen entstehen spontane Entladungen des Membranpotenzials, meistens in rhythmischer Abfolge (rhythmische Kontraktion). Wie in der Herzmuskulatur wird ein Aktionspotenzial ausgelöst, das sich über **zahlreiche Nexus** auf die benachbarten Zellen ausbreitet, sodass eine Kontraktionswelle entsteht (Abb. 3.7-28). Diese bildet die mechanische Grundlage für **peristaltische Bewegungen** des Magen-Darm-Rohrs oder des Harnleiters. Durch die Peristaltik wird der Inhalt der Hohlorgane weiterbefördert. Da sich die Muskulatur wie eine funktionelle Einheit verhält, spricht man vom **Single-Unit-Typ** der Muskulatur. Wie im Herzen, können die Schrittmacherzellen und die Geschwindigkeit der Fortleitung des Aktionspotenzials durch **Neurotransmitter** reguliert werden (hauptsächlich durch Acetylcholin und Noradrenalin). Abhängig vom Rezeptorenbesatz wirken die Transmitter hemmend oder fördernd auf die Spontanaktivität der glatten Muskulatur.

Nicht-spontan aktive Muskeln: Zu diesen zählen Muskeln, deren Kontraktion durch Nervenstimuli ausgelöst wird, wie die Muskeln der Iris (Lichtreflex), der Arteriolen (Blutdruckregulation), des Samenleiters (Ejakulation) oder der Haare („Gänsehaut"). Die Muskelzellen sind nur **spärlich mit Nexus verbunden.** Dafür befinden sich in Nachbarschaft der meisten Muskelzellen efferente Nervenendigungen (**dichte Innervation,** Abb. 3.7-26), sodass wie im Skelettmuskel durch Variation der Innervation motorischer Einheiten eine abgestufte Kontraktion möglich ist (**Multi-Unit-Typ**).

Literatur

Siehe Anhang Nr. 49, 65, 80, 106, 117, 159, 160, 169, 205, 218, 316, 320, 321, 331, 344, 350, 352, 378, 391, 405, 431, 453.

3.8 Nervengewebe

P. Kugler und D. Drenckhahn

┌─Übersicht────────────────────────────

Das Nervengewebe ist die strukturelle Grundlage des Nervensystems, das sich aus **zentralem Nervensystem** (**ZNS**, bestehend aus Gehirn und Rückenmark) und **peripherem Nervensystem** (**PNS**) zusammensetzt.

Die **Hauptaufgaben** des Nervensystems und damit des Nervengewebes bestehen in der Steuerung und Koordination der Funktionen innerer Organe und der Skelettmuskulatur. Dabei ist das ZNS das übergeordnete Steuerzentrum, während das PNS vor allem die nervalen Verbindungen (Nerven) zwischen Gehirn (Hirnnerven) und Rückenmark (Spinalnerven) einerseits und den außerhalb des ZNS liegenden Organen und Geweben des Körpers andererseits herstellt. Die dem ZNS zugeleiteten nervalen Erregungen (Informationen) werden **afferent** (**sensorisch**) und die vom ZNS ausgesandten Erregungen (Steuerbefehle) werden **efferent** (überwiegend **motorisch**) genannt.

Der Teil des Nervensystems, der die Tätigkeit innerer Organe im Wesentlichen unbewusst regelt, ist das **autonome Nervensystem.** Über dieses werden Gefäß- und Eingeweidemuskulatur und Drüsen gesteuert (**Viszeromotorik**). Durch den anderen Teil des Nervensystems (**somatisches Nervensystem**) wird die Skelettmuskulatur innerviert (**Somatomotorik**) und werden Informationen (Reize) aus Muskeln,

Gelenken und Haut sowie aus der Umgebung (aufgenommen durch Auge, Riech- und Geschmacksregionen) vermittelt (**Somatosensorik**). Die Informationsvermittlung aus den Eingeweiden wird als **Viszerosensorik** bezeichnet. Die somato- und viszerosensorischen Informationen werden im ZNS verarbeitet und daraus resultierende somato- und viszeromotorische Steuerbefehle werden aus dem ZNS den entsprechenden Organen zugeleitet. Neben der Steuerung von Organtätigkeiten erfüllt das Nervensystem jedoch auch höherwertige Funktionen, z. B. in Form der Speicherung von Erfahrungen (Gedächtnis), der Entwicklung von Vorstellungen (Denken), von Emotionen und Bewusstsein.

Die **zellulären Bestandteile** des Nervengewebes sind **Nervenzellen** (**Neurone**) und **Neurogliazellen.** Nervenzellen besitzen meistens mehrere Fortsätze (Abb. 3.8-1), die der Reizaufnahme dienen (afferente Fortsätze, **Dendriten**), und in der Regel einen Fortsatz, der für die Weiterleitung von Reizen zu den Zielzellen der Neurone zuständig ist (efferenter Fortsatz, **Axon**). Die Reizübertragung auf Zielzellen (u. a. Nervenzellen, Muskelzellen) erfolgt durch spezialisierte Kontakte (**Synapsen**) an den Endaufzweigungen der Axone. Hier wird der Reiz überwiegend durch Überträgerstoffe (Neurotransmitter) übermittelt (**Neurotransmission**). Demgegenüber besitzt die Neuroglia vor allem Hüll-, Stütz-, Schutz- und im weitesten Sinn Ernährungsfunktionen für Neurone. Die extrazelluläre Matrix des Nervengewebes ist im ZNS nur in geringem Umfang vorhanden und im Wesentlichen **ungeformte Grundsubstanz.** Die Zellen des Nervengewebes sind im ZNS dicht gelagert (sehr enge Interzellularräume). Das Nervengewebe enthält reichlich Blutgefäße, die im ZNS nur für wenige Moleküle des Blutes durchlässig sind (**Blut-Hirn-Schranke**).

Die Zellen des Nervengewebes gehen aus dem **Neuralrohr** und der **Neuralleiste** hervor (Bd. 2, Kap. 12.2.1). Eine Ausnahme bildet die Mikroglia, die dem Mesenchym (Monozyten des Knochenmarks) entstammt und damit zum mononukleären Phagozytensystem (MPS) gehört (Bd. 2, Kap. 10.1).

3.8.1 Nervenzelle (Neuron)

Die Nervenzelle ist die **spezifische Zelle** des Nervengewebes. Sie ist hochspezialisiert und nicht mehr teilungsfähig (irreversibel **postmitotisch**) und exprimiert an ihrer Zelloberfläche unter Normalbedingungen keine MHC-I-Moleküle. Eine Neubildung von bestimmten Neuronen des Säugergehirns (z. B. *Bulbus olfactorius*) scheint jedoch zeitlebens möglich. Die neuralen Stammzellen für den Bulbus olfactorius befinden sich in einer ventrikelnahen, (sub)ependymalen Zone und wandern von hier in den Bulbus olfactorius aus. Das menschliche Gehirn enthält etwa 100 Milliarden Neurone. Neurone stehen untereinander oder mit anderen Zielzellen (z. B. Muskel- und Drüsenzellen) über spezifische Zellkontakte (**Synapsen**) in Verbindung. Allein im menschlichen Gehirn kommen etwa 100 Billionen Synapsen vor.

Allgemeiner Bauplan. Nervenzellen bestehen aus dem kernhaltigen Zellleib (**Perikaryon, Soma**) und unterschiedlichen Fortsätzen (**Axon** und **Dendrit**) (Abb. 3.8-1). Die Fortsätze, die der Signalleitung und integrativen Verschaltung dienen, können in unterschiedlicher Anzahl vorhan-

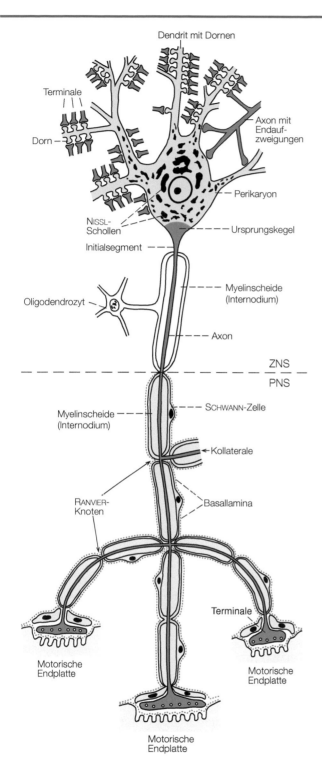

Abb. 3.8-1 Neuron (Motoneuron), das mit seinem Perikaryon, den baumartig verzweigten Dendriten und dem Anfangsteil des Axons im ZNS (Rückenmark) liegt. Im Perikaryon fallen ein großer, runder Zellkern (mit Nucleolus) und Nissl-Schollen auf, die auch in den stammförmigen Abschnitten der Dendriten vorkommen. Der Axonursprung (Ursprungskegel) ist frei von Nissl-Schollen. Die Dendriten weisen Dornen auf, an denen Terminale anderer Axone enden. Hier bestehen axodendritische Synapsen. Außerdem zeigt ein herantretendes Axon (rechts) Endverzweigungen (Telodendron), deren Terminale an Perikaryon (axosomatische Synapse) und an Dendriten enden (axodendritische Synapsen). Das Axon des Motoneurons ist insgesamt von einer Myelinscheide umhüllt (myelinisierte Nervenfaser). Im ZNS wird diese durch Oligodendrozyten gebildet (ohne bedeckende Basallamina). Nach Austritt aus dem ZNS wird im PNS die Myelinscheide durch Schwann-Zellen gebildet (mit bedeckender Basallamina). Das Axon und seine Äste enden an Skelettmuskelfasern (grau). Diese Terminale bilden zusammen mit den Skelettmuskelfasern motorische Endplatten (neuromuskuläre Synapsen).

laritäten), der Länge der Axone und der Leitungsrichtung. Nach der Zahl der **Fortsätze** unterscheidet man (Abb. 3.8-2):

– **Bipolare** Neurone: Sie besitzen zwei Fortsätze in Form eines Axons und eines Dendriten, die an gegenüberliegenden Zellpolen entspringen. Sie kommen u. a. in der Netzhaut (Photorezeptoren, bipolare Nervenzellen der inneren Körnerschicht) und als bipolare Neurone im *Ganglion spirale* und *Ganglion vestibulare* (Innenohr) vor. Olfaktorische Neurone sind ebenfalls zu den bipolaren Nervenzellen zu rechnen.

– **Pseudounipolare** Neurone: Sie sind am Anfang ihrer Entwicklung bipolare Proneurone. In der weiteren Entwicklung wird der Zellleib in Höhe der Ursprünge beider Fortsätze (Axon, Dendrit) zu einem Fortsatz eingeschnürt (Bd. 2, Abb. 12.4-2). Im Endzustand haben diese Neurone dann nur einen Fortsatzursprung (der einem Axonursprung gleicht; s. u.) (Abb. 3.8-35). Dieser Fortsatz teilt sich dann nach kurzem Verlauf wieder in die beiden ursprünglich vorhandenen Fortsätze. Daraus ergibt sich ein T-förmiges Verzweigungsmuster. Solche Neurone kommen in sensorischen Spinal- und Hirnnervenganglien sowie im mesenzephalen Trigeminuskern vor.

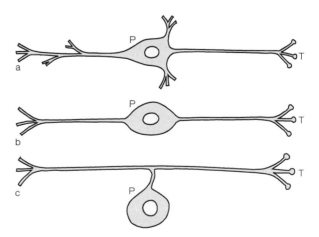

Abb. 3.8-2 Drei Haupttypen von Neuronen. Multipolare (a), bipolare (b) und pseudounipolare Neurone (c). P = Perikaryon, T = präsynaptische Terminale.

den sein. **Lichtmikroskopisch** lassen sich Nervenzellen in ihrer Gesamtheit (Perikaryon und Fortsätze) durch Metallimprägnationen darstellen. Gebräuchlich ist die Silberimprägnationstechnik von Golgi. Diese Verfahren führen jedoch meist nicht zu einer selektiven Schwärzung von Neuronen, sondern erfassen u. a. auch Neurogliazellen (vgl. Abb. 3.8-30).

Einteilung. Neurone können nach verschiedenen Gesichtspunkten eingeteilt werden: nach der Zahl der Fortsätze (Po-

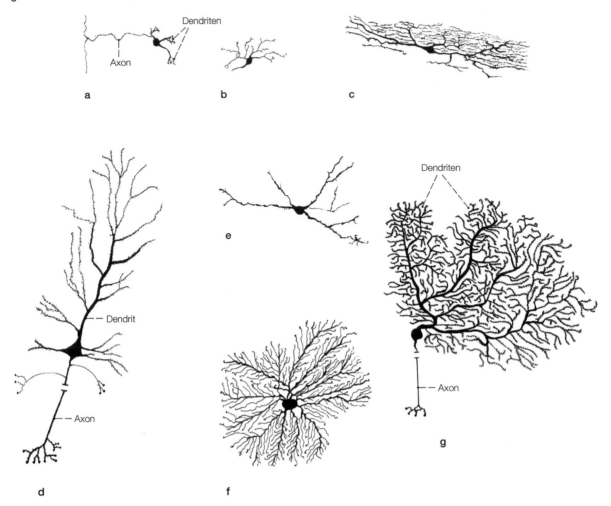

Abb. 3.8-3 Schematische Darstellung einiger Typen multipolarer Neurone. (a) Körnerzelle aus der Kleinhirnrinde, (b) Neuron aus dem spinalen Trigeminuskern, (c) Neuron aus der Substantia gelatinosa des Rückenmarks, (d) Pyramidenzelle aus der Großhirnrinde, (e) Neuron aus dem Globus pallidus, (f) Neuron aus dem Thalamus, (g) Purkinje-Zelle aus der Kleinhirnrinde.

– **Multipolare** Neurone: Sie sind der häufigste Neurontyp. Aus dem Perikaryon entspringen stets mehrere Dendriten und nur ein Axon. Bei multipolaren Nervenzellen gibt es nach der äußeren Gestalt eine größere Formenvielfalt (Abb. 3.8-3), die auch zur Namensgebung herangezogen wird, z. B. Körnerzellen, Pyramidenzellen, Sternzellen, Korbzellen. Eine Besonderheit sind multipolare Nervenzellen, die nur Dendriten, aber kein Axon (**axonlose Neurone**) besitzen, z. B. Körnerzellen im Bulbus olfactorius, amakrine Zellen in der Netzhaut.

Nach der **Länge** der Axone bestehen zwei Möglichkeiten:
– Golgi-Typ-I-Neurone: Diese sind Nervenzellen mit langen Axonen (bis 1 m und mehr), die Verbindungen innerhalb des ZNS und zwischen ZNS und Körperperipherie herstellen.
– Golgi-Typ-II-Neurone: Sie haben kurze Axone, die innerhalb einer ZNS-Region bleiben.
Nach der **Leitungsrichtung** einer Erregung werden Neurone, die Erregungen zum ZNS leiten, als **afferente** und solche, die Erregungen vom ZNS wegleiten, als **efferente** Neurone bezeichnet. Bei diesen handelt es sich um **Projektionsneurone** vom Golgi Typ I. Im ZNS wird die Erregung

afferenter und efferenter Neurone durch lokale Neurone (sog. **Interneurone**) moduliert.

Perikaryon (Soma)

Perikaryon und Soma werden häufig begrifflich gleichgesetzt, obwohl im engeren Sinn Perikaryon das Zytoplasma um den Zellkern und Soma den gesamten Zellkörper mit Zellkern (**Corpus neurale**) bedeutet. Durchmesser und Form von Perikarya sind sehr unterschiedlich. Sehr große Durchmesser besitzen Perikarya von z. B. Purkinje-Zellen der Kleinhirnrinde (50–70 µm) und Neurone in Spinalganglien (bis 110 µm). Sehr kleine Perikarya weisen z. B. die Körnerzellen der Kleinhirnrinde auf (5–8 µm).

Lichtmikroskopisch fällt im Allgemeinen vor allem der relativ große runde Zellkern auf, dessen Karyoplasma euchromatisch und damit gering gefärbt ist (vorwiegend entspiralisierte DNA) und der einen bis mehrere Nukleoli enthält (Abb. 3.8-4). Kleinere Zellkerne, wie die von Körnerzellen der Kleinhirnrinde oder Retina, können auch viel Heterochromatin enthalten und damit intensiver gefärbt sein. Das Zytoplasma weist häufig basophile schollige Strukturen auf, die als Nissl-Substanz (**Substantia chromo-**

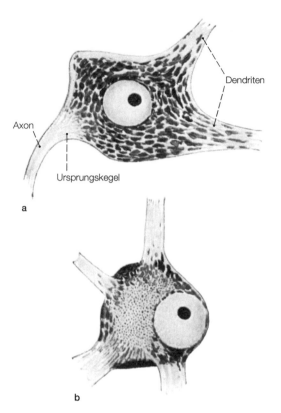

Abb. 3.8-4 **Perikaryon eines normalen und eines degenerierenden Neurons** (Zeichnung nach lichtmikroskopischer Vorlage).
a) **Normales Neuron.** Beachte beim Perikaryon den Ursprungskegel
(keine NISSL-Schollen) und die Ursprünge von 2 Dendriten (rechts)
mit NISSL-Schollen.
b) **Degenerierendes Neuron.** Beim degenerierenden Neuron fällt
eine Verlagerung des Zellkerns an den Zellrand und eine Auflösung der
NISSL-Schollen (Chromatolyse) auf.

philica) oder NISSL-**Schollen (Tigroid)** bezeichnet werden
(Abb. 3.8-4). Bei NISSL-Schollen handelt es sich um
arealisiert verteiltes raues ER. Zur lichtmikroskopischen
Darstellung der NISSL-Substanz wird häufig die sog. NISSL-
Färbung mit basischen Thiazin-Farbstoffen (z. B. Kresylviolett) eingesetzt. Diese Färbung ist nicht spezifisch für
NISSL-Substanz, da auch andere basophile Zellbestandteile
(z. B. Chromatin) gefärbt werden. Bei starken Veränderungen des Zellstoffwechsels (z. B. postmortal; bei starker Reizung der Nervenzellen; nach Durchtrennung des Axons)
zerfallen NISSL-Schollen (Chromatolyse oder Tigrolyse)
(Abb. 3.8-4).

Darüber hinaus können mit histologischen Spezialfärbungen (z. B. Versilberungstechniken) Bestandteile des
GOLGI-**Apparats** (Abb. 2-48) und sog. **Neurofibrillen** dargestellt werden. In Neuronen wurde der GOLGI-Apparat erstmals beschrieben und durch Versilberungstechniken angefärbt (CAMILLO GOLGI 1898). Bei Neurofibrillen handelt es
sich um gebündelt verlaufende Intermediärfilamente vom
Typ der Neurofilamente (Kap. 2.4.2). Das Perikaryon enthält auch in unterschiedlicher Menge **Lipofuszingranula**
(Kap. 2.13.2). Diese sind im engeren Sinn Telolysosomen
(Residualkörper), die nicht abbaubare Bestandteile (vor
allem Lipidproteinkomplexe mit eingelagerten Eisen- und
Kupferionen) enthalten. Die Zahl der Lipofuszingranula

nimmt mit zunehmendem Alter der Neurone zu. Deshalb
wird Lipofuszin auch als **Alterspigment** bezeichnet. Das
Verteilungsmuster von Lipofuszin ist in Neuronen sehr
unterschiedlich und kann deshalb für die zytologische
Charakterisierung herangezogen werden (Pigmentarchi-
tektonik). Die 1–3 μm großen Lipofuszingranula treten im
ungefärbten Schnittpräparat als gelbbräunliche Körnchen
in Erscheinung. Eine pathologische Anhäufung von Lipofuszin in Neuronen ist bei bestimmten degenerativen
Erkrankungen des Gehirns zu beobachten (Ceroidlipo-
fuszinose). Neurone können auch reichlich **Neuromelanin**
als Pigment (Kap. 2.13.1) enthalten und besitzen dann
einen schwärzlichen Farbton. Dies trifft u. a. für Neurone
der *Substantia nigra* des Mittelhirns zu.

Elektronenmikroskopisch sind im Perikaryon zusätzlich
zu den Stapeln von rauem ER (NISSL-Schollen) und freien
Ribosomen (Polyribosomen) ein ausgedehntes glattes ER
(Kalziumspeicher, Synthese von Membranlipiden), zahlreiche GOLGI-Stapel und Mitochondrien (Cristatyp) enthalten (Abb. 3.8-5). Die Bedeutung des reich entwickelten
GOLGI-Apparats besteht u. a. in der Glykosylierung und
Verpackung der Membranlipide und Membranproteine
in Transportvesikel, die für die Erneuerung der großen
Plasmamembranoberfläche der Neurone und zur Bereitstellung von synaptischen Vesikeln benötigt werden. Der
hohe Membran- und Proteinumsatz spiegelt sich auch
in zahlreichen Lysosomen wider. Nervenzellen enthalten
auch kleine Peroxisomen (Mikroperoxisomen), die an
Synthese und Abbau von Lipiden beteiligt sind. Glykogen
ist in Neuronen des adulten Organismus nicht nachweisbar. Darüber hinaus gibt es reichlich Mikrotubuli und
Neurofilamente. Diese setzen sich in den Fortsätzen des
Neurons fort.

Fortsätze

Zu unterscheiden sind zwei Typen von Fortsätzen, nämlich
Dendrit (*Dendritum*) und Axon oder Neurit (*Neuritum*).

Dendrit

Nervenzellen besitzen eine unterschiedlich große Anzahl
von Dendriten. Funktionell handelt es sich beim Dendrit
um den **rezeptiven** (afferenten) Schenkel eines Neurons.
Der Dendrit besitzt einen stammförmigen Ursprung, der
sich im weiteren Verlauf verjüngt und in eine unterschiedlich große Anzahl von zunehmend dünneren Ästen verzweigt (*dendron*, gr.: Baum) (Abb. 3.8-1, 3, 5).

Dendriten enthalten im Gegensatz zu Axonen raues ER
und freie Ribosomen, im stammförmigen Ursprungs-
bereich sogar GOLGI-Diktyosomen und Stapel von rauem
ER (NISSL-Schollen) (Abb. 3.8-4a). Außerdem kommen in
Dendriten Mitochondrien, Mikrotubuli, Neurofilamente
und Lysosomen vor.

Ein weiteres wichtiges Strukturmerkmal von Dendriten
zahlreicher Neurone sind **Dornen** (*Spinula* oder *Gemmula
dendritica*) (Abb. 3.8-1, 5). Es handelt sich hierbei um
feine, bis 2 μm lange Ausbuchtungen, die meist am Ursprung eine halsförmige Einschnürung und dann eine
ovoide Endauftreibung aufweisen. Sie sind bei Silberimprägnation zwar bereits lichtmikroskopisch zu erkennen,
eine genauere Analyse ist jedoch nur mit dem Elektronenmikroskop möglich. Die Anzahl der Dornen ist bei

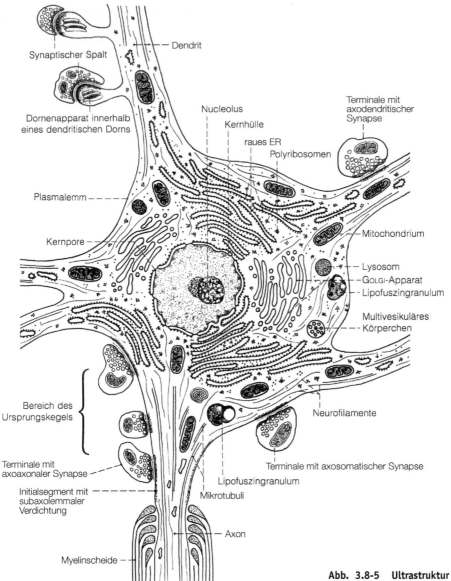

Synaptischer Spalt

Dendrit

Dornenapparat innerhalb
eines dendritischen Dorns

Nucleolus

Kernhülle

raues ER

Polyribosomen

Terminale mit
axodendritischer
Synapse

Plasmalemm

Mitochondrium

Kernpore

Lysosom

GOLGI-Apparat

Lipofuszingranulum

Multivesikuläres
Körperchen

Bereich des
Ursprungskegels

Neurofilamente

Terminale mit
axoaxonaler Synapse

Terminale mit axosomatischer Synapse

Lipofuszingranulum

Initialsegment mit
subaxolemmaler
Verdichtung

Mikrotubuli

Axon

Myelinscheide

Abb. 3.8-5 Ultrastruktur des Perikaryons und der Fortsatzursprünge (schematische Darstellung).

Neuronen sehr unterschiedlich. Sehr große Pyramidenzellen des Isokortex besitzen 30–40 Tausend Dornen pro Zelle, PURKINJE-Zellen des Kleinhirns sogar etwa 180 Tausend Dornen pro Zelle. Das andere Extrem sind dornenlose (aspinuläre) Neurone. Hierzu gehören vor allem bestimmte Interneurone. Seltener kommen Dornen auch am Perikaryon vor. Im Inneren enthalten die Dornen Polyribosomen (Proteinsynthese) und ein ziemlich dichtes Actinfilamentsystem. Dieses steht mit dem Spectrin-Membranzytoskelett und postsynaptischen Verdichtungen in Verbindung. Mikrotubuli sind spärlich, Neurofilamente nicht vorhanden. Darüber hinaus kommen in Dornen vieler Neurone (z. B. Endhirnrinde) tubuläre Zisternen vor (wahrscheinlich Abspaltungen des glatten ER der Dendriten), die den sog. **Dornenapparat** bilden (Abb. 3.8-5). Möglicherweise speichern diese Zisternen Kalziumionen, die als sekundärer Botenstoff für den synaptischen Transmissionsmechanismus dienen. Auch ist bekannt, dass Kalziumionen die Dornenmorphologie steuern: Niedrige

Ionenkonzentrationen führen zu einer Verlängerung, hohe Ionenkonzentrationen zu einer Verkürzung der Dornen.

Ein für die Struktur des Dornenapparats wichtiges Protein ist Synaptopodin. Bei Genausschaltung von Synaptopodin in Mäusen fehlt der Dornenapparat.

An Dornen enden die Axone anderer Neurone unter Ausbildung asymmetrischer (erregender) Synapsen (s. u.). Pro Dorn besteht normalerweise eine Synapse, es können jedoch auch mehrere Synapsen vorkommen. Dornen bewirken eine starke Vergrößerung der rezeptiven Oberfläche eines Neurons. Ein Extrembeispiel ist die PURKINJE-Zelle der Kleinhirnrinde, deren Dendriten etwa 180 Tausend Dornen tragen und über 200 Tausend synaptische Kontakte eingehen. Dornen sind keine statischen, sondern plastische Strukturen. Sie verschwinden bei Lösung des synaptischen Kontakts oder entstehen bei Ausbildung einer erregenden Synapse. Die Dornendichte ist reduziert unter bestimmten physiologischen (während der Entwicklung) und pathologischen Bedingungen (verschiedene Demenzformen, chronischer Alkoholismus, Schizophrenie, Trisomie 21). Andererseits nimmt die Dornendichte (und damit die Synapsenzahl) unter bestimmten Lernprozessen zu.

Axon (Neurit)

Es entspringt normalerweise am Ursprungskegel des Perikaryons und ist der **efferente** Schenkel eines Neurons, der der Weiterleitung von Erregungen dient. Das Axon kann bei bestimmten Neuronen auch am Dendritenstamm entspringen. Jedes Neuron besitzt – im Gegensatz zu Dendriten – immer nur **ein** einziges Axon.

In lichtmikroskopischen Präparaten kann der Ursprung des Axons von dem eines Dendriten unterschieden werden. Der Axonursprung (**Axonhügel, Ursprungskegel,** *Colliculus axonalis*) enthält keine NISSL-Substanz. Daraus resultiert eine kegelförmige Aufhellung im perikaryellen basophilen Zytoplasma (Abb. 3.8-35). Demgegenüber enthält auch der Ursprung eines Dendriten NISSL-Substanz und ist damit ähnlich wie das Perikaryon angefärbt (Abb. 3.8-1, 4a, 5).

An den Ursprungskegel schließt sich ein spezieller Abschnitt des Axons an, das **Initialsegment** (*Segmentum initiale*) (Abb. 3.8-1, 5). Dieses ist kurz und nur im Elektronenmikroskop genauer zu analysieren. Kennzeichnend ist das hier gehäufte Vorkommen von Mikrotubuli, die charakteristische **Bündel** bilden. Darüber hinaus ist eine 15–25 nm dicke subplasmalemmale Verdichtungszone zu erkennen (Abb. 3.8-5), die u. a. die Zytoskelettkomponenten Spectrin und Actin und das Verankerungsprotein Ankyrin enthält. Membranproteine können nicht frei durch die Membran dieses Axonabschnitts diffundieren (Diffusionsbarriere zwischen Axon und Perikaryon). Die Plasmamembran des Initialsegments enthält wie auch der Ursprungskegels in großer Dichte spannungsabhängige Na^+-Kanäle, die über Ankyrin im Spectrin-Membranzytoskelett verankert sind. Somit können in dieser leicht erregbaren Zelldomäne die **Aktionspotenziale** entstehen, die über das Axon fortgeleitet werden.

Axone enden an Zielzellen mit unterschiedlich gestalteten, meist rundlichen Endauftreibungen (**präsynaptische Terminale** oder **terminaler Bouton**, *Bulbus terminalis*), die im Regelfall an der Bildung einer **Synapse** (zur Erregungsübertragung) mit der Zielzelle beteiligt sind (Abb. 3.8-1, 5). Rundliche Auftreibungen kommen häufig auch im Verlauf von Axonen vor (**Varikositäten**, *Varicositas axonalis; Bulbus preterminalis*) und sind ebenfalls Orte der Erregungsübertragung auf benachbarte Zielzellen (Abb. 3.8-13). Solche Varikositäten kommen u. a. bei Axonen autonomer Neurone vor (z. B. zur Innervation glatter Eingeweidemuskulatur). Terminale und Varikositäten enthalten neben Mitochondrien und Mikrotubuli reichlich transmitterhaltige Vesikel (**synaptische Vesikel**, s. u.) (Abb. 3.8-8, 9).

Axone besitzen unterschiedlich große Durchmesser (0,05–20 μm) und können sehr lang sein (bis über 1 m; bei Motoneuronen des Rückenmarks reichen sie z. B. vom Rückenmark bis zu Muskeln der unteren Extremität). Mit Ausnahme der Terminale und Varikositäten haben Axone eine zylindrische Gestalt und weisen – im Gegensatz zu Dendriten – wenig Veränderungen im Durchmesser auf. Ein Axon kann in seinem Verlauf eine unterschiedlich große Anzahl von Ästen (**Kollaterale**) abgeben (Abb. 3.8-1), die zum selben Zielgebiet oder zu anderen Gebieten

verlaufen. Außerdem zweigen sich Axone (einschließlich der Kollaterale) in ihren Zielgebieten häufig nochmals unterschiedlich stark in feinste Äste auf. Diese Verästelungen bezeichnet man als **Telodendron.**

Das Zytoplasma des Axons wird als **Axoplasma** und das umhüllende Plasmalemm als **Axolemm** bezeichnet. Das Axoplasma enthält Mikrotubuli, Neurofilamente, Actinfilamente, Mitochondrien und Vesikel, es fehlen jedoch Ribosomen und RER. Im Axoplasma erfolgt ein **anterograder** und **retrograder** Transport (**axonaler Transport**) verschiedener zytoplasmatischer Bestandteile. Es gibt einen schnellen anterograden Transport (in Richtung Terminale) mit einer Geschwindigkeit von 100–400 mm/Tag. Der retrograde Transport (in Richtung Perikaryon) ist etwa halb so schnell. Es werden vor allem Membranbestandteile (einschließlich Vesikel) auf diesem Weg befördert. Durch den schnellen anterograden Transport kommt es u. a. zur Anreicherung von synaptischen Vesikeln in Terminalen und Varikositäten. Zusätzlich gibt es einen langsamen anterograden Transport (weniger als 4 mm/Tag), über den Bestandteile des Zytoskeletts und lösliche Proteine transportiert werden.

Grundlage des schnellen axonalen Transports sind Mikrotubuli und mikrotubuläre Motorproteine (Kap. 2.4.1; Abb. 2-27 u. 29). Mikrotubuli sind im Axon einheitlich mit dem Plus-Ende in Richtung auf die Terminalen orientiert. Vesikel, die Plus-End-Motorproteine der **Kinesinfamilie** gebunden haben, werden anterograd transportiert, solche, die das Minus-End-Motorprotein **Dynein** gebunden haben, retrograd befördert. Der retrograde Transport ermöglicht u. a. auch, dass bakterielle Giftstoffe (u. a. Tetanustoxin) retrograd vom infizierten Gewebe in das ZNS transportiert werden und dort ihre toxischen Wirkungen entfalten (z. B. Wundstarrkrampf). Der langsame anterograde Transport erfolgt unabhängig von Mikrotubuli.

Bei Verletzung (Durchtrennung) von Axonen des peripheren Nervensystems degenerieren diese in beide Richtungen: retrograd und anterograd. Die retrograde Degeneration ist häufig nur begrenzt und wird durch Regeneration (Wiedereinwachsen des Axons) abgelöst. An der Regeneration sind Wachstumsfaktoren beteiligt (Nervenwachstumsfaktor; *ciliary neurotrophic factor*, CNTF), die von den denervierten Zielzellen und den umgebenden Neurogliazellen gebildet werden. Durchtrennte Axone im ZNS regenerieren demgegenüber nicht mehr (s. u.).

Synapsen

Neurone sind untereinander bzw. mit ihren Zielzellen über spezialisierte Kommunikationskontakte verbunden, die als Synapsen bezeichnet werden. Zahlenmäßig dominieren bei weitem die **chemischen Synapsen** (Synapsen im üblichen Sprachgebrauch). Daneben können Nervenzellen auch durch Nexus miteinander kommunizieren (sog. **elektrische** oder **elektrotonische Synapsen**), die jedoch im adulten Nervensystem zahlenmäßig von untergeordneter Bedeutung sind. Ebenfalls selten sind gemischte Synapsen (bestimmte Hirnnervenkerne), bei denen eine Synapse abschnittsweise die Baumerkmale einer chemischen und einer elektrischen Synapse aufweist.

Neben Synapsen gibt es im Nervengewebe zwischen Neuronen auch **Adhäsionskontakte**, vor allem in Form von Puncta adherentia, die nicht der Signalübertragung, sondern der mechanischen Zell-Zell-Verbindung dienen und u. a. in seitlichen Abschnitten des synaptischen Spaltes vorkommen (Abb. 3.8-8b). Ein weiterer nur im ZNS vorkommender Interzellularkontakt sind die **septierten Junktionen** (Kap. 2.3.1). Sie kommen als axoaxonale Kontakte zwischen den Korbfasern und Sternzellaxonen in der Kleinhirnrinde vor. In ihrem Bereich werden große Mengen spannungsabhängiger Kaliumkanäle konzentriert, sodass diese Membranabschnitte besonders erregbar sein können. Auch die paranodalen Axon-Myelinschleifen-Kontakte gelten als septierte Junktionen (s. u.). Sie sind auch durch eine erhöhte Konzentration von spannungsabhängigen Kaliumkanälen in der Axonmembran gekennzeichnet.

Elektrische Synapse (*Synapsis nonvesicularis*). Die elektrische Erregungsübertragung erfolgt hier über Nexus, die Connexin-36 enthalten (Kap. 2.3.1; Abb. 2-21). Sie ist deutlich rascher als über chemische Synapsen. Außerdem kann die Erregungsübertragung nicht nur in einer Richtung (wie bei chemischen Synapsen), sondern in beiden Richtungen (**bidirektional**) erfolgen (unidirektionale Nexus scheinen aber auch vorzukommen). Zwischen benachbarten Neuronen kann durch Nexus ein Ausgleich des Membranpotenzials erfolgen (elektrotonische Kopplung), wodurch eine Synchronisation des Erregungsmusters neuronaler Netzwerke entsteht. Die elektrotonische Kopplung von Neuronen spielt in der Entwicklung des Gehirns eine große Rolle. Mit Ausreifung des Gehirns und damit Etablierung der chemischen Transmission verschwindet die elektrotonische Kopplung von Neuronen zunehmend, sodass elektrische Synapsen nur noch an bestimmten Orten des adulten Gehirns strukturell sicher nachweisbar sind. Hierzu gehören sensorische Hirnrinde, Bulbus olfactorius, Kleinhirnrinde (elektrotonische Kopplung von Stern- und Korbzellen führt zur synchronisierten Inhibition von PURKINJE-Zellen) und Retina (elektrotonische Kopplung von Horizontalzellen führt zu einer Kontrastverschärfung des Sehbildes). Demgegenüber spielen Nexus bei Gliazellen auch im adulten Gehirn eine wichtige Rolle (s. u.).

Chemische Synapse (*Synapsis vesicularis*). Sie besteht definitionsgemäß aus einem **präsynaptischen Abschnitt** (*Pars presynaptica*, von einem Neuron oder einer Sinneszelle gebildet), einem **synaptischen Spalt** und einer **postsynaptischen Membran** (gebildet von einem Neuron oder einer anderen Zielzelle) (Abb. 3.8-8b). Der präsynaptische Abschnitt setzt sich aus synaptischen Vesikeln und präsynaptischer Membran zusammen. Prä- und postsynaptische Membran umfassen einen umschriebenen, meist plaqueartigen Bereich. Die strukturelle Analyse von Synapsen ist nur mit dem Elektronenmikroskop möglich. Ihre Funktion besteht darin, über eine präsynaptische Erregung (Membrandepolarisation) zur Exozytose von Überträgerstoffmolekülen (**Neurotransmittern**) aus **synaptischen Vesikeln** der präsynaptischen Struktur in den synaptischen Spalt zu führen. Der Transmitter bindet an **Rezeptoren** der postsynaptischen Membran und löst dort eine Depolarisation (**Exzitation**; exzitatorisches postsynaptisches Potenzial, **EPSP**) oder Hyperpolarisation (**Inhibition**; inhibitorisches postsynaptisches Potenzial, **IPSP**) an der Folgezelle aus. Bei der chemischen Synapse werden also für die Erregungsübertragung bestimmte chemische Signalmoleküle (Transmittermoleküle) benutzt. Mit Ausnahme der reziproken Synapsen (s. u.) erfolgt die Erregungsübertragung

immer von prä- auf postsynaptisch, also in einer Richtung (**Ventilfunktion** der Synapse).

Neben der Erregungsübertragung haben chemische Synapsen auch **trophische** Funktionen. Von prä- und postsynaptischen Strukturen werden **neurotrophe Faktoren** abgegeben (Tab. 2-5), die prä- oder postsynaptisch aufgenommen und nach retrogradem Transport auf präsynaptische Neurone oder nach anterogradem Transport auf Zielzellen wirken. Dies hat große Bedeutung während der Entwicklung neuronaler Systeme (Bd. 2, Kap. 12.2), spielt jedoch auch für das Überleben der Neurone im adulten Organismus eine bedeutende Rolle.

Synapsen kommen in unterschiedlichen **Lokalisationen** vor. Sie bilden Kommunikationskontakte zwischen Neuronen (**interneuronale Synapsen**) und im peripheren Körpergewebe zwischen Neuronen und Muskelzellen (**neuromuskuläre Synapsen**) und zwischen Neuronen und Drüsenzellen (**neuroglanduläre Synapsen**). Bei synaptischen Kontakten zwischen nichtneuronalen Sinneszellen, z. B. des Innenohrs (Haarzellen) oder der Zunge (Geschmackszellen), und Dendriten sensorischer Neurone liegt die präsynaptische Membran einschließlich der synaptischen Vesikel auf der Seite der Sinneszellen (**neurosensorische Synapsen**).

Kontakte sekretorischer Neurone (*Terminatio neurosecretoria*). Im ZNS kommen Neurone vor, die Hormone bilden und ins Blut abgeben (**Neurosekretion**). Ein wichtiges Beispiel sind multipolare Nervenzellen, deren Perikarya im Zwischenhirn lokalisiert sind (*Ncl. supraopticus, Ncl. paraventricularis*) und deren Axone in den **Hypophysenhinterlappen** ziehen. Sie besitzen z. T. große Varikositäten („HERRING-Körper") im Nahbereich von Blutkapillaren (Abb. 3.8-6). Zwischen beiden Strukturen befinden sich Basallaminae. In den Perikarya werden als Peptidhormone **Adiuretin** (ADH) und **Oxytocin** synthetisiert und vesikulär verpackt. Die Vesikel sind groß (150–300 nm), mit elektronendichtem Inhalt und werden durch anterograden Transport zum Axonende im Hypophysenhinterlappen transportiert. Nach Exozytose gelangen die Hormone schließlich ins Blut und über dieses zu den Zielorganen, u. a. Niere (ADH), Uterus und Brustdrüse (Oxytocin).

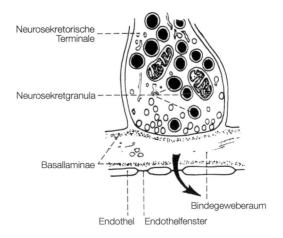

Neurosekretorische Terminale

Neurosekretgranula

Basallaminae

Endothel Endothelfenster

Bindegeweberaum

Abb. 3.8-6 Neurosekretorische Axonendigung. Das Neurosekret gelangt nach Exozytose ins Blut (Pfeil).

Chemische Synapsen im ZNS

Es handelt sich um **interneuronale Synapsen**, die die Grundlage für die Kommunikation im Nervensystem sind. Sie weisen unterschiedliche Lokalisationen und Differenzierungen auf und benutzen unterschiedliche Transmitter.

Lokalisation (Abb. 3.8-7). Die häufigsten interneuronalen Synapsen sind **axodendritische, axosomatische** und **axoaxonale** Synapsen (*Synapses axodendritica, axosomatica, axoaxonalis*). Hierbei bildet stets ein Axon die präsynaptische Struktur aus, während die postsynaptische Membran von Dendrit, Soma (Perikaryon) oder Axon gebildet wird. Es besteht eine große Formenvielfalt bei diesen Synapsen (z. B. invaginierte, verzahnte oder einfache Synapsen). Axodendritische Synapsen befinden sich häufig an Dornen (Dornensynapsen), aber auch an glatten Abschnitten der Dendriten. An Dornen können aufgrund polysynaptischer Verbindungen auch **komplexe** Synapsen bestehen. Axosomatische Synapsen sind vor allem an glatten Membranabschnitten des Perikaryons, seltener an Dornen ausgebildet. Axoaxonale Synapsen sind sowohl am Axonursprung (Initialsegment) als auch am Endabschnitt eines Axons (meist direkt an der Terminale) lokalisiert. Hierbei handelt es sich um inhibitorische Synapsen.

Synapsen sind meistens an den Terminalen und Varikositäten lokalisiert. Sind Varikositäten an der Synapsenbildung beteiligt, handelt es sich um sog. **Synapsen en passant.** Besondere strukturelle Differenzierungen sind **synaptische Glomeruli.** Sie sind in verschiedenen Abschnitten des ZNS zu beobachten, z. B. in Thalamus, *Substantia gelatinosa* des Rückenmarks, Bulbus olfactorius (*Stratum glomerulare*) und Kleinhirnrinde (*Glomeruli cerebellares*). Glomeruli werden durch Gliazellen (Astrozyten) abgegrenzt und enthalten viele Synapsen, die um eine zentrale Axonterminale oder einen zentralen Dendriten lokalisiert sind. Es gibt auch **serielle Synapsen** (Synapsen in Serie). Hier tritt an die Axonterminale, die eine axodendritische Synapse bildet, eine weitere Terminale, die eine axoaxonale Synapse bildet (axo-axodendritische Synapse).

Seltene interneuronale Synapsen sind **dendrodendritische Synapsen** (z. B. im Bulbus olfactorius, Thalamus, *Colliculus superior*), **somatodendritische Synapsen** (z. B. im *Corpus geniculatum laterale*), **dendrosomatische** und **somatosomatische** Synapsen (z. B. im Bulbus olfactorius, *Ganglion cervicale superius*) sowie **somatoaxonale** Synapsen (z. B. im *Ganglion cardiacum*). Dies bedeutet, dass der präsynaptische Abschnitt (präsynaptische Membran, synaptische Vesikel) auch durch Dendrit und Perikaryon ausgebildet werden kann. Vor allem dendrodendritische Synapsen können auch als **reziproke Synapsen** vorliegen, bei denen zwei synaptische Abschnitte mit umgekehrter Transmissionsrichtung direkt nebeneinander liegen.

Präsynaptische Membran (*Membrana presynaptica*). Die präsynaptische Membran weist an der inneren Oberfläche eine Verdichtungszone auf (*Densitas presynaptica*), aus der in regelmäßigen Abständen konisch geformte Verdichtungen (engl.: *dense projections*) ins Innere der Terminale ragen (Abb. 3.8-8a, b). Zwischen diesen Verdichtungen heften synaptische Vesikel an die präsynaptische Membran. Die Verteilung dieser Verdichtungen und der synaptischen Vesikel ist sehr regelmäßig (um eine Verdichtung jeweils bis sechs Vesikel), wodurch ein netzförmiges Muster entsteht. Die Anheftungszonen mit Vesikeln bilden die **aktive Zone** der präsynaptischen Membran. Hier enthält die präsynaptische Membran Anheftungsrezeptoren (t-SNARE) für synaptische Vesikel (s. u.). Außerdem sind hier spannungsabhängige Ca^{2+}-**Kanäle** lokalisiert (Abb. 3.8-16, 17). Bei Erregung (Depolarisation) öffnen sich diese Kanäle, und es kommt zum Einstrom von Ca^{2+}-Ionen aus dem synaptischen Spalt. Ca^{2+}-Ionen sind für die Exozytose des Vesikelinhalts (Transmitter) in den synaptischen Spalt erforderlich. Außerhalb der aktiven Zonen kommen in der Membran neben spannungsabhängigen Ionenkanälen **Transporter** für Neurotransmitter und Transmittervorstufen vor, die eine Rücknahme von Transmittern oder deren Spaltprodukten in die Terminale erlauben (Abb. 3.8-16, 17 und Tab. 3.8-1).

Proteine der synaptischen Verdichtungszone sind u. a. die Adaptormoleküle CASK, SAP-97 und Piccolo. CASK und SAP-97 binden via Protein 4.1 (Kap. 2.4.4) an das Spectrin-Actin-Memb-

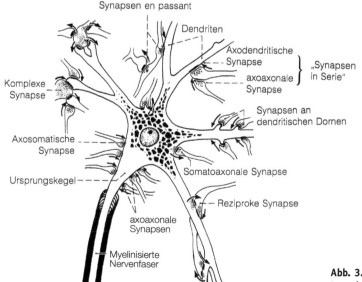

Abb. 3.8-7 Interneuronale Synapsen. Die Pfeile geben die Richtung der Erregungsübertragung an.

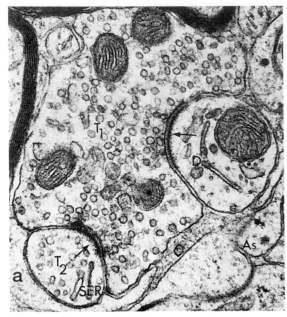

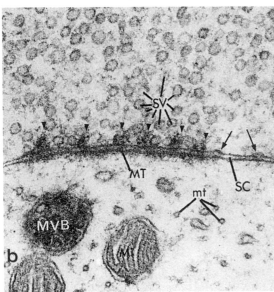

Abb. 3.8-8 Asymmetrische Synapsen.
(a) Terminale (T₁) mit Mitochondrien und kleinen, runden synaptischen Vesikeln bildet asymmetrische Synapsen (Pfeile) mit einem Dendrit (D) und eine weitere Synapse mit einer Axonterminale (T₂). Thalamus der Katze. SER = glattes ER; As = Fortsatz eines Astrozyten. TEM, Vergr. 35000fach.
(b) Ultrastruktur einer asymmetrischen Synapse mit präsynaptischen, konischen Verdichtungen (Pfeilspitzen), synaptischem Spalt (SC) und Verdichtungszone (MT) der postsynaptischen Membran. In der präsynaptischen Terminale sind synaptische Vesikel (SV) lokalisiert. Der postsynaptische Dendrit enthält Mitochondrien, Mikrotubuli (mt) und einen multivesikulären Körper (MVB). Pfeile weisen auf Puncta adherentia. TEM, Vergr. 57000fach.

ranzytoskelett. CASK immobilisiert auch das synaptische Adhärensmolekül Neurexin (Abb. 3.8-11), welches einerseits an Synaptotagmin synaptischer Vesikel und andererseits an das postsynaptisch lokalisierte Adhäsionsmolekül Neuroligin bindet (s. u.).

Synaptische Vesikel (*Vesiculae presynapticae*). Sie sind membranumhüllt, von unterschiedlicher Größe und Form

und enthalten unterschiedliche Transmitter. Sehr häufig sind helle (klare), runde Vesikel (Durchmesser 30–60 nm) (*Vesiculae lucidae*, Abb. 3.8-8a, b), die als Transmitter Acetylcholin oder die Aminosäure Glutamat enthalten. Weniger häufig gibt es helle, abgeflachte (elliptische) Vesikel (Längsdurchmesser 30–60 nm) mit inhibitorischen Transmittern (GABA, Glyzin) (Abb. 3.8-9). Vesikel mit Aminen (z. B. Noradrenalin, Dopamin, Serotonin) als Transmitter sind meistens größer (40–100 nm) und besitzen eine zentral liegende elektronendichte Verdichtung (engl.: *dense core vesicle*), granulierte Vesikel (Abb. 3.8-14). Ein ebenfalls elektronendichter Inhalt ist in synaptischen Vesikeln (Durchmesser 100 nm und mehr) zu beobachten, in denen Neuropeptide als Transmitter vorkommen.

Neuropeptidhaltige Vesikel werden insgesamt (Vesikel und Inhalt) im Perikaryon gebildet und über Mikrotubuli axoplasmatisch zu Terminalen transportiert. Die Membranen der übrigen synaptischen Vesikel gelangen zum einen ebenfalls auf diesem Weg in Terminale, zum anderen stammen sie aus endosomalen Kompartimenten innerhalb der Terminale. Das **endosomale Kompartiment** (Endosom) dient als Aufnahmeorganell von Endozytosevesikeln, die u. a. von der präsynaptischen Membran stammen und Proteine der synaptischen Vesikel auf diese Weise wieder in das zytoplasmatische Membransystem der Zelle zurückführen (Rezirkulierung). Vom Endosom werden wieder synaptische Vesikel abgeschnürt, die anschließend mit Transmitter beladen werden (Abb. 3.8-10).

Für die Aufnahme von Transmittern durch die Vesikelmembran sind zwei Proteinkomplexe in der Vesikelmembran zuständig. Die **vakuoläre Protonenpumpe** baut unter

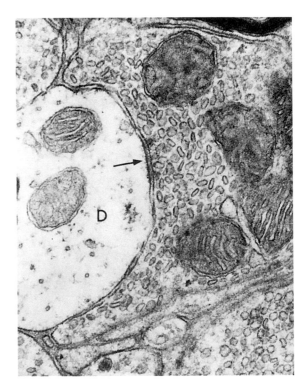

Abb. 3.8-9 Terminale mit Mitochondrien und abgeflachten synaptischen Vesikeln, die eine symmetrische Synapse (Pfeil) mit einem Dendriten (D) bildet. Untere Vierhügelplatte der Katze. TEM, Vergr. 36000fach.

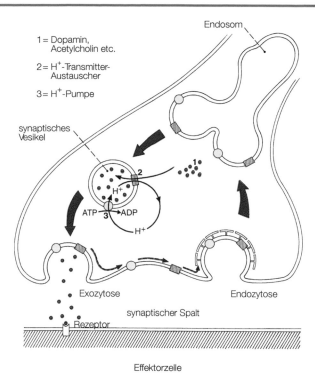

Abb. 3.8-10 Synaptisches Vesikel. Die Abgabe von Neurotransmittern an der Axonterminale (Synapse) erfolgt durch Exozytose von synaptischen Vesikeln. Die Membranproteine der Vesikel werden durch Endozytose wieder aus der Plasmamembran entfernt und in das Endosom abgegeben. Von diesem schnüren sich synaptische Vesikel ab. Die Beladung der Vesikel mit niedermolekularen Transmittern erfolgt durch Transportmoleküle, u.a. durch einen H⁺-Transmitter-Austauscher. Der erforderliche H⁺-Gradient wird durch eine H⁺-Pumpe der Vesikelmembran erzeugt.

ATP-Verbrauch durch Transport von Protonen in das Vesikelinnere einen elektrochemischen Protonengradienten auf. Über einen vesikulären **Transmittertransporter** werden Transmittermoleküle im Austausch gegen Protonen in die Vesikel aufgenommen (H⁺-Transmitteraustauscher) (Abb. 3.8-10). Es gibt mindestens vier verschiedene Transmittertransporter in Vesikelmembranen, einen für Acetylcholin, einen weiteren für biogene Amine (Katecholamine und Serotonin), einen dritten für die exzitatorische Aminosäure Glutamat (der vesikuläre Glutamattransporter ist kein H⁺-Transmitteraustauscher; s.o.) und einen vierten für inhibitorische Aminosäuren (GABA und Glyzin). Diese Transporter führen zu einer starken Anreicherung von Transmittern in synaptischen Vesikeln (z.B. Acetylcholin 600 mM; Glutamat 100 mM). Bei Exozytose eines Vesikels wird deshalb in kürzester Zeit (Millisekunde) immer schwallartig eine größere Menge von Transmittern in den synaptischen Spalt abgegeben (**quantale** Transmitterabgabe). Der Vesikelinhalt entspricht im Durchschnitt einem Quantum von 5000 Transmittermolekülen. Ein Aktionspotenzial an einer GABAergen oder glutamatergen Synapse (s.u.) führt zur Exozytose von durchschnittlich 5–10 Vesikeln und damit 5–10 Quanten. In diesem Fall steigt die Transmitterkonzentration im synaptischen Spalt auf das Tausendfache an (etwa 1 mM, im nicht erregten Zustand etwa 1 μM).

In der Membran synaptischer Vesikel sind verschiedene Proteine lokalisiert, die für die Anheftung der Vesikel an die aktive Zone der präsynaptischen Membran notwendig sind (Abb. 3.8-11). Die für die Anheftung erforderlichen Proteine sind die v-SNARE-Proteine der Vesikelmembran (v von Vesikel) und die t-SNARE-Proteine der aktiven Zone (t von engl. *target*: Ziel) der präsynaptischen Membran (Kap. 2.7.1, Abb. 2-51). Als v-SNARE-Protein dient u.a. das Synaptobrevin. t-SNARE-Proteine sind Syntaxin und SNAP-25. Das kleine GTP-bindende Protein Rab 3 spielt bei der Regulation der Exozytose eine Rolle. Die Neurotoxine der Erreger des Wundstarrkrampfs und Botulismus spalten verschiedene SNARE-Proteine und hemmen so die synaptische Transmission (Abb. 3.8-11).

Ein Teil der synaptischen Vesikel liegt stets angeheftet an die aktive Zone vor, sodass bei Einstrom von Ca²⁺-Ionen (bei Depolarisation) eine Fusion mit der präsynaptischen Membran sehr rasch erfolgen kann (< 200 μsec.). Der größte Teil der synaptischen Vesikel einer Terminale sind Reservevesikel für repetitive Transmissionen. Diese Vesikel bilden häufig Aggregate, da in der Vesikelmembran **Verknüpfungsproteine** (u.a. Synapsin I) vorkommen, über die Vesikel aneinander haften bzw. an Actinfilamente des Zytoskeletts binden. Neuropeptidhaltige Vesikel liegen nicht angeheftet an die aktive Zone der präsynaptischen Membran vor, auch erfolgt deren Exozytose meist erst nach repetitiver präsynaptischer Erregung.

In einer Terminale können Vesikel mit unterschiedlichen Transmittern vorkommen, wobei ein Vesikel immer nur einen bestimmten Transmitter enthält. Wahrscheinlich ist

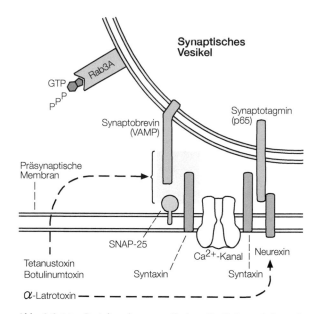

Abb. 3.8-11 Proteine des synaptischen Vesikels und der präsynaptischen Membran, die an der Exozytose beteiligt sind. Die Rab-GTPasen spielen bei der Regulation der Exozytose eine Rolle. Für die Anheftung und Exozytose der Vesikel sind die v-SNARE-Proteine Synaptobrevin (auch VAMP genannt) und die t-SNARE-Proteine SNAP-25 und Syntaxin als Rezeptoren für Synaptobrevin notwendig. Für die Exozytose ist der Einstrom von Ca²⁺ durch spannungsabhängige Ca²⁺-Kanäle erforderlich. Weitere an der Regulation der Exozytose beteiligte Proteine sind Synaptotagmin und Neurexin. Tetanus- und Botulinumtoxine spalten verschiedene SNARE-Proteine und hemmen damit Vesikelanheftung und Exozytose. α-Latrotoxin (ein Spinnengift) bindet Neurexin und führt zu einer massiven Vesikelexozytose und damit zur Transmitterfreisetzung.

es die Ausnahme, dass in einem Neuron nur ein Transmittertyp vorkommt. Es gibt Neurone, die bis zu vier verschiedene Transmitter vesikulär gebunden enthalten. Häufig sind Vesikel mit einem klassischen Transmitter und solche mit Neuropeptiden kolokalisiert (s. u.).

Synaptischer Spalt (*Fissura synaptica*). Er befindet sich zwischen prä- und postsynaptischer Membran und ist meist 20–30 nm weit, kann jedoch auch enger oder deutlich weiter sein. Er stellt die Distanz dar, die von Neurotransmittern durch Diffusion zu Rezeptoren der postsynaptischen Membran überwunden werden muss. Die extrazelluläre Matrix (*Substantia intrafissuralis*) ist hier mäßig elektronendicht und enthält feine Filamente (4–6 nm dick). Bei cholinergen Synapsen kommt im synaptischen Spalt das Enzym **Acetylcholinesterase** vor, das den Transmitter Acetylcholin in Cholin und Essigsäure spaltet (Tab. 3.8-1). Prä- und postsynaptische Membran haften an Puncta adherentia (s. o.; Abb. 3.8-8b) unter Vermittlung von Cadherinen aneinander.

Postsynaptische Membran (*Membrana postsynaptica*). Sie wird von einem Membranabschnitt der postsynaptischen Zielzelle gebildet, der direkt der präsynaptischen Membran gegenüberliegt und von dieser durch den synaptischen Spalt getrennt ist. Die postsynaptische Membran weist auf der zytoplasmatischen Seite eine unterschiedlich strukturierte **Verdichtungszone** (*Densitas postsynaptica*) auf. Sie besteht ultrastrukturell aus granulären und filamentären Strukturen und enthält u. a. Actin, Spectrin, Tubulin und verschiedene andere Proteine. Zu diesen zählen verschiedene **Adaptormoleküle,** die an Transmitterrezeptoren binden und diese zumeist über weitere Brückenmoleküle an den Zytoskelettkomponenten (Mikrotubuli, Actin, Spectrin) verankern. Die Verdichtungszone ist häufiger nicht kontinuierlich, sondern weist Unterbrechungen (**Perforationen**) auf. Bei Verlust der präsynaptischen Struktur verschwindet normalerweise auch die postsynaptische Verdichtungszone.

Gut untersuchte Adaptormoleküle sind das **Gephyrin** (bindet an Glyzin- und GABA-Rezeptoren) und **PSD-95** (bindet an ionotropen NMDA(N-Methyl-D-Aspartat)-Glutamatrezeptor und Kaliumkanal vom Shaker-Typ). PSD-95 (*postsynaptic density protein of 95 kDa*) verankert zusätzlich noch das synaptische Adhäsionsmolekül Neuroligin im Zytoskelett und bindet verschiedene Signalproteine (Stickoxid-Synthase, Fyn-Tyrosinkinase). Die Genausschaltung von PSD-95 führt bei Mäusen zu verminderter Lernfähigkeit. Das Protein Homer dient als Adaptor für metabotrope Glutamatrezeptoren. Homer und PSD-95 werden u. a. über die postsynaptischen Proteine Shank und Cortactin an Actin der Verdichtungszone geknüpft.

Synapsenformen

Vor allem nach der Struktur prä- und postsynaptischer Verdichtungszonen und der Form der Vesikel kann die Vielfalt der Synapsen stark verallgemeinernd auf zwei Formen reduziert werden (Abb. 3.8-12):
– Gray-**Typ-I**-Synapsen oder **asymmetrische** Synapsen: Die postsynaptische Verdichtungszone ist breiter als die präsynaptische (asymmetrisch), die synaptischen Vesikel sind rund und der synaptische Spalt ist 20 nm weit und mehr. Diese Synapsen sind meist exzitatorisch und

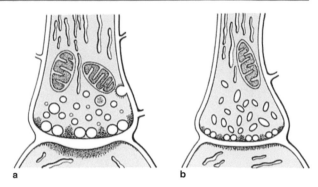

Abb. 3.8-12   Synapsenformen (schmatische Darstellung).
a) Gʀᴀʏ-**Typ-I-Synapse** (asymmetrisch)
b) Gʀᴀʏ-**Typ-II-Synapse** (symmetrisch).

an Dornen von Dendriten und weniger an Dendritenschäften lokalisiert.
– Gray-**Typ-II**-Synapsen oder **symmetrische** Synapsen: Die postsynaptische Verdichtungszone ist ähnlich breit wie die präsynaptische (symmetrisch), die synaptischen Vesikel sind ellipsoid und der synaptische Spalt ist weniger als 20 nm weit. Diese Synapsen sind meist inhibitorisch und nie an Dornen lokalisiert.

Eine strenge Zuordnung der Funktion der Synapsen (inhibitorisch, exzitatorisch) zum strukturellen Synapsentyp besteht nicht.

Chemische Synapsen im PNS

Nach der Lokalisation können die Synapsen im PNS unterteilt werden in: **interneuronale** (z. B. in sympathischen und parasympathischen Ganglien), **neuromuskuläre** (in glatter Muskulatur und Skelettmuskulatur), **neuroglanduläre** (an endokrinen und exokrinen Drüsenzellen) und **neurosensorische** Synapsen (z. B. an Geschmackszellen der Zunge und Haarzellen des Innenohrs).

Die peripheren interneuronalen Synapsen sowie Synapsen in bestimmten endokrinen Drüsen und an plurivakuolären Fettzellen entsprechen dem prinzipiellen Bauplan von chemischen Synapsen. Besonderheiten weisen Synapsen des autonomen Nervensystems (neuromuskuläre und neuroglanduläre Synapsen), neuromuskuläre Synapsen zur Innervation von Skelettmuskulatur (motorische Endplatte) und neurosensorische Synapsen auf. Letztere werden in den speziellen Kapiteln besprochen.

Autonome neuromuskuläre und neuroglanduläre Synapsen. Diese kommen im autonomen Nervensystem, bestehend aus Sympathicus, Parasympathicus und enterischem Nervensystem, vor. Synaptische Verbindungen bestehen zwischen Varikositäten der postganglionären (efferenten) Nervenfasern von Sympathicus und Parasympathicus einerseits und glatten Muskelzellen (Abb. 3.8-13), quer gestreiften Herzmuskelzellen bzw. exokrinen Drüsenzellen (z. B. *Glandula parotidea*) andererseits. Diese synaptischen Verbindungen dienen zwar der Erregungsübertragung, weichen jedoch von der normalen Synapsenbildung ab. Im Gegensatz zu den Synapsen im ZNS fehlen auffällige prä- und postsynaptische Membranspezialisierungen, auch ist die Distanz („synaptischer Spalt") zwischen Terminale und Zielzellen (Muskelzellen, Drüsenzellen) unterschiedlich

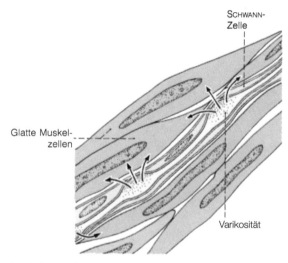

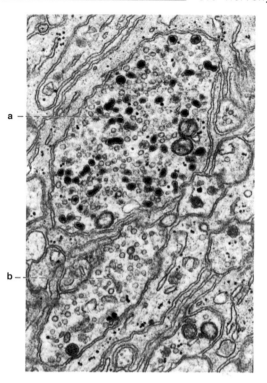

Abb. 3.8-13 **Autonome neuromuskuläre Synapsen.** Das Axon, das zwischen glatten Muskelzellen verläuft, weist präsynaptische Erweiterungen (Varikositäten) auf. Aus diesen Varikositäten werden bei Erregung durch Exozytose synaptischer Vesikel Transmitter abgegeben (Pfeile).

Abb. 3.8-14 **Plexus myentericus aus dem menschlichen Blinddarm.** Zu erkennen ist eine präterminale adrenerge Axonerweiterung (Varikosität) mit zahlreichen granulierten Vesikeln (a) neben einer – wahrscheinlich cholinergen – Erweiterung mit hellen runden Vesikeln (b). Die vesikelhaltigen Varikositäten sind von SCHWANN-Zellfortsätzen umgeben. TEM, Vergr. 26000fach.

groß (bis 2 µm). Die Nervenfasern sind **nicht myelinisiert** und verzweigen sich im Innervationsgebiet sehr stark. Hier weisen sie **Varikositäten** auf, die u. a. synaptische **Vesikel** enthalten. Die synaptischen Vesikel parasympathischer Axone sind klein, rund und hell und enthalten **Acetylcholin**, diejenigen des Sympathikus sind granuliert und enthalten **Noradrenalin** (Abb. 3.8-14). Zusätzlich kommen beim Sympathicus synaptische Vesikel mit Neuropeptid Y und ATP, beim Parasympathicus solche mit vasointestinalem Peptid (VIP) und seltener solche mit ATP vor. Im enterischen Nervensystem sind häufiger NO bildende Neurone enthalten (s. u.). Die terminalen Verzweigungen der Axone werden meist von SCHWANN-Zellen bedeckt, wobei im Bereich der Varikositäten diese Bedeckung fehlen kann.

Bei **glatten Muskelzellen** bleibt auch im Bereich der vorbeiziehenden Varikosität die Basalmembran erhalten. Die bei Erregung aus einem bis mehreren Varikositäten freigesetzten Transmitter erreichen nach unterschiedlicher Diffusionsstrecke umgebende glatte Muskelzellen und erregen meist mehrere dieser Zellen gleichzeitig. Da glatte Muskelzellen meistens durch Nexus elektrotonisch gekoppelt sind (Kap. 3.7.3), breitet sich über diese die Erregungswelle weiter aus. Die Wirkung der Transmitter an glatten Muskelzellen hängt von deren Rezeptorbesatz ab.

In **exokrinen Drüsen** treten Varikositäten außerhalb der Basalmembranen (epilemmale Kontakte) von Endstücken auf. Axone können jedoch auch die Basalmembran durchbrechen (sublemmale Kontakte), und die Varikositäten liegen dann im Abstand von 20 nm zur Drüsenzelle. Wie bei glatten Muskelzellen kann sich auch bei Drüsenzellen über Nexus eine Erregung elektrotonisch über weitere Drüsenzellen ausbreiten.

Motorische Endplatte. (*Terminatio neuromuscularis*; Abb. 3.8-15). Die Skelettmuskulatur wird von Motoneuronen innerviert, deren Perikarya im Vorderhorn des Rückenmarks oder in motorischen Hirnnervenkernen lokalisiert

sind (Abb. 3.8-1). Die zugehörigen myelinisierten Nervenfasern verästeln sich im Terminationsgebiet und verlieren schließlich ihre Myelinscheide. Das Axon verzweigt sich nun nochmals in traubenartig angeordnete Terminale, die der Muskelfaser anliegen. Die Terminale sind erweitert und liegen in rinnenförmigen Einsenkungen der Muskelfasern. Dieser Terminalenkomplex bildet zusammen mit darunter liegenden Muskelfaseranteilen die motorische Endplatte. Nach dem Ende der Myelinscheide wird der Terminalenkomplex von SCHWANN-Zellen bedeckt, deren oberflächliche Basalmembran seitlich in die der Muskelfaser übergeht. Die motorische Endplatte besetzt ein meist ovales Feld der Muskelfaseroberfläche (Längsdurchmesser 30–100 µm). Meist besteht pro Muskelfaser nur eine mittelständige Endplatte.

Folgende Einzelheiten charakterisieren die synaptische Zone einer motorischen Endplatte (Abb. 3.8-15b). Die **Axonterminalen** enthalten neben Mitochondrien, Mikrotubuli und Filamenten vor allem helle, synaptische Vesikel (Durchmesser 40–50 nm) mit **Acetylcholin** als Transmitter. Die von den Terminalen gebildete **präsynaptische Membran** weist strukturelle Verdichtungspunkte (aktive Zonen) auf, in deren Bereich synaptische Vesikel der Membran anliegen. Die **postsynaptische Membran** wird durch das Sarkolemm der innervierten Muskelfaser repräsentiert. Diese ist nicht plan, sondern weist ca. 1 µm tiefe faltenförmige Einsenkungen auf. Je nach Muskelfasertyp ist die Zahl der Falten unterschiedlich groß. Die Dichte an **Acetylcholinrezeptoren** ist nur im Bereich der Kämme der postsynap-

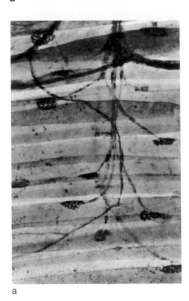

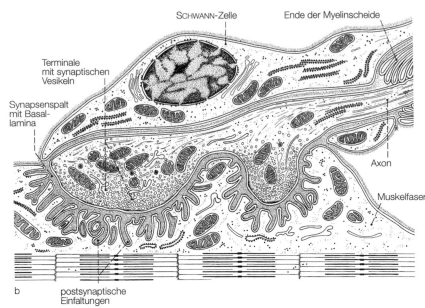

Abb. 3.8-15 Neuromuskuläre Synapse (motorische Endplatte).
a) Aufzweigungen motorischer Nervenfasern mit Endplatten an Muskelfasern des Zwerchfells der Ratte sind zu erkennen. Die Darstellung erfolgte durch den Nachweis der Acetylcholinesterase, ein Acetylcholin-abbauendes Enzym, das u. a. in der Basallamina des synaptischen Spalts lokalisiert ist. Vergr. 100fach.
b) Die Ultrastruktur der motorischen Endplatte ist schematisch dargestellt. Die Axonterminale wird von Ausläufern der SCHWANN-Zellen bedeckt. Typisch sind tiefe postsynaptische Einfaltungen der Muskelzellmembran, durch die die postsynaptische Oberfläche vergrößert wird. Der synaptische Spalt ist von Basallamina ausgefüllt.

tischen Membranfalten besonders hoch. **Acetylcholineste-rase,** die ihre Aktivität in Form der Acetylcholinspaltung im synaptischen Spalt entwickelt, ist durch einen Kollagenschwanz in der Basallamina als Tetramer verankert. Der **synaptische Spalt** ist etwa 100 nm breit und von Basallamina ausgefüllt. Diese Basallamina geht seitlich der motorischen Endplatte kontinuierlich in die Basallamina der Muskelfaser über.

Die **nikotinergen** Acetylcholinrezeptoren sind bei Entwicklung einer Muskelfaser und noch vor deren Innervation über das gesamte Sarkolemm verteilt. Nach der Innervation sind Rezeptoren nur noch im Bereich der motorischen Endplatte vorhanden. Ähnliches wiederholt sich bei Denervierung und Reinnervation einer Muskelfaser. Nach Denervierung treten wieder über das gesamte Sarkolemm verteilte Rezeptoren auf, die bei Reinnervation wieder auf die Endplatte konzentriert werden. Für die Aggregation der Rezeptoren ist das Proteoglykan **Agrin** notwendig (Kap. 3.3.4). Agrin wird von den Terminalen der Motoraxone sezerniert und in der Basallamina deponiert. Es bindet an das Membranprotein der Muskelfasern, Dystroglycan (Abb. 2-38). Dieses ist intrazellulär mit Dystrophin und dem postsynaptischen Membranskelett verbunden sowie mit dem Protein Rapsyn, das eine Verbindung zum Acetylcholinrezeptor herstellt. Agrin bindet auch an die muskelspezifische Kinase MUSK, die für die postsynaptische Rezeptoraggregation ebenfalls notwendig ist.

Neurotransmitter

Sie lassen sich zu drei Gruppen zusammenfassen: **klassische Transmitter**, **Neuropeptide** und **unkonventionelle Transmitter**. Nach bisheriger Übereinkunft muss ein Überträgerstoff (*Substantia transmittens*) bestimmte Kriterien erfüllen, um als Neurotransmitter bezeichnet zu werden:

– Sie müssen von Neuronen gebildet und freigesetzt werden.
– Sie sollten aus Terminalen unter chemisch oder pharmakologisch definierten Bedingungen abgegeben werden.
– Sie sollten bei Applikation reproduzierbare, spezifische Ereignisse (z.B. Depolarisation) an der postsynaptischen Zielzelle auslösen, ähnlich wie dies bei Stimulation des präsynaptischen Neurons zu beobachten ist.
– Ihre Wirkung muss durch Hemmstoffe (Antagonisten) kompetitiv und dosisabhängig blockierbar sein.
– Es müssen Mechanismen vorhanden sein, die die Transmitterwirkung an der Synapse aufheben, z.B. Eliminierung durch enzymatischen Abbau oder durch Aufnahme in prä- bzw. postsynaptische Neurone und/oder Gliazellen.

Klassische Neurotransmitter. Sie entfalten eine rasche postsynaptische Wirkung; nach synaptischer Freisetzung werden sie oder ihre Spaltprodukte durch hochaffine Transporter wieder in präsynaptische Terminale sowie in synaptische Vesikel und/oder in umgebende Neurogliazellen aufgenommen; sie werden hauptsächlich in der Terminale synthetisiert bzw. resynthetisiert (Tab. 3.8-1).

Die wichtigsten klassischen Transmitter sind **biogene Amine (Monoamine), Acetylcholin** und bestimmte **Aminosäuren** (Tab. 3.8-1). Bei Monoaminen kommen als Transmitter **Katecholamine (Dopamin, Adrenalin, Noradrenalin)** und **Indolamine (Serotonin, Histamin)** in Betracht. Aminosäuretransmitter sind vor allem **Glutamat** (Abb. 3.8-16), **Glycin** und das Glutamatderivat **γ-Aminobuttersäure (GABA;** Abb. 3.8-17). Eine Transmitterfunktion der Aminosäure Aspartat ist nicht gesichert. Ein Derivat der Aminosäure Cystein, nämlich **Taurin,** hat zwar zum Teil eine ähnliche Wirkung wie Glycin, ist jedoch eher als Neuromodulator zu betrachten (s. u.). Ähnlich Taurin ist auch die funktionelle Rolle von **Purinen** (Adenosin, AMP, ADP,

Tab. 3.8-1 Klassische Transmitter: Ausgangsmoleküle, Syntheseenzyme, neuronale Rezirkulierung, enzymatischer Abbau

Transmitter	Ausgangsmolekül(e)	Syntheseenzym(e)	Neuronale Eliminierung und Rezirkulierung	Eliminierung durch extra- oder intrazellulären Abbau
Acetylcholin (ACh)	Cholin und Acetyl-Coenzym A	Cholinacetyltransferase (ChAT)	– präsynaptischer Cholintransporter – Resynthese von ACh durch ChAT – vesikulärer ACh-Transporter (VAChT)	Cholinesterasen (Acetylcholinesterase) im synaptischen Spalt (ACh → Cholin + Acetat)
Monoamine				
Dopamin	Tyrosin (Tyr)	Tyrhydroxylase (TH) (Tyr → L-Dopa) L-aromatische Aminosäuredecarboxylase (AADC) (L-Dopa → Dopamin)	– präsynaptischer Dopamintransporter (DAT) und/oder Norepinephrintransporter (NET) und/oder organischer Kationentransporter 2 (OCT2) – vesikulärer Monoamintransporter 2 (VMAT2)	intrazelluläre Monoaminoxidasen (MAO) oder Catechol-o-Methyltransferase (COMT)
Noradrenalin (Norepinephrin)	Dopamin (s. o)	Dopamin-β-Hydroxylase (DBH) (Dopamin → Noradrenalin)	wie Dopamin (s. o.)	wie Dopamin (s. o.)
Adrenalin (Epinephrin)	Noradrenalin (s. o.)	Phenyläthanolamin-N-Methyltransferase (PNMT) (Noradrenalin → Adrenalin)	– präsynaptischer Dopamintransporter (DAT) und/oder Norepinephrintransporter (NET) – vesikulärer Monoamintransporter 2 (VMAT2)	wie Dopamin (s. o.)
Serotonin- (5-Hydroxytryptamin)	Tryptophan (Tryp)	Tryphydroxylase (Tryp → 5-Hydroxytryp) L-aromatische Aminosäuredecarboxylase (AADC) (5-Hydroxytryp → 5-Hydroxytryptamin)	– präsynaptischer Serotonintransporter (SERT) und/oder organischer Kationentransporter 2 (OCT2) – vesikulärer Monoamintransporter 2 (VMAT2)	intrazelluläre Monoaminoxidasen (MAO)
Histamin	Histidin (His)	Hisdecarboxylase	– präsynaptischer Monoamintransporter und/oder organischer Kationentransporter 2 (OCT2) – vesikulärer Monoamintransporter 2 (VMAT2)	vor allem intrazelluläre Histamin-N-Methyltransferase
Aminosäuren				
Glutamat (Glu)	Glutamin (Gln) α-Ketoglutarat u. a.	Glutaminase (Gln → Glu) Aspartataminotransferase (α-Ketoglutarat → Glu)	– präsynaptische und gliale Glu-Transporter (EAAT1–5) – vesikuläre Glu-Transporter	vor allem in Gliazellen: Glutaminsynthetase (Glu → Glutamin) Gludehydrogenase (Glu → α-Ketoglutarat)
γ-Aminobuttersäure (GABA)	Glutamat (Glu)	Gludecarboxylasen (GAD65 und 67)	– präsynaptische und gliale GABA-Transporter (GAT1–4) – vesikulärer GABA-Transporter	in Neuronen und Gliazellen: GABA-Transaminase
Glycin (Gly)	D-3-Glycerophosphat oder Serin	verschiedene u. a. Serinhydroxymethyltransferase (SHMT) (Serin → Gly)	– präsynaptische und gliale Gly-Transporter (GlyT 1a, 1b, 2) – vesikulärer Gly-Transporter	verschiedene

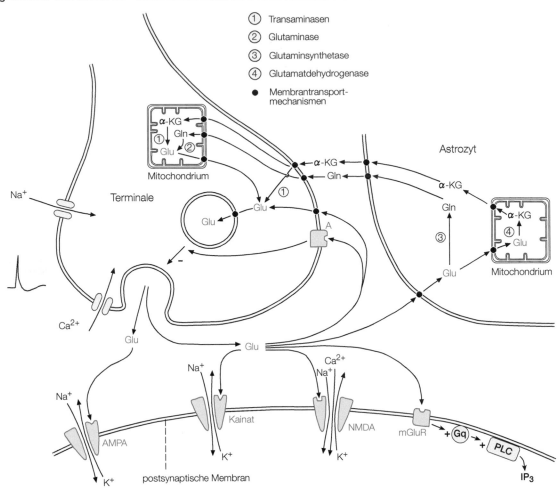

Abb. 3.8-16   Glutamaterge Synapse und Stoffwechselwege von Glutamat (vgl. Tab. 3.8-1). Glutamat (Glu) wird in der Terminale aus α-Keto-glutarat (α-KG [1]) oder Glutamin (Gln [2]) gebildet und durch den vesikulären Glutamattransporter in synaptische Vesikel transportiert. Ein Aktionspotenzial führt zum Ca²⁺-Einstrom in die Terminale und zur Exozytose von Glutamat in den synaptischen Spalt. Glutamat bindet an ionotrope Rezeptoren (AMPA-, Kainat- und NMDA-Rezeptoren) der postsynaptischen Membran. Dadurch ausgelöste Ionenströme führen zur Depolarisation der postsynaptischen Zelle. Glutamat kann auch an metabotrope Rezeptoren in der prä- und postsynaptischen Membran binden. Durch Bindung an prä-synaptische Rezeptoren (Autorezeptoren, A) wird die Exozytose synaptischer Vesikel inhibiert (-). Die Aktivierung metabotroper Glutamatrezeptoren der postsynaptischen Membran löst eine durch G-Proteine gekoppelte Signaltransduktion in der postsynaptischen Zelle aus. Das Gα-Protein aus der Gq-Familie stimuliert die phosphatidylinositspezifische Phospholipase (PI-PLC) und induziert damit den Inositoltriphosphatweg (vgl. Abb. 2-11). Andere metabotrope Glutamatrezeptoren können auch andere Transduktionswege benutzen. Glutamat wird durch Glutamattransporter, die im Plas-malemm der präsynaptischen Membran oder von benachbarten Astrozyten lokalisiert sind, aus dem synaptischen Spalt entfernt. In Astrozyten wird Glutamat zu Glutamin (3) oder α-Ketoglutarat (4) umgewandelt. Beide Moleküle können an die Terminale weitergegeben werden, in der aus diesen Molekülen wieder Glutamat hergestellt wird (1, 2).

ATP) zu sehen, die sowohl als Neurotransmitter als auch als Neuromodulatoren wirken können.

Die Benennung der Synapse erfolgt nach dem benutzten Transmitter, z. B. bei Acetylcholin **cholinerge Synapse,** bei Dopamin **dopaminerge Synapse,** bei Glutamat **glutamater-ge Synapse** (Abb. 3.8-16), bei GABA **GABAerge Synapse** (Abb. 3.8-17), bei Purinen **purinerge Synapse.**

Monoaminergen Neuronen gemeinsam sind Autorezeptoren für entsprechende Monoamine. Am meisten ist über dopaminerge Autorezeptoren bekannt. Sie können an allen Membranabschnitten dopaminerger Neurone lokalisiert sein und können sowohl die Synthese als auch die Freisetzung von Dopamin steuern. Auch bei GABAergen, glutamatergen und cholinergen Neuronen kommen Autorezeptoren vor, die nur in der präsynaptischen Membran lokalisiert sind und nach Aktivierung die Transmitterfrei-setzung inhibieren (Abb. 3.8-16 u. 17).

Eine Besonderheit bei Aminosäuretransmittern (vor allem Glutamat und GABA) ist die ausgeprägte Stoffwechsel-interaktion zwischen Neuronen und Neurogliazellen, spe-ziell Astrozyten (Abb. 3.8-16 u. 17). Astrozyten besitzen nicht nur Transporter für die Aufnahme von Glutamat und GABA, sondern auch Enzyme für den Ab- bzw. Umbau von Glutamat und GABA. Die dabei entstehenden Mole-küle werden zum Teil von Astrozyten abgegeben und von umgebenden Neuronen zur Resynthese von Aminosäure-transmittern aufgenommen. Im Gegensatz dazu besitzen Astrozyten keine membranständigen Transporter für Monoamine, sodass sie an deren Verstoffwechselung nicht teilnehmen und Monamine nur durch präsynaptische Transporter aus dem synaptischen Spalt entfernt werden können.

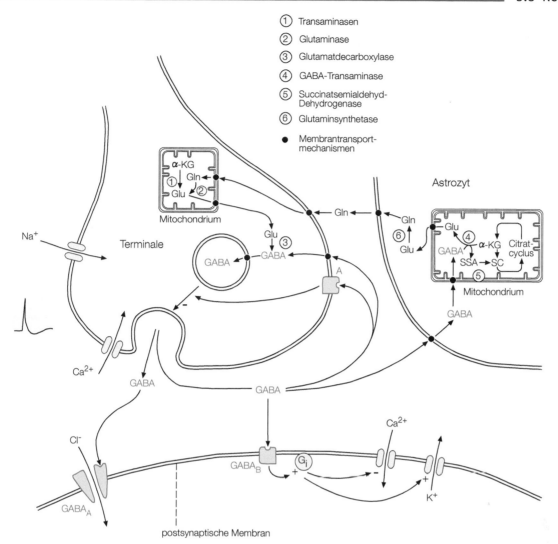

① Transaminasen

② Glutaminase

③ Glutamatdecarboxylase

④ GABA-Transaminase

⑤ Succinatsemialdehyd-Dehydrogenase

⑥ Glutaminsynthetase

● Membrantransport-mechanismen

Abb. 3.8-17 GABAerge Synapse und Stoffwechselwege von GABA (vgl. Tab. 3.8-1). GABA (Gamma-Amino-Buttersäure) wird in der Terminale aus Glutamat (3) gebildet und durch den vesikulären GABA-Transporter in synaptische Vesikel transportiert. Ein Aktionspotenzial führt zum Ca^{2+}-Einstrom in die Terminale und zur Exozytose von GABA in den synaptischen Spalt. GABA bindet in der postsynaptischen Membran an den ionotropen $GABA_A$-Rezeptor (Einstrom von Cl^-, Hyperpolarisation der postsynaptischen Zelle; Kap. 2.2.4) und an den metabotropen $GABA_B$-Rezeptor. Letzterer ist an ein G-Protein der G_i-Familie gekoppelt, das einen Ca^{2+}-Kanal schließt und einen K^+-Kanal öffnet (K^+-Ionenausstrom führt zur langsamen Hyperpolarisation der postsynaptischen Zelle). GABA kann seine Exozytose aus der Terminale über präsynaptische Autorezeptoren (A) hemmen. GABA wird durch GABA-Transporter, die im Plasmalemm der präsynaptischen Membran oder von benachbarten Astrozyten lokalisiert sind, aus dem synaptischen Spalt entfernt. In Astrozyten wird GABA durch verschiedene Enzyme (4, 5, 6) zu Glutamin umgesetzt. Glutamin kann an die Terminale weitergegeben werden, in der aus Glutamin wieder GABA hergestellt wird (2, 3). α-KG, α-Ketoglutarat; Gln, Glutamin; Glu, Glutamat; SSA, Succinatsemialdehyd; SC, Succinat.

Peptidtransmitter. Es gibt deutlich mehr Peptidtransmitter als klassische Transmitter. Häufig sind Peptidtransmitter in ein und demselben Neuron **kolokalisiert,** d. h. diese Neurone enthalten synaptische Vesikel mit einem klassischen Transmitter und solche mit einem Peptidtransmitter.

Peptide unterscheiden sich in vieler Hinsicht von klassischen und anderen Neurotransmittern. Ihre Synthese erfolgt im rauen ER (des Perikaryons), häufig in Form von **Proproteinen.** Die endgültige posttranslationale Prozessierung der Proproteine zu Neuropeptiden erfolgt erst nach Abgabe vom GOLGI-Apparat, während des Vesikeltransports und in der Terminale. Proproteine bilden häufig höhermolekulare Vorläuferproteine, aus denen eine bestimmte Gruppe (Familie) von aktiven Peptiden abgespal-

ten wird. Ein Beispiel hierfür ist das Vorläuferprotein **Proopiomelanocortin,** aus dem u. a. das Opioid β-Endorphin freigesetzt werden kann.

Die Exozytose von Peptidtransmittern aus synaptischen Vesikeln erfolgt häufig erst nach repetitiver präsynaptischer Erregung. Eine weitere Besonderheit von Neuropeptiden ist die langsame und meist länger anhaltende postsynaptische Wirkung, die sich durch ihre Bindung an metabotrope Rezeptoren erklärt (s. u.). Sie wirken damit überwiegend als **Neuromodulatoren,** d. h. sie verstärken oder mindern die Wirkung anderer Neurotransmitter. Außerdem gibt es keine Transporter für die Rücknahme von Neuropeptiden aus dem synaptischen Spalt. Ihre Inaktivierung erfolgt durch Diffusion aus dem synaptischen

Spalt und schließlich extrazelluläre Spaltung durch meist membranständige Peptidasen verschiedener Zellen des Nervengewebes. Dies bedeutet, dass einmal synaptisch freigesetzte Neuropeptide nicht durch Rücknahme in Neurone wieder verwendet werden können. Ihre präsynaptische Bereitstellung erfolgt damit stets durch perikaryelle Neusynthese. Wichtige Peptidtransmitter bzw. Neuromodulatoren sind in Tabelle 3.8-2 zusammengestellt.

Unkonventionelle Neurotransmitter. Zu diesen gehören u. a. Gase, nämlich **Stickstoffmonoxid (NO)** und **Kohlenstoffmonoxid (CO)**. Sie sind deshalb unkonventionelle Transmitter, weil sie nicht durch Exozytose abgegeben werden und nicht auf membranständige Rezeptoren wirken. Am meisten ist bisher über NO bekannt (Kap. 2.2.8; Abb. 2-11).

NO wird in Nervenzellen von der NOS I (NO-Synthase I) gebildet. NOS I kommt nicht nur in bestimmten Neuronen des zentralen, sondern auch in bestimmten Neuronen des peripheren Nervensystems (vor allem enterisches Nervensystem) und bemerkenswerterweise auch in Astrozyten vor. Außerdem kann die Expression einer anderen NOS-Isoform, NOS II, in Mikroglia induziert werden. NO wird nicht in synaptischen Vesikeln gespeichert, ist frei membranpermeabel, hat nur eine kurze Halbwertszeit (< 30 s) und wird spontan zu Peroxinitriten oxidiert. NO bindet an zytosolische Guanylatzyklase und stimuliert die Bildung des sekundären Botenstoffs cGMP. cGMP bindet u. a. an cGMP-regulierte Ionenkanäle (dadurch Beeinflussung des Membranpotenzials), stimuliert cGMP-abhängige Proteinkinasen (PKG) und reguliert die Phosphodiesteraseaktivität. Insgesamt wirkt damit NO vor allem neuromodulatorisch (s. u.).

Transmitterrezeptoren und Signaltransduktion

Der **Signalaufnahme** in der Synapse dienen Transmitterrezeptoren, die zunächst einen bestimmten Transmitter (**Liganden**) hochaffin binden. Nach Transmitterbindung wird in der Zielzelle ein Signalübersetzungsmechanismus (**Signaltransduktion**) ausgelöst. Transmitterrezeptoren sind integrale Proteine, die in der Zellmembran teilweise als Einzelproteine vorliegen (u. a. Katecholaminrezeptoren) oder aus mehreren Proteinen gebildet werden. Im Bereich der Synapse kommen sie in der postsynaptischen Membran in großer Konzentration vor. Sie werden in dieser Position durch Brückenproteine festgehalten, die einerseits mit dem Rezeptor und andererseits mit dem Zytoskelett interagieren (s. o.).

Transmitterrezeptoren sind zwar in der postsynaptischen Membran der Synapse konzentriert, können jedoch in geringerer Konzentration auch in anderen Membranabschnitten eines Neurons enthalten sein. Allgemein kommen **postsynaptische Rezeptoren** in den Zellmembranen von Dendriten, Perikarya und Ursprungskegeln (einschl. Initialsegment) vor. Als **präsynaptische Rezeptoren** werden Rezeptoren bezeichnet, die in den Membranen von Axonterminalen vorliegen. Solche präsynaptischen Rezeptoren können **Autorezeptoren** sein, die den Transmitter nach Freisetzung binden (Abb. 3.8-16 u. 17). Präsynaptische **Heterorezeptoren** binden nicht-zelleigene Transmitter. Über beide präsynaptischen Rezeptoren kann die synaptische Transmitterfreisetzung gesteuert werden. Bestimmte Transmitterrezeptoren sind auch in den Zellmembranen von **Gliazellen** nachgewiesen worden (z. B. metabotrope und bestimmte ionotrope Glutamatrezeptoren in Astrozyten und Oligodendrozyten), sodass eine Signalübermittlung zwischen Neuronen und Gliazellen erfolgen kann.

Während ein Transmitterrezeptor nur einen bestimmten Transmitter hochaffin bindet, kann ein bestimmter Transmitter an verschiedene, für diesen Transmitter spezifische Rezeptoren binden und damit unterschiedliche Effekte in der Zielzelle auslösen. Prinzipiell liegen zwei Gruppen von Transmitterrezeptoren vor, die **ionotropen** und die **metabotropen** Rezeptoren (Abb. 3.8-16 u. 17), bei denen die Signaltransduktion völlig unterschiedlich erfolgt (Kap. 2.2.4 und 2.2.8).

Ionotrope Rezeptoren (Kanalrezeptoren). Bei diesem Rezeptortyp sind Signalerkennung (Transmitterbindung) und Signaltransduktion in einem Molekül vereinigt, da er gleichzeitig **Rezeptor** und **Ionenkanal** ist (Abb. 3.8-16 u. 17). Der ionotrope Rezeptor besteht aus meist fünf ringförmig angeordneten Proteinuntereinheiten, die transmembranär einen Ionenkanal umfassen. Bei nicht gebundenem Transmitter ist der Kanal geschlossen, es erfolgt kein nennenswerter Ionenfluss. Bei Transmitterbindung kommt es zu Konformationsänderungen und Öffnung des Ionenkanals. Es strömen dabei über die Kanäle selektiv bestimmte Ionen in die Zelle (z. B. Na^+, Ca^{2+} oder Cl^-) bzw. aus der Zelle (z. B. K^+). Der Einstrom von Na^+ durch die postsynapti-

---

Tab. 3.8-2   Neuropeptide mit Wirkung als Transmitter/Modulatoren

Adrenocorticotropes Hormon (ACTH)	Opioide:	Somatostatin (SOM)
Antidiuretisches Hormon (ADH)	Prodynorphin-Gruppe	
Atrialer natriuretischer Faktor (ANF)	– Dynorphin A	Tachykinin-Gruppe
Angiotensin II	– Dynorphin B	– Neurokinin A
Bombesin	– α-Neoendorphin	– Neurokinin B
Cholecystokinin (CCK)	– β-Neoendorphin	– Substanz P
Calcitonin-gene-related peptide (CGRP)	Proenkephalin-Gruppe	
Carnosin	– Methionin-Enkephalin	Thyroliberin (TRF)
Corticoliberin (CRF)	– Leucin-Enkephalin	Vasoaktives intestinales Polypeptid (VIP)
Galanin (GAL)	Proopiomelanocortin-Gruppe	
Luliberin (LHRF)	– β-Endorphin	
Neuropeptid Y (NPY)	Nociceptin	
Neurotensin	Endomorphin 1	
Oxytocin	Endomorphin 2	

sche Membran (Abb. 3.8-16) führt zu einer Depolarisation des Membranpotenzials, sog. exzitatorisches postsynaptisches Potenzial (**EPSP**). Ist die Summe der EPSPs im Bereich eines Neurons hoch genug, so wird ein Schwellenpotenzial überschritten. Am Initialsegment des Axons entsteht dann ein Aktionspotenzial, das über das Axon fortgeleitet wird. Der Einstrom von Anionen (Cl^-) durch anionendurchlässige Rezeptoren (z.B. $GABA_A$-Rezeptor, Abb. 3.8-17) resultiert in einer **Hyperpolarisation**, sog. inhibitorisches postsynaptisches Potenzial (**IPSP**). Transmitter können damit über entsprechende ionotrope Rezeptoren **exzitatorisch** (Depolarisation) oder **inhibitorisch** (Hyperpolarisation) wirken.

Die wichtigsten ionotropen Rezeptoren klassischer Neurotransmitter sind: für Glutamat: NMDA(N-Methyl-D-Aspartat)-, Kainat-, AMPA(α-Amino-3-Hydroxy-5-Methyl-4-Isoxazolepipropionsäure)-Rezeptoren; für GABA: $GABA_A$- und $GABA_C$-Rezeptoren; für Acetylcholin: Nikotinrezeptoren; für Serotonin: $5\text{-}HT_3$-Rezeptor; für Glycin: Gly-Rezeptor.

Die Aktivierung der Rezeptor-Ionenkanäle erfolgt nach Liganden-(Transmitter-)Bindung sehr **schnell** (im Bereich unter 1 Millisekunde). Der Ionenfluss wird u.a. dann beendet, wenn der Transmitter vom Rezeptor dissoziiert. Dies ist dann der Fall, wenn die Transmitterkonzentration extrazellulär unter die Affinitätsgrenze des Rezeptors abfällt. Ursache hierfür ist die Entfernung des Transmitters aus dem Extrazellularraum, z.B. durch Transmittertransporter oder Transmitterspaltung (Abb. 3.8-16 u. 17).

Metabotrope Rezeptoren (Nichtkanalrezeptoren) sind durch **G-Proteine gekoppelte Rezeptoren** (Abb. 3.8-16 u. 17). Im Gegensatz zu den ionotropen Rezeptoren sind bei den metabotropen Rezeptoren an Signalerkennung und Signaltransduktion mehrere Moleküle beteiligt (Kap. 2.2.8): **Rezeptor**, **G-Proteine** und **Effektormoleküle.** Der membranständige Rezeptor besteht aus einer Polypeptidkette, die bei Transmitterbindung eine Konformationsänderung erfährt. Dies führt zur Bindung und Aktivierung eines G-Proteins. Da es verschiedene G-Proteine gibt, können dann durch aktivierte G-Proteine verschiedene Effektorwege beschritten werden. Effektoren können sein: Adenylatzyklase (cAMP-Weg), Phospholipase C [Inositoltriphosphat(IP_3)-Weg bzw. Diacylglycerol(DAG)-Weg], Ca^{2+}- und K^+-Kanäle (Kap. 2.2.8; Abb. 2-11 bis 13). Aufgrund der vielgliedrigen Signaltransduktion sind die durch G-Proteine gekoppelten Rezeptoren **langsame Rezeptoren.** Auf diesem Weg entfalten auch Peptidtransmitter ihre Wirkung, da Peptidrezeptoren häufig an G-Proteine gekoppelt sind. Die Zahl der Rezeptoren, die als metabotrop einzustufen sind, ist groß (mehr als 250).

Erwähnenswert ist, dass kleine Transmittermoleküle wie Glutamat, GABA, Acetylcholin und Serotonin sowohl an ionotrope als auch an metabotrope Rezeptoren binden können. Sie können damit sowohl rasche (Millisekunden) als auch langsam einsetzende und länger anhaltende Effekte (Zehntelsekunden bis Stunden) an Zielzellen auslösen.

Wichtige metabotrope Rezeptoren sind: für Glutamat: mGlu-Rezeptoren; für GABA: der $GABA_B$-Rezeptor; für Acetylcholin: die Muskarinrezeptoren M_{1-3}; für Noradrenalin: α_1-, α_2-, β_1-, β_2-Rezeptoren; für Dopamin: die D_{1-5}-Rezeptoren; für Serotonin: die $5\text{-}HT_{1,2,4}$-Rezeptoren; für Histamin: die H_{1-3}-Rezeptoren; für Opioide: die δ-, κ-, μ-Rezeptoren.

3.8.2 Nervenfasern, Nerven

Axone werden von Neurogliazellen eingehüllt, wobei die Verbindung aus Axon und Neurogliazelle als **Nervenfaser** (*Neurofibra*) bezeichnet wird (Abb. 3.8-18). Die Neurogliazellen sind hintereinander gereiht und bedecken auf diese Weise die Axone in ihrer gesamten Länge. Die Neurogliazellen können vielschichtige Membranwicklungen um die Axone aufbauen. Solche Nervenfasern werden als **myelinisiert** (markscheidenhaltig, „markhaltig") bezeichnet (*Neurofibra myelinata*). Bilden die Neurogliazellen keine Myelinscheide, sondern nur eine unterschiedlich ausgeprägte Bedeckung, so handelt es sich im PNS um **nichtmyelinisierte** (marklose) Nervenfasern (*Neurofibra nonmyelinata*). Umhüllende Neurogliazellen sind im ZNS die **Oligodendrozyten** und im PNS die SCHWANN-Zellen. Eine Besonderheit ist, dass nichtmyelinisierte Axone im ZNS keine Gliahülle besitzen. Nervenfasern verlaufen zu ihren Zielgebieten gebündelt. Unterschiedlich große und unterschiedlich viele Nervenfaserbündel bilden im ZNS **Bahnen** und im PNS **periphere Nerven.**

Nichtmyelinisierte Nervenfasern des PNS

Axone mit einem Durchmesser unter $1-2\ \mu m$ sind in der Regel nicht myelinisiert. Im PNS haben die Axone meist einen Durchmesser von $0,1-2,4\ \mu m$. Die Axone sind in Invaginationen der SCHWANN-Zellen gelegen. Zwischen Axon und SCHWANN-Zell-Oberfläche legen sich die invaginierten Plasmamembranabschnitte der SCHWANN-Zellen aneinander. Dieser Abschnitt wird als **Mesaxon** bezeichnet (Abb. 3.8-18, 19, 20b). Zwischen Axolemm und Zellmembran der SCHWANN-Zelle besteht ein $10-20\ nm$ weiter Spaltraum. SCHWANN-Zelle und nichtmyelinisierte Nervenfasern werden außen von einer **Basalmembran** bedeckt. Weniger tief eingelagerte Axone (ohne Mesaxon) werden damit auf einer Seite von der SCHWANN-Zellmembran und nach außen von Basalmembran bedeckt. Der strukturelle Komplex aus SCHWANN-Zelle und eingelagerten Axonen wird als REMAK-**Faser** bezeichnet.

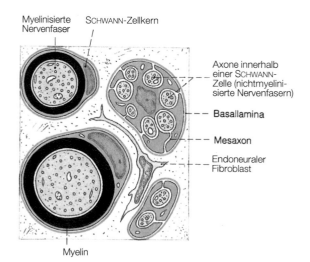

Myelinisierte Nervenfaser

SCHWANN-Zellkern

Axone innerhalb einer SCHWANN-Zelle (nichtmyelinisierte Nervenfasern)

Basallamina

Mesaxon

Endoneuraler Fibroblast

Myelin

Abb. 3.8-18 Nichtmyelinisierte und myelinisierte Nervenfasern im PNS (Querschnitt, schematische Darstellung). Bei den nichtmyelinisierten Nervenfasern sind mehrere Axone in eine SCHWANN-Zelle (orange) eingebettet (sog. REMAK-Faser).

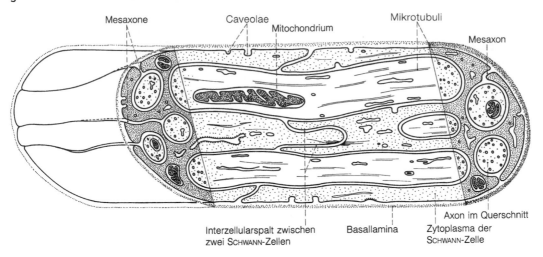

Abb. 3.8-19 Nichtmyelinisierte Nervenfasern (schematische räumliche Darstellung). Mehrere Axone sind in hintereinander liegende SCHWANN-Zellen eingebettet (REMAK-Faser). Außen wird die REMAK-Faser von einer Basallamina bedeckt.

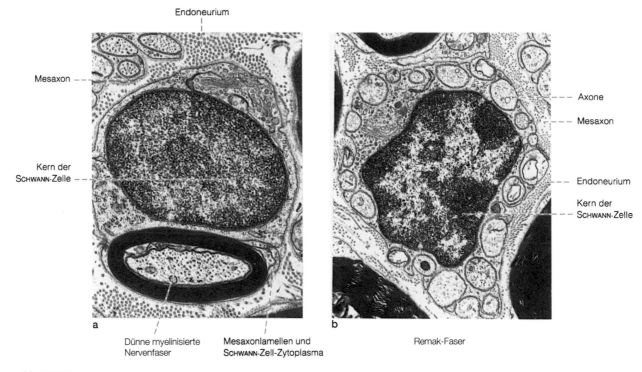

Abb. 3.8-20
(a) **Dünne myelinisierte Nervenfaser mit zugehöriger SCHWANN-Zelle.** Maus, TEM, Vergr. 23500fach.
(b) **Nichtmyelinisierte Nervenfasern (REMAK-Faser).** Maus, TEM, Vergr. 15400fach.

Eine einzelne SCHWANN-Zelle hüllt eine Gruppe von Axonen nicht auf deren gesamter Länge ein. Vielmehr ist es so, dass entlang der Axone SCHWANN-Zellen aneinander gereiht sind und somit die Axone von SCHWANN-Zelle zu SCHWANN-Zelle ziehen. Die Längsausdehnung einer SCHWANN-Zelle liegt zwischen 200 und 500 µm.

Nichtmyelinisierte Nervenfasern besitzen aufgrund der geringen Durchmesser der Axone und des Fehlens einer Myelinscheide eine niedrige Leitungsgeschwindigkeit (C-Fasern und IV-Fasern, < 3 m/s; Tab. 3.8-3). Für schnelle Erregungsleitung sind nichtmyelinisierte Nervenfasern ungeeignet, da ihre Durchmesser sonst sehr groß sein müssten. Das schnell leitende (nichtmyelinisierte) Riesenaxon des Tintenfisches ist deshalb 1 mm im Durchmesser. Näheres siehe unter „Erregungsleitung von myelinisierten Nervenfasern".

Nichtmyelinisierte Axone des ZNS

Im Gegensatz zum PNS haben die nichtmyelinisierten Axone des ZNS keine Gliazellhülle. Sie können von Astrozytenfortsätzen diskontinuierlich bedeckt sein oder befinden sich zwischen myelinisierten Nervenfasern. Gebündelt verlaufende nichtmyelinisierte Axone (z.B. in Hypothala-

Tab. 3.8-3   Einteilung peripherer Nervenfasern nach Durchmesser und Leitungsgeschwindigkeit

Gruppe	Funktion	Durchmesser (µm) Fasertyp	Leitungsgeschwindigkeit (m/s)
Aα Ia Ib	Efferenz für Skelettmuskeln (extrafusal) Afferenz aus Muskelspindeln (primär) Afferenz aus Sehnenspindeln	ca. 12–20 myelinisiert	ca. 70–120
II II	Afferenz von Haut-Mechanorezeptoren Afferenz aus Muskelspindeln (sekundär)	ca. 6–12 myelinisiert	ca. 30–70
Aγ III	Efferenz für Muskelspindeln Afferenzen für Temperatur und Schmerz (Haut)	ca. 2–5 myelinisiert	ca. 12–30
B III	Efferenz (präganglionär, Sympathicus) Afferenz (tiefe Druckrezeptoren von Muskeln)	ca. 3 myelinisiert	ca. 3–15 ca. 10–25
C IV	Efferenz (postganglionär, Sympathicus) Afferenzen für Temperatur und Schmerz (Haut)	ca. 1 nichtmyelinisiert	ca. 0,5–2

mus und Hippocampus) werden von Astrozytenfortsätzen stellenweise umfasst und septiert.

Myelinisierte Nervenfasern des PNS

In der Evolution treten myelinisierte Nervenfasern erst bei Wirbeltieren auf. Dadurch war es möglich, kleinkalibrige Nervenfasern mit hoher Leitungsgeschwindigkeit zu erhalten. Der Axondurchmesser myelinisierter Nervenfasern liegt zwischen 1,5 und 22 µm. Jeweils ein Axon wird von einer unterschiedlich dicken **Myelinscheide** (Markscheide) röhrenförmig gehüllt. Deshalb werden diese Nervenfasern auch als **myelinisierte Nervenfasern** bezeichnet (Abb. 3.8-18 u. 20a). Je größer der Axondurchmesser, desto

RANVIER-Knoten

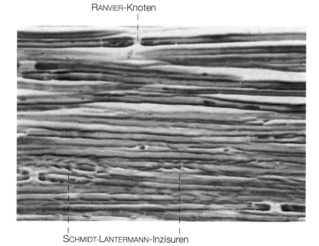

SCHMIDT-LANTERMANN-Inzisuren

Abb. 3.8-21   Ausschnitt aus längs geschnittenem Nerv, dessen myelinisierte Nervenfasern mit Osmiumtetroxid dargestellt sind (Osmiumtetroxid fixiert und schwärzt Myelin). An der oberen und unteren Bildkante erkennt man einen RANVIER-Knoten (Schnürring). Im unteren Bilddrittel zeigen einige Myelinscheiden die schräg zu deren Längsachse ziehenden pfeilspitzenähnlichen Myelininzisuren (SCHMIDT-LANTERMANN-Einkerbungen). N. ischiadicus (Kaninchen), Vergr. 240fach.

dicker ist die Myelinscheide. Die Myelinscheide weist in bestimmten Abständen Unterbrechungen auf, die RANVIER-Knoten (*Nodus neurofibrae*) (Abb. 3.8-21). Der Nervenfaserabschnitt zwischen zwei Nodi ist das **Internodium** (vgl. Abb. 3.8-1). Je dicker myelinisierte Nervenfasern sind, desto länger sind die Internodien.

Die **Internodien** sind 0,2–1,5 mm lang, und eine internodale Myelinscheide wird durch eine **myelinbildende** SCHWANN-**Zelle** erzeugt. Im Anfangs- und Endbereich von Nervenfasern werden Internodien kontinuierlich kürzer (bis unter 100 µm). **Ultrastrukturell** besteht die internodale Myelinscheide aus konzentrisch angeordneten Plasmamembranlamellen der SCHWANN-Zelle. Zwei Formen des Myelins können unterschieden werden, das **kompakte Myelin** und das **nichtkompakte Myelin**. Letzteres ist auf die Myelininzisuren und paranodale Abschnitte der Myelinscheide beschränkt und wird unten gesondert beschrieben.

Der Bau der Myelinscheide ist aus der Entwicklung besser zu verstehen. Zu Beginn der Myelinisierung reihen sich SCHWANN-Zellen entlang von Axonen auf. Anschließend werden die Axone in Invaginationen der SCHWANN-Zellen verlagert (Abb. 3.8-22). Dadurch entsteht eine Membranduplikatur der SCHWANN-Zellen an der Invaginationsstelle (**Mesaxon**). In der weiteren Entwicklung umwächst dieses Mesaxon das Axon in einigen Wicklungen. Dadurch wird das Mesaxon in einen inneren, am Axon gelegenen Abschnitt (**inneres** Mesaxon) und einen äußeren, an der Zelloberfläche gelegenen Abschnitt (**äußeres** Mesaxon) unterteilt. Der dazwischen gelegene Mesaxonabschnitt in Form von Wicklungen wird zur Myelinscheide.

Weitere Wicklungen entstehen dann durch zunehmendes Wachstum aller Membranabschnitte der vorbestehenden Wicklungen, sodass das innere Mesaxon spiralig um das Axon weitergeschoben wird. Während des Wicklungsvorgangs und der Kompaktierung verschwindet das Zytoplasma zwischen den Wicklungen der SCHWANN-Zelle zunehmend, sodass die zytoplasmatischen Oberflächen der Plasmamembranwicklungen direkt aneinander liegen. Elektronenmikroskopisch rufen die nun dicht gelagerten Membranwicklungen ein periodisches Linienmuster her-

189

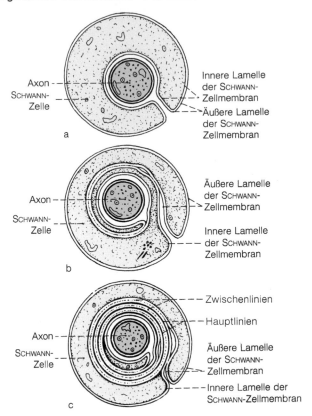

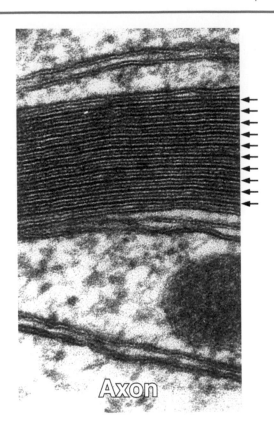

Abb. 3.8-22 Myelinentwicklung (schematische Darstellung).
a) Einsenkung des Axons in die SCHWANN-Zelle.
b) Beginn der Umwicklung durch das Mesaxon.
c) Mit Zunahme der Wicklung verschwindet das Zytoplasma zwischen den Wicklungen und die SCHWANN-Zellmembranen kompaktieren zum Myelin.

Abb. 3.8-23a Kompaktes Myelin (elektronenmikroskopisches Bild). Die alternierenden Hauptlinien sind mit Pfeilspitzen gekennzeichnet. Zwischen zwei Hauptlinien befindet sich jeweils eine Zwischenlinie, die aus zwei nicht verschmolzenen Außenlamellen der SCHWANN-Zellmembran besteht. Nerv einer vier Tage alten Maus. TEM, Vergr. 240000fach.

vor (Abb. 3.8-23a). Die besonders elektronendichten, 3 nm dicken **Hauptlinien** entsprechen den nach Wicklung aneinander haftenden Innenlamellen (zytoplasmatische Lamellen) der SCHWANN-Zell-Plasmamembran, die **Zwischenlinien** den nach Wicklung aneinander liegenden (nicht verschmolzenen) Außenlamellen der Plasmamembran. Die Zwischenlinien beinhalten den auf 2–5 nm eingeengten Interzellularspalt des ehemaligen Mesaxons. Sie sind weniger elektronendicht als die Hauptlinien, weil sie keine freien Proteine enthalten, sondern nur die extrazellulären Abschnitte verschiedener Membranproteine (s. u.). Der Abstand zwischen benachbarten Hauptlinien beträgt 14 nm (fixierte Präparate) bzw. 18 nm (Frischpräparate).

Die Zahl der Wicklungen um ein Axon bestimmt die Dicke der Myelinscheide, die mit dem Durchmesser des Axons zunimmt. Dicke Axone können Myelinscheiden aus einigen hundert Lamellen besitzen.

Ein voll entwickeltes Internodium besteht vor allem aus Myelin, wobei die äußerste Myelinlamelle in das **äußere Mesaxon** übergeht, das in Verbindung mit der äußeren SCHWANN-Zellmembran steht. Die innerste Myelinlamelle geht in das **innere Mesaxon** über, das sich in die innere SCHWANN-Zellmembran fortsetzt. Die innere SCHWANN-Zellmembran ist durch einen schmalen (ca. 12 nm) **periaxonalen Spaltraum** vom Axon getrennt. Die äußere SCHWANN-Zellmembran ist von einer **Basallamina** bedeckt (Abb. 3.8-1). Zytoplasma der SCHWANN-Zelle ist im Bereich

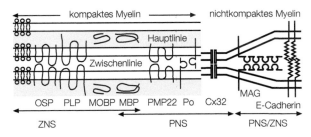

Abb. 3.8-23b Molekularer Bau (charakteristische Proteine) des Myelins (Einzelheiten im Text).

der Myelinscheide an folgenden Orten vorhanden: eine dünnere innere Schicht (zwischen innerer SCHWANN-Zellmembran und Myelin), eine breitere äußere Schicht mit Zellkern und Zellorganellen (s. u.) (Abb. 3.8-20a), im Bereich der nodalen Enden der SCHWANN-Zellen (Paranodien, s. u.) und Myelininzisuren. Paranodien und Inzisuren bilden **nichtkompaktes Myelin.**

Myelininzisuren (SCHMIDT-LANTERMANN Inzisuren) sind Unterbrechungen der kompakten Myelinscheide, in welchen die Hauptlinien aufgespalten sind und Zytoplasmaeinschlüsse enthalten (Abb. 3.8-24). Auch die Zwischenlinien weichen hier auf Mesaxonbreite auseinander und sind durch **Adhärenskontakte** (Adhäsionsmolekül: E-Cadherin) und **Nexus** (Cx32) überbrückt. In Längsschnitten der

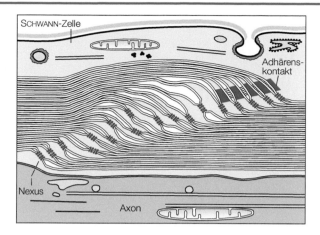

SCHWANN-Zelle

Adhärens-kontakt

Nexus

Axon

Abb. 3.8-24 **Myelininzisuren** (schematische Darstellung). In Serie geschaltete Nexus ermöglichen den raschen Austausch kleinerer Moleküle (Ionen, IP$_3$, ATP) zwischen innerer und äußerer SCHWANN-Zell-Lamelle (weitere Einzelheiten im Text).

Nervenfaser erscheinen die Inzisuren als spaltförmige, schräg gestellte Aufhellungen im Myelin. Räumlich bilden die Inzisuren im Myelin trichterförmige Strukturen, die im Längsschnitt durch Nervenfasern pfeilspitzenförmig erscheinen (Abb. 3.8-21). Würde die Myelinscheide entspiralisiert und ausgebreitet, ergäbe sich ein schlanker Zytoplasmaschlauch, der kontinuierlich die Länge des Myelinblatts durchzieht und den inneren mit dem äußeren Zytoplasmasaum verbindet.

Nexus im Bereich der Inzisuren dürften einen raschen Austausch von Nährstoffen, Stoffwechselprodukten und Ionen zwischen innerem und äußerem Zytoplasmaschlauch ermöglichen. Bei einem Axon mit 7 µm Durchmesser würde die Myelinscheide 2,3 µm dick, aber nach Abwicklung 4 mm lang sein. Die Diffusionsstrecke durch die Inzisuren ist also von 4 mm auf 2,3 µm verkürzt und damit ca. 1700-mal kürzer. Die Diffusionszeit (quadratische Abhängigkeit) ist sogar ca. dreimillionenfach kürzer. Myelininzisuren treten entlang der Nervenfasern häufiger auf und ihre Zahl korreliert mit der Dicke der Markscheide. Dicke myelinisierte Nervenfasern enthalten bis zu 35 Inzisuren pro mm.

Eine genetisch bedingte Lähmungsform, besonders der distalen Extremitätenmuskulatur (CHARCOT-MARIE-TOOTH-Neuropathie, CMTX1), beruht auf Mutationen des Cx32-Gens auf dem X-Chromosom (Xq13.1). Die durchschnittliche Leitungsgeschwindigkeit der motorischen Nervenfasern ist etwa um die Hälfte herabgesetzt, und es treten Degenerationen der Myelinscheide auf.

Da **Myelin** durch Zellmembranen gebildet wird, besitzt es eine membranähnliche molekulare **Zusammensetzung**, die jedoch zu üblichen Zellmembranen Unterschiede aufweist. So ist der Gewichtsanteil an Lipiden sehr hoch (ca. ⅔). Die Trockengewichtsanalyse ergibt ca. ⅓ Proteine, ⅓ Phospholipide sowie ⅓ Glykolipide und Cholesterin. Die **Lipide** des Myelins leisten aufgrund ihrer Hydrophobie einen wesentlichen Beitrag zur ionalen (elektrischen) Isolierung des Axons. Ein hauptsächlich auf das Myelin beschränktes Lipid ist das Galactocerebrosid, das ca. 20% der Myelinlipide ausmacht (Abb. 2-2). Die Blockierung der Synthese

von Galactocerebrosid durch Genausschaltung in Mäusen bewirkt eine stark herabgesetzte Nervenleitungsgeschwindigkeit ohne erkennbare morphologische Veränderungen der Myelinscheide. Dies verdeutlicht die Bedeutung dieses Lipids für die Isolierung des Axons.

Kompaktes und nichtkompaktes Myelin peripherer Nervenfasern enthalten verschiedene spezifische Proteine. Bestimmte genetische Nervenerkrankungen (Neuropathien) beruhen auf Mutationen einiger dieser Proteine.

Proteine des kompakten Myelins des PNS (Abb. 3.8-23b)

Peripheres Myelinprotein Null (P$_0$). P$_0$ kommt nicht im ZNS-Myelin vor. Es ist ein transmembranäres Adhäsionsmolekül vom Typ der Immunglobulinsuperfamilie (Kap. 2.3.1), das ca. 80% des Gesamtproteins ausmacht. Es vermittelt die Haftung der Lipidmembranen in den Zwischenlinien. Die stark basische zytoplasmatische Domäne ragt in die Hauptlinie. Mutationen von P$_0$ des Menschen rufen schwere Neuropathien und Muskellähmungen vom Typ CHARCOT-MARIE-TOOTH 1B (CMT1B, Chromosom 1q22–23) hervor.

Peripheres Myelinprotein 22 (PMP22). Es fehlt ebenfalls im ZNS. Die Funktion dieses Transmembranproteins, das mit zwei Schleifen in die Zwischenlinie ragt, ist unbekannt. Genduplikationen (Überexpression) von PMP22 sind Ursache für eine weitere Form der CMT-Neuropathie (CMT1A, Chromosom 17p11–12).

Myelin-basisches Protein (MBP). MBP ist ein Protein des Zytoplasmas und der Hauptlinien in myelinisierten Nervenfasern von ZNS und PNS. Genausschaltung bei der Maus ruft Myelinisierungsstörungen im ZNS, nicht jedoch im PNS hervor. Im PNS kann wahrscheinlich die basische zytoplasmatische Domäne von P$_0$ (das im ZNS fehlt) den MBP-Ausfall kompensieren.

Proteine des nichtkompakten Myelins im PNS
(Abb. 3.8-23b)

Myelin-assoziiertes Glykoprotein (MAG). Es ist ein transmembranäres Adhäsionsmolekül der Immunglobulinsuperfamilie, das auch im ZNS-Myelin vorkommt. Es bildet Kontakte zwischen den Membranen in den Myelininzisuren und paranodalen Abschnitten und zwischen kompaktem Myelin und dem inneren und äußeren Zytoplasmaschlauch aus. Die Genausschaltung bei Mäusen führt zu Myelinisierungsstörungen (überschüssige Myelinisierung) und Verlust des inneren Zytoplasmaschlauches im ZNS, nicht jedoch im PNS.

E-Cadherin. Es ist ein Adhäsionsmolekül in Mesaxon, Inzisuren und paranodalen Abschnitten.

Connexin 32. Es bildet Nexus im Bereich der Inzisuren und den paranodalen Abschnitten der Myelinscheide. Mutationen sind Ursache für X-chromosomale CMT-Neuropathien (CMTX1, s. o.).

An der Stelle, an der benachbarte Internodien (und damit myelinbildende SCHWANN-Zellen) aneinander stoßen, befindet sich der RANVIER-Knoten, dessen strukturelle Einzelheiten nur elektronenmikroskopisch erkennbar sind (Abb. 3.8-25). Er besteht aus dem zentral gelegenen **Nodus** und den zu beiden Seiten anschließenden paranodalen Abschnitten (**Paranodien**). Das Paranodium ist der Abschnitt, in dem die Myelinscheide konisch verjüngend ausläuft. Im Bereich des Paranodiums endet immer zuerst die innerste Lamelle der Myelinscheide, es folgen sukzessiv die nach außen angelagerten Lamellen, bis schließlich die äußerste Lamelle die anderen Endigungen überdeckt und als letzte endet. Eine Lamellenendigung ist dadurch charakterisiert, dass die Hauptlinien auseinander weichen und im Längsschnittbild Zytoplasma enthaltende Schleifen (**paranodale**

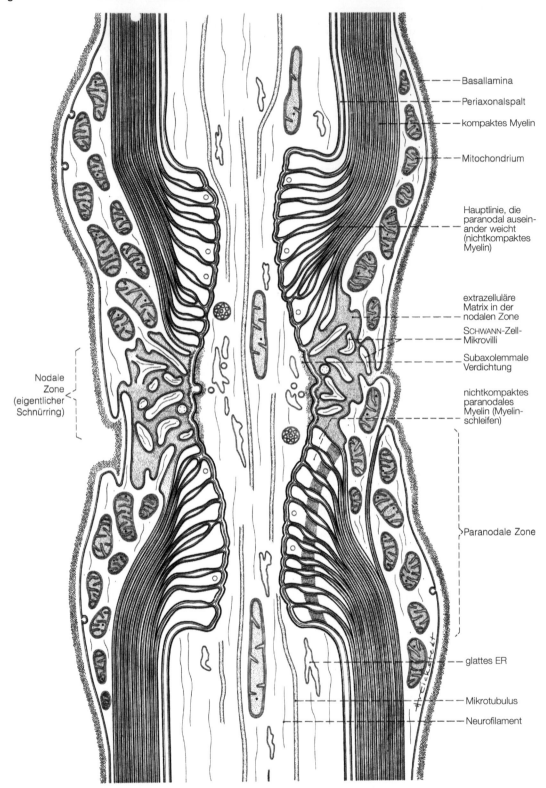

- Basallamina
- Periaxonalspalt
- kompaktes Myelin
- Mitochondrium

Hauptlinie, die paranodal auseinander weicht (nichtkompaktes Myelin)

extrazelluläre Matrix in der nodalen Zone

SCHWANN-Zell-Mikrovilli

Subaxolemmale Verdichtung

nichtkompaktes paranodales Myelin (Myelinschleifen)

Nodale Zone (eigentlicher Schnürring)

Paranodale Zone

- glattes ER
- Mikrotubulus
- Neurofilament

Abb. 3.8-25 **RANVIER-Knoten** (schematische Darstellung; Einzelheiten im Text).

Myelinschleifen) bilden. Die Zwischenlinien weichen ebenfalls auf Mesaxonbreite auseinander. Dreidimensional betrachtet entsprechen diese Schleifen – ähnlich wie bei SCHMIDT-LANTERMANN Inzisuren – den Anschnitten eines spiralig aufgewickelten, kontinuierlichen Schlauchs. Auf-

grund der Hintereinanderlagerung der Schleifen macht die Längsausdehnung der Paranodien etwa 2–6% der Internodienlänge aus.

Die Zellmembranen der einzelnen Schleifen sind durch **Nexus** (Cx 32) und Adhärenskontakte (E-Cadherin) verbunden (s. auch

Myelininzisuren). Im paranodalen Zytoplasma sind Mikrotubuli und auch Mitochondrien enthalten. Die Schleifen haften an der Axonmembran. An dieser Haftung sind die axonalen Membranproteine Paranodin (auch Caspr genannt) und Contactin beteiligt. Die paranodalen Axon-Myelinschleifenkontakte entsprechen strukturell **septierten Junktionen** (Kap. 2.3.1) und sind wie die septierten Junktionen im Kleinhirn (s. o.) durch eine Konzentrierung spannungsabhängiger Kaliumkanäle in der Axonmembran gekennzeichnet.

Zwischen zwei benachbarten Paranodien eines RANVIER-Knotens befindet sich ein schmaler Bereich (unter ein bis mehrere μm), der **Nodus** (nodale Zone) (Abb. 3.8-25). Dies ist der Schnürring im engeren Sinn. Hier ist das Axon durch mikrovilliähnliche Fortsätze von SCHWANN-Zellen bedeckt. Wie beim Internodium zieht auch über den Schnürring hinweg die **Basallamina** der SCHWANN-Zelle, sodass eine Nervenfaser im gesamten Verlauf durch eine Basallamina eingehüllt wird. Eine Abgabe von Axonästen (**Kollateralen**) erfolgt bei myelinisierten Nervenfasern nur im Bereich der Schnürringe (Abb. 3.8-1).

Bei **lichtmikroskopischer** Darstellung von myelinisierten Nervenfasern ist deren hoher Lipidgehalt zu berücksichtigen. Unter Anwendung von routinehistologischen Verfahren (Aldehydfixation mit anschließender alkoholischer Entwässerung und Paraffineinbettung des Gewebes) werden die Lipide der Myelinscheide größtenteils herausgelöst. Übrig bleibt das Proteingerüst des Myelins (früher als Neurokeratin bezeichnet), das bei Routinefärbungen (z. B. H.E.-Färbung) kaum in Erscheinung tritt. Häufig ist bei Faserquerschnitten nur ein ringförmiger, nahezu ungefärbter Spaltraum um ein unterschiedlich gefärbtes Axon zu erkennen. Bei diesem präparativen Vorgehen hat sich eine Färbung mit Luxol Fast Blue (Färbung nach KLÜVER-BARRERA) bewährt, bei der das Neurokeratingerüst und damit die Myelinscheiden blau gefärbt werden. Durch geeignete Fixanzien können Myelinscheiden komplett erhalten werden. Dazu gehört Osmiumtetroxid, das mit ungesättigten Fettsäuren reagiert, diese quer vernetzt und gleichzeitig Myelin schwärzt. Bei solchen Präparaten sind im Längsschnitt durch Nervenfasern die RANVIER-Knoten als Unterbrechungen der schwarz gefärbten Markscheide zu erkennen. Zusätzlich sind auch Myelininzisuren als pfeilspitzenförmige Strukturen zu beobachten (Abb. 3.8-21).

Eine andere Methode, Myelin komplett zu erhalten, besteht darin, Nervengewebe nach der Aldehydfixation nicht zu entwässern, sondern einzufrieren. An Gefrierschnitten ist dann unter Anwendung von sog. Fettfärbungen (z. B. Sudan Schwarz B) die Myelinscheide darstellbar.

Myelinscheide und RANVIER-Knoten haben eine wichtige **Bedeutung** für die **schnelle Erregungsleitung**. Im Bereich der Internodien besteht ein hoher Membranwiderstand, der proportional zur Zahl der Membranwicklungen ist (also bei 100 Wicklungen 100fach erhöhter Widerstand). An den nodalen Abschnitten ist der Membranwiderstand entsprechend geringer und wird noch weiter reduziert durch eine starke Konzentration von Ionenkanälen, insbesondere von spannungsabhängigen Na^+-Kanälen. Deren Dichte ist ca. 100fach größer als im Axolemm nichtmyelinisierter Nervenfasern und wesentlich höher als im internodalen Axolemm. Dadurch springt das Aktionspotenzial von Knoten zu Knoten (**saltatorische Erregungsleitung**).

Im Bereich des internodalen Axolemms findet nur eine unterschwellige elektrotonische Erregungsausbreitung statt. Eine schnelle Repolarisation des Aktionspotenzials wird durch eine hohe Dichte von Na^+-K^+-ATPasen der nodalen Membranen und von K^+-Kanälen (insbesondere Kv1.1 und Kv1.2) im paranodalen Abschnitt ermöglicht. Starke Anreicherung von Na^+-K^+-ATPase

und Na^+-Kanälen in der nodalen Membran wird durch Verankerung der Kanäle über Ankyrin am Spectrinmembranzytoskelett erreicht. Für eine Konstanthaltung des Ionenmilieus im nodalen Bereich dürften die SCHWANN-Zellen mit ihren Fortsätzen und paranodalen Ausläufern zuständig sein (die innere SCHWANN-Zell-Membran enthält u. a. K^+-Kanäle). Die Erregungsleitung bei myelinisierten Nervenfasern ist deutlich schneller als bei nichtmyelinisierten (Tab. 3.8-3, Seite 189), da bei Letzteren aufgrund der geringen Membranisolation das Aktionspotenzial ohne Unterbrechung entlang des gesamten Axons abläuft und der Durchmesser der nichtmyelinisierten Axone sehr klein ist (hoher innerer Widerstand).

Die **Leitungsgeschwindigkeit** der Nervenfasern korreliert positiv mit dem Faserdurchmesser (Abnahme des inneren Widerstands im Axon, Zunahme der Ionenkanäle in den Membranen). Das Verhältnis von Axondurchmesser zu Gesamtfaserdurchmesser beträgt etwa 0,6. Da zwischen Leitungsgeschwindigkeit und Faserdurchmesser ein direkter Zusammenhang besteht, werden Fasern auch nach diesen Kriterien eingeteilt (Tab. 3.8-3). Die drei Gruppen von efferenten Fasern (**A, B, C**) entsprechen Verteilungsgipfeln von Leitungsgeschwindigkeiten. Die dicksten A-Fasern leiten am schnellsten, die C-Fasern sind ohne Myelin und dünn und leiten am langsamsten. Eine weitere Einteilung in Gruppen **I–IV** bezieht sich auf afferente Fasern. Beide Klassifizierungen von Fasern sind in Tab. 3.8-3 (Seite 189) zusammengefasst.

Myelinisierte Nervenfasern des ZNS

Markscheiden des ZNS werden durch **Oligodendrozyten** gebildet. Das Bauprinzip in Form von Internodien und RANVIER-Knoten ist ähnlich wie im PNS. Der Abstand zwischen Hauptlinien ist im zentralen Myelin geringer als im PNS (ca. 10,6 nm statt ca. 14 nm) und typische Myelininzisuren fehlen. Wesentliche Unterschiede bestehen auch in der Beziehung zwischen Oligodendrozyt und Axonen bei der Bildung von Internodien, in der Bedeckung der Nervenfasern und in der Zusammensetzung des Myelins.

Oligodendrozyten umhüllen nicht mit ihrem Zellleib und dessen Membran ein Axon – wie dies bei SCHWANN-Zellen im PNS der Fall ist –, vielmehr umwickelt ein Oligodendrozyt mit seinen Zellfortsätzen segmentale Abschnitte von mehreren Axonen (Abb. 3.8-26). Auf diese Weise bildet **ein** Oligodendrozyt die Internodien von **mehreren** benachbarten Axonen. Außerdem werden die Fasern von **keiner** Basallamina bedeckt. Bei gebündelten Nervenfasern verlaufen die Fasern häufig direkt nebeneinander bzw. schieben sich Astrozytenfortsätze dazwischen. Der nodale Abschnitt ist im Gegensatz zum PNS nicht von Mikrovilli (der Oligodendrozyten) bedeckt, jedoch enden hier häufig Astrozytenfortsätze.

In der **Zusammensetzung** des zentralen Myelins bestehen Unterschiede zum PNS sowohl bei Lipiden als auch bei Proteinen (Abb. 3.8-23b). Zentrales Myelin enthält weniger Phospholipide und mehr Glykolipide. Die Transmembranproteine P_0 und PMP22 fehlen im zentralen Myelin. Stattdessen enthält das zentrale Myelin das Oligodendrozyten-spezifische Protein (OSP) und das Proteolipidprotein (PLP). Eine genetische Form von Myelinisierungserkrankungen des Gehirns des Menschen (Dysmyelinopathie) wird durch Deletionen von Duplikationen des PLP-Gens hervorgerufen. Zentrales Myelin besitzt zusätzlich zu **MBP** ein zentrales basisches Protein der Zwischenlinien, **MOBP** (Myelin-Oligodendrozyt-basisches Protein) und ein integrales

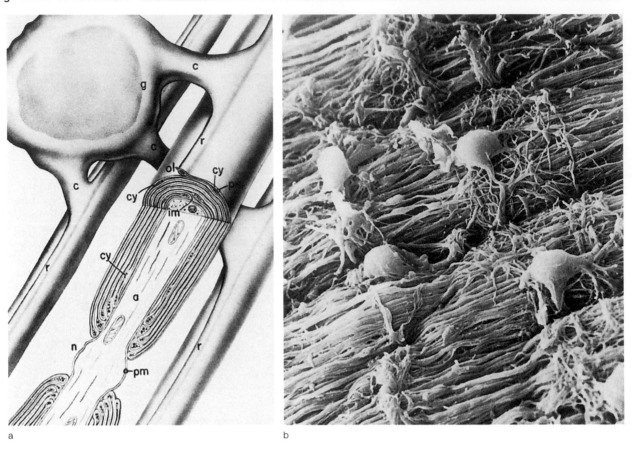

a   b

Abb. 3.8-26 Oligodendrozyt.
(a) Schematische Darstellung eines Oligodendrozyten (g), der mit Fortsätzen (c) die Internodien (Myelinscheiden) von drei benachbarten Axonen bildet. r, flächige Fortsätze des Oligodendrozyten, die den äußeren Zytoplasmasaum (ol) des Internodiums bilden; pm, Plasmalemm des Axons; cy, Zytoplasmaeinschluss im Myelin; im, innerer Zytoplasmasaum des Internodiums, gebildet durch den Oligodendrozytfortsatz; n, Nodus; a, Axon.
(b) In Reihe liegende Oligodendrozyten, die sich auf Bündeln von Axonen befinden und zahlreiche Fortsätze aufweisen. Zustand kurz vor Myelinisierung bei der neonatalen Ratte. Rasterelektronenmikroskopische Aufnahme. Vergr. 25000fach.

Membranprotein in der äußeren Plasmamembran der Myelinscheide (**MOG**, Myelin-Oligodendrozyt-Glykoprotein). Zusätzlich zum **MAG-Protein** (s.o., kontrolliert übermäßige Myelinisierung) kommen im ZNS-Myelin und in Oligodendrozyten **Neurit-Wachstumsinhibitoren** (NI-35, -220/250) vor, die Axonwachstum und -regeneration inhibieren (s.u.). Schließlich besitzen zentrale Myelinscheiden radiär angeordnete Occludens-Leisten („radiale Komponente"), die das Occludens-Protein Claudin 11 enthalten. Connexin 32 scheint nicht in der Myelinscheide, sondern nur in den Fortsätzen von Oligodendrozyten vorzukommen.

Nerven

Nerven bestehen aus Bündeln von **Nervenfasern** und zellulären und bindegewebigen **Hüllstrukturen** (Epineurium, Perineurium). Nerven fehlen in Rückenmark und Gehirn. Sie zählen deshalb zum **peripheren Nervensystem.** Eine Ausnahme bildet der N. opticus. Er verbindet die Retina des Auges mit dem Gehirn und ist ein Abkömmling des Zwischenhirns. Seine Hülle besteht aus Derivaten der Hirnhäute und sein innerer Aufbau entspricht den Nervenfaserbahnen des ZNS (Oligodendrozyten und weitere zentrale Neurogliazellen; Bd. 2, Kap. 13.1).

Je nach Austrittsort aus dem ZNS unterscheidet man zwischen Rückenmarksnerven (**Spinalnerven,** *Nn. spina-*

les) und **Hirnnerven** (*Nn. craniales*), die sich in die Peripherie zu ihren Zielorganen ziehend stark verästeln (Ausnahme: N. opticus). Das umhüllende Bindegewebe (**Epineurium**) verbindet den Nerv mit dem umgebenden Gewebe (Abb. 3.8-27). Je nach Dicke des Nerven zieht Epineurium auch ins Innere des Nerven und untergliedert diesen in Nervenfaserbündel (Faszikel). Jeder Faszikel wird von einer zellulären Hülle umgeben, dem **Perineurium**. Die einzelnen Nervenfasern des Bündels werden von **Endoneurium** umgeben. Sehr dünne Nerven werden nur von Perineurium umhüllt (Abb. 3.8-28), während Endoneurium stets vorkommt.

Epineurium. Die Außenzone des Epineuriums (**äußeres Epineurium**) verbindet den Nerv verschieblich mit umgebendem Gewebe (Abb. 3.8-27). Das äußere Epineurium erstreckt sich zwischen die Faszikel und scheidet diese ein (**epifaszikuläres Epineurium**). Das Epineurium ist ein faserarmes bis faserreiches Bindegewebe, das kollagene Fasern, elastische Netze und Fettzellen, Blutgefäße (*Vasa nervorum*) und gefäßinnervierende nichtmyelinisierte Nervenfasern enthält. **Funktionen** des Epineuriums sind damit Einbau in die Umgebung, mechanischer Schutz und Ernährung des Nerven.

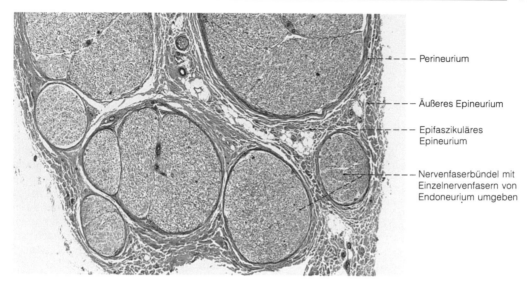

Perineurium

Äußeres Epineurium

Epifaszikuläres
Epineurium

Nervenfaserbündel mit
Einzelnervenfasern von
Endoneurium umgeben

Abb. 3.8-27   Schnitt durch den N. tibialis des Menschen. Färbung: GOLDNER. Vergr. 35fach.

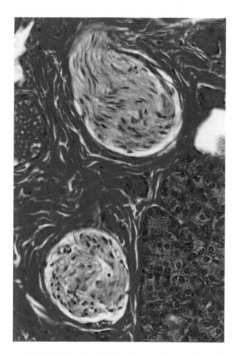

Abb. 3.8-28   Zwei kleine Nerven in der Gl. submandibularis des Menschen. Die Nervenfasern innerhalb der Nerven sind infolge des gewellten Verlaufs in verschiedenen Richtungen angeschnitten. Die Zellkerne in den Nerven gehören überwiegend zu SCHWANN-Zellen. Beide Nervenfaserbündel sind von einem Spaltraum umgeben, an den sich nach außen vor allem Bindegewebe anschließt. Das Perineurium ist vom Bindegewebe nicht eindeutig abgrenzbar. Färbung: H.E. Vergr. 200fach.

Aufgrund der elastischen Netze im Epineurium besitzt ein Nerv Eigenelastizität. Deshalb ziehen sich nach Durchtrennung eines Nerven unter Umständen die Stümpfe zurück. Dadurch kann eine bis zu mehrere Zentimeter weite Lücke entstehen. Dass eine Nervennaht sowohl Epineurium als auch Perineurium umfasst, ist eine wichtige Voraussetzung für eine Nervenregeneration (s.u.).

Perineurium. Nervenfaserbündel werden von Perineurium umhüllt (Abb. 3.8-27). Je nach Größe des Bündels (einige bis mehrere hundert Nervenfasern) ist das Perineurium unterschiedlich dick. Es besteht aus einer bis zehn konzentrisch angeordneten Lagen platter epithelartiger **Perineuralzellen**, die das **Perineurale Neurothel** (Perineuralepithel) bilden (Abb. 3.8-29). Die Zellen sind untereinander durch Zonulae occludentes, Adhärenskontakte und teilweise auch Desmosomen verbunden. Jede Zelllage wird beidseits von einer Basallamina bedeckt. Dazwischen kommen längs orientierte kollagene Fibrillen und einige elastische Fasern vor. Perineuralzellen enthalten viele Caveolae und bilden wegen der Zonulae occludentes für hydrophile Substanzen eine wirksame Barriere. Die Perineuralzellen sind wie die Endothelzellen der Blutgefäße in ZNS und Endoneurium durch einen hohen Gehalt an Glucosetransportern (GLUT 1) charakterisiert.

Für die schwach hydrophoben Lokalanästhetika besteht keine besondere Barriere. Nur in entzündeten Gebieten mit erniedrigtem pH-Wert binden die Aminogruppen der Anästhetika H$^+$-Ionen und werden dadurch hydrophil. Deshalb sind manche Lokalanästhetika in Entzündungsgebieten weniger wirksam.

Zentralwärts setzt sich das Perineuralepithel in das Perineuralepithel sensorischer Ganglien bzw. in das **Duraneurothel** fort, das die Hirnhäute Dura mater und Arachnoidea miteinander verbindet. Nach peripher (Endabschnitt des Perineuriums) verbinden sich Perineuralzellen, u.a. mit Kapselgewebe nervöser Endstrukturen.

Endoneurium. Die Nervenfasern innerhalb der von Perineurium umhüllten Faszikel sind in lockeres Bindegewebe eingebettet (Abb. 3.8-27). Dieses bildet um jede Nervenfaser – an die Basalmembran der SCHWANN-Zellen anschließend – einen schmalen Saum aus kollagenen Fibrillen (in Längsrichtung zum Nerv orientiert) (Abb. 3.8-29) und eingelagerten Fibroblasten. Lichtmikroskopisch ist es oft schwierig, Zellkerne von Fibroblasten und SCHWANN-Zellen zu unterscheiden. Im Endoneurium kommen freie

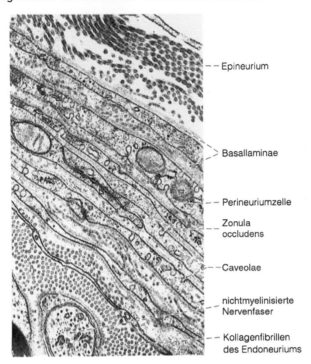

— — Epineurium

> — Basallaminae

— — Perineuriumzelle

— Zonula
occludens

—— Caveolae

—— nichtmyelinisierte
Nervenfaser

— — Kollagenfibrillen
des Endoneuriums

Abb. 3.8-29 Perineurium mit anliegendem Epineurium. Peripherer Nerv, Maus, TEM, Vergr. 25000fach.

Zellen (Mastzellen, Makrophagen), kleine Blutgefäße und Kapillaren vor. Im endoneuralen Grundgewebe – nach außen abgegrenzt durch das Perineurium – ist eine liquorähnliche, proteinarme interstitielle Flüssigkeit enthalten, die langsam von zentral nach peripher fließt. Der endoneurale „Raum" eröffnet sich zentralwärts in den Subarachnoidalraum und peripher – im Endabschnitt der Perineuralröhre – in das umgebende Bindegewebe.

Gefäße. Die Blutgefäße des Epineuriums (Vasa nervorum) bilden um das Perineurium ein Gefäßnetz. Aus diesem dringen Äste durch das Perineurium, die ein längs orientiertes Kapillarsystem im Endoneurium versorgen. Der Interzellularspalt zwischen Endothelzellen der Kapillaren des Endoneuriums ist durch zahlreiche Zonulae occludentes verschlossen. Das Endothel ist nicht fenestriert. Es bildet eine besonders hohe Barriere für die meisten hydrophilen Substanzen (**Blut-Nerven-Schranke**), ist aber wie das Perineuralepithel für Glucose hoch permeabel (hoher Gehalt an GLUT 1; s.o.).

Innerer Bau. Nervenfaserbündel verändern im Verlauf eines Nerven ständig ihre Position und können sich verzweigen. Auch wechseln Nervenfasern zwischen Nervenfaserbündeln. Die meisten Nerven enthalten gleichzeitig myelinisierte und nichtmyelinisierte Nervenfasern. Meist handelt es sich um **gemischte Nerven** (*Nn. mixti*) mit motorischen (efferenten), sensorischen (afferenten) sowie autonomen Nervenfasern. Es gibt jedoch auch überwiegend sensorische (z.B. N. vestibulocochlearis) oder überwiegend motorische Nerven (z.B. N. trochlearis, N. abducens).

Faserbahnen des ZNS

Gebündelt verlaufende Nervenfasern im **ZNS** werden u.a. als Bahnen (**Tractus**), Bündel (**Fasciculi**), Stränge (**Funiculi**) oder einfach als Fasern (**Fibrae**) bezeichnet. Tractus enthalten häufig Nervenfasern mit gleicher Leitungsrichtung (z.B. *Tractus spinothalamicus*: Fasern leiten vom Rückenmark zum Thalamus). Leitungsbahnen, die verschiedene Hirnregionen verbinden, enthalten meist Fasern mit entgegengesetzter Leitungsrichtung. Tractus treten im Inneren des Gehirns und in der Außenzone des Rückenmarks zusammen und bilden die weiße Substanz (**Substantia alba**). Der Name rührt daher, dass im Frischpräparat myelinisierte Nervenfasern aufgrund ihres Fettgehalts weiß erscheinen und eine Anreicherung solcher Fasern zu einem weißen Gewebe führt. Im Gegensatz dazu haben Ansammlungen neuronaler Perikarya im ZNS einen grauen Farbton (im Frischpräparat), sodass diese Bereiche als graue Substanz (**Substantia grisea**) bezeichnet werden.

Im Bereich der Tractus sowie der weißen Substanz insgesamt gibt es kein gliederndes Bindegewebe wie bei peripheren Nerven. Vielmehr grenzen Nervenfasern, die **keine** Bedeckung durch Basallaminae aufweisen, oft direkt aneinander. Eingeklemmt zwischen den Nervenfasern liegen die Zellleiber von **interfaszikulären Oligodendrozyten**, die die Axone myelinisieren, und von **Faserastrozyten**. Die Astrozyten schicken ihre Fortsätze zwischen die Nervenfasern, die sie z.T. umspannen. Regelmäßig enden Astrozytenfortsätze an der Axonmembran von RANVIER-Knoten. Faserbahnen sind reichlich mit Blutkapillaren versorgt.

3.8.3 Neuroglia

Die Neuroglia (*Gliocyti*) des Nervengewebes erfüllt vielfältige, vor allem erhaltende Funktionen für Neurone und setzt sich aus verschiedenen Zelltypen zusammen. Zu unterscheiden ist zwischen der Neuroglia des ZNS (*Gliocyti centrales*) und PNS (*Gliocyti peripherici*) (Tab. 3.8-4). Gliazellen sind im Nervengewebe deutlich häufiger als Neurone, wobei die relative Häufigkeit von Gliazellen regional recht unterschiedlich ist. Das Neuron-Glia-Verhältnis (Gliaindex) reicht von 1:1 bis 1:10. Die Neuroglia beansprucht mehr als die Hälfte des Hirnvolumens. Gliazellen unterscheiden sich von Neuronen u.a. dadurch, dass sie zeitlebens Teilungsfähigkeit behalten und keine Aktionspotenziale entwickeln, jedoch erregbar sind.

Neuroglia des ZNS

Die häufigsten **Gliazelltypen** des adulten ZNS sind **Astrozyten** und **Oligodendrozyten** (zusammen als **Makroglia** bezeichnet) sowie die **Mikroglia** (Tab. 3.8-4). Die Gliazellen sind überwiegend fortsatzreich, jedoch erkennt man bei Routinefärbungen in lichtmikroskopischen Präparaten meist nur deren Zellkerne. Eine sichere zelluläre Differenzierung von Gliazellen ist in solchen Präparaten nicht möglich. Ein grobes Unterscheidungsmerkmal zu Neuronen ist das Fehlen von NISSL-Substanz in Gliazellen. Mit Spezialfärbungen (Gliafaserfärbungen, Goldsublimat-Methoden, Silberkarbonat-Methoden usw.) können Gliazellen in lichtmikroskopischen Präparaten differenziell dargestellt werden, jedoch ist ein eindeutiger Nachweis bestimmter Gliazelltypen nur mit immunzytochemischen Methoden

Tab. 3.8-4   Neuroglia des zentralen (ZNS) und peripheren Nervensystems (PNS)

Zelltyp	Lokalisation
	ZNS
Radialglia[1]	Gesamtes ZNS während Entwicklung
Astrozyten	Gesamtes ZNS
– protoplasmatische	– graue Substanz
– faserige	– weiße Substanz
Oligodendrozyten	Gesamtes ZNS
	– um Axone (Myelinbildung) in der grauen Substanz
– perineuronale	– um Perikarya von Neuronen
– interfaszikuläre	– weiße Substanz (Myelinbildung)
– perivaskuläre	– um Blutgefäße
Mikroglia	Gesamtes ZNS
BERGMANN-Glia (GOLGI-Epithelzellen)[2]	Kleinhirn
MÜLLER-Zellen[3]	Retina
Ependymzellen[4]	Auskleidung von Ventrikeln
Tanyzyten[4]	Auskleidung vor allem des Bodens des III. Ventrikels
Epithelzellen der Plexus choroidei[5]	Lamina epithelialis choroidea der Plexus choroidei
Pituizyten[6]	Hypophysenhinterlappen
	PNS
SCHWANN-Zellen	um Axone, motorische Endplatte
	sensorische Endorgane[7]
Mantelzellen (Satellitenzellen)[8]	um Perikarya von Neuronen

Beschreibung in Band 2, Kapitel 12.2[1], 12.6[2], 13.1[3], 12.3[4,5], 12.7[6], 13.5[7], 12.4[8]

möglich. Die wichtigsten Strukturmerkmale von Gliazellen sind in Tab. 3.8-5 zusammengefasst.

Weitere Neurogliazellen des ZNS (Tab. 3.8-4; Abb. 3.8-31) werden in speziellen Kapiteln (Bd. 2) abgehandelt. Zu diesen gehören die **Ependymzellen**. Sie bilden einen epithelähnlichen, überwiegend einschichtigen Zellverband (Ependym), der die liquorhaltigen Ventrikel auskleidet. Anstelle von Ependymzellen kommen in bestimmten Abschnitten vor allem des III. Ventrikels (besonders Boden des III. Ventrikels und im Bereich der Zirkumventrikulärorgane) sog. **Tanyzyten** vor. Meist sind diese in Gruppen angeordnet und besitzen lange, tief in die graue Substanz ziehende Fortsätze, die bis an die piale Oberfläche reichen können. Zu erwähnen sind

auch BERGMANN-**Gliazellen** (astrozytenähnliche Zellen der Kleinhirnrinde), **Epithelzellen** der **Plexus choroidei** (Liquor sezernierende Zellverbände an den Wänden der Ventrikel) und MÜLLER-**Zellen** (astrozytenähnliche Zellen der Retina).

Astrozyten

Sie sind im ZNS zahlenmäßig häufiger als Neurone und hier der häufigste Gliazelltyp überhaupt. Sie kommen sowohl in der grauen Substanz (Ansammlung von neuronalen Perikarya) als auch in der weißen Substanz (Ansammlungen myelinisierter Nervenfasern zu Faserbahnen)

Tab. 3.8-5   Strukturmerkmale von Gliazellen

	Astroglia	Oligodendroglia	Mikroglia
Zellmembran	Nexus; orthogonale Partikelkomplexe (Aquaporin-4)	Nexus; Maculae occludentes	keine spezifischen Zellkontakte
Zellleib	10–20 μm, rund bis polygonal; helles Zytoplasma, organellenarm, mit Bündeln von Gliafilamenten (GFAP) und Glykogen	6–8 μm, rund bis polygonal; dichtes Zytoplasma mit kleinen Mitochondrien, RER, freien Ribosomen und Mikrotubuli	vielgestaltig, meist länglich; dichtes Zytoplasma mit Granula, Lysosomen
Zellkern	rund bis oval; euchromatisch	rund bis oval; heterochromatisch	unregelmäßig, meist länglich; heterochromatisch
Fortsätze	radiär vom Zellleib ausgehend; mit Gliafilamenten	dünn, in verschiedenen Richtungen; mit Mikrotubuli	funktionsabhängig, meist lang, dünn, gekrümmt

vor. Astrozyten sind in der grauen Substanz **protoplasmatische Astrozyten** und in der weißen Substanz **Faserastrozyten.** Morphologisch unterscheiden sie sich jedoch wenig voneinander (s. u.). Unter Berücksichtigung entwicklungsgeschichtlicher Aspekte handelt es sich wahrscheinlich bei den Faserastrozyten um Typ-2-Astrozyten und bei den protoplasmatischen um Typ-1-Astrozyten (Bd. 2, Kap. 12.1.1). Den Astrozyten funktionell nahe stehende Gliazellen sind BERGMANN-**Gliazellen** der Kleinhirnrinde sowie MÜLLER-**Zellen** der Retina, die in den speziellen Kapiteln abgehandelt werden (Tab. 3.8-4).

Allen Astrozyten gemeinsam ist ihr **Fortsatzreichtum** (Abb. 3.8-30a). Die Fortsätze entspringen häufig strahlenförmig in alle Richtungen, woher auch die Namensgebung dieser Zellen rührt (Astrozyten, sternförmige Zellen). Die Fortsätze verzweigen sich in feinste, unterschiedlich geformte Äste, die sich zwischen alle zellulären Bestandteile des zentralen Nervengewebes schieben und so den **extrazellulären Raum einengen.** Die Fortsätze können auch flügel- und blattartige Formen annehmen und z. B. synaptische Glomeruli umhüllen (im Kleinhirn um Glomeruli cerebellares). Die Fortsatzendigungen bedecken schließlich synapsenfreie neuronale Oberflächen, Nervenfasern und deren RANVIER-Knoten, nichtmyelinisierte Axone und grenzen Synapsen ab. Auf diese Weise besteht ein inniger Kontakt zwischen Astrozyten einerseits und Neuronen und der extrazellulären Flüssigkeit andererseits. Außerdem grenzen Astrozyten neuronale Kompartimente von der Umgebung ab. Dies macht einen Großteil ihrer Funktionen verständlich (s. u.).

Die flächige Aneinanderlagerung von einzelnen Fortsatzendigungen und z. T. von astrozytären Zellkörpern führt zur Ausbildung von sog. **Grenzmembranen.** Solche Grenzmembranen sind um Blutgefäße als **Membrana limitans glialis perivascularis** und an der ZNS-Oberfläche wiederum an eine Basallamina (mit anschließender Pia mater) grenzend als **Membrana limitans glialis superficialis** ausgebildet (Abb. 3.8-31). Die superfizielle Membrana limitans setzt sich im Bereich der größeren Blutgefäße in die perivaskuläre Membrana limitans fort. Über diese Grenzmembranen „kontrollieren" Astrozyten Bestandteile, die Blutgefäße verlassen bzw. über die ZNS-Oberfläche ins Nervengewebe eintreten.

Zellmembran. Sie weist Strukturbesonderheiten auf, die vor allem im Bereich von Grenzmembranen vorkommen, und zwar dort, wo Astrozytenmembranen an Basallaminae grenzen. Hier kommen in Gefrierbruchpräparaten (auf der E- und vor allem der P-Seite; Kap. 2.2.1) kleine rechteckige Areale vor, die 4–60 globuläre Partikel (bis 12 nm groß)

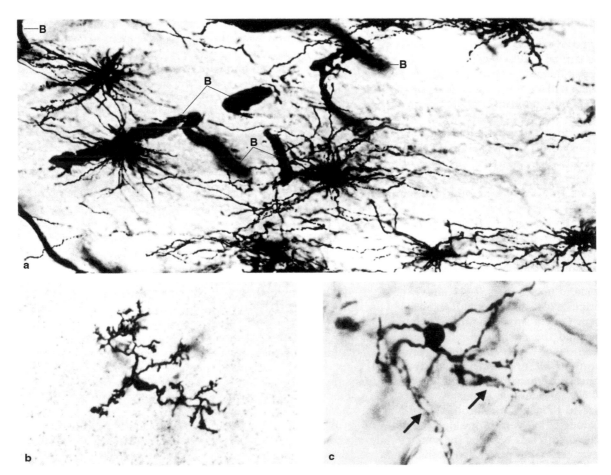

Abb. 3.8-30   Verschiedene Neurogliazellen in der Großhirnrinde des Affen (Darstellung mittels GOLGI-Silberimprägnationstechnik).
(a) **Faserastrozyten in der weißen Substanz.** B, Blutgefäße. Vergr. 1000fach.
(b) **Mikrogliazelle.** Vergr. 1700fach.
(c) **Oligodendrozyt.** Mindestens zwei seiner Fortsätze stehen mit Internodien in Verbindung (Pfeile). Vergr. 2200fach.

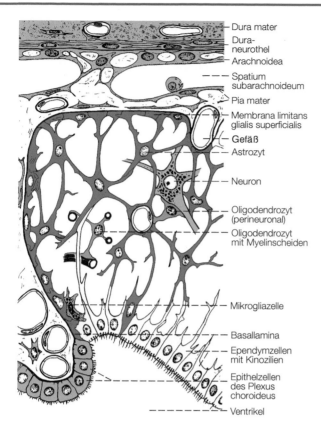

Dura mater
Dura-
neurothel
Arachnoidea
Spatium
subarachnoideum
Pia mater
Membrana limitans
glialis superficialis
Gefäß
Astrozyt
Neuron
Oligodendrozyt
(perineuronal)
Oligodendrozyt
mit Myelinscheiden
Mikrogliazelle
Basallamina
Ependymzellen
mit Kinozilien
Epithelzellen
des Plexus
choroideus
Ventrikel

Abb. 3.8-31 Neurogliazellen und deren Verteilung in der Groß-hirnrinde (schematische Darstellung). Astrozyten (rot) bilden mit ih-ren Fortsätzen ein Maschenwerk, in dem u. a. Neurone untergebracht sind. Aus Gründen der Übersichtlichkeit wurden Neurone (bis auf ein Neuron) nicht eingezeichnet. Am oberen Bildrand sind die glialen Beziehungen zu den Hirnhäuten, am unteren Bildrand zum Ventrikel dargestellt.

Intermediärfilamente im Astrozytenfortsatz

Membran einer
Endothelzelle

Orthogonale
Partikelkomplexe

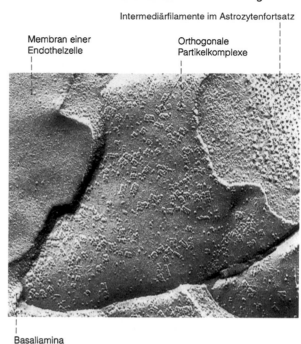

Basallamina

Abb. 3.8-32 Orthogonale Partikelkomplexe im Plasmalemm eines Astrozyten (Aquaporin-4-Komplexe). Beachte die Beziehung der orthogonalen Partikelkomplexe zur Basallamina und die Interme-diärfilamente an der Bruchfläche eines Astrozytenfortsatzes. Rücken-mark der Katze. Gefrierbruchtechnik. Vergr. 60000fach.

enthalten. Die Partikel sind dabei in rechtwinklig (ortho-gonal) zueinander stehenden Reihen angeordnet: ortho-gonale **Partikelkomplexe** (Abb. 3.8-32). Solche Partikel kommen auch in Ependymzellen und anderen Zellen des Körpers vor (z.B. Skelettmuskelfasern, Sammelrohrepi-thelzellen der Niere, Linsenfasern). Sie enthalten das Was-serkanalprotein Aquaporin 4. Bei Mäusen mit Genaus-schaltung von Aquaporin 4 fehlen die Partikel.

Mit regional unterschiedlicher Ausprägung enthalten Astrozytenmembranen u.a. **spannungsabhängige Ionen-kanäle**, **Transmitterrezeptoren**, **Transmittertransporter** und **Glucosetransporter** (GLUT 1). Bei den Ionenkanälen bedürfen die K⁺-Kanäle besonderer Erwähnung. Über die-se werden aus dem Extrazellularraum K⁺-Ionen aufge-nommen, die vor allem bei neuronaler Aktivität freigesetzt werden. Astrozyten nehmen damit an der Regulation der Ionenkonzentration in der neuronalen Umgebung teil.

Astrozyten besitzen Rezeptoren für verschiedenste Neuromodu-latoren und Transmitter, u.a. Glutamat, GABA, Noradrenalin, Substanz P, ATP, Bradykinin, Histamin. Da die Transmitter von Neuronen freigesetzt werden, besteht eine rezeptorvermittelte Interaktion zwischen Neuronen und Astrozyten. Auf diesem Weg können u.a. Aufnahmeprozesse in Astrozyten aktiviert und Io-nenkanäle moduliert werden.

Die in der Astrozytenmembran lokalisierten Transmittertrans-porter dienen der Beseitigung von synaptisch freigesetzten Trans-

mittern aus dem Interzellularraum. Sie tragen damit zur Be-endigung des Transmittersignals bei und schützen im Fall von Glutamat Neurone vor einer toxischen Übererregung. Besonderer Erwähnung bedürfen Transporter für Glutamat (EAAT 1 und 2), GABA (GAT1 und vor allem GAT3) und Glycin (GLYT 1b) (vgl. Tab. 3.8-1).

Zellkontakte. Astrozyten nehmen vor allem über ihre Fortsätze untereinander (in geringerem Umfang auch mit Oligodendrozyten, nicht jedoch mit Neuronen) Kontakt auf. Als Kontaktstrukturen sind **Puncta adherentia** und vor allem **Nexus** (Gap junctions) von Bedeutung. Die Häufig-keit von Nexus zwischen Astrozyten ist regional unter-schiedlich. Am häufigsten sind sie im Bereich chemischer Synapsen, RANVIER-Knoten und perivaskulärer Grenz-membranen. Die Hauptkomponente astrozytärer Nexus ist Connexin 43. Nexus erlauben den Austausch von Bo-tenstoffmolekülen wie cAMP, Ca²⁺-Ionen, Inositol-Tri-phosphat (IP₃) und verschiedener anderer Ionen und Metabolite. Über Ionenkanäle aufgenommene K⁺-Ionen (s.o.) können von Astrozyten über Nexus weiterbefördert werden, wodurch ein **räumliches Puffersystem** für K⁺-Io-nen entsteht. Dies ist für die extrazelluläre K⁺-Homöostase und damit für neuronale Aktivitäten von wesentlicher Be-deutung. Bekannt ist auch, dass durch Ligandenbindung an astrozytäre Membranrezeptoren die Kommunikation zwischen Astrozyten via Nexus verstärkt oder vermindert werden kann. So führt z.B. Glutamatbindung zur Depola-risierung von Astrozyten und einer verstärkten Nexus-Kommunikation, die u.a. Ca²⁺-Verschiebungen zwischen Astrozyten beinhaltet.

Zytoplasma. Um den meist relativ großen, rundlichen, chromatinarmen Zellkern befindet sich ein organellarmes, helles Zytoplasma (Abb. 3.8-34). Es kommen auch vereinzelte Lipofuszingranula vor. Charakteristisch ist das gehäufte Vorkommen von **Glykogengranula,** die in Neuronen fehlen. Der Glykogenumsatz ist sehr hoch und hängt von der Aktivität umgebender Neurone ab.

Der Glykogenabbau wird durch verschiedene Neurotransmitter induziert (Noradrenalin, Serotonin, Histamin, VIP [Vasoaktives intestinales Polypeptiol], PACAP *[Pituitary adenylate cyclase activating peptide],* Adenosin, ATP), die an astrozytäre metabotrope Rezeptoren (s.o.) binden und die entsprechende Signaltransduktion (über Adenylatzyklase oder Phospholipase C) initiieren. Das für den Glykogenabbau notwendige Enzym (**Glykogen-Phosphorylase**) ist neben Ependymzellen vor allem in Astrozyten lokalisiert. Bei Glykogenabbau wird von Astrozyten jedoch nicht Glucose abgegeben, sondern das durch anaerobe Glykolyse entstehende Abbauprodukt von Glucose, nämlich **Laktat.** Laktat wird von umgebenden Neuronen aufgenommen und zur weiteren Energiegewinnung (über Zitratzyklus in Mitochondrien) benutzt. Bezogen auf das Gesamthirn ist der Glykogengehalt in Astrozyten gering (1/10–1/100 des Glykogengehalts von Skelettmuskulatur oder Leber) und dürfte deshalb für die energetische Versorgung von Neuronen nur von kurzfristiger, lokaler Bedeutung sein.

Auffallend sind in Astrozyten Bündel von Intermediärfilamenten (**Gliafilamenten**), die im Zellleib und in größeren Fortsätzen vorkommen. Feinere Fortsätze enthalten keine Gliafilamente. Diese Gliafilamente bestehen aus dem sauren Gliafibrillenprotein (**GFAP**, Kap. 2.4.2). Sie kommen im ZNS vor allem in Astrozyten und astrozytenähnlichen Zellen (BERGMANN-Glia im Kleinhirn) vor. Der immunzytochemische Nachweis von GFAP kann deshalb zur Identifizierung von Astrozyten (Abb. 3.8-33) und BERGMANN-Glia benutzt werden. Der Gehalt an GFAP ist in Astrozyten und astrozytenähnlichen Zellen unterschiedlich hoch. **Faserastrozyten** enthalten deutlich mehr Gliafilamente als protoplasmatische Astrozyten und BERGMANN-Gliazellen. Die zytoskelettalen Gliafilamente sollen ein Strukturgerüst für das ZNS bilden. Möglicherweise ist dies jedoch nicht die einzige Bedeutung von Gliafilamenten, da genetisch

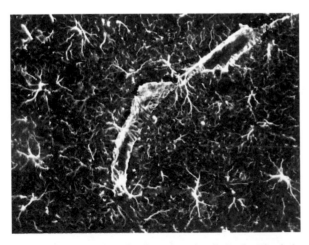

Abb. 3.8-33 Astrozyten in einem Gewebeschnitt der Hirnrinde des Menschen (immunfluoreszenzmikroskopisches Bild). Es wurde ein Antikörper gegen das saure Gliafibrillenprotein der Astrozyten (GFAP, s. Text) verwendet. In der Mitte des Bildes sieht man ein Blutgefäß, das von Ausläufern der Astrozyten umsponnen wird (Membrana limitans glialis perivascularis). Vergr. 250fach.

modifizierte Mäuse (keine GFAP-Bildung) hinsichtlich der Struktur des Gehirns keine Anomalien und keine Überproduktion anderer Zytoskelettproteine aufweisen. In der frühen Entwicklung ist in Astrozyten anstelle von GFAP das Intermediärfilament Vimentin enthalten.

Reaktive Astrozyten. Bei verschiedenen ZNS-Erkrankungen (virale Infektionen, neurodegenerative Erkrankungen, Entzündungen) und traumatischen Verletzungen reagieren Astrozyten (**reaktive Astrozyten**) mit Hypertrophie (Zellvergrößerung) oder sogar Hyperplasie (Zellvermehrung). Dieser Prozess wird als **Astrogliose** (fibröse Gliose) bezeichnet. Diesem Ereignis geht normalerweise eine Aktivierung und Proliferation der Mikrogliazellen voraus (s. u.). Reaktive Astrozyten enthalten vermehrt Gliafilamente (GFAP) und **phagozytieren** Bestandteile absterbender Zellen (z. B. Myelintrümmer, Terminale). Schließlich bilden reaktive Astrozyten am Ort zugrunde gegangenen Nervengewebes **Glianarben** (dichte Ansammlung von Astrozyten mit Basallaminamaterial). Diese Glianarben verhindern zusammen mit Oligodendrozyten im ZNS eine Axonregeneration (s. u.).

Funktionen. Astrozyten und die astrozytenähnlichen BERGMANN-Gliazellen des Kleinhirns und MÜLLER-Zellen der Retina erfüllen verschiedenste Funktionen im ZNS, die regional differieren.

- Während der Entwicklung des ZNS spielen Gliazellen (Radialglia), die später zu Astrozyten ausdifferenzieren, und BERGMANN-Gliazellen eine wichtige Rolle als Leitschiene für migrierende Neurone und auswachsende Axone (Bd. 2, Kap. 12.2.1). Diese Funktion wird u.a. durch Sekretion von Komponenten der extrazellulären Matrix (ECM) vermittelt (Laminin, Tenascin, Fibronectin, Proteoglycane).
- Sie sezernieren neurotrophe Substanzen und Zytokine (u.a. wichtig für Differenzierung und Überleben von Neuronen und Gliazellen), u.a. PDGF (*Platelet-derived growth factor*), NT3 (Neurotrophin 3), CNTF (*Ciliary neurotrophic factor*).
- Sie induzieren die endotheliale Blut-Hirn-Schranke (s. u.).
- Sie sind allgemein an der Aufrechterhaltung der Ionenhomöostase beteiligt. Beispielsweise nehmen sie K^+-Ionen auf, die dann über astrozytäre Nexus weitergereicht werden können. Damit verteilen sich K^+-Ionen auf viele benachbarte Astrozyten (Puffersystem für K^+-Ionen).
- Sie sind als reaktive Astrozyten an der Heilung von Wunden des ZNS beteiligt: (a) durch Sekretion von ECM-Molekülen (s.o.), die für die Einwanderung von Mikrogliazellen als Phagozyten wichtig sind, und (b) durch Proliferation und Bildung von astrozytärem Ersatzgewebe für verloren gegangene Neurone (Glianarben).
- Sie stehen in Stoffwechselinteraktion mit Neuronen. So nehmen sie z.B. Glukose auf, die sie bis zu Laktat abbauen (anaerober Energiegewinn), das dann an Neurone abgegeben und von diesen zur aeroben Energiegewinnung benutzt wird. Sie geben auch Alanin, Ketoglutarat und Glutamin ab, das von Neuronen aufgenommen und u.a. zur Bildung von Aminosäuretransmittern benutzt wird.
- Sie können Aminosäuretransmitter, die bei synaptischer Aktivität freigesetzt werden, aufnehmen (u.a. Glutamat, GABA, Glycin) und verstoffwechseln (Abb. 3.8-16 u. 17). Auf diese Weise sind sie an der Beendigung des Transmittersignals beteiligt und verhindern u.a. eine extrazelluläre, toxische Anreicherung von Glutamat. Vor allem bei der exzitatorischen Aminosäure Glutamat besteht eine wichtige metabolische Kooperation zwischen Astrozyten und glutamatergen Neuronen. Das in Astrozyten aufgenommene Glutamat kann zu Ketoglutarat (mittels Glutamatdehydrogenase) oder Glutamin (mittels Glutaminsynthetase) verstoffwechselt werden. Glutamin und Ketoglutarat werden an umgebende glutamaterge

oder GABAerge Neurone abgegeben und von diesen zur Resynthese von Glutamat oder GABA benutzt (Abb. 3.8-16 u. 17).
- Durch die zytoplasmatische Glutaminsynthetase besitzen Astrozyten auch eine wichtige Entgiftungsfunktion. Aus Ammoniumionen, die neurotoxisch wirken, und Glutamat wird durch Glutaminsynthetase Glutamin gebildet. Ammoniumionen können im Hirngewebe im Wesentlichen nur auf diese Weise entsorgt werden, da es hier keinen Harnstoffzyklus gibt.
- Astrozyten besitzen auch das Enzym Stickoxidsynthase (NOS I). Damit können sie den gasförmigen Botenstoff Stickoxid (NO) bilden, das durch cGMP vermittelt die Aktivität benachbarter Gliazellen und Neurone beeinflusst (s. o.).

Oligodendrozyten

Sie sind kleiner und dunkler gefärbt als Astrozyten, wobei der größte Teil des Zellleibes von einem runden, heterochromatinreichen Zellkern ausgefüllt wird (Abb. 3.8-34). Vom Zellleib entspringen unterschiedlich viele dünne Fortsätze, mit denen sie u. a. um Axone **Myelinscheiden** bilden (s. o.) (Abb. 3.8-26 u. 30c). Die Anzahl der Fortsätze ist deutlich geringer als bei Astrozyten (deshalb der Name Oligodendrozyt).

Im Elektronenmikroskop ist das **Zytoplasma** bei Oligodendrozyten relativ elektronendicht (dunkel) (Abb. 3.8-34) und enthält reichlich raues ER und freie Ribosomen, einen gut entwickelten GOLGI-Apparat und wenige Mitochondrien. Im Gegensatz zu Astrozyten sind kaum Intermediärfilamente und Glykogengranula enthalten. In Oligodendrozyten fällt der Reichtum an **Mikrotubuli** auf. Während diese im Zellleib keine bevorzugte Ausrichtung aufweisen, verlaufen sie in Fortsätzen gebündelt. Hierdurch erscheinen im Elektronenmikroskop Anschnitte der Fortsätze dendritenähnlich. Insgesamt unterscheiden sich damit Oligodendrozyten von Astrozyten strukturell durch reichlich Mikrotubuli, vor allem in Fortsätzen; Fehlen von GFAP; größere Strukturdichte von Zytoplasma und Zellkern.

Fortsätze und Zellleiber benachbarter Oligodendrozyten sind lokal durch **Nexus** und fleckförmige Occludenskontakte (Macula occludens) verbunden. Die Nexus enthalten Cx32. Die Kopplung über Nexus ist zwischen Oligodendrozyten deutlich geringer ausgebildet als zwischen Astrozyten. Es kommen auch Nexus zwischen Oligodendrozyten und Astrozyten vor.

In der **Zellmembran** von kultivierten Oligodendrozyten sind Rezeptoren für Neurotransmitter nachweisbar. Über diese ist jedoch bei Oligodendrozyten viel weniger bekannt als bei Astrozyten. Nachgewiesen sind ionotrope Glutamatrezeptoren (AMPA-/Kainatrezeptoren), über die eine Depolarisation von Oligodendrozyten ausgelöst werden kann. Außerdem sind Oligodendrozyten gegenüber erhöhten Glutamatkonzentrationen ähnlich empfindlich wie Neurone, d. h. dass bereits niedrige Glutamatkonzentrationen zu einem rezeptorvermittelten Zelltod führen. Oligodendrozyten können Glutamat über Glutamattransporter (EAAT3) aufnehmen und verstoffwechseln. Hierfür besitzen sie die Enzyme Glutamatdehydrogenase und Glutaminsynthetase, die auch in Astrozyten vorkommen. Bemerkenswert ist das Vorkommen von wachstumsinhibierenden Molekülen auf der Membranoberfläche von Oligodendrozyten und Myelin. Solche **Wachstumsinhibitoren** sind u. a. das Myelin-assoziierte Glykoprotein (**MAG**), Neuritenwachstums-Inhibitoren (NI-35, NI-220/250) und

das Proteoglykan Versican-2. Diese Inhibitoren verhindern im ZNS zusammen mit astrozytären Glianarben eine Regeneration von durchtrennten Axonen (s. u.).

Vorkommen. Oligodendrozyten kommen vor allem an folgenden Orten im Nervengewebe vor:
1. In der weißen Substanz (Faserbahnen) als **interfaszikuläre** Oligodendrozyten, die die Myelinscheiden um Axone bilden. Die Zellleiber dieser Oligodendrozyten liegen häufig aufgereiht und eingeklemmt zwischen Nervenfasern. In lichtmikroskopischen Präparaten sind nur in Reihe liegende Zellkerne zu erkennen. Häufig sind in diese Oligodendrozytenreihen auch Astrozyten integriert.
2. In der grauen Substanz (Abb. 3.8-31) (a) als myelinscheidenbildende Oligodendrozyten von Nervenfasern, (b) in direkter Nachbarschaft von Perikarya großer Neurone (**perineuronale** Oligodendrozyten oder Satellitenzellen) und (c) in Nähe von Blutgefäßen (**perivaskuläre** Oligodendrozyten). Die perineuronalen und perivaskulären Oligodendrozyten bilden kein Myelin. Die Funktion perineuronaler Oligodendrozyten ist möglicherweise ähnlich der von Astrozyten, deren Zellleiber sich ebenfalls häufig in Nachbarschaft neuronaler Perikarya befinden.

Mikrogliazellen

Sie sind die kleinsten Neurogliazellen (deshalb der Name Mikroglia) und machen im Hirnnervengewebe etwa 5–20% der gesamten Neuroglia aus. Nach ihrem Erstbeschreiber wurden sie auch als HORTEGA-Zellen bezeichnet (HORTEGA 1932). Mikrogliazellen sind die **Makrophagen** des ZNS-Nervengewebes und leiten sich von mononukleären Stammzellen des Knochenmarks ab. Sie sind damit als zelluläre Bestandteile des monozytären Phagozytensystems (**MPS**) zu betrachten. Sie verhalten sich auch wie Makrophagen-Vorläuferzellen in anderen Organen, d. h. sie kommen als **ruhende** und **aktivierte** (reaktive) Mikrogliazellen vor. Diese unterscheiden sich in ihrer Form (morphologisch) und durch Hochregulation von Molekülen, die für Monozyten-Makrophagen typisch sind.

Ruhende Mikroglia. Sie kennzeichnet ein relativ stark basophiler Zellkern (mit scholligem Heterochromatin), der eine elongierte bis eckige Gestalt aufweist. Der dünne Zytoplasmasaum um den Zellkern erscheint ähnlich dicht wie bei Oligodendrozyten. Er enthält Vimentinfilamente, nur wenige Mikrotubuli und kein Glykogen oder GFAP (charakteristisch für Astrozyten). Im Zytoplasma kommen neben üblichen Organellen vor allem Lysosomen und lysosomale Strukturen (Lamellenkörper, Lipofuszingranula) vor. Vom Zellleib gehen unregelmäßig geformte, häufig gekrümmt verlaufende und sich verzweigende Fortsätze aus. Diese Fortsatzgestalt (**ramifizierte Mikroglia**) ist charakteristisch für ruhende Mikroglia (Abb. 3.8-30b). Zwischen Mikroglia und anderen Zelltypen des Nervengewebes gibt es keine spezifischen Zellkontakte.

Aktivierte Mikroglia. Ruhende Mikrogliazellen wandeln sich sehr schnell bei **Verletzungen** des ZNS-Nervengewebes in aktivierte Mikroglia um. Dies äußert sich u. a. in einer Vergrößerung des Zellleibs, der rundlich bis stäbchenförmig wird (hypertrophe Mikroglia). Die ursprünglich feinen

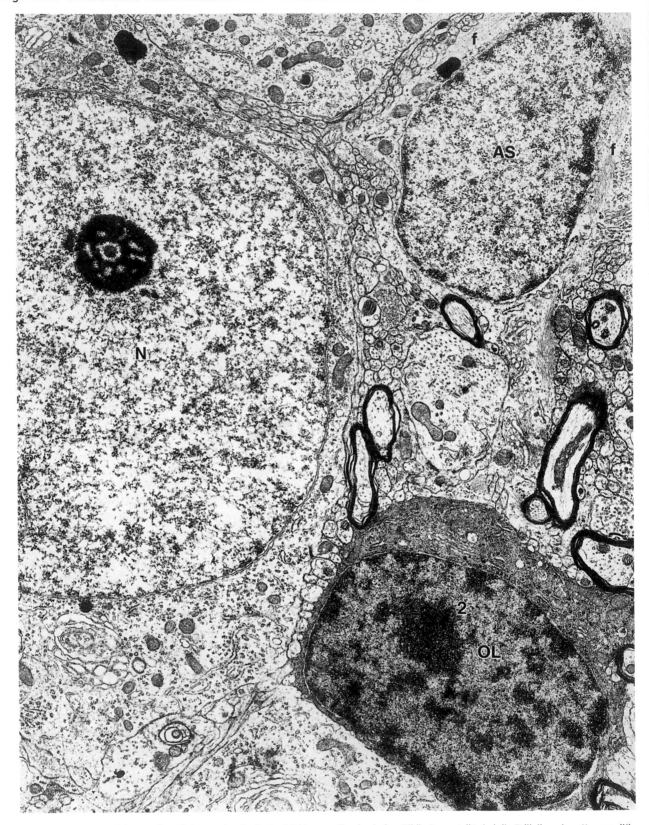

Abb. 3.8-34   Graue Substanz des Rückenmarks der Ratte (elektronenmikroskopisches Bild). Dargestellt sind die Zellleiber eines Neurons (N), eines Astrozyten (AS) und eines Oligodendrozyten (OL, 2). Die Beschriftung befindet sich jeweils im Zellkern. Beachte die vergleichsweise hohe Elektronendichte des Oligodendrozyten. f, Gliafilamente im Astrozyten. TEM, Vergr. 15 000fach.

Fortsätze nehmen eine größere, z.T. stummelförmige Gestalt an. Charakteristische Ereignisse bei Aktivierung sind darüber hinaus: **Proliferation** (Mitosen), **Rekrutierung** am Ort der Gewebeläsion aufgrund amöboider Fortbewegung, starke Zunahme von MHC-II-Molekülen auf der Zelloberfläche, die Mikroglia als **Antigen präsentierende Zellen** des Nervengewebes kennzeichnen. Außerdem geben aktivierte Mikrogliazellen verschiedene **zytotoxische Substanzen** ab, u.a. H_2O_2, NO und Zytokine (u.a. IL-1 [Interleukin-1], IFN-γ [Interferon-γ], TNF-α [Tumor-Nekrose-Faktor α]). Diese Substanzen haben nicht nur Bedeutung für die Zerstörung von gewebeeigenen und -fremden Bestandteilen, sondern auch für nachfolgende reparative Vorgänge.

Aktivierte Mikrogliazellen können sich unter geeigneten Bedingungen wieder zu ruhenden Mikrogliazellen zurückentwickeln. Oder sie entwickeln sich weiter zu **phagozytierenden Mikrogliazellen**, die u.a. abgestorbenes Zellmaterial phagozytieren, lysosomal degradieren und entsprechende Antigene präsentieren. Phagozytierende Mikroglia wird nicht nur im verletzten Nervengewebe angetroffen, sondern auch bei Infektionen des ZNS, neuronalen Nekrosen und neurodegenerativen Erkrankungen.

Aktivierte Mikrogliazellen interagieren funktionell mit Astrozyten. Nachdem Mikrogliazellen am Ort der Läsion rekrutiert worden sind und zugrunde gegangenes Zellmaterial abräumen, sezernieren sie bestimmte Zytokine (u.a. Interleukin-1). Diese führen zu einer Proliferation und Reaktion von Astrozyten (s.o.). Dadurch werden weitere Mikroglia- und T-Lymphozyteninfiltration verhindert und u.a. reparative Vorgänge eingeleitet.

Über Ionenkanäle, Rezeptoren und Transporter in Zellmembran von Mikrogliazellen ist noch wenig bekannt. Nachgewiesen sind K^+-Kanäle, Purinrezeptoren (ATP als Ligand) und der Glukosetransporter GLUT 1. Mikrogliazellen sind gegenüber Veränderungen der extrazellulären K^+-Konzentration empfindlicher als jeder andere Zelltyp des Nervengewebes.

Lokalisation. Mikroglia kommt sowohl in der weißen als auch in der grauen Substanz vor. Sie ist jedoch am stärksten in der grauen Substanz vertreten (Abb. 3.8-31). Im ZNS scheint ihre Lokalisation zufällig verteilt zu sein, jedoch sind Mikrogliazellen häufig in der Nähe von neuronalen Perikarya, Blutgefäßen und unter der Membrana limitans glialis superficialis zu beobachten. Im Bereich der Blutgefäße (Kapillaren) sind zwei Positionen möglich: Die Mikrogliazellen sind ähnlich lokalisiert wie Perizyten, d.h. sie sind von der endothelialen Basallamina eingescheidet. Dies sind die sog. **perivaskulären** Mikrogliazellen. Sie leiten sich direkt von Stammzellen des Knochenmarks ab und werden laufend durch diese ersetzt (hoher Zellumsatz). Die zweite Position ist im Nahbereich von Gefäßen (**juxtavaskuläre** Mikrogliazellen). Diese Zellen sind typische ruhende Mikrogliazellen, deren Fortsätze nahe an die Gefäßwand herantreten und dann ein Bestandteil der Membrana limitans glialis perivascularis sind. Ihr Umsatz ist gering.

Neuroglia des PNS

Hierbei handelt es sich um SCHWANN-**Zellen,** die vor allem Axone umhüllen (nichtmyelinisierte und myelinisierte Nervenfasern) und Axonendigungen bedecken, und **Mantelzellen**, die den Perikarya peripherer Neurone anliegen (Tab. 3.8-4). Entwicklungsgeschichtlich geht die periphere Glia aus Zellen der Neuralleiste hervor (Bd. 2, Kap. 12.1.1).

SCHWANN-Zellen

Sie lassen sich zu zwei Gruppen zusammenfassen: **myelinbildende** und **nichtmyelinbildende** SCHWANN-Zellen. Myelinbildende SCHWANN-Zellen bilden das internodale Myelin myelinisierter Nervenfasern. Nichtmyelinbildende SCHWANN-Zellen hüllen Bündel nichtmyelinisierter Axone ein oder bedecken Terminalabschnitte von Axonen (Abb. 3.8-18, 19, 20b). Letztere haben wahrscheinlich ähnliche Funktionen wie Astrozyten des ZNS.

Myelinbildende SCHWANN-Zellen bedecken in der Entwicklung myelinisierter Nervenfasern zunächst Bündel von Axonen. Mit fortschreitender Entwicklung vermehren sich die SCHWANN-Zellen sehr stark, sodass sie dann jeweils nur einen Abschnitt (Internodium) eines Axons myelinisieren. Nach Myelinisierung bleibt ein sehr dünner Zytoplasmasaum innen, an das Axon grenzend, und ein breiterer Zytoplasmasaum außen, an die Basalmembran grenzend, bestehen. Etwa in der Mitte der äußeren Zytoplasmahülle liegt der längs ovale Zellkern (Abb. 3.8-20a). Außerdem enthält die äußere Zytoplasmahülle in unterschiedlicher Menge zellübliche Organellen. In **lichtmikroskopischen** Routinepräparaten treten weder innerer noch äußerer Zytoplasmasaum in Erscheinung. Der der Myelinscheide anliegende Zellkern ist zwar meist gut erkennbar (Abb. 3.8-28), jedoch ist er schwer von Zellkernen umgebender Fibroblasten des Endoneuriums zu differenzieren.

Myelinbildende SCHWANN-Zellen bilden u.a. die Neurokine CNTF und LIF (Tab. 2-5), die in der Entwicklung unterschiedliche induktive Wirkungen haben (z.B. Induktion der Differenzierung von sympathischen Neuronen und Motoneuronen) und im adulten Stadium eine trophische Funktion für Neurone und deren Fortsätze besitzen. Eine wichtige Rolle spielen sie bei der Regeneration von Nervenfasern (s.u.).

Myelinbildende SCHWANN-Zellen können auch Myelinscheiden um neuronale Perikarya peripherer sensorischer Ganglien bilden, obwohl in der Regel eine zelluläre Hülle durch Mantelzellen (s.u.) besteht. Solche **myelinisierten Perikarya** kommen vor allem im Ganglion spirale und Ganglion vestibulare des VIII. Hirnnerven vor. Eine weitere Besonderheit ist, dass neben dem Axon auch der dendritische Fortsatz somatosensorischer, pseudounipolarer Neurone der Spinal- und Hirnnervenganglien myelinisiert ist (sog. **dendritisches Axon**). Die Leitungsfunktion solcher Dendriten entspricht damit der von Axonen (weitere Einzelheiten Bd. 2, Kap. 12.4).

Nichtmyelinbildende SCHWANN-Zellen sind für die Hüllenbildung von nichtmyelinisierten Nervenfasern zuständig. Der Zellkern der SCHWANN-Zelle liegt meistens in der Mitte des Zytoplasmas, eingerahmt von invaginierten Axonen (Abb. 3.8-18, 19, 20b). In **lichtmikroskopischen** Routinepräparaten sind marklose Nervenfasern und deren SCHWANN-Zellen nur schwer von anderen geweblichen Bestandteilen differenzierbar.

Mantelzellen (Amphizyten, Satellitenzellen)

Die Perikarya der meisten Neurone im PNS werden von einer Lage Mantelzellen komplett eingehüllt. Seltener bilden Mantelzellen um große Perikarya auch mehrlagige Zellschichten. Andererseits kann in vegetativen Ganglien die Zellschicht auch inkomplett sein. In **lichtmikroskopischen** Präparaten erscheinen Mantelzellen als platte bis prismatische Zellen, wobei der Zellleib im Bereich des rundlichen bis bohnenförmigen Zellkerns (mit gleichmäßig verteilter Chromatinstruktur) häufig verbreitert ist (Abb. 3.8-35). Nach außen liegt den Mantelzellen eine Basalmembran an. **Ultrastrukturell** weisen Mantelzellen den üblichen Besatz mit Zellorganellen auf. Zusätzlich sind Gliafilamente (GFAP) und Glykogen zu erwähnen. Mantelzellen sind untereinander und vom Perikaryon des Neurons durch einen 20 nm weiten Interzellularspalt getrennt. Außerdem sind Mantelzellen untereinander durch Nexus und Zonulae occludentes verbunden.

Mantelzellen um periphere Neurone dürften ähnliche Funktionen aufweisen wie Astrozyten oder perineuronale Oligodendrozyten im ZNS, d.h. ein Austausch von Stoffwechselprodukten zwischen Neuronen und Mantelzellen und Kontrolle des extrazellulären Milieus um Neurone. Auch besitzen Mantelzellen von Spinalganglien Glutamattransporter (EAAT3) und kontrollieren somit – ähnlich den Astrozyten im ZNS – die extrazelluläre Glutamatkonzentration (pseudounipolare Neurone der Spinalganglien sind häufig glutamaterg).

3.8.4 Interzellularraum und Neuropil im Nervengewebe des ZNS

Neurone und Neurogliazellen sind so dicht gelagert (Abb. 3.8-34), dass die Weite der **Interzellularräume** im Durchschnitt 20 nm beträgt. Die Angaben über den Anteil des Interzellularraums am ZNS-Nervengewebe schwanken zwischen 5 und 27%. Dieser Raum ist vor allem mit einer Flüssigkeit gefüllt, die in ihrer Zusammensetzung im Wesentlichen dem *Liquor cerebrospinalis* (Bd. 2, Kap. 12.3) entspricht. Dieser Liquor diffundiert sowohl aus den Ventrikeln als auch aus dem Subarachnoidalraum ins Nervengewebe.

Extrazelluläre Matrix im engeren Sinn (Fasern und Grundsubstanz) ist im Nervengewebe des ZNS nur in geringem Umfang vorhanden. Neurone und Gliazellen

werden von keiner Basallamina umhüllt. Das Vorkommen von Basallaminae ist auf Blutgefäße und die subpiale Oberfläche des ZNS beschränkt. In Begleitung der Basallamina von Blutkapillaren können Kollagenfibrillen vorkommen. In Nachbarschaft größerer Blutgefäße (Arteriolen, Arterien, Venen) und der subpialen Oberfläche treten Kollagenfasern regelmäßig auf. Auch ist wenig feinnetzig verteilte Grundsubstanz um Perikarya und proximale Dendriten vieler Neurone zu beobachten (sog. perineuronale Netze extrazellulärer Matrix). Diese extrazelluläre Matrix (ECM) besteht vor allem aus Hyaluronsäure, verschiedenen Proteoglykanen (Versican-2, Syndecan-2, Neurocan, Brevican, Tenascin-R, Thrombospondin, Phosphacan, Cab-301) und Lamininen (Kap. 3.3.4). Diese werden vor allem von Astrozyten sezerniert, aber auch Neurone können ECM-Moleküle sezernieren (z.B. Laminin 2, Agrin). Diese ECM-Moleküle spielen bei Differenzierungs- und Regenerationsvorgängen eine wichtige Rolle.

Bei Verletzungen produzieren Astrozyten größere Mengen von Laminin, Tenascin-R und Fibronectin, die u.a. für lokale neuronale Regenerationsprozesse und das Einwandern von Mikrogliazellen wichtig sind (s.o.). Sowohl Neurone und ihre Terminalen als auch Astrozyten und Oligodendrozyten besitzen Integrine als Rezeptoren für ECM-Komponenten. Blockade von Integrinen durch Antikörper und RGD-Peptide (Kap. 2.3.2) führt im Tierversuch zu elektrophysiologischen Störungen und während der Entwicklung zu Zelltod und schweren Entwicklungsstörungen.

Als **Neuropil** werden Bereiche der grauen Substanz des ZNS bezeichnet, in denen Dendriten und Axone eng miteinander verwoben sind und vielfach synaptische Kontakte bilden. Außerdem sind stets die Fortsätze von Neurogliazellen vorhanden. Beispiele sind die Molekularschichten von Groß- und Kleinhirnrinde und die plexiformen Schichten der Retina. In **lichtmikroskopischen** Präparaten, die Routinefärbungen unterzogen wurden, erscheinen diese Regionen überwiegend homogen gefärbt, da die Fortsätze sehr dicht liegen. Seltener tritt eine feinfädige Strukturierung auf. Eine zelluläre Zuordnung von Fortsätzen ist unter diesen Bedingungen nicht möglich.

3.8.5 Blut-Hirn-Schranke und Kapillarwände

Die Blut-Hirn-Schranke wird von den Kapillarendothelzellen gebildet, die eine Barriere zwischen Blut und Nervengewebe in Gehirn und Rückenmark bilden. Es handelt sich um ein nichtfenestriertes, kontinuierliches Endothel, dessen Interzellularspalten durch komplexe Zonula occludentes mit vielen Leisten (8–9 Leisten gegenüber 2–4 Leisten in peripheren Kapillaren; Werte von der Ratte) besonders dicht verschlossen sind. Der elektrische Widerstand des Kapillarendothels ist im ZNS mit 2000 Ω/cm über 10-mal so hoch wie in Kapillaren peripherer Gewebe. Transzytose ist für die meisten Substanzen gering ausgeprägt, auch sind Caveolae wesentlich spärlicher als in Endothelzellen anderer Organe. Aufgrund dessen können nur solche Substanzen aus dem Blut in das Nervengewebe des ZNS gelangen, die durch Diffusion (lipophile Substanzen) oder selektiven Transport das Endothel passieren. So kann z.B. Glucose über große Mengen von Glucosetransportern (GLUT1) an der luminalen und abluminalen Plasmamembran durch das Endothel erleichtert hindurch-

Mantelzellen

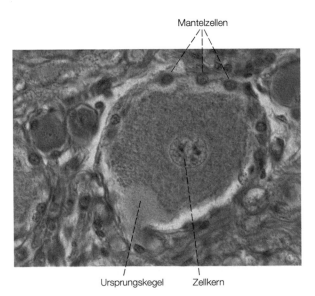

Ursprungskegel   Zellkern

Abb. 3.8-35 Ausschnitt aus einem Spinalganglion des Kaninchens. Zu erkennen ist das Perikaryon eines pseudounipolaren Neurons (mit Ursprungskegel), das von einer Schicht Mantelzellen umgeben ist. Färbung: H. E. Vergr. 470fach.

diffundieren. Ein hoher Gehalt an Transferrinrezeptoren (Kap. 2.8.3) ermöglicht die spezifische Aufnahme und Transzytose von Eisenionen in das ZNS. Die Polypeptidhormone Insulin und Leptin (Kap. 3.4.2) gelangen ebenfalls durch rezeptorvermittelte Transzytose in das ZNS. Das Endothel ruht auf einer Basallamina, in die Perizyten integriert sind. Der Perizytenbesatz von ZNS-Kapillaren ist besonders dicht.

Die durch **Astrozyten** gebildete Membrana limitans glialis perivascularis ist lückenhaft und stellt keine Barriere dar. Wichtig ist jedoch, dass nur in Anwesenheit von Astrozyten entsprechend komplexe Zonulae occludentes der Hirnkapillaren entstehen, d.h. Astrozyten **induzieren** und erhalten die Blut-Hirn-Schranke. Die Blut-Hirn-Schranke fehlt in bestimmten ZNS-Gebieten (u.a. zirkumventrikuläre Organe, Area postrema, Hypophysenhinterlappen).

Die Blut-Hirn-Schranke wurde von PAUL EHRLICH zuerst beschrieben. Injiziert man in die Blutbahn von Versuchstieren hydrophile Farbstoffkomplexe (Anilinderivate, die an Albumin binden), dann treten die Komplexe in den Extrazellularraum praktisch aller Organe und Gewebe über. Diese erscheinen dem Farbstoff entsprechend angefärbt (z.B. blau). Nur das Gehirn bleibt völlig ungefärbt mit Ausnahme kleiner umschriebener Gebiete, in denen die Blut-Hirn-Schranke fehlt. Injiziert man Farbstoffe dagegen in den Liquor cerebrospinalis, wird das gesamte ZNS angefärbt.

Das Vorhandensein einer Blut-Hirn-Schranke hat therapeutische Konsequenzen, da nur lipophile Substanzen (verschiedene Arzneimittel, Narkotika, Alkohol etc.) diese leicht passieren können. Eine Möglichkeit, die Blut-Hirn-Schranke zu überwinden, besteht darin, die Transportsysteme für therapeutische Zwecke zu benutzen. So wird z.B. bei PARKINSON-Krankheit die Aminosäure L-DOPA verabreicht, die über Aminosäuretransporter ins Nervengewebe transportiert und dort zum wirksamen Dopamin umgewandelt wird. Die direkte Gabe von Dopamin ist unwirksam, da es die Blut-Hirn-Schranke nicht passieren kann. Eine Schädigung der Blut-Hirn-Schranke führt u.a. zu vermehrtem Flüssigkeitsübertritt ins Nervengewebe und damit zum Hirnödem.

3.8.6 Degeneration und Regeneration/ Reparation von Neuronen

In vielen Geweben des Körpers erfolgt nach Zelluntergang durch Verletzung oder Degeneration eine Reparatur des Defekts durch mitotische Teilungen überlebender Zellen. Bei Neuronen ist dies nicht mehr möglich, da sie mit Ausdifferenzierung ihre Teilungsfähigkeit verloren haben und Stammzellen nur noch für den Ersatz bestimmter Neurone vorhanden sind (Kap. 3.8.1). Dadurch führen läsionsbedingte oder degenerative Neuronenverluste zu entsprechenden Funktionsausfällen. Eine andere Situation besteht bei Läsionen von Nervenzellfortsätzen, speziell der Axone. Diese können unter geeigneten Bedingungen im PNS regenerieren und eine weitgehende funktionelle Wiederherstellung ermöglichen. Im ZNS ist dies jedoch nicht möglich, da ein Auswachsen von Axonen durch Oligodendrozyten und Glianarben unterbunden wird.

Perikaryon

Eine Schädigung des Zellleibs hat immer auch Auswirkungen auf die Fortsätze. Geht aufgrund einer schweren Schädigung das Perikaryon zugrunde, degenerieren sämtliche Fortsätze und synaptischen Kontakte. Dasselbe ist der Fall, wenn das Axon in einem perikaryonnahen und damit proximalen Bereich durchtrennt wird. Die **Degeneration** (= Zelltod) eines Neurons kann auch zu Veränderungen bzw. Degeneration von Neuronen führen, die in synaptischem Kontakt mit dem degenerierenden Neuron stehen (**transneuronale Veränderungen bzw. Degeneration**). Sind es Neurone, die das degenerierende Neuron innervieren, spricht man von **retrograden** transneuronalen Veränderungen (Degeneration). **Anterograde** transneuronale Veränderungen (Degeneration) können andererseits an den Neuronen ablaufen, die vom degenerierenden Neuron innerviert wurden (Abb. 3.8-36).

Wird das Axon eines Neurons in größerer Entfernung vom Perikaryon geschädigt oder durchtrennt, führt dies zu Veränderungen im Perikaryon (**retrograde Veränderungen**), die jedoch bei **peripheren Neuronen** (z.B. des Spinalganglions) und bei zentralen Neuronen mit Projektion ins **PNS** (z.B. Motoneurone des Rückenmarks) in der Regel **reversibel** sind. Veränderungen im Perikaryon beginnen ca. drei Tage nach Läsion und erreichen ihren Höhepunkt nach zwei bis drei Wochen. Die Veränderungen sind auch im Lichtmikroskop unter Anwendung routinehistologischer Verfahren zu beobachten: die NISSL-Schollen zerfallen in feine Partikel (**Chromatolyse**, Tigrolyse), das Perikaryon schwillt, und der Zellkern wird in die Zellperipherie verlagert (Abb. 3.8-4, 36, 37). Ultrastrukturell fällt eine Umverteilung des rER und eine Vermehrung von Lysosomen, Mitochondrien und freien Ribosomen auf. Insgesamt ist eine Zunahme der **Stoffwechselaktivität** nachweisbar (Zunahme der Protein- und Nukleinsäuresynthese sowie von lysosomalen und mitochondrialen Enzymaktivitäten). Diese Vorgänge sind im Sinn einer **Reparaturleistung** zu interpretieren. Der Erfolg einer Reparatur ist auch strukturell ca. ab der 3. Woche nach Läsion zu beobachten: Die Zellschwellung nimmt ab, der Zellkern wird wieder nach zentral verlagert, NISSL-Schollen wer-

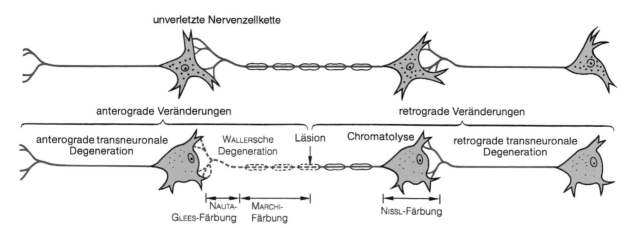

Abb. 3.8-36 Neuronale Strukturveränderungen nach Schädigung (Läsion) eines Axons (schematische Darstellung). Beachte die perikaryellen Veränderungen nach Läsion.

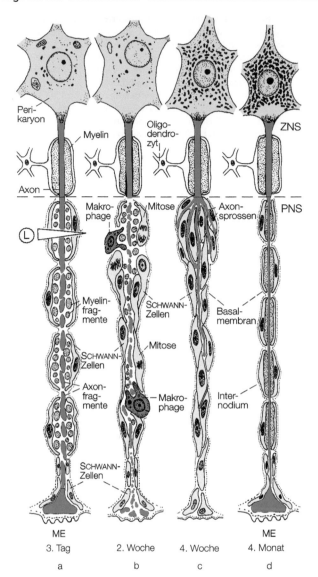

Abb. 3.8-37 Schematische Darstellung von Degeneration und Regeneration der peripheren Nervenfaser (verläuft im PNS) eines Motoneurons (Perikaryon liegt im ZNS) mit Angabe des zeitlichen Verlaufs (unterer Bildrand). Nach Läsion degenerieren Axon und Myelinscheide distal und proximal (a) der Läsionsstelle (L). Axon- und Myelinfragmente werden durch Makrophagen phagozytiert (b). Die nicht degenerierenden Schwann-Zellen proliferieren (b) und bilden innerhalb des Basalmembranschlauchs einen Zellstrang (c). Aus dem proximalen Axonstumpf sprossen Fortsätze, wobei ein Axonspross im Schwann-Zellstrang nach distal wächst (c). Nachdem das Axon die Zielzelle (unter Ausbildung einer Synapse) erreicht hat, wird auch die Myelinscheide vervollständigt. Beachte die retrograden Veränderungen im Perikaryon nach Läsion: Schwellung und Chromatolyse (a, b) sowie Verlagerung des Zellkerns nach peripher (b). Während der Regeneration der Nervenfaser verschwindet die Schwellung des Perikaryons wieder, der Zellkern verlagert sich wieder nach zentral, und es entstehen wieder Nissl-Schollen (c, d). ME, motorische Endplatte.

den wieder sichtbar (Abb. 3.8-37). Der reparative Vorgang bis hin zur Normalisierung kann mehrere Monate dauern.

Während der retrograden Veränderungen im Perikaryon reagieren im ZNS-Nervengewebe auch umgebende **Gliazellen.** So vermehren sich Mikrogliazellen, und es treten reaktive Astrozyten

auf. Diese bedecken schließlich die Oberfläche des Perikaryons. Axosomatische Synapsen verschwinden und auch Synapsen im Bereich der Dendriten werden reduziert.

Nervenfasern im PNS

Werden Nervenfasern weit distal des Perikaryons lädiert (z. B. bei Schnittverletzungen durchtrennt), kommt es neben retrograden Veränderungen im Perikaryon (s. o.) zu Veränderungen an der Nervenfaser. Hierbei ist zwischen Veränderungen **proximal** und **distal** der Läsionsstelle zu unterscheiden, die schließlich in **regenerative** Prozesse einmünden (Abb. 3.8-37).

Proximale Veränderungen. Das Axonende proximal der Läsion (Richtung Perikaryon) degeneriert bis zum nächstfolgenden intakten Ranvier-Knoten (retrograde Degeneration). Es entsteht ein proximaler **Axonstumpf.** Die Gewebefragmente (Axon, Myelin u. a.) werden von Makrophagen phagozytiert. Aus dem Axonstumpf entwickelt sich ein kolbenförmiger **Wachstumskegel.** Aus diesem wachsen dünne axonale Fortsätze aus, die ihrerseits einen Wachstumskegel besitzen (Beginn der Regeneration) (Abb. 3.8-37).

Distale Veränderungen. Diese erfolgen am Axon distal der Läsionsstelle und werden auch als **anterograde** oder **absteigende** Degeneration bezeichnet. Sie beinhalten eine Degeneration (sog. Wallersche Degeneration) des Axons (einschl. von Kollateralen und Terminalen) und der Myelinscheide. Dabei schwillt das Axon in den ersten 12 Stunden nach der Läsion an und zerfällt dann mit seinem Inhalt in Bruchstücke. Offensichtliche Veränderungen an der Markscheide sind zwei Tage nach Läsion zu beobachten. Sie weisen zunächst Einschnürungen auf und zerfallen dann in ovale bis kugelige Fragmente (Abb. 3.8-37). Chemische Veränderungen in diesen Myelinfragmenten führen zu veränderten Färbeeigenschaften. Diese sind ein bis drei Wochen nach Läsion mit Osmiumsäure nach vorheriger Chromsäurebehandlung stark anfärbbar (Marchi-Methode). Zwar degenerieren Axon und Myelin, es bleiben jedoch die Schwann-Zellen als solche erhalten. Die Degenerationsprodukte von Axon und Myelinscheide werden vor allem durch Makrophagen entfernt. Von einer Degeneration wird normalerweise nicht die Basalmembran der Schwann-Zellen und das umgebende Endoneurium ergriffen.

Bei den verbleibenden Schwann-Zellen setzt ab dem 4. Tag eine starke **Proliferation** und Hypertrophie ein, die etwa drei Wochen anhält. Die entstehenden Schwann-Zellen breiten sich hintereinander gelagert in der Röhre aus Basalmembran und Endoneurium aus und füllen diese schließlich komplett aus (sog. Hanken-Büngner-Bänder). Zusätzlich wird neues Basallaminamaterial ausgebildet. Die Extrazellularräume werden schließlich mit einer extrazellulären Matrix gefüllt, in die während der regenerativen Prozesse aussprossende Axone einwachsen (Abb. 3.8-37).

Regeneration. Ausgehend vom proximalen Wachstumskegel (s. o.) wachsen mehrere dünne Fortsätze pro Axon in verschiedene Richtungen in das umgebende Gewebe ein. Jene Fortsätze, die Schwann-Zellen im distalen Stumpf erreichen, sprossen in die extrazelluläre Matrix des proliferierenden Schwann-Zellstrangs ein. Bis auf ein Axon im distalen Schwann-Zellstrang degenerieren alle übrigen Axonsprossen (Abb. 3.8-37). Der verbleibende Axonspross wächst mit einer Geschwindigkeit von **1–4 mm/Tag** im Schwann-Zellstrang nach distal, benutzt diesen als **Leitschiene** und erreicht schließlich unter Ausbildung einer Synapse die Zielstruktur (**Reinnervation**). Der ursprünglich dünne (0,5–3 μm) überlebende Axonspross nimmt nun an Dicke zu; auch verbreitert sich die in Ausbildung befindliche Myelinscheide. Die entstehenden Internodien sind kürzer als die ursprünglichen und werden meist nicht länger als 300 μm. Der Regenerationsprozess nimmt eine Zeitspanne von durchschnittlich 3–6 Monaten in Anspruch, kann jedoch auch deutlich länger dauern.

Für die Regeneration spielen **Wachstumsfaktoren** und **Zytokine** eine große Rolle, die von Schwann-Zellen bzw. umgebenden

Fibroblasten sezerniert werden. Dazu gehören u.a. **CNTF**, **LIF**, **GDNF** (*Glial-derived neurotrophic factor*) und **FGFs** (*Fibroblast growth factors*). Sie stimulieren und dirigieren über entsprechende axonale Rezeptoren ein gerichtetes Wachstum der Axonsprossen.

Für eine erfolgreiche Regeneration eines vollständig durchtrennten und für die Innervation von Skelettmuskulatur wichtigen Nerven, dessen Stümpfe sich retrahiert haben (s. o.), ist eine **Nervennaht** Voraussetzung. Dabei wird der Nerv im Bereich von Epineurium und Perineurium möglichst topographisch genau vernäht. Bei zu großer Stumpfdistanz kann auch ein autologes Nerventransplantat eingenäht werden. Bei mangelnder Reposition der Nervenstümpfe oder fehlendem distalem Nervenstumpf (Amputation) kann es zu einer regenerativ überschießenden Proliferation vor allem der SCHWANN-Zellen und von Axonsprossen und damit zur Bildung einer knotigen gutartigen Geschwulst kommen (sog. „Amputationsneurinom").

Kollaterale Nervenregeneration. Bei Teilschädigung eines Nerven (Teildurchtrennung, Quetschung) liegen intakte und degenerierende Nervenfasern nebeneinander. Unter diesen Bedingungen können aus intakten Nervenfasern im Bereich der RANVIER-Knoten Axonkollaterale aussprossen, in benachbarte degenerierende Nervenfaserstümpfe einwachsen und die Innervation übernehmen (sog. kollaterale Nervenregeneration). Bei Schädigung eines Muskelnervs kann auf diese Weise der betreffende Muskel von Nervenfaserästen eines benachbarten Muskels reinnerviert werden. Eine volle Funktionstüchtigkeit im ursprünglichen Sinn wird dabei meist nicht wieder erreicht.

Nervenfasern im ZNS

Die läsionsbedingte anterograde Degeneration zentraler Nervenfasern verläuft ähnlich wie bei peripheren Nervenfasern (Abb. 3.8-36), nur dauert diese insgesamt länger. Die Myelin- und Axonfragmente werden durch aktivierte Mikrogliazellen und reaktive Astrozyten beseitigt. Bei Läsion zentraler Bahnen geht ein Großteil der zugehörigen Perikarya retrograd zugrunde. Außerdem können aus proximalen Faserstümpfen verbleibender Neurone zwar Axone aussprossen und eine kurze Strecke auswachsen, sie degenerieren jedoch dann wieder. Dies bedeutet, dass eine Regeneration zentraler Nervenfasern nicht erfolgt.

Für eine fehlende Regeneration gibt es wenigstens zwei Gründe: Am Ort der Bahnläsion entstehen durch reaktive Astrozyten **Glianarben**, die möglicherweise ein mechanisches Hindernis für auswachsende Axone darstellen. Bedeutungsvoller scheint jedoch das Vorhandensein **wachstumsinhibierender Moleküle** auf der Membranoberfläche von Oligodendrozyten und Myelinscheiden, die ein Auswachsen von Axonsprossen verhindern. Zu diesen Molekülen zählen das Proteoglycan Versican-2, das Myelin-assoziierte Glykoprotein (**MAG**) und Neuriten-Wachstumsinhibitoren (**NI-35, NI-200/250**). Besondere Bedeutung als Inhibitormolekül kommt NI-220/250 (auch **Nogo A** benannt, das vom Nogogen kodiert wird) zu. Bei Maskierung von Nogo A durch Antikörper (im Tierexperiment) verliert es seine inhibierende Wirkung, und es erfolgt ein verbessertes Axonwachstum.

Ein anderes Phänomen entwickelt sich in der grauen Substanz am Ort des Synapsenverlustes nach Degeneration und Beseitigung der Terminale. Es wachsen nämlich hier aus benachbarten, vorbestehenden Axonen Sprossen aus (engl.: *sprouting*), die zunehmend mit Terminalen frei gewordene Synapsenplätze besetzen. Der numerische Ersatz ist jedoch unvollständig, auch ist eine eingeschränkte Reorganisation von Bahnen nur im juvenilen ZNS aufgrund größerer Entwicklungskapazität möglich.

Literatur

siehe Anhang Nr. 10, 38, 67, 72, 80, 150, 152, 159, 161, 169, 175, 218, 235, 296, 315, 318, 334, 366, 392, 417, 454.

R. Dermietzel und C. Viebahn

4 Allgemeine Entwicklungslehre

─────────────────────────────── Übersicht ───────────────────────────────

Am Anfang der Entwicklung des menschlichen Keims steht die Befruchtung der **Eizelle (weiblicher Gamet)** durch das eindringende **Spermatozoon (männlicher Gamet)**. Die **befruchtete Eizelle (Zygote)** enthält in ihrem Erbgut (Genom) alle mütterlichen und väterlichen Informationen, die für die Entstehung der Gewebe und Organe des Embryos notwendig sind. Die Steuerungsfaktoren für die ersten Entwicklungsschritte sind im Zytoplasma der Eizelle in Form von **mütterlicher mRNA** gespeichert. Erst im vier- bis achtzelligen Keimstadium setzt die Transkription des neu entstandenen Zygotengenoms ein. Ab diesem Stadium werden dann keimeigene Proteine erzeugt. Da das eingedrungene Spermium im Wesentlichen nur einen stark kondensierten Zellkern in die Eizelle transferiert, sind die meisten zytoplasmatischen Bestandteile einschließlich der **Mitochondrien** und ihrer DNA **mütterlicher** Herkunft.

Auf die Befruchtung der Eizelle folgt eine Reihe von raschen Teilungsschritten, die als **Furchungen** bezeichnet werden und zur Bildung neuer Zellen (**Blastomeren**) führen. Eine Vermehrung des Zytoplasmas und damit des Gesamtvolumens des Keimes wird während dieser Furchungen durch die stabile Umhüllung (*Zona pellucida*) des Keims verhindert. Die Eizelle hat als größte Zelle des menschlichen Organismus die notwendige Volumenzunahme während ihrer Reifung im Ovar vorweggenommen. Durch die Furchungen wird die Zygote in das **Morulastadium** („Maulbeerstadium") überführt. Wenn etwa 16 Blastomere entstanden sind, kommt es zum Aneinanderrücken der Zellen (Kompaktierung) und zur Ausbildung eines exzentrischen Hohlraums. Dadurch lässt sich eine **innere Zellmasse (Embryoblast)** von einer äußeren Zellschicht (**Trophoblast**) unterscheiden. Mit diesem Differenzierungsschritt geht die Morula in die (embryonalabembryonal) polarisierte **Blastozyste** über. Am Ende der 1. Entwicklungswoche (nach Auflösung der Zona pellucida) differenziert sich der Trophoblast in Synzytiotrophoblast und Zytotrophoblast, und es beginnt die **Implantation** des Keims in die Uterusschleimhaut. In der 2. Entwicklungswoche gliedert sich der Embryoblast in zwei epitheliale Zellschichten: den dorsal liegenden **Epiblast** und den ventral anliegenden **Hypoblast**. Im Hypoblast entsteht in der weiteren Entwicklung eine kraniale, sichelförmige Verdickung, der **vordere Randbogen** (nach ALBERT KOELLIKER), der als erstes sichtbares Zeichen der kraniokaudalen Polarisierung des Keims gilt.

Die Differenzierung des Epiblasts in drei **Keimblätter (Ek-** **toderm, Mesoderm, Endoderm)** und die Ausbildung der wirbeltierspezifischen **Körpergrundgestalt** vollziehen sich mit der **Gastrulation** in der 3. Entwicklungswoche. Die Gastrulation ist durch das Auftreten des längs gerichteten **Primitivstreifens** im kaudalen Bereich des Epiblasts gekennzeichnet. Im Primitivstreifen gelangen zahlreiche Epiblastzellen zwischen Epiblast und Hypoblast und breiten sich dort zu einer neuen Zellschicht, dem **Mesoderm**, aus. An der kranialen Spitze des Primitivstreifens bildet sich der **Primitivknoten.** Seine Zellen wandern hauptsächlich unter dem Epiblast entlang nach kranial, bilden dabei einen Zellstrang, die **Chorda dorsalis** (*Notochorda*), und produzieren Signalmoleküle, die eine Umwandlung des darüber liegenden Epiblasts zum **Ektoderm** induzieren. Noch vor der endgültigen Differenzierung zur Chorda dorsalis proliferieren aus dem Zellstrang nach ventrolateral austretende Zellen, die den Hypoblast von der Mitte her verdrängen und ersetzen und das **Endoderm** bilden.

Innerhalb des Embryoblasts ist es also die dorsale Zellschicht, der Epiblast, der das gesamte Zellmaterial für die drei Keimblätter und damit für alle Gewebe des erwachsenen Körpers liefert. Wegen seiner Fähigkeit, die Keimblätter mit den zentralen Achsenorganen zu versehen, also die Körperachsen zu „organisieren", wird der Primitivknoten in Analogie zur dorsalen Urmundlippe der Amphibien auch als **Organisator** bezeichnet (HANS SPEMANN). Auf der Grundlage dieser Achsenorganisation, die als Ziel der bis dahin abgelaufenen **Frühentwicklung** angesehen werden kann, kommt es in der **Embryonalperiode** (4.–8. Entwicklungswoche) durch lokale Wechselwirkungen zwischen den drei Keimblättern zur Entwicklung der Organsysteme (**Organogenese**) und zur Ausprägung der embryonalen Körperform. In Frühentwicklung und Embryonalperiode werden insgesamt 23 sog. CARNEGIE-Stadien unterschieden, die insbesondere für wissenschaftliche Untersuchungen nützlich sind. Die sich anschließende **Fetalperiode** (3.–9. Entwicklungsmonat) ist vor allem durch Wachstum und Reifung gekennzeichnet, wobei manche Organe (z. B. das Herz) einen „erwachsenen" Funktionszustand schon früh ereichen, während andere (z. B. Niere, Lunge, Gehirn) spät oder erst nach der Geburt ausreifen.

Das vorliegende Kapitel befasst sich mit den ersten acht Wochen der Entwicklung und mit **Entwicklungsprinzipien**, die zur Entstehung von Geweben und Organen führen. Die spezielle Entwicklungslehre der Organe wird in den entsprechenden Kapiteln abgehandelt.

4.1 Grundbegriffe und molekulare Mechanismen der Entwicklungsbiologie

Die Entwicklungslehre (Embryologie) beschäftigt sich mit der **Entwicklungsgeschichte** oder (vorgeburtlichen) Entwicklung einzelner Organismen (**Ontogenese**). Unter Entwicklungsgeschichte versteht man andererseits auch die Entwicklung der Arten (**Stammesgeschichte, Phylogenese**) durch **Evolution** während der letzten mehr als 500 Millionen Jahre der Erdgeschichte. Um die Bedeutung der an vielen unterschiedlichen Tiermodellen gewonnenen Erkenntnisse der Entwicklungsbiologie einschätzen zu können, werden in diesem Kapitel neben der menschlichen Entwicklung auch einzelne für das funktionelle Verständnis wichtige, phylogenetisch verwandte Entwicklungsgänge und -formen anderer Spezies besprochen.

Eng verbunden mit der Evolution von multizellulären Organismen ist die ontogenetische **Differenzierung** verschiedener Zelltypen: Sie übernehmen während der Entwicklung und im adulten Zustand die verschiedenen lebenswichtigen Funktionen, die bei einfachen Lebensformen (Einzeller) noch von einer Zelle wahrgenommen werden. Jede Zelle des multizellulären Organismus lässt sich auf die Zygote zurückführen, und während der Entwicklung wird bei jeder Zellteilung die gesamte im Zellkern gespeicherte Erbinformation (Genom) weitergegeben. Deshalb haben alle Zellen des adulten Organismus dieselbe Zusammensetzung von Erbanlagen (**Genotyp**) wie die Zygote. Die Zellen, Organe und Organismen können sich jedoch aufgrund unterschiedlicher Differenzierungsprozesse in ihrer Erscheinung (**Phänotyp**) erheblich unterscheiden. Die Vielfalt in Form und Funktion der Zellen und Organe wird dadurch ermöglicht, dass es im Laufe der embryonalen Entwicklung eine zellspezifische Aktivierung und Inaktivierung unterschiedlicher Gene gibt (Genexpressionsmuster), die die Gestalt und den Aufbau der Organe bestimmen. Die Modulation der Genaktivität kann zellautonom ablaufen: Eine Vorläuferzelle (**Stammzelle**) „zählt" z. B. die Anzahl ihrer Zellteilungen, und ab einem vorbestimmten Punkt wird ihr spezifisches Genprogramm „angeschaltet", das dann zu einer Differenzierung führt (differenzielle Genexpression). Alternativ zu diesem endogenen Mechanismus gibt es weitere, **nicht-zellautonome** Einflussmöglichkeiten, die sich folgendermaßen zusammenfassen lassen:

- Veränderungen der **Ionen-Zusammensetzung** im äußeren Milieu einer undifferenzierten Zelle können über die Zellmembran als Signale weitergeleitet werden und zu Veränderungen des Membranpotenzials führen. Auch über transmembranäre Kanäle oder Pumpmechanismen können Schwankungen des äußeren Mikromilieus in das Innere der Zelle weitergeleitet werden. Über sekundäre Botenstoffe und Signalwege kommt es zur Aktivierung einzelner Genabschnitte (Transkription, **Genexpression**). Änderungen des **Mikromilieus**, das die Zellen umgibt, können somit unmittelbar Einfluss auf das Differenzierungsverhalten der Zelle nehmen.
- Spezifische **Oberflächenmoleküle,** die mit Molekülen der extrazellulären Matrix oder unmittelbar mit dem Molekülbesatz einer benachbarten Zelle in Verbindung treten, dienen ebenfalls als Signalvermittler. Derartige Oberflächenmoleküle bestehen z. B. schon sehr frühzeitig im Stadium der Blastozyste (Kap. 4.2.2). Trennt man Blastozystenzellen voneinander und lässt sie reaggregieren, so findet kein Vermischen von Zellen des Embryoblasts mit denen des Trophoblasts statt. Dies kann auf zellspezifische Oberflächenmoleküle und die damit verbundenen Erkennungsmechanismen zurückgeführt werden, die eine wahllose Vermischung der unterschiedlichen Zelltypen verhindern. Ein solches Erkennen von Zellen, die zur gleichen Zellgruppe gehören, wird als **Sortierungs-Phänomen** bezeichnet. Drei große Familien derartiger Adhäsionsmoleküle spielen während der Embryogenese eine wesentliche Rolle: a) **Immunglobulin-Supergen-Familie,** b) **Cadherine** (z. B. Uvomorulin), c) **Integrine** (Kap. 2.3.1).
- Eine Zelle kann auf **interzelluläre** Signalmoleküle reagieren, die entweder über weit offene, zytoplasmatische **Interzellularbrücken** zu ihr gelangen oder ihr über regulierbare interzelluläre Kanäle (**Nexus**) zugeleitet werden. Zu solchen Signalmolekülen, die dann über DNA-bindende Rezeptormoleküle die Genaktivität regulieren können, zählt z. B. die Retinsäure.
- **Kleine**, lipophile **extrazelluläre** Signalmoleküle (z. B. Steroid- und Schilddrüsenhormone) können die Zellmembran ungehindert passieren und binden an zytoplasmatische Rezeptoren. Diese wandern in den Zellkern und aktivieren spezifische Gene.
- **Größere extrazelluläre** Signalmoleküle (Peptidhormone, **Wachstumsfaktoren**) binden an Rezeptormoleküle

der Plasmamembran und nehmen über zwischengeschaltete sekundäre Botenstoffe Einfluss auf die Genregulation (Kap. 2.2.8 und 2.17.4). Für viele dieser Wachstumsfaktoren gibt es außerdem sezernierte Antagonisten (**Inhibitoren**), die die Wachstumsfaktoren im Extrazellulärraum spezifisch binden und so in ihrer Aktivität einschränken, d. h. einen modulierenden Effekt ausüben können (Neuralinduktion, Kap. 4.2.3).

Gemeinsam ist diesen nicht-zellautonomen Mechanismen, dass die **Induktion**, d. h. die Aktivierung eines Genprogramms auf ein äußeres Signal hin in Gang gesetzt wird. Die Induktion führt häufig dazu, dass die Zelle mit einem Signal antwortet, das im Sinne einer positiven Rückkopplung stabilisierend auf das induzierende Signal wirkt. Wenn in Abhängigkeit von einer örtlich begrenzten Konzentration ein und desselben Signalmoleküls verschiedene Genaktivitäten induziert werden, bezeichnet man das Signalmolekül als **Morphogen** und die Konzentrationsunterschiede als **Morphogen-Gradienten** (Kap. 4.2.1). Die aus dieser Konzentration „errechnete", für eine spezifische Antwort der Zelle benötigte Information wird auch als **positionelle Information** der Zelle bezeichnet.

Die Steuerung der Genaktivität läuft auf der molekulargenetischen Ebene über **Entwicklungskontrollgene (Transkriptionsfaktoren)** ab, die jeweils in einer bestimmten Phase der Differenzierung aktiviert werden.

Die Entwicklungskontrollgene entscheiden über die Abrufung eines oder mehrerer Entwicklungsprogramme. Gut bekannt sind die Kontrollgene der Fruchtfliege (*Drosophila melanogaster*), bei der der zeitliche Ablauf der Entwicklung und ihre Differenzierungsschritte relativ einfach zu untersuchen sind. Bei der Fruchtfliege lassen sich drei Hauptgruppen von Entwicklungskontrollgenen unterscheiden: **maternale Effektorgene, Segmentierungsgene** und **homöotische Gene**. Die erste Gruppe legt schon in der unbefruchteten Eizelle die räumliche Orientierung des Embryos und damit seine Polarität fest. Die Segmentierungsgene steuern die **metamere Gliederung,** d. h. die segmentale Gliederung des Embryos in Kopf, Brust und die verschiedenen Segmente der Hinterleibsregion. Die homöotischen Gene entscheiden über individuelle Aufgaben und Funktionen der einzelnen Segmente.

Die **Funktion der Entwicklungskontrollgene** besteht darin, dass sie für bestimmte Proteine kodieren, die in den Zellkern gelangen und als Transkriptionsfaktoren mit ihren sog. DNA-bindenden Domänen definierte Abschnitte der DNA (z. B. Promotorsequenzen von Zielgenen) erkennen. Dadurch steuern die Kontrollgene das Expressionsmuster von Proteinen, die für die Differenzierung der betreffenden Zellen und entsprechende Entwicklungsvorgänge wichtig sind.

Die Befunde an der Fruchtfliege sind nicht uneingeschränkt auf Vertebraten, insbesondere nicht auf Menschen übertragbar. Es gibt jedoch gerade bei den DNA-bindenden Domänen konservierte DNA-Sequenzen, die unter Entwicklungskontrollgenen homolog sind und sowohl bei niederen (u. a. Würmer) als auch bei höheren Organismen (Säugetiere, Mensch) vorhanden sind (z. B. die Sequenz der Homöobox in den sog. Homöobox-Genen).

Das spezifische Genprogramm für den jeweiligen Zelltyp eines Gewebeverbandes wird von Zellgeneration zu Zellgeneration „weitervererbt". Da die Inaktivierung der für den Phänotyp nicht benötigten Genabschnitte wahrscheinlich über Methylierung bestimmter DNA-Abschnitte erfolgt, muss bei der Replikation der DNA im Zuge der Zellteilung auch dieses **Methylierungsmuster** an die Tochterzellen weitergegeben werden. Das Gleiche gilt für die **Inaktivierung** eines der beiden X-Chromosomen bei genetisch weiblichen Individuen (LYONisierung) und für das **Imprinting-Muster**, das bei vielen Genen festlegt, ob das mütterliche oder das väterliche Gen (Allel) aktiv ist.

Die differenzierten (adulten) Zelltypen zeigen also, wenn sie ihren endgültigen Phänotyp erreicht haben, eine große Stabilität ihres Differenzierungszustands, der auch an die nachkommenden Zellgenerationen weitergegeben wird. Ein Beispiel für diese Stabilität ist, dass aus einer Leberzelle niemals spontan eine Muskelzelle oder aus einer Darmepithelzelle eine Bindegewebezelle hervorgehen wird. Zwar sind Modulationen des Differenzierungszustands von verwandten Zell-Phänotypen möglich, diese sind aber meist nur unterschiedliche Aktivitätszustände ein und derselben Zelllinie. Eine Leberzelle kann z. B. ihre Enzymausstattung unter dem Einfluss von Hormonen ändern oder eine glatte Muskelzelle kann zu einer fibroblastähnlichen Zelle werden (Myofibroblast mit reduzierter Kontraktionsfähigkeit), die überwiegend extrazelluläre Matrixkomponenten produziert.

Eine Erklärung, wie der Differenzierungszustand der Zellen in solch hohem Maß konstant erhalten werden kann, ergibt sich aus Experimenten, die mit einem Nukleotidanalog durchgeführt wurden. Gibt man die Substanz 5-Azacytosin (5-Aza-CR) in eine Kultur von Fibroblasten, so differenzieren diese sich in quergestreifte Muskelzellen, Chondrozyten oder Fettzellen, also Zellen mesodermalen Ursprungs mit einem vollständig anderen Phänotyp. Der mesodermale Charakter der Zellen bleibt jedoch bewahrt. Solche Änderungen des zellulären Phänotyps nennt man **Metaplasie**. Die Wirkung von 5-Aza-CR scheint darauf zu beruhen, dass sich das Methylierungsmuster der DNA (s. o.) verändert. Methylierungen kommen in der DNA normalerweise am Nukleotid Cytosin vor. Bietet man 5-Aza-CR in der Kultur an, so wird es im Verlauf mehrerer Zellzyklen in die DNA eingebaut. Da 5-Aza-CR aber nicht methyliert werden kann und zudem noch die Methylierungsenzyme hemmt, verringert sich der Methylierungsgrad. Mit der „Nicht-Methylierung" werden bestimmte, vorher inaktiv vorliegende Gene aktiviert. Die ursprüngliche Inaktivierung des Gens wurde offenbar durch seine Methylierung ausgelöst. Dies ist nur ein Beispiel, wie offenbar durch Genaktivierung oder -inaktivierung der Differenzierungszustand der Zelle stabil gehalten werden kann. Die Konservierung dieses Zustands, der für die Zellen während ihrer embryonalen Gewebereifung (**Histogenese**) festgelegt wird, ist jedoch eine der Grundvoraussetzungen für die funktionelle und morphologische Konstanterhaltung unserer Organsysteme.

Ein weiterer Mechanismus, der die spätere Konstanterhaltung des Differenzierungszustandes erleichtert, ist die schrittweise Spezialisierung von Geweben. Als Beispiel sei die Entwicklungsfolge bei der Differenzierung der Lunge angeführt: Epiblast → Endoderm → Lungenanlage → Alveolarepithel → Typ-I-Pneumozyt (Kap. 4.3.3 und 6.1.4).

Mit jedem Differenzierungsschritt nimmt die Anzahl der Differenzierungsmöglichkeiten, die sog. **Entwicklungspotenz**, ab, und jedem Differenzierungsschritt geht eine in vielen Einzelheiten bisher nicht verstandene zelluläre **Determinierung** voran, die die Entwicklungspotenz der Zelle vorzeichnet: Die Determinierung steckt den Rahmen ab, innerhalb dessen sich eine Zelle oder Zellgruppe differenzieren kann. Unter physiologischen Bedingungen unterliegen determinierte Zellen jedoch auch einer „**Rekrutierung**", die von anders gearteten Nachbarzellen angestoßen werden kann und dann die Differenzierung in Richtung dieser Nachbarzellen leitet. Unter experimentellen Bedingungen sind determinierte Zellen zur **Regulation** befähigt, d. h. sie können verloren gegangene, anders determinierte Nachbarzellen ersetzen.

Bei der Entwicklungspotenz unterscheidet man die **Totipotenz** (oder Omnipotenz) von der **Pluripotenz**: Totipotent sind die Zygote und die Blastomeren, da jede von ihnen alle Gewebe des sich entwickelnden neuen Individuums hervorbringen kann. Pluripotent sind die Zellen der inneren Zellmasse (Embryoblast der Blastozyste), die „nur" noch in der Lage sind, (intra)embryonale Gewebe hervorzubringen, also die Fähigkeit zur Bildung der extraembryonalen Gewebe (Plazenta, Fruchthüllen) verloren haben. Aus den Zellen der inneren Zellmasse können deshalb auch pluripotente **embryonale Stammzellen** für verschiedene Gewebe des erwachsenen Organismus (u. a. Blut, Nervensystem, Gastrointestinaltrakt, endokrine Drüsen) gewonnen werden. Unter genau definierten Bedingungen können diese Zellen als **embryonale Stammzelllinien** im undifferenzierten Zustand in **Zellkultur** gehalten werden (unter Zelllinien versteht man Abkömmlinge einer Zelle, die sich im Nährmedium stetig teilen). Verändert man im Nährmedium die Konzentration von geeigneten Wachstumsfaktoren, lassen sich solche Stammzellen gezielt in verschiedene Differenzierungszustände überführen. Embryonale Stammzelllinien wurden bisher von der Maus und neuerdings auch von menschlichen Embryonen etabliert. Das experimentelle Potenzial der Stammzellen ergibt sich auch aus der Möglichkeit, durch gentechnische Manipulationen (**homologe Rekombination**, **Genausschaltung**) und die Rückführung in Wirtsblastozysten embryonale Entwicklungsvorgänge gezielt zu beeinflussen. Wenn diese künstlich eingeführten Zellen im Wirtsembryo in die Keimbahn eintreten und zu Keimzellen (Gameten) differenzieren, kann das manipulierte Gen weitervererbt werden. Durch Verpaarung solcher Tiere mit Normaltieren entstehen unter den Nachkommen in MENDELscher Verteilung homozygote und heterozygote Genotypen für den jeweiligen veränderten Genomabschnitt.

Die Isolierung von humanen embryonalen Stammzellen birgt ein erhebliches **klinisches Potenzial**. So ist die In-vitro-Züchtung von Geweben oder sogar Organen denkbar, die als Gewebe- oder Organersatz eingesetzt werden können. Ein solches Vorgehen wirft jedoch auch eine Reihe von ethischen Problemen auf, die vor dem Einsatz dieser Verfahren erst geklärt werden müssen. Ethisch unproblematischer ist die Verwendung von Stammzellen für die Blutbildung (körpereigene Stammzellen oder Stammzellen von Spendern). Bei Tumorerkrankung (besonders bei Leukämien) können diese Stammzellen nach einer Ganzkörperbestrahlung oder Chemotherapie (die außer den Tumorzellen u. a. auch alle blutbildenden Zellen zerstört) in den Patienten transfundiert werden. Diese künstlich eingebrachten Stammzellen besiedeln das Kochenmark und differenzieren sich im Patientenorganismus zu neuen gesunden Blutzellen.

Ein spezifisches genetisches Programm (Genexpressionsmuster) wird in den meisten Fällen in Gruppen von Zellen induziert, die zusammen die Bildung einer **Organanlage** zum Ziel haben. Diese Organanlagen müssen bereits während der Frühentwicklung nach den Regeln des speziesspezifischen **Anlageplans** an den topographisch richtigen Stellen gebildet oder dorthin gebracht werden. In dieser Anordnung der Organanlagen zeichnet sich schon früh die **Körpergrundgestalt** (SEIDEL) ab. Erreicht wird diese Anordnung durch **morphogenetische Bewegungen** („Gestaltungsbewegungen" [WALTER VOGT]) ganzer Gewebe (z. B. in der Neuralplatte während der Neurulation; Kap. 4.3.1) oder aber einzelner Vorläuferzellen, die bereits während der Gastrulation innerhalb des Epiblasts, d. h.

intraepithelial ablaufen (Kap. 4.2.3). Diese Wanderungsbewegungen werden von regional begrenzter **zellulärer Proliferation** und **programmiertem Zelltod** (**Apoptose,** Kap. 2.17.3) begleitet, sodass große und kleine Organanlagen und Körperabschnitte entstehen und der Embryo Gestalt annimmt. Unter den so entstehenden **frühen Organanlagen** finden sich eine Reihe von nur vorübergehend ausgebildeten Strukturen (Primitivstreifen, Chorda dorsalis, Somiten, Randleiste der Extremitäten), die meist schon nach kurzer Zeit wieder verschwinden. Unter pathologischen Bedingungen können Teile von ihnen jedoch erhalten bleiben und zu Tumoren des Kindesalters führen. Während der Entwicklung spielen solche vorübergehenden Gewebe eine unersetzliche Rolle, da sie durch Sekretion von Signalmolekülen morphogenetische Wanderungsbewegungen und zelluläre Differenzierungsprogramme induzieren oder für solche Signale eine Schrankenfunktion bilden. Sie kontrollieren auf diese Weise die **Musterbildung** z. B. des zentralen Nervensystems (bilaterale Zweiteilung des einfach angelegten Augenfeldes oder Unterteilung der Neuralplatte in Abschnitte für Großhirn, Kleinhirn und Rückenmark; Bd. 2, Kap. 12.2).

Der aus den Differenzierungsvorgängen resultierende Phänotyp der verschiedenen Zellklassen ergibt sich somit aus der Summe aller abgelaufenen Genaktivitäten; deren Zusammenwirken und zeitliche Staffelung sind für bestimmte Stadien und Zelltypen genau festgelegt und häufig sogar durch alternative genetische Programme abgesichert (**Redundanz** entwicklungsbiologischer Regulationsmechanismen).

Um einen Einblick in die Entwicklungsmechanismen zu bekommen, die die Differenzierungsmuster regulieren, ist es notwendig, auf tierexperimentelle Befunde zurückzugreifen, da die meisten experimentellen Daten zu molekularen Steuerungsmechanismen an nicht humanen embryonalen Systemen erhoben wurden, z. B. an der Fruchtfliege *Drosophila melanogaster* (weist besonders viele überlebensfähige **Mutanten** auf), am Krallenfrosch *Xenopus laevis* (**Mikromanipulation, mRNA-Injektion** für modifizierte Proteine), an Vögeln (**Mikromanipulation, Huhn-Wachtel-Chimärenbildung**) und an der Labormaus (**transgene Tiere, Genausschaltung**). Beim Vergleich der Befunde zeigt sich, dass genomische Veränderungen im Laufe der Evolution erst in zweiter Linie Einfluss auf den Bauplan des Organismus nehmen. Einige grundsätzliche Entwicklungsmechanismen wurden nämlich evolutionär wenig verändert (und sind außerdem an mehreren Entwicklungsvorgängen beteiligt). Ein Beispiel dafür ist die Gruppe der Transkriptionsfaktoren, die von den **Homöobox-Genen** (Hox-Gene) kodiert werden und als Entwicklungskontrollgene (s. o.) an der Entwicklung von so unterschiedlichen Organen wie dem Nervensystem, den Extremitäten und dem tubulären Apparat der Niere beteiligt sind. Bei den Wirbeltieren kennzeichnet ihre Aktivierung auch die Phase der Entwicklung, in der die Embryonen der verschiedenen Klassen (z. B. Fische, Kriechtiere, Lurche, Vögel, Säuger) eine große Ähnlichkeit in der äußeren Form und in der Form bestimmter Organanlagen (Urwirbel, Kiemen- oder Pharyngealbögen, Gehirn, Auge und Ohr) haben (Abb. 4-1). Man nennt dies die **Körpergrundgestalt** (SEIDEL) oder den **Phylotyp** (SANDER) eines Phylums (z. B. der Wirbeltiere). Das von ERNST HAECKEL formulierte, oft kritisierte „biogenetische Grundgesetz" (die **Rekapitulation** der Phylogenese

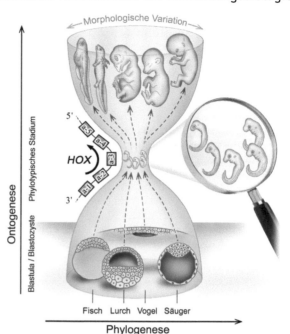

Abb. 4-1 Vergleich der phänotypischen Unterschiede zwischen den großen Wirbeltierklassen (Fisch, Amphibium, Vogel, Säuger) während der verschiedenen Phasen der embryonalen Entwicklung (Ontogenese). Es bestehen außergewöhnlich große Unterschiede am Anfang der Entwicklung (Blastula, Blastozyste). Das Stadium, in dem die verschiedenen Klassen ihre phylogenetische Verwandtschaft am deutlichsten zeigen, liegt somit nicht am Anfang der Entwicklung, sondern eher in der Mitte der embryonalen Entwicklung (sog. „Flaschenhals" nach VON BAER 1826). Das Stadium der ausgeprägten Gemeinsamkeit wird als phylotypisches Stadium oder Stadium der Körpergrundgestalt bezeichnet. Seine Ausformung wird in besonderem Maße von den Transkriptionsfaktoren der Hox-Genfamilie gesteuert. Die an diese Phase anschließende speziesspezifische Weiterentwicklung ergibt große morphologische Variationen.

während der Ontogenese) trifft hierbei insofern immer noch zu, als zahlreiche **Mechanismen** (z. B. die Hox-Gen-Regulation), die an der Bildung von phylotypischen **Vorstufen** einfacher Entwicklungsformen beteiligt sind, auch von den höheren Wirbeltieren verwendet werden. Nur in einzelnen Fällen (Niere) bilden höhere Wirbeltiere vorübergehend ein funktionstüchtiges Organ vom adulten Typ einer niederen Form aus. Erst im Anschluss an die Entwicklungsphase, in der die Körpergrundgestalt sichtbar wird, vollziehen sich die großen Unterschiede im Erscheinungstyp der einzelnen Wirbeltierklassen (Abb. 4-1). Das durch die Hox-Gene geprägte phylotypische Stadium stellt sich also als ein über Millionen von Jahren durch natürliche Selektion konserviertes Prinzip der Wirbeltiere dar. Diese **evolutionäre Konservierung** ist verständlich, da sich auf diesen früh entwickelten Strukturen jeweils mehrere untergeordnete Organsysteme aufbauen. Defektmutationen, die diese frühen Entwicklungsstufen betreffen, sind meistens letal, weil sie zu multiplen Veränderungen im weiteren Bauplan führen.

Große Unterschiede bestehen jedoch unter den Wirbeltierklassen auch in den Entwicklungsphasen **vor** dem phylotypischen Stadium, nicht zuletzt in Form und Größe der Eizelle. Offensichtlich sind die Unterschiede zwischen Vogelei und Säugerei oder zwischen dem Blastula-Stadium des Frosches und dem entsprechenden Stadium des Huhnes (Abb. 4-1), wobei man natürlich nicht von der Größe des Eis auf die Größe des adulten Organismus schließen kann. Der Aufbau des Eis ist als Produkt des adulten Reproduktionssystems eng an die artspezifische Reproduktionsbiologie gebunden (u. a. Dotterreichtum als embryonale Ernährungsgrundlage bei Nichtsäugetieren; Eiablage in Wasser bzw. an Land). Deshalb wirken sich evolutionäre Anpassungen der adulten Form auf die embryonalen Entwicklungsphasen bis unmittelbar vor dem phylotypischen Stadium aus. Das phylotypische Stadium wirkt somit als eine Art **Flaschenhals** (KARL ERNST VON BAER), d. h. als entscheidende Einschränkung für evolutionäre Adaptationsmechanismen (Abb. 4-1). Völlig unklar ist, ob die Unterschiede in Form und Aufbau dieser frühen Stadien auch von grundsätzlichen Unterschieden in den Kontrollmechanismen (z. B. bei der Körperachsendifferenzierung) begleitet werden.

4.2 Frühentwicklung (1. bis 3. Entwicklungswoche)

4.2.1 Zygote und Morula

Befruchtung

Die Befruchtung (**Fertilisation, Konzeption**) beginnt mit dem Eindringen des Spermatozoons in die Eizelle (**Imprägnation**) und endet mit der Vereinigung (**Syngamie**) des weiblichen (mütterlichen) und des männlichen (väterlichen) **Vorkerns**, d. h. mit dem Zusammenführen der elterlichen Chromosomen. Die Befruchtung erfolgt im **Eileiter** am Übergang von der Ampulle in den Isthmus. Die Befruchtung dauert etwa 24 Stunden. Die befruchtete Eizelle wird als **Zygote** bezeichnet.

Nach dem Follikelsprung (Eisprung, Ovulation) wird die Eizelle mit Zona pellucida und umgebenden Granulosazellen vom Infundibulum des Eileiters aufgefangen und mit Hilfe des Kinozilienschlags des Eileiterepithels und von Kontraktionen der muskulären Eileiterwand durch die Ampulle in Richtung Isthmus transportiert. Die Spermatozoen gelangen aufgrund ihres Geißelschlags und anderer Mechanismen zum Ort der Befruchtung. Nach der Akrosomreaktion und Freisetzung akrosomaler Enzyme (Kap. 8.5.12) durchdringt das Spermatozoon die Zona pellucida und gelangt in den perivitellinen Spalt (zwischen Zona pellucida und Eizellmembran). Anschließend verschmelzen die Zellmembranen von Samen- und Eizelle. Bei dieser Gelegenheit depolarisiert die Eizelle und entleert sog. kortikale Granula (Kap. 8.6.5). Insgesamt führt dies zum **Polyspermieblock**, der verhindert, dass mehr als ein Spermatozoon in die Eizelle eindringt. Der eingedrungene Kern des Spermatozoons dekondensiert und bildet einen runden **männlichen Vorkern** (Pronukleus). Gleichzeitig vollendet die Eizelle die zweite Reifeteilung, und es entsteht anschließend ein **weiblicher Vorkern**. Im Folgenden wird die DNA in beiden Vorkernen redupliziert (S-Phase). Mit Vereinigung der Vorkerne entsteht aus der befruchteten Eizelle die **diploide Zygote**. Es bildet sich jedoch keine gemeinsame neue Kernhülle um das vereinigte Vorkernmaterial aus, sondern die paternalen und maternalen Chromosomen werden unmittelbar in eine gemeinsame mitotische

Spindel aufgenommen (Abb. 2-92), und es erfolgt eine Teilung (Furchung) der Zygote in zwei Blastomere (s. u.).

Das Spermatozoon steuert neben einem stark kondensierten Zellkern nur wenig Zytoplasma zur Bildung der Zygote bei. Deshalb sind Ablauf und Regulation der einzelnen Befruchtungsschritte auf die zytoplasmatischen Bestandteile der Eizelle angewiesen. Zu diesem Zweck werden in der Eizelle bereits während der **Follikelreifung** im adulten Eierstock (Ovar) Strukturproteine, Energiespeicher (sog. Dottergranula), verschiedene mRNA-Spezies und Organellen in großen Mengen angereichert. Dadurch ist die Eizelle zu einer der größten Zellen des menschlichen Körpers herangewachsen. Einige Faktoren bilden sich jedoch erst nach dem Follikelsprung und unmittelbar vor der Befruchtung aus. Nur wenige Organellen werden vom Spermatozoon in die Eizelle transferiert, u. a. Zentriol und Mitochondrien. Während das Zentriol wahrscheinlich bei der Bildung der ersten Teilungsspindel verwendet wird, werden die väterlichen Mitochondrien (etwa 100) durch Caspasen abgebaut (Kap. 2.17.3). Die Mitochondrien des neu entstandenen Keims und ihre DNA sind also **mütterlicher** Herkunft, und das **mitochondriale Genom** wird von Generation zu Generation mütterlicherseits weitergegeben. Durch Strukturanalyse von mitochondrialer DNA kann ein Stammbaum der mütterlichen Seite rekonstruiert werden. Durch den Häufigkeitsvergleich von Mutationen der mitochondrialen DNA kann die Abfolge und Verwandtschaft auch anzestraler Rassen (Neandertaler) nachvollzogen werden.

Insgesamt kommt es im Verlauf der Befruchtung:
- zur Aktivierung eines Entwicklungsprogramms, das im Zytoplasma der Eizelle in Form von mütterlichen Proteinen und RNAs gespeichert ist;
- zur Wiederherstellung des diploiden Chromosomensatzes;
- zur Festlegung des Geschlechts des Keims, wobei jeweils nach der Konstellation der Geschlechtschromosomen ein weiblicher (XX) oder männlicher (XY) Keim entsteht.

Eine nicht befruchtete Eizelle stirbt innerhalb weniger Stunden (12 – 24) nach der Ovulation ab. Kommt es zur Entwicklung eines Keimes ohne die Anwesenheit eines Spermatozoons, spricht man von Parthenogenese (Jungfernzeugung). Eine parthenogenetische Eizelle kann sich bei Säugern im günstigsten Fall bis zu späten Somitenstadien entwickeln. Die Weiterentwicklung scheitert schließlich an einer fehlerhaften Plazentabildung (Kap. 8.7). Einige Vertebraten, wie z. B. bestimmte Eidechsen und Fischarten, können sich jedoch erfolgreich parthenogenetisch vermehren. Mittlerweile ist es bei Schaf, Ziege, Rind, Maus, Katze und Hund gelungen, den Zellkern einer ausdifferenzierten (adulten) Zelle in eine entkernte Eizelle derselben Spezies durch Mikromanipulation einzuführen und nach Übertragung in ein scheinschwangeres Muttertier zur Differenzierung zu bringen. Dabei wird der adulte Zellkern offensichtlich durch zytoplasmatische Faktoren der Eizelle **reprogrammiert**, d. h. anstelle des adulten (differenzierungsabhängigen) Genprogramms wird das initiale (totipotente) embryonale Entwicklungsprogramm abgelesen. Das daraus resultierende Tier stellt eine genetisch identische Kopie des Spendertiers dar, aus dem die Zelle und damit der Zellkern entnommen wurde. Durch diese als „Klonierung" bezeichnete Technik hat das lange Zeit gültige Dogma, das dem Genom einer ausdifferenzierten somatischen Zelle (Kap. 4.2.3) Totipotenz abspracht, seine Gültigkeit verloren.

Furchung

Wie bei allen anderen, groß- oder kleinvolumigen Eizellformen tierischer Organismen entsteht innerhalb weniger Stunden nach Befruchtung auf der Oberfläche der Zygote (unter der Zona pellucida) eine tiefe Furche. Bei menschlichen Zygoten erstreckt sie sich über deren ganzen Umfang und markiert die Ebene der ersten Teilung (Furchung). Aus der Zygote entstehen durch Teilung zwei Tochterzellen (**Blastomeren**). Das 2-Zellstadium liegt etwa 30 Stunden nach der Befruchtung vor. Nach 40 Stunden ist das 4-Zellstadium erreicht. Im 4- oder 8-Zellstadium setzt die Transkription des neu zusammengesetzten Zygotengenoms und damit die Produktion von keimeigenen Proteinen ein. Nach etwa drei Tagen ist das 12- bis 16-Zellstadium erreicht und der Keim hat ein maulbeerartiges Aussehen (**Morula**). Der Außendurchmesser der Morula ist nicht größer als bei der ovulierten Eizelle (Abb. 4-2), da das Gesamtvolumen durch die Zona pellucida konstant gehalten wird. Die Zona pellucida ist als relativ steife extrazelluläre Glykoproteinhülle bereits während der Follikulogenese im Ovar um die heranreifende Eizelle entstanden (Kap. 8.6.5) und bleibt noch bis zum Blastozystenstadium erhalten, um eine vorzeitige Implantation zu verhindern (Kap. 4.2.2).

Für das derzeit (im Jahr 2007) in Deutschland gültige Embryonenschutzgesetz, das das Experimentieren (auch zu therapeutischen Zwecken) an menschlichen Embryonen unter Strafe stellt, wurde die Vereinigung der Vorkerne als Beginn des schutzwürdigen embryonalen Lebens festgelegt. Andere Zeitpunkte der Entwicklung könnten in diesem Zusammenhang allerdings auch sinnvoll erscheinen, so z. B.

- das Eindringen des Spermiums in die Eizelle, wodurch andere Spermatozoen ausgeschlossen werden und das Entwicklungsprogramm der Eizelle unumkehrbar angestoßen wird,
- die erstmalige Verwendung (Transkription) der zygotischen „keimeigenen" genetischen Information (4- bis 8-Zellstadium),
- die Implantation am 6. Tag (Kap. 4.2.2), die den Beginn der säugertypischen intrauterinen Entwicklung markiert,
- das Erscheinen des Primitivstreifens (etwa am 14. Tag, Kap. 4.2.3), mit dem (insbesondere auch bei eineiigen Zwillingen) die Entwicklung eines selbstständigen Individuums möglich wird.

Die Wertung dieser Entwicklungsschritte ist abhängig von religiösen und kulturellen Überzeugungen, aus denen sich die großen Unterschiede in den Vorschriften zur Embryonenforschung, die in den verschiedenen Ländern der Erde zurzeit gültig sind, ergeben.

Kompaktierung

Zwischen dem 8- bis 16-Zellstadium rücken die Zellen näher aneinander. Ein Vorgang, der als Kompaktierung bezeichnet und offenbar durch die Expression spezifischer Oberflächenproteine hervorgerufen wird, durch die sich die interzelluläre Adhäsionsfähigkeit der Blastomeren erhöht.

Obwohl die Blastomeren im späten Morulastadium weitgehend gleich aussehen, besitzen sie schon eine funktionelle Differenzierung (s. u.). Eine äußere Zelllage, die dem Eileitermilieu zugewandt bleibt, umschließt vollständig eine **innere Zellmasse**, die im Inneren der Morula liegt. Die äußeren Zellen bauen untereinander *Zonulae occludentes* auf, sodass das Innere der Morula als eigenständiges Kompartiment vom äußeren Flüssigkeitsmilieu abgegrenzt wird.

Im 8-Zellstadium besitzen die Blastomeren einen zur äußeren Oberfläche des Keims gerichteten apikalen Pol mit Mikrovilli. Diese Polarisierung wird in Abhängigkeit von der nächsten Teilungsebene auf eine oder beide Tochterzellen weitergegeben. Wird durch eine horizontale Teilungsebene ein polar-apolares Zellpaar gebildet, so erfolgt eine Orientierung der mikrovillitragenden (polaren) Zellen nach außen. Die mikrovillusfreien, apolaren Zellen rücken nach innen und bilden die innere Zellmasse. Damit überwachsen die polaren Zellen die apolaren Geschwister-Blastomeren.

Für die Ausbildung von *Zonulae occludentes* scheint die Zell-Zell-Adhäsion durch das Zelladhäsionsmolekül E-Cadherin (Uvomorulin) eine wichtige Rolle zu spielen (Kap. 2.3.1). Gibt man nämlich Antikörper gegen E-Cadherin zu einer sich formierenden Morula (Experiment in vitro), so bleibt die Kompaktierung aus und die weitere Differenzierung wird gestoppt.

Funktionelle Differenzierung der Blastomeren

Die frühen Blastomeren der Säugerkeime gelten als **totipotent**. Der Zeitpunkt, an dem die Totipotenz aufgehoben wird, variiert bei den experimentell zugänglichen Säugern zwischen dem 4- (Maus) und dem 8-Zellstadium (Rind).

Experimentell kann im 2-Zellstadium der Maus eine Blastomere abgetötet werden, aus der verbleibenden Blastomere entwickelt sich eine normale Maus. Fügt man umgekehrt zwei Mäusemorulae im 8-Zellstadium zusammen, so bildet sich daraus eine Riesenmorula, die nach Reimplantation in den Uterus eines Tieres zu einer normalen Maus heranwächst. Solche Tiere, die somit vier Elternteile und deren Zellen zwei verschiedene Genotypen aufweisen, werden als **Chimären** bezeichnet. Mit entsprechenden genetischen Markern, z. B. weiße und schwarze Fellfarbe, lassen sich hierdurch gefleckte Tiere erzeugen.

Auch beim Menschen wird die Totipotenz wahrscheinlich erst jenseits des 8-Zellstadiums aufgehoben, kurz bevor sich die Blastomere in Trophoblast und Embryoblast differenziert. Vermutlich werden zu diesem Zeitpunkt zum ersten Mal unterschiedliche genetische Programme aktiviert. Die wesentlichen Gründe für die Differenzierung der äußeren und inneren Blastomeren liegen:

- in der frühzeitigen apikobasalen Polarisierung der Zellen während des 8-Zellstadiums und
- in der Position, die die Zellen während der nachfolgenden Teilungen einnehmen.

Die funktionelle Differenzierung der Blastomeren ist ein Beispiel dafür, wie Zellen ihre positionelle Information über transmembranäre Kanäle ermitteln oder „mitgeteilt bekommen" können: Solche transmembranären Kanäle, die den Extrazellularraum überspannen, liegen in Form von **Nexus** (Kap. 2.3.1) schon frühzeitig, im 4- bis 8-Zellstadium vor. Hydrophile Moleküle können diese aus Connexinen bestehenden Kanäle passieren. Da der Durchmesser der Kanäle relativ groß ist, sind diese für unterschiedlichste Moleküle bis zu einem Molekulargewicht von etwa 1000 durchlässig. Als Signalträger kommen Ionen, Nukleotide, Peptide und andere funktionell wirksame kleine Moleküle in Frage. Besitzen diese Moleküle in Abhängigkeit von ihrer Konzentration einen spezifischen, die embryonale Entwicklung beeinflussenden Effekt, werden sie als **Morphogene** bezeichnet. Dieser bisher noch hypothetische Mechanismus der Signalver-

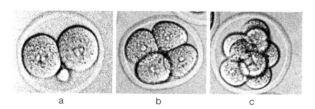

Abb. 4-2 Die ersten Furchungen bei Mauskeimen in vitro. (a) 2-Zellstadium mit abgeschnürtem Polkörperchen (unten), (b) 4-Zellstadium, (c) 8-Zellstadium. Die Zona pellucida bleibt intakt. Sie verhindert die vorzeitige Implantation und macht eine Größenzunahme des Keims in den Präimplantationsstadien unmöglich.

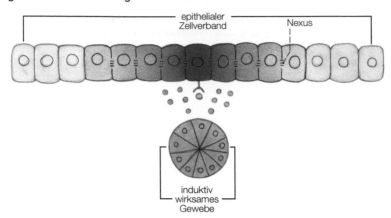

Abb. 4-3 Ausbildung eines Diffusionsgradienten, der als positionelles Signal dient (hypothetisches Modell). Die Produktion eines Morphogens (blau) in einem epithelialen Zellverband wird durch einen Differenzierungsfaktor (rot), der von einem induktiv wirksamen Gewebe abgegeben wird, induziert. Das Morphogen breitet sich über Nexus entlang dem Konzentrationsgradienten aus. Die jeweilige intrazelluläre Konzentration in dem epithelialen Zellverband dient als Signal, um einen Differenzierungsvorgang in Gang zu setzen.

mittlung bei der „positionellen Information", die über Nexus weitergeleitet wird, beruht auf einem einfachen **Diffusionsmodell** (Abb. 4-3): Kommt es in einer Zelle oder in einer Zellgruppe durch lokale Aktivierung eines oder mehrerer Gene zur Produktion eines niedermolekularen Morphogens, das über Nexus in die Nachbarzellen diffundieren kann, so wird dieses Morphogen dem Konzentrationsgradienten entlang diffundieren und einen Diffusionsgradienten aufbauen. Die Höhe der jeweiligen Konzentration der morphogenetisch wirksamen Substanz kann als Signal dienen, das in den Zellen eine Veränderung der Genaktivitäten und damit ihres Differenzierungszustands bewirkt. Hierbei scheint weniger entscheidend zu sein, wie hoch die absolute Konzentration des Morphogens ist, sondern wo der **Schwellenwert** für das Morphogen in der jeweiligen Zelle liegt. Ist die Konzentration des Morphogens über dem Schwellenwert, wird die Zelle sich in eine bestimmte Richtung differenzieren, liegt sie darunter, vollzieht sich die Differenzierung möglicherweise in eine andere Richtung. So können sich entlang eines Konzentrationsgradienten positionsabhängige Entwicklungsfelder aufbauen, ein Mechanismus, der für die so genannte **Musterbildung** im Keim, d. h. seine räumliche Organisation, verantwortlich gemacht wird (Kap. 4.2.3).

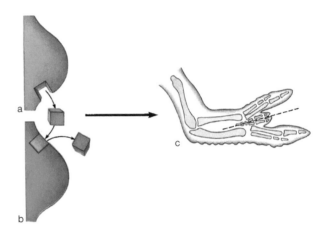

Abb. 4-4 Positioneller Steuerungsmechanismus. Transplantation einer mesodermalen Zellgruppe (so genannte Zone polarisierender Aktivität, ZPA) von der posterioren Seite einer Extremitätenknospe (a) auf die anteriore Seite der Extremitätenknospe eines Wirtsembryos (b) führt zur Ausbildung einer zusätzlichen, spiegelbildlichen Handanlage (c) beim Hühnerembryo.

Positionelle Information bei der Extremitätenbildung

Ein Beispiel für Entwicklungsmechanismen, die offenbar durch positionelle Informationen gesteuert werden, ist die Ausbildung der distalen Extremitätenanlagen (Fingerbildung) beim Hühnchenembryo. Wegen seiner prinzipiellen Bedeutung für positionelle Steuerungsmechanismen soll dieser Entwicklungsvorgang hier beschrieben werden, auch wenn dies einen Vorgriff innerhalb der Beschreibung der zeitlichen Abfolge der Embryonalentwicklung bedeutet.

Die **Extremitätenknospen** bilden sich aus ektodermalen Ausstülpungen, die von Zellen des mittleren Keimblatts (Mesoderm, Kap. 4.2.3) ausgefüllt sind. Aus dem Mesoderm entwickeln sich im Wesentlichen die Muskulatur, das Skelettsystem, Bindegewebe und Gefäße der Extremitäten (Kap. 4.3.2 und 5.1). Am hinteren Rand der Extremitätenknospe liegt eine Zellgruppe, die einen entscheidenden Einfluss auf die Differenzierung des benachbarten mesodermalen Gewebes ausübt. Transplantiert man nämlich diese Zellgruppe von ihrer posterioren Position in die vorderen Abschnitte einer Extremitätenknospe, so bildet sich in der Wirtsanlage eine zusätzliche Extremitätenanlage aus (Abb. 4-4). Die Zellen, die die zusätzliche Anlage ausmachen, stammen alle vom Wirtsgewebe ab. Da die neue Anlage eine definierte Reihenfolge ihrer Finger in der anterior-posterioren Abfolge aufweist, scheint das Transplantat nicht nur eine Induktionswirkung zu haben, die zur Ausbildung der zusätzlichen Anlage führt, sondern auch das

räumliche Muster, hier die anterior-posteriore Reihung von 2./3./4. Finger, zu determinieren. Die Zellgruppe besitzt eine polarisierende Aktivität (Zone polarisierender Aktivität, **ZPA**). Die Differenzierung der drei Fingeranlagen ist offenbar abhängig von der Position, die das benachbarte mesodermale Gewebe zur ZPA einnimmt. Das am nächsten zur ZPA gelegene Gewebe wird sich immer zur 4. Fingeranlage entwickeln, das etwas entferntere zur 3. und das am weitesten entfernte zur 2. Fingeranlage.

Diese Beobachtung steht im Einklang mit dem geschilderten Modell der Steuerung von räumlichen Differenzierungsvorgängen durch **Positionsinformation**. Wird von der ZPA ein Morphogen produziert, so kann sich ein Konzentrationsgradient in posterior-anteriorer Richtung aufbauen. Gewebe, das der höchsten Konzentration ausgesetzt ist, wird sich dann zur 4. Fingeranlage differenzieren. Eine Substanz bzw. Substanzgruppe, die einen solchen Effekt auszulösen scheint, sind die **Retinsäure** und andere Derivate des Vitamin A. Sie sind klein genug, um durch Nexus in Nachbarzellen zu gelangen. Es gibt Hinweise dafür, dass Kernrezeptoren für Retinsäure vorliegen, die das Expressionsverhalten von Genen beeinflussen. Außerdem wird das sezernierte Signalmolekül **Shh** (Kap. 4.3.1 und Abb. 4-12a) mit dem Transmembranrezeptor **Frizzled** und dem extrazellulären Antagonisten **Frzb** für die Wirkungen der ZPA verantwortlich gemacht.

4.2.2 Blastozyste

3–4 Tage nach Befruchtung verlässt die Morula den Eileiter und tritt in die Gebärmutterhöhle ein. Die weitere Differenzierung erfolgt zunächst im Sekret des Endometriums. Nach der Kompaktierung erweitern sich die Extrazellulärräume der inneren Zellmasse. Dies ist dadurch bedingt, dass ein ins Innere gerichteter **Ionen- und Wassertransport** über die äußere Zelllage erfolgt. Dieses polarisierte Epithel besitzt in seiner basolateralen Zellmembran die Na^+-K^+-ATPase und in seiner apikalen Membran Na^+-Kanäle und Natrium-Kotransporter (Kap. 3.1.3). Na^+ wird in Richtung der inneren Zellmasse gepumpt. Wasser folgt passiv dem entstehenden osmotischen Gradienten und sammelt sich im Bereich der Extrazellulärräume der inneren Zellmasse an, da es wegen der Zonulae occludentes zwischen den Zellen der äußeren Zelllage nicht mehr den Innenraum verlassen kann. Durch Konfluieren der erweiterten Extrazellulärräume an einer Seite der inneren Zellmasse bildet sich ein exzentrischer flüssigkeitsgefüllter Raum, die **Blastozystenhöhle** (Abb. 4-5a). Die Morula ist nun ins Blastozystenstadium eingetreten.

Spätestens im beginnenden Blastozystenstadium zeigt der Keim eine sichtbare (embryonal-abembryonale) Polarisierung, da die Zellen der inneren Zellmasse als Aggregat an einer Seite der Blastozyste angehäuft sind. Sie bilden den **Embryoblast**. Die äußere Zellschicht umgibt als einschichtiges Epithel die Blastozyste; sie bildet den **Trophoblast**, aus dem sich später Anteile der Plazenta entwickeln (Abb. 4-5a). Zu diesem Zeitpunkt hat die erste irreversible Determinierung der Zellen stattgefunden: Die Blastomeren der Morula haben ihre **Totipotenz** (Omnipotenz) verloren und sind als Zellen des Embryoblasts entweder **pluripotent** oder als Trophoblastzellen in ihrer Differenzierungsfähigkeit noch weiter eingeschränkt.

Transplantationsexperimente haben ergeben, dass aus Zellen der inneren Zellmasse, wenn sie in eine andere Blastozystenhöhle transplantiert werden, wieder ein Embryoblast entsteht. Das Gleiche gilt für die Zellen des Trophoblasts, die bei Transplantation eine Plazentaanlage bilden.

Gleichzeitig mit der Ausbildung des Embryoblasts beginnt die Auflösung (Ausdünnung) der Zona pellucida, wodurch die Blastozyste aus der Zona pellucida „schlüpfen" kann (engl.: **hatching**, Abb. 4-6) und implantationsreif wird. Beim Menschen erfolgt dies 5–6 Tage nach Befruchtung.

Implantation

Beim Menschen heftet sich die Blastozyste zwischen dem 5. und 6. Tag nach der Befruchtung an die Uterusschleimhaut (Endometrium, Abb. 4-5b). Dabei nimmt der Teil des Trophoblasts, der dem Embryoblast anliegt und als polarer Trophoblast bezeichnet wird, den ersten Kontakt mit dem mütterlichen Gewebe auf und zeigt eine höhere Teilungsaktivität als der übrige, die Blastozystenhöhle umgebende Trophoblast (parietaler oder muraler Trophoblast). Die Tochterzellen des polaren Trophoblasts verlassen den bis dahin einschichtigen Zellverband in apikaler Richtung und fusionieren miteinander. Dadurch bildet sich im Kontaktbereich zwischen Trophoblast und mütterlichem Gewebe eine neue Zellschicht aus, der **Synzytiotrophoblast** (Abb. 4-7a, 4-8a). Als Synzytium hat diese neue Schicht keine lateralen Interzellularspalten und kann deshalb in idealer Weise als Trennwand zwischen embryonalem und mütterlichem Gewebe dienen (Bedeutung als spätere Plazentaschranke, Kap. 8.7). Der Trophoblast unter dem Synzytiotrophoblast bleibt noch bis in die Fetalperiode als durchgehendes einschichtiges Epithel erhalten und wird als **Zytotrophoblast** bezeichnet. Durch ständige Proliferation und Fusion mit dem Synzytiotrophoblast liefert er Nachschub von Zytoplasma und Zellkernen für den Synzytiotrophoblast. Der Synzytiotrophoblast hat auch besondere infiltrative Eigenschaften und dringt, unterstützt vom darunter liegenden Zytotrophoblast, so weit in die Uterusschleimhaut ein, bis sich das Epithel der Uterusschleimhaut (etwa am 9. Tag der Entwicklung) über der Implantationsstelle wieder schließt (Abb. 4-9a, 8.7-2). Auch am gegenüberliegenden, abembryonalen Abschnitt des Trophoblasts findet die Differenzierung in Zyto- und Synzytiotrophoblast statt, jedoch mit zeitlicher Verzögerung

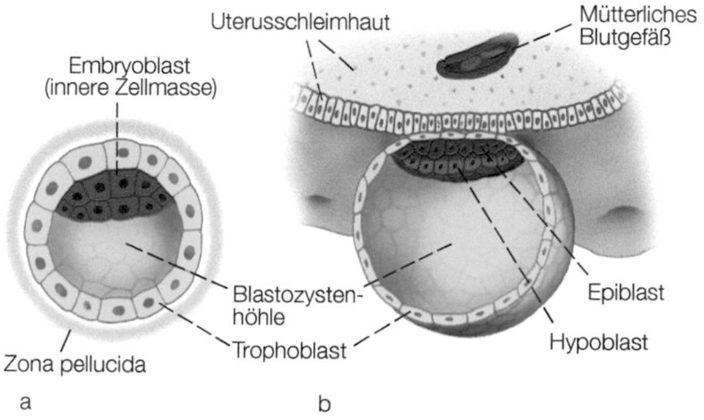

Abb. 4-5 **Frühes (a) und spätes (b) Blastozystenstadium.** Die Blastozyste hat sich in den Embryoblast (innere Zellmasse: violettblau) und den Trophoblast (grün) differenziert. Die Zona pellucida löst sich als Vorbereitung auf die Implantation allmählich auf. Im späten Blastozystenstadium ist die Zona pellucida verschwunden und der Trophoblast heftet sich an die Uterusschleimhaut an. Gleichzeitig beginnt an der Unterseite des Embryoblasts die Differenzierung des Hypoblasts (orange).

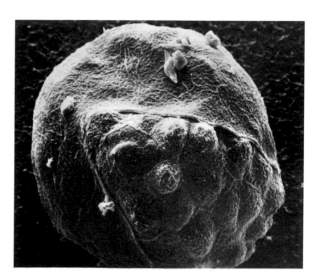

Abb. 4-6 **Blastozyste der Maus, die aus der Zona pellucida „schlüpft" (rasterelektronenmikroskopisches Bild).**

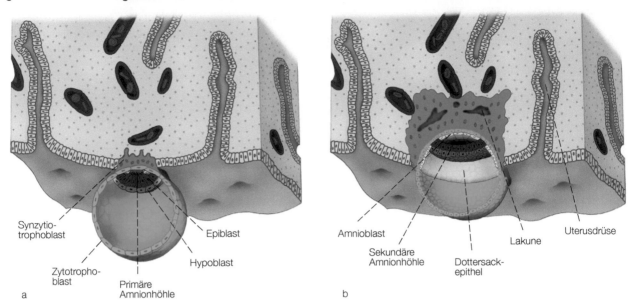

Synzytio-
trophoblast

Epiblast

Zytotropho-
blast

Hypoblast

Primäre
Amnionhöhle

a

Amnioblast

Sekundäre
Amnionhöhle

Lakune

Dottersack-
epithel

Uterusdrüse

b

Abb. 4-7 Beginnende Implantation. (a) Der Trophoblast des 7 Tage alten Keims hat sich am embryonalen Pol in 2 Schichten differenziert: den Synzytiotrophoblast, der in die Uterusschleimhaut (Endometrium) hineinwächst, und den darunter liegenden Zytotrophoblast, der die Aufgabe der Proliferation übernimmt. Zwischen Epiblast und polarem Trophoblast entsteht die primäre Amnionhöhle.

(b) Der Synzytiotrophoblast hat sich vergrößert und ist weiter in das Endometrium eingedrungen. Innerhalb des Synzytiotrophoblasts sind Lakunen entstanden. Das Dach der Amnionhöhle bildet der Amnioblast, wodurch die primäre Amnionhöhle zur sekundären oder definitiven Amnionhöhle wird. Vom Rand des Hypoblasts ausgehend entsteht das Epithel des Dottersacks (vgl. Abb. 4-9a).

und weniger ausgeprägt. Dadurch wird die Blastozyste auch am abembryonalen Pol von einer lückenlosen Schicht des Synzytiotrophoblasts umgeben und gegen das mütterliche Milieu abgedichtet (Abb. 4-8b, 4-9).

Für die Differenzierung der verschiedenen Trophoblastabschnitte scheint der Embryoblast eine induktive Rolle zu spielen. Transplantiert man in diesem Stadium beim Versuchstier Embryoblastgewebe an eine andere Stelle der Blastozyste, so bildet sich an der Kontaktzone ein neuer Pol mit Zytotrophoblast und Synzytiotrophoblast aus. Die beschriebene Art der Implantation, die **interstitielle Implantation**, ist typisch für den Menschen und höhere Säugerspezies. Bei der interstitiellen Implantation löst der Synzytiotrophoblast die lateralen Zellkontakte des Uterusepithels, durchbricht dessen Basalmembran und wächst ins subepitheliale Bindegewebe (Lamina propria, Abb. 4-7b, 4-8a). Der Anheftungsvorgang setzt voraus, dass es zwischen dem Trophoblast und dem Uterusepithel zu einer lokalen, wechselseitigen Beeinflussung kommt (sog. **embryomaternale Interaktion**). Zu Beginn der Implantation spielen Zelladhäsionsmoleküle zwischen Trophoblastzellen und Uterusepithel eine besondere Rolle. Dabei besitzt der polare Trophoblast starke Adhäsivität, sodass dieser Teil der Blastozyste bevorzugt am Uterusepithel haftet. Das Uterusepithel verliert an der Implantationsstelle seine Polarisierung, die Zellen flachen ab und die Zonulae occludentes verschwinden. Zum Zeitpunkt der Implantation ist die Uterusschleimhaut in der späten Sekretionsphase (Kap. 8.6.3). Die nach der Sekretionsphase folgende Abstoßung der Uterusschleimhaut (Menstruation) wird nicht vollzogen, da der Synzytiotrophoblast als Teil des Chorions (s. u.) ein spezifisches Hormon produziert, das **humane Choriongonadotropin** (HCG). HCG erhält und stimuliert die ovarielle Produktion von Geschlechtshormonen, die ein Absterben der Uterusschleimhaut verhindern. HCG ist bereits wenige Tage nach der Implantation im Urin nachweisbar (Schwangerschaftstest).

Sobald der Synzytiotrophoblast im Endometrium auf mütterliche Blutgefäße stößt, bilden sich im Inneren der zunächst massiven Synzytiotrophoblastschicht Lakunen (Abb. 4-7b). Diese kommunizieren zunehmend miteinander und bilden ein kompliziertes Labyrinth, das sich später zu den intervillösen Räumen der Plazenta erweitert. Der Synzytiotrophoblast eröffnet schließlich mütterliche Blutgefäße, deren Blut dann die Lakunen durchströmt (Abb. 4-9b, 4-10a und Kap. 8.7).

Die Blastozyste implantiert normalerweise an der hinteren oder vorderen Wand des Corpus uteri. Abweichende Implantationsorte können sowohl innerhalb als auch außerhalb der Uterushöhle auftreten. Implantiert der Keim im Nahbereich des Zervixkanals, kann in der weiteren Entwicklung eine Plazenta entstehen, die den natürlichen Geburtsweg versperrt (*Placenta praevia*). Die Geburt des Kindes muss dann durch einen Kaiserschnitt erfolgen. Eine Implantation außerhalb des Uterus (ektopische Implantation) ist ebenfalls möglich, z. B. im Eileiter oder in der Bauchhöhle, und kann zu einer **extrauterinen Gravidität** führen. Eine solche extrauterine Gravidität hat meist das Absterben des Keims zur Folge und kann zu lebensgefährlichen mütterlichen Blutungen im 2. Schwangerschaftsmonat führen (Kap. 8.7).

Bildung der Keimscheibe

Während und bereits kurz vor der Implantation finden Differenzierungsvorgänge auch im Embryoblast statt. Die zur Blastozystenhöhle orientierten Zellen bilden eine flache, einschichtige Zelllage, den **Hypoblast** (primitives oder viszerales Endoderm). Die dem Trophoblast anliegenden Zellen des Embryoblasts organisieren sich zu einem zylindrischen Epithel, das als **Epiblast** bezeichnet wird (Abb. 4-7a, 4-8a). Damit hat sich am 8. Tag eine zweiblättrige **Keimscheibe** entwickelt. Am Rand der Keimscheibe breiten sich Hypoblastzellen nach lateral aus und bilden eine flache Epithelzelllage an der Innenwand der Blastozystenhöhle.

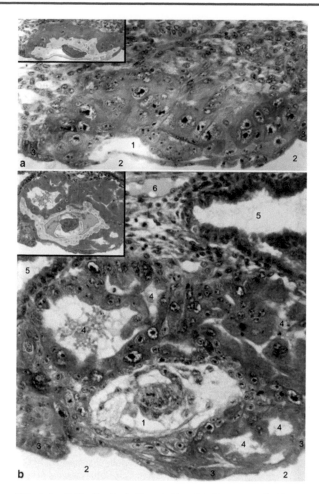

Abb. 4-8 Frühe Implantationsstadien (Stadium 5a und 5b) der menschlichen Entwicklung.

(a) Etwa 7 Tage alter Keim (Nr. 8225 der Carnegie Collection, Washington DC): Die Keimscheibe besteht aus Epiblast (Inset: violett-blau) und Hypoblast (Inset: orange) und hat bereits eine spaltförmige Amnionhöhle unter dem schmalen Amnionepithel (Inset: hellblau). An den Rändern der Keimscheibe hat die Ausbreitung des Dottersackepithels begonnen (Inset: gelb). Eine Differenzierung in Synzytiotrophoblast (Inset: dunkelgrün) und Zytotrophoblast (Inset: hellgrün) ist bereits erfolgt. Eine Trennung von Zytotrophoblast und Synzytiotrophoblast ist nicht immer möglich.

(b) Etwa 9 Tage alter Keim (Nr. 8215 der Carnegie Collection, Washington, DC): Im Vergleich zum 7 Tage alten Embryo (a) hat sich das Amnionepithel (Inset: hellblau) ausgedehnt und die Amnionhöhle stark vergrößert. Das Dottersackepithel (Inset: gelb) grenzt die Höhle des primären Dottersacks (1) ab. Der Rest der ehemaligen Blastozystenhöhle wird durch extraembryonales Mesoderm (Inset: rosa) ausgefüllt, das nahezu den gesamten Keim umgibt und vom Trophoblast trennt. Zytotrophoblast (Inset: hellgrün) und Synzytiotrophoblast (Inset: dunkelgrün) lassen sich jetzt deutlicher unterscheiden. Im Synzytiotrophoblast haben sich Lakunen (4) gebildet, von denen eine (links) bereits mütterliches Blut enthält. 1 = Blastozystenhöhle/Dottersackhöhle, 2 = Gebärmutterhöhle, 3 = Lamina epithelialis der Uterusschleimhaut, 5 = endometriale Drüsen, 6 = mütterliches Blutgefäß. Vergrößerung in (a) und (b): 400fach.

Die Epithelzelllage stellt die Wand des **primären Dottersacks** (Nabelbläschen) dar, der beim Menschen jedoch nur vorübergehend besteht. An die Stelle der Blastozystenhöhle ist damit der primäre Dottersack getreten. Über der Keim-

scheibe, d. h. auf der dorsalen, dem Hypoblast abgewandten Oberfläche der Keimscheibe konfluieren erweiterte Extrazellularräume zwischen den Epiblastzellen und dem polaren Trophoblast zu einem einheitlichen, flüssigkeitsgefüllten Hohlraum, der **primären Amnionhöhle** (Abb. 4-7a). Wenig später wird diese durch eine aus den Epiblastzellen lateral hervorgehende Epithelschicht, den Amnioblast (Amnionepithel), vom Zytotrophoblast abgegrenzt (**sekundäre Amnionhöhle**; Abb. 4-7b, 4-8).

Da sich der Trophoblast deutlich stärker vergrößert als der primäre Dottersack und die Amnionhöhle, entstehen zwischen Dottersack und Amnionepithel auf der einen Seite (innen) und dem Trophoblast auf der anderen (außen) Spalträume. Diese werden von Zellen besiedelt, die als **extraembryonales Mesoderm**, extraembryonales Retikulum oder Magma reticulare bezeichnet werden (Abb. 4-9a). Nach zytogenetischen Untersuchungen stammt das extraembryonale Mesoderm von derselben Zelllinie wie die Dottersackepithelzellen, also vom Hypoblast, ab. Damit entsteht das extraembryonale Mesoderm beim Menschen hauptsächlich **vor** dem (intra)embryonalen Mesoderm. Nach Entwicklung des Primitivstreifens (Kap. 4.2.3) geht aus dessen kaudalem Abschnitt ebenfalls extraembryonales Mesoderm hervor. Das lockere Netzwerk von extraembryonalen Mesodermzellen umhüllt sowohl die Amnionhöhle als auch den primären Dottersack, dessen freie Wand nun als HEUSERsche Membran bezeichnet wird (Abb. 4-9). Die Spalträume zwischen den Zellen des extraembryonalen Mesoderms konfluieren zu einem einheitlichen Hohlraum, dem **extraembryonalen Zölom**, das das extraembryonale Mesoderm in zwei Abschnitte trennt: eine dem Zytotrophoblast anliegende Schicht (parietales extraembryonales Mesoderm; Abb. 4-9b, 4-13C2) und eine den sekundären Dottersack (s. u.) und das Amnion überziehende Schicht (viszerales extraembryonales Mesoderm; Abb. 4-9b, 4-13C2). Das parietale Mesoderm bildet zusammen mit dem Trophoblast (Zyto- und Synzytiotrophoblast) das **Chorion**, aus dem der fetale Teil der Plazenta hervorgeht. Das Chorion bildet also die äußere Wand des extraembryonalen Zöloms, das deshalb auch als **Chorionhöhle** bezeichnet wird. Die Chorionhöhle ist mit Flüssigkeit gefüllt. Zwischen Chorion und Amnion bleibt eine zunächst breite, verbindende Mesodermbrücke erhalten, der sog. **Haftstiel**, der in der weiteren Entwicklung dünner wird und dann am kaudalen Ende der Keimscheibe liegt (Abb. 4-9b, 4-10a, b, 4-13A3).

Während sich das extraembryonale Zölom ausdehnt, verkleinert sich der primäre Dottersack. Er besteht nur für kurze Zeit und schnürt dann den distalen (abembryonalen) Abschnitt ab. Der dadurch entstehende, verkleinerte Dottersack wird als **sekundärer Dottersack** bezeichnet.

4.2.3 Gastrulation

Drei wesentliche Vorgänge, die sich gegenseitig bedingen, kennzeichnen die Entwicklungsvorgänge zu Beginn der 3. Woche:

- die dreidimensionale (räumliche) Musterbildung des Keims, d. h. die Differenzierung der kraniokaudalen Körperachse,
- die Bildung der drei Keimblätter (im Vergleich zu Epiblast und Hypoblast auch als definitive Keimblätter bezeichnet),

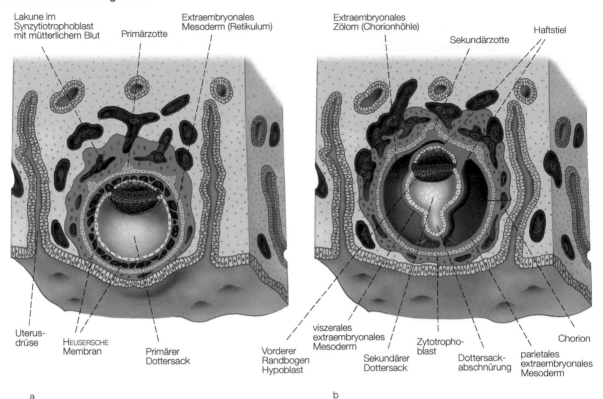

Abb. 4-9 **Implantation und Choriondifferenzierung.**
(a) 9 Tage alter Keim, der vollständig ins Endometrium implantiert ist (vgl. Abb. 4-8b). Die Lakunen im Synzytiotrophoblast haben Anschluss an die mütterlichen Blutgefäße gewonnen und werden von Blut durchströmt. Der Zytotrophoblast bildet kleine solide Zapfen, die sich in den Synzytiotrophoblast schieben (Primärzotten). Die Keimscheibe ist in der medianen Sagittalebene geschnitten und zeigt am kranialen Pol eine Hypoblastverdickung (vorderer Randbogen). Das extraembryonale Mesoderm hat sich zwischen Zytotrophoblast (außen) und Dottersack und Amnion (innen) ausgebreitet.
(b) 13 Tage alter Keim. Die Hohlräume im extraembryonalen Mesoderm haben sich zu einem großen Hohlraum vereinigt (extraembryonales Zölom, Chorionhöhle). Im kaudalen Bereich des Keims besteht eine mesodermale Brücke (Haftstiel) zwischen dem extraembryonalen Mesoderm und dem Keim. Das extraembryonale Mesoderm ist zapfenförmig in die Primärzotten eingedrungen (Sekundärzotten). Beachte den vorderen Randbogen am kranialen Pol der Keimscheibe.

– die Bildung der Urkeimzellen, d. h. die irreversible Trennung von Keimzellvorläuferzellen und somatischen, zur Keimzellbildung nicht befähigten Zellen.

Alle drei Keimblätter (Ektoderm, Mesoderm und Endoderm) entstehen aus dem Epiblast. Im Gegensatz dazu trägt der Hypoblast ausschließlich zur Bildung von Dottersack und extraembryonalen Geweben bei (Kap. 4.2.2). Mit Endoderm und Mesoderm wird die Grundlage für die Ausbildung der inneren Organe gelegt, d. h., es differenzieren sich Zellen, die den Binnenraum des eigentlichen embryonalen Körpers ausfüllen und sein inneres Milieu herstellen. Der bis dahin scheibenförmige, im Prinzip nur zweidimensionale Keim vollzieht damit den Schritt in die 3. Dimension. Diese „Verinnerlichung" der Keimblätter wird bei niederen Wirbeltieren (z. B. beim Lanzettfisch *Amphioxus*) durch einfache Invagination und zelluläre Einwanderung am sog. Blastoporus des bei diesen Arten hohlkugelförmigen Embryos erreicht. Für die dabei entstehende Form wurde bei niederen Wirbeltierklassen (Fische, Kriechtiere, Lurche) der Begriff der **Gastrula** (griech.: Magen) geprägt. Wegen der Ähnlichkeit der Ziele, die durch die Einrichtung der inneren Keimblätter bei niederen Wirbeltieren und bei Säugern verfolgt werden, bezeichnet man die entsprechende Phase der menschlichen Entwicklung

als **Gastrulation,** auch wenn der menschliche Keim und alle anderen Säuger sowie die Vögel zu diesem Zeitpunkt keine Ähnlichkeit mit der Gastrula z. B. des Amphibiums (Lurch) haben (vgl. Abb. 4-1).

Differenzierung der Körperachsen

Am 9. Tag liegt am zukünftigen kranialen Pol der Keimscheibe eine streifenförmige, den Rand der Keimscheibe innen begleitende zelluläre Verdichtung im Hypoblast vor (Abb. 4-9a). Sie wurde von KOELLIKER im 19. Jahrhundert entdeckt und als **vorderer Randbogen** bezeichnet.

Der vordere Randbogen wurde später von anderen Autoren (BONNET, HUBRECHT) auch als Ergänzungsplatte oder als Prochordal- und Protochordalplatte – bzw. gegenwärtig in Lehrbüchern häufig als Prächordalplatte – bezeichnet und mit der Bildung der Rachenmembran (Kap. 4.3.1) in Verbindung gebracht. Die Prächordalplatte ist jedoch nach heutigem Verständnis eine spätere, mesodermale Bildung an der Spitze der Chorda dorsalis. Sie steht möglicherweise mit dem vorderen Randbogen (oder Prochordalplatte) in Kontakt, geht jedoch nicht aus ihr hervor und beteiligt sich auch nicht an der Bildung der Rachenmembran.

Durch das Auftreten des vorderen Randbogens werden erstmals alle Körperachsen offensichtlich: Neben der schon

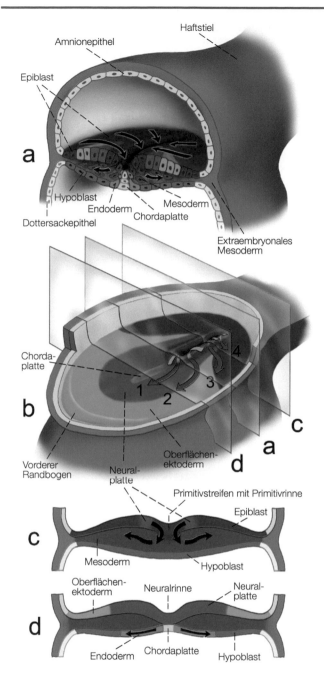

Haftstiel
Amnionepithel
Epiblast

a

Hypoblast
Endoderm
Chordaplatte
Mesoderm
Dottersackepithel

Extraembryonales Mesoderm

Chorda-platte

b

4
3
1
2

c

a

d

Vorderer Randbogen
Neural-platte
Oberflächen-ektoderm

Primitivstreifen mit Primitivrinne

Epiblast

c

Mesoderm
Hypoblast

Oberflächen-ektoderm
Neuralrinne
Neural-platte

d

Endoderm
Chordaplatte
Hypoblast

◀ **Abb. 4-10 Zellbewegungen bei der Gastrulation (3. Woche der Entwicklung).**

(a) Aufsicht auf den kaudalen Teil von Keimscheibe und Amnionhöhle, die auf Höhe des Primitivknotens transversal durchtrennt sind. Die schwarzen Pfeile kennzeichnen die Wanderungsrichtung der Epiblastzellen auf den Primitivstreifen (mit Primitivrinne) zu und die Ausbreitung der entstandenen Mesodermzellen (rot) zwischen Epiblast und Hypoblast. Im Bereich des Primitivknotens auswandernde Epiblastzellen bilden medial die Chordaplatte (beige) und nach lateral anschließend definitives Endoderm (grün), das den Hypoblast zunehmend ersetzt. Unterschiedliche Blautöne verdeutlichen verschiedene Differenzierungszustände in der Epiblastschicht: Epiblast (violett), Neuroektoderm (dunkelblau) und epidermales Ektoderm (mittelblau).

(b) Aufsicht auf die Keimscheibe desselben Stadiums wie in (a), jedoch bei vollständig eröffneter Amnionhöhle. Die roten Pfeile kennzeichnen die Wanderungsrichtungen der Zellen aus dem Primitivstreifen (experimentelle Daten von Huhn und Maus): die kranial, unmittelbar hinter dem Primitivknoten auswandernden Zellen (1) bilden paraxiales Mesoderm; Zellen der kranialen Hälfte des mittleren Drittels (2) werden zu intermediärem Mesoderm; aus Zellen der kaudalen Hälfte des mittleren Drittels (3) entsteht Seitenplattenmesoderm; das kaudale Drittel des Primitivstreifens (4) liefert Anteile des extraembryonalen Mesoderms.

(c) Transversaler Schnitt in Höhe des Primitivstreifens (siehe b). Schwarze Pfeile markieren die Ingression der Epiblastzellen bei der Entstehung des Mesoderms.

(d) Transversaler Schnitt in Höhe der Chordaplatte (siehe b). Das definitive Endoderm ersetzt den Hypoblast von medial beginnend. Aus dem verbleibenden Epiblast sind Oberflächenektoderm und Neuralplatte entstanden.

Bildung der drei Keimblätter

Dem vorderen Randbogen diametral gegenüberliegend entsteht um den 14. Entwicklungstag im künftigen kaudalen Pol im Epiblast eine kurze bandartige Zellverdichtung (parallel zur kraniokaudalen Achse), der **Primitivstreifen** (Abb. 4-10a–c). Der zunächst kurze Primitivstreifen verlängert sich nach kranial bis zur Mitte der Keimscheibe und bildet am kranialen Ende eine knotenförmige Verdichtung, den **Primitivknoten** (VIKTOR HENSEN).

Im **Primitivstreifen** senkt sich dorsal eine längs verlaufende Rinne (**Primitivrinne**) ein (Abb. 4-10a, b). Lateral und kranial liegende Epiblastzellen wandern innerhalb ihres epithelialen Zellverbandes auf die Primitivrinne zu, verlassen hier durch Lücken in der Basalmembran den epithelialen Zellverband nach ventral (**Ingression**) und wandeln sich dabei von einem polarisierten Zelltyp (Epithelzelle) in einen unpolarisierten Zelltyp (Mesenchymzelle) um (**epithelial-mesenchymale Umwandlung**). Durch Wanderung und Proliferation dieser unpolarisierten Zellen entsteht zwischen Epiblast und Hypoblast eine neue, innere Zelllage, das **Mesoderm** (Mesoblast, primäres Mesenchym; Abb. 4-10a–c). Die Mesodermzellen gewinnen am Rand der Keimscheibe Anschluss an das extraembryonale Mesoderm, das sich auf der Außenseite von Amnionhöhle und Dottersack befindet (Kap. 4.2.2). Nach seiner Entstehung wird das Mesoderm in verschiedene morphologisch und funktionell unterschiedliche Abschnitte unterteilt (Kap. 4.3.2).

Über die Steuerung der Mesodermentstehung gibt es bei Säugern zwar eine Reihe von molekularen Daten, jedoch konnte eine Signalkette, wie sie bei Amphibien vorkommt, nicht nachgewiesen werden. Bekannt sind Gendefekte, die sich auf die Mesoderm-

länger bestehenden dorsoventralen Orientierung (Epiblast–Hypoblast) lassen sich nun der kraniale und der kaudale Pol und die rechte und die linke Seite des Keims unterscheiden.

In den Hypoblastzellen des vorderen Randbogens verschiedener Säugerspezies wurden eine Reihe von Transkriptionsfaktoren (z. B. Gsc, ANF, Hex, Otx-2, Lim-1, HNF3β), Wachstumsfaktoren (Nodal, Lefty) und auch Inhibitoren von Wachstumsfaktoren (Cerl-1, Dkk-1) nachgewiesen. Tierexperimentell zeigen diese Hypoblastzellen die Fähigkeit, Gene der frühen Kopfentwicklung und damit möglicherweise als „Kopforganisator" die Kopfentwicklung selbst zu induzieren. Offen ist die Frage, ob die Differenzierung des kranialen Pols auf eine aktive Induktion oder auf eine Inhibition von rumpfbildenden Wachstumsfaktoren zurückzuführen ist.

bildung negativ auswirken: Mutanten des Transkriptionsfaktors **Brachyury**, des TGFβ-ähnlichen Wachstumsfaktors „Nodal", von intrazellulären Signaltransduktionsmolekülen der Smad-Klasse und von extrazellulären Signalmolekülen der Wnt-Klasse.

Die aus dem **Primitivknoten** auswandernden Zellen verhalten sich anders als diejenigen des Primitivstreifens. Und zwar wandern die meisten Zellen des Primitivknotens nach kranial und bilden in der Mittellinie des Keimes einen flachen epithelialen Zellstrang. Dieser Zellstrang liegt nicht zwischen Epi- und Hypoblast, sondern schiebt sich in die Ebene der Hypoblastzellen und drängt diese beidseits nach lateral auseinander. Die lateral in diesem Zellstrang liegenden Zellen vermehren sich stark und verdrängen den Hypoblast immer weiter nach kranial, lateral und später auch nach kaudal (ventral unter dem Primitivstreifen entlang) und werden dadurch zum innersten Keimblatt, dem **Endoderm** (Entoderm, Entoblast, Abb. 4-10a, d, 4-11e–g). Der restliche, median liegende Zellverband bildet den **Chordafortsatz** (Chordaplatte). Sein kranialer Abschnitt wird auch als **Kopffortsatz** (KOELLIKER) bezeichnet. Der Chordafortsatz bekommt bald nach seiner Entstehung ventral eine Rinne (Abb. 4-11f), die zunehmend tiefer wird. Schließlich verschmelzen die aufgeworfenen Ränder, und es entsteht ein Rohr, die **Chorda dorsalis** (*Notochorda*). Die lateral der Chorda dorsalis liegenden Endodermzellen wandern ventral vor die Chorda dorsalis und bilden nun auch median eine durchgehende Endodermschicht.

Ausnahmsweise kann bei menschlichen Embryonen im Primitivknoten eine röhrenförmige Einsenkung (Invagination) nachgewiesen werden, die sich nach kranioventral in den Zellstrang der Chorda dorsalis fortsetzen und wahrscheinlich aufgrund eines Fixierungsartefaktes eine offene Verbindung zwischen der Amnionhöhle und dem Dottersack herstellen kann (**Canalis neuentericus**). Dieser Kanal wurde als Analogon zum Urmund (Archenteron) der Lurche (Amphibien) gedeutet.

Es werden jedoch nicht alle Epiblastzellen, die aus dem Primitivknoten auswandern, zu Endoderm und Chorda dorsalis umgeformt. Vielmehr wandern die ersten aus dem Primitivknoten entstehenden Mesodermzellen zunächst zwischen Hypoblast und Epiblast nach kranial bis fast an den Rand der Keimscheibe und bilden hier das **prächordale Mesoderm**. Nach ihrer vollständigen Ausbildung wird diese Mesodermzellplatte als **Prächordalplatte** in das innerste Keimblatt (Endoderm) der Keimscheibe aufgenommen und beteiligt sich sowohl an der Auskleidung der später entstehenden Rachenhöhle als auch an der Bildung von Mesenchym und Muskulatur des Kopfes. Weitere Primitivknotenzellen haben Anteil an der Bildung der Neuralplatte (Kap. 4.3.1) und des paraxialen Mesoderms (Kap. 4.3.2).

Die in der oberen (dorsalen) Schicht zurückbleibenden Epiblastzellen werden durch extrazelluläre Signale (Wachstumsfaktoren) aus dem benachbarten Trophoblast und durch Induktion aus dem Mesoderm und der Chorda dorsalis zum äußeren Keimblatt, dem **Ektoderm**. Kranial der Prächordalplatte bleibt ein kleiner rundlicher Bereich frei von Mesoderm. Hier liegen Endoderm und Ektoderm unmittelbar aufeinander und bilden die **Rachenmembran** (Buccopharyngealmembran, Oropharyngealmembran; Abb. 4-13A1). Wahrscheinlich erst zu einem späteren Zeitpunkt der Entwicklung entsteht auch kaudal vom Primitivstreifen eine ähnliche, rundliche mesodermfreie Stelle, die **Kloakenmembran**. Auch hier haften Endoderm und Ektoderm direkt aneinander (Kap. 4.3.2).

In Analogie zur dorsalen Urmundlippe der Amphibien hat der Primitivknoten eine starke induktive Wirkung. Durch Transplantation der dorsalen Urmundlippe des Amphibiums (SPEMANN 1924) bzw. des Primitivknotens beim Huhn (WADDINGTON 1931) wird in Wirtsembryonen derselben Spezies eine vollständige kraniokaudale Körperachse induziert. Wegen dieser Fähigkeit wurden diese Zellgruppen von SPEMANN als **Organisator** bezeichnet und der entsprechende Vorgang von WADDINGTON als Zeichen der **Individuation** gewertet. Tatsächlich entscheidet sich an der Ausbildung der Chorda dorsalis, ob ein einzelnes Individuum, selbstständige Zwillinge oder Zwillinge mit Verwachsungen (Doppelfehlbildungen oder siamesische Zwillinge) entstehen (s. u.). Ein molekularer Marker für Zellen mit Organisatorfunktion ist der Transkriptionsfaktor **Goosecoid** (der Name entstand in Anlehnung an das Segmentpolaritätsgen *gooseberry* und das Polarisierungsgen *bicoid* der Fruchtfliege *Drosophila melanogaster*): Injiziert man für Goosecoid kodierende mRNA in junge Froschembryonen, entwickelt sich eine vollständige zweite Körperachse. Die Organisatorwirkung beruht jedoch außerdem auf einer Reihe von Wachstumsfaktoren (TGFβ-Familie) und deren natürlichen Inhibitoren.

Bildung der Urkeimzellen

In der kaudalen Hälfte des Primitivstreifens erfolgt die Bildung der **Urkeimzellen** (**primordiale Keimzellen**, primordiale Geschlechtszellen) vor allem unter dem Einfluss des vom Trophoblast gebildeten Wachstumsfaktors BMP-4. Die Urkeimzellen bilden von diesem Stadium an die einzigen Zellen, die zu adulten Keimzellen (Gameten) werden können. Sie werden als Teil der sog. **Keimbahn** den Zellen des übrigen Körpers (Soma) gegenübergestellt (somatische Zellen). Die Urkeimzellen verlassen zusammen mit Mesodermzellen die Keimscheibe nach kaudal in Richtung Haftstiel und wandern in Dottersackwand und Allantois (Kap. 4.3.2). In der weiteren Entwicklung wird der proximale Teil des Dottersacks als Darmanlage in die Leibeshöhle verlagert, sodass die Urkeimzellen jetzt im Epithel des Hinterdarms vorliegen. Von hier aus besiedeln sie die Gonadenanlagen (Kap. 8.1).

4.3 Embryonalperiode (4. bis 8. Entwicklungswoche)

Nach Ausbildung der Chorda dorsalis und der drei Keimblätter kommt es zwischen der 4. und 8. Woche (Embryonalperiode) zur **Ausbildung der Organsysteme** und der Körperformen des Embryos. Dem **Mesoderm** kommt hierbei besondere Bedeutung zu, da es durch großräumige zelluläre Bewegungen („Gestaltungsbewegungen"), differenzielles Wachstum und spezifische Differenzierungsformen an den verschiedensten Stellen der Keimscheibe Partnergewebe für die wechselseitigen Induktionsvorgänge in der Organogenese erzeugt. Das **Endoderm** folgt diesen Vorgängen zunächst eher passiv, obwohl es ebenfalls Quelle von wichtigen Induktionssignalen ist. Das **Ektoderm** differenziert sich als erstes der drei Keimblätter in verschiedene Abschnitte.

4.3.1 Derivate des Ektoderms

Bereits während der Entstehung des Ektoderms aus Epiblastzellen (Kap. 4.2.3) gliedert sich dieses in zwei Abschnitte: die zentral und kranial gelegene **Neuralplatte** (Neuroektoderm), aus der sich das **zentrale Nervensystem**

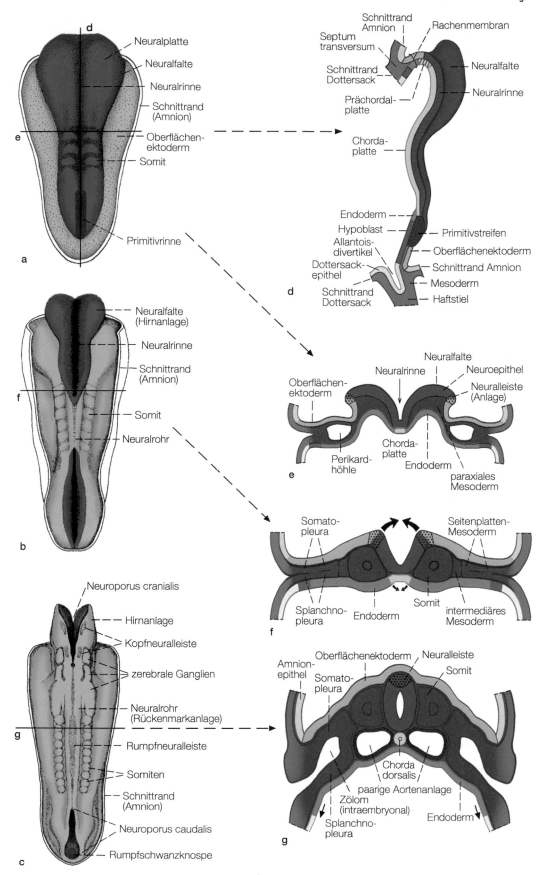

Abb. 4-11 Neurulationsstadien der 4. Entwicklungswoche in der Aufsicht (a–c) mit zugehörigem Sagittalschnitt (d) und transversalen Schnitten (e–g). Pfeile in g kennzeichnen die Ausbreitung des Endoderms in Richtung Dottersack.

entwickelt, und nach außen, an die Neuralplatte anschließend, das **Oberflächenektoderm** (epidermales Ektoderm). Im kranialen Abschnitt des Oberflächenektoderms bilden sich nahe der Neuralplatte eine Reihe von umschriebenen Epithelverdickungen, die Plakoden. Sie beteiligen sich meist durch Invagination in das darunter liegende Mesoderm an der Bildung der Kopfsinnesorgane und der zugehörigen Nerven (**Riechplakode, Ohrplakode, Linsenplakode, Trigeminusplakode**). Aus dem übrigen Oberflächenektoderm differenziert sich die Epidermis mit ihren Anhangsgebilden (u. a. Haare, Nägel). Die wichtigsten Derivate des Ektoderms sind in Tab. 4-1 zusammengefasst.

Die **Neuralplatte** wird durch die unter dem Ektoderm liegende Chordaplatte bzw. Chorda dorsalis induziert. Dazu sezerniert das Chordagewebe spezifische Inhibitoren (z. B. Chordin, Noggin oder Follistatin), die den Wachstumsfaktor BMP-4 (Bone morphogenetic protein 4) binden. BMP-4 induziert normalerweise die Bildung von Oberflächenektoderm. Durch die Bindung wird die Wirkung des Wachstumsfaktors eingeschränkt, und es entsteht anstelle von Oberflächenektoderm die kranial vom Primitivknoten gelegene Neuralplatte (Abb. 4-10b–d). Diese verlängert sich in der weiteren Entwicklung zusammen mit dem darunter liegenden Mesoderm (Chorda dorsalis, Somiten; Kap. 4.3.2) und dem Endoderm nach kaudal. Am 18. Tag vertieft sich die Neuralplatte in der Mittellinie. Dadurch entsteht die **Neuralrinne** (Abb. 4-10d, 4-11e). Gegen Ende der 4. Woche (Stadium mit 5 Somitenpaaren)

beginnen die seitlich sich erhebenden Neuralwülste auf Höhe der okzipitalen Somiten zum **Neuralrohr** zu verschmelzen. Der Vorgang der Neuralrohrbildung wird als **Neurulation** bezeichnet. Die Neurulation schreitet in kranialer und kaudaler Richtung fort, sodass zwei Öffnungen entstehen: im vorderen Abschnitt der **Neuroporus cranialis** (anterior), der sich nach dem 24. Tag, und im kaudalen Abschnitt der **Neuroporus caudalis** (posterior), der sich zwei Tage später schließt (Abb. 4-11, 4-13B2).

Nach Abschluss der Neurulation wird das Neuralrohr vom Oberflächenektoderm, das sich zur Epidermis differenziert, überdeckt. Im Bereich der Verwachsungszone der Neuralplatten wandern einzelne Ektodermzellen aus und bilden an der dorsalen Seite des Neuralrohrs einen soliden Zellstrang. Dieser primär unpaare Strang wird als **Neuralleiste** (Rumpfneuralleiste) bezeichnet (Abb. 4-11). Die Zellen wandern nach lateral und kommen beidseits des Neuralrohrs zu liegen. Aus diesen nun paarigen Anlagen bilden sich die meisten Anteile des peripheren Nervensystems, u. a. die Spinalganglien und durch weitere Auswanderung der Zellen in die Eingeweide die peripheren autonomen Ganglien. Außerdem gehen aus den Neuralleistenzellen die Melanozyten (Pigmentzellen) der Epidermis (Kap. 2.13.1) hervor. Die im kranialen Bereich angelegten (paarigen) Neuralleisten (Kopfneuralleiste) liefern einen Großteil des Mesenchyms und seiner Derivate im Kopfbereich sowie Anteile von Hirnnervenganglien (Tab. 4-1).

Tab. 4-1   Derivate der drei Keimblätter

Ektoderm	Neuroektoderm (Neuralrohr)	Zentrales Nervensystem (einschl. Retina, Epiphyse, Hypophysenhinterlappen)
	Neuralleiste	Neurone und Glia des peripheren Nervensystems (einschl. sympathische und parasympathische Ganglien, Spinalganglien, intramurales Nervensystem); Nebennierenmark; Melanozyten der Haut; Herzseptum im Ausflusstrakt; Kopfmesenchym (u. a. Hirnhäute, Dermis und Knochen im Kopfbereich; Odontoblasten)
	Ektodermale Plakoden	Riechepithel; Innenohr; Linse; Anteile sensorischer Hirnnervenganglien
	Oberflächenektoderm	Epidermis mit Haaren, Nägeln und Drüsen (einschl. Milchdrüsen); Hypophysenvorderlappen; Epithel von Mund-, Nasen- und Nasennebenhöhlen; Gl. parotis; Enameloblasten
Mesoderm	Prächordales Mesoderm	Schädelbasisknochen (teilweise); ventromediale Gruppe der äußeren Augenmuskeln
	Chorda dorsalis (Notochorda)	Nucleus pulposus der Zwischenwirbelscheiben
	Paraxiales Mesoderm	Schädelbasisknochen (teilweise); Wirbelsäule; Rippen; Skelettmuskulatur; Dermis des Rückens; Rückenmarkshäute
	Intermediäres Mesoderm	Nieren; Keimdrüsen und inneres Genitale (teilweise)
	Seitenplattenmesoderm	Bindegewebe und Knochen von Extremitäten (mit Schulter- und Beckengürtel) und Brustbein; Dermis der ventrolateralen Körperwand; Bindegewebe und glatte Muskulatur der Eingeweide; seröse Häute (Perikard, Epikard, Pleura, Peritoneum); Herz, Blutgefäße, Blutzellen; Milz, Lymphknoten, Lymphgefäße; Nebennierenrinde; Keimdrüsen und inneres Genitale (teilweise)
Endoderm	Vorderdarm	Epitheliale Anteile von Pharynx, Gl. thyroidea, Gll. parathyroideae, Cavum tympani, Tuba auditiva, Tonsillen, Thymus; Gl. sublingualis, Gl. submandibularis; Epithel und Drüsen von Trachea und Bronchialbaum, Alveolarzellen der Lunge; Epithel und Drüsen von Ösophagus, Magen und kranialer Hälfte des Duodenums; Epithelien von Leber, Gallenblase, Pankreas
	Mitteldarm	Epithelien und Drüsen der kaudalen Hälfte des Duodenums, von Jejunum, Ileum, Caecum, Colon ascendens und der rechten zwei Drittel des Colon transversum
	Hinterdarm	Epithel und Drüsen des linken Drittels des Colon transversum, von Colon descendens, sigmoideum und Rectum
	Sinus urogenitalis	Epithel von Urethra, Harnblase, Prostata, Vagina (teilweise)

Eine besondere Bedeutung bei den Entwicklungsvorgängen, die zur weiteren Proliferation und Differenzierung des Neuralrohrepithels (**Neuroepithel**) führen, haben die Chorda dorsalis und ein Zellstreifen im Bereich des Bodens des Neuralrohrs, die sog. **Bodenplatte**. Die Bodenplatte ist nicht ektodermalen Ursprungs wie das Neuroepithel, sondern leitet sich von der gleichen Quelle im Epiblast ab, die auch für die Bildung der Chorda-dorsalis-Anlage verantwortlich ist, nämlich vom Primitivknoten. Signalmoleküle der Chorda dorsalis und der Bodenplatte sind für die Polarisierung des Neuralrohrs in einen ventralen (zukünftiges Vorderhorngebiet des Rückenmarkes) und dorsalen Abschnitt verantwortlich (Bd. 2, Kap. 12.2 und 12.4). Dabei sind die gleichen Faktoren wirksam wie in der Zone polarisierender Aktivität (ZPA) der Extremitätenknospen (Kap. 4.2.1 und 5.1.5): Werden Bodenplattenanteile in den vorderen Abschnitt der Extremitätenknospe eines Hühnerembryos transplantiert, so bildet sich, ähnlich wie bei der Transplantation der ZPA, eine zusätzliche Flügelanlage. Zu den auslösenden Faktoren gehören auch hier Retinsäure und das extrazelluläre Signalmolekül Shh („Sonic Hedgehog", ein Wirbeltier-Analogon des „Hedgehog"-Gens der Fruchtfliege *Drosophila melanogaster*). Für Shh kodierende mRNA wird in der Chorda dorsalis in hohen Konzentrationen gebildet (Abb. 4-12a).

Die kaudale Anlage des zentralen Nervensystems (späteres lumbales und sakrales Rückenmark) entsteht auf andere Weise als die kraniale Anlage aus dem Rest des Primitivstreifens, der sich kaudal an das Neuralrohr anschließt. Mit

dem Verschluss des kaudalen Neuroporus beginnen die Zellen des restlichen kaudalen Primitivstreifens stark zu proliferieren und entwickeln sich zu einer knospenförmigen Struktur, die von Oberflächenektoderm bedeckt wird, die **Rumpfschwanzknospe** (Abb. 4-11c). Diese wölbt sich nach dorsal und kaudal in die Amnionhöhle vor. In der Rumpfschwanzknospe entwickeln sich alle drei Keimblätter gleichzeitig (als sekundäre **Neurulation** oder sekundäre Gastrulation bezeichnet): zentral das Endoderm des Schwanzdarmes, dorsal davon zunächst ein solides Neuralrohr, zwischen diesen beiden Anlagen die Chorda dorsalis des Steißes und seitlich das Mesoderm mit bis zu 20 weiteren Somiten (Kap. 4.3.2). Im weiteren Verlauf wird das solide Neuralrohr kanalisiert (analog zur Neuralrohrbildung bei Fischen), und es kommt zur Auswanderung von Neuralleistenzellen.

Bei Störungen in der Ausbildung des Neuralrohrs zwischen der 3. und 4. Woche resultieren Anomalien des zentralen Nervensystems. Diese können im kranialen Bereich vom Fehlen einer Gehirnanlage (Anenzephalie) bis zu einer Verminderung der Hirnmasse (Mikrozephalie) reichen. Im Rückenmark ist der fehlende Verschluss des Neuralrohrs in den unteren thorakalen sowie in den lumbalen Abschnitten am häufigsten. Dieser Nichtverschluss kann unterschiedlich stark ausgeprägt sein und auch die aus den umgebenden Mesenchymzellen entstehenden Strukturen, wie Wirbelanlage und Rückenmarkshäute, betreffen. Man spricht in diesen Fällen von einer **Spina bifida** (zweigeteilter Proc. spinosus vertebrae), die wegen der lokal behinderten Entwicklung des Rückenmarks schwere Lähmungen (Beine, Mastdarm, Harnblase) nach sich ziehen kann.

4.3.2 Derivate des Mesoderms

Das Mesoderm entsteht als mittleres Keimblatt aus Epiblastzellen, die im Primitivstreifen zwischen Epiblast und Hypoblast eingewandert sind (Kap. 4.2.3). Unter Beteiligung des in der Chorda dorsalis stark exprimierten Signalmoleküls Shh (Abb. 4-12a) verdichtet sich das Mesoderm beidseits der Chorda dorsalis strangförmig zum paraxialen Mesoderm. Nach lateral anschließend gliedert sich die restliche Mesodermplatte in das intermediäre Mesoderm und am weitesten lateral in das Seitenplattenmesoderm (Abb. 4-11f).

Der Begriff **Mesenchym** ist dem allgemeinen embryonalen Bindegewebe vorbehalten. Es ist an den verschiedensten Orten auch des älteren Embryos oder Feten vorhanden und ist ein unreifes Bindegewebe. Es geht überwiegend aus dem Mesoderm hervor und zeigt ausgedehnte, gerichtete Zellwanderungen. Eine Ausnahme stellt der Kopfbereich dar. Hier geht das Mesenchym zu einem großen Teil aus Zellen der Neuralleiste hervor.

Seitenplattenmesoderm

Innerhalb des Seitenplattenmesoderms entsteht ein Gewebespalt, die Anlage der embryonalen Leibeshöhle (**Zölom**). Durch die Spaltbildung wird das Seitenplattenmesoderm in zwei Blätter getrennt, deren Zellen sich epithelial anordnen: die Somatopleura (dem Ektoderm anliegend) und die Splanchnopleura (dem Endoderm anliegend) (Abb. 4-11). In der kaudalen Hälfte der Keimscheibe trennen sich diese beiden Blätter vollständig voneinander, und es entsteht eine direkte Verbindung zwischen Zölom und der Chorionhöhle (extraembryonales Zölom) (Abb. 4-11g). In der kra-

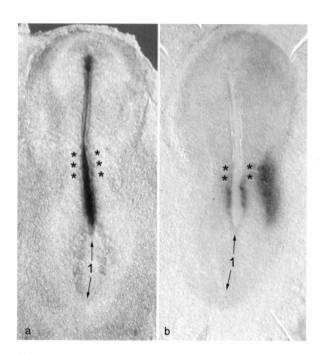

Abb. 4-12 mRNA-Expression. Ganzkörper-Präparate von 8 Tage alten Keimscheiben des Kaninchens in der Ansicht von ventral. In-situ-Hybridisierungen mit cRNA. Die Bildung (Expression) von spezifischer mRNA wurde durch enzymatische Blaufärbung sichtbar gemacht.
(a) Die Chorda dorsalis zeigt in ganzer Länge die Expression von mRNA des Signalmoleküls Shh.
(b) Als deutliches Zeichen der frühen molekularen Rechts-Links-Differenzierung in der Körpergrundgestalt ist mRNA des TGFβ-ähnlichen Wachstumsfaktors Nodal im intermediären Mesoderm und im Seitenplattenmesoderm der linken Körperhälfte nachweisbar. Zwei schmale parachordale Streifen (im Endoderm) zeigen ebenfalls mRNA-Expression für nodal, links etwas stärker als rechts. Sterne markieren Somiten. 1 = Primitivstreifen.

nialen Hälfte der Keimscheibe bleibt eine zelluläre Verbindung zwischen Somatopleura und Splanchnopleura bestehen, das **Septum transversum** (Abb. 4-11d).

Im weiteren Verlauf der Entwicklung gehen aus Somato- und Splanchnopleura mesenchymale Zellverbände hervor. Aus dem medialen Abschnitt der **Splanchnopleura,** der an das intermediäre Mesoderm angrenzt, entstehen glatte Muskulatur und Bindegewebe der Darmwand. Lateral davon entstehen in der Splanchnopleura die sog. Blutinseln (Kap. 9.1). In jeder dieser Blutinseln differenzieren sich die äußeren Zellen zur Endothelschicht und die inneren zu Blutzellen (**Vaskulogenese**). Durch den Zusammenschluss benachbarter Blutinseln und ihrer Derivate entstehen so die ersten, bereits mit Blut gefüllten Blutgefäße des Embryos (z. B. die paarige Aortenanlage, Abb. 4-11g). Der laterale Abschnitt der Splanchnopleura geht in das extraembryonale Mesoderm auf dem Dottersack über. Die ersten embryonalen Blutgefäße können deshalb durch Aussprossung von neuen Gefäßästen (**Angiogenese**) rasch Anschluss an die etwa gleichzeitig gebildeten Blutgefäße des Dottersacks finden. Später entstehen auch im extraembryonalen Mesoderm von Allantois (Kap. 4.3.2), Haftstiel und Cho-

rion Blutgefäße. Sämtliche Gefäße nehmen in der weiteren Entwicklung miteinander Verbindung auf (Kap. 9.1).

Die **Somatopleura** liefert das Ausgangsgewebe für die nichtmuskulären Gewebebestandteile der ventrolateralen Körperwand. Die an die Leibeshöhlen angrenzenden Zellen von Splanchno- und Somatopleura bleiben epithelähnlich und bilden das spätere Plattenepithel (Mesothel) der serösen Häute von Bauch- und Brusthöhle und des Herzbeutels. Die aus der Somatopleura hervorgehende **parietale** seröse Haut bedeckt die Wände der Körperhöhlen, und die aus der Splanchnopleura hervorgehende **viszerale** seröse Haut bildet die Oberfläche zahlreicher innerer Organe. Verschlossen wird die Leibeshöhle erst durch die kraniokaudale Krümmung und laterale Abfaltung des Embryos (Kap. 4.3.3 und Abb. 4-13).

Im kranialen Bereich der Keimscheibe (vor der Neuralplatte) bildet sich in der Splanchnopleura (parallel zum Septum transverum) ein schmaler Streifen von Blutinseln, die **Herzanlage** (kardiogene Platte) (Abb. 4-13A1). Die Blutinseln verbinden sich zum endothelialen Schlauch des Herzens (Endokardschlauch) (Kap. 9.1 und 9.3.1). Der dem Endokardschlauch anliegende epitheliale Teil der Splanchnopleura differenziert sich zu Herz-

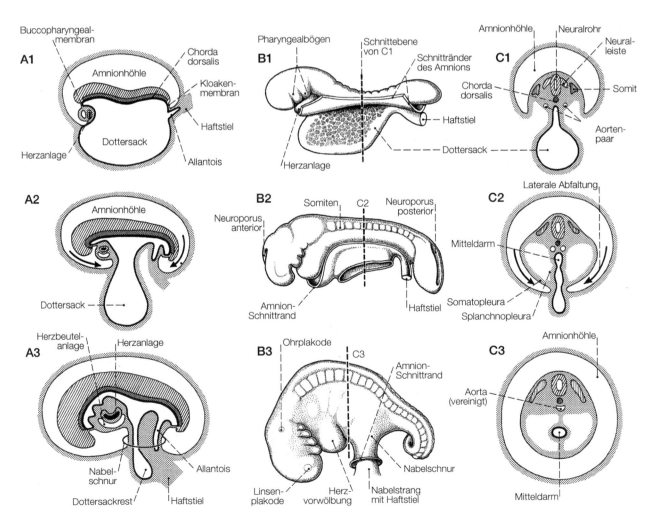

Abb. 4-13 Schema der Keimentwicklung mit Abfaltung des Amnions, Ausformung des Embryonalkörpers und Anlage der Nabelschnur.
A1–3 Längsschnitte, B1–3 Seitenansichten, C1–3 Transversalschnitte. Obere Reihe (A1–C1) 24., mittlere Reihe (A2–C2) 26. und untere Reihe (A3–C3) 28. Entwicklungstag.

muskulatur (Myokard) und deren Serosabedeckung (Epikard); die dorsal anliegende Somatopleura wird zum Herzbeutel (Perikard). Die Bildung des Herzschlauchs wird durch das Endoderm, das der Splanchnopleura anliegt, in der 3. Entwicklungswoche induziert (wahrscheinlich durch den Wachstumsfaktor FGF2). In der weiteren Entwicklung bekommt der Herzschlauch Anschluss an die intra- und extraembryonalen Gefäße, und bereits Ende der 3. Entwicklungswoche markieren die ersten rhythmischen Kontraktionen den Beginn eines funktionierenden Herz-Kreislauf-Systems (Kap. 9.1).

Paraxiales Mesoderm

Das ursprünglich strangförmige paraxiale Mesoderm wird ab Ende der 3. Woche in eine Kette perlenförmiger Strukturen, die **Somiten** (Ursegmente), umgeformt (Abb. 5.1-1 bis 5.1-3). Dies ist der Anfang der Gliederung des Körpers in Segmente (**metamere Gliederung**). Die Segmentierung spiegelt sich später in der Gliederung der Wirbelsäule in Wirbel und in der Gliederung des Rückenmarks in Rückenmarkssegmente wider (Kap. 5.1). Die Somitenbildung geht so vor sich, dass das paraxiale Mesoderm (Mesenchym) zu Epithelblasen (mit zentralem Hohlraum) umgewandelt wird (mesenchymal-epitheliale Transformation). Außen werden die Epithelblasen von einer Basalmembran bedeckt. Die Somitenbildung beginnt kranial des Primitivknotens auf beiden Seiten der Chorda dorsalis gleichzeitig (etwa am 20. Tag der Entwicklung) und setzt sich nach kaudal fort. Die Somiten haben in ihrer Umgebung mit folgenden Geweben engen Kontakt: medial mit den Neuralplatten (bzw. später mit dem geschlossenen Neuralrohr), dorsal mit dem Oberflächenektoderm, lateral mit dem intermediären Mesoderm (s. u.) und ventral mit dem Endoderm (bzw. später mit der in der Splanchnopleura entstehenden Aortenanlage; Abb. 4-11f, g).

Die Umformung des paraxialen Mesoderms in Somiten erfolgt wahrscheinlich sehr rasch: bei Huhn, Maus und Kaninchen entsteht etwa alle 90 Minuten ein Somitenpaar. Beim Hühnerembryo wird das noch unsegmentierte paraxiale Mesoderm in diesem 90-Minuten-Rhythmus von bis zu 10 Expressionswellen des Transkriptionsfaktors **Hairy** durchlaufen. Mit der 11. Expressionswelle bildet sich schließlich aus den am weitesten kranial liegenden, noch nicht segmentierten Zellen ein neuer Somit. Da sich die Expressionswelle rhythmisch wiederholt und nach kaudal fortpflanzt, entstehen immer neue Somitenpaare. Anschließend exprimieren die Somitenzellen die Homöobox-Gene **Pax-3** und **Pax-7** der **Paired-box**-Genfamilie. Für die Aufrechterhaltung der Somiten- und damit Segmentgrenzen sind das extrazelluläre Signalmolekül **Delta** und sein zellmembrangebundener Rezeptor **Notch** verantwortlich. Transgene Mäuse, denen der Transkriptionsfaktor **Paraxis** fehlt, können keine Somiten bilden.

Noch während sich kaudal weitere Somiten bilden, üben die benachbarten Gewebe der Somiten von kranial nach kaudal fortschreitend spezifische, induzierende Wirkungen auf die Somiten aus: das Neuroepithel und die Chorda dorsalis über das Signalmolekül **Shh** (Abb. 4-12a) und das Oberflächenektoderm durch ein Signalmolekül der **Wnt**-Klasse und den Wachstumsfaktor **BMP-4**. Diese Signalmoleküle induzieren eine Gliederung der Somitenblase in ein ventromediales und ein dorsolaterales Segment. Das ventromediale Segment bildet nun die

Transkriptionsfaktoren **Pax-1** und **Pax-9**, wobei es seinen epithelialen Charakter verliert und wieder zu mesenchymalen Zellen, den **Sklerotomzellen**, umgewandelt wird. Die Sklerotomzellen können daraufhin nach medial auf die Chorda dorsalis zuwandern, wo sie sich mit den Sklerotomzellen des gegenüberliegenden Somiten treffen und nun segmentweise mesenchymale Kerne für die definitiven Wirbel bilden (Kap. 5.1.2). Der dorsolaterale Rest der Somitenwand bleibt zunächst epithelial und flacht sich ab, exprimiert aber weiterhin **Pax-3** und **Pax-7**. Dieser Teil des Somiten liefert nach ventromedial und ventrolateral (d. h. zum Sklerotom hin) die Vorläuferzellen von Skelettmuskelzellen (Myotom, myogene Zellen) und nach außen (d. h. unter das Oberflächenektoderm) die Vorläuferzellen für das Unterhautbindegewebe (Dermis) und wird deshalb als **Dermomyotom** bezeichnet.

Klassischerweise wird der Teil des Dermomyotoms, der in Form einer dorsolateralen epithelialen Zellschicht nach Abspaltung der Myotomzellen „übrig bleibt", als Dermatom bezeichnet (Abb. 5.1-4). Nach neueren Erkenntnissen entstehen jedoch an der ventrolateralen Kante des Dermomyotoms auch noch nach der Abspaltung von Myotomzellen zahlreiche Muskelvorläuferzellen (insbesondere für die Extremitäten, Kap. 5.1.5). Im Zusammenhang mit der Differenzierung der Somiten ist deshalb der Begriff Dermatom heute nicht mehr gebräuchlich.

Bei Mutationen im Pax-3-Gen (die beim Menschen mit Taubheit, Pigmentierungsstörungen und Gesichtsveränderungen einhergehen; WAARDENBURG-Syndrom) unterbleibt bei der Maus die Bildung des Rezeptormoleküls **c-Met** (Rezeptor für den Hepatozyten-Wachstumsfaktor/**Scatterfactor**, HGF/SF) und dadurch die Entwicklung der aus dem Dermomyotom auswandernden Muskelvorläuferzellen für die Extremitäten (**Splotch**-Mutante).

Die Identität der Somiten entlang der kraniokaudalen Achse (z. B. okzipital, zervikal, thorakal) wird bereits früh durch Hox-Gene festgelegt: Je nachdem, welche Kombination von Hox-Genen in den Zellen eines Somiten aktiv ist, entwickeln sich je nach Entnahmeort von Somitenmaterial auch nach Transplantation z. B. okzipitale, zervikale oder sakrale Somitenderivate (z. B. Wirbel).

Intermediäres Mesoderm

Zwischen dem Seitenplattenmesoderm und dem paraxialen Mesoderm entwickelt sich das **intermediäre Mesoderm** (auch Somitenstiel genannt), und zwar zunächst als mesenchymales Gewebe. Im intermediären Mesoderm bilden sich schon bald segmental angeordnete Epithelien (Nephrotome) und ein longitudinal ausgerichteter epithelialer Zellstrang, der später kanalisiert wird (Urnierengang). Aus dem intermediären Mesoderm und aus dem ihm anliegenden Zölomepithel des Seitenplattenmesoderms geht der größte Teil des Urogenitalsystems hervor (u. a. Niere; Keimdrüsen; inneres Genitale, Kap. 8.1).

Die Vorläuferzellen der drei beschriebenen **lateral nebeneinander** liegenden Mesodermabschnitte entstammen deutlich trennbaren, **kraniokaudal hintereinander** liegenden Abschnitten des Primitivstreifens (Kap. 4.2.3). Entsprechend einem Anlageplan, der überwiegend durch experimentelle Untersuchungen an Maus und Huhn herausgefunden wurde, entstehen aus dem Primitivstreifen in der Reihenfolge von kaudal nach kranial: extraembryonales Mesoderm, Seitenplattenmesoderm (mit der Herzanlage) und intermediäres Mesoderm (Abb. 4-10b). Aus dem am weitesten kranial liegenden Abschnitt entsteht die **laterale Hälfte** des paraxialen Mesoderms, d.h. auch der Somiten. Die **medialen Hälften** der Somiten entstehen aus Zellen des Primitivknotens.

Allantois

Bereits im frühen Somitenstadium stülpt sich kaudal eine blind endende Aussackung des Hypoblasts als Allantoisdivertikel in das extraembryonale Mesoderm des Haftstiels vor (gr.: *allantoides* = wurstähnlich) (Abb. 4-11d). Das Allantoisdivertikel selbst vergrößert sich nur wenig. In der weiteren Entwicklung steht es zunächst in offener Verbindung mit der Harnblase. Es obliteriert schließlich zum Urachus. Die mesodermale Bedeckung des Allantoisdivertikels im Haftstiel nimmt jedoch an Umfang zu und bildet die strukturelle Grundlage der embryo-plazentaren Verbindung (Nabelschnur).

Die Mechanismen, die zur Bildung des Allantoisdivertikels führen, haben wahrscheinlich grundlegende Bedeutung für die Herstellung der embryo-plazentaren Verbindung. Dies ergibt sich aus phylogenetischen Vergleichen: Bei Vögeln entsteht aus dem Allantoisdivertikel ein dem Dottersack in Größe und Gefäßversorgung ebenbürtiger Sack, der lebenswichtige Stoffwechselfunktionen (Atmung, Speicherung von Exkreten) hat. Bei vielen Säugerspezies (z.B. Maus) ist ein kleines Allantoisdivertikel von einem großen gefäßführenden mesodermalen Organ (Allantois) umgeben, das als „Verlängerung" der Haftstielwurzel in der Chorionhöhle frei beweglich ist. Später ist die Allantois für die Verbindung zwischen Embryonalkörper und der im Chorion entstehenden Plazenta verantwortlich.

Rechts-Links-Differenzierung

Die beschriebenen Mesodermabschnitte (paraxiales, intermediäres und Seitenplattenmesoderm) werden, wie auch zahlreiche Ektoderm- und Endodermderivate, zunächst paarig und symmetrisch angelegt. Es wird jedoch frühzeitig auf molekularer Ebene entlang der transversalen Achse eine asymmetrische Differenzierung (Rechts-Links-Differenzierung) eingeleitet. Diese Ereignisse betreffen zunächst nur die Gen-Expression und gehen der morphologischen Rechts-Links-Differenzierung der Organe und Körperhöhlen (z.B. Herz links, Leber rechts) um mehrere Tage oder Wochen voraus.

Beim Huhn gibt es Anzeichen für eine molekulare Rechts-Links-Differenzierung bereits in frühen Primitivstreifenstadien, bei Säugern (Maus, Kaninchen) bildet sich eine solche Differenzierung jedoch erst mit dem Vorwachsen der Chorda dorsalis aus. Zunächst wird in Höhe des ersten entstehenden Somitenpaares der Wachstumsfaktor **Nodal** im anliegenden Endoderm auf beiden Seiten gleich stark, dann links stärker als rechts und schließlich nur noch in der linken Seitenplatte exprimiert (Abb. 4-12b). Diese einseitige Expression von Nodal verschwindet wieder rasch und wird durch eine linksseitige Expression des Homöobox-Gens **Pitx-2** ersetzt, vor allem in den kranialen Abschnitten der Seitenplatte, die den Herzschlauch umfassen. Die asymmetrische Pitx-2-Expression bleibt bis zur linksbetonten (asymmetrischen) Entwicklung des Herzens erhalten und stellt so eine Verknüpfung zwischen molekularer und morphologischer Asymmetriebildung dar. Weitere Gene, die für die Rechts-Links-Differenzierung Bedeutung haben, sind **Lefty**-1 und Lefty-2, eHAND und dHAND, und in der frühen Entwicklung des Huhns wahrscheinlich auch

Shh und Activin-Rezeptor IIb. Für die asymmetrische Differenzierung auf molekularer Ebene ist die Etablierung eines funktionierenden Kommunikationssystems in Form von **Nexus** von Bedeutung. Auch scheint das Motorprotein der Kinozilien, **Dynein**, für die Rechts-Links-Differenzierung wichtig zu sein. Bei einem angeborenen Defekt im Dynein-Molekül (immotile Kinozilien, KARTAGENER-Syndrom, Kap. 2.4.1) kommt es zu Lageanomalien der inneren Organe (*Situs inversus*). Ob Bewegungen der Kinozilien auf dem Primitivknoten für die Rechts-Links-Differenzierung wichtig sind, ist noch unklar.

4.3.3 Derivate des Endoderms

Die Unterseite des Epiblasts und des sich entwickelnden Ektoderms ist zunächst von Hypoblast (primitives Endoderm) bedeckt. Im Stadium der flachen Keimscheibe ist der Hypoblast also die dachförmige Wand des Dottersacks. Aus dem Hypoblast entsteht nach lateral die innere Auskleidung des Dottersackes und nach kaudal – in den Haftstiel hinein – das Allantoisdivertikel (Kap. 4.3.2). Das (definitive) Endoderm, aus dem u.a. die Epithelien des Verdauungssystems entstehen, entwickelt sich erst während der Gastrulation aus den durch den Primitivknoten einwandernden Epiblastzellen. Dabei wird der Hypoblast von den einwandernden Zellen von median her in alle Richtungen, zuletzt auch ventral des Primitivstreifens verdrängt und ersetzt (Kap. 4.2.3).

Zwei Vorgänge bestimmen die endgültige räumliche Verteilung des Endoderms: die **kranio-kaudale Krümmung** und die **laterale Abfaltung** des Keims. Noch während der Hypoblast allmählich durch das Endoderm ersetzt wird, kommt es durch das starke Wachstum der Neuralplatte und durch die Entwicklung des Neuralrohrs zu einer kranio-kaudalen Krümmung des Embryos mit Konvexität nach dorsal. Die Positionen des Septum transversum (am kranialen Pol, Abb. 4-11d) und des Haftstiels (am kaudalen Pol) verlagern sich dadurch nach ventral. Das Septum transversum wird auf die Höhe zwischen Perikardhöhle und Bauchhöhle verlagert und beginnt das Zwerchfell zu bilden (Kap. 4.3.2 und 6.1.3). Insgesamt krümmt sich der Embryo über dem Haftstiel zusammen, der bereits die ersten Nabelschnurgefäße führt (Abb. 4-13a). Die kraniokaudale Krümmungsbewegung des Embryos wird wenig später, im Stadium der Somitenbildung, von der **lateralen Abfaltung** begleitet. Diese ist vor allem durch das Vorwachsen der Somatopleura nach ventral zur Ausbildung der Leibeswand bedingt (Abb. 4-13c). Durch beide Wachstumsbewegungen wird ein Teil des Dottersacks in die Leibeshöhle aufgenommen, und es beginnt sich der Nabel zu bilden. Zwischen dem außerhalb des Körpers verbleibenden restlichen Dottersack und dem sich entwickelnden Darm verbleibt ein Verbindungskanal, der Dottergang (**Ductus vitellinus**, Ductus omphaloentericus) (Abb. 4-13a). Der kraniale Abschnitt der durch Krümmung und Abfaltung entstehenden Endodermtasche wird als **Vorderdarm** bezeichnet, der kaudale Abschnitt als **Hinterdarm**. Dazwischen befindet sich der **Mitteldarm**, der als erster Darmabschnitt eine Schlauchform annimmt, sich rasch verlängert und zahlreiche Darmschlingen bildet. Dadurch kommen große Teile des Mitteldarms zunächst extraembryonal (in der Chorionhöhle) zu liegen, und der Nabel behält bis zum Ende der 7. Entwicklungswoche eine weite Öffnung (**physiologischer Nabelbruch**, Kap. 7.5.4). Der Vorderdarm ist zunächst gegenüber der Amnionhöhle durch die **Rachenmembran** (Buccopharyngealmembran) verschlossen (Abb. 4-13a). Diese liegt kranial der Prächordalplatte und besteht aus dem Endoderm und dem darüber liegenden epidermalen Ektoderm. Der kaudale Verschluss des Hinterdarms erfolgt durch die Kloakenmembran (Abb. 4-13a). Aus dem Endoderm entwickeln sich die gesamten Epithelien des Darmrohrs einschließlich der vom Darmrohrepithel auswachsenden Drüsen (Leber und Pankreas) und die Epithelien der unteren Atemwege und Lunge (Tab. 4-1).

4.4 Fetalperiode (3. bis 9. Entwicklungsmonat)

Kennzeichnend für die Fetalperiode ist das starke Wachstum des Körpers (Längenwachstum und Gewichtszunahme) und damit der Gewebe und Organe, die in der Embryonalperiode angelegt wurden. Diese organspezifischen Wachstums- und Differenzierungsvorgänge werden in den betreffenden Organ- und Organsystem-Kapiteln des Buches beschrieben. Der Beginn der Fetalentwicklung wird aus praktischen Gründen meist durch das erste Auftreten von **Knochenmark** im Humerusschaft definiert. Dieses willkürliche Herausgreifen eines einzelnen Entwicklungsschrittes macht deutlich, dass die Entwicklung der Organe in der Fetalperiode mit unterschiedlicher Geschwindigkeit und Gesetzmäßigkeit abläuft. Neben der allgemeinen Größen- und Gewichtszunahme ist eine organspezifische **histologische Reifung** zu beobachten: In Bezug auf manche Organsysteme (z. B. bei Nervensystem, Niere) gilt der Mensch als „physiologische Frühgeburt", d. h., diese Organe entwickeln sich langsam und können erst postnatal „ausreifen"; andere Organe entwickeln sich überschießend, z. B. die Nebennieren, die durch hormonelle Stimulierung aus der Plazenta bei der Geburt größer sein können als die Nieren. Wieder andere Organe und Organstrukturen besitzen schon pränatal eine adulte Differenzierungsform (z. B. Primordialfollikel im Ovar). Sehr früh (bereits in der Embryonalperiode) ist das Herz außerordentlich leistungsfähig (Kap. 9.1 und 9.3.1). Dadurch und durch den spezifischen Aufbau des fetalen **Blutkreislaufes** (Einmündung des Ductus arteriosus in die Aorta distal des Abganges der Arterien für Kopf und obere Extremitäten; Kap. 9.1 und 9.5.1) bekommt der Kopfbereich zunächst sauerstoff- und nährstoffreicheres Blut und damit einen Entwicklungsvorteil gegenüber dem restlichen Körper. Bereits in der Fetalperiode beginnen sich jedoch die Größenzunahmen von Kopf, Rumpf und Extremitäten einander anzugleichen, und in der zweiten Hälfte der Fetalperiode steht dann die allgemeine Gewichtszunahme im Vordergrund. Besonders ausgeprägt ist die Gewichtszunahme der Plazenta, die kurz vor der Geburt etwa $\frac{1}{6}$ des fetalen Körpergewichts ausmacht.

Als Anhaltspunkte für **Größen**- und **Gewichtsentwicklung** seien die 8. Woche mit 30 mm Scheitel-Steiß-Länge und 2–3 g Körpergewicht und die 12. Woche mit 80 mm und 60 g angeführt. Bei der Geburt beträgt die Scheitel-Fersen-Länge ca. 50 cm und das Gewicht 3–3,5 kg. Der Fetus ist zur Zeit der Geburt durchschnittlich 38 Wochen alt (ausgehend vom Zeitpunkt der Ovulation/Konzeption). Berechnet vom 1. Tag der letzten Menstruationsblutung (SSW, Schwangerschaftswochen) beträgt die Schwangerschaft 40 SSW oder 10 Lunarmonate (280 Tage oder ca. 9 Kalendermonate).

Klinisch wichtige Ereignisse in der Fetalperiode sind das Auftreten der ersten, von der Mutter verspürten **Kindsbewegungen** im 5. Monat, das Erreichen der Überlebensfähigkeit im Fall einer **Frühgeburt** (22. Schwangerschaftswoche; etwa 700 g Körpergewicht) und das Drehen und Absenken des Kopfes in das kleine Becken der Mutter etwa 4 Wochen vor der Geburt.

4.5 Mehrlingsschwangerschaften

Die häufigste Form von Mehrlingsschwangerschaften sind Zwillingsschwangerschaften (mehr als 1% aller Geburten). Davon sind ca. 70% zweieiige und ca. 30% eineiige Zwillinge. Deutlich seltener sind unter Normalbedingungen Drillinge, Vierlinge und Fünflinge. Solche Mehrlingsschwangerschaften sind jedoch häufiger nach einer Behandlung mit ovulationsauslösenden Pharmaka (im Rahmen einer Infertilitätsbehandlung) zu beobachten.

Zweieiige Zwillinge. Sie entstehen durch Befruchtung von zwei Eizellen, die gleichzeitig ovuliert werden. Im Uterus erfolgt eine örtlich getrennte Nidation. Jeder Zwilling entwickelt meistens eine eigene Amnionhöhle, eine eigene Chorionhöhle und meistens auch eine eigene Plazenta. Bei Nidation in enger Nachbarschaft kann auch eine gemeinsame Plazenta und Chorionhöhle und sogar eine gemeinsame Amnionhöhle entstehen. Zweieiige Zwillinge unterscheiden sich nicht von normalen Geschwistern.

Eineiige Zwillinge. Sie sind als Doppelbildung zu betrachten und entstehen aus einer befruchteten Eizelle. Eineiige (monozygote) Zwillinge sind genetisch identisch. Sie können während unterschiedlicher Stadien der frühen Keimentwicklung entstehen. (a) Durch **Trennung von Blastomeren** entstehen in der weiteren Entwicklung zwei Blastozysten, die sich im Uterus hinsichtlich Plazenta, Amnionhöhle und Chorionhöhle ähnlich differenzieren wie zweieiige Zwillinge. (b) Durch **Trennung des Embryoblasts** im Blastozystenstadium während der Implantation (Nidation) entstehen Zwillinge mit gemeinsamer Plazenta und gemeinsamer Chorionhöhle, aber jeweils eigener Amnionhöhle. (c) Durch Ausbildung von **zwei Organisatorbereichen** (Primitivknoten, Chorda dorsalis) während der Keimscheibendifferenzierung kann die Entwicklung von zwei Individuen induziert werden (Kap. 4.2.3). Solche Zwillinge besitzen eine gemeinsame Plazenta, Chorion- und Amnionhöhle. Bei entsprechender fehlerhafter bzw. unvollständiger Trennung der beiden Organisatorbereiche entstehen unterschiedlich stark verwachsene Zwillinge (im Kopf-, Rumpf- oder Beckenbereich), auch als **siamesische Zwillinge** bezeichnet. Auch kann es hierbei zu ungleich großen Zwillingen oder zur Entwicklung unpaarer, gemeinsamer Körperabschnitte kommen.

4.6 Fehlbildungen

Fehlbildungen, die bei der Geburt bereits vorhanden sind oder erst in der postnatalen Entwicklung offensichtlich werden, sind angeborene Fehlbildungen (**kongenitale Fehlbildungen** bzw. Missbildungen). Fehlbildungen können makroskopisch oder nur mikroskopisch sichtbar sein oder auch als Stoffwechselanomalien in Erscheinung treten. Die Wissenschaft, die sich mit solchen Fehlbildungen beschäftigt, ist die **Teratologie** (gr.: *teratos* = Monster).

Häufig entstehen Fehlbildungen in der **Embryonalperiode** und frühen Fetalperiode, in der die Gewebe und Organe des menschlichen Körpers (**Determinationsperioden** der Organe) und die Körperformen angelegt werden. Schädigende Einflüsse (Noxen) während der Keimentwicklung (bis zur 3. Woche) sind meistens letal und führen zum Absterben der Frucht. In der Fetalperiode (ab dem 3. Entwicklungsmonat) führen Noxen überwiegend zu Reifungsstörungen von Organen und funktionellen Schäden (besonders Hirnschäden). Zwischen dem Zeitpunkt einer schädigenden Wirkung und der daraus entstehenden Form der Fehlbildung besteht ein direkter Zusammenhang (Beispiel: Infektion mit Rötelnviren in der Embryonalperiode führt u.a. zu Linsentrübung, Taubheit, Herzfehlbildungen). Die Ursachen für kongenitale Fehlbildungen sind vielfältig und lassen sich vereinfachend in zwei Gruppen einteilen: genetische (endogene) Faktoren (Chromosomenanomalien, Genmutationen) und äußere (exogene) Faktoren (teratogene Noxen).

Häufig auftretende Fehlbildungen sind:

Agenesie:	Organanlage fehlt
Aplasie:	Organanlage vorhanden, Organdifferenzierung unterbleibt
Hypoplasie:	Organ unterentwickelt
Dysplasie:	Fehlform
Dysmelie:	Fehlbildung von Extremitäten
Dysrhaphie:	Spaltbildungen in der Medianebene (z.B. Spina bifida)
Atresie:	Verschluss eines Lumens oder einer Öffnung (z.B. Analatresie, Ösophagusatresie)
Stenose:	Verengung eines Hohlorgans (z.B. Aortenstenose)

Zu **teratogenen Noxen** zählen u.a. Medikamente und Chemikalien (Alkohol, Kokain, Thalidomid [Contergan©]), Infektionserreger (u.a. Zytomegalievirus, Rötelnvirus, Toxoplasma gondii, Herpes-simplex-Virus, Treponema pallidum) und ionisierende Strahlen (u.a. diagnostische und therapeutische Bestrahlung). Etwa 7% der angeborenen Fehlbildungen werden durch exogene Faktoren verursacht. **Genetische Ursachen** (z.B. Trisomie, Monosomie, Gendefekte) liegen ca. 6% der kongenitalen Fehlbildungen zugrunde. Die meisten kongenitalen Fehlbildungen kommen wahrscheinlich durch ein Zusammenwirken von genetischen und Umweltfaktoren zustande (**multifaktorielle Genese**). Die Angaben über die Häufigkeit von Fehlbildungen sind sehr unterschiedlich (durchschnittlich 2–3% der lebend Geborenen).

4.7 Schwangerschaftsdiagnostik

Die Möglichkeiten der vorgeburtlichen Diagnose von Krankheiten sind insbesondere durch die Verfeinerung der Ultraschallmethoden wesentlich erleichtert worden. Als Methode mit vergleichsweise geringer Invasivität ist die **Ultraschalldiagnostik** für die Beurteilung des Schwangerschaftsverlaufs unersetzlich geworden und ermöglicht das Erkennen der Herztätigkeit ab der 4. Entwicklungswoche (6. Schwangerschaftswoche), die Geschlechtsbestimmung in der 9. Schwangerschaftswoche und das Erkennen von groben Anomalien ab dem 4. Monat. Darüber hinaus wird die Ultraschalldiagnostik dazu herangezogen, über normierte Wachstumskurven Alter und Gewicht des Feten zu bestimmen. Unter Ultraschallkontrolle können ab dem 3. Monat mit einer Kanüle fetale Zellen aus der Amnionhöhle gewonnen werden (**Amniozentese**), um biochemische, zytogenetische und **molekularbiologische Untersuchungen** an fetalen Zellen vorzunehmen. Das Gleiche gilt für die **Chorionzottenbiopsie** (aus dem Chorion frondosum der Plazenta), die bereits ab der 8. Woche durchgeführt werden kann. Durch diese invasiven Verfahren können Gendefekte frühzeitig erkannt werden.

Literatur

Siehe Anhang Nr. 24, 30, 44, 45, 66, 75, 147, 149, 159, 224, 254, 255, 308, 337, 361, 375, 397, 419, 425.

5 Skelett- und Muskelsystem

5.1 Entwicklung des Skelett- und Muskelsystems

5.1.1 Frühentwicklung

Die Strukturen des Bewegungsapparates gehen zum größten Teil aus dem **mittleren Keimblatt** (*Mesoderm*) hervor. Das trifft auch für die **Chorda dorsalis** (*Notochorda*) zu (Abb. 5.1-2), die bei niederen Chordatieren wie dem Lanzettfisch (Branchiostoma) und primitiven Fischen wie dem Quastenflosser (Latimeria) zeitlebens das Achsenskelett des Rumpfes bildet. Bei den Vertebraten ist sie nur im embryonalen Studium vorhanden, hier jedoch von determinierender Bedeutung bei der Neuralrohrbildung (*Neurulation*), der Wirbelsäulenentwicklung und der Differenzierung von Nervenzellen, indem sie Signalmoleküle, wie **Sonic hedgehog** und **Noggin**, abgibt (Kap. 4.3.1 u. 12.2). Sie wird später durch die Wirbelsäule ersetzt, wobei ihr Material teilweise in die Entwicklung der Bandscheiben mit einbezogen wird. Das mit der Chorda dorsalis im Bereich der Kopfanlage eng verbundene prächordale Mesoderm liefert u. a. Material für die äußeren Augenmuskeln.

Mit der Bildung der Somiten (Abb. 5.5-1 u. 2) wird innerhalb der embryonalen Körperwand ein **Metameriemuster** etabliert, das im weiteren Entwicklungsverlauf auf angrenzende Anlagematerialien übertragen wird und für die Organisation der adulten Körperwand von prägender Bedeutung ist (Metamerie: Abfolge gleichartiger Bauelemente entlang der Körperachse). Die Skelett- und Bauelemente der Wirbelsäule, die Rippen, die tiefen Anteile der Körperwandmuskulatur, die Spinalnerven sowie die Interkostal- und Lumbalgefäße sind bleibender Ausdruck dieser frühembryonalen Körperwandmetamerie.

Die zunächst bläschenförmigen Somiten bestehen aus einer epithelialen Wand, die das **Somitozoel** umschließt. Es handelt sich um einen Hohlraum, der mesenchymal angeordnete Zellen enthält. Bei der weiteren Entwicklung der Somiten ist zu berücksichtigen, dass die früher gebildeten kranial gelegenen gegenüber den später gebildeten kaudal gelegenen in ihrem Differenzierungsstadium weiter fort-

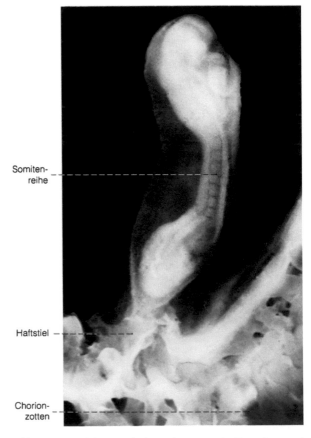

Somiten-reihe

Haftstiel

Chorion-zotten

Abb. 5.1-1 Seitliche Aufnahme eines etwa 24 Tage alten und ca. 3 mm großen menschlichen Embryos. Der Embryo ist von Amnion umgeben und über den Haftstiel mit dem Chorion verbunden. Beachte das in Somiten untergliederte paraxiale Mesoderm.

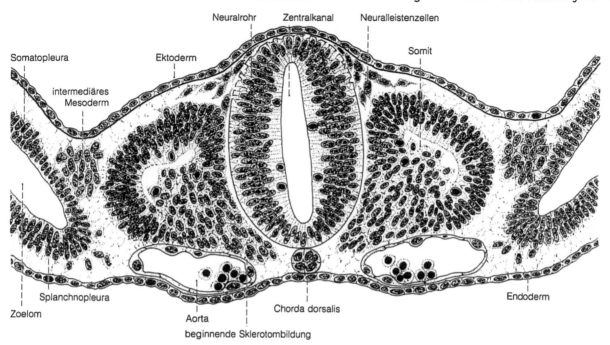

Somatopleura — intermediäres Mesoderm — Ektoderm — Neuralrohr — Zentralkanal — Neuralleistenzellen — Somit

Zoelom — Splanchnopleura — Aorta — beginnende Sklerotombildung — Chorda dorsalis — Endoderm

Abb. 5.1-2 **Transversalschnitt durch einen ca. 3 mm großen menschlichen Embryo (24 Tage alt).** Beachte die Gliederung des Mesoderms. Die Somiten befinden sich im Stadium der Sklerotombildung.

geschritten sind. Aus dem ventro-medialen Anteil der epithelialen Somitenwand entwickelt sich als Folge der Chorda-Signale (**Sonic hedgehog** und **Noggin**) und einer Verminderung des Zelladhäsionsmoleküls **N-Cadherin** ein mesenchymaler Zellverband, in den auch die innerhalb des Somitozeloms gelegenen Zellen einbezogen werden. Dieses Somitenderivat, das im Wesentlichen das Anlagematerial der Wirbelsäule und der Rippen bildet, stellt das **Sklerotom** dar (Abb. 5.1-3 u. 4) Die Sklerotomzellen exprimieren die Entwicklungskontrollgene *Pax-1* und *Pax-9* (Kap. 4.1). Aus dem länger epithelial bleibenden dorsolateralen Teil der Somiten, dem **Dermomyotom**, gehen der größte Teil der Körperwand- und Extremitätenmuskulatur (somatische Muskulatur) sowie die Haut und Unterhaut des Rückens hervor. Das Dermomyotom exprimiert *Pax-3* und *Pax-7* und wird im weiteren Verlauf in zwei Schichten untergliedert, die wie Doppellamellen übereinander liegen: das Dermomyotom (äußere Schicht) und das Myotom (innere Schicht) (Abb. 5.1-4). Die Dermomyotome sind die Quellen der myogenen Stammzellen für die Zungen-, Extremitäten- und Zwerchfellmuskulatur. Sie bilden ferner unter dem Einfluss von **Neurotrophin-3** den bindegewebigen Teil der Haut sowie die Unterhaut im Bereich des Rückens. Die **Myotome** bestehen aus nicht mehr teilungsfähigen Myoblasten und stellen segmentale Muskelanlagen dar, aus denen der größte Teil der Körperwandmuskeln hervorgeht (Abb. 5.1-7). An der Entwicklung der Bauch- und Interkostalmuskeln sind sowohl die Myotome wie auch die Dermomyotome beteiligt.

Schließlich beteiligen sich an der Entwicklung des Bewegungsapparates, insbesondere im Kopfgebiet, **Neuralleistenzellen,** die der Anlage des Zentralnervensystems entstammen (Abb. 5.1-2). Während im Kopfbereich die Auswanderung dieser Zellen bereits im Neuralfaltenstadium beginnt, gliedern sie sich aus der Rückenmarks-

anlage erst dann ab, wenn diese zum Neuralrohr geschlossen ist. Im Rumpfgebiet stellt die paarige Neuralleiste u. a. das Anlagematerial für Spinalganglien, Nervenzellen des autonomen Nervensystems, Hüllzellen der peripheren Nerven und Nervenzellen (Gliazellen) und Pigmentzellen der Haut dar. Im Kopfbereich sind Zellen der Neuralleiste darüber hinaus an der Bildung von Mesenchym (Mesektoderm) beteiligt, aus dem sich auch Binde-, Stütz- und glattes Muskelgewebe entwickeln.

5.1.2 Entwicklung des Rückens

Bei der Frühentwicklung der Wirbelsäule sind trotz gewisser artspezifischer Besonderheiten bei allen höheren Wirbeltieren und beim Menschen einander entsprechende Teilschritte zu beobachten. Im Stadium der epithelialen Somiten ist der beiderseits an die Chorda dorsalis angrenzende Raum (Anlagegebiet der Wirbelkörper und Bandscheiben) zellfrei. Nach der Entstehung der Sklerotome wandern Zellen in den perichordalen Raum ein und bilden einen zunächst lockeren Zellverband (Abb. 5.1-4).

Die Zellen in den kranialen Hälften eines jeden Sklerotoms unterscheiden sich in der Genexpression von den Zellen in den kaudalen Sklerotomhälften, die auch dichter gepackt erscheinen. So werden beispielsweise **Delta** und **Ephrin-B2** in der kaudalen, und der **Ephrin-B2**-bindende, repulsive **EphA4-Rezeptor** sowie **Butyrylcholinesterase** in der kranialen Hälfte exprimiert. Dieser qualitative Unterschied der beiden Sklerotomhälften ist die Ursache dafür, dass die Neuralleistenzellen, die den EphB2-Rezeptor exprimieren, und die aus dem Neuralrohr auswachsenden Nervenzellfortsätze nur die obere (EphA4-R-freie) Hälfte der Sklerotome besiedeln und sich auf diese Weise segmental anordnen (Abb. 5.1-5).

Die Entwicklung erster definitiver Wirbelanteile beginnt in den lateralen, myotomnahen Sklerotomabschnitten unter

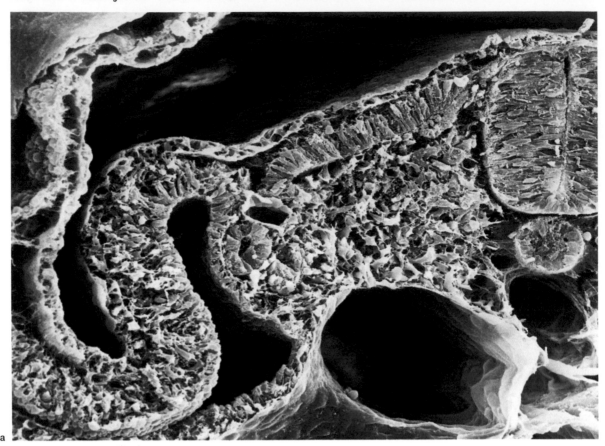

a

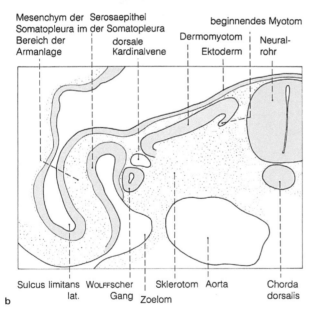

Mesenchym der Serosaepithel
Somatopleura im der Somatopleura
Bereich der   dorsale
Armanlage   Kardinalvene

beginnendes Myotom

Dermomyotom   Neural-
                rohr
Ektoderm

Sulcus limitans WOLFFScher   Sklerotom Aorta   Chorda
       lat.   Gang   Zoelom   dorsalis

b

Abb. 5.1-3   Hühnerembryo am Beginn des 3. Bebrütungstages.
(a) Rasterelektronenmikroskopische Aufnahme der linken Hälfte
eines Querbruchs in Höhe der Armanlage.
(b) Erläuterungsskizze zu (a).

dem Einfluss von **Fibroblastenwachstumsfaktoren,** die von
den Myotomzellen abgegeben werden (Abb. 5.1-11). Zwischen den Anlageorten der Spinalnerven und Spinalganglien verdichten sich jeweils die kaudalen Sklerotomhälften. Sie erscheinen im Transversalschnitt dreieckig und
stellen mit ihren Winkeln die Anlagen der Rippen (oder
Rippenhomologe), der Wirbelbögen und der Bogenwurzeln dar (Abb. 5.1-5).

Als erstes Zeichen einer Gliederung im axialen Bereich
bilden sich neben der Chorda dorsalis jeweils im zentralen
Bereich der Sklerotome **mesenchymale Verdichtungen,**
die als **Bandscheibenanlagen** die kranialen und kaudalen
Grenzen der Wirbelkörper markieren (Abb. 5.1-5). Die
aus den myotomnahen Verdichtungszonen nach medial
gerichteten Fortsätze (Bogenwurzeln) gewinnen dann
Anschluss an die kranialen Abschnitte der Wirbelkörper.

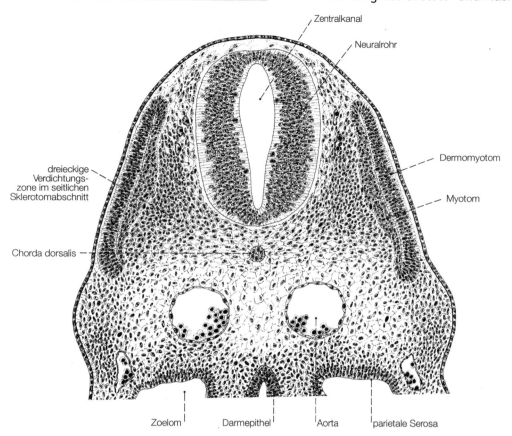

Abb. 5.1-4   Späteres Stadium der Somitendifferenzierung bei einem ca. 4 mm großen menschlichen Embryo (25 Tage alt). Halbschematischer Querschnitt durch die untere Hälfte des ursprünglichen Segments. Aus der myotomnahen dreieckigen Verdichtungszone des Sklerotoms entwickelt sich nach dorsal der Wirbelbogen, nach medial die Bogenwurzel und nach ventral die Rippe. Vergleiche diese Abbildung auch mit dem Schema zur Wirbelsäulenentwicklung (Abb. 5.1-5).

Die ursprünglichen Segmentgrenzen (Grenzen der Somiten) projizieren sich nunmehr in der Weise auf das Wirbelsäulenblastem, dass die einander zugekehrten Anteile benachbarter Wirbelkörper mit der dazwischenliegenden Bandscheibe einen Somiten repräsentieren (**Umgliederung der Wirbelsäule**). In den Wirbelkörperanlagen wird *Pax-1* heruntergeregelt, während die Expression von *Pax-1* in den Bandscheibenanlagen über längere Zeit erhalten bleibt. Die Bandscheiben stellen die Wachstumszonen der Wirbelsäule dar. Die Bogenwurzeln, die Wirbelbögen und die Rippen werden zum größten Teil von den kaudalen Sklerotomhälften der kranial gelegenen Somiten gebildet; die kranialen Hälften der kaudalen Somiten sind nur zu einem geringeren Anteil an der Bildung dieser Wirbelanteile beteiligt (Abb. 5.1-5).

Die Wirbelsäulenanlage wird entlang der Körperachse durch *Hox*-Gene regionalisiert (Kap. 4.1). Beim Menschen sind die *Hox*-Gene in vier Komplexen (*Hox* A, *Hox* B, *Hox* C und *Hox* D) auf den Chromosomen 2, 7, 12 und 17 lokalisiert. Die Expression der *Hox*-Gene erfolgt in kraniokaudaler Folge entlang der Körperachse (*Hox*-Code) und entspricht der Reihenfolge der Gene in den *Hox*-Komplexen. Veränderungen des *Hox*-Codes, die experimentell durch Retinoide erzeugt werden können, haben homöotische Transformationen, wie Atlasassimilation oder Sakralisation des fünften Lendenwirbels, zur Folge.

Mit der beginnenden Verknorpelung der Wirbelkörper wird die **Chorda dorsalis** segmental verformt; im Bereich

der Wirbelkörper verjüngt sie sich, während in Höhe der Bandscheiben Ausbuchtungen auftreten (Abb. 5.1-6). Schließlich verschwindet das Chordagewebe völlig aus den Wirbeln und wird in die Bildung der **Nuclei pulposi** der Bandscheiben einbezogen. Die paarigen Bogenanlagen wachsen hinter dem Neuralrohr aufeinander zu und vereinigen sich in der Mittellinie, wodurch der Wirbelkanal nach dorsal geschlossen wird. Die Verknöcherung der Wirbel beginnt am Ende des dritten Schwangerschaftsmonats.

Tritt eine Störung bei der Verschmelzung der Bogenanlagen auf, so kann dies zu Wirbelbogenspalten (*Spina bifida*) führen.

Die Wirbelsäulenanlage entwickelt sich in Wechselwirkungen mit den angrenzenden Organanlagen. Nach experimenteller Entfernung eines Neuralrohrabschnittes im Hühnerembryo bleibt im Operationsbereich die Entwicklung der Wirbelbögen aus. Die Abwesenheit der Chorda dorsalis führt zu Fehlbildungen im Anlagenbereich der Wirbelkörper und Bandscheiben. Eine gleichzeitige Exzision des Neuralrohrs und der Chorda dorsalis hat ein vollständiges Fehlen der Wirbelsäule zur Folge. Die Gestaltung der Wirbelsäule kann daher nicht als autonom ablaufender Entwicklungsprozess verstanden werden, was für die Deutung von Fehlbildungen wichtig ist. In den **Myotomen**, die nunmehr Fortsätze zweier benachbarter Wirbel miteinander verbinden und dabei die Bandscheibe überbrücken,

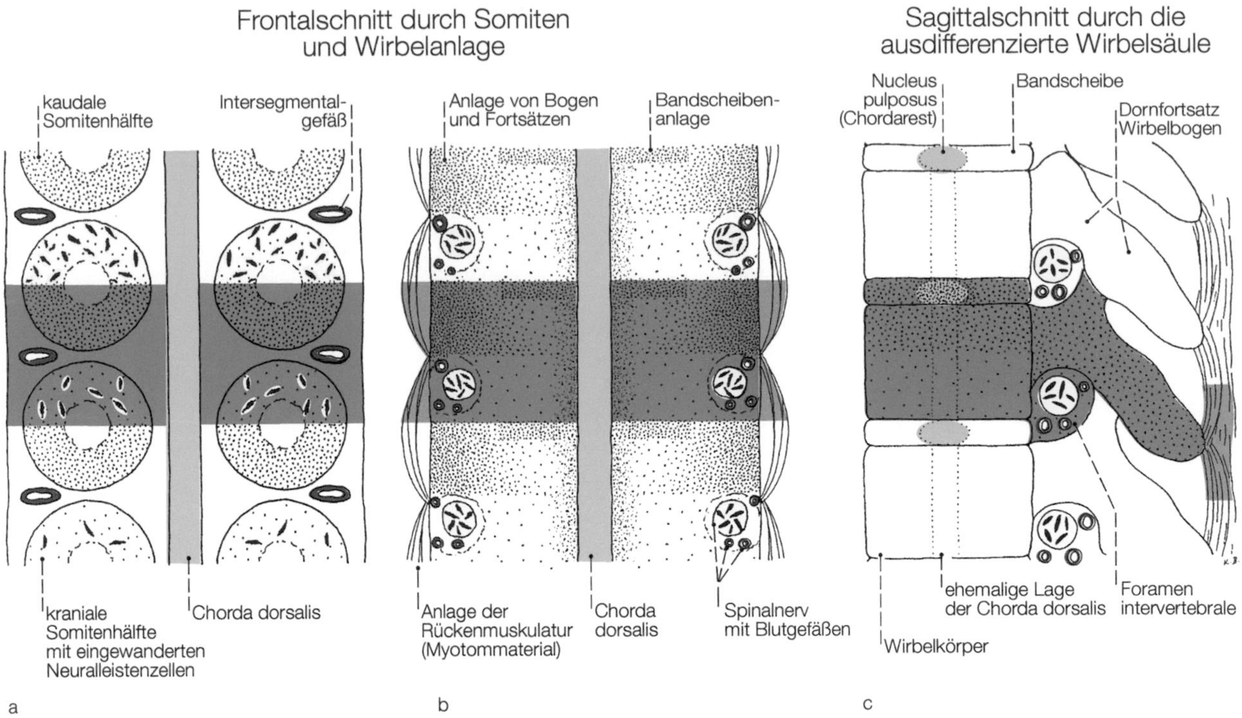

Frontalschnitt durch Somiten und Wirbelanlage

kaudale Somitenhälfte | Intersegmental-gefäß | Anlage von Bogen und Fortsätzen | Bandscheiben-anlage

kraniale Somitenhälfte mit eingewanderten Neuralleistenzellen | Chorda dorsalis | Anlage der Rückenmuskulatur (Myotommaterial) | Chorda dorsalis | Spinalnerv mit Blutgefäßen

a

b

Sagittalschnitt durch die ausdifferenzierte Wirbelsäule

Nucleus pulposus (Chordarest) | Bandscheibe | Dornfortsatz Wirbelbogen

ehemalige Lage der Chorda dorsalis | Foramen intervertebrale
Wirbelkörper

c

Abb. 5.1-5 Schematische Darstellung der Wirbelsäulenentwicklung nach Frontalschnitten (a, b) und einem Sagittalschnitt (c) von Embryonen unterschiedlicher Entwicklungsstadien. Alle Strukturen, die ein definitives Segment (Wirbel und Bandscheibe) sowie die dazugehörige Muskulatur bilden, sind blau (Wirbel und Bandscheibe) bzw. orange (Muskulatur) markiert.

(a) Zustand nach Bildung der epithelialen Somiten. Jeder Somit ist in ein kraniales und kaudales Kompartiment unterteilt. Neuralleistenzellen besiedeln ausschließlich die kranialen Somitenhälfte.

(b) In den lateralen, myotomnahen Bereichen verdichtet sich das Anlagematerial, das den kaudalen Somitenhälften entstammt. Wie der Vergleich mit der Abb. 5.1-4 zeigt, sind die Verdichtungszonen im Horizontalschnitt dreieckig und stellen die Anlagen des Wirbelbogens, der Bogenwurzel und der Rippe (bzw. Rippenhomologe) dar. Aus den oberen Somitenhälften gehen im lateralen Anlagegebiet Spinalnerven mit ihren Wurzeln und Ganglien hervor. Das Mesenchym wird hier zum zirkumnervalen Bindegewebe, das insbesondere in Höhe der Spinalganglien zunehmend vaskularisiert wird. Angrenzend an die Chorda dorsalis hat sich das Mesenchym zur Perichordalröhre verdichtet. Im axialen Anlagegebiet treten mesenchymale Verdichtungszonen auf, die Bandscheibenanlagen darstellen. Sie begrenzen gleichzeitig die Wirbelkörperanlagen.

(c) Aus den lateralen Verdichtungszonen sind die Bogenelemente und die Rippen entstanden. Sie haben Anschluss an die aus dem axialen Anlagematerial hervorgegangenen Wirbelkörper und Bandscheiben bekommen. Ein Wirbelkörper entwickelt sich demnach aus den kaudalen Hälften zweier Somiten und den kranialen Hälften der kaudal angrenzenden Somiten.

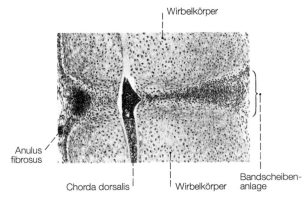

Wirbelkörper

Anulus fibrosus

Chorda dorsalis | Wirbelkörper | Bandscheiben-anlage

Abb. 5.1-6 Bandscheibenanlagen eines 30 mm großen Embryos (8.–9. Woche). Die Chorda dorsalis wird aus den angrenzenden Wirbelkörperanlagen herausgedrängt.

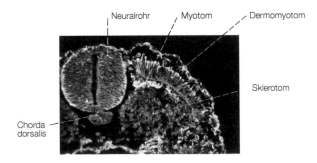

Neuralrohr | Myotom | Dermomyotom

Sklerotom

Chorda dorsalis

Abb. 5.1-7 Kryostatschnitt eines zwei Tage alten Hühnerembryos, der mit einem fluoreszierenden Antikörper gegen das muskuläre Intermediärfilamentprotein Desmin gefärbt wurde. Beachte die Lokalisation der desminpositiven Myotomzellen.

werden die Zellen spindelförmig, ordnen sich axial an und synthetisieren Muskelproteine (Abb. 5.1-7). Aus den Myotomen entwickeln sich die Rücken- und der größte Teil der ventro-lateralen Körperwandmuskulatur. Während in der

tiefen Schicht der Rückenmuskulatur und zwischen den Rippen die segmentale Anordnung der Muskeln erhalten bleibt, verbinden sich die oberflächlichen Anteile der Myotome zu langen, segmentübergreifenden Muskeleinheiten

(*Polymerisation*). So sind bei den Rückenmuskeln alle Übergänge von kurzen monosegmentalen bis zu langen plurisegmentalen Elementen vorhanden.

5.1.3 Besonderheiten des kranio-vertebralen Übergangs

Die oberen 4½ Somiten werden in das Hinterhauptbein (*Os occipitale*) einbezogen. Hier wird *Pax-1* früh herunterreguliert und das Skelett verliert die ursprüngliche metamere Gliederung. Bei der Entwicklung der beiden kranialen Halswirbel (*Atlas* und *Axis*) verschmelzen 2½ Somiten und bilden den Atlas, den Axiskörper und den mit ihnen knöchern verbunden Axiszahn (*Dens axis*). Der **Dens axis** geht aus dem eigentlichen Atlaskörper, der Bandscheibe zwischen Axiskörper und Dens axis sowie dem **Proatlas** hervor (Abb. 5.1-8). Vom Proatlas, der aus der kaudalen Hälfte des 5. und der kranialen Hälfte des 6. Somiten gebildet wird, geht der kraniale Teil in das Basioccipitale und der kaudale Teil in die Spitze des Dens axis über. Zwischen diesen beiden Hälften verläuft demnach die Grenze zwischen Kopf und Hals. Der Dens axis entspricht hauptsächlich der kaudalen Hälfte des 6. und der kranialen Hälfte des 7. Somiten.

Bleibt die Verknöcherung des kaudalen Proatlasabschnitts mit dem übrigen Dens aus, so kann ein selbstständiges Skelettstück (BERGMANNsches Knöchelchen, *Os odontoideum mobile*) persistieren. Der zwischen dem Dens axis und dem Hinterhaupt verlaufende Chordabschnitt markiert das Anlagegebiet eines Bandes (*Ligamentum apicis dentis*).

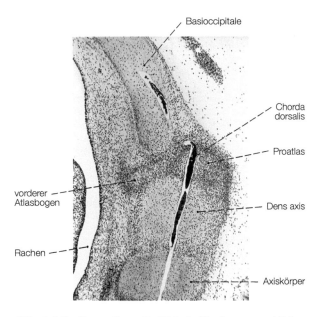

Basioccipitale

Chorda dorsalis

Proatlas

Dens axis

vorderer Atlasbogen

Rachen

Axiskörper

Abb. 5.1-8 Paramedianer Sagittalschnitt eines menschlichen Embryos in der 8. Woche (24 mm). Unterhalb der Anlage der Pars basilaris ossis occipitalis (Basioccipitale) zieht die Chorda dorsalis durch die Anlagen des Axiskörpers, des Dens axis (Atlaskörper) und des Proatlas.

5.1.4 Entwicklung von Brust- und Bauchwand

Die Somatopleura bildet die Matrix der ventrolateralen Körperwand. Sie liefert das Material für die paarigen Sternalleisten, die später zum unpaaren Brustbein (*Sternum*) verschmelzen, sowie für alle bindegewebigen Bauelemente einschließlich der Leder- und Unterhaut. Die Rippen und Zwischenrippenmuskeln wachsen als Somitenderivate von dorsal in die Somatopleura ein und schließen sich den paarigen Anlagen des Brustbeins an (Abb. 5.6-48). Die **Bauchmuskulatur** entsteht aus den lateral gelegenen, epithelial strukturierten Dermomyotomknospen der thorakalen Somiten, die in segmentaler Folge in das Mesenchym der Somatopleura eindringen (Abb. 5.1-9). Diese als **Muskelknospen** bezeichneten Somitenderivate weisen auf der Dermatomseite eine hohe mitotische Aktivität auf. Sie verlieren ihre epitheliale Struktur und bilden auf jeder Seite eine segmentüberschreitende, zunächst einheitliche **Vormuskelmasse,** die zunächst noch im hinteren Abschnitt der Bauchwand gelegen ist. Die Vormuskelmasse jeder Seite wird von einwandernden Somatopleurazellen durchsetzt und untergliedert sich in die **Anlagen der einzelnen Bauchmuskeln.** Diese werden dann in ventraler Richtung bis zu ihrer definitiven Position verlagert, wobei sich das zwischen den Muskelanlagen beider Seiten gelegene Bindegewebe zur *Linea alba* verdichtet.

Die Muskelzellen gehen ausschließlich aus den ventralen Dermomyotomknospen hervor, während das intramuskuläre Bindegewebe, die Faszien und Aponeurosen von Somatopleurazellen gebildet werden. Die regionaltypische Ausbildung spezifischer Muskelindividuen erfolgt durch Einflüsse des ortsständigen Bindegewebes.

5.1.5 Entwicklung der Extremitäten

Die Extremitäten entwickeln sich als Falten der ventrolateralen Körperwand (Abb. 5.1-10a). Beim menschlichen Embryo werden sie Ende der 4. Entwicklungswoche nachweisbar. Sie bestehen aus einem mesenchymal strukturierten mesodermalen Kern und einer ektodermalen epithelialen Hülle, deren distaler Rand bei allen Amniotenembryonen eine deutlich verdickte Leiste aufweist (Abb. 5.1-10b). Diese als **Randleiste**, im angloamerikanischen Schrifttum als **AER** (*apical ectodermal ridge*) bezeichnete Struktur (Kap. 4.2) steuert den distalen Zuwachs des Extremitätenmesenchyms durch die Abgabe von Fibroblastenwachstumsfaktoren (**FGFs**) (Abb. 5.1-11). Die AER trennt dorsales von ventralem Ektoderm.

Das dorsale Ektoderm exprimiert *Wnt-7a* und *Radical fringe*, das ventrale *Engrailed-1*. *Radical fringe* kodiert für ein Protein, das die Bildung der AER induziert. Das entsprechende Gen *Fringe* hat beim Auswachsen des Fliegenflügels eine identische Funktion. Nach Entfernung der AER hört das Wachstum der Extremitätenanlagen auf und die zum Zeitpunkt des experimentellen Eingriffs nicht angelegten distalen Strukturen werden nicht mehr entwickelt. Die Aktivität der AER wird wiederum durch Einflüsse von Seiten des Extremitätenmesenchyms gesteuert. Die AER kontrolliert zwar die hohe Zellteilungsrate im darunter gelegenen Mesenchym, bestimmt aber nicht dessen weiteren Entwicklungsweg. Nach experimenteller Isolierung des Mesenchyms der Beinanlage und des Ektoderms der Armanlage und nachfolgender

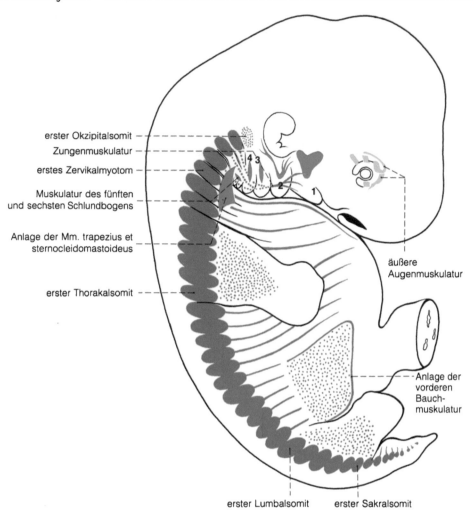

erster Okzipitalsomit

Zungenmuskulatur

erstes Zervikalmyotom

Muskulatur des fünften
und sechsten Schlundbogens

Anlage der Mm. trapezius et
sternocleidomastoideus

erster Thorakalsomit

äußere
Augenmuskulatur

Anlage der
vorderen
Bauch-
muskulatur

erster Lumbalsomit   erster Sakralsomit

Abb. 5.1-9   Schematische Darstellung der Anlagebezirke der somatischen Muskulatur (braun), der Schlundbogenmuskulatur (blau) und der äußeren Augenmuskulatur (grün) bei einem menschlichen Embryo in der 6. Woche (10 mm). Die von den Somiten ausgehenden, ventral verlaufenden und voll ausgezogenen braunen Linien stellen die ventralen Fortsätze der Myotome dar. Im Bereich der Bauchwand bildet sich ein segmentübergreifendes Vormuskelblastem. Deshalb wurde das Anlagematerial punktiert. Die Zellen für die Extremitätenmuskulatur wandern in einem noch nicht differenzierten Zustand aus den Somiten in die Extremitätenanlagen ein; segmentale Muskelanlagen sind hier in keinem Entwicklungsstadium nachweisbar (braune Punkte). Auch in die Zungenanlage wandern noch undifferenzierte myogene Zellen ein, deshalb wurde das Anlagegebiet der Zungenmuskulatur mit den okzipitalen Somiten durch gestrichelte Linien verbunden. Mit arabischen Ziffern sind die ersten vier Schlundbögen gekennzeichnet, die sich im Gegensatz zu den folgenden reliefartig aus der Körperoberfläche hervorheben (s. auch Abb. 5.1-14). Der Nerv des ersten Schlundbogens ist der N. trigeminus, der des zweiten der N. facialis, der des dritten der N. glossopharyngeus, der des vierten und der folgenden Schlundbögen der N. vagus (einschließlich des N. accessorius). Die Muskeln, die von den genannten Hirnnerven innerviert werden, sind Derivate der den Nerven zugeordneten Schlundbögen.

Neukombination dieser beiden Strukturelemente entwickelt sich ein typisches Bein. Die AER bildet sich zurück, wenn alle distalen Strukturen angelegt sind.

An der posterioren (kaudalen) Seite der Extremitätenanlage wird die Quelle eines Morphogens beschrieben, dessen Konzentrationsgradient für die Anordnung der Bauelemente von Bedeutung sein soll. Dieser Mesenchymbereich wird als **Zone polarisierender Aktivität** (ZPA) bezeichnet und gibt das Signalmolekül **Sonic hedgehog** ab. Es regionalisiert das Extremitätenmesenchym entlang der radio-ulnaren Achse und stimuliert die FGF-4-Produktion in der Randleiste. Die dorsoventrale Polarität der Extremitätenanlage wird durch *Wnt-7a* kontrolliert. Auch die **Bone morphogenetic proteins** (**BMPs**) sind Faktoren des komplexen Signalnetzwerks der Extremitätenknospe und der Skelettdifferenzierung (s. auch Kap. 3.6.5 u. Tab. 2-5). **BMP-7** wird in der AER exprimiert und reguliert die proliferationsfördernde Wirkung der FGFs. **BMP-2** wird im posterioren Mesenchym durch Sonic

hedgehog aktiviert. Die regionalen Besonderheiten der Extremitätenanlage finden ihren Ausdruck in *Hox-Codes*. Entlang der proximodistalen Achse werden *Hox-A*-Gene, entlang der radioulnaren Achse *Hox-D*-Gene exprimiert. Die *Hox-D*-Expression wird durch FGFs, Sonic hedgehog und Retinoide beeinflusst.

Die zuvor faltenförmigen Extremitätenanlagen biegen nach ventral um und nehmen Paddelform an. Ihre distalen Abschnitte erscheinen als Hand- bzw. Fußteller abgeplattet und sind von den weiter proximal gelegenen Extremitätenabschnitten deutlich abgegrenzt (Abb. 5.1-12). Beim sechs Wochen alten Embryo sind am Hand- bzw. Fußteller vier radiär verlaufende Furchen zu erkennen, die den Metacarpus (Metatarsus) untergliedern und distal die Finger- bzw. Zehenanlagen gegeneinander abgrenzen (Abb. 5.1-10c u. 5.1-12).

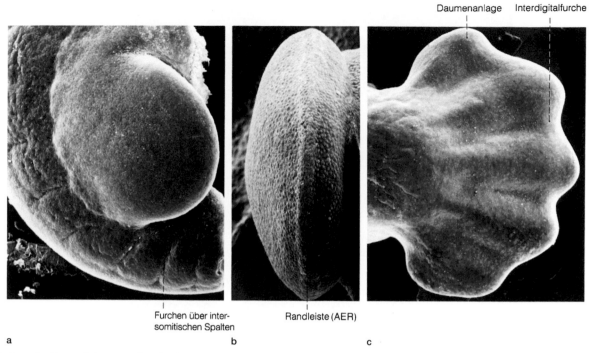

Daumenanlage   Interdigitalfurche

Furchen über inter-
somitischen Spalten

Randleiste (AER)

a   b   c

Abb. 5.1-10   Rasterelektronenmikroskopische Darstellung menschlicher Extremitätenanlagen.
(a) Seitliche Ansicht der faltenförmigen rechten Beinanlage eines Embryos Ende der 4. Woche (5,5 mm). Vergr. ca. 16fach.
(b) Distale Aufsicht auf die paddelförmige Anlage des rechten Arms. Vergr. ca. 70fach.
(c) Dorsalseite des rechten Handtellers eines Embryos in der 7. Woche (17,5 mm).

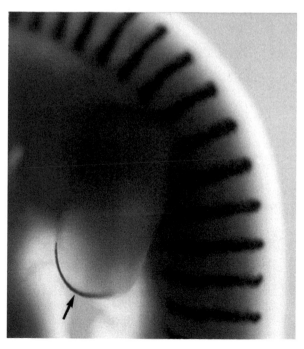

Abb. 5.1-11   Hühnerembryo am 5. Bebrütungstag. Durch die Technik der In-situ-Hybridisierung wurde FGF-4-mRNA sichtbar gemacht. Die ektodermale Randleiste (Pfeil) der Extremitätenanlagen und die Myotome (Zebrastreifenmuster) exprimieren FGF-4-mRNA.

Im Inneren der Extremitätenanlage entwickeln sich fortschreitend von proximal nach distal Zonen unterschiedlicher Zelldichte. In der zentralen (chondrogenen) Zone verdichtet sich das Mesenchym zum **Vorknorpelblastem.**

Die hier vorhandenen Blutgefäße werden unter dem Einfluss von Faktoren, die das Gefäßwachstum hemmen (antiangiogenetische Faktoren), zurückgebildet, und es entwickelt sich **hyaliner Knorpel,** aus dem später die **knöchernen Skelettstücke** hervorgehen. Entsprechend der von proximal nach distal zunehmenden Abflachung der Extremitätenanlagen verändert sich auch im Inneren die Form des Vorknorpelblastems. Durch lokale Zelluntergänge (**Apoptosen**) wird dieses Blastem in radio-ulnarer (tibiofibularer) Richtung untergliedert. Während des appositionellen Wachstums der Finger und Zehen erfolgt deren Separation als Folge interdigital auftretender Apoptosen. Das Vorknorpelblastem entwickelt sich in proximo-distaler Richtung zunächst als kontinuierliche Einheit. Im Bereich der späteren Gelenkregionen bleibt die Knorpelbildung aus. In den hier später auftretenden Gelenkspalten werden auch Apoptosen beobachtet.

Zwischen der chondrogenen und der subektodermalen Dermisanlage entwickelt sich die **Extremitätenmuskulatur.**

Zunächst sind im proximalen Abschnitt der Extremitätenanlage jeweils einheitliche ventrale und dorsale **Vormuskelmassen** vorhanden, die sich weiter nach distal ausdehnen und die im weiteren Verlauf in **Einzelmuskelanlagen** untergliedert werden. Dabei determiniert das ortsständige Bindegewebe die Form und Struktur der Muskeln. Die sich autonom entwickelnden Sehnen gewinnen Anschluss an die Muskelanlagen.

Die **Herkunft** der **myogenen Zellen** für die Extremitätenmuskulatur wurde durch die Methode der Chimärenbildung mit Wachtel- und Hühnerembryonen geklärt (die **Chimäre** ist in der griechischen Sage ein Fabeltier aus Löwe, Ziege und Drache). Die Wachtel-Huhn-Chimären werden durch Transplantation von embryonalem Wachtelgewebe (-zellen) auf Hühnerembryonen

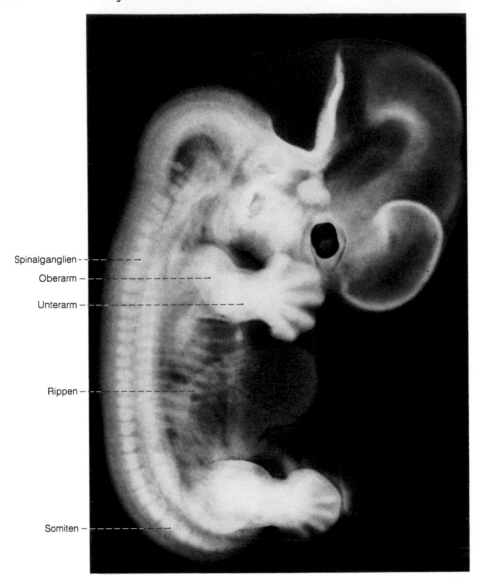

Spinalganglien –

Oberarm –

Unterarm –

Rippen –

Somiten –

Abb. 5.1-12 Menschlicher Embryo aus der 7. Woche (4,5 mm). Beachte die Körperwandmetamerie sowie die Gliederung der Extremitätenanlage.

(bzw. umgekehrt) generiert. Die Zellkerne von Wachtelzellen können aufgrund eines auffälligen Chromatinmusters von Hühnerzellkernen unterschieden werden. Durch Verpflanzungen einzelner Keimabschnitte zwischen Wachtel- und Hühnerembryonen steht somit eine Untersuchungsmethode zur Verfügung, die es erlaubt, Zellwanderungen während der Embryonalentwicklung über beliebig lange Zeiträume zu verfolgen. Bei zwei Tage alten Hühnerembryonen wurden die in Höhe der Extremitätenanlagen gelegenen Somiten herausgeschnitten und durch entsprechende Somiten gleichaltriger Wachtelembryonen ersetzt (Abb. 5.1-13). Es zeigte sich, dass bereits in einem sehr frühen Stadium der Extremitätenentwicklung noch undifferenzierte und teilungsfähige Somitenzellen in das Mesenchym der Arm- und Beinanlagen einwandern. Diese den seitlichen Dermomyotomkanten entstammenden Zellen besiedeln nach und nach in proximodistaler Richtung die myogenen Zonen der Extremitätenanlagen und differenzieren sich hier nach mehreren Zellteilungen zu Muskelzellen. Die noch teilungsfähigen Myoblasten sind an ihrer *Pax-3*-Positivität zu erkennen. Sie bilden in beiden Vormuskelmassen ein oberflächlich gelegenes Zellreservoir, dessen Proliferationsrate durch BMPs, Follistatin und **Myostatin** kontrolliert wird. Die terminale Differenzierung dieser Zellen wird durch die Bildung von myogenen Determinationsfaktoren, wie **MyoD**, **Myf-5** und

Myogenin, eingeleitet. Es handelt sich um Transkriptionsfaktoren, unter deren Einfluss sich in vitro auch Zellen, die sich normalerweise nicht zu Skelettmuskulatur entwickeln würden (z. B. Fibroblasten), zu quer gestreiften Muskelzellen differenzieren.

Wird die Besiedelung der Extremitätenanlagen durch Somitenzellen verhindert, entwickeln sich zwar normale Skelettstücke und sogar regelrecht ansetzende Sehnen. Muskeln sind dagegen in diesen Extremitäten nicht vorhanden. Derartige muskelfreie Extremitäten werden bei Mausmutanten beobachtet, bei denen Gene inaktiviert werden, die für die Einwanderung der Somitenzellen von Bedeutung sind. Das trifft für **Pax-3,** HGF/SF (Hepatozyten-Wachstumsfaktor/Scatter factor, Tab. 2-5) und den HGF/SF-Rezeptor **c-Met** zu. Die Interaktion des im lateralen Dermomyotom exprimierten Rezeptors c-Met und des in der Basis der Extremitätenanlage gebildeten Liganden HGF/SF ist eine Voraussetzung für die epithelio-mesenchymale Transformation der Somitenzellen und das Auswandern der myogenen Zellen in die Extremitätenanlage. Ein Teil des myogenen Zellmaterials der oberen Extremität gelangt

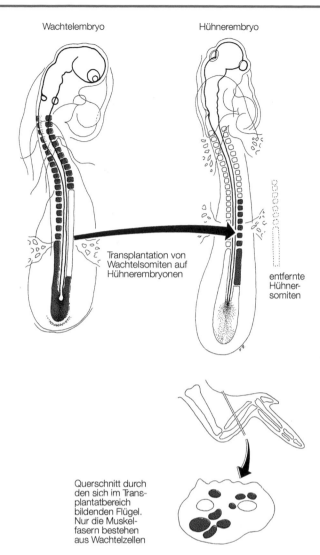

Wachtelembryo Hühnerembryo

Transplantation von
Wachtelsomiten auf
Hühnerembryonen

entfernte
Hühner-
somiten

Querschnitt durch
den sich im Trans-
plantatbereich
bildenden Flügel.
Nur die Muskel-
fasern bestehen
aus Wachtelzellen

Abb. 5.1-13 Experimenteller Nachweis der Herkunft der Extremitätenmuskulatur aus Zellen der Somiten. Wenn man die Somiten eines Hühnerembryos in Höhe der Flügelanlage durch Somiten der Wachtel ersetzt, werden später die Muskelzellen im Hühnerflügel durch Wachtelzellen gebildet. Das Skelett und Bindegewebe des Flügels gehen dagegen nicht aus den Somitenzellen hervor. Die terminal differenzierten Myoblasten erhöhen die Adhäsivität ihrer Oberfläche durch die Bildung des Adhäsionsmoleküls M-Cadherin und fusionieren zu mehrkernigen Myotuben. Die bindegewebigen Elemente der Muskeln (Sehnen, Faszie, Epimysium, Perimysium) entwickeln sich wie das Skelett und das übrige Bindegewebe der Extremitäten aus Somatopleurazellen.

sekundär in den Rücken- und Thoraxbereich und entwickelt sich dort oberflächlich von der eigentlichen Körperwandmuskulatur zur Schultergürtelmuskulatur. Da die Zellen, aus denen die Skelettmuskelfasern für die Extremitätenmuskeln hervorgehen, zwar bereits determiniert, aber noch nicht differenziert aus den Dermomyotomen in die Gliedmaßenanlagen einwandern und dort in keiner Phase metamer angeordnet sind, wurden sie in der Abb. 5.1-9 durch eine segmentüberschreitende Punktierung dargestellt.

In Frühphasen ihrer Entwicklung sind die Extremitäten besonders störanfällig. Die vor einigen Jahrzehnten gehäuft aufgetretenen Fälle von **Thalidomidembryopathien** haben gezeigt, dass die stärksten Beeinträchtigungen der Armentwicklung (**Dysmelien**) auftraten, wenn das Medikament von der Mutter relativ früh, am 25.–28. Tag der Embryonalentwicklung, eingenommen worden war. Thalidomid war der Wirkstoff von Contergan®, das als Schlaf- und Beruhigungsmittel auf dem Markt war. Seine embryotoxische Wirkung in den Frühstadien der Extremitätenentwicklung hat dazu geführt, dass die Arme vollständig fehlten (**Amelie**) oder die Hände unmittelbar auf die Schulter folgten (**Phokomelie** = „Robbengliedrigkeit"). Bei dieser Fehlbildung fehlen die langen Röhrenknochen oder sie sind schwer deformiert. Nach späterer Einnahme von Thalidomid waren die Fehlbildungen auf weiter distal gelegene Extremitätenabschnitte beschränkt. So wurden Fehlbildungen des Daumens nach Einnahme des Medikaments am 36. Tag der Embryonalentwicklung beobachtet.

Von den genetisch bedingten Fehlbildungen sei die **Polydaktylie** genannt, die durch das Vorhandensein überzähliger Finger oder Zehen gekennzeichnet ist. Bei der **Syndaktylie** sind Finger oder Zehen miteinander verwachsen.

5.1.6 Entwicklung der Hals- und Kopfmuskulatur

Wie bereits erwähnt, geht aus den Somiten Muskulatur hervor. Die meisten Hals- und Nackenmuskeln entstammen den Somiten (Ausnahme: M. trapezius, M. sternocleidomastoideus; s. unten). Auch die **Zungenmuskeln** differenzieren sich lokal aus Zellen, die den seitlichen Dermatomkanten der Kopfsomiten entstammen und in das Anlagegebiet der Zunge einwandern. Die bindegewebigen Strukturelemente der Zunge werden von Neuralleistenzellen gebildet. Die Entwicklung der Muskulatur der Zunge und der Extremitäten zeigt somit prinzipielle Ähnlichkeiten. In der Abb. 5.1-9 wurde der Anlagebezirk der Zunge mit den zugehörigen Somiten durch gestrichelte Linien verbunden.

Die **äußeren Augenmuskeln** entwickeln sich aus drei paarigen, dicht beieinander liegenden mesenchymalen Verdichtungen, die am Ende der 4. und zu Beginn der 5. Embryonalwoche in der Nähe der Augenanlage in Erscheinung treten. Die Muskelanlagen, die vom N. oculomotorius innerviert werden (M. rectus inferior, medialis, superior; M. obliquus inferior; M. levator palpebrae superioris), entwickeln sich aus paarigen, epithelumgrenzten Bläschen, den Prämandibularhöhlen, die ihrerseits aus dem prächordalen Mesoderm hervorgegangen sind, das sich vor dem kranialen Ende der Chorda dorsalis verdichtet und nicht neuroektodermalen Ursprungs ist. Zwei weitere Verdichtungen gleicher Herkunft, die in kaudaler Richtung auf die Prämandibularhöhlen folgen, bilden die Anlagen des M. obliquus superior (Innervation: N. trochlearis) und des M. rectus lateralis (Innervation: N. abducens). Die hier beschriebenen myogenen Mesenchymverdichtungen sind nicht den Somiten homolog. Sie wurden daher in Abb. 5.1-9 durch einen besonderen Farbton (grün) kenntlich gemacht.

Neben der aus Somitenmesoderm hervorgehenden Muskulatur und den äußeren Augenmuskeln entstehen im Kopf- und Halsbereich Muskeln, die dem paraxialen Kopfmesoderm entstammen. Diese Muskulatur differenziert sich im Bereich des Kopfdarms bis ins mittlere Drittel der

Speiseröhre zu quer gestreiftem Muskelgewebe, während die angrenzenden Darmabschnitte nur glatte Muskulatur aufweisen, die der Splanchnopleura entstammt. Die Wand des Kopfdarms ist bei 4–5 Wochen alten Embryonen durch das Vorhandensein bogenförmiger Verdickungen, der **Schlundbögen** (Pharyngealbögen, Viszeralbögen, Branchialbögen), gekennzeichnet (Abb. 5.1-14). Das Mesenchym dieser Bögen wird von Mesoderm- und Neural-

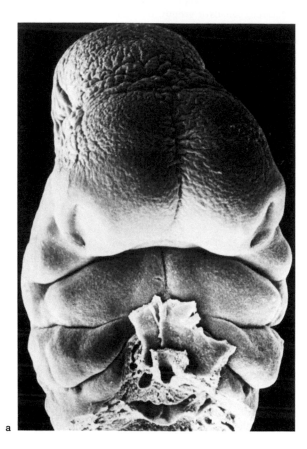

a

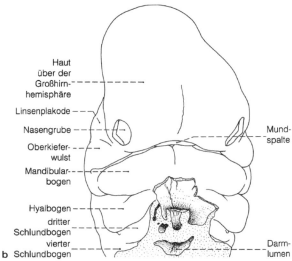

Haut
über der
Großhirn-
hemisphäre

Linsenplakode

Nasengrube

Oberkiefer-
wulst

Mandibular-
bogen

Hyalbogen

dritter
Schlundbogen

vierter
Schlundbogen

Mund-
spalte

Darm-
lumen

b

Abb. 5.1-14 Gesicht und angrenzende Schlundbogenregion eines menschlichen Embryos in der 6. Woche (9,5 mm).
(a) Rasterelektronenmikroskopische Aufnahme.
(b) Erläuterungsskizze.

leistenzellen gebildet. Untersuchungen an Vogelchimären haben ergeben, dass sich die Neuralleistenzellen hauptsächlich zu Binde- und Stützgeweben entwickeln, während sich die Muskelfasern aus Mesodermzellen differenzieren. Die Schlundbögen stehen mit einzelnen Hirnnerven in Verbindung, die später die entsprechenden Viszeralmuskeln innervieren. Bei Fischen entwickeln sich die Schlundbögen zu **Kiemenbögen** (Kap. 5.7.1, 7.3.4).

Aus dem **ersten Schlundbogen** (**Kieferbogen**) entwickeln sich die vier **Kaumuskeln**, der *M. mylohoideus*, der vordere Bauch des *M. digastricus* sowie die *Mm. tensor tympani* und *tensor veli palatini*. Alle diese Msukeln werden aus den *N. trigeminus* innerviert. Derivate des **zweiten Schlundbogens** (**Hyalbogen**) sind der *M. stapedius*, der *M. stylohyoideus*, der hintere Bauch des *M. digastricus* und die gesamte **mimische Muskulatur.** Die Innervation dieser Muskeln erfolgt durch den *N. facialis.* Aus den nach kaudal angrenzenden **Schlundbögen** gehen im Wesentlichen die **Muskeln der Rachenwand** und des **Kehlkopfes** hervor. Die zugehörigen Nerven sind der *N. glossopharyngeus* und der *N. vagus.* Ein Teil dieses Anlagematerials bildet wahrscheinlich die *Mm. trapezius* und *sternocleidomastoideus.* Diese Muskeln werden von *N. accessorius* innerviert. Die Muskulatur ist in Abb. 5.1-9 blau dargestellt.

5.1.7 Prä- und postnatales Wachstum

Der Mensch durchläuft verschiedene Entwicklungsstadien. Die Geburt ist die Grenze zwischen der pränatalen und der postnatalen Entwicklung. Die postnatalen Entwicklungsphasen gliedern sich in das 12 Monate dauernde **Säuglingsalter,** von dem die ersten Lebenswochen als **Neugeborenenperiode** gesondert abgegrenzt werden, und das **Kleinkindalter,** das bis zum Ende des 6. Lebensjahres reicht. Auf das **Schulalter** und die **Pubertät** folgt das **Jugendlichenalter** (Adoleszenz), das bis zum Stillstand des Längenwachstums andauert.

Wachstum erfolgt durch Zunahme der Zellzahl, eine Vergrößerung der Zellen und die Vermehrung der Zwischenzellsubstanz (extrazelluläre Matrix, ECM) (s. Kap. 2.17).

Das Wachstum des Körpers ist im Wesentlichen genetisch festgelegt. Die Steuerung erfolgt hormonell und durch Wachstumsfaktoren. Das von der Hypophyse gebildete **Wachstumshormon** (**GH,** STH) und die Insulin-like growth factors (**IGF-I** und **-II**) sind dabei von besonderer Bedeutung. GH wirkt u.a. dadurch, dass es die Synthese von IGF-I fördert. Die Gene für IGF-II und seinen Rezeptor sind bei Säugern **genomisch geprägt** (Imprinting). Sie werden in den mütterlichen (IGF-II) beziehungsweise den männlichen Keimzellen (IGF-Rezeptor) inaktiviert. Die Massen der Herzmuskulatur, der Skelettmuskulatur, des Knochengewebes oder des Unterhautfettgewebes können durch Ernährungsgewohnheiten und körperliches Training beeinflusst werden. Im Gegensatz zum Skelett, bei dem eine Vermehrung der Zellzahl (**Hyperplasie**) beobachtet werden kann, kommt die Massenzunahme der Skelettmuskulatur hauptsächlich durch eine Größenzunahme der Zellen (**Hypertrophie**) zustande.

Die **Wachstumsintensität** ist während der Embryonalperiode am größten. Von der befruchteten Eizelle (Zygote) bis zum Beginn der Fetalperiode ist eine Größenzunahme um das 150fache zu beobachten. In der Fetalperiode wächst der Mensch noch einmal um den Faktor 15. Postnatal ist die Wachstumsgeschwindigkeit im ersten Lebensjahr am größten. Insgesamt erfolgt die Längenzunahme postnatal um den Faktor 3,5, wobei um die Pubertät herum, insbesondere bei Jungen, ein deutlicher **Wachstumsschub** erfolgt.

Als mittlere Körpergrößen gelten beim Mann 177 cm und bei der Frau 167 cm. Werden die Körperlängen um 20% über- oder unterschritten, so spricht man von Riesenwuchs (Gigantismus) oder Zwergwuchs (Nanosomie).

Während der Entwicklung des Menschen lässt sich eine Änderung der Gestalt und der **Körperproportionen** beobachten (Abb. 5.1-15). Das hängt mit dem in kaudaler Richtung erfolgenden appositionellen Wachstum und dem daraus resultierenden kranio-kaudalen Entwicklungsgradienten zusammen. Am Ende der Embryonalperiode macht der Kopf fast die Hälfte der Körperlänge aus, während sich beim adulten Organismus relativ der Kopf auf ca. ⅛ der Körperlänge reduziert. Aus den während der Embryonalperiode relativ kurzen Extremitäten entwickeln sich im adulten Organsismus lange und massige Körperabschnitte, von denen die Beine schließlich die Hälfte der Körperlänge ausmachen.

rung beginnt Ende der 6. Entwicklungswoche und wird erst mit der Beendigung des Längenwachstums abgeschlossen. Die Knochenbildung von Schädeldach, Gesicht und Schlüsselbeinkörper erfolgt durch direkte Ossifikation des Mesenchyms ohne Knorpelbildung, **membranäre (desmale) Ossifikation.**

Die membranäre Ossifikation der Clavicula und der Schädelknochen und die chondrale im Schaftbereich der langen Röhrenknochen beginnen bereits in der 6. bis 8. Embryonalwoche (Ende der Embryonalperiode). Dagegen weisen die meisten Epiphysen, Apophysen und viele kurze Skelettstücke zum Zeitpunkt der Geburt noch keinen Knochenkern auf (Abb. 5.4-3 u. 5.5-3). In der distalen Femurepiphyse und der proximalen Tibiaepihyse sind zum Zeitpunkt der Geburt Knochenkerne vorhanden. Sie werden als **Reifezeichen des Neugeborenen** angesehen.

Kenntnisse über Wachstum und Reifung des Skeletts sind für die Beurteilung des hormonellen Status von Kindern und Jugendlichen und den Beginn bestimmter therapeutischer Maßnahmen (z.B. im Rahmen der Kieferorthopädie) von großer Bedeutung. Röntgenologische Untersuchungen insbesondere des Extremitätenskeletts geben Aufschluss über das sog. Knochenalter.

Bei Mädchen läuft die Knochenentwicklung schneller ab als bei Jungen. So haben 12-jährige Mädchen einen Reife-

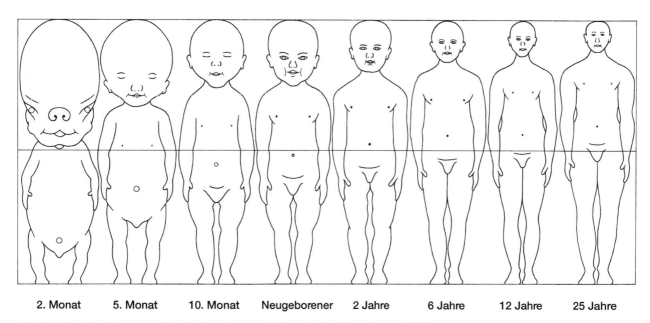

| 2. Monat | 5. Monat | 10. Monat | Neugeborener | 2 Jahre | 6 Jahre | 12 Jahre | 25 Jahre |

Abb. 5.1-15 Die Körperproportion des Menschen vom 2 Monate alten Fetus bis zum 25-Jährigen.

5.1.8 Reifung des Skeletts

Knochengewebe entwickelt sich aus Mesenchym, das im Rumpf und in den Extremitäten mesodermaler und im Kopf auch ektodermaler Herkunft sein kann. Mit Ausnahme von Knochen der Schädelkalotte, des Gesichts und des Schlüsselbeinkörpers werden die Skelettstücke nach einem mesenchymalen Blastemstadium ab Ende der 5. Entwicklungswoche als Knorpel angelegt (Primordialskelett). Die knorpeligen Skelettstücke werden später durch Knochengewebe ersetzt (**chondrale Ossifikation**). Die Verknöche-

grad des Skeletts, der dem von 14-jährigen Jungen entspricht. Der Beginn der Pubertät lässt sich aufgrund des Knochenalters ziemlich verlässlich voraussagen. Nach dem Osteogenesebeginn in der Apophyse des Beckenkamms kann bei Mädchen innerhalb von 5 Monaten mit der Menarche gerechnet werden.

Zwischen der Skelettreifung und der definitiven Körpergröße eines Menschen besteht ein Zusammenhang. Nach dem 5. Lebensjahr lässt sich die zu erwartende Körpergröße des Erwachsenen aufgrund des Knochenalters und der bestehenden Längenmaße ziemlich genau voraussagen.

Von besonderer Bedeutung für die Bestimmung des Knochenalters ist das Auftreten der Knochenkerne in den Skelettstücken der Handwurzel:

Os capitatum	1.–6. Monat
Os hamatum	1.–7. Monat
Os triquetrum	2.–3. Jahr
Os lunatum	4.–5. Jahr
Os scaphoideum	4.–6. Jahr
Os trapezium	4.–7. Jahr
Os trapezoideum	4.–6. Jahr
Os pisiforme	8.–12. Jahr

Der Schluss einiger Epi- und Apophysenfugen erfolgt recht spät, sodass die Gefahr von Fehldeutungen im Röntgenbild besteht: So tritt beispielsweise im sternalen Ende der Clavicula erst zwischen dem 18. und 20. Lebensjahr ein Knochenkern auf (hier chondrale Ossifikation), der zwischen dem 21. und 25. Lebensjahr mit dem membranär (desmal) gebildeten Corpus verschmilzt. Ähnlich spät verschwinden die Epiphysenfugen des proximalen Humerus und des Beckenkamms (Abb. 5.4-3 u. 5.5-3).

Literatur

Siehe Anhang Nr. 24, 44, 45, 73, 74, 75, 159.

D. Drenckhahn

5.2 Allgemeine Muskellehre

5.2.1 Muskelbau

Jedes Muskelindividuum wird mit einem spezifischen anatomischen Namen belegt (z. B. *M. biceps brachii,* der zweiköpfige Armbeuger). Der Begriff „Musculus" (mus, lat.: Maus; musculus, lat.: Mäuschen) wurde offenbar wegen der mäuseähnlichen, spindelförmigen Form mancher Muskeln *(M. fusiformis)* verwendet, die sich bei Kontraktion unter der Haut sichtbar hin- und herbewegen. Ein Muskelindividuum besteht aus einem durch Bindegewebe makroskopisch abgegrenzten Verband von Muskelfasern mitsamt seiner sehnigen Verbindungen. Durch diese sind die Muskelfasern am Skelettsystem (Knochen, Knorpel) oder an anderen Strukturen befestigt (u. a. Augapfel, Haut).

Muskelformen: Verschiedene Muskelformen sind in Abb. 5.2-1 dargestellt. Muskeln können flächenhaft platt sein (**M. planus**) oder eine bauchige Verdickung (**Muskelbauch, Venter**) aufweisen (**spindelförmiger Muskel, M. fusiformis**). An den Körperöffnungen kommen ringförmige Verschlussmuskeln vor (**M. sphincter, M. orbicularis**). Das Muskelgewebe kann auch durch Zwischensehnen (**Intersectiones tendineae**) in mehrere hintereinander gestaffelte Bäuche untergliedert sein (**mehrbäuchiger Muskel**). Setzt sich ein Muskel aus mehreren Teilen zusammen, die von unterschiedlichen Skelettpunkten entspringen und sich anschließend vereinigen, spricht man von einem **mehrköpfigen Muskel**. Beispiele für ein- und mehrköpfige Muskeln:

Die vier Hauptmuskeln des Oberarms sind der dreiköpfige Strecker (*M. triceps brachii;* -ceps, Spielform von Caput, lat.: Kopf), der zweiköpfige Beuger (*M. biceps brachii*) und die beiden einköpfigen Beuger (*M. brachialis, M. brachioradialis*) auf der Vorderseite des Oberarms.

Fiederung: Die Muskelfasern werden durch Bindegewebeblätter zu Bündeln gruppiert, die mit dem unbewaffneten Auge sichtbar sind und die Verlaufsrichtung der **Muskelfasern** widerspiegeln (Kap. 3.7.1). Die Fasern können annähernd parallel (**parallelfaserig**) oder schräg (**gefiedert**) zur Zugrichtung verlaufen. Man unterscheidet einfach gefiederte (*M. unipennatus;* penna, lat.: Feder) von zwei- bis mehrfach gefiederten Muskeln (*M. bipennatus, M. multipennatus*). Der Steigungswinkel (**Fiederungswinkel**) der Fasern kann innerhalb des Muskels wechseln (zur funktionellen Bedeutung der Fiederung s. u.).

5.2.2 Hilfseinrichtungen der Skelettmuskulatur

Sehne, Aponeurose und Raphe

Die Muskelfasern sind über eine oder mehrere **Sehnen** (straffes, parallelfaseriges kollagenes Bindegewebe; Kap. 3.3.5) am Knochen bzw. Knorpel befestigt. Hier befindet sich besonders bei Sehnen, die in Epiphysen einstrahlen, Faserknorpel. Dieser verkalkt knochennah (Kap. 3.5.2).

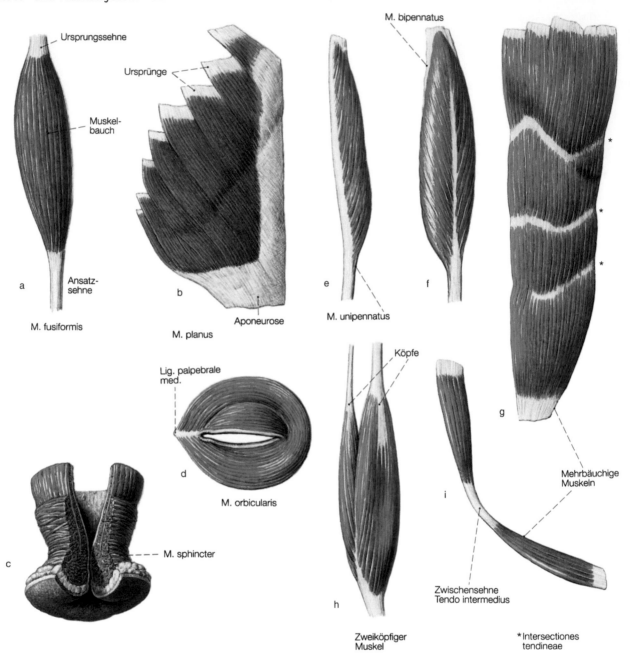

Abb. 5.2-1   Formen der Skelettmuskeln des Menschen. Beispiele: (a) M. palmaris longus, (b) M. obliquus externus abdominis, (c) M. sphincter ani externus, (d) M. orbicularis oculi, (e) M. extensor hallucis longus, (f) M. flexor digitorum longus, (g) M. rectus abdominis, (h) M. biceps brachii, (i) M. omohyoideus.

Die Übertragung der Muskelkraft auf die Kollagenfibrillen der Sehnen erfolgt an der **Muskel-Sehnen-Verbindung** (Abb. 3.7-19). Sehnen beginnen nicht erst an den Enden der Muskeln, wo sie als weißliche Platten oder strangförmige Gebilde in Erscheinung treten, sondern setzen sich stets in das Muskelgewebe fort. Dort spaltet sich die Sehne in flächenhafte Zipfel auf, die in den Perimysiumblättern verlaufen (s. o.) und Kontakt zu den Muskelfasern aufnehmen. Dadurch wird die Kontaktfläche zwischen Muskel und Sehne vergrößert.

Auf der Oberfläche des Muskels gelegene Sehnenblätter werden als **Sehnenspiegel** bezeichnet. Dabei handelt es sich teilweise um flächenhafte **Zwischensehnen,** die Muskel-

fasergruppen innerhalb eines langen Muskels untereinander mechanisch verbinden.

Platte, flächenhafte Endsehnen von Muskeln werden **Aponeurosen** genannt (Abb. 5.2-1).

Dort, wo sich Muskeln ohne sichtbare Sehne am Knochen oder Knorpel anheften, wird die Sehne durch kurze, makroskopisch nicht sichtbare Kollagenfasern ersetzt (Abb. 3.6-6). Diese strahlen, wie auch die Enden der Sehnen, in das Knochengewebe ein (SHARPEYsche Fasern). Ein Periost fehlt hier.

Beim hyalinen Knorpel (z. B. Rippen) setzen sich die Sehnenfasern in das Perichondrium fort. Einige Skelettmuskeln sind mit einem oder beiden Enden nicht mit Knochen oder Knorpel verbunden

(Beispiele: mimische Muskeln, äußere Augenmuskeln, Zungenbinnenmuskulatur, Muskulatur des Rachens und der oberen Speiseröhre, quergestreifter Schließmuskel des Anus).

Als **Raphe musculi** ist ein Bindegewebestrang definiert, in den Muskelfasern von zwei Seiten einstrahlen. Beispiele: *Raphe mylohyoidea* des Mundbodens, *Ligamentum* (besser *Raphe*) *supraspinale nuchae*, *Raphe pharyngea* in der Hinterwand des Rachens, *Ligamentum palpebrale mediale* am medialen Augenwinkel (Abb. 5.2-1d).

Schleimbeutel (Bursa synovialis) und Sehnenscheide (Vagina tendinis)

An Stellen, wo Sehnen an Skelettelementen oder derben anderen Strukturen (z.B. Bändern) umgeleitet werden oder mit ihnen in mechanischen Kontakt treten (vorbeigleiten), sind Schleimbeutel oder Sehnenscheiden gelegen. Beide Strukturen wirken als Gleitlager bzw. Druckverteiler.

Schleimbeutel (Bursa): Schleimbeutel sind bis mehrere Zentimeter lange, abgeplattete säckchenförmige Gebilde, die mit Synovialflüssigkeit gefüllt sind. Die Wand der Bursa besteht aus einem äußeren **Stratum fibrosum** und einem inneren **Stratum synoviale.** Das Stratum synoviale ist oftmals lückenhaft und kann über weite Strecken fehlen. Es ist wie die Synovialmembran von Gelenken strukturiert (Kap. 5.3.1).

Bursen sind nicht nur als **Verschiebekissen** in Nachbarschaft von Sehnen anzutreffen, sondern können auch dort auftreten, wo Weichteile unter Druck gegen eine derbe Unterlage verschoben werden. Beispiele: *Bursa olecrani* zwischen Haut und Olekranon am Ellenbogen; *Bursa praepatellaris* zwischen Haut und Kniescheibe; *Bursa subdeltoidea* zwischen dem *M. deltoideus* und dem Humerus im Schultergelenkbereich.

Bursen können bei stärkeren mechanischen Beanspruchungen neu gebildet werden (Beispiel: Bursen zwischen Haut und Schulterblatt bei Sackträgern).

Bei starker mechanischer Beanspruchung neigen Bursen zu **entzündlichen Veränderungen** (Bursitis), die sehr schmerzhaft sein können. Eine Bursitis wird häufig von vermehrter Flüssigkeitsbildung und Schwellung der Bursen begleitet. Gelegentlich muss die chirurgische Entfernung chronisch entzündlicher Bursen vorgenommen werden (z.B. bei einer chronischen **Bursitis olecrani**). Bei bakteriellen Allgemeininfektionen können sich Bakterien in Bursen absiedeln und eine eitrige Bursitis erzeugen (z.B. der *Bursa subdeltoidea*).

Sehnenscheiden (*Vaginae tendinum*) sind schlauchförmige Bursen, die die Sehne vollständig umhüllen (Abb. 5.2-2). Der umschlossene Spaltraum ist die *Cavitas synovialis tendinis*. Wie bei den Bursen besteht die Wand aus einem *Stratum fibrosum* (**Vagina fibrosa**) und einem *Stratum synoviale* (**Vagina synovialis**). Das straffe kollagenfaserige Stratum fibrosum ist besonders dort kräftig entwickelt, wo Sehnenscheiden am Knochen befestigt sind (Beispiele: Ring- und Kreuzbänder der fibrösen Sehnenscheiden der Finger, Sehnenfächer der *Retinacula*, Abb. 5.4-68 u. 77). Im Bereich solcher osteofibrösen Führungsröhren enthält die Vagina fibrosa Faserknorpelabschnitte. Das Stratum synoviale enthält A- und B-Zellen. Es ist sehr lückenhaft ausgebildet und nur dort vorhanden, wo zwischen Sehnen und Sehnenscheide keine nennenswerten Druck- und Reibungskräfte auftreten (u.a. an Umschlagfalten von Sehnenscheiden, Sehnenscheidensäcke im Karpaltunnel). Im

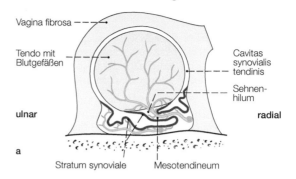

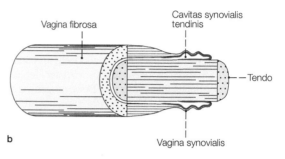

Abb. 5.2-2 Schematischer Aufbau der Sehnenscheide des M. extensor carpi ulnaris des Menschen in Höhe des Retinaculum extensorum. (a) Querschnitt, (b) Längsschnitt. Das Stratum synoviale ist auf das Mesotendineum und benachbarte Abschnitte des Hilums und Sehnenscheidenbodens beschränkt. Blutgefäße treten über das Mesotendineum in das Hilum der Sehne ein.

Bereich osteofibröser Führungsröhren ist das Stratum synoviale auf knochenwärtige Abschnitte der Scheiden und das Hilum der Sehnen beschränkt. Das Stratum synoviale ist über eine Falte, das **Mesotendineum,** mit dem Hilum der Sehne verbunden. Über dieses treten Blutgefäße in die Sehne ein. Das Stratum synoviale besitzt häufig typische Villi synoviales (Abb. 5.3-6). In den Sehnenscheiden der langen Fingerbeuger ist das *Mesotendineum* auf einige kurze Bindegewebestränge reduziert (*Vincula tendinum*).

Retinaculum

Retinaculum tendinis: An den Hand- und Sprunggelenken werden die Sehnen durch Rückhaltebänder am Skelett fixiert, um eine Verschiebung oder ein Vorspringen der Sehnen bei den Bewegungen der Skelettelemente zu verhindern.

Beispiel: Bei Dorsalextension der Hand (u.a. beim Aufstützen der Handinnenfläche auf dem Boden beim Liegestütz) springen die Sehnen der Streckmuskeln (Extensoren) der Finger und Hand nicht vor, weil sie durch das *Retinaculum extensorum* am Handgelenk zurückgehalten werden.

Unterhalb der *Retinacula* sind die **Sehnenfächer** lokalisiert, die tunnelförmige Durchtrittskanäle für die Sehnen bilden. Hier sind immer Sehnenscheiden vorhanden, die als Gleitlager innerhalb dieser osteofibrösen Kanäle dienen.

Sesambein

In den Sehnen verschiedener Muskeln können Knochen oder Knorpel (Sesamknorpel) eingelagert sein. Sesambeine befinden sich in der Regel nahe der Ursprünge und Ansätze von Sehnen, meistens an Stellen erhöhter Druckbeanspruchung.

Beispiele: Kniescheibe (**Patella**) in der Endsehne des *M. quadriceps femoris*, Erbsenbein (**Os pisiforme**) in der Endsehne des *M. flexor carpi ulnaris*, **Fabella** in der lateralen Ursprungssehne des *M. gastrocnemius* und Sesambeine an den Grundgelenken von Daumen und Großzehe. Zwischen Sesambeinen und benachbarten Knochen können gelenkige Verbindungen (Diarthrosen) bestehen.

Hypomochlion

Dieser Begriff umfasst Knochenabschnitte oder Retinacula, an denen Sehnen, Bänder oder Muskeln ihre Verlaufsrichtung ändern. Dadurch wirken sie als **Dreh- und Stützpunkte.** Durch die Änderung des Verlaufs wird der Hebelarm der Sehnen (Muskeln) für bestimmte Bewegungen vergrößert. Beispiele: Die Kniescheibe wirkt als Hypomochlion für die Sehne des *M. quadriceps femoris*. Diese wird durch die Kniescheibe weiter von der transversalen Drehachse des Kniegelenks abgehoben und erhält dadurch einen größeren Hebelarm für die Streckung des Unterschenkels.

Hypomochlien sind ebenfalls die Rinne zwischen den Höckern des proximalen Humerus (*Sulcus intertubercularis*) als Umleitstruktur für die Ursprungssehne des langen Bizepskopfes (Abb. 5.2-8), die *Spina trochlearis (Trochlea)* des Stirnbeins in der Augenhöhle (Umleitpunkt für die Sehne des *M. obliquus superior bulbi*), das Zungenbein für den *M. digastricus* und die *Incisura ischiadica minor* für den *M. obturatorius internus*. Die Unterseite des Schambeinkörpers kann ebenfalls als Hypomochlion bei der Austrittsbewegung des Kindes während der Geburt angesehen werden.

5.2.3 Punctum fixum und Punctum mobile, Ursprung und Ansatz

Die Skelettelemente des Bewegungsapparates sind über **Gelenke** miteinander verbunden und können in diesen gegeneinander verstellt (gedreht) werden (Kap. 5.3-1). Muskeln, die an den Skelettelementen befestigt sind und ein Gelenk überqueren, können Bewegungen der Skelettelemente um die Drehachsen der Gelenke ausführen. In der Regel wird eines der verbundenen Skelettelemente dabei stärker bewegt als das andere. Die Befestigungsstelle des Muskels an dem weniger bewegten Skelettelement wird als **Punctum fixum** und die am bewegten Skelettelement als **Punctum mobile** bezeichnet. Unter bestimmten Bedingungen können *Punctum fixum* und *Punctum mobile* miteinander vertauscht sein.

Beispiel: Die Kontraktion der Beugemuskeln auf der Vorderseite des Oberarms *(Humerus)* bewirkt in der Regel eine Beugung des Unterarms *(Ulna, Radius)*. Das *Punctum fixum* der Muskeln liegt am Oberarm und Schulterblatt, das *Punctum mobile* am Unterarm. Beim Klimmzug am Reck bildet der Unterarm das *Punctum fixum* und der Oberarm das *Punctum mobile* für die Beugemuskeln. Diese ziehen jetzt den Oberarm und damit den Körper hoch.

In der Regel bildet das *Punctum fixum* den **Ursprung** (Origo) und das *Punctum mobile* den **Ansatz** (Insertio) eines Muskels. Bei den Muskeln, die die Skelettelemente der

Extremitäten bewegen, liegt der Ursprung stets proximal. Für die Rumpfmuskeln gilt Folgendes: Die Rückenmuskeln und alle Muskeln, die den Kopf bewegen, besitzen ihre Ursprünge kaudal von den Ansätzen (Ausnahme: *M. serratus posterior superior*). Bei den ventralen Rumpfmuskeln liegen die Ursprünge kranial von den Ansätzen (Ausnahme: *Mm. intercostales interni*). Bei Beuge- und Drehbewegungen des Rumpfes stimmen Ursprung und *Punctum fixum* bzw. Ansatz und *Punctum mobile* der Rumpfmuskeln nicht immer überein.

5.2.4 Anatomischer und physiologischer Querschnitt

Der anatomische Querschnitt wird senkrecht zur Hauptachse (Hauptlinie) im dicksten Teil des Muskels gelegt (Abb. 5.2-3). Der physiologische Querschnitt verläuft senkrecht zu allen Muskelfasern. Bei mehrbäuchigen, parallelfaserigen Muskeln (wie den in Abb. 5.2-1 g und i gezeigten) werden der anatomische und physiologische Querschnitt nur durch einen der hintereinander geschalteten Bäuche gelegt. Bei gefiederten Muskeln ist der physiologische Querschnitt größer als der anatomische Querschnitt. Der physiologische Querschnitt erlaubt direkte Rückschlüsse auf die absolute Kontraktionskraft aller Muskelfasern (≈ 40 N/cm^2 Querschnittsfläche, s. u.). Die Kontraktionskraft ist unabhängig von der Länge der quergeschnittenen Muskelfasern: Ein 1 cm langer parallelfaseriger Muskel besitzt dieselbe Kontraktionskraft wie ein 10 cm langer parallelfaseriger Muskel mit derselben Querschnittsfläche. Bei gefiederten Muskeln ist die auf die Sehne übertragene Kontraktionskraft nicht direkt proportional zum physiologischen Querschnitt, sondern um den Faktor $\cos \alpha$ des Fiederungswinkels reduziert (s. u.).

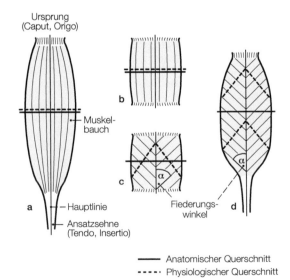

Abb. 5.2-3 Anatomische Grundbegriffe der Skelettmuskulatur. Die auf die Sehne übertragene Kontraktionskraft (Sehnenkraft) der Muskeln a–c ist in etwa gleich groß. Die Sehnenkraft des langen gefiederten Muskels (d) ist doppelt so groß wie die der anderen (Näheres s. Text).

5.2.5 Muskel- und Sehnenkraft

Die Kraft eines Muskels hängt direkt von seinem **physiologischen Querschnitt** ab und beträgt bei einer Querschnittsfläche von 1 cm² etwa 40 N (Gewichtskraft von 4 kg). Beim *M. biceps brachii* mit einem physiologischen Querschnitt von beispielsweise 10 cm² beträgt die maximale Muskelkraft rund 400 N (Gewichtskraft von 40 kg). Bei diesem Muskel wird die gesamte **Muskelkraft** auf die Sehne übertragen, da die Sehne in Zugrichtung des Muskels verläuft und mit diesem eine gemeinsame **Hauptlinie** bildet (Abb. 5.2-3 u. 4). Die auf die Sehne übertragene Kontraktionskraft wird als **Sehnenkraft** (F_S; F von „force") bezeichnet. Die Muskelkraft (F_M) und Sehnenkraft (F_S) sind in diesem Fall gleich groß.

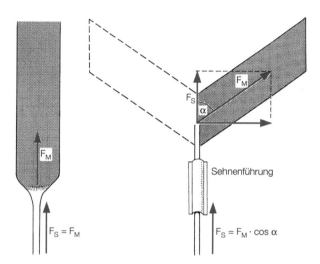

Abb. 5.2-4 Beziehung zwischen absoluter Muskelkraft (F_M) und der auf die Sehne übertragenen Muskelkraft (Sehnenkraft, F_S) bei parallelfaserigen (links) und gefiederten Muskeln (rechts). Bei gefiederten Muskeln ist die Sehnenkraft um den Faktor cos α ($α$ = Fiederungswinkel) geringer als die Muskelkraft.

Bei gefiederten Muskeln setzen die Muskelfasern schräg zur Zugrichtung der Sehne an. Dadurch wird nur ein Teil ihrer Kontraktionskraft in Zugrichtung der Sehne übertragen. Dieser übertragene Kraftvektor, die Sehnenkraft, ist proportional dem Kosinus des Fiederungswinkels. Daraus ergibt sich eine allgemeine Beziehung zwischen Muskelkraft (F_M), Sehnenkraft (F_S) und Fiederungswinkel ($α$):

$$F_S = F_M \cdot \cos α \,^1$$

Bei einem Fiederungswinkel von 60° beträgt die Sehnenkraft 50% und bei einem Winkel von 45° etwa 70% der aus dem physiologischen Querschnitt errechneten Muskelkraft.

In Abb. 5.2-5 ist dieser Zusammenhang am Beispiel von zwei Hebemuskeln des Schulterblatts veranschaulicht. Die *Mm. rhomboidei* besitzen eine „Ansatzsehne", die am medialen Schulterblatt befestigt ist. Durch den Faserverlauf und den Muskelansatz sind Verschiebungen in verschiedene Richtungen möglich, sodass Sehnenkräfte mit vertikaler und transversaler Richtung unterschie-

---

1 In diesen wie in den anderen Kapiteln des Buches wird auf eine vektorielle Schreibweise verzichtet.

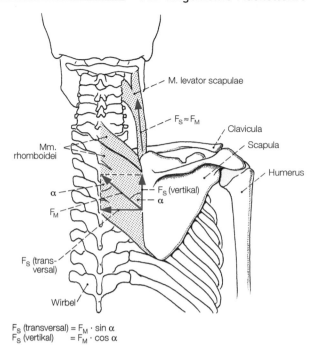

F_S (transversal) = $F_M \cdot \sin α$
F_S (vertikal) = $F_M \cdot \cos α$

Abb. 5.2-5 Vektoren der Muskel- und Sehnenkraft am Beispiel des M. levator scapulae und der Mm. rhomboidei. Beim M. levator scapulae ist der Hauptvektor der Muskelkraft (F_M) in Zugrichtung der Sehne gelegen. Deshalb entspricht die auf die Sehne übertragene Muskelkraft (Sehnenkraft, F_S) weitgehend der Muskelkraft. Bei den Mm. rhomboidei verlaufen die Muskelfasern schräg zum Ansatz am medialen Rand (Margo medialis) des Schulterblattes (Scapula). Die vertikale Sehnenkraft ist gegenüber F_M um den Faktor cos α und die transversale Sehnenkraft um den Faktor sin α reduziert.

den werden können. Die vertikale Sehnenkraft ist proportional zum cos α, die transversale jedoch zum sin α der Muskelkraft.

Wenn man intraoperativ die Sehnenkraft eines Muskels abschätzen möchte, dann reicht bei gefiederten Muskeln, wie dem in Abb. 5.2-3c gezeigten kurzen Muskel, die Bestimmung des anatomischen Querschnitts. Dieser ist um den Faktor des Kosinus des Fiederungswinkels (cos α) geringer als der physiologische Querschnitt und damit direkt proportional der Sehnenkraft (40 N mal anatomische Querschnittsfläche in cm²). Bei dem in Abb. 5.2-3d gezeigten Muskel kann der physiologische Querschnitt zweimal durch den Muskel gelegt werden. Die Sehnenkraft ist damit etwa doppelt so groß wie aus dem anatomischen Querschnitt abgeschätzt.

Die **Reißfestigkeit des Muskels** beträgt annähernd **100 N/cm²**. Sie wird in erster Linie durch das muskuläre Bindegewebe bestimmt. Dagegen ist die **Reißfestigkeit der Sehne** ungefähr 100fach so groß (**10 000 N/cm²**). Deshalb beträgt die anatomische Querschnittsfläche der Sehne auch nur etwa 2–3% der anatomischen Querschnittsfläche des betreffenden Muskels (beim *M. biceps brachii* etwa 20–40 mm²).

5.2.6 Verkürzungsvermögen

Die Sarkomerlänge eines stark gedehnten Muskels kann 3,6 μm erreichen. Bei maximaler elektrischer Reizung kann eine Verkürzung der Sarkomere bis auf 1,5 μm stattfinden (Abb. 5.2-6). Das Verkürzungsvermögen eines maximal gedehnten parallelfaserigen Muskels kann also theoretisch

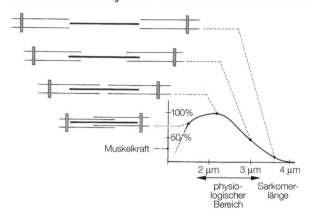

Abb. 5.2-6 Abhängigkeit zwischen Dehnung eines Muskels, seiner Sarkomerlänge und der korrespondierenden Muskelkraft (F$_M$). Die Muskelkraft ist bei starker Verkürzung und starker Dehnung geringer als bei mittelgradiger Verkürzung.

60% der Muskellänge betragen. Dieser Wert wird unter physiologischen Bedingungen nicht erreicht. Zum einen können Muskeln meistens nicht so stark gedehnt werden (wegen Begrenzungen des Bewegungsumfanges der meisten Gelenke und der Hemmwirkung des muskulären Bindegewebes bei starker Dehnung). Zum anderen erreicht die Sarkomerlänge bei maximaler willkürlicher Kontraktion nur etwa 2 µm. Das physiologische Kontraktionsvermögen (die Hubhöhe) parallelfaseriger Muskeln beträgt deshalb nur etwa 40% der Länge des gedehnten Muskels.

Bestimmte gefiederte Muskeln erzielen bei geeignetem Fiederungswinkel jedoch eine größere **Hubhöhe** als parallelfaserige Muskeln mit gleicher Faserlänge (Abb. 5.2-7). Bei einem Fiederungswinkel von 45° beträgt die maximal erzielte Hubhöhe etwa 60% der Faserlänge.

Beispiel: Der **M. deltoideus** des Schultergelenks besteht aus der kaum gefiederten *Pars acromialis* und den gefiederten Abschnitten *Pars spinalis* und *Pars clavicularis*. Die Abduktion des Arms erfolgt zunächst durch die *Pars acromialis*. Mit zunehmendem Abduktionswinkel kommen Teile der gefiederten Abschnitte des Muskels hinzu, sodass eine weitere Abduktion über die Hubhöhe der Pars acromialis hinaus möglich ist.

Bei langen gefiederten Muskeln wie beispielsweise dem ca. 25 cm langen **M. flexor digitorum longus** (Abb. 5.2-1 f u. 3d) ist die

Hubhöhe im Vergleich zu einem 25 cm langen parallelfaserigen Muskel jedoch wesentlich kleiner: 2,5 cm bei Fiederung von 45° mit einer Faserlänge von 4 cm, jedoch 10 cm bei Parallelfaserigkeit und einer Faserlänge von 25 cm. Der Vorteil der Fiederung dieses Muskels besteht aber in einer höheren, auf die Sehne übertragenen Muskelkraft (Sehnenkraft), die etwa doppelt so groß ist wie die Sehnenkraft eines gleich langen und gleich dicken parallelfaserigen Muskels (Annahme: physiologischer Querschnitt 3fach größer als der anatomische Querschnitt, Sehnenkraft bei 45° Fiederung ca. 70% der aus dem physiologischen Querschnitt sich ergebenden Muskelfaserkraft).

5.2.7 Kontraktionskraft in Abhängigkeit von der Muskeldehnung

Wie aus Abb. 5.2-6 ersichtlich wird, entwickelt ein Muskel bei mittlerer Dehnung die stärkste Kontraktionskraft (optimale Überlappung der Actin- und Myosinfilamente im Sarkomer). Daraus ergibt sich, dass ein Optimum an Kraftentfaltung bei einer mäßigen **Vordehnung** eines Muskels stattfindet. Bei starker Verkürzung lässt die Muskelkraft erheblich nach. Hinzu kommt, dass bei gefiederten Muskeln der Fiederungswinkel bei der Verkürzung immer größer wird, und damit die Sehnenkraft des Muskels abnimmt (s. o.). Wie unten ausgeführt, kann bei Drehbewegungen die endständig nachlassende Muskelkraft durch Vergrößerung des Hebelarms (Drehmoments) oder durch die Hilfe von direkten und indirekten Synergisten kompensiert werden.

5.2.8 Muskelwirkungen an Gelenken

Damit Skelettelemente um die Drehachse eines Gelenks bewegt werden können, muss ein Muskel über einen **Hebelarm** angreifen können (Kap. 5.3.1). Die Länge des Hebelarms (a) ist als der Abstand zwischen Drehachse des Gelenks und Ansatz des Muskels definiert (Abb. 5.2-8−10). Greift ein Muskel über einen **einarmigen Hebel** an, wird

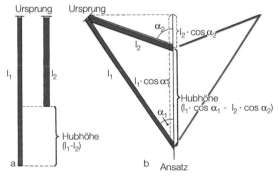

I$_1$ = Länge der gedehnten Faser
I$_2$ = Länge der kontrahierten Faser

Abb. 5.2-7 Verkürzungsvermögen (Hubhöhe) von parallelfaserigen (a) und gefiederten Muskeln (b) bei gleicher Faserlänge.

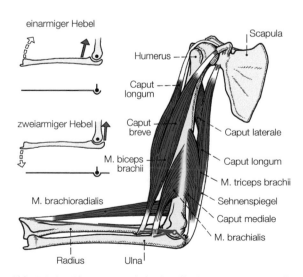

Abb. 5.2-8 Die Hauptmuskeln des Ellenbogengelenks und ihre anatomischen (realen) Hebelarme (rote Linien). Die Wirkung der Beugemuskeln erfolgt über einarmige Hebel, die des Streckmuskels (M. triceps brachii) über einen zweiarmigen Hebel.

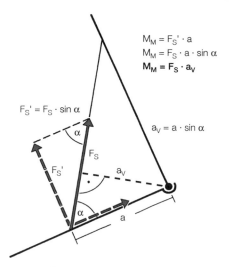

$$M_M = F_S' \cdot a$$
$$M_M = F_S \cdot a \cdot \sin \alpha$$
$$\mathbf{M_M = F_S \cdot a_v}$$

$$F_S' = F_S \cdot \sin \alpha$$

$$a_v = a \cdot \sin \alpha$$

Abb. 5.2-9 Muskelwirkung auf ein Drehgelenk am Beispiel des Ellenbogengelenks. Für die Berechnung des Drehmoments (Muskelmoment, M_M) sind der reale (anatomische, physikalische) Hebelarm (a) und die senkrecht zu ihm angreifende muskuläre Sehnenkraftkomponente (F_S') maßgeblich. In diese geht die absolute Sehnenkraft des Muskels (F_S) mit dem sin α des Ansatzwinkels ein. Das Produkt aus Hebelarm (a) und sin α entspricht der Länge des virtuellen Hebelarms (a_v). Das Muskelmoment kann also auch als Produkt aus absoluter Sehnenkraft des Muskels (F_S) und virtuellem Hebelarm (a_v) beschrieben werden.

das Skelettelement in Zugrichtung des Muskels bewegt (Beispiel: Beugemuskeln des Ellenbogengelenks). Findet der Angriff über einen **zweiarmigen Hebel** statt, dann wird der muskuläre Ansatzpunkt in Richtung auf den Muskelzug bewegt, der Hauptteil des Skelettelements (freier Hebel) jedoch in entgegengesetzte Richtung verlagert (Beispiele: Streckmuskel des Ellenbogengelenks, *M. triceps brachii*, und der Fußsenker, *M. triceps surae*).

Für die Durchführung einer Drehbewegung ist es weiterhin notwendig, dass der Muskel über eine vektorielle Kraftkomponente verfügt, die senkrecht zum Hebelarm angreift. Aus der absoluten Sehnenkraft des Muskels (F_S) kann die senkrecht angreifende, **wirksame Sehnenkraft** (F_S') abgeleitet werden. Diese ist für die Berechnung des Drehmoments maßgeblich. F_S' ist proportional zum Sinus des Ansatzwinkels (α) der Sehne am Knochen. Daraus ergibt sich für das muskuläre Drehmoment (M_M) bei einem Hebelarm (a):

$$M_M = F_S \cdot a \cdot \sin \alpha$$

Für die Darstellung des Drehmoments ist die Einführung eines **virtuellen Hebelarms** (a_v) sinnvoll. Dieser ist als senkrechte Strecke zwischen Drehachse des Gelenks und Muskelsehne (wirksame Muskelendstrecke) definiert. Der virtuelle Hebelarm ändert seine Richtung und Größe in Abhängigkeit von der Gelenkstellung. Das jeweilige Drehmoment kann als Produkt der realen Sehnenkraft (F_S) und des virtuellen Hebelarms ($a_v = a \cdot \sin \alpha$) beschrieben werden:

$$M_M = F_S \cdot a_v$$

Abb. 5.2-10 veranschaulicht diese Situation am belasteten Unterarm. Ein in der Hand befindliches Gewicht übt über seinen virtuellen Hebelarm (Senkrechte zwischen Kraftlinie der Last und Drehpunkt des Gelenks) ein Drehmoment der Last aus

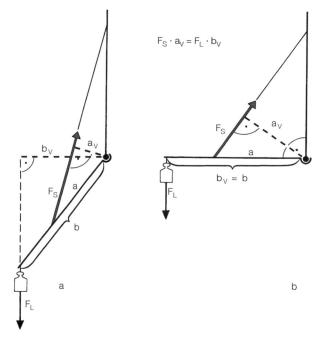

$$F_S \cdot a_v = F_L \cdot b_v$$

$$b_v = b$$

Abb. 5.2-10 Momentengleichgewicht am belasteten Unterarm. Bei Beugung des Unterarms nehmen der virtuelle Hebelarm der Beugemuskulatur (a_v) und der virtuelle Hebelarm der Last (b_v) zu. Dadurch kann der Muskel ohne zusätzlichen Kraftaufwand die Zunahme des Lastmoments kompensieren. Abkürzungen s. Abb. 5.2-9.

($M_L = F_L \cdot b_v$). Der Lastarm und damit das Lastmoment nehmen bei Beugung des Arms kontinuierlich zu und erreichen bei 90°-Stellung des Gelenks den höchsten Betrag (die gesamte Länge des Unterarms wirkt dann als Lastarm, $b_v = b$). **Diese Zunahme des Lastmoments wird durch eine gleichzeitige Zunahme des Muskelmoments kompensiert.** Bei Zunahme des Beugungswinkels nimmt nämlich der virtuelle Hebelarm des Muskels automatisch zu. Der Muskel kann deshalb ohne zusätzliche (oder sogar bei etwas nachlassender) Kraftentwicklung die Zunahme des Lastmoments im Gleichgewicht halten. Bei Beugung über 90° hinaus nimmt das Lastmoment wieder ab, das Muskelmoment jedoch noch weiter zu, bis die Muskelsehne zum Skelettelement einen Winkel von 90° bildet. In dieser Stellung erreicht das **Muskelmoment des Bizeps sein Optimum.**

Die Analyse der Muskelwirkungen am Ellenbogengelenk zeigt weiterhin, dass Muskeln mit **kurzem Hebelarm stärkere Bewegungsausschläge** erzeugen können als Muskeln mit langem Hebelarm. Bei kurzem Hebelarm ist jedoch das Muskelmoment geringer als bei längerem Hebelarm. Bei der Beugung im Ellenbogengelenk wirken Muskeln mit sehr kurzem Hebelarm (*M. brachialis*) und solche mit längeren Hebelarmen (*M. biceps brachii, M. brachioradialis*) zusammen und erzielen dadurch große Bewegungsausschläge bei gleichzeitig günstigem Summen-Drehmoment.

5.2.9 Muskelarbeit

Die von einem Muskel geleistete Arbeit (W) ist das Produkt aus der Hubhöhe (H) und der Sehnenkraft (F_S), mit der eine Last gehoben wird ($W = F_S \cdot H$). Das **maximale Arbeitsvermögen** eines Muskels kann also aus der Hubhöhe und der maximalen Sehnenkraft eines Muskels berechnet werden. Übertragen auf die Muskeln des Ellenbogengelenks, lässt sich beispielsweise berechnen, dass die Beuge-muskeln ein wesentlich höheres Arbeitsvermögen besitzen als die Streckmuskeln (Verhältnis 1,6 : 1).

Bei Krampfzuständen (u. a. Tetanie, Spastik) befindet sich deshalb der Unterarm in extremer Beugestellung.

5.2.10 Agonismus, Antagonismus und Synergismus

Muskeln, die durch ihre Kontraktion eine gewünschte Bewegung ausführen, sind definitionsgemäß **Agonisten.** Muskeln, die dieser Bewegung entgegenwirken, werden als **Antagonisten** bezeichnet. Die Bewegungen erfolgen stets durch ein abgestimmtes Spiel zwischen Agonisten und Antagonisten. Im Ellenbogengelenk (Abb. 5.2-8) wird die Beugebewegung durch die Beugemuskulatur ausgeübt (Agonisten der Beugung), die Streckung durch die Streck-muskulatur (Antagonisten der Beugung bzw. Agonisten der Streckung). **Synergisten** sind Muskeln, die die Arbeit eines Agonisten unterstützen. Unter den Synergisten kann man direkte von indirekten Synergisten unterscheiden. Die **direkten Synergisten** der Beugebewegung im Ellenbogen-gelenk sind Muskeln der Vorderseite des Unterarms, die vom distalen Humerus entspringen und dadurch ein Beu-gemoment besitzen. Die Hauptwirkung dieser Muskeln besteht jedoch in der Bewegung der Hand und der Finger. **Indirekte Synergisten** greifen nicht direkt in die gewünsch-te Gelenkbewegung ein, sondern verbessern die Aktion der Agonisten. Dieses geschieht in der Regel durch eine günsti-gere Gelenkstellung bzw. Vordehnung der Agonisten.

Beispiele: Bei der **Beugung im Ellenbogengelenk** wirken die Mus-keln, die den Oberarm im Schultergelenk zurückführen (Retro-version im Schultergelenk), wie beispielsweise der *M. teres major* und *M. latissimus dorsi*, als indirekte Synergisten des *M. biceps brachii*, weil sie diesen Muskel durch die Retroversion dehnen (der *M. biceps brachii* entspringt am Schulterblatt und besitzt für das *Caput longum* zwischen den Höckern des Oberarmkopfes ein Hypomochlion, Abb. 5.2-8). **Indirekte Synergisten der Finger-beugung** sind die Strecker der Handgelenke, die durch Dorsal-extension der Hand die langen Fingermuskeln dehnen. Dadurch wird die Hubhöhe der langen Fingermuskeln vergrößert und ein kraftvoller Faustschluss ermöglicht.

5.2.11 Muskeltonus

In der Ruhe befindet sich jeder Muskel bereits in einem **Spannungszustand.** Das wird deutlich, wenn ein Knochen gebrochen ist und die gespannten Muskeln die Bruch-enden gegeneinander verschieben. Dieser Spannungszu-stand des Muskels heißt **Ruhetonus.** Nach Durchschnei-dung der zuführenden Nerven und in tiefer Narkose wird der Tonus stark herabgesetzt. Der Tonus beruht auf einer reflektorischen Dauererregung, die über die **Muskelspin-deln** reguliert wird. Die Muskeln, die gewohnheitsmäßig am meisten gebraucht werden, besitzen einen höheren Tonus. Mit der wechselnden Körperhaltung ändert sich auch der Tonus vieler Muskeln.

5.2.12 Halte- und Bewegungsmuskeln, Zuggurtung

Die Skelettmuskulatur kann in Muskeln unterteilt werden, die in erster Linie an der Stabilisierung bestimmter Skelett-verbindungen beteiligt sind (Haltemuskeln), und solche, deren Hauptfunktion in der Durchführung von Bewe-gungen besteht (Bewegungsmuskeln). Die Haltemuskeln führen hauptsächlich isometrische Kontraktionen, die Be-wegungsmuskeln isotonische Kontraktionen aus. Bei einer **isometrischen Kontraktion** wird der Muskel bei gleich blei-bender Länge in Kontraktionsspannung gesetzt. Verkürzt sich ein Muskel dagegen bei gleich bleibender Spannung, liegt eine **isotonische Kontraktion** vor.

Beispiele: Wird in die Hand des rechtwinklig gebeugten Unter-arms ein Gewicht gelegt (Abb. 5.2-10), dann müssen die Beuge-muskeln eine korrespondierende isometrische Spannung ent-wickeln, um das Absinken des Unterarms zu verhindern. Wird der Arm gebeugt und das Gewicht dabei hochgehoben, führen die Beugemuskeln eine isotonische Kontraktion aus.

Alle Bewegungen beginnen zunächst mit einer isometri-schen Kontraktionsphase der Agonisten. Sobald die iso-metrische Spannung stärker ist als die Spannung der An-tagonisten, setzt die isotonische Phase der Bewegung ein. Streng genommen ist die isotonische Phase aber nicht rein isotonisch, denn während der Drehbewegungen des Gelenks ändern sich die Hebelverhältnisse und die Momente, sodass es ebenfalls zu Spannungsänderungen in den bewegenden Muskeln kommt (Abb. 5.2-10). Eine solche Kombination aus isotonischer und isometrischer Kontraktion wird als **auxotonisch** bezeichnet.

Als typisches Beispiel für **Haltemuskeln** sind die Rückenmuskeln zu nennen, die im Zusammenspiel mit den Bauchmuskeln die Stellung der Wirbelsäule kontrollieren und stabilisieren. Auch die kurzen Fußmuskeln erfüllen hauptsächlich Haltefunktio-nen (Aufrechterhaltung der Fußgewölbe). Typische **Bewegungs-muskeln** sind die Muskeln der oberen Extremität. Die Muskeln der unteren Extremität verrichten sowohl Haltefunktionen (Sta-bilisierung des Standes) als auch Bewegungsfunktionen (Fortbe-wegung).

Viele Muskeln erfüllen gleichzeitig die Aufgabe der **Zug-gurtung** (s. Kap. 5.3.2), d.h., sie vermindern die bei be-stimmten Beanspruchungen im Knochen auftretenden Biegespannungen.

5.2.13 Eingelenkige und zweigelenkige Muskeln

Muskeln, die über ein Gelenk hinwegziehen, sind einge-lenkige Muskeln. Am Ellenbogengelenk sind dieses der *M. brachialis* und *M. brachioradialis*. Überspringen die Muskeln mehrere Gelenke, werden sie als mehrgelenkig bezeichnet. Am Arm sind der *M. triceps brachii (Caput longum)* und *M. biceps brachii* zweigelenkige Muskeln, die sowohl das Schulter- als auch das Ellenbogengelenk über-queren (Abb. 5.2-8).

5.2.14 Aktive und passive Insuffizienz

Aktive Insuffizienz: Das Verkürzungsvermögen eines Muskels reicht oftmals nicht aus, um die gewünschte Bewegung um eine Gelenkachse maximal ausführen zu können. Die aktive Insuffizienz ist besonders stark ausgeprägt bei mehrgelenkigen Muskeln, da diese nicht in allen Gelenken gleichzeitig einen maximalen Bewegungsumfang erzielen können. Aber auch bei eingelenkigen Muskeln kann eine partielle aktive Insuffizienz vorliegen.

Beispiele: Der (eingelenkige) *M. deltoideus* kann den Arm im Schultergelenk nicht maximal abduzieren. Er benötigt dazu als Synergisten den *M. supraspinatus*. Die zweigelenkigen Muskeln auf der Rückseite des Oberschenkels entspringen vom Sitzbein (*Os ischii*) des Beckens, überqueren danach das Hüft- und Kniegelenk und inserieren an den Unterschenkelknochen (ischiokrurale Muskulatur). Sie können das Kniegelenk aber nicht vollständig beugen. Der Beugeumfang verbessert sich jedoch bei gleichzeitiger Beugung im Hüftgelenk. Dadurch werden die ischiokruralen Muskeln gedehnt und bekommen ein größeres Verkürzungsvermögen (Hubhöhe).

Passive Insuffizienz: Eine gewünschte Bewegung kann durch einen Muskel (Muskelgruppe) häufig deshalb nicht maximal ausgeführt werden, weil eine unzureichende Dehnungsfähigkeit der Antagonisten dieses verhindert.

Beispiel: Die Beugung des Oberschenkels im Hüftgelenk ist wegen gleichzeitiger Dehnung der ischiokruralen Muskulatur endständig gehemmt. Diese Hemmung tritt besonders bei gestrecktem Kniegelenk in Erscheinung („Paradeschritt") und wird bei Beugung des Kniegelenks vermindert („Hocke"). Die ischiokruralen Muskeln verursachen also wegen ihres unzureichenden Dehnungsvermögens bei der Beugung im Hüftgelenk eine passive Insuffizienz.

5.3 Allgemeine Gelenk- und Knochenlehre

Übersicht

Ein Gelenk (Articulatio, gr.: arthron; Abkürzung: Art.) ist als Kontaktstelle zwischen Skelettelementen definiert, in der die Skelettelemente gegeneinander verstellt (bewegt) werden können. Zum Gelenk gehören die Oberflächen der miteinander in Kontakt tretenden Skelettelemente (Gelenkflächen) und Strukturen (Gewebe), die zwischen den artikulierenden Skelettenden gelegen sind.

In einer **Diarthrose** (*Art. synovialis*) sind die artikulierenden Gelenkflächen (*Facies articulares*) durch einen Spalt (Gelenkspalt, *Cavitas articularis*) voneinander getrennt (diskontinuierliches Gelenk). Im Gelenkspalt befindet sich die Gelenkschmiere (Synovia = Synovialflüssigkeit). Eine **Synarthrose** (*Art. fibrosa, Art. cartilaginea*) ist durch das Fehlen eines Gelenkspalts gekennzeichnet. Anstelle dessen liegt straffes Bindegewebe (Syndesmosis) oder Knorpel (Synchondrosis) als Verbindungsgewebe vor (kontinuierliches Gelenk).

5.3.1 Gelenke

Synarthrosen

Articulationes fibrosae (Bandhaften)

Bei der **Syndesmose** (Abb. 5.3-1) sind die Skelettenden durch eine Gewebebrücke aus straffem Bindegewebe miteinander verbunden. Beispiele: Nähte (Suturen) zwischen den Schädelknochen; distales Tibiofibulargelenk (*Syndesmosis tibiofibularis*).

Als **Gomphosis** wird die Verbindung zwischen Zahnwurzel und Kieferknochen bezeichnet (*Art. dentoalveolaris*). Sie erfolgt durch die Kollagenfasern der Wurzelhaut (Desmodont).

Manche Skelettelemente können auch außerhalb der gelenkigen Kontakte durch zusätzliche Bindegewebezüge (Bänder, Membranen) miteinander verbunden sein (Beispiele: *Membrana interossea antebrachii, Ligamentum coracoclaviculare,* Intervertebralbänder). Solche extraartikulären Bandverbindungen zwischen Knochen werden von den Nomina anatomica zu Unrecht auch als Syndesmosen bezeichnet.

Articulationes cartilagineae (Knorpelhaften)

Erfolgt die Verbindung zwischen den Skelettelementen durch hyalinen Knorpel, spricht man von einer **Synchondrose** (Abb. 5.3-1). Beispiele: Knorpelhaften zwischen Knochen der Schädelbasis (u.a. *Synchondrosis sphenopetrosa*) oder zwischen den drei Abschnitten des Brustbeins (*Synchondrosis manubriosternalis et xiphisternalis*). Als **Symphyse** (Abb. 5.3-1) werden Verbindungen bezeichnet, die hauptsächlich aus Faserknorpel (und wenig hyalinem Knorpel) bestehen. Beispiele: *Symphysis pubica* mit dem *Discus interpubicus* als Knorpelgewebe und die *Symphysis intervertebralis* mit der Bandscheibe (*Discus intervertebralis*) als Knorpelverbindung.

Hemiarthrosen, Pseudoarthrosen

Im Bereich von Symphysen entstehen im Laufe des Lebens häufig Spaltbildungen innerhalb des Knorpels (Abb. 5.3-1). Diese werden durch Schubspannungen hervorgerufen. Solche durch Spaltbildung entstandenen Übergangsformen zu Diarthrosen werden als **Hemiarthrosen** bezeichnet. Beispiele: vertikaler, mit Synovia gefüllter Spaltraum im Symphysenknorpel der *Symphysis pubica* (*Cavum symphyseos*); Spaltbildungen in den *Disci intervertebrales* der Halswirbelsäule (Unkovertebralspalten).

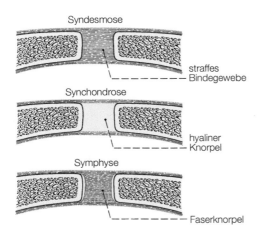

Abb. 5.3-1 Einteilung der Synarthrosen.

Pseudoarthrosen entstehen meistens als Folge von Knochen-brüchen. Wenn aufgrund unzureichender Ruhigstellung oder zu großer Verschiebungen zwischen den Frakturenden eine Verknö-cherung des Frakturspalts ausbleibt, entstehen Syndesmosen-ähnliche Verbindungen (mit und ohne zwischengeschaltete Schleimbeutel), die als Pseudoarthrosen bezeichnet werden. Gele-gentlich entstehen Pseudoarthrosen auch als Folge angeborener Skelettanomalien.

Funktion der Synarthrosen

Synarthrosen erlauben eine geringe bis mittelgradige Ver-schieblichkeit (Bewegung) zwischen den artikulierenden Skelettelementen. Syndesmosen werden überwiegend auf Zug (Dehnung) beansprucht, Synchondrosen dagegen auf Druck. Symphysen werden sowohl durch Zug als auch durch Druck beansprucht. Synarthrosen bleiben nur dann erhalten, wenn sie durch ständige Bewegungen an der Ver-knöcherung gehindert werden. Solche knöchernen Verbin-dungen zwischen ehemals voneinander getrennten Kno-chen werden als **Synostosen** bezeichnet.

Diarthrosen

Die kraftübertragenden Kontaktflächen der Skelettele-mente *(Facies articulares)* sind von einer Knorpelschicht bedeckt *(Cartilago articularis)*. Diese besteht meistens aus hyalinem Knorpel (Abb. 5.3-2). Nur selten liegt Faser-knorpel vor (Kiefergelenk, Sternoklavikulargelenk). Der **Gelenkknorpel** besitzt kein Perichondrium. Zwischen den artikulierenden Flächen liegt der **Gelenkspalt**. Dieser ist Bestandteil der **Gelenkhöhle** *(Cavitas articularis)*. Die Ge-lenkhöhle wird von einer **Gelenkkapsel** *(Capsula articula-ris)* umschlossen und enthält **Gelenkschmiere** *(Synovia)* (Abb 5.3-2).

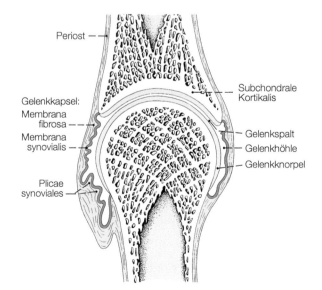

Periost

Gelenkkapsel:
Membrana
fibrosa
Membrana
synovialis

Plicae
synoviales

Subchondrale
Kortikalis

Gelenkspalt
Gelenkhöhle
Gelenkknorpel

Abb. 5.3-2 Bauelemente einer Diarthrose. Die Gelenkkapsel setzt sich aus der Membrana fibrosa und der Membrana synovialis zu-sammen.

Gelenkknorpel

Die Dicke der Knorpelschicht kann an stark beanspruch-ten Gelenkflächen, wie die der Kniescheibe, bis zu 8 mm betragen. In großen Gelenken beträgt sie meistens 1–4 mm, in kleinen Gelenken häufig weniger als 1 mm.

▢ Histologie

Der Gelenkknorpel besteht aus hyalinem Knorpel (Aus-nahme: Kiefergelenk, Sternoklavikulargelenk). Er stellt den verbliebenen oberflächlichen Rest des Epiphysenknorpels dar. Der subchondrale Epiphysenknochen entsteht durch den Mechanismus der enchondralen Ossifikation (Abb. 3.6-17, Kap. 3.6.6). Während des Skelettwachstums ist der Knorpel dicker als beim Erwachsenen und noch prolifera-tionsaktiv. Die Verkalkungszone ist beim Jugendlichen noch doppelt so dick wie beim Erwachsenen. Sie wird im Laufe des Lebens durch Verknöcherung verschmälert. Vier Zonen werden im hyalinen Gelenkknorpel unterschieden (Abb. 5.3-3):

1. Mineralisierungszone (Zone IV). Diese nur etwa $^{1}/_{10}$ mm dicke Zone ist mit der subchondralen Knochen-oberfläche fest verzahnt. Das subchondrale Knochen-gewebe bildet eine flächenhaft kompakte, relativ glatte Oberfläche, die jedoch mikroskopisch feine Aufwerfungen und Einbuchtungen besitzt. Diese dienen der Vergröße-rung der Kontaktfläche mit der Knorpelschicht. Über-brückende Kollagenfasern scheinen an der Knochen-Knorpel-Grenze weitgehend zu fehlen. Die Zone IV ist relativ arm an Chondrozyten. In die Grundsubstanz sind Kalziumphosphatkristalle eingelagert. Nach dem Wachs-tum behält die Zone IV eine eingeschränkte Fähigkeit zum Ersatz durch Lamellenknochen (Remodellierung der Gelenkoberfläche bei Änderungen der Gelenkbeanspru-chung). Der Gelenkknorpel wird dadurch dünner.

2. Radiärfaserzone (Zone III). Diese ist von der Zone IV durch eine wenige μm dicke, intensiv anfärbbare Grenz-linie (engl.: tide mark) abgetrennt. Die Chondrone sind wegen des radiären Verlaufs der Kollagenfasern in dieser Zone senkrecht zur Gelenkoberfläche ausgerichtet.

3. Übergangszone (Zone II). Hier überkreuzen sich die Kollagenfasern. Die Chondrone besitzen eine uneinheit-liche Ausrichtung, schräg bis parallel zur Knorpelober-fläche.

4. Tangentialfaserzone (Zone I). Oberflächliche, wenige 100 μm dicke Schicht, in der die Kollagenfasern und Chon-drone parallel zur Gelenkoberfläche ausgerichtet sind (Abb. 5.3-4). Die oberflächlichste Lage (Grenzfläche) wird als *Lamina splendens* bezeichnet. Wenn im Alter die Syn-these von Grundsubstanz nachlässt, können die Tangen-tialfasern gelegentlich „demaskiert" und bei der oberfläch-lichen Betrachtung des Knorpels als zusammengebackene Bündel (**Fibrillenmuster**) makroskopisch sichtbar werden. Am Übergang zur Gelenkkapsel (marginale Zone) geht die Zone I kontinuierlich in die *Membrana synovialis* über (Abb. 5.3-5). Die Kollagenfasern der Tangentialfaserschicht besitzen eine **trajektorielle Ausrichtung** (Abb. 5.3-3d). Die-se lässt sich durch das Spaltmuster darstellen, das entsteht, wenn man mit einer Nadel (Ahle) senkrecht in die Knorpel-oberfläche stößt. Die Ausrichtung der Kollagenfasern be-dingt, dass der Knorpel spaltförmig aufplatzt. Das so erhal-tene **Spaltlinienmuster** (Abb. 5.3-3c) lässt sich auch span-nungsoptisch durch Plexiglas- und Gelatinemodelle nach-

Tangentialfaserzone (I)   Übergangszone (II)   Radiärfaserzone (III)

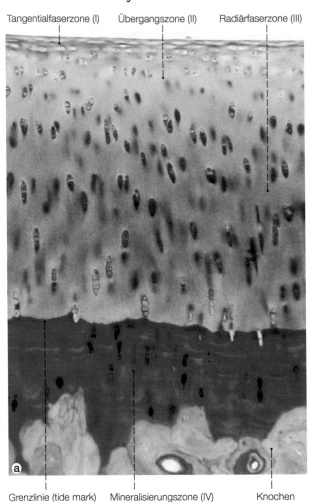

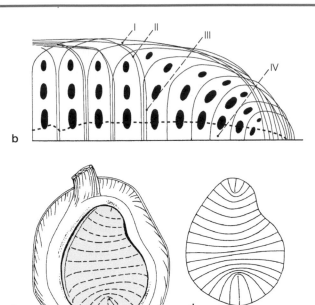

Grenzlinie (tide mark)   Mineralisierungszone (IV)   Knochen

singulärer Punkt

Abb. 5.3-3   Funktioneller Bau und Zonierung des hyalinen Gelenkknorpels.
(a) Senkrechter Schnitt durch den Gelenkknorpel des Schienbeinkopfes. Vergr. 120fach.
(b) Verlauf der Kollagenfasern im Gelenkknorpel. Die Chondrone sind schwarz dargestellt.
(c) Spaltlinien im Gelenkknorpel der Schulterpfanne. Sie zeigen die Hauptrichtung der Kollagenfasern in der Tangentialfaserschicht.
(d) Hauptzugspannungstrajektorien im Gelatinemodell eines Schulterpfannenknorpels (spannungsoptisch ermittelt). Das Trajektorienmuster entspricht in seinen charakteristischen Zügen dem Spaltlinienbild. Das deutet darauf hin, dass die Tangentialfasern des Gelenkknorpels trajektoriell ausgerichtet sind.

weisen (Kap. 5.3.2). An bestimmten Stellen der Knorpeloberfläche kann die Ausbildung von Spalten unterbleiben. Es handelt sich um Punkte verstärkter Beanspruchung (attraktive singuläre Punkte) oder verminderter Beanspruchung (repulsive singuläre Punkte). An den **singulären Punkten** besitzen die Kollagenfasern keine einheitliche Ausrichtung. Hier treten bevorzugt degenerative Veränderungen des Knorpels auf.

Der **Molekularbau** des hyalinen Knorpels ist in Kap. 3.5.1 beschrieben.

☐ Funktionelle Gesichtspunkte des Gelenkknorpels

Mechanische Funktion. Im Zusammenwirken mit der Synovialflüssigkeit ermöglicht die glatte Oberfläche des hyalinen Gelenkknorpels ein reibungsarmes Gleiten der Gelenkflächen. Die **viskoelastischen Eigenschaften** des Knorpels ermöglichen eine geringgradige (zeitabhängige) Verformung des Knorpels (Dickenabnahme durch Wasserauspressung um ca. 10% bei 100 N/cm² Krafteinwirkung) und dadurch eine gleichmäßige Verteilung der Druckkräfte auf den subchondralen Knochen. Bei kurzzeitiger hoher Krafteinwirkung (Stöße) ist die Dickenabnahme (Kompressionsfähigkeit) des hyalinen Knorpels gering, sodass die Stoßdämpferfunktion eingeschränkt ist und Knorpelverletzungen auftreten können. Ebenfalls sorgt die Ver-

formbarkeit des Knorpels für den **Ausgleich lokaler Unebenheiten** (Inkongruenzen) und ermöglicht so eine optimale, **gleichmäßige Kraftübertragung** zwischen den Gelenkflächen. Der Faserknorpel von Symphysen, Disci und Menisken erlaubt größere und schnellere druckvermittelte Dickenabnahmen als der hyaline Gelenkknorpel, sodass in Gelenken mit Faserknorpel die Stoßdämpferfunktion stärker ausgeprägt ist. Die Kompression der Zwischenwirbelscheiben bei aufrechter Körperhaltung führt durch Wasserauspressung und Dickenabnahme der Knorpelscheiben zur Abnahme der Körperhöhe um 1–2 cm während des Tages. Beim Liegen ist dieser Vorgang reversibel (Knorpeldickenzunahme durch Wasseraufnahme).

Die **Ernährung des hyalinen Gelenkknorpels** findet durch Diffusion aus der Synovialflüssigkeit statt, vor Abschluss des Wachstums auch durch Blutgefäße des Epiphysenknochens. Der Stoffaustausch erfordert ein ständiges Durchwalken des Knorpels durch **intermittierende Druckbeanspruchung.**

☐ Regeneration, Degeneration

Regeneration. Der Gelenkknorpel enthält zeitlebens syntheseaktive und einige teilungsfähige Zellen (Chondroblasten), die begrenzt in der Lage sind, durch **Proliferation** und Synthese von Interzellularsubstanzen kleine Gewebe-

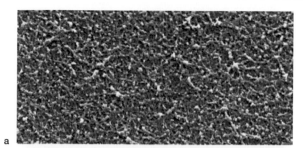

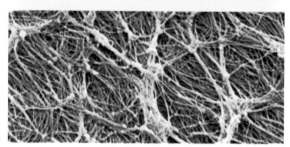

Abb. 5.3-4 Gelenkknorpeloberfläche (Femurkondylus, Mensch) (rasterelektronenmikroskopische Aufnahmen).
(a) Die granulären Auflagerungen auf der Knorpeloberfläche stammen wahrscheinlich aus der Synovia. Ansonsten ist die Oberfläche glatt.
(b) Nach enzymatischer Auflösung der Grundsubstanz werden die oberflächlichen Tangentialfasern freigelegt. Vergr. 2000fach.

defekte nach Verletzungen der Gelenke zu heilen. Die Regenerationsfähigkeit ist jedoch begrenzt. Größere flächenhafte Knorpeldefekte von mehreren mm² heilen nicht mehr vollständig zu. Reicht der Defekt bis zum subchondralen Knochen, kann Narbengewebe in den Defekt einwachsen und ihn ausfüllen. Eine Umwandlung des Narbengewebes in hyalinen Knorpel findet nicht statt.

Degeneration: Unterbleibt die intermittierende Druckbeanspruchung des Gelenkknorpels (u. a. aufgrund von Verletzungen oder Bettlägerigkeit), setzt allmählich ein Abbau der Knorpelschicht ein. Ebenfalls führen unphysiologisch **hohe Druckbeanspruchungen** des Knorpels (u. a. bei Gelenkfehlstellungen) zum Untergang des Knorpelgewebes. Solche degenerativen Veränderungen werden **Arthrosen** genannt. Sie gehen zumeist mit einer reaktiven Vermehrung und Mineralisierung des subchondralen Knochens einher (Sklerosierung). Ist die subchondrale Knochenschicht freigelegt, kommt es zu **Knochenabrieb** und entzündlichen Veränderungen, die äußerst schmerzhaft sein können. Eine Zerstörung des Gelenkknorpels kann auch erfolgen, wenn sich infolge einer Entzündung (Arthritis) die Zusammensetzung der Synovialflüssigkeit ändert und Leukozyten (u. a. neutrophile Granulozyten, Lymphozyten, Makrophagen) in die Gelenkhöhle einwandern. Die von Leukozyten freigesetzten Proteinasen (u. a. Metalloproteinasen, Kap. 3.3.4) bauen den Knorpel ab. Außerdem werden Osteoklasten aktiviert und induziert, u. a. durch Faktoren von Granulozyten/Monozyten wie CSF-1, TNF-α, Interleukine, Prostaglandin E2 und durch den Osteoprotegerin-Ligand/TRANCE von T-Lymphozyten (Kap. 3.6.5). Dadurch wird der Knochenabbau (Osteolyse) eingeleitet. Von der Gelenkkapsel ausgehend kann entzündlich verändertes Gewebe seitlich auf den Gelenkknorpel vorwachsen (**Pannusbildung**) und ihn zerstören. Dieses ist u. a. bei der **primär chronischen Polyarthritis** (PCP) der Fall. Die PCP ist eine Autoimmunkrankheit, die zunächst die Weichteile der Gelenke befällt und Kapsel- und Bindegewebeschrumpfung und Vernarbung verursacht. Dies führt zusammen mit der Gelenkzerstörung zur Gelenkversteifung (**Ankylose**).

Gelenkkapsel

Die Gelenkhöhle wird von einer Gelenkkapsel vollständig umschlossen. Diese besteht aus einer äußeren *Membrana fibrosa* und einer inneren *Membrana synovialis* (Abb. 5.3-2, 5 u. 6).

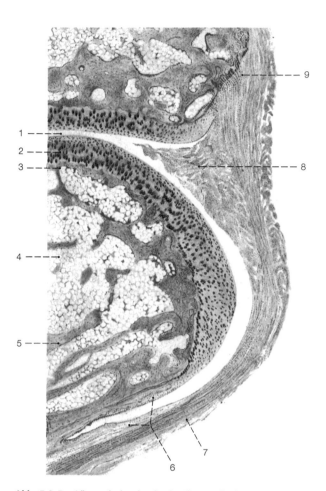

Abb. 5.3-5 Längsschnitt durch ein Fingergelenk (Ausschnitt). Vergr. etwa 10fach. 1 = Gelenkspalt, 2 = Gelenkknorpel, 3 = subchondrale Kortikalis, 4 = Knochenmark, 5 = Spongiosabälkchen, 6 = Membrana synovialis, 7 = Membrana fibrosa der Gelenkkapsel, 8 = meniskoide Falte, 9 = Faserknorpel an Verankerung eines Kapselbandes im Knochen. Vergr. etwa 10fach.

▭ Membrana fibrosa

Die fibröse Kapsel besteht aus straffem kollagenfaserigem Bindegewebe und ist mit dem Knochen durch überbrückende Kollagenfasern (Sharpeysche Fasern) verwachsen. Sie besitzt oft verdichtete Kollagenfaserzüge, die als **Kapselbänder** bezeichnet werden. Darüber hinaus können sich benachbarte Bandstrukturen sowie Muskelsehnen der fibrösen Kapsel anlegen und in sie einbezogen werden. An anderen Stellen kann die *Membrana fibrosa* wieder sehr zart sein.

Charakteristische Schwachstellen können Ausgangspunkt zu Aussackungen der Gelenkkapsel sein (**Synovialhernien** = „Ganglien"). Liegen diese „Ganglien" unter der Haut (häufig im Bereich der Handwurzel auftretend), dann lassen sie sich als derbe bis kirsch-

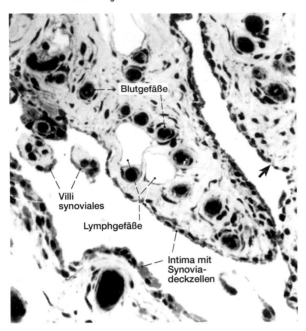

Abb. 5.3-6 Membrana synovialis des proximalen Handgelenks des Menschen. Die Intima aus Synoviadeckzellen ist teilweise unterbrochen (Pfeil). Beachte die hohe Blutgefäßdichte in der Subintima und reichlich Lymphgefäße. Vergr.: 50fach.

kerngroße Resistenzen tasten. Diese werden im Volksmund als „Überbein" bezeichnet.

Weite der Kapsel und extreme Bewegungsausschläge eines Gelenks sind aufeinander abgestimmt. Bei lang dauernder Ruhigstellung eines Gelenks erfolgt eine „Kapselschrumpfung" durch Umbauvorgänge. Dadurch kann der Bewegungsumfang unter Umständen erheblich eingeschränkt werden. Andererseits können Kapsel und Kapselbänder durch systematisches Training gedehnt werden, wodurch sich wiederum der Bewegungsausschlag des Gelenks vergrößert. Außerdem können sowohl Kapsel- als auch Gelenkbänder durch unphysiologische Überbeanspruchung gedehnt und dauerhaft verlängert werden. Das führt letztendlich zu einem **Schlottergelenk.** Die Membrana fibrosa ist wie auch die Membrana synovialis mit zahlreichen sensorischen Nervenendigungen versorgt (Näheres s.u.).

☐ Membrana synovialis

Makroskopischer Bau: Das straffe Bindegewebe der *Membrana fibrosa* geht auf der Innenseite kontinuierlich in das lockere Bindegewebe der *Membrana synovialis* über. Stellenweise kann die Synovialmembran faltenförmig aufgeworfen sein (**Plicae synoviales**) oder fingerförmige Ausstülpungen besitzen (**Villi synoviales**) (Abb. 5.3-6). *Plicae* und *Villi* ragen in die *Cavitas articularis* vor. Große Falten, die durch Einlagerung von Fettgewebe stabilisiert und unterfüttert werden, sind die **Plicae alares** des Kniegelenks. Sichelförmige, in den Gelenkspalt zwischen den Gelenkflächen vorragende Falten (**meniskoide Falten**) stellen Übergänge zu den Menisken dar (Abb. 5.3-5). Bei den Gelenkbewegungen können sich *Plicae, Villi* und *meniskoide Falten* den veränderten Volumenverhältnissen der Gelenkhöhle gut anpassen (**Volumenausgleich**). Außerdem bedingen diese Aufwerfungen eine Vergrößerung der resorbierenden und sezernierenden Oberfläche der Synovialmembran. Am Rande des Gelenkknorpels geht die

Membrana synovialis kontinuierlich in die Tangentialfaserschicht des Gelenkknorpels über. Vor Insertion am Gelenkknorpel kann die Synovialmembran über längere Strecken der Oberfläche des Knochens folgen (z.B. am Oberschenkelhals). Meistens fehlt an diesen Stellen Periost (Abb. 5.3-5).

Mikroskopischer Bau: Die *Membrana synovialis* kann in zwei Schichten unterteilt werden, die *Intima* und *Subintima.* Die *Intima* ist zellreich und bildet die Schicht der Synoviadeckzellen (Synovialozyten). Die *Subintima* besteht aus lockerem bis straffem Bindegewebe. Sie enthält die Leitungsbahnen der *Membrana synovialis* und stellt die mechanische Verbindung mit der fibrösen Kapsel her.

Intima: Die Schicht der Deckzellen ist lückenhaft, sie fehlt sogar abschnittsweise (Abb. 5.3-6). Zwei Zelltypen können unterschieden werden, A-Zellen und B-Zellen (Abb. 5.3-7). Das quantitative Verhältnis zwischen A- und B-Zellen beträgt im Kniegelenk des Menschen etwa 2:1.

A-Zellen liegen hauptsächlich an der Oberfläche und bilden die Grenzschicht zur Gelenkhöhle. Sie zählen zum **monozytären Phagozytensystem** und entstammen dem Knochenmark. Ihre Ultrastruktur entspricht weitgehend der von Gewebemakrophagen und sie teilen mit ihnen viele Oberflächen-Kennmoleküle (u.a. MHC-II, CD 68). A-Zellen **phagozytieren** Bakterien und Zelltrümmer. Wie Makrophagen sind A-Zellen mit Klasse-II-Immunrezeptoren ausgestattet (HLA-DR) und zur Antigenpräsentation

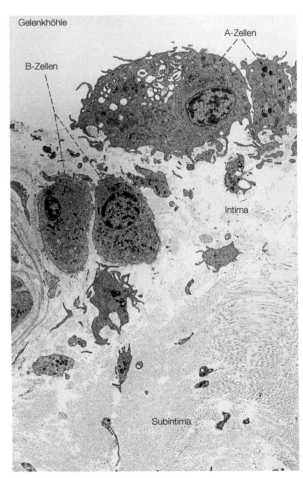

Abb. 5.3-7 Ultrastruktur der Membrana synovialis des gesunden Kniegelenks (56 Jahre alte Frau). Vergr. 3150fach.

befähigt (Kap. 10-1, Bd. 2). A-Zellen stehen punktuell durch Nexus (gap junctions) und Adhärenspunkte *(Puncta adherentia)* in Kontakt. Bei chronischen Gelenkentzündungen nimmt die Zahl der Zellkontakte zu.

B-Zellen erscheinen im Gewebeschnitt hauptsächlich als ovale bis rundliche Zellen. Es handelt sich um **spezialisierte Fibroblasten,** die vor allem unterhalb der A-Zellen in Richtung auf die *Subintima* gelegen sind. Sie können mit Fortsätzen oder auch mit dem Zellleib zwischen den A-Zellen an die luminale Oberfläche der Synovialmembran gelangen. B-Zellen besitzen wie Fibroblasten ein stark entfaltetes **raues ER** (Synthese von Komponenten der extrazellulären Matrix) und enthalten auffällige **Bündel** von Vimentin-Intermediärfilamenten. Durch beide Strukturen sind sie im Elektronenmikroskop relativ sicher von den A-Zellen zu unterscheiden. Die **perizelluläre Matrix** zeigt abschnittsweise Basallamina-ähnliche Verdichtungen auf der Oberfläche der B-Zellen. B-Zellen synthetisieren den größten Teil der Hyaluronsäure der Synovia (A-Zellen sollen auch an der Synthese von Hyaluronsäure beteiligt sein).

Subintima: Es handelt sich um das gefäßführende Bindegewebelager der Synovialmembran mit zahlreichen Blutgefäßen. Die **Blutkapillaren** besitzen ein fenestriertes Endothel und erlauben dadurch einen intensiven Stoffaustausch. Das Endothel enthält als Besonderheit neben Vimentin auch Zytokeratinfilamente. **Lymphgefäße** sind ebenfalls in hoher Dichte vorhanden.

▭ Innervation der Gelenke

Innerhalb der Subintima und der *Membrana fibrosa* sind **mechanorezeptive Endorgane** vom Typ der Pacinischen und Ruffinischen Körperchen (s. Band 2, Kap. 13.5) vorhanden. Diese nehmen Spannungszustand, Spannungsänderungen und gerichtete Bewegungen im Gelenkbereich wahr und dienen damit der Informationsübermittlung über den gesamten Bewegungsablauf im Gelenk. Ebenfalls lassen sich bäumchenförmige freie Nervenendigungen nachweisen, die bevorzugt an der Oberfläche von Venolen und Lymphgefäßen liegen. Solche Endigungen entstammen den Gruppe-III- und Gruppe-IV-Nervenfasern, sind überwiegend hochschwellig und reagieren erst auf starke mechanische und chemische Reize. Diese werden dann als Schmerz wahrgenommen (polymodale Nozizeptoren). Außerdem gibt es Nervenendigungen, die im gesunden Gelenk stumm sind, aber im erkrankten Gelenk erregbar werden und zur Steigerung der Schmerzempfindlichkeit beisteuern. Rezeptoren in den Gelenkbändern dienen ebenfalls der Steuerung der Bewegungsabläufe. Im vorderen Kreuzband des Menschen sind die Mechanorezeptoren hauptsächlich im proximalen und distalen Drittel konzentriert (Abb. 5.3-9).

Synovia

Die Gelenkhöhle ist ein kapillärer Spalt, der von der Synovialflüssigkeit (Synovia) ausgefüllt ist. Die Synovia ist eine fadenziehende, meist bernsteinfarbene, klare Flüssigkeit. Im größten Gelenk des Körpers, dem Kniegelenk, beträgt das Volumen der Synovia etwa 3 ml. In den meisten anderen Gelenken weit weniger als 1 ml.

Bei entzündlichen Veränderungen oder nach Verletzungen können die Produktion und das Volumen der Synovia stark zunehmen (**Gelenkergüsse**). Langfristig können Gelenkergüsse zur Kapseldehnung und der Entstehung eines Schlottergelenks führen. Durch Blutungen nach Kapsel- oder Knochenverletzungen (oder spontan bei Patienten mit Blutgerinnungsstörungen) entstehen blutige Gelenkergüsse. Auf dem Boden wiederholter blutiger Ergüsse und von Blutgerinnseln im Gelenk können Vernarbungen bis hin zur Gelenkversteifung entstehen.

▭ Zusammensetzung der Synovia

Die **molekulare Zusammensetzung** der Synovia entspricht weitgehend einem Dialysat des Blutes (fenestrierte Kapillaren, s. oben). Der Gehalt an Elektrolyten und **organischen Verbindungen** (u.a. Harnsäure) gleicht weitgehend dem des Blutserums. Der Glucosegehalt liegt etwas niedriger (60–80 mg/100 ml). Der **Proteingehalt** beträgt 15–25 mg/ml und besteht zu 10–20% aus Immunglobulinen und zu über 50% aus Serumalbumin. Außer Serumproteinen sind verschiedene Glykoproteine und Proteoglykane der extrazellulären Matrix in der Synovia vorhanden, die hauptsächlich von den B-Zellen produziert werden. Die visköse, fadenziehende Konsistenz der Synovia beruht auf ihrem hohen Gehalt an **Hyaluronsäure** (2–3 mg/ml). Ebenfalls kommen **freie Zellen** in der Synovia vor (bis zu 100 Zellen pro μl). Diese Zellen sind hauptsächlich abgeschilferte Deckzellen und Leukozyten.

Bei entzündlichen Erkrankungen kann die Zellzahl bis auf 50 000/μl ansteigen. Bei der Gicht oder bei bakteriellen Infektionen enthält die Synovia größtenteils neutrophile Granulozyten. Dagegen dominieren bei der chronischen Polyarthritis und bei degenerativen Gelenkerkrankungen neben Lymphozyten die Makrophagen. Die phagozytierenden Zellen in rheumatisch-entzündlichen Gelenkergüssen werden als **Rhagozyten** (RA-Zellen) bezeichnet.

▭ Funktion der Synovia

Die wichtigsten Funktionen bestehen **1.** in einer **Schmierung** der Gelenkflächen und dadurch Herabsetzung der Reibung (hauptsächlich vermittelt durch die Hyaluronsäure), **2.** in einer **Stoßdämpfung** (vergleichbar mit einem Öldruckstoßdämpfer) und **3.** in der **Nährstoffversorgung** des Gelenkknorpels (hauptsächlich Glucose, Aminosäuren).

Intraartikuläre Strukturen

▭ Discus articularis

Disci articulares sind scheibenförmige Gebilde aus Faserknorpel und straffem kollagenfaserigem Bindegewebe, die ein Gelenk in zwei voneinander getrennte Kammern unterteilen (Abb. 5.3-8). Die *Membrana synovialis* setzt am gesamten peripheren Umfang der *Disci* an, ohne sich auf deren Oberfläche fortzusetzen. Die *Membrana fibrosa* ist mit der Außenseite der *Disci* verwachsen. Von dort dringen Blutgefäße und Nerven in die *Disci* ein. *Disci articulares* kommen nur in **Anlagerungsgelenken** (s. unten) vor: Kiefergelenk, Sternoklavikulargelenk, Ulnokarpalgelenk. In ihren zentralen Abschnitten können Disci im Laufe des Lebens **perforieren,** was regelmäßig beim *Discus articularis*

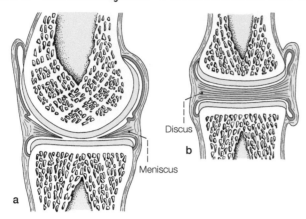

Abb. 5.3-8 (a) Längsschnitt durch ein Gelenk mit Meniskus. Die Gelenkhöhle wird unvollständig unterteilt. **(b) Längsschnitt durch ein Gelenk, das durch einen Diskus in zwei Gelenkhöhlen unterteilt wird.** Beschriftung vgl. Abb. 5.3-2.

des Ulnokarpalgelenks und gelegentlich auch beim *Discus articularis* des Kiefergelenks zu beobachten ist.

Meniscus articularis

Menisci articulares sind nur im Kniegelenk regelmäßig ausgebildet (Abb. 5.3-8 u. 9). Es handelt sich um sichelförmige, im Querschnitt keilförmige Strukturen, die aus straffem kollagenfaserigem Bindegewebe und wechselnden Anteilen von Faserknorpel bestehen. Menisken gleichen Inkongruenzen zwischen den stark gekrümmten Oberflächen der Femurkondylen und den flachen Tibiapfannen aus. Die räumliche und strukturelle Beziehung der Gelenkkapsel ist wie oben für die *Disci* beschrieben. **Blutgefäße und Nerven** dringen nur in den dicken peripheren Abschnitt der Menisken ein. **Meniskoide Falten** der Gelenkkapsel können auch straffes kollagenes Bindegewebe enthalten. Sie sind aber von Menisken dadurch unterschieden, dass ihre Oberfläche meistens von der *Membrana synovialis* bedeckt ist.

Labrum articulare

Gelenklippen treten im Schulter- und Hüftgelenk auf. Es sind aus Faserknorpel bestehende Auflagerungen auf den Rändern der knöchernen **Hüft- und Schultergelenkpfannen,** die fest mit dem Knochen der Gelenkränder verwachsen sind. Ihr Querschnitt ist keilförmig. Außen sind die Gelenklippen mit der Gelenkkapsel verwachsen. Die Innenseite geht meistens kontinuierlich in die Gelenkpfanne über und ist damit Bestandteil der Gelenkflächen. Durch das *Labrum articulare* wird die artikulierende Fläche der Pfanne vergrößert (beim Schultergelenk um ein Viertel!) und mit einer stoßdämpfenden verformbaren Randstruktur ausgestattet.

Intraartikuläre Bänder und Sehnen

Manche Gelenke (Hüftgelenk, Kniegelenk) besitzen intraartikuläre Bänder, die unterschiedliche Struktur und Bedeutung haben können. Das *Ligamentum capitis femoris* ist Leitstruktur für eine Arterie, die den Gelenkkopf ernährt. Eine Zerreißung dieses Bandes kann vor allem bei Kindern und Jugendlichen zu Ernährungsstörungen und Nekrosen

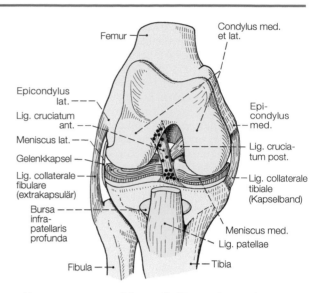

Abb. 5.3-9 Extra- und intraartikuläre Strukturen des Kniegelenks. Im vorderen Kreuzband ist die Verteilung von korpuskulären Mechanorezeptoren (schwarze Punkte) eingetragen. Befunde von einem Kind.

(Gewebeuntergang) des Femurkopfes führen. Dagegen stehen bei den Kreuzbändern *(Ligg. cruciata)* des Kniegelenks mechanische Funktionen im Vordergrund (Abb. 5.3-9). Hier verhindern die Kreuzbänder Schubbewegungen (Translationsbewegungen). Im Kniegelenk liegen die Kreuzbänder in einer Synovialfalte, die von der hinteren Kapselwand in den Gelenkraum hineinspringt. Sie können also ohne Öffnung der Gelenkhöhle von dorsal erreicht werden. Deshalb werden die Kreuzbänder gelegentlich auch als extraartikuläre Bänder angesehen.

Im Schultergelenk verläuft die Ursprungssehne des *Caput longum des M. biceps brachii* frei durch die Gelenkhöhle. Sie ist hier nicht von einer typischen *Membrana synovialis* überzogen.

Extraartikuläre Strukturen

Hierzu zählen die **Verstärkungsbänder** *(Ligamenta)* der *Membrana fibrosa*, die als Hemm- bzw. Führungsbänder das Bewegungsausmaß und die Bewegungsrichtung der Gelenke kontrollieren. Die **Hemm- und Führungsbänder** der Gelenke können auch in weiterer Entfernung von der Kapsel die Skelettelemente miteinander verbinden (Abb. 5.3-9). Dadurch erhalten sie oftmals eine für ihre Führungsfunktion günstigere Hebelwirkung.

Bei extremen Gelenkstellungen (z. B. infolge Gewalteinwirkung) können intra- und extrakapsuläre Bänder ein- oder zerreißen. Solche **Bandrupturen** können zu einer Lockerung der Bandführung und chronischer Instabilität der Gelenke führen (**Schlottergelenk**). Daraus entstehende Fehlbelastungen der Gelenke sind häufig Ursachen für die Entstehung von (posttraumatischen) Arthrosen.

Entwicklung der Diarthrosen

Die meisten Gelenke sind **Abgliederungsgelenke.** Sie entstehen in der Ontogenese durch Spaltbildung in einer zunächst einheitlichen Skelettanlage. Das umgebende Bindegewebe (Perichondrium) entwickelt sich an dieser Stelle zur *Capsula articularis*.

Die Spaltbildung geht mit einer Abflachung der Chondrozyten mit vermehrter Synthese von Hyaluronsäure einher. Zur Ausbildung der Gelenkhöhle sind Bewegungen der Skelettelemente notwendig. Im späteren Gelenkspalt (Interzone) werden vermehrt Inhibitoren von **BMPs** gebildet, insbesondere **Noggin** (Kap. 3.6.5 u. 4.3). Die Genausschaltung von Noggin führt bei Mäusen zum Verlust von Gelenken. Auch der Wachstumsfaktor **GDF-5** (Growth and differentiation factor 5) ist für die Bildung mancher Gelenke (insbesondere der Zehen- und Fingergelenke) wichtig (Finger- und Zehenanomalien bei GDF-5-Mutationen des Menschen: Hunter-Thompson-Chondroplasie).

Anlagerungsgelenke entstehen dadurch, dass zwei Skelettelemente aufeinander zuwachsen. Bei genügender Annäherung bilden sich im zwischenliegenden Gewebe Spalten (Dehiszenzen), die schließlich den Charakter eines mit Synovia gefüllten Schleimbeutels annehmen. Daraus entsteht anschließend die Gelenkhöhle. An manchen Orten bildet sich auch an der Oberfläche jedes der beiden aufeinander zuwachsenden Skelettelemente ein eigener Schleimbeutel. Der dazwischen befindliche Geweberband differenziert sich zu einem *Discus articularis*. Beispiele für Anlagerungsgelenke sind Kiefergelenk, Sternoklavikulargelenk, Iliosakralgelenk, Ulnokarpalgelenk und die kleinen Wirbelgelenke.

Systematik der Diarthrosen

Einfache und zusammengesetzte Gelenke

Aufgrund der Zahl der miteinander in gelenkiger Verbindung stehenden Skelettelemente werden bei Diarthrosen einfache und zusammengesetzte Gelenke unterschieden: Im einfachen Gelenk (**Art. simplex**) stehen zwei Skelettelemente miteinander in Kontakt (Beispiele: Schultergelenk, Hüftgelenk, Fingergelenke). Artikulieren mehr als zwei Skelettelemente miteinander, liegt ein zusammengesetztes Gelenk (**Art. composita**) vor (Beispiele: Ellenbogengelenk, Kniegelenk, proximale und distale Handgelenke).

Amphiarthrosen

Diarthrosen, die aufgrund kräftiger Bandführung und der Form der Gelenkflächen in ihrer Beweglichkeit stark eingeschränkt sind, werden als Amphiarthrosen bezeichnet (straffe Gelenke). Beispiele: viele Gelenkverbindungen im Bereich der Fuß- und Handwurzel, Gelenk zwischen Kreuz- und Darmbein (Iliosakralgelenk); Gelenk zwischen Wadenbeinkopf und Schienbein (prox. Tibiofibulargelenk). Amphiarthrosen können durch federndes Nachgeben Biegespannungen abbauen und besitzen zugleich stoßdämpfende Eigenschaften (z.B. für die Gewölbekonstruktion des Fußes oder des Beckenringes). Bei großer Stabilität erlauben sie ein begrenztes Maß an Beweglichkeit.

Formen der Gelenkkörper

Die meisten Gelenkflächen sind mehr oder weniger stark gekrümmt. Häufig artikuliert ein konvex gewölbter **Gelenkkörper** mit einem konkav geformten Gegenstück. Die konvex gewölbten Gelenkkörper werden als Kopf (**Caput**) bezeichnet, wenn sie annähernd kugel- oder eiförmig sind, als Walze (**Trochlea**), wenn sie eine walzenförmige Form besitzen, und als Rolle (**Condylus**), wenn sie in zwei Ebenen konvex gekrümmt sind (Form eines Reifensegments). Die artikulierenden konkaven Gelenkabschnitte werden als

Pfannen bezeichnet. Eine flache Gelenkpfanne ist die **Fovea** oder **Cavitas articularis**, eine vertiefte Pfanne wird als **Fossa articularis** und eine rinnenförmige Vertiefung (Einschnitt) als **Incisura articularis** bezeichnet.

Einteilung der Diarthrosen nach ihrer Form
(Abb. 5.3-10)

Planes Gelenk (*Articulatio plana*): Die Gelenkflächen sind annähernd plan bzw. schwach gewölbt. Gleitbewegungen (Translationsbewegungen) sind in allen Richtungen in der Ebene der Gelenkflächen möglich, werden aber meistens durch kräftige Hemmbänder stark eingeschränkt. Beispiele: Gelenke zwischen den Gelenkfortsätzen der Wirbel-

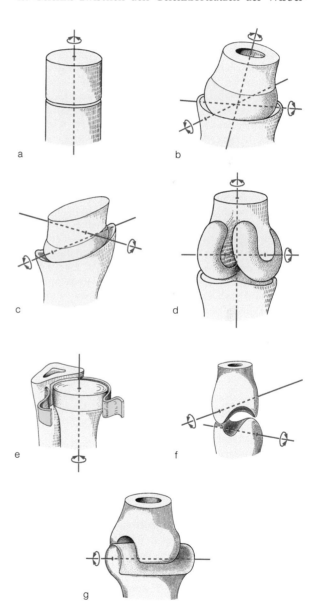

Abb. 5.3-10   Einteilung der Diarthrosen nach der Form der Gelenkkörper. Die Hauptdrehachsen (Rotationsachsen) sind auch eingetragen. Translationsbewegungen sind nicht berücksichtigt. (a) Planes Gelenk (Art. plana), (b) Kugelgelenk (Art. spheroidea), (c) Eigelenk (Art. ellipsoidea), (d) bikondyläres Gelenk (Art. bicondylaris), (e) Radgelenk (Art. trochoidea), (f) Sattelgelenk (Art. sellaris), (g) Scharniergelenk (Ginglymus).

bögen (Intervertebralgelenke), Gelenk zwischen Fersenbein und Würfelbein (Art. calcaneocuboidea) sowie einige andere Gelenke zwischen den Fuß- und Handwurzelknochen. Auch die oberen medialen und lateralen Abschnitte des Femoropatellargelenks können als Sonderfall von zwei winklig zueinander stehenden planen Gelenkflächen angesehen werden. In planen Gelenken finden Translationsbewegungen statt (s. unten).

Kugelgelenk *(Articulatio spheroidea):* Der Gelenkkörper ist annähernd halbkugelförmig, die Pfanne entsprechend ausgehöhlt. Umgreift die Pfanne den Kopf über dessen Äquator hinaus, spricht man von einem Nussgelenk *(Enarthrosis).* Beispiele: Hüftgelenk, Schultergelenk, Fingergrundgelenke.

Eigelenk *(Articulatio ellipsoidea):* Der Gelenkkopf ist ellipsoid gekrümmt (eiförmig), die Pfanne entsprechend ausgehöhlt. Beispiel: proximales Handgelenk *(Art. radiocarpea).*

Bikondyläres Gelenk *(Articulatio bicondylaris):* Die gelenkigen Verbindungen bestehen aus zwei Kondylen (Rollen), die mit planen bis konkaven Pfannen artikulieren. Die Kondylen stehen annähernd parallel (Kniegelenk, Atlantookzipitalgelenk) oder schräg zueinander (Kiefergelenk). Bikondyläre Gelenke können in einer gemeinsamen Gelenkhöhle liegen (Kniegelenk, Mittel- und Endgelenke der Finger) oder in zwei voneinander komplett getrennte (monokondyläre) Einzelgelenke unterteilt sein (Kiefergelenk, Atlantookzipitalgelenk).

Rad- oder Zapfengelenk *(Articulatio trochoidea):* Ein zapfen- bzw. radförmiger Kopf wird von einem osteofibrösen Führungsring umfasst. Dieser besteht aus einer dellen- bis rinnenförmigen Gleitpfanne und Ring- oder Querbändern, die den Kopf (Zapfen) umfassen. Beispiele: proximales Radioulnargelenk (Zapfen: Radiuskopf; Pfanne: *Incisura radialis* der Ulna; Band: *Ligamentum anulare radii*) und das mediane Atlantoaxialgelenk (Zapfen: *Dens axis;* Pfanne: *Fovea dentis* des Atlas; Band: *Ligamentum transversum atlantis*).

Sattelgelenk *(Articulatio sellaris):* Die artikulierenden Gelenkflächen sind sattelförmig gekrümmt (konkavokonvex). Sie stehen senkrecht zueinander und bilden so eine passende gelenkige Verbindung (wie ein Reiter im Sattel). Ein Sattelgelenk ist nur zwischen Handwurzel *(Os trapezium)* und Daumenstrahl *(Os metacarpale I)* ausgebildet (Daumensattelgelenk).

Scharniergelenk *(Ginglymus):* Der Gelenkkopf besitzt Walzenform. Er wird von einer zangenförmigen, konkaven Gelenkfläche partiell umfasst und erhält dadurch eine knöcherne Führung. Beispiele: ulnarer Teil des Ellenbogengelenks (Walze: *Trochlea humeri;* konkave Gelenkzange: *Incisura trochlearis* = Ellenbogenzange), oberes Sprunggelenk (Walze: *Trochlea tali* = Sprungbeinrolle; konkave Gelenkzange: Malleolengabel).

▭ Freiheitsgrade der Bewegung

Bei einer Gelenkbewegung ändern die miteinander artikulierenden Skelettelemente ihre Lage und Orientierung im Raum zueinander. Jede Gelenkbewegung kann auf zwei Grundbewegungen zurückgeführt werden:

(a) **Translationsbewegung:** Dabei gleitet das bewegte Skelettelement auf dem unbewegten Element, vergleichbar mit den Gleitbewegungen einer Schublade oder eines

bremsenden Autos auf Glatteis. Es kommt zu Ortsverlagerungen der Skelettelemente und Auseinandergleiten der Gelenkflächen.

(b) **Rotationsbewegung** (Drehbewegung): Die Kontaktflächen bleiben am Ort, während das bewegte Skelettelement bei der Drehbewegung seine Orientierung im Raum ändert. Die Ortskoordinaten des Drehpunktes bleiben dabei unverändert. Eine typische Rotationsbewegung ist das Heben und Senken des Arms.

Bei den meisten Gelenken spielen sich Translationsbewegungen in einer Ebene ab (zwei Dimensionen). Bei einigen Gelenken, wie dem Gelenk zwischen Kniescheibe und Femur (Femoropatellargelenk), können Translationsbewegungen in drei Dimensionen stattfinden. Das bedeutet für die **Translation,** dass Ortsveränderungen in bis zu drei zueinander senkrechten Hauptrichtungen möglich sind (Abb. 5.3-11a). Diese entsprechen den drei Raumkoordinaten x, y und z. Ein Element, das sich in allen drei Hauptrichtungen frei bewegen lässt, besitzt **drei Freiheitsgrade der Translation.** Wenn eine oder zwei der Hauptrich-

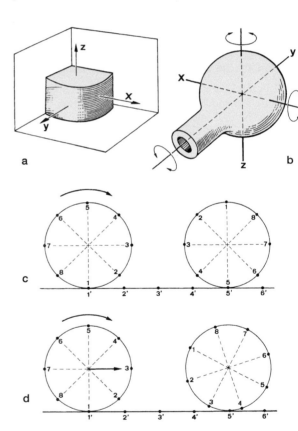

Abb. 5.3-11   Kinematik der Gelenke.
(a) Drei Freiheitsgrade der Translation: Der Modellkörper liegt in einer Raumecke, vergleichbar mit der Kniescheibe in der Gleitrinne auf dem Femur; er kann, an beiden senkrechten Wänden gleitend, senkrecht in der Richtung z gehoben werden oder entlang einer Wand in den Richtungen x oder y am Boden gleiten.
(b) Drei Freiheitsgrade der Rotation: Der kugelförmige Gelenkkörper kann sich um die Achsen x, y, z drehen.
(c) Abrollen eines runden Gelenkkörpers. Die Punkte 1–6 des Gelenkkörpers kommen nacheinander mit den Punkten 1'–6' der Unterlage in Kontakt. Der Umfang wickelt sich auf der Unterlage ab.
(d) Kombination aus Rotation und Translation (Dreh-Gleit-Bewegung). Während sich der Gelenkkörper von 1 bis auf einen Betrag zwischen 3 und 4 gedreht hat, ist er auf der Unterlage bis 5' geglitten.

tungen blockiert sind, resultieren dementsprechend zwei oder nur ein Freiheitsgrad der Translation.

In entsprechender Weise lassen sich reine **Rotationsbewegungen** beschreiben. Eine Bewegung, wie z.B. das seitliche Heben und Senken des Arms, erfolgt um eine hypothetische **Achse** (Abb. 5.3-12). Diese verläuft durch den Gelenkkopf des Oberarms und ist in ihrer Orientierung dadurch definiert, dass sie bei dieser Drehbewegung keine Ortsveränderung erfährt.

Im dreidimensionalen Raum werden durch einen Raumpunkt vereinbarungsgemäß **drei Hauptachsen** gelegt. Diese stehen dort rechtwinklig aufeinander. Grundsätzlich kann jede dieser drei Hauptachsen als Rotationsachse in Frage kommen. Demnach gibt es maximal **drei Freiheitsgrade der Rotation** (Abb. 5.3-11). Durch kombinierte Bewegungen um diese Hauptachsen kann jede mögliche Raumstellung des bewegten Skelettelements erreicht werden.

Somit kann ein gelenkig gelagertes Skelettelement höchstens aus drei Freiheitsgraden der Translation und drei Freiheitsgraden der Rotation bestehen, also **maximal aus sechs Freiheitsgraden der Beweglichkeit**. Dabei gilt, dass Translationsbewegungen meistens nur in sehr geringem

Ausmaß möglich sind, weil die Gelenkflächen bei der Translation ihre gemeinsame Kontaktfläche verändern und sie schließlich verlassen würden.

Rotationen können demgegenüber bei annähernd gleich bleibender Größe der Kontaktfläche ausgeführt werden. **Kombinationen aus Rotations- und Translationsbewegungen** finden beispielsweise bei der Beugung und Streckung des Kniegelenks statt. Eine reine **Abrollbewegung** der Femurkondylen, wie sie die Kufen eines Schaukelstuhls auf dem Boden ausführen, findet nicht statt. Hemm- und Führungsbänder sowie Muskeln erzwingen eine kombinierte **Dreh-Gleit-Bewegung**, wie sie in Abb. 5.3-11d modellhaft veranschaulicht ist.

▢ Achsen, Bewegungsrichtungen

In Abb. 5.3-12 sind Drehbewegungen und Hauptachsen am Beispiel des Schultergelenks illustriert. Die Festlegung der Hauptachsen von Gelenken (s. oben) erfolgt nach den Hauptbewegungsrichtungen in den betreffenden Gelenken und beruht auf Vereinbarungen (s. unten). Zur Terminologie der verschiedenen Bewegungsrichtungen siehe Kap. 1.4 und Abb. 1-1.

Im **Schulter- und Hüftgelenk** sind die Hauptachsen wie folgt definiert:

Longitudinale Achse: Längsachse des Oberarmknochens (Humerus) bzw. Oberschenkelknochens (Femur). Verlauf: Verbindungslinie zwischen den Mittelpunkten des proximalen und distalen Gelenkkörpers. In der Neutralnullstellung (s. unten) verläuft die Achse parallel zur Vertikalen. Die korrespondierenden Bewegungsrichtungen werden als **Innenrotation** und **Außenrotation** bezeichnet. Bei der Innenrotation der Extremitäten zeigen die Fußspitze bzw. der Daumen nach innen, bei der Außenrotation nach außen.

Transversale Achse: Verbindungslinie zwischen den Mittelpunkten des rechten und linken Humerus- bzw. Femurkopfes. In der Neutralnullstellung verläuft die Transversale in der Horizontalebene. Bewegungsrichtungen: **Anteversion** (Vorführen) bzw. **Retroversion** (Rückführen) des Arms bzw. Beins.

Sagittale Achse: senkrecht zur transversalen Achse von vorn nach hinten (anterior – posterior). Korrespondierende Bewegungsrichtungen sind die **Abduktion** (Abspreizen) bzw. **Adduktion** (Heranführen) der Extremitäten.

▢ Einteilung der Gelenke nach der Zahl der Freiheitsgrade

Diese Einteilung berücksichtigt nur die Freiheitsgrade der Drehbewegungen. Zusätzliche Translationsbewegungen werden dabei vernachlässigt (s. oben).

Einachsige Gelenke: In diesen Gelenken ist nur eine Bewegungsrichtung möglich, vergleichbar mit dem Öffnen und Schließen eines Türflügels um sein Scharnier oder der Drehbewegung einer Drehtür um eine zentrale Drehachse. Hierzu zählen zum einen die **Scharniergelenke** (*Ginglymus*), wie das Ellenbogengelenk (ulnarer Abschnitt) und die Fingergelenke (Interphalangealgelenke). Die Interphalangealgelenke sind anatomisch zwar bikondyläre Gelenke, erhalten aber durch straffe Bandführung und einen leistenförmigen Vorsprung in der Pfanne Scharniergelenksfunktion. Einachsig sind ebenfalls die **Rad-(Zapfen-)**

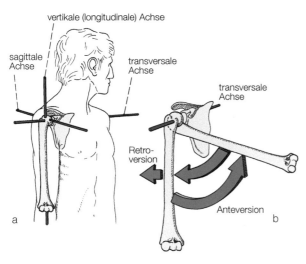

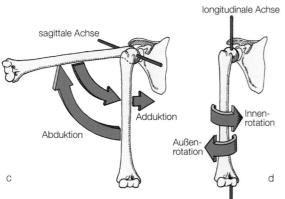

Abb. 5.3-12 Lage der Hauptachsen des Schultergelenks (a) mit Darstellung der korrespondierenden Bewegungen des Humerus. Gezeigt ist jeweils nur eine Bewegungsrichtung.
(b) Bewegung um die transversale Achse (Ante- und Retroversion).
(c) Bewegung um die sagittale Achse (Ab- und Adduktion).
(d) Bewegung um die longitudinale Achse (Innen- und Außenrotation).

Gelenke *(Art. trochoidea)*, wie das proximale Radioulnargelenk und das untere Kopfgelenk *(Art. atlantoaxialis mediana).*

Zweiachsige Gelenke: Hierzu zählen das **Eigelenk** *(Art. ellipsoidea)*, das **Sattelgelenk** *(Art. sellaris)* und die meisten **bikondylären Gelenke** *(Art. bicondylaris)*. Die Drehbewegungen sind um zwei Hauptachsen möglich. Der in Sattel- und Eigelenken erzielte Bewegungsumfang entspricht mit Ausnahme der axialen Rotation annähernd dem eines Kugelgelenks (Beispiel: Kreiselbewegungen des Daumenstrahls). Zweiachsige Gelenke sind das proximale Handgelenk *(Art. radiocarpea)*, das Daumensattelgelenk *(Art. carpometacarpalis I)*, die *Pars femorotibialis* des Kniegelenks und das obere Kopfgelenk *(Art. atlantooccipitalis)*.

Dreiachsige Gelenke: Alle **Kugelgelenke** *(Art. spheroidea)* besitzen drei Hauptachsen. Diese sind exemplarisch für das Schultergelenk in Abb. 5.3-12 dargestellt.

☐ Messen des Bewegungsumfanges von Gelenken

Die genaue Bestimmung des Bewegungsumfangs von Gelenken ist eine wichtige ärztliche Untersuchungsmethode. Sie spielt bei der Funktionsanalyse von Gelenken eine besondere Rolle. Für die Dokumentation der Befunde wurde die **Neutralnullmethode** eingeführt. Als Neutralnullstellung ist der aufrechte Stand mit Knöchelschluss der Füße und angelegten Handflächen (Daumen vorn) definiert (Abb. 5.3-13). Diese Stellung entspricht weitgehend der **anatomischen Nullstellung,** bei der jedoch die Handinnenflächen nach vorn zeigen (Daumen nach außen). In der anatomischen Nullstellung finden die folgenden Bewegungen in den Hauptebenen des Körpers statt (vgl. auch Definitionen in Kap. 1.4; Abb. 1-1):

Flexion, Extension (Beugung, Streckung): Bewegungen der Gelenke in der Sagittalebene.

Anteversion, Retroversion (Vor- und Rückführen der Extremitäten): Bewegungen in der Sagittalebene.

Abduktion, Adduktion (Abspreizen, Heranführen): Bewegungen in der Frontalebene.

Lateralflexion (Seitwärtsbeugung von Rumpf und Kopf): Bewegung in der Frontalebene.

Innen- und Außenrotation (Einwärtsdrehung, Auswärtsdrehung): Rotation der Extremitäten um eine vertikale Achse. Diese entspricht in der Neutralstellung der Längsachse der Extremitätenknochen.

Bei der **Neutralnullmethode** wird der Bewegungsumfang der Gelenke aus der Neutralnullstellung heraus angegeben (Abb. 5.3-14).

Beispiel: Den Arm kann man aus der Nullstellung heraus bis maximal 180° abduzieren und um maximal 40° adduzieren. Die Protokollierung dieses Bewegungsumfangs ist standardisiert: 180°−0°−40°. Zuerst wird der Umfang der Bewegung angegeben, die vom Körper wegführt (hier also die Abduktion), dann die Nullstellung und schließlich der Umfang der Bewegung, die zum Körper hinführt (Adduktion).

☐ Statische Gelenkbeanspruchung

Wird ein Gelenk nicht bewegt, dann stehen alle angreifenden Kräfte in einem äußeren Gleichgewicht. Die Beschreibung solcher Zustände ist die **Statik.** Sind die Kräfte dagegen nicht im Gleichgewicht, so finden Bewegungen statt. Diese Situation wird als **Kinetik** beschrieben.

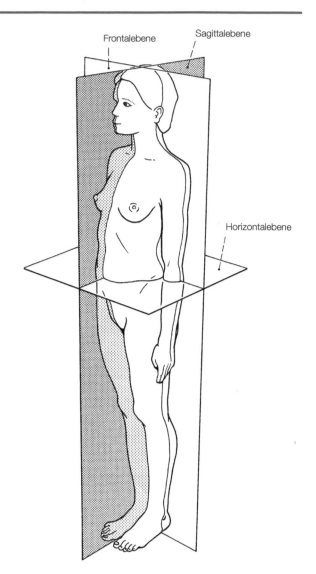

Abb. 5.3-13 Die Neutralnullstellung mit Darstellung der drei Hauptebenen des Körpers.

Wenn in einem Gelenk Gleichgewicht herrschen soll, dann müssen sich alle angreifenden Kräfte gegenseitig aufheben. Dieser Zustand soll am Beispiel des Hüftgelenks näher analysiert werden (Abb. 5.3-15): Beim Stand auf einem Bein trägt das Hüftgelenk der Standbeinseite das wirksame Teilgewicht des Körpers (Körpergewicht abzüglich des Gewichts des Standbeins). Dieses wird vereinbarungsgemäß als **Teilgewicht** 5 (G_5) bezeichnet.

Man kann sich die entsprechende Masse im Schwerpunkt S_5 konzentriert denken. Dann wirkt das zugehörige Gewicht G_5 infolge der Erdgravitation mit einer Kraft von F_{G5} (F von „force") in Richtung auf den Erdmittelpunkt, also senkrecht von S_5 ausgehend. Da seine „Wirkungslinie" (die Vertikale durch S_5) im Abstand b_v (virtueller Hebelarm der Last) am Drehpunkt C des Hüftgelenks vorbeiläuft, übt die Gewichtskraft auf das Gelenk eine Drehwirkung mit dem Moment $F_{G5} \cdot b_v$ aus. Dieses **Lastmoment** würde das Becken – und mit ihm den ganzen Körper – im Hüftgelenk nach medial kippen, wenn dies nicht durch die Abduktionsmuskeln verhindert würde. Das Moment der Abduktionsmuskeln ergibt sich aus ihrer muskulären

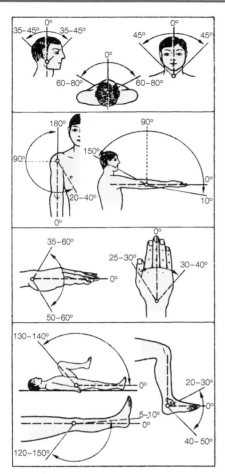

Abb. 5.3-14 Übersicht über den Bewegungsumfang der wichtigsten Gelenke des Körpers, gemessen nach der Neutralnullmethode.

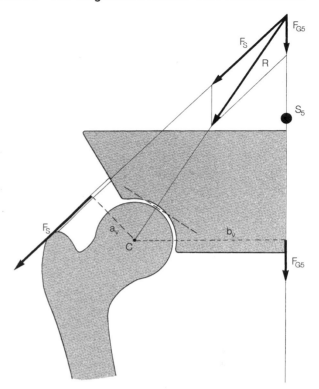

Abb. 5.3-15 Belastung des Hüftgelenks bei einbeinigem Stand oder in der Standbeinphase des Gehens. Die vom Hüftgelenk des Standbeins zu tragende Gewichtskraft F_{G5} (Körpergewicht von Rumpf, Kopf, zwei Armen und Spielbein) ist im Teilmassenschwerpunkt S_5 konzentriert zu denken. F_{G5} greift unter dem virtuellen Hebelarm b_v und die muskuläre Sehnenkraft F_S unter dem virtuellen Hebelarm a_v am Hüftgelenk an. Beide Drehmomente müssen sich am Drehpunkt C im Gleichgewicht halten. Verlängert man die Richtungen von F_S und F_{G5} bis zum Schnitt, so kann man dort das Kräfteparallelogramm zeichnen. Aus diesem lassen sich die Größe von F_S und die Gelenkresultierende R bestimmen. R steht auf der Gelenkoberfläche senkrecht, wie die gestrichelt eingezeichnete Tangente deutlich macht. Weitere Erklärung im Text (s. auch Abb. 5.5-19).

Sehnenkraft F_S und dem virtuellen Hebelarm a_v. Um das Abkippen des Beckens zu verhindern, muss dieses **Muskelmoment** genau dieselbe Größe, aber entgegengesetzte Drehrichtung haben wie das Lastmoment. Oder man kann auch sagen, bei **Gleichgewicht an einem Gelenk muss die Momentensumme null sein:**

$$F_{G5} \cdot b_v = F_S \cdot a_v{}^1$$

Das kompensierende Muskelmoment kann entweder durch eine große Kraft mit kurzem Hebelarm oder durch eine kleinere Kraft mit entsprechend längerem Hebelarm aufgebracht werden (vgl. Abb. 5.5-19).

Die **Belastung des Gelenks** erfolgt durch die beiden Kräfte F_{G5} und F_S. Jede dieser Kräfte ist ein Vektor mit gegebener Größe und Richtung. Deshalb ist die Gesamtlast, die das Gelenk zu tragen hat, als **vektorielle Summe von Körperlast und Muskelkraft** definiert. Das lässt sich am einfachsten graphisch demonstrieren (Abb. 5.3-15). Bekannt sind: Größe und Richtung der Kraft des Körpergewichts F_{G5}, Richtung (aber zunächst nicht die Kraftgröße!) der Abduktionsmuskeln (F_S) sowie die Lage des Drehpunkts C des betreffenden Gelenks. Die Aufgabe besteht nun darin, aus der bekannten Größe der Gewichtskraft (F_{G5}) und der

unbekannten erforderlichen Sehnenkraft der Muskeln (F_S) eine resultierende Kraft R zu gewinnen, die am Drehpunkt des Gelenks C das Moment null besitzen soll. Ein Moment (als Produkt) wird null, wenn einer der beiden Faktoren null ist. Da die **Resultierende R,** die sich ja aus von null verschiedenen Kräften zusammensetzt, eine endliche Größe besitzt, muss folglich der Hebelarm der Resultierenden null werden. Das heißt mit anderen Worten, dass die Resultierende genau durch den Drehpunkt C des Gelenks verlaufen muss.

Damit ist die **geometrische Konstruktion der Gelenkresultierenden R** leicht durchzuführen: Man verbindet die Kraftvektoren F_{G5} und F_S bis zum gemeinsamen Schnittpunkt. An dieser Stelle wird das Kräfteparallelogramm konstruiert. Diesen Schnittpunkt verbindet man dann mit dem Gelenkdrehpunkt C, durch den die Resultierende R verlaufen muss. Da F_{G5} bekannt ist, lässt sich das **Kräfteparallelogramm** zeichnen. Aus diesem können die Größen von F_S und R direkt entnommen werden. Aus dieser Zeichnung wird auch ersichtlich, dass die **Gelenkresultierende R kleiner ist als die arithmetische Summe von Körpergewichtskraft und Muskelkraft.**

---

1 Auf eine vektorielle Schreibweise wird hier und in anderen Kapiteln des Buches verzichtet.

Änderungen der Gelenkstatik: Die auf eine Gelenkfläche einwirkenden Druckkräfte hängen außer von der Größe der Resultierenden auch von der Größe der kraftaufnehmenden Kontaktfläche des Gelenks ab (Druck = Kraft/Flächeneinheit). Am Beispiel des **Hüftgelenks** sollen Ursachen erläutert werden, die zu einer unphysiologisch hohen Druckbeanspruchung des Gelenkknorpels führen können. Solche Fehlbeanspruchungen können Knorpeldegenerationen und Arthrosen hervorrufen:

1. Fettleibigkeit: Die Größe des Gelenkdrucks korreliert mit dem Körpergewicht. Bei übergewichtigen Personen können schließlich Druckschäden des Gelenkknorpels auftreten.

2. Pfannenhypoplasie: Eine angeborene unterentwickelte (zu kleine) Gelenkpfanne bedingt eine Verkleinerung der kraftübertragenden Gelenkfläche. Daraus resultiert eine höhere Druckbeanspruchung des Gelenkknorpels.

3. Formanomalien von Pfanne und Kopf: Ursachen für solche Formanomalien können Knochenverletzungen oder Erkrankungen des Knochens sein. Als Folge der Deformierungen können Inkongruenzen auftreten mit lokal hohen Druckspannungen.

4. Veränderung der Hebelverhältnisse: Fehlstellungen des Schenkelhalses verändern automatisch die Länge des Hebelarms der Hüftmuskulatur. Bei einer Steilstellung des Schenkelhalses *(Coxa valga)* ist der Hebelarm verkürzt (Abb. 5.5-19). Um das Momentengleichgewicht herzustellen, muss eine höhere Muskelkraft aufgewendet werden. Dadurch entsteht eine Zunahme des Gelenkdrucks (Vergrößerung der Gelenkresultierenden). Die Vergrößerung und Verlagerung des Muskelvektors führt zu einer Verlagerung des Durchstoßpunktes der Gelenkresultierenden nach lateral und einer Asymmetrie in der Druckverteilung mit hohen Druckspannungen im lateralen Gelenkabschnitt. An dieser Stelle treten Knorpelschäden und Arthrosen auf.

Literatur

Siehe Anhang Nr. 37, 53, 90, 159, 209, 243, 244, 282, 313, 388, 406, 407.

5.3.2 Knochen

Makroskopie des Knochens

D. DRENCKHAHN

Das knöcherne Skelett (inkl. Schädel-, Gehörknochen und Sesambeine) besteht in der Regel aus 210 anatomisch abgrenzbaren Knochen. Entsprechend ihrer funktionellen und topographischen Stellung sind Knochen außerordentlich vielgestaltige Gebilde. Die Knochen von Rumpf und Schädel besitzen vielfach eine flächenhafte, platte Form (**Ossa plana**; z.B. Schulterblatt, Darmbein, Rippen, Schädeldachknochen). Unregelmäßig geformte Knochen (**Ossa irregularia**) sind beispielsweise die Wirbel, bestehend aus blockförmigem Wirbelkörper mit unterschiedlich gestalteten Fortsätzen (Processus), Knochen der Schädelbasis (u.a. Keilbein) und des Gesichtsschädels (Unterkiefer, Oberkiefer). Kleine polygonale Knochen (**Ossa brevia**) bauen u.a. die Hand- und Fußwurzel auf. In den Extremitäten herrschen lange, stabförmige Knochen vor, deren Schaft (**Diaphysis**, Corpus) röhrenförmig ist (**Ossa longa, Röhrenknochen**, Abb. 5.3-16). Die Enden der Röhrenknochen sind verbreitert (**Epiphysen**) und tragen die mit hyalinem Gelenkknorpel überzogenen Gelenkflächen (**Facies articularis**), deren Form zuvor beschrieben wurde (u.a. Condylus, Caput, Trochlea). Zwischen Epiphyse und

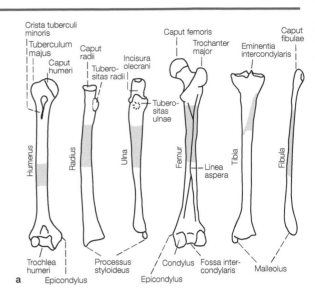

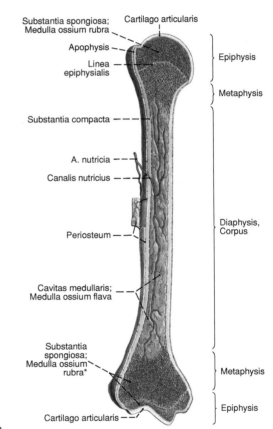

Abb. 5.3-16 (a)   Bau und wichtige Abschnitte der langen Röhrenknochen der Extremitäten. Die schraffierten Abschnitte der Diaphysen in (a) zeigen die Eintrittsstellen der Arteriae nutriciae an (1–2 Arterien). **(b) Längsschnitt durch den Humerus (Oberarmknochen).** * Rotes Knochenmark fehlt distal bei Erwachsenen.

Diaphyse liegt ein meistens verbreiterter Knochenabschnitt, **Metaphyse**, der Vorsprünge für die Befestigung von Muskeln, Sehnen und Bändern besitzt. Die metaphysären Vorsprünge (**Apophysen**) werden aufgrund ihrer individuellen Formen als **Trochanter** (nur am Femur), **Tuberculum** (Höcker), **Epicondylus** (Vorsprünge nahe der

Kondylen) oder **Malleolus** (Knöchel) bezeichnet. Dort, wo Bänder und Sehnen nur eine aufgeraute, leicht höckerige Oberfläche am Knochen hervorrufen, spricht man von **Tuberositas**. Kamm- oder leistenförmige Knochenerhebungen werden als **Crista** (Kamm), **Labium** (Lippe), **Linea** (linienförmige Rauigkeit) oder **Eminentia** (Erhebung) bezeichnet. Sie dienen ebenfalls der Anheftung von Muskeln und Bändern. Andere Knochenfortsätze werden **Processus** genannt (z. B. der Griffelfortsatz der Ulna: Processus styloideus ulnae) oder **Spina** (dornen- bis gradförmige Ausziehungen). Vertiefungen der Knochenoberfläche werden **Incisura** (Einschnitt, Einkerbung) oder **Fossa** (grubenförmige Vertiefung) genannt. Löcher im Knochen (Foramen, pl. Foramina) dienen dem Eintritt bzw. Durchtritt von Leitungsbahnen. Durch Foramina nutricia treten die versorgenden Blutgefäße (A. und V. nutricia) in den Knochen ein. Zwischen Epi- und Metaphyse von Röhrenknochen liegt die **Epiphysenfuge**, die gegen Abschluss des Skelettwachstums verknöchert. Epiphysen und Metaphysen bestehen hauptsächlich aus spongiösem Knochen mit einer relativ dünnen *Corticalis*. Die Zwischenräume der Spongiosa der Epi- und Metaphysen sowie der planen, irregulären und kurzen Knochen sind in der Regel mit blutbildendem Knochenmark ausgefüllt (*Medulla ossium rubra*, **rotes Knochenmark**). Im Bereich der Diaphysen von Röhrenknochen fehlt Spongiosa weitgehend. Die hier mehrere mm bis über 1 cm dicke Knochenwand aus kompaktem Knochen wird als *Substantia compacta* bezeichnet. Sie umschließt die Markhöhle (*Cavitas medullaris*), die **gelbes Knochenmark** enthält (*Medulla ossium flava*). Außen wird der Knochen von Knochenhaut (**Periost**) bedeckt, das in das Stratum fibrosum und Stratum osteogenicum unterteilt wird (Abb. 3.6-3, Kap. 3.6.2).

Biomechanik des Knochens

H.-J. Schnittler, D. Drenckhahn

Knochendicke, Materialverteilung und Anordnung der Osteone stehen in direkter Abhängigkeit von mechanischen Belastungen, die auf ein Skelettelement einwirken. Die meisten Knochen, speziell lange Röhrenknochen, können als Balken (Bauteile, bei denen der Durchmesser wesentlich kleiner ist als die Länge) angesehen werden, für die die technische Mechanik einfache Berechnungsmöglichkeiten liefert.

Zum Verständnis und zur quantitativen Abschätzung der wirksamen Belastung, die auf das knöcherne Skelett einwirken und bei Überschreitung kritischer Werte zu Knochenbrüchen führen kann, sind einige Begriffsbestimmungen aus der Mechanik notwendig.

Äußere Kraftgrößen[1]

Kraft: Eine Kraft ist eine Ursache für eine Bewegungsänderung (Beschleunigung) eines Körpers. Ihre Einheit ist **Newton** (N). 1 N ist die Kraft, die notwendig ist, um einen Körper von der Masse 1 kg in 1 Sekunde (s) um 1 m/s zu beschleunigen ($1\,N = 1\,kg \times m/s^2$). Wirkt eine Kraft auf

einen Körper, **Aktionskraft**, so muss eine gleich große, entgegengesetzt gerichtete Kraft, **Reaktionskraft**, dieser entgegenwirken (Kräftegleichgewicht), damit der Körper nicht bewegt (beschleunigt) wird. Da die Erdbeschleunigung $9{,}81\,m/s^2$ beträgt, übt eine Masse von 1 kg auf eine horizontale Unterlage eine Kraft von 9,81 N aus.

Drehmoment: Unter einem Drehmoment (Aktionsmoment, M_A) versteht man das Produkt aus einer Kraft (F) und der Länge (a) eines senkrecht (normal) zur Richtung der Kraft stehenden Hebelarms (Abstand zur Drehachse), über den die Kraft an einem Körper angreift ($M_A = F \times a$). Um eine Drehbeschleunigung (-bewegung) um die Drehachse zu verhindern, muss einem Aktionsmoment ein gleich großes Drehmoment (Reaktionsmoment) entgegenwirken, d. h., im Gleichgewichtsfall muss die Summe aller Drehmomente 0 sein. In Abb. 5.3-15 wird das Aktionsmoment durch das Produkt aus der Körpergewichtskraft F_{G5} und dem Abstand zum Hüftgelenk b_v ($M_A = F_{G5} \times b_v$) gebildet. Um nun eine Drehbewegung zu verhindern, muss z. B. die äußere Hüftmuskulatur ein Reaktionsmoment $M_R = F_S \times a_V$ aufbringen, das M_A entgegengesetzt ist und dieselbe Größe wie M_A besitzt. Alle auf einen typisch langen Knochen wie die Tibia einwirkenden äußeren Kraftgrößen können in Axialkräfte, Querkräfte, Biegemomente und Torsionsmomente zerlegt werden:

Axialkräfte (entsprechen in Abb. 5.3-17 Vertikalkräften, V): Diese wirken axial (in Richtung der Längsachse), also senkrecht auf den Querschnitt eines langen Knochens. Die Summe aller Axialkräfte (Aktions- und Reaktionskräfte) muss 0 sein, damit keine axiale Beschleunigung stattfindet.

Querkräfte (entsprechen in Abb. 5.3-18 Horizontalkräften, H): Diese wirken im rechten Winkel zur Längsachse des Knochens, also in der Querschnittsebene. Für ein Gleichgewicht muss auch die Summe der Querkräfte 0 sein.

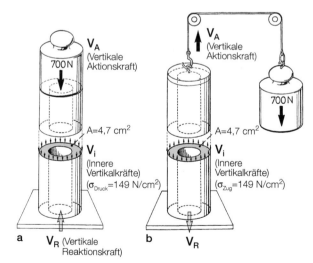

Abb. 5.3-17 Schematische Darstellung der Druck- und Zugspannungen (σ-Spannungen) in einem Röhrenknochenmodell (Außendurchmesser: 3,5 cm; Innendurchmesser: 2,5 cm).
(a) Durch zentrische Lage des Gewichts verteilt sich der Druck gleichmäßig über die Fläche. Er beträgt:

$$\sigma_{Druck} = \frac{V_i}{A} \approx \frac{700\,N}{4{,}7\,cm^2} \approx 149\,\frac{N}{cm^2}$$

(b) Für die Zugspannungen σ_z erhält man denselben Wert von 149 N/cm².

[1]   Herrn Dr. W. Baumgartner (Institut für Anatomie und Zellbiologie, Würzburg) danken wir für die Überarbeitung der Abschnitte *Äußere und innere Kraftgrößen*.

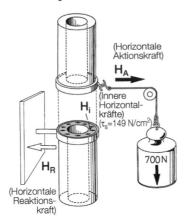

(Horizontale Aktionskraft)

H_A

(Innere Horizontalkräfte) (τ_s=149 N/cm²)

H_i

700N

H_R

(Horizontale Reaktionskraft)

Abb. 5.3-18 Schematische Darstellung der im Röhrenknochen modell durch Horizontalkräfte hervorgerufenen Schubspannung τ_s. Um eine Schubspannung zu erzeugen, ist es notwendig, dass die Kräfte in engem Abstand, wie bei einer Schere, zueinander wirken. Gegenüber Scherkräften ist der Knochen am wenigsten widerstandsfähig.

$$\tau_{Schub} \approx \frac{H_i}{A} \approx \frac{700\ N}{4,7\ cm^2} \approx 149\ \frac{N}{cm^2}$$

Biegemomente: Wirkt auf einen langen Knochen (Balken) ein Drehmoment und ist die Drehachse senkrecht zur Längsachse des Knochens, so spricht man von einem Biegemoment. Der Knochen wird gebogen (Abb. 5.3-20).

Torsionsmomente: Wirkt auf einen langen Knochen (Balken) ein Drehmoment und ist die Drehachse identisch mit der Längsachse des Knochens, so spricht man von einem Torsionsmoment. Der Knochen wird torquiert oder verdrillt (Abb. 5.3-19).

Die Summe aller Biege- und Torsionsmomente muss im Gleichgewichtszustand 0 sein, damit keine Bewegung (Rotationsbeschleunigung) um die jeweilige Achse stattfindet.

Innere Kraftgrößen (Schnittgrößen) und Spannungen

Die Integrität und die Materialeigenschaften eines Knochens (Körpers) sind durch innere atomare und intermolekulare Kräfte gegeben. Die unterschiedlichen inneren Kraftgrößen lassen sich in innere Axialkräfte, innere Querkräfte, innere Biegemomente und innere Torsionsmomente zerlegen. Um diese nun beschreiben zu können, ist es zweckmäßig, einen Körper gedanklich zu durchschneiden, um in das Innere zu blicken. Man nennt daher die inneren Kräfte auch Schnittgrößen (Terminus technicus der Ingenieure). Wirken auf einen Knochen äußere Kraftgrößen, so rufen diese als Reaktion innere Kraftgrößen hervor. Bezieht man diese auf eine Flächeneinheit, so ergibt sich hieraus die Spannung, die in Kraft pro Fläche (z.B. N/cm²) angegeben wird. Spannungen sind zur Beschreibung der Knochenbeanspruchung geeignet.

Nach ihrer Richtung im Körper unterscheidet man **Normalspannungen, Sigma(σ)-Spannungen**, die senkrecht zum Knochenquerschnitt wirken (Zug- oder Druckspannungen), von **Querspannungen, Tau(τ)-Spannungen**, die parallel zur Querschnittsfläche wirken (Schub- oder Torsionsspannungen).

Normalspannungen (σ-Spannungen)

Axialkräfte rufen als Reaktion im Knochen Normalspannungen hervor, die je nach Richtung **Druck-** oder **Zugspannungen** genannt (σ_{Druck}, σ_D; σ_{Zug}, σ_Z) werden und die gleichmäßig über den gesamten Querschnitt verteilt sind.

Beispiel (Abb. 5.3-17a): Auf einen Röhrenknochen, z. B. das Schienbein (Tibiadiaphyse), wirkt eine Kraft von 700 N (entspricht der Gewichtsbelastung einer Person mit 70 kg beim Einbeinstand). Der Außendurchmesser soll 3,5 cm und der Innendurchmesser 2,5 cm betragen, was zu einer Fläche von A = 4,7 cm² führt. Die Druckspannung beträgt:

$$\sigma_D = \frac{innere\ Gegenkraft\ (V_i)}{Fläche\ (A)} \approx 150\ N/cm^2$$

Wenn Zug anstelle von Druck auf den Knochen ausgeübt wird (Abb. 5.3-17b), so entsteht im Knochen eine Zugspannung, deren Berechnung analog zur Druckspannungsberechnung erfolgt.

Biegemomente rufen als Reaktion Normalspannungen hervor, die über den Querschnitt veränderlich sind, es liegen also gleichzeitig Druck- und Zugspannungen vor. Man spricht in diesem Zusammenhang auch von **Biegespannungen** (Abb. 5.3-20). Diese wirken dem äußeren Drehmoment entgegen. Der Übergang von Druck- auf Zugspannung liegt in der **Neutralen Faser**. Hier ist die Biegespannung zufolge des Drehmomentes gleich 0.

Wie in Abb. 5.3-20 zu ersehen ist, ergeben sich für den Modellknochen bei einer Kraft von 200 N und einem Hebelarm von 10 cm maximale Zug- und Druckspannung von jeweils 12 kN/cm². Bei der Verdopplung des Hebelarms würde eine Spannung von 24 kN/cm² entstehen. Da der Knochen typischerweise nur eine Spannung von 17 kN/cm² toleriert, würde er unter dieser Belastung bereits brechen.

Querspannungen (τ-Spannungen)

Querkräfte, die in engem Abstand entgegengesetzt zueinander auftreten (Abb. 5.3-18), wirken wie eine Schere und erzeugen Querspannungen, die als **Schub-** oder **Scherspannungen** bezeichnet werden (τ_{Schub}, τ_S). Diese wirken gleichmäßig über den gesamten Querschnitt.

Beispiel (Abb. 5.3-18): Auf den Modellknochen mit einer Querschnittsfläche von 4,7 cm² wirkt eine äußere Kraft von 700 N quer zur Längsachse des Knochens. Die im Material entstehende Schubspannung τ_s beträgt

$$\tau_S = \frac{innere\ Gegenkraft\ (H_i)}{Fläche\ (A)} \approx 150\ N/cm^2$$

Torsionsmomente rufen **Torsionsspannungen** (τ_T), also Querspannungen, die zirkulär in der Querschnittsebene verlaufen, hervor. Torsionsmomente können zu Torsionsfrakturen von Knochen führen (Dreh- bzw. Spiralbrüche). Bei Skiläufern treten diese besonders häufig auf, da der lange Hebelarm der Skier ein hohes Torsionsmoment bewirkt. Das Beispiel in Abb. 5.3-19c zeigt, dass ein Hängenbleiben mit der Skispitze bei einer Skilänge von 2 m (Hebelarm: Skispitze-Schuh = 1,2 m) zu einer Versechsfachung der Torsionsspannungen führt gegenüber der gleichen Drehbewegung um eine festgehaltene Schlittschuhspitze (Hebelarm 20 cm).

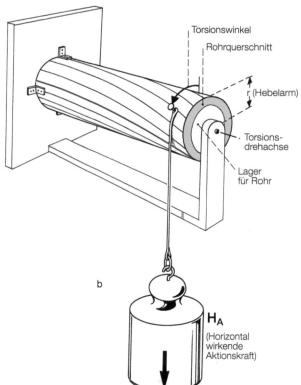

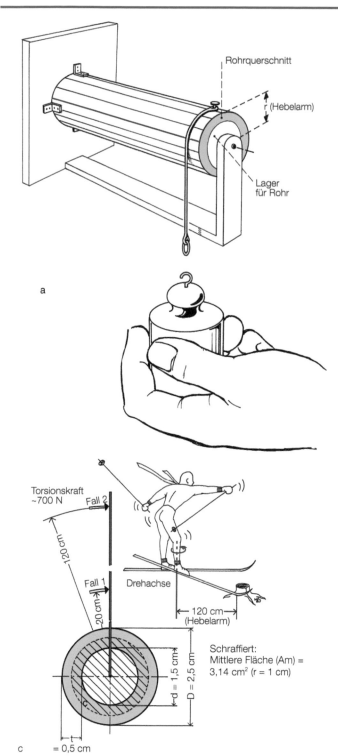

Abb. 5.3-19   Darstellung der Torsion, des Torsionswinkels (a und b) und Berechnung der Torsionsspannungen (τ_T) in Abhängigkeit vom Hebelarm (c). Torsionsspannungen können nur durch ein Moment erzeugt werden (Torsionsmoment). In (a) und (b) ist r der Hebelarm. Die Torsionsachse verläuft senkrecht zum Querschnitt, wodurch eine Torsionsspannung erzeugt wird, die im Querschnitt (blaue Fläche) liegt.

(c) Vereinfachte Darstellung eines Röhrenknochenquerschnitts. Am Beispiel von Wintersportunfällen sollen die auftretenden Torsionsspannungen berechnet werden. Im Fall 1 handelt es sich um einen 70 kg schweren Schlittschuhläufer, der bei einer Drehung mit der Schlittschuhspitze plötzlich hängenbleibt. Zur Vereinfachung bleibt die kinetische Energie der Drehbewegung hier unberücksichtigt: An der Schlittschuhspitze, die einen Abstand zur Unterschenkelmitte von 20 cm hat, wirkt eine Drehkraft von 700 N, wobei die Drehachse der Längsachse durch die Unterschenkelmitte entspricht. Hierdurch entsteht ein inneres Torsionsmoment (T_i) im Knochen von 700 N × 20 cm = 14000 Ncm. Es errechnet sich eine Torsionsschubspannung von:

$$\tau_T = \frac{\text{inneres Torsionsmoment } (T_i)}{2 \cdot \text{mittlere Fläche (Am)} \cdot \text{Rohrwanddicke (t)}}$$

$$\tau_T \approx \frac{700 \text{ N} \cdot 20 \text{ cm}}{2 \cdot 3{,}14 \text{ cm}^2 \cdot 0{,}5 \text{ cm}} \approx 4{,}5 \text{ kN/cm}^2$$

Fall 2: Ein gleich schwerer Skifahrer bleibt mit der Skispitze hängen. Bei einem Abstand der Skispitze zur Unterschenkelmitte von 120 cm entsteht eine Torsionsschubspannung, die 6 × so groß ist (27 kN/cm²).

Die Unterscheidung in Druck-, Zug-, Schub- und Torsionsspannungen ist insofern wichtig, als verschiedene Materialien und insbesondere der Knochen unterschiedlich empfindlich auf die verschiedenen Spannungsqualitäten reagieren. So beträgt im Knochen die maximal tolerierte Zugspannung nur etwa 60% der maximalen Druckspannung.

Abschätzung der Beanspruchungsgrößen

Eine der wichtigsten Funktionen des **Knochens** ist seine **Widerstandsfähigkeit gegenüber mechanisch wirksamen Kräften.** Die wesentlichste Kraft ist zunächst die Schwerkraft. Ohne diese permanent wirkende Kraft wäre ein so differenziertes und stabiles Skelettsystem, wie z.B. das des Menschen, nicht notwendig. Wie später ausgeführt wird, ist die **Schwerkraft** auch ein **wichtiger Reiz** zur Erhaltung der Knochenstruktur.

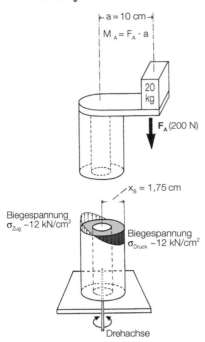

Abb. 5.3-20 Entstehung von Biegespannungen (gleichzeitige Zug- und Druckspannungen) durch Einwirkung einer Kraft (F$_A$) über einen Hebelarm (a) mit einem Aktionsmoment (M$_A$ = F$_A$ x a) (= 2000 Ncm). Die im Körper erzeugten gleich großen inneren Spannungen (M$_i$) sind die Zug- und Druckspannungen (Kraft pro Fläche). Zur Berechnung muss aus geometrischen Gründen ein Flächenäquivalent, das sog. Flächenmoment 2. Grades (I$_y$) einfließen. X$_S$ ist der Abstand zwischen Zentralachse und Rand, in diesem Falle der Radius D/2 = 1,75 cm. Wie zu ersehen, beträgt die maximale Spannung hier bei einem Außendurchmesser von D = 3,5 cm und einem Innendurchmesser von d = 2,5 cm am Rande ungefähr 12 kN/cm^2.

Berechnung: $\sigma_{Zug} = \sigma_{Druck} = \dfrac{M_i}{I_y} \cdot X_S$

$$I_y = \frac{\pi}{64}\,(D^4 - d^4) = 0{,}295 \text{ cm}^4$$

$$\sigma \approx \frac{200\text{ N} \cdot 10\text{ cm}}{0{,}295\text{ cm}^4} \cdot 1{,}75\text{ cm} \approx 12\text{ kN/cm}^2$$

Ein Mensch von 70 kg Masse übt auf seine Standunterlage (Boden einer Standwaage) eine Kraft von etwa 700 Newton (N) aus (s.o.).

Während der **Bewegung** (z.B. beim Gehen und Bücken) und **stärkerer körperlicher Belastung,** wie z.B. Springen und Tragen, kommen auf die einzelnen Skelettelemente **Momentänderungen** und **Kräfte** durch wechselnde Belastungen und durch den Muskelzug hinzu. Richtung und Winkel der angreifenden Kräfte ändern sich ständig, sodass vorübergehend extreme **Druck-, Zug-, Schub- und Torsionsspannungen** an **einzelnen Knochen und Gelenken** auftreten können, die ein **Vielfaches** der eigentlich angreifenden Belastung in Ruhe betragen.

Beispiel: Wie angreifende Kräfte auf den Knochen wirken und welche Spannungen und Reaktionen sie hervorrufen, soll zunächst am Beispiel eines **Röhrenknochenmodells** erläutert werden. In Abb. 5.3-17a wurde bereits die Druckspannung anhand eines Beispiels dargestellt. In einem Röhrenknochen, der mit einer **vertikalen Kraft** von 700 N belastet wird, verteilt sich die Kraft über den Knochenquerschnitt gleichmäßig. Die Kraft entspricht in etwa einer Belastung bei einbeinigem Stand, die auf die Tibia des

Unterschenkels wirkt (≈70 kg). Bei einer Querschnittsfläche von etwa 5 cm^2 (entspricht in etwa einem Außendurchmesser von 3,5 cm und einem Innendurchmesser von 2,5 cm) entsteht eine Druckspannung (Druck = Kraft pro Fläche) von knapp 150 N/cm^2 (700 N pro 4,7 cm^2, also von σ_D = 149 N/cm^2). Bei einer Kraft von 1400 N (entspricht der Gewichtskraft einer Masse von 140 kg) verdoppelt sich die Druckspannung auf 300 N/cm^2. Verdoppeln wir die Querschnittsfläche bei 1400 N Belastung auf 9,4 cm^2 (entspricht einem Außendurchmesser des Knochens von etwa 4,3 cm bei gleich bleibendem Innendurchmesser von 2,5 cm), so halbiert sich der im Knochen wirksame Druck auf wiederum 150 N/cm^2. Wir halten also fest: Die durch eine Kraft hervorgerufene Spannung wird durch Vergrößerung der Querschnittsfläche reduziert und durch Reduktion der Querschnittsfläche erhöht.

Drehmomente induzieren Biegespannungen

Nur selten greift eine Kraft zentrisch an. Meistens wirkt sie über einen Hebelarm (Moment) zur zentralen Achse des Knochens (als exzentrisch bezeichnet). Durch die dann auftretenden (Dreh-)Momente treten kombinierte Spannungen, wie Druck-, Zug-, Schub- und Torsionsspannungen, im Knochengewebe auf (s.o.).

Das gleichzeitige Auftreten von Druck- und Zugspannungen innerhalb eines Knochenquerschnitts wird als Biegespannung bezeichnet (s.o.).

Beispiel: Der Modellknochen mit ca. 5 cm^2 Querschnittsfläche soll mit einer Gewichtskraft von 200 N belastet werden. Diesmal jedoch greift die Kraft nicht zentrisch an, sondern über einen 10 cm langen Hebelarm, wie in Abb. 5.3-20 dargestellt. Es kommt zu einer **Druckbelastung durch das Gewicht** (≈ 40 N/cm^2) und **gleichzeitig zu einem Drehmoment,** in dessen Folge an der Seite des Knochens, an der die Gewichtskraft angreift, extrem hohe zusätzliche Druckspannungen und an der gegenüberliegenden Seite gleich hohe Zugspannungen auftreten (Berechnung s. Legende in Abb. 5.3-20). Im Randbereich des Knochens liegen die Spannungen mit etwa 12 kN/cm^2 etwa 300fach höher als die (Druck-)Spannungen, die bei zentrischer Einwirkung derselben Kraft (200 N) auftreten würden (≈ 40 N/cm^2). Vergrößert man den Hebelarm auf 20 cm, so resultiert daraus ein doppelt so großes Moment mit einer doppelt so großen maximalen Spannungsentwicklung (24 kN/cm^2). Der Hauptnachteil einer Biegebeanspruchung liegt also darin, dass die maximal auftretenden Spannungen (Zug und Druck) durch den Hebelarm lokal um Größenordnungen ansteigen. Die innerhalb eines Knochenquerschnitts lokal auftretenden maximalen Spannungen können so hoch werden, dass der Knochen seinen strukturellen Zusammenhang verliert und bricht.

Methoden zur Abschätzung von Spannungen im Knochen

☐ Spannungsoptik

Mit Hilfe spannungsoptischer Verfahren kann man die Spannungsgrößen abschätzen und ihre Verteilung räumlich auflösen. Das Verfahren beruht darauf, dass Materialien, wie z.B. Glas, Plexiglas und verschiedene Kunstharze, ihre **optischen Eigenschaften in Abhängigkeit von auftretenden Spannungen ändern.** Das unbelastete, also auch spannungsfreie Material lässt polarisiertes Licht in allen

Richtungen gleichmäßig durch; es ist isotrop. Treten belastungsabhängig Spannungen im Material auf, wird das isotrope Material im Bereich der auftretenden Spannungen anisotrop, d.h. doppelbrechend.

Die spannungsoptische Analyse der in Abb. 5.3-21, 23 u. 24 gezeigten Modelle erfolgte an aus Plexiglasplatten maßstabsgetreu ausgeschnittenen transparenten Modellen, die zwischen Polarisator und Analysator einer polarisationsoptischen Durchleuchtungsvorrichtung platziert wurden. Das polarisierte Licht wird beim Durchtritt durch das spannungsfreie (unbelastete) Modell nicht gebrochen. Damit wird das Licht durch den um 90° versetzten Analysator gehindert, auf die Mattscheibe zu fallen. Das unbelastete Modell wird also nicht abgebildet und der Schirm bleibt dunkel. Bei dem belasteten Modell wird das Licht jedoch spannungsabhängig gebrochen (Abb. 5.3-21a, 23 u. 24). Jetzt treten im Material helle und dunkle Linien auf, die sich miteinander abwechseln.

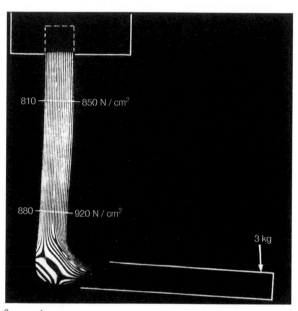

a

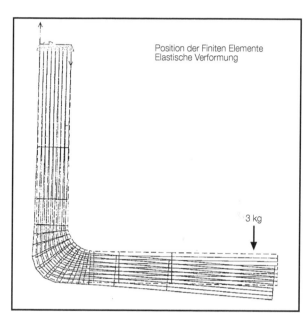

b

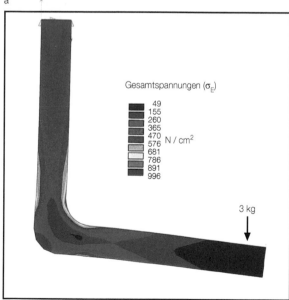

c

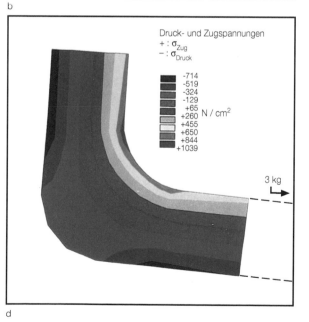

d

Abb. 5.3-21 Spannungsentwicklung in einem Plexiglasmodell des abgewinkelten Unterarms ohne Gelenk. Das Unterarmende ist mit einem Gewicht von 3 kg (≈ 30 N) belastet. Die auftretenden Spannungen wurden spannungsoptisch (a) und mit Hilfe der Finiten-Elemente(FE)-Methode (b–d) ermittelt.
(a) Die experimentelle spannungsoptische Abschätzung der Spannungen (in N/cm²) entspricht weitgehend den σ_E-Spannungen, die in c durch die FE-Methode berechnet wurden.
(b) Modell der FE-Berechnung mit Position der zugrunde gelegten finiten Elemente und Veranschaulichung der bei Belastung auftretenden elastischen Verformungen eines biegbaren Modells.
(c) Verteilung der σ_E-Spannungen (zusammengesetzte Beanspruchung aus Schub- und Normalspannungen).
(d) Normalspannungen (Zug- und Druckspannungen) im Ellenbogenbereich heraus vergrößert.

Die zentrale, spannungsfreie Linie (Zone) im Skelettelement ist die **neutrale Faser**. Der Sprung von der 1. Spannungslinie neben der neutralen Faser zur nächsten zeigt eine Verdopplung der Spannung an, die 3. Linie eine Verdreifachung der Spannungsgröße der 1. Linie usw. Durch Eichung des Materials mit definierten Spannungen kann der 1. Linie und damit jeder folgenden Linie eine definierte physikalische Spannungsgröße zugeordnet werden. Die Anzahl der auftretenden Linien ist ein Maß für die Größe der Spannungsentwicklung. Viele Linien bedeuten eine hohe Spannung und wenige Linien eine geringe Spannung.

▭ Finite-Elementen-Methode (FEM)[1]

Mit leistungsfähigen Rechnern und Rechnerprogrammen lassen sich heute mathematisch komplizierte Berechnungen, wie z. B. die **belastungsabhängige Spannungsentwicklung**, in dreidimensional aufgebauten **Kompositwerkstoffen wie dem Knochen** relativ einfach durchführen. Die dazu benutzte mathematische Grundlage ist die sog. Finite-Elemente-Methode (**FEM**). Voraussetzung für die Berechnung ist jedoch die Kenntnis der Randbedingungen, wie die Lagerung des belasteten Körpers, die Art der Belastung und die Materialeigenschaften, wie z. B. der Elastizitätsmodul, der aus dem Spannungs-Dehnungs-Diagramm berechnet werden kann. Lokal unterschiedliche Materialeigenschaften können bei dieser Methode innerhalb eines zu untersuchenden Körpers in der Berechnung berücksichtigt werden.

Prinzip der FEM: Wenn ein belasteter Knochen durch die FEM auf seine Spannungsentwicklung untersucht werden soll, so wird der Knochen gedanklich in **kleine dreidimensionale Einheiten** zerschnitten (**finite Elemente**). Die Größe der Elemente ist variabel und wird sinnvollerweise in Bereichen, über die eine detaillierte Aussage gemacht werden soll, möglichst klein gewählt. Die einzelnen Elemente werden miteinander an den Eckpunkten rechnerisch verknüpft. Das Verhalten der einzelnen finiten Elemente zueinander kann dann ausgerechnet werden. Es lassen sich verschiedene Parameter, wie z. B. Spannungen, Grenzbelastungen und Verformungen, exakt errechnen und die Ergebnisse graphisch darstellen.

Beispiel: Ein einfaches Bild soll diese erst durch die **Computertechnik** ermöglichte Methode erläutern. Ein aus Plexiglas hergestellter plattenförmiger Winkel (grobes Modell des gebeugten Unterarms ohne Ellenbogengelenk) ist an einem Ende fixiert und wird am anderen Ende („Unterarmende") mit 30 N (≈ 3 kg Masse) belastet. Nach Anbringen der Last spielt sich ein komplexes Geschehen von **geometrischen Verformungen** und **Spannungsentwicklungen** im Material ab. Mit Hilfe der FEM lassen sich diese komplexen Spannungsentwicklungen aufschlüsseln. In Abb. 5.3-21b ist zunächst die Einteilung in finite Elemente gezeigt, die eine Voraussetzung zur Berechnung von Spannungen, Verformungen usw. sind. In diesem einfachen Modell sind die Elementgrößen an den besonders belasteten Stellen (im Bereich des winkeligen Knicks) klein gewählt worden, um genaue Aussagen machen zu können.

Die gestrichelte Darstellung in Abb. 5.3-21b zeigt den Ausgangszustand vor der Belastung. Die durchgezogenen Linien veranschaulichen den elastisch verformten Zustand unter Belastung.

Spannungsberechnung und graphische Darstellung: Mit der FEM lassen sich verschiedene Spannungsqualitäten (σ-Spannungen, τ-Spannungen) isoliert und auch summiert betrachten. In Abb. 5.3-21d ist die errechnete Druck- und Zug-Spannungsverteilung (σ-Spannung) im abgewinkelten Bereich des Modells vergrößert graphisch dargestellt. In der Falschfarbentabelle ist jeweils einem Spannungsbereich (in N/cm^2) eine Farbe zugeordnet, wobei Druckspannungen negative und Zugspannungen positive Werte haben. Deutlich ist die maximale Zugspannung am Übergang zum senkrechten Schenkel zu erkennen (roter Bereich). Es lassen sich jedoch auch Spannungsverteilungen darstellen, die ein Maß für die zusammengesetzte Beanspruchung aus Schub- und Normalspannungen sind (σ_E-Spannungen). Interessanterweise ist die graphische Darstellung der σ_E-Spannungen (Abb. 5.3-21c) nahezu identisch mit dem durch spannungsoptische Messungen erhaltenen Bild (Abb. 5.3-21a). Die Methode hat im Vergleich zur spannungsoptischen Analyse einige Vorteile: 1. Mit Hilfe der FEM lassen sich Spannungen dreidimensional mit beliebiger Genauigkeit detailliert erfassen. 2. Es muss kein aufwändiges Modell hergestellt werden. 3. Ein individueller Knochen kann mit Hilfe von laseroptischen Methoden exakt vermessen und die Daten können in das Rechnerprogramm eingelesen werden. Besitzt man Daten über die Materialeigenschaften des Knochens (Elastizitätsmodul, Kalzifizierungsgrad, Spongiosaverteilung usw.), so lassen sich nicht nur die auftretenden Spannungen unter einer Belastung ermitteln, sondern auch die maximale Belastbarkeit (bis der Knochen bricht). Hierzu können auch zusätzliche Daten berücksichtigt werden, wie z. B. Muskelkraft, Bänderverlauf, Änderung der Knochenstellung im Raum usw.

Möglichkeiten zur Reduktion von Biegespannungen

Der Knochen besitzt eine geringere Stabilität gegenüber Zugspannungen als gegenüber Druckspannungen (Verhältnis 2 : 3). Deshalb ist es wichtig, dass Schutzmechanismen existieren, die besonders die Zugkomponente der Biegespannungen reduzieren.

Biegespannungen können u. a. dadurch reduziert werden, dass eine Gegenbiegung erzeugt wird. Im Skelettsystem wird eine Gegenbiegung hauptsächlich durch das Prinzip der **Zuggurtung** erreicht. Im Folgenden soll zum Verständnis zunächst auf die Gegenbiegung durch Gewichte eingegangen werden, bevor die Zuggurtung anhand von praktischen Beispielen erläutert wird.

▭ Spannungsreduktion durch Gegengewichte

Wie in Abb. 5.3-20 u. 22b dargestellt, werden durch einseitige Belastung eines Knochens **Biegemomente** mit dem Auftreten von **Zug- und Druckspannungen** erzeugt. Wird eine gleich große Gewichtskraft über einen gleich langen **Hebelarm** auf der anderen Seite angebracht, führt die Gegenkraft zu einer Spannungsverteilung, die dem vorhergehenden Spannungsbild genau entgegengesetzt ist. Addiert man nun die Spannungsvektoren, so heben sich

---

[1] Herrn Prof. Dr. G. Wiechert (Fachhochschule Würzburg/Schweinfurt) danken wir für seine Unterstützung und Hilfe bei der Abfassung dieses Kapitels und der zugrunde liegenden Modellrechnungen.

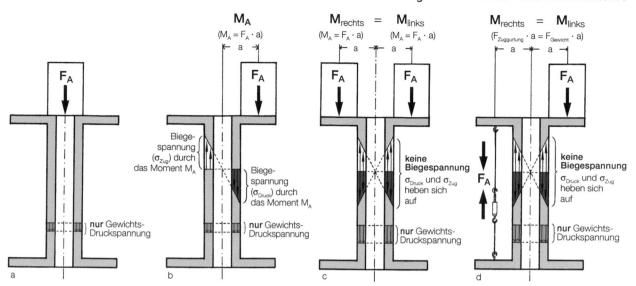

Abb. 5.3-22 Längsschnittmodell eines Röhrenknochens zur Veranschaulichung des Prinzips der Zuggurtung.
(a) Zentrale Belastung bewirkt nur Gewichts-Druckspannungen.
(b) Durch Angriff des Gewichts über einen Hebelarm entsteht ein Biegemoment mit resultierenden Biegespannungen (gleichzeitige Druck- und Zug-spannungen in einem Querschnitt).
(c) Aufhebung der Biegespannung bei Verdopplung der Gewichts-Druckspannung durch ein Gegengewicht.
(d) Aufhebung der Biegespannung bei Verdopplung der Gewichts-Druckspannung durch Zuggurtung.

die gegenläufigen **Biegespannungen** auf. Daraus resultiert eine gleichmäßige Belastung, wie in Abb. 5.3-22c dargestellt. Die durch das Gegengewicht hervorgerufenen reinen Druckspannungen addieren sich zu denen des ersten Gewichts und sind jetzt doppelt so groß. Dafür sind aber die Spannungsspitzen der Biegung erheblich reduziert (für die Knochenstabilität ist besonders wichtig die Reduktion der Zugspannung), sodass eine **Reduktion der Bruchgefährdung** erreicht wird. Entscheidend für eine vollständige Aufhebung der Biegebeanspruchung ist, dass einem einseitig angreifenden Drehmoment ein gleich großes Drehmoment auf der Gegenseite entgegengesetzt wird. Greift diese Gegenkraft über einen kürzeren Hebel an, muss die Gegenkraft entsprechend größer sein, damit das Drehmoment (Produkt aus Hebelarm und Kraft) entsprechend größer wird. Bei einem langen Hebelarm kann die Gegenkraft entsprechend kleiner sein.

▭ Spannungsreduktion durch Zuggurtung

Das Prinzip der **Spannungsreduktion** ist im Bewegungsapparat durch **Muskeln, Bänder** und **Faszienverstärkungen** verwirklicht und wird als **Zuggurtung** bezeichnet. Bei einer Zuggurtung werden die am Knochen zur **Biegebeanspruchung** führenden Kräfte mit Hilfe von Muskelzügen, Bändern und Faszienverstärkungen partiell oder vollständig aufgefangen. Zum Verständnis der Zuggurtung ist in dem einseitig belasteten Modellknochen statt eines Gegengewichts (wie in Abb. 5.3-22c dargestellt) ein Seil durch eine Spannschraube so weit unter Spannung gebracht, bis das gegenseitige Drehmoment (M_A) aufgehoben ist (Abb. 5.3-22d). Der Gewichtsdruck, der auf dem Knochen lastet, beträgt bei gleich langem Hebelarm dann zwar das Doppelte des aufgelegten Gewichts, aber die Biegespannungen sind dadurch völlig abgebaut.

Das Prinzip der **muskulären Zuggurtung** zur Reduktion von Biegespannungen im Knochen ist in Abb. 5.3-23 durch einen spannungsoptischen Versuch veranschaulicht. Der M. brachioradialis (Abb. 5.2-8), im Modell ersetzt durch einen Draht, hebt die Biegespannungen in dem mit 3 kg (30 N) belasteten, rechtwinklig gebeugten Armmodell weitgehend auf. Der Muskel übt dadurch eine sehr wirksame Zuggurtung auf das Unterarmskelett aus. Er überträgt die Gewichtskraft auf den Oberarmknochen (Humerus). Dieser erfährt dadurch eine starke Biegebeanspruchung (vorne Zug, hinten Druck). Bei Fehlen (Erschlaffung) des M. brachioradialis und alleiniger Beugung des Unterarms durch den M. biceps brachii würde die Zuggurtung für das Unterarmskelett fehlen, sodass in ihm starke Biegespannungen auftreten. Der Humerus würde durch die Zuggurtungswirkung des M. biceps brachii dagegen weitgehend entlastet werden. Die physiologische kombinatorische Wirkung beider Muskeln ist in Abb. 5.3-23c gezeigt. Sie führt zu einer gleichmäßigen Verteilung der Biegespannungen auf beide Skelettelemente des Arms und reduziert auf diese Weise Spitzenspannungen im gesamten Armskelett.

Als bekanntes Beispiel für eine **ligamentäre Zuggurtung** gilt der **Tractus iliotibialis** des Oberschenkels (Abb. 5.3-24). Diese derbe aponeurosenartige Struktur liegt flächig über der seitlichen Muskulatur des Oberschenkels. Der Tractus ist proximal (über die Fascia iliaca) am Beckenskelett und distal an der Tibia befestigt. Er dient zudem als Ansatz für Teile der Hüftmuskulatur (M. gluteus maximus, M. tensor fasciae latae). Beim aufrechten Stand treten im Femur auf der Außenseite hohe Zugspannungen und auf der Innenseite hohe Druckspannungen auf. Die Kompakta ist dort deshalb besonders dick. Der spannungsoptische Versuch zeigt, dass der Tractus iliotibialis (bei Fixierung am Femur) insbesondere die Zug-

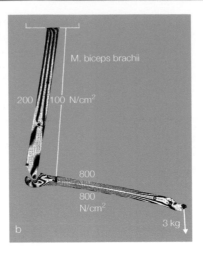
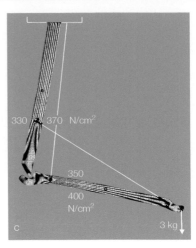

Abb. 5.3-23 Spannungsoptischer Versuch zur Herabsetzung der Biegebeanspruchung des Humerus und des Unterarmskeletts durch Zuggurtungswirkung des M. biceps brachii und des M. brachioradialis. Die Last (3 kg ≈ 30 N) ist am Ende des Unterarmskeletts angebracht (s. Pfeil). Die Zahlen geben die maximalen Randspannungen an (in N/cm²).
(a) Herabsetzung der Biegebeanspruchung des Unterarmskeletts durch den M. brachioradialis.
(b) Herabsetzung der Biegebeanspruchung des Humerus durch den M. biceps brachii.
(c) Herabsetzung der Biegebeanspruchung des Humerus und des Unterarmskeletts bei Einwirkung beider Muskeln.

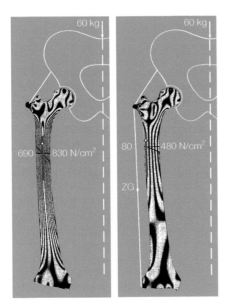

Abb. 5.3-24 Spannungsoptische Abschätzung der Spannungsreduktion im Femur durch Zuggurtung des Tractus iliotibialis. Die Modellbedingungen (Plexiglasdicke, aufgelegtes Gewicht) sind so gewählt worden, dass die im Modell auftretenden Spannungsgrößen aus einer Belastung von 60 kg (600 N) resultieren. Die Zahlen geben die σ-Spannungen (außen Zug, innen Druck) an. Ohne Zuggurtung (ZG) lassen sich im proximalen Femurbereich 8- bis 9fach höhere Zugspannungen feststellen (a). Die Druckspannungen sind nur um den Faktor 0,5 durch den Tractus iliotibialis reduziert (von 830 N/cm² auf 480 N/cm²). Gleichzeitig wandert die neutrale Faser (Nulllinie) nach außen.

spannungen erheblich im Femur herabsetzen kann. In vivo ist der Tractus iliotibialis aber nicht am Femur befestigt, sodass seine Zuggurtungswirkung wohl weniger effektiv ist als vom spannungsoptischen Versuch abgeleitet.

Leichtbauweise des Knochens

Das Knochenskelett des Körpers ist ein stabilisierendes Gerüstwerk, dessen Aufgabe es ist, mechanisch einwirkenden Kräften zu widerstehen. Der Schwellenwert für die Belastung, bei dem der Knochen bricht, hängt im Wesentlichen von drei verschiedenen Faktoren ab: 1. Von der **geometrischen Struktur** des Knochens, 2. von den **mechanischen Eigenschaften** des Materials (Spannungs-, Dehnungsverhalten, Druckresistenz), 3. von der **Größe und Richtung der angreifenden Kräfte.** Aus energetischen und nutritiven Gründen ist ein größerer Materialaufwand als benötigt unökonomisch.

1. Röhrenknochen. Wie oben erläutert wurde, ist nicht die Gesamtbelastung für einen Knochenbruch entscheidend, sondern lokal auftretende **maximale Biegespannungen.** Hohe Spannungen treten an biegebelasteten langen Knochen im **Randbereich** auf. Folglich kann im Bereich der neutralen Achse Material eingespart werden, ohne dass dadurch die Belastbarkeit wesentlich reduziert wird. Das Ergebnis der optimalen Materialreduktion ist ein **Röhrenknochen.** Durch geringfügige Vergrößerung des Röhrenknochendurchmessers (um etwa 10%) ist bei gleicher Wanddicke die Belastbarkeit ebenso groß wie bei einem massiven Knochen, der einen um 10% geringeren Durchmesser hat. Das Gewicht des Röhrenknochens ist hierbei aber gegenüber dem massiven Knochen um 40% geringer (Rechenbeispiel s. Abb. 5.3-25).

2. Substantia spongiosa. Der volumenmäßig größte Teil der Epiphysen und Metaphysen der Röhrenknochen besteht aus Spongiosa (75%). Bei einer genaueren Analyse des dreidimensionalen Geflechtwerks der **Spongiosalamellen** und **-bälkchen** (Trabekeln) stellt sich heraus, dass die Ausrichtung der Spongiosa weitgehend den Richtungen der **Normalspannungen,** also den Druck- und Zugspannungen, folgt (**trajektorielle Ausrichtung**).

3. Substantia spongiosa des proximalen Femurs. Die Ausrichtung und die Anordnung der Trabekel ist hier am Beispiel des proximalen Endes des Femurs erläutert. Der

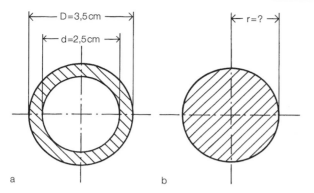

Abb. 5.3-25 Maßstabgetreue Gegenüberstellung eines massiven Knochens und eines Röhrenknochens, die die gleiche Stabilität gegenüber Biegebeanspruchungen haben sollen. Vorgegeben sind die Maße des Röhrenknochens in (a). Der Radius, den der massive Knochen (b) haben muss, um einer gleich großen Biegebeanspruchung widerstehen zu können, ist gesucht. Er lässt sich nach folgender Formel berechnen:

$$r = \sqrt[3]{\frac{4\,(D^4 - d^4)}{32 \cdot D}} = 1{,}58 \text{ cm}$$

Das entspricht einem Durchmesser des massiven Knochens von 3,15 cm. Damit ist der massive Knochen nur etwa 10% kleiner im Durchmesser als der Röhrenknochen. Die Materialersparnis der Röhrenknochenkonstruktion beträgt gegenüber der massiven Bauweise etwa 40%.

proximale Abschnitt des Femurs besteht aus dem *Caput femoris* (Oberschenkelkopf) und dem abgewinkelten Teil des Oberschenkelknochens, des *Collum femoris* (Oberschenkelhals), an den sich lateral ein Knochenfortsatz anschließt, der *Trochanter major*. An ihm setzen verschiedene

Hüftmuskeln an, die ein Abkippen des Beckens beim einbeinigen Stand verhindern. Der Schenkelhalswinkel hat für die Biomechanik des aufrechten Ganges und Standes eine erhebliche Bedeutung. Die Steilheit des Schenkelhalswinkels ist für die Größe der auftretenden Zug- und Druckbelastungen innerhalb des Schenkelhalses verantwortlich. Der proximale Anteil eines menschlichen Femurs zeigt im Schnitt und im Röntgenbild (Abb. 5.3-26a, b) einen normalen Schenkelhalswinkel (Kollodiaphysenwinkel) von 125°. Die Spongiosatrabekel des proximalen Femurendes zeigen eine auffallende Ausrichtung in zwei Hauptrichtungen: **1.** in **Richtung der Druckspannungen** und **2.** in **Richtung der Zugspannungen.** Die Analyse der Spannungstrajektorien anhand von **spannungsoptischen Modelluntersuchungen** ergibt ein vergleichbares Bild (Abb. 5.3-26c). Die durchgezogenen Linien deuten den Verlauf der Druckspannungen und die gestrichelten den der Zugspannungen an. Die Zugspannungstrabekel kreuzen die der Druckspannung folgenden Trabekel in einem Winkel von annähernd 90°. Wenn der Schenkelhalswinkel steiler oder flacher ist, kommt es automatisch zu einer Verschiebung der Spannungen im Schenkelhals. Diese führen zu einem entsprechend veränderten Spongiosaverlauf, der dann im Röntgenbild sichtbar wird. Bei Steilstellung (*Coxa valga*) nehmen die Drucktrabekel zu und die Zugtrabekel ab. Bei einer abgeflachten Stellung (*Coxa vara*) sind die Zugtrabekel besonders stark entwickelt.

Aus solchen Beobachtungen und zahlreichen gezielten Untersuchungen und Experimenten lässt sich über die Architektur der Spongiosa zusammenfassen: 1. Die **Ausrichtung der Spongiosa** ist trajektoriell. Sie folgt den **Zug- und Druckspannungslinien.** 2. Die **Zugtrabekel** verlaufen an den Kreuzpunkten mit den Drucktrabekeln vornehmlich im rechten Winkel zueinander. 3. Die Trabekel passen

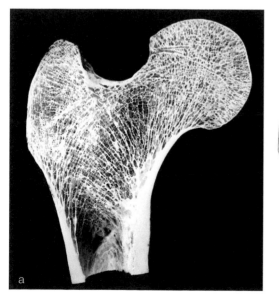

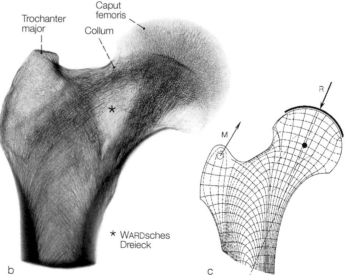

Abb. 5.3-26 Spongiosaverlauf im proximalen Femur bei einem normalen Schenkelhalswinkel von 125°.
(a) Frontalschnitt. Vergleiche die Spongiosastruktur mit der Röntgenaufnahme (b) und dem Modell (c), das aus spannungsoptischen Untersuchungen konstruiert wurde.
(b) Röntgenaufnahme in frontaler Projektionsebene. Zwischen den beiden besonders dicken Spongiosapfeilern unterhalb der Kreuzung liegt ein spongiosaarmes Feld (WARDsches Dreieck, Stern).
(c) Verlauf der Spannungstrajektorien anhand spannungsoptischer Modelluntersuchungen konstruiert. M = Muskelzug. Die resultierende Druckkraft R verläuft durch das Drehzentrum des Gelenks (durch einen kleinen Kreis markiert).

sich veränderten mechanischen Belastungen durch **Umorientierung** an. 4. Da die Trabekel ausgesprochen dünn sind und sich in Richtung der **Normalspannungen** (isolierter Druck oder Zug) ausrichten, werden sie nicht auf Biegung (gleichzeitiger Druck und Zug innerhalb eines einzelnen Trabekels), sondern entweder auf Druck oder auf Zug beansprucht. Der Hauptvorteil der Spongiosabauweise besteht darin, dass mit sehr wenig Material eine **optimale Stabilität** erreicht wird. Dieses Bauprinzip wird auch als **Leichtbauweise des Knochens** bezeichnet.

Kompositbauweise des Knochens

Die verschiedenartigen mechanisch einwirkenden Kräfte, die zu Druck-, Zug-, Torsions- und Schubspannungen führen, erfordern vom Knochen kombinierte Eigenschaften wie **Elastizität** und **Härte**. Im Folgenden sollen die Anteile der Knochenstruktur und des Knochenaufbaus angesprochen werden, die für die mechanische Widerstandsfähigkeit von Bedeutung sind. Der Knochen besteht aus zwei **Hauptkomponenten:**

1. Aus **organischen Materialien** (≈ 30% der Trockensubstanz), die von Zellen (Osteoblasten) hergestellt werden, und 2. aus **anorganischem Material** (Mineralien; ≈ 70% der Trockensubstanz). Bei den organischen Baustoffen handelt es sich im Wesentlichen um Kollagenfasern, Glykoproteine und Proteoglykane, bei den anorganischen Materialien um Hydroxylapatit (Kap. 3.6.3). Die Kombination aus organischem Material und anorganischen Mineralien schafft die gewünschten Eigenschaften des Knochens, nämlich eine gewisse Elastizität durch die **Kollagenfasern** und die Härte durch eingelagerte **Mineralien**. Eine Kombination von Materialien mit unterschiedlichen Eigenschaften, deren Vorteile sich ergänzen, wird als **Kompositbauweise** bezeichnet. Kompositbaustoffe werden heute technisch mit viel Aufwand hergestellt. Ein allgemein bekannter Kompositbaustoff ist Stahlbeton (Stahlmatten und Stangen/Seile zum Auffangen von Zugspannungen und Beton zur Resistenz gegenüber Druckspannungen).

🔲 Anordnung der Kollagenfasern

Die Ausrichtung der Kollagenfibrillen in den Lamellen (vgl. Kap. 3.6.4) ist innerhalb der konzentrischen Osteone der Kompakta und der Lamellen der Spongiosa nicht einheitlich. Die **Kollagenfibrillen** sind in den Osteonen **konzentrisch** mit **longitudinalen, transversalen** und **gemischten Verläufen** angelegt, wobei der Steigungswinkel der Fibrillen von Lamelle zu Lamelle innerhalb eines Osteons meistens wechselt (Abb. 3.6-3 u. 5). Abhängig vom Steigungswinkel der Kollagenfasern besitzen die Osteone unterschiedliche mechanische Eigenschaften und Belastungsgrenzen (Details Abb. 5.3-27).

🔲 Kalzifizierung und mechanische Belastung

Die mechanische Belastbarkeit des Knochens ist auch vom Kalzifizierungsgrad abhängig. Ein hoher **Kalzifizierungsgrad** bedeutet generell eine größere **mechanische Stabilität.** Die Knochendichte kann heute als Parameter für den Kalzifizierungsgrad mit Hilfe der **Computertomographie** und **bildanalytischer Verfahren** detailliert am lebenden Menschen ermittelt werden. Diese Methode wird auch zur Di-

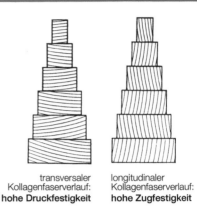

transversaler
Kollagenfaserverlauf:
hohe Druckfestigkeit

longitudinaler
Kollagenfaserverlauf:
hohe Zugfestigkeit

Abb. 5.3-27 Kollagenfaserverlauf in Osteonlamellen in Beziehung zur mechanischen Festigkeit (schematische Darstellung). Osteone mit vornehmlich transversalem Faserverlauf sind besonders druckfest, während Osteone mit vornehmlich longitudinalem Faserverlauf besonders zugfest sind. Die Grenzbelastbarkeit in Osteonen für Druck ist bei longitudinalem Kollagenfaserverlauf ~ 40% geringer als bei transversalem Kollagenfaserverlauf. (Nach Ascenzi u. Bonucci [1])

agnose von Fehlbelastungen eingesetzt. Ein Beispiel zur operationsbedingten Veränderung der **Knochendichte** am lebenden Menschen ist in Abb. 5.3-28 dargestellt. Es handelt sich um eine dreidimensionale Rekonstruktion des Knochens im Bereich der Tibia (Schienbein) bei einer 62-jährigen Patientin mit *Genu varum* (O-Bein). Durch schichtweise Aufnahmen des Tibiaplateaus mittels Computertomographie und einer anschließenden computergestützten Auswertung der **Knochendichte** erhält man dreidimensionale Bilder. Wie man deutlich erkennen kann, ist auf der medialen Seite der Tibia (beim O-Bein stark belastet) eine **hohe Knochendichte** (schwarze und dunkelbraune Flecken), auf der lateralen Seite dagegen (beim O-Bein kaum belastet) eine **geringere Knochendichte** festzustellen. Der Knochen reagiert auf solche besonders starken Belastungen mit einer zunehmenden Kalzifizierung und Vermehrung des Knochengewebes. Nach einer operativen Korrektur des O-Beins konnte ein Jahr danach eine **gleichmäßigere Verteilung der Knochendichte** im Tibiaplateau gemessen werden. Die absolute Knochendichte ist gegenüber dem Vorbefund medial reduziert. Dies ist dadurch zu erklären, dass das Körpergewicht nach der Korrektur nun auf eine größere Fläche verteilt ist und der Knochen mit Materialreduktion auf die verminderte Beanspruchung (geringere mediale Druckbelastung) reagiert.

Adaptation an veränderte Beanspruchungen

Der wesentliche Unterschied zwischen Knochen und technischen Materialien besteht in der Fähigkeit des „lebenden" Knochengewebes, auf wechselnde Beanspruchungen mit Umbauprozessen aktiv reagieren zu können. Ein klinisches Beispiel ist bereits oben für die Adaptation (Anpassung) der Knochendichte an veränderte Druckbeanspruchungen nach operativer Korrektur eines O-Beins gegeben worden (Abb. 5.3-28). Als ein weiteres Beispiel kann die Knochenkompakta des Oberarmknochens (Humerus) des Spielarms von Tennisspielern angeführt werden: Die Kompakta des Spielarmhumerus kann um 30% dicker sein als die Kompakta des weniger stark belasteten Humerus der Gegenseite. Dieser Befund steht im Einklang mit der Be-

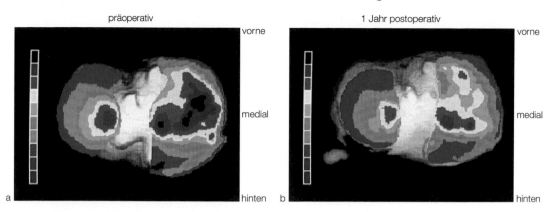

präoperativ · vorne · medial · hinten · a

1 Jahr postoperativ · vorne · medial · hinten · b

Abb. 5.3-28 Vergleichende Gegenüberstellung der Knochendichte im linken Tibiaplateau einer 62-jährigen Patientin. (a) Dreidimensionale (3D-)Rekonstruktion aus Röntgenschichtaufnahmen (Computertomographie) im Zustand eines Genu varum (O-Bein). Deutlich ist auf der medialen Seite eine starke Knochendichte nachweisbar (schwarze, braune und rote Felder).
(b) Ein Jahr nach einer operativen Korrektur des Genu varum (Umstellungsosteotomie) ist die Knochendichte deutlich reduziert.
(Original: M. Müller-Gerbl, Anatomisches Institut, München)

obachtung, dass bei Rechtshändern das rechte Armskelett und das linke Beinskelett statistisch schwerer und um 1–2 cm länger sind als das korrespondierende Extremitätenskelett der Gegenseite.

Wird die Beanspruchung eines Skelettelements vermindert, kommt es sowohl zu einer Reduktion des Kalzifizierungsgrades als auch zu einer Abnahme der organischen Bestandteile des Knochens (Matrixverlust). Klinisch tritt ein solcher Substanzverlust des Knochens besonders nach längerer Ruhigstellung im Gipsverband in Erscheinung (**Inaktivitätsatrophie**). Auch bei **Raumfahrern**, die während der Raumflüge der Schwerkraft entzogen sind, konnten bereits nach wenigen Wochen signifikante Verluste der Knochenmasse festgestellt werden. Diese Abnahme äußerte sich in einer **verminderten Röntgendichte** des Skeletts und in einer vermehrten Ausscheidung von Ca^{2+} im Urin.

Die **zellulären** und **molekularen Mechanismen** der Adaptation an mechanische Beanspruchungen sind erst in Anfängen bekannt:

Für die anabole Antwort des Knochens (Steigerung von Osteoidsynthese und Mineralisierung, Kap. 3.6) sind intermittierende (dynamische) Belastungen notwendig. Diese müssen zu Dehnungsänderungen (Verformungen) von $\geq$ 1‰ führen (1 mm pro m = 1000 µstrain). Biegebeanspruchungen zwischen 3000 und 7000 µstrain (3–7 mm pro m) führen bereits zu Mikrofrakturen und Knochenbruch. Die Frequenz der dynamischen Beanspruchung muss mindestens 1 Hz betragen (entspricht der dynamischen Knochenbeanspruchung beim langsamen Gang von 60 Schritten pro Minute). Eine tägliche Serie von 100 Zyklen mit 1 Hz und 1000 µstrain bzw. 4 Zyklen mit 1 Hz und 2050 µstrain reicht im Tierexperiment für die Knochensubstanzerhaltung aus. Eine Unterschreitung dieses Wertes führt zu Knochenabbau. Die anabole Antwort lässt sich frühestens drei Tage nach dynamischer Belastung (z. B. 100 Zyklen von 2000 µstrain) nachweisen (u. a. durch Kollagensynthese und Mineralisierungszunahme).

Die an der anabolen Antwort beteiligten biophysikalischen und molekularen Mechanismen sind erst in Anfängen verstanden:

Bei Biegung des Knochens wird Extrazellulärflüssigkeit von der Druck- zur Zugseite des Knochens gepresst. Die Flüssigkeit strömt u. a. durch die Osteozytenkanälchen (Kap. 3.6.5). In dem 100–150 nm breiten Spaltraum zwischen Osteozytenmembran und Kanälchenwand kommt es zur Ladungsseparierung: Kationen werden von den negativen Ladungen der Zellglykokalyx und der Proteoglykane der Kanälchenwand gebunden, Anionen weitertransportiert. Diese Ladungsseparierung generiert belastungs- und frequenzabhängig ein elektrisches Strömungspotenzial (elektrokinetischer Effekt) von bis zu 12 mV/mm (Minuspol an Druckseite, Pluspol an Zugseite). In der Zellkultur können solche niederfrequenten elektromagnetischen Felder die Freisetzung von IGF-II aus Osteoblasten stimulieren. IGF-II führt zu einer autokrinen anabolen Aktivierung von Osteoblasten (Kap. 3.6.5). Auf diese Weise wirkt möglicherweise auch die Reizung von Knochen mit schwachen elektrischen Strömen, die an der Kathodenseite (negative Ladungsquelle) Knochenbildung anregt (anaboler Effekt) und an der Anode (positive Ladungsquelle) Abbau von Knochen bewirkt (kataboler Effekt).

Die Strömung der Extrazellulärflüssigkeit von der Druck- zur Zugseite kann hohe rheologische Schubspannungen in den Kanälchen hervorrufen (bis 30 dyn/cm^2), die den Strömungskräften des Blutstroms entsprechen. Diese können zur Öffnung mechanosensitiver Kationenkanäle führen (in kultivierten Knochenzellen des Menschen nachgewiesen) und Mechanorezeptoren im Bereich der Zellsubstratkontakte (u. a. Integrine) stimulieren. In der Zellkultur werden Knochenzellen durch Strömungskräfte zur Abgabe von Prostaglandinen (PGE_2, Prostacyclin) und IGF-I und -II stimuliert sowie zur Synthese und Abgabe verschiedener Proteine der Knochenmatrix aktiviert. Die Zellen reagieren außerdem mit intrazellulärem Anstieg von Ca^{2+} und cAMP. Die abgegebenen Signalmoleküle können durch die Flüssigkeitsströmung an innere Knochenoberflächen gelangen und dort den anabolen Effekt sowie die Bildung neuer Osteoblasten aus endostalen Saumzellen stimulieren. Ebenfalls können Signale der Osteozyten (Änderungen des Membranpotenzials, cAMP- und Ca^{2+}-Anstieg) durch Nexus an Osteoblasten/Saumzellen weitergeleitet werden und so eine anabole Antwort stimulieren.

Außer der mechanischen Beanspruchung durch Strömungskräfte sind auch direkte Wirkungen der mechanischen Knochenverformung auf die Membran von Osteozyten denkbar. Allerdings ist die auftretende Dehnung außerordentlich gering (10–20 nm auf 20 µm), sodass eine direkte Mechanostimulation durch Membrandehnung angezweifelt wird.

Literatur

Siehe Anhang Nr. 11, 43, 53, 159, 277, 313, 406, 407, 415.

D. Drenckhahn und J. Koebke

5.4 Obere Extremität

Übersicht

Eines der entscheidenden Schlüsselereignisse in der Evolution des Menschen war der Übergang seiner Vorfahren vom Baum- zum Bodenleben und die anschließende Ausbildung der für den Menschen charakteristischen dauerhaft aufrechten Körperhaltung. Der Übergang vom quadrupeden zum **bipeden Gang** befreite die vordere Extremität von den Aufgaben der Fortbewegung: Die Lösung vom Boden hat die vordere (obere) Extremität in das Blickfeld der Augen gebracht und sie zu einem **Greiforgan** werden lassen, mit Hilfe dessen der Mensch seine Umwelt durch Begreifen nicht nur viel besser als jedes Tier kennen lernen konnte, sondern mit dem es auch gelungen ist, die Umwelt durch selbst erdachte **Werkzeuge** zu manipulieren und zu beherrschen. Das Freiwerden der oberen Extremität hat die **Entwicklung des Gehirns** und die Ausbildung der menschlichen Intelligenz wesentlich beeinflusst, wenn nicht sogar erst ermöglicht. Das kommt auch in den **großen Repräsentationsarealen der Endhirnrinde** für die Motorik und Sensorik des Armes und insbesondere der Hand zum Ausdruck. Zudem hat sich die obere Extremität zu einem wichtigen Sinnesorgan (**Tastorgan**) entwickelt, mit dessen Hilfe bei Erblindung eine Übernahme zahlreicher Leistungen des visuellen Systems übernommen werden kann.

Der **Bauplan** der oberen Extremität entspricht in seinen Grundzügen dem der unteren Extremität (Abb. 5.4-1). Er ist jedoch durch ein größeres Maß an Bewegungsfreiheit gekennzeichnet und besitzt ein höher differenziertes Muskelsystem. Der Arm ist durch den **Schultergürtel** mit dem Rumpf verbunden. Der Schultergürtel besteht aus dem Schulterblatt, **Scapula,** und dem Schlüsselbein, **Clavicula,** die untereinander im lateralen Schlüsselbeingelenk beweglich miteinander verbunden sind. Nur das Schlüsselbein ist mit dem Rumpfskelett verbunden (mediales Schlüsselbeingelenk am Brustbein), während das Schulterblatt in Muskelschlingen aufgehängt ist. Das tragende Skelettelement des Oberarms, **Brachium,** ist der *Humerus,* der im **Schultergelenk** mit dem Schulterblatt verbunden ist und durch ein Kugelgelenk mit geringer Bandhemmung ein großes Maß an Beweglichkeit erhält. Im **Ellenbogengelenk** sind Oberarm und Unterarm, **Antebrachium,** durch ein Scharniergelenk aneinander gefügt. Rotationsbewegungen sind im Ellenbogengelenk nicht möglich. Dafür kann der Radius um eine Längsachse des Unterarms um die Ulna herumgeführt werden, sodass die Flächen der Hand um 180° gewendet werden können (**Supination, Pronation**). Diese Bewegungsfreiheit der Hand wird durch zwei Gelenke im Bereich der Handwurzel *(Carpus),* das **proximale** und das **distale Handgelenk**, noch weiter erhöht. Die Hand kann als Greifzange verwendet werden, weil der 1. Strahl der Hand (Daumenstrahl) aktiv den anderen Fingerstrahlen gegenübergestellt werden kann (**Oppositionsbewegung**).

5.4.1 Skelettentwicklung

Die Knospen der oberen Extremitäten werden als nach lateral gerichtete Falten ab Mitte der 4. Woche sichtbar (Kap. 5.1). In den folgenden Tagen nähern sie sich durch Adduktion der Thoraxwand. Handteller und Ellenbeuge können ab Mitte der 5. Woche abgegrenzt werden. Der Handteller nimmt im Folgenden eine Pronationsstellung ein (Daumenseite zum Thorax gerichtet). Die Skelettentwicklung wird durch Mesenchymverdichtungen und Knorpelanlagen ab Mitte der 5. Woche sichtbar und findet in proximo-distaler Richtung statt (Abb. 5.4-2). Die Verknöcherung beginnt mit zwei Ossifikationszentren im Schlüsselbeinkörper Anfang der 6. Woche (hier ausschließlich durch membranäre Ossifikation des verdichteten Mesenchyms). Die Verknöcherung der Diaphysen der langen Röhrenknochen setzt in der 7. Woche ein, gefolgt von Schulterblatt, Mittelhand und Phalangen (8.–12. Woche). Die Ossifikation der Handwurzelknochen erfolgt zwischen Geburt und 8. Lebensjahr. Das zeitliche Auftreten der Knochenkerne wird zur Beurteilung der Skelettreife herangezogen (Kap. 5.1). Die Knochenkerne der Epiphysen treten erst postnatal auf, z.T. erst in der Adoleszenz (Abb. 5.4-3). Die Verknöcherung der Wachstumsfugen erfolgt zwischen dem 14. und 24. Lebensjahr.

5.4.2 Schultergürtel

Knochen des Schultergürtels und des Oberarms

Schlüsselbein, Clavicula

Die Klavikula (lat. Verkleinerungsform von Clavis = Schlüssel; griech. = cleis; gen. sing. = cleidos) ist ein schwach S-förmig gebogener Knochen, der sich der Thoraxwölbung anpasst in Form eines Fensterriegels (-„schlüssels") (Abb. 5.4-5).

Der Knochen ist bei mageren Menschen durch die Haut zu sehen und besitzt an seiner **Extremitas sternalis** eine starke Auftreibung, die mit einer fast sattelförmigen Endfläche für das Sternoklavikulargelenk abschließt. Auf der Unterseite des sternalen Endes liegt die *Impressio ligamenti costoclavicularis*. Das Mittelstück des **Corpus claviculae** entspricht dem Schaft eines Röhrenknochens und ist nach dem Schulterblattende hin zunehmend abgeflacht. Auf der Unterseite des lateralen Körpers liegt eine flache Rinne, die durch den M. subclavius hervorgerufen wird (*Impressio m. subclavii*). Die **Extremitas acromialis** trägt eine kleine

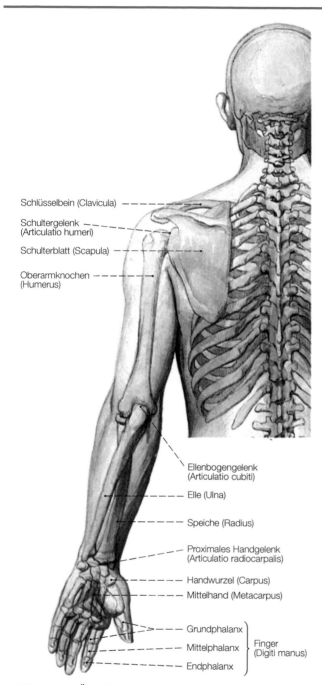

Schlüsselbein (Clavicula)
Schultergelenk (Articulatio humeri)
Schulterblatt (Scapula)
Oberarmknochen (Humerus)

Ellenbogengelenk (Articulatio cubiti)
Elle (Ulna)
Speiche (Radius)
Proximales Handgelenk (Articulatio radiocarpalis)
Handwurzel (Carpus)
Mittelhand (Metacarpus)
Grundphalanx ⎱
Mittelphalanx ⎰ Finger (Digiti manus)
Endphalanx

Abb. 5.4-1 Übersicht über das Skelett der oberen Extremität von dorsal. Der Unterarm befindet sich in Pronationsstellung.

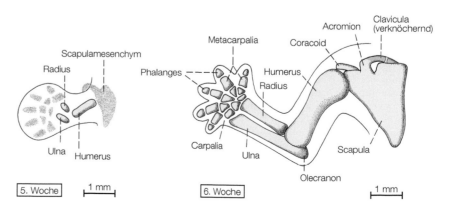

Abb. 5.4-2 Skelettentwicklung der oberen Extremität in der 5. und 6. Embryonalwoche. Die Klavikula beginnt als erstes Skelettelement beim Menschen in der 6. Woche zu verknöchern (ausgehend von einem medialen und lateralen Ossifikationszentrum).

Scapulamesenchym
Radius
Ulna Humerus
5. Woche 1 mm

Metacarpalia
Acromion
Clavicula (verknöchernd)
Coracoid
Phalanges
Humerus
Radius
Carpalia
Ulna
Olecranon
Scapula
6. Woche 1 mm

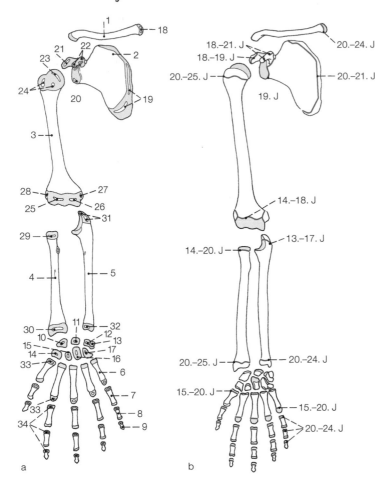

Abb. 5.4-3 Verknöcherung des Skeletts der oberen Extremität.

(a) Auftreten der Knochenkerne, Beginn der Verknöcherung

(b) Schluss der Epi- und Apophysenfugen

(EW = Entwicklungswoche, EM = Entwicklungsmonat, J = Lebensjahr)

1–9	=	Beginn der „diaphysären" Verknöcherung
1	=	Clavicula, 6. EW
2	=	Scapula, 8. EW
3	=	Humerus, 7.–8. EW
4	=	Radius, 7. EW
5	=	Ulna, 7. EW
6	=	Ossa metacarpi I–V, 9. EW
7	=	Phalanx proximalis, 9. EW
8	=	Phalanx media, 11.–12. EW
9	=	Phalanx distalis, 7.–8. EW
10–17	=	Auftreten der Knochenkerne in den Handwurzelknochen
10	=	Os scaphoideum, 4.–6. J
11	=	Os lunatum, 3.–5. J
12	=	Os triquetrum, 1.–3. J
13	=	Os pisiforme, 8.–12. J
14	=	Os trapezium, 4.–7. J
15	=	Os trapezoideum, 4.–7. J
16	=	Os capitatum, 9. EM–1. J
17	=	Os hamatum, 9. EM–1. J
18–34	=	Auftreten epi- und apophysärer Knochenkerne
18	=	Extremitas sternalis claviculae, 18.–20. J
19	=	Margo medialis und Angulus inferior scapulae, 15.–19. J
20	=	Cavitas glenoidalis, 15.–19. J
21	=	Acromion, 15.–18. J
22	=	Proc. coracoideus: Hauptkern an der konkaven Krümmung, 1. J; Wurzel, 10.–12. J; konvexe Krümmung und Spitze, 15.–17. J
23	=	Caput humeri, 1.–2. J
24	=	Tubercula majus und minus humeri, 2.–4. J
25	=	Capitulum humeri, 1.–2. J
26	=	Trochlea humeri, 10.–12. J
27	=	Epicondylus medialis humeri, 5.–6. J
28	=	Epicondylus lateralis humeri, 8.–13. J
29	=	Caput radii, 5.–7. J
30	=	distale Radiusepiphyse, 1.–2. J
31	=	Olecranon, 8.–12. J
32	=	Caput ulnae, 5.–7. J
33	=	Os metacarpale, 1.–2. J
34	=	Ossa digitorum, 1.–2. J

ovale Gelenkfläche für das Akromioklavikulargelenk. Am Übergang zum Korpus liegt unterseits die *Tuberositas ligamenti coracoclavicularis*, bestehend aus *Tuberculum conoideum* und *Linea trapezoidea*. Beim Menschen entsteht das Schlüsselbein, wie auch die meisten Schädelknochen, durch **membranäre Ossifikation.** Nur die Enden besitzen je einen Knorpelkern. Der Schlüsselbeinkörper ist das **erste verknöchernde Skelettelement des Körpers** (7. Entwicklungswoche) (Abb. 5.4-2). Er verknöchert von zwei Zentren.

Bei gestörter Verschmelzung der beiden Zentren kann eine angeborene **Pseudoarthrose** der Klavikula auftreten. Beim Krankheitsbild der **Dysostosis cleidocranialis** (Abb. 5.4-4) fehlt die Klavikula (Aplasie) und es kommt zusätzlich zu Störungen der membranären Ossifikation von Schädelknochen (Balkonstirn, offene Fontanellen und Suturen) sowie zu Zahnentwicklungsstörungen. Diese Störungen beruhen auf einer inaktivierenden Mutation des Transkriptionsfaktors CBFA1 (Kap. 3.6.5). Das Fehlen der Klavikula wirkt sich meistens durch verminderte Kraftleistung der Arme aus, die durch Schulterbandagen verbessert werden kann. Die häufigste **Schlüsselbeinfraktur** tritt im Mittelbereich des Korpus auf. Durch die Last des Arms sinkt das Schulterblatt mit dem Arm etwas herab. Die Bruchenden werden durch Muskelzug (*M. trapezius, M. sternocleidomastoideus, M. pectoralis*) auseinander gezogen (Stufenbildung), sodass für die Heilung ein fester Rucksackverband oder eine operative Auffädelung der Bruchenden (Nagel, Draht) notwendig ist.

Schulterblatt, Scapula

Der Knochen bildet eine dreieckig gestaltete Platte, die drei Kanten und ebenso viele Winkel unterscheiden lässt: **Margo** *medialis, superior, lateralis;* **Angulus** *superior, lateralis, inferior.* Auf seiner Hinterfläche, Facies posterior (Abb. 5.4-5), erhebt sich die kräftige Schultergräte, **Spina scapulae,** die in ganzer Ausdehnung durch die Haut zu tasten ist und mit einem platt gedrückten Fortsatz, dem **Acromion,** das Schultergelenk überdeckt. Der konstruktive Bau des Schulterblatts kommt in der Verteilung des Knochenmaterials zum Ausdruck. Es handelt sich um eine **Rahmenkonstruktion,** bei der sich die randparallelen Knochenzüge in dem massiven, gedrungenen Halsstück, **Collum scapulae,** vereinigen. Dieses trägt die Gelenkpfanne, **Cavitas glenoidalis,** für den Humeruskopf. Der Gelenkdruck wird auf den starken Rahmen übertragen und vom Knochen in Richtung seiner größten Festigkeit aufge-

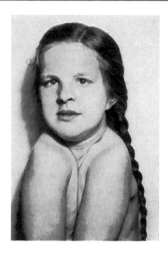

Abb. 5.4-4   Dysostosis cleidocranialis als Folge einer membranären Ossifikationsstörung. Wegen der fehlenden Schlüsselbeine lassen sich die Schultern vor der Brust zusammenschlagen. Beachte die Balkonstirn.

nommen. Dabei ist der laterale Rand, *Margo lateralis,* der stärkste Teil des Rahmens. Die von dem Rahmen umschlossenen Felder werden durch die Spina scapulae in eine **Fossa supra-** und **infraspinata** zerlegt und sind Stellen relativer Entlastung. Daher ist in ihnen der Knochen sehr dünn und kann lokal sogar fehlen. Die Spina ist in den Rahmen mit weit verzweigten Knochenzügen eingelassen und somit in den wichtigsten Konstruktionsteilen fest verankert. Je weiter der Rahmen gespannt ist und je höher die Spina wird, desto größer werden bei geringem Aufwand von Knochenmaterial die **Ursprungsfelder für Muskeln,** die ober- und unterhalb der Schultergräte liegen. Durch die Verlängerung des Margo medialis gewinnen die am unteren Schulterblattwinkel, Angulus inferior, ansetzenden Muskeln einen größeren Hebelarm für die Drehung der Skapula, die wiederum den Armbewegungen zugute kommt.

Medial vom Kollum liegt am Margo superior der hakenförmig nach vorn gekrümmte Rabenschnabelfortsatz, **Processus coracoideus.** Akromion und Korakoid sind durch ein breites Band, *Lig. coraco-acromiale,* verbunden und bilden mit diesem die **Überdachung** des Schultergelenks. Durch beide Knochenvorsprünge ist das Schulterblatt durch ein Gelenk (Akromioklavikulargelenk) und durch Bänder am Schlüsselbein aufgehängt (s. u.).

Die Schulterpfanne (**Cavitas glenoidalis**) ist in der Aufsicht birnenförmig mit einer seichten ventralen Einbuchtung (*Incisura glenoidalis [acetabuli]*) in der oberen Hälfte. Am Oberrand der Pfanne liegt ein Vorsprung, *Tuberculum supraglenoidale,* an dem die Sehne des langen Bizepskopfs entspringt. Unterhalb der Pfanne liegt das stärkere *Tuberculum infraglenoidale.* Hier entspringt ein Teil der Sehne des langen Trizepskopfs. Der größte Teil der Vorderfläche der Skapula (*Facies costalis*) ist flach ausgehöhlt (*Fossa subscapularis*) und besitzt einige raue Leisten, die gegen das Collum scapulae konvergieren. Der obere Rand des Knochens, Margo superior, ist zum oberen Schulterblattwinkel, **Angulus superior,** ausgezogen und endet an der Wurzel des Processus coracoideus mit einer **Incisura scapulae.** Dieser Einschnitt wird durch das *Lig. transversum scapulae sup.* überbrückt; das Band kann verknöchern und damit den Einschnitt zu einem Loch schließen. Durch Verengung kann der durchziehende N. suprascapularis eine Kompression erfahren (Kompressionssyndrom).

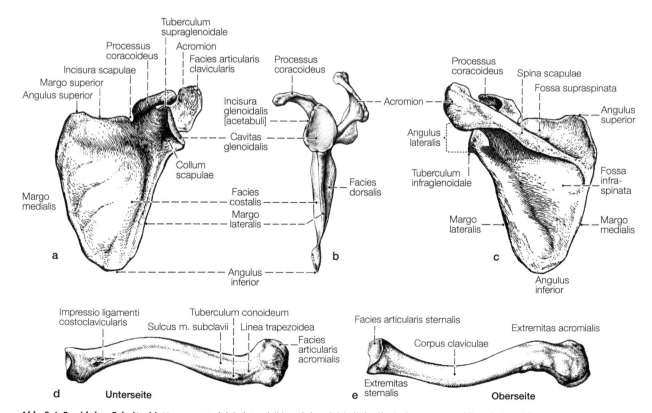

Abb. 5.4-5   Linkes Schulterblatt von ventral (a), lateral (b) und dorsal (c); linke Clavicula von unten (d) und oben (e).

Der *Processus coracoideus* ist bei Reptilien und Vögeln ein eigenständiger Knochen (Rabenbein), der das Schulterblatt gelenkig mit dem Brustbein verbindet. Bei Säugetieren wird das Rabenbein zum Processus coracoideus rückgebildet und die Verbindung zum Brustbein durch die Klavikula übernommen. Bei verschiedenen Säugetieren fehlt ein Schlüsselbein (u.a. Huftiere).

Oberarmknochen, Humerus

Das Mittelstück, **Corpus humeri,** bildet den geraden Röhrenknochenabschnitt (Diaphyse), dessen Relief im Zusammenhang mit den Muskelbefestigungen steht. Die beiden Endstücke (Epiphysen) sind zu Gelenkkörpern ausgestaltet (Abb. 5.4-6).

Der fast halbkugelige Kopf, **Caput humeri,** bildet mit der Schaftachse einen Winkel von 150–180° (Kollodiaphysenwinkel) und wird durch eine leichte Einschnürung, **Collum anatomicum,** gegen die Tubercula major et minor abgegrenzt. Die Retrotorsion des Kopfes beträgt 15–30° (s.u.), der mittlere Durchmesser der Halbkugel 4,9 cm. Das **Tuberculum majus** ist nach lateral, das **Tuberculum minus** nach vorn gerichtet. Beide laufen nach abwärts in je eine Muskelleiste aus: *Crista tuberculi majoris* und *minoris,* die den zwischen den Tubercula beginnenden **Sulcus intertubercularis** als eine mit Faserknorpel ausgekleidete Rinne

für die Ursprungssehne des langen Bizepskopfes flankieren. Der Sulkus wird durch das *Lig. transversum humeri* zu einem osteofibrösen Kanal geschlossen. Die leichte Einschnürung des Humerus unterhalb der beiden Tubercula bildet das **Collum chirurgicum,** das horizontal liegt, im Gegensatz zu dem schräg stehenden *Collum anatomicum.* Als Bruchstelle kommt weit häufiger das Collum chirurgicum in Frage.

Der Schaft trägt lateral fast auf der Mitte seiner Länge die **Tuberositas deltoidea** für den Ansatz des M. deltoideus. Unter der Tuberositas verläuft von der Hinterfläche schraubig zur Vorderfläche absteigend der seichte **Sulcus nervi radialis,** in den sich der Nerv mit einer Arterie und Begleitvenen einbettet. Im distalen Teil plattet sich der Schaft zunehmend ab und bekommt jederseits eine scharfe Kante, von denen die lateral gelegene sich als untere Begrenzung des *Sulcus nervi radialis* auf die Rückseite verfolgen lässt. Auch die Vorderfläche erhält eine leistenförmige Erhebung, wodurch der Querschnitt dreikantig wird. Die Seitenkanten (Cristae supraepicondylares) laufen in Knochenvorsprünge aus, die den distalen Gelenkkörper seitlich überhöhen: **Epicondylus medialis** und **lateralis.** Beide sind durch die Haut deutlich zu fühlen. Auf der Hinterfläche des wesentlich stärkeren Epicondylus medialis liegt in einer Rinne dicht unter der Haut der *N. ulnaris* (**Sulcus nervi**

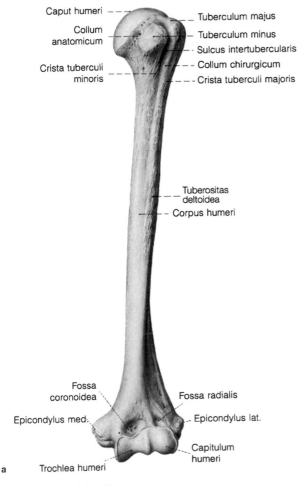

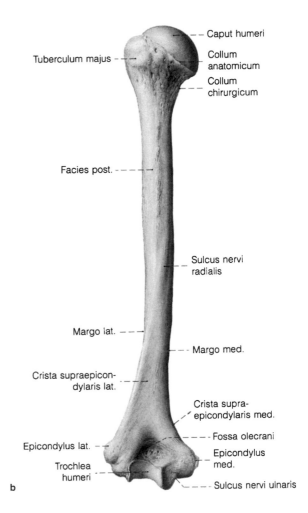

Abb. 5.4-6   Linker Humerus.
a) Ansicht von ventral. b) Ansicht von dorsal.

ulnaris). Wird er gegen den Knochen gepresst, können schmerzhafte Missempfindungen (Parästhesien) entstehen, besonders an der Ulnarseite der Hand (**„Musikantenknochen"**). Viele Beugemuskeln des Unterarms entspringen vom medialen Epikondylus und seiner Kante, während der Epicondylus lateralis einen Ursprungshöcker für viele Streckmuskeln bildet.

Mit der Abplattung des Schafts verbreitert sich das distale Ende zum **Condylus humeri,** der zwei Gelenkkörper trägt. Lateral liegt das halbkugelige **Capitulum humeri,** das nur die Vorderseite einnimmt. Daneben erhebt sich, durch eine Führungsleiste abgesetzt, eine Rolle, **Trochlea humeri,** die nahe der Mitte eine Führungsrinne besitzt. Oberhalb der Gelenkflächen sind grubige Vertiefungen, in die die proximalen Fortsätze der Unterarmknochen bei äußerster Beugung und Streckung eintauchen. So liegt ventral über der Trochlea die **Fossa coronoidea** für einen Fortsatz der Ulna, *Proc. coronoideus,* über dem Capitulum humeri die **Fossa radialis** für den Radius. Auf der Rückseite findet sich die tiefe **Fossa olecrani,** die das Olecranon ulnae aufnimmt.

Bei grazilen Knochen kann in der Tiefe der Grube ein Loch entstehen, jedoch nicht durch das Anschlagen des Olekranons, sondern im Gefolge einer Reduktion des Knochenmaterials.
Oberhalb des Epicondylus medialis findet sich bei etwa 1% ein hakenförmiger Fortsatz, *Proc. supra-epicondylaris,* der durch einen Bandzug mit dem Epikondylus verbunden ist. Unter dieser Brücke verlaufen der *N. medianus* und die *A. brachialis.* Auf den Fortsatz reicht der Ursprung des M. pronator teres hinauf. Hier können Nervenschädigungen (Kompressionen) auftreten.

⬜ Besonderheiten der Entwicklung des Humerus

Bei Neugeborenen bildet die Schulterblattebene mit der Frontalebene einen Winkel von bis zu 50°. Diese Stellung ist bedingt durch die längsovale bis fassförmige Gestalt des kindlichen Thorax (Abb. 5.4-7a). Wenn der Thorax sich umformt und in sagittaler Richtung abflacht, wird der Winkel kleiner, das Schulterblatt schaut jetzt mit seiner Pfanne mehr nach der Seite (Abb. 5.4-7b). Dieser Stellungsänderung muss der Humeruskopf folgen. In der frühen Embryalperiode ist die Schulterpfanne nach vorn gerichtet, der Gelenkkopf des Humerus schaut nach hinten, somit liegt das Tuberculum majus vorn. Eine Achse, die durch die Mitte des Tuberculum majus und die Mitte des Gelenkkopfs läuft, bildet mit der Transversalachse durch die Epikondylen des Ellenbogengelenks bei der Geburt noch etwa 60°; man bezeichnet diese Verstellung der Achsen gegeneinander als **Torsion des Humerus.** In der Folge dreht sich das Schulterblatt mehr in die Frontalebene, die Schulterpfanne schaut mehr nach der Seite, der Humeruskopf folgt ihr. Würde jetzt die Torsion bestehen bleiben, müsste der Unterarm seine Scharnierbewegungen seitlich vom Rumpf ausführen. Es findet aber eine Einwärtsdrehung, **Detorsion des distalen Humerusendes,** statt, sodass beim Erwachsenen zwischen der zentralen Achse durch Humeruskopf und -hals und der transversalen Achse des Ellenbogengelenks ein Retrotorsionswinkel von durchschnittlich 15–30° besteht. Der Sinn der Detorsion besteht darin, dass der Verkehrsraum des gebeugten Unterarms nach medial in das Blickfeld hineingedreht und das gleichzeitige Greifen eines Gegenstandes mit beiden Händen möglich wird (Abb. 5.4-7b).

Epiphysen: Das Längenwachstum des Humerus findet hauptsächlich in der proximalen Epiphyse statt (zu zwei Dritteln). Die **primäre proximale Epiphysenfuge** liegt im Kleinkindesalter (bis zum 5. Lebensjahr) im Bereich des *Collum anatomicum* zwischen den Knochenkernen der Kopfepiphyse und denen der *Tubercula* (Abb. 5.4-3). Im 5.–6. Lebensjahr vereinigen sich die Epiphysen des Kopfes und des *Tuberculum majus,* sodass die Epiphysenfuge außen unter das *Tuberculum majus* verlagert wird und dadurch zu einem großen Teil aus dem Schutz der Gelenkkapsel und der Rotatorenmuskeln (Rotatorenmanschette) herausgerät (**sekundäre Epiphysenfuge**). Schon bei mittelschweren Gewalteinwirkungen (z.B. Sturz auf den ausgestreckten Arm, kräftiger „erzieherischer" Zug von Erwachsenen am Arm) kann es zu einer Abscherung der Epiphyse vom Schaft kommen (**Epiphysenlösung**). Eine bleibende Verkürzung (Verstümmelung) des Arms kann die Folge sein. In der Adoleszenz wandert die Epiphysenfuge in den Bereich der *Tubercula* (pertuberkuläre **tertiäre Fuge**) und ist dann wesentlich besser geschützt.

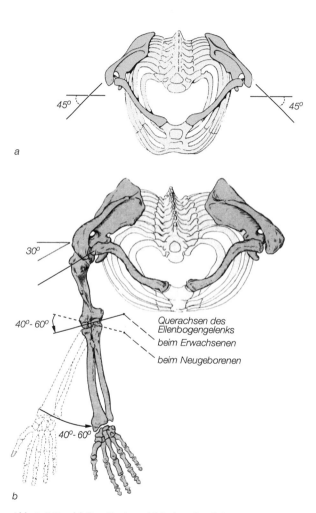

Abb. 5.4-7 (a) Brustkorb und Schultergürtel des Neugeborenen von oben. Beachte den größeren Winkel zwischen Schulterblättern und Klavikula und die längsovale Form des Thorax.
(b) Brustkorb, Schultergürtel und Arm des Erwachsenen von oben. Der Thorax ist queroval, der Winkel zwischen Schulterblattebene und Frontalebene beträgt etwa 30°. Durch die Detorsion des Humerus ist der gebeugte Unterarm medialwärts gedreht. Die gestrichelte Stellung gibt die Lage des Unterarms an, die bei Ausbleiben der postnatalen Einwärtsdrehung (Detorsion; Pfeile) des distalen Humerus entstehen würde. Das Ausmaß der Detorsion kann durch die Änderung der Stellung der Querachsen des proximalen und distalen Humerus abgelesen werden.

283

Band- und Gelenkverbindungen des Schultergürtels

Mediales Schlüsselbeingelenk, Articulatio sternoclavicularis

Das sternale Ende des Schlüsselbeins ist kolbig aufgetrieben. Es überragt den oberen Brustbeinrand und ist durch die Haut deutlich sichtbar. Zwischen der Extremitas sternalis der Klavikula und der flachen Pfanne liegt ein dicker, faserknorpeliger **Discus articularis,** der medial unten am Sternum und lateral oben an der Klavikula befestigt ist und das **Gelenk** vollständig in **zwei Kammern** zerlegt (Abb. 5.4-8). Der Diskus verbessert die Bewegungsmöglichkeiten im Gelenk und fängt axiale Stöße auf. Im Alter ist der Diskus oft zerfasert.

Die **Gelenkkapsel,** mit der der Diskus ringsum verwachsen ist, ist besonders vorn durch Bandzüge verstärkt, **Lig. sternoclaviculare anterius.** Zwischen den beiden Schlüsselbeinen zieht ein Querband, **Lig. interclaviculare,** das beide Knochen aneinander bindet. Ferner ist das Schlüsselbein durch Bänder an jene Knochen gefesselt, die es überkreuzt, dazu gehören die 1. Rippe, **Lig. costoclaviculare,** und der Proc. coracoideus des Schulterblattes, **Lig. coracoclaviculare.** Das letzte Band lässt sich in zwei Abteilungen zerlegen, in ein kegelförmiges, *Lig. conoideum,* und ein trapezförmiges Band, *Lig. trapezoideum.* In der von den beiden Bandanteilen gebildeten Nische liegt ein Schleimbeutel.

Beweglichkeit: Durch die Last des Arms wird das Schlüsselbein in der Ruhelage in der Regel bis zur Horizontalen herabgezogen. Der Zug des Arms wird hauptsächlich über das *Lig. coracohumerale* und das *Lig. coracoclaviculare* auf die Klavikula übertragen. Das *Lig. acromioclaviculare* ist weniger wirksam.

Reißt das Lig. coracoclaviculare (meist kombiniert mit Riss der akromioklavikulären Bänder), dann springt die Klavikula bei Gewichtsbelastung des Armes (oder bei Loslassen nach Druckausübung) wie eine Klaviertaste hoch (Klaviertastenphänomen, Abb. 5.4-9). Das Abheben (Hochschnellen) der Klavikula beruht auf dem Zug der Pars descendens des M. trapezius.

Von der Ruhelage aus kann die Klavikula im Sternoklavikulargelenk nur wenig nach abwärts, dagegen mehr nach vorn und ausgiebig nach hinten und nach oben bewegt werden. Die **Abwärtsbewegung** wird **gehemmt** durch die 1. Rippe und die Spannung der medialen Fasern des Lig.

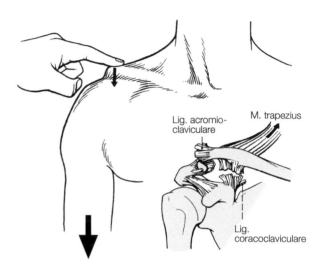

Abb. 5.4-9 Klaviertastenphänomen bei Riss der Ligg. coracoclaviculare und acromioclaviculare ("Schultereckgelenkssprengung").

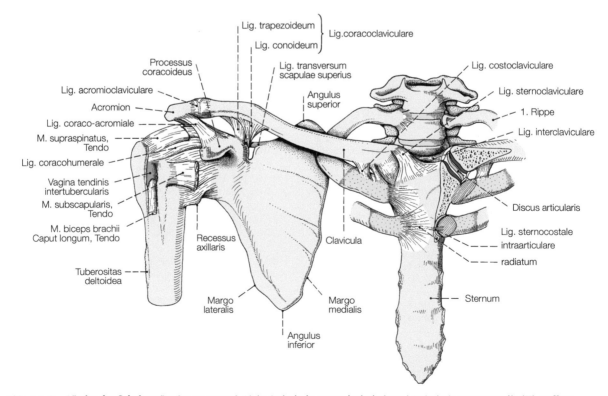

Abb. 5.4-8 Bänder des Schultergürtels von ventral. Links Articulatio sternoclavicularis und Articulatio sternocostalis (II) eröffnet.

sternoclaviculare und Lig. interclaviculare. Wenn man die Klavikula durch einen Zug am Arm nach abwärts und hinten der 1. Rippe maximal nähert, werden die zwischen beiden Knochen verlaufenden Blutgefäße (A. u. V. subclavia) abgeklemmt. Dieser Handgriff wird **zur vorläufigen Blutstillung** angewandt. Im Ganzen kann die Klavikula sich auf einem Kegelmantel bewegen, dessen Spitze im Sternoklavikulargelenk liegt und dessen nahezu kreisförmige Basis am akromialen Ende einen Durchmesser von etwa 10–12 cm besitzt (Abb. 5.4-10). Bei diesen Grenzbewegungen erfolgt gleichzeitig eine zwangsläufige Drehung des Schlüsselbeins um seine Längsachse (**Rotationsbewegung**). Das **Sternoklavikulargelenk** entspricht somit einem **Kugelgelenk,** das um drei aufeinander senkrecht stehende Achsen beweglich ist. Abb. 5.4-11 gibt den Bewegungsumfang der Schulter in der Frontal- und Horizontalebene aus der Neutral-Null-Stellung an. Ebenfalls ist eine Rotationsbewegung um die Längsachse bis zu 45° möglich (z. B. bei maximaler Retroversion des Arms).

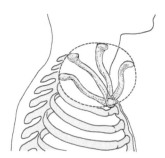

Abb. 5.4-10 Verkehrsraum des akromialen Endes der Klavikula durch kombinierte Bewegungen im medialen und lateralen Schlüsselbeingelenk.

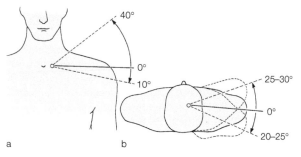

Abb. 5.4-11 **Bewegungsumfang des Schultergürtels,** gemessen aus der Neutral-Null-Stellung, ausgehend vom proximalen Schlüsselbeingelenk. (a) Heben, Senken in der Frontalebene, (b) Vor- und Rückführung in der Horizontalebene.

Laterales Schlüsselbeingelenk, Articulatio acromioclavicularis

Das äußere Ende des Schlüsselbeins besitzt eine leicht gewölbte Gelenkfläche, die sich in eine flache, knorpelüberzogene Delle des Akromions einfügt (Abb. 5.4-5 u. 8). Die Gelenkkapsel ist zu einem Band verstärkt, **Lig. acromioclaviculare;** auch dieses Gelenk entspricht in seinem Bewegungsumfang einem **Kugelgelenk,** das aber durch die Nachbarschaft des Brustkorbs in seiner Bewegung beschränkt ist. Die meisten Bewegungen werden

im medialen und lateralen Schlüsselbeingelenk gemeinsam ausgeführt. Wohl kann das Schulterblatt im äußeren Schlüsselbeingelenk sich gegen das feststehende Schlüsselbein bewegen, umgekehrt ist aber eine Bewegung des Schlüsselbeins gegen ein feststehendes Schulterblatt kaum möglich.

Die **Bedeutung der Schlüsselbeingelenke** wird offenkundig bei einer Versteifung des Schultergelenks. Der mit dem Schulterblatt verschmolzene Oberarm behält noch einen beträchtlichen Bewegungsumfang, indem sich nunmehr alle Bewegungen in den Schlüsselbeingelenken abspielen. Ein Verständnis für die Bewegungen in den Schlüsselbeingelenken ist nur möglich, wenn man die Verschiebungen des Schulterblatts auf der Rumpfwand betrachtet. Das Schlüsselbein spreizt wie eine Stange das Schulterblatt seitlich vom Brustkorb ab. Der Bewegungsumfang dieser Führungsstange ist maßgebend für die Verschieblichkeit des Schulterblatts und damit des Arms.

Schultergelenk, Articulatio (glenohumeralis) humeri

Das Schultergelenk ist das **beweglichste Kugelgelenk** des Körpers. Die kleine Pfanne bedeckt nur ein Drittel des Humeruskopfes, die Kapsel ist weit, die Bänder sind verhältnismäßig schwach (Abb. 5.4-12 u. 13). Die Sicherheit ist mehr als bei anderen Gelenken den Muskeln und Sehnen überlassen, die es so vollständig umhüllen, dass man nur von der Achselhöhle aus bei gesenktem Arm mit dem tastenden Finger an das Gelenk vordringen kann. Die Wölbung des M. deltoideus wird durch den Humeruskopf hervorgerufen. Wenn man den Arm rotiert, lassen sich durch den Muskel hindurch die Tubercula fühlen.

Die Schulterpfanne, **Cavitas glenoidalis** (Abb. 5.4-12 u. 13), bildet eine flache, birnenförmige Grube, deren längerer Durchmesser fast vertikal steht. Im Zentrum des breiten Teils ist der Pfannenknorpel oft verdünnt. Durch eine ringsumlaufende, faserknorpelige Pfannenlippe, **Labrum glenoidale,** wird die Pfanne vergrößert. Oben strahlt in die Pfannenlippe die Sehne des langen Bizepskopfes, ventrokaudal liegt die Lippe, die sonst mit dem Gelenkknorpel und dem Rand der Cavitas glenoidalis verwachsen ist, dem Pfannenrand häufig meniskusartig auf. Verletzungen oder Ablösungen der Pfannenlippe in diesem Bereich führen nicht selten zur Instabilität und Luxation des Schultergelenks (s. u.).

Der Oberarmkopf, **Caput humeri,** bildet eine Halbkugel und ist seitlich auf den Schaft angesetzt. Die Gelenkpfanne liegt im Mittelpunkt eines Muskeltrichters. Alle vom Rumpf und vom Schulterblatt kommenden Muskeln umhüllen Pfanne und Kopf, sodass schon aus dieser Anordnung der Schluss gezogen werden kann, dass die Bewegung des Schultergelenks im Wesentlichen durch Muskelkräfte geführt und gesichert wird.

Die Gelenkkapsel, **Capsula articularis,** ist schlaff, bei herabhängendem Arm legen sich die unteren Teile in Falten (Abb. 5.4-14).

Die untere Kapselfalte *(Recessus axillaris)* schrumpft, wenn der Arm zu lange in dieser Stellung fixiert wird, wie bei Frakturen und Entzündungen. Schon innerhalb einer Woche setzt eine erhebliche Schrumpfung ein. Um dieser Schrumpfung vorzubeugen, werden alle Verletzungen, die eine längere Ruhigstellung erfordern, in Abduktionsstellung mit leichter Anteversion (30°) eingeschient.

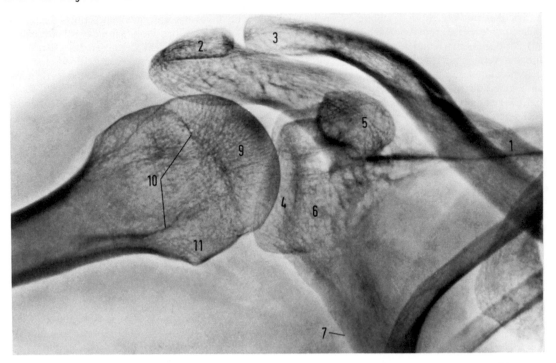

Abb. 5.4-12   Röntgenbild des rechten Schultergelenks bei abduziertem und innenrotiertem Oberarm, sagittaler Strahlengang.

1 = Spina scapulae
2 = Acromion
3 = Extremitas acromialis claviculae
4 = Cavitas glenoidalis am Angulus lat. scapulae
5 = Proc. coracoideus scapulae
6 = Collum scapulae
7 = Margo lat. scapulae
9 = Caput humeri
10 = Tuberculum majus humeri
11 = Tuberculum minus humeri

Zahlreiche Sehnen umgreifen die Kapsel. Nur an einigen Stellen, insbesondere unten, ist die Kapsel dünn. Kapselrisse bei einer Luxation des Humerus liegen am häufigsten vorn unten. An der Gelenklippe der Pfanne entspringt die *Membrana synovialis.* Am oberen Rand weicht die Kapsel bis zur Basis des Processus coracoideus am Kollum zurück, um die Ursprungssehne des langen Bizepskopfes in das Gelenk einzuschließen. Am Humerus inseriert sie am Collum anatomicum, sodass die Tubercula außerhalb der Gelenkhöhle bleiben. Die äußeren Fasern der Kapselwand laufen teilweise in Richtung der aufliegenden Sehnen, innen dagegen mehr ringförmig. Als Verstärkungszug dient das unscharf begrenzte **Lig. coracohumerale,** das vom Korakoid (Basis und lateraler Rand) entspringt und bogenförmig nach hinten in die Kapsel einstrahlt, nicht jedoch direkt zum Humerus verläuft. Bei Außenrotation sind diese Züge gespannt. Bei Schultersteifen wird das Areal des Lig. coracohumerale stark verdickt (fibrosiert) und muss dann durchtrennt werden (Arthrolyse-Operation).

Im Anschluss an das Lig. coracohumerale liegen in der Vorderwand der Kapsel Faserzüge, die insgesamt als **Ligg. glenohumeralia** bezeichnet werden. Sie sind meist als **drei Bandzüge** (oberes, mittleres und unteres Segment) an der Innenwand der Kapsel zu erkennen. Am stärksten ist das inferiore Glenohumeralband ausgebildet, das eine Zerreißfestigkeit von 700 N besitzt und den wesentlichen Beitrag zur Kapselstabilität bei starker Abduktion leistet. Die

Hinterwand der Kapsel zeigt keine hervorstechenden Faserzüge. Sehnenfasern der Mm. supraspinatus, infraspinatus, teres minor und subscapularis (**Rotatorenmanschette**) strahlen in dorsosuperiore und ventrale Abschnitte der Kapsel ein. Als Kapselspanner verhindern sie das Einklemmen von Kapselteilen. Der zwischen Supraspinatus- und Subscapularissehne gelegene (obere) Kapselabschnitt wird als **Rotatorenintervall** bezeichnet.

Eine Besonderheit des Schultergelenks besteht in dem **Einschluss der langen Bizepssehne in die Gelenkhöhle,** die von innen das Rotatorenintervall der Kapsel schützt. Im **Sulcus intertubercularis** verläuft die Sehne in einem osteofibrösen Kanal, der nach außen durch quer gestellte Kollagenfaserbündel geschlossen wird (*Lig. transversum humeri*) und in dessen Boden Faserknorpelanteile der Supraspinatussehne einstrahlen und so die Reibung herabsetzen. Zur weiteren Reduktion der Reibung wird die Sehne durch einen röhrenförmigen Fortsatz der Gelenkinnenhaut, *Vagina synovialis intertubercularis,* umhüllt. Diese ist an ihrem distalen Ende mit der Sehne verwachsen. Die Vagina synovialis krempelt sich beim Gleiten der Sehne aus und ein. Da die gespannte Sehne immer mit wechselnden Teilen des Gelenkkopfes in Berührung kommt, kann sie den Knorpel nicht schädigen. Die Sehne degeneriert allerdings oft frühzeitig.

Nebenkammern des Gelenks sind beim Erwachsenen die Bursa subcoracoidea und die Bursa subtendinea musculi

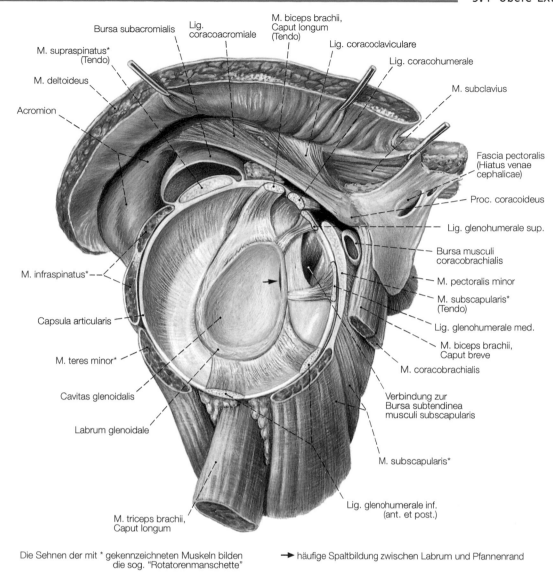

M. supraspinatus* (Tendo)
M. deltoideus
Acromion
Bursa subacromialis
Lig. coracoacromiale
M. biceps brachii, Caput longum (Tendo)
Lig. coracoclaviculare
Lig. coracohumerale
M. subclavius
Fascia pectoralis (Hiatus venae cephalicae)
Proc. coracoideus
Lig. glenohumerale sup.
Bursa musculi coracobrachialis
M. infraspinatus*
M. pectoralis minor
M. subscapularis* (Tendo)
Capsula articularis
Lig. glenohumerale med.
M. biceps brachii, Caput breve
M. coracobrachialis
M. teres minor*
Cavitas glenoidalis
Verbindung zur Bursa subtendinea musculi subscapularis
Labrum glenoidale
M. subscapularis*
M. triceps brachii, Caput longum
Lig. glenohumerale inf. (ant. et post.)

Die Sehnen der mit * gekennzeichneten Muskeln bilden die sog. "Rotatorenmanschette"

→ häufige Spaltbildung zwischen Labrum und Pfannenrand

Abb. 5.4-13   Einblick in das eröffnete rechte Schultergelenk, Articulatio humeri, mit Rotatorenmanschette.

subscapularis. Die **Bursa subcoracoidea** liegt an der Wurzel des Korakoids, wo die Sehne des M. subscapularis vorüberzieht. Sie kommuniziert meist mit der großen *Bursa subtendinea musculi subscapularis,* die die platte Sehne des Muskels unterfüttert (Abb. 5.4-15).

Das **Schulterdach** bildet mit dem Akromion, dem Korakoid und dem Lig. coracoacromiale eine pfannenartige Aushöhlung, gegen die sich der Humeruskopf mit der Kapsel und der Sehne des M. supraspinatus bewegt. Ferner wirkt es wie eine Barriere, wenn durch die aufgestützten Arme der Humeruskopf hochgedrückt wird. An dieser Druck- und Reibstelle liegt daher ein Schleimbeutel, **Bursa subacromialis,** außerdem kapselwärts ein 3 bis 4 mm dicker Fettkörper (Corpus adiposum subacromiale). Die Bursa steht lateral häufig mit der ausgedehnten, unter dem M. deltoideus gelegenen **Bursa subdeltoidea** in Verbindung. Wenn dieser wichtige Verschiebespalt durch krankhafte Vorgänge verödet, werden die Bewegungen im Schultergelenk eingeengt, ist er entzündet oder kommt es zu **Kalkablagerungen,** werden die Bewe-

gungen schmerzhaft. Weitere Bursen liegen unmittelbar an den Insertionen von Sehnen und Bändern sowie unter der Haut.

Luxation: Die häufigste Ausrenkung im Schultergelenk geht nach vorn, wobei der Kopf unter das Korakoid (**Luxatio subcoracoidea**) gerät. Hierbei kann die Kapsel vorn unten an ihrer schwachen Stelle einreißen. Das Lig. coracohumerale bleibt gewöhnlich unverletzt und hält den Arm in einer federnden Abduktionsstellung. Die Schulterwölbung schwindet, der Oberarm erscheint verlängert (Abb. 5.4-16). Wird die Luxation nicht reponiert, bildet sich der Kopf eine neue Pfanne.

Bei der häufigen vorderen Luxation steht der Kopf mit Kollum vor dem *Collum scapulae*. Ein Zurückspringen in die Pfanne ist deshalb nur möglich, wenn der Humerus nach außen gehebelt wird (wie bei der **Einrenkung nach Arlt** (Abb. 5.4-17). Eine andere Einrenkungsmethode besteht darin, den adduzierten Humerus in Außenrotationsstellung zu bringen (durch Bewegung des rechtwinklig gebeugten Unterarms nach außen!). Während der Außenrotation gelangen Kopf und Kollum aus der transversalen in eine sagittale Stellung. Wird der Arm dann antevertiert,

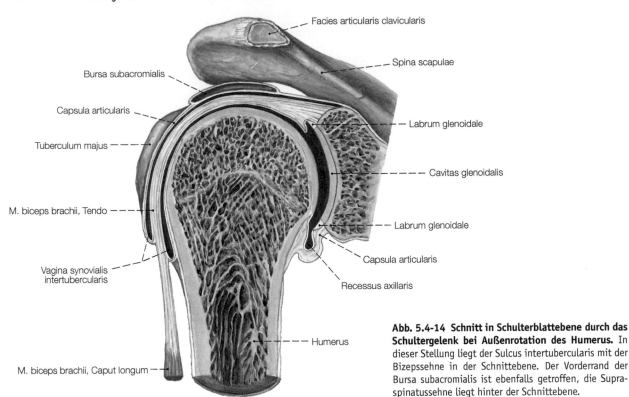

Facies articularis clavicularis

Spina scapulae

Bursa subacromialis

Capsula articularis

Labrum glenoidale

Tuberculum majus

Cavitas glenoidalis

M. biceps brachii, Tendo

Labrum glenoidale

Capsula articularis

Vagina synovialis
intertubercularis

Recessus axillaris

Humerus

M. biceps brachii, Caput longum

Abb. 5.4-14 Schnitt in Schulterblattebene durch das Schultergelenk bei Außenrotation des Humerus. In dieser Stellung liegt der Sulcus intertubercularis mit der Bizepssehne in der Schnittebene. Der Vorderrand der Bursa subacromialis ist ebenfalls getroffen, die Supraspinatussehne liegt hinter der Schnittebene.

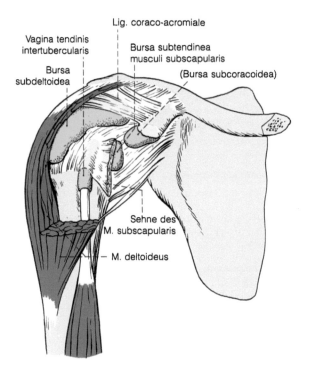

Lig. coraco-acromiale

Vagina tendinis
intertubercularis

Bursa subtendinea
musculi subscapularis

Bursa
subdeltoidea

(Bursa subcoracoidea)

Sehne des
M. subscapularis

M. deltoideus

Abb. 5.4-15 Schleimbeutel am Schultergelenk. Ansicht von ventral.

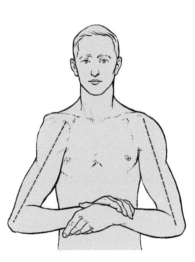

Abb. 5.4-16 Luxatio subcoracoidea rechts. Die Schulterwölbung ist geschwunden, der Oberarm erscheint etwas verlängert.

Bedeutung der Gelenke für die Beweglichkeit des Oberarms

Bei ruhig herabhängendem Arm bildet das Schulterblatt mit der Frontalebene des Körpers einen Winkel von ca. 30° (Abb. 5.4-7b). Die Pfanne schaut schräg im 30°-Winkel nach lateral vorn. Der Kopf liegt nur mit seiner unteren Hälfte der Pfanne an. Um eine in dieser Schulterblattebene gelegene horizontale Achse, die durch den Mittelpunkt des Oberarmkopfes geht, erfolgen die **Pendelbewegungen,** die um 30° gegenüber der Sagittalebene versetzt sind. Pendeln beide Arme in gleicher Richtung, dann schlagen die Hände vor dem Körper zusammen.

springt der Kopf meist von selbst nach hinten in die Pfanne (**Einrenkung nach Kocher**).

Wenn die *Ligg. glenohumeralia* und das *Lig. coracohumerale* zerreißen, kann sich daraus eine Neigung zur Luxation entwickeln (**habituelle Luxation**). Eine habituelle Luxation tritt oft auch als Folge von Abrissen des *Labrum glenoidale* auf.

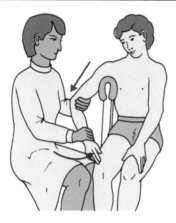

Mitbewegungen des Schulterblatts in den Schlüsselbeingelenken erschwert. Folgende Bewegungsumfänge sind aus der Neutral-Null-Stellung (hängender Arm) möglich:

	Schultergelenk allein	Schultergelenk mit Schlüsselbeingelenken
Anteversion	90°	170°
Retroversion	30–40°	40°
Abduktion	90°	180°
Adduktion	30°	40°
Innenrotation	70°	100°
Außenrotation	60°	90°

Abb. 5.4-17   Reposition der Luxatio subcoracoidea nach ARLT. Der verletzte Arm liegt über der gepolsterten Stuhllehne. Der Arzt zieht am rechtwinklig gebeugten Arm in Richtung der gegebenen Stellung des Oberarmes. Der Zug wird zunehmend stärker ausgeübt, bis bei entspannter Muskulatur der Humeruskopf in die Pfanne springt.

Abweichend von dieser natürlichen Pendelbewegung wird die Beweglichkeit des Gelenks nach der Neutral-Null-Methode gemessen, und zwar um die drei Hauptachsen des Kugelgelenks (Abb. 5.4-18 u. 5.3-12): Um eine **transversale Achse** erfolgt das Vor- und Rückheben (Anteversion, Retroversion), um eine **sagittale Achse** das Abspreizen (Abduktion) und Heranführen (Adduktion) und um eine **longitudinale Achse** die Innenrotation und Außenrotation. Die Prüfung des Bewegungsumfangs wird durch automatische

Der Bewegungsumfang des Arms im Schultergelenk wird wesentlich erweitert durch **Mitbewegungen des Schultergürtels.** Das Bewegungsfeld des Humerus im Schultergelenk ohne Schultermitbewegungen ist in Abb. 5.4-19 in einer Bahnkugeldarstellung veranschaulicht. Die Fläche, die der untere Schulterblattwinkel auf der Brustwand bestreichen kann, ist in Abb. 5.4-21 dargestellt und überrascht durch ihre Größe: Die Schulterpfanne hat das Bestreben, den Armbewegungen zu folgen, indem das Schulterblatt sich möglichst in die Ebene einstellt, in welcher der Arm gehoben wird. Diese **Hilfsbewegungen des Schulterblatts** setzen schon ein, bevor noch im Schultergelenk die Grenzlagen erreicht sind.

Wenn sich die gestreckten Arme vor der Brust überkreuzen, wird die Pfanne nach vorn genommen, das Schulterblatt entfernt sich von der Wirbelsäule, der untere Winkel schwingt etwas vor (Abb. 5.4-22). Schlägt man die Arme horizontal zurück, wandert das Schulterblatt auf die Wirbelsäule zu. Die Vergrößerung des Bewegungsumfangs, die der Arm durch diese Mitbewegungen erfährt, ist aus Abb. 5.4-20 zu ersehen. Die Grenzstellungen decken sich weitgehend mit dem maximalen Blickfeld, das in der Regel noch etwas über den endständigen Armausschlag hinausreicht.

Die hohe Armerhebung (**Elevation**) wird durch Mitwirkung des **Schultergürtels** und der **Wirbelsäule** erreicht. Die hohe Armerhebung im Schultergelenk und die Mitbewegung der Skapula ermöglichen ein Bewegungsmaß von 150 bis 170°, wobei das Schulterblatt bereits mit Beginn der

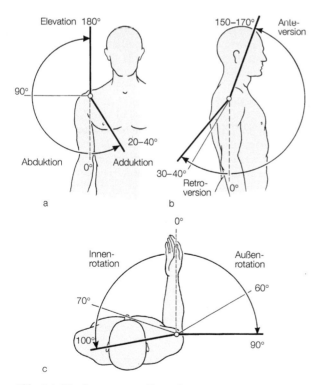

Abb. 5.4-18   Bewegungsumfänge des Arms im Schultergelenk (dünne Linien) und als Kombinationsbewegung in den Schulter- und Schlüsselbeingelenken (fette Linien). Gestrichelt: Neutral-Null-Stellung. In (c) ist der Unterarm wie ein Zeiger im Ellenbogengelenk rechtwinklig gestellt.

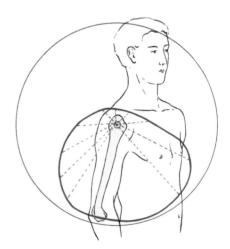

Abb. 5.4-19   Das Bewegungsfeld des distalen Humerusendes auf der Oberfläche einer Kugel, deren Mittelpunkt im Schultergelenk liegt.

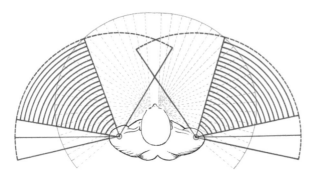

Abb. 5.4-20 Bewegungsumfang des Arms in der Horizontalen (rot), verglichen mit dem Blickfeld der Augen unter Ausnutzung der Kopfbewegung (blau). Der durch konzentrische Kreisabschnitte ausgefüllte Sektor stellt den Bewegungsumfang im Schultergelenk dar, der größere Sektor bezeichnet die Vergrößerung der Armbewegungen unter Beteiligung des Schultergürtels.

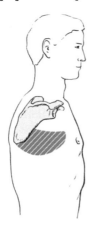

Abb. 5.4-21 Fläche (rot schraffiertes Feld), die der untere Schulterblattwinkel auf dem Brustkorb bestreichen kann.

Erhebung mitschwingt (Abb. 5.4-22). Auch die Wirbelsäulenstreckung, durch die die fehlenden 20 bis 30° bis zur Vertikalen erreicht werden, setzt bereits ein, bevor Arm und Schultergürtel in Grenzstellung gelangt sind.

Wie bei allen Gelenken kann auch in diesem System die Bewegung sich umkehren, wenn die Hand sich irgendwo festhält und der Körper um den festgestellten Arm herumgeführt wird. Schließlich kann sich natürlich der Schultergürtel unabhängig bewegen, indem die Schulterecke im Kreis herumgeführt wird (Abb. 5.4-10). Die Hebung der

Schulterecke (**Achselzucken**) beträgt dann etwa 10 cm; die Hemmung tritt ein, wenn das Korakoid von unten her an das Schlüsselbein stößt.

Muskeln zur Bewegung der Schulter und des Oberarms

Vom Rücken und von der Brust strahlen oberflächliche Muskeln des Stamms zum Schultergürtel und Humerus (spinoskapuläre und spinohumerale Muskeln). Diese Muskeln haben sich z. T. von der oberen Extremität aus auf den Rumpf ausgedehnt und hier neue Ursprünge gewonnen. Andere Muskeln sind vom Kopf (Trapezius) und Rumpf (Rhomboidei, Levator scapulae, Serratus anterior) auf den Schultergürtel zugewandert.

Diese Muskeln haben ihre Nerven, die aus ventralen Ästen der Zervikalnerven und einem Kopfnerv, dem N. accessorius, stammen, bei ihrer embryonalen Wanderung mitgeführt und unterscheiden sich durch ihre Innervation von den ortsständigen (autochthonen) Rückenmuskeln.

Spinoskapuläre und spinohumerale Muskeln

M. latissimus dorsi
M. trapezius
Mm. rhomboidei
M. levator scapulae

▢ M. latissimus dorsi

Dieser breite Rückenmuskel (Abb. 5.4-23, 27 u. 5.6-61) bedeckt den unteren Teil der Rückenfläche. **Ursprung:** Er entspringt mit dünner Aponeurose von den **Dornfortsätzen** der sechs unteren Brust- und aller Lendenwirbel sowie von den entsprechenden Ligg. supraspinalia. Mit der **Fascia thoracolumbalis** verschmolzen, gelangt die Aponeurose auch zum Kreuzbein, ferner greift der Ursprung auf den **Darmbeinkamm** über. Die aufwärtsstrebenden Fasern holen sich Ursprünge an den drei untersten **Rippen.** Die horizontalen Fasern des oberen Muskelrandes decken den Angulus inferior der Skapula und sind häufig durch Ursprungsbündel mit ihm verbunden. **Ansatz:** Alle Fasern konvergieren zu einem starken Muskelbauch, der sich um den Teres major nach vorn windet und mit einer platten Sehne an der **Crista tuberculi minoris** ansetzt. Die obersten Latissimusfasern gelangen am weitesten distal in die Sehne, die seitlichen am weitesten proximal, sodass im Ganzen eine **schraubige Drehung** zustande kommt, wenn der Arm

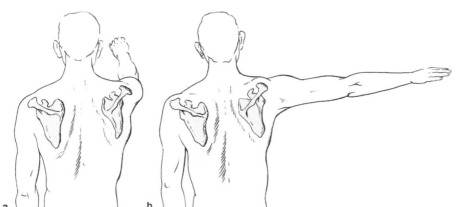

Abb. 5.4-22 Mitbewegungen des Schulterblattes bei den Armbewegungen.
(a) Stellung des Schulterblattes beim Vorheben des Arms und
(b) bei Seithebung des Arms (vgl. mit Abb. 5.4-36).

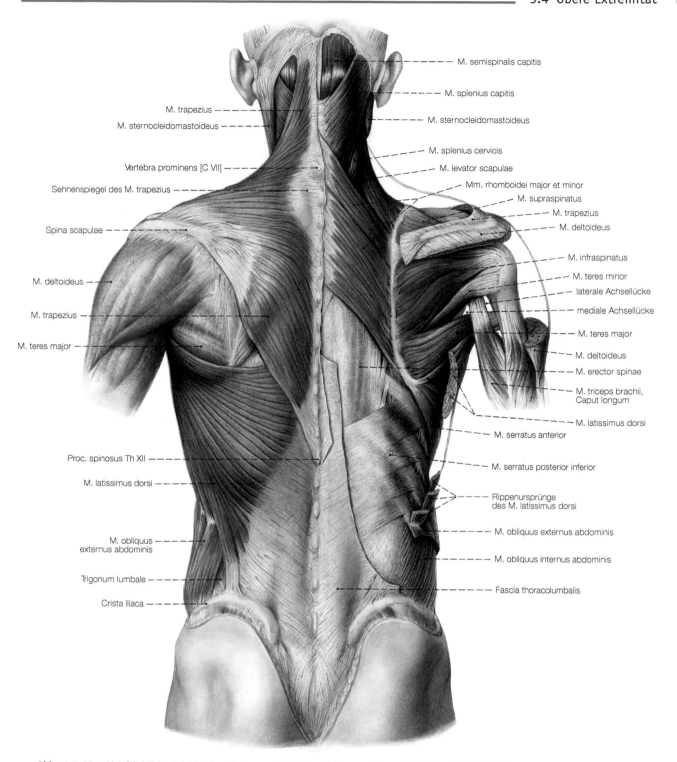

M. semispinalis capitis

M. splenius capitis

M. trapezius

M. sternocleidomastoideus

M. sternocleidomastoideus

M. splenius cervicis

Vertebra prominens [C VII]

M. levator scapulae

Sehnenspiegel des M. trapezius

Mm. rhomboidei major et minor

M. supraspinatus

M. trapezius

Spina scapulae

M. deltoideus

M. infraspinatus

M. deltoideus

M. teres minor

laterale Achsellücke

M. trapezius

mediale Achsellücke

M. teres major

M. teres major

M. deltoideus

M. erector spinae

M. triceps brachii, Caput longum

M. latissimus dorsi

M. serratus anterior

Proc. spinosus Th XII

M. serratus posterior inferior

M. latissimus dorsi

Rippenursprünge des M. latissimus dorsi

M. obliquus externus abdominis

M. obliquus externus abdominis

M. obliquus internus abdominis

Trigonum lumbale

Fascia thoracolumbalis

Crista iliaca

Abb. 5.4-23 Oberflächliche Schicht der Rückenmuskeln: Rumpf-Arm- und Rumpf-Schultergürtel-Muskeln.

herabhängt. Der seitliche Rand des Latissimus wird durch die Haut sichtbar, wenn man den erhobenen Arm gegen einen Widerstand senkt. Er veranlasst oben auch die Bildung der Falte, die von hinten her die Achselhöhle begrenzt.

Funktion: In der Grundstellung bei herabhängendem Arm ist der Muskel schon stark verkürzt, seine Hauptarbeit leistet er daher aus der gedehnten Stellung, wenn die Arme

nach vorn oder seitlich gehoben werden. Aus diesen Stellungen führt er den Arm in einer **Retroversionsbewegung** auf den Körper zu, z.B. beim Ausführen eines Axtschlags. Durch ihre große Flächenausdehnung umwickeln die Muskeln beider Seiten den halben Rumpf. Wenn daher beim Hang am Reck (Abb. 5.4-24) der Rumpf gegen die Arme gehoben werden soll, ist der am Rumpf verteilte Kraftangriff günstig breitflächig. Wie durch ein großes

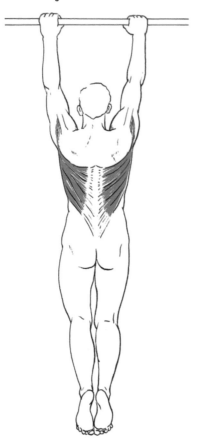

Abb. 5.4-24 **Wirkung des M. latissimus dorsi.** Hang am Reck.

Tuch, das um den Rücken geschlungen ist, wird der Rumpf an den Armen aufgehängt.

Aus Außenrotationsstellung ist der Muskel ein starker **Innenrotator.** Die kürzeste Verbindung zwischen beiden Armen nehmen die Muskeln ein, wenn die Arme innenrotiert nach hinten gezogen sind und die Wirbelsäule gestreckt wird. Bei festgestelltem Arm verstärkt sich durch die Kontraktion des seitlichen Latissimusrandes die Kyphose der Brustwirbelsäule. Danach wird dieser Teil ein **Exspirationsmuskel.** Er wird verdickt gefunden bei Leuten, die infolge eines chronischen Lungenleidens angestrengt husten bzw. ausatmen. Von Klinikern wird er daher auch als **Hustenmuskel** bezeichnet.

Trotz dieser vielseitigen Wirkung hat eine **Lähmung** des Muskels keine gravierenden Nachteile. Die Adduktion des retrovierten Arms ist kraftlos.

Der Muskel hat für die Wiederherstellungschirurgie große Bedeutung. So wird er z. B. für eine Mammarekonstruktion subkutan verlagert oder dient auch zum Auffüllen von großen Gewebedefekten nach Operationen im Halsbereich.

Die Ränder von Latissimus und Pectoralis major werden nicht selten durch Muskelfaserzüge verbunden, die bogenförmig die Achselhöhle überbrücken (**muskulöser Achselbogen**). Sofern diese Muskelzüge vom N. thoracodorsalis versorgt werden, stammen sie aus dem Latissimus, der die gleiche Innervation hat. In anderen Fällen jedoch kann es sich um Reste jener Hautmuskulatur handeln, die als Panniculus carnosus bei Säugern eine weite Ausdehnung hat.

Innervation: *N. thoracodorsalis* aus *Plexus brachialis* (C6–C8).

▭ **M. trapezius**

Die Muskeln beider Seiten ergänzen sich zu einer Trapezform (Abb. 5.4-23). **Ursprung:** Er entspringt mit dünner Sehne an der *Linea nuchae superior* und der Protuberantia occipitalis externa, dann vom **Nackenband** und von den **Dornfortsätzen** und den Ligg. supraspinalia sämtlicher Brustwirbel. **Ansatz:** Von dieser langen Ursprungslinie konvergieren die Fasern zum lateralen Drittel der **Klavikula,** zum **Akromion** und der **Spina scapulae,** also zu einer wesentlich kürzeren Insertionslinie, die fast horizontal liegt.

Die vom Hinterhaupt und oberen Halsgebiet absteigenden Fasern, **Pars descendens,** sind die dünnsten; sie erreichen die Klavikula. Es schließen sich nach abwärts quer verlaufenden Zügen an, die in die Gegend des Akromions ziehen und die dickste Portion des Muskels darstellen, **Pars transversa.** Hier ist auch die einzelne Muskelfaser dicker als in den anderen Zügen. Um den 7. Halswirbeldorn als Mitte entfaltet sich in diesem Muskelabschnitt ein rautenförmiger **Sehnenspiegel** zu beiden Seiten der Wirbelsäule. Der untere Teil des Muskels besitzt schräg aufsteigende Fasern, **Pars ascendens,** die von unten her mit einer dreieckigen Sehne an der Spina ansetzen.

Verbindungen, die mit dem M. sternocleidomastoideus gelegentlich vorkommen, erklären sich aus der gemeinsamen Anlage beider Muskeln, die auch von einem gemeinsamen Hirnnerv, N. accessorius, versorgt werden. Der dreieckige Spalt zwischen Trapezius und Sternocleidomastoideus, das seitliche Halsdreieck, *Regio cervicalis lateralis*, entsteht erst nach Trennung der gemeinsamen Muskelanlage.

Funktion: Die Wirkung der einzelnen Trapeziusteile ist nach ihrem Verlauf verschieden (Abb. 5.4-33 u. 34). Die Pars descendens kann die Schulter heben und etwas zurückziehen, oder sie verhindert das Herabdrücken der Schulter durch eine Last, die auf der Schulter ruht oder von den herabhängenden Armen getragen wird. Die horizontalen Züge der Pars transversa ziehen das Schulterblatt auf den Rücken. Sie treten hervor, wenn man die beiden vor der Brust verhakten Hände auseinander zu ziehen sucht, dabei halten die transversalen Abschnitte die Schulterblätter an der Wirbelsäule. Die Muskelfasern der Pars ascendens senken die Schulter gegen einen Widerstand oder heben den Rumpf gegen die festgestellte Schulter.

Obere und untere Trapeziuszüge bilden ein **Kräftepaar:** Die Pars descendens greift an der lateralen Skapula im Bereich des Akromions und seiner Nachbarschaft an und hebt dieses, während die Pars ascendens das mediale Ende der Spina festhält bzw. nach unten zieht (Abb. 5.4-36). Daraus resultiert eine **Drehung des Schulterblattes** um eine sagittale Achse, die im Bereich des medialen oberen Drittels der Skapula liegt. An der Schulterblattdrehung sind mehrere andere Muskeln wesentlich mitbeteiligt (M. serratus anterior, Mm. rhomboidei, M. levator scapulae) (Näheres s. u.).

Bei **Lähmung** des Trapezius steht die kranke Schulter etwas nach vorn und ein wenig tiefer. Der Margo medialis steht schief von oben außen nach innen unten, sodass die Cavitas glenoidalis nach vorn unten gerichtet ist. Am auffälligsten ist die Störung bei seitlicher Hebung des Arms, die nicht ganz bis zur Horizontalen ausgeführt werden kann (Abb. 5.4-25). Der Halt der Skapula an der Wirbelsäule ist geschwächt, die Schulterpfanne bleibt nach vorn außen gerichtet, der untere Schulterblattwinkel geht nach vorn und der obere nach oben.

Innervation: Pars descendens: N. occipitalis minor (C2–C4), N. accessorius; Pars transversa: C4–C6, N. accessorius; Pars ascendens: C2–C4.

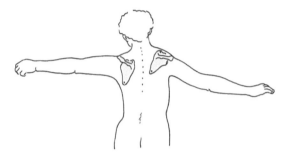

Abb. 5.4-25   Rechtsseitige Trapeziuslähmung. Das rechte Schulterblatt stellt sich bei der Seithebung des Armes nicht regelrecht ein.

☐ M. rhomboideus (Mm. rhomboidei)

Ursprung: Der große und kleine Rautenmuskel (Mm. rhomboidei major et minor) entspringen kurzsehnig von den **Dornfortsätzen** der zwei unteren Hals- und vier oberen Brustwirbel. **Ansatz:** Die Fasern verlaufen schräg abwärts zum **Margo medialis scapulae,** den sie unterhalb des oberen Winkels in ihren Insertionen besetzen (Abb. 5.4-23). Da sie, wie alle Muskeln, die zur Skapula ziehen, schräg zu dieser verlaufen, bildet die Muskelplatte eine rhombische Figur. Die untere Muskelecke bleibt frei von der Bedeckung durch den Trapezius und ist als Wulst durch die Haut erkennbar.

Durchtretende Blutgefäße erzeugen in der Regel im oberen Drittel der **gemeinsamen Muskelplatte** eine Spalte, die die Platte in den oberen kleinen Rhomboideus minor und den unteren größeren Rhomboideus major trennt.

Funktion: Der Muskel hebt seinem Verlauf entsprechend die Skapula schräg nach medial und oben, wobei der untere Winkel der Mittellinie genähert wird (Abb. 5.2-5). Er ist der **Antagonist des Serratus anterior,** der, durch den Margo medialis der Skapula getrennt, die Richtung der Rhomboidei teilweise fortsetzt. Wirken beide zusammen, dann bleibt das Schulterblatt stehen und wird an den Thorax gedrückt. Diese **Rhomboideus-Serratusschlinge** setzt sich auch in den Obliquus externus abdominis fort (Abb. 5.4-33). Bei einer **Lähmung** der Rhomboidei steht der Angulus inferior etwas vom Thorax ab und dreht sich bei Heben der Schulter nach lateral und ventral.

Innervation: *N. dorsalis scapulae* aus der *Pars supraclavicularis* des *Plexus brachialis* (C4–C5).

☐ M. levator scapulae

Ursprung: Der Schulterblattheber (Abb. 5.4-23 u. 5.2-5) entspringt von den hinteren Höckern der Querfortsätze der vier oberen Halswirbel, wobei die **Atlaszacke** die kräftigste ist. **Ansatz:** Er wendet sich um den Seitenrand des Splenius nach hinten zum **Angulus superior** der Skapula

und reicht bis zur Spina scapulae. Im seitlichen Halsdreieck wird der kontrahierte Muskel vor dem Trapeziusrand sichtbar. Nach vorn schließt sich die Skalenusgruppe an, mit der er auch Verbindungen eingehen kann.

Funktion: Der Muskel **hebt das Schulterblatt** nach vorn oben und wirkt dabei zusammen mit dem oberen Trapeziusteil. Zusammen mit den Mm. rhomboidei dreht er den Angulus inferior nach medial. Bei festgestelltem Schulterblatt streckt der Muskel die Halswirbelsäule.

Innervation: *N. dorsalis scapulae,* auch Äste aus dem Plexus cervicalis (C3–C5).

Ventrale Rumpf-Arm- und Rumpf-Schultergürtel-Muskeln

M. pectoralis major
M. pectoralis minor
M. subclavius
M. serratus anterior

☐ M. pectoralis major

Der große Brustmuskel (s. Abb. 5.6-61) überlagert als fächerförmige Muskelplatte den größten Teil der vorderen Thoraxwand. Die Strahlen des Fächers nehmen ihren **Ursprung** von der medialen Hälfte des Schlüsselbeins, vom Sternum und von den anschließenden 5 bis 7 obersten Rippenknorpeln, ferner vom vorderen Blatt der Rektusscheide. Die Muskelfasern überkreuzen sich im Stiel des Fächers, der **Ansatz** erfolgt mit einer Sehne an der **Crista tuberculi majoris humeri.**

Die **Pars clavicularis,** die embryonal als Erste auftritt, schließt sich an den Deltoideus an, von dem sie durch einen wechselnd breiten, dreieckigen Spalt, *Trigonum deltoideopectorale,* getrennt ist. Die Haut kann hier zur Fossa infraclavicularis (klinisch: MOHRENHEIMsche Grube) einsinken. Die **Pars sternocostalis** ist durch einen Verschiebespalt gegen den vorigen Teil abgesetzt. Der dritte Teil wird als **Pars abdominalis** bezeichnet; auch er kann sich abgliedern. Kurz vor der Insertion unterkreuzen die Fasern der beiden letzten Teile jene der Pars clavicularis. Auf diese Weise gelangen die unteren aufsteigenden Fasern am weitesten proximal an den Knochen und die mittleren horizontalen am weitesten distal (Abb. 5.4-26). Dabei bildet sich in der Achselhöhle eine mit Fettgewebe gefüllte **Tasche** in der Endsehne, deren Öffnung dem Schultergelenk zugewandt ist (s. Abb. 5.4-50).

Funktion: Die Funktion des Muskels wird von der Stellung des Armes beeinflusst: Wird der Arm in Anteversionsstellung über die Horizontale erhoben, ziehen alle Muskelteile den Arm mit großer Kraft nach unten (**Retroversion als Hiebbewegung**). Den abduzierten Arm können alle Fasern kraftvoll **adduzieren.** Hängt der Arm herab oder ist er retrovertiert, zieht der Muskel ihn nach vorn (**Anteversionsbewegung**). Alle drei Bewegungen kommen bei der Brustschwimmbewegung zum Einsatz, sodass der Muskel bei Schwimmern besonders stark entwickelt ist (**Schwimmermuskel**).

Werden die Arme zum Punctum fixum (z. B. beim Klettern oder Hängen am Reck), kann der Pectoralis major den Körper hochziehen (Abb. 5.4-35). Beim Stützen (u. a. am Barren) verhindert der Muskel das Hochschieben des Schultergürtels (besonders wirksam ist die untere Hälfte des Muskels) (Abb. 5.4-34). Der Muskel ist außerdem ein

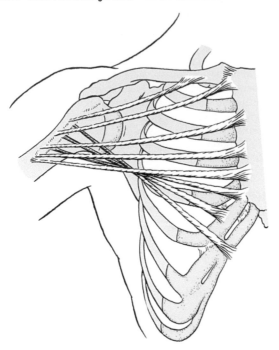

kräftiger **Innenrotator** und mit seinen kaudalen Abschnitten auch **Atemhilfsmuskel.**

Bei seiner **Lähmung** können die zur Horizontalen erhobenen Arme vorn nicht mehr überkreuzt werden; auch gelingt es nicht, die Hand der gelähmten Seite auf die Rückseite der anderen Schulter zu bringen.

Innervation: *Nn. pectorales medialis* und *lateralis* (C5–C8) (manchmal akzessorische Innervation des Schlüsselbeinteils durch den *N. axillaris*).

☐ M. pectoralis minor

Der kleine Brustmuskel (Abb. 5.4-27) stammt vom Pectoralis major ab, von dem er vollständig bedeckt ist. **Ursprung:** Er entspringt von der **3. bis 5. Rippe** in 1 bis 2 cm Entfernung von der Knorpel-Knochen-Grenze und zieht schräg aufwärts zum **Ansatz** am **Proc. coracoideus.** Der Muskel wird gedehnt beim Heben der Schultern, z.B. beim Aufstützen des Körpers auf die Arme (Abb. 5.4-35).
Funktion: Er zieht die **Schultern nach vorn** und **abwärts** oder hebt den Thorax. Im letzteren Fall wirkt der Muskel als **Atemhilfsmuskel** (besonders bei Fixierung des Schultergürtels durch Aufstützen der Arme). Beim Zug am Schulterblatt lässt er dessen Angulus inferior nach innen rücken.
Innervation: *Nn. pectorales medialis* und *lateralis* (C6–C8).

☐ M. subclavius

Ursprung: Der Muskel entspringt von der oberen Fläche der **1. Rippe** nahe dem Rippenknorpel, verläuft von einer derben Faszie bedeckt unter dem **Schlüsselbein,** wo er sich an eine Knochenrinne anschmiegt *(Sulcus musculi subclavii).* **Ansatz:** Unterfläche der Extremitas acromialis claviculae (Abb. 5.4-27). Durch diese weiche Unterpols-

terung der Klavikula werden die unter ihr verlaufenden Gefäße geschützt.
Funktion: Der Muskel stemmt das Schlüsselbein in das Sternoklavikulargelenk und widersetzt sich, wenn der Arm nach der Seite gerissen wird. Ferner kann er das Schlüsselbein ein wenig senken und dadurch zum Antagonisten der äußeren Bündel des Sternocleidomastoideus werden. Zugleich **fixiert** er **das Schlüsselbein** an die 1. Rippe, wenn der Thorax durch den Trapezius gehoben wird. Fehlt der Pectoralis minor, zeigt der Subklavius eine beträchtliche Hypertrophie.
Innervation: *N. subclavius* aus dem *Plexus brachialis* (C5–C6) (oft ein Ast vom *N. phrenicus*).

☐ M. serratus anterior

Ursprung: Der vordere Sägemuskel entspringt mit einzelnen Zacken, die dem Vorderrand des Muskels das sägeförmige Aussehen geben (Abb. 5.4-27 u. 5.6-61), von der **1. bis 9. (8. bis 10.) Rippe** und dringt an der seitlichen Brustwand entlang unter das **Schulterblatt.** Der **Ansatz** liegt am gesamten **Margo medialis scapulae.** Zwischen ihm und dem Schulterblatt liegt noch der M. subscapularis, sodass das Schulterblatt um die Dicke beider Muskeln vom Brustkorb abgedrängt wird.

Der Muskel lässt **drei Teile** unterscheiden. Der obere Teil, **Pars superior,** entspringt von der 1. und 2. Rippe sowie von einem häufig zwischen beiden Rippen ausgespannten Sehnenbogen. Er zieht als dicker Muskelstrang etwas abwärts zum oberen Schulterblattwinkel, dessen kostale Fläche er besetzt. Der mittlere Teil, **Pars divergens,** entspringt von der 2. und 3. Rippe und muss von dieser schmalen Ursprungslinie auseinander weichen, um den größten Teil des Margo medialis zu besetzen. Seine Fasern verlaufen daher divergierend. In ihn drückt sich der Hauptteil des M. subscapularis ein; er ist der dünnste Abschnitt und kann gelegentlich ganz fehlen. Vom unteren Hauptteil des Muskels, **Pars convergens,** wechseln die vier untersten Zacken mit denen des M. obliquus externus ab und sind oft durch die Haut sichtbar. Die Fasern konvergieren zur Innenseite des unteren Schulterblattwinkels.
Funktion: Serratus anterior und Rhomboidei können als einheitliche Muskelplatte gelten, die nur durch den Knochenwulst des Margo medialis unterbrochen ist (Abb. 5.4-23). Sie halten gemeinsam den medialen Skapularand am Brustkorb.

Ist diese Muskelplatte geschwächt (**Lähmung** des M. serratus anterior), steht der Margo medialis flügelartig ab: **Scapula alata,** ähnlich wie bei der Trapeziuslähmung. Am deutlichsten tritt das in Erscheinung beim Vorheben der Arme über die Horizontale (Abb. 5.4-28).

Die gemeinsame Wirkung dieses von der Wirbelsäule zu den Rippen verlaufenden Muskelzugs kann auch in einer Hebung der Rippen bestehen, er wird dann zum **Inspirationsmuskel,** insbesondere bei festgestellten Schulterblättern (Aufstützen der Arme). Im Übrigen sind diese Muskeln meist Antagonisten. Der obere und mittlere Teil des Serratus anterior ziehen die **Skapula** im Ganzen **nach vorn;** die kräftige untere Portion, die den unteren Winkel des Schulterblattes erfasst, bewegt diesen unter **Drehung der Skapula** nach vorn zur Achselhöhle. Daher ist der Serratus anterior der wichtigste Muskel für die **Hebung des Arms**

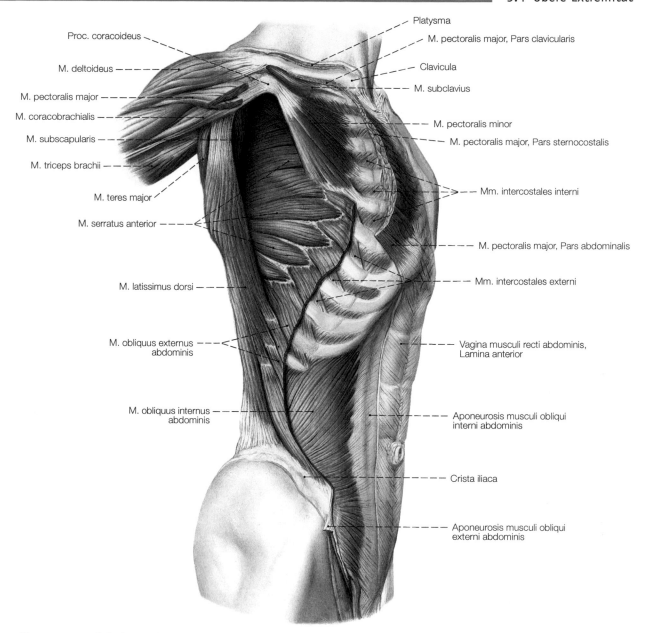

Proc. coracoideus

M. deltoideus

M. pectoralis major

M. coracobrachialis

M. subscapularis

M. triceps brachii

M. teres major

M. serratus anterior

M. latissimus dorsi

M. obliquus externus abdominis

M. obliquus internus abdominis

Platysma

M. pectoralis major, Pars clavicularis

Clavicula

M. subclavius

M. pectoralis minor

M. pectoralis major, Pars sternocostalis

Mm. intercostales interni

M. pectoralis major, Pars abdominalis

Mm. intercostales externi

Vagina musculi recti abdominis, Lamina anterior

Aponeurosis musculi obliqui interni abdominis

Crista iliaca

Aponeurosis musculi obliqui externi abdominis

Abb. 5.4-27   Muskeln der seitlichen Rumpfwand.

über die Horizontale unter der Voraussetzung, dass sich der M. deltoideus ebenfalls kontrahiert hat.

Ist er **gelähmt,** wird am meisten die Hebung des Arms nach vorn oben gestört, oft kann der Arm kaum über die Horizontale erhoben werden, es fehlt die Bewegung des unteren Winkels der Skapula nach vorn außen, obwohl der obere Trapeziusteil durch Drehung des Angulus lateralis bis zu einem gewissen Grad für ihn eintreten und dabei sogar hypertrophieren kann.

Weitere Hinweise auf die Funktion des M. serratus anterior erfolgen später.
Innervation: *N. thoracicus longus* aus dem *Plexus brachialis* (C5–C7). (Manchmal wird die obere Portion vom *N. dorsalis scapulae* versorgt.)

☐ Fascia pectoralis, M. sternalis

Als **oberflächliche Brustfaszie** bezeichnet man jenen Teil der oberflächlichen Körperfaszie, der auf dem Pectoralis major liegt. Sie setzt sich in die Hals-, Bauch- und Achselhöhlenfaszie fort. Bemerkenswert ist, dass die Fascia pectoralis fest an dem Muskel haftet, jedoch nur locker mit dem Hautfett verbunden ist. So kann bei der Frau die Brustdrüse leicht gegen die Muskelunterlage verschoben werden. Hat z.B. ein Brustdrüsenkrebs den Pectoralis erreicht, fehlt diese Verschieblichkeit.

Auch der Pectoralis minor ist in eine besondere Faszie eingehüllt, die als **tiefe Brustfaszie** von der oberflächlichen unterschieden wird. Am unteren lateralen Rand des Pectoralis major geht sie in das oberflächliche Blatt über und schließt damit die Faszienloge dieses Muskels ab. Nach oben zu überbrückt das tiefe Blatt die dreieckige Lücke zwischen dem oberen Rand des Pectoralis minor und der Klavikula und reicht bis zum Korakoid. Diese starke Faserplatte kann nach ihren Grenzen als **Fascia clavipectoralis** bezeichnet werden; sie bedeckt A. und V. subclavia und verbindet

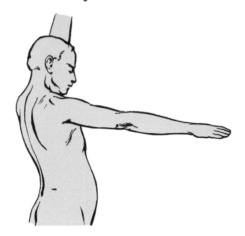

Abb. 5.4-28 Rechtsseitige Serratus-anterior-Lähmung. Bei der Erhebung des Arms nach vorn fehlt die Ergänzungsbewegung des Schulterblattes. Der Margo medialis scapulae bleibt vertikal gestellt und hebt sich vom Brustkorb ab.

sich mit der Wand der V. subclavia. Eine Spannung dieser Faszie kann auf die Venenwand übertragen werden und die Blutströmung günstig beeinflussen.

Die **Achselhöhlenfaszie,** die von vorwiegend queren Fasern durchsetzt wird, besitzt eine rundliche Aussparung, die durch Nerven- und Gefäßdurchtritte aufgelockert ist. Diese Lücke wird von stärkeren Faserbogen umrahmt. Der der Körperwand nächstgelegene Faserzug wird als LANGERscher **Achselbogen** bezeichnet. Ist er durch abgesprengte Muskelzüge verstärkt, liegt ein muskulöser Achselbogen vor.

Der **M. sternalis** findet sich als Varietät in wechselnder Ausbildung ein- oder beidseitig neben dem Brustbein auf der Brustfaszie (s. Abb. 5.6-61). Bei seiner Kontraktion kann er hier beim Lebenden sichtbar werden. Seine Innervation erfolgt meist durch die Rami thoracici ventrales, seltener durch Nn. intercostales. Die Ableitung des Muskels als Rest des Hautmuskels, **Panniculus carnosus,** ist wahrscheinlich.

Muskeln der Schulter

M. deltoideus
M. supraspinatus
M. infraspinatus
M. teres minor
M. teres major
M. subscapularis

▢ M. deltoideus

Das dicke Muskelfleisch ist vom Humerus unterlagert, der sein seitlich gerichtetes Tuberculum majus gegen den Muskel vortreibt und mit dem Akromion die **Schulterwölbung** bedingt (s. Abb. 5.6-61 u. 5.4-23). Die **Ursprungslinie** liegt gegenüber der Insertionslinie des Trapezius und reicht vom lateralen Drittel der Klavikula über das Akromion zur *Spina scapulae.* Von der langen Ursprungslinie aus verjüngt sich der Muskel zum **Ansatz** an der **Tuberositas deltoidea humeri.**

Die Muskelmasse zerlegt man in drei funktionell verschiedene Teile. Die **Pars clavicularis** erscheint ausschließlich parallelfaserig und setzt sich meist gegen den Pectoralis major durch das zuvorerwähnte Trigonum deltoideopectorale ab. Die **Pars acromialis** ist deutlich gefiedert, indem vom Ursprung und Ansatz aus mehrere Sehnenblätter ausstrahlen, zwischen denen sich kurze Muskelfasern ausspannen. Der dritte auf der Rückseite gelegene Teil, die **Pars spinalis,** besitzt an der Spina scapulae einen sehnigen Ursprung. Die Sehnenfasern werden medialwärts immer länger und verschmelzen mit der Fascia infraspinata. Die Endsehne entwickelt sich auf der Innenfläche des Muskels. Ein großer Schleimbeutel, **Bursa subdeltoidea,** liegt an der Reibestelle am Tuberculum majus; gewöhnlich steht er mit der Bursa subacromialis in Verbindung.

Funktion: Die Wirkung des Deltoideus wird verständlich, wenn man seine Teile auf das Achsenkreuz bezieht (Abb. 5.4-29). Daraus ergibt sich, dass zunächst nur die *Pars acromialis* ein starker Seitheber (**Abduktor**) ist. Sie besitzt hierfür das größte Drehmoment. Die *Pars clavicularis* und vor allem die *Pars spinalis* können sich zunächst an der Abduktion nicht beteiligen, da sie unterhalb der Abduk-

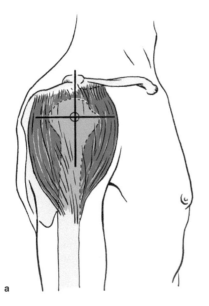

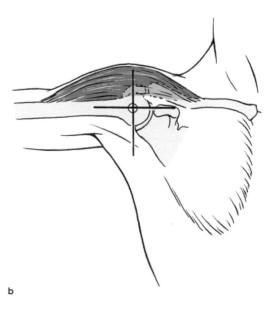

Abb. 5.4-29 M. deltoideus in seiner Lage zum Achsenkreuz des Schultergelenks:
(a) bei herabhängendem, (b) bei seitlich erhobenem Arm.

a   b

tionsachse liegen. Hat die *Pars acromialis* den Arm bis etwa **60° abduziert,** überqueren die beiden anderen Muskelteile die sagittale Abduktionsachse; sie werden jetzt zu Abduktoren. Da die Drehachse des Schultergelenks bei der Seitbung des Arms etwas nach abwärts gleitet, wird die **Achsenüberwanderung** der spinalen und klavikulären Muskelteile und damit ihre Abduktionspotenz begünstigt. Gemeinsam bringen sie den Arm im Schultergelenk in eine Abduktionsstellung, um ihn so zu halten, damit nun die weitere Hebung des Arms durch Drehung des Schulterblattes ermöglicht werden kann. Wird der Arm wieder adduziert, dann werden die *Partes clavicularis* und *spinalis* zu **Adduktoren,** sobald sie die Abduktionsachse wieder unterschritten haben.

Die Pars clavicularis kann außerdem den Arm etwas antevertieren. Ferner kann sie bei nach außen rotiertem Oberarm die Innenrotation unterstützen. Das umgekehrte Verhalten zeigt die Pars spinalis: Sie ist ein Außenrotator und kann den Arm retrovertieren.

Bei der Adduktionsbewegung verhindert die Pars spinalis die Innenrotation des Armes, die durch den Zug des Pectoralis major erfolgen würde. Wir haben hier ein typisches Beispiel für die Tatsache vor uns, dass ein Muskelindividuum in sich **antagonistisch wirkende** Teile enthalten kann. Nach elektromyographischen Untersuchungen wirken selbst vorderer und hinterer Anteil der Pars acromialis antagonistisch.

Die stärksten Anteile von **Trapezius** und **Deltoideus** stoßen im Akromion zusammen. Es gibt also ein kräftiges Muskelband, das von der Halswirbelsäule unter Zwischenschaltung des Akromions zum Arm zieht. Dieser Muskelzug ist besonders geeignet, beim **Tragen von Lasten** Widerstand zu leisten, indem er das Herabziehen der Schulter und des Arms im Schultergelenk hemmt. Er wirkt wie ein **Trageriemen.**

Der Deltoideus bildet für das Schultergelenk einen wichtigen muskulösen Schutz. Eine **Lähmung** des Muskels ist mit insuffizienter Führung und mangelhafter Sicherung des Gelenks verbunden. Da er zugleich der stärkste Abduktor ist, kann der Arm so gut wie gar nicht abduziert werden (Abb. 5.4-30). Es ist lediglich eine geringe Seithebung durch den M. supraspinatus möglich, der noch etwas durch den langen Kopf des Bizeps unterstützt werden kann.

Beim Bruch des Schlüsselbeins im mittleren Drittel zieht der Sternocleidomastoideus das proximale Bruchstück nach oben, der Deltoideus und das Gewicht des Arms senken das **distale Bruchstück.** Der Arm steht adduziert und innenrotiert.

Innervation: *N. axillaris* (C4–C6) (akzessorische Innervation durch die *Nn. thoracici, Rr. ventrales*).

▭ M. supraspinatus

Ursprung: Wände der Fossa supraspinata, einschließlich Fascia supraspinata, die die Fossa dorsal bedeckt (osteofibröses Kompartiment). Im lateralen Drittel der Fossa geht der Muskel in seine Endsehne über. **Ansatz:** Die Endsehne verläuft unter dem Akromion zur oberen Facette des Tuberculum majus humeri. Einige Fasern verlaufen zum Lig. transversum humeri, zum Tuberculum minus und in den Sulcus intertubercularis. Auf dem Weg über den Humeruskopf befestigt sich die Sehne an der Gelenkkapsel. Zwischen Sehne und dem Akromion liegen die **Bursa subacromialis** und das Corpus adiposum subacromiale (Abb. 5.4-13 u. 14).

Funktion: Der Muskel ist ein **Abduktor** und hilft bei der **Hebung des Arms** nach vorn außen; er verhindert dabei ein

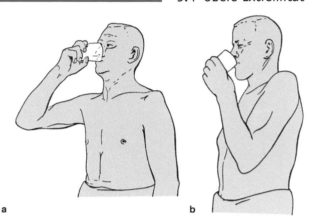

Abb. 5.4-30 Linksseitige Deltoideuslähmung. Bewegung des Arms beim Führen des Glases zum Mund:
(a) gesunde rechte Seite,
(b) gelähmte Seite; hier fehlt fast ganz die Hebung des Arms im Schultergelenk; dafür Ergänzungsbewegung im Schultergürtel.

Abgleiten des Kopfes nach abwärts, was bei der Lähmung des Muskels beobachtet wird. Der Muskel rotiert den adduzierten Arm im Wesentlichen nach außen. Mit zunehmender Abduktion verringert sich sein Rotationsmoment. Der abduzierte Arm wird etwas retrovertiert (Supraspinatussehnen-Erkrankung s. u.).
Innervation: *N. suprascapularis* (C4–C5).

▭ M. infraspinatus

Ursprung: Der Untergrätenmuskel entspringt vom größten Teil der **Fossa infraspinata,** ferner mit einzelnen Fasern von der sehnigen Fascia infraspinata, die diese Grube zu einer Loge abschließt (Abb. 5.4-23, 31 u. 51). **Ansatz:** Die Sehne biegt von hinten her um den Humeruskopf, verwächst mit der Gelenkkapsel und erreicht das mittlere Feld des **Tuberculum majus.**
Funktion: Alle Teile **rotieren den Arm nach außen.** In den mittleren Teil des Muskels schiebt sich ein Sehnenblatt ein, das die benachbarten Muskelfasern fiederförmig auf sich sammelt; den größten Querschnitt und die größte Leistung hat der untere Teil aufzuweisen.

Die oberen Teile wirken bei gesenktem Arm schwach adduzierend, bei gehobenem aber abduzierend, da sie in dieser Stellung die Abduktionsachse überwandert haben. Gleichzeitig wirkt der Muskel bei festgestelltem Schultergelenk (Arm) derart auf die Skapula, dass der Margo medialis sich vom Thorax abhebelt und der Angulus inferior nach außen rückt. Die auf die Spitze des Tuberculum ziehenden Fasern bewirken eine schwache Anteversion.
Innervation: *N. suprascapularis* (C4–C6) (manchmal akzessorische Innervation durch den *N. axillaris*).

▭ M. teres minor

Ursprung: Der kleine, runde Muskel entspringt in engem Anschluss an den Infraspinatus (mit dem er häufig verwachsen ist) vom Margo lateralis der Skapula (Abb. 5.4-23, 31 u. 51). **Ansatz:** Seine platte Sehne verschmilzt hinten mit der Gelenkkapsel und erreicht das untere Feld des Tuberculum majus.
Funktion: Seine Hauptwirkung ist wie beim Infraspinatus

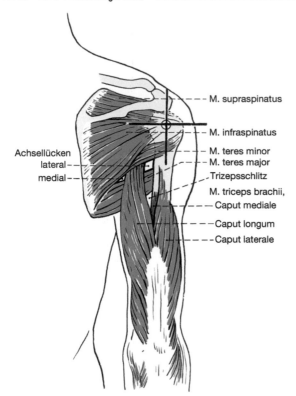

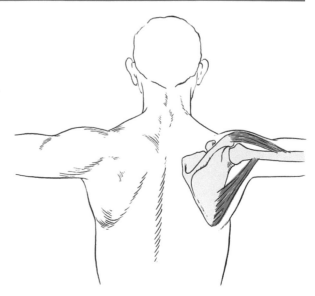

M. supraspinatus

M. infraspinatus

M. teres minor
M. teres major
Trizepsschlitz
M. triceps brachii,
Caput mediale

Caput longum
Caput laterale

Achsellücken
lateral
medial

Abb. 5.4-31   Muskeln der rechten Schulter von dorsal.

Abb. 5.4-32   Teres major als Antagonist des Deltoideus.

die **Außenrotation** des Arms. Da er unter der Abduktionsachse verbleibt, ist er zugleich ein **Adduktor** des Arms.
Innervation: *N. axillaris* (C4–C6) (manchmal akzessorische Innervation durch den *N. subscapularis*).

☐ M. teres major

Der große, runde Muskel (Abb. 5.4-23, 31 u. 51) erscheint wie eine Abzweigung des Latissimus, mit dem er die Innervation und Insertion teilt und dessen Wirkung er unterstützt. Das kleine **Ursprungsfeld** liegt am **Angulus inferior der Skapula** auf der Außenfläche. Der Muskel bettet sich in den oberen Rand des Latissimus ein und zieht mit diesem zum **Ansatz** am Humerus, wo er an der **Crista tuberculi minoris** inseriert.
Funktion: Der Muskel ist wie der Latissimus ein **Adduktor** und zugleich ein **Innenrotator.** Er hilft beim Verschränken der Arme auf dem Rücken, wobei aber die hintere Portion des Deltoideus die erforderliche Rückwärtsbewegung ausführen muss. Bei Hebung des Arms wird er gedehnt und zieht den unteren Schulterblattwinkel nach der Seite, um dadurch den Winkel zwischen Arm und Angulus inferior scapulae zu verkleinern. Er **reguliert** also **die Stellung des Arms gegen das Schulterblatt** und nicht gegen den Rumpf wie der Latissimus und Pectoralis major (Abb. 5.4-32).
Sein Antagonist in Bezug auf die Schulterblattdrehung ist der Rhomboideus und bezüglich der Adduktion die Pars acromialis des M. deltoideus. **Elektromyographisch** zeigt der Teres major erst messbare Aktivität, wenn man **gegen einen Widerstand** innenrotiert, adduziert oder retrovertiert. Freie Schulterbewegungen werden von ihm nicht unterstützt.

Die Sehnen von Latissimus und Teres major sind gewöhnlich am unteren Rand miteinander verwachsen. Zwischen beiden liegt ein Schleimbeutel, ebenso zwischen der Teressehne und dem Knochen, die *Bursa subtendinea musculi teretis majoris.* Da der Teres major nur einen kleinen Raum in der Fossa infraspinata besitzt, wird er auch nicht von der Fascia infraspinata umschlossen, sondern von einer eigenen Faszie, die leichter den starken Dehnungen folgen kann.

Innervation: *N. thoracodorsalis* oder *N. subscapularis* (C6–C7).

☐ M. subscapularis

Ursprung: Die kräftige Muskelmasse des Unterschulterblattmuskels entspringt hauptsächlich aus der **Fossa subscapularis** der Facies costalis (s. Abb. 5.4-50) sowie von mehreren Sehnenblättern, die an Knochenleisten befestigt sind. Dadurch erhält der Muskel, ähnlich wie der Deltoideus, einen gefiederten Bau. **Ansatz:** Die kräftige Endsehne zieht unter dem Korakoid vorbei zum **Tuberculum minus humeri.** Sie bedeckt die Schultergelenkkapsel von vorn und verschmilzt partiell mit ihr. Bedeckt wird der Muskel von einer teilweise sehnigen Faszie (5.4-13).
Funktion: Die Hauptwirkung ist die **Innenrotation des Humerus.** Die verschiedenen Anteile des Muskels können sich daneben an der Anteversion oder Retroversion und der Ab- oder Adduktion beteiligen. So unterstützt der obere Teil die Anteversion des abduzierten Arms, während der untere dabei gedehnt wird. Auf diese Weise bewahrt sich der Muskel in fast allen Stellungen des Arms Anteile für die Innenrotation. Die breite Muskelendsehne bildet einen wichtigen **aktiven Schutz gegen die vordere Luxation des Humerus.** Bei seiner Lähmung kann die Handfläche nur schwer an den Rücken gebracht werden, da die Innenrotation stark eingeschränkt ist.
Innervation: *N. subscapularis* (C6–C7) (akzessorische Innervation des unteren Teils durch den *N. axillaris*).

Mediale und laterale Achsellücke

Zwischen Teres major und minor liegt ein V-förmiger Spalt. Durch diesen zieht der lange Kopf des Trizeps. Er zerteilt den Spalt in zwei Pforten, die als mediale und laterale Achsellücke (Abb. 5.4-31 u. 51) bezeichnet werden. Die **mediale Achsellücke** ist dreiseitig. Sie wird begrenzt vom Margo lateralis scapulae, dem Teres major, Teres minor und dem langen Trizepskopf. Die **laterale Achsellücke** ist vierseitig und wird vom Humerusschaft und den drei vorgenannten Muskeln begrenzt. Unterhalb des Teres major und der lateralen Achsellücke liegt der **Trizepsschlitz** zwischen Caput longum und Caput mediale des Trizeps und dem Humerus (Bereich des Sulcus nervi radialis). Diese Lücken sind Durchlässe für Leitungsbahnen:

1. Laterale Lücke: A., V. circumflexa humeri posterior, N. axillaris; 2. Mediale Lücke: A., V. circumflexa scapulae; 3. Trizepsschlitz: A. profunda brachii, N. radialis.

Bewegende Kräfte des Schultergürtels

Bewegende Kräfte des Schulterblattes

Die **Verschiebungen des Schulterblattes** gegen den Thorax können als eine Gleitbewegung beschrieben werden, die in dem Spalt zwischen dem *M. serratus anterior* und der Thoraxwand sowie zwischen dem *M. subscapularis* und *M. serratus anterior* erfolgt. Die spaltförmigen Räume zwischen den Muskeln sind mit lockerem Bindegewebe gefüllt, das eine Funktion vergleichbar mit der Synovialflüssigkeit ausübt. Der Bewegungsumfang wird durch die medialen und lateralen Schlüsselbeingelenke vorgegeben. Die Bewegungen des Schulterblattes können durch **vier Muskelschlingen** am besten beschrieben werden (Abb. 5.4-33 u. 34):

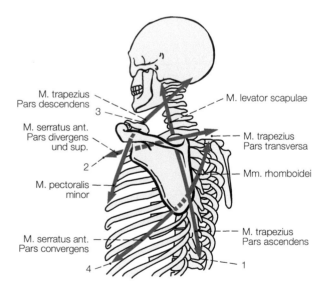

Abb. 5.4-33 Die Muskelschleifen des Schulterblattes: 1. kraniokaudale Muskelschleife, 2. transversale Muskelschleife, 3. obere schräge Muskelschleife, 4. untere schräge Muskelschleife. Bei der Drehung des Schulterblattes wird der Angelus lateralis nach oben und der Angulus inferior nach vorne nach lateral gebracht. Dazu ist das Zusammenwirken von Komponenten der oberen und unteren schrägen Schleife notwendig: M. trapezius (Pars descendens), M. serratus anterior (Pars convergens) (Näheres s. Text).

1. **Kraniokaudale Muskelschlinge:** Levator scapulae – unterer Trapeziusanteil (Pars ascendens).
2. **Transversale Muskelschlinge:** mittlerer Trapeziusteil (Pars transversa) – mittlerer und oberer Serratus anterior (Pars divergens, Pars superior).
3. **Obere schräge Muskelschlinge:** oberer Trapeziusanteil (Pars descendens) – Pectoralis minor.
4. **Untere schräge Muskelschlinge:** Mm. rhomboidei – unterer M. serratus anterior (Pars convergens).

Diese Muskeln verschieben die Skapula nach allen Richtungen auf dem dorsolateralen Thorax. Die beiden Anteile einer jeweiligen Schlinge wirken als **Antagonisten.** Die Erschlaffung des einen Teils erlaubt bei Kontraktion des anderen eine Bewegung des Schulterblattes in der Linienführung der betreffenden Schlinge. Für das **Heben des Arms über die Horizontale** hinaus ist eine Drehung des Schulterblattes erforderlich, damit die *Cavitas glenoidalis* nach oben lateral zeigt (Abb. 5.4-36). Für die Drehung des Schulterblattes ist die **untere schräge Schlinge** besonders wichtig, die den *Angulus inferior* nach lateral vorn (bzw. hinten) bewegt. Der *Angulus lateralis* wird dabei durch den oberen Trapezius gehoben und der *Angulus superior* durch den Levator scapulae und Rhomboideus minor sowie den mittleren Trapezius festgehalten. Er gleitet dabei etwas abwärts (Gegend des Drehpunktes). **Bei einer Lähmung des Serratus anterior kann der Arm nicht mehr über die Horizontale gehoben werden.**

Eine gleichzeitige Kontraktion beider Anteile einer Schlinge presst das Schulterblatt in der Wirkrichtung dieser Schlinge an den Thorax. Besonders wichtig ist hierbei die **transversale Schlinge.**

Ist der Trapezius oder Rhomboideus gelähmt, tritt der *Margo medialis* flügelartig nach hinten vor (**Scapula alata**).

Lähmungen der unteren Schlingenanteile (unterer Serratus, unterer Trapezius) führen aufgrund des Überwiegens des Zuges der oberen Schulterblattmuskeln zum **Schulterhochstand** (scheinbar verkürzter Hals). Eine fehlende Koordinierung der Muskelschlingen liegt beim **schmerzhaften Schulterblattknarren** vor, bei dem hör- und fühlbare ruckartige Bewegungen und Geräusche während der Schulterbewegungen auftreten, häufig als Folge von deformierenden Verletzungen der Wirbelsäule oder des Thorax. Das Schulterblatt ist meistens am *Angulus superior* druckschmerzhaft. Durchtrennt man die Muskelansätze am Angulus superior (Einkerbungsoperation nach HOHMANN), dann kann Schmerzfreiheit erzielt werden. Der Erfolg der Operation weist auf die besondere Belastung der Muskulatur am oberen Schulterwinkel hin, der bei den Drehungen des Schultergelenks durch den *M. levator scapulae* und *M. rhomboideus minor* gehalten werden muss.

Eine weitere wichtige Funktion der Schulterblattmuskeln besteht darin, die **Skapula** bei Krafteinwirkungen auf den Arm **am Rumpf zu fixieren:** Die oberen Schlingenelemente (oberer Trapezius, Levator scapulae) verhindern das Absinken der Schulter beim Tragen von Lasten oder das Gleiten des Rumpfes nach unten beim Handstand. Die unteren Muskelteile der Schlingsysteme verhindern das Hochstauchen des Schulterblattes beim Aufstützen des Arms (z.B. beim Stütz am Barren, Abb. 5.4-34 u. 35). Hierbei gewinnen zusätzlich die beiden großen Rumpf-Arm-Muskeln, der *Pectoralis major* und *Latissimus dorsi*, Bedeutung, weil sie den Rumpf direkt am Arm aufhängen und so ein Tiefergleiten des Rumpfes gegen den Schultergürtel verhindern.

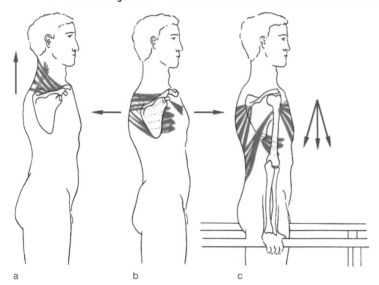

a   b   c

Abb. 5.4-34   Lage der wichtigsten Muskelzüge, die das Schulterblatt bewegen:
(a) Muskeln, die ein Absinken des Schultergürtels verhindern, u.a. beim Tragen von Lasten und Handstand (Tragmuskeln: M. trapezius, M. levator scapulae).
(b) Transversale Muskeln, die das Schulterblatt am Thorax in der Horizontalen verschieben (M. trapezius, Mm. rhomboidei, M. serratus anterior, M. pectoralis minor).
(c) Muskelzüge, die das Absinken des Rumpfes gegen den Schultergürtel verhindern (Stütze im Barren, Hang am Reck): M. trapezius, M. serratus anterior, M. latissimus dorsi, Mm. pectoralis major und minor.

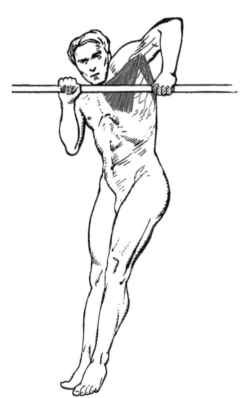

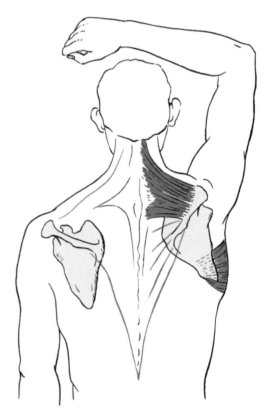

Abb. 5.4-35   Hochziehen des Körpers durch Adduktion des Arms (M. pectoralis major und M. latissimus dorsi) und Fixierung des Schulterblattes (M. serratus ant.).

Abb. 5.4-36   Beteiligung des oberen (und unteren) Trapezius und des unteren Serratus anterior an der Hebung des Arms über die Horizontale durch Drehung des Schulterblattes (vgl. Abb. 5.4-22).

▭ Bewegende Kräfte des Schultergelenks

Bewegungen des Humerus werden immer durch Mitbewegungen des Schulterblattes begleitet. Die Schulterpfanne wird so stets in eine optimale Position zum Humerus gebracht. Im Folgenden sollen die Mitbewegungen des Schulterblattes nicht berücksichtigt werden. Das Schultergelenk wird im Wesentlichen durch vier Muskeln geführt, deren Endsehnen der Kapsel eng anliegen bzw. mit ihr ver-

wachsen sind. Diese Muskeln werden als **Rotatorenmanschette** zusammengefasst:

M. subscapularis (vorn),
M. supraspinatus (oben),
M. infraspinatus und *M. teres minor* (hinten oben).

Der *M. deltoideus* bildet eine zweite äußere Muskelmanschette, die von den Endsehnen der inneren Rotatoren-

Tab. 5.4-1 Bewegungen im Schultergelenk und die dabei beteiligten Muskeln.

Die für die jeweilige Bewegungsrichtung wichtigsten Muskeln sind durch Fettdruck hervorgehoben.

Anteversion

1. **M. pectoralis major:** Die Pars clavicularis und obere Pars sternalis sind am stärksten wirksam
2. **M. deltoideus:** Pars clavicularis
3. M. biceps brachii: Das Caput longum ist wirksamer als das Caput breve
4. M. coracobrachialis

Retroversion

1. **M. latissimus dorsi**
2. **M. triceps:** Caput longum
3. **M. teres major:** nur bei Widerstand aktiv
4. M. deltoideus: Pars spinalis
5. M. subscapularis: Pars inferior

Adduktion

1. **M. pectoralis major**
2. **M. latissimus dorsi**
3. M. teres major
4. M. coracobrachialis
5. M. biceps brachii: Caput breve
6. M. deltoideus: Pars spinalis (Hemmung der durch 1. und 2. verursachten Innenrotation). Die Pars clavicularis ist weniger wirksam

Abduktion

1. **M. deltoideus:** Pars acromialis, ab 60° auch Pars spinalis und clavicularis
2. **M. supraspinatus:** Abduktion über 60° ist ohne Unterstützung dieses Muskels nicht möglich
3. M. infraspinatus (M. teres minor): Aktivitätszunahme mit steigendem Abduktionswinkel

Innenrotation

1. **M. subscapularis**
2. **M. pectoralis major**
3. M. deltoideus: Pars clavicularis
4. M. latissimus dorsi
5. M. teres major

Außenrotation

1. **M. infraspinatus**
2. **M. teres minor**
3. **M. deltoideus:** Pars spinalis

---

manschette durch einen Verschiebespalt getrennt ist, in dem die *Bursa subdeltoidea* liegt (s.o.).

Über die Beteiligung der verschiedenen am Oberarm angreifenden Muskeln auf die Bewegungen im Schultergelenk gibt die folgende Tabelle 5.4-1 Auskunft.

Klinische Hinweise zur Rotatorenmanschette:

Sind einzelne Muskeln der Rotatorenmanschette gelähmt, dann kommt es zu Verstellungen des Humeruskopfes im Gelenk. Zum Beispiel hat die **Lähmung** des M. supraspinatus zur Folge, dass der Humeruskopf auf der kranken Seite tiefer steht und die Gefahr einer Luxation wesentlich vergrößert wird (s.o.). Bei Sturz auf den

---

Arm oder die Schulter kommt es häufig zu Verletzungen der Rotatorenmanschette, gelegentlich mit Abriss des *Tuberculum minus* (M. subscapularis) bzw. eines Stücks des *Tuberculum majus* (M. supraspinatus).

Die **Sehne** des M. supraspinatus ist den stärksten physiologischen Beanspruchungen ausgesetzt. Dort, wo sie dem Humeruskopf oben aufliegt, ist oberflächlich Faserknorpel ausgebildet. Bei Abduktion über 60° ist der M. supraspinatus notwendig. In dieser Stellung wird die Pars acromialis des Deltoideus allmählich insuffizient.

Die Sehne muss bei der Abduktion durch die **Schulterenge** unterhalb des *Lig. coracoacromiale* hindurchgleiten und gerät bei weiterer Abduktion zwischen Tuberculum majus, Akromion und Lig. coracoacromiale (Abb. 5.4-37). Dieser Abschnitt der Sehne kann deshalb aufgrund von Traumatisierungen (u. a. durch Einklemmung, engl.: impingement), Durchblutungsstörungen oder Verkalken starke bewegungsabhängige Schmerzen verursachen und schließlich durchreißen. Das als Supraspinatussehnen-Syndrom (SSP) bezeichnete Krankheitsbild kann akut auftreten mit starken Schmerzen bei jeder Bewegung des Schultergelenks. Die Patienten vermeiden deshalb jede Abduktionsbewegung, sodass es bereits nach wenigen Wochen zu einer Kapselschrumpfung kommen kann, die eine erhebliche Bewegungseinschränkung zur Folge hat. Deshalb muss in schweren Fällen therapeutisch eingegriffen werden (Injektion von entzündungshemmenden Mitteln in die Sehne oder endoskopische Abtragung, Dekompression des Lig. coracoacromiale, evtl. auch Teilresektion des Akromions).

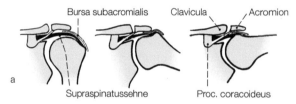

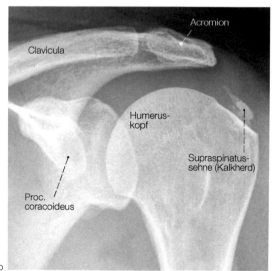

Abb. 5.4-37 Pathogenese der Supraspinatussehnen-Erkrankung.
(a) Bei mittlerer Abduktionsstellung von 60–120° kommt es zur Einklemmung der Supraspinatussehne zwischen Tuberculum majus, Acromion bzw. Lig. acromioclaviculare. Die Bursa subacromialis (subdeltoidea) gelangt auch in die Enge.
(b) Kalkablagerungen in die Supraspinatussehne.

5.4.3 Bewegungsapparat des Ellenbogengelenks

Knochen des Unterarms

Ähnlich dem Unterschenkel besitzt auch der Unterarm zwei Röhrenknochen, die als Speiche, **Radius,** und als Elle, **Ulna,** unterschieden werden. Der Radius verbreitert sich distal. Er hat im proximalen Handgelenk *(Articulatio radiocarpalis)* unmittelbare Verbindung mit der Hand, die er an der Daumenseite erreicht. Er ist um seine Längsachse drehbar und überträgt diese Drehung auf die Hand. Dabei artikuliert der Radius mit der Ulna proximal und distal in je einem Gelenk, der **Articulatio radio-ulnaris** *proximalis* und *distalis.* Von diesen Berührungspunkten aus weichen beide Knochen auseinander, sodass ein Zwischenraum entsteht, in dem die *Membrana interossea antebrachii* ausgespannt ist. Die Ulna kann keine Rotationsbewegungen ausführen. Sie bildet mit dem Humerus ein Scharniergelenk (Art. humero-ulnaris) mit stabiler Knochenführung. Nach distal verjüngt sie sich. Sie steht über einen Discus articularis mit dem proximalen Handgelenk in Verbindung.

Oberarm- und Unterarmknochen liegen bei gestrecktem Ellenbogengelenk nicht in einer geraden Linie; der lateralwärts offene „Armaußenwinkel" (Abb. 5.4-38) beträgt beim Mann durchschnittlich 170°, bei der Frau 168° (Maxima 154–178°). Bei Werten unter 165° spricht man vom **Cubitus valgus.** Meistens wird der Armaußenwinkel von der Querachse des Ellenbogengelenks halbiert, sodass sich bei der Beugung der Unterarm mit dem Oberarm deckt.

Bei normalem Außenwinkel des Unterarms (um 170°) lässt sich eine Längsachse durch den gesamten Arm ziehen, die vom Krümmungsmittelpunkt des Humeruskopfes durch den Radiuskopf zum Griffelfortsatz der Ulna verläuft. Diese Linie folgt nicht der Längsachse einer der drei Armknochen, sondern überschneidet z. B. die Längsachse der Ulna in einem Winkel von etwa 20°. Wir haben hier die **Rotationsachse des Oberarms** vor uns, die in ihrer Verlängerung die Diagonalachse des Unterarms bildet, um die der Radius seine Wendebewegungen, die **Pronation** und **Supination,** vollzieht. Bei gestrecktem Arm können um diese gemeinsame Achse die Pro- und Supination des Unterarms durch Innen- und Außenrotation des Oberarms ergänzt und weitergeführt werden.

Speiche, Radius

Der *Radius* (Abb. 5.4-39 u. 40) trägt **proximal** einen Kopf, **Caput radii,** der zur Gelenkverbindung mit dem Capitulum humeri eine tellerförmige Grube, **Fovea articularis,** besitzt und zur Anlagerung an die Ulna eine annähernd zylindrische Randfläche, **Circumferentia articularis,** aufweist. Der Kopf, der nur von dorsal durch die Haut getastet werden kann (ein Fingerbreit distal vom *Epicondylus lateralis humeri;* bei der Supinations- und Pronationsbewegung kann man die Drehung des Kopfes fühlen!), ist durch eine halsartige Einschnürung, **Collum radii,** gegen den Schaft abgesetzt. Distal vom Kollum ragt palmarwärts die kräftige **Tuberositas radii** (Ansatzstelle der Bizepssehne) vor. Der Schaft krümmt sich von der Ulna weg und wendet ihr eine scharfe Kante, *Margo interosseus,* zu. Das

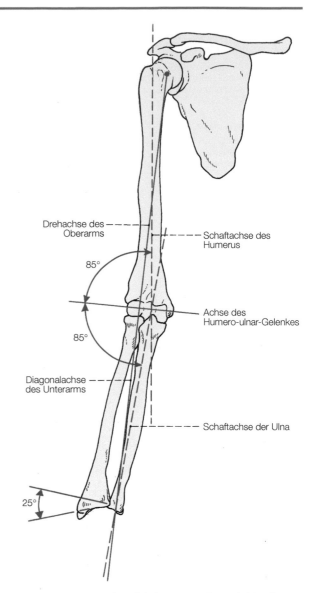

Abb. 5.4-38 Armaußenwinkel. Der Armaußenwinkel ist die Summe von humeralem und ulnarem Kubitalwinkel, die in der Regel gleiche Größe haben. Die Drehachse des Oberarms geht in die Diagonalachse des Unterarms über. Die radiokarpale Gelenkfläche ist um 20–25° radialseitig angehoben (Schaft-Gelenkflächen-Winkel).

distal stark verbreiterte Ende ist auf der Vorderfläche flach, auf der Rückfläche etwas gewölbt und mit Gleitrinnen für die Sehnen der Extensoren versehen.

Das **distale Radiusende** trägt die (proximale) Gelenkfläche des Radiokarpalgelenks, **Facies articularis carpalis:** Zwei von Gelenkknorpel überzogene Facetten für das *Os scaphoideum* und *Os lunatum* lassen sich abgrenzen. Die Facies articularis carpalis ist um etwa 20–25° gegenüber der Schafttransversalen radialseitig nach distal gekippt (**Schaft-Gelenkflächen-Winkel**). Außerdem ist die Gelenkfläche palmarwärts um etwa 10–15° geneigt (**palmarer Neigungswinkel**). An der Kontaktstelle zwischen Ulna und Radius liegt eine mit Knorpel bedeckte Einbuchtung für das distale Radioulnargelenk (**Incisura ulnaris radii**). Auf der gegenüberliegenden radialen Seite befindet sich der endständige Griffelfortsatz des Radius (**Proc. styloideus**).

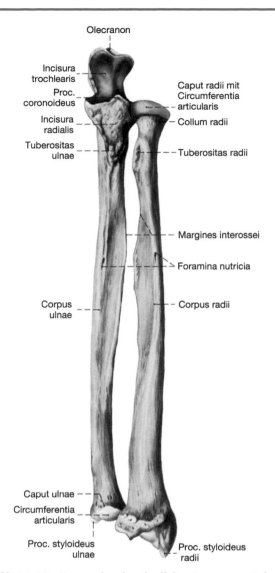

Abb. 5.4-39 Unterarmknochen des linken Arms von ventral.

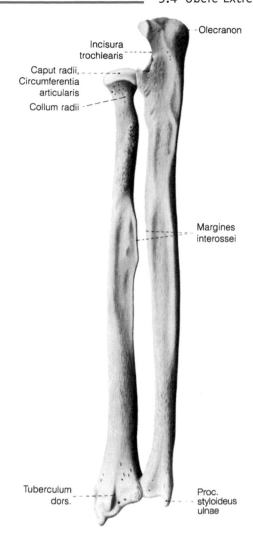

Abb. 5.4-40 Unterarmknochen des linken Arms von dorsal.

Beim Sturz auf die ausgestreckte Hand kann der Radius unterhalb des distalen Endes brechen. Die **distale Radiusfraktur** ist der häufigste Knochenbruch. Das distale Knochenfragment wird typischerweise nach dorsal und außen (radialwärts) verschoben, sodass dann Stufenbildungen im Bereich des distalen Radius zu erkennen sind (Gabelstellung, Bajonettstellung). Bei der Reposition und Eingipsung ist zu beachten, dass der Schaft-Gelenkflächen-Winkel (20–25°) und der palmare Neigungswinkel (10–15°) wiederhergestellt werden, um eine Fehlstellung der Hand zu vermeiden.

Elle, Ulna

Die Ulna (Abb. 5.4-39 u. 40) liegt in ganzer Ausdehnung oberflächlicher als der Radius. Ihre dorsale Kante ist nur von der Haut bedeckt. Das **proximale Ende** ist zu einer Zange ausgestaltet, in deren halbmondförmigen Ausschnitt, **Incisura trochlearis,** die Rolle des Humerus passt. Der hintere Fortsatz der Zange ist das **Olecranon,** der vordere der *Proc. coronoideus.* Zwischen der dorsalen und der anterioren Gelenkfläche der Inzisur ist der Knorpel verschmälert und kann ganz fehlen (s. u.). Lateral setzt sich der Knorpel auf

einen kleinen Ausschnitt fort, der als **Incisura radialis** dem Radiuskopf bei seinen Drehbewegungen als Pfanne dient. Distal vom Proc. coronoideus findet sich die **Tuberositas ulnae** zur Insertion des M. brachialis. Der Schaft ist an seiner radialen Seite mit einem Knochenkamm, dem Margo interosseus, versehen, der dem Ansatz der Membrana interossea antebrachii dient. **Distal** verschmälert sich der Schaft, wird rundlich und endet im **Caput ulnae.** Dessen Gelenkfläche setzt sich auf dem lateralen Rand fort, um die Gelenkverbindung mit der Incisura ulnaris radii aufzunehmen. An dem gegenüberliegenden Rand wird die Endfläche vom **Proc. styloideus ulnae** überragt. Das Kaput sieht man als kugeligen Vorsprung, wenn man in Pronationsstellung auf seinen eigenen Handrücken blickt. Der Proc. styloideus ist auf der Handrückenseite am besten in Supinationsstellung zu fühlen.

Membrana interossea

Die Membrana interossea antebrachii, die die *Margines interosseae* beider Knochen verbindet, ist im Mittelteil am stärksten. Proximal besitzt sie eine Lücke für Gefäßdurchtritte, ferner eine Aussparung für die Tuberositas radii und die dort inserierende Bizepssehne. Diese Lücke wird von einem verstärkten Faserzug, **Chorda obliqua,** begrenzt, der die entgegengesetzte Richtung besitzt wie die mittleren Fasern der Membran.

Ellenbogengelenk, Articulatio cubiti

(Abb. 5.4-38 bis 44)

Das Gelenk umschließt mit seiner Kapsel die **gelenkigen Verbindungen dreier Knochen.** Die beiden Unterarmknochen gleiten auf der distalen Gelenkfläche des Humerus und führen hier die Beuge- und Streckbewegungen aus. Der Radius ist außerdem zu Rotationsbewegungen befähigt und besitzt dazu je eine proximale und distale Gelenkverbindung mit der Ulna, von denen die proximale in das Ellenbogengelenk eingeschlossen ist.

Verglichen mit dem Schultergelenk ist die Knochenführung starrer; das trifft besonders für die **Articulatio humeroulnaris** (Abb. 5.4-41) zu. Hier greift die Ellenzange mit ihrer Führungsleiste in die Hohlkehle der Trochlea

humeri, sodass eines der reinsten **Scharniergelenke** unseres Körpers entsteht.

Hier passt die Incisura trochlearis mit ihrem medianen First in die Führungsrinne der Trochlea. Bei geringer Belastung liegt der Kontakt nur auf der vorderen (hinter dem Processus coronoideus) und der dorsalen Gelenkfläche (Vorderseite des Olekranons), während in der Tiefe der Inzisur ein 0,3 mm tiefer Spaltraum zwischen den Gelenkflächen vorliegt. Hier ist bei vielen Menschen deshalb auch der Gelenkknorpel reduziert oder fehlt in einem streifenförmigen Areal. Erst bei Belastung mit 50 kg (500 N) und starker Beugung (120°) wird die Trochlea bis in die Tiefe der Inzisur gepresst.

In der **Art. humeroradialis** (Abb. 5.4-43 u. 44) werden außer den Scharnierbewegungen noch die Supinations- und Pronationsbewegungen des Radius ausgeführt. Dem Bau der Gelenkkörper nach liegt ein **Kugelgelenk** vor, dem aber der dritte Grad der Freiheit (die Seitenbewegungen) durch die Fesselung des Radius an die Ulna genommen ist. Der konvexe Gelenkkörper ist das halbkugelige Humerusköpfchen, das am vorderen und unteren Umfang der Humerusendfläche gelegen ist. Die flache Pfanne wird durch die Tellergrube, *Fovea articularis,* dargestellt. Der ulnare Rand des Radiuskopfes berührt in einem schmalen, halbmondförmigen Bezirk („Lunula obliqua") die entsprechend abgeschrägte radiale Außenkante der Trochlea humeri („Sulcus capitulotrochlearis"). Durch diese Ergänzung wird die Führung beider Knochen weiter verbessert und die druckkraftübertragende Fläche vergrößert.

In der **Art. radioulnaris proximalis** (Abb. 5.4-43 u. 44) gleitet die überknorpelte Circumferentia articularis radii wie ein Rad in der Incisura radialis ulnae (**Radgelenk**). Durch das **Lig. anulare radii,** das mit der Gelenkkapsel verbunden ist, wird die kleine überknorpelte Pfanne zu einem Ring ergänzt (Abb. 5.4-44 u. 45). In diesem osteofibrösen Ring dreht sich der Kopf um die diagonale Unterarmachse, die senkrecht auf der queren Scharnierachse des Ellenbogengelenks steht. Der Radius liegt am Ellenbogengelenk mehr nach der Beugeseite hin, die Ulna mehr nach der Streckseite.

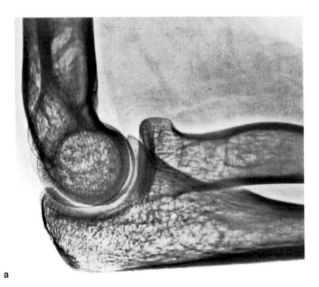

a

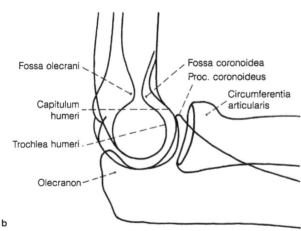

Fossa olecrani

Capitulum humeri

Trochlea humeri

Olecranon

Fossa coronoidea
Proc. coronoideus

Circumferentia articularis

b

Abb. 5.4-41   Ellenbogengelenk.
(a) Röntgenaufnahme des Ellenbogengelenks, radioulnarer Strahlengang. Unterarm in Beuge- und halber Pronationsstellung.
(b) Bezeichnung der Knochenpunkte.

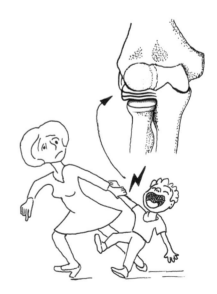

Abb. 5.4-42   Perianuläre Luxation des Radiuskopfes mit Einklemmung des Lig. anulare radii.

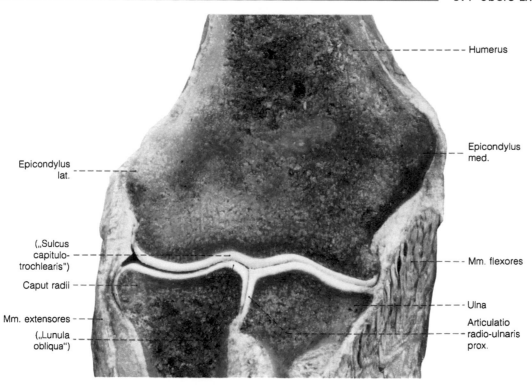

Abb. 5.4-43 Flachschnittpräparat eines rechten Ellenbogengelenks.

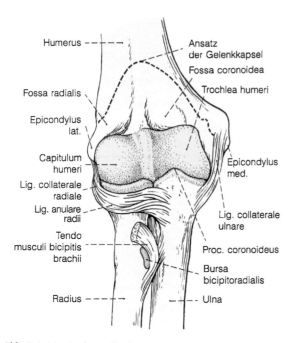

Abb. 5.4-44 Rechtes Ellenbogengelenk von ventral, Gelenkkapsel entfernt.

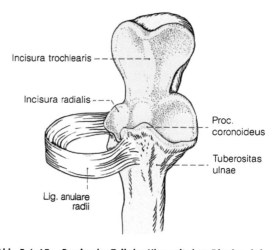

Abb. 5.4-45 Proximaler Teil der Ulna mit dem Ringband des Radius.

Gelenkkapsel

Die **Gelenkkapsel** umgreift die überknorpelten Gelenkenden der drei Knochen, dazu die Fossae coronoidea und radialis, in die bei Beugung und Streckung die Fortsätze der Unterarmknochen eintauchen (Abb. 5.4-46). Die Epikondylen des Humerus sowie die Muskelansätze an Radius und Ulna bleiben außerhalb des Gelenks.

Radiuskopf-Subluxation (perianuläre Luxation) (Abb. 5.4.-24): Bei plötzlichem starken Zug am Unterarm von Kleinkindern (bis 3 Jahre) kann der Radiuskopf aus der ligamentären Schlinge herausgleiten und nach vorne unter das Band vorspringen. Der Arm hängt herunter und ist proniert (Pronatio dolorosa CHAS-SAIGNAC). Reposition erfolgt durch Supination unter sachtem Zug und Druck von vorne auf das Radiusköpfchen.

Bei entzündlichen Ergüssen wird unwillkürlich eine mittlere Beugestellung eingenommen. Dabei quillt die Kapsel zu beiden Seiten des Olekranons vor und ist hier am leichtesten sicht- und fühlbar, da an dieser Stelle die Kapselwand der Haut am nächsten liegt.

305

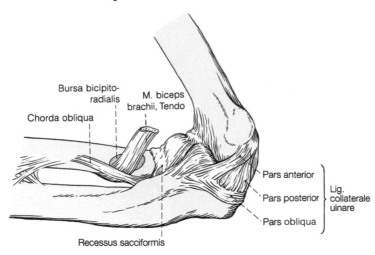

Abb. 5.4-46 Rechtes Ellenbogengelenk in Beuge-stellung von medial.

Bei Beugung legt sich die vordere, bei Streckung die hintere Kapselwand in Falten (Abb. 5.4-46); durch abgezweigte Fasern von Brachialis und Trizeps sollen diese Falten am Einklemmen gehindert werden.

Bänder

Die zu einem Scharniergelenk gehörenden **Seitenbänder** strahlen fächerförmig von den Epikondylen des Humerus aus.

Das **Lig. collaterale ulnare** (Abb. 5.4-46) ist das stärkere von beiden und verhindert die seitliche Ablenkung der Ulna. Das Band geht vom *Epicondylus medialis humeri* aus und teilt sich meistens in einen kräftigen vorderen Strang (**Pars anterior**) zum Rand des *Proc. coronoideus* und einen hinteren flächigen Teil (**Pars posterior**) zum Seitenrand des Olekranons. Die beiden Bandschenkel sind durch Querzüge (**Pars obliqua**) verbunden. Die *Pars posterior* wird bei Beugung gespannt.

Das **Lig. collaterale radiale** (Abb. 5.4-44) ist entsprechend der größeren Beweglichkeit des Radius so angelegt, dass es die Rotationsbewegung des Radius nicht hindert. Es zieht mit einem vorderen und hinteren Schenkel in das *Lig. anulare*. Die beiden Schenkel strahlen über das Lig. anulare in die Ulna ein. Das Band wirkt also wie ein laterales Seitenband der Ulna, das aber die Rotationsbewegungen des Radius nicht hemmt. In etwa 50% der Fälle ist ein dorsales akzessorisches Band ausgebildet, das direkt in die Ulna einstrahlt.

Auch der Abschluss der Gelenkhöhle unter dem Ringband behindert die Drehung des Radius nicht. Diese Verschlussmembran, **Recessus sacciformis,** die ringsum am Rand haftet, ist weit ausgebuchtet.

Articulatio radioulnaris distalis

Die ulnare Schmalseite des distalen Radiusendes trägt eine überknorpelte Längsrinne, **Incisura ulnaris radii,** mit der es an der gegenüberliegenden **Circumferentia articularis der Ulna** gleitet. Dabei dreht sich das distale Radiusende wie ein Türflügel um den Ulnakopf als Angel, und dieser Bewegung muss die Hand folgen. Zwischen Ulna und Handwurzel liegt ein dreieckiger **Discus articularis** (s. Abb. 5.4-59), dessen Basis fest mit dem Radius verbunden und dessen ulnarer Teil an der Basis und Spitze des Processus

styloideus ulnae befestigt ist. Bei seiner Rotation nimmt der Radius den Diskus mit, sodass dieser auf der distalen Endfläche des Ellenkopfes, Caput ulnae, gleitet. Zur Bildung dieser distalen Gelenkfläche biegt der Gelenkspalt des distalen Radioulnargelenks fast rechtwinklig um. Die Kapsel setzt an den Gelenkrändern und am Diskus an und ist wie im proximalen Radioulnargelenk so ausgedehnt, dass sie genügend Reservefalten hat, um die Bewegungen des Radius freizugeben.

Bei der distalen Radiusfraktur wird ein starker Zug auf den am Radius befestigten Diskus ausgeübt, der zu einem Abriss des Processus styloideus der Ulna führen kann, an dem der Diskus ulnaseitig befestigt ist.

Beugen und Strecken im Ellenbogengelenk

Die **Achse des Scharniers** geht durch die Mitte des Oberarmköpfchens und bleibt unterhalb der Epikondylen. Bei Beugung und Streckung bewegen sich beide Unterarmknochen gemeinsam; der Radius ist mit dem Ringband an die Ulna gefesselt und muss ihre Bewegungen mitmachen. Die Streckstellung des Unterarms entspricht der Neutral-Null-Stellung. **Eine Überstreckung um etwa 10°** kommt bei Frauen häufiger vor als bei Männern und ist fast die Regel bei Kindern, bei denen die Fortsätze der Ulnazange noch schwächer entwickelt sind.

Die äußerste **Beugung** liegt bei 150°. Dabei schließen Ober- und Unterarm einen Winkel von 30–40° ein (Abb. 5.4-47). In der dünnen Haut der Ellenbeuge entsteht dann eine Beugefalte, die etwa 2 cm proximal des Gelenkspalts

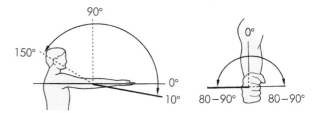

Abb. 5.4-47 Bewegungsumfänge des Ellenbogengelenks (mittlere Messwerte von gesunden jungen Erwachsenen nach der Neutral-Null-Methode): links Extension und Flexion, rechts Supination und Pronation.

liegt. Die Hemmung der Bewegung geschieht durch Muskeln, durch Gelenkbänder und erst bei größeren Kräften durch das Anschlagen des Proc. coronoideus bzw. Olekranons in die Fossa coronoidea bzw. olecrani des Humerus. Bei der Beugung bremst auch das Polster der Beugemuskeln.

In der Gliederkette des Arms wird das Ellenbogengelenk am ausgiebigsten bewegt, zugleich ist es das Gelenk, das bei einem Ausfallen am schlechtesten durch andere Gelenke kompensiert werden kann. Wenn das Ellenbogengelenk nicht mehr beweglich ist, können auch die Muskeln der Hand und der Finger nur mit Einschränkungen gebraucht werden, auch wenn sie voll erhalten sind.

> **Luxationen** treten – trotz der guten Knochenführung – vor allem im Humeroulnargelenk auf. Eine Luxation im Humeroulnargelenk hat zwangsläufig auch eine Luxation des Humeroradialgelenks zur Folge.
>
> Die Verletzungen des Ellenbogengelenks lassen sich von der Streckseite aus am besten feststellen. Die drei am meisten vorspringenden Knochenpunkte, das Olekranon und die beiden Epikondylen, müssen, von hinten betrachtet, in Streckstellung in einer geraden Linie liegen, in Beugestellung bilden sie ein gleichschenkliges Dreieck (HUETERsches Dreieck). Abweichungen von dieser Regel zeigen pathologische Verschiebungen der Knochenenden an (Abb. 5.4-48).

Muskeln des Oberarms

M. biceps brachii ⎫
M. coracobrachialis ⎬ *Beuger*
M. brachialis ⎭
M. triceps brachii ⎫
M. anconeus ⎬ *Strecker*

Die ventrale Beugergruppe ist von den dorsalen Streckern durch die **Septa intermuscularia brachii** mediale et laterale (Abb. 5.4-49) getrennt. Die Septen verbreitern sich distal und enden an den Epikondylen. Sie sind an den Seitenkanten des Humerus befestigt und strahlen in die Fascia brachii ein. Sie dienen als zusätzliche Ursprungsflächen für die Oberarmmuskeln und führen die wichtigsten Leitungsbahnen des Arms. Das mediale Septum ist stärker entwickelt als das laterale.

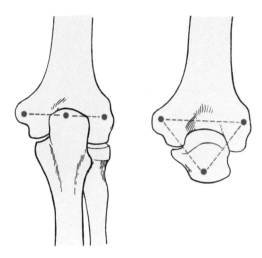

Abb. 5.4-48 Knochen des Ellenbogengelenks von dorsal. In Streckstellung liegen die Epikondylen des Humerus und des Olekranons auf einer Linie; in Beugestellung bilden sie ein gleichschenkliges Dreieck (HUETERsches Dreieck).

M. biceps brachii

Der zweiköpfige Armmuskel (Abb. 5.4-50) bildet bei der Kontraktion den Bizepswulst, der als Sinnbild der Muskelkraft gilt.

Ursprung: Der lange Kopf, **Caput longum,** der nur in Bezug auf seine Sehne der längere ist, entspringt teilweise vom Tuberculum supraglenoidale scapulae. Ein erheblicher Teil der Ursprungssehne kommt meistens vom **oberen hinteren Rand** der **Cavitas glenoidalis,** wo die Ursprungsfasern das Labrum glenoidale ersetzen. Die abgeplattete Sehne schmiegt sich innerhalb der Gelenkhöhle dem Oberarmkopf an und verlässt das Gelenk im **Sulcus intertubercularis,** umgeben von einer röhrenförmigen Scheide der Membrana synovialis, *Vagina tendinis intertubercularis.* Der Sulcus ist mit Faserknorpel ausgekleidet und wird vom *Lig. transversum humeri* zu einem osteofibrösen Kanal geschlossen. Die Sehne benutzt den Oberarmkopf als Hypomochlion und drückt den Kopf in die Pfanne. Bei herabhängendem Arm ist das Caput longum schon stark gespannt und unter-

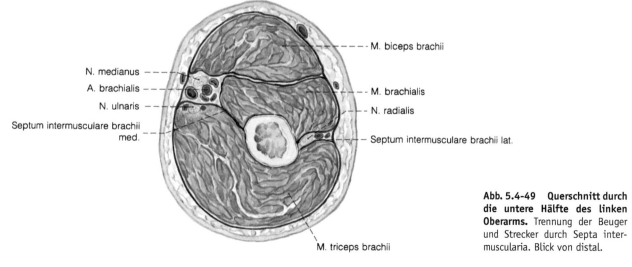

N. medianus

A. brachialis

N. ulnaris

Septum intermusculare brachii med.

M. biceps brachii

M. brachialis

N. radialis

Septum intermusculare brachii lat.

M. triceps brachii

Abb. 5.4-49 Querschnitt durch die untere Hälfte des linken Oberarms. Trennung der Beuger und Strecker durch Septa intermuscularia. Blick von distal.

307

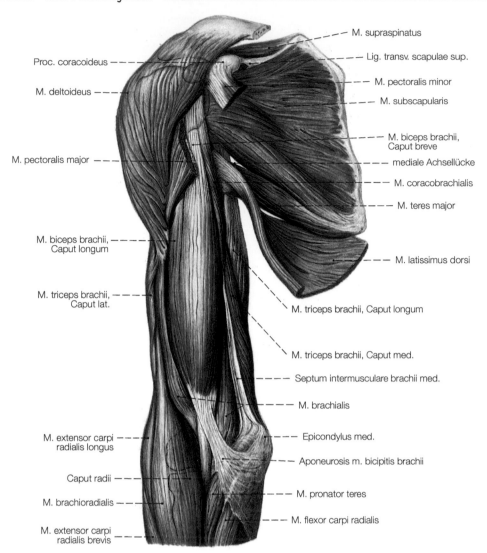

Proc. coracoideus

M. deltoideus

M. pectoralis major

M. biceps brachii, Caput longum

M. triceps brachii, Caput lat.

M. extensor carpi radialis longus

Caput radii

M. brachioradialis

M. extensor carpi radialis brevis

M. supraspinatus

Lig. transv. scapulae sup.

M. pectoralis minor

M. subscapularis

M. biceps brachii, Caput breve

mediale Achsellücke

M. coracobrachialis

M. teres major

M. latissimus dorsi

M. triceps brachii, Caput longum

M. triceps brachii, Caput med.

Septum intermusculare brachii med.

M. brachialis

Epicondylus med.

Aponeurosis m. bicipitis brachii

M. pronator teres

M. flexor carpi radialis

Abb. 5.4-50   Muskeln der rechten Schulter und des Oberarms auf der Beugeseite.

stützt dadurch diese Funktion. Die Sehne verläuft im **Rotatorenintervall** (Raum zwischen Vorderrand der Supraspinatussehne und Oberrand der Subscarpularissehne) und unterfüttert von innen diesen nicht durch die Rotatorenmanschette geschützten Kapselabschnitt.

Der kurze Kopf, **Caput breve**, entspringt gemeinsam mit dem M. coracobrachialis mit kurzer Sehne vom **Processus coracoideus** scapulae. Das Muskelfleisch entwickelt sich etwa in gleicher Höhe mit dem langen Kopf. Der aus der Verschmelzung beider Köpfe gebildete Muskelbauch gleitet auf dem M. brachialis und entlässt in der Ellenbeuge zwei Sehnen, von denen die eine radialwärts, die andere ulnarwärts abbiegt. **Ansatz:** Die Hauptsehne geht zum **hinteren Rand der Tuberositas radii,** während zwischen dem vorderen Teil dieses Höckers und der verbreiterten Sehne ein Schleimbeutel, *Bursa bicipitoradialis* (s. Abb. 5.4-44), den Druck verteilt und den wechselnd großen Raum zwischen Sehne und Knochen einnimmt. Die Nebensehne zieht als **Aponeurosis m. bicipitis brachii** ulnarwärts in die Faszie des Unterarms und gewinnt damit eine ausgebreitete Angriffsfläche am ganzen Unterarm.

Zu beiden Seiten des Muskelbauchs verlaufen charakteristische Längsfurchen, *Sulcus bicipitalis medialis* und *lateralis,* von denen die mediale tiefer ist und eine Rinne für die großen Armgefäße bildet (Abb. 5.4-49).

Von den überaus zahlreichen **Varietäten** des Muskels sei nur das häufige Vorkommen eines dritten Kopfes erwähnt, der vom Humerus, von der Skapula oder den benachbarten Weichteilen entspringen kann.

Funktion: Der Bizeps überspringt Schulter- und Ellenbogengelenk. Beide Köpfe wirken bei festgestelltem Ellenbogengelenk auf das **Schultergelenk** als Innenrotatoren und im Sinne einer Anteversion, der lange Kopf ist außerdem ein Abduktor, wenn der Arm außenrotiert und supiniert ist. Der kurze Kopf, der medial von der Abduktionsachse bleibt, kann leicht adduzieren. Die weitaus größere Wirkung betrifft das **Ellenbogengelenk;** hier ist der ganze Muskel ein Beuger des Unterarms und Außenrotator (Supinator) des Radius. Die Supinationswirkung kommt dadurch zustande, dass bei der Pronation die Hauptsehne passiv um den Radius gewickelt wird, sodass der Muskel von dieser Stellung aus eine aktive Rückdrehung bewirken kann (s. Abb. 5.4-56). Wenn man bei gebeugtem Ellenbogengelenk den Unterarm proniert, wird der Muskelbauch nach distal gezogen und abgeflacht; bei Supination steigt er wieder höher, weil der Muskel sich kontrahiert.

Der Bizeps kann im Wesentlichen drei Bewegungen ausführen: **Anteversion des Oberarms, Flexion und Supination des Unterarms.** Die **stärkste Beugekraft** im Ellenbogengelenk wird dann erzielt, wenn der Unterarm supiniert ist und der Oberarm in Retroversion gebracht wird, weil damit die Bizepsköpfe gedehnt werden. Dabei wird die Last zugleich unter den Aufhängerpunkt des Arms gebracht und dadurch ebenfalls das Drehmoment der Last auf den Rumpf reduziert.

Bei der rechtwinkligen Beugung des Unterarms hat der Muskel den größten Abstand von der Achse des Ellenbogengelenks und damit das **beste Beuge-Drehmoment** (Abb. 5.2-8 bis 10). Dabei schafft er Platz für den sich unter ihm kontrahierenden M. brachialis.

Die **größte Supinationskraft** wird ebenfalls bei rechtwinklig gebeugtem Ellenbogengelenk erreicht. Dann verläuft die Endsehne annähernd senkrecht zur Radiusachse. Daher wird bei kraftvollen Drehbewegungen das Ellenbogengelenk gebeugt (u. a. bei Einschraubebewegungen mit dem Schraubenzieher). Dabei wird der Oberarm gleichzeitig nach hinten seitlich geführt, wodurch der durch Beugung im Ellenbogengelenk bereits verkürzte Muskel wieder etwas gedehnt wird und dadurch an Kontraktionskraft gewinnt.

Innervation: *N. musculocutaneus* (C4–C6) (manchmal *N. medianus*).

M. coracobrachialis

Ursprung: Wie der Name ausdrückt, entspringt der Muskel am **Processus coracoideus** scapulae. Er verläuft von dort zu seinem **Ansatz** distal der Crista tuberculi minoris an der **Medialseite des Humerusschafts.** Der schlanke Muskelbauch liegt hinter dem kurzen Bizepskopf und überragt ihn etwas nach medial. Bei erhobenem Arm wird er durch die Haut sichtbar und führt an seiner Innenseite das Gefäßnervenbündel des Oberarms. Häufig überbrückt der Muskel mit einer Sehnenarkade die Insertion des M. latissimus dorsi. Vom N. musculocutaneus, der ihn innerviert, wird er in den meisten Fällen schräg durchbohrt (topographischer Leitmuskel für den Nerv).

Funktion: Der Korakobrachialis gehört zu den Schultermuskeln und wirkt nur auf das **Schultergelenk.** Er wird aus topographischen Gründen bei den Muskeln des Oberarms eingereiht. Der Muskel kann den Arm ein wenig antevertieren und adduzieren. Bei der Retroversion wird er gedehnt, bei herabhängendem Arm befindet er sich in Mittelstellung. Er **fixiert** vor allem den **Humeruskopf in der Schulterpfanne.**

Innervation: *N. musculocutaneus* (C5–C6).

M. brachialis

Der **Ursprung** des Armbeugers (Abb. 5.4-50) beginnt in Höhe des Ansatzes des Deltamuskels, den er mit zwei Zacken umfasst, greift nach abwärts auf die **Vorderfläche des Humerus** und dehnt sich auch auf die Septa intermuscularia brachii aus. Der nach distal stärker werdende Muskelbauch nimmt auf seiner Vorderfläche in einer Vertiefung den Bizeps auf, während sich in einer Impression an der lateralen Seite des Muskels der M. brachioradialis anschmiegt. Zwischen den beiden letzten Muskeln verläuft der N. radialis, der häufig die laterale Portion des Brachialis

versorgt. **Ansatz:** Die oberflächlich gelegene Endsehne inseriert an der **Tuberositas ulnae.**

Funktion: Die beugende Wirkung des Brachialis auf das Scharnier des Humeroulnargelenks ist das klassische Beispiel für die Wirkungsweise eines **Beugemuskels.** Er hat nur einen **kurzen Hebelarm** und erzielt daher schon bei einer Verkürzung von 1 cm einen Ausschlag von 20 cm an der Hand (Abb. 5.2-8). Durch Pro- oder Supinationsstellungen des Unterarms kann der Brachialis nicht beeinflusst werden. Er kann zweiseitig wirken, d. h., er bewegt auch den Humerus auf die Ulna zu, wobei der Oberarm im Schultergelenk eine rückwärtige Bewegung ausführt. Diese Bewegung ist für den Bizeps günstig, der mehr beugende Kraft für das Ellenbogengelenk entwickelt, wenn er vom Schultergelenk aus gedehnt wird. So ergänzen sich Brachialis und Bizeps.

Innervation: *N. musculocutaneus* (C5–C6), der laterale Teil meist vom *N. radialis.*

M. triceps brachii

Das **Caput mediale** des dreiköpfigen Armstreckers (Abb. 5.4-31 u. 51), das zugleich am tiefsten liegt, benutzt fast die ganze Hinterfläche des Humerus, distal vom *Sulcus nervi radialis,* mit dem kräftigen Septum intermusculare brachii mediale als Ursprung. Von den beiden übrigen Köpfen des Trizeps bedeckt, quillt er am stärksten an der medialen Seite hervor. Er erreicht über dem Ellenbogengelenk auch noch das Septum intermusculare brachii laterale. Die oberen Fasern sind lang und steil gestellt, die unteren verlaufen schräg und schließlich fast quer zu der gemeinsamen Endsehne (Abb. 5.4-52).

Das **Caput laterale** liegt oberflächlich, bedeckt einen Teil des medialen Kopfes und entspringt an einem langen, schmalen Streifen, der proximal vom Sulcus nervi radialis liegt und bis zum Tuberculum majus hinaufreichen kann. Der N. radialis verläuft an der Grenze zwischen den beiden kurzen Köpfen.

Das **Caput longum** besitzt die längsten Muskelfasern, aber den geringsten Querschnitt. Es entspringt vom Tuberculum infraglenoidale scapulae und anschließendem Teil des Margo lateralis scapulae. Der lange Kopf legt sich dorsal auf den Teres major und die Sehne des Latissimus. Mit dieser ist die Sehne des langen Kopfes durch eine Faserbrücke verbunden. Zwischen Caput longum und Humerus liegt oberhalb des Teres major die laterale Achsellücke und unterhalb von ihm der **Trizepsschlitz.**

Die drei Köpfe strahlen zu der **kräftigen Endsehne,** die teilweise als Sehnenspiegel auf der Rückseite sichtbar wird, am Olekranon inseriert und darüber hinaus auch in die Faszie des dorsalen Unterarms (der Ulna) ausstrahlt.

Funktion: Der Trizeps ist vor allem mit seinem Caput mediale der **einzige Strecker des Ellenbogengelenks** und greift nur an der Ulna an, daher muss bei der Streckung der Radius passiv mitgenommen werden. Der lange Kopf beteiligt sich geringgradig an der **Retroversion des Humerus** nur aus der Anteversionsstellung heraus.

Nach elektromyographischen Befunden bleibt der lange Kopf an der Streckung des Ellenbogengelenks unbeteiligt, wenn diese nicht gegen einen Widerstand ausgeführt wird.

Durch seine **Wirkung auf beide Gelenke** kann er die Ausführung einer bestimmten äußeren Arbeitsleistung zweckmäßig unterstützen. So wird er bei der Anteversion und

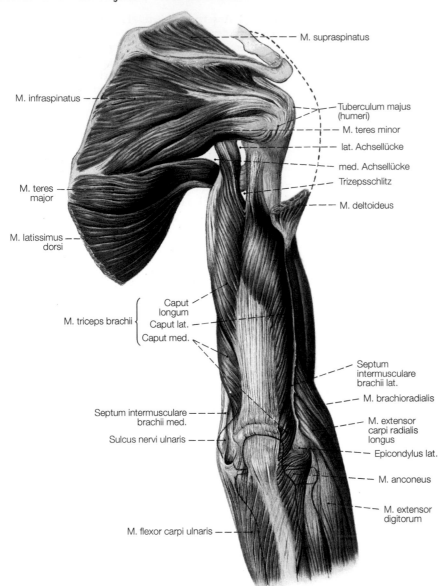

M. supraspinatus

M. infraspinatus

Tuberculum majus
(humeri)

M. teres minor

lat. Achsellücke

med. Achsellücke

Trizepsschlitz

M. deltoideus

M. teres
major

M. latissimus
dorsi

M. triceps brachii { Caput longum / Caput lat. / Caput med.

Septum
intermusculare
brachii lat.

M. brachioradialis

Septum intermusculare
brachii med.

M. extensor
carpi radialis
longus

Sulcus nervi ulnaris

Epicondylus lat.

M. anconeus

M. extensor
digitorum

M. flexor carpi ulnaris

Abb. 5.4-51 Muskeln der rechten Schulter und des Oberarms von dorsal. Umriss des Deltoideus gestrichelt.

Abduktion des Humerus passiv gespannt und wirkt stärker auf das Ellenbogengelenk als etwa bei herabhängendem Arm. Daher wirkt er besonders stark bei Ausführung eines Schlags, wenn der erhobene, im Ellenbogengelenk gebeugte Arm heruntersaust (z. B. Axthieb).

Bei der Streckung aus der Beugestellung verdoppelt sich der Abstand der Endsehne am Olekranon vom Humerusschaft. Dadurch wird dem Muskel Raum zur Entfaltung gegeben, gleichzeitig wächst sein Hebelarm.

Bei starker ruckartiger Kontraktion des Trizeps, wie beim Werfen schwerer Gegenstände oder beim Fauststoß (Boxen) kann es zum Abriss der Ellenbogenspitze kommen. Wenn dann die Nebensehne zur Faszie der Ulna erhalten bleibt, ist die Streckung noch in beschränktem Umfang möglich. Zwischen dem Olekranon und der Haut liegt ein Schleimbeutel (Bursa olecrani), der den vorspringenden Knochenpunkt vor Druck schützt und keine Verbindung mit dem Gelenk besitzt. Zuweilen liegt auch zwischen der Trizepssehne und dem Olekranon ein Schleimbeutel.
Innervation: *N. radialis* (C7–C8).

M. anconeus

Dieser Muskel bildet die distale Fortsetzung der quer verlaufenden, lateral gelegenen Fasern des Caput mediale des Trizeps. **Ursprung:** Epicondylus lateralis humeri und Gelenkkapsel. **Ansatz:** Olekranon und Kante der proximalen Ulna.

Funktion und **Innervation:** Wie M. triceps brachii.

Zusammenwirken der Ellenbogengelenkmuskeln

Beim Zusammenwirken der **Beugemuskeln** ist zu beachten, dass bisher nur die Beugemuskeln am Oberarm besprochen wurden; dazu kommen noch die Unterarmmuskeln, die z. T. auch am Ellenbogengelenk Arbeit leisten. Es sind das in absteigender Reihe die *Mm. brachioradialis, pronator teres, extensor carpi radialis longus*. Sie alle liegen vor der Beugeachse des Ellenbogengelenks und werden gemeinsam mit den Unterarmmuskeln behandelt. Durch das Hinzukommen dieser **Hilfsmuskeln** erhalten die Beuger ein Übergewicht über die Strecker, sodass ein **Beuger-Stre-**

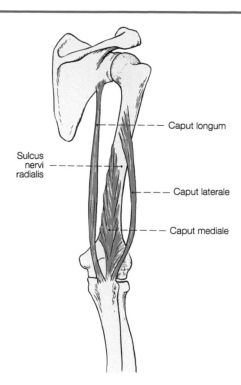

Sulcus
nervi
radialis

--- Caput longum

--- Caput laterale

--- Caput mediale

Abb. 5.4-52 Schema der Trizepsköpfe (künstlich getrennt).

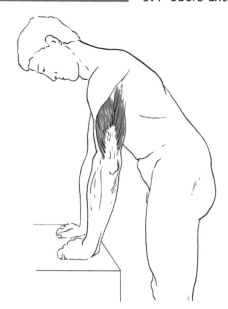

Abb. 5.4-53 Der Trizeps verhindert das Einknicken des Ellenbogengelenks beim Aufstützen (Liegestütz).

cker-Verhältnis von **1,6:1** besteht. Daher kommt es, dass in der Ruhehaltung der herabhängende Arm im Ellenbogengelenk leicht gebeugt ist. Durch die Kombination der Wirkung von Ober- und Unterarmmuskeln bei der Beugung des Ellenbogengelenks wird die Biegebeanspruchung der Knochen erheblich herabgesetzt (Prinzip der Zuggurtung, Abb. 5.3-23, Kap. 5.3). Zur Erfüllung der kinetischen Aufgabe allein wäre diese Doppelbesetzung durch Muskeln nicht notwendig.

Die **Streckerlähmungen** sind viel weniger störend als die Lähmung der Beuger, weil gewöhnlich der Arm herabhängt und der Unterarm durch die Schwerkraft gestreckt werden kann, während bei den Beugern eine Unterstützung durch die Schwerkraft nicht erfolgt.

Beim Aufstützen des Körpers auf die Hände, wie beim Stütz am Barren oder im **Liegestütz,** muss der Trizeps das Einknicken im Ellenbogengelenk verhindern (Abb. 5.4-53) oder aus der Beugestellung heraus durch eine erhöhte Kontraktionskraft den Arm gerade strecken (Abb. 5.4-35).

Pronation und Supination

Das Ellenbogengelenk, von dem wir bisher nur die Scharnierbewegungen besprochen haben, kann um einen Grad der Freiheit bereichert werden durch das Hinzutreten der Pronation und Supination um die Diagonalachse des Unterarms.

Unter Pronation (Abb. 5.4-54) versteht man jene Bewegung des Radius und ihm folgend der Hand, durch die die Daumenseite auf den Körper zu, nach innen, gewendet wird. Nach dieser Innenwendung sind die Unterarmknochen gekreuzt, der Handrücken ist nach oben gerichtet.

Wird die Daumenseite nach außen gewendet, führen wir die Supination (Abb. 5.4-54) aus, nach deren Beendigung

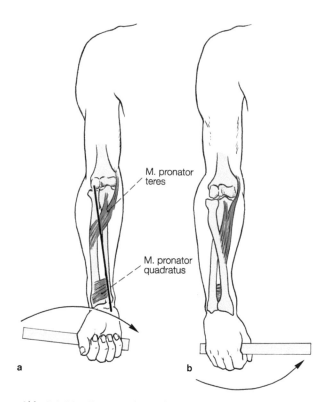

M. pronator
teres

M. pronator
quadratus

a   b

Abb. 5.4-54 Unterarm in Supinationsstellung (a) und Pronationsstellung (b). Die für die Pronation wichtigen Mm. pronator teres und pronator quadratus sind eingezeichnet. In der Pronationsstellung sind Ulna und Radius überkreuzt. Die Rotationsachse (Diagonalachse) des Unterarms ist in (a) eingetragen.

die Unterarmknochen parallel stehen und man bei gebeugtem Unterarm in die Hohlhand hineinsieht.

In der Neutral-Null-Stellung (**Semipronationsstellung**), bei der bei herabhängendem Arm der Handteller der Außenseite des Oberschenkels zugewandt ist, haben die

311

beiden Unterarmknochen die größte Entfernung voneinander. Die Membrana interossea ist dann in ihrem Mittelabschnitt straff gespannt.

Bei Brüchen beider Unterarmknochen schient man in Semipronationsstellung ein, weil in allen anderen Stellungen die Unterarmknochen einander näher kommen und die Gefahr besteht,
dass sie durch die überschießende Knochenbildung im Bruchspalt
(Kallusbildung) miteinander verwachsen.

Der Spielraum für die reinen **Umwendbewegungen** der
Hand beträgt **160–180°** (Abb. 5.4-47). Die Prüfung von
Pro- und Supination muss bei angelegtem Oberarm und
gebeugtem Ellenbogengelenk erfolgen, um Mitbewegungen im Schultergelenk auszuschalten.

Bei der Supination und Pronation führt auch die Ulna
geringe Mitbewegungen aus. Die **Mitbewegungen der Elle**
bestehen in kleinen Beugungen bei der Pronation und
Streckungen bei der Supination. Die gleichzeitige Beugung
und Pronation ist erklärbar dadurch, dass die meisten Pronatoren zugleich Beuger sind. Computertomographisch
sind geringfügige „**Wackelbewegungen" der Ulna** in der
Ab- und Adduktionsebene nachweisbar.

Durch **kombinierte Umwendbewegungen** unter Beteiligung der
gesamten oberen Extremität, die den Arm und den Schultergürtel
mit ergreifen können, lässt sich die Hand um jeden Finger als
Achse drehen, nicht nur um den vierten Finger, durch den die
verlängerte Diagonalachse des Unterarms hindurchgeht. Das hat
den Vorteil, dass für verschiedene Werkzeuge beim Bohren und
Schrauben die günstigste Achse gewählt werden kann, während
bei den reinen Umwendbewegungen nur die Diagonalachse des
Unterarms als Drehachse zur Verfügung steht. Ferner werden
durch Bewegungen in den Gelenken des Ellenbogens, der Schulter, des Schultergürtels und der Wirbelsäule die Umwendbewegungen derart erweitert, dass unter voller Ausnutzung aller Möglichkeiten die **Hand um 360°** gedreht werden kann.

Unterarmmuskeln zur Supination und Pronation

Von den Muskeln, die den Umwendbewegungen dienen,
sind nur zwei, Pronator quadratus und Supinator, ausschließlich für diesen Zweck bestimmt, die übrigen leisten
zugleich Arbeit am Ellenbogengelenk oder an der Hand.

Supinatoren

▭ M. supinator

Ursprung: Die versteckt liegende Muskelplatte des
M. supinator („Auswärtswender") entspringt an der Crista
m. supinatoris an der **Dorsolateralseite der proximalen
Ulna** und greift mit Ursprüngen auch auf den *Epicondylus
lateralis humeri* und die radialen Gelenkbänder über.
Er wickelt sich von dorsal nach ventral um die laterale Kante des Radius (Abb. 5.4-71 u. 76). **Ansatz:** Der Muskel gelangt bis auf die Vorderseite des Radius, wo er vor allem
distal von der Tuberositas radii bis herab zum Ansatz des
Pronator teres inseriert. Er wird vom *R. profundus* des
N. radialis durchsetzt (Abb. 5.4-55). Dieser Nerv versorgt
ihn und teilt ihn in zwei Schichten.

An seinem Eintritt in die FROHSE-FRÄNKELsche Arkade des M. supinator und in seinem Verlauf zwischen den beiden Muskelschichten kann der Nerv, z.B. durch Hypertrophie des Muskels, komprimiert werden („**Supinatorsyndrom**"). Irritationen des N. radialis

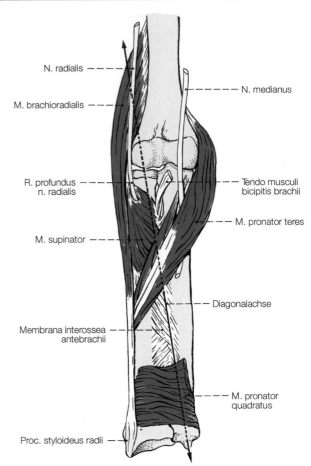

N. radialis

M. brachioradialis

R. profundus
n. radialis

M. supinator

Membrana interossea
antebrachii

Proc. styloideus radii

N. medianus

Tendo musculi
bicipitis brachii

M. pronator teres

Diagonalachse

M. pronator
quadratus

**Abb. 5.4-55 Wichtige Muskeln zur Pronation und Supination
des Unterarms und ihre topographischen Beziehungen zum N. radialis und N. medianus.**

in diesem Bereich können den schmerzhaften „**Tennisellenbogen**"
auslösen (*Epicondylitis lateralis humeri*). Mögliche chirurgische
Therapie: Durchtrennung der lateralen Ursprungsportion des M.
supinator in Höhe des Caput radii zur Dekompression des R. profundus des N. radialis.

Funktion: Von der Lage und der Wirkung des Muskels be-
kommt man eine gute Vorstellung, wenn man an einem
Skelett oder Bänderpräparat die Hand von hinten her auf
die beiden Unterarmknochen legt und den Radius mit den
Fingern umgreift; aus pronierten Stellungen kann man mit
der Hand die Supination leicht ausführen. Bei Ausfall des
Supinators kann keine Supination in Streckstellung des
Ellenbogengelenks mehr durchgeführt werden. Bei Ausfall
des Bizeps ist die Supinationskraft in Beugestellung des
Unterarms deutlich geschwächt.
Innervation: *N. radialis* (C5–C6).

▭ M. brachioradialis

Der Oberarmspeichenmuskel (Abb. 5.4-55 u. 69) ist ein
Beuger des Ellenbogengelenks, dabei – abhängig von der
Stellung des Radius – Pronator oder Supinator.
Ursprung: Er entspringt von der **lateralen Kante des distalen
Humerus** und dem anschließenden Septum intermusculare
brachii laterale. **Ansatz:** Die lange Sehne ist am **Proc. styl-
ideus** des **Radius** befestigt. Vom Verlauf der Hauptlinie des
Muskels zur Diagonalachse des Unterarms her beurteilt,

kann er bei gestrecktem Ellenbogengelenk aus äußerster Pronationsstellung ein wenig supinieren (20°), aus völlig supinierter Stellung kann er ausgiebiger (100°) pronieren. Elektromyographisch allerdings lassen sich weder die supinatorische noch die pronatorische Wirkung des Muskels nachweisen. Eine stärkere Beugung kann er nur aus der **Semipronationsstellung** (Neutral-Null-Stellung) ausführen.
Innervation: *N. radialis* (C5–C6).

Starke Supinatoren sind der **Bizeps** und der **Supinator.** Während der Bizeps bei rechtwinklig gebeugtem Unterarm der stärkste Supinator ist, hat der Supinator in allen Stellungen ein fast gleich großes Drehmoment. Im Elektromyogramm zeigt der Bizeps erst Aktivität, wenn eine schnelle oder gegen einen Widerstand geführte Supination erfolgt. Der Supinator, der bei jeder Art von Supination aktiv ist, erfährt demnach gegebenenfalls eine Unterstützung durch den Bizeps. Dadurch kann die Supinationskraft erheblich gesteigert werden. In Anpassung an diese Situation sind Bohrwerkzeuge und Schrauben, die für den Gebrauch der rechten Hand bestimmt sind, rechtsgewunden im Sinne der Supinationsbewegung.

Weitere Muskeln mit supinatorischer Bewegungskomponente sind die radialen **Extensoren der Hand** (s. u.).

Pronatoren

Die Pronatoren sind etwas schwächer als die Supinatoren. Außer dem M. pronator teres und dem M. pronator quadratus beteiligt sich noch der M. flexor carpi radialis an der Pronation (s. u.). Bei gestrecktem Unterarm wird die pronatorische Drehbewegung noch erheblich durch die Innenrotation im Schultergelenk unterstützt (z. B. M. pectoralis major).

☐ M. pronator teres

Ursprung: Der „runde Einwärtswender" entspringt mit einem kräftigen **Caput humerale** am *Epicondylus medialis humeri* und einem tief liegenden Kopf, **Caput ulnare,** am *Proc. coronoideus* der Ulna. Der **Ansatz** der platten Endsehne liegt am Außenrand des Radius (distal vom Ansatz des Supinators). Zwischen beiden Köpfen tritt meistens der *N. medianus* (Abb. 5.4-55) hindurch, der den Muskel zugleich innerviert. An dieser Stelle können Druckschädigungen des Nervs bei Einengung des Spalts auftreten.

Von den Beugemuskeln bildet er den größten Winkel mit der Diagonalachse des Unterarms und begrenzt dabei mit seinem oberen Rand die Ellenbeuge.
Funktion: Da der Muskel vor der Beugeachse und schräg zur Diagonalachse des Unterarms verläuft, ist er Beuger und Pronator. Mit zunehmender Streckung verliert er an pronatorischem Einfluss. Mit zunehmender Pronation wickelt er sich von der Vorderfläche des Radius ab, während umgekehrt der Supinator von der einen Seite und die lange Bizepssehne von der anderen sich um den Radius herumwickeln und damit Supinationsvermögen speichern (Abb. 5.4-56).

Das *Caput ulnare* kann nicht beugen, besitzt aber das bessere Pronationsvermögen, da es mit einem größeren Winkel die Diagonalachse überquert als der humerale Kopf.
Innervation: N. medianus (C6–C7), gelegentlich akzessorische Innervation durch N. musculocutaneus oder N. ulnaris.

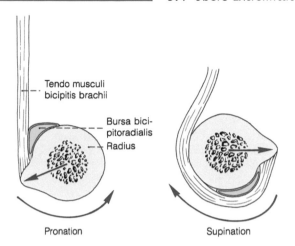

Abb. 5.4-56 Querschnitt durch den rechten Radius in Höhe der Tuberositas radii (roter Pfeil). Blick von proximal. Die Bizepssehne wickelt sich bei Pronation um den Radius und bewirkt beim Abwickeln die Supination.

☐ M. pronator quadratus

Der quadratische Einwärtswender verbindet in vorwiegend querem Verlauf die beiden **Unterarmknochen** distal (Abb. 5.4-54 u. 55). Die Breite des Muskels variiert. Gewöhnlich lassen sich zwei Muskelportionen deutlich voneinander abgrenzen. Ein **oberflächlicher Teil** verbindet die palmaren Flächen von Radius und Ulna. Ein **tiefer, verdeckter Anteil** entspringt an der Ulna und auch an der *Membrana interossea;* er inseriert an der ulnaren Fläche des Radius und distal an der Kapsel des Radioulnargelenks.
Funktion: Der oberflächliche Muskelanteil wickelt sich bei der Pronation von der Ulna ab. Aus dem Verlauf des tiefen Teils ist ersichtlich, dass er die beiden Unterarmknochen einander zu nähern sucht und damit den Zusammenhalt im Gelenk begünstigt. Zudem wirkt er als Kapselspanner. Elektromyographisch beweist sich der Pronator quadratus als unterstützend, indem er bei schneller Pronation oder bei Pronation gegen Widerstand aktiv wird.
Innervation: N. interosseus des N. medianus (C6–C7) (gelegentlich auch Äste des N. musculocutaneus oder N. ulnaris).

Bei gestrecktem Ellenbogengelenk ist die **Kraft der Pronatoren** größer als die der Supinatoren, da auch die Innenrotatoren des Oberarms zu Hilfe genommen werden und den Ausschlag geben. Bei gebeugtem Unterarm sind die Rotatoren des Oberarms wirkungslos, und jetzt bekommen die Supinatoren das Übergewicht, zumal der Bizeps in dieser Stellung an supinatorischer Kraft gewinnt.

5.4.4 Skelett der Hand

Den Verhältnissen am Fuß entsprechend unterscheidet man an der Hand **Handwurzel,** *Carpus,* **Mittelhand,** *Metacarpus,* und **Fingerknochen,** *Ossa digitorum.* Die Handinnenfläche ist die Palma manus. Der Karpus besteht aus einer proximalen und einer distalen Reihe von kleinen Handwurzelknochen. Zum Verständnis des Folgenden seien die Namen der Knochen angeführt. Sie heißen in der proximalen Reihe, an der Radialseite beginnend: *Os scaphoideum* (Kahnbein), *Os lunatum* (Mondbein), *Os triquetrum* (Dreiecksbein). Dem Letzteren liegt als Sesambein das *Os pisiforme* (Erbsenbein) an. In der **distalen Reihe** finden sich, radial beginnend: *Os trapezium* (großes Vielecksbein), *Os trapezoideum* (kleines Vielecksbein), *Os capitatum* (Kopfbein) und *Os hamatum* (Hakenbein) (Abb. 5.4-58).

Die Namen und Reihenfolge der Handwurzelknochen pflegt sich der Medizinstudent mit Hilfe folgenden Verses einzuprägen: „Ein Schifflein fuhr im Mondenschein ums Dreieck und ums Erbsenbein. Vieleck groß und Vieleck klein, ein Kopf, der muss beim Haken sein."

Handwurzel, Carpus

Die drei Handwurzelknochen der proximalen Reihe (Abb. 5.4-58 bis 60) fügen sich zu einem **eiförmigen Gelenkkopf** zusammen, der der Gelenkpfanne des Radius und des *Discus articularis* der Ulna zugewandt ist (**proximales Handgelenk**, *Articulatio radiocarpalis*). Von den vier Knochen der distalen Reihe trägt das Hamatum zwei Facetten, um die Verbindung mit den Ossa metacarpi IV und V aufzunehmen, das Trapezium eine sattelförmige Gelenkfläche für den Mittelhandknochen des Daumens. Der Gelenkspalt zwischen proximaler und distaler Reihe (**distales Handgelenk**, *Articulatio mediocarpalis*) ist **wellenförmig** um das Kapitatum gekrümmt (Abb. 5.4-59).

Die Dorsalfläche des Karpus ist konvex, glatt und ohne Muskelansätze, die Palmarfläche ist konkav und mit Vorsprüngen für Bänder und Muskeln versehen. Darin verhält sich der Karpus ähnlich wie der Tarsus, jedoch ist die **Wölbung** eine andere. Da der Daumen nicht genau neben den übrigen Fingern liegt, sondern um 45° palmarwärts versetzt ist, muss der ihn tragende Handwurzelknochen ebenfalls palmarwärts verlagert sein.

Tastpunkte der Handwurzel: Verlängert man die Achse des gestreckten Daumens zur Handwurzel hin, kommt man zuerst auf das **Trapezium**, das palmarwärts stark vorspringt, zumal es hier auch noch ein Tuberkulum besitzt und bei dieser Lage in der Ansicht von dorsal verkürzt erscheint. In der weiteren Verlängerung des ersten Strahls trifft man auf den palmar herabhängenden Teil des schräg stehenden **Skaphoideums**, das gleichfalls ein palmares Tuberkulum besitzt. Beide Vorsprünge bilden die radiale Überhöhung der Wölbung, „**Eminentia carpi radialis**". An der Ulnarseite erfolgt die Überhöhung, „**Eminentia carpi ulnaris**", in der proximalen Reihe durch Auflagerung des Pisiforme, in der distalen durch den Hamulus ossis hamati. Von diesen Vorsprüngen kann man das Pisiforme und das Tuberkulum des Skaphoideums durch die Haut sehen und fühlen.

Bringt man den Unterarm in Pronationsstellung, beugt das Ellenbogengelenk und lässt die Hand locker in Beugestellung herabhängen, dann kann man am Übergang zwischen Hohlhandschwiele und Handbeuge unmittelbar proximal des Kleinfingerballens (Hypothenar) das Os pisiforme mit Zeigefinger und Daumen der anderen Hand fassen und hin- und herschieben (Abb. 5.4-57).

Diese Gipfelpunkte der palmaren Wölbung werden durch ein Querband, *Retinaculum (musculorum) flexorum*, verbunden und damit die Rinne zum osteofibrösen **Karpaltunnel**, Canalis carpi, ergänzt. Dieser dient den Beugesehnen und dem N. medianus (s. Abb. 5.4-71 u. 80) als Durchlass.

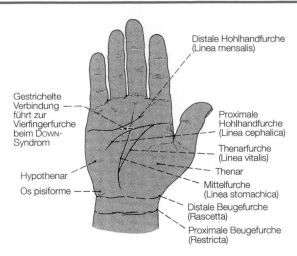

Abb. 5.4-57 Hautfurchen in der palmaren Fläche der Hand und des distalen Unterarms. Das proximale Handgelenk liegt etwas distal von der proximalen Beugefurche (Restricta), das distale Gelenk im Bereich der Rascetta. Ein Zusammenfließen der Linea cephalica und Linea mensalis wird als Vierfingerfurche bezeichnet. Diese ist bei etwa 60% der Kinder mit DOWN-Syndrom vorhanden.

Eine Kompressionsschädigung des *N. medianus* im Karpaltunnel kann zu ausstrahlenden Schmerzen und Taubheit in der radialen Handinnenfläche und den Fingern führen und schließlich durch Ausfall des Nervs eine Atrophie der Daumenballenmuskulatur verursachen (**Karpaltunnelsyndrom**).

Dekompression wird durch operative Spaltung des Retinaculum flexorum erreicht.

Die Röntgenuntersuchung der Handwurzel besitzt besondere diagnostische Bedeutung. Das Auftreten der Knochenkerne in den einzelnen Karpalknochen gilt als altersspezifisches Reifezeichen (Abb. 5.4-2 und Kap. 5.1). Akzessorische Knochen im Handwurzelbereich (Variationen) geben zur Verwechslung mit traumatisch hervorgerufenen Absprengungen Anlass.

Frakturen betreffen häufig das **Kahnbein**. Diagnostischer Hinweis: ein Druckschmerz am radialen Rand des Karpus (in der Tabatière, s. u.). Da das Kahnbein bei allen Bewegungen der Hand verschoben wird, muss eine Kahnbeinfraktur durch einen Gipsverband der gesamten Hand und des Unterarms mit 12 Wochen Ruhigstellung behandelt werden. Die versorgenden Arterien des Kahnbeins gelangen häufig exzentrisch in den Knochen, sodass ein Teil des gebrochenen Kahnbeins von der Blutversorgung abgeschnitten werden kann und dann einer Nekrose unterliegt (wichtige Komplikation).

Mittelhand, Metacarpus

Die fünf langen Knochen der Mittelhand sind so zusammengefügt, dass sie das Gewölbe der Handwurzel fortsetzen und nach distal verflachen lassen. Besonders das Metakarpale I, das zugleich am kürzesten und am stärksten ist, trägt zur Bildung dieser Höhlung bei. Die *Corpora metacarpalia*, die den Diaphysen der Röhrenknochen entsprechen, sind außerdem an der Palmarseite in der Längsrichtung schwach gebogen. Zwischen den Diaphysen liegen die Knochenzwischenräume, *Spatia interossea*, die von den Mm. interossei dorsales et palmares ausgefüllt werden. An Länge nehmen die Mittelhandknochen vom zweiten an nach der Ulnarseite ab. Mit dem proximalen Teil der *Basis metacarpalis* sind sie durch Amphiarthrosen mit dem Karpus verbunden (Karpometakarpalgelenke). Die Einzelheiten dieser Gelenke erkennt man aus Abb. 5.4-58 bis 60. Die Köpfe, *Capita metacarpi,* sind mit den Fingern in den Fingergrundgelenken verbunden und besitzen kugelige Gelenkflächen, die sich palmarwärts ausdehnen und hier in zwei flache, kondylenähnliche Gelenkrollen auslaufen. Diese sind bei den Metakarpalia II und V deutlich asymmetrisch. Zur Befestigung der Seitenbänder hat jedes Kaput beiderseits eine Grube.

Die Köpfe der Mittelhandknochen II–V sind u. a. durch ein äußerst festes Band, das *Ligamentum metacarpale transversum profundum,* verbunden, sodass sie nicht auseinander weichen können. Dadurch wird die Mittelhandplatte wirksam stabilisiert.

Der Mittelhandknochen des Daumens (*Os metacarpi I*) besitzt basal eine sattelförmige Gelenkfläche für die gelenkige Verbindung mit dem *Os trapezium* (Daumensattelgelenk). Das *Os metacarpi II* (Zeigefingerstrahl) zeigt an der Basis eine tiefe Einkerbung, die mit der keilförmigen distalen Gelenkfläche des *Os trapezoideum* verzahnt ist. Die Basis des dritten Mittelhandknochens ist mit einem stumpfen, griffelförmigen Fortsatz versehen, *Proc. styloideus,* der am Handrücken auf der Radialseite liegt. Schließlich besitzt das Metakarpale V basal an der Außenfläche ein Höckerchen zum Ansatz des M. extensor carpi ulnaris. Auf diese Weise lassen sich alle Mittelhandknochen an besonderen Merkmalen erkennen.

Fingerknochen, Ossa digitorum

Mit Ausnahme des Daumens, Pollex (Digitus primus), besitzt jeder Finger drei Knochen: Phalanx proximalis (**Grundphalanx**), Phalanx media (**Mittelphalanx**) und Phalanx distalis (**Endphalanx**). Dem Daumen fehlt die Mittelphalanx, seine Endphalanx ist dafür länger und stärker (Abb. 5.4-58). Wie an den Mittelhandknochen sind die Mittelstücke (*Corpora*) in der Längsrichtung leicht gebogen; außerdem sind bei der ersten und zweiten Phalanx die Dorsalflächen in querer Richtung konvex, die Palmarseiten flach zur Anlagerung der Beugesehnen. Zwei seitliche Kanten dienen dem Ansatz der Vaginae fibrosae digitorum manus. Die Grundphalanx trägt an ihrem proximalen Ende (*Basis*) eine querovale Pfanne für den Gelenkkopf der Mittelhandknochen (**Fingergrundgelenke**). Am distalen Ende (*Caput*) ist der schwächere Kopf der Grundphalanx durch eine dorsopalmar verlaufende Rinne zu einer eingekerbten Gelenkrolle für das **Fingermittelgelenk** umgestaltet. Die basalen Pfannen der kleineren Mittelphalangen besitzen je eine in die Furchen der Grundphalanxköpfe passende Führungsleiste. Am Gelenk zwischen den Mittel- und Endphalangen, dem **Fingerendgelenk,** wiederholen sich diese Verhältnisse in ähnlicher Weise. Am End- oder Nagelglied endigt der Knochen mit einer schaufelförmigen Platte, *Tuberositas phalangis distalis,* die palmar rau, an den Rän-

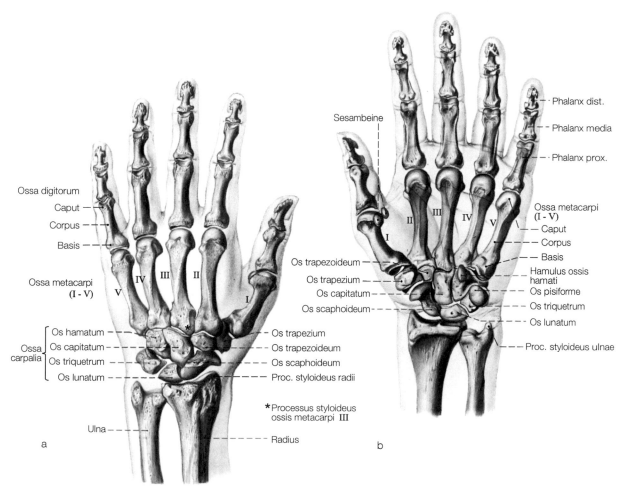

Abb. 5.4-58   Umrisse der linken Hand mit Skelett (a) von dorsal und (b) von palmar.

dern gekerbt ist und dem Ansatz radiärer Bindegewebsbündel dient, die vom Tastballen zum Knochen strahlen.

5.4.5 Verbindungen des Handskeletts

Handgelenke

Das Zusammenwirken der zahlreichen Gelenke im Handwurzelbereich ermöglicht der Hand annähernd Bewegungen, wie sie für ein Kugelgelenk typisch sind (Abb. 5.4-62).

Die anatomische Betrachtung zeigt aber, dass gar kein Kugelgelenk vorhanden ist, sondern dass im Bereich der Handwurzel zwei Hauptgelenke unterscheidbar sind: ein **proximales Handgelenk,** Articulatio radiocarpalis, und ein **distales Handgelenk,** Articulatio mediocarpalis. Dazu treten kleine **Nebengelenke,** die eine gegenseitige Verschieblichkeit der Handwurzelknochen ermöglichen, sodass die Gelenkkörper in sich ein hohes Maß an Plastizität erhalten (Abb. 5.4-59).

Proximales Handgelenk, Articulatio radiocarpalis

Die proximale Reihe der Handwurzelknochen wird durch Zwischenbänder, die von Knorpel überzogen werden, zu einem **eiförmigen Gelenkkopf** zusammengefasst (Abb. 5.4-59 u. 60). Die längere Achse dieses eiförmigen Gelenkkopfes steht in radio-ulnarer Richtung. Die etwas kleinere Gelenkpfanne wird von dem distalen Radiusende und dem ulnarwärts anschließenden *Discus articularis* gebildet (Abb. 5.4-59). Auf dem Radiusende, *Facies articularis carpalis radii,* befindet sich meist eine niedrige Leiste, die zwischen Skaphoideum und Lunatum eingreift. Das Lunatum liegt z.T. dem Diskus an. Das Triquetrum ragt noch über den Diskus hinaus auf das *Lig. carpi ulnare.* Wenn man die Hand palmarwärts beugt, entstehen Hautfalten, von denen die erste, vom Arm aus gezählt, die *Restricta* (Abb. 5.4-57), der Gelenklinie entspricht; sie liegt weiter proximal, als gewöhnlich angenommen wird. Die weite Gelenkkapsel entspringt dicht am Gelenkrand.

Von Bedeutung bei Entzündungen können gelegentlich Verbindungen der Gelenkhöhle mit der Articulatio ossis pisiformis und dem distalen Handgelenk sein. Eine Kommunikation mit dem distalen Radioulnargelenk durch ein zentrales Loch im *Discus articularis* tritt als degenerative Veränderung häufig bei älteren Leuten auf. Von der Gelenkkapsel aus können sich bei Überanstrengungen Aussackungen bilden, die prall mit Synovialflüssigkeit gefüllt sein können und dann als Überbeine („**Ganglien**" der Kliniker) bezeichnet werden. Ganglien treten meist auf der Dorsalseite auf.

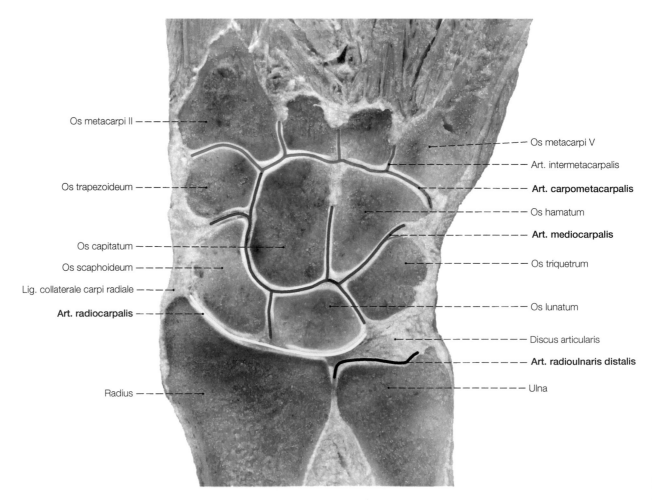

Abb. 5.4-59   Flachschnittpräparat durch den Handwurzelbereich einer rechten Hand.

Distales Handgelenk, Articulatio mediocarpalis

Der Gelenkspalt ist **wellenförmig,** da jede der beiden Reihen einen Gelenkkopf und eine Pfanne bildet (Abb. 5.4-59 u. 60). Auf diese Weise sind beide Reihen gleichsam **ineinander verzahnt.** Auch dieses zweite Handgelenk hat so viel Spielraum zwischen den einzelnen Karpalknochen, dass es sich bei passiven Bewegungen fast **wie ein Kugelgelenk** verhält. Durch straffe Bandverbindungen (*Ligg. intercarpalia dorsalia, palmaria* und *interossea*) hat die zweite Reihe der Handwurzelknochen einen festeren Zusammenhalt als die erste Reihe.

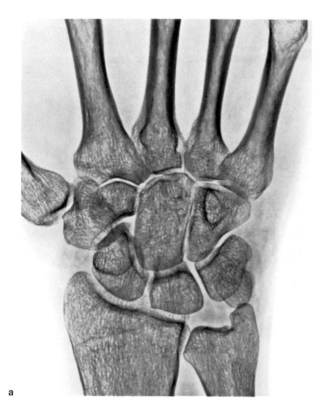

a

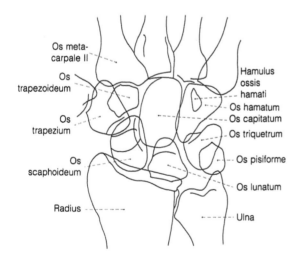

b

Abb. 5.4-60   Handwurzel.
(a) Röntgenbild der Handwurzel, Feinstfokusaufnahme, dorsopalmarer Strahlengang.
(b) Bezeichnung der Knochenpunkte.

Berücksichtigt man noch, dass die Karpometakarpalgelenke mit Ausnahme des ersten straffe Gelenke (Amphiarthrosen) sind, kann man sagen, dass Mittelhandknochen und distale Reihe funktionell den starren Abschnitt der Hand bilden, der distal durch das Lig. metacarpale transversum profundum weiter stabilisiert wird (Abb. 5.4-61 u. 71).

Von der gekrümmten, queren **Hauptgelenkspalte** (-höhle) zweigen **Nebengelenkspalten** ab, die zwischen den Knochen der proximalen und distalen Reihe gelegen sind. Nach proximal werden diese Spalten abgeschlossen durch die Ligg. intercarpalia interossea; nach distal sind zwischen dem ersten, zweiten und dritten Karpalknochen die Spalten meistens durchgehend, sodass hier eine Verbindung mit den entsprechenden Karpometakarpalgelenken zustande kommt. Zwischen Kapitatum und Hamatum bildet ein Zwischenknochenband eine Grenze, gelegentlich sendet das Kapitatum auch zum anderen Nachbarn, dem Trapezoideum, ein trennendes Zwischenknochenband.

Die Lage des großen Gelenkspalts lässt sich von außen ungefähr bestimmen durch die Beugefalten in der Haut der Palmarseite (Abb. 5.4-57). Die distale Falte (*Rascetta*) überquert den vom Kapitatum und Hamatum gebildeten Vorsprung.

Erbsenbeingelenk, Articulatio ossis pisiformis

Die von Pisiforme und Triquetrum gebildeten wenig gewölbten Gelenkflächen sind von einem weiten Kapselsack umgeben. Als **Sesambein** ist das Pisiforme eingelassen in die Sehne des **M. flexor carpi ulnaris,** die sich in zwei Bänder fortsetzt: das *Lig. pisohamatum,* das zum Hamulus ossis hamati zieht, und das *Lig. pisometacarpeum,* das an den Basen der Metakarpalia IV und V ansetzt.

Handwurzel-Mittelhandgelenke, Articulationes carpometacarpales und intermetacarpales

Die Gelenkhöhlen der Karpometakarpalgelenke II–V kommunizieren über die zwischen den Basen der Metakarpalknochen gelegenen Intermetakarpalgelenke miteinander (gemeinsame Höhle). Die Karpometakarpalverbindung des Daumens, *Articulatio carpometacarpalis pollicis,* stellt in jeder Hinsicht eine Besonderheit dar (s. u.). Bei den Basen der **Metakarpalia II** und **III** liegt folgende Verzahnung vor: der 2. Mittelhandknochen passt sich mit seiner Vertiefung in die keilförmige Wölbung des Os trapezoideum ein und ist dorsal mit einem ulnaren Vorsprung zusammen mit dem *Proc. styloideus* des *Os metacarpi III* in die Einkerbung zwischen Os trapezoideum und Os capitatum eingehakt. Durch kräftige Bandzüge (Ligg. metacarpalia und Ligg. carpometacarpalia) sind diese beiden Gelenke so straff (**Amphiarthrosen**), dass hier fast keine Beweglichkeit besteht (Widerlager für Greifbewegungen). Der 4. Metakarpalknochen ist etwas weniger straff im Karpometakarpal- und Intermetakarpalspalt befestigt. Das Metakarpale V des Kleinfingerstrahls ist wesentlich beweglicher, weil es nur zu einer Seite durch Metakarpalbänder befestigt ist.

Beweglichkeit und Bänder des distalen und proximalen Handgelenks

In der Neutral-Null-Stellung steht die Ebene der Hand in der Ebene des Unterarms und die Längsachse der Hand (Achse des Mittelfingerstrahls) in der Längsachse des Unterarms (Abb. 5.4-62). Aus dieser Stellung kann die Hand aktiv bis 60° nach dorsal gekippt (**Dorsalextension**) und bis 60° nach palmar gegen den Unterarm ge-

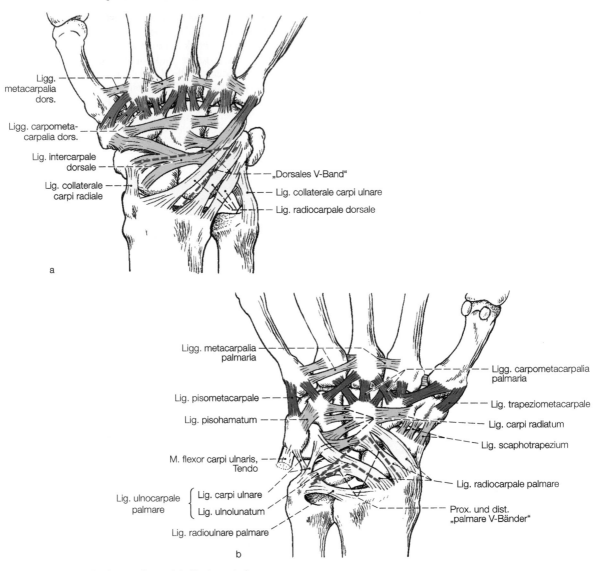

Abb. 5.4-61 Bänder der Handwurzel, halbschematisch.
(a) Bänder der Dorsalseite
(b) Bänder der Palmarseite
gelb: Bänder zwischen Unterarmknochen und Karpus
blau: Bänder im Bereich des Karpus
rot: Bänder zwischen Karpus und Metakarpus
grün: Bänder zwischen den Basen der Metakarpalia

beugt werden (**Palmarflexion**). Passiv beträgt die maximale Dorsalextension 100° (z.B. beim Aufstützen der Handinnenfläche auf den Tisch) und die Palmarflexion 80°. Die ulnar- und radialwärtige Abduktion der Hand aus der Neutral-Null-Stellung (**Ulnar-** und **Radialabduktion**) beträgt jeweils etwa 30° (aktiv und passiv) (Abb. 5.4-63).

Da keine Adduktionsbewegung im proximalen und distalen Handgelenk definiert ist, wird klinisch zunehmend der Begriff der **Ulnarduktion** und **Radialduktion** gebraucht.

In Ruhestellung steht die Hand in mittlerer Radialabduktion (etwa 15°), in Funktionsstellung leicht ulnarabduziert.

Die **Abduktionsbewegungen** erfolgen zu Dreiviertel ihres Umfangs im proximalen Handgelenk (Radiokarpalgelenk), das **als**

Eigelenk zwei Achsen besitzt, eine dorso-palmare Abduktionsachse und eine transversale Flexions-Extensionsachse. Der Abduktionsumfang im distalen Handgelenk ist geringer als im proximalen Handgelenk, weil der wellenförmige, distale Gelenkspaltverlauf diese Bewegung hindert (das Kapitatum wirkt als Sperrzahn). Dennoch sind im distalen Gelenk Abduktionsbewegungen durch Kippung der Karpalknochen in gewissem Umfang möglich (s. Bemerkungen am Schluss dieses Kapitels). Das proximale und das distale Handgelenk besitzen eine **gemeinsame dorso-palmare Abduktionsachse,** die durch die Mitte des Kapitatums verläuft.

Die **Flexions- und Extensionsbewegungen** sind sowohl im proximalen als auch im distalen Handgelenk möglich. Es gibt deshalb **zwei transversale Achsen** für diese Bewegung, eine proximale Achse durch die proximale Handwurzelreihe (durch die Mitte des Skaphoids und Lunatums) und eine distale Achse, die durch die distale Reihe der Handwurzelknochen verläuft (vom Endpunkt

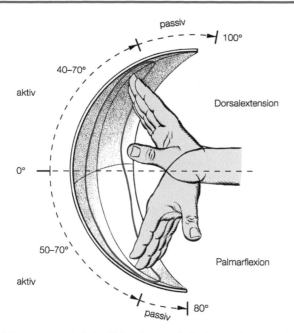

Abb. 5.4-62   Verkehrsfläche des Handgelenks aus der Neutral-Null-Stellung. Die Spitze des Mittelfingers bestreicht die Verkehrsfläche auf der Oberfläche eines Kugelausschnitts. Ausgangsstellung am Schnittpunkt des O-Meridians und des Äquators.

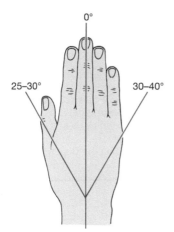

Abb. 5.4-63   Winkelmaße der Radial- und Ulnarabduktion der Hand aus der Mittelstellung.

bei den Wendebewegungen axial verdreht und hemmen sie nur endständig.

Folgende Bandsysteme sind hervorzuheben (Abb. 5.4-61 u. 64):

1. Ligg. radiocarpalia dorsale und palmare
Dreiteilige dorsale und dreiteilige palmare Bandmassen, die vom äußeren Drittel des distalen Radius dorsal und palmar ausgehen und schräg nach distal zur ulnaren Hälfte der Handwurzel ziehen (*Ligg. radiotriquetra, radiocapitata* und *radioulnata*; jeweils palmar und dorsal). Der schräge Verlauf der Bänder verhindert ein Abgleiten des Karpus von der gekippten Radiusgelenkfläche nach ulnar (Abb. 5.4-64). Die proximal der dorsopalmaren Abduktionsachse verlaufenden Bandzüge zum Lunatum und Triquetrum hemmen die Radialabduktion; die zum Kapitatum ziehenden Züge sind neutral bzw. hemmen die ulnare Abduktion.

2. Ligg. carpi ulnaria
Der ulnare Bandkomplex ist stark entwickelt und besitzt einen kräftigen dorsalen und palmaren Zug und ein Kollateralbandabschnitt (Lig. collaterale carpi ulnare). Der ulnare Bandkomplex hemmt die Radialabduktion. Die zum Lunatum ziehenden Bänder sind neutral bzw. hemmen die Ulnarabduktion.

3. Lig. collaterale carpi radiale
Hauptsächlich dorsolateral gelegen, zieht das Band zum Skaphoid. Es führt das Skaphoid bei seinen umfangreichen Kippbewegungen während der Extensions- und Flexionsbewegung. Das Band hemmt außerdem die Ulnarabduktion.

4. Lig. intercarpale dorsale
Dieses transversale Band der Handwurzel verläuft bogenförmig über dem Gelenkspalt des Mediokarpalgelenks („**Bogenband**") und verbindet mit distalen und proximalen Seitenzweigen alle Handwurzelknochen untereinander, mit Ausnahme des Luna-

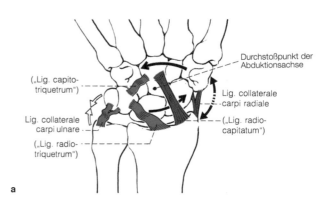

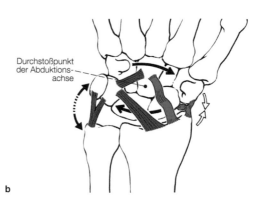

Abb. 5.4-64   Hemmung der ulnaren (a) und der radialen Abduktion (b) durch wichtige, hier hervorgehobene palmare Bänder, schematisch. Bei ulnarer Abduktion hemmen die Ligg. radiocapitatum und collaterale carpi radiale. Bei der radialen Abduktion werden die Ligg. capitotriquetrum, carpi ulnare und radiotriquetrum angespannt.

des Skaphoids zum Endpunkt des Triquetrums). Der Flexions- und Extensionsumfang ist in beiden Gelenken unterschiedlich groß. Die **Dorsalextension** findet zu etwa zwei Dritteln im distalen Handgelenk statt (dorsal-distal), wohingegen die **Palmarflexion** zu zwei Dritteln ihres Umfangs im proximalen Handgelenk (proximal-palmar) erfolgt. Dabei kommt es zu Kippbewegungen der proximalen Handwurzelknochen (besonders des Skaphoids), die diese Bewegungsumfänge in ihrem vollen Umfang erst ermöglichen (s. Bemerkungen am Schluss dieses Kapitels).

Die **karpalen Bandsysteme,** die diese Bewegungsumfänge endständig begrenzen, tragen zunächst der Situation Rechnung, dass die Hand dem Radius ungehindert bei den Supinations- und Pronationsbewegung folgen kann (Wendebewegung der Handflächen). Die stärksten Bandsysteme gehen deshalb vom Radius aus, während die ulnaren Bänder ziemlich genau vom Durchstoßpunkt der diagonalen Unterarmachse (Rotationsachse) am *Proc. styloideus ulnae* entspringen. Die ulnaren Bänder werden deshalb

tums. Das Band schränkt die Palmarflexion im distalen Handgelenk ein.

5. Lig. carpi radiatum

Die vom palmaren Höcker des Kapitatum ausgehenden Bänder werden kollektiv als *Lig. radiatum* bezeichnet. Sie beinhalten interkarpale, radiokarpale und karpometakarpale Bänder, die sternförmig auf das Kapitatum zustrahlen. Dadurch spielt das Kapitatum für die palmare Verklammerung der Handwurzel eine wichtige Rolle.

6. V-Bänder

In der Handchirurgie werden verschiedene schräge Bandzüge in der Handwurzel als V-Bänder bezeichnet. Der eine Schenkel der V-Bänder besteht immer aus Anteilen des schräg verlaufenden *Lig. radiocarpale dorsale* bzw. *palmare*; der andere Schenkel aus Anteilen der Interkarpalbänder und des *Lig. ulnolunatum* (Abb. 5.4-61).

Daumen-Sattelgelenk, Articulatio carpometacarpalis I

Das Daumen-Sattelgelenk besitzt im Gegensatz zu den anderen Karpometakarpalgelenken ein hohes Maß an Beweglichkeit. Die Gelenkfläche des Trapeziums ist in radioulnarer Richtung konkav und nach dorsopalmar konvex gebogen (Abb. 5.4-58 u. 65). Korrespondierend dazu ist die Basisgelenkfläche des *Os metacarpale I* gegensinnig gekrümmt. Das Metakarpale I besitzt einen palmaren und einen dorsalen kleinen dreieckigen Vorsprung. Der palmare Vorsprung ist durch das **Lig. trapeziometacarpale** mit dem Tuberkulum des Trapeziums verbunden (**Schlüsselband des Gelenks,** das die radiale Abduktion begrenzt). Je ein schräger dorsaler und palmarer karpometakarpaler Bandzug schützt das Gelenk vor der Ausrenkung nach radial. Die Gelenkkapsel ist relativ locker, sodass ein **großer Bewegungsumfang** ermöglicht wird, der in seinen Ausschlägen dem eines Kugelgelenks entspricht. Im Gegensatz zum Kugelgelenk ist die axiale Rotation jedoch eingeschränkt. In Ruhestellung befindet sich die Längsachse des Trapeziumsattels um 30–45° gegenüber der Querachse der Handwurzel nach palmar versetzt. Um diese Achse kann der Daumen um etwa 30° nach dorsal geführt (**Extension**) und um etwa 40° schräg nach vorn gebracht werden (**Flexion**). Um die senkrecht zu der Flexionsachse verlaufenden Abduktionsachse (Achse a in Abb. 5.4-65) kann der Daumen adduziert und abduziert werden. In Ruhestellung steht der Daumen

um etwa 30–40° abduziert. Aus dieser Stellung kann er noch um etwa 10° weiter vom Zeigefingerstrahl in palmoradialer Richtung abduziert werden. Die **Adduktion** beträgt aus der Ruhestellung etwa 30–40° (Anpressen des Daumens an den Zeigefingerstrahl). Beim **Daumenkreisen (Zirkumduktion)** findet eine Kombination von Adduktion, Abduktion, Flexion und Extension statt. Als **Opposition** wird eine Kombinationsbewegung aus Adduktion, Flexion und Innenrotation des Daumens verstanden. Durch diese Bewegung kann die Daumenspitze an den Kleinfinger herangeführt werden, sodass Gegenstände zwischen Daumenkuppe und Fingerkuppen festgehalten werden.

Rotationsbewegungen sind eigentlich in einem Sattelgelenk nicht möglich (ein Reiter kann sich im Sattel nur drehen, wenn er die Beine hochzieht). Die Bandführung und der lockere Kapselapparat erlauben jedoch eine eingeschränkte Rotation, sodass der vordere und hintere Vorsprung des Metakarpale I auf die Gelenkfläche des Trapeziums gelangen. An diesen Druckpunkten treten vermehrt Knorpelschädigungen im Alter auf (Abb. 5.4-65).

Der relativ lockere Bandapparat des Gelenks erleichtert Ausrenkungen (**Luxationen**) des Sattelgelenks (typische Skistockverletzung!). Bei der **Luxationsfraktur** (BENNETTsche Fraktur) platzt der vordere Vorsprung des Metakarpale ab. Das Fragment bleibt dann am *Lig. trapeziometacarpale* hängen.

Die große Bedeutung des Daumens für die Greiffunktion der Hand kommt in der Erwerbsminderung bei Verlust des Daumens oder Versteifung des Karpometakarpalgelenks zum Ausdruck (25% Minderung!).

Verkippung der Handwurzelknochen bei Bewegungen in den Handgelenken

Bei der **Radialabduktion** gleitet die erste Reihe in der Pfanne des Unterarms ulnarwärts, ferner wird die Handwurzel radial zusammengeschoben, ulnar hebt sich die erste Reihe von der Pfanne (Diskus) ab. Die Verkürzung am radialen Rand wird durch einen vorgebildeten Mechanismus bewirkt, an dem das **Skaphoid** den deutlichsten Anteil hat (s. o. Kahnbeinfraktur). Dieser Knochen wird bei der Annäherung des Trapeziums an den Radius palmarwärts umgekippt, sodass er mit seinem kürzeren Durchmesser zwischen Radius und Trapezium eingestellt wird, wodurch sich der Radialrand verkürzt (Abb. 5.4-66) und der Spielraum der Bewegung der ganzen Hand sich entsprechend vergrößert. Ohne dieses **Ausweichen des Skaphoids** müsste die Bewegung früher

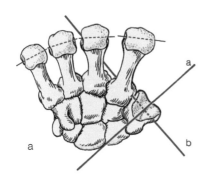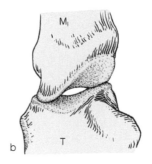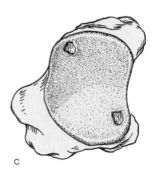

Abb. 5.4-65   Daumen-Sattelgelenk.
(a) Hauptachsen des Daumensattelgelenks;
a Achse für Ab- und Adduktion, b Achse für Flexion und Extension. Ebenfalls sind die Transversalachsen (Beugeachsen) der Fingergrundgelenke eingezeichnet.
(b) Rotation des Os metacarpale I (M_I) bei der Opposition, die Sattelfläche des Mittelhandknochens dreht sich aus dem Sattel des Os trapezium (T).
(c) Aufsicht auf die Gelenkfläche eines Os trapezium mit Knorpelläsionen an typischen Stellen.

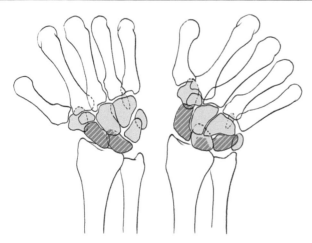

Abb. 5.4-66 Umrisszeichnungen der abduzierten Hand nach Röntgenbildern. Rechte Hand von dorsal. Die sich dorsal vorwölbenden proximalen Handwurzelknochen sind rot schraffiert. Links Radialabduktion, rechts Ulnarabduktion.

zum Stillstand kommen, oder die proximale Reihe müsste sich im Ganzen als Gelenkkopf so weit ulnarwärts schieben, dass sie sich hier durch die Haut vordrängen würde. Wenn das Skaphoid beim Umkippen mit seinem langen Durchmesser sich mehr dorsopalmar einstellt, ist es an der Palmarseite deutlich zu sehen und zu fühlen. Der Kahnbeinhöcker springt an der Sehne des M. flexor carpi radialis buckelförmig vor; bei der Ulnarabduktion entsteht an gleicher Stelle eine Grube. Auch das Lunatum folgt dieser Kippbewegung, wie die Abb. 5.4-66 erkennen lässt, weniger das Triquetrum. Dem Radius gegenüber sind diese Verschiebungen als Palmarflexion zu bezeichnen. Während die Radialseite sich zusammenschiebt, entfaltet sich der Ulnarrand. Das **Triquetrum gleitet** am Pisiforme und am Lunatum **distalwärts**, auch gegen das Hamatum verschiebt es sich weitgehend. Überraschend groß wird auf Röntgenbildern die Entfernung von der Ulna zum Triquetrum, in diesem Raum sind die Diskus und das ulnare Kollateralband zu suchen, das der Konvexität des Triquetrums als Pfanne dient.

Bei der **Ulnarabduktion** erfolgen die Verschiebungen und Umlagerungen in entgegengesetzter Richtung. Da der **Ulnarrand mehr Weichteile** enthält, kann er leichter zusammengeschoben werden. Das Triquetrum kommt daher nicht so sehr in Bedrängnis; es wird schon durch die radialwärts gerichtete Seitenverschiebung der ersten Reihe zum Unterarm mehr quer gestellt, ferner wird es etwas nach der Palmarseite hinausgedrängt. An der Radialseite, an der das Knochengefüge dichter ist, muss die Kippung der Knochen größer sein; hier wird die zu erwartende Lücke durch die Umstellung des Skaphoids, das nunmehr als langer Schatten im Röntgenbild erscheint, ausgefüllt.

So wird die Kippbewegung des Skaphoids wieder rückgängig gemacht. Im Gegensatz zu den Flexionen, bei denen beide Karpalreihen kippen, wird bei den Abduktionen nur die erste Reihe verschoben und verformt, die mit der Mittelhand verbundene zweite Reihe wird nur seitlich gleichsinnig mit der ersten verschoben.

Mit zunehmender **Palmarflexion** werden die Abduktionen immer mehr eingeengt und schließlich unmöglich. Bei rechtwinklig gebeugter Hand kann man trotzdem seitliche Ausschläge, die den Abduktionen entsprechen, ausführen, jedoch sind das Umwendbewegungen, die im Unterarm stattfinden und die echten Abduktionen unmerklich ablösen können.

Die Knochen der proximalen Reihe sind durch Bänder untereinander verbunden. Ulnar- und radialseits bestehen kräftige Bandverbindungen zur distalen Reihe der Handwurzelknochen. Dadurch wird eine osteofibröse Kette gebildet, die bei Handbewe-

gungen unter Spannung steht. Wird durch Bänderriss oder Fraktur z. B. des Os scaphoideum diese Kette unterbrochen, kommt es häufig zu einer Verkippung des Os lunatum mit erheblicher Funktionsstörung der Handgelenke. Eine operative Versorgung (Fixierung des Os lunatum) ist dann meistens notwendig.

Fingergelenke

Grundgelenke der Finger, Articulationes metacarpophalangeales

Die Fingergrundgelenke sind morphologisch **Kugelgelenke.** Aktive Bewegungen sind Beugung (Flexion) und Streckung (Extension) sowie radiale und ulnare Abduktion (Abb. 5.4-67). Eine willkürliche Rotation ist nicht möglich, jedoch treten **passive Drehbewegungen** in Kombination mit den Hauptbewegungen auf. Lässt man den Zeigefinger kreisen, so beschreibt seine Spitze ein Oval, das palmarwärts schmäler ist als dorsal, da mit zunehmender Beugung die Seitenbewegungen eingeschränkt werden. Dazu kommt, dass die Transversalachsen (Beugeachsen) der Fingergrundgelenke so gegeneinander versetzt sind (Abb. 5.4-65), dass sich die Finger bei der Palmarbeugung einander zwangsläufig nähern (**Konvergenzbewegung der Finger** in Verlängerung auf das *Os scaphoideum* als Konvergenzpunkt). Die Hand schließt sich daher zu einer festen Klammer, bei der die Finger nicht mehr gespreizt werden können.

Dass stark gebeugte Finger nicht mehr gespreizt (abduziert) werden können, hat folgende Ursache: Die starken Seitenbänder, **Ligg. collateralia,** entspringen seitlich in den Gruben und Höckern des Metakarpalkopfes dorsal von dessen Drehpunkt und ziehen leicht spiralig nach distal palmarwärts zum Pfannenrand der Grundphalanx. Die Köpfe der Mittelhandknochen sind palmar breiter als dorsal, so-

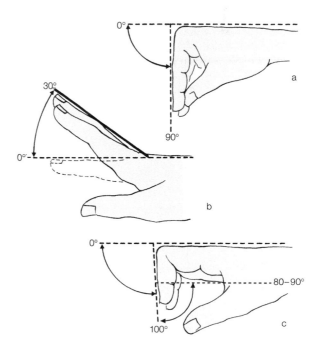

Abb. 5.4-67 Bewegungsumfänge der Fingergelenke.
(a) Fingergrundgelenke: Flexion
(b) Fingergrundgelenke: Extension
(c) Fingermittel- und -endgelenke: Flexion

dass die Seitenbänder bei der Beugung des Grundgelenks durch diese Verbreiterung gestreckt und angespannt werden. Der wichtige akzessorische Seitenbandapparat, der zur palmaren Platte zieht, ist unten beschrieben.

Der **Gelenkspalt,** dessen Lage man bei Amputation eines Fingers bestimmen muss, liegt bei Beugung des Fingers etwa 1 cm distal vom Kopf des Mittelhandknochens, der als Knöchel unter der Haut vorspringt. Über dem Gelenkspalt kann man mit einem Fingernagel der untersuchenden Hand das Gewebe (Haut, Streckaponeurose) eindrücken.

Die Köpfe sind seitlich abgestutzt, und die Gelenkfläche erstreckt sich auf die Palmarseite, wo sie in zwei kleine kondylenähnliche Gelenkhöcker ausläuft. Die kleine Pfanne ist queroval und besitzt in ihrer Umgebung eine Fettfalte. In die Palmarseite der Kapsel ist eine derbfaserige Platte, *Lig. palmare,* eingewebt. Sie bildet eine **Pfanne,** der in der Streckstellung der palmare Abschnitt („Kondylen") des Gelenkkopfes anliegt, und ein Widerlager für die Beugesehnen. Diese vier Platten sind der Quere nach in das *Lig. metacarpale transversum profundum* eingelassen, das eine Spreizung der Metakarpalia II–V hindert, aber die Höhlung der Hand durch die leichte Gegenüberstellung des fünften Strahls gestattet.

Die **palmaren Platten** enthalten Faserknorpel und sind durch drei Bandsysteme am Grundgelenkskelett befestigt (Abb. 5.4-68). Die *Ligg. phalangoglenoidalia* ziehen beidseitig nach distal zur dorsolateralen Fläche der Grundphalanxbasis. Dieses Bandsystem verhindert bei Beugung das dorsale Klaffen des Gelenkspalts. Ein beidseitiges nach proximal von der Platte abzweigendes Band ist an den Seiten der Metakarpalköpfe befestigt und gerät bei Streckung unter Spannung *(Ligg. collateralia accessoria).* Diese Bänder stabilisieren das Gelenk in Streckstellung, erlauben aber noch die Spreizbewegungen. Das dritte Bandsystem bilden die paarigen Zügelbänder (engl.: check-rein-ligaments), die von der palmaren Platte nach proximal zur ulnaren und radialen palmaren Fläche der Metakarpalköpfe ziehen (Abb. 5.4-65) und den Vorschub der Platte bei der Streckung hemmen.

Das **Grundgelenk des Daumens,** *Articulatio metacarpophalangealis (pollicis),* ist, obwohl seine Gelenkflächen oft dem eines Ei- oder Kugelgelenks entsprechen, nahezu ein reines **Scharnier.** Es besitzt sehr **starke Kollateralbänder.** Beim Daumen ist das beweglichste Gelenk bereits an seinem Ur-

sprung an der Handwurzel angebracht, Articulatio carpometacarpalis I (s. Abb. 5.4-65). Zwei kleine **Sesambeine** sind palmar in die Kapsel eingelassen. Verrenkungen treten relativ häufig auf, wenn der abstehende Daumen überstreckt wird (Ballsport).

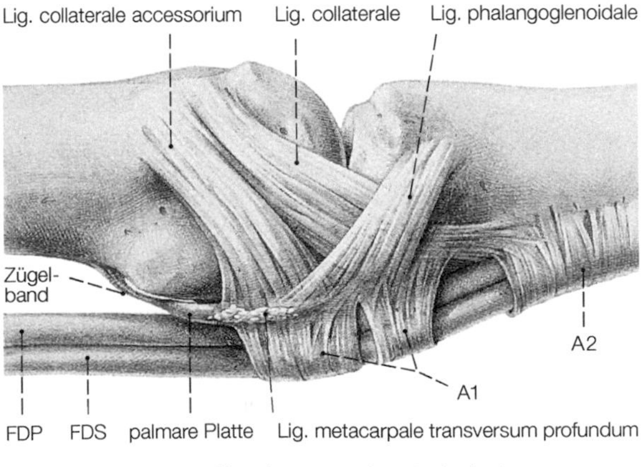

Mittel- und Endgelenke der Finger, Articulationes interphalangeales manus

Sie sind als **reine Scharniergelenke** alle gleich gebaut. Der distale Gelenkkörper des Mittelglieds stellt eine gekehlte Rolle dar, ähnlich wie die *Trochlea humeri,* die proximalen Enden sind flache, mit einer **Führungsleiste** versehene Pfannen, die wesentlich kleiner sind als die Köpfe (s. o.). Starke Kollateralbänder, *Ligg. collateralia,* sichern das **Scharnier.** Im Gegensatz zu den Kollateralbändern der Grundgelenke, die bei gebeugtem Gelenk gespannt und bei gestrecktem Grundgelenk locker sind, findet man die Kollateralbänder der Mittel- und Endgelenke des zweiten bis fünften Fingers (ebenso wie die des Grundgelenks des Daumens) stets gespannt. Die Finger werden dadurch zu Stäbchen, die wohl geknickt, aber nicht seitlich verbogen werden können. Nur als Ganzes kann der Finger im Grundgelenk rotiert und seitwärts bewegt werden. Dieser Umstand ist für das feste Halten und Fassen von großer Wichtigkeit. Die dorsale Wand der **Gelenkkapsel** ist mit der Dorsalaponeurose der Streckmuskeln verbunden, die palmare Wand ist wie beim Grundgelenk durch eine derbfaserige palmare Platte, *Lig. palmare,* verstärkt, die ein Gleitlager für die Beugesehnen darstellt. Die palmare Platte besitzt die gleichen Befestigungsbänder wie das Grundgelenk. Nur das Phalangoglenoidalband ist hier inkonstant. Von den Basen der Endphalangen verlaufen beidseitig je ein *Lig. phalangeale distale* (Paraterminalbänder) zum distal verbreiterten Ende der Phalanx. Sie sind mit dorsalen Querzügen untereinander verbunden, die die Nagelwurzel überqueren (Nagelhalfter) (Abb. 5.4-77).

Im Mittelgelenk beträgt der **Bewegungsumfang** etwa 100°, im Endgelenk etwa 90°. Den **Gelenkspalt** findet man bei Beugestellung im Mittelgelenk 1/2 cm distal vom Gipfelpunkt der Gelenkrolle, beim Endgelenk beträgt die Entfernung noch 1/4 cm (s. Abb. 5.4-73). Wenn die Hand wochenlang in einem festen Verband eingeschlossen ist, sind Kapselschrumpfungen mit Fingerversteifungen möglich.

Palmaraponeurose, Aponeurosis palmaris

Die Palmarfläche der Mittelhand ist durch eine derbe Kollagenfaserplatte verspannt, in die der *M. palmaris longus* einstrahlt (Abb. 5.4-69). Sie ist proximal am *Retinaculum flexorum* und distal durch in die Tiefe reichende Septen (s. u.) im Bereich der Metakarpalköpfe am *Lig. metacarpale transversum profundum* und an den fibrösen Sehnenscheiden der Fingerbeugersehnen befestigt. Sie überspannt das **Mittelhandgewölbe.** Zwischen der Aponeurose und den Metakarpalia entsteht dadurch ein bis zu 1,5 cm tiefer Weichteilraum in der Hohlhand. Die Hauptmasse der Fasern besteht aus Längszügen (**Fasciculi longitudinales**). Proximal der Fingergrundgelenke werden die Längszüge durch **Fasciculi transversi** quer verspannt. Hier wird die Palmaraponeurose von einem quer und schräg verlaufenden subkutanen Fasersystem überlagert, das das *Lig. metacarpale transversum superficiale* („Schwimmhautband") bildet.

Lig. collaterale accessorium   Lig. collaterale   Lig. phalangoglenoidale

Zügel- band

A2

A1

FDP   FDS   palmare Platte   Lig. metacarpale transversum profundum

Abb. 5.4-68 Kapselbandapparat der Articulatio metacarpophalangealis. FDP = Sehne des M. flexor digitorum profundus, FDS = Sehne des M. flexor digitorum superficialis, A1 = Ringband A1, A2 = Ringband A2. Ein Zügelband (engl. check rein ligament) ist auch zu sehen.

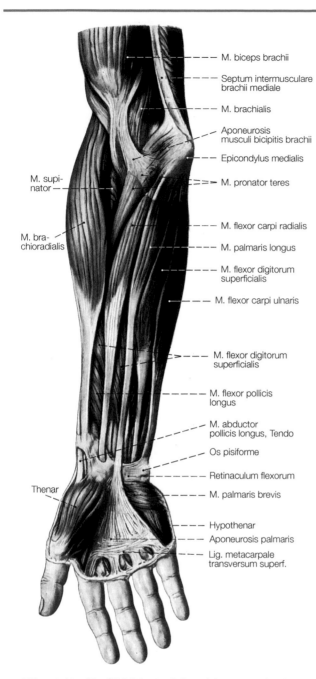

M. biceps brachii
Septum intermusculare brachii mediale
M. brachialis
Aponeurosis musculi bicipitis brachii
Epicondylus medialis
M. supinator
M. pronator teres
M. flexor carpi radialis
M. brachioradialis
M. palmaris longus
M. flexor digitorum superficialis
M. flexor carpi ulnaris
M. flexor digitorum superficialis
M. flexor pollicis longus
M. abductor pollicis longus, Tendo
Os pisiforme
Thenar
Retinaculum flexorum
M. palmaris brevis
Hypothenar
Aponeurosis palmaris
Lig. metacarpale transversum superf.

Abb. 5.4-69 Oberflächliche Muskeln auf der Beugeseite des rechten Unterarms.

Die zu den zweiten bis fünften Fingern verlaufenden Längsfasern weichen distal auseinander und lassen zwischen sich Öffnungen, aus denen das darunterliegende Fett bei Streckbewegungen hervorquillt und die Haut zu drei niedrigen Ballen, den sog. **Tastballen,** vorwölbt. Im Fett dieser Fenster findet man die Gefäße und Nerven für die Finger.

Von der Unterseite („Dorsalseite") der Palmaraponeurose zweigen zwei marginale und sieben intermediäre **Septen** zu den interossären Abschnitten des *Lig. metacarpale transversum profundum,* der tiefen Hohlhandfaszie und dem Periost der Metakarpalknochen ab. Das radiale Septum strahlt in die Faszie des *Adductor pollicis* ein, das ulnare in die Faszie des Kleinfingerballens (**Hypo-**

thenar). Die so gebildeten longitudinalen Kanäle zwischen den Bindegewebssepten dienen den Sehnen der Fingerbeuger, den *Mm. lumbricales* und den Blutgefäßen und Nerven der Finger als Leitstraßen. Die Septen bilden zusammen mit den Fasern der Aponeurose zur Haut (*Retinacula cutis,* GRAYSONsche palmare Bänder der Finger) eine funktionelle Einheit, die bei kräftigem Zugreifen gespannt wird und die Haut gegen zu starke Verschiebungen am Handskelett verankert.

Die derbe Verspannung durch die Palmaraponeurose verhindert, dass bei Infektionen der Hohlhand (u. a. nach einer perforierenden Verletzung) eine **entzündliche Schwellung** in der Hohlhand auftritt. Zwangsläufig weicht die Ödemflüssigkeit zum Handrücken aus, der bei palmaren Entzündungen oder Blutungen meist deutlich geschwollen ist. Der untersuchende Arzt achtet deshalb auch bei dorsalen Schwellungen auf mögliche Verletzungen im Bereich der Palma.

Der **DUPUYTRENschen Kontraktur** liegt eine lokale Verhärtung und Schrumpfung der Palmaraponeurose meist im ulnaren Bereich zugrunde. Durch die Verbindung der Aponeurose mit den Sehnenscheiden der Beuger kommt es allmählich zu einer Krümmung bis vollständigen Beugung einzelner Finger (besonders des vierten und fünften Fingers). Die Krankheit tritt hauptsächlich bei Männern ab dem 4. Lebensjahrzehnt auf, gelegentlich gepaart mit ähnlichen Schrumpfungen und Verhärtungen in der Plantaraponeurose (Morbus Ledderhose) und der Penisfaszie (Induratio penis plastica).

5.4.6 Muskeln des Unterarms

Die meisten Unterarmmuskeln ziehen zur Hand und zu ihren Fingern. Es sind mehrgelenkige Muskeln, deren Bäuche proximal liegen und meist noch dem Humerus entspringen. Dadurch wird die Peripherie entlastet, die Finger werden nur von Sehnen erreicht und können schlank bleiben, ebenso wie die Handgelenke, die ausschließlich von Sehnen umlagert sind.

Die Muskeln schieben sich mit ihren **Ursprüngen** an beiden Seiten des Ellenbogengelenks auf den Humerus und erfassen hier die Epikondylen. Der *Epicondylus medialis* ist nach der Ventralseite gerichtet, der Epicondylus lateralis mehr nach dorsal. Der **Epicondylus medialis** ist Ursprungszentrum für die ventrale Muskelgruppe, die **Beuger,** während die dorsale Gruppe, die **Strecker,** den **Epicondylus lateralis** besetzt. Die dorsale Gruppe ist z. T. mit ihren Ursprüngen auf die ventrale Seite des Epicondylus lateralis und das anschließende Septum intermusculare brachii laterale herumgewandert, sie reicht also weiter proximal auf den Oberarm als die ventrale Gruppe.

Die zahlreichen Muskeln des Unterarms entspringen nicht nur am knöchernen Skelett, sondern auch von verstärkten Bereichen der Unterarmfaszie, der *Membrana interossea antebrachii* und von Septa intermuscularia.

Den **Insertionen** nach kann man vier Gruppen von Unterarmmuskeln unterscheiden:
1. Insertion am Radius
2. Insertion am Karpus bzw. Metakarpus
3. Insertion an den Fingern
4. Insertion am Daumen

Die am Radius ansetzenden Muskeln sind Pronatoren bzw. Supinatoren; die am Karpus/Metakarpus inserierenden Muskeln wirken als Handbeuger und Handstrecker; die in die Finger und den Daumen ziehenden Sehnen gehören zu den Fingerbeugern und Fingerstreckern. Sie sind zugleich Handbeuger und Handstrecker.

Ventrale Muskelgruppe (Flexoren der Hand und Finger)

M. flexor carpi radialis
M. palmaris longus
M. flexor carpi ulnaris
M. flexor digitorum superficialis
M. flexor digitorum profundus
M. flexor pollicis longus

Diese Muskeln sind in zwei Lagen übereinander geschichtet: eine **oberflächliche Schicht** und eine **tiefe Schicht**. Beide Schichten sind unvollständig durch ein tiefes Blatt der Unterarmfaszie voneinander getrennt. In dieser Verschiebeschicht läuft der *N. medianus*. Alle oberflächlichen Muskeln entspringen dem *Epicondylus medialis humeri*, die tiefen von der Ulna, der *Membrana interossea* und dem Radius.

Oberflächliche Schicht

☐ M. flexor carpi radialis

Ursprung: Der radiale Handbeuger entspringt gemeinsam mit dem *Pronator teres* dem **Epicondylus medialis** und der Unterarmfaszie (Abb. 5.4-69). Die Sehne, die schon in der Mitte des Unterarms aus dem doppelt gefiederten Muskelbauch frei wird, zieht schräg radialwärts in den *Canalis carpi* hinein. Dort liegt sie innen der *Eminentia carpi radialis* an und hinterlässt im Trapezium eine seichte Rinne. **Ansatz:** Die Sehne inseriert an der Basis des **Metakarpale II.** Von den bei Handbeugung am Unterarm vorspringenden Sehnen ist sie am weitesten radialwärts gelegen (s. Abb. 5.4-80).

Auf der Radialseite der Sehne fühlt man den Puls der A. radialis, auf der Ulnarseite liegt der N. medianus (Abb. 5.4-74). Die **Rinne am Trapezium** wird durch Ausstrahlungen von Bändern zu einem osteofibrösen Kanal geschlossen. Hier ist die Sehne fest umschlossen und zur Herabsetzung der Reibung von einer eigenen Sehnenscheide, *Vagina tendinis musculi flexoris carpi radialis*, umgeben. **Funktion:** Die Wirkung des Muskels auf das Ellenbogengelenk ist gering. In Kombination mit anderen Karpalmuskeln kann er im Handgelenk **radial abduzieren** oder **beugen**. Ist er isoliert gelähmt, weicht die gegen einen Widerstand gebeugte Hand etwas ulnarwärts ab, da der ulnar abduzierenden Wirkung des Flexor carpi ulnaris das Gegengewicht fehlt. Da er in schräger Richtung die diagonale Unterarmachse kreuzt, ist er ein **wirksamer Pronator**, besonders wenn die übrigen Gelenke ihn nicht beanspruchen, also bei gestrecktem Arm und dorsalextendierter Hand.
Innervation: *N. medianus* (C7–C8).

☐ M. palmaris longus

Ursprung: Der „lange Hohlhandmuskel" entspringt gemeinsam mit der Muskelmasse der Beuger am **Epicondylus medialis humeri** und geht mit einer schmalen, platten Sehne zur Hohlhand (Abb. 5.4-69). **Ansatz:** In der Hohl-

hand strahlt die Sehne fächerförmig aus in die **Palmaraponeurose**, die eine Verstärkung der Hohlhandfaszie darstellt und der Plantaraponeurose des Fußes entspricht. Die Längsfasern dieser Aponeurose erreichen mit einzelnen Zipfeln die Vaginae fibrosae der langen Fingerbeuger und die benachbarte Haut im Bereich der Grundgelenke. Proximal beginnen sie an den Rändern des Retinaculum flexorum. Bei Beugung der Hand (besonders gegen Widerstand) springt die Sehne in der Mittellinie des distalen Unterarms meist deutlich vor. Radial von ihr ist die Sehne des Flexor carpi radialis zu tasten.
Funktion: Der *M. palmaris longus* **beugt** in erster Linie die Hand und beteiligt sich an der Spannung der Palmaraponeurose, wenn gleichzeitig die Hand und die Finger dorsalextendiert werden. Auch wenn der Muskel ganz fehlt (13% der Unterarme), bleibt die Aponeurose bestehen und kann offenbar auch durch die Dorsalextension gespannt werden, da sie zwischen dem Retinaculum flexorum und den Grundgelenken der Finger ausgespannt ist.

Der Palmaris longus zeigt eine **große Variabilität:** Er kann fehlen, verdoppelt sein, er kann zwei Bäuche mit einer Zwischensehne besitzen, in den Karpaltunnel einstrahlen oder fast ganz sehnig sein. Wegen seiner Entbehrlichkeit wird er gern zur Sehnentransplantation verwandt.
Innervation: *N. medianus* (C7–C8).

☐ M. flexor carpi ulnaris

Der schlanke „ulnare Handbeuger" verläuft entlang der Ulna und bildet die ulnare Grenze der vorderen Unterarmmuskeln (Abb. 5.4-69). **Ursprung:** Das **Caput humerale** entspringt dem *Epicondylus medialis*, das **Caput ulnare** einem derben Bindegewebsstreifen, der vom Olekranon zur Ulnarkante des Unterarms zieht. Die Sehne des einfach gefiederten Muskels wird erst im unteren Drittel des Unterarms frei und ist hier leicht durch die Haut zu greifen. **Ansatz:** Die Sehne verläuft zum **Os pisiforme** (das ihr als Sesambein dient) und inseriert über das *Lig. pisohamatum* und *Lig. pisometacarpale* am **Hamulus ossi hamati** und an der **Basis des 5. Mittelhandknochens** (s. Abb. 5.4-61).

Am Ursprung besitzt der Muskel einen Sehnenbogen, unter dem der N. ulnaris hindurchtritt, um von seiner dorsalen Lage in der Rinne des Epicondylus medialis (Sulcus nervi ulnaris) auf die Palmarseite des Unterarms zu gelangen. Unter dem Schutz des Muskels verlaufen der *Nervus* und die *Arteria* und *Vena ulnaris* zur Hand. Hier kann der Nerv eingeengt werden (Kompressionssyndrom).
Funktion: Ulnarabduktion (Abb. 5.4-70), **Palmarflexion**. Wenn der *M. flexor carpi radialis* gelähmt ist, bringt der Flexor carpi ulnaris die Hand in Ulnarabduktion.
Innervation: *N. ulnaris* (C7–Th1) (selten *N. medianus*).

☐ M. flexor digitorum superficialis

Der „oberflächliche Fingerbeuger" (Abb. 5.4-69 u. 71) hat einen **Ursprung** am Epicondylus medialis und am Proc. coronoideus ulnae (**Caput humero-ulnare**); er entspringt außerdem mit einer dünnen Muskelplatte vom Radius (**Caput radiale**). Die Bäuche für Mittel- und Ringfinger liegen oberflächlicher als die für den Zeige- und Kleinfinger. Durch Beugung der einzelnen Finger kann man das zugehörige Muskelfleisch am Unterarm hervortreten lassen.

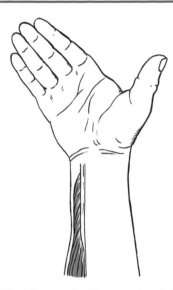

Abb. 5.4-70 Lähmung des Flexor carpi radialis und Palmaris longus. Der Flexor carpi ulnaris zieht bei der Faustöffnung die Hand nach der Ulnarseite, wenn der Flexor carpi radialis und Palmaris longus bei Schädigung des N. medianus gelähmt sind. (Die karpalen Flexoren werden bei der Faustöffnung aktiviert, um die Dorsalextension der Hand durch die Fingerextensoren zu verhindern.)

Die oberflächliche Lage der beiden mittleren Sehnen bleibt auch während des Durchtritts durch den Canalis carpi erhalten. Von hier aus verlaufen die Sehnen in einer Ebene zur Grundphalanx, wo sie sich in zwei Schenkel teilen, um durch diesen Schlitz die Sehne des M. flexor digitorum profundus hindurchtreten zu lassen, **Hiatus tendineus. Ansatz:** Distal vom Hiatus vereinigen sich die Schenkel der Sehne wieder, kreuzen sich teilweise (Chiasma tendineum) und inserieren an der palmaren Fläche der **Mittelphalangen.**

Zwischen den Ursprüngen am Humerus und am Radius ist eine Sehnenarkade ausgespannt, unter der der N. medianus zusammen mit der A. und den Vv. ulnares in die Tiefe tritt.

Funktion: Der Muskel wirkt **beugend auf das Mittelgelenk** des zweiten bis fünften Fingers. Außerdem beugt er bei gestreckten Fingern das Handgelenk. Auf das Grundgelenk der Finger wirkt er hauptsächlich sekundär, nachdem er das Mittelgelenk gebeugt hat. Voraussetzung für seine Wirkung auf das Grundgelenk ist jedoch die Vorbeugung dieses Gelenks durch die *Mm. interossei.* Wenn er durch eine Dorsalextension der Hand gedehnt wird, wird seine Beugewirkung verstärkt. Er kann nicht in allen Gelenken gleichzeitig maximale Ausschläge erzielen. Wenn man die Finger beim Faustschluss kräftig beugen will, geht man im Handgelenk gleichzeitig mit Hilfe der **Extensores carpi** in eine Dorsalextension, um die volle Wirkung des Muskels auf die Finger zu konzentrieren und keinen Verlust durch Handbeugung eintreten zu lassen (**indirekter Synergismus**). Sind aber die Streckmuskeln des Handgelenks gelähmt, dann ist ein voller Faustschluss nicht mehr möglich (**aktive Insuffizienz**).

Innervation: *N. medianus* (C7–Th1).

Tiefe Schicht

☐ M. flexor digitorum profundus

Der tiefe Fingerbeuger (Abb. 5.4-71) gehört der tiefen Schicht an, die mit ihren Ursprüngen auf die Unterarmknochen verschoben ist. **Ursprung:** Der Muskel entspringt der **Vorderfläche der Ulna** sowie der **Fascia antebrachii** und greift auch auf die **Membrana interossea** antebrachii über. Auf der Palmarfläche entwickeln sich die Sehnen, die für den darüberliegenden Flexor superficialis eine Gleitbahn bilden und durch den Canalis carpi zu den vier Fingern verlaufen. An der Grundphalanx durchbohren sie die Sehnen des Flexor digitorum superficialis. **Ansatz: Basis der Endphalanx** des zweiten bis fünften Fingers (Abb. 5.4-80).

Funktion: Die Sehnen für die Finger entstehen meistens durch Aufzweigung einer gemeinsamen Ausgangssehne proximal vom Karpalkanal. Die Sehne für den Zeigefinger besitzt häufig einen eigenständigen Muskelbauch. Eine getrennte **Beugung** der übrigen Finger durch die Muskeln ist nur sehr begrenzt möglich.

Der Muskel bewirkt vorwiegend den Kraftschluss der Hand, er **beugt alle Hand- und Fingergelenke,** am Handgelenk kann er in individuell wechselnder Weise etwas ulnarwärts abduzieren. Die Wirkung auf die Fingergrundgelenke ist ähnlich beschränkt wie für den *M. flexor superficialis* beschrieben. Die **primäre Beugewirkung auf die Endphalanx** tritt meistens kombiniert mit einer Folgebeugung des Mittelgelenks auf. Hält man als untersuchender Arzt das Endglied in Streckposition, dann ist bei Lähmung des *M. flexor superficialis* eine Beugung durch den intakten *M. flexor profundus* im Mittelgelenk nicht möglich (Prüfung der isolierten Sehnenruptur).

Er kann noch eher als der Flexor superficialis **aktiv insuffizient** werden, da er nicht alle übersprungenen Gelenke gleichzeitig maximal beugen kann.

Innervation: An der Innervation beteiligen sich die *Nn. medianus* und *ulnaris,* wobei der Medianus den radialen Teil, der Ulnaris den ulnaren Teil des Muskels versorgt (C7–Th1).

☐ M. flexor pollicis longus

Der lange Daumenbeuger (Abb. 5.4-69 u. 71) ist phylogenetisch ein Teil des Flexor digitorum profundus und wird erst bei den Anthropoiden selbstständig. Beim Menschen kommt eine Verbindung zwischen beiden gelegentlich noch vor. Sein **Ursprung** liegt an der **Palmarfläche des Radius (Caput radiale)** unterhalb der Tuberositas radii und greift auch auf die *Membrana interossea* über. In 40% besitzt der Muskel einen zusätzlichen Ursprungszipfel am *Epicondylus medialis* oder *Proc. coronoideus* (**Caput humerale** bzw. **ulnare**). Die Sehne tritt durch den Canalis carpi und bettet sich zwischen die beiden Köpfe des M. flexor pollicis brevis. **Ansatz: Basis der Endphalanx** des Daumens.

Funktion: Der Muskel **beugt vor allem das Endglied,** was beim Daumen mit viel größerer Leichtigkeit geschieht als bei den übrigen Fingern, ferner hilft er mit, den Daumen in **Oppositionsstellung** zu bringen. Die isolierte Beugung des Endglieds kann er nur ausführen, wenn der Extensor pollicis brevis die Beugung des Grundglieds verhindert (**indirekter Synergismus**).

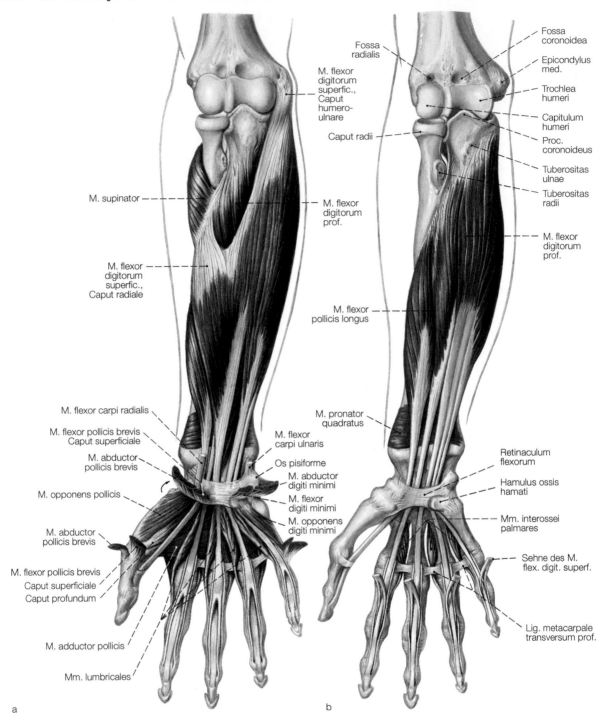

Abb. 5.4-71 (a) Darstellung ausgewählter Muskeln des Unterarms und der Hand. Der Flexor digitorum superficialis verdeckt fast vollständig den Flexor digitorum profundus. An der Hand sind der Flexor digiti minimi brevis und Abductor digiti minimi entfernt.
Abb. 5.4-71 (b) Die langen Fingerbeuger. Flexor digitorum profundus mit Flexor pollicis longus, Pronator quadratus und Interossei palmares.

Die Abspaltung des Muskels vom *Flexor digitorum profundus* erklärt, dass der Muskel gelegentlich mit einer Sehnenabzweigung in die Flexor-profundus-Sehne des Zeigefingers einstrahlt (25 % einseitig, 6 % beidseitig). Daraus erklären sich bei manchen Menschen auftretende störende **Mitbeugungen des Zeigefingers** bei Daumenbeugung.
Innervation: *N. medianus: N. interosseus anterior* (C7–Th1).

Sehnenscheiden der Fingerbeuger

Auf dem Weg durch den Canalis carpi werden die Sehnen der Fingerbeuger von *Vaginae synoviales digitorum manus* umschlossen, die proximal und distal die Grenze des Retinaculum flexorum überschreiten. Bei Bewegungen verschieben sich die blinden Enden der Sehnenscheiden im Canalis carpi. Die radiale Scheide umgibt die Sehne des langen Daumenbeugers, die ulnare umgreift die übrigen

Sehnen. An den Fingern reichen sie nicht bis zum Endglied, überschreiten proximal aber das Grundgelenk. Bei Daumen und Kleinfinger vereinigen sich nach der Geburt die Sehnenscheiden der Finger mit ihren zugehörigen Sehnenscheiden im Canalis carpi. Es gibt zahlreiche individuelle Abweichungen (Abb. 5.4-72), jedoch fehlt den Sehnen des zweiten und dritten Fingers im Bereich ihrer metakarpalen Abschnitte eine Sehnenscheide, sodass die Fingersehnenscheiden II und III nicht mit dem gemeinsamen Synovialsack der Fingerbeuger im Karpalkanal verbunden sind.

Dieses Verhalten der Sehnenscheiden ist von klinischer Bedeutung, da **bakterielle Infektionen** in diesen Röhren schnell fortgeleitet werden können. Die Ausbreitung von eitrigen Entzündungen im Gewebe wird als **Phlegmone** bezeichnet. Werden der zweite bis vierte Finger von einer solchen Sehnenscheidenphlegmone befallen (durch eine perforierende Verletzung der Sehnenscheiden), bleibt sie in der Regel auf die Sehnenscheide dieses Fingers beschränkt. Ist jedoch der Daumen befallen, kann die Entzündung zur Handwurzel fortgeleitet werden, hier die dünne Trennwand zwischen beiden Synovialsäcken durchbrechen und sich zum Kleinfinger ausbreiten oder umgekehrt. So entsteht das typische Krankheitsbild der **V-Phlegmone**. Bei ungünstigem Ausgang kann eine Sehnenscheidenentzündung am Daumen oder Kleinfinger eine **Versteifung der ganzen Hand** zur Folge haben.

Praktisch wichtig sind ferner die **Längsstraßen** der Hohlhand zwischen den tiefen Septen der Palmaraponeurose (s. o.), in denen die Sehnen der Fingerbeuger und die *Mm. lumbricales* verlaufen. Eiter kann in ihnen proximalwärts in den Karpaltunnel und von dort weiter zwischen die tiefen Unterarmmuskeln gelangen (PARONAscher Raum).

Die **Verstärkungsbänder der Sehnenscheide** bestehen aus geschlossenen, tunnelförmigen Abschnitten *(Pars anularis vaginae fibrosae)* und Abschnitten, in denen schräge Faserzüge teils kreuzförmig, Y-förmig oder einzeln die Sehnen palmar überspannen *(Pars cruciformis vaginae fibrosae)*. Diese **Kreuzbandabschnitte** werden bei der Beugung gestaucht (Stauchabschnitte), sodass bei maximaler Beugung die Ringbandabschnitte nahe aneinander rücken. In der Handchirurgie werden die (anulären) **Ringbandabschnitte** von proximal nach distal durchnummeriert (A1–A5), ebenfalls die kruziformen Abschnitte (C1–C3). Details sind in Abb. 5.4-68 u. 73 dargestellt. Zusätzlich zu den Ring- und Kreuzbändern sind die Sehnen innerhalb der Sehnenscheide dorsalwärts durch kurze und lange Faser-

bündel an die Mittel- und Grundphalanx gefesselt *(Vincula brevia, Vincula longa)*.

Die eigentliche Führung der Beugesehnen an den Fingern übernehmen die *Vaginae fibrosae digitorum manus*, die zusammen mit den Fingerknochen einen osteofibrösen Kanal bilden.

Dorsale Muskelgruppe (Extensoren der Hand und Finger)

M. extensor carpi radialis longus
M. extensor carpi radialis brevis
M. extensor digitorum
M. extensor digiti minimi
M. extensor carpi ulnaris
M. abductor pollicis longus
M. extensor pollicis brevis
M. extensor pollicis longus
M. extensor indicis

Die Extensoren der Hand und der Finger können nach ihrer Lage in drei Gruppen unterteilt werden:
1. **Radiale Gruppe:** Die Muskeln entspringen von der lateralen Kante des Humerus und des *Septum intermusculare laterale* und gelangen mit ihren Muskelbäuchen teilweise vor die quere Ellenbogenachse. Sie werden dadurch partiell zu Beugern im Ellenbogengelenk *(M. extensor carpi radialis longus, M. brachioradialis* – s. o.).
2. **Ulnare Gruppe,** bestehend aus *M. extensor digitorum, M. extensor digiti minimi* und *M. extensor carpi ulnaris*. Alle Muskeln entspringen hauptsächlich vom *Epicondylus lateralis humeri* und bilden ulnawärts die oberflächliche dorsale Muskelschicht.
3. **Tiefe Gruppe:** Sie besteht aus vier Muskeln, drei für die Streckung und Abduktion des Daumens und einen für die Streckung des Zeigefingers. Der Ursprung liegt auf der Rückseite des Unterarms (Ulna, Radius, *Membrana interossea*). Die Muskeln werden größtenteils von der ulnaren Gruppe bedeckt.

Alle Extensoren mit Ausnahme des M. ext. carpi longus werden vom *Ramus profundus* des *N. radialis* innerviert, teilweise vor und teilweise nach seinem Durchtritt durch den M. supinator.

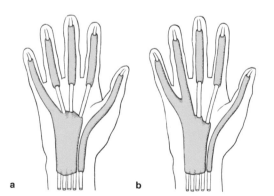
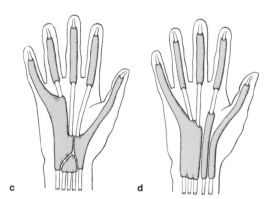

Abb. 5.4-72 Variationen der palmaren Sehnenscheiden, bei denen die Entstehung einer V-Phlegmone möglich ist.
(a) Normaltyp,
(b) Übergreifen der gemeinsamen Beugerscheide auf den Ringfinger,
(c) Daumensehnenscheide hüllt im Karpalkanal die Beugersehne des Zeigefingers mit ein,
(d) Sehnenscheide der Beuger geteilt.

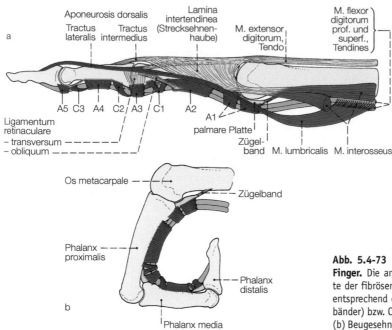

a

Aponeurosis dorsalis
Tractus lateralis   Tractus intermedius
Lamina intertendinea (Strecksehnenhaube)
M. extensor digitorum, Tendo
M. flexor digitorum prof. und superf., Tendines

A5 C3 A4 C2 A3 C1 A2 A1
Ligamentum retinaculare
– transversum
– obliquum
palmare Platte
Zügelband   M. lumbricalis   M. interosseus

Os metacarpale
Zügelband
Phalanx proximalis
Phalanx distalis
b
Phalanx media

Abb. 5.4-73   Bau des Beuge- und Strecksehnenapparates der Finger. Die anulären (A1–A5) und kruziformen (C1–C3) Abschnitte der fibrösen Sehnenscheiden (Ringbänder und Kreuzbänder) sind entsprechend einer internationalen Vereinbarung mit A1–A5 (Ringbänder) bzw. C1–C3 (Kreuzbänder) abgekürzt. (a) Gestreckter Finger, (b) Beugesehnen und fibröse Sehnenscheiden beim gebeugten Finger.

In Höhe der Articulatio radiocarpalis werden die Sehnen der Extensoren von einer Verstärkung der Unterarmfaszie, *Retinaculum (musculorum) extensorum,* überspannt. In sechs Fächern des Retinakulums werden die zehn Sehnen, von Sehnenscheiden ummantelt, über die Knochen geführt (Abb. 5.4-74, 75 u. 77).

Oberflächliche (radiale und ulnare) Schicht

☐ M. extensor carpi radialis longus

Der **Ursprung** des langen „Speichen-Handstreckers" (Abb. 5.4-50 u. 75) liegt distal vom Brachioradialis am *Septum intermusculare brachii laterale* und an der **lateralen Humeruskante** *(Crista supraepicondylaris lateralis)* bis zum Epi-

kondylus. Sein Muskelbauch wölbt sich neben dem Epikondylus so stark vor, dass dieser in einem Grübchen versenkt liegt. Die Sehne läuft am Radius herab und geht mit der des folgenden Muskels durch das zweite Fach des Retinaculum extensorum. **Ansatz:** Basis des **Metakarpale II** (Abb. 5.4-77). **Funktion:** Erläutert zusammen mit dem M. extensor carpi radialis brevis.
Innervation: *N. radialis* (C5–C7), direkter Ast aus dem Hauptstamm.

☐ M. extensor carpi radialis brevis

Ursprung: Der kurze „Speichen-Handstrecker" (Abb. 5.4-50 u. 75) entspringt vom **Epicondylus lateralis,** teils vom Lig. anulare radii, ferner von einem Sehnenblatt, das sich

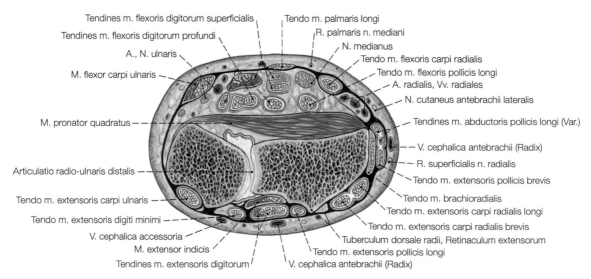

Tendines m. flexoris digitorum superficialis
Tendines m. flexoris digitorum profundi
A., N. ulnaris
M. flexor carpi ulnaris
M. pronator quadratus
Articulatio radio-ulnaris distalis
Tendo m. extensoris carpi ulnaris
Tendo m. extensoris digiti minimi
V. cephalica accessoria
M. extensor indicis
Tendines m. extensoris digitorum

Tendo m. palmaris longi
R. palmaris n. mediani
N. medianus
Tendo m. flexoris carpi radialis
Tendo m. flexoris pollicis longi
A. radialis, Vv. radiales
N. cutaneus antebrachii lateralis
Tendines m. abductoris pollicis longi (Var.)
V. cephalica antebrachii (Radix)
R. superficialis n. radialis
Tendo m. extensoris pollicis brevis
Tendo m. brachioradialis
Tendo m. extensoris carpi radialis longi
Tendo m. extensoris carpi radialis brevis
Tuberculum dorsale radii, Retinaculum extensorum
Tendo m. extensoris pollicis longi
V. cephalica antebrachii (Radix)

Abb. 5.4-74   Querschnitt durch den supinierten linken Unterarm in Höhe der Articulatio radio-ulnaris distalis. Blick von distal. Die Sehnenscheiden und das Retinaculum extensorum sind blaugrau dargestellt, die Unterarmfaszie schwarz.

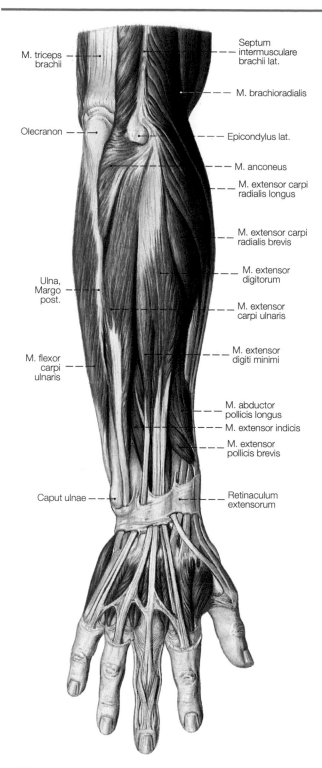

M. triceps brachii

Septum intermusculare brachii lat.

M. brachioradialis

Olecranon

Epicondylus lat.

M. anconeus

M. extensor carpi radialis longus

M. extensor carpi radialis brevis

M. extensor digitorum

M. extensor carpi ulnaris

Ulna, Margo post.

M. extensor digiti minimi

M. flexor carpi ulnaris

M. abductor pollicis longus

M. extensor indicis

M. extensor pollicis brevis

Caput ulnae

Retinaculum extensorum

Abb. 5.4-75   Oberflächliche Muskeln des rechten Unterarms von dorsal.

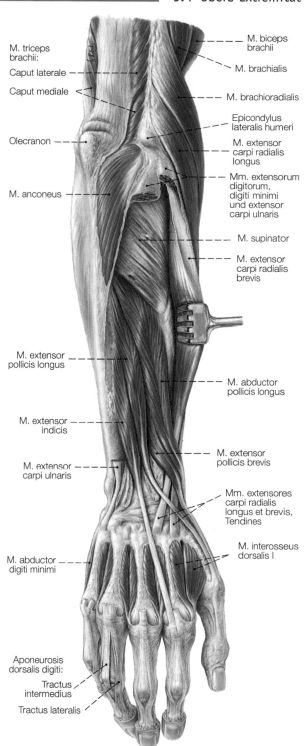

M. triceps brachii:

Caput laterale

Caput mediale

M. biceps brachii

M. brachialis

M. brachioradialis

Epicondylus lateralis humeri

M. extensor carpi radialis longus

Olecranon

Mm. extensorum digitorum, digiti minimi und extensor carpi ulnaris

M. anconeus

M. supinator

M. extensor carpi radialis brevis

M. extensor pollicis longus

M. abductor pollicis longus

M. extensor indicis

M. extensor pollicis brevis

M. extensor carpi ulnaris

Mm. extensores carpi radialis longus et brevis, Tendines

M. interosseus dorsalis I

M. abductor digiti minimi

Aponeurosis dorsalis digiti:

Tractus intermedius

Tractus lateralis

Abb. 5.4-76   Dorsalansicht des rechten Unterarms mit Hand. Der Extensor digitorum, der Extensor carpi ulnaris und der Extensor digiti minimi sind entfernt, um die tiefe Muskulatur darzustellen. (Gezeichnet nach einem Präparat von Studenten des Präparierkurses an der Universität Marburg)

zwischen ihn und den benachbarten Extensor digitorum einschiebt. Er ist am Ursprung überdeckt vom M. ext. carpi radialis longus, während die Sehnen beider Muskeln nebeneinander laufen; **Ansatz:** Basis des **Metakarpale III** (Abb. 5.4-76).

Funktion: Beide Speichen-Handstrecker beteiligen sich an der **Dorsalextension** der Hand. Nur der „Longus" erzeugt eine **Radialabduktion** und hilft gering mit bei der **Beugung** im **Ellenbogengelenk** und ist bei gebeugtem Unterarm ein **Pronator** aus supinierter Stellung.

Während der Beugung des Unterarms entfernen sich die Muskelbäuche der radialen Gruppe (besonders der Brachioradialis, s.o.) von der Drehachse des Ellenbogengelenks. Dadurch wird ihr beugendes Moment größer, gleichzeitig wird durch das verstärkte Ausweichen der Muskelbäuche während der Beugung nach palmar die Schräglage zum Radius vergrößert und das pronatorische Moment verbessert. Ferner wird ihr Ansatzwinkel zum Oberarm vergrößert, sodass Raum für die Dickenzunahme gewonnen wird. Bei äußerster Pronation sind die Muskeln spiralig um den Unterarm gewunden.

Innervation: *N. radialis* (C5–C7), durch den R. profundus vor seinem Eintritt in den M. supinator (FROHSE-FRÄNKELSche Arkade).

▭ M. extensor digitorum

Ursprung: Der Fingerstrecker (Abb. 5.4-75 u. 77) entspringt im Anschluss an den vorigen als erster Muskel der ulnaren Gruppe vom **Epicondylus lateralis** sowie von der

Unterarmfaszie und den **Ligg. collaterale radiale** und anulare radii. Der Muskelbauch lässt häufig einen besonderen Teil mit einem eigenen Nervenast für den Zeigefinger erkennen. **Ansatz:** Die vier Sehnen durchsetzen gemeinsam das vierte Fach des Retinaculum extensorum, strahlen dann fächerförmig auseinander und verlaufen zur **Dorsalaponeurose** der **Finger II–V.** Auf dem Handrücken sind die Sehnen durch Querbrücken, **Connexus intertendinei,** die man bei Bewegungen durch die Haut teilweise sehen und stets fühlen kann, miteinander verbunden. Am wenigsten wird hierdurch die Sehne des Zeigefingers behindert, am stärksten die des vierten Fingers. Durch die Connexus intertendinei wird die Selbstständigkeit in der Streckbewegung der einzelnen Finger beschränkt. Durch Übung (Klavierspielen) lässt sich die Freiheit der einzelnen Finger mit Ausnahme des vierten Fingers (Ringfinger, *Digitus anularis*) vergrößern. Die Sehne für den fünften Finger *(Digitus minimus)* fehlt häufig; dann zweigt sich von der Sehne des vierten Fingers eine Nebensehne zum fünften Finger ab.

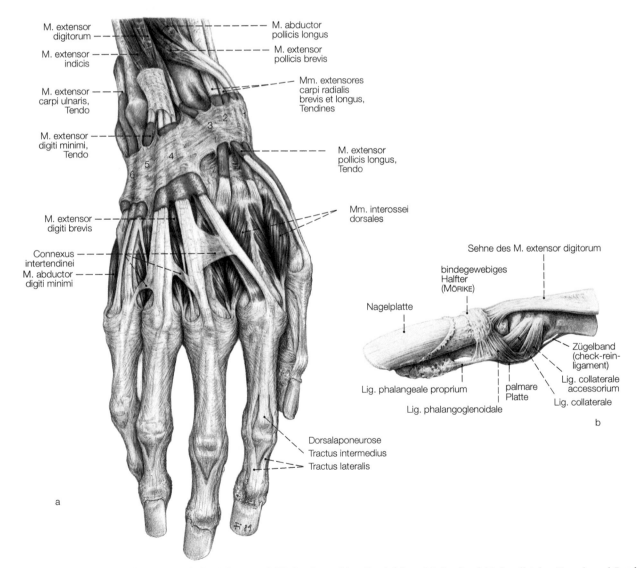

M. extensor digitorum
M. extensor indicis
M. extensor carpi ulnaris, Tendo
M. extensor digiti minimi, Tendo
M. extensor digiti brevis
Connexus intertendinei
M. abductor digiti minimi

M. abductor pollicis longus
M. extensor pollicis brevis
Mm. extensores carpi radialis brevis et longus, Tendines
M. extensor pollicis longus, Tendo
Mm. interossei dorsales

Dorsalaponeurose
Tractus intermedius
Tractus lateralis

a

Sehne des M. extensor digitorum
bindegewebiges Halfter (MÖRIKE)
Nagelplatte
Lig. phalangeale proprium
Lig. phalangoglenoidale
palmare Platte
Zügelband (check-rein-ligament)
Lig. collaterale accessorium
Lig. collaterale

b

Abb. 5.4-77   Dorsalansicht der Muskeln, Sehnen und Bänder der rechten Hand (a) und Lateralansicht des distalen Kapsel- und Bandsystems eines Fingers. Die Sehnenfächer unter dem Retinaculum extensorum sind mit Zahlen versehen. Als Varietät besitzt diese Hand einen M. extensor digiti brevis (III). (a) Gezeichnet nach einem Präparat von Studenten aus dem Präparierkursus in Marburg.

Funktion: Der Muskel **streckt die Hand** und vor allem das **Fingergrund- und -mittelgelenk** aus der Beugestellung. Wird im Verlauf dieser Bewegung die Hand dorsalflektiert, dann wird nur noch die Grundphalanx gestreckt.

Der Muskel hat eine geringe abduzierende (spreizende) oder, bei gespreizten Fingern, eine adduzierende Wirkung. Wenn er bei Lähmung des N. ulnaris als einziger wirkungsvoller Motor des Kleinfingers übrig bleibt, bringt er diesen in die leichte Abduktionsstellung. Ferner ist jede ungezwungene **Fingerstreckung mit einer leichten Spreizung verbunden.** Die Wirkung des Muskels auf das Handgelenk erreicht etwa den halben Betrag von allen vorhandenen Dorsalextensoren. Wenn Hand und Finger maximal gebeugt werden, ist der Muskel am stärksten gedehnt. Die Dehnung reicht jedoch nicht aus, um gleichzeitig die Beugung in allen Gelenken zu gestatten (**passive Insuffizienz**). Daher kann man eine geschlossene Faust gewaltsam öffnen, wenn man im Handgelenk eine Palmarflexion erzwingt. Dabei werden die Finger durch den Zug der Extensorensehnen zwangsläufig etwas gestreckt.

Die **Connexus intertendinei** bilden den Rest einer ursprünglich breiten Verbindung, die noch bei Anthropoiden so stark ist, dass nur gemeinsame Fingerbewegungen möglich sind. Die Einschränkung dieser Koppelung ist ein Zeichen einer fortschreitenden Differenzierung. Die Hoffnung, nach Durchschneiden dieser Sehnenbrücken eine größere Freiheit für die Einzelfinger zu gewinnen, hat sich bei den vorgenommenen Versuchen jedoch nicht erfüllt. Der Umfang der isolierten Streckung eines Fingers hängt nicht allein von der Isolierung der Strecksehne ab, sondern ist auch an den Bandapparat des Gelenks und seiner Umgebung gebunden.

Innervation: *N. radialis, R. profundus* (C7–C8), vor und nach Durchtritt durch den M. supinator.

☐ M. extensor digiti minimi

Der „Kleinfingerstrecker" (Abb. 5.4-75) hat einen schlanken Muskelbauch, der sich ulnarwärts an den M. extensor digitorum anschließt. **Ursprung:** von einem Sehnenblatt, das vom **Epicondylus lateralis** ausgeht und sich zwischen beide Muskeln einschiebt. So erscheint der Muskel nur als eine Abspaltung des Extensor digitorum. Die Sehne tritt durch das fünfte Fach im Retinaculum extensorum und spaltet sich hier meistens in zwei Sehnen. **Ansatz:** Die Sehne strahlt in die **Dorsalaponeurose des fünften Fingers** ein, der somit durch einen eigenen Streckmuskel besonders gesichert ist (Abb. 5.4-77).
Innervation: *N. radialis, R. profundus* (C7–C8), nach Durchtritt durch den M. supinator.

☐ M. extensor carpi ulnaris

Ursprung: Der „Ellen-Handstrecker" (Abb. 5.4-75) entspringt mit einer blattförmigen Sehne vom *Epicondylus lateralis* (**Caput humerale**) und außerdem von einem schmalen Streifen der Rückseite der Ulna (**Caput ulnare**). Der Muskel läuft an der Dorsalseite der Ulna herab und ist hier durch die Haut zu sehen. **Ansatz:** Seine Sehne tritt durch das sechste Fach des Retinaculum extensorum, gleitet dabei in einer Rinne der Ulna und inseriert an der Basis des **Metakarpale V.**
Funktion: Der Muskel ist ein kräftiger **Abduktor nach ulnar,** indem er mit dem Flexor carpi ulnaris zusammenwirkt. Bei der Abduktion des Daumens wird er, wie man fühlen kann, reflektorisch gespannt, da die Abduktoren des Daumens eine Radialabduktion der ganzen Hand bewirken würden, wenn nicht das Handgelenk durch ihn festgestellt würde.

Bei einer **chronischen Polyarthritis** der Hand ist die Entzündung der Sehnenscheide des Extensor carpi ulnaris ein typisches Krankheitsmerkmal. Der Griffelfortsatz der Elle kann völlig zerstört werden.

Innervation: *R. profundus* des *N. radialis* (C7–Th1), nach Durchtritt durch den M. supinator.

Tennisellenbogen, Epicondylitis lateralis humeri: Bei mechanischer Überlastung (u. a. bei Fließbandarbeit, Tennisspielen) kann die Ursprungssehne des *M. extensor carpi radialis brevis* am *Epicondylus lateralis* gereizt werden und mit einer Entzündung reagieren. Auch andere Ursprungssehnen am lateralen Epikondylus können betroffen sein. Die Dorsalextension der Hand (besonders die Radialabduktion) ist schmerzhaft, oft auch die Streckung der Finger. Die Schmerzen werden durch Reizung des N. radialis hervorgerufen. Die Irritation des Nervs im Bereich der FROHSE-FRÄNKELschen Arkade des M. supinator wird als wichtige weitere Ursache der Symptomatik betrachtet.

Therapie: Injektion entzündungshemmender Mittel exakt in die nur einige Millimeter dicke Ursprungssehne des *M. extensor carpi radialis brevis* (am Knochen!) und dessen Umfeld, evtl. Spaltung der proximalen Ursprungsportion des M. supinator zur Nervendekompression.

Tiefe Schicht

Die Muskeln schließen sich distal an den Supinator (Abb. 5.4-76) an und verlaufen nach der Hand zu immer steiler. Dabei überschrägen sie den Radius und durchbrechen distal die oberflächliche Schicht der Strecker, die sie dadurch in die radiale und eine ulnare Gruppe zerlegen.

☐ Mm. abductor pollicis longus und extensor pollicis brevis

Der „lange Daumenspreizer" und „kurze Daumenstrecker" sind häufig miteinander verwachsen, der Abduktorteil liegt proximal vom *Extensor brevis* (Abb. 5.4-76). **Ursprung:** Die Muskeln entspringen dorsal dem **mittleren Drittel der Ulna,** der **Membrana interossea** und dem **Radius** und verlaufen um das distale Viertel des Radius herum zum ersten Sehnenfach unter dem *Retinaculum extensorum* (Abb. 5.4-77). Der Abduktor gelangt dabei mit seiner Endsehne etwas palmar vor die transversalen Handgelenksachsen. **Ansatz:** Der **Abduktor** inseriert an der Basis des **Os metacarpale I** (teils auch am Trapezium), der **Extensor brevis** dorsal an der **Grundphalanx des Daumens.**
Funktion: Beide Muskeln abduzieren den Daumen. Der Abduktor im Sattelgelenk, der *Extensor brevis* im Grundgelenk. Der *Abductor longus* beteiligt sich geringfügig an der Palmarflexion der Hand.

Wenn die Abduktoren den Daumen abduzieren, muss die Hand durch den Extensor und Flexor carpi ulnaris an der Radialabduktion gehindert werden. Wenn sie ihre ganze Kraft für die Radialabduktion der Hand verwenden sollen, muss der Daumen adduziert bleiben, denn in beiden Gelenken können sie nicht gleichzeitig den größten Ausschlag bewirken.

Innervation: *N. radialis, R. profundus* (C7–Th1), nach Durchtritt durch den M. supinator.

☐ M. extensor pollicis longus

Der **Ursprung** des langen Daumenstreckers liegt distal vom *Abductor pollicis longus* und an der Dorsalfläche des **mittleren Drittels der Ulna** und *Membrana interossea* (teilweise auch noch am Radius) (Abb. 5.4-76). Die Sehne zieht durch das dritte Sehnenfach auf den Handrücken und von dort auf die Rückseite des Daumens (Abb. 5.4-77). **Ansatz:** Endphalanx des Daumens.

Funktion: Der Extensor longus **streckt** das **Endglied** und das **Grundglied** des Daumens. Da seine Sehne, die man durch die Haut sieht, schräg von der Ulnarseite her an den Daumen herantritt, kann sie diesen **adduzieren** und nach dorsal in die Ebene der übrigen Metakarpalia heben. Bei einer **Lähmung** des Muskels hängt das Metakarpale I herab, das Endglied ist gebeugt und stört dadurch den Greifakt.

Bei Abduktion und Streckung lässt sich die Sehne durch die Haut bis zum Endglied verfolgen. Sie begrenzt ulnarwärts die sog. **Tabatière** oder *Fovea radialis*. Die radiale Grenze wird von den beiden Sehnen der beiden anderen dorsalen Daumenmuskeln gebildet. In der Tiefe der Grube fühlt man auf dem Os trapezium bzw. scaphoideum den Puls der A. radialis.

Innervation: R. profundus des N. radialis (C7–Th1), nach Durchtritt durch den M. supinator.

☐ M. extensor indicis

Der Strecker des Zeigefingers (Abb. 5.4-76) liegt von den Muskeln der tiefen Schicht am meisten distal. Sein **Ursprung** liegt an der **distalen Ulna**. Im vierten Fach des Retinaculum extensorum geht der Muskel in seine Sehne über, die unter (palmarwärts) den Sehnen des *M. extensor digitorum* liegt. **Ansatz:** Ulnarwärts von der Zeigefingersehne des Extensor digitorum strahlt seine Sehne in die **Dorsalaponeurose** des **Zeigefingers** (Index, Digitus II) ein. **Funktion:** Der Muskel streckt den Zeigefinger, ferner adduziert er ihn zum Mittelfinger *(Digitus medius, III)*. Er hält dadurch die abduzierende Wirkung des M. extensor digitorum für den Zeigefinger im Gleichgewicht. Weil der Zeigefinger einen eigenen Strecker besitzt, kann er besonders leicht isoliert gestreckt werden.

Innervation: *R. profundus* des N. radialis (C7–C8), nach Durchtritt durch den **M. supinator.**

Die tief liegenden Strecker der Finger zeigen Varianten, die darauf hinweisen, dass ursprünglich ein gemeinsamer tiefer Fingerstrecker bestanden hat, wie er als Extensor digitorum brevis des Fußes vorkommt. Bei manchen Anthropoiden ist ein tiefer Strecker zum zweiten bis vierten Finger vorhanden. Der häufigste Rest eines solchen Muskels beim Menschen besteht in einem **M. extensor digiti brevis** des Mittelfingers, dessen Muskelbauch auf dem Handrücken liegt (Abb. 5.4-77).

Unterarmfaszie und Sehnenfächer am Handrücken

Die *Fascia brachii (brachialis)* setzt sich vom Oberarm her über die Ellenbeuge auf den Unterarm als **Fascia antebrachii** fort. Hinten ist sie am Olekranon und an der hinteren Kante der Ulna befestigt. Von den Epikondylen und der Ulnakante strahlen **sehnige Verstärkungen** aus, die den oberflächlichen Beuge- und Streckmuskeln zum Ursprung dienen. **Septen** gehen von der Faszie zwischen die Muskeln in die

Tiefe und bilden Logen für die Muskelgruppen. Manche dieser Septen dienen dem Ursprung benachbarter Muskeln.

Im Bereich der **Palmarseite der Handwurzel** geht die Fascia antebrachii in quer verlaufende oberflächliche Züge (**Lig. carpi palmare**) und tiefe Verstärkungszüge (**Retinaculum flexorum**) über. Ulnarwärts wird der Spaltraum zwischen Lig. carpi palmare (das sich distal am Kamm des Os pisiforme befestigt) und Retinaculum flexorum für den Durchtritt der A. und V. ulnaris und des *R. profundus* des *N. ulnaris* zum Hypothenar genutzt (Guyon-Loge). Diese Leitungsbahnen gelangen distalwärts auf die palmare Oberfläche des *Lig. pisohamatum* und verschwinden unter einer arkadenförmigen Ursprungssehne des *M. flexor digiti minimi brevis* (s. Abb. 5.4-80), die sich vom Kamm des Hamulus ossis hamati und Os pisiforme ausspannt. (Das Lig. pisohamatum liegt einige Millimeter tiefer.)

In der Guyon-Loge kann nach Verletzungen oder Bindegewebewucherungen der R. profundus des **N. ulnaris** eingeklemmt werden (**Kompressionssyndrom**) und zu schweren Funktionsstörungen der Hand führen.

An der **Dorsalseite des Handgelenks** treffen die Unterarmfaszie und die dorsale Handfaszie im **Retinaculum extensorum** zusammen, ein quer gestellter Bandzug, der in Abständen durch vertikale Bandzüge an die Dorsalseite der Ulna und des Radius befestigt ist. Dazwischen liegen die Durchtrittsstellen für die Extensorensehnen (**sechs Sehnenfächer**), in denen die Sehnen von Sehnenscheiden umgeben sind (Abb. 5.4-77).

Die sechs Fächer unter dem Retinaculum extensorum enthalten, von der Radialseite her aufgeführt, folgende Sehnen:
1. Fach: Abductor pollicis longus und Extensor pollicis brevis
2. Fach: Extensor carpi radialis longus und brevis
3. Fach: Extensor pollicis longus
4. Fach: Extensor digitorum und Extensor indicis
5. Fach: Extensor digiti minimi
6. Fach: Extensor carpi ulnaris

Muskelwirkungen an den Handgelenken

Für die Bewegungen des proximalen und distalen Handgelenks sind **sechs am Karpus und Metakarpus angreifende Muskeln** vorhanden, die unabhängig von der Stellung der Finger die Hand um zwei Achsen bewegen können (Eigelenk). Die Muskeln, die palmar von den beiden transversalen Handgelenken verlaufen, sind **Palmarflexoren** *(Mm. flexores carpi radialis* und *ulnaris, M. palmaris longus)*. Diejenigen, die dorsal davon verlaufen, sind **Dorsalextensoren** *(Mm. extensores carpi radialis longus* und *brevis* sowie *carpi ulnaris)*. Die Muskeln, deren Sehnen radial von der dorsopalmaren Abduktions-/Adduktionsachse verlaufen, sind **Radialabduktoren** *(M. flexor carpi radialis, Mm. extensores carpi radialis longus* und *brevis)*. Diejenigen, die ulnar von der dorsopalmaren Achse verlaufen, sind **Ulnarabduktoren** *(Mm. flexor* und *extensor carpi ulnaris)*. Hinzu kommen die langen Fingerbeuger und Fingerstrecker, die ebenfalls auf die Handgelenke wirken (Abb. 5.4-78). Die um diese Achsen ausgeführten Bewegungen entsprechen dem Bewegungsumfang eines Kugelgelenks mit Ausnahme der Rotationsfähigkeit, die in den Handgelenken nur geringfügig vorhanden ist. Diese feh-

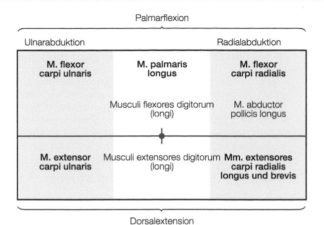

Palmarflexion		
Ulnarabduktion		Radialabduktion
M. flexor carpi ulnaris	M. palmaris longus	M. flexor carpi radialis
	Musculi flexores digitorum (longi)	M. abductor pollicis longus
M. extensor carpi ulnaris	Musculi extensores digitorum (longi)	Mm. extensores carpi radialis longus und brevis
Dorsalextension		

Abb. 5.4-78 Funktionelle Stellung der Muskeln, die die Handgelenke bewegen. Die Lagen der Transversalachse (Längsstrich) und dorsalpalmaren Abduktionsachse (zentraler Punkt) sind eingetragen. Die unabhängig von der Fingerstellung auf die Handgelenke wirkenden Muskeln sind fett gedruckt!

lende dritte Achse wird durch die Radioulnargelenke mit ihrem Supinations- und Pronationsumfang ersetzt, sodass die Hand den vollen **Bewegungsumfang eines Kugelgelenks** besitzt. Die Muskeln, die auf die Handgelenke wirken, erfüllen im Wesentlichen **drei Aufgaben:**

1. Vergrößerung des Arbeitsraums für die Hand. Durch Verstellung der Handebene in den Handgelenken kann die Hand in eine jeweils optimale Position zu einem Gegenstand gebracht werden, der ergriffen oder bearbeitet werden soll. Beispielsweise wird die Hand beim Fangen eines Balls oder beim Aufstützen (Sturz) in Dorsalextension gebracht, um eine möglichst große Auffangfläche (Aufstützfläche) zu erhalten. Eine Palmarflexion wird beim Zuknöpfen der Jacke eingenommen, und die Ulnarabduktion ist beim Schneiden von Brot erforderlich, um die Messerschneide auf die Teller- und Tischebene zu führen.

2. Übertragung von Lasten der Hand auf den Unterarm. Alle auf die Hand einwirkenden Kräfte würden zu einer Abwinkelung der Hand in den Handgelenken führen, wenn die Gelenkstellungen nicht durch entsprechend starke Gegenkräfte im Gleichgewicht gehalten werden: Beim Tragen von Lasten in Semipronationsstellung des Unterarms (optimale Leistung des *M. biceps brachii* und *M. brachioradialis*) muss eine ulnare Abwinkelung der Hand durch die **Radialabduktoren** verhindert werden, z.B. beim Tragen eines Krugs (Biermaß), Tennisschlägers oder einer Schaufel. Beim Tragen eines Kindes auf dem Unterarm verhindern die Radialabduktion und Palmarflexion der Hand ein distales Abrutschen des Kindes (Hand als Widerhaken). Beim Klettern (Klimmzug) dient die Palmarflexion dem Hochziehen des Körpers über eine Kante (Zusammenwirken mit den Beugern des Ellenbogengelenks und den retrovertierenden Muskeln im Schultergelenk). Beim Schlagen mit der Faust auf den Tisch oder beim Handkantenschlag verhindern die **Ulnarabduktoren** das radiale Abknicken der Hand beim Auftreffen der ulnaren Handkante auf den Gegenstand. Durch Dorsalextension wird beim Stemmen eines Gewichts die Last vom Daumensattelgelenk auf die Mittelhand verlagert. In dieser Position verhindern die **Palmarflexoren** der Handgelenke die übermäßige Dorsalextension

durch die Last. Das Gleiche gilt für den Handstand oder den Sturz auf die vorgestreckte Hand (typische Position für die Entstehung einer distalen Radiusfraktur).

3. Unterstützung und Verstärkung der Fingermotorik. Die langen Fingerbeuger und -strecker sind ebenfalls starke Beuger bzw. Strecker in den Handgelenken. Die drei langen Beuger *(M. flexor digitorum superficialis, profundus* und *M. flexor pollicis longus)* können zusammen eine stärkere Palmarflexion in den Handgelenken ausführen als alle drei Handwurzelbeuger zusammen. Allerdings können diese Muskeln nur auf die Handgelenke wirken, wenn die Finger festgestellt sind. Nach Beugung der Finger sind die langen Fingerflexoren nur noch schwache Handgelenksbeuger. Entsprechendes gilt für die langen Fingerstrecker, die nach Streckung der Finger nur noch eine schwache karpale Dorsalextension durchführen können. In diesem Zusammenhang fällt den **Handgelenksmuskeln die wichtige Aufgabe** zu, **die Handgelenke festzustellen** und dadurch den langen Fingerbeugern und -streckern die selektive Bewegung der Finger zu ermöglichen **(indirekter Synergismus).** Die Beugung der Finger und damit der kraftvolle Faustschluss wird nur möglich, wenn die Dorsalextensoren der Handgelenke eine gleichzeitige Palmarflexion verhindern. Entsprechendes gilt für die Dorsalextension der Finger, die nur in vollem Maß möglich ist, wenn die Handgelenke durch die karpalen Beuger vor der Dorsalextension bewahrt werden (Kap. 5.2.10).

Sehnenerkrankungen der langen Fingermuskeln

Die Muskelsehnen für die Handwurzel und Finger sind starken mechanischen Belastungen ausgesetzt. Deshalb kommt es gehäuft im Bereich der Hand und des Unterarms zu Reizungen und Entzündungen der Sehnenscheiden bis hin zu meistens degenerativ bedingten Rupturen (Zerreißungen) der Sehnen. Folgende Sehnenerkrankungen der Hand sollen als anatomisch interessante klinische Beispiele genannt werden:

1. **Trommlerlähmung:** Spontanriss der Sehne des *M. extensor pollicis longus* am distalen Rand des *Retinaculum extensorum* oder am Tuberculum dorsale des Radius. Diese Form der Sehnenruptur tritt gehäuft im Anschluss (Wochen bis Monate) nach stumpfen Handgelenksverletzungen (Verstauchungen, Sturz, Radiusfraktur) auf oder sind Folge von chronischen Überbelastungen der Sehne (Bildhauer, Schmiede, Trommler, Kellner etc.). Die Sehne muss ersetzt werden (Sehne des Extensor indicis), sonst bleibt das Daumenendglied in einer störenden, gebeugten Haltung (Zug des Flexor longus).

2. **Schnellender Finger:** Die Sehnen der langen Fingerbeuger können im Bereich der Grundgelenke (über den Metakarpalköpfen) lokal verdickt sein und bei der Beugung bzw. Streckung ruckartig in die fibrösen Sehnenscheiden hinein- bzw. herausgleiten. Auch die Sehnenscheiden können lokal verdickt sein und das Phänomen des schnellenden Fingers hervorrufen. Am häufigsten tritt diese Erkrankung am Daumen, Mittel- und Ringfinger auf. Überbeanspruchung und Druckschäden werden als mögliche Ursachen für diese Sehnenveränderung diskutiert.

Therapie: Massagen, lokale Injektionen entzündungshemmender Stoffe, evtl. chirurgische Exzision der Verdickungen.

3. **Tendovaginitis stenosans:** Chronisch schmerzhafte Entzündung des 1. Sehnenfachs, meist als Folge von mechanischer Überbelastung. Die Abduktion und Extension des Daumens ist schmerzhaft. Der Schmerz ist auch durch Druck auf den *Proc. styloideus radii* auslösbar.

Therapie: Injektion entzündungshemmender Mittel, evtl. operative Längsschlitzung des 1. Faches.

5.4.7 Kurze Handmuskeln

Die Finger der Hand werden nicht nur durch die langen Sehnen der Unterarmmuskeln versorgt, sie besitzen außerdem kurze Muskeln, die an der Palmarfläche so untergebracht sind, dass sie die Bewegungen der Finger, die gegen den Handteller erfolgen, nicht belasten. Die beiden Randfinger (Daumen und Kleinfinger) haben entsprechend ihrer vielseitigen Beweglichkeit eine besonders ausgebildete Muskulatur. Diese umlagert die Mittelhandknochen in zwei Gruppen, die als Daumenballen, **Thenar**, und Kleinfingerballen, **Hypothenar,** zugleich ein Polster für die Greiffläche der Hand bilden. Alle kurzen Handmuskeln sind der Anlage nach palmare Muskeln, auch dann, wenn der Ausdruck dorsal verwendet wird, wie bei den Mm. interossei dorsales.

Eine Übersicht über Ursprung, Ansatz, Innervation und Funktion der kurzen Handmuskeln gibt die Tabelle 5.4-2.

Dorsalaponeurose der Finger

Jeder Finger ist auf der Dorsalseite von einer derben, verschieblichen Aponeurose bedeckt, die sich im Wesentlichen aus den Endsehnen der langen Extensoren rekrutiert (Abb. 5.4-73 u. 77). Außerdem erhalten die Dorsalaponeurosen der Finger II–V Zuflüsse aus den Sehnen der *Mm. interossei* und *Mm. lumbricales*. Die Dorsalaponeurose kann in einen mittleren und einen lateralen Trakt unterteilt werden. Der **mittlere Trakt** (Tractus intermedius) besteht hauptsächlich aus den Endsehnen der langen Extensoren. Er ist an zwei Stellen, nämlich der Basis der Grundphalanx und der Basis der Mittelphalanx, an den Fingerknochen befestigt. In der Mitte der Grundphalanx zweigen Fasern aus dem mittleren Trakt zu beiden Seiten in den **lateralen Trakt** ab, der sich zu den Seiten der Mittelgelenke wendet (nach dorsal von der Beugeachse) und weiter distal wieder nach dorsal zieht, um sich kurz vor dem Endgelenk zu einer gemeinsamen Endsehne zu vereinigen, die dorsal in die Basis der Endphalanx einstrahlt. In den lateralen Trakt strahlen die Endsehnen der *Mm. lumbricales* und Abzweigungen aus den Endsehnen der *Mm. interossei* ein. Die *Mm. interossei* geben jedoch nur relativ wenig Sehnenmaterial in den *Tractus lateralis* ab. Der Hauptteil ihrer Sehnen setzt an den Seiten der Basen der Grundphalangen an bzw. strahlt fächerförmig von der Seite her in den mittleren Trakt (Tractus intermedius) über der Grundphalanx ein (**Lamina intertendinea** = Strecksehnenhaube). An der Seite der Mittelgelenke besteht zwischen der Dorsalaponeurose und der fibrösen Sehnenscheide der Flexoren eine schräge seitliche Bandverbindung (*Lig. retinaculare obliquum*, Landsmeersches Band). Dieses Band ist dafür verantwortlich, dass bei Beugung des Endgliedes durch den *M. flexor profundus* das Mittelgelenk automatisch mitgebeugt wird, ohne dass der *Flexor superficialis* daran mitzuwirken braucht (Abb. 5.4-82).

Strecksehnenrupturen (Abb. 5.4-79): Wird die Dorsalaponeurose über dem Grundgelenk durchschnitten bzw. reißt dort bei gewaltsamer Fingerbeugung aus der Streckstellung, dann kann der Finger nicht mehr im Grundgelenk gestreckt werden, jedoch noch im Mittel- und Endgelenk (Zug der *Mm. interossei* und *Mm. lumbricales* über den *Tractus intermedius* und *Tractus lateralis*). Findet ein Riss weiter proximal statt, dann hängt es von der Ausbildung der *Connexus intertendinei* benachbarter Streckersehnen ab, ob

eine Streckung des betreffenden Fingers noch möglich ist. Ein Riss der Dorsalaponeurose über dem Mittelgelenk schwächt dessen Streckung erheblich. Nach einiger Zeit rutscht dann der *Tractus lateralis* palmarwärts ab und gelangt unter die Beugeachse des Mittelgelenks. Daraus resultieren dann eine Beugung des Mittelgelenks und eine Überstreckung des Endgelenks (**Knopflochdeformität**). Der häufigste Riss der Dorsalaponeurose findet über dem Endgelenk statt (z.B. durch einen auf den gestreckten Finger treffenden Ball). Die Folge ist ein kompletter Streckverlust der Endphalanx (**Hammerfinger**). Über die Spontanruptur der Strecksehne des Extensor pollicis longus s. o. „Trommlerlähmung".

Funktionelle Gesichtspunkte der kurzen Handmuskeln

Mm. interossei und lumbricales

Die Hauptfunktion der *Mm. interossei* liegt in der Beugung der Fingergrundgelenke und den Spreizbewegungen der Finger (Adduktion, Abduktion). Der Mittelfinger erhält von zwei Seiten *Mm. interossei dorsales*. Er bildet den ruhenden Finger (Symmetrieachse) bei den Spreizbewegungen, kann aber aktiv wie alle anderen Finger auch seitlich hin- und herbewegt werden (Abb. 5.4-81).

Interossei und Lumbrikales wirken gemeinsam bei der Feinbewegung der Finger, wobei die **Interossei** die **wirksamsten Beugemuskeln in den Grundgelenken** der Finger II–IV sind (s. u.). Die **Mm. lumbricales** sind dagegen die **Hauptstreckmuskeln der Fingerendgelenke**. Die Kontrolle über die Streckung der Mittel- und Grundgelenke übernimmt der Extensor digitorum (indicis, digiti minimi). Die Beugung der End- und Mittelgelenke erfolgt durch die langen Fingerflexoren.

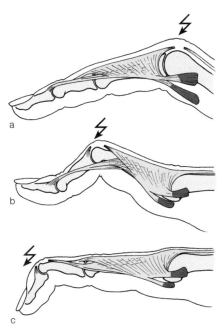

Abb. 5.4-79   Fehlstellungen der Finger bei Rupturen des Streckapparates an verschiedenen Stellen.
(a) Ruptur über dem Grundgelenk,
(b) Ruptur über dem Mittelgelenk mit Knopflochdeformation,
(c) Ruptur über dem Endgelenk mit Hammerfinger.

Tab. 5.4-2 Übersicht über die kurzen Handmuskeln.

U: Ursprung, A: Ansatz, N: Nerv, F: Funktion

A. Muskeln des Handtellers

1. Mm. lumbricales (vier Muskeln)

U: Sehnen des M. flexor digit. prof., M. lumbricalis I, II: einköpfig, vom radialen Rand der Sehne zum Zeigefinger (II) und Mittelfinger (III). Mm. lumbricales III, IV: zweiköpfig, jeweils von den einander zugekehrten Seiten der profunden Beugesehnen zum Ringfinger (IV) und Kleinfinger (V).

A: Verlauf palmar vom Lig. metacarpale transv. prof. und Einstrahlen in den radialen, lateralen Trakt der Dorsalaponeurosen der Finger II–V. Gelegentlich an Grundphalanx und an Ulnarseite von Fingern ansetzend.

F: Streckung der Endgelenke, Beugung (schwach) der Grundgelenke (II–V).

N: N. medianus (I, evtl. II), R. prof. n. ulnaris (II–IV) (C8–Th1).

2. Mm. interossei palmares (drei Muskeln)

U: Ulnarseite des Metakarpale II, Radialseite der Metakarpalia IV und V.

A: Die Muskeln füllen die Intermetakarpalräume von palmar. Verlauf wie Interossei dorsales zu Grundphalanx und Dorsalaponeurose des Zeigefingers von ulnar (Interosseus palmaris I), des Ringfingers und Kleinfingers von radial (Interosseus palmaris II und III). Der Mittelfinger erhält keinen Ansatz.

F: Beugung in Fingergrundgelenken, Streckung in Mittelgelenken (wenn Grundgelenk gebeugt), Adduktion der Finger II, IV, V.

N: R. prof. n. ulnaris (C8–Th1).

3. Mm. interossei dorsales (vier Muskeln)

U: Zweibäuchig von den einander zugekehrten Seiten der Metakarpalknochen I, II (Interosseus dorsalis I); II, III (Interosseus dorsalis II); III, IV (Interosseus dorsalis III); IV, V (Interosseus dorsalis IV).

A: Die Muskeln füllen die Intermetakarpalräume von dorsal, ziehen dorsal vom Lig. metacarpale transv. prof., aber palmar von den Beugeachsen zu den Basen der Grundphalanx und Dorsalaponeurose des Zeigefingers von radial (Interosseus dorsalis I), des Mittelfingers von ulnar und radial (Interosseus dorsalis II und III) und des Ringfingers von ulnar (Interosseus dorsalis IV).

F: Beugung der Fingergrundgelenke, Streckung der Mittelgelenke (wenn Grundgelenk gebeugt), Abspreizen (Abduktion) des Zeige- und Ringfingers, Ab- und Adduktion des Mittelfingers.

N: R. prof. n. ulnaris (M. interosseus dorsalis I, geleg. Äste von N. medianus) (C8–Th1).

B. Muskeln des Kleinfingerballens (Hypothenar)

1. M. palmaris brevis

U: Ulnarrand (Septum) der Palmaraponeurose.

A: Haut des Kleinfingerballens.

F: Hält Haut des Hypothenars gegen ulnawärtigen Schub beim Greifen (Klettern). Gurtet Hypothenar-Fettpolster. Schützt A., V., N. ulnaris.

N: R. superf. n. ulnaris (C8–Th1).

2. M. flexor digiti minimi brevis

U: Hamulus ossis hamati, Retinaculum flexorum.

A: Palmarfläche der Basis der Grundphalanx.

F: Beugt das Grundgelenk des Kleinfingers mit schwach adduzierender Wirkung.

N: R. prof. n. ulnaris (C8–Th1).

3. M. abductor digiti minimi

U: Os pisiforme, Lig. pisohamatum.

A: Ulnopalmarer Rand der Grundphalanx und palmare Platte, Sesambein (wenn vorhanden), Fasern zur Dorsalaponeurose. Außerdem Fasern in einem longitudinalen Bandzug am ulnaren Kleinfingerrand zur Endphalanx („digitales Band" des Kleinfingers).

F: Beugt das Grundgelenk, streckt Mittel- und Endgelenk, abduziert gestreckten Kleinfinger.

N: R. prof. n. ulnaris (C8–Th1).

4. M. opponens digiti minimi

U: Hamulus ossis hamati, Retinaculum flexorum.

A: Ulnarrand des Metakarpale V bis zur Mitte des Knochens.

F: Zieht das Metakarpale V nach palmar radial. Dadurch Verstärkung der Hohlhand (Wasserschöpfbewegung).

N: R. prof. n. ulnaris (C8–Th1).

Fortsetzung der Tabelle 5.4-2 auf Seite 336 ▶

Tab. 5.4-2 Übersicht über die kurzen Handmuskeln (Fortsetzung).

C. Muskeln des Daumenballens (Thenar)

1. M. abductor pollicis brevis

U: Retinaculum flexorum, Eminentia carpi radialis (ulnarer Kopf). Sehne des M. abductor longus, Os trapezium (radialer Kopf).
A: Radiales Sesambein, Basis der Grundphalanx, Dorsalaponeurose.
F: Abduktion im Grundgelenk in radialer Richtung, außerdem Extension. Abduktion im Sattelgelenk in radialer Richtung.
N: N. medianus (C8 – Th1); in 4% R. prof. n. ulnaris.

2. M. flexor pollicis brevis

U: Caput superficiale: radialer Rand des Retinaculum flexorum.
   Caput profundum: Trapezium, Kapitatum.
A: Typ I (80%): radiales Sesambein des Grundgelenks plus Kapsel und Dorsalaponeurose. Typen II, III (20%): radiales und ulnares Sesambein des Grundgelenks plus Kapsel.
F: Beugung im Grundgelenk, Streckung im Endgelenk. Abduktion im Sattelgelenk (Caput superf.). Adduktion im Sattelgelenk (Caput prof.).
N: R. prof. n. ulnaris (C7 – Th1), N. medianus.
   Caput superf., in 60% N. medianus; Caput prof., in 70% N. ulnaris.

3. M. opponens pollicis

U: Retinaculum flexorum, Eminentia carpi radialis, teils auch ulnaris.
A: Radialkante des Metakarpale I.
F: Innenrotation des Metakarpale I im Sattelgelenk (wichtige Teilkomponente der Oppositionsbewegung). Flexion im Sattelgelenk.
N: N. medianus (C7 – Th1), geleg. R. prof. n. ulnaris.

4. M. adductor pollicis

U: Caput obliquum: Basis der Metakarpalia II, III, IV; Kapitatum (plus meistens Hamatum, Trapezium); geleg. Basis des Metakarpale I (dieser Zug wird als M. interosseus internus bezeichnet).
   Caput transversum: Palmarfläche des Metakarpale III.
A: Ulnares Sesambein (plus Gelenkkapsel, Dorsalaponeurose I). Fibröse Sehnenscheide des M. flexor pollicis longus über Grundphalanx.
F: Caput transversum: beugt Grundgelenk, adduziert und beugt im Sattelgelenk, streckt das Endgelenk. Caput obliquum: beugt im Grundgelenk, adduziert aus Abduktionsstellung im Sattelgelenk.
N: R. prof. n. ulnaris (C7 – Th1).

Muskeln des Kleinfingers, Hohlhandbildung

Im Karpometakarpalgelenk V kann ein Extensions- und Flexionsumfang von etwa 20° ausgeführt werden, außerdem besteht ein geringes Rotationsvermögen. Diese gegenüber dem II.–IV. Strahl bessere Beweglichkeit des Kleinfingerstrahls ist Voraussetzung für die palmarwärtige Hebung der ulnaren Mittelhandkante durch den *M. opponens digiti minimi* und *M. flexor digiti minimi* (Abb. 5.4-80). Diese Muskeln ermöglichen, unterstützt durch den M. palmaris brevis, den ulnarwärtigen Abschluss der Hohlhand (**Wasserschöpfbewegung**). Auf der Radialseite erfolgt die Hohlhandbildung durch den Adduktor und Opponens des Daumens (Daumenballens). Der distale Rand der Hohlhand wird durch die Flexion in den Grundgelenken der Finger *(Mm. interossei)* gebildet.

Muskeln des Daumens

Die **erhebliche Beweglichkeit** des Daumens resultiert aus dem großen Bewegungsumfang des Karpometakarpalgelenks (Daumensattelgelenk), das funktionell ein eingeschränktes Kugelgelenk mit einem reduzierten Rotationsumfang ist (s. o.). Die **vier kurzen Muskeln** entspringen mit Ausnahme des Adduktors und des tiefen Flexorkopfes vom *Retinaculum flexorum* und von der *Eminentia carpi radialis*. Sie inserieren an den beiden **Sesambeinen in der Kapsel** des Grundgelenks und an der Grundphalanx (Abb. 5.4-80). Nur der Opponens befestigt sich am ganzen Radialrand des

Metakarpale I. Hinzu kommen die **drei langen Extensoren** (Abductor longus, Extensor brevis, Extensor longus: je ein Strecker für jedes Glied des Daumenstrahls) sowie der **lange Flexor.**

Für eine **Beugung** des Endglieds steht nur der Flexor pollicis longus zur Verfügung, die Beugung des Grundglieds bewirken außerdem die kurzen Daumenmuskeln (Flexor pollicis brevis, Adductor pollicis), die aber gleichzeitig das Endglied etwas mitstrecken, weil sie in die Dorsalaponeurose einstrahlen.

Das Sattelgelenk steht im Strahlungsmittelpunkt aller Daumenmuskeln, die, soweit sie an die Grund- und Endphalangen ziehen, indirekt auf das Sattelgelenk wirken.

Die **Abduktion** wird vom langen und kurzen Abduktor sowie von einem Teil des kurzen Beugers ausgeführt, an der **Adduktion** gegen den Zeigefinger beteiligen sich außer dem Adductor pollicis der Interosseus dorsalis I und alle kurzen Daumenmuskeln mit Ausnahme des Abductor brevis, ferner der Extensor und Flexor pollicis longus.

An der **Oppositionsbewegung** wirken außer dem Opponens alle kurzen Daumenmuskeln mit, ferner der Abductor longus, dessen Endsehne an der Handwurzel etwas nach palmar gelangt (s. o.). Die Rückstellung (**Reposition**) bewirken hauptsächlich Extensor pollicis longus und brevis.

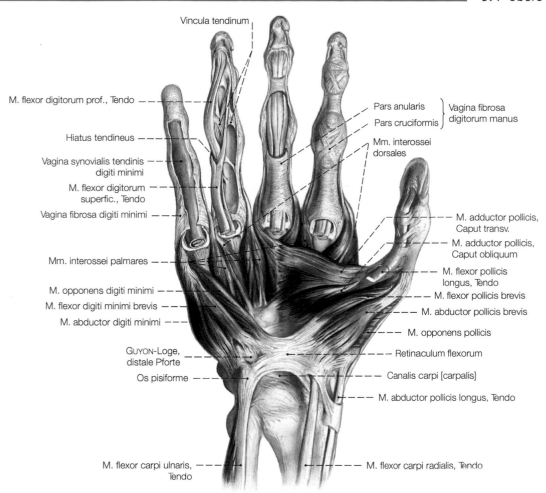

Vincula tendinum

M. flexor digitorum prof., Tendo

Hiatus tendineus

Vagina synovialis tendinis digiti minimi

M. flexor digitorum superfic., Tendo

Vagina fibrosa digiti minimi

Mm. interossei palmares

M. opponens digiti minimi

M. flexor digiti minimi brevis

M. abductor digiti minimi

GUYON-Loge, distale Pforte

Os pisiforme

M. flexor carpi ulnaris, Tendo

Pars anularis
Pars cruciformis
} Vagina fibrosa digitorum manus

Mm. interossei dorsales

M. adductor pollicis, Caput transv.

M. adductor pollicis, Caput obliquum

M. flexor pollicis longus, Tendo

M. flexor pollicis brevis

M. abductor pollicis brevis

M. opponens pollicis

Retinaculum flexorum

Canalis carpi [carpalis]

M. abductor pollicis longus, Tendo

M. flexor carpi radialis, Tendo

Abb. 5.4-80 Muskeln der rechten Hohlhand. Lange Fingerbeuger entfernt.

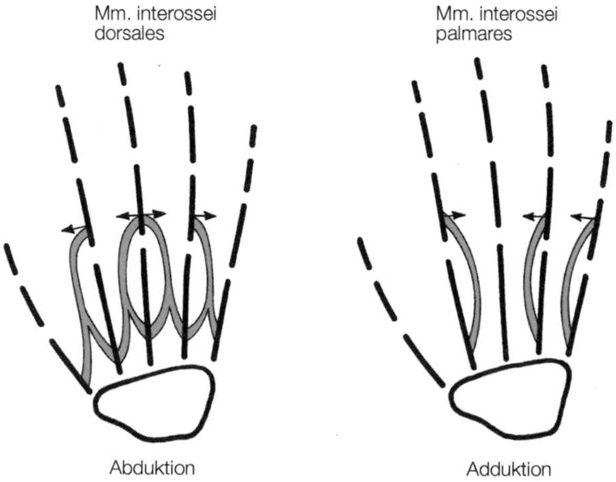

5.4.8 Funktion und Funktionsausfälle von Hand und Fingern

Bewegungen der Finger

Beugung und Streckung der Finger

Jedes Fingergelenk hat einen **bevorzugten Beugemuskel.** Das **Endgelenk** wird allein vom *Flexor digitorum profundus* gebeugt, das **Mittelgelenk** vom *Flexor digitorum superficialis* und *profundus,* das **Grundgelenk** hauptsächlich von den Interossei. Die Lumbrikales spielen als Beuger der Grundgelenke eine unbedeutende Rolle, da sie nicht an der Grundphalanx befestigt sind, sondern zwischen zwei beweglichen Sehnen vermitteln. Der Ablauf der **Beugebewegung** ist in Abb. 5.4-82 detailliert wiedergegeben. Auf das Grundgelenk wirken allerdings auch die langen Fingerbeuger, besonders beim **kraftvollen Grobgriff** und wenn eine Vorbeugung durch die Interossei erfolgt ist. In diesem Fall wird die größtmögliche beugende Kraft am Grundgelenk vereinigt, indem vier Beuger (zwei lange Beuger und zwei Interossei) zur Wirkung kommen. Sind aber die Endglieder und das Handgelenk bereits gebeugt, werden die langen Fingerbeuger insuffizient und können auf das Grundgelenk nicht mehr wirken. Dann kommen allein die Interossei zur Geltung.

Mm. interossei dorsales

Mm. interossei palmares

Abduktion

Adduktion

Abb. 5.4-81 Schema der Lage der Mm. interossei und ihre Wirkung auf die Abduktion/Adduktion der gestreckten Finger.

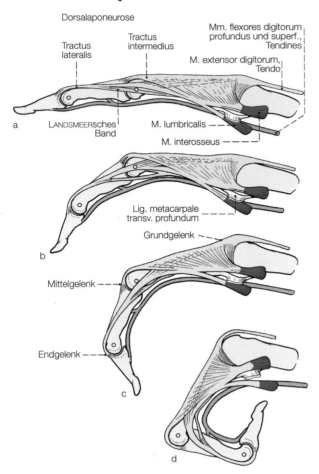

Dorsalaponeurose

Tractus
intermedius

Tractus
lateralis

Mm. flexores digitorum
profundus und superf.,
Tendines

M. extensor digitorum,
Tendo

a

LANDSMEERsches
Band

M. lumbricalis

M. interosseus

Lig. metacarpale
transv. profundum

Grundgelenk

b

Mittelgelenk

Endgelenk

c

d

Abb. 5.4-82   Beugemechanismus der Finger.
(a) M. flexor digitorum profundus und M. extensor digitorum kontrahieren gleichzeitig am Beginn der Beugung. Dabei wirkt der Fingerstrecker als bremsendes Element. Das Lig. retinaculare obliquum
(LANDSMEER) gerät durch die Beugung des Endgliedes unter Spannung
und leitet die Beugung im Mittelgelenk ein, die durch den M. flexor
digitorum superficialis aktiv fortgeführt wird.
(b) Während der Beugung im Mittelgelenk nimmt die Spannung des
Lig. retinaculare obliquum ab. Dadurch wird die restliche Beugung im
Endgelenk freigegeben.
(c) Die Beugung im Mittelgelenk bringt die Ansatzsehnen des
M. lumbricalis und der Mm. interossei unter Spannung, da diese die
Bewegungsachse des Grundgelenks palmar kreuzen. Damit wird die
Beugung im Grundgelenk eingeleitet.
(d) Die Beugung im Grundgelenk verlagert die Strecksehnenhaube
nach distal. Die beugende Wirkung auf das Grundgelenk wird dadurch
verstärkt.

Die **Streckung der Grundphalanx** wird dagegen nur von
einem einzigen Muskel bewirkt: dem Extensor digitorum,
dem sich am Zeigefinger und Kleinfinger besondere Fingerstrecker zugesellen. Sind diese Strecker gelähmt, ist der
Greifakt dadurch gestört, dass die genügende Öffnung der
Fingerzange fast unmöglich wird. Wenn nur die langen
Fingermuskeln erhalten sind, entstehen eine Streckung in
den Grundgelenken (wegen Ausfall der Interossei) und
eine Beugung sowohl in den Mittelgelenken (Überwiegen
des Tonus der Beuger) als auch in den Endgelenken (Ausfall der Mm. lumbricales). Dieses Bild ist typisch für einen
Ausfall des *R. profundus* des *N. ulnaris* (**Krallenhand**).

Durch die **Beugung in den Mittel- und Endgelenken** bilden die Finger einen **Haken,** der zum Tragen von Lasten
geeignet ist, durch weitere Krümmung, auch in den
Grundgelenken, können sie einen runden Stab selbst von
kleinem Durchmesser festhalten.

Obwohl die dreigliedrigen Finger verschieden lang sind,
stehen nach **ungezwungener Beugung** die Fingerspitzen
fast in einer geraden Linie. Bei **Faustbildung** steht der Ringfinger normalerweise am weitesten vor. Wenn man in
den Hohlraum, den die gekrümmten Finger umschließen,
hineinsieht, erkennt man, dass er ein Ellipsoid darstellt.
Deshalb sind viele **Werkzeuggriffe** so gestaltet, dass sie in
der Mitte verdickt sind und dadurch den **Hohlhandraum**
voll ausfüllen.

▭ Bedeutung der Mm. lumbricales

Die Mm. lumbricales haben nach elektromyographischen
Untersuchungen eine wichtige Aufgabe beim **Strecken der
Fingerendglieder.** Eine Kontraktion allein des Extensor digitorum hat nur die Streckung im Grund- und Mittelgelenk zur Folge. Das Endgelenk gerät dabei durch an-
wachsenden Zug der sich passiv spannenden (gedehnten)
Sehne des Flexor digitorum profundus in die Beugestellung. Die Kontraktion des M. lumbricalis bringt die Sehne
des tiefen Flexors nach distal und entspannt sie, sodass nun
die Streckung im Endgelenk des Fingers möglich ist (Abb.
5.4-83). Von Bedeutung ist ferner, dass neben den Mm.
lumbricales auch der Extensor digitorum bei Beugungen
des Grundgelenks aktiv ist. Er wirkt zum einen bremsend
auf die Flexion, zum anderen stabilisiert er mit den Mm.
lumbricales die Streckung in den distalen Gelenken. Durch
ihre Aufhängung zwischen langen Beugern und Streckern
wirken die Mm. lumbricales zugleich wie **Dehnungsmess-
streifen.** Sie besitzen außergewöhnlich viele Muskelspindeln und spielen bei der **Koordination der Beuge- und
Streckbewegungen** wahrscheinlich eine zentrale Rolle.

▭ Bedeutung der Handgelenksmuskeln für
Fingerbewegungen

Da die langen Beuger und Strecker der Finger auch auf das
Handgelenk wirken, sind die Bewegungen der Finger abhängig von der Stellung der Hand im Handgelenk. Die
mehrgelenkigen Muskeln können nicht an allen Gelenken
gleichzeitig äußerste Ausschläge ermöglichen, sie werden
dabei entweder **aktiv** oder **passiv insuffizient.** So werden
bei äußerster Flexion in den Hand- und Fingergelenken die
Strecksehnen stark gespannt. Gleichzeitig sind die Beuger

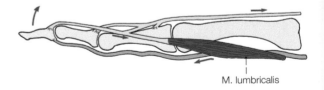

M. lumbricalis

**Abb. 5.4-83   Schema zur Wirkung der Mm. lumbricales bei der
Streckung des Endgliedes.** Durch die Muskelkontraktion wird die
Sehne des Flexor digitorum profundus entspannt und gleichzeitig das
End(mittel)glied gestreckt. Der M. extensor digitorum streckt vor
allem im Grund- und Mittelgelenk.

aktiv insuffizient, sie können nicht weiter beugen. Will man die Finger zur **Faust schließen,** werden unwillkürlich die Karpalstrecker mit innerviert, die Hand stellt sich in Dorsalextension.

Wenn daher bei Radialislähmung die Strecker ausfallen, bleibt der Faustschluss unvollkommen, obwohl alle Beuger unversehrt sind. Bei der **Faustöffnung** werden die Finger durch die Zusammenarbeit der Extensores digitorum, indicis, digiti minimi und der Interossei und Lumbrikales gestreckt. Durch die gleichzeitige Anspannung der Flexores carpi wird verhindert, dass auch die Hand in Streckstellung gerät. Dadurch wird zugleich die Wirkung der langen Fingerstrecker erhöht und der Dehnungswiderstand der langen Fingerbeuger herabgesetzt, also die gesamte **Kraftentfaltung begünstigt.**

Bei kräftiger, ruckartiger Streckung aller Finger macht man unwillkürlich eine kleine Flexion im Handgelenk. Auch reicht der lange Fingerstrecker nicht aus, um alle Gelenke, die er überspringt, gleichzeitig in äußerste Streckstellung überzuführen. Wenn man passiv das Handgelenk in Extension bringt, beugen sich die Finger unwillkürlich durch den Dehnungsreflex der stärkeren Beugemuskeln.

Spreizbewegungen

Da die Beugungsebenen der **vier langen Finger** palmarwärts konvergieren, folgt daraus, dass die **langen Beuger** die Finger adduzieren, während die **langen Strecker** sie abduzieren, bis sie in der Verlängerung der Achsen der Metakarpalia stehen. In der Streckstellung ist daher zum völligen Schluss der Finger eine Adduktion durch die **Interossei palmares** nötig. Sind die Letzteren gelähmt, ist es unmöglich, die Finger bei Streckung zu schließen, ein Symptom, das charakteristisch für die Ulnarislähmung ist. Sind die langen Fingerstrecker gelähmt, dann sind die Grundgelenke gebeugt, und es ist daher aus mechanischen Gründen eine nennenswerte Spreizung unmöglich. Wenn man bei gebeugten Mittel- und Endgliedern die Finger spreizt, müssen die **Interossei dorsales** gegen die adduzierende Komponente der langen Fingerbeuger arbeiten, bei extremer Spreizung auch gegen die der langen Fingerstrecker. Die Interossei dorsales treffen also unter Umständen auf größere Widerstände als die Interossei palmares, ihre **Muskelgewichte** verhalten sich dementsprechend wie 4 : 1. Werden die Finger bei der Beugung abgespreizt, können sie sich der Oberfläche einer **Kugel anschmiegen.** Durch verschiedene Beugung, Abspreizung und Drehung der Einzelfinger kann die Hand vielgestaltige Körper festhalten.

Der **Daumen** besitzt keine Interossei, dafür aber den Abductor brevis und Adductor, die die entsprechenden Bewegungen im Daumengrundgelenk ermöglichen. Am **Kleinfinger** ist es der Abduktor, der den fehlenden Interosseus dorsalis ersetzt.

Der Daumen als Gegenspieler der Finger beim Greifen

Der Gegenspieler der langen Finger ist der Daumen; er ist eine „halbe Hand", er macht erst die Hand zum vollwertigen **Greiforgan,** wie es nur der Mensch mit dieser Freiheit und Kraft der Bewegungen besitzt. Die Bedeutung des Daumens ist auch aus der Größe seines zentralen Repräsentationsgebiets in der Hirnrinde abzulesen. Den Daumen kann kein anderer Finger vertreten. Ohne den Daumen können wir weder feine noch grobe **Greifbewegungen** ausführen.

Da das Trapezium als Sockel für den Daumen gegen die Ebene der Handwurzel und Mittelhand nach palmar verschoben ist, wird der Daumen schon in seiner Ruhehaltung in eine vorgeschobene Ausgangsstellung gebracht, die für das Zugreifen äußerst günstig ist. An der Palmarseite kann der Daumen alle Fingerspitzen und die drei Fingerballen über den Grundgelenken erreichen.

Die wichtigste Bewegung ist die **Opposition,** die Gegenstellung gegen die übrigen Finger. Der Daumen kann dadurch mit den Spitzen aller übrigen Finger Kontakt aufnehmen. Die Opposition ist eine zusammengesetzte Bewegung im Sattelgelenk mit einem Rotationsmoment. Im klinischen Sprachbereich beinhaltet der Begriff Opposition zugleich Bewegungen in Grund- und Endgelenk des Daumens.

Beim Beugen bewegen sich die Finger in Ebenen, die nach palmar zu konvergieren, die Fingerspitzen streben zusammen; selbst das Metakarpale des fünften Fingers unterstützt das Zusammenführen. Durch Mitbeteiligung des Daumens kommt ein „**Daumen-Fingerspitzen-Schluss"** zustande (Abb. 5.4-84). Dieser „**Spitzgriff"** ist für das feste Erfassen kleiner Gegenstände besonders wichtig und stellt einen wesentlichen Gebrauchstyp der Hand dar. Wenn wir einen kleinen Gegenstand, etwa einen Bleistift, zwischen den Spitzen von Daumen und Zeigefinger erfasst haben, können wir die Spitze des Bleistifts durch eine Streckung des Grundglieds und eine Beugung des Mittel- und Endglieds des Zeigefingers auf uns zuführen und durch umgekehrte Bewegungskombination von uns wegführen. Dabei führt der Daumen eine entsprechende Mitbewegung aus. Dieses Bewegungsspiel ist für alle feineren Verrichtungen der Finger von Wichtigkeit.

Störungen der Motorik der Hand bei Nervenschädigungen

Die muskulären Ausfälle, die nach Schädigungen der Nerven am Arm entstehen, geben Aufschluss über die funktionelle Bedeutung einzelner Muskeln und Muskelgruppen (Abb. 5.4-85).

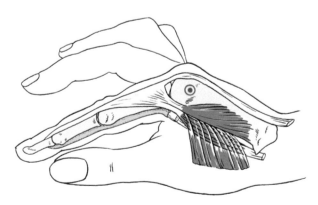

Abb. 5.4-84 Wirkung der Mm. interossei und lumbricales beim Spitzgriff. Dargestellt M. interosseus dorsalis I und M. lumbricalis I. Die Lage der Beugeachse des Zeigefingergrundgelenks ist durch einen roten Punkt markiert.

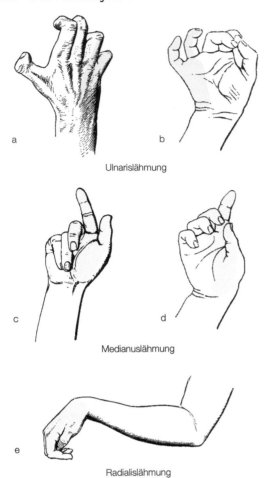

Ulnarislähmung

Medianuslähmung

Radialislähmung

Abb. 5.4-85   Motorische Ausfälle bei Schädigung des N. ulnaris, N. medianus und N. radialis am Oberarm. (a, b) Ulnarislähmung. „Krallenhand" und eingefallene Intermetakarpalräume, negative Daumen-Kleinfinger-Probe. Nur die Zeige- und Mittelfingerkuppen können vom Daumen berührt werden.
(c, d) Medianuslähmung. „Schwurhand", negative Daumen-Finger-Probe: keine Fingerkuppe kann mit dem Daumen berührt werden.
(e) Radialislähmung. „Fallhand" mit gebeugtem Ellenbogengelenk wegen gleichzeitigen Ausfalls des Triceps brachii.
Die blau gefärbten Areale zeigen die Hautinnervationsgebiete der betreffenden Nerven.

N. ulnaris

Engpässe für den *N. ulnaris* können auf der Dorsalseite des *Epicondylus ulnaris humeri* (s. M. flexor carpi ulnaris) sowie in der GUYON-Loge neben dem *Os pisiforme* auftreten (Abb. 5.4-80). Als Ursachen für Nervenschädigungen sind akute Traumen (z.B. Ellenbogenfrakturen) oder chronische Druckschäden hervorzuheben (u.a. berufsbedingtes Aufstützen auf den Epicondylus ulnaris, Handwurzelverletzungen mit Knochenwucherungen bzw. Aussackungen von interkarpalen Gelenkkapseln („Ganglien, Überbeine"). Außerdem kommen Schnittverletzungen im Be-

reich der Handwurzel als Verletzungsursachen in Betracht. Bei Vorliegen von Halsrippen oder apikalen Lungentumoren (PANCOAST-Tumor) können auch die Wurzeln des N. ulnaris im Plexus brachialis betroffen sein (untere Plexuslähmung, „KLUMPKEsche Lähmung").

Motorisch äußert sich die Ulnarislähmung in der „Krallenhand", d.h. im Unvermögen, die Fingergrundgelenke zu beugen (Ausfall der *Mm. interossei*) und die Endgelenke zu strecken (Ausfall der *Mm. lumbricales*). Die Streckung der Endgelenke des Zeige- und Mittelfingers kann wegen erhaltener Innervation der Mm. lumbricales I und eventuell II durch den *N. medianus* ungestört bleiben. Weiterhin sind die Adduktion des Daumens (*M. adductor pollicis*) und die Adduktion und Flexion der Finger in den Grundgelenken (*Mm. interossei palmares, M. flexor digiti minimi*) gehemmt (**negative Daumen-Kleinfinger-Probe,** Abb. 5.4-85). Die Atrophie der gelähmten *Mm. interossei* führt zum Einfallen der metakarpalen Zwischenknochenräume.

N. radialis

Engpässe liegen im *Sulcus n. radialis* an der Dorsalseite des Humerus und in der Ellenbeuge, insbesondere beim Eintritt des Ramus profundus in den *M. supinator* (FROHSE-FRÄNKELsche Arkade), vor. Bei chronischer Bleivergiftung (früher Tankwarte, Maler) reagiert der N. radialis besonders empfindlich. Eine Nervenschädigung am Oberarm (z.B. nach Oberarmfraktur oder als „**Parkbankdruckschaden**" bei Alkoholikern) führt zum Bild der **Fallhand** (Abb. 5.4-85), die durch Unvermögen der Streckung der Finger und der Handgelenke gekennzeichnet ist. Eine Beugung im Ellenbogengelenk zeigt eine Lähmung des Trizeps an. Wird der **R. profundus** selektiv geschädigt, sind die tiefen Extensoren gelähmt, was zu einer Störung der Ulnarextension der Hand und Streckung des Daumens führt.

N. medianus

Am Unterarm kann der Nerv im **Pronator-teres-Schlitz** und im Bereich des **Karpaltunnels** geschädigt werden. Das Karpaltunnelsyndrom geht mit **Atrophie des Daumenballens** und Hemmung der Opposition einer (**negative Daumen-Kleinfinger-Probe,** s. Abb. 5.4-85). Der Daumen kann aber noch adduziert werden (der *M. adductor pollicis* wird durch den *N. ulnaris* versorgt). Wird der Nerv am Oberarm geschädigt, sodass die langen Flexoren nicht mehr innerviert werden, dann tritt das Bild der **Schwurhand** in Erscheinung: Daumen und Zeigefinger können nicht mehr in den Mittel- und Endgelenken gebeugt werden. Die Beugung in den Mittel- und Endgelenken der anderen Finger (III–IV) ist möglich, weil der M. flexor digitorum profundus in seiner ulnaren Hälfte vom N. ulnaris versorgt wird. Der Muskelanteil für den Mittelfinger wird zwar überwiegend durch den N. medianus innerviert, die Kontraktion der ulnaren Muskelabschnitte führt aber zu einer passiven Mitbewegung des Muskelanteils für den Mittelfinger, sodass im klassischen Fall nur der Daumen und Zeigefinger nicht gebeugt werden können. Die Beugung in den Grundgelenken ist ungestört, weil der N. ulnaris die Mm. interossei und den tiefen Kopf des M. flexor pollicis brevis versorgt.

Literatur

Siehe Anhang Nr. 8, 26, 43, 53, 90, 113, 156, 159, 168, 179, 220, 227, 245, 252, 353, 354, 412, 440.

D. Drenckhahn und F. Eckstein

5.5 Untere Extremität

Übersicht

Die untere (hintere) Extremität dient beim Menschen wie auch bei allen zwei- und vierfüßigen Tieren der Fortbewegung. Im Zusammenhang mit dem aufrechten Gang ist die hintere Extremität beim Menschen ganz wesentlich umkonstruiert worden. Während die vordere (obere) Extremität zum Greiforgan umgestaltet wurde, ist die hintere (untere) Extremität zum **Lauf- und Stützorgan** geworden: Die Last des Rumpfes wird über ein ringförmig angeordnetes Knochensystem, den Beckengürtel, auf die Beine übertragen. Der **Beckengürtel** besteht aus dem **Kreuzbein** (*Os sacrum*) und beiden **Hüftbeinen** (*Os coxae*) mit den Abschnitten *Os ilii*, *Os ischii* und *Os pubis*. Ein Bein besteht aus drei Abschnitten, dem **Oberschenkel** (*Femur*) mit dem Skelettelement Femur (*Os femoris*), dem Unterschenkel (*Crus*) mit den Skelettelementen *Tibia* und *Fibula* und dem **Fuß** (*Pes*) mit den Skelettabschnitten *Tarsus*, *Metatarsus* und *Phalangen*. Die Phalangen bilden das Skelett der **Zehen** (*Digiti*) (Abb. 5.5-1). Gegenüber dem Affenfuß ist der Fuß des Menschen durch weitgehenden Verlust der Greiffunktion gekennzeichnet. Bei Einbuße der Funktion der

Hände können jedoch die Bewegungsfähigkeit und die begrenzte Greiffunktion des Fußes so trainiert werden, dass mit dem Fuß gemalt und geschrieben werden kann.

Der Wandel von der **Vierfüßigkeit** (Quadrupedie) zum aufrechten, **bipeden menschlichen Gang** hat sich in der Evolution der **Hominiden** (Menschenähnlichen) in einem Zeitfenster von ca. **10 bis 5 Mio. Jahren** vor der Gegenwart vollzogen. Bei den vor etwa 4 Mio. Jahren lebenden **Australopithecinen** zeigt das Skelett bereits einige für den aufrechten Gang des heutigen Menschen wesentliche morphologische Anpassungen (relative Verlängerung der unteren gegenüber der oberen Extremität, Vorwärtskippung, Verkürzung und Verbreiterung des Beckens, Lendenlordose, Umwandlung des Greiffußes zum Standfuß). Den frühesten direkten Beweis für den aufrechten Gang liefern die **Fußspuren von Laetoli** im Norden Tanzanias, die auf **3,6 Mio. Jahre** vor der Gegenwart datiert werden. Diese zeigen einen kleinschrittigen bipeden Gang dreier Australopithecinen, von denen eines, vermutlich ein Kind, an der Hand geführt wurde.

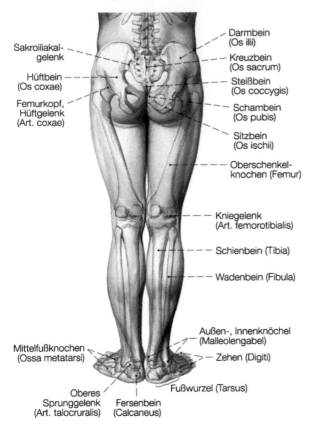

Sakroiliakal-
gelenk

Hüftbein
(Os coxae)

Femurkopf,
Hüftgelenk
(Art. coxae)

Darmbein
(Os ilii)

Kreuzbein
(Os sacrum)

Steißbein
(Os coccygis)

Schambein
(Os pubis)

Sitzbein
(Os ischii)

Oberschenkel-
knochen (Femur)

Kniegelenk
(Art. femorotibialis)

Schienbein (Tibia)

Wadenbein (Fibula)

Außen-, Innenknöchel
(Malleolengabel)

Zehen (Digiti)

Mittelfußknochen
(Ossa metatarsi)

Oberes
Sprunggelenk
(Art. talocruralis)

Fersenbein
(Calcaneus)

Fußwurzel (Tarsus)

Abb. 5.5-1 Bauplan des Skeletts der unteren Extremität und des Beckengürtels, Dorsalansicht.

5.5.1 Skelettentwicklung

Die Entwicklung der unteren Extremität ist gegenüber der oberen Extremität um etwa eine Woche verzögert (Kap. 5.4-1). Anfang der 5. Entwicklungswoche werden die Extremitätenknospen sichtbar. In der 6. Woche grenzt sich die Fußplatte ab und die Kniebeuge tritt in Erscheinung (Näheres s. Kap. 5.1.5). Die Zehenknospen entwickeln sich erst in der 7. Woche. Kennzeichnend für die Beinentwicklung ist die deutliche Einwärtskippung (Supination) der Füße (ab Ende der 7. Woche sichtbar). Die Mesenchymver-

dichtungen für die einzelnen Knochen entwickeln sich in proximodistaler Richtung. Knorpelanlagen sind ab der 6. Woche sichtbar (Ilium, Femur) und erreichen Anfang der 8. Woche die distalen Phalangen (Abb. 5.5-2). Die Verknöcherung findet zuerst im Bereich der Diaphysen der Röhrenknochen statt (Femurdiaphyse Ende der 6. Woche, Mittelfußdiaphysen 9. Woche, Phalangen erst 5.–9. Monat). Die Verknöcherung der Beckenknochen und Fußwurzelknochen setzt später ein, teilweise erst im Kleinkindalter (z. B. Os naviculare im 4. Lebensjahr). Knochenkerne in den Epiphysen treten frühestens zum Zeitpunkt der Geburt auf (distales Femur, proximale Tibiaepiphyse). Ihr Auftreten wird für die Beurteilung der Skelettreifung herangezogen. Der Schluss der Wachstumsfugen der Röhrenknochen erfolgt zwischen dem 15. und 21. Lebensjahr (Abb. 5.5-3).

5.5.2 Becken

Der **Beckengürtel** (*Cingulum membri inferioris*) besteht aus dem Kreuzbein, **Os sacrum,** und den beiden Hüftbeinen, **Ossa coxae.** Die beiden bogenförmigen Hüftbeine, die mit dem hinten liegenden Kreuzbein durch die **Articulationes sacro-iliacae** straff verbunden sind, vereinigen sich vorn in der Schamfuge, **Symphysis pubica.** So entsteht ein Ring, der die Last des Rumpfes auf die Beine überträgt. Durch die Zusammenfügung des Beckens aus drei Teilen, die in straffen Gelenken zusammenstoßen, besteht bei ausreichender Stabilität auch eine gewisse Nachgiebigkeit. Daher erfolgt die **Lastübertragung mit Federung,** was besonders bei dynamischen Beanspruchungen, wie beim Laufen und Springen, von Bedeutung ist.

Hüftbein

Das Hüftbein, *Os coxae,* besteht aus drei (bis zum Ausgang der Pubertät durch Knorpelfugen verbundene) Knochenabschnitten: dem Darmbein, **Os ilii,** dem Sitzbein, **Os ischii,** und dem Schambein, **Os pubis.** Beim Kind sind die drei Knochen in der Hüftpfanne (Abb. 5.5-4) durch eine Y-förmige Knorpelfuge vereinigt.

Das **Darmbein,** *Os ilii* (Abb. 5.5-4 bis 5.5-7), wird in ein Corpus und eine Ala unterteilt. Das **Corpus ossis ilii** bildet den kranialen Anteil der Hüftpfanne. Die Darmbein-

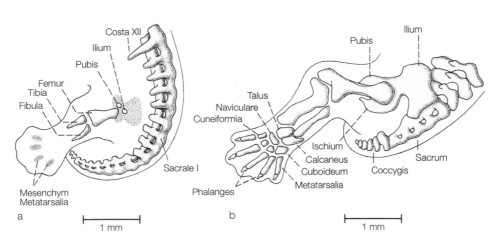

Costa XII

Ilium

Pubis

Femur
Tibia
Fibula

Mesenchym
Metatarsalia

Sacrale I

a

Talus
Naviculare
Cuneiformia

Ischium
Calcaneus
Cuboideum
Metatarsalia

Phalanges

b

Pubis

Ilium

Sacrum

Coccygis

Abb. 5.5-2 Frühentwicklung des Beinskeletts. Mitte der 6. Woche (a) und Ende der 7. Woche (b).

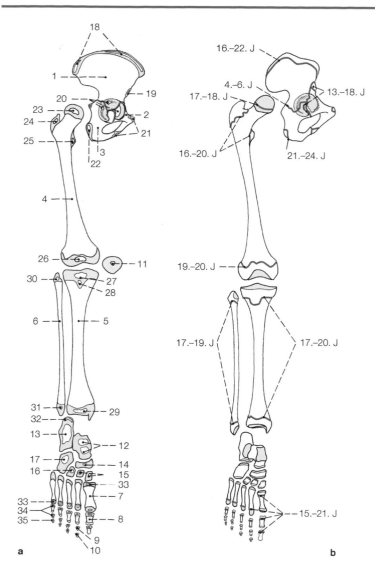

**Abb. 5.5-3   Verknöcherung des Skeletts der unteren
Extremität.**
(a) Auftreten der Knochenkerne
(b) Schluss der Epi- und Apophysenfugen
(EW = Entwicklungswoche, EM = Entwicklungsmonat,
J = Lebensjahr)

1–10 Beginn der „diaphysären" Ossifikation
1	Os ilii, 3. EM	
2	Os pubis, 6.–7. EM	
3	Os ischii, 4.–5. EM	
4	Femur, 6. EW	
5	Tibia, 7.–8. EW	
6	Fibula, 8. EW	
7	Ossa metatarsi I–V, 9. EW	
8	Phalanx proximalis, 5. EM	
9	Phalanx media, 8. EM	
10	Phalanx distalis, 9. EW	

11–17 Auftreten der Knochenkerne in der Kniescheibe und
in den Fußwurzelknochen
11	Patella, 3.–4. J
12	Talus, 7. EM (1–2 Knochenkerne)
13	Calcaneus, 5.–6. EM
14	Os naviculare, 4. J
15	Os cuneiforme I, II, 3.–4. J
16	Os cuneiforme III, 1. J
17	Os cuboideum, 10. EM

18–35 Auftreten epi- und apophysärer Knochenkerne
18	Crista iliaca, 13.–15. J
19	Spina iliaca anterior inferior, 16. J
20	Knochenkerne im Acetabulum, 10.–13. J
21	Tuberculum pubicum sowie zwischen Sitzbeinast und unterem Schambeinast, 16.–20. J
22	Tuber ischiadicum, 13.–15. J
23	Caput femoris, 1. J
24	Trochanter major, 3.–5. J
25	Trochanter minor, 9. J
26	distale Femurepiphyse, 10. EM
27	proximale Tibiaepiphyse, 10. EM
28	Tuberositas tibiae, 11.–13. J
29	distale Tibiaepiphyse, 2. J
30	Caput fibulae, 4.–6. J
31	Malleolus lateralis, 2. J
32	Tuber calcanei, 9.–11. J
33	Epiphyse des Os metatarsale I (proximal) und der Ossa metatarsi II–V (distal), 3.–4. J
34	Epiphyse der Grund- und Mittelphalangen, 1.–2. J
35	Epiphyse der Endphalangen, 3.–5. J

schaufel, **Ala ossis ilii,** ist innen leicht gehöhlt (konkav) und
bildet so die Darmbeingrube, *Fossa iliaca.* Nach unten wird
die Fossa durch einen Knochenwulst begrenzt, **Linea
arcuata,** der sich schräg aufsteigend nach dorsal zu der
ohrenförmigen Gelenkfläche des Darmbeins mit dem
Kreuzbein, **Facies auricularis,** erstreckt. Die Linea arcuata
bildet den dorsokranialen Abschnitt der Grenzlinie, **Linea
terminalis,** zwischen „großem" und „kleinem" Becken.
Dorsal der *Facies auricularis* liegt ein kräftiger Knochenwulst, der die *Facies sacropelvica* des Darmbeins bildet und
hier durch den Ansatz der kräftigen Tragbänder (dorsale
Sakroiliakalbänder) des Beckenringes eine höckerige, aufgeraute Oberfläche aufweist, **Tuberositas iliaca.** Die Tuberositas erstreckt sich nach dorsal bis zum hinteren Darm-
beinrand mit seinen beiden Knochenvorsprüngen, **Spinae
iliacae posteriores superior et inferior.** Der freie Rand der
Darmbeinschaufel bildet den Darmbeinkamm, **Crista iliaca.** Dieser besitzt für den Ansatz der drei platten Bauch-

muskeln eine äußere und innere Lippe, *Labium externum*
und *internum,* dazwischen gelegentlich einen Mittelstreif,
Linea intermedia.

Aufgrund seiner subkutanen Lage eignet sich der Darmbeinkamm zur Entnahme von Knochenproben und Knochenmark für
diagnostische Zwecke (Beckenkammstanze).

Vorn läuft die Crista in den vorderen oberen Darmbeinstachel aus, **Spina iliaca anterior superior,** der einen wichtigen knöchernen Tastpunkt des Beckens darstellt. Kaudalwärts folgen die **Spina iliaca anterior inferior** (Ursprung
des M. rectus femoris) und an der Verbindungsstelle mit
dem Schambein der flache Vorsprung der **Eminentia iliopubica.** In der flachen Bucht zwischen dieser Erhebung
und der Spina iliaca anterior inferior zieht der M. iliopsoas
aus dem Becken zum Bein. Die *Eminentia iliopubica* ist Teil
des *Corpus ossis ilii,* das den kranialen Abschnitt der Hüftgelenkspfanne bildet (*Acetabulum,* s. unten).

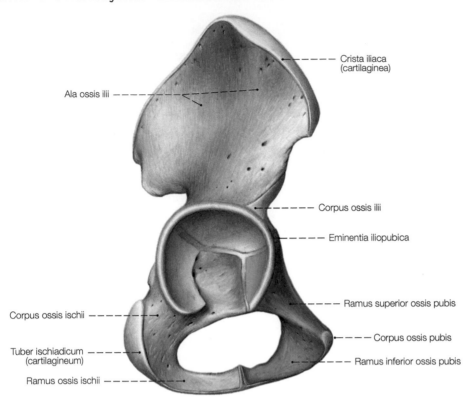

Crista iliaca
(cartilaginea)

Ala ossis ilii

Corpus ossis ilii

Eminentia iliopubica

Ramus superior ossis pubis

Corpus ossis ischii

Corpus ossis pubis

Tuber ischiadicum
(cartilagineum)

Ramus inferior ossis pubis

Ramus ossis ischii

Abb. 5.5-4 Rechtes Hüftbein, Os coxae, eines etwa 6-jährigen Kindes. Ansicht von lateral. Darmbein, Os ilium, hellgelb markiert; Sitzbein, Os ischii, grün; Schambein, Os pubis, orange. Die drei Anteile des Hüftbeins sind durch eine Y-förmige Knorpelfuge im Bereich des Azetabulums miteinander vereinigt, die später verknöchert.

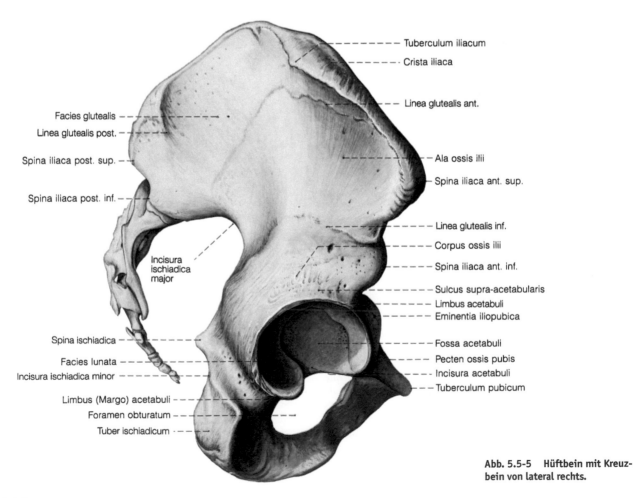

Tuberculum iliacum

Crista iliaca

Linea glutealis ant.

Facies glutealis

Linea glutealis post.

Spina iliaca post. sup.

Ala ossis ilii

Spina iliaca ant. sup.

Spina iliaca post. inf.

Linea glutealis inf.

Corpus ossis ilii

Spina iliaca ant. inf.

Incisura
ischiadica
major

Sulcus supra-acetabularis

Limbus acetabuli

Eminentia iliopubica

Spina ischiadica

Fossa acetabuli

Facies lunata

Pecten ossis pubis

Incisura ischiadica minor

Incisura acetabuli

Tuberculum pubicum

Limbus (Margo) acetabuli

Foramen obturatum

Tuber ischiadicum

Abb. 5.5-5 Hüftbein mit Kreuzbein von lateral rechts.

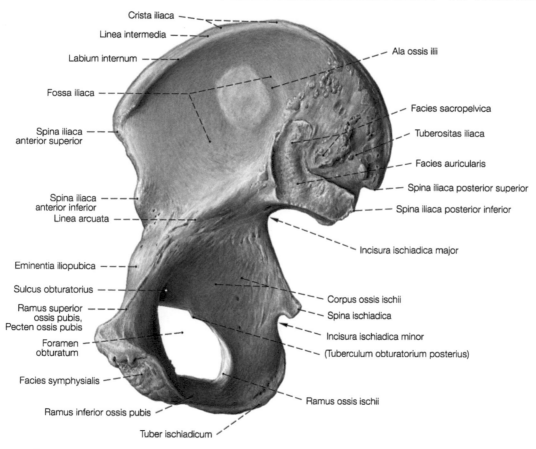

Crista iliaca
Linea intermedia
Labium internum
Fossa iliaca
Spina iliaca anterior superior
Spina iliaca anterior inferior
Linea arcuata
Eminentia iliopubica
Sulcus obturatorius
Ramus superior ossis pubis, Pecten ossis pubis
Foramen obturatum
Facies symphysialis
Ramus inferior ossis pubis
Tuber ischiadicum

Ala ossis ilii
Facies sacropelvica
Tuberositas iliaca
Facies auricularis
Spina iliaca posterior superior
Spina iliaca posterior inferior
Incisura ischiadica major
Corpus ossis ischii
Spina ischiadica
Incisura ischiadica minor
(Tuberculum obturatorium posterius)
Ramus ossis ischii

Abb. 5.5-6   Rechtes Hüftbein von medial.

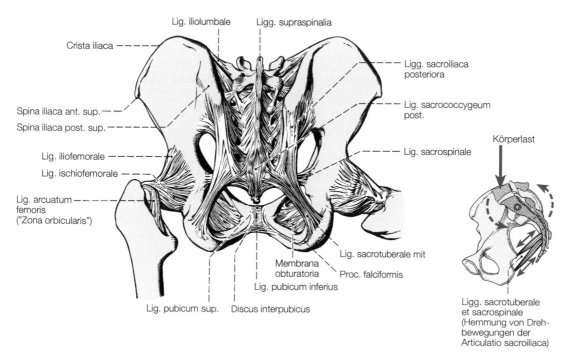

Lig. iliolumbale
Ligg. supraspinalia
Crista iliaca
Spina iliaca ant. sup.
Spina iliaca post. sup.
Lig. iliofemorale
Lig. ischiofemorale
Lig. arcuatum femoris ("Zona orbicularis")
Lig. pubicum sup.
Discus interpubicus
Lig. pubicum inferius
Membrana obturatoria
Proc. falciformis
Lig. sacrotuberale mit
Ligg. sacroiliaca posteriora
Lig. sacrococcygeum post.
Lig. sacrospinale

Körperlast

Ligg. sacrotuberale et sacrospinale (Hemmung von Drehbewegungen der Articulatio sacroiliaca)

Abb. 5.5-7   Bänder des Beckengürtels und des Hüftgelenks von dorsal.

Die **Außenfläche** des Darmbeins zeigt zwischen den Ursprungsfeldern der Gesäßmuskeln Grenzlinien, die *Lineae gluteales*, die verschieden stark ausgeprägt sind: Linea glutealis anterior, Linea glutealis posterior und Linea glutealis inferior.

Das **Sitzbein**, Os ischii, bildet mit seinem **Corpus** den dorsalen, unteren Anteil der Hüftgelenkspfanne. Der bogenförmige **Ramus** begrenzt den dorsalen Abschnitt des Foramen obturatum. Am Scheitel des Bogens liegt der Sitzbeinhöcker, **Tuber ischiadicum**, dessen oberer Abschnitt der ischiokruralen Muskelgruppe als Ursprung dient (Abb. 5.5-26). Der untere Teil bildet beim Sitzen einen Stützpunkt, der von einem Fettkissen der Unterhaut gepolstert ist. Oberhalb des Sitzhöckers ragt nach medial und hinten die **Spina ischiadica** *[sciatica]*, die zwei Einschnitte voneinander trennt, einen größeren oberen, die **Incisura ischiadica** *[sciatica] major*, und einen kleineren unteren, die Incisura ischiadica [sciatica] minor.

Das Schambein, *Os pubis*, besteht aus einem **Corpus** und den vom Corpus ausgehenden **Ramus superior** und **Ramus inferior**. Das verdickte laterale Ende des oberen Schambeinastes bildet den vorderen Sektor der Hüftpfanne und wölbt sich an der Grenze zum Ilium zur **Eminentia iliopubica** vor. Auf dem Oberrand des Astes erhebt sich ein knöcherner Verstärkungszug, der Schambeinkamm (Pecten ossis pubis), der von längs verlaufenden Kollagenfaserzügen bedeckt ist *(Lig. pectineale)* und der den vorderen Abschnitt der Linea terminalis des Beckens bildet. Der Pecten endet am **Tuberculum pubicum** des Corpus. Das Corpus besitzt medial die längsovale *Facies symphysealis*, die mit der Faserknorpelplatte (Discus interpubicus) der Schambeinfuge, **Symphysis pubica**, verwachsen ist. Auf der Vorderseite des Corpus liegt die durch die Haut tastbare *Crista pubica*. Die beiden unteren Schambeinäste begrenzen den Winkel *Angulus subpubicus* (beim Mann) bzw. den mehr abgerundeten *Arcus pubis* (bei der Frau) (Abb. 5.5-11).

Verknöcherungsstörungen zwischen Sitz- und unterem Schambeinast (Morbus Neck) können im Schulkindalter schmerzhafte Zustände in der Leistengegend provozieren, die oft fehlinterpretiert werden.

Das „verstopfte Loch", **Foramen obturatum,** wird durch straffes Bindegewebe, die **Membrana obturatoria,** verschlossen. Diese besteht aus schräg von oben hinten nach vorne unten verlaufenden Kollagenfaserzügen (Abb. 5.5-7 u. 5.5-17). Die Membran bildet eine Fortsetzung der Faserung des Periosts und besitzt oben medial eine Aussparung, die durch eine Knochenrinne des Ramus superior, *Sulcus obturatorius*, zum **Canalis obturatorius** ergänzt wird.

Der Kanal stellt die Durchtrittspforte für den *N. obturatorius* und die *A.* und *V. obturatoria* dar und kann durch Erweiterung zur Bruchpforte für Eingeweide des Beckens werden (**Obturatumhernie**). Da bei der Obturatumhernie häufig der N. obturatorius in Mitleidenschaft gezogen wird, können Schmerzen bis in den medialen Kniebereich ausstrahlen (ROMBERGsches Kniephänomen) und zu Fehldiagnosen führen (u. a. Verdacht auf eine Kniegelenkserkrankung).

Die **Hüftpfanne,** *Acetabulum* (= Essignäpfchen), ist in die dickste Stelle des Hüftbeins als halbkugelige Vertiefung mit etwas überhöhtem Rand (Limbus acetabuli) eingelassen

(Abb. 5.5-4). Dieser Knochenrand ist am unteren Umfang unterbrochen durch die **Incisura acetabuli, die nach ventral (ca. 20°) unten zeigt.** Der Boden der Pfanne, **Fossa acetabuli,** ist dünnwandig. Der obere Umfang ist in einem halbmondförmigen Areal als druckübertragende Gelenkfläche überknorpelt, **Facies lunata.** Sie überträgt die Last des Rumpfes auf den Oberschenkelknochen. Die **Pfanneneingangsebene,** die durch den Rand, den Limbus, charakterisiert wird, ist nicht genau in der Sagittalebene ausgerichtet. Sie zeigt um ca. 24° Grad nach vorn und um ca. 40° nach unten.

Bei starker externer Gewalteinwirkung (u. a. axialer Stoß auf das abduzierte Bein oder Sturz auf den Trochanter major) kann der dünnwandige Pfannenboden einbrechen und der Oberschenkelkopf durch den frakturierten Pfannenboden in das Beckeninnere treten (sog. „zentrale Hüftluxation").

Die **Verknöcherung** des Hüftbeins beginnt perichondral am Darmbein im 2. bis 3. Entwicklungsmonat, später am Sitz- und Schambein (Abb. 5.5-3). Die Verknöcherung rückt von diesen drei Teilen aus gegen die Pfanne vor, bis es hier zur Bildung der Y-förmigen Fuge kommt. In der Knorpelfuge der Pfanne treten später noch Schaltknochen auf (Ossa acetabuli). **Epiphysäre Verknöcherungen** finden sich am Darmbeinkamm und Sitzhöcker, am Symphysenende des Schambeins und in der Spina iliaca anterior inferior. Diese können beim Kind und Jugendlichen **mit Bruchlinien verwechselt** werden. Die Kerne verschmelzen neben anderen, inkonstanten Kernen mit dem Hauptstück erst im 22. bis 25. Lebensjahr.

Gelenke und Bänder des Beckenrings

Sakroiliakalgelenk

Die **Articulatio sacroiliaca** (Abb. 5.5-8) ist ein straffes Gelenk (**Amphiarthrose**) mit ohrenförmigen Gelenkflächen des Darm- und Kreuzbeins (Facies articulares sacralis et ossis ilii). Der **hyaline Knorpelbelag** ist an der Kreuzbeinfläche bedeutend dicker als an der Darmbeinfläche. Oberflächlich ist eine kräftige Tangentialfaserschicht im Knorpel ausgebildet, die andeutet, dass **Gleitbewegungen** in diesem straffen Gelenk stattfinden. Die Gelenkoberfläche ist unregelmäßig höckerig. Manchmal trägt der Hüftknochen einen bogenförmigen Wulst, der mit einer entsprechenden Vertiefung der Kreuzbeinfläche verzahnt ist.

Bänder der sakroiliakalen Verbindung

Die Last des Rumpfes wird über die Wirbelsäule auf das Kreuzbein und von dort auf den Beckenring übertragen. Dies erfordert kräftige Bandsysteme, die das Kreuzbein am Becken befestigen.

1. **Ligg. sacroiliaca anteriora** (s. Abb. 5.5-17). Flächenhafte Bandzüge, die den Gelenkspalt auf der Vorderseite überbrücken und durch ventrokaudale Züge des *Lig. iliolumbale* verstärkt werden (s. u.).
2. **Ligg. sacroiliaca posteriora** und **interossea** (Abb. 5.5-7 u. 8). Mächtiger dorsaler Aufhängeapparat des Kreuzbeins, der die tiefe Bucht zwischen der *Tuberositas iliaca* und dem Kreuzbein ausfüllt. Die Bandzüge ziehen schräg vom Darmbein auf die dorsolaterale Kreuzbeinfläche herab und verhindern so ein Abgleiten des

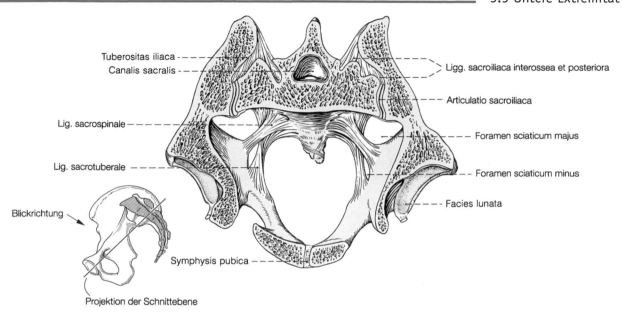

Abb. 5.5-8 Schnitt durch das Becken parallel zu seiner Eingangsebene, einige Zentimeter nach kaudal verschoben (s. Schnittführung an Skizze eines Halbbeckens). Das Kreuzbein ist am dorsalen Bandapparat aufgehängt. Beachte auch den längsovalen Beckenausgang.

Kreuzbeins in die Beckenhöhle. So wird die Last des Rumpfes auf den größeren Teil der **Facies sacropelvica** des Darmbeins übertragen, und zwar besonders in Form von Zugkräften, die durch die posterioren (interossären) Sakroiliakalbänder auf die gesamte Oberfläche der **Tuberositas iliaca** verteilt werden. Die Zugkräfte bewirken ihrerseits, dass die Sakroiliakalflächen des Darmbeins gegen das Kreuzbein gezogen (gepresst) werden, sodass der Kraftschluss (Druckübertragung) im Gelenkspalt zunimmt.

3. **Lig. iliolumbale** (Abb. 5.5-7 u. 5.6-35). Der **laterale Trakt** zieht vom *Proc. costalis* des 5. und teilweise noch des 4. Lendenwirbels zur *Crista iliaca*. Ein **ventrokaudaler Trakt** strahlt von oben in die *Ligg. sacroiliaca anteriora* ein und verstärkt dadurch den ventralen Bandapparat (s. Abb. 5.5-17). Das Band verhindert ein Auseinanderweichen der Beckenschaufeln bei der Lastübertragung vom Rumpf auf das Becken und schränkt außerdem seitliche Kippbewegungen des 5. Lendenwirbels gegen das Darm- und Kreuzbein ein.

4. **Lig. sacrotuberale** (Abb. 5.5-7, 8 u. 17). Sehr starkes, an beiden Enden **aufgefächertes Band,** das vom dorsolateralen Rand des gesamten Kreuzbeins und einem Teil des Steißbeins ausgeht. Die Fasern konvergieren durch Überkreuzung im Mittelteil des Bandes und fächern sich am **Tuber ischiadicum** wieder auf, teilweise dem unteren Sitzbeinast folgend *(Proc. falciformis)* (Abb. 5.5-7). Das Band dient dem kaudalen Teil des **M. gluteus maximus als Ursprung** und wird häufig von Ästen der unteren Glutealgefäße und auch von Nerven durchbohrt.

5. **Lig. sacrospinale** (Abb. 5.5-7, 8 u. 17). Kräftiges, einseitig gefächertes Band, das hauptsächlich von der ventrolateralen Kreuzbeinfläche ausgeht und zur **Spina ischiadica** hin konvergiert, wo das Band etwa 0,5 cm dick ist.

Die Ligg. sacrotuberalia und sacrospinalia **verhindern** dorsale **Kippbewegungen der Kreuzbeinspitze** um eine transversale Achse. Diese Hemmwirkung ist aufgrund des lan-

gen dorsalen Hebelarms (bis zum Steißbein) besonders wirksam und deshalb von großer Wichtigkeit, weil der Körperschwerpunkt bzw. der lumbosakrale Übergang vor der Drehachse der Sakroiliakalgelenke gelegen ist. Dadurch werden bei der Lastübertragung vom Rumpf auf das Becken Kippbewegungen des Kreuzbeins begünstigt. Diesen wirken die beiden Bänder entgegen.

☐ Foramen ischiadicum

Durch das *Lig. sacrotuberale* und *Lig. sacrospinale* werden die Incisurae ischiadicae dorsal zu Löchern ergänzt, sodass ein *Foramen ischiadicum majus* (kranial des Lig. sacrospinale) und *minus* (zwischen Lig. sacrospinale und sacrotuberale) gebildet werden (Abb. 5.5-8). Durch das **Foramen ischiadicum majus** verläuft der *M. piriformis* vom Kreuzbein zum *Trochanter major* des Femurs und hinterlässt am oberen und unteren Rand des Foramens je einen Spalt: *Foramen suprapiriforme* und *infrapiriforme*. Durch diese Spalten ziehen wichtige Gefäße und Nerven (u. a. der Ischiasnerv durch das For. infrapiriforme). Das *For. infrapiriforme* wird dorsomedial vom Fächer des Lig. sacrotuberale überdeckt (geschützt). Durch das **Foramen ischiadicum minus** verläuft der *M. obturator internus* mit der *A.* und *V. pudenda interna* und dem *N. pudendus*.

Schamfuge

Die **Symphysis pubica** stellt eine Synarthrose (Symphyse) dar: Die Facies symphysiales des rechten und linken Schambeins sind durch einen **Discus interpubicus** verbunden. Dieser besteht aus Faserknorpel und ist fest mit einer dünnen, hyalinknorpeligen Auflage mit den Symphysenflächen der Schambeine verwachsen. Im Alter verkalkt und verknöchert diese Knorpellage. Außerdem kommt es im Lauf des Lebens zu einer Spaltbildung im Diskus (**Cavum symphyseos**), die wahrscheinlich wie die Unkovertebralspalten in den Zwischenwirbelscheiben der Halswirbelsäule durch

Scherkräfte innerhalb der Disci (Gegeneinanderbewegen der Schambeinkörper) entstehen. Dorsal wird die Symphyse durch das **Lig. pubicum superius** und kaudal durch das **Lig. pubicum inferius** überbrückt. Die Bänder sind ebenfalls mit dem Diskus verwachsen (Abb. 5.5-7 u. 17).

Während der **Schwangerschaft** kommt es durch die Wirkung des Hormons **Relaxin** aus der Plazenta und dem Ovar zu einer Auflockerung der Bänder der Symphyse und der Sakroiliakalgelenke (Beckenringlockerung). Dadurch wird der Beckenring während der Geburt nachgiebiger. Bei zu engem Becken hat man früher die Symphyse chirurgisch durchtrennt, um die Geburt noch zu ermöglichen.

Biomechanik des Beckenrings

Die drei Knochenelemente des Beckens sind dorsal durch die **Sakroiliakalgelenke** und ventral durch die Schambeinfuge miteinander straff verbunden. Diese Konstruktion erlaubt bei ausreichender Stabilität **federnde Bewegungen** des Ringes. Die Sakroiliakalgelenke verfügen über ein geringes Maß an **Beweglichkeit,** hauptsächlich **um eine transversale Achse** (bis etwa 10°). Die nach dorsal gerichteten Kippbewegungen werden durch die ischiosakralen Bänder stark eingeschränkt. Bei Kindern und bei Ausübung besonderer Sportarten (u. a. Geräteturnen) können größere passive **Kippbewegungen** gemessen werden. Da auf das Kreuzbein die gesamte Last des Rumpfes (obere Körperhälfte) übertragen wird, ist ein spezieller Halte- und Stützapparat notwendig, um das Abgleiten des Kreuzbeins in die Beckenhöhle zu verhindern. Die **Stabilisierung der Sakroiliakalgelenke** kann nicht primär durch eine Knochenhemmung erreicht werden, da das Kreuzbein entgegen allgemeiner Ansicht in Richtung auf die Beckenhöhle keine Keilform besitzt (Abb. 5.5-8), also nicht die Funktion eines Schlusssteins in einem romanischen Bogen erfüllt. Das Abgleiten wird vielmehr durch die **Aufhängung** am mächtigen hinteren **Sakroiliakalbandsystem** erreicht, das bei Belastung zugleich durch medialwärtigen Zug an den Darmbeinflächen den Kraftschluss der Gelenke verstärkt. **Beim Sitzen** wirkt die Last des Rumpfes nach dorsal in Richtung Sitzbeinhöcker (s. u.). In dieser dorsokaudalen Richtung besitzt die Gelenkfläche eine **keilförmige Form,** sodass beim Sitzen das Kreuzbein zwischen den Darmbeinen eingekeilt wird. Ein Auseinanderweichen der Darmbeine beim Sitzen oder beim einbeinigen Stand wird durch die transversalen Züge der interossären und vorderen Bänder des Gelenks sowie durch das *Lig. iliolumbale* verhindert.

Das **Sakroiliakalgelenk** ist bei verschiedenen chronischen entzündlichen Erkrankungen bevorzugt befallen (u. a. Morbus BECHTEREW, Psoriasis-Arthritis). **Entzündliche Veränderungen** können auch traumatisch bedingt sein, u. a. als Folge von starken Belastungen bei bestimmten Leistungssportarten. Entzündungen des Sakroiliakalgelenks werden praktisch bei allen Körperbewegungen als schmerzhaft empfunden. Da die Rr. anteriores der Spinalnerven des oberen *Plexus lumbosacralis* direkt über den vorderen und oberen Gelenkspalt hinwegziehen, können entzündliche Veränderungen des Bandapparates oder eine Instabilität des Gelenks zu Nervenreizungen führen, die in der Regel über den Ischiasnerv in das Bein ausstrahlen.

Beim zweibeinigen Stand ruht das Becken in den Hüftgelenken auf beiden Femurknochen. Die Last des Rumpfes wird durch den Kraftschluss der Sakroiliakalgelenke und

ihre Bandaufhängung auf beide Darmbeine übertragen, wobei die Last entlang der Linea arcuata aus der Gelenkregion auf direktem Wege zum Darmbeinkörper und zu den Hüftgelenken geleitet wird. Die nach beiden Seiten divergierenden Druckvektoren rufen eine **nach außen gerichtete Zugspannung** im vorderen Beckenring hervor, die ein Auseinanderklaffen des Beckenringes bewirken würden, wenn dieser nicht vorne im Bereich der Symphyse zu einem geschlossenen Ring verklammert wäre. Die queren Zugspannungen im Bereich der Symphyse werden wirksam durch den *Discus interpubicus* und die transversal gestellten *Ligg. pubicum superius und inferius* aufgefangen. Beim Zweibeinstand werden die Sakroiliakalgelenke also auf Druck und die Symphyse auf Zug beansprucht. **Beim Sitzen** wird die Symphyse dagegen überwiegend auf Druck beansprucht, weil der Abstand der beiden Sitzbeinhöcker in der Regel kleiner ist als der der Sakroiliakalgelenke. Der obere Anteil der Sakroiliakalgelenke wird beim Sitzen aufgrund des entstehenden Drehmoments auf Zug beansprucht. Beim Stehen auf einem Bein wird die Symphyse durch **vertikale Scherkräfte** beansprucht, die wahrscheinlich für die Enstehung des Spalts im Diskus (Cavum symphyseos) verantwortlich sind (s. o.).

Bei **Verletzungen** (u. a. durch Zerreißungen) **der Symphyse** ist das Sitzen oder der Stand nur mit Schmerzen oder überhaupt nicht möglich. Da der Beckenring im Bereich des Schambeins am wenigsten stabil ist (die dicksten Knochenpfeiler laufen vom Sakroiliakalgelenk zum Azetabulum und zum Tuber ischiadicum) treten hier **Beckenfrakturen** am häufigsten auf (Vertikalbruch durch den oberen und unteren Schambeinast bzw. Sitzbeinast).

Knochentastpunkte des Beckens

Das knöcherne Becken wird innerhalb des Körpers so von Muskeln und Fett umlagert, dass nur Teile der Knochen durch die Haut zu tasten sind. Auf Höhe des Hüftgelenks erreichen diese Muskelmassen ihre größte Dicke.

Ein wichtiger **Knochentastpunkt** am Lebenden ist die **Spina iliaca anterior superior,** die meist sichtbar, stets aber tastbar ist. Folgt man von hier aus dem Beckenkamm, gelangt man hinten an eine leichte Einziehung der Haut, unter der die **Spina iliaca posterior superior** zu fühlen ist. Dieses laterale Lendengrübchen, das in zwei Dritteln der Fälle sichtbar ist, liegt in Höhe des Kreuz-Darmbeingelenks. Drei bis 4 cm oberhalb der Verbindungslinie zwischen den hinteren oberen Darmbeinstacheln ist die Grenze zwischen dem 5. Lendenwirbel und dem Kreuzbein zu suchen.

Ein wichtiger Knochenpunkt ist ferner der Sitzbeinhöcker, **Tuber ischiadicum,** der im Stand durch den großen Gesäßmuskel (M. gluteus maximus) hindurch zu tasten ist. Beim Sitzen rutscht der Muskel nach oben, sodass nur noch Haut und subkutanes Fettgewebe den Höcker bedecken. Vom Schambein sind der obere Schambeinrand und die Symphyse zu tasten. Bei der Frau bildet hier die subkutane Fettschicht den Schamberg, *Mons pubis,* der nach oben durch eine Querfalte der Haut begrenzt ist. Vom Mastdarm und von der Scheide aus ist die **Spina ischiadica** als wichtiger Orientierungspunkt in der Geburtshilfe zu tasten. Von der Symphyse abwärts ist nach beiden Seiten der Schambeinbogen zu fühlen.

Beckenmaße

Von den tastbaren Knochenpunkten aus kann eine Beckenmessung vorgenommen werden, die in der Geburtshilfe von großer Bedeutung ist. Insbesondere bei der inneren Austastung während der vaginalen Untersuchung kann festgestellt werden, ob die Beckenhöhle ausreichend weit ist, um den Durchtritt des kindlichen Kopfes bei der Geburt zu gestatten. Von besonderer Wichtigkeit sind Größe und Gestalt des kleinen Beckens. Die **Grenzlinie zwischen großem und kleinem Becken,** die **Linea terminalis** (Abb. 5.5-17), verläuft vom Promontorium entlang der Linea arcuata zum oberen Rand der Symphyse und umrahmt den Beckeneingang, *Apertura pelvis superior.* Die durch den Beckeneingang verlaufende Ebene ist die **Beckeneingangsebene.** Sie ist beim aufrecht stehenden Menschen nicht horizontal, sondern bildet mit der Horizontalen einen Winkel von **50–70°,** den **Beckenneigungswinkel** *(Inclinatio pelvis).* In dieser Stellung liegen die Symphyse und die rechte und linke Spina iliaca anterior superior in einer gemeinsamen frontalen Ebene. Von besonderem Einfluss auf die Gestalt des Beckeneingangs sind Lage und Form des *Promontorium* (vgl. Kap. 5.6). Der Beckeneingang ist bei der Frau queroval.

Der **Beckenausgang,** *Apertura pelvis inferior,* ist hinten von der Steißbeinspitze, seitlich von den Sitzbeinhöckern, vorn von dem Unterrand der Schamfuge und dem anschließenden Schambeinwinkel begrenzt; er ist im Unterschied zur Beckeneingangsebene längsoval. Blickt man von oben durch die Höhle des kleinen Beckens (Abb. 5.5-8), sieht man, dass der Raum durch die Steißbeinspitze und die einwärts geneigten Spitzen der rechten und linken Spina ischiadica eingeengt wird.

Unter den **inneren Beckenmaßen** hat der gerade Durchmesser des Beckeneingangs, *Diameter conjugata* („Conjugata vera" bei den Gynäkologen), die größte praktische Bedeutung. Dieses Maß bezeichnet den kürzesten Abstand des Promontoriums vom Hinterrand der Symphyse (Abb. 5.5-9 bis 11). Es beträgt bei der Frau durchschnittlich 11 cm, beim Mann ist der Abstand meist etwas kleiner. Ist der Durchmesser kleiner als 10 cm, können **Geburtshindernisse** auftreten. Bei einem Durchmesser unter 6 cm liegt ein absolutes Geburtshindernis vor.

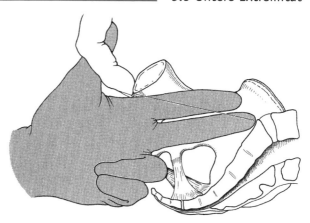

Abb. 5.5-10 Bestimmung der Diameter diagonalis durch vaginale Austastung. Es handelt sich um ein kleines (enges) Becken. Die Lage des unteren Symphysenrandes am untersuchenden Zeigefinger wird mit der freien Hand markiert und die Länge anschließend gemessen.

Die *Diameter conjugata* kann nicht direkt gemessen werden. Ihre Länge wird durch Bestimmung der *Diameter diagonalis* abgeschätzt (Abb. 5.5-10).

In der Geburtshilfe und Orthopädie sind folgende inneren und äußeren Beckenmaße von Bedeutung:

Innere Beckenmaße

1. *Diameter anatomica*   11 bis 11,5 cm
   vom Oberrand der Symphyse zum Promontorium
2. *Diameter conjugata*   10 bis 11 cm
   vom Hinterrand der Symphyse zum Promontorium
3. *Diameter diagonalis*   12,5 bis 13 cm
   vom Unterrand der Symphyse zum Promontorium
4. *Diameter transversa*   ca. 13 cm
   weiteste Distanz zwischen den Lineae terminales
5. *Diameter obliqua (I und II)*   ca. 12,5 cm
   von der Art. sacroiliaca [rechts (I) bzw. links (II)] zur Eminentia iliopubica der Gegenseite
6. *Diameter sagittalis der Beckenweite*   12 bis 12,5 cm
   von der Rückseite der Symphyse zur Facies pelvina des Kreuzbeins; weitester Abstand
7. *Diameter sagittalis der Beckenenge*   11 bis 11,5 cm
   vom Unterrand der Symphyse zur Facies pelvina des Kreuzbeins; engster Abstand
8. *Diameter transversa der Beckenenge*   ca. 10,5 cm
   Abstand zwischen den Spinae ischiadicae
9. *Distantia sacropubica*   11 bis 12 cm
   vom Unterrand der Symphyse zum Apex ossis sacri
10. *Diameter sagittalis des Beckenausgangs*   9 bis 10 cm
    (Distantia pubococcygea) vom Unterrand der Symphyse zur Steißbeinspitze

Äußere Beckenmaße

1. *Distantia spinarum* = Entfernung zwischen beiden Spinae iliacae ant. sup.: 23,8 bis 27,6 cm
2. *Distantia cristarum* = größte Entfernung zwischen beiden äußeren Lippen der Darmbeinkämme (sog. Beckenbreite): 27,3 bis 30,8 cm
3. *Distantia trochanterica* = Abstand zwischen den beiden großen Trochanteren: 30,8 bis 34,2 cm
4. *Conjugata externa* = Abstand zwischen Symphyse und 5. Lendenwirbeldorn: 19,3 bis 22,1 cm

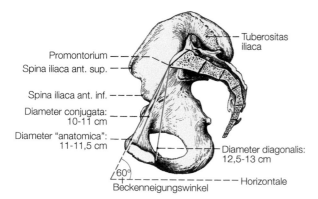

Abb. 5.5-9 Medianschnitt durch das Becken einer erwachsenen Frau mit Angabe geburtshilflich wichtiger Durchmesser. Die Diameter anatomica bildet mit der Horizontalen den Beckenneigungswinkel von ca. 60° (Inclinatio pelvis). Im klinischen Sprachgebrauch wird die Diameter conjugata auch als Conjugata vera bezeichnet.

Labels in Abb. 5.5-9:
- Tuberositas iliaca
- Promontorium
- Spina iliaca ant. sup.
- Spina iliaca ant. inf.
- Diameter conjugata: 10–11 cm
- Diameter "anatomica": 11–11,5 cm
- Diameter diagonalis: 12,5–13 cm
- 60° Beckenneigungswinkel
- Horizontale

Geschlechtsunterschiede des Beckens

Während in früher Kindheit bei beiden Geschlechtern das Becken ungefähr die gleiche Form hat, werden zur Zeit der **Pubertät** Geschlechtsunterschiede deutlich. Im ganzen Habitus ist das **weibliche Becken flacher und weiter,** das männliche steiler und enger (Abb. 5.5-11). Hinzu kommt beim **Mann** ein deutlich stärkeres Vorspringen des Promontoriums, woraus eine **Kartenherzform** des Beckeneingangs resultiert. Bei der **Frau** sind die Darmbeine weitergestellt, das Promontorium flacher, der Schambeinwinkel größer und der Abstand der Sitzbeinhöcker weiter. Der Beckeneingang erhält dadurch eine querovale **Ellipsenform.** Typisch für das weibliche Becken ist weiterhin eine weite *Incisura ischiadica major.*

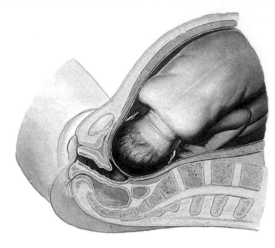

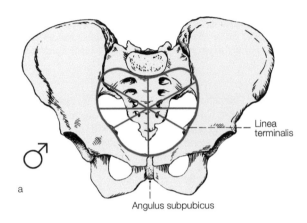

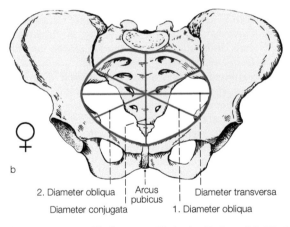

Abb. 5.5-11 Geschlechtsunterschiede der Becken. (a) Männliches und (b) weibliches Becken. Beachte die Kartenherzform des männlichen und die querovale Form des weiblichen Beckens in der Eingangsebene (Linea-terminalis-Ebene).

Durchtritt des kindlichen Kopfes durch das Becken bei der Geburt

Der Schädel des Fetus ist der größte und am wenigsten deformierbare Körperteil und bildet aufgrund seiner Proportionen das größte Geburtshindernis.

Normalerweise stellt sich der kindliche Kopf vor der Geburt mit seiner Längsachse (Pfeilnaht, *Sutura sagittalis*) in den I. (rechten) schrägen Durchmesser ein (**vordere Hinterhauptslage**). Der Rücken des Kindes liegt vorne links, das Gesicht zeigt zum rechten Sakroiliakalgelenk (Abb. 5.5-12). Durch die Wehentätigkeit der Uterusmuskulatur wird der Kopf in den querovalen

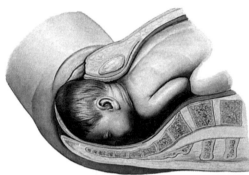

Abb. 5.5-12 Durchtritt des Kindes durch das Becken beim Geburtsvorgang. Beachte die Drehung des kindlichen Kopfes im Becken.

Beckeneingang gepresst und dort mit seiner Längsachse in die *Diameter transversa* verlagert. Der große Querdurchmesser des kindlichen Schädels beträgt zur Geburt etwa 9,5 cm, passt also zwischen Symphyse und Promontorium (*Diameter conjugata:* 10–11 cm) hindurch. Beim engen Becken (< 10 cm) kann der quere Durchmesser durch Übereinanderschieben der Scheitelbeine in der *Sutura sagittalis* auf 7,5–8 cm zusammengepresst werden. Nach Eintreten in das kleine Becken liegt der Kopf in der **Beckenweite,** die sich nach dorsal in die Kreuzbeinhöhle ausbuchtet (runder Querschnitt mit einem Durchmesser von 12,5 cm). Beim Tiefertreten wird die Längsachse des Kopfes in den geraden Durchmesser der längsovalen **Beckenenge** (11–11,5 cm) und des **Beckenausgangs** gestellt und dabei dorsalflektiert (Abb. 5.5-8). Das Gesicht zeigt dann zum Kreuzbein. Der enge transversale Abstand zwischen den *Spinae ischiadicae* und den Sakrotuberalbändern (10,5 cm) erzwingt diese Stellung. Das **bewegliche Steißbein**, mit seinem zur Geburt hormonell aufgelockerten Bandsystem, kann nach dorsal zurückweichen und die *Diameter sagittalis* des Ausgangs (9–10 cm) um mehrere Zentimeter vergrößern (Steißbeinschmerzen, Kokzygodynie nach der Geburt!). Der Hinterkopf tritt zuerst unterhalb der Symphyse durch die Scheidenöffnung, gefolgt vom Gesicht, das am Damm zum Vorschein kommt.

Bei Deformierungen des Beckens (Anomalien, Folge von Frakturen, Rachitis und anderen Knochenerkrankungen) kann der Geburtsvorgang erschwert bis unmöglich sein. Deshalb ist eine Untersuchung des Beckens während der Schwangerschaft obligat. Bei der ersten Inspektion erlaubt die Beurteilung der MICHAELIS-Raute bereits verschiedene Rückschlüsse über das Becken (Abb. 5.5-51).

5.5.3 Oberschenkelknochen, Femur

Das Femur ist der **längste Knochen des Körpers** (Abb. 5.5-1 u. 13) und steht in einem relativ konstanten Verhältnis zur Körpergröße[1]. Der Schaft, **Corpus femoris**, ist leicht nach vorne gekrümmt. Er trägt auf seiner Rückseite eine längs verlaufende Leiste, deren Oberfläche aufgeraut ist, **Linea aspera.** Die Linea aspera wirkt – wie die Leisten an einem profilierten Träger in der Technik – versteifend. Sie bildet für Muskelursprünge (Mm. vasti, Adduktoren) eine mediale und laterale Lippe, *Labium mediale* et *Labium laterale,* die nach distal und proximal auseinander weichen. Der Femurkopf (Schenkelkopf, Hüftkopf), **Caput femoris,** ist annähernd kugelförmig und weist im Zentrum der Gelenkfläche eine kleine Grube, *Fovea capitis,* auf. In dieser setzt das *Lig. capitis femoris* an. Der schräg aufwärts gerichtete Schenkelhals, **Collum femoris,** verbindet den Kopf mit dem Schaft und bildet ein mechanisch wichtiges Trageglied. Der Winkel, den die Längsachse des Schenkelhalses mit der Hauptachse des Schaftes bildet, wird **Collodiaphysenwinkel (CCD-Winkel** = Centrum-Collum-Diaphysenwinkel) genannt. Der CCD-Winkel beträgt normalerweise beim Erwachsenen 125°. Ist er kleiner als 120°, liegt eine **Coxa vara** vor, bei Werten über 130° eine **Coxa valga.**

Der Schenkelhals ist beim Gehen und Laufen einer hohen, stark variierenden Beanspruchung unterworfen. Insbesondere bei einem Verlust an Knochenmasse im Alter durch Osteoporose kann er bei einem seitlichen Fall auf den Trochanter major brechen (**Schenkelhalsfraktur**). Meistens müssen dann Kopf und Hals entfernt und durch eine totale **Endoprothese** aus Stahllegierungen (TEP) ersetzt werden.

Die **Schenkelhalsfehlstellungen** haben außerordentlich große klinische Bedeutung. Die Hebel- und Belastungsverhältnisse im Hüftgelenk werden hierdurch entscheidend verändert (Abb. 5.5-19, 5.3-15), was zu Schäden des Gelenkknorpels mit reaktiven entzündlichen Veränderungen und Destruktion des Gelenks führen kann (Coxarthrose, *Arthrosis deformans*). Die arthrotischen Veränderungen können starke Schmerzen mit schwergradiger Gehbehinderung nach sich ziehen. Je stärker die Schenkelhalsfehlstellung ausgeprägt ist, desto eher stellt sich das Gelenkleiden ein.

Der CCD-Winkel variiert in **Abhängigkeit vom Alter.** Bei Neugeborenen beträgt er 150° und senkt sich kontinuierlich mit Beginn des Laufens (Belastung durch das Rumpfgewicht) von 140° (2. Lebensjahr) auf 130° (14. Lebensjahr) und 125° (Adoleszenz bis 50. Lebensjahr) bzw. bis zu 120° im Greisenalter.

In der Adolsszenz kann ohne erkennbaren Grund, besonders bei Knaben, eine Degeneration von Knochengewebe (Nekrose) des Femurkopfes einsetzen, mit Abrutschen des Kopfes nach unten (PERTHESSche Erkrankung). Durch rechtzeitige Diagnose und konservative orthopädische Maßnahmen können Deformationen im Sinne einer Coxa vara verhindert werden und die Knochenerkrankung kann wieder verschwinden. Eine *Coxa vara* kann ebenfalls durch Schenkelhalsfrakturen (Einkeilungen) oder bei Jugendlichen durch spontanes Abgleiten des Kopfes in der Epiphysenfuge (Abb. 5.5-15) entstehen (jugendliche Hüftkopflösung, s. u.). Operativ kann eine Coxa vara durch Heraussägen eines lateralen Knochenkeils am oberen Schaft und anschließende Verschraubung behoben werden (**Valgisierungsosteotomie**).

Am Übergang zwischen Collum und Corpus femoris ragen auf der lateralen und dorsomedialen Seite zwei mächtige

Apophysen, die Rollhügel, **Trochanter major** und **minor,** hervor, die hinten durch eine Knochenleiste, **Crista intertrochanterica,** vorn durch die niedrige **Linea intertrochanterica** verbunden werden. Letztere setzt sich unter dem Trochanter minor in das Labium mediale der *Linea aspera* fort. An der medialen Fläche ist der Trochanter major vertieft (**Fossa trochanterica**). Dort setzt der M. obturatorius externus an. Die laterale Lippe der Linea aspera zieht zum Trochanter major und erhebt sich zur **Tuberositas glutea** für den Ansatz des M. gluteus maximus. In einigen Fällen kann sich diese Rauigkeit zu einem Trochanter tertius verstärken.

Zur Adaptation der Mikroarchitektur des trabekulären Knochens in Kopf, Hals und Trochanter major an die biomechanischen Kräfte, die auf das proximale Femur einwirken, s. Kap. 5.3.2.

Am **distalen Ende** des Femurs löst sich die Kompakta des Schaftes in einen breiten spongiösen Knochenkörper auf, dessen Rinde sehr dünn ist und von zahlreichen kleinen Gefäßen durchsetzt wird.

Die gelenkige Verbindung mit der Tibia erfolgt durch die überknorpelten Flächen der beiden Femurgelenkrollen, **Condylus medialis** und **Condylus lateralis,** die durch einen Einschnitt, *Fossa intercondylaris,* voneinander getrennt sind.

Von der Vorderfläche der Kondylen setzt sich der Gelenkknorpelbelag auf die Kniescheibenrinne, **Facies patellaris,** fort. Seitlich sind die Kondylen überhöht durch den **Epicondylus medialis** und den **Epicondylus lateralis,** die Muskeln und Bändern zum Ansatz dienen. Hinten bildet die Kondylengrenze die Basis der dreieckigen *Facies poplitea,* die seitlich von den beiden Lippen der Linea aspera begrenzt wird.

Bei senkrechter Haltung des Femurs reicht der mediale Kondylus tiefer herab als der laterale. Stellt man das Femur mit den Kondylen auf eine Tischplatte (Abb. 5.5-13), steht seine Längsachse in Adduktionsstellung (ca. 8°). Diese Stellung ist natürlich, da die Hüftgelenke weiter auseinander liegen als die Kniegelenke. Bei der Frau ist diese **Schrägstellung** etwas stärker ausgeprägt, da das Becken breiter ist und die Oberschenkel durchschnittlich kürzer sind.

Im Laufe seiner Entwicklung erfährt der Femurschaft meistens eine **Torsion** im Sinne einer **Retrotorsion (Innentorsion) des distalen Femurendes** (Abb. 5.5-14). Diese Schaftdrehung ist individuell sehr unterschiedlich ausgeprägt und beträgt im Durchschnitt 10–15°. Wenn man die transversale Kniegelenksachse zum Bezugspunkt wählt, dann steht der **Schenkelhals in Antetorsionsstellung.**

Die **Verknöcherung der Femurdiaphyse** erfolgt in der 7. bis 8. Woche. Der Knochenkern in der **distalen Epiphyse** entsteht in der Mitte des 9. Fetalmonats, er gilt als Zeichen der Reife des Kindes. In der **proximalen Epiphyse** erscheint der Knochenkern um die Mitte des 1. Lebensjahres, im Trochanter major im 3. oder 4. Jahr und im Trochanter minor erst im 7. bis 14. Lebensjahr. Die Verschmelzung der proximalen Knochenkerne mit dem Schaft erfolgt im 17. Lebensjahr, die der distalen im 20. Lebensjahr. Die Lage der Epiphysenfugen ist in Abb. 5.5-3 u. -15 gezeigt.

Von klinischer Bedeutung ist eine in der **Pubertät** – wahrscheinlich durch hormonelle Einflüsse – eintretende **Auflockerung der Wachstumsfuge** des Schenkelhalses. Entsprechend der großen Beanspruchung dieses tragenden Gelenks kann der Hüftkopf in dieser Zeit schleichend, in Ausnahmefällen auch ganz akut, nach dorsal und kaudal in der Epiphysenfuge abgleiten (**Coxa vara epiphysaria**). Heilt der Prozess mit dieser Hüftkopffehlstellung

---

[1] Berechnungsformel der Körperhöhe (in cm) nach ROTHER:
Männer: Femurlänge · 2,3 + 56,6 [± 4]
Frauen: Femurlänge · 1,1 + 102,6 [± 4]

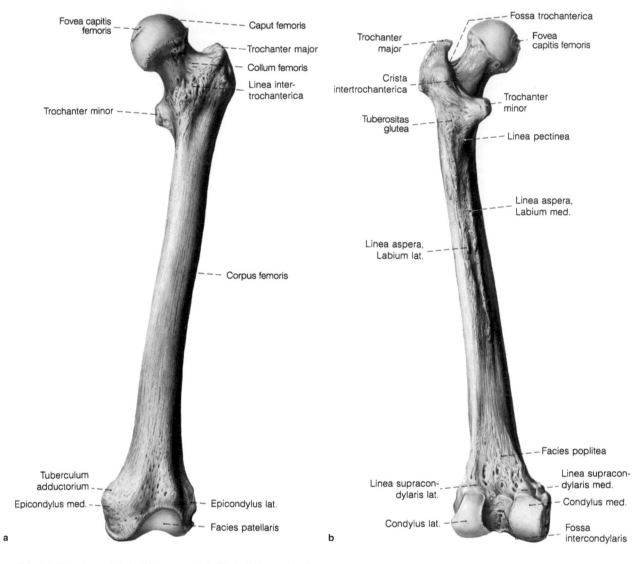

Fovea capitis femoris
Caput femoris
Trochanter major
Collum femoris
Linea inter-trochanterica
Trochanter minor
Corpus femoris
Tuberculum adductorium
Epicondylus med.
Epicondylus lat.
Facies patellaris

Fossa trochanterica
Trochanter major
Fovea capitis femoris
Crista intertrochanterica
Trochanter minor
Tuberositas glutea
Linea pectinea
Linea aspera, Labium med.
Linea aspera, Labium lat.
Facies poplitea
Linea supracon-dylaris med.
Linea supracon-dylaris lat.
Condylus med.
Condylus lat.
Fossa intercondylaris

a

b

Abb. 5.5-13   Femur. (a) Ansicht von ventral. (b) Ansicht von dorsal.

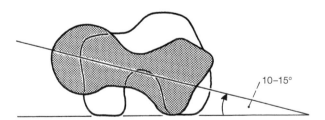

10–15°

Abb. 5.5-14   Antetorsion des proximalen Femurendes. Der Ante-torsionswinkel wird von der hinteren queren Femurkondylentangente und der Femurhalsachse gebildet. Bei aufrechtem Stand in Normal-Null-Stellung wird die Femurhalsachse in die Frontalebene einge-stellt. Dadurch gelangt die quere Kniegelenksachse in eine Innentor-sionsposition (physiologische Innentorsion des Knies).

aus, so bleibt eine ganz erhebliche „präarthrotische Deformität" zurück, die bereits in jungen Jahren über die veränderte Gelenk-mechanik zu degenerativen Veränderungen *(Arthrosis deformans)* führt (Kap. 5.3.1).

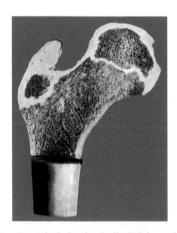

Abb. 5.5-15   Frontalschnitt durch die Epiphyse des proximalen Femurendes eines 6½-jährigen Kindes. Beachte die separaten Epi-physenfugen des Femurkopfes und des Trochanter major. Die annä-hernd horizontale Stellung der Kopfepiphyse verhindert in der Regel ein kaudales Abgleiten des Kopfes unter der Last des Rumpfes.

5.5.4 Hüftgelenk, Articulatio coxae

Bau des Hüftgelenks (Abb. 5.5-7, 17 u. 18)

Die Form der **Hüftpfanne, Acetabulum**, des Os coxae, entspricht dem Ausschnitt einer konkaven Kugelschale. Die Druckübertragung auf den Femurkopf findet im Bereich der sichelförmigen, ca. 25 cm^2 großen, überknorpelten **Facies lunata** statt. Die Knorpelschicht weist im ventralen Anteil des Pfannendaches ihre größte Breite und Dicke auf und wird in Richtung des Vorder- und Hinterhorns zunehmend schmaler und dünner. Die maximale Knorpeldicke beträgt beim jungen Menschen 3–4,5 mm, beim älteren Menschen jedoch nur ca. 2–3 mm, die durchschnittliche Knorpeldicke jeweils ca. 1,5 mm. Der dünnere Pfannenboden (**Fossa acetabuli**) ist mit Binde- und Fettgewebe ausgepolstert. Gegen dieses nachgiebige Polster wird das **Lig. capitis femoris** angedrückt, das am unteren Rand der **Incisura acetabuli** und am Lig. transversum (s. u.) entspringt und innerhalb des Gelenks zur Fovea capitis femoris verläuft. Auf diese Weise kann das Lig. capitis femoris nicht zwischen Kopf und Pfanne eingeklemmt werden.

Der Rand der Hüftpfanne, *Limbus acetabuli*, wird durch einen faserknorpeligen Reifen überhöht, **Labrum acetabulare,** der als **Lig. transversum acetabuli** die Incisura acetabuli überbrückt. Hinten inserieren tiefe Anteile des Ligaments im Bereich des Knochens des Hinterhorns. Aufgrund der Inkongruenz des Hüftgelenks werden das Vorder- und Hinterhorn der Facies lunata bei der Druckübertragung geringfügig auseinander gedrängt. Dabei wird das Lig. transversum acetabuli bis 5% gedehnt und wirkt der Spreizung entgegen. Durch das Labrum acetabulare wird die Hüftpfanne auf mehr als die Hälfte einer Hohlkugel vertieft (**Nussgelenk**, Enarthrose). Im Alter kann die Gelenklippe verknöchern.

Die Hüftpfanne, die frühembryonal verhältnismäßig tief ist, flacht sich bis zur Geburt ab und wird später wieder tiefer. Die gefährliche Periode für eine Auskugelung des Hüftgelenks (*Luxatio coxae*) liegt also in der Zeit vor und nach der Geburt, in der die Pfanne am flachsten ist.

Die Frühdiagnose der **Luxatio coxae**, die heute mittels Ultraschalluntersuchung (Sonographie) gestellt werden kann, ist wichtig, um schwere Folgeschäden für das Gelenk zu vermeiden. Durch längere Abduktionstherapie mit Hilfe einer Spreizhose kann eine Normalstellung der Hüfte erreicht werden, allerdings nur, wenn die Therapie im frühen Säuglingsalter beginnt.

Der **Femurkopf** (Hüftkopf) ist annähernd kugelförmig und hat einen Durchmesser von 4,5–5,5 cm. Die überknorpelte Fläche bedeckt etwa zwei Drittel einer Kugelfläche und wird in der Normalstellung von der Pfanne nicht voll bedeckt, sodass besonders vorn und seitlich ein Teil der Gelenkfläche unter der Kapsel liegt. Die maximale Knorpeldicke des Hüftkopfs beträgt beim jungen Menschen zwischen 3 und 5 mm und beim älteren Menschen zwischen 2 und 3 mm, die durchschnittliche Knorpeldicke 1–2 mm.

Die **Gelenkkapsel** umhüllt den Kopf und den größten Teil des Schenkelhalses, von dem nur hinten das distale Drittel frei bleibt. Somit liegt auch bis zum Abschluss des Wachstums die Epiphysenfuge des Femurkopfes in der Gelenkhöhle. Im Einzelnen entspringt die Kapsel am knöchernen Rand der Hüftpfanne sowie am Lig. transversum acetabuli, sodass das Labrum acetabulare frei in das Gelenk hineinragt. Die Kapsel befestigt sich vorn an der Wurzel des Trochanter major und der Linea intertrochanterica, hinten bleibt ihre Haftlinie etwa 1,5 cm proximal von der Crista intertrochanterica entfernt, sodass ein Teil des Kollums dorsal extrakapsulär gelegen ist. Die Kapsel ist am meisten entspannt, wenn der Oberschenkel etwas angehoben, abduziert und auswärts gedreht ist. Diese **Entspannungslage** wird reflektorisch eingenommen, wenn eine Entzündung des Hüftgelenks (*Coxitis*) auftritt.

Der Femurkopf befindet sich in Bezug auf die **Blutgefäßzufuhr** in einer kritischen Lage, die sofort offenbar wird, wenn er durch einen Bruch abgetrennt wird (**intrakapsuläre Schenkelhalsfraktur**). In diesem Fall ist der Kopf nur noch durch das **Lig. capitis femoris** mit der Umgebung verbunden. Das Band hat keine mechanischen Funktionen. Es führt jedoch besonders während der Wachstumsperiode Blutgefäße an den Schenkelkopf, die aus der **A. obturatoria** kommend durch ein kleines Fenster unter dem *Lig. transversum acetabuli* als **Ramus acetabularis** das Band erreichen. Ein zweiter Versorgungsweg erfolgt durch Arterien der Gelenkkapsel und des Periosts des Femurschaftes. Die Gefäße dringen durch *Foramina nutricia* in den Hals ein und gelangen von dort in den Kopf. Bei einer **intrakapsulären Schenkelhalsfraktur** ist die Gefäßversorgung durch das *Lig. capitis* meist nicht ausreichend, sodass es zu Nekrosen des Hüftkopfes kommen kann.

Für die Heilung der **Schenkelhalsfraktur** spielt auch die **Lage der Bruchlinien** eine Rolle. Während senkrechte Bruchlinien ohne operativen Eingriff keine Heilungsaussichten bieten, sind schräge und vor allem horizontale Brüche einer geringeren Abscherung ausgesetzt und heilen besser. Da der Schenkelhals stellenweise periostfrei ist, kann dort auch kein periostaler Kallus gebildet werden. Aus diesen Gründen, vor allem jedoch wegen der außerordentlich großen Gefahr einer Hüftkopfnekrose als Folge der Ernährungsstörungen, wird beim Schenkelhalsbruch in zunehmendem Maß der sofortige operative Hüftkopfersatz durch eine Endoprothese vorgenommen.

Aufgrund der versteckten Lage des Hüftgelenks ist es schwierig, beim Lebenden die Stellung des **Femurkopfs zu tasten**. Bei mageren Menschen kann man unterhalb des Leistenbands durch den M. iliopsoas hindurch den Femurkopf fühlen (Abb. 5.5-23). Leicht zu tasten ist der Trochanter major, der dicht unter der Haut liegt und den einzigen Punkt darstellt, der frei von Muskelbedeckung ist. Bei Schenkelhalsbrüchen oder bei einer Luxation kommt die Trochanterspitze nicht mehr auf der ROSER-NELATON-Linie (Abb. 5.5-16) zu liegen (Verbindungslinie zwischen Tuber ischiadicum und Spina iliaca anterior superior), oder es fehlt der Trochantervorsprung. Man kann auch in Bauchlage des Kranken den Abstand der Trochanterspitze vom horizontalen Darmbeinkamm messen und mit dem Abstand auf der gesunden Seite vergleichen.

Die **Bänder des Hüftgelenks** sind Verstärkungszüge der Membrana fibrosa der Gelenkkapsel (Kapselbänder). Sie verlaufen vom Umfang des Limen acetabuli zu der Basis des Trochanter major, der Linea intertrochanterica und der Basis des Trochanter minor. Verflechtungen der Kapselbänder befinden sich kranial der Basis des Trochanter major (laterale Verflechtung) und Trochanter minor (mediale Verflechtung) sowie dorsal nahe dem Corpus ischii (dorsale Verflechtung). Die dorsale Verflechtung und die von dort zur Basis des Trochanter major und minor verlaufenden

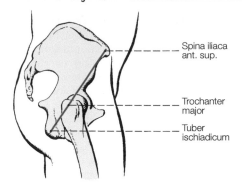

Spina iliaca
ant. sup.

Trochanter
major

Tuber
ischiadicum

Abb. 5.5-16   Verlauf der Roser-Nelaton-Linie. Der Gelenkspalt am oberen Umfang des Azetabulums projiziert sich etwa auf die Mitte der Linie. Bei Schenkelhalsfrakturen oder Luxationen fällt die Trochanterspitze aus der Linie heraus.

quer gestellten Bandzüge der Kapselrückseite (Lig. arcuatum femoris) werden von den Nomina anatomica als **Zona orbicularis** bezeichnet. Dieser Begriff ist historisch begründet und irreführend, weil es keine umlaufenden zirkulären Faserzüge der Kapsel gibt. Die stärksten Bandzüge verlaufen zum vorderen Umfang der Femurmetaphyse und werden aufgrund der Hauptverlaufsrichtungen ihrer Fasern als *Lig. iliofemorale*, *Lig. pubofemorale* und *Lig. ischiofemorale* bezeichnet.

Das **Lig. iliofemorale** ist proximal unterhalb der Spina iliaca anterior inferior befestigt und verläuft fächerförmig zur Linea intertrochanterica und zum Trochanter minor (**Pars longitudinalis**) sowie nach lateral zur Basis des Tro-

chanter major (**Pars transversa**). Neuere Untersuchungen untergliedern die Pars longitudinalis in den fächerförmigen Teil zur Linea intertrochanterica (Lig. iliofemorale magnum) und das zum Trochanter minor verlaufende Lig. iliofemorale mediale. Das Lig. iliofemorale ist das **stärkste Band des menschlichen Körpers**. Der mediale Abschnitt der Pars longitudinalis **hemmt** die **Extension** und die Pars transversa (lateralis) die **Außenrotation**. Die Hauptfunktion des Bandes liegt in der **Extensionssicherung** des Hüftgelenks, die verhindert, dass das Bein überstreckt wird und das Becken nach hinten überkippt.

Das **Lig. pubofemorale** verläuft vom Schambeinabschnitt des Azetabulumrandes zur Basis des Trochanter minor. Es **hemmt** in jeder Beinstellung die extreme **Abduktion**.

Das **Lig. ischiofemorale** besteht aus zwei Schenkeln, die vom Corpus ossis ischii über die Zona orbicularis zur Basis des Trochanter major (*Pars superior*) und Trochanter minor (*Pars inferior*) verlaufen (Abb. 5.5-17). Beide Bandabschnitte **hemmen** die extreme **Adduktion**, die Pars superior zusätzlich noch die **Innenrotation**.

In ihrer Gesamtheit sichern die Hüftgelenksbänder also das Hüftgelenk vor extremer Extension, Adduktion und Abduktion. Die **Extensionssicherung** entlastet die Beugemuskulatur des Hüftgelenks in Ruhehaltung beim zweibeinigen Stand, bei der der Körperschwerpunkt nach rückwärts verlagert und das Becken nach vorne geschoben wird. Die **Abduktionshemmung** ist beim Grätschen der Beine endständig wirksam (Entlastung der Adduktoren). Die **Adduktionssicherung** entlastet die Glutealmuskeln der Standbeinseite bei einbeiniger Belastung und eingeknickter (adduzierter) Hüfte.

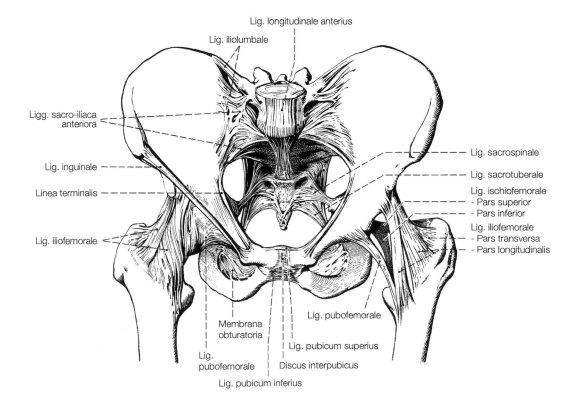

Lig. longitudinale anterius

Lig. iliolumbale

Ligg. sacro-iliaca anteriora

Lig. inguinale

Linea terminalis

Lig. iliofemorale

Lig. sacrospinale

Lig. sacrotuberale

Lig. ischiofemorale
- Pars superior
- Pars inferior

Lig. iliofemorale
- Pars transversa
- Pars longitudinalis

Membrana obturatoria

Lig. pubofemorale

Lig. pubicum superius

Lig. pubofemorale

Discus interpubicus

Lig. pubicum inferius

Abb. 5.5-17   Bänder der Hüftgelenke und des Beckengürtels von ventral. Die Bänder des linken Hüftgelenks sind schematisiert. Der linke Oberschenkelhals und -kopf sind entfernt, um den Verlauf des Lig. ischiofemorale sichtbar zu machen.

Zwischen den durch diese Bänder verstärkten Kapsel-anteilen bleiben **schwache Stellen.** Eine solche findet sich vorn in dem Dreieck zwischen Lig. iliofemorale und Lig. pubofemorale. Diese Stelle wird von vorn durch den M. iliopsoas überdeckt, der durch einen Schleimbeutel, **Bursa iliopectinea,** von der Gelenkkapsel getrennt ist. In 10% der Fälle kann beim Erwachsenen dieser Schleimbeutel mit dem Gelenk in offener Verbindung stehen.

Eine klinisch bedeutsame Schwachstelle der **Kapselwand** befindet sich unten zwischen Lig. pubofemorale und Lig. ischiofemorale. Durch diese schwache Stelle kann bei starker äußerer Gewalteinwirkung in Abduktionsrichtung des Beins der Femurkopf die Pfanne verlassen (*Luxatio coxae* = **Hüftausrenkung**), zumal der Knochenrand der Hüftpfanne hier unterbrochen ist. Dabei zerreißt das Lig. capitis femoris. Das starke Lig. iliofemorale bleibt in der Regel erhalten und an diesem befestigt rutscht der Kopf nach hinten oder vorn.

Bewegungen im Hüftgelenk

Die Analyse der Bewegungen im Hüftgelenk wird vereinfacht, wenn man sie auf **drei Hauptachsen** bezieht, eine transversale, eine sagittale und eine longitudinale Achse:

Transversale Achse: Beim zweibeinigen Stand verläuft diese Achse durch die Mittelpunkte beider Femurköpfe. Die Bewegungen um diese Achse werden als **Flexion** bzw. Anteversion (Heben, Beugen des Oberschenkels) und **Extension** bzw. Retroversion (Streckung) bezeichnet. Im Stand entspricht die Flexion einer Beugung des Rumpfes

mit Becken (nach vorn) und die Extension einer Streckung des Rumpfes (nach hinten).

Sagittale Achse: Sie verläuft in sagittaler Richtung durch die Mitte des Femurkopfes und steht senkrecht zur transversalen und longitudinalen Achse. Die korrespondierenden Bewegungen werden als **Adduktion** (Heranführen) und **Abduktion** (Abspreizen) bezeichnet. Beim einbeinigen Stand entspricht die Bewegung um die sagittale Achse (Abduktionsachse) des Standbeins einer Kippung des Beckens nach außen (Abduktion) bzw. innen (Adduktion). Während der Beugung des Femurs wird die Abduktionsachse verlagert. Bei rechtwinklig gebeugtem Femur (z. B. beim Sitzen) steht sie vertikal. Sie bleibt dabei stets senkrecht zur transversalen und longitudinalen Achse (Abb. 5.5-28).

Longitudinale Achse: Diese Achse entspricht beim Stehen der Traglinie des Beins und verläuft durch die Mitte des Hüftkopfes und die Mitte zwischen beiden Femurkondylen. Die Bewegungen um diese Achse sind die **Innenrotation** (Einwärtskreiseln, Bewegen der Kniescheibe nach innen) und **Außenrotation** (Kniescheibe nach außen). Man kann den Rotationsumfang am besten demonstrieren, wenn man auf dem Bauch liegend den Unterschenkel um 90° abwinkelt und den Oberschenkel so dreht, dass die Ferse nach außen unten (Innenrotation des Femurs) bzw. nach innen unten geführt wird (Außenrotation des Femurs).

Im Hüftgelenk sind größere **Bewegungsumfänge** möglich als im Schultergelenk. Der Arm erhält seine größere Gesamtbeweglichkeit erst durch die Mitbewegung des Schulterblattes. Eine genaue Analyse des Bewegungsumfanges

Abb. 5.5-18 Röntgenbild des Hüftgelenks in Normalstellung, sagittaler Strahlengang.

 1 = Ala ossis ilii
 2 = Spina iliaca anterior superior
 3 = Articulatio sacro-iliaca
 4 = sog. Pfannendach
 5 = vorderer Pfannenrand
 5* = hinterer Pfannenrand
 6 = Gelenkspalt
 7 = Caput femoris
 8 = scheinbare Erweiterung des Gelenkspalts
 9 = Grenze zwischen Caput und Collum femoris
10 = Collum femoris
11 = Spina ischiadica
12 = Pecten ossis pubis
13 = seitliche Beckenwandlinie
14 = sog. Köhlersche Tränenfigur (entspricht dem Pfannengrund)
15 = Ramus superior ossis pubis
16 = Foramen obturatum
17 = Tuber ischiadicum
18 = Trochanter major
19 = Crista intertrochanterica
20 = Trochanter minor
21 = Caput femoris
22 = Phlebolithen (= sog. Venensteine, verkalkte Thromben)
23 = arteriosklerotische Verkalkungen in Beckenarterien
24 = lateraler Rand der Glutealmuskulatur

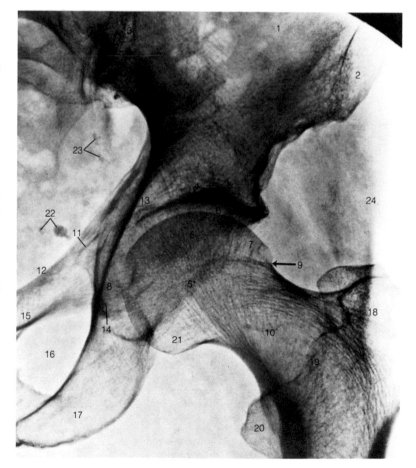

des Hüftgelenks mit Hilfe der Bahnkugel zeigt (Abb. 5.5-20), dass von der Null-Stellung aus, bei der das *Lig. iliofemorale* noch nicht völlig gespannt ist, die folgenden Bewegungen möglich sind (Abb. 5.5-21):

Streckung	10–15°	Beugung	120–130°
Adduktion	20–30°	Abduktion	30– 45°
Außenrotation	40–50°	Innenrotation	30– 45°

Findet im Hüftgelenk eine **Beugung** statt, dann werden mit Entspannung der Bänder auch die Bewegungen um die beiden anderen Achsen freier und können einen wesentlich größeren Betrag erreichen (die Abduktion in Extremfällen bis 80° und die Innenrotation bis 50°). Bei ausgeprägter **Seitgrätsche** der Beine hemmt das Lig. pubofemorale die

weitere Spreizung (Abduktion). Wird das Becken vorgeneigt (entsprechend einer Flexion des Femurs), kann aufgrund der Entspannung dieser Bänder die Abduktion verstärkt werden.

Fast alle Bewegungen des Beins werden durch **Mitbewegungen des Beckens** unterstützt und verstärkt. Da das Becken aber mit der Wirbelsäule verbunden ist, muss jede Veränderung der Beckenneigung eine ausgleichende Krümmung der Wirbelsäule zur Folge haben, wenn die gerade Haltung beibehalten werden soll. Aus der Normalstellung ist nur eine geringe Streckung im Hüftgelenk von 10–15° möglich, da die Spannung des Lig. iliofemorale eine weitere Streckung ausschließt. Trotzdem kann man ein gestrecktes Spielbein weiter nach hinten heben; dabei

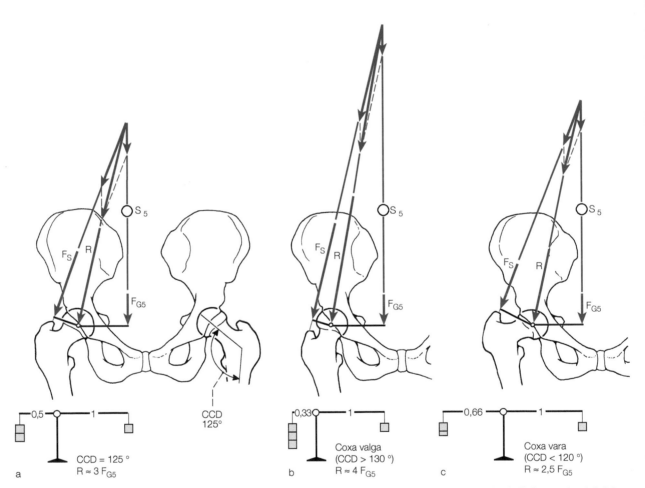

Abb. 5.5-19 Belastung des Hüftgelenks beim einbeinigen Stand in Abhängigkeit von der Stellung des Schenkelhalses. Beim einbeinigen Stand liegt der Körperschwerpunkt (S) über dem Fuß des Standbeins, also in Richtung auf das Standbein verschoben, das etwas adduziert wird.
(a) Normalstellung (Kollodiaphysenwinkel, CCD = 125°)
(b) Coxa valga (CCD > 130°)
(c) Coxa vara (CCD < 120°)
Der Hebelarm der Teilkörperlast von Rumpf, zwei Armen, Kopf und Spielbein (F_{G5}) ist etwa doppelt so groß wie der Hebelarm der Glutealmuskeln. Deshalb müssen die Glutealmuskeln eine etwa doppelt so große Kraft aufwenden (F_S = muskuläre Sehnenkraft), um dasselbe Drehmoment wie das Lastmoment zu erreichen, damit das Becken in der Waage gehalten wird (Teilkörperlast x Lastarm = Muskelkraft x Muskelarm). Das Gelenk wird also mit dem 3fachen der Teilkörperlast beansprucht (symbolisiert als Modell eines Krans). Bei Verkürzung des Muskelarms infolge Steilstellung des Hüftkopfes (Coxa valga) verkleinert sich der Hebelarm der Muskulatur. Der Hebelarm der Teilkörperlast ist dann in diesem Modell etwa 3-mal größer als der Hebelarm der Muskelkraft, sodass die Muskelkraft einen höheren Wert erreichen muss, um den Gleichgewichtszustand aufrechtzuerhalten. Das Gelenk wird also mit höheren Kräften (etwa das 4fache der Teilkörperlast) belastet. Bei der Coxa vara ist der Muskelarm länger als in der Normalstellung, sodass die Muskulatur weniger Kraft aufbringen muss, um das Absinken des Beckens zu verhindern. Die mittlere Belastung des Gelenkes ist also geringer als normal. Durch die Flachstellung des Schenkelhalses erhöht sich aber dessen Biegebeanspruchung (erhöhte Bruchgefahr!). Bei der Coxa valga steht die Resultierende steiler und bei der Coxa vara flacher als bei normalem CCD-Winkel. Die erhöhten Druckkräfte bei der Coxa valga können zu Knorpelverschleiß und Koxarthrose führen (vgl. auch Abb. 5.3-15).

dreht sich aber das Becken um den Femurkopf des Standbeins nach vorn, während sich gleichzeitig die Lendenlordose verstärkt, um den Oberkörper gerade zu halten (Abb. 5.5-22). Dabei findet auch eine stärkere Verkippung zwischen dem 5. Lendenwirbel und dem Kreuzbein statt. Alle Muskeln, die die Beckenstellung verändern können, rufen indirekt Stellungsänderungen in den Hüftgelenken hervor. So hebt die **Bauchmuskulatur** das Becken (Schambein) und zählt damit zu den indirekten Extensoren des Hüftgelenks, der **M. erector spinae** dagegen zählt zu den indirekten Flexoren (s. u.).

Das Zusammenspiel von Beckenbewegung und Wirbelsäulenkrümmung ist praktisch von großer Wichtigkeit: Bei einer **Hüftgelenkentzündung** wird das Bein in die Stellung gebracht, bei der die Bänder und Muskeln am wenigsten gespannt sind. Das ist eine leichte Beugestellung, verbunden mit Abduktion und Außenrotation.

Eine Beugestellung des rechten Beins wird häufig auch bei einer **Appendizitis** (Blinddarmentzündung) eingenommen, um die Faszie des *M. psoas major* (s. u.) zu entspannen, die bindegewebig mit dem Bauchfell der Appendixregion verbunden ist. Ähnliches gilt auch für **Entzündungen der Eierstöcke.** Die Patienten stehen deshalb häufig in gebückter (gebeugter) Haltung. Ein bettlägeriger Patient kann die Beugehaltung des Hüftgelenks auch dadurch erzeugen, indem er bei aufliegenden Beinen das Becken durch Zug der Rückenmuskulatur *(M. erector spinae)* und **Ausbildung eines Hohlkreuzes** so weit kippt, dass ein Beugewinkel zwischen Bein und Becken entsteht (Abb. 5.5-22). Das Hohlkreuz kann durch Griff unter die Lendenwirbelsäule leicht festgestellt werden. Gleicht man das Hohlkreuz durch Druck auf das Becken aus, so hebt das kranke Bein wieder vom Bett ab.

Druckübertragung im Hüftgelenk

Im **Stand auf beiden Beinen** wird jedes Hüftgelenk mit etwa der Hälfte des Gewichtes des darüber liegenden Körperanteils belastet (Körperteilgewicht ohne die Beine = $^2/_3$ des Gesamtkörpergewichtes). Im **Einbeinstand** wird das Absinken des Beckens auf der Spielbeinseite durch die Abduktoren der Standbeinseite verhindert. Da diese einen kleineren Hebelarm relativ zur Hüftgelenksachse aufweisen als das Schwerelot des Körpers (Verhältnis ca. 2:1), müssen sie eine Kraft vom Doppelten der Teilkörperlast plus der Last des Spielbeins aufbringen, um das entstehende Drehmoment zu kompensieren. Die Lagerkraft im Hüftgelenk, die sich aus der vektoriellen Summe dieser Kräfte berechnet, beträgt daher im Einbeinstand etwa das 3fache Körpergewicht. Sowohl die Größe wie auch die Richtung der resultierenden Kraft im Hüftgelenk lassen sich aus einem Kräfteparallelogramm ableiten (Abb. 5.5-19); sie verläuft in der Frontalebene in einem Winkel von 16° zur Sagittalen und 24° zur Längsachse des Femurs. Bei größerem kapito-zervikodiaphysärem (CCD) Winkel (Coxa valga) ist der Hebelarm der Abduktoren kleiner und sind aufzubringende Muskelkraft und Lagerkraft im Hüftgelenk entsprechend größer. Aufgrund des steiler verlaufenden Muskelzuges ist auch die resultierende Lagerkraft (Resultierende) steiler orientiert. Bei kleinerem CCD-Winkel (Coxa vara) ist die resultierende Kraft geringer und bildet einen größeren Winkel mit der Sagittalebene. Aufgrund des flacher eingestellten Schenkelhalses ist allerdings dessen Biegebeanspruchung höher (Abb. 5.5-19).

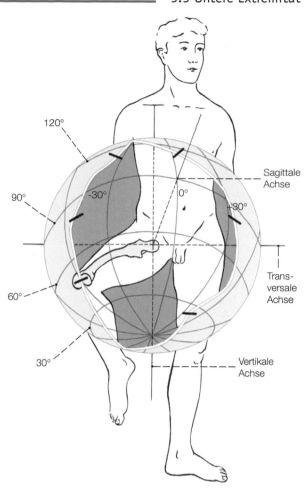

Abb. 5.5-20 Bewegungsumfang des Hüftgelenks, veranschaulicht anhand eines Globus, dessen Zentrum im Hüftgelenk liegt und dessen Radius genau der Länge des Femurs entspricht.

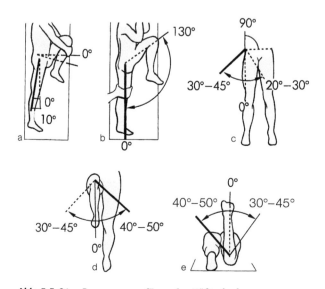

Abb. 5.5-21 Bewegungsumfänge des Hüftgelenks.
(a) Extension (auch durch Beckenkippung möglich); (b) Flexion; (c) Abduktion und Adduktion; (d) u. (e): Innen- und Außenrotation.

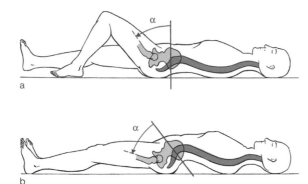

Abb. 5.5-22 Ausgleichende Lendenlordose u. a. bei Hüftgelenksentzündung (Coxitis).
(a) Das kranke Bein befindet sich in Entspannungslage in leichter Flexionsstellung (angedeutet durch den Winkel α). Die vertikale Hilfslinie bezeichnet eine Horizontalebene des Beckens beim Stehen durch die Spinae iliacae anterior superior und posterior superior.
(b) Wird das kranke Bein ausgestreckt, erfolgt die Entspannung des Hüftgelenks durch Vorneigung des Beckens (beachte den Verlauf der Hilfslinie). Zum Ausgleich wird die Lendenlordose verstärkt und der Beugungswinkel bleibt annähernd gleich.

Belastungsabhängige Schmerzen im Hüftgelenk können dadurch gesenkt werden, dass das Becken in Richtung der erkrankten Seite gekippt und der Schwerpunkt dadurch über den Drehpunkt des erkrankten Hüftgelenks gebracht wird. Ein Patient mit schmerzhaftem Hüftgelenk benutzt einen Gehstock auf der Gegenseite des erkrankten Gelenks; durch die Unterstützung wird die notwendige Kraftentwicklung der Abduktoren reduziert und die Lagerkraft im Hüftgelenk gesenkt.

Muskeln der Hüftgelenks

Allgemeines

Das Hüftgelenk ist von einer großen Muskelmasse umgeben, die erforderlich ist, um den Körper beim aufrechten Stand und Gang zu balancieren und die untere Extremität zu bewegen. Neben den eigentlichen, nur auf das Hüftgelenk wirkenden Hüftmuskeln entspringen am Becken lange Muskeln, die außer dem Hüftgelenk auch das Kniegelenk überziehen (zweigelenkige Muskeln) und auf beide Gelenke wirken (Kap. 5.2-13).

Die Muskeln, die über das Hüftgelenk hinweg ziehen, können hinsichtlich ihrer Hauptfunktion in **Flexoren** (Beuger), **Extensoren** (Strecker), **Abduktoren** (Abspreizer), **Adduktoren** (Heranführer), **Außen-** und **Innenrotatoren** unterteilt werden. Die Beuger überqueren die transversale Achse vorn, die Strecker hinten. Die Adduktoren greifen von medial und unterhalb der Sagittalachse, die Abduktoren von lateral herkommend am Oberschenkel an. Die Rotatoren überqueren die Longitudinalachse des Femurs. Die meisten Muskeln haben mehr als eine Funktion. Ihre Wirkung hängt teilweise auch von der Stellung des Gelenks ab, sodass im Folgenden die Muskeln entsprechend ihrer topographischen Lage abgehandelt werden.

Eine tabellarische Übersicht aller Muskeln der unteren Extremität erfolgt in Tab. 5.5-1 (S. 406) und Tab. 5.5-2 (S. 409–410).

Innere Hüftmuskeln

⬜ M. iliopsoas

Der **M. iliopsoas** (Abb. 5.5-23) besteht aus zwei Anteilen, dem langen *M. psoas major* und dem kürzeren *M. iliacus*. **Ursprung:** Der **M. psoas major** entspringt von den Körpern des 12. Brustwirbels und der 1.–4. Lendenwirbel. Tiefere Abschnitte des Muskels entspringen von den Procc. costales aller Lendenwirbel. Das Ursprungsfeld des **M. iliacus** bedeckt fast vollständig die Fossa iliaca (Caput internum) und reicht lateral bis zur Hüftgelenkskapsel (Caput externum). Der M. psoas major und M. iliacus verlaufen vereint unter dem Leistenband zu ihrem gemeinsamen **Ansatz** am **Trochanter minor** des Femurs. Unterhalb der Endstrecke des M. iliopsoas erstreckt sich vom Hüftgelenk bis zum Trochanter minor die **Bursa iliopectinea** (s. o.).

Ein dritter, schlanker Muskelteil, der gelegentlich auf dem M. psoas major liegt, wird als **M. psoas minor** bezeichnet. Dieser Muskel ist sehr variabel und häufig durch eine sehnige Verstärkung der Psoasfaszie ersetzt. Die Endsehne des Muskels (auch bei dessen Fehlen vorhanden) wendet sich als Verstärkungszug der Fascia iliaca nach medial unten zur Linea terminalis (mediale Psoasgurtung) und zum Arcus iliopectineus.

Die **Fascia iliaca** ist die gemeinsame Faszie von M. psoas major und M. iliacus. An ihrem medialen Rand ist sie mit dem Leistenband verwachsen und zwischen Leistenband und Eminentia iliopubica verstärkt (**Arcus iliopectineus**). Der Arcus teilt den Raum unter dem Leistenband in die lateral gelegene **Lacuna musculorum** und die mediale **Lacuna vasorum**. Im Muskel eingebettet liegt der lumbale Nervenplexus, aus dem als größter Nerv der N. femoralis hervorgeht. Er liegt in der Rinne zwischen M. iliacus und M. psoas major und tritt mit dem Muskel durch die Lacuna musculorum hindurch.

Abszesse, die von der Wirbelsäule ihren Ursprung nehmen, können sich im Faszienschlauch bis unter das Leistenband senken (**Senkungsabszesse**); dabei befindet sich das Bein durch die Reizung des M. iliopsoas in leichter Beuge- und Außenrotationsstellung.

Funktion: Der M. iliopsoas ist der stärkste Beugemuskel des Hüftgelenks (Abb. 5.5-24), gleichzeitig rotiert er den Oberschenkel aus der Innenrotationsstellung etwas auswärts. Bei seiner **Lähmung** ist das Gehen erschwert, da das Bein nicht ausreichend angehoben werden kann. Aufgrund seiner Ursprünge an der Lendenwirbelsäule kann der M. iliopsoas die Lendenwirbelsäule nach vorne und bei einseitiger Kontraktion zur Seite bewegen. Bei zunehmender Beugung der Lendenwirbelsäule wird die Wirkung auf das Bein entsprechend geringer. Der M. iliopsoas ist der wichtigste Muskel für die Aufrichtung des Rumpfes aus der horizontalen Rückenlage, die durch eine Beugung im Hüftgelenk erfolgt. Bei doppelseitiger Lähmung ist eine Aufrichtung nicht mehr möglich.

Wenn für das selektive Training der Bauchmuskulatur solche Aufrichtungsübungen durchgeführt werden, sollte die Funktion des M. iliopsoas durch rechtwinklige Beugung des Hüftgelenks ausgeschaltet werden.

Innervation: Kurze Äste des *Plexus lumbalis* und des *N. femoralis* (L1–L3).

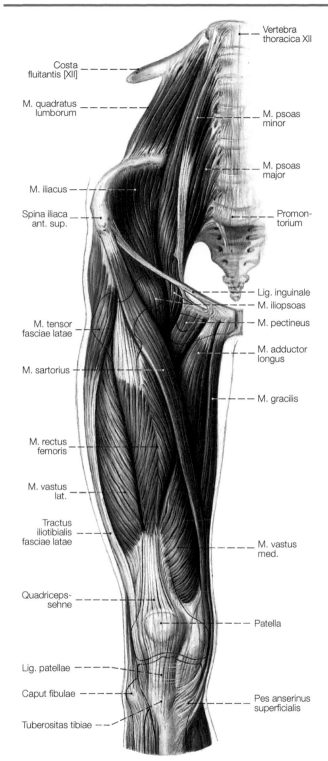

Vertebra
thoracica XII

Costa
fluitantis [XII]

M. quadratus
lumborum

M. psoas
minor

M. psoas
major

M. iliacus

Spina iliaca
ant. sup.

Promon-
torium

Lig. inguinale

M. iliopsoas

M. pectineus

M. tensor
fasciae latae

M. adductor
longus

M. sartorius

M. gracilis

M. rectus
femoris

M. vastus
lat.

Tractus
iliotibialis
fasciae latae

M. vastus
med.

Quadriceps-
sehne

Patella

Lig. patellae

Caput fibulae

Pes anserinus
superficialis

Tuberositas tibiae

**Abb. 5.5-23   Muskeln der Hüfte und der Vorderseite des Ober-
schenkels.**

Äußere Hüftmuskeln

Dorsolaterale Gruppe:
M. gluteus maximus
M. tensor fasciae latae
M. gluteus medius
M. gluteus minimus

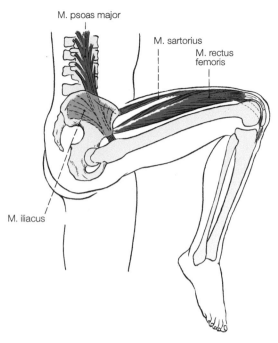

M. psoas major

M. sartorius

M. rectus
femoris

M. iliacus

**Abb. 5.5-24   Die wichtigsten Hüftbeuger: M. iliopsoas, M. rec-
tus femoris und M. sartorius.**

Pelvitrochantäre Muskeln (mediale Gruppe):
M. piriformis
M. obturatorius internus
M. gemellus superior
M. gemellus inferior
M. quadratus femoris
M. obturatorius externus

Die äußeren Hüftmuskeln können in eine **dorsolaterale**
und eine **mediale** Gruppe unterteilt werden. Die dorsolateralen Muskeln strahlen von der Außenfläche der Darmbeinschaufel fächerförmig in die Umgebung des Trochanter major ein. Die Muskeln der medialen Gruppe
(pelvitrochantäre Muskeln) entspringen im Innern (oder
am Rande) des kleinen Beckens und gelangen auf die
Außenseite, wo sie sich dem Fächer anschließen. Im Verhältnis zum schmalen Ansatz am Oberschenkel haben die
Muskeln ein ausgedehntes Ursprungsfeld an der Außen-
und Innenfläche des kleinen Beckens.

Dorsolaterale Gruppe

☐ M. gluteus maximus

Der große Gesäßmuskel (Abb. 5.5-25, 27 u. 47) ist kräftig
und grobfaserig und besteht aus zwei miteinander verwachsenen Teilen, der **Pars sacroiliaca** und der **Pars coccygea.** Der **Ursprung** liegt hinten auf der Grenze zwischen
Darm- und Kreuzbein und den dort gelegenen Bandstrukturen: Darmbeinkamm über der Spina iliaca posterior
superior, Seitenrand des Kreuz- und Steißbeins, Fascia
thoracolumbalis und Aponeurosis glutealis und Lig. sacrotuberale. Die schräg absteigenden Fasern der Pars sacroiliaca gehen seitlich in eine breite Endsehne über, die in
ihrem oberen Teil in die **Fascia lata** und den **Tractus
iliotibialis** ausstrahlt. Der **Ansatz** der kaudalen Hälfte des

359

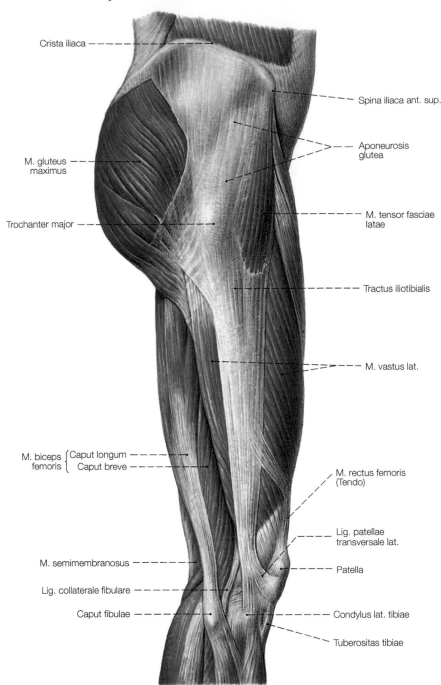

Crista iliaca

Spina iliaca ant. sup.

Aponeurosis glutea

M. gluteus maximus

M. tensor fasciae latae

Trochanter major

Tractus iliotibialis

M. vastus lat.

M. biceps femoris { Caput longum / Caput breve

M. rectus femoris (Tendo)

Lig. patellae transversale lat.

M. semimembranosus

Patella

Lig. collaterale fibulare

Caput fibulae

Condylus lat. tibiae

Tuberositas tibiae

Abb. 5.5-25 Oberschenkelmuskulatur von lateral und Tractus iliotibialis.

Muskels liegt hauptsächlich an der **Tuberositas glutea** und teilweise noch im *Septum intermusculare femoris laterale,* das mit der **Linea aspera** verbunden ist. Dort, wo die Sehne über den Trochanter major gleitet, liegt ein großer Schleimbeutel, **Bursa trochanterica** *musculi glutei maximi* (Abb. 5.5-26). Im Stehen verdeckt der Muskel den Sitzbeinhöcker, beim Sitzen gleitet der Unterrand des Muskels zur Seite, sodass der Sitzbeinhöcker unter die Haut zu liegen kommt. **Funktion:** Alle Muskelfasern liegen dorsal der Transversalachse. Dadurch wird der Muskel zu einem starken **Extensor.** Die obere Hälfte des Muskels verläuft oberhalb der Sagittalachse und besitzt eine **Abduktionsfunktion,** die untere Hälfte wirkt dagegen als **Adduktor** (Abb. 5.5-28).

Außerdem ist der Muskel ein starker **Außenrotator.** Die Abduktionsfunktion wird elektromyographisch erst bei rechtwinkliger Beugung des Hüftgelenks nachweisbar.

Der Muskel ist evolutionsbiologisch als **stärkster Strecker des Hüftgelenks** für den aufrechten Gang von zentraler Bedeutung. Die Streckwirkung auf das Hüftgelenk wird besonders deutlich, wenn der Muskel das Becken und damit den Oberkörper am Vornüberkippen im Hüftgelenk hindern muss. Dies ist beim Aufstehen aus dem Sitz (Hocke), beim Treppensteigen und beim Springen der Fall. Diese Bewegungen sind kaum noch möglich, wenn der Gluteus maximus **gelähmt** ist. Ruhiges Gehen und Stehen sind auch ohne Gluteus maximus möglich. Dabei muss

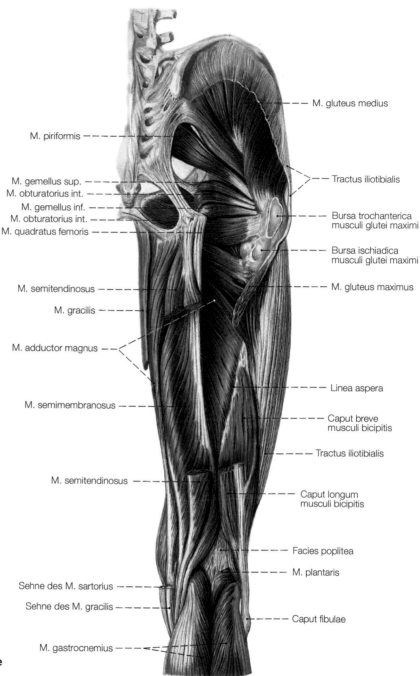

M. gluteus medius

M. piriformis

Tractus iliotibialis

M. gemellus sup.
M. obturatorius int.
M. gemellus inf.
M. obturatorius int.
M. quadratus femoris

Bursa trochanterica
musculi glutei maximi

Bursa ischiadica
musculi glutei maximi

M. semitendinosus

M. gluteus maximus

M. gracilis

M. adductor magnus

Linea aspera

M. semimembranosus

Caput breve
musculi bicipitis

Tractus iliotibialis

M. semitendinosus

Caput longum
musculi bicipitis

Facies poplitea

M. plantaris

Sehne des M. sartorius

Sehne des M. gracilis

Caput fibulae

M. gastrocnemius

**Abb. 5.5-26 Muskeln der Rückseite
des Oberschenkels und der Hüfte.**

aber der Körperschwerpunkt hinter die Transversalachse
des Hüftgelenks gebracht und dadurch das *Lig. iliofemorale*
unter Spannung gesetzt werden, sonst fällt der Körper
vornüber.
Innervation: *N. gluteus inferior* (L5–S2).

▢ M. tensor fasciae latae

Der etwa 15–20 cm lange und 4–7 cm breite, platte Muskel
(Abb. 5.5-23, 25 u. 5.6-61) ist eine embryonale Abspaltung
des M. gluteus medius. Sein **Ursprung** liegt am seitlichen
Rand der **Spina iliaca anterior superior.** Der Muskel liegt in
einer Tasche der *Fascia lata* und verläuft vor dem *Tro-*

chanter major nach distal. Der **Ansatz** befindet sich einige
Zentimeter tiefer im **Tractus iliotibialis.** Dieser bildet einen
aponeurotischen Verstärkungszug der *Fascia lata.* In ihn
strahlt von dorsal der obere Anteil des *M. gluteus maximus*
ein. Distalwärts ist der *Tractus iliotibialis* am *Condylus
lateralis* der Tibia befestigt (s. u.). Ein Teil der Fasern verläuft zum lateralen Rand der Kniescheibe (Retinaculum
patellae laterale).
Funktion: Der *M. tensor fasciae latae* ist ein **Abduktor** und
Beuger des Hüftgelenks und kann teilweise den Ausfall des
M. iliopsoas kompensieren, indem er hypertrophiert. Bei
Kurzstreckenläufern hypertrophiert er ebenfalls (**Sprinter-
muskel**). Der Muskel ist ein **Innenrotator** und wirkt der

Außenrotation des *M. iliopsoas* bei der Beugung entgegen. Er spannt die *Fascia lata (Tractus iliotibialis).*

Das aus dem oberen Anteil des *M. gluteus maximus* (hinterer Schenkel) und dem *M. tensor fasciae latae* (vorderer Schenkel) gebildete System, das in Form eines Y in den Tractus iliotibialis einstrahlt (Abb. 5.5-25), ist für die Reduktion der Biegebeanspruchung des Schenkelhalses von Bedeutung (Zuggurtungsprinzip). Diese Funktion wird noch dadurch verstärkt, dass das gesamte System durch die beim Gehen in der Standbeinphase erfolgende starke Anspannung der *Mm. gluteus medius* und *minimus* nach außen gewölbt und gespannt wird.

Innervation: *N. gluteus superior* (L4–L5).

☐ M. gluteus medius

Der mittlere Gesäßmuskel (Abb. 5.5-26, 27 u. 28) ist ein dicker, kräftiger Muskel und hat die **Form eines Fächers,** dessen Spitze am Trochanter major liegt. Die sichelförmige **Ursprungsfläche** liegt auf der Außenfläche der **Ala ossis ilii,** zwischen den *Lineae gluteae anterior* und *posterior* und der *Crista iliaca.* Das dorsale Drittel des Muskels wird vom M. gluteus maximus und der Vorderrand vom M. tensor fasciae latae bedeckt. Seitlich gewinnt der Muskel noch Ursprünge von der derben *Aponeurosis glutea.* Kurz vor dem **Ansatz** an der **Trochanterspitze** überkreuzen die vorderen Fasern die hinteren. Zwischen der Sehne und dem oberen Teil des Trochanter major liegt ein Schleimbeutel, die **Bursa** trochanterica musculi glutei medii, dort, wo die

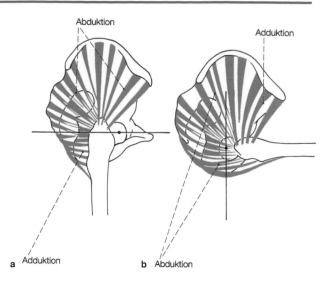

Abb. 5.5-28 Verlagerung der Abduktionsachse von einer sagittalen Stellung bei gestrecktem Hüftgelenk (a) in eine vertikale Position bei Beugung um 90° (b). Daraus resultiert eine partielle Funktionsänderung der Glutealmuskulatur.

Sehne des M. piriformis benachbart ist, Bursa musculi piriformis (Funktion s. u.).
Innervation: *N. gluteus superior* (L4–S1).

☐ M. gluteus minimus

Der kleine Gesäßmuskel liegt versteckt unter dem M. gluteus medius; sein **Ursprungsfeld** liegt zwischen **Linea glutea inferior** und **anterior** und reicht von der Incisura ischiadica major bis nahe an die Spina iliaca anterior inferior. Ein oberflächlicher Sehnenspiegel sammelt die Fasern zum **Ansatz** am Vorderrand des **Trochanter major.** Zwischen der Sehne und der Trochanterspitze liegt ein Schleimbeutel, die **Bursa** *trochanterica musculi glutei minimi.* Der Muskel ist oft mit dem *M. piriformis* und dem *M. gluteus medius* verwachsen. Eine seltene ventrale Abspaltung ist der *M. gluteus quartus.*
Innervation: *N. gluteus superior* (L4–S1).

Funktion der Mm. glutei medius und minimus: Die beiden lateralen Gesäßmuskeln bilden eine **funktionelle Einheit.** Die Teile des Muskelfächers, die vor der transversalen Hüftgelenksachse liegen, wirken beugend und innenrotierend, die hinteren Fasern entsprechend streckend und außenrotierend. Die Muskeln sind die **wichtigsten Innenrotatoren** des Beins. Die **Hauptfunktion** liegt in der **Abduktion** (Abb. 5.5-27 u. 28): Der Muskelfächer verhindert beim **einbeinigen Stand** das Absinken des Beckens zur Gegenseite (Spielbeinseite). Dem Spielbein wird auf diese Weise Bodenfreiheit gegeben. Gehen und Laufen sowie der einbeinige Stand sind ohne die lateralen Glutealmuskeln nicht möglich. Die oberen Teile des *M. gluteus maximus* und des *M. tensor fasciae latae* können einen **Ausfall der lateralen Glutealmuskeln** nicht voll kompensieren: Der Gang wird watschelnd, weil die Bodenfreiheit des Spielbeins durch Seitwärtsbeugen des Rumpfes zur Gegenseite (Verlagerung des Körperschwerpunktes über das Hüftgelenk) erreicht werden muss (TRENDELENBURGsches Zeichen) (Abb. 5.5-29). Ein **Watschelgang** kann ebenfalls auftreten,

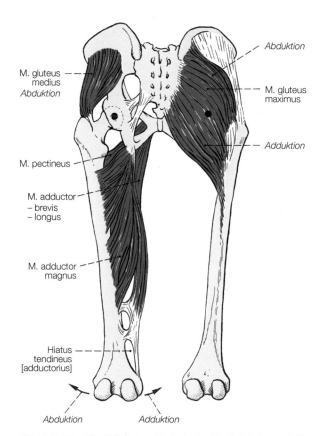

M. gluteus medius
Abduktion

Abduktion

M. gluteus maximus

Adduktion

M. pectineus

M. adductor
– brevis
– longus

M. adductor
magnus

Hiatus
tendineus
[adductorius]

Abduktion   *Adduktion*

Abb. 5.5-27 Die wichtigsten Muskeln für die Abduktion und die Adduktion des Oberschenkels. Ansicht von dorsal aus der Neutral-Null-Stellung. Die Abduktionsachse verläuft senkrecht zur Bildebene durch das Hüftgelenk (schwarzer Punkt: Durchstoßpunkt der Achse).

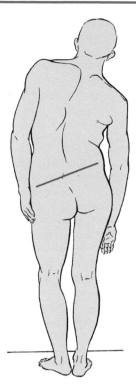

Abb. 5.5-29 TRENDELENBURGsches Symptom nach Lähmung des rechten M. gluteus medius. Bei Beugung (Anhebung) des linken Beins kippt das Becken auf die linke Seite, sichtbar durch die Neigung der queren Verbindungslinie zwischen den Beckenkämmen. Um ein weiteres Umkippen nach links zu verhindern, wird der Rumpf in eine rechtsseitige Lateralflexion gebracht und der Körperschwerpunkt so über das rechte Hüftgelenk verlagert.

wenn der Trochanter major oder das Femur abnorm nach oben verlagert sind (Coxa vara, angeborene Hüftluxation) und die Muskeln dadurch aktiv insuffizient werden.

Die intramuskuläre Injektion erfolgt in den M. gluteus medius. Aufgrund der vielen Leitungsbahnen im medialen Quadranten (Foramina ischiadica) ist eine Injektion dort obsolet.

Pelvitrochantäre Muskeln (mediale Gruppe)

Eine Gruppe von sechs kleinen Muskeln entspringt vom Kreuzbein und vom unteren Abschnitt des Beckens (Pelvis minor) und verläuft von dort in fast horizontaler Richtung zum Trochanter major.

▭ M. piriformis

Der birnenförmige Muskel (Abb. 5.5-26) hat seinen **Ursprung** an der **Vorderseite des Kreuzbeins** am 2. bis 4. Kreuzbeinwirbel (Abb. 5.5-48), verläuft durch das Foramen ischiadicum majus aus dem kleinen Becken zu seinem **Ansatz** an der Spitze des **Trochanter major**. Dort ist er durch einen Schleimbeutel, die Bursa musculi piriformis, gepolstert. Die Foramina sacralia anteriora entlassen die ventralen Äste der Spinalnerven. Der Muskel teilt das **Foramen ischiadicum majus** in ein *Foramen suprapiriforme* und ein *Foramen infrapiriforme*.
Funktion: Außenrotation, Abduktion (Letztere besonders stark bei gebeugtem Femur).

Innervation: *N. ischiadicus* und/oder direkte Äste aus dem *Plexus sacralis* (L5–S2).

▭ M. obturatorius internus

Ursprung: Der innere Hüftlochmuskel (Abb. 5.5-26 u. 48) inseriert an der Innenseite der **Membrana obturatoria** und den angrenzenden Knochenstrukturen. Beim Verlassen des Beckens durch das *Foramen ischiadicum minus* biegt er spitzwinklig um den mit Faserknorpel überzogenen und einer Bursa versehenen Rand der **Incisura ischiadica minor** und zieht zu seinem **Ansatz** an die Innenseite der Spitze des **Trochanter major**. Beim Austritt aus dem Foramen ischiadicum minus wird der Muskel oben und unten von den Mm. gemelli begleitet.
Funktion: Außenrotation, schwache Adduktion, bei Hüftbeugung: Abduktion.
Innervation: Direkter Ast aus dem Plexus sacralis (L5–S2).

▭ Mm. gemelli

Der *M. gemellus superior*, der obere Zwillingsmuskel (Abb. 5.5-26), entspringt von der Spina ischiadica.
Der *M. gemellus inferior*, der untere Zwillingsmuskel (Abb. 5.5-26), entspringt vom obersten Feld des Tuber ischiadicum. Beide Muskeln verbinden sich mit der Endsehne des M. obturatorius internus bzw. sind mit ihm komplett verwachsen und inserieren am Trochanter major.
Funktion: wie M. obturatorius internus.
Innervation: Äste des Plexus sacralis (M. gemellus sup.: aus Nerv für M. obturatorius int.; M. gemellus inf.: aus Nerv für M. quadratus femoris) (L5–S2).

▭ M. quadratus femoris

Der vierseitige Schenkelmuskel (Abb. 5.5-26) schließt sich dem unteren Rand des M. gemellus inferior an, entspringt lateral am Sitzbeinhöcker, läuft quer über das Femur und inseriert unterhalb des Trochanter major an der **Crista intertrochanterica**.
Funktion: Außenrotation, schwache **Adduktion**.
Innervation: *N. ischiadicus* (L5–S2).

▭ M. obturatorius externus

Das **Ursprungsfeld** des äußeren Hüftlochmuskels (Abb. 5.5-26 u. 30) liegt auf der **Außenseite der Membrana obturatoria** und dem unteren medialen Anteil des Knochenrahmens um das Foramen obturatum. Von dort zieht der Muskel sich konisch verjüngend nach dorsolateral unter dem Schenkelhals hindurch zu seinem **Ansatz** zur Innenseite des Trochanter major (**Fossa trochanterica**) (Abb. 5.5-30). Die Endsehne wird von dorsal sichtbar, wenn man den M. gemellus inferior und den M. quadratus femoris auseinander drängt.
Funktion: Außenrotation, schwache Adduktion.
Innervation: *N. obturatorius* (L2–L4).

Adduktorengruppe

M. pectineus
M. adductor longus
M. gracilis
M. adductor brevis
M. adductor magnus

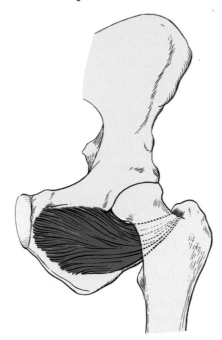

Abb. 5.5-30   Linke Beckenhälfte mit M. obturatorius externus von ventral. Der Muskel stützt den Schenkelhals.

Die Adduktoren bilden einen wesentlichen Teil der **medialen Oberschenkelmuskulatur**. Sie entspringen am äußeren Umfang des Schambeins und am Tuber ischiadicum. Der Ansatz erstreckt sich vom Trochanter minor entlang der Linea aspera bis zum Epicondylus medialis femoris und reicht mit dem M. gracilis bis unterhalb des medialen Schienbeinkopfes.

☐ M. pectineus

Der Kammmuskel (Abb. 5.5-23) gehört entwicklungsgeschichtlich zum M. iliopsoas. Er ist ein flacher, rechteckiger Muskel mit **Ursprung** am **Pecten ossis pubis** und an benachbarten Abschnitten des gesamten oberen Schambeinastes zwischen Eminentia iliopubica und Tuberculum pubicum. Der **Ansatz** reicht vom **Trochanter minor** über die **Linea pectinea** zur Linea aspera (Labium mediale). Die Muskelfaszie der Vorderfläche ist mit der Fascia iliaca des M. iliopsoas verwachsen und dort unter dem Leistenband zum Arcus iliopectineus verstärkt (s. M. iliopsoas). Der M. pectineus bildet den Boden des Trigonum femorale (s. M. sartorius).
Funktion: Beugung (lateraler Abschnitt), Adduktion (medialer Abschnitt), Außenrotation (beide Abschnitte).
Innervation: *N. femoralis* und in ca. 10% zusätzlich durch *N. obturatorius* (L2–L4).

☐ M. adductor longus

Der dreieckige Muskel (Abb. 5.5-23) schließt medial und kaudal an den M. pectineus an. Der **Ursprung** befindet sich am **Corpus ossis pubis** und an der Symphyse und der **Ansatz** am mittleren Drittel der **Linea aspera** (Labium mediale).
Funktion: kräftige **Adduktion** (**Schenkelpresse**) und **Unterstützung der Beugung** (Vorziehen des Beins) aus der Exten-

sionsstellung bis etwa 40°. Die Beugewirkung resultiert aus den nach rückwärts gerichteten Fasern, die von der Vorderseite des Schambeins zur Rückseite des Femurs ziehen. Die schwache innen- und außenrotatorische Komponente ist abhängig von der Femurstellung.
Innervation: *N. obturatorius, R. anterior* (L2–L4).

☐ M. gracilis

Der schlanke Muskel (Abb. 5.5-23 u. -47) bildet den medialen Abschluss der Oberschenkelmuskulatur. Der **Ursprung** erfolgt über eine Aponeurose am unteren **Corpus pubis** und medialen Abschnitten des Ramus inferior pubis. Der bandförmige Muskelbauch geht hinter dem Condylus medialis femoris in eine runde Endsehne über. Der **Ansatz** liegt unterhalb des Tibiakopfes, medial der **Tuberositas tibiae**. Die Endsehne liegt zwischen der des M. sartorius (vorne) und des M. semitendinosus (hinten). Diese drei platten Endsehnen bilden zusammen eine als Gänsefuß (**Pes anserinus superficialis**) bezeichnete dreizipflige gemeinsame Ansatzsehne. Zwischen den Schenkeln des Pes anserinus liegen Schleimbeutel, die häufig miteinander zusammenhängen (Bursa anserina).
Funktion: Bei gestrecktem Knie ist der Grazilis ein **Adduktor** und schwacher **Beuger des Hüftgelenks** (bis 40°). Außerdem kann er im **Knie beugen** und den Unterschenkel innenrotieren. Der Grazilis ist der einzige zweigelenkige Adduktor.
Innervation: *N. obturatorius, R. anterior* (L2–L4).

☐ M. adductor brevis

Dieser Muskel (s. Abb. 5.5-27 u. 48) liegt in einer tieferen Schicht und wird erst sichtbar, wenn man den M. pectineus und M. adductor longus abträgt. An der bogenförmigen **Ursprungslinie** der Adduktoren befindet sich sein Ursprung lateral vom Ursprung des Grazilis am unteren Schambeinast, sein **Ansatz** liegt am proximalen Drittel der Linea aspera (Labium mediale).
Funktion: s. Funktion des Adductor longus.
Innervation: *N. obturatorius, R. anterior* (L2–L4).

☐ M. adductor magnus

Der Muskel (Abb. 5.5-26, 27 u. 48) nimmt seinen **Ursprung linienförmig** vom unteren Schambeinast bis zum Sitzbeinhöcker. Vom Schambein gehen die oberen Fasern eines fächerförmigen Muskelanteils aus, der als **Adductor minimus** besonders benannt wird. Vom Sitzbeinhöcker, also weiter dorsal, entspringt der stärkste Teil des Muskels. Der **Ansatz** liegt an der gesamten Länge der Linea aspera des Femurs. Die abwärts laufenden Fasern inserieren mit einer langen Endsehne am *Tuberculum adductorium* des **Epicondylus medialis femoris**. Zwischen der kräftigen Endsehne und dem medialen Femurrand liegt eine Lücke, der **Adduktorenschlitz**, *Hiatus adductorius* (Abb. 5.5-27), durch den die Schenkelgefäße von der vorderen Seite des Oberschenkels zur Kniekehle gelangen. Oberhalb des Adduktorenschlitzes werden die Gefäße durch eine derbe Membran bedeckt, die die Faszie des M. vastus medialis mit den Faszien des M. adductor longus und M. adductor magnus verbindet (*Septum intermusculare vastoadductorium*) und so das Dach (die Vorderseite) des ca. 7 cm langen **Addukto-**

renkanals (*Canalis adductorius*) bildet. Das Septum vastoadductorium wird ventral vom M. sartorius bedeckt.

Der **dorsale lange Abschnitt** des *M. adductor magnus*, der am Epicondylus medialis des Femurs ansetzt, spaltet sich in der Entwicklung von den dorsalen Oberschenkelmuskeln (ischiokrurale Muskulatur) ab. Wie diese wird er vom *N. tibialis* innerviert. Der lange Muskelteil kann als selbstständiger, abgetrennter Muskel vorliegen oder mit dem *M. semimembranosus* verwachsen sein.

Funktion: Der an der *Linea aspera* inserierende **Hauptteil** des Muskels wird vom *N. obturatorius* versorgt und ist ein **kräftiger Adduktor.** Der vom *Tuber ischiadicum* entspringende **dorsale Teil** des Muskels ist einer der wichtigsten Strecker des Hüftgelenks. Er wirkt mit den zum Epicondylus ziehenden Fasern zugleich als **Innenrotator.**
Innervation: *N. obturatorius* (Hauptteil), *N. tibialis* (langer dorsaler Abschnitt) (L2–L5).

▭ Funktionelles Zusammenwirken der Adduktoren

Die Adduktoren sind als Gegenspieler zu den Abduktoren von entscheidender Bedeutung für die **Balance des Beckens** beim Stand und beim Laufen.

Sie sind bei zahlreichen Bewegungsabläufen zentral eingeschaltet: **Schenkelpresse** beim Reiten oder Klettern am Stamm und Seil; **Bremsung der Grätsche**, dadurch u. a. Verhinderung des seitlichen Ausrutschens auf glatter Oberfläche; Vorziehen des Spielbeins aus der Extension (beim Gehen); **Tragen von Lasten:** Beim Hochheben eines Koffers, beispielsweise mit dem rechten Arm, wird der Rumpf zunächst seitwärts geneigt, um den Koffergriff zu erreichen (Wirkung der Rumpfmuskeln und der Abduktoren des Beckens der gleichen Seite). Nach Fassen des Griffs wird die Last durch die kontralaterale Rumpfmuskulatur (Bauchmuskeln, Erector spinae) (Abb. 5.5-31) und die ipsilateralen Adduktoren angehoben. Die Adduktoren ziehen dabei das hochgestellte Schambein des gekippten Beckens nach unten und bringen dadurch das Becken und den Körper mit der gehaltenen Last in die Waagrechte. Beim Werfen (u. a. **Speerwerfen**) wird die Vorwärtsbewegung des Körpers durch Abgrätschen des Spielbeins von vorn seitlich und anschließendes Heranziehen des Körpers durch die Adduktoren wesentlich verstärkt.

Die Adduktoren sind stärker als die Abduktoren und besitzen ein größeres Drehmoment als diese.

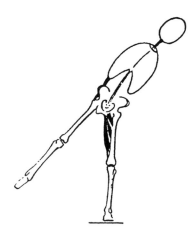

Abb. 5.5-31 Wirkung der Adduktoren. Bei der Balance auf einem Bein oder beim Tragen einer Last bremsen die ipsilateralen Adduktoren die Neigung des Beckens nach außen.

Bei einer nervalen Übererregung der Muskulatur, z. B. nach frühkindlichem Hirnschaden (Morbus LITTLE), ist die Innervation der Adduktoren zum **Adduktorenspasmus** gesteigert, es entsteht das sog. „Kreuzungsphänomen" der Beine; Stehen und Gehen sind dann unmöglich („spastische Lähmung").

Die auf der Vorder- und Rückseite des Oberschenkels gelegenen Muskeln wirken primär auf das Kniegelenk, haben aber zu einem großen Teil ihren Ursprung am Becken. Sie wirken als zweigelenkige Muskeln zugleich auch auf das Hüftgelenk. Diese Muskeln werden erst im Anschluss an das Kniegelenk abgehandelt.

5.5.5 Kniegelenk

┌─ **Übersicht** ─────────────

Das Kniegelenk, *Articulatio genus*, ist ein **zusammengesetztes Gelenk,** in dem drei Knochen miteinander artikulieren, das Femur mit dem Schienbein *(Tibia)* im Femorotibialgelenk (**Art. femorotibialis**) und das Femur mit der Kniescheibe *(Patella)* im Femoropatellargelenk (**Art. femoropatellaris**). Beide Gelenke sind von einer **gemeinsamen Gelenkkapsel** eingeschlossen und liegen in einer zusammenhängenden Gelenkhöhle (Abb. 5.5-32). Das **Femorotibialgelenk** ist ein **bikondyläres Gelenk,** dessen proximaler Teil aus den beiden walzenförmigen Femurkondylen besteht und dessen distaler Teil von den beiden leicht konkaven ovalen Gelenkflächen *(Facies superiores)* der **Tibiakondylen** (Schienbeinpfannen) gebildet wird (Abb. 5.5-33).

Die Inkongruenzen zwischen Femurkondylen und Gelenkflächen der Tibia werden durch im Querschnitt keilförmige und in der Aufsicht von oben C-förmige Faserknorpel, den **Meniscus lateralis** und den **Meniscus medialis,** ausgeglichen. Demzufolge können weitere Teilgelenke im Femorotibialgelenk unterschieden werden, nämlich das rechte und linke Meniskofemoralgelenk (**Art. meniscofemoralis**) und das rechte und linke Meniskotibialgelenk (**Art. meniscotibialis**).

Tibia und Femur können um eine **wandernde transversale Achse** Flexions- und Extensionsbewegungen durchführen. Gleitbewegungen nach vorne und hinten („Schubladenbewegungen") werden ebenso wie Ab- und Adduktionsbewegungen (mediales und laterales „Aufklappen") durch **starke Bandsysteme** weitgehend verhindert: Ersteres durch die beiden Kreuzbänder *(Lig. cruciatum anterius* und *posterius)* und Letzteres durch die Seitenbänder *(Lig. collaterale tibiale* und *fibulare).*

└────────────────────

Artikulierende Gelenkstrukturen

Femurkondylen

Die Femurkondylen besitzen in sagittaler Ebene (von der Seite betrachtet) keine Kreisform (Abb. 5.5-36 u. 40), sondern sie sind **spiralförmig** gekrümmt **(Evolvente)**. Die stärkere Krümmung (kleinerer Krümmungsradius) ist hinten gelegen, die geringere Krümmung (größerer Krümmungsradius) vorne. Die Verbindungslinie der Mittelpunkte der verschiedenen Krümmungsradien der Kondylen wird **Evolute** genannt.

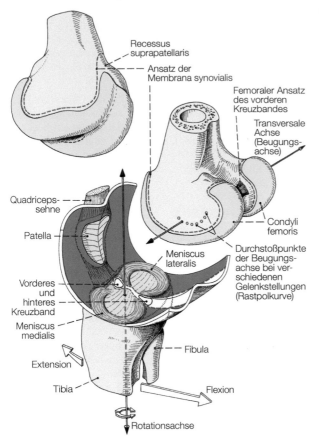

Abb. 5.5-32 Schematische Darstellung des rechten Kniegelenks. Die Befestigung der Membrana synovialis ist durch eine rote Linie gekennzeichnet. Man beachte die von dorsal extraartikuläre Lage der Kreuzbänder. Die Hauptachsen des Femorotibialgelenks sind abhängig von der Gelenkstellung. Bei der Beugung der Tibia verlagert sich die transversale Achse nach dorsal. Die Verbindungslinie der Durchstoßpunkte der transversalen Achse ist die Rastpolkurve. Die Rotationsachse verläuft exzentrisch durch das Tuberculum mediale der medialen Tibiapfanne.

Tibiakopf

Die *Tibia*, das **Schienbein** (Abb. 5.5-33, 35 u. 52) ist proximal zum **Tibiakopf** verbreitert. Dieser wird von den **Condyli medialis** und **lateralis** gebildet. Die Kondylen tragen auf ihrer proximalen Oberfläche, dem Tibiaplateau, die Facies articularis superior. Zwischen den beiden Gelenkflächen befindet sich die *Area intercondylaris anterior* und *posterior* und die **Eminentia intercondylaris** mit medialen und lateralen Höckern *(Tubercula intercondylaria mediale et laterale)*. Auf der Vorderseite der Tibia liegt die **Tuberositas tibiae**. An einem überhängenden hinteren Abschnitt des lateralen Kondylus befindet sich die kleine ovale Gelenkfläche der Art. tibiofibularis.

Die Flächen der medialen und lateralen **Facies articularis superior** der Tibia haben eine ovale Form (Abb. 5.5-33). Der sagittale Durchmesser ist medial größer als lateral. Die mediale Gelenkfläche ist schwach konkav, die laterale plan bis leicht konvex. In den peripheren, von den Menisken bedeckten Abschnitten (Art. meniscotibialis) ist der Knorpel dünner als in den zentralen Abschnitten (s. u.).

Der Tibiakopf ist beim Erwachsenen rückwärts geneigt (**Retroversio tibia**), sodass zwischen der Ebene des Tibiaplateaus und der Transversalebene (entspricht beim geraden Stand der Horizontalebene) ein Winkel von **3–7°** besteht. Beim **Neugeborenen** beträgt die Retroversion noch etwa 30° (wahrscheinlich als Folge der Beugestellung des Kniegelenks im Uterus). Im Laufalter richtet sich der Tibiakopf auf, sodass bereits im 6. Lebensjahr die Retroversion nur noch um 10° beträgt.

Patella

Die Kniescheibe ist ein **Sesambein**, das in die Sehne des *M. quadriceps femoris* eingebettet ist (Abb. 5.5-23, 34, 41 u. 46). Die Patella wirkt als **Hypomochlion** für die **Quadrizepssehne**, die dadurch auf die Tibia mit einem für die Streckbewegung günstigeren Winkel einstrahlen kann. Die proximale Sehnenfasern des Quadrizeps konvergieren zur Patella und überkreuzen sich dabei teilweise. Sie verlassen

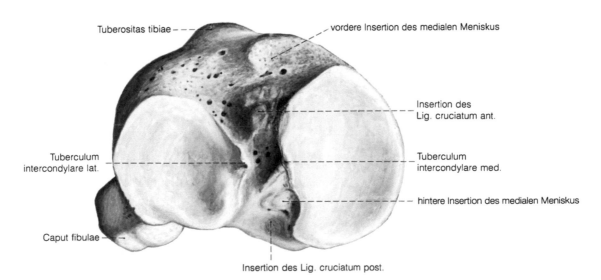

Abb. 5.5-33 Linker Tibiakopf von proximal (vgl. mit Abb. 5.5-37).

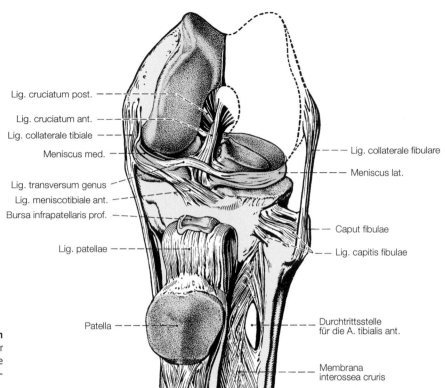

Lig. cruciatum post.
Lig. cruciatum ant.
Lig. collaterale tibiale
Meniscus med.
Lig. transversum genus
Lig. meniscotibiale ant.
Bursa infrapatellaris prof.
Lig. patellae
Patella

Lig. collaterale fibulare
Meniscus lat.
Caput fibulae
Lig. capitis fibulae
Durchtrittsstelle
für die A. tibialis ant.
Membrana
interossea cruris

Abb. 5.5-34 Linkes Kniegelenk von ventral. Der laterale Femurkondylus ist zur Darstellung der artikulierenden Oberfläche des lateralen Meniskus (grün) nur in Umrissen gezeichnet (vgl. mit Abb. 5.5-43).

die Patella an ihrer unteren Spitze, **Apex patellae**, als Kniescheibenband (*Lig. patellae*), das an der *Tuberositas tibiae* befestigt ist. Die **Facies anterior** ist rau und enthält die *Foramina nutricia* für die Blutversorgung. Die überknorpelte, glatte Rückfläche, **Facies articularis**, gleitet in der Kniescheibenrinne (Facies patellaris) des Femurs und ist durch einen **längs verlaufenden First** in eine große laterale und kleinere mediale Facette unterteilt. Die Facetten bilden im First einen Winkel von 120–140° (Firstwinkel, **Patellaöffnungswinkel**). Der knöcherne First ist in der Mitte der Patella häufig etwas eingedellt (HAGLUND-Delle). Die Delle wird aber durch eine bis zu 7 mm dicke Knorpelauflage (dickste Gelenkknorpelschicht des menschlichen Körpers) ausgeglichen (Abb. 5.5-36). Die mediale Facette weist an ihrem medialen Rand meistens eine nach vorne abgewinkelte Nebenfacette auf (ODD-Facette), welche bei starker Kniebeugung (≥ 90°) in Kontakt mit dem divergierenden medialen Femurkondylus tritt (Abb. 5.5-41).

Bei der medialen **Hypoplasie** und **Dysplasie** der Kniescheibe ist die mediale Facette stark reduziert. Dadurch wird die kraftübertragende Fläche der Patella verkleinert und somit der Druck auf die Facies patellaris des Femurs vergrößert. Frühzeitige Knorpelschäden können die Folge sein.

Gelenkknorpel

Das Kniegelenk weist die größten Gelenkflächen und den dicksten Gelenkknorpel des menschlichen Körpers auf. Von den ca. 100 cm² Gelenkfläche (Menisken nicht einbezogen) entfallen im Durchschnitt 61% auf das Femur (Facies patellaris femoris und medialer bzw. lateraler Femurkondylus) und jeweils ca. 13% auf die Patella und die Tibiakondylen. Die Menge an hyalinem Gelenkknorpelgewebe beträgt 13–32 cm³. Diese große Variabilität zeigt nur eine geringfügige Abhängigkeit von der Körper-

größe. Der dickste Gelenkknorpel befindet sich über der Facies articularis der Patella (mittlere Dicke 2,5 mm, Maximalwerte bis 7 mm). Der femorale Gelenkknorpelbelag der Facies patellaris beträgt durchschnittlich 2,2 mm; im Zentrum der Femurkondylen, die im Stand mit den tibialen Gelenkflächen artikulieren, beträgt er ca. 1,6 mm. Im Bereich zwischen diesen Artikulationsflächen ist der Knorpel jedoch oft nur sehr dünn. Die Facies articularis des lateralen Tibiakondylus (leicht konvex gekrümmt) weist im Zentrum eine Knorpeldicke von 2,2 mm auf. Dagegen beträgt die Knorpeldicke der medialen Tibiagelenkfläche (leicht konkav) im Mittel nur 1,7 mm. Bei Frauen sind die Gelenkflächen um etwa 30% kleiner als bei Männern, die Knorpeldicke jedoch nur um 10% geringer.

Menisken

Die Menisken (Abb. 5.5-32, 34, 36 u. 37) sind annähernd C-förmig, bestehen aus **Faserknorpel** und besitzen einen keilförmigen Querschnitt. Die breite Seite des Keils zeigt nach außen und ist mit der Gelenkkapsel verwachsen. Die Unterseite beider Menisken ist plan und liegt den Gelenkflächen des Tibiaplateaus auf, während die Oberseite leicht konkav gekrümmt ist und sich den Femurkondylen anschmiegt. Die freien Enden der Menisken (**Vorder- und Hinterhorn**) sind in der *Area intercondylaris* der Tibia befestigt. Der **laterale Meniskus** ist eher kreisförmig, sodass sein Hinter- und Vorderhorn dicht nebeneinander vor und hinter dem *Tuberculum intercondylare laterale* befestigt sind. Der **mediale Meniskus** ist sichelförmig. Seine beiden Enden kommen nicht so dicht zusammen. Das Vorderhorn ist in der *Area intercondylaris anterior* einschließlich angrenzender Abschnitte der Vorderfläche der Tibia durch das *Lig. meniscotibiale anterius* befestigt. Das Hinterhorn inseriert mit dem *Lig. meniscotibiale posterius* auf der Rückseite des Tuberculum intercondylare mediale (Abb. 5.5-37). Der

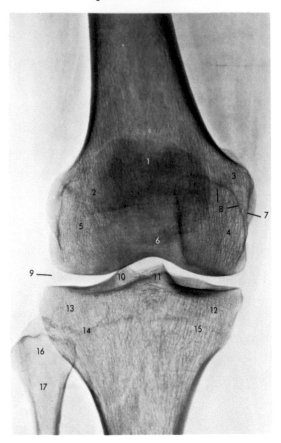

Abb. 5.5-35 Röntgenbild des rechten Kniegelenks in Streckstellung bei ventrodorsalem Strahlengang.
1 = Patella, 2–3 = Epiphysenlinie, 4 = Condylus medialis femoris, 5 = Condylus lateralis femoris, 6 = unterer Rand der Patella, 7 = vorderer Rand des überknorpelten Condylus medialis femoris, 8 = hinterer Rand des überknorpelten Condylus medialis femoris, 9 = Gelenkspalt mit lateralem Meniskus, 10 = Tuberculum intercondylare laterale, 11 = Tuberculum intercondylare mediale, 12 = Condylus medialis tibiae, 13 = Condylus lateralis tibiae, 14–15 = Epiphysenlinie der Tibia, 16 = Caput fibulae, 17 = „Collum" fibulae.

mediale Meniskus ist mit dem hinteren Anteil des breiten **medialen Kollateralbandes** verwachsen. Der laterale Meniskus ist dagegen nicht mit dem lateralen Kollateralband verwachsen, da dieses außerhalb der Gelenkkapsel verläuft (s. u.). Vorn sind beide Menisken meistens durch ein Querband, **Lig. transversum genus** (Abb. 5.5-34 u. 37), verbunden. Vom lateralen Meniskus ziehen vorne und hinten wechselnd starke Faserzüge zum vorderen bzw. hinteren Kreuzband, **Lig. meniscofemorale** *anterius* und *posterius*.

Bei vollständiger **Streckung** des Kniegelenks (Abb. 5.5-40) werden die Menisken zur Seite gedrückt. Bei starker Beugung findet eine passive Verschiebung der Menisken auf dem Schienbeinplateau nach hinten statt, wobei der laterale Meniskus als der beweglichere den größeren Weg zurücklegt. Die Menisken bilden in dieser Stellung eine kleinere Pfanne für die stärker gekrümmten hinteren Abschnitte der Femurkondylen. Auch bei der Rotationsbewegung folgen die Menisken den Femurkondylen. Im Ganzen bilden sie also eine **verformbare Ergänzung der Pfanne** und vergrößern damit in allen Stellungen das Berührungsfeld der Gelenkkörper.

Meniskusverletzungen betreffen am **häufigsten den medialen Meniskus**. Dieser ist durch seine Befestigung am medialen Kollateralband und aufgrund der weit auseinander liegenden Befestigungspunkte seiner Hörner weniger beweglich als der laterale Meniskus, der nicht mit dem lateralen Kollateralband verwachsen ist und dessen Befestigungspunkte an der Eminentia intercondylaris in der Nähe der logitudinalen Rotationsachse der Tibia liegen. Verletzungen des medialen Meniskus kommen meistens durch eine gewaltsame Auswärtsrotation des Schienbeins bei gebeugtem Knie zustande. Hierbei wird die vordere Insertion am stärksten gezerrt. Seltener kommen Abrisse von der Kapsel vor, die auftreten, weil bei der genannten Bewegung der Meniskus die Kapsel etwas in das Gelenk hineinzieht. Wird bei gebeugtem Knie und außenrotiertem Unterschenkel eine plötzliche Streckung ausgeführt, kann der Meniskus vorne und seitlich eingeklemmt werden und von der Kapsel abreißen. **Eingeklemmte Menisken** sind außerordentlich schmerzhaft.

Nach **Entfernung der Menisken** sind die Bewegungsstörungen gering, da die Muskulatur die Führung der Gelenkkörper gewährleisten kann. Es kann aber die Kniestreckung beim Berg- und Treppensteigen erschwert sein. Längerfristig treten Knorpelschäden auf, die zu einer schmerzhaften Kniegelenksarthrose führen können.

Wenn die Menisken besonders beansprucht werden, wie beim Arbeiten in kniender Stellung, werden sie stärker aufgebraucht, sie zeigen Fetteinlagerungen und Auffaserungen. Schon nach dem dreißigsten Lebensjahr treten degenerative Aufbrauchserscheinungen auf, die im Alter zunehmen. Eine angeborene Variante ist der so genannte **Scheibenmeniskus**. Man unterscheidet eine primitive, eine intermediäre und eine infantile Form. Fast stets handelt es sich um den lateralen Meniskus. Der Scheibenmeniskus kann, abgesehen von einem typischen Knacken vor den Endstellungen des Gelenks, symptomlos bleiben, führt jedoch oft schon im jugendlichen Alter zu hartnäckigen Beschwerden bis zur Streckhemmung und muss dann operativ entfernt werden.

Bänder

Kreuzbänder

Die *Ligg. cruciata genus* (Abb. 5.5-34, 37 u. 39) stellen einen Bandapparat dar, der in der Entwicklung von dorsal in die Fossa intercondylaris eintritt und dabei die Membrana synovialis, nicht aber die Membrana fibrosa der Gelenkkapsel mitnimmt (intrakapsuläre aber extrasynoviale Lage).

Das **vordere Kreuzband** ist an der inneren Fläche des lateralen Femurkondylus befestigt und verläuft von dort zur *Area intercondylaris anterior* des Schienbeins (Verlauf von oben hinten lateral nach unten vorn medial). Das **hintere Kreuzband** ist an der vorderen Innenfläche des medialen Femurkondylus befestigt und verläuft von dort schräg nach hinten zur Insertion in die *Area intercondylaris posterior* der Tibia (Verlauf von vorn oben medial nach hinten unten lateral).

Funktion der Kreuzbänder: Die Kreuzbänder sind so positioniert, dass einzelne Anteile in fast allen Stellungen in Spannung geraten; sie bilden also eine wesentliche Sicherung des Kniegelenks, besonders bei der **Beugung** (Abb. 5.5-38). Hier verhindert vor allem das vordere Band, dass die Femurkondylen nach hinten aus der Pfanne gleiten. Bei der **Streckung** spannen sich der vordere Anteil des vorderen Kreuzbands und der hintere Anteil des hinteren Kreuzbands.

Bei der **Innenrotation** des Unterschenkels wickeln sich die Kreuzbänder umeinander. Die Kreuzbänder besitzen zahlreiche **Mechanorezeptoren** (besonders im proximalen und distalen Drittel), die wahrscheinlich die normale Führung des Kniegelenks

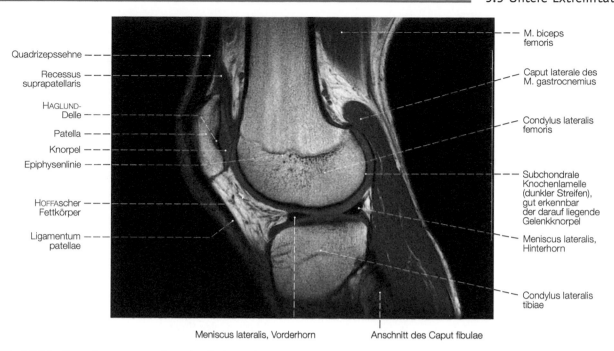

Quadrizepssehne

Recessus suprapatellaris

HAGLUND-Delle

Patella

Knorpel

Epiphysenlinie

HOFFAscher Fettkörper

Ligamentum patellae

M. biceps femoris

Caput laterale des M. gastrocnemius

Condylus lateralis femoris

Subchondrale Knochenlamelle (dunkler Streifen), gut erkennbar der darauf liegende Gelenkknorpel

Meniscus lateralis, Hinterhorn

Condylus lateralis tibiae

Meniscus lateralis, Vorderhorn

Anschnitt des Caput fibulae

Abb. 5.5-36 Kernspintomogramm des Kniegelenks: Sagittaler Schnitt durch den Condylus lateralis femoris mit einer Schichtdicke von 2 mm; 27-jähriger Mann.

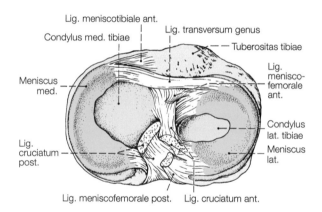

Abb. 5.5-37 Plateau der rechten Tibia, Menisci und Ligamenta cruciata genus in der Ansicht von proximal.

steuern und Schutzreflexe auslösen. Zerreißungen der Kreuzbänder ermöglichen **Schubladenbewegungen.** Bei Riss des vorderen Kreuzbandes kann die Tibia nach vorne gezogen werden („vordere Schublade"), bei Riss des hinteren Kreuzbandes nach hinten („hintere Schublade") (Abb. 5.5-39).

Seitenbänder (Abb. 5.5-34)

Das mediale Seitenband, **Lig. collaterale tibiale,** verbindet den Epicondylus femoris medialis mit der medialen und dorsomedialen Fläche des Schienbeinkopfes. Die hinteren Abschnitte des Bandes sind kürzer als die vorderen und fest

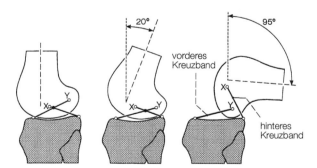

Abb. 5.5-38 Verschiebungen der Femurkondylen bei der Beugung. Beachte die auffällige Abrollbewegung der Kondylen während der ersten Phase der Beugung (bis 20°) und die anschließende Gleitbewegung im hinteren Viertel der Tibiapfannen. Die Lage der Transversalachse (Beugeachse) wird durch die Überkreuzungspunkte der Kreuzbänder festgelegt.

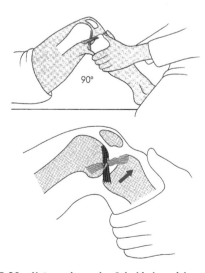

Abb. 5.5-39 Untersuchung des Schubladenzeichens in leichter Beugestellung des Kniegelenks bei Verdacht auf Kreuzbandriss. Bei Riss des vorderen Kreuzbandes (unten) besteht ein positives vorderes Schubladenzeichen.

mit der Gelenkkapsel und dem **medialen Meniskus** verwachsen.

Das laterale Seitenband, **Lig. collaterale fibulare**, bildet einen runden Strang, der vom Epicondylus femoris lateralis zum Wadenbeinkopf (Caput fibulae) verläuft und nicht mit der Kniegelenkskapsel und dem lateralen Meniskus verwachsen ist. Durch den Spalt zwischen Band und Kapsel treten oben Anteile der Ursprungssehne des M. popliteus und unten Fasern der Endsehne des M. biceps femoris.

Funktion: Die beiden Seitenbänder sind für die Kniegelenksfunktion außerordentlich wichtig. In Streckstellung sind die Seitenbänder gespannt. In dieser Position ist der Krümmungsradius der Femurkondylen am größten, sodass die femoralen und kruralen Ansätze der Seitenbänder am weitesten voneinander entfernt sind (Abb. 5.5-40). Bei Beugung kommen die stärker gekrümmten dorsalen Abschnitte der Femurkondylen in Kontakt mit den Schienbeingelenkflächen. Durch die kleineren Krümmungsradien der hinteren Kondylenabschnitte werden die Bänder bei Beugung gelockert. Eine Ausnahme bilden die hinteren Abschnitte des tibialen Seitenbandes, die kürzer als die vorderen Bandabschnitte sind und mit der Kapsel und dem Meniskus verwachsen sind. Das hat zur Folge, dass bei

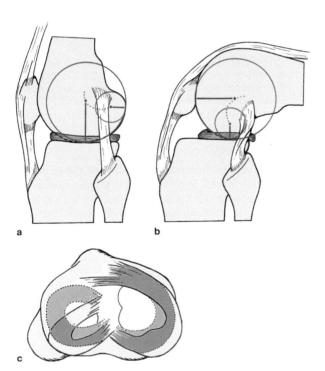

Abb. 5.5-40 Lockerung der Kollateralbänder und Verschiebung der Menisken bei der Beugung des linken Kniegelenks.
(a) Streckstellung; Ansicht von lateral
(b) Beugestellung; Ansicht von lateral
(c) Aufsicht auf das Tibiaplateau. Menisken in der Streckstellung grau, in der Beugestellung grün.
In (a) und (b) sind zwei für die Extension und Flexion relevante Kondyluspositionen durch Krümmungskreise und Krümmungsradien rot eingetragen. Die Mittelpunkte der Krümmungskreise liegen auf der rot punktierten gekrümmten Kurve (Evolute). Da bei der Beugung ein kleinerer Krümmungsradius des Femurkondylus zur Geltung kommt, wird die Distanz zwischen femoralem Ursprung und kruralem Ansatz der Kollateralbänder geringer. Dadurch entsteht eine Lockerung und Verdrehung der Kollateralbänder.

gebeugtem Knie der mediale Kondylus weniger Bewegungsfreiheit besitzt als der laterale und deswegen die longitudinale Rotationsachse exzentrisch nach medial verschoben ist. Bei **gebeugtem Kniegelenk** sind aufgrund der **Lockerung** der Seitenbänder in begrenztem Maße Abduktions- und Adduktionsbewegungen zwischen Tibia und Femur möglich. Diese geringgradigen **Aufklappbewegungen** sind höchstwahrscheinlich die Ursache vieler Bandverletzungen. Nur in voller Extensionsstellung ist kein seitliches Aufklappen möglich.

Die Prüfung auf Verletzung der Seitenbänder erfolgt durch den Arzt in leichter Beugestellung des Knies. Bei einem **Kollateralbandriss** besitzt die pathologisch gesteigerte Abduktionsfähigkeit diagnostischen Wert: Bei Riss des medialen Seitenbandes kann das Knie medial aufgeklappt werden (der Unterschenkel lässt sich nach lateral abduzieren), bei Riss des lateralen Seitenbandes ist ein Aufklappen des lateralen Gelenkspalts möglich.

Gelenkkapsel

Die *Capsula articularis* folgt den Knorpelflächen der Femurkondylen (in ca. 1 cm Abstand) und den Tibiapfannen (in wenigen mm Abstand). Vorne überbrückt die Gelenkkapsel die Area intercondylaris vor dem Ansatz des vorderen Kreuzbandes. Die Capsula fibrosa ist auf der Vorderfläche der Tibia befestigt. Zwischen den beiden Schichten liegt das **Corpus adiposum infrapatellare** (Abb. 5.5-41; s. u.). Auf der Rückseite der Kapsel trennen sich Membrana synovialis und Membrana fibrosa. Die Membrana synovialis folgt den tibialen und femoralen Gelenkflächen in die Tiefe der Fossa intercondylaris und umkleidet die Vorderfläche des vorderen Kreuzbandes. Dadurch liegen die **Kreuzbänder extrasynovial**. Die Membrana fibrosa verbleibt dorsal der Fossa intercondylaris und der Kreuzbänder. Die Gelenkkapsel ist außerdem mit der gesamten Außenfläche des medialen und lateralen **Meniskus verwachsen**, allerdings häufig nur in einer schmalen mittleren Linie. In diesen Fällen kann die Gelenkkapsel (Gelenkhöhle) über dem Ober- und Unterrand der Menisken lateral ausgesackt sein (Meniskusrecessus).

In die **Vorderwand der Gelenkkapsel** ist die Kniescheibe eingelassen. Oberhalb der Kniescheibe dehnt sich die Gelenkhöhle in Gestalt des **Recessus suprapatellaris** unter den distalen Abschnitt der Quadrizepssehne aus und übernimmt dort die Funktion eines Schleimbeutels zwischen Sehne und Femur (Abb. 5.5-42). Der Recessus ist embryonal zunächst selbstständig als Bursa angelegt, verbindet sich aber später in der Regel mit der Gelenkhöhle in wechselnder Ausdehnung. In 17% der Fälle ist der Recessus durch ein vertikales Septum in eine große mediale und eine kleine laterale Bucht untergliedert. Die Capsula fibrosa ist auf der Vorderseite durch die *Retinacula patellae* verstärkt (s. M. quadriceps).

Die **Hinterwand der Kapsel** ist durch sich kreuzende Faserzüge gekennzeichnet, die teilweise bis zum Fibulakopf verlaufen (Abb. 5.5-43). Besonders stark entwickelte Faserzüge sind das **Lig. popliteum obliquum** (eine Abspaltung der Endsehne des M. semimembranosus), das von medial unten nach lateral oben verläuft, und das **Lig. popliteum arcuatum**, das sich lateral zum Fibulakopf wendet. Eine weitere Verstärkung der dorsalen Kapselwand erfolgt durch die Ursprungssehnen der Gastroknemiusköpfe.

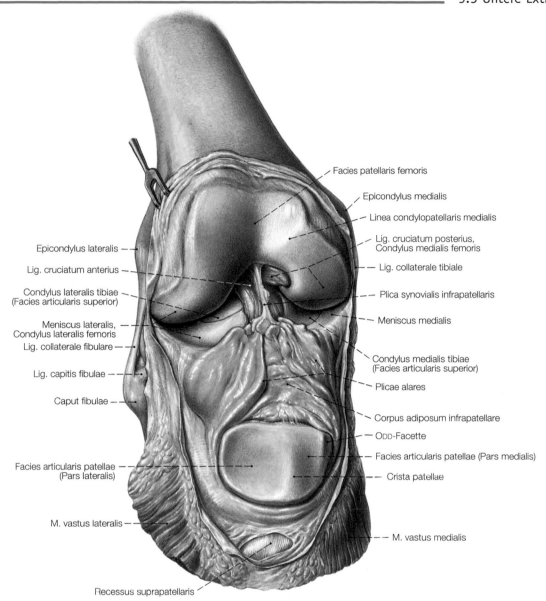

Facies patellaris femoris

Epicondylus medialis

Linea condylopatellaris medialis

Lig. cruciatum posterius,
Condylus medialis femoris

Lig. collaterale tibiale

Plica synovialis infrapatellaris

Meniscus medialis

Condylus medialis tibiae
(Facies articularis superior)

Plicae alares

Corpus adiposum infrapatellare

Odd-Facette

Facies articularis patellae (Pars medialis)

Crista patellae

M. vastus medialis

Epicondylus lateralis

Lig. cruciatum anterius

Condylus lateralis tibiae
(Facies articularis superior)

Meniscus lateralis,
Condylus lateralis femoris

Lig. collaterale fibulare

Lig. capitis fibulae

Caput fibulae

Facies articularis patellae
(Pars lateralis)

M. vastus lateralis

Recessus suprapatellaris

Abb. 5.5-41 Rechtes Kniegelenk von vorne eröffnet. Die Vorderwand der Gelenkkapsel ist mit der Patella nach unten geklappt.

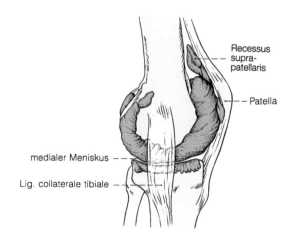

Recessus supra-patellaris

Patella

medialer Meniskus

Lig. collaterale tibiale

Abb. 5.5-42 Ausguss des linken Kniegelenks mit einer Abform-masse. Die Patella ist durch die Injektionsmasse wie bei einem Erguss von der Unterlage abgehoben.

Die Gelenkkapsel ist bei einer Kniebeugung von 20 bis 30° am stärksten entspannt. Bei entzündlichen Kniegelenkergüssen oder Gelenkblutungen wird diese Beugeposition automatisch eingenommen. Das vermehrte Flüssigkeitsvolumen kann die Patella vom Femur abheben. Bei dem Versuch, die abgehobene Patella nach unten zu drücken, weicht sie dann meistens seitlich aus (Symptom der **tanzenden Patella**).

Fettkörper: Zwischen dem distalen Rand der Patella und dem Vorderrand der Tibia sowie dem Lig. patellae ragt der pyramidenförmige HOFFAsche **Fettkörper**, *Corpus adiposum infrapatellare*, in die Gelenkhöhle vor. Dieses von der Synovialmembran bedeckte Fettgewebe umrahmt mit den **Plicae alares** (Flügelfalten) den distalen Umfang der Kniescheibe und das Lig. patellae. In der Sagittalebene ist der Fettkörper durch eine bandförmige, frei durch die Gelenkhöhle verlaufende Synovialfalte (Plica synovialis infrapatellares) mit dem vorderen Kreuzband verbunden. Die Plica kann gelegentlich flächig wie eine sagittale

371

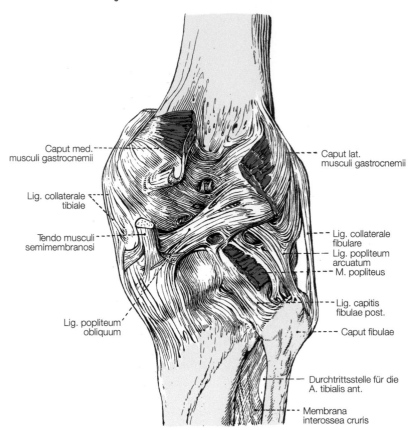

Caput med.
musculi gastrocnemii

Lig. collaterale
tibiale

Tendo musculi
semimembranosi

Lig. popliteum
obliquum

Caput lat.
musculi gastrocnemii

Lig. collaterale
fibulare
Lig. popliteum
arcuatum
M. popliteus

Lig. capitis
fibulae post.

Caput fibulae

Durchtrittsstelle für die
A. tibialis ant.

Membrana
interossea cruris

Abb. 5.5-43   Rechtes Kniegelenk von dorsal
(vgl. mit Abb. 5.5-79).

Scheidewand zwischen Kreuzband und Fettkörper ausgebildet sein.

Schleimbeutel

Das Kniegelenk ist von einer großen Zahl von Schleimbeuteln umgeben, die teilweise mit der Gelenkhöhle zusammenhängen. Erwähnt wurde bereits die **Bursa (Recessus) suprapatellaris**. Eine weitere Bursa, die meistens mit der Gelenkhöhle in Verbindung steht, befindet sich dort, wo die Sehne des M. popliteus über den lateralen Meniskus hinwegzieht. Dieser **Recessus subpopliteus** kann auch mit der Articulatio tibiofibularis zusammenhängen und damit beide Gelenkhöhlen miteinander verbinden. Weitere Schleimbeutel, die meistens mit der Gelenkhöhle kommunizieren, befinden sich unter der Sehne des M. semimembranosus (*Bursa musculi semimembranosi*) und unterhalb der Ursprünge der Gastroknemiusköpfe (Bursa subtendinea musculi gastrocnemii lateralis et medialis). Vor der Kniescheibe liegt die **Bursa praepatellaris**, die in unterschiedlicher Tiefe angetroffen werden kann: direkt unter der Haut, *Bursa subcutanea praepatellaris*, unterhalb der Faszie, *Bursa subfascialis praepatellaris*, oder dicht auf der Knochenfläche subtendinös, *Bursa subtendinea praepatellaris*. Dort, wo das Lig. patella vor dem Schienbeinkopf verläuft, liegt die **Bursa infrapatellaris** (*subcutanea* und *profunda*). Vor der Tuberositas tibia befindet sich schließlich regelmäßig die **Bursa subcutanea tuberositas tibiae**.

Bei Personen, die viel im Knie arbeiten (Bodenleger, Reinigungskräfte) können die prä- und infrapatellaren Schleimbeutel mechanisch gereizt werden und entzünden (engl.: „housemaid's knee").

Biomechanik des Kniegelenks

Femorotibialgelenk

Das Femorotibialgelenk ist funktionell ein Trochoginglymus (Drehscharniergelenk). Es erlaubt näherungsweise eine Scharniergelenksbewegung (Ginglymus) um eine transversale Drehachse und eine Rotationsbewegung um eine longitudinale Achse wie ein Trochoidgelenk (Radgelenk).

Beugung, Streckung: Bei der Beugung entsteht zwischen der Achse des Femurs (bzw. der Tibia) und der Nullgerade ein Beugewinkel (Abb. 5.5-44). Bei gestrecktem Hüftgelenk kann eine **aktive Beugung** bis etwa **125°** erfolgen, bei gebeugtem Hüftgelenk kann die Kniebeugung auf **140°** gesteigert werden. Diese Steigerung der aktiven Beugungsfähigkeit ist durch die Vordehnung (Verlängerung) der ischiokruralen Muskulatur möglich, durch welche die **aktive Insuffizienz** dieser Muskeln überwunden wird. Die **passive Beugung** des Kniegelenks kann bis zu **160°** erreichen. Sie wird durch die dorsale Oberschenkel- und Wadenmuskulatur begrenzt, die dabei aufeinander gepresst werden. Die Streckung erfolgt in der Regel bis zur Neutral-Null-Stellung. Passiv kann aber eine **Überstreckung** um 5–10° erfolgen. Eine Extension über diesen Wert hinaus ruft das Bild des **Genu recurvatum** hervor (zurückgebogenes Knie), das bei verschiedenen Erkrankungen auftreten kann: Lähmung der Beuger, Ausfall der sensiblen Innervation (u.a. typisch für das Spätstadium der Syphilis), Knochenverletzungen oder ein schwaches Bandsystem – verletzungsbedingt oder angeboren.

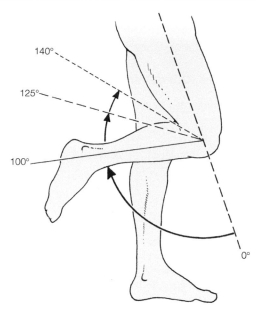

Abb. 5.5-44   Beugungsumfang des Kniegelenks. Der Beugungsumfang des Kniegelenkes hängt von der Beugestellung im Hüftgelenk ab. Bei gestrecktem Hüftgelenk ist eine aktive Beugung von 100–125° möglich, bei gebeugtem Hüftgelenk bis 140° (aktive Insuffizienz der ischiokruralen Muskulatur).

Die **Beugebewegung ist eine kombinierte Abroll-Dreh-Bewegung.** Bei einer Beugung bis etwa 25° rollen die Femurkondylen nach dorsal ab, vergleichbar mit dem Nachhintenschaukeln eines Schaukelstuhls (Roll- zu Gleitbewegung 1 : 2 bis 1 : 4). Die Kontaktfläche der Kondylen erreicht dann bereits das dorsale Viertel des Tibiaplateaus (Abb. 5.5-38 u. 40). Bei weiterer Beugung drehen die Kondylen mehr oder weniger auf der Stelle mit geringen Vor- und Rückgleitbewegungen. Bei maximaler Beugung ist die Kontaktfläche am Hinterrand des Tibiaplateaus gelegen. Der laterale Kondylus rollt (schaukelt) stärker und dreht sich weniger als der mediale. Deshalb ist der Umfang der sagittalen Verlagerung der lateralen Menisken größer als der der medialen. Die **Kreuzbänder** befinden sich während der Beugung und Streckung in einem unterschiedlichen Spannungszustand. In starker Beugestellung schmiegt sich das hintere Kreuzband in den *Sulcus intercondylaris* und gerät unter Spannung. Das vordere Kreuzband wird bei voller Streckung und Überstreckung am stärksten gespannt.

Rotation, Schlussrotation: Eine Rotation der Tibia gegen das Femur ist nur in Beugestellung möglich, wenn Seitenbänder und Kapsel entspannt sind. In dieser Stellung erreichen die **Rotatoren des Kniegelenks** ihr größtes Drehmoment, weil sie dann senkrecht zur Tibia angreifen. **Innenrotatoren** sind (der Wirksamkeit nach geordnet): *M. semimembranosus, M. semitendinosus, M. sartorius, M. popliteus* und *M. gracilis.* **Außenrotatoren** sind der *M. biceps femoris* und im geringen Grade der *M. tensor fasciae latae.* Das Außenrotationsmoment des M. biceps ist annähernd so groß wie das der gesamten Innenrotatoren.

Der Umfang der Innenrotation (10°) ist wesentlich geringer als der der **Außenrotation** (30°). Während der Endphase der Streckung (ab etwa 10°) findet zumeist eine zwangsläufige Außenrotation der Tibia um 5–10° statt, die

so genannte **Schlussrotation.** Diese terminale Rotationsbewegung wird durch den Zug des während der Extension unter Spannung geratenen vorderen Kreuzbandes (s. o.) und durch Unterschiede in der Gestalt der beiden Femurkondylen erzwungen. Während der Schlussrotation erreichen die Kollateralbänder einen hohen Spannungszustand. Das Kniegelenk befindet sich dann in einer **stabilen Stellung.** Bevor eine nennenswerte Beugung aus der gestreckten Position erfolgen kann, muss die Tibia wieder um 5–10° innenrotiert werden (Beugesicherung).

Abduktion, Adduktion: Mediale und laterale Aufklappbewegungen sind aufgrund des straffen Kollateralbandsystems nur um wenige Grade möglich.

Femoropatellargelenk

Die Kniescheibe legt im Verlauf der Beugung und Streckung einen Weg von 5–7 cm zurück. In **Streckstellung** berührt die Kniescheibe nur mit ihrem unteren Gelenkrand die *Facies patellaris* des Femurs, im Übrigen liegt sie auf dem *Recessus (Bursa) suprapatellaris.* Mit zunehmender **Beugung** gelangt sie in die Gleitbahn zwischen den Oberschenkelrollen. Bei spitzwinkliger Beugung liegt sie wie ein Deckel auf den Femurkondylen vor der Area intercondylaris. In dieser Stellung ragt sie am wenigsten nach außen vor (s. Abb. 5.5-45).

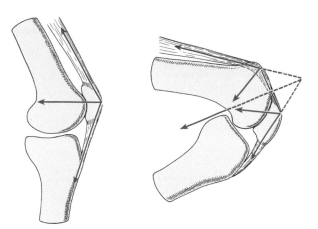

Abb. 5.5-45   Veranschaulichung des Umwicklungseffekts der Quadrizepssehne. Bei zunehmender Beugung überträgt die Quadrizepssehne einen Teil der retropatellaren Anpresskraft, sodass diese reduziert wird.

Während der Beugung wandern die **Kontaktflächen** vom distalen zum proximalen Patellapol; bei 30°-, 60°- und 90°-Beugestellung artikulieren jeweils das distale, mittlere und proximale Drittel der Gelenkfläche. **Bei 120°-Beugestellung** schiebt sich die Patella zwischen die divergierenden Femurkondylen; die **Kontaktflächen trennen sich** in einen lateralen und einen medialen Auflagepunkt am Sekundärfirst (s. o.). In voller Beugung (140°) artikuliert die Patella schließlich medial mit dem **Randsegment** (Odd-Facette), die zentralen Abschnitte der Gelenkfläche liegen frei.

Dem M. vastus medialis kommt bei der Führung der Patella in der femoralen Gleitrinne eine wichtige Bedeutung zu, da die Quadrizepssehne und das Lig. patellae nicht in einer Linie liegen, sondern einen nach innen offenen Winkel aufweisen (Abb. 5.5-46). Bei Fehlbildungen der Patella oder des femoralen Gleitlagers sowie bei Störungen der neuromuskulären Kontrolle kann es zu Luxationen der Patella nach lateral kommen. Krankengymnastisch kann dem durch gezieltes Aufbautraining des Vastus medialis oder operativ durch eine Raffung der medialen Kapsel oder eine Medialverlagerung der Tuberositas tibiae entgegengewirkt werden.

Während der **Kniebeugung** steigt die **resultierende Kraft** im Femoropatellargelenk kontinuierlich an, da mit zunehmender Entfernung des Kniegelenks aus der Schwerlinie das Drehmoment zunimmt und der M. quadriceps femoris entsprechend mehr Kraft entwickeln muss (Abb. 5.5-45). Bei tiefer Beugung sollen Kräfte vom mehr als **6fachen Körpergewicht** auftreten. Obwohl diese zum Teil von der sich um die Femurkondylen wickelnden Quadrizepssehne übertragen werden (**Umwicklungseffekt**), beträgt die **Flächenpressung** des patellaren Knorpels bei statischer Belastung mehr als 1 kN/cm² (> 100 kg/cm²). Bei dynamischer Aktivität und Stoßbewegungen (z.B. in der Hockstellung beim Skiabfahrtslauf) sind diese Kräfte wahrscheinlich noch deutlich höher. Nach Kniebeugen werden **Deformationen** des **patellaren Knorpels** von bis zu **10%** beobachtet.

Verletzungen und Degenerationserscheinungen des retropatellaren Knorpels zählen zu den **frühesten und häufigsten Knorpelschäden** beim Menschen. Aus diesen kann dann das Bild einer schmerzhaften Kniegelenksarthrose resultieren. Eine häufige Ursache für Knorpelschäden im Femoropatellargelenk (**Chondromalacia patellae**) liegt in einem zu geringen Steilheitsgrad der Facies patellae des lateralen Femurkondylus bzw. in Formanomalien

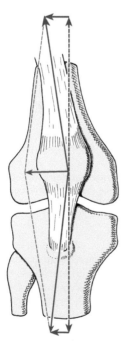

Abb. 5.5-46 Die Zugrichtung des M. quadriceps und des Lig. patellae (dicke, lange Pfeile). Diese verlaufen schräg zur Traglinie des Beins (dünne, vertikale Pfeile). Dadurch entstehen nach lateral gerichtete Teilkräfte (Vektoren), die sich addieren und zu einer höheren Beanspruchung des Knorpels der lateralen Patellagleitrinne des Femurs und der lateralen Patellafacette führen. Eine operative Verlagerung der Tuberositas tibiae nach medial soll die laterale Beanspruchung vermindern.

der Patella. Durch die laterale Zugkomponente des M. quadriceps ist die **laterale Fläche der Gleitrinne** besonders beansprucht (Abb. 5.5-46).

Muskeln des Kniegelenks

Vordere Muskeln des Oberschenkels

M. sartorius
M. rectus femoris
M. vastus intermedius ⎫
M. vastus medialis   ⎬ M. quadriceps femoris
M. vastus lateralis   ⎭

▭ **M. sartorius**

Der Schneidermuskel (Abb. 5.5-23) ist ein langer, gürtelförmiger Muskel. Sein **Ursprung** liegt dicht unter der **Spina iliaca anterior superior**. Bei seinem Verlauf über den Oberschenkel gelangt er nach medial und zieht hinter der queren Beugeachse des Kniegelenks vorbei. Von oben strahlt er mit seiner Endsehne in den *Pes anserinus superficialis* ein (s. o. M. gracilis), dessen **Ansatz** medial der **Tuberositas tibiae** liegt. Der Muskel liegt in einem Kanal der Fascia lata (Abb. 5.5-48), der ihn wie in einer Führungsröhre in seiner Lage hält.

Der M. sartorius bildet die laterale Begrenzung des Schenkeldreiecks, **Trigonum femoris,** das nach oben durch das *Lig. inguinale* und nach medial vom *M. adductor longus* begrenzt wird. Der Boden des Trigonums wird durch den *M. pectineus* gebildet. Hier verlaufen *A., V.* und *N. femoralis,* die distal vom M. sartorius bedeckt werden und dann nach dorsal durch den Adduktorenkanal ziehen (s. o.). **Funktion:** Beugung im Hüft- und Kniegelenk, Innenrotation des Unterschenkels bei gebeugtem Knie, Außenrotation des Femurs. Der Muskel ist am stärksten im Schneidersitz (Name!) verkürzt.
Innervation: *N. femoralis* (L2–L3).

▭ **M. quadriceps femoris**

Der vierköpfige Schenkelmuskel (Abb. 5.5-23) hat vier Ursprungsköpfe, die eine gemeinsame Endsehne aufweisen, in welche die Kniescheibe als Sesambein eingebettet ist. Das **Lig. patellae** bildet die Fortsetzung dieser Sehne und zieht zur **Tuberositas tibiae**.
Innervation: *N. femoralis*.

Der **M. rectus femoris** hat **zwei Ursprünge** am Becken, die *Spina iliaca anterior inferior* (**Caput rectum**) und den Oberrand des Azetabulums (**Caput reflexum**). Das Caput reflexum kann fehlen. Der Muskel liegt oberflächlich in eine Rinne eingebettet, die medial vom *M. sartorius* und *M. vastus medialis* und lateral vom *M. vastus lateralis* begrenzt wird. Etwa 10 cm oberhalb der Patella geht der Muskelbauch in die platte Endsehne über.

Der **M. vastus intermedius** entspringt von der Vorderseitenfläche der oberen zwei Drittel des Femurs. Er bildet den Boden der Rektusrinne und läuft im mittleren Femurdrittel in seine platte Endsehne aus. Kleine distale Muskelbündel strahlen in den *Recessus suprapatellaris* des Kniegelenks ein (**M. articularis genus**) und sollen einer Kapseleinklemmung bei Streckung entgegenwirken.

Die **Mm. vasti lateralis** und **medialis** nehmen ihren **Ursprung** im Wesentlichen von der **Linea aspera** an der Dorsalseite des Femurs und bedecken ihn medial und lateral. Die Fasern beider Muskeln verlaufen schräg zur Längsachse (40–60°) und strahlen 5–10 cm oberhalb der Patella in eine mit dem *Vastus intermedius* gemeinsame flächige Endsehne ein, die vor allem an die seitlichen Abschnitte der Patella und teilweise an ihr vorbei zur Tibia zieht (**Retinaculum patellae longitudinale mediale et laterale**). Die Quadrizepssehne ist über dem mittleren Abschnitt der Patellabasis am dünnsten (viereckiges Feld) und kann hier bei einem Kniegelenkserguss vorgewölbt werden. Der Muskelbauch des Vastus medialis reicht weiter nach distal (neben die Patella) als der des Vastus lateralis. Dadurch entsteht der **mediale Kniewulst**. Die Fasern sind hier fast quer gestellt und üben einen medialen Zug auf die Patella aus, der den lateralen Zugkomponenten der drei anderen Köpfe des M. quadriceps entgegenwirkt. Dieser verhindert, dass die Patella bei Streckung des Kniegelenks ihr Gleitlager lateral verlässt (laterale Patellaluxation).

Funktion: Der Quadrizeps ist für die **Aufrichtung** des gebückten Körpers (u.a. aus der Hocke) unersetzlich, weil er der einzige Streckmuskel des Kniegelenks ist. Ohne ihn ist das **Treppensteigen** nicht möglich. Er verhindert das Umfallen des Körpers nach hinten, wenn der Körperschwerpunkt hinter die transversale Kniegelenksachse verlegt wird (Abb. 5.5-49). Die kraftvolle Extension des Unterschenkels beim **Fußtritt** (Fußball treten) ist ebenfalls eine Funktion dieses Muskels.

Der M. quadriceps hat die Tendenz, das Tibiaplateau nach vorne zu ziehen. Bei gerissenem vorderem Kreuzband kann durch ihn das Phänomen der „vorderen Schublade" ausgelöst werden.

Von den vier Köpfen des Quadrizeps entspringt nur der **Rektus** am Becken und ist daher **zweigelenkig** (Abb. 5.5-24). Seine Hauptfunktion ist die Kniestreckung. Sie ist am kräftigsten, wenn der Muskel durch Streckung im Hüftgelenk gedehnt wird. Seine beugende Wirkung auf das Hüftgelenk ist relativ schwach. Sie erfordert eine Dehnung des Muskels durch Beugung des Kniegelenks.

Die Muskelfasern der vier Köpfe, die alle gegen die Längsachse des Beins eine verschiedene Neigung haben, müssen nach Richtung und Stärke so gegeneinander ausgewogen sein, dass sie eine geradlinige Bewegung der Kniescheibe in ihrer Gleitrinne zur Folge haben. Ist dieses Gleichgewicht gestört, z.B. durch Unterentwicklung des Vastus medialis, aber auch durch Abflachung der Gleitrinne der Patella nach lateral, kann es zu einer **habituellen Luxation der Patella** nach außen kommen.

Außer den am medialen und lateralen Patellarand zur Tibia ziehenden Abspaltungen der Quadrizepssehne *(Retinacula longitudinalia)* zählen zum **Halteapparat der Patella** noch transversale Züge aus dem *Tractus iliotibialis* (**laterales transversales Retinaculum**) und vom *Epicondylus medialis* sowie von angrenzenden Strukturen (**mediales transversales Retinaculum**), die in den Seitenrand der Patella und ihre Sehne einstrahlen (s. Abb. 5.5-25 u. 77). Die Patella vergrößert den Abstand der Quadrizepssehne von der transversalen Drehachse und erhöht dadurch das Drehmoment des Muskels, aber auch zugleich den Druck auf die Gleitrinne (Abb. 5.5-45).

Bei einer **Lähmung des Quadrizeps** kann die Beugung des Knies nicht gebremst werden; die Patienten knicken ein, sobald der Körperschwerpunkt nach dorsal gerät. Beim Stehen nutzen diese Patienten die Körperlast als Streckmoment aus, indem sie das Knie möglichst durchdrücken und den Oberkörper vorbeugen. Die Kranken drücken mit der Hand auf das Knie, um es in Streckstellung zu bringen, z.B. beim Aufstehen aus dem Sitz.

Innervation: *N. femoralis* (L2–L4).

Hintere Muskeln des Oberschenkels, ischiokrurale Muskelgruppe

M. biceps femoris
M. semitendinosus
M. semimembranosus

Diese Muskeln entspringen am Tuber ischiadicum und verlaufen zum Unterschenkel, Crus (deshalb ischiokrurale Muskeln). Sie sind dadurch **zweigelenkig**: sie **beugen das Knie und strecken die Hüfte**. Sie weichen im unteren Drittel ihres Verlaufs zu beiden Unterschenkelseiten auseinander und begrenzen die Kniekehle, Fossa poplitea, von proximal. Dabei liegen lateral der M. biceps femoris und medial der M. semitendinosus und M. semimembranosus.

☐ M. biceps femoris

Das **Caput longum** des zweiköpfigen Schenkelmuskels (Abb. 5.5-26 u. 47) nimmt seinen **Ursprung** am **Tuber ischiadicum** und *Lig. sacrotuberale*. Das **Caput breve** entspringt an der *Linea aspera* (Labium laterale) im distalen Femurdrittel. Die Muskelbäuche vereinigen sich distal. Ihr **Ansatz** erfolgt mit gemeinsamer Endsehne am **Caput fibulae**. Zwischen dem Muskel und dem lateralen Kollateralband liegt eine Bursa.

Innervation: Caput longum, *N. tibialis*; Caput breve, *N. peroneus* (L5–S2).

☐ M. semitendinosus

Der halbsehnige Muskel (Abb. 5-26 u. 47) nimmt seinen **Ursprung** am **Tuber ischiadicum** (gemeinsame Endsehne mit dem Caput longum des M. biceps), bildet einen schlanken rundlichen Muskelbauch und geht noch oberhalb des Kniegelenks in seine lange Endsehne über. Diese verläuft in einer Rinne des darunter liegenden M. semimembranosus und schließt sich distal dem *Pes anserinus superficialis* an (**Ansatz** medial der **Tuberositas tibiae**, s. M. gracilis).

Innervation: *N. tibialis* (L5–S2).

☐ M. semimembranosus

Der halbhäutige Muskel (Abb. 5.5-26 u. 47) hat seinen Namen von der langen, **platten Ursprungssehne** am Tuber ischiadicum. Diese bildet zusammen mit dem Muskelbauch eine nach hinten offene Rinne zur Aufnahme des M. semitendinosus. Der Muskelbauch reicht weiter herab als beim Semitendinosus und begrenzt oben und medial die Kniekehle. Die ebenfalls platte Endsehne strahlt in drei Stränge des **Pes anserinus profundus** aus, von denen der intermediäre die Richtung des Muskels fortsetzt und an die dorsale Fläche des Condylus medialis der Tibia gelangt.

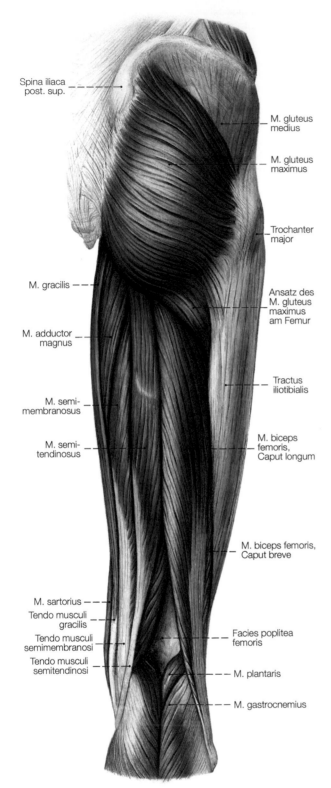

Spina iliaca
post. sup.

M. gluteus
medius

M. gluteus
maximus

Trochanter
major

M. gracilis

Ansatz des
M. gluteus
maximus
am Femur

M. adductor
magnus

Tractus
iliotibialis

M. semi-
membranosus

M. biceps
femoris,
Caput longum

M. semi-
tendinosus

M. biceps femoris,
Caput breve

M. sartorius
Tendo musculi
gracilis
Tendo musculi
semimembranosi

Facies poplitea
femoris

Tendo musculi
semitendinosi

M. plantaris

M. gastrocnemius

Abb. 5.5-47   Muskeln der Hüfte und des Oberschenkels von dorsal.

Der mediale Strang zieht unter dem tibialen Kollateral-band über den Seitenrand des Meniscus medialis zur Medialseite der Tibia. Der laterale Sehnenzug strahlt in die Hinterfläche der Kniegelenkskapsel ein und führt als Ver-

stärkungszug der Kapsel *(Lig. popliteum obliquum)* auf-wärts zum lateralen Femurkondylus (s. Abb. 5.5-43).

Der *M. semimembranosus* kann gelegentlich fehlen oder über große Strecken nur aus Sehnenmaterial bestehen. Auch eine Verdopplung ist bekannt.
Innervation: *N. tibialis* (L5–S2).

Funktion der ischiokruralen Muskeln

Der Bizeps rotiert den gebeugten Unterschenkel auswärts, Semitendinosus und Semimembranosus rotieren ihn ein-wärts. Die Muskeln können aber nicht gleichzeitig im Hüft- und im Kniegelenk maximale Ausschläge erzielen, weil ihr Verkürzungsvermögen (Hubhöhe) hierzu nicht ausreicht. Diese **„aktive Insuffizienz"** liegt dann vor, wenn man aus dem Stand das Spielbein bei maximal gestrecktem Hüftgelenk im Kniegelenk beugt. Es gelingt dann nicht, aktiv die Ferse an das Gesäß zu bringen. Andererseits sind die Muskeln nicht lang genug, um gleichzeitig eine starke Beugung des Hüftgelenks und Streckung des Kniegelenks zu erlauben. Wenn man das im Kniegelenk gestreckte Spielbein vorschwingt (Anteversion), wird die Bewegung schließlich durch passive Spannung der ischiokruralen Muskulatur gehemmt (**passive Insuffizienz**). Man kann den Oberschenkel nur dann weiter anheben, wenn das Knie gebeugt wird.

Die ischiokrurale Muskulatur hat die Tendenz, das Tibiaplateau gegenüber den Femurkondylen nach hinten zu ziehen. Dies führt zu einer Anspannung des hinteren Kreuzbandes und zu einer Ent-spannung des vorderen Kreuzbandes.

In der **bequemen Liegestellung**, z. B. im Liegestuhl, werden die Knie und das Hüftgelenk leicht gebeugt (25°), da bei dieser Mittellage die ischiokruralen Muskeln entspannt sind. Aus dem gleichen Grund werden auch Oberschen-kelbrüche in leichter Beugestellung des Knies eingeschient und bei Knieerkrankungen das Knie durch eine unterlegte **Knierolle** entspannt. Solange das Kniegelenk des Stand-beins durch den Quadrizeps festgestellt ist, verhindern die ischiokruralen Muskeln, wie auch der M. gluteus maxi-mus, ein Vornüberkippen des Beckens.

Bei einer Lähmung der Muskeln bleiben das Stehen, Gehen, Auf-stehen und Treppensteigen fast ungestört, solange der M. gluteus maximus erhalten ist. Am Kniegelenk kommt es zu einer Über-streckung (Genu recurvatum), die von den übrigen Kniebeugern nicht verhindert werden kann.

Muskeln der Kniekehle

Auf der Rückseite der Femurkondylen entspringen drei Muskeln: M. popliteus, M. plantaris und M. gastrocnemius caput mediale et laterale. Der M. plantaris und M. gastroc-nemius bilden die unteren Schenkel der **Kniekehlenraute** (Abb. 5.5-47). Beide Muskeln zählen zu den Wadenmus-keln mit Hauptwirkung auf die Sprunggelenke des Fußes. Sie werden deshalb erst dort besprochen. Der M. popliteus wirkt dagegen ausschließlich auf das Kniegelenk.

M. popliteus

Der Kniekehlenmuskel (Abb. 5.5-79) liegt versteckt in der Tiefe der Kniekehle. Der **Ursprung** liegt an der **Außenseite des Condylus lateralis femoris** und wird vom Lig. collaterale fibulare bedeckt. Einige Fasern entspringen vom Caput fibulae und vom hinteren Horn des lateralen Meniskus. Der **Ansatz** des Muskels befindet sich unterhalb des medialen Tibiakondylus und erstreckt sich bis zur Linea musculi solei. Unter der Ursprungssehne liegt ein Schleimbeutel, Recessus subpopliteus, der stets mit der Kniegelenkhöhle kommuniziert.

Funktion: Der vom Condylus lateralis stammende Hauptteil des Muskels gelangt proximal vor die Beugeachse und hat deshalb eine **schwach streckende Funktion** auf das Gelenk. Er wird bei der Beugung des Knies gedehnt und kann die initiale **Innenrotation** bei Beugung des Knies auslösen. Da er dorsal mit der Kniegelenkskapsel verwachsen ist, schützt er diese vor Einklemmung.

Innervation: *N. tibialis* (L4–S1).

5.5.6 Fascia lata

Die Oberschenkel- und Gesäßmuskeln werden von einer außerordentlich stabilen, röhrenförmigen Manschette aus straffem, geflechtartigem Bindegewebe (mit sich überkreuzenden Kollagenfasern) zusammengehalten, der *Fascia lata*. Diese ist proximal am Leistenband, am Darmbeinkamm, am Kreuzbein und unteren Schambeinast befestigt und geht im Kniebereich kontinuierlich in die Unterschen-

kelfaszie über. An der **Außenseite** des Oberschenkels ist die *Fascia lata* **am stärksten**. Hier bilden die Sehne des *M. tensor fasciae latae* und die Fasern der oberen Portion des *M. gluteus maximus* den **Tractus iliotibialis** (s. o.). Dieser stellt einen aponeurotischen Verstärkungszug der Fascia lata dar, der über einen Zug der ebenfalls außerordentlich derben **Aponeurosis glutea** kranialwärts am Beckenkamm befestigt ist (s. Abb. 5.5-25). Der Traktus gleitet auf dem *M. vastus lateralis,* der den Traktus lateralwärts vorwölbt und unter zusätzliche Spannung setzt. Der Traktus reduziert die laterale Biegebeanspruchung des Femurs aufgrund eines **Zuggurtungsprinzips** (vgl. Kap. 5.3.2). An der **medialen Seite** über dem Vastus medialis und den Adduktoren ist die Fascia lata **sehr dünn** und verschieblich. Die Abduktion wird deshalb von der Fascia lata nicht gehemmt.

Zwischen Fascia lata und Femur erstrecken sich zu beiden Seiten an den hinteren Rändern der Mm. vasti derbe bindegewebige Scheidewände, das **Septum intermusculare femoris laterale** und **mediale**. Das stärkere Septum laterale dient zugleich als Aponeurose der unteren Fasern des M. gluteus maximus und anderer angrenzender Muskeln. Das Septum mediale strahlt in das Septum vastoadductorium und die Sehne des M. adductor magnus ein. Die meisten Oberschenkelmuskeln sind von **Faszienröhren** umschlossen, die wie Gleitschienen wirken und die Muskel in ihrer Lage halten (Abb. 5.5-48). Bei Verletzungen der

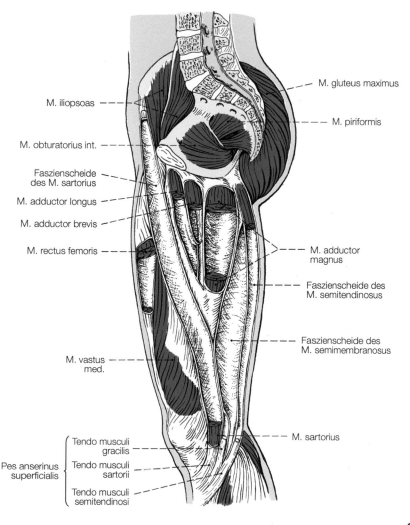

M. gluteus maximus

M. piriformis

M. iliopsoas

M. obturatorius int.

Faszienscheide des M. sartorius

M. adductor longus

M. adductor brevis

M. rectus femoris

M. adductor magnus

Faszienscheide des M. semitendinosus

Faszienscheide des M. semimembranosus

M. vastus med.

M. sartorius

Pes anserinus superficialis

Tendo musculi gracilis

Tendo musculi sartorii

Tendo musculi semitendinosi

Abb. 5.5-48 Faszienröhren des Oberschenkels von medial. Die Faszienschläuche sind schematisiert hervorgehoben.

Fascia lata können Teile der darunter gelegenen Muskulatur aus der Lücke vorquellen (**Muskelhernie**).

Im Bereich des *Trigonum femorale* unterhalb des Leistenbandes und medial des *M. sartorius* wird die *Fascia lata* von der *V. saphena magna* durchbrochen. Durch diese als **Hiatus saphenus** bezeichnete Öffnung gelangt die Vene in die Tiefe zur *V. femoralis*.

Die Durchtrittsstelle der Vene wird lateral von einem sichelförmigen Ausschnitt der Fascia lata, **Margo falciformis**, umrahmt. Das obere Sichelhorn, Cornu superius, kann bis zum Leistenband reichen, das untere, Cornu inferius, geht in die Fascia pectinea über. In der Tiefe der vom Margo falciformis umfassten Grube werden die Schenkelgefäße sichtbar. Der Hiatus saphenus ist von einer siebartig durchbrochenen Membran bedeckt, der sog. **Fascia cribrosa**, durch die zahlreiche kleine Gefäße und Nerven hindurchtreten.

5.5.7 Kontrolle der Körperhaltung im Hüft- und Kniegelenk

Bei der Normalstellung (Abb. 5.5-49) liegt der Schwerpunkt des ganzen Körpers senkrecht über der queren Drehachse durch beide Hüftgelenke, etwa in Höhe des dritten Kreuzbeinwirbels. Das vom Schwerpunkt gefällte Lot verläuft durch die Drehachse der oberen Sprunggelenke.

Wird der **Körperschwerpunkt nach vorn vor das Hüftgelenk** verlagert, wie bei der „strammen Haltung" von Soldaten, dann wird die gesamte Muskulatur auf der Rückseite des Körpers und der Beine in Spannung versetzt: Die **Rückenmuskeln** wirken einer Ventralflexion der Wirbelsäule entgegen, die Extensoren der Hüfte verhindern ein Vornüberkippen des Rumpfes im Hüftgelenk (Hervortre-

ten des Gesäßes durch Kontraktion des **M. gluteus maximus**). Die **ischiokrurale Muskulatur** unterstützt die Extensoren der Hüfte und sichert zugleich den Bandapparat des Kniegelenks vor Überstreckung. Die Wadenmuskulatur (besonders der **Triceps surae**) hemmt das Vornüberfallen im oberen Sprunggelenk und sichert, wie die ischiokrurale Muskulatur, das Kniegelenk in Extensionsstellung. Bei dieser Haltung wird der *M. quadriceps femoris* kaum in Anspruch genommen, da das Knie passiv in maximale Streckposition gebracht wird.

Der **Rückneigung des Rumpfes im Hüftgelenk** wird durch die **Anspannung des Lig. iliofemorale** eine Grenze gesetzt. Bei dieser Haltung wird der Oberkörper zurückgenommen, der Bauch tritt etwas vor. Diese Stellung wird beim Ausruhen eingenommen, da bei ihr die Muskulatur wenig angestrengt wird. Durch die Spannung der Ligg. iliofemoralia wird die Beugemuskulatur entlastet, die Bandhemmung tritt an die Stelle der Muskelhemmung. Die **Bauchmuskulatur** verhindert eine übermäßige Dorsalflexion der Wirbelsäule und der **Quadrizeps** sowie die **Streckmuskulatur des Fußes** verhindern ein Einknicken (Nachhintenfallen) im Knie- und oberen Sprunggelenk.

Die Stellung des Beckens um die transversale Achse des Hüftgelenks wird durch auf- und absteigende Muskelzüge kontrolliert, die das **Becken wie einen Waagebalken** einstellen und festhalten (Abb. 5.5-50). Besonders reich gegliedert

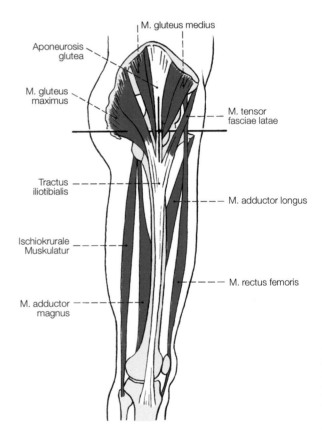

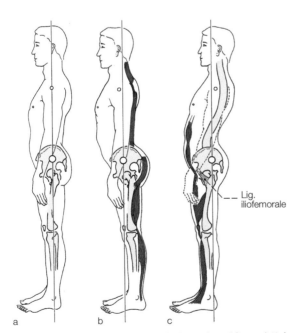

Abb. 5.5-49 Kontrolle der Körperhaltung im Hüft- und Kniegelenk. (a) Normalstellung des Körpers, (b) so genannte stramme Haltung mit Verlagerung des Körperschwerpunkts vor das Hüftgelenk. Die Muskeln auf der Dorsalseite des Körpers sind angespannt, (c) Verlagerung des Körperschwerpunkts nach hinten, die ventrale Muskulatur und das Lig. iliofemorale geraten unter Spannung.

Abb. 5.5-50 Seitliche Ansicht auf das rechte Bein mit schematischer Darstellung der wichtigsten Muskelzüge zwischen Becken und Bein, die für die Balance des Beckens von Bedeutung sind. Der M. iliopsoas ist aus dieser Perspektive nicht zu sehen. Der mittlere Teil des M. gluteus medius ist durch die Aponeurosis glutea verdeckt. Die sagittale Achse (Abduktionsachse) und die longitudinale Achse (Rotationsachse) des Hüftgelenks sind ebenfalls markiert.

sind die abwärts verlaufenden Muskelzüge. In der seitlichen Ansicht (s. Abb. 5.5-25) erkennt man, dass die vom vorderen und hinteren Ende des Waagebalkens kommenden Muskeln auf dem Oberschenkel zusammenstrahlen und dabei V- bzw. Y-förmige Züge bilden. Diese reichen mit ihren Insertionen vom Trochanter major bis an den Unterschenkel. Die kürzeste **V-förmige Muskelschlinge** bilden die ventralen und dorsalen Abschnitte der kleinen Gluteen. Es folgt der M. tensor fasciae latae zusammen mit Fasern des M. gluteus maximus, die sich mit dem Tractus iliotibialis als **Y-förmige Schlinge** bis zum Unterschenkel erstrecken. Weiter nach abwärts schließen sich die sowohl vor als auch hinter der queren Hüftachse verlaufenden Adduktoren an. Schließlich bilden ventral der Rectus femoris und dorsal die ischiokruralen Muskeln die längsten Muskelsysteme, die sogar das Kniegelenk überspringen. So ist das **Becken eingespannt in Muskelschlingen,** die auf dem Oberschenkel zusammenstrahlen und beide Knochen gegeneinander bewegen oder in jeder Lage feststellen können (Abb. 5.5-50).

Seitliche Neigungen des Beckens um eine sagittale Achse treten auf, wenn der Körper nur auf einem Bein ruht. Dabei kann das Becken nach der Seite des Spielbeins so tief heruntersinken, bis das **Lig. ischiofemorale** auf der Standbeinseite gespannt ist und die Abduktoren entlastet.

Die seitliche Neigung des Beckens macht eine ausgleichende Seitenkrümmung der Wirbelsäule (Skoliose) nötig, die den Oberkörper gerade hält. Diese Ruhestellung wird viel häufiger eingenommen als die oben geschilderte, bei der das Becken auf beiden Beinen rückgeneigt wird.

Ein dauerhafter Beckenschiefstand mit Ausgleichsskoliose kann Folge eines einseitig verkürzten Beins sein. Eine Behebung von Beckenschiefstand und Skoliose und die Vermeidung von Folgeschäden ist durch einseitiges Tragen von Schuheinlagen oder von Schuhen mit erhöhtem Absatz möglich (Abb. 5.5-51).

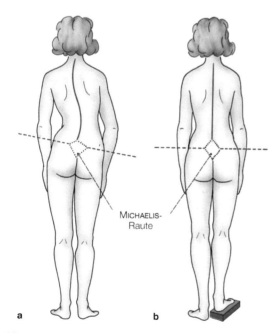

Abb. 5.5-51 Beckenschiefstand.
(a) Ausgleichskoliose bei Beckenschiefstand infolge einer rechtsseitigen Beinverkürzung.
(b) Normalisierung der Wirbelsäulenhaltung bei Ausgleich des Beckenschiefstandes.

Eine **Rotation des Beckens** gegen das Standbein kommt zustande, wenn beim Gehen und Laufen die Hüfte des Schwungbeins aus der Frontalebene des Körpers nach vorn wandert. Dabei dreht sich das Becken um die **Rotationsachse** des Standbeins im Sinne einer Innenrotation des Femurs. Wird aus dem Stand ein Bein zurückgesetzt, findet eine Außenrotation des Femurs im Hüftgelenk des Standbeins statt.

5.5.8 Skelett des Unterschenkels

Die beiden Knochen des Unterschenkels, das Schienbein, *Tibia,* und das Wadenbein, *Fibula,* werden in **frühen Entwicklungsstadien** als Skelettelemente von fast gleicher Stärke angelegt, die zunächst beide in Verbindung mit der Femuranlage stehen (Abb. 5.5-2). Später wird die Tibia zum tragenden Skelettelement und die Fibula gegen die Tibia nach distal verschoben.

Tibia

Die *Tibia,* das **Schienbein** (Abb. 5.5-33, 35 u. 52), ist proximal zum **Tibiakopf** verbreitert. Dieser wird von den **Condyli medialis** und **lateralis** gebildet. Die Kondylen tragen auf ihrer proximalen Oberfläche, dem Tibiaplateau, die Facies articularis superior. Zwischen den beiden Gelenkflächen befinden sich die *Area intercondylaris anterior* und *posterior* und die **Eminentia intercondylaris**. Auf der Vorderseite der Tibia liegt die **Tuberositas tibiae.** An einem überhängenden hinteren Abschnitt des lateralen Kondylus befindet sich die kleine ovale Gelenkfläche der Art. tibiofibularis.

Der Tibiakopf ist beim Erwachsenen rückwärts geneigt (**Retroversio tibiae**), sodass zwischen der Ebene des Tibiaplateaus und der Transversalebene (entspricht beim geraden Stand der Horizontalebene) ein Winkel von **3–7°** besteht. Beim **Neugeborenen** beträgt die Retroversion noch etwa **30°** (wahrscheinlich als Folge der Beugestellung des Kniegelenks im Uterus). Im Laufalter richtet sich der Tibiakopf auf, sodass bereits im 6. Lebensjahr die Retroversion nur noch um 10° beträgt.

Der **Schaft der Tibia** ist bei Erwachsenen **dreikantig,** während er bei Feten und Kindern bis zum zweiten Lebensjahr noch einen rundlichen Querschnitt besitzt. Werden die Unterschenkelmuskeln frühzeitig gelähmt, bleibt die rundliche Form bestehen. Die vordere Schienbeinkante (**Margo anterior**) und mediale Schienbeinfläche (**Facies medialis**) liegen direkt unter der Haut (daher Schienbein, von veraltet Schin, Haut; engl. skin). Hier können spanförmige Knochenstücke (Tibiaspan) zu Transplantationszwecken entnommen werden. Die beiden anderen Kanten springen weniger scharf hervor. Der **laterale Margo interosseus** dient der Anheftung der *Membrana interossea cruris,* der **mediale Margo** ist stumpf. Von den Kanten werden drei Schienbeinflächen abgegrenzt (**Facies medialis, lateralis, posterior**). An der hinteren Fläche, *Facies posterior,* verläuft im proximalen Abschnitt eine schräge Linie, *Linea musculi solei.* Unterhalb dieser führt ein *Foramen nutricium (nutriens)* schräg in distaler Richtung in den Markraum des Knochens. Der Schaft der Tibia erfährt während der Entwicklung eine **Torsion,** sodass das distale Ende der Tibia gegenüber der transversalen Achse des Tibiakopfes

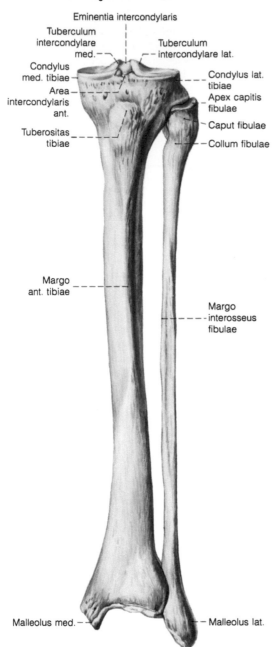

Abb. 5.5-52 Linke Tibia und Fibula von vorn.

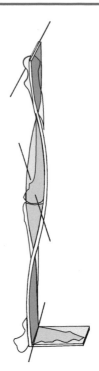

Abb. 5.5-53 Schema zur Torsion von Femur und Tibia. Die Torsionsebenen sind durch eine Platte dargestellt, in die das Skelett der unteren Gliedmaße eingezeichnet ist. Die Querachsen des Hüftgelenks, des Kniegelenks und des oberen Sprunggelenks sind perspektivisch verzerrt.

(oberes Sprunggelenk). An der lateralen Seite befindet sich eine flache Einkerbung (**Incisura fibularis**) für den Kontakt mit dem Malleolus lateralis der Fibula.

Auf der Rückseite des Malleolus medialis sind einige Sehnenfurchen ausgeprägt, von denen die tiefste, **Sulcus malleolaris,** für die Sehnen von M. tibialis posterior und M. flexor digitorum longus bestimmt ist (Abb. 5.5.-62).

Die **Verknöcherung** des Tibiaschaftes setzt einige Tage nach der des Femurs ein (7. Woche). Der proximale Epiphysenknochenkern tritt zum Zeitpunkt der Geburt in Erscheinung (**Reifezeichen**). Der distale Epiphysenkern erscheint einige Monate später (Abb. 5.5-2 u. 3). Die Letztere verschmilzt früher mit der Diaphyse als die Erstere, die Tibia wächst etwas stärker in ihrem proximalen Teil. Die **Tuberositas tibiae** verknöchert im 11. bis 12. Jahr von der proximalen Epiphyse aus, kann aber einen selbstständigen Kern besitzen. Störungen in der Verknöcherung, die mit einer Verkalkung des Ansatzes der Patellasehne einhergehen, führen zu Schmerzen an der verdickten Tuberositas tibiae (OSGOOD-SCHLATTERsche Krankheit der Tibiaapophyse).

Fibula

Das **Wadenbein** (griech.: perone; Abb. 5.5-52) ist ein schlanker, biegsamer Knochen. Der Knochen ist von Muskeln umhüllt, daher der Name Wadenbein. Das proximale Ende, der Wadenbeinkopf (Caput fibulae), und das distale Drittel der Fibula, das zum lateralen Knöchel (Malleolus lateralis) verbreitert ist, sind durch die Haut zu tasten. Das **Caput fibulae,** ist zu einer Spitze, *Apex capitis,* ausgezogen und besitzt eine kleine ovale Gelenkfläche zur Verbindung mit der Tibia, **Facies articularis capitis fibulae.** Der **Malleolus lateralis** trägt an seiner medialen Seite eine Gelenk-

nach auswärts gerichtet ist (Abb. 5.5-53). Die Außenrotation der distalen Tibia gleicht die Innenrotation des distalen Femurs (Kniegelenks) aus und bewirkt, dass die Längsachsen der Füße in Ruhe parallel zueinander oder nach außen divergierend stehen. Beim Ungeborenen ist die Außenrotation der Tibia noch nicht ausgebildet.

Das **distale Endstück** ist weniger verbreitert und nach medial zu dem starken inneren Knöchel, **Malleolus medialis,** ausgezogen. Es trägt die in sagittaler Richtung konkave Gelenkfläche, **Facies articularis inferior,** die sich auf die Innenseite des Knöchels, *Facies articularis malleoli,* fortsetzt. Zusammen mit dem lateralen Knöchel (der Fibula) wird eine knöcherne Gabel gebildet (**Malleolengabel**), die die Rolle (Trochlea) des Sprungbeins (Talus) umgreift

fläche zur Anlagerung an das Sprungbein, **Facies articularis malleoli.** Hinten weist er eine Furche auf, *Sulcus malleolaris,* welche die Sehnen der Wadenbeinmuskeln, *Mm. peronei,* aufnimmt. Am Schaft lassen sich **drei Kanten** unterscheiden, Margo anterior, posterior und interosseus. Der Margo interosseus dient der Membrana interossea cruris als Ansatz (s. u.). Im proximalen Abschnitt der Hinterfläche (Facies posterior) findet sich die *Crista medialis,* welche die laterale Ansatzlinie des M. tibialis posterior markiert.

Die Fibula ist mit einem federnden Stab vergleichbar. Wenn das Sprungbein durch Umknicken des Fußes nach außen gegen den Malleolus lateralis gedrängt wird, biegt sich der Fibulaschaft einwärts gegen die Tibia. Bei Einwirkung stärkerer Gewalt kann hierbei die Fibula oberhalb des Knöchels brechen (WEBER-Fraktur, Typ C). Diese Fraktur führt meistens gleichzeitig zu einer Sprengung des distalen Tibiofibulargelenks.

Proximales und distales Tibiofibulargelenk

Tibia und Fibula sind im proximalen und distalen Tibiofibulargelenk miteinander verbunden. Das proximale Gelenk (**Art. tibiofibularis**) ist eine straffe Diarthrose (Amphiarthrose) mit einer kleinen planen Gelenkfläche. Die Gelenkhöhle steht in ca. 20% mit dem Recessus subpopliteus des Kniegelenks in Verbindung. Die straffen Kapselbänder (*Ligg. capitis fibulae anterius* und *posterius*) erlauben nur geringfügige Gleitbewegungen nach vorn und hinten. Das distale Tibiofibulargelenk ist eine Syndesmose (**Syndesmosis tibiofibularis**). Die Syndesmose ist durch kräftige Bandzüge (*Ligg. tibiofibularia anterius* und *posterius*) – in der Klinik als vordere und hintere Syndesmose bezeichnet – mit der Tibia zur Malleolengabel verbunden. Die Membrana interossea cruris kann als eine kraniale Fortsetzung des Bandapparates der Syndesmose angesehen werden.

Membrana interossea cruris

Die *Membrana interossea cruris* (Abb. 5.5-34 u. 62) ist als Kollagenfaserplatte zwischen den Margines interossei beider Unterschenkelknochen ausgespannt.

Die Fasern verlaufen hauptsächlich von der Tibia schräg abwärts (50–70°) zur Fibula. Im proximalen Abschnitt kommen auch Bündel in umgekehrter Verlaufsrichtung vor (Scherengitter). Die Membran ist oben breit und dünn, nach unten wird sie schmaler und stärker und geht hier, wo die stärkere Beanspruchung stattfindet, in die kräftigen Ligg. tibiofibularia anterius und posterius über (Abb. 5.5-61 u. 62).

Von beiden Seiten der Membran nehmen Muskeln ihren Ursprung. Im proximalen Teil findet sich eine ovale Öffnung für den Durchtritt der A. und V. tibialis anterior (Abb. 5.5-34 u. 79).

5.5.9 Achsen und Fehlstellungen des Beins

Ober- und Unterschenkel bilden mit den Längsachsen ihrer Knochenschäfte keine gerade Linie, sondern schließen den lateral offenen **Abduktionswinkel** (Abb. 5.5-54) ein, der im Durchschnitt 174° beträgt. Er zerfällt in einen Win-

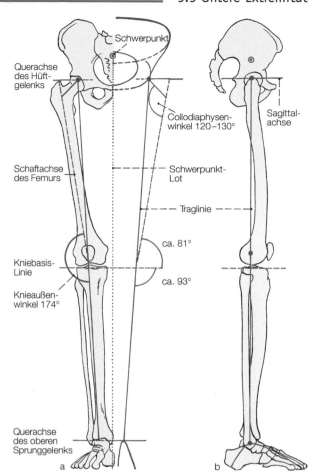

Abb. 5.5-54 Die wichtigsten Achsen und Winkel des Beins. Stand beim Knöchelschluss. (a) Ansicht von vorn; (b) Ansicht von der Seite.

kel von 81°, den die Schaftachse des Femurs mit der Horizontalen des Kniegelenks bildet (8° Adduktion relativ zur Sagittalebene), und in einen Winkel von ca. 93°, den die Schienbeinachse mit der Horizontalen bildet (7° Abduktion relativ zur Sagittalebene). Auch das Kniescheibenband (Lig. patellae) folgt der Abduktion der Tibia (Abb. 5.5-46).

Die Verbindungslinie zwischen der Mitte des Hüftgelenks und der Knöchelachse bezeichnet man als **Traglinie des Beins** (Abb. 5.5-54), klinisch: MIKULICZ-Linie. Sie zieht durch die Mitte des Kniegelenks und überträgt das Gewicht des Rumpfes auf den Fuß. Rückt das Kniegelenk nach lateral neben die Traglinie, liegt eine O-Bein-Stellung vor, **Genu varum** (varus = abgeknickt, medialer Winkel verkleinert); im umgekehrten Fall besteht eine X-Bein-Stellung, **Genu valgum** (valgus = krumm, lateraler Winkel verkleinert), bei der die Abbiegung meist in der Diaphyse, nicht an der Epiphysengrenze liegt (Abb. 5.5-55). Wenn sich die inneren Femurkondylen beim Stand berühren, sollten auch die inneren Knöchel aneinander stoßen. Ist das nicht der Fall, so handelt es sich um ein X-Bein.

Das „Krabbelkind" erhebt sich aus dem „Vierfüßerstand" auf Säuglingsbeine mit physiologischem Genu varum. Die O-Krümmung des 1. und 2. Lebensjahres gleicht sich – individuell verschieden schnell – nach der Aufrichtung des Kindes aus und führt bei vielen Kindern zu einem **physiologischen Genu valgum**, bis sich auch das X-Bein des Kleinkindes später wieder streckt.

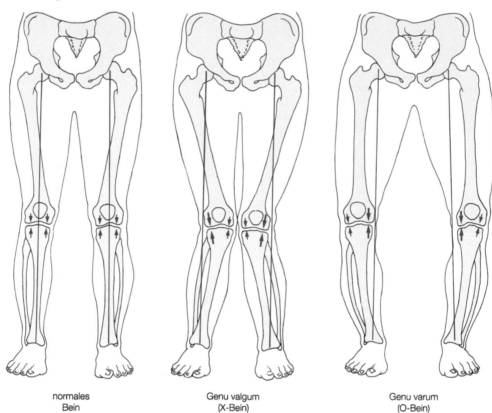

normales
Bein

Genu valgum
(X-Bein)

Genu varum
(O-Bein)

Abb. 5.5-55 Belastungsverteilung des Kniegelenks bei unterschiedlichen Beinachsen. Die Belastung ist durch Pfeile symbolisiert. Links normales Bein: Die Gelenkflächen des Kniegelenks werden annähernd gleichmäßig belastet. Mitte Genu valgum (X-Bein): Überlastung der lateralen Gelenkfläche und des lateralen Meniskus. Rechts Genu varum (O-Bein): Überlastung der medialen Gelenkfläche und des medialen Meniskus. Rote Linie = Traglinie des Beins.

Ein **X-Bein** findet man ebenso wie die Coxa valga oft bei Vorliegen einer Muskelschwäche, während das **O-Bein** und die Coxa vara eher bei einer kräftigen Muskulatur auftreten. Diese Achsenabweichungen bedingen **unphysiologische Belastungsverhältnisse** im Kniegelenk (Abb. 5.5-55) und können so zu einer Knorpelschädigung im medialen Gelenkkompartiment (**Varusgonarthrose**) oder im lateralen Kompartiment (Valgusgonarthrose) führen.

Vorbeugend oder als Frühbehandlung kann eine Umstellungsosteotomie durchgeführt werden, bei der ein entsprechend orientierter Knochenkeil aus der proximalen Tibia entnommen wird. Eine Beinlängendifferenz kann während der Wachstumsphase durch Varusstellung der längeren Extremität ausgeglichen werden; nach Abschluss des Wachstums entsteht dagegen ein Beckenschiefstand mit kompensatorischer Seitenkrümmung (Skoliose) der Wirbelsäule. In Extremfällen kann diese sogar zu einer Verdrehung der thorakalen Wirbelsäule und Deformitäten des Brustkorbs (Buckelbildung) führen.

Wachstum des Beins: Beim Menschen wächst nach der Geburt der Oberschenkel zunächst nur langsam, in der Zeit der Pubertät um etwa 2,5–3 cm pro Jahr. Beim **Femur** erfolgt der größere **Zuwachs am distalen Ende,** bei der Tibia am proximalen Ende, jedoch sind bei der Tibia die Unterschiede gering.

5.5.10 Skelett des Fußes

┌ **Übersicht** ─────────────────

Hand und Fuß lassen sich bei den landlebenden Wirbeltieren auf einen gemeinsamen **fünfstrahligen Bauplan** zurückführen. Am Skelett des Fußes unterscheidet man **Fußwurzelknochen,** *Ossa tarsi,* **Mittelfußknochen,** *Ossa metatarsi,* und **Zehenknochen,** *Ossa digitorum* bzw. *Phalanges* (Abb. 5.5-56 bis 63).

Während Zehen und Mittelfuß in fünf Strahlen gegliedert sind, zeigt die distale Reihe der Fußwurzelknochen eine Reduktion auf vier Bausteine. Bei manchen Reptilien bleiben aber auch hier fünf Knochen erhalten. Die **distale Reihe des Tarsus** besteht, am Innenrand (tibialwärts) beginnend, aus den drei Keilbeinen, **Ossa cuneiformia** *(mediale, intermedium, laterale),* und dem Würfelbein, **Os cuboideum,** das an zwei Metatarsalknochen angrenzt. Noch stärker zusammengeschmolzen ist die **proximale Reihe,** die beim Fuß aus nur zwei großen Knochen besteht: dem Sprungbein, **Talus,** und dem Fersenbein, **Calcaneus.**

Zwischen distaler und proximaler Reihe des Tarsus liegt distal des Talus das Kahnbein, **Os naviculare,** das phylogenetisch aus dem *Os centrale* hervorgeht. Der Talus ist aus der Verschmelzung zweier Knochen entstanden: Aus dem proximalen Knochen *(Os intermedium)* entwickelt sich die Talusrolle, aus dem distalen der übrige Talus. Die häufig zu beobachtenden zwei Knochenkerne des Talus (Abb. 5.5-3) spiegeln diesen phylogenetischen Zusammenhang wider.

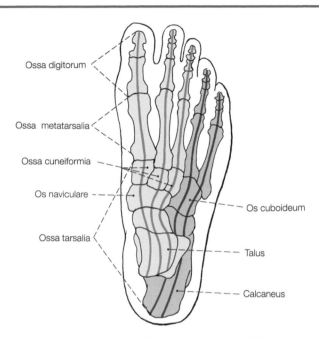

Abb. 5.5-56   Skelett des rechten Fußes. Zwei (rot gefärbte) Strahlen lassen sich zum Kalkaneus, drei (blau gefärbte) zum Talus verfolgen.

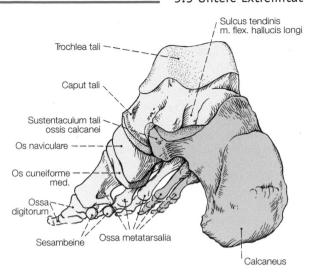

Abb. 5.5-57   Rechtes Fußskelett in der Ansicht von medial und hinten. Laterale Knochenreihe dunkel. Man sieht von ihr nur den Kalkaneus und einen Teil der Zehenstrahlen IV und V. Mediale Knochenreihe hell. Nur der erste Zehenstrahl ist vollständig zu überblicken.

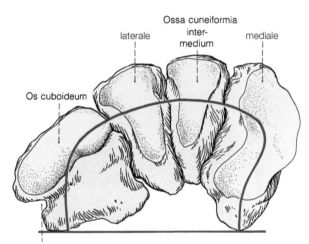

Abb. 5.5-58   Querwölbung des rechten Fußes im Bereich der distalen Reihe des Tarsus. Blick von vorn auf die Tarsometatarsalgelenkflächen. Die Wölbung und die Ebene durch die Auflagepunkte des medialen (I) und lateralen (V) Fußstrahls sind durch eine rote Linienführung angedeutet. Cuneiforme laterale und intermedium besitzen Keilform.

In der Klinik werden Zehen und Mittelfußknochen unter dem Begriff des **Vorfußes** zusammengefasst und der Komplex aus Talus und Kalkaneus als **Rückfuß** bezeichnet. Die Fußsohle (*Planta pedis*) und der Fußrücken (*Dorsum pedis*) sind maßgeblich für anatomische Lagebezeichnungen (plantar: zur Fußsohle hin; dorsal: zum Fußrücken hin). Weiterhin ist es für das Verständnis der Knochen- und Bandverbindungen wichtig, dass die Fußknochen nicht in einer (plantaren) Ebene miteinander verbunden sind, sondern eine **Längswölbung** und **Querwölbung** bilden (Abb. 5.5-57 u. 58). Die Druck übertragenden Skelettelemente der Längswölbung sind das Tuber calcanei und die Köpfe der Metatarsalknochen. Die Längswölbung ist am stärksten im Bereich des medialen Fußes ausgebildet (Großzehenstrahl) und nimmt den größten Teil des Körpergewichtes auf. Die Metatarsalknochen und Phalangen der medialen Zehenstrahlen sind deshalb stärker entwickelt als die der lateralen (Abb. 5.5-57). Die Querwölbung wird hauptsächlich durch die Keilform der Ossa cuneiformia hervorgerufen. Muskeln und kräftige Bandsysteme stabilisieren die Fußwölbungen (s. u.).

Fußwurzelknochen (Abb. 5.5-56 bis 63)

Talus

Das **Sprungbein,** *Talus,* trägt auf seinem Körper, **Corpus tali,** eine Gelenkrolle, **Trochlea tali,** die sich von vorn nach hinten etwas verschmälert und von der Gabel der Unterschenkelknochen umfasst wird. Die *Facies superior* der Trochlea weist eine ca. 1 mm dicke Knorpelschicht (Maxima bis 2 mm) auf und bildet die Kontaktfläche mit der Facies inferior der Tibia, deren Knorpelüberzug ebenfalls ca. 1 mm dick ist (Maxima bis 2,2 mm). Der Malleolus der Fibula liegt der annähernd dreieckig begrenzten seitlichen

Knöchelgelenkfläche an, *Facies malleolaris lateralis.* Ihre nach unten weisende Spitze lädt nach der Seite aus und bildet eine überknorpelte Unterstützung für den fibularen Knöchel. Der Malleolus der Tibia berührt die im Umriss einem liegenden Komma ähnelnde *Facies malleolaris medialis.* An der hinteren Seite des Knochens besteht ein Fortsatz, **Processus posterior tali,** mit einer Furche für die Sehne des M. flexor hallucis longus, **Sulcus tendinis musculi flexoris hallucis longi.** Diese wird beiderseits von einem Höckerchen, *Tuberculum mediale* und *Tuberculum laterale,* begrenzt. Das größere *Tuberculum laterale* weist einen selbstständigen Knochenkern auf, es kann vom Talus abgegliedert sein und dann im Röntgenbild zu einer Verwechslung mit einer Talusfraktur Anlass geben.

Die **Unterfläche** des Taluskörpers (Abb. 5.5-64) trägt eine konkave, schräg zur Fußlängsachse orientierte Gelenkfläche zur Verbindung mit dem Kalkaneus. Diese bildet den hinteren Abschnitt des unteren Sprunggelenks. Der Kopf des Talus, **Caput tali**, ist durch ein Halsstück, **Collum tali**, vom Körper abgesetzt und mit einem Knorpelbelag versehen, der weit auf die plantare Fläche übergreift. Der größte Teil der Stirnfläche des Taluskopfes, die **Facies articularis navicularis**, fügt sich in die Pfanne des Navikulares, die durch einen Bandapparat, *Lig. calcaneonaviculare plantare*, ergänzt wird. Plantarwärts schließen sich zwei Facetten an, die der Verbindung mit dem Kalkaneus dienen, **Facies articularis calcanea** *anterior* und *media*. Diese werden durch eine tiefe Furche, **Sulcus tali**, von der hinteren Gelenkfläche *(Facies articularis calcanea posterior)* getrennt. Die Furche wird durch eine entsprechende Rinne des Kalkaneus zu einem Kanal ergänzt, der sich vorn lateralwärts zum **Sinus tarsi** erweitert.

Calcaneus

Das **Fersenbein**, *Calcaneus* (Calx, lat. Ferse), ist der größte Knochen der Fußwurzel und weist eine längliche Form auf. Er bildet den hinteren (kurzen) Fußhebel; an seiner dorsalen Fläche setzt der große Wadenmuskel, *M. triceps surae*, über die Achillessehne, *Tendo calcaneus*, an. Nach plantar wölbt sich das **Tuber calcanei** vor, das lateral und medial in zwei kleine Erhebungen ausläuft, *Processus lateralis und medialis tuberis calcanei*. Mit diesen Höckerchen, die gelegentlich spornartig verlängert sein können und den Plantarmuskeln als Ursprung dienen, ruht der Kalkaneus auf dem Boden. Proximal an das Fersenbein schließt sich der Talus an. Die schräg nach vorn geneigte Gelenkfläche des Kalkaneus wird durch den **Sulcus calcanei** in eine hintere, konvexe **Facies articularis talaris posterior** und die beiden ventral gelegenen Gelenkflächen **Facies articularis talaris media und anterior** unterteilt. Der Sulcus calcanei wird durch den Sulcus tali zu einem geschlossenen Kanal ergänzt (s. o.). Die beiden vorderen Gelenkflächen dehnen sich auf einen balkonartigen Knochenvorsprung des Kalkaneus aus, der sich nach medial unter den Talus schiebt und als **Sustentaculum tali** bezeichnet wird. Unter dem Sustentaculum verläuft in einer Rinne, **Sulcus tendinis musculi flexoris hallucis longi**, die Sehne des M. flexor hallucis longus. An der vorderen Stirnseite des Knochens befindet sich eine Verbindungsfläche zum Kuboid, **Facies articularis cuboidea**. Der laterale Knochenrand weist eine Rinne auf, *Sulcus tendinis musculi peronei longi*, für die Peroneussehnen, die oft durch einen kurzen Fortsatz, *Trochlea peronealis*, zurückgehalten werden. In seltenen Fällen ist die Trochlea peronealis sehr groß und verursacht dann Beschwerden. Eine Buckelbildung an der Hinterfläche des Kalkaneus kann durch Reibung am Schuhwerk zu entzündlichen Schwellungen führen.

Os naviculare

Das Kahnbein, *Os naviculare,* ist mit entsprechenden Gelenken zwischen den Kopf des Talus, das *Os cuboideum*, und die drei Keilbeine geschaltet. Die am Fußrücken gewölbte Fläche des kurzen Knochens geht medial in einen stumpfen Vorsprung über, der am Innenrand des Fußes zu tasten ist: **Tuberositas ossis navicularis.** Diesem liegt in etwa 11% der Fälle ein akzessorisches Knochenstück an, das *Os tibiale externum*, das Beziehung zur Sehne des Tibialis posterior besitzt. Dies kann äußerlich am medialen Fußrand vortreten und zu Beschwerden Anlass geben.

Eine gelegentlich im 3. bis 8. Lebensjahr auftretende spontane Nekrose des Os naviculare (30% doppelseitig) wird als **Morbus** Köhler I bezeichnet. Durch Schuheinlagen, die das Längsgewölbe stützen, tritt meistens eine Spontanheilung ein.

Ossa cuneiformia

Die drei Keilbeine, *Ossa cuneiformia mediale, intermedium et laterale* (Abb. 5.5-56 u. 58 u. 60), tragen ihren Namen deshalb, weil wenigstens das zweite und dritte einem Keil gleichen, dessen Schneide plantarwärts gerichtet ist. Solche **keilförmigen Bausteine** sind notwendig, um die **Querwölbung** aufzubauen. Das erste, mediale Keilbein, das den Großzehenstrahl trägt, ist das größte. Jedes Keilbein hat eine Gelenkfläche für das Navikulare und eine für den jeweiligen Nachbarn. Das dritte, laterale Keilbein weist lateral eine Gelenkfläche für das Kuboid auf und erreicht seitlich auch die Basis des Metatarsale IV.

Os cuboideum

Das Würfelbein, *Os cuboideum*, grenzt proximal mit dem **Processus calcaneus** über eine konkav-konvexe Gelenkfläche an den Kalkaneus. Distal grenzt es an die Metatarsalia IV und V, sodass am lateralen Fußrand nur zwei Fußwurzelknochen hintereinander geschaltet sind. Medial findet sich am oberen Rand des Knochens eine Gelenkfläche mit dem Os cuneiforme. Dahinter schließt sich oft eine kleine Facette für das Navikulare an. An der kurzen lateralen Fläche beginnt ein Einschnitt, der sich plantar in eine Rinne, **Sulcus tendinis musculi peronei longi**, für die Sehne des gleichnamigen Muskels fortsetzt. In 10% der Fälle liegt hier ein Sesambein (Os peroneum). Nach hinten wird der Sulcus durch die **Tuberositas ossis cuboidei** begrenzt.

Mittelfußknochen

Von den fünf Mittelfußknochen, **Ossa metatarsi** I bis V, ist jener, der die Großzehe trägt, der stärkste. Dies erklärt sich aus der Tatsache, dass beim Gehen der erste Strahl bei der Abwicklung des Fußes vom Boden am stärksten beansprucht wird. Die folgenden vier Knochen sind schlanker, jedoch ist der fünfte stärker als seine beiden Vorgänger. Die **Basis** jedes Metatarsales weist je eine Gelenkfläche für die Ossa tarsi auf: Ossa cuneiformia und Os cuboideum. Es hat seitliche Gelenkflächen für die benachbarten Metatarsalknochen. Da das **zweite Keilbein** zurückspringt, schiebt sich das zweite Metatarsale ein kurzes Stück in die Reihe der Tarsalia hinein und gerät in gelenkige Berührung mit dem ersten Keilbein, statt mit dem ersten Metatarsale. Eine kleine Facette reicht auch an das dritte Keilbein. Durch diese Staffelung bekommt die sog. Lisfrancsche Linie, die zwischen den Tarsalknochen und den Metatarsalia verläuft, eine charakteristische Unterbrechung. Entsprechend dem Cuneiforme intermedium (Abb. 5.5-58) ist auch die Basis des Metatarsale II keilförmig gestaltet. Sie wird in der Ansicht von plantar (Abb. 5.5-60) durch die **Tuberositas des Metatarsale I** teilweise noch überlagert, sodass das Metatarsale II am weitesten von der Sohlenfläche abgedrängt erscheint und den Scheitel der queren Fußwölbung bildet. Die Basis des Metatarsale V hat lateral eine **Tuberositas ossis metatarsalis quinti** für den Ansatz des M. peroneus brevis. Dieser Vorsprung ist ein Tastpunkt am äußeren Fußrand.

Der Schaft, *Corpus metatarsale*, ist bei den Metatarsalia II bis IV dreikantig und weist eine zum Fußrücken hin gerichtete Leiste auf. Ähnlich wie beim Schienbein ist diese Form vermutlich durch seitlich anlagernde Muskeln (Mm. interossei dorsales et plantares) bedingt. Die **Köpfe,** *Capita metatarsalia,* erstrecken sich mit ihrer Gelenkfläche auch auf die Plantarseite. An den abgeflachten Seitenflächen finden sich Grübchen und Höckerchen zur Befestigung von Bändern. Auf der plantaren Gelenkfläche des ersten Metatarsales gleiten in zwei Rinnen zwei im Bandapparat entstandene **Sesambeine.** Auch in der Gelenkkapsel des Metatarsale V findet sich zuweilen ein unpaares Sesambein.

Die lang gestreckten Mittelfußknochen können bei Ermüdung der plantaren Fußmuskeln, die als Zuggurtung wirken, verstärkt auf Biegung beansprucht werden. Die Plantaraponeurose (s. u.) kann die aus einer Insuffizienz der kurzen Fußmuskeln resultierende große Belastung nur für kurze Zeit übernehmen. Dann aber wird sie gedehnt und damit die Verspannung von den tiefer liegenden Lig. plantare longum übernommen. In diesem Fall kommt es bei jedem Schritt zu einer erheblichen **Biegebeanspruchung** der Mittelfußknochen. Da die Metatarsalia nicht an starke Biegebeanspruchung angepasst sind, kann an den überbeanspruchten Stellen eine Knochennekrose (LOOSER-Zone) eintreten, wodurch die Voraussetzungen für eine **Ermüdungs-** oder **Marschfraktur** gegeben sind, die hauptsächlich den 2. Metatarsalknochen betrifft (distales Drittel). Weiterhin kann es in der Pubertät zu spontanen Knochennekrosen der Mittelfußköpfe II, III oder IV kommen (**Morbus KÖHLER II**).

Zehenknochen (Abb. 5.5-60)

Im Vergleich zu den Fingern der Hand und den Zehen des Greiffußes der Primaten sind die Zehen des menschlichen Fußes als Folge des Verlustes der Greiffunktion rückgebildet. Man unterscheidet die Grund-, Mittel- und Endphalanx, **Phalanx proximalis, media et distalis,** wovon die Grundphalanx die längste ist und gegen die *Ossa metatarsi* nach dorsal gestreckt gehalten wird. Die Großzehe, **Hallux,** besitzt wie der Daumen, *Pollex,* nur zwei Phalangen, die entsprechend der größeren Beanspruchung die Phalangen der anderen Zehen an Größe und mechanischer Festigkeit bedeutend übertreffen. Auch bei Erwachsenen ist die Großzehe gewöhnlich die längste, während bei Kindern oft die zweite Zehe, **Digitus secundus** (*II*), weiter hervorsteht. Auch bei antiken Bildwerken wird mit Vorliebe die zweite Zehe als die längste dargestellt. Die fünfte Zehe, **Digitus minimus,** ist offenbar in Rückbildung begriffen, da bereits in 36–50% die Mittel- und Endphalanx miteinander verwachsen sind.

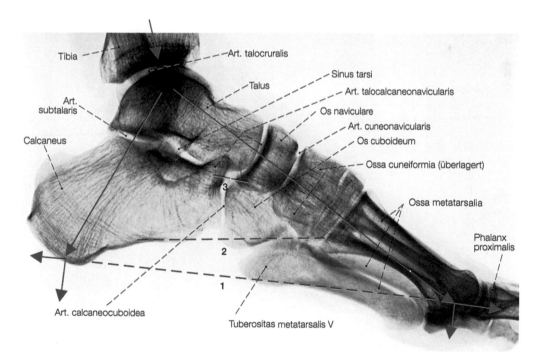

Tibia
Art. subtalaris
Calcaneus
Art. talocruralis
Talus
Sinus tarsi
Art. talocalcaneonavicularis
Os naviculare
Art. cuneonavicularis
Os cuboideum
Ossa cuneiformia (überlagert)
Ossa metatarsalia
Phalanx proximalis
Art. calcaneocuboidea
Tuberositas metatarsalis V

Abb. 5.5-59 Seitliches Röntgenbild des Fußes (Position wie in einem Schuh mit mittelhohem Absatz). Die Spongiosabälkchen sind im Wesentlichen in Richtung der Hauptspannungen des belasteten Fußes angeordnet: Die Last des Körpers wird im oberen Sprunggelenk von der Tibia auf den Talus übertragen und von dort über divergierende Druckvektoren auf die beiden Kontaktflächen des Fußes mit dem Boden, den Tuber calcanei und die Köpfe der Metatarsalknochen (Pfeile). Der Zusammenbruch der Wölbungskonstruktion des Fußes durch die nach vorn und hinten gerichteten Schubvektoren wird durch Zuggurtung mit Hilfe von Muskeln und derben longitudinalen Bandsystemen verhindert. Zugbälkchen in der Spongiosa stehen annähernd senkrecht zu den Druckbalken. Die gestrichelten Linien deuten die Lage der Plantaraponeurose (1), des Lig. plantare longum (2) und des Pfannenbandes (3) an.

5.5.11 Fußgelenke

┌Übersicht─────────

Am Fuß unterscheiden wir zwei Hauptgelenke (Abb. 5.5-59 u. 63). Davon stellt das eine als **oberes Sprunggelenk**, *Articulatio talocruralis*, die Verbindung zwischen den Unterschenkelknochen und dem Talus dar. In diesem „Scharnier" erfolgen das Heben und Senken der Fußspitze. Will man diese Bewegungen als Beugung und Streckung bezeichnen, ist zu beachten, dass der Fuß senkrecht zum Unterschenkel steht und die genannten Bewegungen mit denen der Hand nicht ohne weiteres verglichen werden können. Bezeichnungen, die auch Rücksicht auf die Benennung der entsprechenden Muskeln nehmen, sind **Dorsalextension** und **Plantarflexion.**

Das andere Hauptgelenk ist das **untere Sprunggelenk**, *Articulatio talocalcaneonavicularis* (Abb. 5.5-63 u. 64), das sich zwar anatomisch in verschiedene Anteile gliedert, aber funktionell eine Einheit bildet. In diesem Gelenk bewegt sich der Fuß gegen den Talus, und zwar im Sinne einer Adduktion des Rückfußes nach medial (**Inversion**) und einer Abduktion des Rückfußes nach lateral (**Eversion**); siehe auch Abb. 5.5-66.

Verglichen mit den Sprunggelenken, die, wie der Name ausdrückt, über und unter dem Sprungbein liegen, treten die übrigen Fußwurzelgelenke funktionell an Bedeutung zurück. Eine stärkere Beweglichkeit einzelner Tarsalia oder Metatarsalia würde das Gefüge des Stützfußes lockern. Ein knöcherner Verband würde andererseits eine starre Fußplatte schaffen, die keine **federnde Anpassungsfähigkeit** besäße. Nur die Zehenglieder bewahren einen größeren Bewegungsumfang.

Oberes Sprunggelenk, Articulatio talocruralis

Die distalen Enden der Unterschenkelknochen bilden die **Malleolengabel,** die die Talusrolle wie eine Klammer umfasst (Abb. 5.5-62). Dadurch erhält das Gelenk eine große Festigkeit und Sicherheit. Die beiden Knochen der Klammer sind durch straffe Bänder in der **Syndesmosis tibiofibularis** federnd verbunden.

Die Gelenkkapsel, *Capsula articularis,* entspringt vom Umfang der Gelenkränder und greift nur vorn ein Stück weit auf den Talushals über. Die Knöchel bleiben außerhalb des Gelenks. Vorn und hinten ist die Kapsel schlaff und

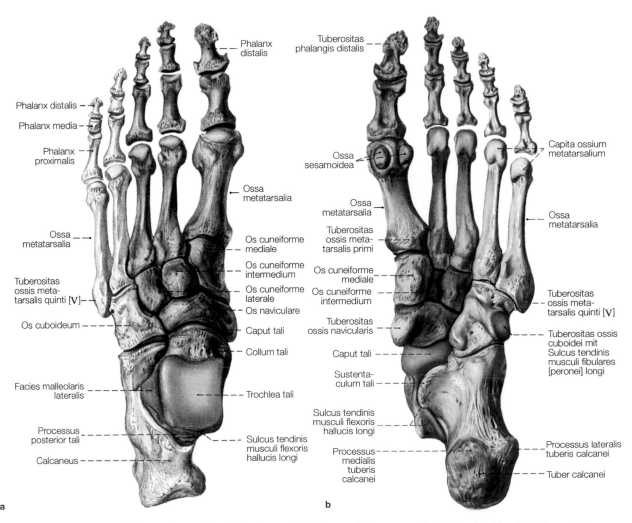

Abb. 5.5-60 Skelett des linken Fußes. (a) dorsal, (b) plantar. Die beiden vom Kalkaneus ausgehenden Randstrahlen sind heller getönt.

dünn, sodass sie bei der Präparation leicht verletzt wird. Bei Gelenkergüssen wird eine Schwellung vor allem vorn vor den Knöcheln sichtbar. Die Sehnenscheiden der Extensoren sind mit der Vorderwand verwachsen und bewahren sie vor dem Einklemmen.

Bänder des oberen Sprunggelenks

Von den Verstärkungsbändern verbinden die sog. **Gabelbänder** als *Ligg. tibiofibulare anterius et posterius* (Abb. 5.5-61 u. 62) die beiden Unterschenkelknochen. Diese Bänder werden auch als **vordere** und **hintere Syndesmose** bezeichnet. Sie haben die gleiche Verlaufsrichtung wie die Membrana interossea cruris. Bandzüge dringen auch in den Spalt zwischen beiden Knochen ein. Das hintere Band ist in direktem Kontakt mit einer kleinen Facette der Talusrolle.

Das obere Sprunggelenk wird durch Seitenbänder geführt, die von den Spitzen der Knöchel und angrenzenden Arealen zum Talus und Kalkaneus ziehen. Die mittleren Anteile beider Seitenbänder, die zum Kalkaneus verlaufen, ziehen sowohl über das obere wie auch über das untere Sprunggelenk hinweg.

Medial werden die kräftigen Faserzüge in ihrer Gesamtheit als **Lig. mediale** *[deltoideum]* (Abb. 5.5-62 u. 67) bezeichnet. Sie befestigen sich an der medialen Seite des Talus und ziehen darüber hinaus nach vorn zum Navikulare und nach abwärts zum Sustentaculum tali des Kalkaneus. Einzelne Bandzüge werden unterschieden als Partes tibiotalares anterior et posterior, Pars tibionavicularis und Pars tibiaocalcanea. Das **laterale Seitenband** lässt sich in drei Anteile gliedern, von denen je einer nach vorn und hinten zum Talus sowie ein dritter, mittlerer Strang abwärts zum Kalkaneus verläuft: *Ligg. talofibularia anterius et posterius, Lig. calcaneofibulare* (Abb. 5.5-61 u. 62).

Diese Anordnung bedingt, dass bei allen Bewegungen ein Teil der Seitenbänder im oberen Sprunggelenk gespannt bleibt. So wird eine sichere Führung des Gelenks gewährleistet. Die ligamentäre Verklammerung der **Malleolengabel** erlaubt kleine federnde Bewegungen.

Diese Federung kommt zur Geltung, wenn bei der Hebung des Vorfußes der nach vorn breiter werdende Teil des Talus die Knö-

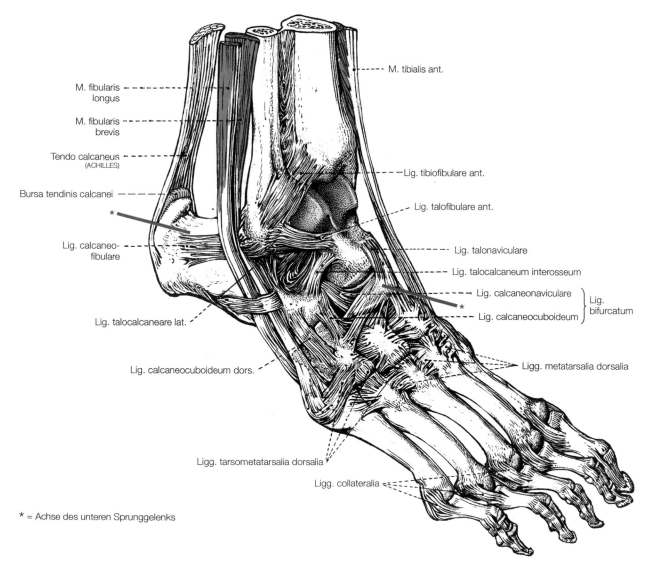

M. fibularis longus
M. fibularis brevis
Tendo calcaneus (ACHILLES)
Bursa tendinis calcanei
*
Lig. calcaneo-fibulare
Lig. talocalcaneare lat.
Lig. calcaneocuboideum dors.
Ligg. tarsometatarsalia dorsalia
Ligg. collateralia

M. tibialis ant.
Lig. tibiofibulare ant.
Lig. talofibulare ant.
Lig. talonaviculare
Lig. talocalcaneum interosseum
Lig. calcaneonaviculare
*
Lig. calcaneocuboideum
Lig. bifurcatum
Ligg. metatarsalia dorsalia

* = Achse des unteren Sprunggelenks

Abb. 5.5-61   Bänder des rechten Fußes von vorn lateral. Die Achse des unteren Sprunggelenks ist eingezeichnet. Fuß in Plantarflexion.

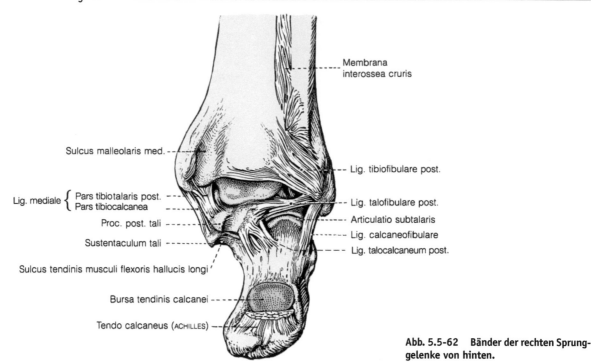

Membrana
interossea cruris

Sulcus malleolaris med.

Lig. tibiofibulare post.

Lig. mediale { Pars tibiotalaris post.
Pars tibiocalcanea

Lig. talofibulare post.

Proc. post. tali

Articulatio subtalaris

Sustentaculum tali

Lig. calcaneofibulare

Lig. talocalcaneum post.

Sulcus tendinis musculi flexoris hallucis longi

Bursa tendinis calcanei

Tendo calcaneus (ACHILLES)

**Abb. 5.5-62   Bänder der rechten Sprung-
gelenke von hinten.**

chelgabel um 2 bis 3 mm auseinander drängt. Bei der Abdrängung des Malleolus lateralis öffnet sich zwischen ihm und der Tibia ein kleiner Spalt, der in der Ruhelage von einer Synovialfalte ausgefüllt ist.

Beim gehobenen Vorfuß ist deshalb der Gelenkschluss am festesten und die Sicherheit für das Abstoßen des Körpers beim Gehen am größten. Das abstoßende Bein wird in dieser Stellung gegen die Fußplatte fixiert. Bei gesenktem Vorfuß federt die Fibula dagegen in ihre Ruhelage zurück und das Sprungbein bekommt einen größeren Spielraum. In dieser Position ist die seitliche Führung eingeschränkt, der vordere Teil der Talusrolle tritt aus der Knochengabel hervor und ist beim Lebenden zu tasten. Diese Stellung wird beim Aufspringen bevorzugt, weil der Stoß durch die Spannung der Muskulatur abgefangen werden kann.

Verletzungen des oberen Sprunggelenks sind außerordentlich häufig. Die häufigste Bänderverletzung des Menschen ist das „Supinationstrauma": Durch Umknicken des Fußes in supinierter Stellung kann es zu Zerreißungen des lateralen Seitenbandes kommen, besonders des *Lig. talofibulare anterius* und des *Lig. calcaneofibulare*. Wenn sich bei festgestelltem Fuß der Unterschenkel mit dem Körper gewaltsam dreht, kann es außer Bänderrissen auch zur Sprengung der Malleolengabel kommen, mit einer Abscherung eines der Malleolen. Oft reißt dabei ein Knochenstück aus der dorsolateralen Tibiakante heraus. Die Knochenfragmente (z. B. das hintere VOLKMANNsche Kantenfragment) bleiben meistens über die Syndesmosenbänder mit der Fibula verbunden. Als WEBER-Fraktur (Typ A) wird die Abscherung (Bruch) des *Malleolus lateralis* distal der Syndesmose bezeichnet.

Unteres Sprunggelenk

Das Gelenk besteht aus zwei Abteilungen, die durch den Sinus tarsi und die dort gelegenen Bandsysteme voneinander getrennt werden.

Das **hintere Gelenk, Articulatio subtalaris,** besteht aus der schwach konvexen hinteren Gelenkfläche des Kalkaneus und der entsprechend konkaven Gelenkfläche des Taluskörpers.

Das **vordere Gelenk,** die **Articulatio talocalcaneonavicularis,** bildet eine aus mehreren Gelenkflächen bestehende Pfanne um den Taluskopf. An der Bildung dieser Gelenkpfanne beteiligen sich die Facies talaris anterior und media des Kalkaneus, die schräg auf das Sustentaculum tali heraufreichen und oft zusammenhängen. Nach vorn folgt die eiförmige Pfanne des Navikulares (Abb. 5.5-63). Die noch bestehende Lücke im Knochengerüst wird plantarwärts durch das **Pfannenband,** *Lig. calcaneonaviculare plantare,* geschlossen, das zum Gelenk hin meist eine überknorpelte Fläche besitzt (Abb. 5.5-64). Das Pfannenband fesselt das Navikulare an den Kalkaneus, sodass beide Knochen nicht durch den Taluskopf auseinander gedrängt werden.

Das Pfannenband bewirkt eine Längsverspannung des Fußes im Bereich der größten Höhe und der konstruktiv heikelsten Region der tibialseitigen Längswölbung. Es ist als passives Element für den Gelenkschluss zwischen Talus und Kalkaneus einerseits und zwischen Talus und Navikulare andererseits von Bedeutung. Eine Funktion im Sinne des „Tragens" des Taluskopfes kommt ihm nicht zu, da die Druckübertragungsflächen auf dem Kalkaneus und Navikulare liegen (Abb. 5.5-65). Die **Spannung des Bandes** ist **wichtig für den Zusammenhalt** der Gelenkpfanne. Bei einer Lockerung des Bandes werden das Abrutschen und Tiefertreten des Talus und somit die Bildung eines Plattfußes begünstigt.

Die **Gelenkkapseln** umschließen jede Kammer des unteren Sprunggelenkes für sich und sind in der Peripherie der Gelenkflächen befestigt.

Bänder des unteren Sprunggelenks

Im Sinus tarsi sind Talus und Kalkaneus durch kräftige Bandzüge miteinander verbunden. Das **Lig. talocalcaneum interosseum** und die Ursprünge der *Retinacula musculorum extensorum inferiorum* sind nahezu im rechten Winkel zur Bewegungsachse des unteren Sprunggelenks ausgerichtet (Abb. 5.5-64).

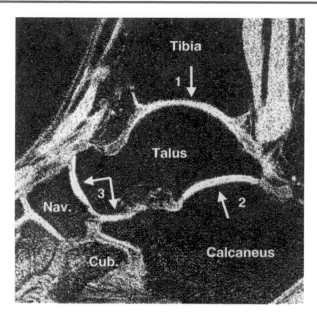

Abb. 5.5-63 Sagittales Bild des Fußes in der Magnetresonanztomographie. Mit der gewählten Impulssequenz stellen sich die Gelenkknorpel hell und die Knochen dunkel dar. (1) oberes Sprunggelenk; (2) Art. subtalaris; (3) Art. talocalcaneonavicularis; Nav. = Os naviculare; Cub. = Os cuboideum

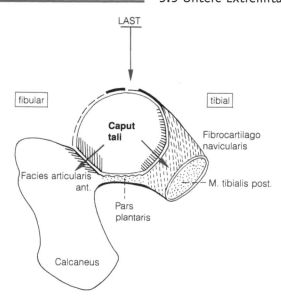

Abb. 5.5-65 Schematischer Querschnitt durch die Fußwurzel in Höhe des Taluskopfes und des Pfannenbandes (vordere Abteilung des unteren Sprunggelenks). Die Last des Rumpfes wird hier nach fibular auf den Kalkaneus und nach tibial auf die Fibrocartilago navicularis des Pfannenbandes übertragen (rote Pfeile, schraffierte Abschnitte). Die Fibrocartilago wird durch die Sehne des M. tibialis posterior gestützt und bildet so ein federndes, tibiales (mediales) Widerlager. Der nicht belastete plantare Teil des Pfannenbandes ist gelenkseitig von einem synovialen Fettpolster bedeckt. Dorsale Bandsysteme sind auch eingezeichnet (Ligg. tibio- und talonavicularia).

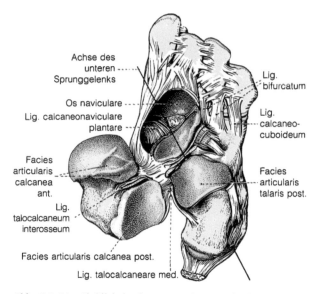

Abb. 5.5-64 Einblick in das untere Sprunggelenk von oben, Talus nach medial umgeschlagen.

Sie schließen zusammen mit dem Ursprung des M. extensor digitorum brevis den lateral gelegenen Eingang des Sinus tarsi ab und dringen medialwärts bis zum Ende des **Canalis tarsi** vor. Die schrägen Faserbündel verlaufen unterschiedlich gestaffelt zwischen Talus und Kalkaneus, ohne die normalen Bewegungen im unteren Sprunggelenk zu beeinträchtigen. Sie verhindern ein Abgleiten des auf dem Kalkaneus exzentrisch gelagerten Talus nach medial und hemmen außerdem durch Anspannung der seitlichen Faserzüge die übermäßige Inversion. Das im Canalis tali verlaufende Band schränkt dagegen die Eversion ein.

In der **Kapselwand** lassen sich zudem Faserbündel abgrenzen, die den nahezu würfelförmigen Taluskörper an den übrigen drei Seiten mit dem Kalkaneus verbinden. Diese Bänder liegen medial,

lateral und hinten. Am längsten ist das **Lig. talocalcaneum laterale,** während das Lig. talocalcaneum **mediale** deutlich kürzer, im Gegensatz dazu jedoch fast doppelt so dick ist. Weitere Bänder sind das dorsal gelegene **Lig. talonaviculare** sowie mediale und laterale **Ligg. calcaneonaviculares.** Die an den Fußkanten liegenden Bänder müssen so gerichtet sein, dass sie die Bewegungen erst in den Grenzstellungen hemmen. Daher verlaufen das mediale und laterale Band schräg.

Die mächtige Erscheinung des **Kalkaneus** ist nicht nur aus seiner Stützfunktion zu verstehen, sondern auch aus der Tatsache, dass an ihm die Wadenmuskeln und ein Großteil der Sohlenmuskeln mit der Plantaraponeurose ansetzen. Während der Kalkaneus mit seinem Höcker zu einem Zentrum für Muskelinsertionen wird, ist der Talus völlig frei von Muskelansätzen. Der **Talus** wurde daher auch **mit einem knöchernen Meniskus verglichen,** der im Verband der Sprunggelenke liegt.

Biomechanik der Sprunggelenke

Das obere und das untere Sprunggelenk stellen aufgrund der über beide Gelenke hinwegziehenden Muskulatur und der spezifischen Anordnung des Bandapparates eine **funktionelle Einheit** dar. Die Gelenke lassen sich am besten auf Basis des technischen Begriffes des Kardangelenkes beschreiben; ihre Achsen stehen jedoch nicht senkrecht zueinander. Erst durch die **Kombination ihrer Bewegungsmöglichkeiten** können sie ihrer wichtigsten Aufgabe nachkommen, nämlich beim aufrechten Gang einen Ausgleich zwischen der Bewegung des Körpers und der jeweiligen (unterschiedlich geneigten) Unterstützungsfläche für die

Füße herzustellen. Bei der beim Gehen und Laufen auftretenden Beanspruchung müssen von den Gelenkkörpern erhebliche und das Körpergewicht um ein Vielfaches übertreffende Kräfte aufgenommen werden.

Bewegungen in den Sprunggelenken

Im **oberen Sprunggelenk** sind Bewegungen um eine Achse möglich, die durch die Spitzen der Malleolen verläuft (Abb. 5.5-86). Diese ist nicht exakt horizontal eingestellt, sondern verläuft in einem Winkel von ca. 80° zur Längsachse der Tibia, d. h., sie liegt lateral etwas tiefer als medial. Aus der Normalstellung, in welcher der Fuß mit dem Unterschenkel einen rechten Winkel bildet, sind eine aktive Hebung des Vorfußes (**Extension oder Dorsalflexion**) bis 30° und eine Senkung des Vorfußes (**Flexion oder Plantarflexion**) bis 50° möglich (Abb. 5.5-86). Beim Gehen auf einer Ebene, deren Steigung mehr als 30° beträgt, kann der hintere Teil der Fußsohle nicht aufgesetzt werden.

Im **unteren Sprunggelenk** ist eine Bewegung um eine Achse möglich, die vorn medial oben in den Hals des Sprungbeins eintritt, den Sinus tarsi kreuzt und zur lateralen Seite des Fersenbeinhöckers absteigt (Abb. 5.5-66 u. 86). Die Achse bildet einen nach vorne offenen Winkel von ca. 40° zur Horizontalebene und von ca. 20° zur Längsachse des Fußes. Die isolierte Bewegungskomponente des unteren Sprunggelenks wird als **Inversion** (Bewegung des Rückfußes nach medial) und **Eversion** (Bewegung nach lateral) bezeichnet. Der Umfang der Inversion aus der Neutral-Null-Stellung beträgt bis 35°, der der Eversion bis 20° (Abb. 5.5-66). Die aktive Eversion und Inversion treten

stets in Kombinationen mit Bewegungen in den übrigen Gelenken des Fußes auf (v. a. der Tarsometatarsalgelenke und Intermetatarsalgelenke). Die hieraus resultierenden **Mischbewegungen** werden als **Pronation** (Hebung des lateralen Fußrandes) und als **Supination** (Hebung des medialen Fußrandes) bezeichnet, wobei die Eversion und Inversion hierzu den größten Beitrag leisten. Bei vollständiger Supination wird die Fußwölbung vertieft.

Durch die schräge Einstellung der Achsen des oberen und unteren Sprunggelenks sind die Bewegungsmöglichkeiten von Vor- und Rückfuß gekoppelt. In der Regel werden kombinatorische Bewegungen beider Sprunggelenke und der Fußgelenke durchgeführt, was besonders beim Gehen auf unebenem Gelände auffällt. Mit der aktiven Eversion ist eine Abduktion und Dorsalextension des Vorfußes, mit der Inversion eine Plantarflexion und Adduktion verbunden. Während des **Gehens** ist beim **Aufsetzen der Ferse** der Fuß **locker** und nachgiebig, was die Anpassung der Fußstellung an Unebenheiten erleichtert. Beim **Abstoßen** in Plantarflexion und Inversion ist die Fußplatte gegenüber dem Talus **versteift**, was einen kräftigen Abdruck gegen Ende der Standphase ermöglicht.

Druckübertragung in den Sprunggelenken

Das **obere Sprunggelenk** weist eine **physiologische Inkongruenz** auf, die durch eine sagittal verlaufende Vertiefung der Trochlea tali bedingt wird. Die Inkongruenz nimmt mit zunehmendem Alter ab; sie führt zu einer Druckübertragung über die medialen und lateralen Randbereiche der Facies superior der Trochlea tali. Die **Facies malleolaris lateralis** wird bei **Eversion**, die **Facis malleolaris medialis** dagegen bei **Inversion** verstärkt belastet. Während des

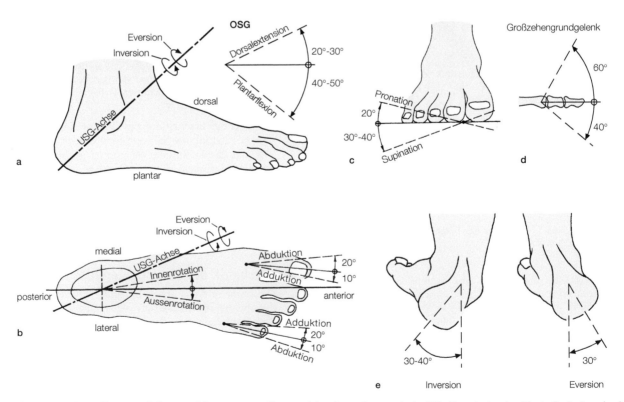

Abb. 5.5-66 **Darstellung von Achsen und Bewegungsumfängen,** a) im oberen Sprunggelenk, OSG, (Dorsalextension/Plantarflexion), a, b, e) unteren Sprunggelenk, USG, (Eversion/Inversion), c) Vorderfuß (Supination/Pronation) und b, d) Zehengrundgelenken der Groß- und Kleinzehe (Abduktion/Adduktion, Dorsalextension/Plantarflexion).

Gehens kommt es zu einer wechselseitigen Belastung des hinteren medialen (Aufsetzen der Ferse) und des vorderen lateralen Talusrandes (Abdruck vom Ballen).

Die **Spreizung der Malleolengabel** bei der **Dorsalextension** wird von dem um bis zu 5 mm breiteren Talus hervorgerufen und von der Syndesmose federnd abgefangen. Beim Gehen kann sich die Fibula um bis zu 3 mm gegenüber der Facies articularis malleolaris lateralis tali nach distal verschieben, sodass kurzfristig nur deren unterster Anteil belastet wird; zusätzlich treten Rotations-(Torsions-)Bewegungen der Fibula um ihre Längsachse auf. Die Druckmaxima im oberen Sprunggelenk betragen zwischen 3 N/mm^2 (30 kg/cm^2) in Dorsalflexion und ca. 6 N/mm^2 (60 kg/cm^2) in Plantarflexion.

Im **unteren Sprunggelenk** werden die auf den Fuß einwirkenden Kräfte über die **hinten** gelegene **talokalkaneale** Gelenkfläche einerseits und über den **vor dem Sinus tarsi** lokalisierten **talokalkaneonavikularen** Gelenkanteil andererseits übertragen, was zu einer Biegebeanspruchung im Kalkaneus führt. Die über die Facies articularis talaris media und anterior calcanei auf das Sustentaculum tali des Kalkaneus einwirkenden Kräfte bewirken ebenfalls eine Biegung, da dieser weit nach außen vorragt und nur in geringem Maße knöchern abgestützt ist.

Bei Pronation und Plantarflexion des Fußes gleitet der Talus auf der Facies articularis talaris posterior calcanei nach vorne in Richtung des Sinus tarsi, wobei ein Druckmaximum am hinteren Rand der konkav geformten Facies articularis calcanea posterior tali auftritt. Dies führt zu einer **exzentrischen Belastung** im dorsalen Anteil der Gelenkfläche. Im Talonavikulargelenk kann es beim Gehen zu einer Verschiebung des Caput tali in der Gelenkfläche des Os naviculare und damit zu einer isolierten Belastung des oberen Randes der Gelenkpfanne kommen. Die **Druckmaxima** im unteren Sprunggelenk betragen durchschnittlich um **5 N/mm^2** (50 kg/cm^2). Bei Dorsalflexion und Inversion (bis 10°) des Fußes wird der Druck kleiner, bei Plantarflexion und Eversion dagegen größer.

Übrige Gelenke der Fußwurzel und des Mittelfußes (Abb. 5.5-59 bis 63)

Die **Articulatio calcaneocuboidea** besitzt angedeutet sattelförmige Gelenkflächen und eine eigene Gelenkkapsel, die dorsal und plantar durch Bänder verstärkt ist. Zusammen mit der Articulatio talonavicularis bildet sie die S-förmig geschwungene *Articulatio tarsi transversa* (CHOPARTsche **Gelenklinie**), die gelegentlich als Amputationsfläche genutzt wird.

Der Gelenkspalt wird zugänglich, wenn man unmittelbar hinter dem vorspringenden Navikulare am medialen Fußrand einschneidet. Bei der Ausführung der Operation wird erst nach dem Durchtrennen des in der Tiefe seitlich versteckt liegenden **Lig. bifurcatum** (Abb. 5.5-61) die Abtragung des distalen Fußes möglich. Das Band wird daher als Schlüsselstruktur der CHOPARTschen Gelenklinie bezeichnet. Es entspringt am vorderen Rand des Kalkaneus und teilt sich am Ursprung in einen medialen Strang, der als *Lig. calcaneonaviculare* zur benachbarten Ecke des Navikulare verläuft, und einen lateralen Teil, *Lig. calcaneocuboideum*, der die Dorsalfläche des Kuboids erreicht. Erst nach der Durchtrennung oberflächlicher Bandzüge und dem Ausräumen von Fettgewebe wird das Band sichtbar.

Die **Articulatio cuneonavicularis** vermittelt die Verbindung des Navikulare mit den drei Keilbeinen. Nicht selten besteht auch eine Gelenkverbindung zwischen Navikulare und Kuboid. Die einander zugekehrten Seiten der vier distalen Tarsalia besitzen ebenfalls Gelenke, die aber durch **Ligg. tarsi interossea** (Lig. cuneocuboideum interosseum, Ligg. intercuneiformia interossea) in ihrem Bewegungsumfang beträchtlich eingeschränkt sind.

Eine wichtige Gelenklinie, die ebenfalls gelegentlich als Amputationslinie verwendet wird, besteht zwischen den Stirnseiten der vier distalen Tarsalia und den Metatarsalia: **Articulationes tarsometatarsales** (LISFRANCsche **Gelenklinie**). Die Gelenkspalten setzen sich auch zwischen die Seitenflächen des zweiten bis fünften Metatarsales fort und bilden dabei die **Intermetatarsalgelenke**.

Die **Beweglichkeit** in den vorderen Fußgelenken ist gering; es handelt sich um **Amphiarthrosen**, die meist passiv beim Aufsetzen des Fußes bewegt werden („Verwindungsgelenke"). Durch das Mosaik verschieblicher Knochen wird der Fuß zu einer **federnden Platte,** die sich auch den Unebenheiten des Bodens anpassen kann. Von den Metatarsalia sind nur die Randstrahlen etwas beweglich; ihnen stehen auch die größten Muskelmassen der Fußsohle zur Stabilisierung zur Verfügung.

Trotz der relativ geringen Beweglichkeit in den vorderen Fußgelenken (Fußwurzel und Fußwurzel-Mittelfußgelenken) summiert sich die Beweglichkeit von Kalkaneus, Navikulare, Kuboid und den fünf Metatarsalia gegeneinander, sodass eine Verwringung (**Torsion**) des Fußes im Sinne einer gegenläufigen Bewegung des Vorfußes und des Rückfußes möglich ist. Die Verwindung des Fußes findet bei jedem Schritt, beim Abrollen des belasteten Fußes auf dem Boden, statt. Am wichtigsten ist die letzte Phase der Bewegung vor dem **Abheben des Rückfußes vom Boden:** Fußballen und Vorfuß sind jetzt dem Boden angedrückt und gegen den Rückfuß proniert, der Kalkaneus wird durch den Zug des Triceps surae gegen den Vorfuß in den Verwindungsgelenken zunehmend invertiert, bis der Fuß vom Boden abgehoben und als Spielbein nach vorn geschwungen wird. Die isolierte **Inversion des Rückfußes** findet aus gleichen Gründen beim hohen Zehenstand statt (Abb. 5.5-68). Ist die Verwindung des Fußes in einem der vielen beteiligten Gelenke gestört, treten Schmerzen und Gehstörungen auf. Dass die Verwindung auch im Schuh stattfindet und die Verwindungskräfte größer sind als die Festigkeit des Leders, beweist die Form länger getragener Schuhe.

Zehengelenke

Die **Zehengrundgelenke,** *Articulationes metatarsophangeales,* umfassen die Köpfe der Mittelfußknochen und die verhältnismäßig kleinen Pfannen der Grundphalangen. Es handelt sich um **Kugelgelenke.** Die Zehenpfannen gleiten auf dem dorsalen Abschnitt der Mittelfußköpfe, deren plantarer Anteil von faserknorpeligen Platten bedeckt wird. Letztere sind in die Kapsel eingewoben und enthalten an der Großzehe regelmäßig zwei Sesambeine.

Die Mittel- und Endgelenke der Zehen, *Articulationes interphalangeales proximales et distales,* stellen Scharniergelenke dar, bei denen die distalen Gelenkkörper in der Regel mit einer Führungsrinne versehene bikondyläre Köpfe bilden. Die Basen der Mittel- und Endphalangen besitzen Pfannen mit Führungsleisten. An der Plantarseite enthält die Kapsel ähnliche Verstärkungen wie bei den Grundgelenken.

An den Zehengelenken finden sich Seitenbänder, *Ligg. collateralia,* die Köpfe der Mittelfußknochen haben Querverbindungen, die als *Lig. metatarsale transversum profundum* im Wesentlichen den Horizontalschub hemmen.

Biomechanik der Zehengelenke: Beim aufrechten Stand befinden sich die Zehen in den Grundgelenken in leichter Dorsalextension, sodass die unterpolsterten Köpfe der Mittelfußknochen als Stützpunkte freigegeben werden (Abb. 5.5-68, 69). In den Mittel- und Endgelenken besteht eine leichte Plantarbeugung, wodurch die Zehenballen wieder zur Erde abgebeugt werden. Im Ganzen folgt daraus eine Art **Klauenstellung** (Abb. 5.5-67 u. 77), die bei der üblichen Skelettdarstellung meist nicht berücksichtigt wird. Aus dieser Stellung können die Zehen in den Grundgelenken erheblich stärker nach dorsal als nach plantar gebeugt werden.

Der mögliche passive Bewegungsumfang wird nicht voll ausgenutzt, weil das Spreizen und Annähern der Zehen beim Erwachsenen nur unvollkommen möglich ist, während bei Kindern eine größere Beweglichkeit besteht. Bei Dorsalextension findet ein unwillkürliches Spreizen statt. Bei der Großzehe ist die aktive Seitenbewegung stark eingeschränkt. In den Mittelgelenken der Zehen ist von der Normalstellung aus nur eine Plantarbeugung möglich, in den Endgelenken sind Dorsal- und Plantarbewegung ausführbar, an der kleinen Zehe ist das Endglied infolge der Synchondrose oder Synostose in der Hälfte der Fälle unbeweglich.

Trotz des geringen Bewegungsumfanges sind die Zehen äußerst wichtig für das Gehen. Patienten ohne Zehen sind beim Gehen stark behindert. Die um das Zehenstück verkürzte Fußplatte bietet beim Stehen eine kleinere Unterstützungsfläche (leichteres Vornüberfallen) und muss ohne dieses Hebelstück beim Abstoßen vom Boden auskommen.

Die höchsten Kräfte werden beim Gehen über die Köpfe der Metatarsalia I und II sowie die Kuppe des Hallux auf den Boden übertragen (ca. 0,3 N/mm^2). Bedeutend weniger Kraft wird über die Metatarsalia und Kuppen der anderen Zehen weitergegeben.

5.5.12 Bandsysteme der Fußwölbung

Die stärksten Bänder des Fußes finden sich plantar, *Ligg. tarsi plantaria,* wo sie mit ihren kräftigen Anteilen hauptsächlich in Längsrichtung verlaufen und die Längswölbung verspannen (Abb. 5.5-67 u. 69).

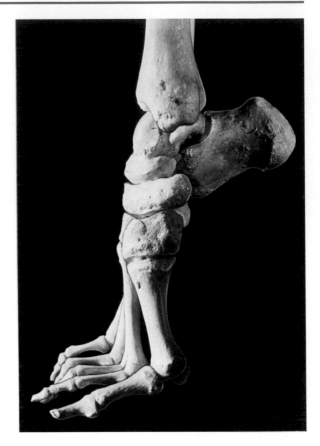

Abb. 5.5-68 Skelett des Fußes im Zehenstand. Die Körperlast ruht hauptsächlich auf dem medialen Fußstrahl.

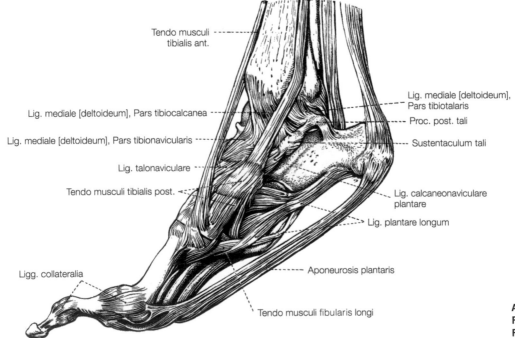

Tendo musculi tibialis ant.

Lig. mediale [deltoideum], Pars tibiocalcanea

Lig. mediale [deltoideum], Pars tibionavicularis

Lig. talonaviculare

Tendo musculi tibialis post.

Ligg. collateralia

Tendo musculi fibularis longi

Lig. mediale [deltoideum], Pars tibiotalaris

Proc. post. tali

Sustentaculum tali

Lig. calcaneonaviculare plantare

Lig. plantare longum

Aponeurosis plantaris

Abb. 5.5-67 Bänder des Fußes von medial unten, Fuß in Plantarflexion.

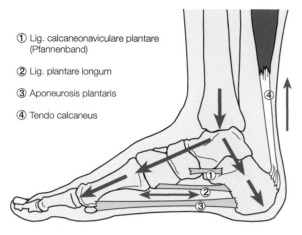

① Lig. calcaneonaviculare plantare
   (Pfannenband)

② Lig. plantare longum

③ Aponeurosis plantaris

④ Tendo calcaneus

Abb. 5.5-69 **Zuggurtung der Längwölbung des Fußes durch die drei wichtigsten longitudinalen Bandsysteme.** Diese wirken den Zugkräften des M. triceps surae über die Achillessehne und den spreizenden Kräften (Zugkräften) der Körperlast entgegen.

Die ligamentären Verspannungssysteme lassen sich in **drei Etagen** gliedern:

1. **Obere Etage:** Im Scheitelpunkt der Längswölbung liegt das Pfannenband, *Lig. calcaneonaviculare plantare* (Abb. 5.5-59, 67 u. 69). Es erstreckt sich vom Sustentaculum tali des Kalkaneus zur Unterseite des Navikulare und ergänzt die Pfanne für den Taluskopf. In einem dreieckigen Feld, das den Spalt zwischen Kalkaneus und Navikulare medial überbrückt, besteht das Band teilweise aus Faserknorpel *(Fibrocartilago navicularis)*. Dieser wird von unten medial durch die kräftige Endsehne des M. tibialis posterior gestützt (Abb. 5.5-65).

2. **Mittlere Etage:** Diese wird hauptsächlich durch das lange Sohlenband, *Lig. plantare longum*, gebildet (Abb. 5.5-59, 67 u. 69). Es entspringt von der Plantarfläche des Kalkaneus. Das Band strahlt mit oberflächlichen Zügen in die Basen der Metatarsalia II–V ein und erreicht mit tiefen Zügen die Unterfläche des Kuboids *(Lig. calcaneocuboideum plantare)*. Zwischen oberflächlichen und tiefen Fasern liegt ein Spaltraum, **Sinus plantae,** durch den schräg die Sehne des M. peroneus longus verläuft. Die Längszüge des Lig. plantare longum lassen den medialen Fußrand frei. Hier strahlen jedoch von medial hinten die Endaufzweigungen der **Sehne** des *M. tibialis posterior* und von dorsolateral die Sehne des *M. fibularis longus* ein. Die Tibialissehne endet hauptsächlich auf der Unterseite des Navikulare und des Cuneiforme mediale, die Peroneussehne zieht vor allem zur Basis des Metatarsale I. Durch ihren schrägen Verlauf verspannen beide Sehnen sowohl die Längs- als auch Querwölbung, wobei die Verspannung durch die Peroneussehne wirksamer ist als diejenige durch die Tibialissehne (Abb. 5.5-78 u. 81).

3. **Untere Etage:** Die **Plantaraponeurose** (Aponeurosis plantaris) bildet die unterste Etage der longitudinalen Bandsysteme (Abb. 5.5-59, 67 u. 69). Sie entspringt vom Tuber calcanei (Proc. medialis et lateralis). Am Proc. medialis entsteht häufig ein nach vorne gerichteter Knochensporn am Ansatz des Bandes, der **Fersensporn.** Durch Druck auf die Weichteile bei Belastung des Fußes können schmerzhaft entzündliche Veränderungen im Gewebe um den Fersensporn entstehen. Distalwärts verbreitert

sich die Aponeurose zu einer **V-förmigen Faserplatte,** die in fünf Zipfeln *(Fasciculi longitudinales)* in den Bereich der Bänder der Zehengrundgelenke einstrahlen (Kapsel, Lig. metatarsale transversum profundum, Sehnenscheiden der Beugesehnen).

Diese fünf longitudinalen Züge der Plantaraponeurose sind über den Basen der proximalen Phalangen durch **quer verlaufende Faserzüge** zum Lig. metatarsale transversum superficiale verbunden. Über den Köpfen der Metatarsalknochen liegen die quer verlaufenden *Fasciculi transversi* der Plantaraponeurose. Von der Aponeurose zweigen sagittale Septen (**Septa plantaria**) in die Fußwölbung ein und bilden Logen für die longitudinalen Muskel- und Sehnenzüge der Fußsohle. Sie tragen in ganz erheblichem Maß zur Verspannung der Längswölbung bei. Besonders kräftig sind das mediale Septum zum Metatarsale I und das laterale Septum, das zum Metatarsale V und dem Lig. plantare longum zieht. Dadurch entstehen **drei Hauptmuskellogen:** die Großzehenloge, die Mittelloge und die Kleinzehenloge.

Funktion: Die an den Enden der Hebelarme des Gewölbes angreifende Plantaraponeurose und die von ihr ausgehenden sagittalen Septa plantaria haben wie die Sehne eines Bogens das günstigste Verspannungsmoment und können deshalb am effektivsten die Längswölbung im Sinne einer **Zuggurtung** gegen die Last des Rumpfes aufrechterhalten. Die Plantaraponeurose wird durch die an ihrer Innenseite gelegenen und von ihr entspringenden kurzen Fußmuskeln plantarwärts gewölbt und gespannt.

Kurze Bänder des Fußes

Außer den zuvor genannten Bändern sind die Bausteine des Fußes mit Hilfe zahlreicher Einzelbänder zu einer federnden, gewölbten Struktur verspannt. Die **dorsalen Bandzüge** sind schwächer als die **plantaren Bandzüge** ausgebildet. Die Bänder überbrücken in der Regel senkrecht die Gelenkspalten (Abb. 5.5-61). Es seien folgende Einzelzüge aufgeführt: *Lig. calcaneocuboideum dorsale, Lig. talonaviculare* (dorsal), *Ligg. tarsometatarsalia dorsalia* et *plantaria, Ligg. metatarsalia dorsalia* et *plantaria*. Bandzüge, die vom plantaren Vorsprung des Cuneiforme laterale ausgehen, dienen vor allem der Verspannung der Querwölbung.

Die dorsalen Bänder werden dann gespannt, wenn sich die Fußwölbung verstärkt. Das ist der Fall beim Zehenstand (genauer beim Stand auf den Mittelfußköpfen), bei dem der Wölbungsbogen des Fußes in seiner Längsrichtung die Last wie eine gebogene Säule überträgt und durch die dorsalen Bänder federnd festgestellt wird (Abb. 5.5-68).

Die starken **Zwischenknochenbänder,** *Ligg. metatarsalia interossea*, des Fußes werden erst sichtbar, wenn die Gelenkspalten eröffnet sind; diese verspannen die Knochen quer. Proximal beginnend wäre das früher beschriebene *Lig. talocalcaneum interosseum* im Sinus tarsi zu nennen; auch tiefe Anteile des (dorsalen) *Lig. bifurcatum* können hierzu gerechnet werden. Es folgt eine Querverbindung zwischen Navikulare und Kuboid, dann Verbindungen zwischen den vier distalen Tarsalia, ferner zwischen den Basen der Metatarsalia. Das Metatarsale I ist von der Querverbindung ausgeschlossen, da das Band des zweiten Metatarsale zum Os cuneiforme mediale herüberreicht. Schließlich sind die Köpfe der Metatarsalia durch das *Lig. metatarsale transversum profundum* verknüpft. Diesen binnenständigen Bändern entsprechen plantar und dorsal gleichnamige äußere Bänder.

5.5.13 Normal- und Fehlstellung des Fußes

Postnatale Aufrichtung des Fußskeletts

Die Wölbung des Fußskeletts ist zum Zeitpunkt der Geburt noch gering ausgeprägt. Die postnatale Aufrichtung des Kalkaneus ist eine Voraussetzung für die Ausbildung der Längswölbung.

Beim **Neugeborenen** steht der Fuß noch in Supinationsstellung. Pronations- und Supinationsbewegungen sind noch nicht vollständig möglich. Sie gelingen erst unter der Last des sich aufrichtenden Kindes, das bald auf dem Vorfuß stehen kann. Der Vorfuß wird durch die Last des Rumpfes in eine pronatorische Stellung gebracht (Hebung des lateralen Fußrandes). Die pronatorische Positionierung des Vorfußes führt zur Stellungsänderung des Rückfußes: Mediale Abschnitte des *Tuber calcanei* werden jetzt zur Auflagefläche auf dem Boden, der **Kalkaneus** beschreibt demnach eine Verlagerung in **Eversionsrichtung**. Die Aufrichtung des Kalkaneus würde ein Abrutschen des Talus nach medial verursachen (Abb. 5.5-70). Deshalb beschreibt der proximal in der Malleolengabel befestigte Talus eine kompensatorische Gegenbewegung. Die Ebene des Gelenkes zwischen Talus und Kalkaneus wird medialwärts angehoben, um in die Horizontale zu gelangen (**Inversion des Talus**): Ursprünglich laterale Anteile der Dorsalfläche des Kalkaneus werden zur Auflagefläche für den Talus.

Gangspuren derselben Kinder, die in verschiedenen Altersphasen gewonnen wurden, illustrieren die Pronation des Vorfußes und die durch die Aufrichtung des Kalkaneus entstehende Ausbildung der Längswölbung. Die Fähigkeit des Fußes zur Aufrichtung und kraftvollen Abwicklung zum Schritt nimmt bei gesunden Kindern individuell unterschiedlich schnell mit dem Alter zu (Abb. 5.5-71).

Fehlstellungen des Fußes

Fehlstellungen des Fußes (Abb. 5.5-72) gehören zu den wichtigsten Krankheitsbildern in der Orthopädie. Der **angeborene Klumpfuß** ist die häufigste Extremitätenfehlbildung der Säuglinge: Der Fuß befindet sich in plantarflektierter und supinierter Stellung. Der Rückfuß ist nach medial gekippt („**Varusstellung**"). Der laterale Fußrand zeigt nach unten und die Fußsohle nach medial.

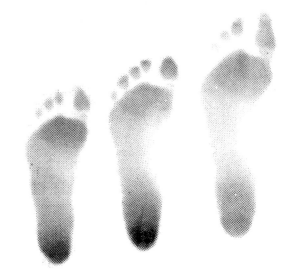

Abb. 5.5-71 Gangspurbildung desselben Fußes eines Mädchens im Alter von 3 ¾, 4 ¾ und 7 Jahren: Zunehmend kraftvolleres Abrollen über den medialen Fußstrahl mit Verschmälerung der Gangspur im Bereich der Längswölbung.

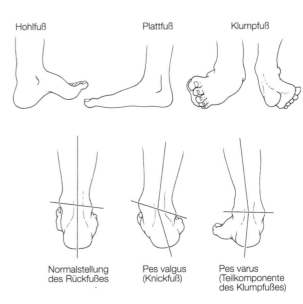

Abb. 5.5-72 Klinisch wichtige Fehlstellungen des Fußes.

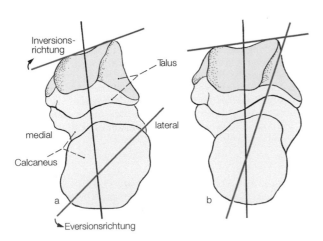

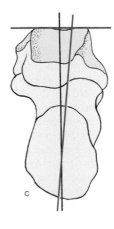

Abb. 5.5-70 Entwicklung der Fersenstellung des rechten Fußes von dorsal.
(a) Beim Neugeborenen.
(b) Beim 2-jährigen Kind.
(c) Beim Erwachsenen
Der Längsdurchmesser des Fersenbeinhöckers dreht sich auf die Mittellinie zu, von a bis c nahezu bis zur Vertikalen. Gleichzeitig wird die Gelenkfläche des Sprungbeins in umgekehrter Richtung bis zur Horizontalen gedreht. Beim Neugeborenen (a) steht die Traglinie des Beins noch nicht vertikal.

Die aus dieser Fehlstellung resultierende Fehlbelastung führt zu einem fehlerhaften Wachstum der Fußknochen, sodass eine knöchern fixierte Fehlform entsteht. Die **Frühbehandlung** in den ersten Lebenstagen und Lebenswochen ist für die Heilungsaussichten entscheidend („Notfall"). Der Klumpfuß ist nur in den ersten Lebenstagen weich und verformbar. Durch Gipsverbände und Schienung wird der Fuß in Normalstellung fixiert und umgeformt. Ist das nicht möglich, muss operativ eingegriffen werden.

Dem zumeist **erworbenen Platt-** oder **Senkfuß** liegt ein Versagen der Haltevorrichtungen zugrunde (u. a. bei Übergewicht und Muskelschwäche), was schließlich zum Abrutschen des Talus nach medial führt (Steilstellung des Talus). Der Tuber calcanei gerät nach außen („Valgusstellung"), sodass zusätzlich ein **Knickfuß** besteht (Knickplattfuß). Die Längswölbung des Fußes verschwindet, ebenso die Querwölbung. Dies hat Auswirkungen auf den Tonus der tiefen Wadenmuskeln, deren Sehnen bei der Aufrechterhaltung der Fußwölbung eine wichtige Rolle spielen (**Wadenschmerzen bei Fußfehlstellungen**). Im Gegensatz zum Plattfuß ist beim **Hohlfuß** die Gesamttorsion verstärkt. Der Vorfuß ist stark proniert und plantar gebeugt, der Kalkaneus leicht invertiert („Varusstellung"); dabei wird die Fußwölbung verstärkt.

Fehlstellungen der Zehen

Fehlstellungen der Zehen besitzen eine erbliche Komponente, sind aber vor allem durch das Tragen von nicht funktionsgerechtem **Schuhwerk** in Zunahme begriffen. Zu den häufigsten Krankheitsbildern zählen die Fehlstellungen nach plantar (Hammerzehe) und lateral (Hallux valgus). Bei der **Hammer-** oder **Krallenzehe** verschiebt sich das Grundglied auf den Rücken des Metatarsalkopfes.

Beim **Hallux valgus** ist die Großzehe im Grundgelenk stark adduziert und schiebt sich distal über oder unter die 2. Zehe. Der Metatarsalkopf ragt dann an der Medialseite des Vorfußes vor („Überbein"). Hammerzehe und Hallux valgus sind schmerzhafte Fehlstellungen der Zehen, die oft Folge von zu engem, spitzem Schuhwerk sind (Stöckelschuhe) (Abb. 5.5-73).

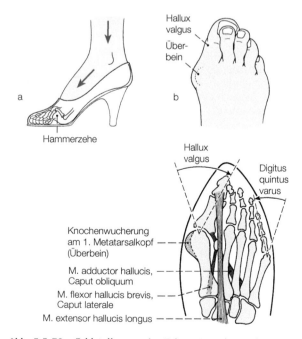

Abb. 5.5-73 Fehlstellungen der Zehen. Entstehung einer Hammerzehe (a) und eines Hallux valgus mit Digitus quintus varus (b) durch Tragen von nicht funktionsgerechtem Schuhwerk. Durch reaktive Knochenwucherung am medialen Rand des Os metatarsale I entsteht ein schmerzhaftes Überbein.

5.5.14 Muskeln des Unterschenkels

─ Übersicht ─

Bei den Muskeln des Unterschenkels liegen so wie am Unterarm die Muskelbäuche proximal und die Sehnen distal. Hierdurch verjüngt sich die Gestalt des Unterschenkels gegen die Fesseln.

Die Muskeln bilden **drei Gruppen:** 1. vordere oder **Extensorengruppe,** 2. laterale oder **Fibularisgruppe,** 3. hintere oder **Flexorengruppe.** Die Flexoren weisen mit dem Triceps surae einen mächtigen Muskel auf, der den Fußhebel gegen die Körperschwere bewegt. Durch dessen Muskelmasse wird die Vorwölbung der Wade, **Sura,** bedingt.

Die drei Muskelgruppen sind eingeschaltet in einen **Faszienapparat,** der in Fortsetzung des knöchernen Skeletts den Muskeln im proximalen Teil Ursprünge bietet und als Hüll- und Halteeinrichtung wirkt (Abb. 5.5-74). Die äußere Hülle ist die Unterschenkelfaszie, **Fascia cruris,** die fest mit den frei unter der Haut liegenden Knochenflächen und -kanten verbunden ist und auch mit dem Ursprung der Extensoren zusammenhängt. Von diesem Faszienrohr strahlen **Septa intermuscularia** *cruris anterius* et *posterius* in die Tiefe zur Fibula und grenzen die Fibularisloge von der Strecker- und Beugerloge ab (Abb. 5.5-74). Ferner spannt sich zwischen dem Triceps surae und den tiefen Beugern ein **tiefes Blatt der Fascia cruris** aus, das Gefäße führt und sich dort, wo sich die Achillessehne von der tiefen Muskelgruppe abhebt, zu einem kräftigen Querzug verstärkt.

Bei **Durchblutungsstörungen,** Verletzungen oder starker Beanspruchung der Muskeln der Streckerloge (*M. tibialis anterior, M. extensor digitorum longus, M. extensor hallucis longus*) kann es zu Schwellungen der Muskeln kommen. Da die Muskeln sich in diesem osteofibrösen Kanal nicht wesentlich ausdehnen können, geraten die sie versorgenden Blutgefäße unter starke Kompression (**Tibialis-anterior-Syndrom**). Um Nekrosen (Gewebetod) der Muskeln zu verhindern, muss die Fascia cruris evtl. über der Loge längs gespalten werden (**Notfalloperation**).

Oberhalb der Malleolen ist die Fascia cruris auf der Streckseite durch quer verlaufende Fasern zum **Retinaculum musculorum extensorum superius** verstärkt, das künstlich aus dem Zusammenhang der Faszie isoliert werden kann (Abb. 5.5-76). Weiter distal folgt das **Retinaculum musculorum extensorum inferius,** dessen Faserzüge von den beiden Malleolen ausgehen und nach Überkreuzung zum medialen und lateralen Fußrand strahlen. Der mittlere Abschnitt des Retinaculums bildet eine Schlinge für den M. extensor digitorum longus und ist durch einen Stiel im Sinus tarsi befestigt („**Lig. fundiforme**"). Häufig fehlt der vom lateralen Malleolus kommende Schenkel, wodurch das Band dann Y-förmig gestaltet ist. Die laterale Kalkaneusregion wird von dem oberen und unteren **Retinaculum musculorum fibularum** überspannt, die mediale Kalkaneusregion unterhalb des Malleolus medialis vom **Retinaculum musculorum flexorum.**

Die Rückenfaszie des Fußes, *Fascia dorsalis pedis,* schließt sich unmittelbar an die dorsalen und lateralen Retinacula an. Sie umhüllt ein *Spatium dorsale,* dessen Inhalt sich bei einer Schwellung nicht seitlich ausbreiten kann und dann als **Fußrückenschwellung** deutlich in Erscheinung tritt.

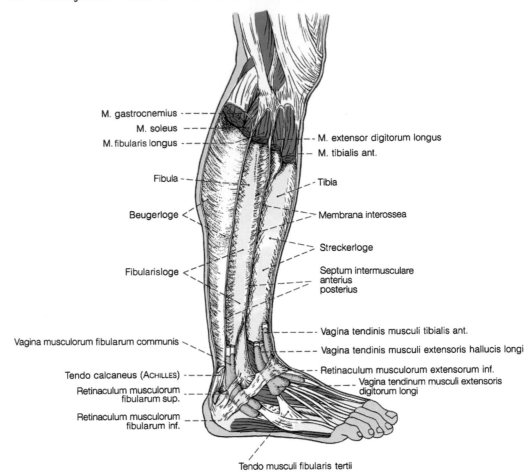

M. gastrocnemius

M. soleus

M. fibularis longus

Fibula

Beugerloge

Fibularisloge

Vagina musculorum fibularum communis

Tendo calcaneus (ACHILLES)

Retinaculum musculorum
fibularum sup.

Retinaculum musculorum
fibularum inf.

M. extensor digitorum longus

M. tibialis ant.

Tibia

Membrana interossea

Streckerloge

Septum intermusculare
anterius
posterius

Vagina tendinis musculi tibialis ant.

Vagina tendinis musculi extensoris hallucis longi

Retinaculum musculorum extensorum inf.

Vagina tendinum musculi extensoris
digitorum longi

Tendo musculi fibularis tertii

Abb. 5.5-74 Faszien und Sehnenscheiden des Unterschenkels von lateral.

Durch die **Retinacula** werden die Sehnen der Extensoren, die sich sonst bei der Kontraktion von der Unterlage abheben würden, zurückgehalten. Dieses Prinzip war bereits Vesalius bekannt (Abb. 5.5-75). Die Retinacula werden also bei der Kontraktion der Muskeln durch die Sehnen gespannt. So erhält die Fußwurzel bei Dorsalflexion eine zusätzliche Verspannung durch das Kreuz- oder Y-förmige Retinaculum extensorum, das auch beim Zehenstand gespannt wird.

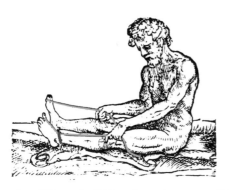

Abb. 5.5-75 **Wirkung des Retinaculum extensorum auf die Sehne des M. extensor hallucis longus** nach VESALIUS (1555).

Extensorengruppe

M. tibialis anterior
M. extensor hallucis longus
M. extensor digitorum longus
(M. fibularis tertius)
Innervation: *N. fibularis profundus*

Die Muskeln liegen in dem Raum zwischen Tibia und Fibula, der in der Tiefe von der Membrana interossea cruris abgeschlossen wird.

M. tibialis anterior

Der vordere Schienbeinmuskel, *M. tibialis anterior* (Abb. 5.5-76 u. 77), nimmt seinen **Ursprung** von der lateralen Fläche der Tibia, der Membrana interossea und vom obersten Anteil der Fascia cruris. Im unteren Drittel des Unterschenkels wird an der Oberfläche seine starke Sehne sichtbar. Diese tritt durch das mediale Fach des Retinaculum musculorum extensorum inferius und verläuft am Innenrand des Fußes zu seinem **Ansatz** an der plantaren Fläche des **Os cuneiforme mediale** und des **Os metatarsale I** (s. Abb. 5.5-61 u. 67). Zwischen der Sehne und den beiden Knochen liegt ein Schleimbeutel, die *Bursa subtendinea musculi tibialis anterioris*. Bei der Kontraktion wölbt sich der Muskelbauch über das Niveau der vorderen Schien-

nach hinten verlagert. Bei einer **Lähmung** dieses stärksten Dorsalextensors sinkt die Fußspitze in Spitzfußstellung herab, eine Dorsalextension des Fußes ist dann nicht mehr möglich, da die verbliebenen Dorsalextensoren ihre pronatorische Komponente zur Geltung bringen. Ferner kann in dorsalgehobener Stellung der Fuß nicht mehr supiniert werden.

Die Sehnenscheide, *Vagina tendinis musculi tibialis anterioris,* ist etwa 9 cm lang und reicht bis zur Chopartschen Gelenklinie, Articulatio tarsi transversa. An beiden Enden umgreift sie die Sehne nur auf deren Vorderfläche.

M. extensor hallucis longus

Der **Ursprung** des langen Großzehenstreckers (Abb. 5.5-74 u. 76), *M. extensor hallucis longus,* liegt in der Tiefe der Extensorenloge. Er befindet sich, von den beiden benachbarten Muskeln verdeckt, im mittleren Abschnitt der **Fibula** und **Membrana interossea.** Die an der Vorderseite des halbgefiederten Muskels frei werdende Sehne verläuft, von einer Sehnenscheide, der *Vagina tendinis musculi extensoris longi,* umhüllt, durch das mittlere Fach des *Retinaculum musculorum extensorum inferius,* und dann etwas schräg nach medial zum Großzehenstrahl. Der Ansatz liegt an der **Basis der Endphalanx,** sie geht aber auch schwächere Verbindungen mit der **Grundphalanx** ein. Eine Dorsalaponeurose ist bei der Großzehe nicht ausgebildet.
Funktion: Die Wirkung besteht in einer Dorsalextension beider Phalangen der Großzehe sowie in einer Hebung der Fußspitze.

Besteht ein sog. *Hallux valgus* (s. Abb. 5.5-73), so rutscht die Sehne an den lateralen Rand des ersten Strahls und verstärkt die Fehlstellung.

M. extensor digitorum longus

Der lange Zehenstrecker, *M. extensor digitorum longus* (Abb. 5.5-74, 76 u. 77), liegt proximal und lateral des Tibialis anterior, von dem er durch ein sehniges Blatt getrennt ist. Distalwärts schiebt sich zwischen beide Muskeln der Extensor hallucis longus. Die **Ursprünge** reichen vom *Condylus lateralis tibiae* über die vordere Kante der **Fibula** zur *Membrana interossea.* Auch die aponeurotische **Fascia cruris** bildet Ursprünge für den Muskel. Die an der Vorderfläche erscheinende Sehne spaltet sich noch am Unterschenkel in vier Sehnen für die lateralen Zehen. Diese treten, von einer Sehnenscheide, der *Vagina tendinum musculi extensoris digitorum pedis longi,* umhüllt, durch ein gesondertes Fach im Mittelabschnitt des *Retinaculum musculorum extensorum inferius* und verbreitern sich distalwärts zur **Dorsalaponeurose** der zweiten bis fünften Zehe. Deren **Ansätze** befinden sich an der Phalanx media und der Phalanx distalis der vier lateralen Zehen.

Besteht noch eine fünfte Sehne, tritt diese zum lateralen Fußrand und erreicht hier die Basis des Metatarsale IV oder V. Hierin kann man das erste Stadium der Abgliederung eines neuen Muskels sehen, des **M. fibularis tertius.** Die Abspaltung eines besonderen Muskelbauches aus dem Extensor digitorum longus kann unter Bildung eines Verschiebespalts bis zur völligen Selbstständigkeit führen.

Gelegentlich weisen auch die anderen Sehnen getrennte Muskelbäuche auf, wodurch eine größere Selbstständigkeit in den Bewegungen der Einzelzehen möglich wird. Dies

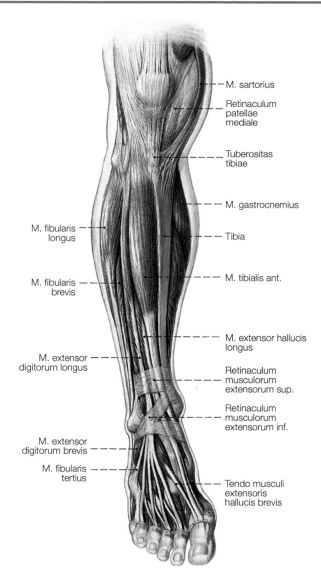

M. sartorius

Retinaculum patellae mediale

Tuberositas tibiae

M. gastrocnemius

M. fibularis longus

Tibia

M. fibularis brevis

M. tibialis ant.

M. extensor hallucis longus

M. extensor digitorum longus

Retinaculum musculorum extensorum sup.

Retinaculum musculorum extensorum inf.

M. extensor digitorum brevis

M. fibularis tertius

Tendo musculi extensoris hallucis brevis

Abb. 5.5-76   Muskeln des rechten Unterschenkels und Fußes von vorn.

beinkante vor, und die Sehne ist dann als dicker Strang am Fußrücken sichtbar. Beim statischen Plattknickfuß ist sie oft gespannt.
Funktion: Die Wirkung des Muskels ergibt sich aus seiner Lage zu den Achsen der Sprunggelenke (s. Abb. 5.5-86). Er ist ein **Dorsalextensor,** der die freie Fußspitze hebt oder beim Standbein im Gehen den Unterschenkel dem Fußrücken nähert. Beim Stehen auf einem Fuß verhindert der Tibialis anterior ein Umfallen nach hinten außen. Nach langen Wanderungen und Fahrradtouren (v.a. bei Verwendung von Klickpedalen oder Fußschlaufen) wird die Extensorengruppe durch Überanstrengung schmerzhaft; die Fußspitze des Schwungbeines kann nicht mehr ausreichend angehoben werden (s.o. „Tibialis-anterior-Syndrom"). Da seine Sehne medial auf die Plantarseite übergreift und dadurch den Großzehenstrahl dorsalwärts dreht, wirkt der Muskel auch als **schwacher Supinator** (s. Abb. 5.5-86). Beim ruhigen Stehen ist er nicht gespannt, wohl aber, wenn der Körperschwerpunkt sich

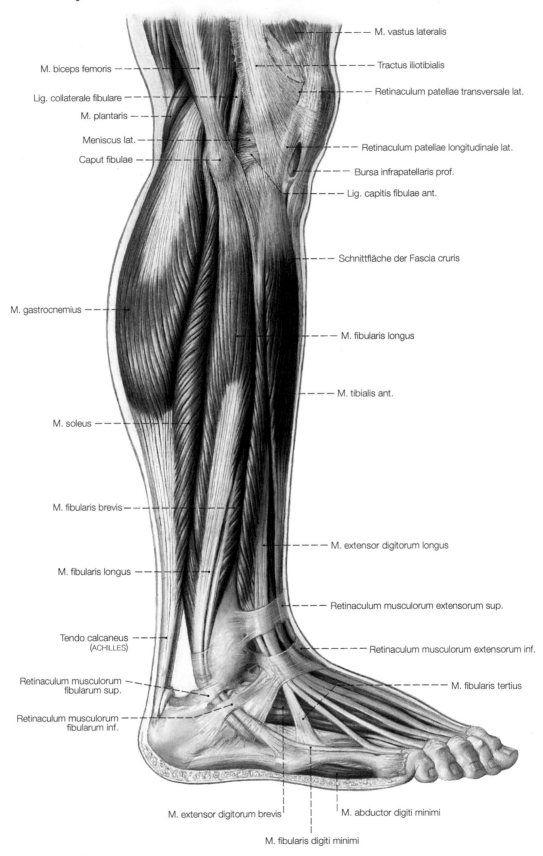

M. vastus lateralis

M. biceps femoris

Tractus iliotibialis

Lig. collaterale fibulare

Retinaculum patellae transversale lat.

M. plantaris

Meniscus lat.

Retinaculum patellae longitudinale lat.

Caput fibulae

Bursa infrapatellaris prof.

Lig. capitis fibulae ant.

Schnittfläche der Fascia cruris

M. gastrocnemius

M. fibularis longus

M. tibialis ant.

M. soleus

M. fibularis brevis

M. extensor digitorum longus

M. fibularis longus

Retinaculum musculorum extensorum sup.

Tendo calcaneus
(ACHILLES)

Retinaculum musculorum extensorum inf.

Retinaculum musculorum
fibularum sup.

M. fibularis tertius

Retinaculum musculorum
fibularum inf.

M. extensor digitorum brevis

M. abductor digiti minimi

M. fibularis digiti minimi

Abb. 5.5-77 Muskeln des rechten Unterschenkels von lateral.

sind Beispiele einer zu- und abnehmenden Sonderung eines Muskelsystems.

Funktion: Die Wirkung des Extensor digitorum longus besteht in der **Dorsalextension** der zweiten bis fünften Zehe und des ganzen Fußes. Dabei wirkt er **pronierend** auf den Fuß, wobei der Peroneus tertius das günstigste Drehmoment aufweist. Bei einer **Lähmung** resultiert durch das Übergewicht der Beuger und Supinatoren eine Plantarflexion des Fußes in supinatorischer Stellung. Der Fuß wird beim Gehen mit dem äußeren Fußrand aufgesetzt.

Fibularisgruppe [Peroneusgruppe]

M. fibularis longus
M. fibularis brevis
Innervation: *N. fibularis superficialis*

Die Mm. fibulares bedecken die **Fibula** (griech.: Perone) mit ihren **Ursprüngen** und lassen nur deren distales Ende frei. Die Muskeln besitzen eine eigene **Faszienloge.** Durch den Verlauf ihrer Sehnen hinter dem Knöchel liegen sie hinter der Achse des oberen Sprunggelenks und verstärken damit die **Plantarflexoren** (Abb. 5.5-86). Bei manchen Vierfüßlern verlaufen die M. fibulares vor dem lateralen Knöchel (extensorische Wirkung); der aufrechte Gang des Menschen erfordert jedoch eine Kräftigung der Beugemuskulatur des Fußes. Durch ihre Lage am lateralen Fußrand wirken die M. fibulares als **Pronatoren.**

M. fibularis longus

Der lange Wadenbeinmuskel (Abb. 5.5-74) ist doppelt gefiedert. Sein **Ursprung** befindet sich am Kopf und oberen Schaftende der **Fibula** und an den fibrösen Wänden seiner Loge (Septa intermuscularia cruris anterius et posterius und Fascia cruris). Seine Sehne gleitet zunächst in einer Furche des Fibularis brevis, bedeckt die Sehne des Letzteren und verläuft zusammen mit ihr **hinter den Malleolus lateralis.** Dort werden beide Sehnen von einer gemeinsamen **Sehnenscheide,** *Vagina musculorum fibularum communis,* umhüllt und durch einen Bandzug, *Retinaculum musculorum fibularum superius,* fixiert. Die Sehne des Fibularis longus verläuft dann im Bogen zur Seite des Kalkaneus, wo sie unterhalb eines kleinen Knochenfortsatzes des Kalkaneus, der *Trochlea peronealis,* eine zweite Fessel durch das *Retinaculum musculorum fibularum inferius* erhält. Am Sulcus tendineus des **Kuboids** enthält die Sehne eine faserknorpelige Auflagerung oder in 10% der Fälle ein **Sesambein** (*Os peroneum*). Die Sehne biegt um den lateralen Fußrand zur Fußsohle und verläuft dann schräg nach vorne in Richtung des medialen Fußrandes (Abb. 5.5-79). Ihr **Ansatz** befindet sich an der Basis des **Os metatarsale I** und des **Os cuneiforme mediale** (Abb. 5.5-78).

Die bei der Kontraktion des Muskels wirkende Kraft weist eine Quer- und eine Längskomponente auf (Abb. 5.5-78). Die **Querwölbung** des Fußes wird dadurch wie ein Bogen durch seine Sehne verspannt.

Beim Umbiegen auf die Fußsohle wird die Sehne auf einer faserknorpeligen Facette der Tuberositas ossis cuboidei in den osteofibrösen Kanal (*Canalis plantae*) geleitet, der vom Lig. plantare longum überbrückt wird. Auf der Fußsohle ist die Sehne von neuem in eine Sehnenscheide, *Vagina tendinis musculi fibularis longi plantaris,* eingebettet.

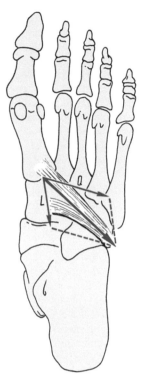

Abb. 5.5-78 Beitrag des M. fibularis longus zur Verspannung der Fußwölbung. Ansicht des Fußskeletts von plantar. Die in der Verlaufsrichtung der Sehne wirkende Kraft kann in eine Querkomponente (Q) und in eine Längskomponente (L) zerlegt werden. Mit der Querkomponente wird die Querwölbung im Bereich des Vorfußes verspannt, mit der Längskomponente die Längswölbung.

Bei häufigem Umknicken des Fußes nach innen können durch ruckartige Dehnung des M. fibularis longus die oberen Retinacula gelockert oder zerrissen werden, sodass es zu einer Verlagerung (**habituelle Luxation**) der Fibularissehne über den äußeren Knöchel nach vorn kommt. Der Muskel wird dann zu einem Extensor. Diese pathologische Veränderung zeigt die Bedeutung der Retinacula.

M. fibularis brevis

Im Vergleich zum Fibularis longus ist der kurze Wadenbeinmuskel (Abb. 5.5-77) mit seinen **Ursprüngen** in der Loge quasi nach abwärts verschoben; er entspringt vom **distalen Teil der Fibula** bis in die Nähe des Malleolus. Das oberflächliche Sehnenblatt des Fibularis brevis dient dem Longus als Gleitschiene. Die freie Sehne läuft zu der an der Hinterfläche des Malleolus lateralis befindlichen Furche. Sie zieht in der gemeinsamen Sehnenscheide, *Vagina musculorum fibularum communis,* von da ab vor die Endsehne des Longus zum lateralen Fußrand, wo sie an dem vorspringenden Höcker der **Tuberositas ossis metatarsi V** (quinti) **inseriert** (Abb. 5.5-77). Eine dünne Fortsetzung der Sehne läuft in 60% der Fälle zur Dorsalaponeurose der fünften Zehe (**M. fibularis digiti minimi**). Eine Abspaltung des Muskels kann zum Kuboid oder zur Kleinzehensehne des M. extensor digitorum longus ziehen (**M. fibularis quartus**).

Funktion der Fibulares: Die Sehnen liegen hinter der Achse des oberen Sprunggelenks und wirken daher als **Plantar-**

flexoren. Sie liegen lateral der Achse des unteren Sprunggelenks und sind damit **Evertoren** (Pronatoren). Sind diese Muskeln **gelähmt**, was als Folge der spinalen Kinderlähmung oder bei Verletzung des N. fibularis superficialis vorkommt, wird der Fuß durch das Übergewicht der Supinatoren einwärtsgekantet. Auf der Standseite ziehen die Fibulares den Unterschenkel nach hinten außen bzw. verhindern ein Umfallen des Körpers nach vorn innen. Da der Fibularis longus bei der Plantarflexion gleichzeitig eine pronatorische Wirkung aufweist, steuert er der supinatorischen Komponente des Triceps surae entgegen und bewirkt mit ihm zusammen eine gerade Plantarflexion (Gleichgewicht der Flexoren).

Tiefe Wadenmuskeln

M. tibialis posterior
M. flexor hallucis longus
M. flexor digitorum longus
Innervation: *N. tibialis*

Die Sehnen dieser Muskeln gelangen von medial an die Fußsohle, indem sie hinter dem Innenknöchel herabziehen und die mediale Wölbung der Fußwurzel als Durchtrittsstelle benutzen. Die Sehnen untergurten den Talus und das Sustentaculum tali (Abb. 5.5-62 u. 79) und stützen dabei eine kritische Stelle im Gefüge des Fußes. Da sie medial der Achse des unteren Sprunggelenks verlaufen, wirken diese Muskeln als Invertoren (Supinatoren) des Fußes.

M. tibialis posterior

Der hintere Schienbeinmuskel (Abb. 5.5-79) nimmt im Ursprungsgebiet der tiefen Beuger den mittleren Anteil ein und füllt den Raum zwischen den beiden Knochen des Unterschenkels. Sein **Ursprung** befindet sich nur zu einem kleinen Teil an der proximalen **Tibia** und hauptsächlich an der **Membrana interossea** und **Fibula**.

Die Sehne des gefiederten Muskels unterkreuzt den Flexor digitorum longus etwa 5–8 cm oberhalb des *Malleolus medialis* (**Chiasma cruris**), biegt im Sulcus malleolaris medialis um den Knöchel und erreicht als oberste der drei Beugesehnen den **medialen Fußrand**. Hier wird sie auf dem Lig. mediale durch das *Retinaculum musculorum flexorum* fixiert (Abb. 5.5-79, 80) und von einer Sehnenscheide, *Vagina tendinum musculi tibialis posterioris,* umhüllt.

Der Hauptstrang der Endsehne hat seinen Ansatz an der **Tuberositas ossis navicularis** und zieht weiter zum **Cuneiforme mediale;** andere Bündel strahlen in schräger Richtung fächerartig durch die Fußsohle (sog. **Ramus plantaris**) und erreichen das **Cuneiforme intermedium** und **laterale** sowie weiter lateral liegende Anteile (Abb. 5.5-82).

Rückläufige Faserzüge verankern die Sehne am Sustentaculum tali des Kalkaneus, wodurch eine Aufhängung des plantaren Sehnenfächers am Rückfuß erfolgt.
Funktion: Der Tibialis posterior ist von den tiefen Beugern der **stärkste Supinator,** aber der **schwächste Plantarflexor.** Ist er isoliert **gelähmt** oder geschädigt, so kommt es bereits zum Knickfuß *(Pes valgus),* bei dem in der Ansicht von hinten die Längsachse des Unterschenkels im Bereich der Ferse nach außen abgeknickt ist. Dabei finden in der Fußwurzel jene Verdrehungen statt, die oben als verstärkte Pronation

des Rückfußes geschildert wurden und zur Abflachung der Fußwölbung führen.

Zusammen **mit dem Peroneus longus** bildet der Tibialis posterior einen wirksamen **Kreuzverband unter der Fußwurzel,** durch den die Querwölbung verspannt wird (Abb. 5.5-81).

M. flexor hallucis longus

Der lange Großzehenbeuger (Abb. 5.5-79) hat als stärkster Muskel der tiefen Gruppe seinen **Ursprung** am weitesten **distal an der Fibula** und der **Membrana interossea.** Der gefiederte Muskelbauch reicht bis zum Knöchel nach abwärts. Die Sehne wird in einer besonderen Rinne (Sulcus tendinis) unterhalb des Tuberculum posterius des Talus und **Sustentaculum tali** des Kalkaneus von einer Sehnenscheide, *Vagina tendinis musculi flexoris hallucis longi,* umhüllt zur Fußsohle geleitet. Sie hat ihren Ansatz an der **Endphalanx der großen Zehe.** Auf der Fußsohle unterkreuzt sie die Sehne des Flexor digitorum longus (**Chiasma plantare**) und geht mit ihr Verbindungen ein (Abb. 5.5-83). Meist zweigen sich am Chiasma Bündel aus der Sehne des *Flexor hallucis longus* ab, die sich den Sehnen des Flexor digitorum longus anschließen. Auf diese Weise wird der Flexor digitorum longus durch Abzweigungen des Flexor hallucis longus verstärkt.
Funktion: Die beugende Wirkung auf die Großzehe kommt vor allem beim Abrollen des Fußes vom Boden zur Geltung. Dabei hat die Großzehe eine besondere Bedeutung; sie und der M. flexor hallucis longus sind daher besonders kräftig. Der Muskel leistet aktiv Widerstand, wenn die Abrollung über den ersten Mittelfußkopf erfolgt, und zieht die Großzehe gleichzeitig etwas lateralwärts. Auf den ganzen Fuß wirkt der Muskel wie alle hinteren Muskeln des Unterschenkels als **Plantarflexor** und **Supinator.**

Seine **Haltefunktion** kommt dem medialen Fußrand zugute. Er stützt das Sustentaculum tali und **verhindert** damit das **Umkippen des Kalkaneus** nach innen. Der Flexor hallucis longus verspannt den medialen Fußrand in Längsrichtung. Dabei wird er unterstützt vom Tibialis posterior, dessen Sehne aber kürzer ist. Dem lateralen Fußrand fehlt eine solche Längsverspannung durch lange Sehnen, dafür findet sich dort das Lig. plantare longum. Der erhöhte mediale Fußrand wird somit mehr durch aktive, der laterale mehr durch passive Stabilisatoren gestützt.

M. flexor digitorum longus

Der lange Zehenbeuger hat seinen **Ursprung** an der Rückfläche der **Tibia** distal des M. soleus (Abb. 5.5-79). Meist greift er auf die Faszie des benachbarten Tibialis posterior über und erreicht so die Fibula. Oberhalb des inneren Knöchels wird seine Sehne unterkreuzt von der Sehne des Tibialis posterior (**Chiasma cruris,** s.o.). Die Flexorsehne wird dann von einer Sehnenscheide umgeben und zieht oberhalb des Sustentaculum tali am **Gelenkspalt der Art. subtalaris** vorbei (Stelle zum Aufsuchen des Gelenkspaltes!). Plantar wird die Sehne des Flexor digitorum longus auf ihrer Dorsalseite von der Sehne des Flexus hallucis longus gekreuzt (**Chiasma plantare**). Anschließend erfolgt die Aufteilung in vier Sehnenzipfel, die sich nach schrägem Verlauf an den Basen der **Endphalangen ansetzen** (Abb. 5.5-83). Vor der Insertion durchbohren diese die oberflächlich liegenden Sehnen des kurzen Zehenbeugers.

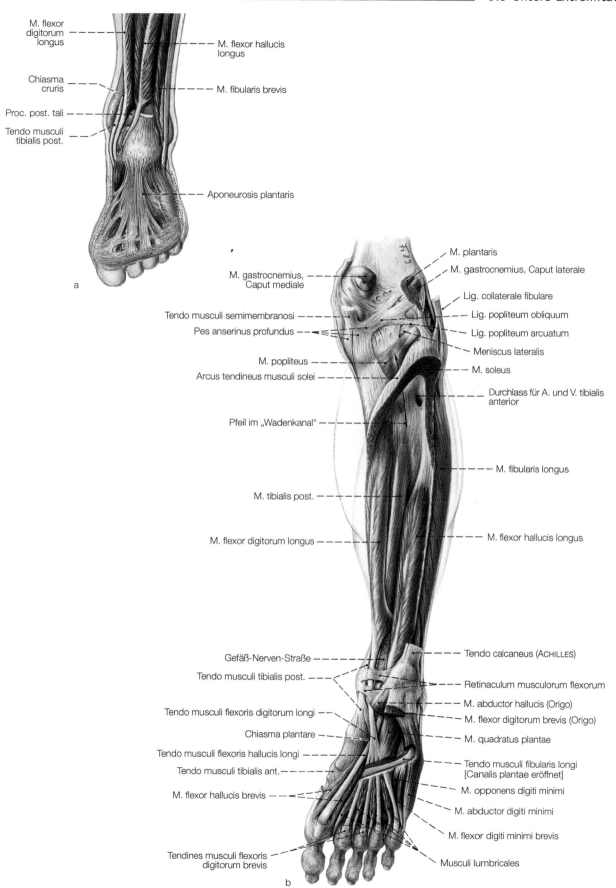

M. flexor digitorum longus

M. flexor hallucis longus

Chiasma cruris

M. fibularis brevis

Proc. post. tali

Tendo musculi tibialis post.

Aponeurosis plantaris

a

M. plantaris

M. gastrocnemius, Caput laterale

M. gastrocnemius, Caput mediale

Lig. collaterale fibulare

Tendo musculi semimembranosi

Lig. popliteum obliquum

Pes anserinus profundus

Lig. popliteum arcuatum

Meniscus lateralis

M. popliteus

M. soleus

Arcus tendineus musculi solei

Durchlass für A. und V. tibialis anterior

Pfeil im „Wadenkanal"

M. fibularis longus

M. tibialis post.

M. flexor digitorum longus

M. flexor hallucis longus

Gefäß-Nerven-Straße

Tendo calcaneus (ACHILLES)

Tendo musculi tibialis post.

Retinaculum musculorum flexorum

Tendo musculi flexoris digitorum longi

M. abductor hallucis (Origo)

Chiasma plantare

M. flexor digitorum brevis (Origo)

M. quadratus plantae

Tendo musculi flexoris hallucis longi

Tendo musculi tibialis ant.

Tendo musculi fibularis longi [Canalis plantae eröffnet]

M. flexor hallucis brevis

M. opponens digiti minimi

M. abductor digiti minimi

M. flexor digiti minimi brevis

Tendines musculi flexoris digitorum brevis

Musculi lumbricales

b

Abb. 5.5-79 **Tiefe Schicht der Flexoren des rechten Unterschenkels sowie oberflächliche (a) und tiefe Schicht (b) der Planta pedis.**

als **Supinator**. Seine Haltefunktion bei der Unterstützung der Fußwölbung ergibt sich aus der Lage seiner Sehnen.

Am inneren Knöchel, in der sog. **Regio malleolaris medialis,** liegen in der Richtung von dorsal nach plantar die **Sehnen in folgender Reihenfolge:** 1. Tibialis posterior, 2. Flexor digitorum longus, 3. Flexor hallucis longus. In dieser Reihenfolge vergrößert sich auch ihr Abstand von der Knöchelachse. An dieser Umlenkung ist jeder einzelne Muskel von einer **Sehnenscheide**, Vagina tendinis, umgeben, alle drei werden von dem *Retinaculum musculorum flexorum* umfasst. Ein Fach unter dem Retinakulum dient dem Durchtritt der Nerven und Blutgefäße der Fußsohle. An den Zehen liegen die Beugesehnen in Sehnenscheiden, deren Wand durch Ring- und Kreuzfaserzüge verstärkt wird.

Oberflächliche Wadenmuskeln

M. gastrocnemius	
M. soleus	} *Triceps surae*
M. plantaris	

Innervation: *N. tibialis*

M. gastrocnemius

Der äußere Wadenmuskel (Abb. 5.5-74) **entspringt** mit zwei Köpfen an der Rückseite der **Femurkondylen**, die sich unter spitzem Winkel treffen und dabei die Kniekehle kaudal begrenzen. Die Ursprungssehnen bedecken hinten seitlich die Muskelbäuche und bieten den vorbeiziehenden Sehnen der ischiokruralen Muskulatur eine glatte Verschiebefläche, die durch Schleimbeutel, *Bursae subtendineae musculi gastrocnemii medialis et lateralis,* geschützt wird. Nach der Verschmelzung der Muskelbäuche entsteht auf der Vorderfläche eine breite Endsehne, die mit der des Soleus verschmilzt und die **Achillessehne** (Tendo calcaneus) bildet.

Der mediale Kopf, **Caput mediale,** ist der kräftigere und hat sich in der Entwicklung vom lateralen abgespalten. Der laterale Kopf, **Caput laterale,** enthält in einem Drittel der Fälle ein Sesambein (**Fabella**). Beim Bruch des Femurs oberhalb der Kondylen ziehen die Gastroknemiusköpfe das untere Bruchstück nach hinten; dies kann die Blutgefäße der Kniekehle (A. und V. poplitea) gefährden. Bei Kniebeugung erzeugt die Sehne des Semitendinosus eine Furche auf dem medialen Kopf.

M. soleus

Der Schollenmuskel (Abb. 5.5-77 u. 79) weist einen schräg absteigenden **Ursprung** vom Kopf und vom oberen Drittel der **Fibula** und der **Tibia** auf. Der Zwischenraum zwischen diesen Haftpunkten (Linea musculi solei) wird durch eine **Muskelarkade**, *Arcus tendineus musculi solei,* überbrückt, die einen sehnigen Rand besitzt und einen Durchlass für A. und V. poplitea und N. tibialis bildet („Wadenkanal"). Der kräftige Muskelbauch kommt unter den Seitenrändern des Gastroknemius zum Vorschein und reicht weiter abwärts als Letzterer. Ein Teil seiner Endsehne wird auf der Oberfläche sichtbar und verbindet sich mit jener des Gastroknemius zur **Achillessehne.**

Das innere Gefüge des Muskels wird dadurch kompliziert, dass sich Sehnenblätter in das Innere des Muskels ein-

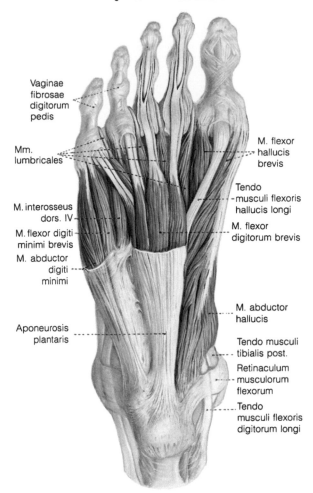

Vaginae fibrosae digitorum pedis

Mm. lumbricales

M. interosseus dors. IV

M. flexor digiti minimi brevis

M. abductor digiti minimi

Aponeurosis plantaris

M. flexor hallucis brevis

Tendo musculi flexoris hallucis longi

M. flexor digitorum brevis

M. abductor hallucis

Tendo musculi tibialis post.

Retinaculum musculorum flexorum

Tendo musculi flexoris digitorum longi

Abb. 5.5-80 Muskeln der Fußsohle des rechten Fußes, oberflächliche Schicht. Aponeurosis plantaris in der distalen Hälfte der Fußsohle entfernt.

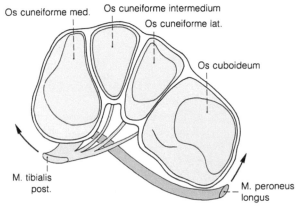

Os cuneiforme med.

Os cuneiforme intermedium

Os cuneiforme lat.

Os cuboideum

M. tibialis post.

M. peroneus longus

Abb. 5.5-81 Die Verspannung der Querwölbung des Vorfußes durch Sehnenzüge (vgl. Abb. 5.5-58).

Funktion: Die Wirkung des Muskels besteht zum einen in der **Beugung der Zehen** und zum anderen darin, diese beim Abrollen des Fußes an den **Boden zu pressen**. Seine Bedeutung ist jedoch dabei geringer als die des Flexor hallucis longus. Auf den Fuß wirkt er als **Plantarflexor** und vor allem

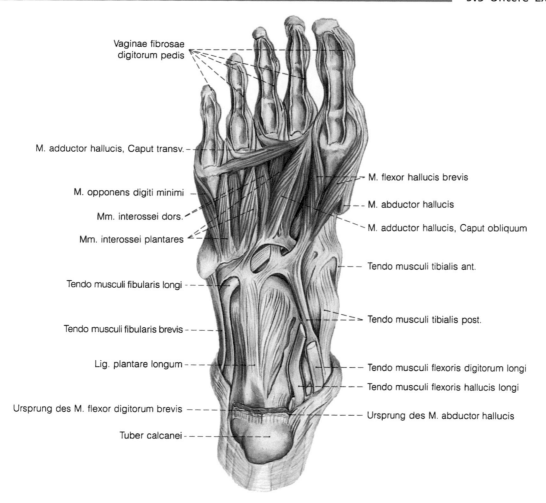

Vaginae fibrosae
digitorum pedis

M. adductor hallucis, Caput transv.

M. opponens digiti minimi

Mm. interossei dors.

Mm. interossei plantares

Tendo musculi fibularis longi

Tendo musculi fibularis brevis

Lig. plantare longum

Ursprung des M. flexor digitorum brevis

Tuber calcanei

M. flexor hallucis brevis

M. abductor hallucis

M. adductor hallucis, Caput obliquum

Tendo musculi tibialis ant.

Tendo musculi tibialis post.

Tendo musculi flexoris digitorum longi

Tendo musculi flexoris hallucis longi

Ursprung des M. abductor hallucis

Abb. 5.5-82   Muskeln der rechten Fußsohle, tiefste Schicht.

schieben, wodurch eine Unterteilung in kürzere Faserabschnitte mit verschiedenen Ursprungswinkeln entsteht. Grob lassen sich eine oberflächliche und eine tiefe Lage unterscheiden.

M. plantaris

Der lange Sohlenmuskel (Abb. 5.5-77 u. 79) kann ganz fehlen. Der kurze schlanke Muskelbauch hat seinen **Ursprung** am **Condylus lateralis femoris** und an der Gelenkkapsel in der Höhe des lateralen Gastroknemiuskopfes, dem er sich eng anlegt. Die schmale, aber sehr lange Endsehne verläuft zwischen Gastroknemius und Soleus medialwärts herab. Er inseriert in der **Soleusfaszie** oder erreicht den **Kalkaneus,** selten sogar die **Plantaraponeurose** (wie der M. palmaris longus der Hand).

Achillessehne

Die Achillessehne, *Tendo calcaneus,* zieht als die **stärkste Sehne des Körpers** an der Hinterfläche des Kalkaneus herab, verbreitert sich kappenförmig und findet ihren schrägen **Ansatz** am unteren Rand des **Tuber calcanei.** Zwischen dem oberen glatten Teil des Tuber und der Sehne befindet sich ein Schleimbeutel, **Bursa tendinis calcanei** (Abb.

5.5-62). Die Kollagenfaserbündel der Achillessehne sind spiralig verdrillt: Außen liegende Fasern verlaufen von proximal medial nach distal lateral, innen liegende von proximal lateral nach distal medial.

Die starke Sehne kann beim Vorliegen einer **erworbenen Degeneration** (meist als Folge kleinerer Verletzungen, Achillodynie) auch unter den Bedingungen einer noch physiologischen Beanspruchung reißen (**spontane Achillessehnenruptur**). Im Ansatzgebiet der Achillessehne kann sich auch ein **dorsaler Fersensporn** entwickeln, ein Knochenvorsprung, auf den das Schuhwerk drückt und zu entzündlichen Veränderungen in diesem Bereich führen kann (HAGLUND-Ferse).

Von den tiefer liegenden Muskeln der Wade steht die Achillessehne ab, sodass unter ihr ein Raum entsteht, der von einem **subtendinösen Fettkörper** und lockerem Bindegewebe erfüllt ist. Der Fettkörper dient als verschiebliches Gleitlager, das sich den wechselnden Raumverhältnissen anpasst. So hebt sich die Sehne vom Unterschenkel weiter ab, wenn man sich bei gebeugtem Knie auf die Zehen erhebt. Dabei wird der fetterfüllte Raum tiefer und schmaler. Ähnlich wirkt der Schleimbeutel (**Bursa tendinis calcanei**) zwischen Fersenbein und Achillessehne.

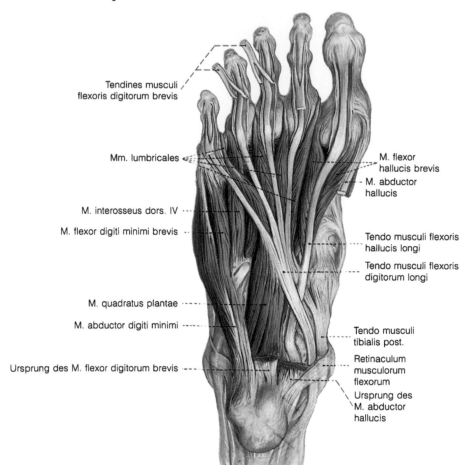

Tendines musculi flexoris digitorum brevis

Mm. lumbricales

M. interosseus dors. IV

M. flexor digiti minimi brevis

M. quadratus plantae

M. abductor digiti minimi

Ursprung des M. flexor digitorum brevis

M. flexor hallucis brevis

M. abductor hallucis

Tendo musculi flexoris hallucis longi

Tendo musculi flexoris digitorum longi

Tendo musculi tibialis post.

Retinaculum musculorum flexorum

Ursprung des M. abductor hallucis

Abb. 5.5-83   Muskeln der rechten Fußsohle nach Entfernung des M. flexor digitorum brevis und des M. abductor hallucis.

Funktion des M. triceps surae

Der Triceps surae ist der **kräftigste Fußsenker** bzw. -beuger. Er presst die Sohle an den Boden und ermöglicht den Zehenstand sowie das Abheben des Fußes vom Boden beim Gehen, Laufen, Springen. Bei **Lähmung** der Wadenmuskeln ist der Gang erschwert; die Kraft der übrigen Plantarflexoren reicht nicht aus, um die Körperlast auf die Fußspitzen zu erheben. Da er medial der Achse des unteren Sprunggelenks ansetzt, bewirkt der Muskel auch eine **Inversion** des **Rückfußes** (Abb. 5.5-86). Er zählt damit zu den **Supinatoren**.

Die **Wirkung des Soleus** verhindert das Einknicken des Unterschenkels im oberen Sprunggelenk nach vorn und sichert damit den Stand (Abb. 5.5-84). Dazu ist der **Gastroknemius** als **zweigelenkiger Muskel** nicht immer imstande, da seine Wirkung von der Stellung des Kniegelenks abhängig ist. Wird das Kniegelenk durch den Quadriceps femoris in Streckstellung fixiert, wirkt der Gastroknemius ausschließlich auf den Fußhebel. Daher wird die größte Kraft beim Abstoßen vom Boden entwickelt, wenn das Kniegelenk in Streckstellung fixiert ist. Dieses Ineinandergreifen ist für das Laufen und Springen biologisch sinnvoll. Bei gebeugter Stellung des Kniegelenks kann der Gastroknemius nur noch in geringem Maße eine geringfügige Plantarflexion des Fußes bewirken; diese Funktion wird dann durch den M. soleus übernommen.

Als zweigelenkiger Muskel zeigt der **Gastroknemius** auch eine sog. **passive Insuffizienz.** Wenn bei gestrecktem Knie der Fuß dorsalextendiert wird, wird der Gastroknemius gedehnt und verhindert eine maximale Auslenkung. Der Soleus kann indirekt auch eine Streckbewegung im Knie hervorrufen, wenn dem Becken durch Anlehnen des Rückens ein Widerstand geboten wird.

Bei Schwarzafrikanern ist der Kalkaneus oft länger als bei Europäern. Durch den längeren Hebelarm wird das Drehmoment des Triceps surae verbessert, sodass bei weniger stark entwickelter Wadenmuskulatur die gleiche Wirkung bzw. bei gleich entwickelter Muskulatur ein höheres Drehmoment erzielt werden kann.

An sich würde der Triceps sural bei belastetem Fuß die Fußwölbung abflachen; dem steht aber die Verspannung der Fußsohle durch andere Muskeln entgegen. Ist der Trizeps **gelähmt**, überwiegt der Zug der Sohlenmuskulatur. Der Kalkaneus wird dann steil gestellt, die Wölbung wird höher, die Hacke ist gesenkt, die Fußspitze gehoben (**Hackenfuß,** *Pes calcaneus*). Da durch den Ausfall des Trizeps die Pronatoren das Übergewicht bekommen, wird der Fuß auf den medialen Rand gekantet (*Pes calcaneo-valgocavus*). Der Kranke tritt nur mit dem Kalkaneus auf, ein Abrollen des Fußes ist nicht mehr möglich. Dies ist vor allem dann der Fall, wenn durch den Zug der Dorsalextensoren die Fußspitze gehoben wird.

Beim **Plattfuß** gerät der Kalkaneus häufig in Eversions-

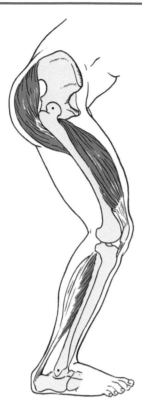

Abb. 5.5-84 Schematische Darstellung der drei wichtigen Muskeln (Mm. gluteus maximus, quadriceps femoris und soleus), die das Einknicken der unteren Extremität im Hüft-, im Knie- und im oberen Sprunggelenk bremsen.

stellung (Knickfuß, Valgusstellung). Dadurch verliert der Triceps surae seine invertierende Funktion und kann dem Zusammenbruch der medialen Fußwölbung nicht mehr entgegenwirken.

5.5.15 Kurze Fußmuskeln

┌─**Übersicht**────────────────

Zahl und Masse der kurzen Fußmuskeln sind beträchtlich; es überwiegen die plantaren Muskeln, die den Raum zwischen der Plantaraponeurose und dem knöchernen Gerüst ausfüllen (Abb. 5.5-80). Durch eine starke Entwicklung der kurzen Sohlenmuskeln kann die Fußwölbung niedrig erscheinen.

Obwohl fast alle kurzen Fußmuskeln mit den Zehen verbunden sind, besteht ihre **Hauptwirkung** nicht so sehr in der Bewegung der Zehen, sondern in der **Verspannung der Fußwölbung** gegen die Last des Körpers. Sie wirken dabei synergistisch zur Plantaraponeurose, die den kurzen Fußmuskeln teilweise als Ursprungsfläche dient.

Die dorsale Muskulatur beschränkt sich auf kurze Extensoren für die I.–IV. (V.) Zehe.

└────────────────────────

Die Tabelle 5.5-1 gibt eine Übersicht zu den kurzen Fußmuskeln mit Ursprung, Ansatz und Innervation.

Funktion der kurzen Fußmuskeln

Verspannung der Fußwölbung

Die kurzen Muskeln verleihen dem Fuß die **aktive Anpassungsfähigkeit** an die Unebenheiten des Bodens und geben ihm die Möglichkeit, die **Verspannung der Fußwölbung** aktiv zu regulieren. Durch Berührung der Fußsohle wird reflektorisch eine Kontraktion der Fußmuskeln ausgelöst. Die Sohle des Schuhwerks fängt aber die kleinen Unebenheiten ab und nimmt dem Fuß einen großen Teil dieser Funktionsreize. Infolgedessen verliert der **Fuß im Schuh** seine aktive Anpassungsfähigkeit, insbesondere scheinen sich die Zehenbeuger zurückzubilden.

Die kurzen Sohlenmuskeln wirken gemeinsam mit den Wadenmuskeln beim Abrollvorgang des Fußes. Bei ihrer **Haltefunktion** werden sie unterstützt von den Bindegewebsstrukturen der Fußsohle und wirken **antagonistisch zum M. triceps surae** (s. o.). So stehen die beiden Systeme in einem **Gleichgewichtszustand,** der offenbar wird, wenn eines der beiden Systeme gestört ist.

────────────

Wird die Plantaraponeurose durchtrennt, so flacht sich die Fußwölbung ab. Diese Operation wird beim **Hohlfuß** *(Pes cavus)* ausgeführt. Wird die Achillessehne, z. B. bei einem Unfall, durchgetrennt oder der Muskel gelähmt, so wird die Fußwölbung höher, indem sich besonders der Kalkaneus durch den überwiegenden Zug der Sohlenmuskeln steiler stellt. Dabei schrumpfen die Bindegewebsstrukturen, es entsteht der **Hackenfuß** *(Pes calcaneus)*. Beim **Plattfuß** *(Pes planus)* werden die Muskeln und die Plantaraponeurose überdehnt und in Endstadien atrophisch. Durch Verschiebung des Knochengefüges werden auch die kurzen Fußmuskeln teilweise verlagert, wodurch sich der Zustand weiter verschlechtert.

Der einzige Sohlenmuskel, der die **Querwölbung** im Bereich des Mittelfußes stabilisiert, ist der **M. adductor hallucis** mit seinem kräftigen **Caput transversum.** Dieser Muskel wirkt synergistisch zur Sehne des *M. fibularis longus,* die das Quergewölbe im Bereich der Fußwurzel verspannt (Abb. 5.5-81).

Beweglichkeit der Zehen

Die Bewegung der Zehen wird aktiv in erster Linie durch die langen Beuger und Strecker durchgeführt. Der **Extensor brevis** unterstützt die **aktive Streckung.** Die Extension der Kleinzehe erfolgt nur durch den **Extensor longus,** da ein gesonderter Zug des *Extensor brevis* zur Kleinzehe fehlt. Die Großzehe kann aktiv bis 70°, passiv wie die anderen Zehen bis zu 90° gestreckt werden. Diese **passive Streckbarkeit** ist beim Abrollen des Fußes während der Abdruckphase notwendig.

Die **aktive Beugung** der Zehen beträgt etwa 40° und erfolgt durch den *M. flexor digitorum longus* und *M. flexor hallucis longus.* Alle plantaren Muskeln unterstützen die Beugung, einschließlich der Abduktoren und Adduktoren. Der **M. quadratus plantae** fixiert die große Flexorensehne an ihrem Aufzweigungspunkt in die Einzelsehnen und kann als schwacher **akzessorischer Flexor** wirken. Der Quadratus gerät bei Streckung der Zehen unter Spannung und steuert dieser entgegen. Die **Hauptfunktion der Beuger** besteht darin, den beim Gang abrollenden Fuß am Boden abzustemmen sowie bei der Verlagerung des Körperschwerpunktes im Stand nach vorne den **Körper im**

Tab. 5.5-1 Übersicht über die kurzen Fußmuskeln. U = Ursprung, A = Ansatz, N = Nerv

Muskeln des Fußrückens

1. **M. extensor digitorum brevis**
   U: Dorsolaterale Fläche des Corpus calcanei vor dem Eingang in den Sinus tarsi, lateraler Schenkel des Retinaculum Mm. extensorum inf.
   A: 3 Sehnen zu den Dorsalaponeurosen der 2.–4. Zehe.
   N: N. fibularis profundus [L5–S1].
2. **M. extensor hallucis brevis**
   Selbstständigere Portion des vorigen zur Grundphalanx des Hallux.
   N: N. fibularis profundus [L5–S1].

Muskeln der Fußsohle

Großzehenloge

1. **M. abductor hallucis**
   U: Processus medialis des Tuber calcanei, Retinaculum Mm. flexorum, Aponeurosis plantaris.
   A: Mediales Sesambein, Grundphalanx und Kapsel des Grundgelenks der Großzehe.
   N: N. plantaris medialis [S1–S2].
2. **M. adductor hallucis**
   U: 1. Caput obliquum: Cuboideum, Cuneiforme laterale, Lig. calcaneocuboideum plantare, Lig. plantare longum, Basis der Metatarsalia II–IV.
      2. Caput transversum: Kapseln der Grundgelenke der 3.–5. Zehe, Lig. metatarsale transversum profundum.
   A: Laterales Sesambein und Grundphalanx der Großzehe.
   N: N. plantaris lateralis [S2–S3].
3. **M. flexor hallucis brevis**
   U: Cuneiformia, Lig. calcaneocuboideum plantare, Sehne des Tibialis posterior, Lig. plantare longum.
   A: 1. Medialer Kopf: Sehne des M. abductor hallucis, mediales Sesambein, Grundphalanx.
      2. Lateraler Kopf: Sehne des M. adductor hallucis, laterales Sesambein, Grundphalanx der Großzehe.
   N: N. plantaris medialis [S1–S2].

Kleinzehenloge

1. **M. abductor digiti minimi**
   U: Proc. lateralis und Proc. medialis (tiefer Kopf) des Tuber calcanei, Unterfläche des Calcaneus, Tuberositas des Metatarsale V, Aponeurosis plantaris.
   A: Grundphalanx der 5. Zehe, Tuberositas ossis metatarsi V.
   N: N. plantaris lateralis [S2–S3].
2. **M. flexor digiti minimi brevis**
   U: Basis des Metatarsale V, Lig. plantare longum, Sehnenscheide des M. fibularis longus.
   A: Basis der Grundphalanx der Kleinzehe.
   N: N. plantaris lateralis [S2–S3].
3. **M. opponens digiti minimi**
   U: Basis des Metatarsale V, Lig. plantare longum, Sehnenscheide des M. fibularis longus.
   A: Metatarsale V, lateraler Rand.
   N: N. plantaris lateralis [S2–S3].

Mittlere Muskelloge

1. **M. quadratus plantae**
   U: Zweizipfelig vom medialen und lateralen Rand der Sohlenfläche des Kalkaneus, Lig. plantare longum.
   A: Lateralrand der Sehne des M. flexor digitorum longus an ihrer Aufzweigung in die Endsehnen der Zehen.
   N: N. plantaris lateralis [S2–S3].
2. **M. flexor digitorum brevis** (drei bis vier Endsehnen).
   U: Unterfläche des Tuber calcanei, proximaler Abschnitt der Aponeurosis plantaris.
   A: Gespaltene Sehnen an den Mittelphalangen der 2., 3., 4. (5.) Zehe (Hiatus tendineus), durch die die Sehnen des M. flexor digitorum longus bis zu den Endphalangen hindurchziehen.
   N: N. plantaris medialis [S1–S2].
3. **Mm. lumbricales** (vier Muskeln).
   U: Sehnen des M. flexor digitorum longus; der 1. M. lumbricalis ist einköpfig, die anderen sind zweiköpfig.
   A: Medialer Rand der Grundphalanx der 2.–5. Zehe, gelegentlich Einstrahlung in die Dorsalaponeurose.
   N: N. plantaris medialis (Lumbricalis I) bzw. lateralis (Lumbricales II–IV) [S1–S3].
4. **Mm. interossei plantares** (drei Muskeln).
   U: Einköpfig an der Basis und plantaren Fläche des 3.–5. Metatarsale, Lig. plantare longum.
   A: Medialseite der Basis der Grundphalanx der 3.–5. Zehe, Ligg. accessoria plantaria.
   N: N. plantaris lateralis [S1–S3].
5. **Mm. interossei dorsales** (vier Muskeln).
   U: Zweiköpfig von den einander zugekehrten Flächen aller Metatarsalia, Lig. plantare longum.
   A: Basis der Grundphalanx der 2.–4. Zehe (2. Zehe von medial und lateral, 3. und 4. Zehe von lateral), Einstrahlung in die Dorsalaponeurose.
   N: N. plantaris lateralis [S1–S3].

Vorfuß abzustützen und ihn an einem Vorwärtsfallen zu hindern.

Die willkürliche **Abduktion** und **Adduktion** der Zehen durch die *Mm. interossei* und *lumbricales* ist stark eingeschränkt (Abb. 5.5-85). Die *Mm. interossei plantares* adduzieren, die *Mm. interossei dorsales* abduzieren. Bei **Spreizbewegungen** der Zehen verbleibt die 2. Zehe in Ruhestellung (an der Hand ist es der Mittelfinger), weil sie von medial und lateral mit je einem *M. interosseus dorsalis* versehen ist, welche die Zehe im Gleichgewicht halten. Die Lumbrikales und Interossei können die Zehen im Gegensatz zu den Fingern der Hand nicht im Endgelenk strecken, da sie nicht in die Dorsalaponeurose der Zehen einstrahlen.

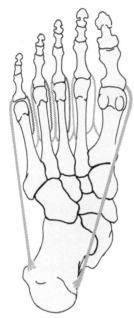

Abb. 5.5-85 Schema der Mm. interossei und der Abduktoren der Zehen in der Ansicht von plantar (blau). Mm. interossei plantares rot.

Die Fußsohle als Druckaufnahmeorgan

Ohne die **druckverteilende Wirkung** des Fußsohlenpolsters würden beim Stand lokal so hohe Druckkräfte entstehen, dass Schmerzen und Gewebszerstörungen (**Drucknekrosen**) auftreten würden. Das **Sohlenpolster** wird von einem **Fettkörper** gebildet, der das Fersenbein kappenartig umgibt und sich nach vorn bis an die Metatarsalköpfe und Zehenballen erstreckt. Unter der medialen Fußwölbung ist das Fettkissen am dünnsten, unter dem Kalkaneus am dicksten, hier erreicht es eine Höhe von fast 2 cm.

Direkt unter der Haut liegt eine kleinkammerige Randzone; es folgt ein System **gröberer Septen**, die sich zwischen der Plantaraponeurose und der Randzone segelartig ausspannen und größere **Fettkammern** abgrenzen. Diese starken Septen haben in der Umgebung des Kalkaneus einen wirbelförmigen Verlauf. Auf der schmäleren Außenseite stehen die Septen dichter. Bei der Belastung flacht sich das Polster ab, bei Kindern stärker als bei Erwachsenen. Der Abstand des medialen Fersenhöckers vom Boden beträgt dann 7 bis 10 mm, der laterale Höcker steht etwas höher. Dabei werden die plantaren Kammern flach ge-

drückt, der mediale Rand des Fersenpolsters verformt sich stärker als der septenreiche laterale, der Letztere ist also steifer. Das Sohlenpolster entspricht also nicht einem Wasserkissen; die Kammerung hält Druckunterschiede zwischen verschiedenen Bereichen aufrecht, sodass das Sohlenpolster eher mit einer gesteppten Matratze verglichen werden kann.

Die Druckkräfte zwischen Fußsohle und Boden bzw. Schuhwerk während des Gehens können mit speziellen, sensorbestückten Bodenplatten oder Einlegesohlen gemessen werden. Diese zeigen für das Gehen auf ebenem Untergrund mit normaler Geschwindigkeit (4 km/Std.) Werte von etwa 0,3 N/mm² unter der Hacke und im Bereich des medialen Vorfußes. Deutlich geringere Werte werden in den mittleren Fußabschnitten und am lateralen Vorfuß gemessen. Beim Gehen auf unebener Fläche und bei Fehlstellungen des Fußes kann das Verteilungsmuster stark verändert sein; beim **Spreizfuß** werden die Druckmaxima beispielsweise vom medialen Vorfuß auf den 3.–5. Strahl verschoben, die dieser Druckbelastung auf Dauer nicht gewachsen sind.

Beim **Zehenstand** (Vorfußstand) ruht die Last bei gesunden Füßen auf dem ersten Strahl (Abb. 5.5-68), der von den beiden **Sesambeinen** unterlagert ist. Die Längswölbung verstärkt sich; die Zehen werden durch ihre Flexoren an den Boden gepresst. Daher wird der Zehenstand auch als Übung zur Stärkung dieser Muskeln angewandt. Da die Sehne des *M. flexor hallucis longus* in der Rinne zwischen den beiden Sesambeinen verläuft, wird sie beim Zehenstand nicht unter Druck gesetzt.

5.5.16 Bewegung des Fußes

Der **Bewegungsraum** des frei beweglichen Fußes ist, wenn man von den Zehenbewegungen absieht, mit demjenigen eines Kugelgelenks vergleichbar. Die Fußspitze bestreicht auf einer Kugeloberfläche ein hoch stehendes, ovalbegrenztes Feld. Bei Säuglingen füllt dieses Feld fast eine Halbkugel, mit zunehmendem Alter engt es sich immer mehr ein. Man kann daher von einer fortschreitenden Erstarrung des Fußes reden. Diese **Einengung des Bewegungsraumes** findet sich weniger deutlich auch bei anderen Gliedern. Die Bewegungsumfänge stellen sich im Alter auf jenes Maß ein, das gewohnheitsmäßig gebraucht wird. Durch entsprechende Übung lässt sich diese Einengung aufhalten.

Die Wirkung der zum Fuß ziehenden Wadenmuskeln auf das obere und untere Sprunggelenk zeigt Abb. 5.5-86: Alle Muskeln, die vor der Knöchelachse verlaufen, wirken als Fußheber (**Dorsalextensoren**) und diejenigen, die hinter der Achse liegen, als Fußsenker (**Plantarflektoren**). Alle Muskeln, deren Sehnen lateral an der Achse des unteren Sprunggelenks vorbeiziehen, sind **Pronatoren,** die medial verlaufenden **Supinatoren.** Auch die langen Zehenmuskeln wirken demnach auf die Sprunggelenke. Ob im Einzelfall die Muskelkontraktion an den Zehen oder am ganzen Fuß wirkt, hängt davon ab, welcher Bewegung sich im Augenblick der geringste Widerstand bietet.

Die **vier Fußheber** sind in der **Reihenfolge ihrer Wirksamkeit:** Tibialis anterior, Extensor digitorum longus, Extensor hallucis longus, Fibularis tertius. Ihnen stehen **sieben Fußsenker** gegenüber: Gastroknemius, Soleus, Flexor hallucis longus, Fibularis longus, Tibialis posterior, Flexor digitorum longus, Fibularis brevis. Die **Fußsenker können mehr als viermal so viel Kraft aufbringen wie die Fußheber,** daran hat der Triceps surae weitaus den größten Anteil. Für das Stehen und Gehen sind die Fußsenker weit wichtiger, da sie gegen die Schwerkraft des Körpers arbeiten. Die Fußhebung erfordert beim Gehen am Schwung-

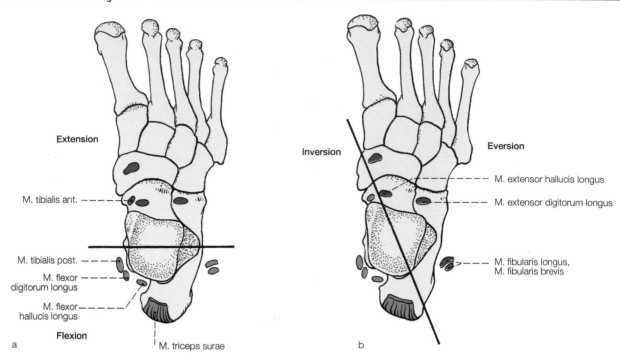

Abb. 5.5-86 Lage (Projektion) der Sehnen der langen Fußmuskeln zu den Achsen der Sprunggelenke.
a) Oberes Sprunggelenk. Die Extensorensehnen rot, die Flektorensehnen blau.
b) Unteres Sprunggelenk. Die Sehnen der Pronatoren rot, die der Supinatoren blau.

bein wenig Kraft und erfolgt beim Standbein durch die vorgeschobene Körperlast. Bei einer **Lähmung der Extensoren** hängt die Fußspitze herab; durch vermehrte Hüft- und Kniebeugung muss dafür gesorgt werden, dass die Fußspitze des Schwungbeins nicht am Boden schleift (sog. „Steppergang").

Beim Stehen halten alle langen Fuß- und Zehenmuskeln vom Fuß aus den Körper im Gleichgewicht. Wenn beim Stehen das Schwerpunktlot des Körpers vor die Knöchelachse fällt, muss die Spannung des Triceps surae dieses Drehmoment kompensieren. Auch bei den Zehen ist das Übergewicht der Beuger erheblich. Die langen **Zehenbeuger können etwa dreimal so viel Kraft aufbringen.** Der kräftigste ist der Flexor hallucis longus, der beim Abrollen des Fußes die Großzehe als letzte vom Boden abstößt. Nimmt man noch die kurzen Zehenmuskeln hinzu, stellt sich das **Übergewicht der Zehenbeuger** noch größer dar.

Die Supinatoren ordnen sich nach Wirksamkeit in folgender Reihenfolge: Triceps surae, Tibialis posterior, Flexor hallucis longus, Flexor digitorum longus und Tibialis anterior. Nur der Letzte wirkt dorsalextendierend, die Übrigen sind zugleich Plantarflexoren. Die **Pronatoren** ordnen sich folgendermaßen: Fibularis longus, Fibularis brevis, Extensor digitorum longus, Fibularis tertius und Extensor hallucis longus. Die beiden Ersten sind zugleich Plantarflexoren, die beiden Letzten Dorsalextensoren. Die Maximalkraft der Supinatoren ist mehr als doppelt so groß wie diejenige der Pronatoren, was auf den großen Muskelquerschnitt des Triceps surae zurückzuführen ist. Der **wichtigste Supinator** des Vorfußes ist der **Tibialis posterior.** Durch das Übergewicht, das die Wadenmuskeln den Fußsenkern und den Supinatoren verleihen, steht der frei herabhängende Fuß leicht supiniert und plantargebeugt.

Wird der Fuß belastet, gerät er in eine leicht pronierte Stellung, die von den gedehnten Supinatoren mit Ausnahme des Trizeps aufgefangen wird. Besonders bei unebenem Boden hindern die Supinatoren den Fuß am Umknicken nach innen. Die **Supinatoren arbeiten also gegen die Schwerkraft des Körpers.** Wird der belastete Fuß beim Gang vom Boden abgerollt, erfolgt eine leichte Supination. Sie entsteht, weil die beiden medialen Zehenstrahlen des Fußes länger sind als die lateralen. Verlängert man den fünften Strahl durch eine Schiene, wird diese Supinationsbewegung beim Abrollen, die den Abstoßeffekt ungünstig beeinflusst, aufgehoben.

5.5.17 Übergreifende Betrachtungen

Gehen und Laufen

Der Mensch geht jährlich im Durchschnitt ca. **1 Million Schritte.** Der geringste **Energieverbrauch** findet sich bei einer Gehgeschwindigkeit von etwa **1 m/s** (3,6 km/Std.), die frei gewählte Gehgeschwindigkeit variiert aber von Person zu Person. Beim normalen Gehen legt der Mensch ca. **einen Doppelschritt** (Schritt mit jeweils dem linken und rechten Bein) **pro Sekunde** zurück (Gangfrequenz 1 Hz). Ein Doppelschritt umfasst ca. **1,5 Meter,** ist jedoch abhängig von der Körpergröße. Beim älteren Menschen ist der Gang nicht mehr so weit ausladend und wird „kurzschrittig". Während des Gehens befinden sich die Beine ca. **0,6 Sek.** auf dem Boden (**Standphase**) und **0,4 Sek.** in der Luft (**Schwingphase**), während einer kurzen Zeitdauer (ca. 0,1 Sek.) haben beide Beine Kontakt mit dem Boden. Die Schwingphase ist keine passive, durch die Schwerkraft hervorgerufene Pendelbewegung, sondern wird v. a. durch die Hüft- und Kniebeuger exakt geführt.

Die Standphase beginnt mit dem **Fersenkontakt**, durchläuft das Aufsetzen der gesamten Sohle, das **Abrollen der Ferse** und endet mit dem **Abrollen der Zehen**. Beim Fersenkontakt befindet sich das Femur in der beim Gehen maximalen Beugung (ca. 30°) und beim Abrollen der Ferse in Streckung (ca. 5°). Während der **Standbeinphase** ist die Extremität leicht **innenrotiert**, während der **Schwingphase** leicht **außenrotiert**. Das **Becken** steht während des Gehens nicht still, sondern vollführt **Rotationen** in Richtungen des Raums: In der Standbeinphase kippt es kurz nach dem Aufsetzen der Ferse zur Seite des Schwungbeins (ca. 4° um eine sagittale Achse) und nach dorsal (ca. 7° um eine frontale Achse); gleichzeitig findet sich eine Rotation von ca. 5° um eine longitudinale Achse, die das Schwungbein nach vorne bringt. Der Schwerpunkt des Körpers liegt während des Gehens nicht konstant auf gleicher Höhe, sondern vollführt eine Wellenbewegung von ca. 4 cm.

Ein Absinken zur Seite des Schwungbeins wird durch **die Abduktoren des Hüftgelenks** verhindert, die sich bei jedem Schritt fühlbar auf der Standbeinseite kontrahieren. Sind diese gelähmt (Läsion des N. gluteus superior oder funktionelle Insuffizienz durch Luxation des Hüftkopfes nach kranial bei dysplastischer Hüftgelenkspfanne), muss der Körperschwerpunkt jeweils über das Drehzentrum des Hüftgelenks gebracht und das Becken weit zur Seite des Standbeins gekippt werden (**Watschelgang**). Während der Standbeinphase wird ein dynamisches Gleichgewicht aufrechterhalten; das Lot des Körperschwerpunkts verläuft nicht genau durch die unterstützende Fußsohle, sondern etwas medial davon.

Der **Fuß** befindet sich beim Gang kurz vor dem **Aufsetzen** in 2–3° Dorsalextension (3–4° Inversion), beim Aufsetzen der Ferse in 7° Plantarflexion (ca. 7° Eversion) und erreicht beim **Abheben der Ferse** 10° Dorsalextension (2–3° Inversion). Bis zum Abstoßen der Zehenballen geht er dann in ca. 10° Plantarflexion (4° Inversion) über. Die **Auswärtsrotation des Fußes** beträgt in der **Standbeinphase ca. 7°**.

Die Bewegungen der Skelettelemente während des Gehens können mit Hautmarkern abgeschätzt werden, deren Position sich optisch oder durch Ultraschall orten lässt. Die Bodenreaktionskräfte können durch Druckmessplatten am Boden erfasst werden. Auf Basis solcher **Ganganalysen** können pathologische Gangmuster objektiv erfasst werden.

Die **Bodenreaktionskraft** erreicht beim normalen Gehen maximale Werte beim Aufsetzen der Ferse (ca. 130% Körpergewicht) und beim Abstoßen vom Ballen (Abheben der Ferse – ca. 110% Körpergewicht). Dazwischen sind die Bodenreaktionskräfte geringer (ca. 75% Körpergewicht).

Das **Laufen** ist dadurch definiert, dass **beide Beine** für einen gewissen Zeitraum **vom Boden abheben**. In der Abstoßphase wird das Kniegelenk im Unterschied zum Gehen vollständig gestreckt und es erfolgt ein kräftiger Abdruck nach oben.

Funktionelle Asymmetrie der unteren Extremität

Während die Einteilung von Personen in Rechts- und Linkshänder sehr geläufig ist, werden Asymmetrien im Gebrauch der unteren Extremität in weit geringerem Maße wahrgenommen.

Dies macht Untersuchungen der „Füßigkeit" (Präferenz oder Dominanz einer Extremität) vom Standpunkt der Neuropsychologie (Hemisphärenlateralität) interessant, da die **„Füßigkeit"** im Unterschied zur **Händigkeit in geringerem Maße sozialen und kulturellen Zwängen** unterstellt ist.

In der Regel weist eine der beiden Extremitäten die **höheren koordinativen motorischen Fähigkeiten** auf, z.B. die Fähigkeit, mit der Zehe eine Zahl in den Sand zu schreiben oder einen Ball zu schießen. In der Regel ist dies bei **Rechtshändern die rechte untere Extremität** und bei **Linkshändern die linke untere Extremität**; es gibt aber Ausnahmen. Bei Linkshändern ist dieser Zusammenhang typischerweise geringer ausgeprägt als bei Rechtshändern.

Sind beide obere Extremitäten funktionsuntüchtig (z. B. durch Fehlanlagen oder Lähmung), so kann durch Training die manipulative Fähigkeit der unteren Extremität erheblich gesteigert werden, sodass mit dieser geschrieben oder gemalt werden kann.

In der Regel ist beim Erwachsenen das **kontralaterale Bein** (also bei Rechtshändern das linke) etwas **länger und schwerer** und weist die **größere Kraft** auf. Mit diesem Bein wird in der Regel ein Sprung vollführt oder eine hohe Stufe erklommen. Koordinations- und Kraftdominanz können aber auch in der gleichen Extremität lokalisiert sein.

Während beim Hochsprung in der Regel (> 90%) das linke Bein für den Absprung bevorzugt wird, ist die Präferenz beim Weitsprung ausgeglichen, da ein „Interessenkonflikt" zwischen maximaler Absprungkraft und optimaler Platzierung (Koordination) des Fußes existiert. Auch bei Hürdenläufern ist die Zahl der Athleten, die sich mit dem linken Bein abstoßen (das rechte Bein führt über die Hürde) ebenso groß wie die, bei denen es sich umgekehrt verhält. Bei Snowboardern wird das führende Bein bestimmt, indem dem Sportler ein unvermittelter Stoß erteilt und dann registriert wird, mit welchem Bein er sich beim Vorwärtsfallen abfängt.

Die Spezialisierung der unteren Extremitäten ist meist bis zum 5. Lebensjahr eingetreten und nimmt mit dem Alter noch weiter zu, allerdings nicht in so deutlicher Weise wie bei der oberen Extremität. Im Vergleich zur Händigkeit geben etwa doppelt so viele Kinder und Jugendliche **keine eindeutige Präferenz** einer der beiden unteren Extremitäten an (ca. 30%). Da „Füßigkeit" und Händigkeit nur in beschränktem Maß miteinander korrelieren, muss die Koordinations- und Kraftdominanz der unteren Extremitäten individuell durch entsprechende Tests bestimmt werden. Die umfassende und detaillierte Analyse sollte dabei durch Testung mehrerer repräsentativer Aktivitäten vorgenommen werden.

Koordination von unterer und oberer Extremität

Wenn eine **koordinierte Tätigkeit der Beine und Hände** erforderlich ist (z. B. beim Spielen einer Orgel oder eines Schlagzeugs), ist die Abfolge Bein – Hand – Hand deutlich leichter zu bewältigen als die Abfolge Bein – Hand – Bein oder Hand – Bein – Hand. Dies ist darauf zurückzuführen, dass die **obere Extremität bevorzugt** wird, wenn eine **Verlagerung der Aufmerksamkeit** von einer auf die andere (obere oder untere) Extremität erfolgt. Die Feinkoordination von oberer und unterer Extremität ist auf der **gleichen Körperseite besser abgestimmt** als bei gekreuzter Aktivität.

Bei **Kindern** geht die **motorische Entwicklung** in der Benutzung der oberen Extremität (Greifen) der der unteren (Stehen, Gehen) deutlich voraus. Bei einer **Beeinträchtigung der Koordination** beim Erwachsenen durch den Einfluss von Medikamenten oder Alkohol wird die untere Extremität früher und stärker in Mitleidenschaft gezogen als die obere.

Die Benutzung der unteren Extremitäten ist – unabhängig von der individuellen Seitenpräferenz – in Zusammenhang mit der **spezifischen Aktivität der oberen Extremität** zu sehen. Während beim kraftvollen **Werfen** mit der rechten Hand typischerweise das linke Bein führt, wird beim **Fechten** das rechte Bein in die füh-

Tab. 5.5-2 Übersicht über die Muskeln der unteren Extremität, ihre Funktion und Innervation.
Die für eine betreffende Bewegung jeweils wichtigsten Muskeln sind durch Fettdruck hervorgehoben.

Bewegung	Muskeln	Nerv	radikuläre Segmente
Hüftgelenk			
Flexion (130°)	**M. iliopsoas**	Plexus lumbalis	L1–L4
	M. tensor fasciae latae	N. gluteus sup.	L4–L5
	M. rectus femoris	N. femoralis	L2–L4
	M. sartorius	N. femoralis	L2–L3
	M. gracilis	N. obturatorius	L2–L4
	Mm. adductores brevis und longus (bis 40°)	N. obturatorius	L2–L4
	M. pectineus (bis 40°)	N. femoralis	L2–L3
		N. obturatorius	L3–L4
Extension (15°)	**M. gluteus maximus**	N. gluteus inf.	L5–S2
	Mm. glutei medius und minimus (dorsale Portionen)	N. gluteus sup.	L4–S1
	M. adductor magnus (langer, dorsaler Kopf)	N. ischiadicus (Tibialisanteil)	L4–L5
	Ischiokrurale Muskeln	N. tibialis	L5–S2
Abduktion (45°)	**Mm. glutei medius und minimus**	N. gluteus sup.	L4–S1
	M. gluteus maximus (obere Portion)	N. gluteus inf.	L5–S2
	M. piriformis	Plexus sacralis	L5–S2
Adduktion (30°)	**Mm. adductores brevis und longus**	N. obturatorius	L2–L4
	M. adductor magnus (tiefer, vorderer Abschnitt)	N. obturatorius	L2–L4
	M. pectineus	N. femoralis/N. obturatorius	L2–L4
	M. gracilis	N. obturatorius	L2–L4
	M. gluteus maximus (untere Portion)	N. gluteus inf.	L5–S2
Innenrotation (45°)	**Mm. glutei medius und minimus** (vordere Portionen)	N. gluteus sup.	L4–S1
	M. tensor fasciae latae	N. gluteus sup.	L4–S1
	M. adductor magnus (langer, dorsaler Kopf)	N. ischiadicus (Tibialisanteil)	L4–L5
Außenrotation (50°)	**M. gluteus maximus**	N. gluteus inf.	L5–S2
	M. gluteus medius (hintere Portion)	N. gluteus sup.	L4–S1
	M. iliopsoas	Plexus lumbalis	L1–L4
	M. sartorius	N. femoralis	L2–L3
	Adduktoren (teilweise)		
	Pelvitrochantäre Muskeln:		
	M. quadratus femoris	N. ischiadicus	L5–S2
	M. obturatorius internus	Ast des Plexus sacralis	L5–S2
	Mm. gemelli	Äste des Plexus sacralis	L5–S2
	M. obturatorius externus	N. obturatorius	L2–L4
	M. piriformis	N. ischiadicus, Plexus sacralis	L5–S2

rende Position gebracht. Die Berücksichtigung der individuellen Seitenpräferenz der unteren Extremität spielt sowohl beim **Sport** (**Training**) als auch bei **Arbeitsabläufen** (**Interaktion Mensch – Maschine**) eine wichtige Rolle.

Literatur

Siehe Anhang Nr. 2, 4, 8, 26, 28, 43, 53, 90, 91, 111, 112, 144, 145, 159, 168, 179, 245, 248, 283, 426.

Tab. 5.5-2 Fortsetzung

Die für eine betreffende Bewegung jeweils wichtigsten Muskeln sind durch Fettdruck hervorgehoben.

Bewegung	Muskeln	Nerv	radikuläre Segmente
Kniegelenk			
Flexion (140°)	**Ischiokrurale Muskeln:**		
	M. biceps femoris	N. ischiadicus	L5–S2
	M. semitendinosus	N. tibialis	L5–S2
	M. semimembranosus	N. tibialis	L5–S2
	M. sartorius	N. femoralis	L2–L4
	M. gracilis	N. obturatorius	L2–L4
	M. gastrocnemius (nicht bei plantarflektiertem Fuß)	N. tibialis	S1–S2
Extension (5°)	**M. quadriceps femoris**	N. femoralis	L2–L4
	M. gluteus maximus (über den Tractus iliotibialis)	N. gluteus inf.	L5–S2
	M. tensor fasciae latae	N. gluteus sup.	L4–S1
Innenrotation (5–10°)	**M. semimembranosus**	N. tibialis	L4–S3
	M. semitendinosus	N. tibialis	L4–S3
	M. sartorius	N. femoralis	L2–L4
	M. popliteus	N. tibialis	L5–S1
	M. gracilis	N. obturatorius	L2–L4
Außenrotation (30°)	**M. biceps femoris**		
	Caput longum	N. ischiadicus (Tibialisanteil)	L5–S1
	Caput breve	N. ischiadicus (Fibularisanteil)	L5–S1
	Muskeln des Tractus iliotibialis (M. gluteus maximus, M. tensor fasciae latae)	N. gluteus sup.	L4–S1
		N. gluteus inf.	L5–S2
Oberes Sprunggelenk			
Dorsalextension (30°)	**M. tibialis anterior**	N. fibularis prof.	L4–L5
	M. extensor digitorum longus	N. fibularis prof.	L5–S1
	M. extensor hallucis longus	N. fibularis prof.	L5–S1
Plantarflexion (50°)	**M. triceps surae**	N. tibialis	S1–S2
	M. flexor hallucis longus	N. tibialis	L5–S2
	M. fibularis longus	N. fibularis superf.	L5–S1
	M. fibularis brevis	N. fibularis superf.	S1
	M. tibialis posterior	N. tibialis	L5–S1
	M. flexor digitorum longus	N. tibialis	L5–S2
Unteres Sprunggelenk			
Eversion (30°)	**Mm. fibulares longus et brevis**	N. fibularis superfic.	L5–S1
	M. fibularis tertius	N. fibularis superfic.	L5–S1
	M. extensor digitorum longus	N. fibularis prof.	L5–S1
	M. extensor hallucis longus	N. fibularis prof.	L5–S1
Inversion (60°)	**M. triceps surae**	N. tibialis	S1–S2
	M. tibialis posterior	N. tibialis	L5–S1
	M. flexor digitorum longus	N. tibialis	L5–S2
	M. flexor hallucis longus	N. tibialis	L5–S2
	M. tibialis anterior	N. fibularis prof.	L4–L5

Muskeln der Zehengelenke s. Tab. 5.5-1

R. Putz und M. Müller-Gerbl

5.6 Rumpf

Übersicht

Am Rumpf werden drei Abschnitte unterschieden (Abb. 5.6-1). Das Skelett der Brust, **Thorax**, wird vom Brustkorb, *Cavea thoracis*, und der Brustwirbelsäule gebildet; die Brustwand umschließt gemeinsam mit dem entsprechenden Anteil des Rückens die Brusthöhle, *Cavitas thoracis*. Der nach kaudal anschließende Bauch, **Abdomen**, wird von der Bauchwand vorne und seitlich sowie vom Lendenabschnitt des Rückens mit der Lendenwirbelsäule umgrenzt und enthält die Bauchhöhle, *Cavitas abdominis*. Den untersten Anteil des Rumpfes stellt das Becken, **Pelvis**, dar, dessen knöcherne Grundlage die beiden Hüftbeine und das Kreuzbein bilden. Die Bauchhöhle setzt sich nach kaudal in die Beckenhöhle, *Cavitas pelvis*, hinein fort.

Während die Brusthöhle zum Hals hin keine klare Abgrenzung aufweist, ist sie von der Bauchhöhle durch das Zwerchfell getrennt. Den unteren Abschluss des Beckens stellt der Beckenboden dar.

Der Rücken, **Dorsum**, wird als eigene Region betrachtet. Seine Grundlage bildet die Wirbelsäule, von der im Brustbereich die Rippen ausgehen. Er beginnt kranial am Hals, *Collum*, unterhalb des Nackens und reicht bis zur Gesäßregion. Seitlich geht er ohne scharfe Grenze in die Brust- und in die Bauchwand über.

5.6.1 Wirbelsäule, Columna vertebralis

Entwicklung der Wirbelsäule

Im Lauf der Evolution wird die **Chorda dorsalis** (s. Kap. 5.1) durch eine höher differenzierte Konstruktion ersetzt, die aus gegeneinander beweglichen Teilstücken, den Wirbeln, *Vertebrae*, und ihren Verbindungen besteht. Die Wirbelanlagen besitzen typische topographische Beziehungen zu Chorda und Rückenmark. Sie gehen aus dem chordanahen gegliederten Mesenchym (**Sklerotome**) hervor und verdrängen die Chorda bis auf einen Rest, der im Bereich der Zwischenwirbelscheiben, *Disci intervertebrales*, erhalten bleibt. Nach dorsal wird das Rückenmark von segmentalen Bögen (**Neuralspangen**) umschlossen, die durch Bänder und Gelenkfortsätze (Zygapophysen) untereinander in Verbindung stehen. So entsteht ein vom Foramen magnum des Schädels bis zum Hiatus sacralis des Kreuzbeins führender Kanal, *Canalis vertebralis*, der neben dem Rückenmark und seinen Hüllen u. a. die Wurzeln der Rückenmarksnerven und Venengeflechte enthält. Zwischen den Wirbelbögen bleiben seitlich Öffnungen, *Foramina intervertebralia*, zum Durchtritt der Rückenmarksnerven, *Nervi spinales*, bestehen.

Mesenchymalstadium der Wirbelsäulenentwicklung

Die Entwicklung der Wirbelsäule geht von den metameren **Somiten** aus, die unter anderem das Zellmaterial für die Wirbelsäule selbst und die autochthone Rückenmuskulatur liefern. Durch Zellverdichtungen entstehen aus jedem Somiten das **Dermatom,** das die bindegewebigen Elemente des zugehörigen segmentalen Hautareals liefert, das **Myotom,** aus dem u. a. der entsprechende Anteil der autochthonen Rückenmuskulatur hervorgeht, und das **Sklerotom,** das die Grundlage der knöchernen Elemente darstellt.

Das Sklerotom löst sich frühzeitig auf, seine frei werdenden Zellen breiten sich in dem von einer Matrix erfüllten Spaltraum um Neuralrohr und Chorda dorsalis aus und bilden eine nicht segmentierte Mesenchymansammlung. Dieses Blastem ist nicht einheitlich gebaut, sondern besteht aus einer dichten **paraxialen** (lateralen) und einer lockeren **axialen** (medialen) Zone, deren weitere Entwicklung unterschiedlich abläuft (Kap. 5.1.2).

Ausgehend vom perichordalen Mesenchym wird bis zum Beginn des 3. Fetalmonats die Grundform der einzelnen Wirbel durch hyalines Knorpelgewebe aufgebaut.

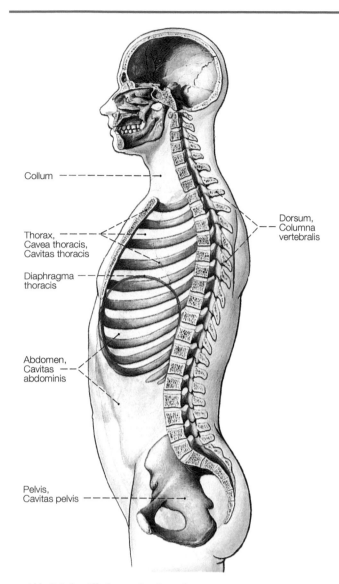

Abb. 5.6-1 Gliederung des Rumpfes.

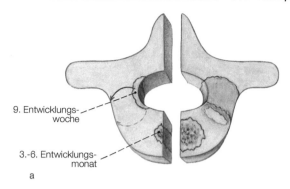

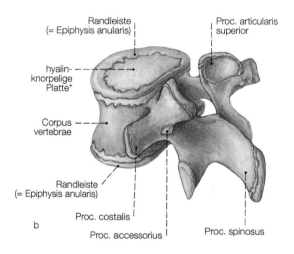

Abb. 5.6-2 Verknöcherung der Wirbel.
(a) Auftreten der primären Knochenkerne am Beispiel eines Lendenwirbels. Die Synostosierung der Wirbelbogenkerne mit dem Körperkern erfolgt zwischen dem 3. und 6. Lebensjahr.
(b) Lokalisation sekundärer Knochenkerne (Apophysen) am Beispiel eines Lendenwirbels. Die Kerne der Randleisten treten etwa um das 8. Lebensjahr auf. Ihre Synostosierung mit dem Wirbelkörper ist bis zum 18. Lebensjahr abgeschlossen. Der zentrale Anteil der hyalinknorpeligen Wirbelkörperepiphyse (*) bleibt zeitlebens erhalten.

Verknöcherung der Wirbel

Die Verknöcherung der Wirbel beginnt ab der 9. Woche. In den knorpeligen Wirbelanlagen treten zuerst drei Knochenkerne auf (Abb. 5.6-2a), einer im Körper (endochondral) und je einer im Anfangsstück des Bogens (perichondral). Die beiden Bogenkerne synostosieren am dorsalen Umfang im 1. bis 2. Lebensjahr. Die Vereinigung der Bogenstücke mit dem Körper erfolgt im 3. bis 6. Lebensjahr.

In den epiphysären Knorpelplatten, die den Wirbelkörpern kranial und kaudal aufliegen, entstehen ab dem 8. Lebensjahr ringförmige platte Knochenkerne (Abb. 5.6-2b), die ab dem 18. Lebensjahr mit dem Körperkern synostosieren und die sog. Randleisten bilden.

An den Spitzen der Processus spinosi und der Processus transversi bzw. der ihnen entsprechenden Fortsätze der Lendenwirbel sowie an den Processus costales und mamillares der Lendenwirbel treten ab dem 12. Lebensjahr sekundäre apophysäre Knochenkerne auf. Sie synostosieren erst mit Abschluss des Wachstums und können Anlass

zu Fehldiagnosen geben, wenn sie mit Knochenabsprengungen verwechselt werden.

Die regionalen Verschiedenheiten der Wirbel kommen nicht zuletzt durch unterschiedliche Einbeziehung von Parietalspangenmaterial zustande (Abb. 5.6-3). Im Brustbereich entwickeln sich daraus die Rippen, an Hals- und Lendenwirbeln bilden sich stattdessen seitlich Anlagerungen aus. Die Processus transversi der Halswirbel erhalten dadurch an ihren Spitzen je ein Tuberculum anterius und posterius, an den Lendenwirbeln bleiben sie als Processus costales erhalten. Vergrößerte Fortsätze, die mitunter auch gelenkig mit den zugehörigen Wirbeln in Verbindung stehen, bezeichnet man als Hals- bzw. Lendenrippen. Ein Teil des Kreuzbeins, Partes laterales, geht ebenfalls aus Parietalspangenmaterial hervor.

Die Knochenkerne des Dens axis verschmelzen im 5. bis 6. Lebensjahr. An seiner Spitze tritt häufig zusätzlich ein Ossiculum terminale auf, das erst nach dem 20. Lebensjahr synostosiert.

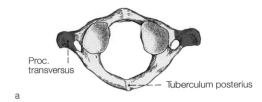

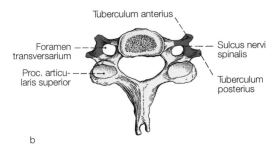

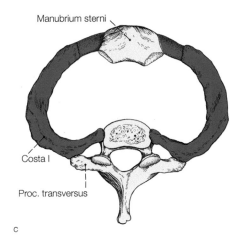

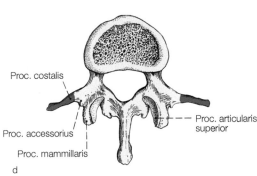

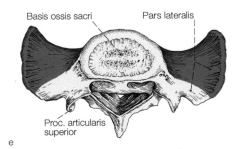

a — Proc. transversus — Tuberculum posterius

b — Tuberculum anterius, Foramen transversarium, Proc. articularis superior, Sulcus nervi spinalis, Tuberculum posterius

c — Manubrium sterni, Costa I, Proc. transversus

d — Proc. costalis, Proc. accessorius, Proc. mammillaris, Proc. articularis superior

e — Basis ossis sacri, Pars lateralis, Proc. articularis superior

◄ **Abb. 5.6-3 Entwicklung der Parietalspangen (Rippenanlagen).** Ansichten von kaudal (a), von kranial (b–e).
(a) Atlas
(b) 6. Halswirbel
(c) 1. Brustwirbel mit rechter und linker 1. Rippe und Manubrium sterni
(d) 2. Lendenwirbel
(e) Kreuzbein

Gliederung der Wirbelsäule

Im Brustbereich steht die Wirbelsäule seitlich mit 12 beweglichen Spangenpaaren in Verbindung, die sich als Rippen ventral mit dem median gelegenen Brustbein vereinigen. Durch die Anfügung der Rippen wird an der Wirbelsäule eine Brustregion von einer Hals- und einer Lendenregion unterscheidbar. Die **7 Halswirbel**, *Vertebrae cervicales*, die **12 Brustwirbel**, *Vertebrae thoracicae*, und die **5 Lendenwirbel**, *Vertebrae lumbales*, besitzen eine charakteristische Form. Die nach kaudal anschließenden 5 Wirbelanlagen sind zum **Kreuzbein**, *Os sacrum (Vertebrae sacrales I–V)*, verschmolzen. Das unterste Ende der Wirbelsäule bilden 3–6 Knochenstücke, die zusammen als **Steißbein**, *Os coccygis (Vertebrae coccygeae I–IV)*, bezeichnet werden. Somit besteht die Wirbelsäule des Erwachsenen unter Berücksichtigung der Synostosierung der 5 Kreuzbeinanteile aus **28–31 knöchernen Elementen** (Abb. 5.6-4).

Mit dem Rumpfskelett ist das Skelett der Gliedmaßen durch Schulter- und Beckengürtel verbunden.

Grundform des Wirbels

Die Wirbel haben eine gemeinsame Grundform, die in den einzelnen Regionen unterschiedlich abgewandelt ist. Während beim Neugeborenen die Wirbel noch ziemlich gleichartig sind, prägen sich bis zum Abschluss des Wachstums charakteristische Merkmale aus.

Am Beispiel eines Brustwirbels (Abb. 5.6-5) zeigt sich die **Grundform des einzelnen Wirbels** besonders deutlich. Man kann an ihm den Wirbelkörper, *Corpus vertebrae*, und den Wirbelbogen, *Arcus vertebrae*, mit seinen Fortsätzen, *Processus*, unterscheiden. Das Wirbelloch, *Foramen vertebrale*, umgrenzt von Wirbelkörper und Wirbelbogen, bildet den Raum für das Rückenmark mit seinen Hüllen, für Blutgefäße und Nerven.

Der **Wirbelkörper** hat die Form eines kurzen Zylinderstücks und besteht aus dichter Spongiosa, deren Bälkchen vorzugsweise senkrecht und parallel zu den Endflächen ausgerichtet sind. Die Endflächen, *Facies intervertebrales*, sind mit Ausnahme der **Randleiste**, *Epiphysis anularis*, von einer hyalinen Knorpelplatte bedeckt. Mit diesen Flächen sind die Zwischenwirbelscheiben (= Bandscheiben) fest verbunden.

Der Zylindermantel wird von einer dünnen Kompaktalamelle gebildet, in die das vordere Längsband einstrahlt.

Seitlich trägt der Wirbelkörper kranial und kaudal je eine kleine überknorpelte **Gelenkgrube,** *Foveae costales superior* und *inferior*. Die benachbarten Gelenkgruben zweier Wirbel nehmen zusammen den Kopf einer Rippe auf.

Wirbelkörper und **Wirbelbogen** umgeben das **Wirbelloch,** *Foramen vertebrale*. Aus der Abfolge der Foramina vertebralia ergibt sich der **Wirbelkanal,** *Canalis vertebralis*. Auf jeder Seite bleibt zwischen zwei Wirbeln das **Zwischenwirbelloch,** *Foramen intervertebrale*, zum Durchtritt der

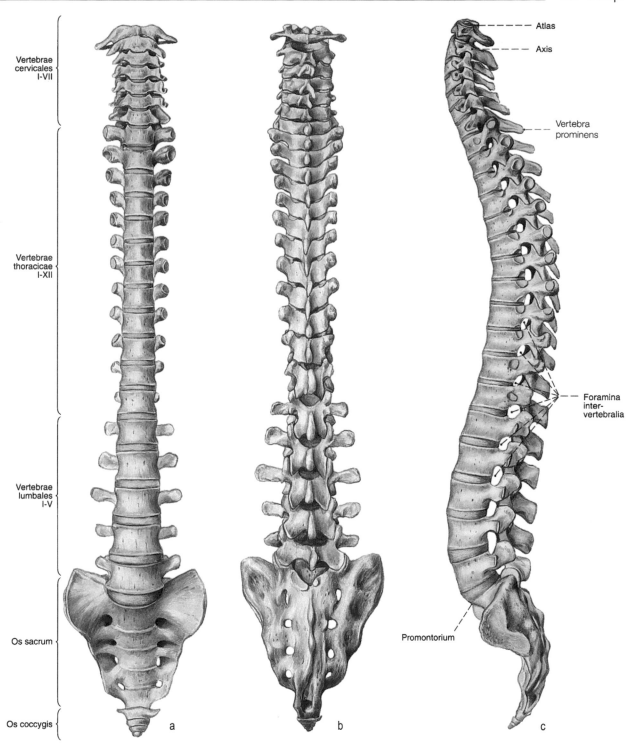

Abb. 5.6-4 Wirbelsäule, Columna vertebralis.
(a) Ansicht von ventral
(b) Ansicht von dorsal
(c) Ansicht von lateral

zugehörigen Spinalnerven frei. Diese Öffnung wird knöchern begrenzt durch die Wurzelstücke der angrenzenden Wirbelbögen, *Pediculi arcus vertebrae,* die hier kranial und kaudal etwas eingezogen sind, *Incisurae vertebrales inferior* und *superior.* Vom abgeplatteten Anteil des Wirbelbogens,

Lamina arcus vertebrae, gehen nach oben und unten je zwei **Gelenkfortsätze,** *Processus articulares superiores* und *inferiores,* aus, die jeweils überknorpelte Gelenkflächen tragen. Auf diese Weise steht jeder Wirbel mit seinen Nachbarn in vierfacher gelenkiger Verbindung.

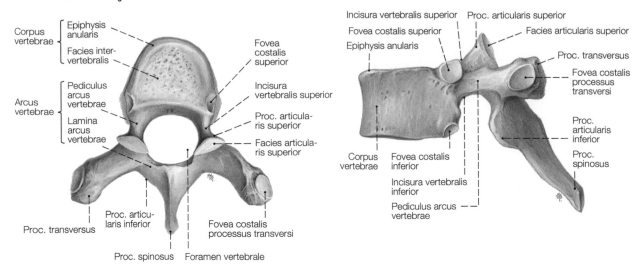

Abb. 5.6-5   Grundform der Wirbel am Beispiel eines 6. Brustwirbels.
(a) Ansicht von kranial
(b) Ansicht von links

Die nach beiden Seiten vom Bogen abgehenden **Querfortsätze**, *Processus transversi*, tragen am 1. bis 10. Brustwirbel eine Gelenkfläche, *Fovea costalis processus transversi*, für das Rippenhöckerchen. Am 11. und 12. Brustwirbel fehlt die Gelenkfläche.

Ein mittlerer Fortsatz, der **Dornfortsatz**, *Processus spinosus*, deckt im Bereich der Hals- und Brustwirbelsäule den Wirbelkanal nach dorsal. Die Dornfortsätze sind in der Regel vom 6. Halswirbel an durch die Haut zu tasten. Sie bilden wichtige Marken für die Orientierung an der Körperoberfläche und die Lagebestimmung innerer Organe. Der 7. Halswirbel wird wegen seines besonders weit nach dorsal unter die Haut vorspringenden Processus spinosus als *Vertebra prominens* bezeichnet.

Gesamtform der Wirbelsäule

Die menschliche Wirbelsäule besitzt als charakteristische Eigenform eine doppelt S-förmige Krümmung in der Sagittalebene (Abb. 5.6-4c u. 6b).

Kennzeichnend ist insbesondere der scharfe Knick zwischen Kreuzbein und Lendenwirbelsäule, der einen Winkel, **Lumbosakralwinkel**, von 120–164° bildet. Sein Auftreten in der Evolution ist durch die Kippung des Beckens nach vorne bedingt, während sich die Lendenwirbelsäule aufgerichtet hat. Dies hat statische (und energetische) Vorteile für den aufrechten Gang des Menschen als zweibeiniges Wesen mit sich gebracht.

Die Lendenwirbelsäule wurde dabei etwas nach vorne gewölbt, was als **Lendenlordose** bezeichnet wird. Damit orientiert sie sich nach der Schwerlinie des Körpers und wird über die Füße positioniert. Die oberen Lendenwirbel leiten zu einer Gegenkrümmung über, **Brustkyphose,** die sämtliche Brustwirbel umfasst. Auf diese Weise entsteht eine gebogene, potenziell federnde mehrgliedrige Rückenversteifung.

Die am weitesten in den Beckeneingang vorspringende Kante des lumbosakralen Übergangs, meist die Vorderkante der Basis ossis sacri, wird als **Promontorium** bezeichnet.

Die charakteristischen Krümmungen der Wirbelsäule sind beim Neugeborenen erst angedeutet (Abb. 5.6-6a). Die **Halslordose** bildet sich bereits in den ersten Lebensmonaten, die **Brustkyphose** dagegen entwickelt sich erst im Zusammenhang mit dem Erlernen des Stehens und des Gehens. Anfangs sind die Krümmungen nur funktionell, d. h. belastungsabhängig; sie stabilisieren sich erst nach einigen Jahren.

Im Allgemeinen ist die Wirbelsäule des Erwachsenen auch asymmetrisch gering seitlich gebogen (**Skoliose**). Zumeist finden sich im Lendenbereich eine nach links konvexe und im Brustbereich eine nach rechts konvexe Ausbiegung. Während der frühen Kindheit fehlt jede Krümmung der Wirbelsäule in der Frontalebene. Sie entwickelt sich erst zwischen dem 7. und 10. Lebensjahr und ist meist noch nicht S-förmig, da zunächst eine reine Brust- oder nur eine Lendenskoliose auftritt. Erst später kommt die S-Form (zusammengesetzte Skoliose) zustande.

Stärkere seitliche Biegungen sind fast immer krankhaft und sollten so früh wie möglich behandelt werden. Ihre Ursache kann z. B. eine Fehlbildung im Bereich der Wirbelkörperanlagen, der Rippen oder der Rückenmuskulatur sein.

Sog. **statische Skoliosen** gehen auf eine Schiefstellung des Beckens zurück, wie sie z. B. durch Längenunterschiede der unteren Gliedmaßen, angeborene Hüftluxationen oder Beckenasymmetrien entstehen können. Bei den krankhaften Skoliosen sind meist neben Seitbiegungen der Wirbelsäule Drehungen um die Längsachse vorhanden. Die Dornfortsätze sind dabei nach der Seite der Konkavität gerichtet.

Abweichungen von der normalen Form der Wirbelsäule, die durch Anspannung der Muskulatur korrigierbar sind, werden als **Fehlhaltungen** bezeichnet. Unter **Fehlform** versteht man eine fixierte Veränderung der gesamten Form der Wirbelsäule.

Im Alter wird die Wirbelsäule kürzer, da die Bandscheiben durch den Flüssigkeitsverlust ihres Gallertkerns an Höhe verlieren und die Wirbelkörper einer altersabhängigen Mineralisierungsabnahme bis hin zur Osteoporose unterliegen. Dabei können Deck- und Grundplatte der Wirbel-

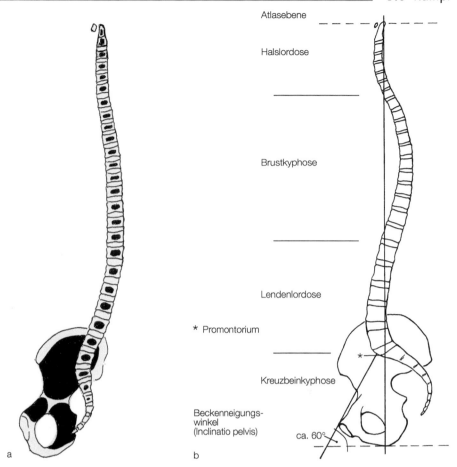

Abb. 5.6-6 Entwicklung der Krümmung der Wirbelsäule.
(a) Mediansagittalschnitt durch die Wirbelsäule eines Fetus im 7. Entwicklungsmonat (auf die Länge der erwachsenen Wirbelsäule vergrößert). Die Krümmungen der Wirbelsäule sind erst angedeutet.
(b) Wirbelsäule eines Erwachsenen mit Schwerelot

körper konkav ausgehöhlt und die vorderen und seitlichen Bandscheibenanteile der Brustwirbelsäule durch Gewebsschwund niedriger werden bzw. sogar verknöchern. Dadurch wird die Kyphose dieses Abschnitts verstärkt (**Alterskyphose**).

Form der Wirbel

Hals-, Brust- und Lendenwirbel

Die Wirbel der einzelnen Regionen der Wirbelsäule unterscheiden sich sowohl durch ihre Größe als auch durch besondere kennzeichnende Merkmale (Abb. 5.6-7 u. 9). An den Grenzen der Regionen treten Übergangsformen auf. Bei gleicher Festigkeit ihrer Spongiosa haben die **Wirbelkörper** vom Schädel gegen das Becken hin fortschreitend eine immer größere Last zu tragen. Dies wird durch Zunahme ihres Durchmessers und ihrer Höhe nach kaudal hin kompensiert. Die Form der Wirbelkörper ist bei den Halswirbeln annähernd rechteckig, bei den Brustwirbeln etwa dreieckig, bei den Lendenwirbeln bohnenförmig.

Die beiden ersten Halswirbel, *Atlas* und *Axis* (Abb. 5.6-7a, 7b u. 31), nehmen die Last des Kopfes auf und ermöglichen durch ihren Bau eine Bewegung in drei Freiheitsgraden entsprechend einem Kugelgelenk. Sie weichen stark von der typischen Grundform der Wirbel ab. Der **Atlas** besitzt anstelle eines Körpers einen vorderen Bogen, *Arcus anterior*, der außen das *Tuberculum anterius* und an seiner Innenseite eine Gelenkfläche, *Fovea dentis*, für eine

entsprechende Gelenkfläche des Zahns des Axis, *Dens axis*, trägt, der seinerseits das charakteristische Merkmal des 2. Halswirbels ist. Seitlich schließen sich die **Massae laterales** an, die die Verbindung zum hinteren Bogen, *Arcus posterior*, herstellen. An der Innenfläche der Massae laterales des Atlas ist eine grubige Vertiefung mit einem dorsal angrenzenden Tuberkulum zu sehen, an der derbe Faserzüge befestigt sind, die als **Ligamentum transversum atlantis** dorsal vom Dens axis zur Gegenseite ziehen und mit diesem eine Art Zapfengelenk bilden. An den Massae laterales finden sich kranial Gelenkflächen, *Facies articulares superiores*, zur gelenkigen Verbindung mit dem Hinterhauptsbein und kaudal die *Facies articulares inferiores* zur Artikulation mit dem Axis. Nach lateral ragen von den Massae laterales – entsprechend den übrigen Halswirbeln – Querfortsätze vor, die von dem *Foramen transversarium* durchbrochen sind. Sie laden erheblich weiter nach der Seite aus als die der folgenden Halswirbel und lassen sich zwischen Warzenfortsatz und Kieferwinkel gut tasten. Von den Querfortsätzen führt eine flache Rinne über das Wurzelstück des hinteren Atlasbogens nach medial, in der die A. vertebralis liegt, *Sulcus arteriae vertebralis* (Abb. 5.6-31). Dieser Sulcus kann mitunter zu einem Kanal, *Canalis arteriae vertebralis,* geschlossen sein. Von der Mitte des hinteren Umfangs des Arcus posterior ragt das *Tuberculum posterius* vor. Der Körper des **Axis** ist nach kranial ausgezogen zum *Dens axis,* der phylogenetisch als Material eines Atlaskörpers aufzufassen ist. Um ihn als Achse kann der Kopf mit dem Atlas rotiert werden (Abb. 5.6-31). An seiner

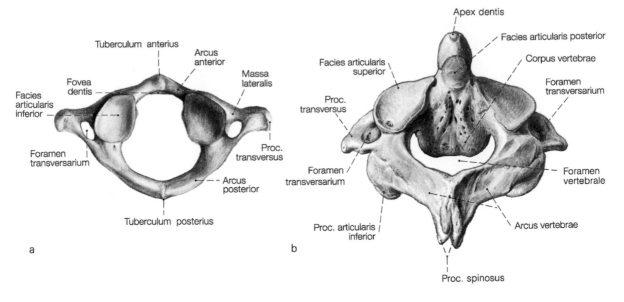

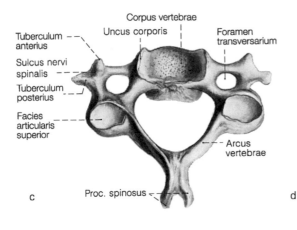

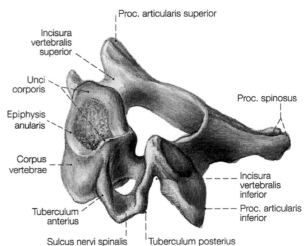

Abb. 5.6-7 Verschiedene Halswirbel.
(a) Atlas [C I] von kaudal
(b) Axis [C II] von dorsal
(c) 5. Halswirbel [C V] von kranial
(d) 4. Halswirbel [C IV] von schräg lateral

Vorderfläche befinden sich die *Facies articularis anterior,* an der Hinterfläche die *Facies articularis posterior,* der die mit Knorpelzellen durchsetzte Innenfläche des *Ligamentum transversum atlantis* anliegt. Der **Zahn des Axis** ist häufig etwas nach hinten abgebogen (Abb. 5.6-33b), was in Zusammenhang mit der Ausbildung des Schädelbasiswinkels steht. Von der Basis des Zahns ziehen die beiden *Processus articulares superiores* in einem flachen Winkel nach dorsolateral. Sie sind bis auf einen kleinen medialen Bereich flach konkav, besitzen jedoch zentral eine dicke Knorpelauflagerung. So entsteht ein leicht konvexer, nach lateral auslaufender First, der die Funktion der Atlas-Axis-Verbindung bestimmt. Im Gegensatz zu den übrigen Halswirbeln ragt vom Axis nach dorsal ein mächtiger Dornfortsatz vor, der nach kaudal in zwei starke Vorsprünge ausläuft.

Im Unterschied zu den übrigen Wirbeln sind die **Endflächen der Körper** des 2. bis 7. Halswirbels gewölbt. Die obere ist jeweils in transversaler Richtung konkav und läuft nach lateral in die **Hakenfortsätze,** *Unci corporum,* aus (Abb. 5.6-8b). Sie stehen bei den oberen Wirbeln steiler als bei den unteren, wo sie überdies nach dorsal rücken. Entwicklungsgeschichtlich sind sie als Teile der Wirbelbögen aufzufassen. Die Grundplatte ist in sagittaler Richtung konkav (Abb. 5.6-8a).

Die Aufrichtung der Unci corporum während des ersten Lebensjahrzehnts und die damit verbundene zunehmende Scherbeanspruchung in den seitlichen Randzonen der Halsbandscheiben führt zur Ausbildung von sog. unkovertebralen Spalten (Abb. 5.6-23).

Abgesehen vom 1. (manchmal auch 2.) Brustwirbel, an dessen Deckplatte je ein kleiner Uncus corporis zu finden ist, sind die Endflächen der einzelnen Brustwirbel und der oberen vier Lendenwirbel ungefähr parallel zueinander ausgerichtet (Abb. 5.6-9). Der 5. Lendenwirbel ist dagegen

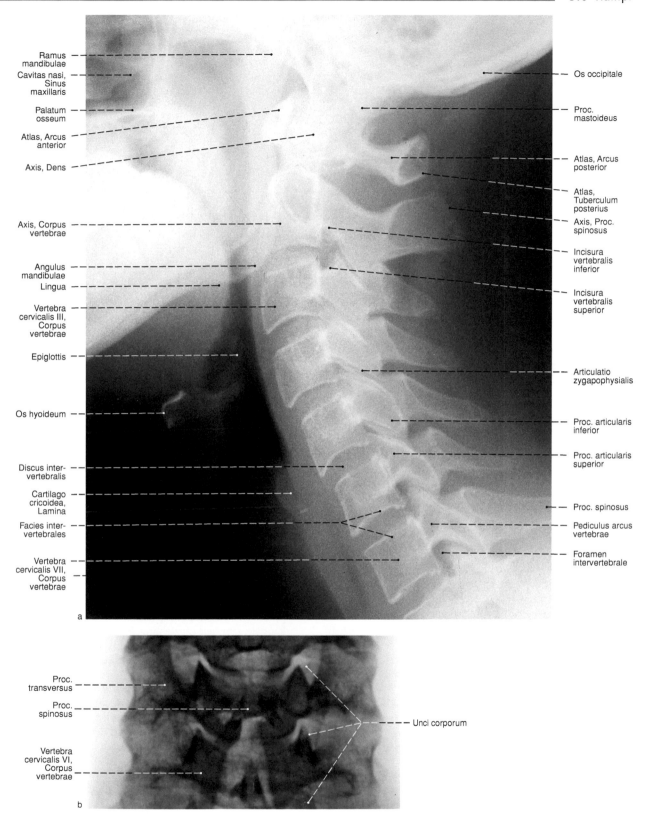

Ramus mandibulae
Cavitas nasi, Sinus maxillaris
Palatum osseum
Atlas, Arcus anterior
Axis, Dens
Axis, Corpus vertebrae
Angulus mandibulae
Lingua
Vertebra cervicalis III, Corpus vertebrae
Epiglottis
Os hyoideum
Discus intervertebralis
Cartilago cricoidea, Lamina
Facies intervertebrales
Vertebra cervicalis VII, Corpus vertebrae

Os occipitale
Proc. mastoideus
Atlas, Arcus posterior
Atlas, Tuberculum posterius
Axis, Proc. spinosus
Incisura vertebralis inferior
Incisura vertebralis superior
Articulatio zygapophysialis
Proc. articularis inferior
Proc. articularis superior
Proc. spinosus
Pediculus arcus vertebrae
Foramen intervertebrale

a

Proc. transversus
Proc. spinosus
Vertebra cervicalis VI, Corpus vertebrae

Unci corporum

b

Abb. 5.6-8a Röntgenaufnahme der Halswirbelsäule. (a) Seitliche Fernaufnahme. (b) Frontale Fernaufnahme.

vorne wesentlich höher als hinten. Er ist schon an der Bildung des Lumbosakralwinkels mitbeteiligt.

Zentral tritt an den Endflächen (**Deckplatte** kranial – **Grundplatte** kaudal) aller Wirbel die poröse Grenzfläche der Spongiosa zutage. Sie wird hier von einer hyalinen Knorpelplatte, der Wirbelkörperepiphyse, bedeckt, deren ringförmig verknöcherter Anteil als **Randleiste** mit dem übrigen Körper synostosiert ist (Abb. 5.6-2).

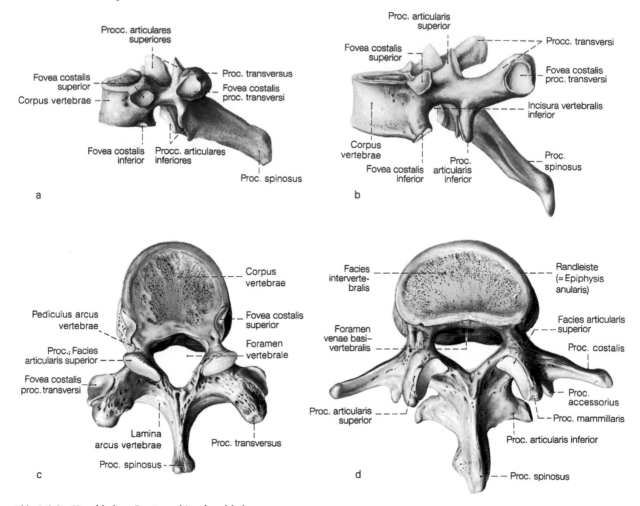

Abb. 5.6-9 Verschiedene Brust- und Lendenwirbel.
(a)   1. Brustwirbel [T I] von schräg lateral
(b)   6. Brustwirbel [T VI] von schräg lateral
(c) 10. Brustwirbel [T X] von kranial
(d)   3. Lendenwirbel [L III] von kranial

Der Raum zwischen zwei Wirbelkörpern wird von regional unterschiedlich geformten Zwischenwirbelscheiben ausgefüllt. Von ihnen wird die axiale Druckkraft gleichmäßig auf die angrenzenden Endflächen verteilt. Dementsprechend ist die Spongiosa der Wirbelkörper zur Aufnahme longitudinalen Drucks angeordnet (Abb. 5.6-10b). Aus dem in den Wirbeln befindlichen roten Knochenmark führt nach dorsal die V. basivertebralis im gleichnamigen Foramen das Blut ab (Abb. 5.6-10 u. 19).

Auch die **Wirbellöcher** weisen regionaltypische Formen und unterschiedliche Weiten auf. Sie sind bei den Hals- und Lendenwirbeln dreiseitig, bei den Brustwirbeln rund; im mittleren Brustbereich sind die Durchmesser am kleinsten. Entsprechend ist das Brustmark der dünnste Teil des Rückenmarks, während es im unteren Hals- und oberen Lendenbereich Anschwellungen besitzt. Die Querschnitte von Rückenmark und Wirbelkanal sind also aufeinander abgestimmt. Die **Wirbelbögen** umgrenzen die Wirbellöcher lateral und dorsal und lassen drei Anteile unterscheiden. Rechts und links fußen sie mittels der **Pedikel**, *Pediculi arcus vertebrae*, etwas kranial versetzt an den dorsalen Außenkanten der Wirbelkörper. Da sie niedriger als diese sind und

auch niedriger als die nach dorsal angrenzenden Processus articulares, entsteht eine kraniale, etwas seichtere und eine kaudale, sehr tiefe Einziehung, *Incisurae vertebrales superior* und *inferior*, die gemeinsam mit der zugehörigen Bandscheibe und dem Wirbelgelenk das Foramen intervertebrale bilden (Abb. 5.6-26).

Die Pedikel besitzen in allen Wirbelsäulenregionen eine charakteristische Querschnittsform. Ihre Kortikalis ist im oberen, im medialen und im unteren Anteil ihres Umfangs sehr stark ausgeprägt, während an der lateralen Seite die Spongiosa kaum gegen die Umgebung hin abgeschlossen ist. Diese Materialverteilung ist Ausdruck einer hohen Biegebeanspruchung bei gleichzeitiger Tendenz zur Querverformung des Foramen vertebrale.

Die massive Ausbildung der Kortikalis ermöglicht das Einbringen von langen Metallschrauben bei stabilisierenden chirurgischen Eingriffen.

Die beiden Pedikel werden durch die abgeplattete *Lamina arcus vertebrae* über die Mittellinie hinweg miteinander verbunden. Von dieser schräg eingestellten festen Platte geht eine Reihe von Fortsätzen aus.

Die **Querfortsätze,** *Processus transversi,* des 1. bis 10.

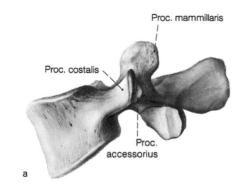

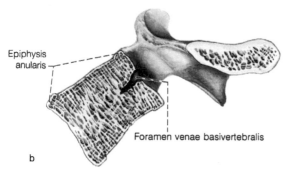

Abb. 5.6-10   5. Lendenwirbel [L V].
(a) Seitenansicht
(b) Medianschnitt. Beachte die vorherrschende Ausrichtung der Spongiosabälkchen senkrecht zu Grund- und Deckplatte.

Brustwirbels stehen mit den entsprechenden Rippen in gelenkiger Verbindung (Abb. 5.6-5b u. 44). Die *Fovea costalis processus transversi* ist am 1. und 6. bis 10. Brustwirbel plan, am 2. bis 5. konkav geformt. Am 11. und 12. Brustwirbel fehlen die Gelenkflächen an den Querfortsätzen.

In der Regel erreicht jeder Rippenkopf an den einander zugewandten Rändern zweier Wirbelkörper die Foveae costales. Ausgenommen sind die 1., 11. und 12. Rippe, die nur je eine Gelenkverbindung mit dem Körper des entsprechenden Wirbels haben.

In Hals- und Lendenwirbelsäule sind die Rippen weitgehend zurückgebildet. Diese Abschnitte werden damit zu frei beweglichen Stielen. An Hals- und Lendenwirbeln verbleiben nur Rippenrudimente, die im Wesentlichen mit dem Querfortsatz verwachsen (Abb. 5.6-3). Besonders groß und variabel ausgebildet ist der Rippenrest, **Processus costalis**, an den **Lendenwirbeln**. Dies ist der „Querfortsatz" (Lateralfortsatz) im Sprachgebrauch des Klinikers. Der entwicklungsgeschichtlich homologe Querfortsatz der Lendenwirbel wird nur durch eine kleine Erhebung, **Processus accessorius**, dargestellt. An den oberen Gelenkfortsatz angelehnt, findet sich ein Muskelhöcker, **Processus mamillaris**. Er ist beim 12. Brustwirbel vorhanden und an den oberen Lendenwirbeln deutlich ausgeprägt (Abb. 5.6-9).

Auch in die Halswirbel ist ein Rippenrudiment einbezogen, das den vorderen Teil des Processus transversus aufbaut (Abb. 5.6-3). Dadurch entsteht eine Öffnung, **Foramen transversarium**, in der vom 6. bis 1. Halswirbel die A. vertebralis, vom 1. bis zum 7. das Geflecht der V. vertebralis verläuft. An ihren seitlichen Endungen tragen die Processus transversi der Halswirbel je 2 Höckerchen, *Tuberculum anterius* und *posterius*. Zwischen beiden findet

sich eine Rinne für den segmentalen Rückenmarksnerv, *Sulcus nervi spinalis.* Beim 7. Halswirbel ist gewöhnlich das vordere Höckerchen sehr klein, beim 6. Halswirbel dagegen kräftig und daher durch die Haut an der Seite des unteren Schildknorpelrands zu fühlen. Über dieses Höckerchen, **Tuberculum caroticum,** zieht die A. carotis communis, die hier deshalb gut palpiert und bei Blutungen im Bereich ihrer Äste (z. B. bei Gesichtsverletzungen) kurzzeitig durch Druck von außen komprimiert werden kann.

Die **Gelenkfortsätze** sind in den einzelnen Wirbelsäulenregionen sehr unterschiedlich ausgebildet. Sie werden im Detail bei den Verbindungen der Wirbel beschrieben.

Der **Dornfortsatz,** *Processus spinosus,* des Axis ist in der Tiefe des Nackens verborgen; die Dornfortsätze der übrigen Halswirbel nehmen kaudalwärts an Länge zu und sind gegabelt (Abb. 5.6-3b u. 3c). Der Dornfortsatz des 6. Halswirbels ist im Allgemeinen der oberste, der durch die Haut hindurch gut tastbar ist; weit springt auch der Dornfortsatz des **7. Halwirbels** vor (**Vertebra prominens**). Von hier an lassen sich die Dornfortsätze durch Tasten abzählen. Der am stärksten vorspringende Dornfortsatz ist in der Regel der des 1. Brustwirbels. Die Dornfortsätze der mittleren Brustwirbelsäule sind lang und decken sich dachziegelartig, sodass die Spitze jeweils in Höhe des übernächsten kaudalen Querfortsatzes liegt.

Im Bereich der Lendenwirbelsäule sind die Dornfortsätze kräftig entwickelt, seitlich abgeplattet und gerade nach hinten gerichtet (Abb. 5.6-3b u. 3c). Sie lassen zwischen sich so viel Raum, dass bei der **Lumbalpunktion** zur Gewinnung von Hirn- und Rückenmarksflüssigkeit, *Liquor cerebrospinalis,* zwischen dem 3. und 4. oder dem 4. und 5. Dornfortsatz bis in den Subarachnoidalraum eingestochen werden kann (Abb. 5.6-11).

Kreuzbein

Das Kreuzbein, *Os sacrum,* entwickelt sich aus 5 Wirbeln und den zugehörigen Rippenanlagen (Abb. 5.6-3). Es hat eine dreieckige Form mit nach kranial gerichteter **Basis,** *Basis ossis sacri,* den nach lateral ausgerichteten **Alae ossis sacri** und verschmälert sich kaudalwärts zum **Apex ossis sacri** (Abb. 5.6-12 u. 13). Die Neigung der Basis ossis sacri gegen die Transversalebene beträgt im Mittel 47°. Sie bleibt auch dann relativ konstant, wenn die Kreuzbeinachse erhebliche Abweichungen ihrer Verlaufsrichtung zeigt. Auf der konkav gekrümmten Vorderfläche, **Facies pelvica,** sind die Verschmelzungszonen der benachbarten Deckplatten und der Zwischenwirbelscheibe als raue Querleisten, *Lineae transversae,* erkennbar. Die verschmolzenen Wirbelbögen umgeben den **Canalis sacralis.** Er ist dorsoventral abgeplattet, hat seine engste Stelle auf Höhe des 3. Kreuzbeinsegments und öffnet sich kaudal mit dem *Hiatus sacralis.*

An dieser Stelle wird der Wirbelkanal dorsal nur durch Bandmassen geschlossen, sodass man hier für die **Epiduralanästhesie** (Betäubung der Nervenwurzeln, die innerhalb des Canalis sacralis aus dem Duralsack austreten, Anwendung bei Operationen im Bereich des kleinen Beckens) leicht mit der Punktionsnadel eindringen kann.

Die **Dornfortsätze** bilden auf der **Facies dorsalis** einen gezackten Kamm, *Crista sacralis mediana.* Die Gelenkfortsätze seitlich davon sind zu je einer niedrigen *Crista sacralis medialis* verschmolzen.

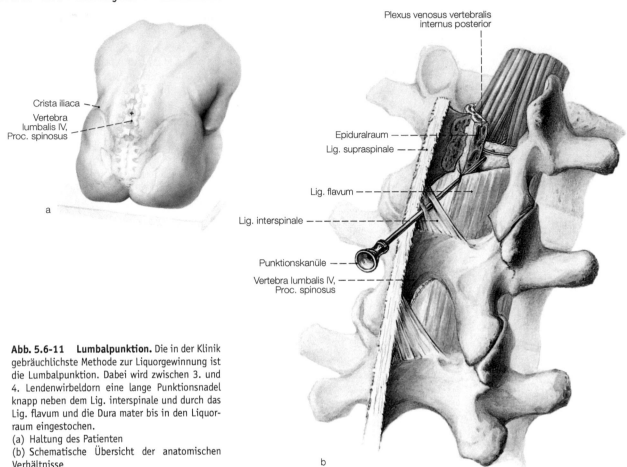

Plexus venosus vertebralis
internus posterior

Epiduralraum
Lig. supraspinale
Lig. flavum
Lig. interspinale
Punktionskanüle
Vertebra lumbalis IV,
Proc. spinosus

Crista iliaca
Vertebra
lumbalis IV,
Proc. spinosus

a

b

Abb. 5.6-11   Lumbalpunktion. Die in der Klinik gebräuchlichste Methode zur Liquorgewinnung ist die Lumbalpunktion. Dabei wird zwischen 3. und 4. Lendenwirbeldorn eine lange Punktionsnadel knapp neben dem Lig. interspinale und durch das Lig. flavum und die Dura mater bis in den Liquorraum eingestochen.
(a) Haltung des Patienten
(b) Schematische Übersicht der anatomischen Verhältnisse

Rippenrudimente und Querfortsätze der drei oberen Kreuzwirbel und ossifizierte Bandzüge bilden je einen kräftigen Seitenteil, *Pars lateralis,* der an seiner Gelenkfläche, **Facies auricularis,** mit der entsprechenden Gelenkfläche der zugehörigen Darmbeinschaufel artikuliert. Dorsal tragen die Seitenteile ein raues Feld zum Ansatz von Muskeln, *Tuberositas ossis sacri.* Den verschmolzenen Processus accessorii entspricht die Höckerreihe der *Crista sacralis lateralis.*

Nach kranial gehen vom Os sacrum zwei nach seitlich und dorsal gerichtete Gelenkfortsätze, **Processus articulares superiores,** aus, die vor allem bei Ventralflexion und Drehung auf Biegung beansprucht werden. Zwischen den Gelenkfortsätzen des letzten Lendenwirbels und des Os sacrum kann eine große Scherkraft auftreten. Diese Fortsätze hindern wie Sperrzähne den 5. Lendenwirbel daran, nach ventral abzugleiten.

Vom Sakralkanal öffnen sich nach lateral segmentale Seitenkanäle, die den Zwischenwirbellöchern entsprechen und zu den **Foramina sacralia anteriora** und **posteriora** auf Vorder- und Rückseite des Kreuzbeins führen. Durch diese Löcher treten die Äste der Spinalnerven und der Gefäße hindurch.

Entsprechend der Gesamtform des Beckens weist das Kreuzbein typische Geschlechtsunterschiede auf. Bei der Frau ist es etwas kürzer und breiter, seine Facies pelvica ist nicht so stark gekrümmt wie beim Mann.

Steißbein

Das auch bei menschlichen Feten segmentiert angelegte Schwanzskelett wird während des 2. Monats weitgehend zurückgebildet. Nur sein kranialer Abschnitt bleibt als Steißbein, das aus den Resten von **3 bis 5 Wirbeln** zusammengesetzt ist, erhalten. Davon sind die untersten im Allgemeinen synostosiert (Abb. 5.6-14). Der rudimentäre Charakter des Knochens erklärt seine Variabilität. Die Bezeichnung *Os coccygis* wird auf die Gestalt des Knochenstücks zurückgeführt, das sich wie ein Kuckucksschnabel (kokkyx, gr. = Kuckuck) nach ventral krümmen kann.

Nur der 1. Steißwirbel lässt kranial mit den **Cornua coccygea** Andeutungen oberer Gelenkfortsätze und Reste von Querfortsätzen erkennen. Die übrigen Steißwirbel sind als kleine würfelförmige Körper vorhanden, deren kaudales Teilstück, *Vertebra coccygea III–V,* am unteren Pol eine seichte Rinne aufweist. In ihr liegt als kümmelkornähnliches Gebilde das von einem Endast der A. sacralis mediana gespeiste *Glomus coccygeum.*

Die ventrale Fläche des Steißbeins ist bei der rektalen Untersuchung, die dorsale Fläche dagegen durch die Haut in der Gesäßfurche oberhalb des Anus tastbar.

Zwischen dem obersten Kokzygealwirbel und dem Apex ossis sacri befindet sich meist ein gelenkähnlicher Spalt, **Articulatio sacrococcygea,** der aus einem Riss in der Bandscheibe hervorgeht.

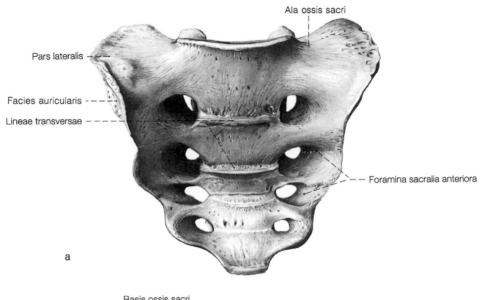

a

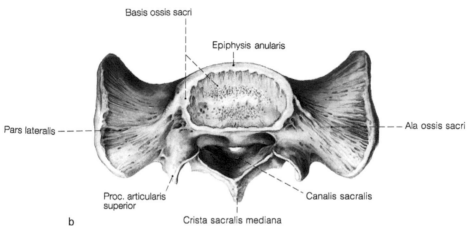

b

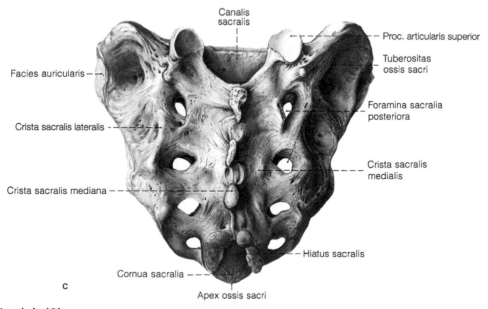

c

Abb. 5.6-12 Kreuzbein (♀).
(a) Ansicht von ventral, Facies pelvica
(b) Ansicht von kranial
(c) Ansicht von dorsal, Facies dorsalis

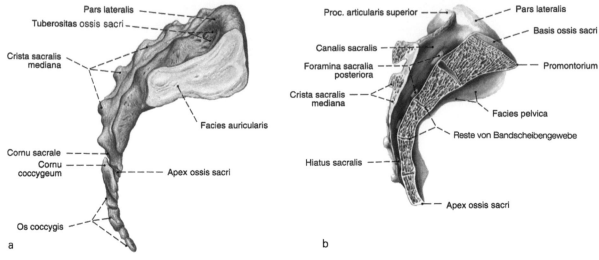

Abb. 5.6-13 Kreuzbein (♀).
(a) Ansicht von lateral
(b) Medianschnitt

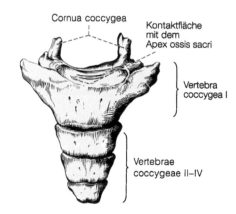

Abb. 5.6-14 Steißbein von ventral.

Variationen und Fehlbildungen der Wirbelsäule

Die Variationsbreite der einzelnen Merkmale der Wirbel ist sehr groß. Manche Abweichungen bleiben oft ohne Symptome und werden nur als Zufallsbefund entdeckt, da innerhalb des komplexen Aufbaus des „Organs" Wirbelsäule Kompensationen gut möglich sind (Tab. 5.6-1).

Die einzelnen Regionen der Wirbelsäule weisen nicht immer die typische Wirbelzahl auf. Eine Vermehrung oder Verminderung der Gesamtzahl der Wirbel betrifft in der Regel das kraniale oder das kaudale Ende der Wirbelsäule. Variationen der Gesamtwirbelzahl (**nummerische Variationen**) hängen damit zusammen, dass entweder mehr Ursegmente angelegt werden, als normalerweise Wirbel entstehen, oder dass Schwanzsegmente zurückgebildet werden. Die Zahl der Steißwirbel (normalerweise 3 bis 6) ist von der Zahl der reduzierten Segmente abhängig. Die Normzahl von **24 präsakralen Wirbeln** bezieht sich nur auf 92 bis 95% der Menschen.

Variationen in den Wirbelsäulenregionen treten zumeist als Verschiebung einiger für bestimmte Regionen typischer Merkmale auf. Man unterscheidet dabei **Kranial-** und **Kaudalvariationen** (Abb. 5.6-15).

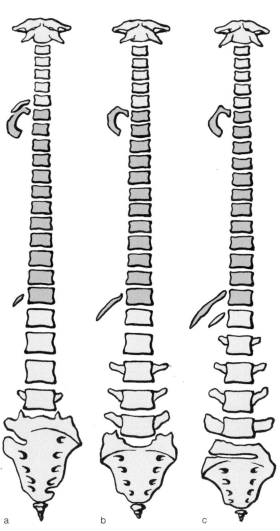

Abb. 5.6-15 Störungen der Metamerie der Wirbelsäule: Übersicht.
(a) Kranialvariation
(b) Normalsituation
(c) Kaudalvariation

Tab. 5.6-1   Variationen und Fehlbildungen der Wirbelsäule.

Abweichungen der Wirbelzahl	Vermehrung (insbes. Lendenwirbelsäule, ca. 4 %) Verminderung (insbes. Lendenwirbelsäule, ca. 4 %)
Segmentierungsstörungen	Blockwirbel (ca. 1–3 %) Sakralisation (ca. 3 %) Lumbalisation (ca. 1 %)
Fehlformen einzelner Wirbel	Bogenspalte (ca. 10 %) Spalte zwischen Körper und Bogen (< 1 %) Hyperplasie von Gelenkfortsätzen (< 1 %) Hypoplasie von Gelenkfortsätzen (< 1 %)
Fehlerhafte Integration von Rippenanlagenmaterial	Halsrippen (6 %) vergrößerte Procc. transversi des 7. Halswirbels (ca. 8 %) Lendenrippen (ca. 8 %)

Unter einer **Kranialvariation** der Wirbelsäule versteht man die Kombination einer Halsrippe oder eines vergrößerten Querfortsatzes am 7. Halswirbel mit einer sehr kleinen 12. Rippe und einer vollständigen oder teilweisen Assimilation des 5. Lumbalwirbels (sog. Übergangswirbel).

Entsprechend sind bei einer **Kaudalvariation** eine große 12. Rippe, eine Lendenrippe, vergrößerte Kostalfortsätze der unteren Lendenwirbel und eine vollständige oder teilweise Dissimilation des 1. Sakralwirbels (sog. Übergangswirbel) kombiniert.

An den unteren Hals- und den oberen Lendenwirbeln finden sich bei ca. 1% aller Menschen in den Bereichen Veränderungen, die aus Parietalspangen hervorgegangen sind (Abb. 5.6-3). **Halsrippen** treten als Vergrößerungen des Tuberculum anterius des 7. (seltener 6. bis 4.) Halswirbels oder als frei bewegliche zusätzliche Rippen auf (Abb. 5.6-16b). Da sie in die Skalenuslücke hineinragen, durch die das Armgeflecht, Plexus brachialis, und die A. subclavia ziehen, können sie durch deren Kompression Durchblutungs- und Sensibilitätsstörungen des Arms verursachen. In vielen Fällen führt ihre operative Entfernung zu einer schlagartigen Beseitigung der Beschwerden.

Gelegentlich werden als Zufallsbefund selbstständig gebliebene Processus costales des 1. und/oder 2. Lendenwirbels entdeckt. Abgesehen davon, dass ihre Gelenke mit den Wirbeln als Frakturspalten fehlgedeutet werden können, haben sie keine klinische Bedeutung.

Neben derartigen seitlichen Abgliederungen kommen vor allem in den Grenzregionen der Wirbelsäule Segmentationsstörungen (Assimilation, Dissimilation) vor. Die Einbeziehung des 5. Lendenwirbels in das Kreuzbein wird als **Sakralisation** bezeichnet, eine Abgliederung des 1. Sakralwirbels als **Lumbalisation**. Da diagnostisch nicht immer sicher zu beurteilen ist, ob eine Assimilation ganz oder teilweise ausgebildet ist, spricht man auch von einem **lumbosakralen Übergangswirbel** (Abb. 5.6-16c).

Klinische Bedeutung haben diese **Assimilationsstörungen** deshalb, weil Übergangswirbel zu Beschwerden (Kreuzschmerzen) führen können. Die unter einem Übergangswirbel liegende Bandscheibe ist meist erniedrigt bzw. hypoplastisch, wodurch nicht selten Osteochondrosen entstehen. Die Einbeziehung des 5. Lendenwirbels in das Kreuzbein ist meist mit dessen geringerer Neigung verbunden und verlängert die Form des Geburtskanals (sog. Assimilationskanalbecken).

Am kranialen Ende der Wirbelsäule bestehen besondere Verhältnisse, da die ersten 3 bis 4 Ursegmente Material bereitstellen, das bei normaler Entwicklung in den Schädel einbezogen wird. Im atlanto-okzipitalen Übergangsbereich können verschiedene Formen der Einbeziehung des 1. Halswirbels in den Schädel, **Atlasassimilation,** auftreten (Abb. 5.6-16a). Bei normal ausgebildetem Atlas findet man andererseits manchmal in der Umgebung des Foramen magnum rudimentäre Bogen- oder Querfortsätze als Manifestation des untersten, normalerweise in den Schädel einbezogenen Wirbels. Diese können u.U. mit traumatischen Absprengungen verwechselt werden.

Besonders am Kreuzbein, seltener kranial davon finden sich dorsale Spaltbildungen, **Rachischisis** bzw. **Spina bifida** (Abb. 5.6-17), die auf einen unvollständigen Schluss der Bogenfugen zurückzuführen sind. Derartige Entwicklungshemmungen, die auf die Wirbelsäule begrenzt bleiben, werden als **Spina bifida occulta** bezeichnet und sind im Allgemeinen nicht mit wesentlichen Störungen verbunden. Die Haut über der Spaltbildung ist allerdings meist etwas stärker pigmentiert und weist eine auffallende Behaarung (Hypertrichose) auf. Bei Fehlbildungen, die auch das Rückenmark und seine Hüllen betreffen, kommt es zu Störungen der Innervation der unteren Extremität und meistens zur Ausbildung eines Klumpfußes.

Mitunter treten in den Interartikularportionen zwischen oberen und unteren Gelenkfortsätzen eines Wirbels Spalten auf (Isthmusspalten). Diese als **Spondylolysen** bezeichneten Veränderungen (Abb. 5.6-18a) finden sich am häufigsten am 5. oder am 4. Lendenwirbel und können zu einem Abgleiten des betroffenen Wirbels und mit ihm der ganzen Wirbelsäule nach vorn führen (**Spondylolisthesis,** Abb. 5.6-18b).

Vor allem aufgrund der Untersuchungen von Töndury kann die Spondylolyse nicht als Entwicklungsstörung gelten. Sie ist vielmehr als Ausdruck eines mechanischen Geschehens aufzufassen, sei es als Folge chronischer oder akuter Traumatisierung. Die Kontinuitätsunterbrechung der Interartikularportion (Abb. 5.6-10) tritt an der Stelle der Lamina arcus vertebrae auf, die den größten Scherbeanspruchungen ausgesetzt ist.

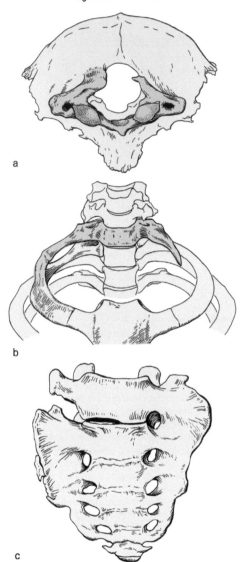

a

b

c

Abb. 5.6-16   Charakteristische Störungen der Metamerie der Wirbelsäule.
(a) Assimilation des Atlas
(b) Halsrippe, beiderseits vom 7. Halswirbel ausgehend, rechts mit der 1. Brustrippe verbunden
(c) Teilweise Assimilation des 5. Lendenwirbels an das Kreuzbein (Übergangswirbel). Links ist die Verschmelzung komplett, rechts bleibt der Processus costalis frei.

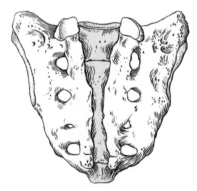

Abb. 5.6-17   Spaltbildung der dorsalen Fläche des Kreuzbeins (Spina bifida).

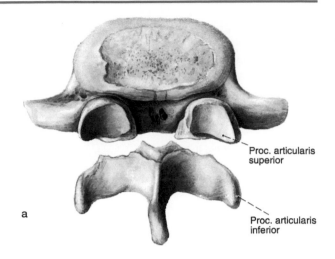

Proc. articularis superior

a

Proc. articularis inferior

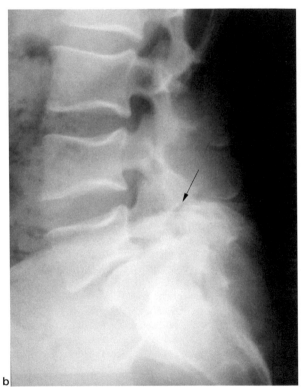

b

Abb. 5.6-18   Spondylolyse.
(a) 5. Lendenwirbel von dorsokranial. Rechts und links ist die Inter-artikularportion (Isthmus) der Lamina des Wirbelbogens unterbrochen (Pfeil). Aufgrund dieser Spondylolyse kann sich eine Spondylo-listhesis entwickeln.
(b) Seitliches Röntgenbild einer Patientin mit Spondylolisthesis II. Grades. Der Wirbelkörper des 5. Lendenwirbels ist bereits um die Hälfte seines Sagittaldurchmessers nach ventral abgerutscht und hat die gesamte darüber liegende Wirbelsäule mitgenommen.

Verbindungen der Wirbel

Voraussetzung für das Verständnis der Funktion der Wirbelsäule sowie der klinischen Erscheinungen und Verläufe vieler Wirbelsäulenerkrankungen ist die genaue Kenntnis des Zusammenspiels aller beteiligten anatomischen Strukturen, die JUNGHANNS im Begriff des „Bewegungssegments" zusammengefasst hat. Ein **Bewegungssegment** (Abb. 5.6-19) besteht aus dem gesamten Bereich zweier benachbarter Wirbel, die die knöcherne Grundlage des Segments bilden und durch die Zwischenwirbelscheiben, die Wirbelbogengelenke und eine Reihe von Bändern miteinander verbunden sind. Innerhalb des Bewegungssegments liegen die Zwischenwirbellöcher mit ihrem Inhalt, den Nervenwurzeln der Rückenmarksnerven und ihren zugehörigen Begleitgefäßen. Zum Bewegungssegment sind auch die zugehörigen Muskeln bzw. Muskelteile zu rechnen.

Verbindungen der Wirbelkörper

▢ Disci intervertebrales

Die Eigenform der Wirbelsäule wird wesentlich von der Form der **Zwischenwirbelscheiben,** *Disci intervertebrales,* bestimmt. Sie machen zusammen etwa **ein Viertel der Gesamtlänge** aus und bilden durch ihren Querschnitt die Grundlage für die typische Form der Wirbelsäule. Die Scheiben tragen zur normalen Krümmung der Wirbelsäule bei, da sie nicht plan parallel, sondern **schwach keilförmig**

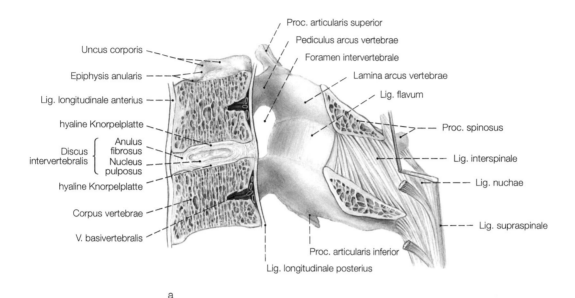

a

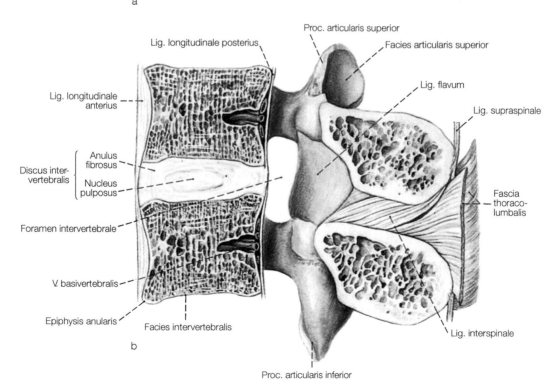

b

Abb. 5.6-19   Halbschematische Darstellung der Wirbelverbindungen anhand von Mediansagittalschnitten.
(a) Zervikales Bewegungssegment (5./6. Halswirbel)
(b) Lumbales Bewegungssegment (2./3. Lendenwirbel)

gestaltet sind. Die Höhe der Scheiben nimmt von der Brust- zur Lendenwirbelsäule hin zu. In der Hals- und der Lendenwirbelsäule sind sie vorn höher als hinten; am stärksten verjüngt sich die lumbosakrale Bandscheibe nach hinten (Abb. 5.6-4). In der Brustwirbelsäule sind die Wirbelkörper, weniger die Zwischenwirbelscheiben vorn etwas niedriger als hinten.

Jede Zwischenwirbelscheibe besteht aus einem zentral gelegenen Gallertkern, **Nucleus pulposus,** der von konzentrisch angeordneten Fasermassen, **Anulus fibrosus,** umgeben ist (Abb. 5.6-20 u. 21). Die während der Entwicklung bis etwa zum 2. Lebensjahr Blutgefäße enthaltenden Zwischenwirbelscheiben werden später avaskulär, sodass ihr Stoffwechsel nur mehr durch Diffusion vor allem durch die hyalinen Knorpelplatten der Wirbelkörper hindurch erfolgt. Nur unter pathologischen Umständen sprossen sekundär Blutgefäße in das Bandscheibenmaterial ein.

Die äußeren Faserlamellen sind in den Randleisten verankert, nach innen gehen sie kontinuierlich in den hyalinen Knorpelbelag der Wirbeldeckplatten über, wobei sich die Kollagenfasern des Anulus fibrosus im Faserfilz der hyalinknorpeligen Interzellularsubstanz verankern. Damit entsteht eine synarthrotische Verbindung der Wirbelkörper, die **Symphysis intervertebralis.** Die Fasern des Anulus fibrosus verlaufen in schräger Richtung schraubig zur Längsachse der Wirbelsäule und kreuzen sich in 10 bis 15 aufeinander folgenden Schichten (Lamellen, Abb. 5.6-20 u. 21). Auf dieser Anordnung beruht hauptsächlich die Hemmung stärkerer Bewegungen der Wirbel untereinander.

Infolge des ständigen Drucks des Körpergewichts bei aufrechter Körperhaltung werden die Zwischenwirbelscheiben durch Abpressen einer geringen Menge von Gewebsflüssigkeit etwas niedriger. Daher kann die gesamte **Körperlänge** am Abend bis zu 3 cm geringer sein als am Morgen nach der Bettruhe. Im Alter sind diese Schwankungen geringer, da die Zwischenwirbelscheiben durch Wasserverlust von vornherein schmäler sind und damit auch ihre Nachgiebigkeit reduziert ist.

Der Nucleus pulposus steht unter normalen Bedingungen immer unter Druck und versucht die Wirbel auseinander zu treiben. Gehindert wird er daran durch den Anulus fibrosus und durch Bänder, die Wirbelkörper und Bandscheiben in der ganzen Länge der Wirbelsäule vorn und hinten verbinden.

Beugt man die Wirbelsäule, so werden die Zwischenwirbelscheiben auf der konkaven Seite niedriger und auf der entgegengesetzten Seite höher (Abb. 5.6-22). Der Nucleus pulposus wirkt bei der Belastung als ein nicht komprimierbares Wasserkissen, das den Druck nach allen Seiten gleichmäßig verteilt und die Kollagenfasern des Anulus fibrosus dabei in Spannung versetzt. Infolge seines hohen Flüssigkeitsgehalts ist er zwar verformbar, nicht aber komprimierbar und überträgt daher unabhängig von der Stellung der Wirbel zueinander den Druck gleichmäßig auf die angrenzenden Wirbelkörperendflächen (Abb. 5.6-20 u. 22). In der Ruhelage liegt der Gallertkern in der Mitte des Rings oder mehr nach dorsal verschoben (im Brust- und Lendenbereich). Bei der Biegung verschiebt er sich etwas nach der Seite der Dehnung. Auf der Druckseite wird der Faserring zusammengepresst, auf der Zugseite gedehnt.

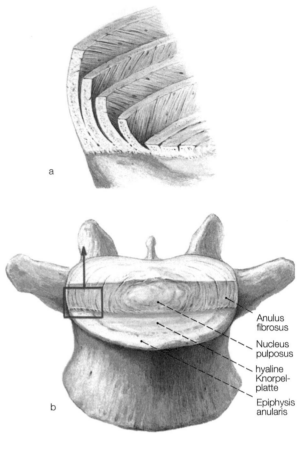

a

b

Anulus fibrosus

Nucleus pulposus

hyaline Knorpelplatte

Epiphysis anularis

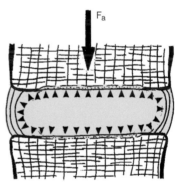

F_a

c

Abb. 5.6-20   Aufbau und Funktion des Discus intervertebralis.
(a) Ausschnitt aus (b) mit der lamellenartigen Gliederung des Anulus fibrosus
(b) 3. Lendenwirbel mit gestufter Aufsicht auf die zugehörige Bandscheibe
(c) Schematische Darstellung der Funktion der Bandscheiben. Die auf sie wirkende Last (F_a, s. Abb. 5.6-38) wird allseitig und gleichmäßig auf die beiden Endplatten und den Anulus fibrosus verteilt.

Bei Störungen des Aufbaus der hyalinen Knorpelplatten, die die Wirbelkörperendflächen innerhalb der Randleisten bedecken, kann Bandscheibenmaterial bis zu Erbsengröße in die Spongiosa der Wirbelkörper eingepresst werden (sog. „Knorpelknötchen" nach SCHMORL bei SCHEUERMANNscher Krankheit).

In den Zwischenwirbelscheiben der Halswirbelsäule treten – häufig schon gegen Ende des 1. Lebensjahrzehnts –

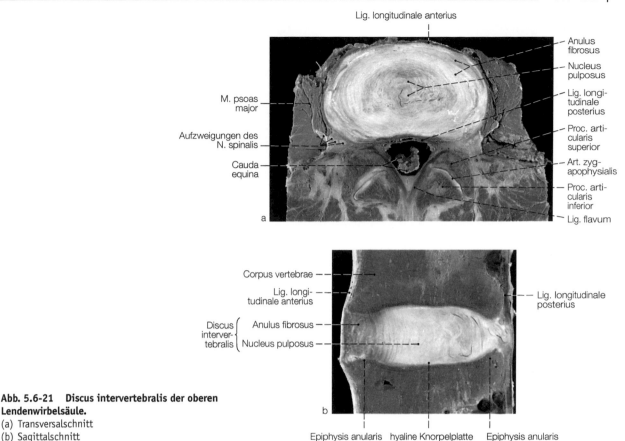

Abb. 5.6-21 **Discus intervertebralis der oberen Lendenwirbelsäule.**
(a) Transversalschnitt
(b) Sagittalschnitt

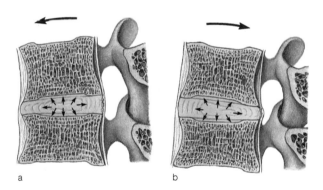

Abb. 5.6-22 **Halbschematische Darstellung der Funktion des Nucleus pulposus.**
(a) Vorbeugung
(b) Rückbeugung

seitlich im Bereich der Unci corporum Spalten auf (Abb. 5.6-23). Sie unterteilen im 2. bis 3. Lebensjahrzehnt den Anulus fibrosus mehr oder weniger weitgehend und durchtrennen gelegentlich von dorsal her quer den gesamten Diskus. Diese sog. Luschkaschen Gelenke (auch Hemiarthroses laterales oder **Unkovertebralartikulationen** – Trolard) sind regelmäßig vorkommende Spaltbildungen der Zwischenwirbelscheiben im Bereich der Halswirbelsäule, die jedoch keinen Gelenkcharakter besitzen. Sie entstehen offensichtlich durch Kompression und gleichzeitige Scherung der seitlichen Diskusanteile zwischen Unci corporum und den kranial entsprechenden

seitlichen Wirbelkörperbereichen (Abb. 5.6-23). Sie sind Ausdruck einer schon sehr frühzeitig einsetzenden Alterung der Bandscheiben und können einen Vorfall (Prolaps) des Nucleus pulposus begünstigen.

☐ Ligamenta longitudinalia anterius und posterius

Das vordere Längsband, *Ligamentum longitudinale anterius,* verbindet die **Wirbelkörper** und überspannt die Zwischenwirbelscheiben, ohne sich mit diesen fester zu verbinden. Umgekehrt haftet das hintere Längsband, *Ligamentum longitudinale posterius,* fest an den **Zwischenwirbelscheiben,** überspringt in der etwas ausgehöhlten Mitte die Wirbelkörper, die Austrittslöcher der Vv. basivertebrales, und strahlt zusätzlich in die obere Randleiste und in das Periost der Pediculi ein (Abb. 5.6-24). Die Bänder werden durch den inneren Druck der Zwischenwirbelscheiben in Spannung gehalten. Erst dadurch wird die Wirbelsäule zu einem elastischen Stab, der nach einer Verbiegung wiederum zu seiner Eigenform zurückfindet. Trägt man die Längsbänder ab und entfernt gleichzeitig die Wirbelbögen, so gehen die Krümmungen der verbliebenen „Wirbelkörper-Bandscheiben-Säule" verloren. Die Längsbänder sind also an der Aufrechterhaltung der **Wirbelsäulenkrümmung** beteiligt.

Im Anulus fibrosus entwickeln sich relativ früh regressive Veränderungen, überwiegend zwischen dem 20. und 30. Lebensjahr. Der unter Druck stehende Nucleus pulposus drängt den geschwächten Faserring nach außen; es kommt zur **Bandscheibenprotrusion**

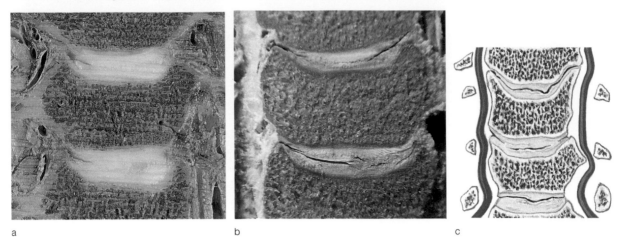

a   b   c

Abb. 5.6-23   Frontalschnitte durch die Halswirbelsäule mit Darstellung der unkovertebralen Spalten in den Disci intervertebrales.
(a) Geringe Ausprägung (Anfang des 3. Lebensjahrzehnts)
(b) Starke Ausprägung (5. Lebensjahrzehnt)
(c) Bei Ausbildung einer sog. Unkovertebralarthrose kann die A. vertebralis durch reaktive Knochenwucherungen im Bereich der Foramina transversaria eingeengt werden, was zu zerebralen Attacken führen kann.

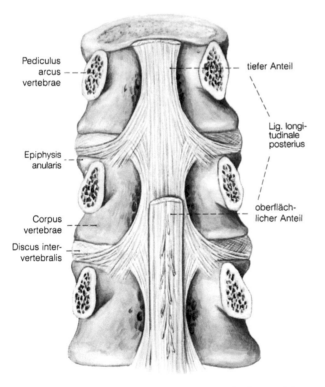

Abb. 5.6-24   Ligamentum longitudinale posterius im Bereich des dorsolumbalen Übergangs.

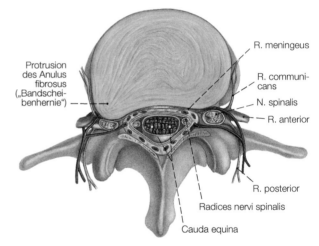

Abb. 5.6-25   Laterale Bandscheibenprotrusion zwischen dem 3. und dem 4. Lendenwirbelkörper. Im Canalis vertebralis die quer getroffene Cauda equina (vgl. Abb. 5.6-28).

einer verstärkten Einengung des betroffenen Segments. Am Ende dieses Circulus vitiosus steht schließlich die komplette irreversible Schädigung der Nervenwurzel.

Der Bandscheibenschaden selbst heilt mit reaktiven Veränderungen an den Endflächen der benachbarten Wirbel aus. Häufig treten kräftige, den Zwischenwirbelraum überbrückende knöcherne Randzacken oder Spangenbildungen auf, die als Abstützversuch des gelockerten Bewegungssegments aufgefasst werden können.

Verbindungen der Wirbelbögen

☐ Articulationes zygapophysiales

Die Wirbelbögen stehen durch die paarigen Wirbelbogengelenke, *Articulationes zygapophysiales,* und einige Bänder in Verbindung.

Durch die **Gelenkfortsätze,** *Processus articulares superiores* und *inferiores,* werden die Bewegungen geführt und in

oder zur **Diskushernie** (Abb. 5.6-25). Bricht der Faserring schließlich ganz auf, so entsteht durch den austretenden Nucleus, begleitet von Teilen des Faserrings, der **Bandscheibenprolaps** (Abb. 5.6-25).

Protrusion und Prolaps können den Inhalt des Foramen intervertebrale, die Nervenwurzeln und die Begleitgefäße, komprimieren (Abb. 5.6-25 u. 26). Da vorwiegend die untersten Lumbalsegmente betroffen sind, können schmerzhafte Verspannungen der Rückenmuskulatur, Sensibilitätsstörungen und bei schweren Fällen Lähmungen an den unteren Extremitäten die Folge sein. Der „reflektorische Muskelhartspann" führt seinerseits wieder zu

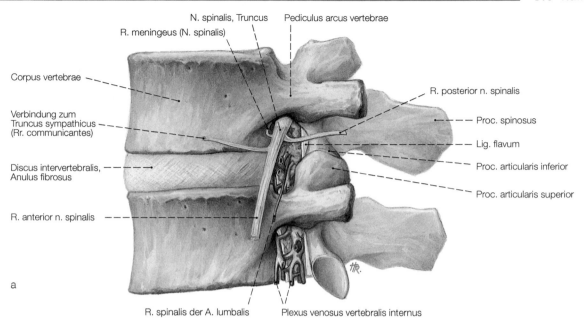

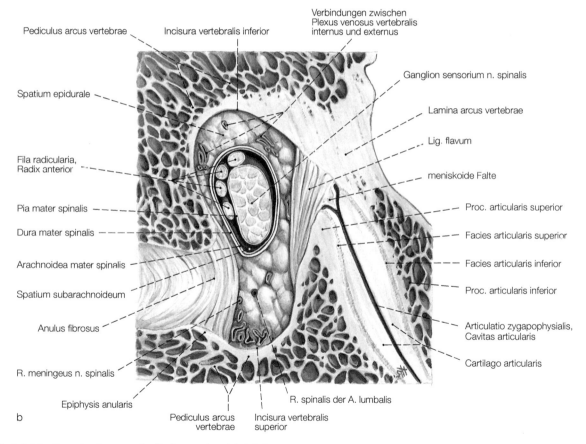

Abb. 5.6-26   Foramina intervertebralia der Lendenwirbelsäule.
(a) Ansicht von links
(b) Begrenzung und Inhalt, Sagittalschnitt

bestimmten Richtungen eingeschränkt. Sie zeigen in den drei präsakralen Abschnitten der Wirbelsäule typische Baueigentümlichkeiten bezüglich ihrer Stellung und ihrer Oberflächenkrümmung (Abb. 5.6-27). Im Allgemeinen ist

ihre Knorpelauflagerung zentral dicker und über die freien Ränder etwas vorgewulstet.

Bei den **Halswirbeln,** die ausgiebige Bewegungen nach allen Seiten gestatten, sind die Gelenkflächen plan und von

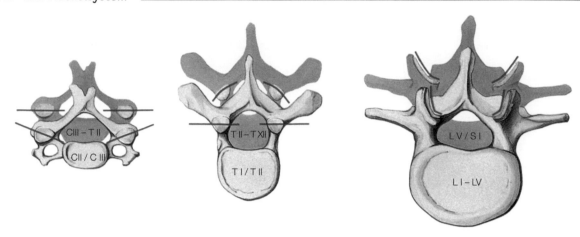

Abb. 5.6-27 **Einstellung der Gelenkflächen der Wirbelgelenke in der Transversalebene (rote Linien).** Die Gelenke sind in allen Bewegungssegmenten so eingestellt und geformt, dass sie in der Lage sind, nach ventral gerichtete Scherkräfte aufzunehmen. Die Bandscheiben werden damit vor zu großen Scherkräften geschützt.

ca. 50° (3. Halswirbel) bis ca. 35° (7. Halswirbel) gegen die Transversalebene von vorne oben nach hinten unten geneigt. Die beiden segmentalen Gelenkflächen liegen meist in einer Ebene, nur am 3. Halswirbel schließen sie nach dorsal einen Winkel von etwa 145° ein, wodurch die Drehung zwischen 2. und 3. Halswirbel im Vergleich zur übrigen Halswirbelsäule eingeschränkt wird.

Bei den **Brustwirbeln** sind die Gelenkflächen eher frontal gestellt und leicht konvex gekrümmt. Während die Wirbelsäule hier nur in geringem Maß gebeugt und gestreckt werden kann, sind Drehung und seitliche Neigung gut möglich. Die Lateralflexion ist allerdings mit einer gleichzeitigen zwangsläufigen Rotation verbunden. Alle Bewegungen der Brustwirbelsäule sind durch die Rippen und ihre Verbindungen eingeschränkt.

An den **Lendenwirbeln** sind die Gelenkflächen variabel nach dorsal abgewinkelt. Ihr kleinerer vorderer Anteil ist frontal eingestellt und damit in der Lage, nach ventral gerichtete Scherkräfte aufzunehmen. Die hinteren Anteile sind nach sagittal ausgerichtet und begrenzen damit Drehung und Seitneigung. Das Ausmaß der Drehung ist abhängig vom Grad der Vorbeugung (Ventralflexion), dies vor allem dann, wenn die dorsalen Anteile der Gelenkflächen nicht genau parallel sind, sondern nach hinten divergieren, wie dies nach kaudal zunehmend der Fall ist.

Die Gelenkflächen der **Lumbosakralgelenke** schließen miteinander nach dorsal einen Winkel von ca. 100° ein, wodurch wiederum größere Drehungen möglich werden.

In nahezu allen Wirbelbogengelenken findet man **meniskoide Falten,** die sichelförmig von der Membrana synovialis aus in die Gelenkspalte hineinragen. Sie stehen mit dem extrakapsulären Gewebe in Verbindung und sind von unterschiedlichem Aufbau. So finden sich feste, bindegewebige Falten mit vereinzelten Knorpeleinlagerungen neben weichen, lappigen Fettfortsätzen. Die meisten dieser Vorstülpungen passen sich als verformbares Gewebe entsprechend den Druckänderungen in der Gelenkhöhle den inkongruenten Gelenkflächen an. Nur die festeren meniskoiden Falten spielen eine gewisse mechanische Rolle bei der Druckübertragung.

🗀 Ligamenta transversa

Während die Gelenkkapseln der Wirbelgelenke der übrigen Regionen eher dünn sind, ist die **Membrana fibrosa der Lendenwirbelgelenke** durch sehr feste, transversal eingestellte Bündel kollagener Fasern verstärkt. Diese *Ligamenta transversa* ziehen als Verstärkungsbänder von der Hinterkante der unteren zur Außenkante der oberen Gelenkfortsätze (Abb. 5.6-28). Sie beschränken das Bewegungsausmaß der Wirbelgelenke, indem sie sowohl bei Flexion und Extension als auch bei der Lateralflexion jeweils langsam zunehmend gespannt werden und damit eine begrenzende Gegenkraft aufbauen. Bei der Rotation schränken sie die Dorsalverschiebung des jeweils homolateralen unteren Gelenkfortsatzes ein.

🗀 Ligamenta flava

Dem elastischen System der durch Bänder verspannten „Wirbelkörper-Bandscheiben-Säule" stehen die *Ligamenta flava* gegenüber (Abb. 5.6-29), die sich zwischen den **Wirbelbögen** ausspannen. Sie bestehen vorwiegend aus **elastischen Fasern** und sind deshalb von gelblicher Farbe. Am längsten und kräftigsten sind diese Bänder zwischen den Lendenwirbeln, am dünnsten im Halsteil. Sie verlaufen eng neben den Wirbelgelenken. Im Lendenbereich umgreifen sie diese auch ventral und wölben sich mitunter weit in den Wirbelkanal vor (Abb. 5.6-28). Hier bilden sie die Hinterwand der Recessus laterales und der Foramina intervertebralia (Abb. 5.6-26). Solange die Sakralwirbel noch nicht verschmolzen sind, treten sie auch in der Hinterwand des Sakralkanals auf.

Die Ligamenta flava stehen unter einer starken Längsspannung (Vorspannung von 10–20 N), die die Wirbelsäule nach hinten zu strecken sucht. Andererseits ziehen das Gewicht des Rumpfes und die vordere Rumpfmuskulatur den Körper nach vorn.

Diesem Zug wirken die Ligamenta flava gemeinsam mit den langen Rückenmuskeln entgegen. Bei der Wiederaufrichtung der nach ventral gebeugten Wirbelsäule entlasten sie wesentlich die Rückenmuskulatur.

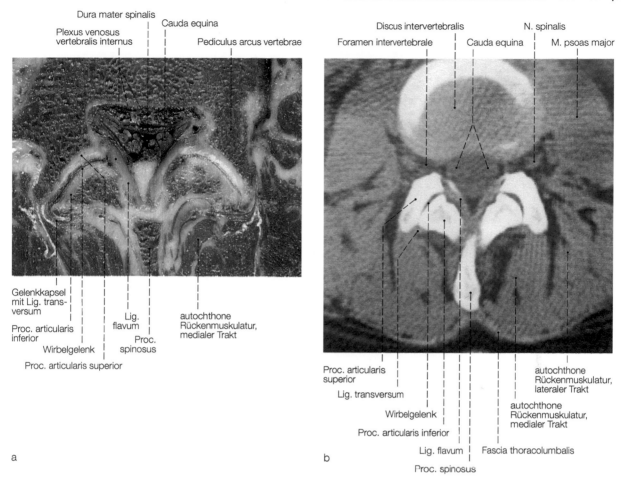

Abb. 5.6-28   Querschnitte durch die Lendenwirbelsäule.
(a) Anatomischer Querschnitt durch einen 5. Lendenwirbel auf Höhe des Pediculus arcus vertebrae
(b) Computertomographischer Querschnitt auf Höhe des Bewegungssegments LW3 – LW4

Ligamenta interspinalia und Ligamentum supraspinale

Bei der Vorbeugung der Wirbelsäule werden mit den Wirbelbögen auch die Dornfortsätze etwas voneinander entfernt, die ihrerseits durch die *Ligamenta interspinalia* und das *Ligamentum supraspinale* miteinander verbunden sind (Abb. 5.6-19). In diese Bänder strahlen Fasern der Fascia thoracolumbalis ein. Die Ligamenta interspinalia der Lendenwirbelsäule haben in den Interspinalräumen einen schräg nach hinten ansteigenden Verlauf. Dadurch verhindern sie einerseits eine Dorsalverschiebung der jeweils kranialen Wirbel eines Segments und bewirken andererseits eine weiche **Begrenzung der Ventralflexion.** Ein eigentliches Ligamentum supraspinale spannt sich nur in der Brustwirbelsäule und nach kaudal bis zum 2. Lendenwirbel aus.

In der Halswirbelsäule geht aus den Ligamenta interspinalia das **Ligamentum nuchae** hervor. Es spannt sich als dünne mediane Platte über die Dornfortsätze nach dorsal zwischen Protuberantia occipitalis externa und der Vertebra prominens aus und trennt rechten und linken Wulst der Nackenmuskulatur.

Ligamenta intertransversaria

Die Processus transversi bzw. die ihnen entsprechenden Processus accessorii der Lendenwirbel werden durch die dünnen *Ligamenta intertransversaria* verbunden (Abb. 5.6-29). Sie werden vor allem bei Seitneigung und bei Drehung gespannt.

Verbindungen der Wirbelsäule mit dem Schädel (Kopfgelenke)

Gelenke und Bänder

Hinterhauptsbein, *Os occipitale,* Atlas und Axis bilden ein eigenes Bewegungssystem, in dem **6 Gelenke** und eine Reihe von Bändern zusammenwirken (Abb. 5.6-30 bis 33). Das obere Kopfgelenk, *Articulatio atlanto-occipitalis,* wird von den Gelenkfortsätzen des Os occipitale und des Atlas gebildet. Als unteres Kopfgelenk bezeichnet man die *Articulatio atlanto-axialis lateralis* und die *Articulatio atlanto-axialis mediana.* Lateral artikulieren die seitlichen Gelenkfortsätze von Atlas und Axis, in der Mitte ist der Zahn des Axis sowohl nach ventral mit dem vorderen Atlasbogen als auch nach dorsal mit dem *Ligamentum transversum atlantis,* das die Massae laterales des Atlas quer verbindet, in Gelenkkontakt.

433

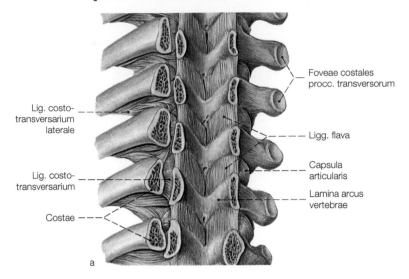

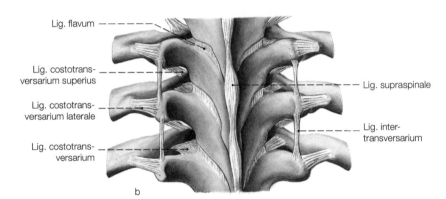

Lig. costo-transversarium laterale

Lig. costo-transversarium

Costae

Foveae costales procc. transversorum

Ligg. flava

Capsula articularis

Lamina arcus vertebrae

a

Lig. flavum

Lig. costotrans-versarium superius

Lig. costotrans-versarium laterale

Lig. costotrans-versarium

Lig. supraspinale

Lig. inter-transversarium

b

Abb. 5.6-29 Wirbelbogenverbindungen.
(a) Ansicht der Bögen der Brustwirbelsäule von ventral nach Durchtrennung der Pediculi. (b) Ansicht der Brustwirbelsäule von dorsal.

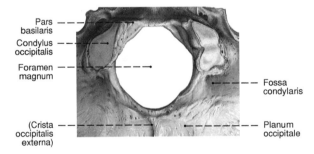

Pars basilaris

Condylus occipitalis

Foramen magnum

(Crista occipitalis externa)

Fossa condylaris

Planum occipitale

Abb. 5.6-30 Hinterhauptsbein. Ausschnitt mit Hinterhauptsloch und den Gelenkkörpern für das obere Kopfgelenk, von kaudal.

Die **Condyli occipitales** stellen elliptisch gestaltete, konvexe Gelenkkörper dar, deren Längsachsen nach vorne konvergieren (Abb. 5.6-30).

Die Facies articulares superiores des Atlas sind konkav und in zwei Ebenen gekrümmt. Die flachere Krümmung ist sagittal, die stärkere Krümmung transversal ausgerichtet. Die lateralen Ränder der Gruben stehen höher als die medialen. Die Gestalt dieser Gelenkverbindung schließt eine Drehung des Schädels gegen den Atlas nahezu aus. Die Gelenkflächen an der Unterseite der Massae laterales, Facies articulares inferiores (Abb. 5.6-7), treten zu den entsprechenden Processus articulares superiores des Axis

in Beziehung. Am knöchernen Präparat erscheinen diese Gelenkflächen des Atlas flach konkav und divergieren mit ihrer Längsachse nach seitlich und dorsal. Ihre Knorpelauflagerungen gleichen die Konkavität weitgehend aus (Abb. 5.6-32).

Die korrespondierenden Gelenkflächen des Axis (Abb. 5.6-7) zeigen gegen den Dens axis, also nach medial hin, eine transversal ausgerichtete firstartige Aufwölbung, die nach lateral flach ausläuft. Der hyaline Knorpelüberzug dieser Gelenkfläche ist zentral erheblich dicker, sodass sich in Normalhaltung nur linienhafte, schmale Bereiche der Gelenkflächen berühren. Nach ventral und dorsal entstehen dadurch freie Räume zwischen den Gelenkflächen, die bei der Sagittalflexion ein Kippen des Atlas auf dem Axis erlauben. Diese keilförmigen meniskoiden Falten werden bei den verschiedenen Kopfbewegungen des Atlas auf dem Axis in begrenztem Umfang verschoben und können einen Teil des Gelenkdrucks übernehmen.

Der Zahn des Axis als Achse des Drehgelenks ist durch mehrfache **Bandverbindungen** gesichert. Besonders fest ist das innen überknorpelte **Ligamentum transversum atlantis**, das durch Längszüge, *Fasciculi longitudinales*, zum Kreuzband, *Ligamentum cruciforme atlantis*, ergänzt wird (Abb. 5.6-33). Der obere Zügel geht zur vorderen Umrahmung des Hinterhauptslochs, der untere, schwächere strahlt in den Körper des Axis ein und geht in den tiefen Anteil des *Ligamentum longitudinale posterius* über. Dieser

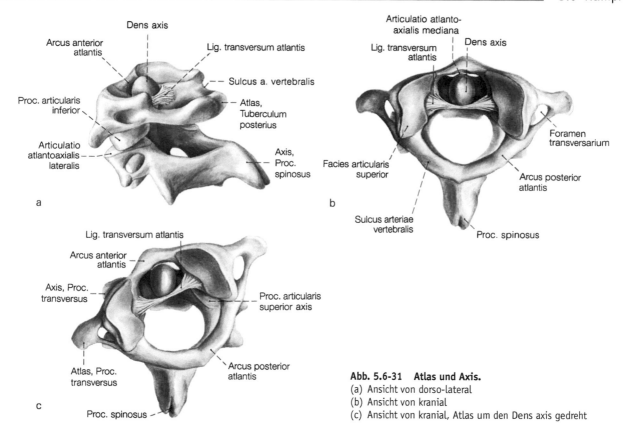

Abb. 5.6-31   Atlas und Axis.
(a) Ansicht von dorso-lateral
(b) Ansicht von kranial
(c) Ansicht von kranial, Atlas um den Dens axis gedreht

Kreuzverband, der den Dens axis von dorsal deckt, wird erst sichtbar, nachdem man eine derbe Membran, **Membrana tectoria**, entfernt hat, die eine Fortsetzung und Verstärkung des oberflächlichen Teils des Ligamentum longitudinale posterius darstellt. Sie ist etwa 1 cm weit über den Innenrand des Foramen magnum in das Schädelinnere hinein zu verfolgen. Der Bandapparat wird schließlich von der Dura mater spinalis bedeckt. Alle Faserzüge, die über den Dens axis hinweg zum Os occipitale ziehen, hemmen die Beugung des Kopfes nach vorn.

Das Ligamentum transversum atlantis verhindert zugleich, dass der Zahn des Axis gegen den Wirbelkanal bewegt werden kann, wo das verlängerte Mark, *Medulla oblongata,* mit seinen lebenswichtigen Zentren liegt. Reißt dieses Band bei einer schweren Verletzung, so hat das den Tod zur Folge („Genickbruch").

Ein mittleres dünnes *Ligamentum apicis dentis* verbindet die Spitze des Zahns mit dem vorderen Rand des Hinterhauptslochs. Es lässt sich als umgewandelter Rest der sehr variablen Chorda dorsalis auffassen. Viel stärker sind die **Ligamenta alaria**, die wie erhobene Flügel von den Seiten des Dens ausgehen und am Seitenrand des Hinterhauptslochs und der Massae laterales des Axis befestigt sind. Diese Bänder hemmen Drehung und Seitneigung des Kopfes.

Die Verbindung des Atlas mit dem Schädel erfolgt ventral durch eine Membran, die in Fortsetzung des Ligamentum longitudinale anterius der Wirbelsäule vom oberen Rand des vorderen Atlasbogens zur Schädelbasis verläuft. Diese derbe Faserhaut, *Membrana atlanto-occipitalis anterior,* hemmt die Rückbeugung des Kopfes.

Eine entsprechende Membran zieht vom hinteren Atlasbogen zur hinteren Umrandung des Foramen magnum,

Membrana atlanto-occipitalis posterior. Sie ist lockerer als die vordere und wird seitlich von der A. vertebralis durchzogen, die hier in das Innere des Wirbelkanals gelangt.

Bei der in manchen Fällen notwendigen **Subokzipitalpunktion** zur Gewinnung von Gehirn-Rückenmarks-Flüssigkeit, *Liquor cerebrospinalis,* sticht man in der Mitte der Verbindungslinie zwischen Protuberantia occipitalis externa und Processus spinosus axis etwa 7 bis 8 cm in die Tiefe. Dabei gleitet die Nadel an der hinteren Umrandung des Foramen magnum durch den deutlich fühlbaren, federnden Widerstand der Membrana atlanto-occipitalis posterior und der Dura mater in die mit Liquor cerebrospinalis gefüllte Cisterna cerebellomedullaris.

▭ Schwerpunkt und Bewegungen des Kopfes

Für die Beschreibung der Kopfbewegungen geht man zweckmäßigerweise von einer Mittelstellung aus, bei der die oberen Ränder der äußeren Ohröffnung und die unteren Augenhöhlenränder in einer Ebene (Frankfurter Horizontale) liegen. In dieser Ebene verläuft auch die transversale Achse des oberen Kopfgelenks, und zwar dicht hinter dem äußeren Gehörgang durch die vorderen Ränder der Warzenfortsätze. Die Masse des Kopfes ist so verteilt, dass der Schwerpunkt bei aufrechter Kopfhaltung knapp vor dieser Achse zu liegen kommt. Die hinter der Achse wirkenden Muskeln halten den Kopf im Gleichgewicht (Abb. 5.7-42).

Beim Säugling hingegen liegt der Schwerpunkt hinter der Achse, da der Gesichtsschädel im Verhältnis zum Gehirnschädel noch gering entfaltet ist. Infolgedessen kippt der Kopf leichter nach hinten.

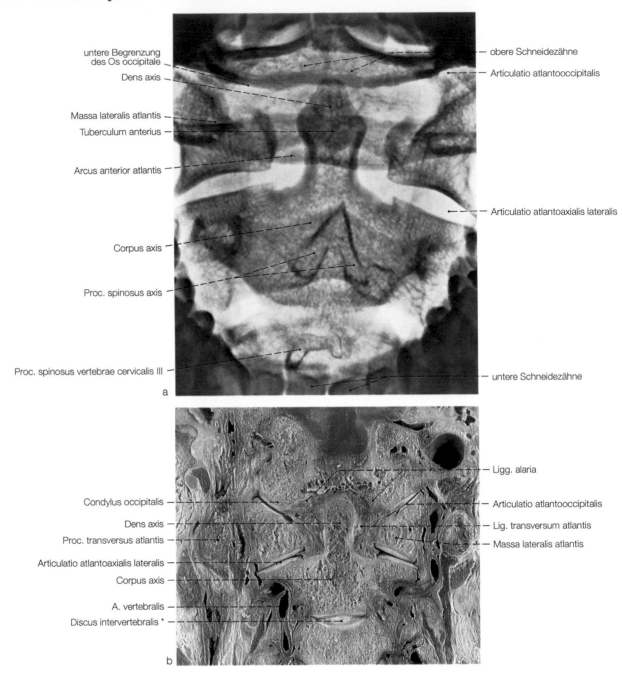

untere Begrenzung
des Os occipitale

Dens axis

Massa lateralis atlantis

Tuberculum anterius

Arcus anterior atlantis

Corpus axis

Proc. spinosus axis

Proc. spinosus vertebrae cervicalis III

a

obere Schneidezähne

Articulatio atlantooccipitalis

Articulatio atlantoaxialis lateralis

untere Schneidezähne

Condylus occipitalis

Dens axis

Proc. transversus atlantis

Articulatio atlantoaxialis lateralis

Corpus axis

A. vertebralis

Discus intervertebralis *

b

Ligg. alaria

Articulatio atlantooccipitalis

Lig. transversum atlantis

Massa lateralis atlantis

Abb. 5.6-32 Kopfgelenke.
(a) Feinstfokusaufnahme in anteroposteriorer Richtung durch den geöffneten Mund
(b) Frontalschnitt, Ansicht von dorsal
* Beachte die seitlich gelegenen unkovertebralen Spalten.

Die **Bewegungen** im oberen und im unteren Kopfgelenk können **nicht isoliert** voneinander durchgeführt werden. Der Atlas stellt ein knöchernes Zwischenstück zwischen Axis und Os occipitale dar, das sich, von Bändern geführt, bei der Druckübertragung im Ablauf der verschiedenen Bewegungen unterschiedlich verschiebt. Diese differenzierte Beweglichkeit des Atlas auf dem Axis wird dadurch möglich, dass das Bewegungsausmaß des Axis selbst, vor allem die Rotation, auf dem 3. Halswirbel geringer ist als in der übrigen Halswirbelsäule. So stellt die Gelenkkette

zwischen 3. Halswirbel und Kopf eine in sich funktionell geschlossene Bewegungsregion dar.

Die **Sagittalflexion,** Vor- und Rückbeugung, erreicht in beiden Kopfgelenken ein Ausmaß von etwa 20 bis 35° (Abb. 5.6-40). Sie setzt sich aus der Bewegung im oberen Kopfgelenk um eine transversale Achse und der in sehr unterschiedlicher Weise ablaufenden **Kippbewegung** des Atlas auf dem Axis zusammen. Wird das Kinn beim Nicken an den Kehlkopf gezogen, so werden die Abstände der dorsalen Knochenpunkte von Hinterhauptsbein,

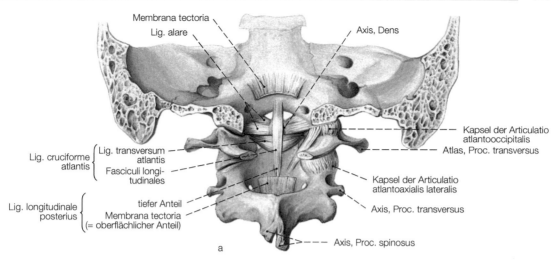

Membrana tectoria
Lig. alare
Axis, Dens
Kapsel der Articulatio atlantooccipitalis
Atlas, Proc. transversus
Lig. cruciforme atlantis
  Lig. transversum atlantis
  Fasciculi longitudinales
Lig. longitudinale posterius
  tiefer Anteil
  Membrana tectoria (= oberflächlicher Anteil)
Kapsel der Articulatio atlantoaxialis lateralis
Axis, Proc. transversus
Axis, Proc. spinosus
a

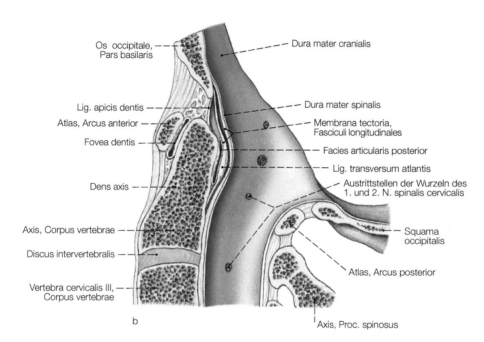

Os occipitale, Pars basilaris
Dura mater cranialis
Lig. apicis dentis
Atlas, Arcus anterior
Fovea dentis
Dens axis
Axis, Corpus vertebrae
Discus intervertebralis
Vertebra cervicalis III, Corpus vertebrae
Dura mater spinalis
Membrana tectoria, Fasciculi longitudinales
Facies articularis posterior
Lig. transversum atlantis
Austrittstellen der Wurzeln des 1. und 2. N. spinalis cervicalis
Squama occipitalis
Atlas, Arcus posterior
Axis, Proc. spinosus
b

Abb. 5.6-33 Kopfgelenke.
(a) Bänder der Kopfgelenke von dorsal. Die Membrana tectoria ist zum Teil entfernt.
(b) Medianschnitt durch den Bereich des okzipitozervikalen Übergangs; vergrößert dargestellt

Atlas und Axis gleichmäßig größer. Zieht man aber das Kinn an das Brustbein, so kippt der Atlas „paradox" nach vorn.

Die **Rotation,** Drehung, findet fast ausschließlich im unteren Kopfgelenk statt (Abb. 5.6-40). Dabei dreht sich der Schädel mitsamt dem Atlas um den Zahn des Axis (Abb. 5.6-31). Der Kreiselungsumfang beträgt nach jeder Seite etwa 30°.

Im oberen Kopfgelenk sind ferner geringe Bewegungen um eine sagittale Achse, **Lateralflexion,** Seitwärtsneigung, möglich (Abb. 5.6-40). Dabei wird der Atlas wie eine Schaltscheibe zwischen Hinterhaupt und Axis hin- und hergeschoben. In beiden Gelenken kann diese Bewegung zusammen 10 bis 15° erreichen. Es tritt dabei eine zwangsläufige Rotation des Atlas um einige Grade auf.

Auch eine geringfügige Einschränkung des Bewegungs-

ausschlags der Segmente der Halswirbelsäule führt bereits dazu, dass Bewegungen des Halses steif wirken. Umgekehrt bedarf es einer besonderen Übung, um die Bewegungen auf die Kopfgelenke zu beschränken und die Halswirbelsäule zugleich ruhig zu stellen.

Kreuzbein-Steißbein-Verbindung

Mit der Rückbildung der Steißwirbel im Zuge der Evolution ist eine Vereinfachung der Verbindungen an der **Articulatio sacrococcygea** einhergegangen. Anstelle einer Bandscheibe findet sich häufig eine gelenkähnliche Verbindung, deren Gelenkflächen aus Faserknorpel aufgebaut sind. Darüber hinaus unterscheidet man vordere, seitliche und hintere Längsbänder, *Ligamenta sacrococcygea anterius, lateralia* und *posterius* (Abb. 5.6-34).

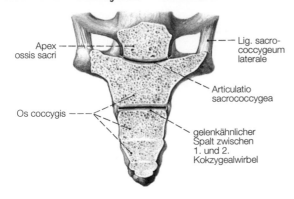

Abb. 5.6-34 Steißbein.

Von der Steißbeinspitze verläuft ein Faserzug zur Haut und bewirkt hier nicht selten ein Grübchen, *Foveola coccygea.*

Die Beweglichkeit des Steißbeins ist besonders bei der Frau während des Geburtsakts von Bedeutung. Meist verschmelzen die Steißwirbel im Alter miteinander. Der erste ist dann gelegentlich mit dem Kreuzbein knöchern verbunden.

Verbindung der Wirbelsäule mit dem Beckengürtel

Die Wirbelsäule ist mit dem Beckengürtel durch die beiden Kreuzbein-Darmbein-Gelenke, **Articulationes sacroiliacae,** und durch einige Bänder sehr fest verbunden (Abb. 5.6-35; s. a. Kap. 5.5.2). Hier soll nur auf die **Ligamenta iliolumbalia** eingegangen werden. Sie ziehen beiderseits von den Kanten und der Spitze des Processus costalis des 5. Lendenwirbels zum Darmbein, *Os ilium.* Normalerweise fächern sie sich nach lateral auf. Der obere Teil verläuft transversal eingestellt zur Darmbeinkante, *Crista iliaca,* der untere hingegen strahlt als frontal eingestellte Platte nach schräg abwärts in die Gelenkkapsel des Kreuzbein-Darmbein-Gelenks ein und erreicht die Darmbeinschaufel. Vom Processus costalis des 4. Lendenwirbels zieht nur ein Faszienstreifen, also kein selbstständiges Band, zur Darmbeinkante.

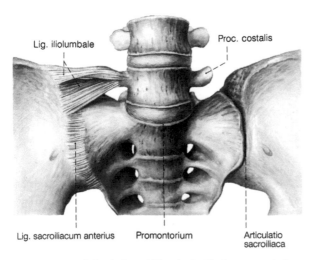

Abb. 5.6-35 Iliolumbale und iliosakrale Bänder von ventral.

Die Ligamenta iliolumbalia stellen eine wichtige Ergänzung zur lumbosakralen Verbindung dar, die aufgrund ihrer entwicklungsgeschichtlichen Abknickung besonderen Belastungen und Beanspruchungen unterliegt (s. a. Fehlbildungen: Spondylolysis). Sie bilden einen festen Zügel, der einer ventral gerichteten Schubkraft, wie sie beim Tragen schwerer Lasten oder in weit vorgebeugter Haltung auftreten kann, entgegenwirkt. Sie werden auch bei Seitbeugung und bei Drehung gespannt, ebenso bei unsymmetrischer Belastung der Hüftgelenke, wie sie alternierend beim Gehen auftritt.

Funktion der Wirbelsäule als Ganzheit

An die Wirbelsäule als Organ (Achsenorgan) werden verschiedenartige Ansprüche gestellt. Einerseits erfüllt sie, etwa zur Beibehaltung bestimmter Körperhaltungen, eine **statische Funktion,** bei der ihre Anteile gegeneinander zeitweise sehr wenig bewegt werden. Andererseits bildet sie die Grundlage für die Beweglichkeit des Stammes und erfüllt damit **kinematische** und **dynamische Funktionen.** Dazu gehört als besondere Beanspruchung die **Aufnahme** und **Weiterleitung von Stößen,** wie sie in vielfältiger Weise bei jedem Schritt, beim Laufen und Springen, aber auch passiv, etwa bei der Fortbewegung in Fahrzeugen, auf sie einwirken. Außerdem ist sie eine wirksame Schutzhülle für das Rückenmark und die davon ausgehenden Nerven.

Die normale Funktion der Wirbelsäule leitet sich vom Zusammenspiel all ihrer Anteile ab. Kleinste funktionelle Einheit ist das Bewegungssegment, dessen Effektivität von der Unversehrtheit all seiner Bauteile abhängt (Abb. 5.6-19). Da die Voraussetzung dafür eine ausreichende **Vorspannung des Bandapparates** ist, führen unweigerlich auch isolierte Beeinträchtigungen des Diskus, eines Bandes oder eines der Gelenke zu Funktionsstörungen. Ein kräftiges „**Muskelkorsett**" des Rumpfes, insbesondere die autochthone Rückenmuskulatur, kann dabei eine Stützaufgabe übernehmen und funktionelle Defizite zumindest eine Zeit lang kompensieren (Abb. 5.6-36 u. 37).

Die auf das einzelne Bewegungssegment wirkende Lagerkraft leitet sich vom Moment des kranial davon liegenden Körperteilgewichts und seines Hebelarms ab. Dieses muss von der Rückenmuskulatur durch ein entsprechendes gegensinnig wirkendes Moment im Gleichgewicht gehalten werden. Aus der Zugrichtung der an den Wirbeln angreifenden Bänder und Muskeln lässt sich ableiten, dass der Vektor der im einzelnen Bewegungssegment wirkenden resultierenden Druckkraft (**Resultierende**) schräg eingestellt ist (Abb. 5.6-38a). Es versteht sich von selbst, dass die Belastung der Wirbelsäule damit von der Körperhaltung abhängig ist. Entspricht die Lagerkraft in der Lendenwirbelsäule im aufrechten Stand etwa 60% des Körpergewichts, so kann sie beim weiten Vorbeugen bis auf das 7- bis 10fache zunehmen.

Bei intakten Bandscheiben wird die axiale Komponente der Resultierenden gleichmäßig von den Endplatten der Wirbelkörper aufgenommen. Die insbesondere beim Vorbeugen beträchtliche, nach ventral gerichtete Scherkraft wirkt auf die Wirbelgelenke, was sich in einer hohen Mineralisierung widerspiegelt (Abb. 5.6-39a). Insgesamt ergibt sich demnach für die Druckübertragung in jedem Bewegungssegment eine annähernd dreiseitige Unterstützungsfläche (Abb. 5.6-38b). Die Spannungsverteilung innerhalb

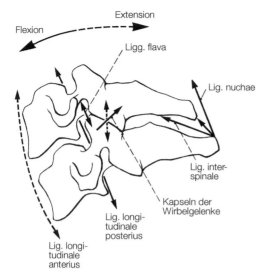

Abb. 5.6-36 **Führung der Bewegung in den Bewegungssegmenten der Halswirbelsäule.** In der Halswirbelsäule sind nur die Ligamenta longitudinalia anterius und posterius stärker ausgebildet. Die übrigen Bänder sind ebenso wie der Anulus fibrosus dünn und wenig effektiv. Stabilisierung und Führung erfolgen durch einen festen vielgliedrigen Muskelmantel.

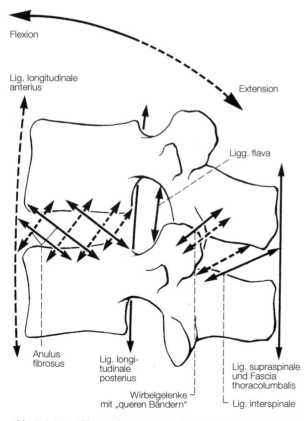

Abb. 5.6-37 **Führung der Bewegung in den Bewegungssegmenten der Lendenwirbelsäule.** In der Lendenwirbelsäule sind alle Bänder kräftig ausgebildet. Abgesehen vom Ligamentum longitudinale anterius und von den Ligamenta flava sind sie schräg oder quer zur Längsachse der Wirbelsäule eingestellt. Damit sind sie von sich aus in der Lage, Bewegungsabläufe passiv effektiv zu bremsen. Eine zusätzliche Führung erfolgt durch die in einer osteofibrösen Röhre gelagerte autochthone Muskulatur.

dieser Fläche hängt von der Lokalisation des Durchstoßpunktes der Resultierenden ab. Während jeder einzelne Wirbel unter gleichmäßiger Belastung erstaunlich hohe Druckkräfte aufzunehmen vermag, kann bei Belastung der Randbereiche der Unterstützungsfläche, wie das in den Endstellungen der Bewegungen der Fall ist, auch bei niedrigeren Gesamtkräften die Bruchfestigkeit der beteiligten Gewebe erreicht werden.

Wesentliche Voraussetzung für die Vermeidung von Schädigungen ist die Aufrechterhaltung eines ausreichenden **Bewegungsspiels** (Joint play) der Wirbel untereinander. Dabei erfüllen neben der Verspannung des Bandapparates vor allem die kleinen tieferen Rückenmuskeln eine wichtige Aufgabe. Die Endstellungen der Bewegungen in den Segmenten müssen möglichst weich erreicht werden, sodass die Bänder nicht ruckartig angespannt und die Gelenke nicht ohne Ausweichmöglichkeit hart belastet werden.

Innerhalb des einzelnen Zwischenwirbelraums wird dies – abgesehen von der „Feineinstellung" durch Mm. rotatores und M. multifidus – durch die Verschiebung der Bewegungsachsen in der Endphase der einzelnen Bewegungen erreicht. Damit ändern sich die Hebelarme der an den Fortsätzen und Wirbelkörpern angreifenden Kräfte, die Bewegungen können bis zur Endstellung hin weich gebremst werden. Dazu trägt auch die **Ausrichtung der Bänder** insbesondere in der Lendenwirbelsäule bei, die einer besonders hohen Beanspruchung ausgesetzt ist. Hier ist charakteristisch, dass – abgesehen vom Ligamentum longitudinale anterius – alle kollagenfaserigen Bänder schräg oder quer zur Längsachse der Wirbelsäule eingestellt sind. Je größer ihr Winkel zur Bewegungsebene ist, desto langsamer werden sie im Bewegungsablauf gespannt und desto effizienter ist ihr Bremseffekt.

In den Endstellungen der Bewegungen stellen die Bänder passive Verspannungen, Zuggurtungen, dar.

Besonderen Gefahren ist die Wirbelsäule bei Auffahrunfällen ausgesetzt. Dabei kann es je nach Richtung der Gewalteinwirkung zu einem plötzlichen Kippen des Schädels in den Nacken (Hyperextension) kommen. Die Verletzungen – vorwiegend Weichteilschäden in Form von Zerreißungen und Blutungen in die anliegenden Muskeln und in die Wirbelbogengelenke – betreffen besonders die Verankerungszonen der Halswirbelsäule am Kopf und am Brustkorb (**Beschleunigungstrauma**).

Die Wirbelsäule besitzt nicht in allen Abschnitten gleiche Beweglichkeit. Sie beruht zum größten Teil auf der Verschiedenheit im Bau der Wirbelbogengelenke, aber auch auf der Form der Zwischenwirbelscheiben. Das Bewegungsspiel des Einzelsegments läuft im Rahmen ganzer **„Bewegungsregionen"** ab, zu denen man Bereiche unterschiedlicher Beweglichkeit zusammenfassen kann.

Zwischen benachbarten Wirbeln kann mit Ausnahme der Kopfgelenke meist nur ein geringer Bewegungsausschlag erfolgen (Abb. 5.6-40). Erst die Summe dieser kleinen Ausschläge ermöglicht die verhältnismäßig freie Wirbelsäulenbeweglichkeit. Ihr individuelles Ausmaß wird durch konstitutionelle Komponenten, wie z.B. Beckenneigung, durch Geschlecht und Alter ebenso wie durch Beruf und etwaiges Training bestimmt.

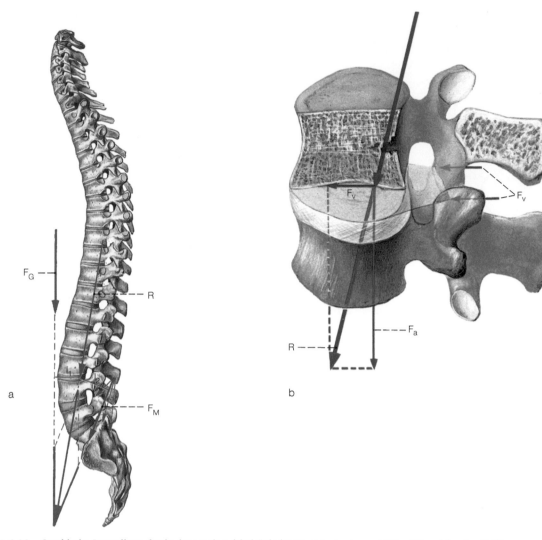

Abb. 5.6-38 Graphische Darstellung der in der Lendenwirbelsäule im Bewegungssegment LW₃–LW₄ wirkenden Kräfte.
(a) Resultierende Druckkraft (R)
  F_G = Kraft des von der Lendenwirbelsäule zu tragenden Teilgewichts des Körpers
  F_M = Gesamtkraft der Rückenmuskulatur
  R = resultierende Druckkraft
  l_1 = Hebelarm des Körperteilgewichts
  l_2 = Hebelarm der Rückenmuskulatur
(b) Aufteilung der resultierenden Druckkraft (R)
  F_a = axiale Druckkomponente
  F_v = nach ventral gerichtete Scherkomponente
  Die blaue Ebene veranschaulicht die Unterstützungsfläche des kranialen Wirbels.

Segmentale Bewegungseinschränkungen („Blockierungen") können zu Schmerzzuständen führen, die über die Wirbelsäule hinaus in den Rumpf und die Extremitäten ausstrahlen. Dies muss bei der differenzialdiagnostischen Abklärung von Schmerzursachen berücksichtigt werden (z.B. pseudo-anginöser Schmerz und echte Angina pectoris; Abgrenzung von neurologischen Symptomen).

Beschwerden an der Wirbelsäule, die mit Veränderungen bzw. Einschränkungen der Beweglichkeit einzelner Bewegungssegmente oder Bewegungsregionen einhergehen, können mit bestimmten „Handgriffen" durch direkte Mobilisierung betroffener Bewegungssegmente behandelt werden.

Vor- und Rückbeugung (Sagittalflexion: Ventralflexion, Dorsalflexion; Abb. 5.6-40) findet um transversale Achsen

statt. Um sagittale Achsen erfolgt **Seitneigung** (Lateralflexion), um die Längsachse **Drehung** (Rotation). Die Lage der Achsen verschiebt sich während des Bewegungsablaufs. In den Endstellungen vieler Bewegungen verlaufen die Achsen durch die Wirbelbogengelenke. Dabei klaffen die Gelenkspalte, abgesehen von schmalen Berührungszonen, oft keilförmig weit auseinander.

Bei der **Vorbeugung** werden Hals- und Lendenwirbelsäule gerade gestreckt (Abb. 5.6-41), während bei der **Rückbeugung** Hals- und Lendenlordose verstärkt werden und sich die Krümmung der Brustwirbelsäule abflacht, ohne ganz zu verschwinden. Die größten Ausschläge finden im oberen und im unteren Halsbereich statt, an der Über-

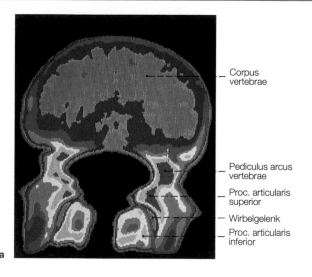

Corpus
vertebrae

Pediculus arcus
vertebrae

Proc. articularis
superior

Wirbelgelenk

Proc. articularis
inferior

a

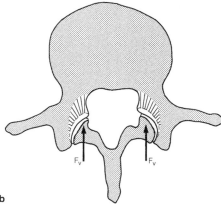

b

**Abb. 5.6-39 Subchondrale Mineralisierung in den Wirbel-
gelenken als Ausdruck der Anpassung an hohe lokale Flächenpressung.**
(a) Computertomographischer Querschnitt durch den 3. und 4. Lendenwirbel. Die Hounsfieldwerte sind durch Falschfarben ersetzt und
zeigen den Grad der Mineralisierung (rot – hoch, hellblau – niedrig).
(b) Flächenpressung in den Wirbelgelenken durch die nach ventral
gerichtete Scherkraft (F_v in Abb. 5.6-38b)

gangsstelle von Brust- zu Lendenwirbelsäule sowie an der
Grenze zum Kreuzbein, die geringsten in der unteren
Brustwirbelsäule.

Bei der **Seitneigung** der Wirbelsäule (Abb. 5.6-40) können verschiedene Krümmungen auftreten, je nachdem, wie
stark die Brustwirbelsäule beteiligt ist. Diese kann
annähernd gerade bleiben, während Hals- und Lendenwirbelsäule seitlich abgeknickt erscheinen. Biegt sie sich
jedoch mit, dann entsteht ein fast gleichmäßiger Bogen.
Die stärksten Ausschläge erfolgen zwischen 3. und 4. sowie
4. und 5. Lendenwirbel.

Die **Drehung** der Wirbelsäule und damit des Rumpfes
um die Längsachse ist in der Halswirbelsäule am stärksten
möglich und **nimmt nach kaudal ab** (Abb. 5.6-40). In der
Lendenwirbelsäule ist sie in aufrechter Haltung bis auf
wenige Grade im einzelnen Bewegungssegment eingeschränkt, bei Ventralflexion wird ihr Ausmaß aufgrund
des Auseinanderweichens der Gelenkfortsätze etwas größer. Durch die wenig drehbare Lendenwirbelsäule wird bei
Rumpfdrehung das Becken mitgenommen. Da die Drehung in der Lendenwirbelsäule in erster Linie durch die
nach dorsal vorragenden Anteile der Wirbelgelenke begrenzt wird, können hier sehr hohe Kräfte auftreten.

An der Begrenzung der Bewegungen der Wirbelsäule
sind zumeist alle Anteile der betreffenden Bewegungssegmente gemeinsam beteiligt. In Abhängigkeit vom aktuellen
Verlauf der jeweiligen Bewegungsachse, der insbesondere
in den Endphasen der Bewegungen maßgeblich von den
Wirbelgelenken bestimmt wird, treten dabei u. a. nicht
unbeträchtliche Scherkräfte in den Bandscheiben auf.

Eine mehrfach gekrümmte Säule besitzt gegenüber einer
einfach gebogenen deutliche Vorteile: Bei Letzterer führt
eine Zunahme der Belastung zu einer stärkeren Biegung,
wodurch Druck und Zug im Bereich des einzigen Krüm-
mungsscheitels und die damit verbundene mechanische
Beanspruchung der betroffenen Skelettstücke relativ hoch
werden. Demgegenüber wird eine S-förmig gebogene
Säule bei gleicher Belastung an mehreren Krümmungs-
scheiteln verformt. Hinzu kommt, dass das elastische
Gleichgewicht einer S-förmig gekrümmten Säule stabiler
ist und durch weniger Muskelarbeit aufrechterhalten werden kann.

Die funktionelle Abstimmung zwischen der Reaktion im
einzelnen Bewegungssegment und der Formänderung der
Wirbelsäule als Ganzes bildet die Grundlage für die Ver-
arbeitung von **Stoßbelastungen.** Derartige Einwirkungen
entstehen vor allem durch das Abbremsen des Körpergewichts bereits beim Gehen, beim Springen und Laufen.
Stärkere Stöße können im einzelnen Bewegungssegment

Wirbelsäulenregion	Sagittalflexion		Lateralflexion rechts oder links	Rotation rechts oder links
	Ventralflexion	Dorsalflexion		
Occ. – HW1	1°	10°	4°	2°
HW1 – HW2	7°	5°	1°	35°
HW2 – BW1	37°	44°	25°	26°
BW1 – LW1	45°	26°	33°	33°
LW1 – LW5	43°	11°	11°	4°*
LW5 – S1	9°	5°	1°	2°*
Gesamte WS	≈142°	≈101°	≈75°	≈102°

Abb. 5.6-40 Bewegungsraum der einzelnen Regionen und der Wirbelsäule als Ganzheit (unter Verwendung von Angaben aus Bakke, Anetzberger und Mitarb. und White und Panjabi).
* bei Ventralflexion bis zu 10–12°

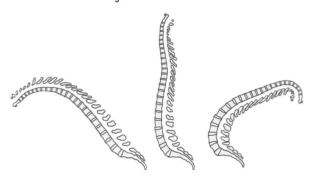

Abb. 5.6-41 Sagittalflexion der Wirbelsäule. Mittelstellung sowie äußerste Vor- und Rückbeugung der gesamten Wirbelsäule (nach einem Bänderpräparat).

nur wenig gebremst (gedämpft) werden, da der Faserring der Bandscheibe trotz seines Lamellenaufbaus nur eine sehr geringe Elastizität besitzt und der Nucleus pulposus überhaupt nicht komprimierbar ist. Die Hauptaufgabe der Bandscheibe besteht vielmehr in der **gleichmäßigen Druckverteilung** zwischen den angrenzenden Wirbelkörpern. **Stoßdämpfung** in größerem Ausmaß, wie sie bei vielen Sportarten notwendig ist, wird in erster Linie durch die Ausbiegung der Wirbelsäule nach dorsal erzielt. Durch die dabei notwendige Dehnung der Rückenmuskulatur (und der Ligamenta flava) wird Stoßenergie verbraucht und damit eine Dämpfung herbeigeführt. Den Wirbelbogengelenken kommt dabei vor allem bei größeren Bewegungsausschlägen die Rolle von Hebelpunkten innerhalb der Bewegungssegmente zu.

Angesichts vielfältiger Erkrankungen der Wirbelsäule wird oft unterstellt, dass ihre Anpassung an den aufrechten Gang im Zuge der **Evolution** (noch) nicht ausreichend erfolgt sei. Vergleicht man jedoch verschiedene Tierspezies mit speziellen, eingeschränkten Bewegungsmustern, so ist leicht festzustellen, dass deren Wirbelsäule und dabei gerade die Wirbelgelenke in einem überraschend hohen Maß an den jeweiligen Lokomotionstyp angepasst sind. Beim Menschen ist aber kein bestimmtes, standardisiertes Bewegungsmuster zu erkennen, das den für eine morphologische Spezialisierung nötigen Anpassungsdruck erzeugen hätte können. Vielmehr muss unsere Wirbelsäule vielfältigen Ansprüchen, was sowohl statische als auch dynamische Belastungen betrifft, gerecht werden. Der Vergleich der verschiedenen Spezies lässt daher den Schluss zu, dass die menschliche Wirbelsäule als Produkt der Evolution bei der Realisierung des aufrechten Gangs einen **optimierten Kompromiss** im Konflikt zwischen den Anforderungen an statische und dynamische Ansprüche darstellt. Sie ist massiv genug, um den Anforderungen an eine sichere Stabilität so weit als unerlässlich notwendig zu genügen, dabei aber Mobilität so weit als irgend möglich zuzulassen. Dies bedeutet aber, dass wir sie weder in der einen noch in der anderen Richtung überfordern dürfen. Dies ist insbesondere in der Arbeits- und in der Sportmedizin sowie bei der Rehabilitation bei Erkrankungen des Bewegungsapparates zu beachten. Diese Einsicht könnte auch dem Freizeitsportler helfen, für seine Aktivitäten einen sinnvollen Rahmen zu akzeptieren.

5.6.2 Brustkorb, Cavea thoracis (Thorax)

┌─**Übersicht**─────────────────────────

Brustwirbelsäule, Rippen und Brustbein bilden gemeinsam den **Brustkorb,** *Cavea thoracis* (Abb. 5.6-42 u. 43), die knorpelig-knöcherne Grundlage des Brustteils des Rumpfes, *Thorax*. Sie werden von einer Reihe von Bändern, Knorpelverbindungen und Gelenken beweglich miteinander verbunden und durch Muskeln verspannt.

Der vom Spangengerüst der Rippen umschlossene Raum besitzt einen oberen und einen unteren Zugang, *Aperturae thoracis superior* und *inferior*. Die **obere Thoraxapertur** wird vom 1. Rippenpaar, dem 1. Brustwirbelkörper und dem oberen Sternalrand umrahmt. Das Brustbein zeigt am oberen Rand einen Einschnitt, *Incisura jugularis*. Hier sinkt die Haut zur Drosselgrube ein. Die obere Thoraxapertur liegt beim Erwachsenen normalerweise in einer nach ventral geneigten Ebene, sodass eine durch die Incisura jugularis gelegte Horizontale die Brustwirbelsäule nicht in Höhe des 1., sondern erst etwa in Höhe des 2.–3. Brustwirbelkörpers erreicht.

Die **untere Thoraxapertur** ist bedeutend weiter und wird vom Rippenbogen und von den freien Rippen, vom 12. Brustwirbel und vom Brustbein gebildet. Vorn entsteht aus den beiden Rippenbögen ein nach kaudal offener Winkel, *Angulus infrasternalis*.

Die Zwischenrippenräume sind auf Höhe der Knorpel-Knochen-Grenze der Rippen am breitesten. Ihre absolute Weite variiert nach der Thoraxform. Im Gegensatz zu den Verhältnissen beim Erwachsenen ist der Querdurchmesser des Neugeborenen-Brustkorbs relativ klein, der sagittale Durchmesser jedoch verhältnismäßig groß. Beim Säugling haben die Rippen eine sehr geringe Neigung; sie stehen annähernd in einer horizontalen Position, die der Inspirationsstellung des Erwachsenen fast entspricht. Mit zunehmendem Alter formt sich der Brustkorb um, die Rippen senken sich stärker. Beim alten Menschen flacht sich der Brustkorb ab, der Umfang der unteren Thoraxapertur verringert sich. Der weibliche Thorax ist in der Regel schmäler und kürzer als der männliche.

└────────────────────────────────────

Rippen

Wie bei den niederen Wirbeltieren treten auch beim Menschen an allen Wirbeln Rippenanlagen auf. Beim Menschen allerdings wird ein Teil der Rippen, *Costae*, rudimentär und verschmilzt mit den Wirbeln (Abb. 5.6-3). Im Allgemeinen bleiben 12 Paare als Brustrippen erhalten. Jede Rippe setzt sich aus dem **Rippenknochen,** *Costa*, und dem sich nach vorn medial anschließenden **Rippenknorpel,** *Cartilago costalis*, zusammen. Durch die von kranial nach kaudal fortschreitende Verkürzung der letzten 5 Rippen wird die Beweglichkeit der Lendenwirbelsäule erhöht.

Nur 7 der 12 Rippenpaare erreichen als echte Rippen, **Costae verae,** das Brustbein direkt. Von den übrigen 5 Rippenpaaren, den falschen Rippen, **Costae spuriae,** sind 3 Paare indirekt am Sternum befestigt, indem sich ihr Knorpelstück an das des nächsthöheren anlegt (Abb. 5.6-42 u. 43); sie bilden dabei den **Rippenbogen,** *Arcus costalis*. Die beiden letzten Rippen, die fliegenden Rippen, **Costae fluctuantes,** oft schon die 10. Rippe, erreichen diesen Anschluss nicht mehr, sondern enden frei in der Bauchwand (Abb. 5.6-43).

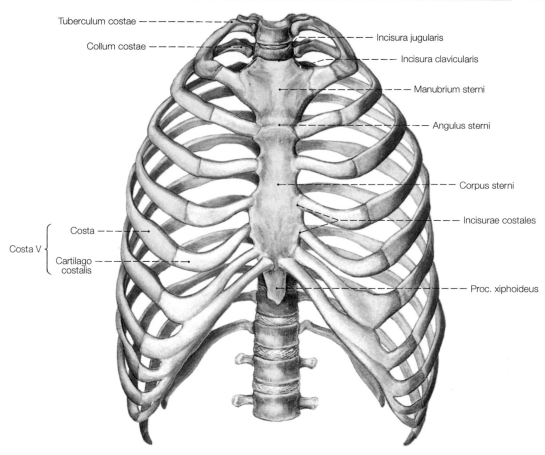

Tuberculum costae

Collum costae

Incisura jugularis

Incisura clavicularis

Manubrium sterni

Angulus sterni

Corpus sterni

Incisurae costales

Costa V

Costa

Cartilago costalis

Proc. xiphoideus

Abb. 5.6-42   Brustkorb von ventral.

Die 12. Rippe ist sehr unterschiedlich ausgebildet. Sie kann ganz fehlen oder bei gleichzeitigem Auftreten einer Lendenrippe so lang wie die 11. Rippe sein (Kaudalvariation; Abb. 5.6-15). Bei ca. 10% der Menschen kommen jederseits 8 Sternalrippen vor. Gelegentlich werden Brückenbildungen zwischen den Rippen, Gabelrippen oder unvollständig ausgebildete Rippenspangen (Lochrippen, Fensterrippen) beobachtet, die differenzialdiagnostisch im Röntgenbild berücksichtigt werden müssen.

Der Rippenkopf, **Caput costae**, liegt mit seiner *Facies articularis capitis costae* gelenkig den Wirbelkörpern an und hat meist zwei durch eine Kante, *Crista capitis costae,* geschiedene Gelenkfacetten. Die 2. bis 10. (oder 11.) Rippe verbindet sich in der **Articulatio capitis costae** mit jeweils zwei aufeinander folgenden Wirbelkörpern (Abb. 5.6-4, 44 u. 45), während die 1. und die (11.) 12. Rippe nur mit je einem Wirbelkörper artikuliert.

Die **Gelenkkapsel** zwischen Rippenkopf und Wirbelkörpern wird vorn durch das *Ligamentum capitis costae radiatum* verstärkt. Der Teil des Rippenkopfes, der an die Zwischenwirbelscheibe stößt, verbindet sich mit dieser durch das *Ligamentum capitis costae intraarticulare,* das den Gelenkraum in zwei Kammern unterteilt (Abb. 5.6-44 u. 45). Der Rippenhals ist vom Querfortsatz durch einen Spalt getrennt, den das *Ligamentum costotransversarium* so überbrückt, dass medial das *Foramen costotransversarium* frei bleibt.

Eine zweite Gelenkverbindung besitzt die Rippe an ihrem **Tuberculum costae**, das sich mit dem Querfortsatz des entsprechenden Brustwirbels verbindet (Abb. 5.6-44). Von der 10. Rippe an fehlt diese Gelenkfläche, das Tuberkulum ist entsprechend undeutlich ausgebildet. Die Strecke zwischen Kopf und Höckerchen wird als Rippenhals, **Collum costae,** bezeichnet. In seiner Längsrichtung liegt die Hauptbewegungsachse der Rippe (Abb. 5.6-75). Bei den Kostotransversalgelenken mit planen Gelenkflächen, also zwischen 6. und 9. Brustwirbel, ist zusätzlich eine flächenhafte Verschiebung in vertikaler Richtung möglich.

Die Kapsel des Rippenhöckerchengelenks, **Articulatio costotransversaria,** ist an der Spitze des Querfortsatzes durch das *Ligamentum costotransversarium laterale* verstärkt. Zusätzlich ist der Rippenhals durch das *Ligamentum costotransversarium superius* am nächsthöheren Querfortsatz aufgehängt.

Die Rippe setzt sich nach dem Collum costae als Rippenkörper, **Corpus costae,** fort und biegt im **Angulus costae** nach vorn um. Dieser liegt bei der 1. Rippe dicht am Tuberculum costae, rückt an den folgenden Rippen weiter nach lateral und ist an den untersten Rippen nicht mehr ausgeprägt (Abb. 5.6-43). Das vordere Ende jeder knöchernen Rippe geht in die **Cartilago costalis** über, durch die die Verbindung mit dem Brustbein hergestellt wird.

Durch den Verlauf der Rippen entsteht im Brustkorb rechts und links der Wirbelsäule je eine tiefe Rinne, die oben schmal ist und durch das Seitwärtsrücken der Rippenwinkel nach unten an Breite gewinnt. Da sie einen Teil der Lunge aufnimmt, wird sie als Lungenrinne, *Sulcus pulmonalis,*

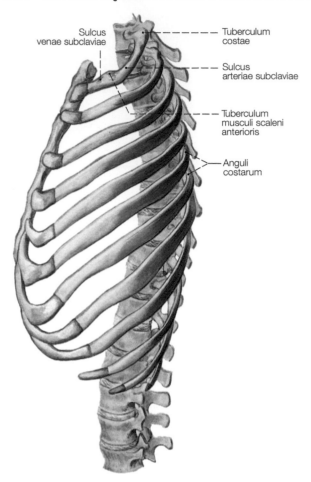

Sulcus venae subclaviae

Tuberculum costae

Sulcus arteriae subclaviae

Tuberculum musculi scaleni anterioris

Anguli costarum

Abb. 5.6-43   Brustkorb von lateral.

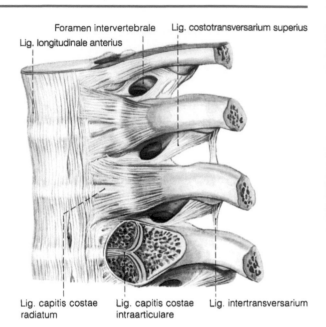

Foramen intervertebrale

Lig. longitudinale anterius

Lig. costotransversarium superius

Lig. capitis costae radiatum

Lig. capitis costae intraarticulare

Lig. intertransversarium

Abb. 5.6-45   Seitenansicht eines Abschnitts der Brustwirbelsäule mit den Rippen-Wirbel-Verbindungen.

ist als Ergebnis des phylo- wie ontogenetischen Aufrichtungsvorgangs zu sehen, in dessen Ablauf die Wirbelsäule aus Gründen einer Energieersparnis in ihrer Längsausdehnung dem Körperschwerpunkt angenähert wird.

Die charakteristische Form der Rippen beruht auf der Krümmung ihrer Kanten und ihrer Flächen. Während die 1. Rippe nur eine **Kantenkrümmung** aufweist, kommt bei den übrigen Rippen noch eine **Flächenkrümmung** dazu. Ihr vertebrales Ende steht höher als das sternale (Abb. 5.6-42), wodurch der Brustkorb die Form eines stumpfen Kegels bekommt, der dorso-ventral etwas abgeplattet ist. Die Schrägstellung der Rippen ist schließlich mit einer **schraubigen Krümmung (Torsion)** um die eigene Längsachse verbunden.

Die Länge der Rippen nimmt bis zur 7. (8.) Rippe zu; von da ab werden die Rippen wieder kürzer. Infolge der

bezeichnet (Abb. 5.6-46). Auf diese Weise ist die Wirbelsäule in den Thorax hinein vorgelagert. Der Abstand zwischen Wirbelsäule und Brustbein wird geringer, der Querschnitt des Brustraums etwa nierenförmig, sodass die Eingeweide rechts und links der Wirbelsäule Platz finden können. Dies

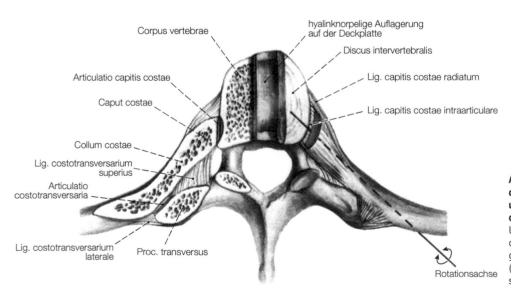

Corpus vertebrae

hyalinknorpelige Auflagerung auf der Deckplatte

Discus intervertebralis

Articulatio capitis costae

Lig. capitis costae radiatum

Caput costae

Lig. capitis costae intraarticulare

Collum costae

Lig. costotransversarium superius

Articulatio costotransversaria

Lig. costotransversarium laterale

Proc. transversus

Rotationsachse

Abb. 5.6-44   Stufenschnitt durch einen 4. Brustwirbel und seine Verbindungen zu den angrenzenden Rippen. Um die Längsachse des Collum costae können die Rippen gedreht und damit gehoben (Inspiration) und gesenkt (Exspiration) werden.

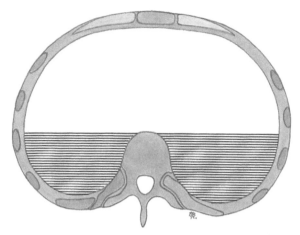

Abb. 5.6-46 Schematisierter Transversalschnitt durch den Thorax. Lungenrinnen schraffiert.

Rippenneigung, die bei der 9. Rippe am stärksten ist, liegt z. B. das vordere Ende des 7. Rippenknochens kaudal vom Brustbein. Um von hier aus das Sternum zu erreichen, verläuft der Rippenknorpel in einem Bogen aufwärts. So ist nicht nur die Länge, sondern auch die Krümmung der Rippenknorpel verschieden. Der Knorpel der 1. Rippe läuft gegen das Brustbein leicht kaudalwärts, der der 2. Rippe setzt annähernd die Richtung des Rippenknochens fort und trifft fast senkrecht auf das Brustbein. Die Knorpel der 3. und der 7. Rippe sind in zunehmendem Maß über die Kante nach aufwärts gekrümmt; sie haben einen längeren Weg und bilden einen nach kaudal offenen Winkel mit dem Brustbein (**Knorpelansatzwinkel**). Bei den Atmungsbewegungen des Brustkorbs ändern sich dieser Winkel und die Krümmung der Rippenknorpel.

An der **1. Rippe** unterscheidet man eine obere und eine untere Fläche. Auf der oberen finden sich zwei flache Eindrücke für die großen Blutgefäße, die aus der oberen Thoraxapertur kommen und zum Arm abbiegen. Die A. subclavia schafft sich den *Sulcus arteriae subclaviae* (Abb. 5.6-43), ventral davon liegt der *Sulcus venae subclaviae*. Zwischen beiden erhebt sich das *Tuberculum musculi scaleni anterioris* für den Ansatz des M. scalenus anterior. Dorsal davon liegt eine flache Rauigkeit für den M. scalenus medius. An der Außenseite der **2. Rippe** findet sich als größere raue Fläche die *Tuberositas musculi serrati anterioris*. Von der **3. Rippe** an nehmen die Flächen eine senkrechte Stellung ein, sodass eine äußere und eine innere unterschieden werden können.

Am unteren Rand der Rippeninnenfläche verläuft der **Sulcus costae**, dem entlang Interkostalgefäße und -nerven ziehen und an dessen Rändern die Interkostalmuskeln angeheftet sind (Abb. 5.6-73). Nur die 11. und 12. Rippe besitzen keine Furche.

Die **Rippenknorpel** sind weniger abgeplattet als die Knochen. Sie nehmen bis zur 7. Rippe an Länge zu. Die Knorpel der 6. und 7. Rippe, seltener die der 5. und 6. oder 7. und 8. sind durch Querbrücken miteinander verbunden, wobei es zur Bildung echter Gelenke kommen kann, *Articulationes interchondrales*. Das Perichondrium der Rippenknorpel hat eine sehnige Beschaffenheit und lässt sich im Gegensatz zum Perichondrium anderer Knorpel leicht ablösen.

Die hyalinen Rippenknorpel haben, beginnend beim 1. Rippenknorpel, mit zunehmendem Alter die Tendenz, in individuell typischer Weise zu verkalken und zu verknöchern. Die übrigen Rippenknorpel verknöchern später, indem sich meist perichondral von beiden Enden her Knochenauflagerungen an der oberen und der unteren Kante spornartig vorschieben; enchondrale Verknöcherung ist seltener. Durch diese Prozesse wird der Thorax erheblich starrer.

Ontogenetisch entstehen die Rippen als strangförmige Blasteme seitlich der Wirbelsäulenanlage. Die freien Enden der 2. bis 7. Rippenanlage verbinden sich schon beim Embryo von 15 mm SSL beidseits mit den Sternalleisten, aus denen sich von kranial nach kaudal die knorpelige Brustbeinanlage entwickelt (Abb. 5.6-49). Die Verknöcherung beginnt am Ende des 2. Fetalmonats mit einem Knochenkern am vertebralen Rippenende. Von hier aus schiebt sich die enchondrale Verknöcherung gegen das Brustbein vor, ohne jedoch das ventrale Ende der Rippe zu erreichen (Abb. 5.6-43). Die vorderen Abschnitte der Rippen bleiben hyalinknorpelig. Zurzeit der Pubertät bilden sich epiphysäre Verknöcherungspunkte aus, von denen einer im Rippenkopf, zwei im Tuberculum costae liegen.

Brustbein

Man unterscheidet am **Brustbein**, *Sternum*, das *Manubrium*, das sich anschließende *Corpus* und den kleinen, meist knorpelig auslaufenden Schwertfortsatz, *Processus xiphoideus* (Abb. 5.6-42).

Das **Manubrium sterni** besitzt oben zu beiden Seiten eine Grube zur Gelenkverbindung mit den Schlüsselbeinen, **Incisurae claviculares**. Zwischen den beiden Schlüsselbeingruben liegt die mediane **Incisura jugularis**. Am Seitenrand findet sich eine raue Stelle für die synchondrotische Verbindung mit dem Knorpel der 1. Rippe, **Incisura costalis**. An den lateralen Kanten des Brustbeins artikulieren die nach kaudal dicht zusammengedrängten *Incisurae costales* mit den Knorpeln der 2. bis 7. Rippe. Die 2. Rippe trifft auf die Verbindungsstelle zwischen Manubrium und Corpus sterni (Abb. 5.6-42). Hier besteht eine Synchondrose, *Symphysis manubriosternalis*, aus der sich bei ca. 10% der Erwachsenen eine Synostose entwickelt. Die Fuge ist als Querleiste durch die Haut zu fühlen, besonders dann, wenn Corpus sterni und Manubrium im **Angulus sterni** (LUDOVICI) etwas gegeneinander abgeknickt sind. Von hier aus kann die Lage der Rippen bestimmt werden. Die 1. Rippe ist nicht tastbar, da sie durch das Schlüsselbein verdeckt ist.

Der **Schwertfortsatz,** der die Hinterfläche des Sternums fortsetzt, trägt keine Rippen und ist der variabelste Abschnitt des Brustbeins. Lange Zeit bleibt er ganz oder teilweise knorpelig; im Alter wird er mit dem Corpus sterni synostotisch verbunden. Zuweilen ist er durchlöchert oder gegabelt; beides wird durch seine Entstehung aus einer paarigen Anlage verständlich (Abb. 5.6-48).

Die **sternokostale Verbindung** besteht bei der 1., 6. und 7. Rippe aus Synchondrosen. Bei der 2. bis 5. Rippe ist in der Regel je ein Gelenkspalt ausgebildet, **Articulationes sternocostales**. Das Gelenk der 2. Rippe besitzt meist eine geteilte Höhle, in der ein trennendes Band von der Rippe zum Sternum verläuft, *Ligamentum sternocostale intraarticulare*. Seltener trifft man ein solches Band an der 3. bis 5. Rippe. Rippenknochen, Rippenknorpel und Brustbein werden durch Fasersysteme verbunden. Sie beginnen als Periost auf den Rippenknochen, setzen sich kontinuierlich auf die Knorpel fort, bilden die Gelenkkapsel der Rippen-Brustbein-Gelenke und erscheinen auf Vorder- und Rückseite des Brustbeins als Bänder, *Ligamenta sternocostalia* (Abb. 5.6-47). An der Vorderfläche des Sternums entsteht dadurch die *Membrana sterni*.

Die **Entwicklung des Brustbeins** beginnt mit der Ausbildung der zwei Sternalleisten aus den ventralen Enden der Rippenanlagen (Abb. 5.6-48) unter Einbeziehung rudimentärer Schultergürtelanteile. Als seltene Fehlbildung kann im kranialen Teil des Sternums eine *Fissura sterni congenita* bestehen bleiben.

Die **Verknöcherung des Brustbeins** beginnt im 6. Fetalmonat mit einem Kern im Manubrium, dem sich 2 bis 3 kleinere zugesellen können. Im Körper treten 6 bis 13 Kerne auf, die vom 6. bis 12. Lebensjahr 3 bis 5 größere Knochenplatten bilden (Abb. 5.6-49). Durch Verschmelzung dieser größeren Knochenkerne entstehen die erwähnten Querleisten an der Vorderseite des Corpus sterni. Ähnliche Querleisten wie am Angulus sterni gibt es auch zwischen den beidseitigen Incisurae costales, was auf eine Verschmelzung ursprünglich getrennter Knochenkerne zurückzuführen ist.

Auf dem oberen Rand des Manubriums finden sich gelegentlich zwei **Ossa suprasternalia**, an deren Stelle auch *Tubercula* oder *Tubera suprasternalia* treten können. Dies wird damit in Zusammenhang gebracht, dass der obere Rand und die Mitte des Manubriums nicht aus den Sternalleisten, sondern aus einem zwischen den Schlüsselbeinanlagen gelegenen Blastem entstehen.

Sternalpunktion: Die leichte Zugänglichkeit des Brustbeins wird klinisch zur Gewinnung von **Knochenmark** genutzt. Um den Markraum zu erreichen, wird dabei die vordere Kortikalis mit einer etwas stärkeren Kanüle durchstoßen (Abb. 5.6-50). Da entwicklungsbedingt gelegentlich auf Höhe der Rippenansätze knorpelige oder bindegewebige Fugen vorhanden sind, empfiehlt es sich zur Vermeidung von Komplikationen, die Punktion auf Höhe des 2. oder des 3. Interkostalraumes durchzuführen (Abb. 5.6-50).

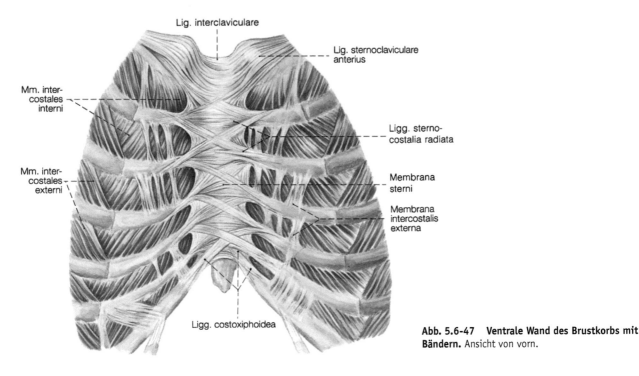

Abb. 5.6-47 Ventrale Wand des Brustkorbs mit Bändern. Ansicht von vorn.

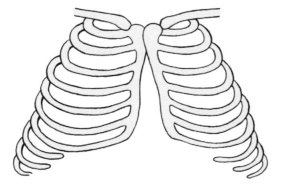

Abb. 5.6-48 Sternalleisten am Ende des 2. Entwicklungsmonats. Beginnender Zusammenschluss.

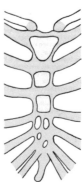

Abb. 5.6-49 Brustbein eines etwa neunjährigen Kindes mit Knochenkernen.

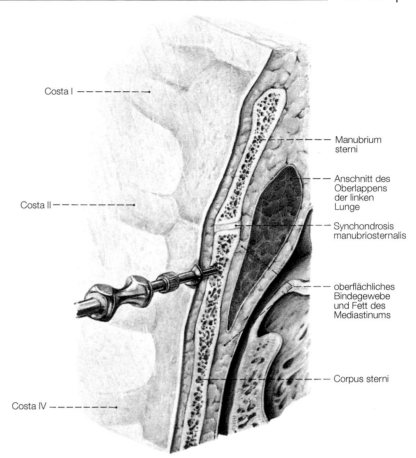

Costa I

Manubrium sterni

Anschnitt des Oberlappens der linken Lunge

Synchondrosis manubriosternalis

Costa II

oberflächliches Bindegewebe und Fett des Mediastinums

Costa IV

Corpus sterni

Abb. 5.6-50 Sternalpunktion. Zur Gewinnung von rotem Knochenmark für eine Untersuchung des blutbildenden Systems wird bei der Sternalpunktion die vordere Kompaktalamelle des Brustbeins mit einer kurzen festen Nadel durchbohrt; anschließend kann Knochenmark angesaugt werden.

5.6.3 Rückenmuskeln, Allgemeines

Die Muskelmasse des Rückens besteht aus zwei Gruppen von Muskeln, die sich in ihrer Funktion ergänzen, aber von unterschiedlicher Herkunft sind.

Die **oberflächliche Muskelgruppe** ist von ventral, größtenteils von der Anlage der oberen Extremität her, zum Rücken eingewandert und wird entsprechend ihrer Herkunft von den Rr. anteriores der zugehörigen Spinalnerven versorgt, der M. trapezius zusätzlich vom N. accessorius. Sie gliedert sich in die Rumpf-Arm-Muskeln, die Rumpf-Schultergürtel-Muskeln (spinohumerale Muskeln im engeren und weiteren Sinn, s. Tab. 5.6-4) sowie in die Rumpf-Rippen-Muskeln (spinokostale Muskeln, s. Tab. 5.6-4). Die einzelnen Muskeln dieser Gruppe entspringen im Wesentlichen von den Dornfortsätzen der Wirbel und ziehen zum Humerus bzw. zu den Knochen des Schultergürtels oder zu den Rippen.

Die **tiefe Muskelgruppe** ist aus dorsalen Myotomen hervorgegangen, hat sich ortsständig (autochthon) entwickelt und wird dementsprechend von den Rr. posteriores der Spinalnerven C1–S1 innerviert (s. Tab. 5.6-2).

Der Vollständigkeit halber ist auf die **prävertebralen Muskeln** des Halses hinzuweisen, die gemeinsam mit den tiefen dorsalen Halsmuskeln bzw. als deren direkte Antagonisten die Form der Halswirbelsäule bestimmen (Tab. 5.6-3). Eine vergleichbare Rolle spielt für die Lendenwirbelsäule der M. psoas major (Kap. 5.5.4), der als starker Beuger der Wirbelsäule Gegenspieler der autochthonen

Rückenmuskeln ist und im Zusammenspiel mit diesen maßgeblich die Form des untersten Wirbelsäulenabschnitts bestimmt. So kann z. B. eine Hyperlordosierung durch spezifisches Training des M. psoas major normalisiert werden.

Autochthone Rückenmuskeln

Die autochthone Rückenmuskulatur bildet in ihrer Gesamtheit zwei dicke Stränge, die in den Furchen rechts und links der Dornfortsätze eingebettet sind (Abb. 5.6-51) und als **M. erector spinae** bezeichnet werden; ein Name, der allerdings nur eine bestimmte, wenn auch sehr wesentliche Gesamtleistung dieser Muskulatur in den Vordergrund stellt. Für das Verständnis seiner Funktion ist es zweckmäßig, den M. erector spinae in seine kleineren Einzelmuskeln zu gliedern, deren Abgrenzung z. T. etwas willkürlich erfolgen muss. Nach Lage und Verlauf zu Systemen zusammengefasst, stellen die autochthonen Muskeln **vielgliedrige Muskelgruppen** dar, die maßgeblich die Beweglichkeit der Wirbelsäule bestimmen.

Im Zusammenhang mit der freieren Beweglichkeit des Kopfes gliedern sich am Nacken die Systeme deutlich in Muskelindividuen. Im Lendenbereich erreichen die Muskelzüge zwar ihre größte Mächtigkeit, doch lassen sie sich hier entsprechend den groben Bewegungen der Lendenwirbelsäule nur schlecht voneinander abgrenzen. Erst mit der Präzision der Bewegungen in den kranialen Wirbelsäulenbereichen differenzieren sich einzelne Muskeln aus der Gesamtmasse der Stränge.

Tab. 5.6-2 Autochthone Muskulatur des Rückens, Mm. dorsi proprii
(von Rr. posteriores der Spinalnerven innerviert; Ausnahmen sind mit Fußnoten gekennzeichnet).

I. Medialer Trakt des M. erector spinae

1. Mm. interspinales und spinales (spinales System)
   Mm. interspinales
      Mm. interspinales lumborum
      Mm. interspinales thoracis
      Mm. interspinales cervicis
      (M. sacrococcygeus dorsalis)
   M. spinalis
      M. spinalis thoracis
      M. spinalis cervicis
      (M. spinalis capitis)
2. Mm. transversospinales (transversospinales System)
   Mm. rotarores (breves/longi)
      Mm. rotatores lumborum
      Mm. rotatores thoracis
      Mm. rotatores cervicis
   M. multifidus
   M. semispinalis
      M. semispinalis thoracis
      M. semispinalis cervicis
      M. semispinalis capitis

II. Lateraler Trakt des M. erector spinae

1. Mm. longissimus und iliocostalis (sakrospinales System)
   M. longissimus
      M. longisssimus thoracis
      M. longisssimus cervicis
      M. longisssimus capitis
   M. iliocostalis
      M. iliocostalis lumborum
      M. iliocostalis thoracis
      M. iliocostalis cervicis
2. Mm. spinotransversales (spinotransversales System)
   Mm. splenii
      M. splenius cervicis
      M. splenius capitis
3. Mm. intertransversarii (intertransversales System)
   Mm. intertransversarii
      Mm. intertransversarii mediales lumborum
      Mm. intertransversarii laterales lumborum[1]
      Mm. intertransversarii thoracis
      Mm. intertransversarii posteriores cervicis[1]
4. Mm. levatores costarum[2]
   Mm. levatores costarum breves
   Mm. levatores costarum longi

III. Mm. suboccipitales

   M. rectus capitis posterior major
   M. rectus capitis posterior minor
   M. obliquus capitis superior
   M. obliquus capitis inferior

---

[1] Die Innervation erfolgt sowohl von den Rr. posteriores als auch von den Rr. anteriores der Spinalnerven.
[2] Die Mm. levatores costarum gehören zwar zu den Mm. thoracis, werden aber ebenfalls von den Rr. posteriores der Spinalnerven innerviert.

Zum besseren Verständnis der Rückenmuskeln des Menschen gelangt man durch den Vergleich mit primitiveren Zuständen, wie sie z. B. bei Fischen, Urodelen und Anuren vorliegen, deren gesamte Rückenmuskulatur noch metamer gegliedert ist. Dieser Zustand findet sich beim Menschen nur in den tiefsten Lagen, wo

Tab. 5.6-3 Prävertebrale und seitliche autochthone Muskulatur des Halses
(von Rr. anteriores der Spinalnerven innerviert).

M. rectus capitis lateralis
M. rectus capitis anterior
M. longus capitis
M. longus colli
Mm. intertransversarii anteriores cervicis

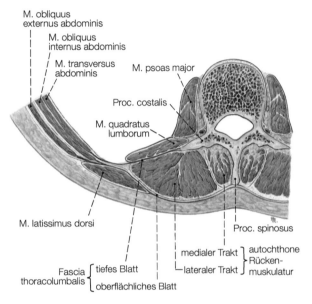

Abb. 5.6-51 Querschnitt durch Wirbelsäule und Rumpfwand in Höhe des 2. Lendenwirbels. Gliederung der autochthonen Rückenmuskulatur und ihre Beziehung zur Fascia thoracolumbalis. Aus deren beiden Blättern, den Bändern und den angrenzenden Wirbelanteilen wird eine osteofibröse Röhre gebildet.

man von Wirbel zu Wirbel ziehende Muskelzüge antrifft. In den oberflächlichen Schichten hingegen werden die Muskelzüge fortschreitend länger, indem sie zunächst einen, dann mehrere Wirbel überspringen. Diese Muskeln bestehen somit aus hintereinander geschalteten, zu höheren Einheiten verschmolzenen Segmenten.

Auf diese Weise werden größere Bereiche der Wirbelsäule von zusammenhängenden Muskelbündeln überspannt und zu einheitlicher Funktion zusammengefasst.

Die Rinnen beiderseits der Dornfortsätze, in denen der M. erector spinae liegt, werden durch die derbe **Fascia thoracolumbalis** zu je einem osteofibrösen Kanal ergänzt (Abb. 5.6-51 u. 52). Das **oberflächliche Blatt** dieser Faszie wird von Ursprungssehnen einzelner Muskeln aponeurotisch verstärkt und ist an den Processus spinosi der unteren Brustwirbelsäule und der Lendenwirbelsäule sowie an der Facies dorsalis ossis sacri befestigt. Kranial wird dieses Blatt deutlich dünner. Das **tiefe Blatt** spannt sich zwischen den Processus costales der Lendenwirbel, den letzten Rippen und dem Darmbeinkamm aus. Der Teil des tiefen Blatts der Fascia thoracolumbalis, der die 12. Rippe mit dem Proc. costalis des 1. Lendenwirbels verbindet, ist besonders derb ausgebildet und wird als *Ligamentum lumbocostale* bezeichnet.

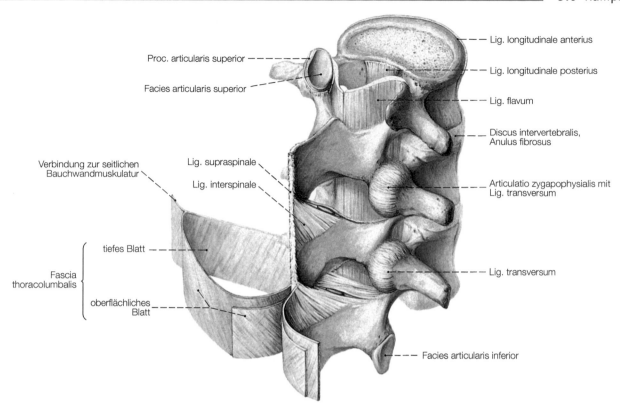

Proc. articularis superior

Facies articularis superior

Lig. longitudinale anterius

Lig. longitudinale posterius

Lig. flavum

Discus intervertebralis, Anulus fibrosus

Verbindung zur seitlichen Bauchwandmuskulatur

Lig. supraspinale

Lig. interspinale

Articulatio zygapophysialis mit Lig. transversum

tiefes Blatt

Fascia thoracolumbalis

oberflächliches Blatt

Lig. transversum

Facies articularis inferior

Abb. 5.6-52 **Bandapparat der Lendenwirbelsäule und Fascia thoracolumbalis.** Beachte die durch die beiden Blätter der Fascia thoracolumbalis und die angrenzenden Anteile der Wirbelsäule gebildetete osteofibröse Röhre.

Bei operativen Eingriffen am Rücken, z. B. beim dorsalen Zugang zur Niere, stellt das tiefe Blatt der Fascia thoracolumbalis eine wichtige Orientierungsschicht dar.

Am seitlichen Rand der tiefen Rückenmuskeln vereinigen sich oberflächliches und tiefes Blatt der Fascia thoracolumbalis miteinander (Abb. 5.6-51).

Die innerhalb der osteofibrösen Kanäle rechts und links liegenden Muskelstränge lassen sich in zwei Anteile gliedern (Abb. 5.6-53): den tiefer gelegenen **medialen Trakt,** der die Nische zwischen den Processus spinosi und den Wirbelbögen bis zu den Processus transversi ausfüllt, und den oberflächlich gelegenen **lateralen Trakt.** Aufgrund ihrer Lage in der Tiefe des Nackens und ihres funktionellen Zusammenwirkens bei der Feinsteuerung der Beweglichkeit des Kopfes sollen einige kleine Muskeln als eigene Gruppe, **Mm. suboccipitales,** zusammengefasst werden (Abb. 5.6-54). Ihrer Herkunft nach gehören sie teils dem medialen oder dem lateralen Trakt der autochthonen Rückenmuskulatur, teils ventralen Muskelgruppen an.

Die Fasern des medialen Trakts, der von den medialen Ästen der Rr. posteriores innerviert wird, verlaufen entweder von Dornfortsätzen zu Dornfortsätzen (= **spinales System;** Abb. 5.6-53a) oder schräg aufsteigend von Querfortsätzen zu Dornfortsätzen (= **transversospinales System;** Abb. 5.6-53b). Der laterale Trakt, dessen Innervation über die lateralen Äste der Rr. posteriores erfolgt, besteht am Rücken vorwiegend aus langen Muskelzügen, die von Os sacrum und Os ilium zu den Rippen und zum Kopf aufsteigen (= **sakrospinales System;** Abb. 5.6-53a). Im Nackenbereich liegen ihnen nach kranial divergierende platte

Muskeln auf, die alle tiefer gelegenen Anteile des M. erector spinae fest umhüllen (= **spinotransversales System;** Abb. 5.6-53b). Zum lateralen Trakt werden auch die Muskeln gerechnet, die sich zwischen den Querfortsätzen ausspannen (= **intertransversales System;** Abb. 5.6-53a), und schließlich die nur im Thoraxbereich auftretenden Mm. levatores costarum (Abb. 5.6-53b).

Um die **Wirkung der autochthonen Rückenmuskulatur** auf das Achsenskelett besser verstehen zu können, bietet sich ein Vergleich der Wirbelsäule, ihrer Verankerung im Beckenring und der an ihr wirkenden Muskeln mit einem Schiffsmast und dessen Verspannung an. Diesen Mastbaum müsste man sich allerdings entsprechend dem Aufbau der Wirbelsäule aus Wirbeln und Zwischenwirbelscheiben mehrgliedrig und in sich beweglich vorstellen. Die Muskeln stellen bei diesem Vergleich **aktive Verspannungszüge** dar, die an den Wirbelfortsätzen (Rahen des Schiffsmastes) angreifen. Wenn sich alle Seilzüge am Schiffsmast im Zustand der Ruhespannung befinden (= Tonus der Muskulatur), so ist das System im Gleichgewicht. Wird aber ein Seilzug verkürzt (= Kontraktion eines Muskels oder eines Muskelzugs), so müssen zur Erhaltung des Gleichgewichts alle anderen Seilzüge (= Muskeln) verstellt werden. Jede Änderung eines Glieds innerhalb des Systems Rückenmuskulatur – Becken – Wirbelsäule – Rippen bedingt eine Neuregulierung aller übrigen Anteile.

Innerhalb dieses Systems unterscheidet man **kurze Züge,** die benachbarte Fortsätze gerade oder schräg aufwärts verlaufend miteinander verbinden und den metameren Muskeln entsprechen, sowie **längere Züge,** die einige Glieder überspringen.

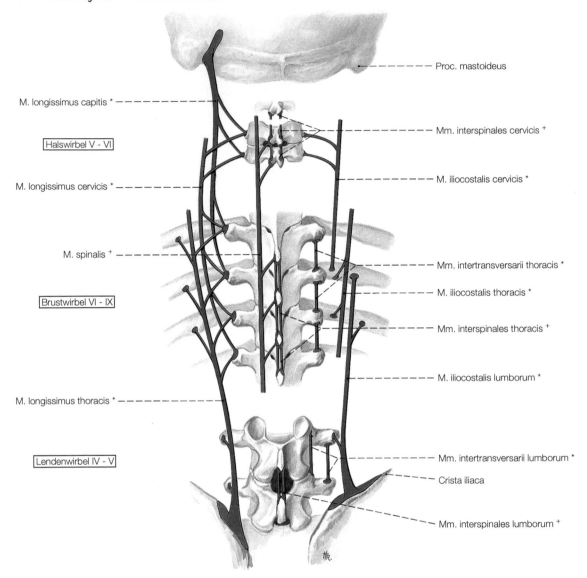

Abb. 5.6-53 Gliederung der autochthonen Rückenmuskulatur.
(a) Gerade verlaufende Muskeln (Geradsystem) verbinden homologe Punkte.
*   Lateraler Trakt, Geradsystem
\+   Medialer Trakt, Geradsystem

Die langen Züge des lateralen Trakts, die vom Becken seitlich an die Querfortsätze, aber auch an die zugehörigen Rippen herantreten, wirken mit besonders langen Hebelarmen auf die Wirbelsäule.

Sowohl in Hals- als auch in Lendenlordose wird der dorsal der Wirbelsäule gelegene Raum von dickeren Muskelmassen erfüllt. Von den Wänden der durch das Auftreten des Lumbosakralwinkels entstandenen tiefen Rinne zwischen den unteren Lendenwirbeln, dem Kreuzbein und den beiden Darmbeinschaufeln, die nach dorsal von der Fascia thoracolumbalis abgedeckt ist, entspringen die kräftigen Muskelzüge des lateralen Trakts. Die Übergangszonen zum Kopf und zum Becken sind auf diese Weise durch einen stark ausgebildeten Muskelmantel geführt.

Am kaudalen Ende der Wirbelsäule finden sich nur noch Spuren von Muskulatur. Oft ist hier ein **M. sacrococcygeus dorsalis** mit einigen dünnen, teilweise sehnigen Zügen ausgebildet. Er kann als Rest eines bei geschwänzten Säugetieren kräftig entwickelten M. levator caudae aufgefasst werden, in den Anteile metamerer Muskeln, wie der Mm. interspinales, eingegliedert sind. Auf der Vorderfläche des Steißbeins entspricht ihm ein *M. sacrococcygeus ventralis,* der nicht zur Rückenmuskulatur zählt und von ventralen Spinalnervenästen versorgt wird.

Medialer Trakt der autochthonen Rückenmuskulatur

Der mediale Teil erfüllt die Tiefe der Rinnen beiderseits der Dornfortsätze und ist häufig durch eine lockere Bindegewebsschicht nach dorso-lateral abgegrenzt. Die kürzesten Faserbündel liegen der Wirbelsäule direkt auf und werden von längeren bedeckt (Abb. 5.6-53, 55 u. 56).

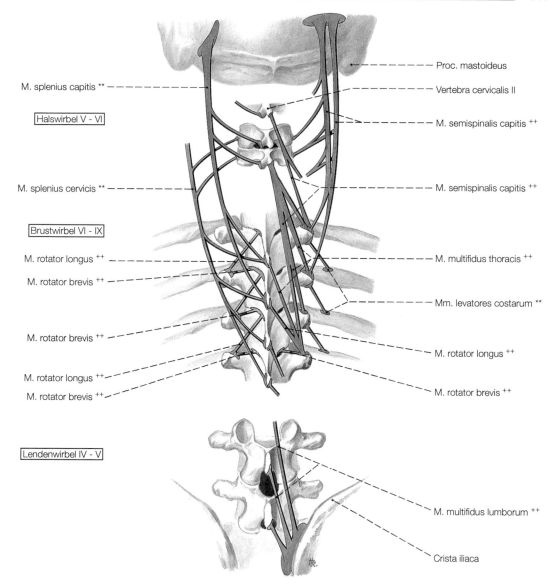

M. splenius capitis **

Halswirbel V - VI

M. splenius cervicis **

Brustwirbel VI - IX

M. rotator longus ++

M. rotator brevis ++

M. rotator brevis ++

M. rotator longus ++

M. rotator brevis ++

Lendenwirbel IV - V

Proc. mastoideus

Vertebra cervicalis II

M. semispinalis capitis ++

M. semispinalis capitis ++

M. multifidus thoracis ++

Mm. levatores costarum **

M. rotator longus ++

M. rotator brevis ++

M. multifidus lumborum ++

Crista iliaca

Abb. 5.6-53   b
Schräg verlaufende Muskeln (Schrägsystem) verbinden nicht homologe Punkte.
** Lateraler Trakt, Schrägsystem
++ Medialer Trakt, Schrägsystem

☐ Mm. interspinales und spinales (spinales System)

Zum spinalen System sind kürzere und längere Muskeln zusammengefasst, die gerade verlaufen und die Dornfortsätze verbinden.

Mm. interspinales, Zwischendornmuskeln (Abb. 5.6-56): Die kleinen paarigen Muskeln verbinden im Bereich der Halswirbelsäule als deutlich ausgeprägte *Mm. interspinales cervicis* die gegabelten Spitzen benachbarter Dornfortsätze und flankieren Anteile des Ligamentum nuchae. Auch zwischen den Dornfortsätzen der Lendenwirbelsäule sind die *Mm. interspinales lumborum* meist kräftig entwickelt, während *thorakale Interspinalmuskeln* zwischen den engstehenden Spitzen der Dornfortsätze nur selten nachweisbar sind.
Funktion: Die Mm. interspinales wirken als reine Strecker der Wirbelsäule.

M. spinalis, Dornmuskel (Abb. 5.6-53 u. 57): Er findet

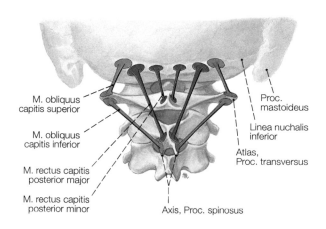

M. obliquus capitis superior

M. obliquus capitis inferior

M. rectus capitis posterior major

M. rectus capitis posterior minor

Proc. mastoideus

Linea nuchalis inferior

Atlas, Proc. transversus

Axis, Proc. spinosus

Abb. 5.6-54   Tiefe Nackenmuskeln (vgl. Tab. 5.6-2).

451

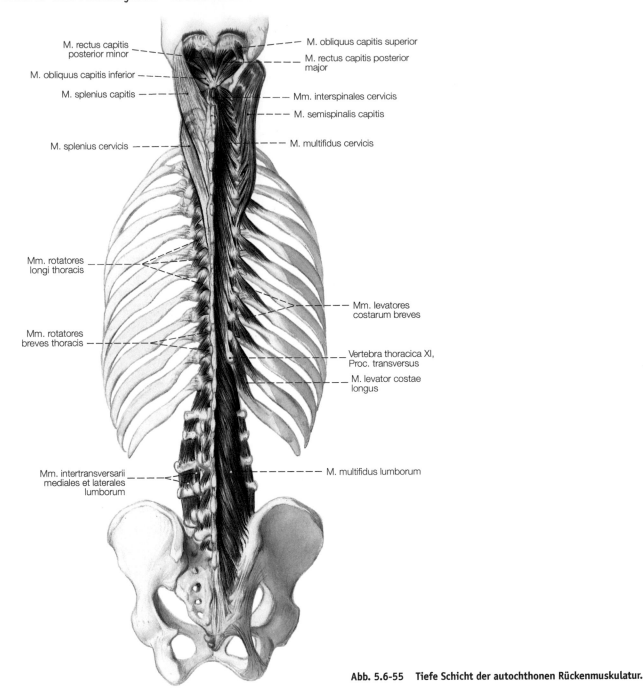

M. rectus capitis posterior minor

M. obliquus capitis inferior

M. splenius capitis

M. splenius cervicis

Mm. rotatores longi thoracis

Mm. rotatores breves thoracis

Mm. intertransversarii mediales et laterales lumborum

M. obliquus capitis superior

M. rectus capitis posterior major

Mm. interspinales cervicis

M. semispinalis capitis

M. multifidus cervicis

Mm. levatores costarum breves

Vertebra thoracica XI, Proc. transversus

M. levator costae longus

M. multifidus lumborum

Abb. 5.6-55   Tiefe Schicht der autochthonen Rückenmuskulatur.

sich hauptsächlich im Brustbereich, *M. spinalis thoracis,* wo er unter Überspringen mehrerer Segmente seitlich von Dornfortsatz zu Dornfortsatz zieht. Zusammen mit dem M. longissimus entspringt er von den Processus spinosi der oberen 2 bis 3 Lenden- und der unteren 2 Brustwirbel. Seine Ansätze reichen vom 9. bis zum 3. Brustwirbeldornfortsatz, wo er meist mit dem M. multifidus verwachsen ist. Als nicht immer konstant ausgebildeter *M. spinalis cervicis* (Abb. 5.6-56) verbindet er die Dornfortsätze der beiden oberen Brustwirbel sowie des 7. und des 6. Halswirbels mit denen des 5. bis 2. Halswirbels.

Der seltener vorhandene **M. spinalis capitis** zieht von den Dornfortsätzen der oberen Brust- und der unteren Halswirbel zusammen mit dem M. semispinalis capitis zum Ansatzgebiet im medialen Bereich der Linea nuchalis superior der Squama des Os occipitale.

Funktion: Die Funktion des M. spinalis gleicht der der Mm. interspinales. Bei einseitiger Innervation bewirkt er eine geringe Seitneigung, bei beidseitiger Kontraktion eine Streckung der Wirbelsäule.

▭ Mm. transversospinales (transversospinales System)

Die Anteile dieses Systems ziehen nach kranial konvergierend von Querfortsätzen zu Dornfortsätzen und führen je nach der Zahl der übersprungenen Wirbel verschiedene Namen.

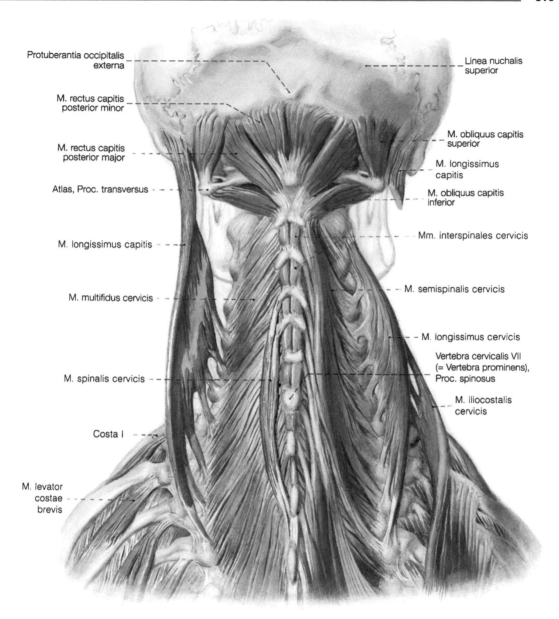

Protuberantia occipitalis externa

Linea nuchalis superior

M. rectus capitis posterior minor

M. obliquus capitis superior

M. rectus capitis posterior major

M. longissimus capitis

M. obliquus capitis inferior

Atlas, Proc. transversus

Mm. interspinales cervicis

M. longissimus capitis

M. semispinalis cervicis

M. multifidus cervicis

M. longissimus cervicis

Vertebra cervicalis VII (= Vertebra prominens), Proc. spinosus

M. spinalis cervicis

M. iliocostalis cervicis

Costa I

M. levator costae brevis

Abb. 5.6-56   Tiefe Hals- und Nackenmuskeln.

Mm. rotatores, Drehmuskeln (Abb. 5.6-53 u. 55): Sie finden sich vor allem im Brustbereich, *Mm. rotatores thoracis,* seltener bzw. weniger deutlich ausgebildet an der Hals- und Lendenwirbelsäule, *Mm. rotatores cervicis* und *lumborum,* und verlaufen von den Querfortsätzen zu den Wurzeln der Dornfortsätze.

Am tiefsten liegen die *Mm. rotatores breves,* die, nahezu transversal eingestellt, benachbarte Wirbel miteinander verbinden. Über zwei Segmente hinweg ziehen die *Mm. rotatores longi.*

M. multifidus, viel gefiederter Muskel (Abb. 5.6-53 u. 55): Er ist im Lendenbereich am stärksten ausgebildet. Seine tieferen Faserbündel ziehen schräg aufwärts über 2 bis 3 Wirbel, die oberflächlichen Bündel über 3 bis 5 Wirbel hinweg. Seine Ursprünge liegen an der Facies dorsalis ossis sacri sowie an den Processus mamillares der Lendenwirbel, an den Processus transversi der Brustwirbel und

an den Processus articulares inferiores der kaudalen Halswirbel. Der M. multifidus setzt an den Dornfortsätzen der Lenden-, Brust- und Halswirbel bis zum Axis an.

M. semispinalis, Halbdornmuskel (Abb. 5.6-53, 56 u. 57): Seine Muskelfasern liegen innerhalb des transversospinalen Systems zuoberst und überspringen 4 bis 6, seltener 7 Wirbel. Er ist im Lendenbereich nicht ausgebildet; seine Ursprünge beginnen am 11. bis 7. Brustwirbel.

Von hier aus zieht er als **M. semispinalis thoracis** zu den Dornfortsätzen der oberen 3 Brust- und unteren 2 Halswirbel. Als **M. semispinalis cervicis** werden die letzten und kräftigsten Zacken bezeichnet, die an den Dornfortsätzen der Halswirbel bis zum Axis inserieren.

Der M. semispinalis cervicis wird völlig vom **M. semispinalis capitis** bedeckt, der von den Querfortsätzen und vor allem weiter kranial von den lateralen Flächen der Processus articulares inferiores des 7. Brust- bis 3. Halswirbels

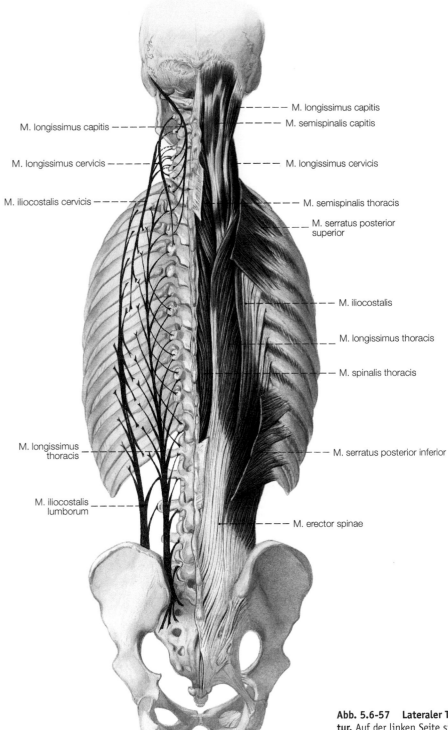

M. longissimus capitis

M. longissimus capitis

M. semispinalis capitis

M. longissimus cervicis

M. longissimus cervicis

M. iliocostalis cervicis

M. semispinalis thoracis

M. serratus posterior superior

M. iliocostalis

M. longissimus thoracis

M. spinalis thoracis

M. longissimus thoracis

M. serratus posterior inferior

M. iliocostalis lumborum

M. erector spinae

Abb. 5.6-57 Lateraler Trakt der autochthonen Rückenmuskulatur. Auf der linken Seite sind der M. longissimus und der M. iliocostalis mit Ursprüngen und Ansätzen schematisch dargestellt.

entspringt und zwischen Linea nuchalis superior und suprema des Os occipitale ansetzt. Der als rundlicher Strang neben der Mittellinie am Nacken zu erkennende Muskel enthält eine oder zwei Zwischensehnen und ist oft längs gespalten. Er springt besonders deutlich hervor, wenn der Kopf nach vorn bewegt wird und eine weitere Neigung verhindert werden soll. (Der M. semispinalis capitis kann auch als selbstständiger Muskel der Nackengegend aufge-

fasst werden. Er wurde deshalb früher als M. transversooccipitalis bezeichnet.)

Funktion: Die verschiedenen Anteile des transversospinalen Systems dienen vor allem der Streckung der Wirbelsäule; bei einseitiger Innervation werden Seitneigung (besonders von M. multifidus und M. semispinalis) und Drehung (besonders von den Mm. rotatores und M. multifidus) der Wirbelsäule unterstützt. Je mehr die Fasern des transversospinalen Systems transversal eingestellt sind, desto größer wird ihr drehendes Moment.

Die maßgebliche Wirkung der tief gelegenen kleineren Muskelbündel des transversospinalen Systems liegt zweifellos in der **Feinsteuerung der Beweglichkeit** (Joint play) benachbarter Wirbel. Sie wirken darüber hinaus als aktive Bremse beim Erreichen der Endstellungen verschiedener Bewegungen und sichern eine günstige Druckübertragung in den Bewegungssegmenten (vgl. S. 438 ff.).

Lateraler Trakt der autochthonen Rückenmuskulatur

Der laterale Trakt bildet in seiner unteren Partie eine gemeinsame Muskelmasse, die von der Rückfläche des Kreuzbeins, aus der von Bändern erfüllten Grube zwischen Kreuzbein und Darmbeinschaufel und von der angrenzenden Seitenfläche des Os ilium bis zum Darmbeinkamm hin entspringt. Die gemeinsame oberflächliche Ursprungsaponeurose geht außerdem von den Dornfortsätzen der Lendenwirbel und von der Crista sacralis mediana aus.

☐ Mm. longissimus und iliocostalis (sakrospinales System)

Schon im Lendenbereich trennt sich die Muskelmasse in den lateralen M. iliocostalis und den medialen M. longissimus. Dazwischen treten die Rr. cutanei laterales der Rr. posteriores der Spinalnerven hindurch. Beide Muskeln nehmen nach kranial hin an Volumen ab. Nur der M. longissimus erreicht mit einem schmalen Bündel den Schädel und nimmt teil an der Bildung der Nackenmuskeln.

M. longissimus (Abb. 5.6-53a u. 57): Der von seinem Ursprungsgebiet am Kreuzbein aufsteigende Muskel gibt im Lenden- und Brustbereich mediale und laterale Zacken ab, **M. longissimus thoracis**. Die medialen inserieren am Processus mamillaris des 5. Lendenwirbels, an den Processus accessorii des 4.–1. Lendenwirbels und an den Processus transversi der Brustwirbel. Die lateralen Zacken verlaufen in der Lendenwirbelsäule zu den Processus costales, im Brustbereich zum medial vom jeweiligen Angulus costae gelegenen Bereich der 12. bis 2. Rippe.

Der **M. longissimus cervicis** geht von Ursprüngen an den Querfortsätzen fast aller Brustwirbel aus und zieht mit seinen Endzacken zu den Tubercula posteriora der Querfortsätze des 5. bis 2. Halswirbels.

Der Kopfteil schließlich entspringt als **M. longissimus capitis** an den Querfortsätzen der ersten 3 Brustwirbel sowie an den Querfortsätzen und Gelenkfortsätzen des 7. bis 3. Halswirbels. Der Muskel besitzt häufig eine Zwischensehne und endet am Processus mastoideus des Os temporale.

Die oberflächlichen Teile des M. longissimus thoracis bedecken den medialen Trakt und sind ausgedehnt mit dem M. spinalis verwachsen. Seine tiefen Fasern entsprechen ebenso wie die des M. longissimus cervicis denen der Mm. intertransversarii.

Funktion: Durch seine oberflächliche und seitliche Lage zum medialen Trakt besitzt der M. longissimus relativ lange Hebelarme für Seitneigung und Streckung. Er bildet zusammen mit dem M. iliocostalis die Sehne des Bogens, der infolge der Aufrichtung zwischen Kreuzbein und Lendenwirbelsäule entstanden ist. In aufrechter und vorgebeugter Haltung ist er der maßgebliche Antagonist der auf

den Thorax wirkenden Schwerkraft. Der M. longissimus capitis zieht den Kopf nach hinten bzw. neigt und dreht ihn nach der gleichen Seite.

M. iliocostalis (Abb. 5.6-53a u. 57): Die Fasern des untersten Abschnitts, **M. iliocostalis lumborum**, entspringen im Wesentlichen vom Darmbeinkamm und ziehen zu den Rippenwinkeln der 6 bis 9 unteren Rippen.

Weitere, medial von den Ansätzen an den unteren Rippen entspringende Fasern führen den Muskel weiter kranial zu Insertionen an den oberen 6 Rippen. Dieser Zug kann aus dem Gesamtsystem als **M. iliocostalis thoracis** herausgelöst werden.

Das als **M. iliocostalis cervicis** bezeichnete obere Ende des Muskels bildet sich aus Ursprungszacken, die von der 7. bis 3. Rippe kommen und zu den Querfortsätzen des 6. bis 3. Halswirbels ziehen.

Da der M. iliocostalis am weitesten lateral liegt, umgreift er mit seinem Halsteil die übrigen Nackenmuskeln von der Seite her und kommt so wieder an die Wirbelsäule heran, von der er im Brustteil abgedrängt war.

Funktion: Der Muskel senkt die unteren Rippen und wirkt über sie auf die Wirbelsäule ein. Kontrahieren sich die Muskeln beider Seiten, wird die Wirbelsäule gestreckt; bei einseitiger Wirkung wird sie zur Seite geneigt.

☐ Mm. spinotransversales (spinotransversales System)

Das spinotransversale System wird durch die Mm. splenii cervicis und capitis repräsentiert.

Mm. splenii, Riemenmuskeln (Abb. 5.6-55): Sie bilden ein Muskelband, das sich am Nacken schräg aufsteigend um die tieferen Muskeln, vor allem um den M. semispinalis, schlingt. Der kleinere **M. splenius cervicis** entspringt von den Dornfortsätzen des 6. bis 3. Brustwirbels, zieht am seitlichen Rand des M. splenius capitis in die Tiefe und inseriert an den Tubercula posteriora der Querfortsätze des 3. bis 1. Halswirbels.

Der größere **M. splenius capitis** kommt von den Dornfortsätzen des 3. Brust- bis 7. Halswirbels sowie vom Lig. nuchae und ist an der lateralen Hälfte der Linea nuchalis superior bis hin zum Processus mastoideus des Os temporale befestigt.

Funktion: Die Mm. splenii strecken bei beidseitiger Kontraktion die Halswirbelsäule und ziehen den Kopf nach hinten. Bei einseitiger Innervation drehen sie nach der gleichen Seite. Die Mm. splenii erhöhen die Wirksamkeit der darunter liegenden Muskeln, indem sie diese bei ihrer Funktion an die Halswirbelsäule pressen. Sie können je nach Ausgangslage Synergisten wie auch Antagonisten des M. sternocleidomastoideus sein.

Die Muskelbündel des spinotransversalen Systems setzen die Richtung der Muskeln des transversospinalen Systems der Gegenseite über die Dornfortsätze des Ursprungsbereichs hinweg fort. Diese beiden Systeme ergänzen sich also zu einem Muskelzug, der, von den Dornfortsätzen unterbrochen, die Wirbelsäule überkreuzt und z.B. bei Drehung der Halswirbelsäule eine gemeinsame Wirkung entfaltet. Verfolgt man die Richtung dieser Muskelzüge nach kaudal, so findet man weitere schräg gestellte Muskelteile und gelangt schließlich nach Unterbrechungen durch die Rippen zur schrägen Bauchdeckenmuskulatur. Damit ergeben sich spiralig die Rumpfwand durchdringende **Muskelschlingen**, die aufgrund ihrer langen Hebelarme sehr wirksam für die Rumpfdrehung eingesetzt werden können.

▭ Mm. intertransversarii (intertransversales System)

Mm. intertransversarii (Abb. 5.6-55): Diese kurzen metameren Muskeln spannen sich zwischen den seitlichen Fortsätzen der Wirbel aus. Da diese Fortsätze im Hals- und Lendenbereich je zwei Anteile haben, lassen sich hier jeweils auch **zwei verschiedene Muskeln** unterscheiden: die Mm. intertransversarii laterales lumborum (ventraler Herkunft) und die Mm. intertransversarii mediales lumborum (dorsaler Herkunft) bzw. die Mm. intertransversarii anteriores cervicis (ventraler Herkunft) und die Mm. intertransversarii posteriores cervicis (dorsaler Herkunft).

Die *Mm. intertransversarii mediales lumborum* spannen sich zwischen den Processus accessorii bzw. mamillares aus, die *Mm. intertransversarii laterales lumborum* zwischen den Processus costales, den mit den Wirbeln verschmolzenen Rippenrudimenten. Damit entsprechen sie Zwischenrippenmuskeln. In vergleichbarer Weise verbinden die *Mm. intertransversarii anteriores cervicis* die Tubercula anteriora, die *Mm. intertransversarii posteriores cervicis* die Tubercula posteriora der Halswirbelquerfortsätze. Im Brustbereich sind die *Mm. intertransversarii thoracis* überwiegend sehnig ausgebildet.

Auch bei den Mm. intertransversarii gibt es **segmentübergreifende Züge**, die mehrere Wirbel überspringen und die Querfortsätze untereinander verklammern. Diese Bündel sind ebenso wie beim M. spinalis nicht selbstständig, sondern stecken im M. longissimus und bilden dessen mediale Komponente. Am klarsten tritt diese als M. longissimus cervicis hervor, der nichts anderes ist als ein polysegmentaler M. intertransversarius. Er verknüpft obere Brustwirbelquerfortsätze mit solchen der Halswirbel. Auch im M. longissimus thoracis steckt ein solcher Anteil.

Funktion: Die Mm. intertransversarii bewirken bei einseitiger Innervation Seitneigung, bei beidseitiger Kontraktion Streckung der Wirbelsäule.

▭ Mm. levatores costarum

Diese Muskeln (Abb. 5.6-55 u. 56) stammen zum Großteil vom lateralen Trakt der autochthonen Rückenmuskulatur ab und werden vornehmlich durch die lateralen Äste der entsprechenden Rr. posteriores innerviert. Sie liegen unter den langen Rückenmuskeln und entspringen von den Querfortsätzen des 7. Halswirbels und der oberen Brustwirbel.

Als *Mm. levatores costarum breves* verlaufen sie zu den nächstunteren Rippen. Im kaudalen Brustbereich kommen auch längere, eine Rippe überspringende Muskelzüge vor, *Mm. levatores costarum longi*.

Funktion: Beide Muskelgruppen wirken im Gegensatz zu ihrem Namen weniger auf die Rippen als auf die Wirbelsäule, die sie im Sinn von Streckung, Seitneigung und Drehung bewegen können.

Mm. suboccipitales

Unter den Muskeln, die sich nur zwischen Hinterhaupt und den beiden obersten Halswirbeln ausspannen, finden sich Vertreter des spinalen, des intertransversalen und des spinotransversalen Systems. Sie wirken im Gegensatz zu

den langen, über die Kopfgelenke hinwegziehenden Muskeln auf deren Feinsteuerung und sind als eigenständige Muskelindividuen gut abgrenzbar (Abb. 5.6-54 u. 56).

Innervation: Die Mm. suboccipitales werden mit Ausnahme des M. rectus capitis lateralis (R. ventralis aus C_1) vom *N. suboccipitalis*, dem dorsalen Ast des obersten Zervikalnervs, innerviert.

Der **M. rectus capitis posterior major** entspringt mit kurzer Sehne vom Dornfortsatz des Axis, fächert sich breit auf und inseriert an der Linea nuchalis inferior. Der **M. rectus capitis posterior minor** zieht als oberster M. interspinalis vom Tuberculum posterius des hinteren Atlasbogens zum Hinterhaupt, wo er medial vom erstgenannten Muskel unterhalb der Linea nuchalis inferior ansetzt. Beide Muskeln sind dem medialen Trakt zuzuordnen.

Funktion: Sie bewirken gemeinsam eine Dorsalflexion in den Kopfgelenken. Der M. rectus capitis posterior major ermöglicht bei einseitiger Innervation zusätzlich eine Drehung zur gleichen Seite.

Der **M. obliquus capitis superior** gehört dem lateralen Trakt an, entspricht also einem obersten M. intertransversarius posterior und verbindet den Querfortsatz des Atlas mit der Squama des Os occipitale, an der er etwas oberhalb des M. rectus capitis posterior major entlang der Linea nuchalis inferior ansetzt.

Funktion: Der Muskel wirkt als Strecker und bei einseitiger Kontraktion als Seitneiger des Kopfes.

Der **M. rectus capitis lateralis** setzt die Reihe der ventralen Mm. intertransversarii fort. Er entspringt von der vorderen Spange des Atlasquerfortsatzes und zieht aufwärts zum Os occipitale, wo er lateral vom Foramen jugulare am Processus jugularis inseriert.

Funktion: Der Muskel führt bei einseitiger Innervation zur Seitneigung des Kopfes.

Der **M. obliquus capitis inferior** verbindet den Dornfortsatz des Axis mit dem Querfortsatz des Atlas. Der Muskel ist zwar Teil des medialen Trakts, erreicht aber nicht den Kopf, wie man aus seinem Namen schließen könnte.

In der Tiefe der dreieckigen Lücke zwischen M. obliquus capitis inferior, M. obliquus capitis superior und M. rectus capitis posterior major findet sich der Atlasbogen, dem lateral der horizontal verlaufende Teil der A. vertebralis aufliegt.

Funktion: Beidseitige Kontraktion des Muskels stabilisiert das Gelenk zwischen Axis und Atlas; einseitige Innervation führt zu einer kräftigen Drehung von Atlas und Kopf zur gleichen Seite.

Nichtautochthone Rückenmuskeln

Diese Muskulatur gliedert sich in Anteile, die sich zwischen Wirbelsäule und Rippen ausspannen, **spinokostale Muskeln,** und solche, die die Wirbelsäule mit den Knochen des Schultergürtels bzw. mit dem Oberarm verbinden, **spinohumerale Muskeln.**

Innervation: Alle diese Muskeln sind sekundär in den Rückenbereich eingewandert und werden von ventralen Spinalnervenästen innerviert (Tab. 5.6-4).

Da die Wirkung der spinohumeralen Muskulatur nur verstanden werden kann, wenn Knochen und Gelenke des Schultergürtels und der Schulter bekannt sind, werden diese Muskeln im Zusammenhang mit der oberen Extremität besprochen.

Tab. 5.6-4   Nichtautochthone Muskulatur des Rückens (von Rr. anteriores der Spinalnerven innerviert).

I. Spinokostale Muskeln
    M. serratus posterior superior
    M. serratus posterior inferior

II. Spinohumerale und spinoskapuläre Muskeln
    1. Rumpf-Arm-Muskeln[1]
        M. latissimus dorsi
    2. Rumpf-Schultergürtel-Muskeln[2]
        M. rhomboideus major
        M. rhomboideus minor
        M. levator scapulae
        M. trapezius

[1] Zu den Rumpf-Arm-Muskeln gehört auch der von der ventralen Rumpfwand entspringende M. pectoralis major.

[2] Zu den Rumpf-Schultergürtel-Muskeln gehört auch der von der ventralen Brustwand entspringende M. pectoralis minor.

Spinokostale Muskeln

Der meist sehr dünne **M. serratus posterior superior,** hinterer oberer Sägemuskel (Abb. 5.6-57), entspringt mit einer zarten Sehnenplatte von den Dornfortsätzen der beiden unteren Hals- und der beiden oberen Brustwirbel. Er ist in seiner Ausbildung recht variabel, zieht schräg abwärts zur 2. bis 5. Rippe und setzt seitlich der Rippenwinkel an. **Funktion:** Der Muskel hebt die 2. bis 5. Rippe, unterstützt die Inspiration und hilft bei der Streckung der Brustwirbelsäule mit. **Innervation:** Ventrale Äste der Spinalnerven C_6–C_8 sowie Äste der obersten Interkostalnerven.

Der **M. serratus posterior inferior,** hinterer unterer Sägemuskel (Abb. 5.6-57), besitzt ein ähnliches Aussehen. Er entspringt von der Fascia thoracolumbalis in Höhe der beiden oberen Lenden- und der beiden unteren Brustwirbel, verläuft schräg aufwärts und inseriert mit sich überdeckenden Zacken am jeweils unteren Rand der letzten 4 Rippen. **Funktion:** Der Muskel kann einerseits die Rippen senken, andererseits zieht er sie nach lateral und wird damit zum Antagonisten des Zwerchfells. **Innervation:** Äste aus den 11. und 12. Interkostalnerven sowie ventrale Äste der Spinalnerven L_1 und L_2.

Zwischen beiden auf der autochthonen Rückenmuskulatur liegenden Muskeln ist meist ein sehniges Verbindungsstück vorhanden, das in die Fascia thoracolumbalis eingefügt ist und einzelne Muskelfasern enthalten kann. Beide Mm. serrati können durch eine Bindegewebsplatte ersetzt sein.

Wirkung der Rückenmuskeln

In ihrer Gesamtheit beeinflusst die Rückenmuskulatur – und zwar einschließlich der in Kapitel 5.4 besprochenen spinohumeralen Muskeln – die **Haltung des Körpers** und die **Bewegungen des Rumpfes.** Ihre Antagonisten sind die Bauch- und vorderen Halsmuskeln, der M. psoas, bei vielen Haltungen aber die Schwerkraft. Der M. erector spinae wirkt bei beidseitiger ganzheitlicher Innervation im Sinne der Streckung (Dorsalflexion = Extension), bei einseitiger Kontraktion im Sinne einer Seitneigung (Lateralflexion) mit gleichzeitiger Drehung (Rotation) zur Gegenseite.

Aus der unterschiedlichen Beweglichkeit in den einzelnen Bewegungssegmenten und ihrer Steuerung durch die mono- und polysegmentalen Anteile des M. erector spinae ergibt sich eine funktionelle Gliederung der Wirbelsäule in **Bewegungsregionen.** Damit kann die Zusammengehörigkeit von Bewegungssegmenten größerer Beweglichkeit und von solchen geringerer Beweglichkeit zu sinnvollen Funktionsbereichen hervorgehoben werden.

Neben der Steuerung der aktiven Beweglichkeit kommt der gesamten Rückenmuskulatur eine große Bedeutung für die **Sicherung bestimmter Haltungen** zu. Neigt man den Rumpf nach vorn, so wird er allein durch die Schwerkraft weiter gebeugt. Die Rückenmuskeln werden dabei gedehnt und flachen sich bei starker Beugung ab, sodass die Dornfortsätze der Lendenwirbelsäule stärker hervortreten. Die Muskeln kontrahieren sich dabei so, dass entweder der Rumpf in gebeugter Stellung gehalten wird oder durch Nachlassen der kontrahierenden Kräfte eine weitere Ventralflexion erfolgt. Trotz ihrer Benennung als Rückenstrecker sind die Rückenmuskeln damit auch an der **Steuerung der Rumpfbeugung** beteiligt und sichern das aktuelle Gleichgewicht des Rumpfes im Antagonismus mit den ventralen Muskeln.

Bei ihrer **Lähmung** ist es weder möglich, die Brust- und Lendenwirbelsäule in etwas vorgeneigter Stellung festzuhalten, noch, diese allein durch Muskeln des Stammes wieder aufzurichten. Derartige Patienten lehnen im Stand den Oberkörper mit tiefer Lendenlordose zurück, sodass der Schwerpunkt genügend weit hinten liegt. Was an aktiver Muskelleistung am Rücken fehlt, wird durch die Schwere des rückverlagerten Rumpfes ersetzt, die damit als Gegengewicht zur Spannung der vorderen Beugemuskeln wirkt. Damit Kopf und Schultern eine möglichst normale Stellung einnehmen, werden die Krümmung der oberen Brustwirbelsäule verstärkt und der Hals vorgebeugt. Beim Aufstehen nach dem Sitzen müssen sich diese Patienten mit den Händen an den Oberschenkeln hochstemmen und den Körper nach hinten werfen.

Den wichtigsten Beitrag für die **Aufrechterhaltung des Gleichgewichts** beim Stehen und Gehen leistet die Muskulatur des Lendenabschnitts. Bei aufrechter Haltung machen z. B. bereits die leichten Schwankungen des Körperschwerpunkts über der kleinen Unterstützungsfläche der Füße andauernd Regulationsbewegungen notwendig. Die Rückenmuskeln kontrollieren auch die Drehung des Oberkörpers gegen das Becken beim Gehen.

Auch die **Dorsalflexion,** die am stärksten in der Hals- und in der Lendenwirbelsäule möglich ist (Abb. 5.6-40a), kann allein schon durch das jeweils anteilige Körperteilgewicht weitergeführt werden, sobald die Schwerlinie die segmentale Unterstützungsfläche der Bewegungssegmente nach hinten überschritten hat.

Die **Lateralflexion** wird in erster Linie von den Muskeln des lateralen Trakts bestimmt, die durch ihre Anheftung an den Rippen einen langen Hebelarm besitzen. Der Schwerkraft kommt auch bei dieser Bewegung eine wichtige Rolle zu, wobei den kontralateralen und eigentlich antagonistischen Muskeln die Kontrollfunktion des Bewegungsablaufs zufällt.

Bei **einseitiger Lähmung** des M. erector spinae kann eine seitliche Verbiegung der Wirbelsäule, **Skoliose,** mit der Konvexität nach der gelähmten Seite entstehen, da auf der gesunden Seite vor allem die Muskeln des lateralen Trakts wegen ihres längeren Hebelarms den kranialen Teil der Wirbelsäule nach der gesunden Seite ziehen.

Erkrankt das Muskelsystem des M. erector spinae im Bereich seiner lumbalen und zervikalen Anteile, z. B. bei rheumatischen Schüben, so wird dem Kranken die Beteiligung dieser Muskulatur bei nahezu allen Körperbewegungen schmerzhaft bewusst.

Neben den vielfältigen statischen und dynamischen Wirkungen der einzelnen Muskelgruppen und der Gesamtheit der Rückenmuskulatur kommt vor allem den tieferen Muskelbündeln eine wichtige Funktion als Rezeptorstationen (**Propriozeption**) zu, von denen Afferenzen für verschiedenste Haltungsreflexe ausgehen. Im Besonderen gilt dies für die tiefen Halsmuskeln, die außerordentlich viele **Muskelspindeln** enthalten. Damit sind sie auch als eine Art von stellbaren Sinnesorganen anzusehen, von denen Ausgangsdaten für die Positionierung des Kopfes geliefert werden. Man muss aber davon ausgehen, dass die Aktivität gerade der zervikalen Halsmuskulatur maßgeblich der reflektorischen Steuerung von der Sehbahn her unterliegt. Ziel ist dabei eine weitgehende **Stabilisierung des Gesichtsfeldes**, was nicht allein durch die Augenmuskeln zu schaffen ist.

Begrenzung und Oberflächenrelief des Rückens

Die Form des Rückens ist abhängig von Lebensalter, Geschlecht, Konstitutionstyp und individuellen Besonderheiten.

Der Rücken wird **kranial** von einer Horizontalen begrenzt, die die Spitze des Dornfortsatzes des 7. Halswirbels (Vertebra prominens) zu beiden Seiten mit der Schulterblatthöhe, *Acromion*, verbindet. Schulterblattregionen und hintere Teile der Schulter fallen also noch in den Bereich des Rückens. **Kaudal** liegt seine Grenze zur Regio glutealis im Bereich der Darmbeinkämme und ihres Übergangs in die Sakroiliakalgelenke sowie median in der Gesäßfurche an der tastbaren Steißbeinspitze. Eine Linie, die durch den proximalen Ansatz der **hinteren Achselfalte** verläuft, trennt den Rücken von der seitlichen Rumpfwand.

Auffallendes Merkmal des Rückens ist eine mehr oder weniger tiefe mediane Furche, die sog. **Mittelfurche**, die von den beiden Muskelwülsten des M. erector spinae flankiert wird und vom Processus spinosus des 7. Halswirbels über die tastbaren Dornfortsätze der Brust- und Lendenwirbelsäule bis zum Kreuzbein zu verfolgen ist, wo sie sich in Höhe des flachen **Sakraldreiecks** verliert. Die Basis dieses Dreiecks bildet eine Linie, die die beiden Spinae iliacae posteriores superiores miteinander verbindet. Die Spitze des Dreiecks weist in die Gesäßfurche.

Die Seitenränder der an der Hinterfläche der Brustwand durch Muskeln beweglich aufgehängten **Schulterblätter** sind in der Regel gut zu tasten. Durch die Haut zeichnen sich meist die Form des Angulus inferior scapulae und die Kontur des unteren inneren Schulterblattrandes deutlich ab, während die Spinae scapulae nur bei mageren Individuen von außen sichtbar sind. Unterhalb der Scapulae tritt die Walzenform des Rumpfes wieder in Erscheinung. Sie plattet sich erst in der Gegend des Kreuzbeins nochmals ab. Oben liegt die größte Abflachung des Rückens seitlich der Mittelfurche, unten tritt eine ebene Fläche an die Stelle der mittleren Rinne. Zwischen diesen beiden Bereichen senkt sich die Mittelfurche am tiefsten ein, und zwar umso mehr, je weniger vorgeneigt die Haltung und je entwickelter die Muskulatur des M. erector spinae sind.

Über den Spinae iliacae posteriores superiores kann die Haut grübchenförmig eingezogen sein. Wenn – besonders deutlich bei Kindern und Frauen – auch über dem Dornfortsatz des letzten Lendenwirbels eine kleine Grube vorhanden ist, wird das Sakraldreieck zur sog. **Lendenraute** (= MICHAELISsche Raute) ausgedehnt, deren Form Hinweise auf die Gestalt des Beckens und auch der Wirbelsäule liefern kann: bei platt rachitischem Becken z. B. verlängert sich ihre Querachse, während sie bei einer Skoliose asymmetrisch wird.

5.6.4 Gefüge der Bauchwand

Die untere Thoraxöffnung, *Apertura thoracis inferior*, und der obere Rand des Beckens sind durch eine mehrschichtige **Muskel-/Sehnenplatte** miteinander verbunden, die – vermittelt durch die Fascia thoracolumbalis – den gesamten Bauch gürtelartig umfasst. Seitlich bauen zwei Muskeln mit gegenläufig schräger Faserrichtung und ein Muskel mit querem Faserverlauf ein dreilagiges Gefüge auf. Nach vorne geht davon eine dreilagige Sehnenplatte aus, die eine longitudinale derbe Hülle, die **Rektusscheide**, *Vagina musculi recti abdominis*, für den ebenso longitudinal ausgerichteten M. rectus abdominis (Abb. 5.6-58) aufbaut und mit den Sehnen der Gegenseite eine feste Verankerungszone, **Linea alba**, aufbaut. Zur Lendenwirbelsäule hin schließt sich ebenfalls ein längs verlaufender Muskel an.

Der Wechsel der Faserrichtung der seitlichen Muskeln stellt einerseits eine optimale Anordnung beim fallweise notwendigen Aufbau eines hohen intraabdominellen Drucks dar, andererseits wird damit eine vielfältige aktive Mitwirkung bei Bewegungen der einzelnen Teile des Rumpfes zueinander möglich. Der Chirurg vermeidet es tunlichst, dieses Gefüge zu zerstören, indem er z. B. bei der Appendektomie jede Muskellage in deren Längsrichtung spaltet (sog. **Wechselschnitt**).

Die Fasern der von den Muskeln ausgehenden Aponeurosen setzen die Richtung der Muskelfaserung fort.

In dieser Platte aus kreuzweise verspannten Muskeln und Sehnenplatten verbleiben einige Bereiche, an denen Muskeln fehlen. Dies sind daher zumeist Orte geringeren Widerstands, wo durch die Baucheingeweide die Wand zu Eingeweidebrüchen (**Hernien**) ausgewölbt werden kann (Abb. 5.6-59).

Vordere Bauchmuskeln

☐ **M. transversus abdominis** (Abb. 5.6-58 u. 66)

Die **Ursprungslinie** des am weitesten in der Tiefe liegenden queren Bauchmuskels, *M. transversus abdominis*, beginnt an der Innenfläche des 6. oder 7. Rippenknorpels und reicht entlang dem Ursprungsgebiet der Pars costalis des Zwerchfells bis zur Spitze der 12. Rippe. Sie läuft von hier über das tiefe Blatt der Fascia thoracolumbalis zu den Processus costales der Lendenwirbel, gelangt dann auf das Labium internum der Crista iliaca und setzt sich auf dem lateralen Drittel des Leistenbandes fort. Der Übergang in die **aponeurotische Endsehne** erfolgt in einer medianwärts konkaven Linie (SPIEGHELsche Linie; Abb. 5.6-66). Die Aponeurose beteiligt sich an der Bildung der Rektusscheide.

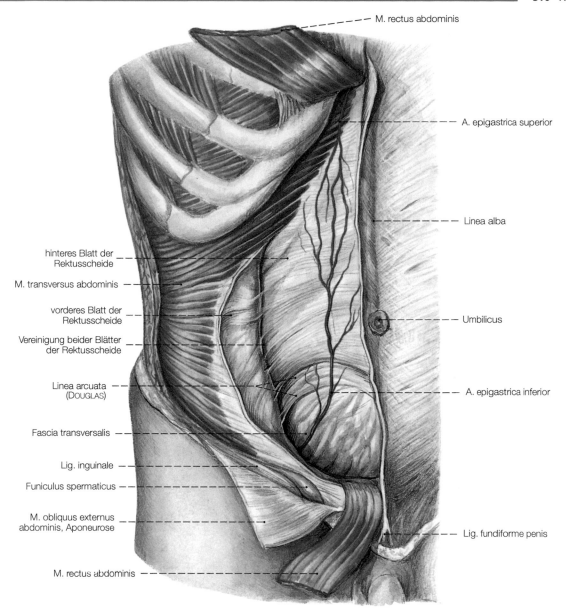

M. rectus abdominis

A. epigastrica superior

Linea alba

hinteres Blatt der Rektusscheide

M. transversus abdominis

vorderes Blatt der Rektusscheide

Vereinigung beider Blätter der Rektusscheide

Umbilicus

Linea arcuata (DOUGLAS)

A. epigastrica inferior

Fascia transversalis

Lig. inguinale

Funiculus spermaticus

M. obliquus externus abdominis, Aponeurose

Lig. fundiforme penis

M. rectus abdominis

Abb. 5.6-58 Tiefe Schicht der vorderen Bauchmuskeln. Der M. rectus abdominis ist durchgeschnitten und zurückgelegt. Das vordere Blatt der rechten Rektusscheide ist zur Seite geklappt. Man sieht auf den M. transversus abdominis und auf das hintere Blatt der Rektusscheide.

Im Bereich der SPIEGHELschen Linie können sich Brüche in die Bauchdecke oder bis unter die Haut entwickeln, **Hernia ventralis lateralis** oder **SPIEGHELsche Hernie** (Abb. 5.6-59).

Die Muskelfasern des M. transversus abdominis sind in dem Teil am längsten, der von der Fascia thoracolumbalis kommt. Nach oben und unten hin werden sie kürzer.
Funktion: Die langen Fasern beider Seiten können wie ein Gürtel die Taille einschnüren; sie wirken als „**Constrictor abdominis**". Die oberen Fasern, die erst nach Wegnahme des M. rectus abdominis zum Vorschein kommen, nähern die beiden Rippenbogen einander. Die unteren können zusammen mit den fast gleich gerichteten Fasern des M. obliquus internus abdominis nur die Abflachung der unteren Bauchwand bewirken.
Innervation: Kaudale Interkostalnerven und Äste aus dem

Plexus lumbalis (*N. iliohypogastricus, N. ilioinguinalis, N. genitofemoralis*).

M. obliquus internus abdominis (Abb. 5.6-60 u. 66)

Die lange **Ursprungslinie** des inneren schrägen Bauchmuskels, *M. obliquus internus abdominis,* beginnt hinten an der Fascia thoracolumbalis, verläuft über die Linea intermedia der Crista iliaca und reicht vorn bis über die Mitte des Leistenbandes. Von dieser gekrümmten Ursprungslinie strahlen die Muskelfasern fächerförmig aus. Die hintersten Bündel setzen schräg aufwärts ziehend an den letzten 3 Rippen an und gehen hier ohne scharfe Grenze in die innere Interkostalmuskulatur über. Die folgenden Bündel steigen ebenfalls schräg aufwärts; von der Spina iliaca anterior superior an laufen sie horizontal, vom Leis-

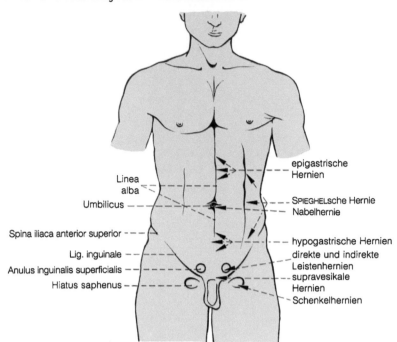

epigastrische
Hernien

Linea
alba

Umbilicus

SPIEGHELsche Hernie
Nabelhernie

Spina iliaca anterior superior

Lig. inguinale

Anulus inguinalis superficialis

Hiatus saphenus

hypogastrische Hernien
direkte und indirekte
Leistenhernien
supravesikale
Hernien
Schenkelhernien

Abb. 5.6-59   Die wichtigsten Bruchpforten im Bereich der vorderen Bauchwand und am Oberschenkel.

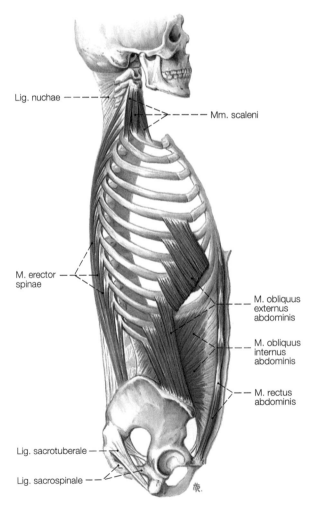

Lig. nuchae

Mm. scaleni

M. erector
spinae

M. obliquus
externus
abdominis

M. obliquus
internus
abdominis

M. rectus
abdominis

Lig. sacrotuberale

Lig. sacrospinale

Abb. 5.6-60   M. erector spinae und M. rectus abdominis; Teile der Mm. obliquus externus abdominis und obliquus internus abdominis.

tenband aus sogar nach abwärts, fast parallel zu den Fasern des darunter liegenden M. transversus abdominis. Alle diese Fasern gehen in die Rektusscheide über.

☐ M. cremaster (Abb. 5.6-62)

Vom unteren Muskelrand zweigen als **Hodenheber**, *M. cremaster,* Fasern ab, die, eingebettet in die Fascia cremasterica, in der bindegewebigen Hülle des Samenstranges zum Hoden absteigen und diesen umgreifen. Gelegentlich wird der M. cremaster noch durch Fasern aus dem M. transversus abdominis verstärkt. Bei der Frau gehen entsprechende Fasern auf das Lig. teres uteri über.
Innervation: Kaudale Interkostalnerven, Äste aus dem Plexus lumbalis *(N. iliohypogastricus, N. ilioinguinalis).*

☐ M. obliquus externus abdominis
(Abb. 5.6-60, 61 u. 62a)

Die Fasern des äußeren schrägen Bauchmuskels, *M. obliquus externus abdominis,* verlaufen wie die der äußeren Interkostalmuskulatur von hinten oben nach vorn unten und kreuzen dabei fast senkrecht die Fasern des inneren schrägen Bauchmuskels (Abb. 5.6-60). Mit 7 bis 8 fleischigen Zacken **entspringt** er von der Außenfläche der 5. oder 6. bis 12. Rippe und bedeckt dabei einen Streifen der unteren Thoraxwand. Die oberen 4 bis 5 Zacken verzahnen sich mit den Ursprungszacken des M. serratus anterior (Abb. 5.6-61), die unteren Zacken mit denen des M. latissimus dorsi. Seine kaudalen Anteile verlaufen steil abwärts und **inserieren** am Labium externum der Crista iliaca von der Mitte des Darmbeinkamms bis zur Spina iliaca anterior superior. Der Muskel bildet im schlaffen Zustand einen charakteristischen **Weichteilwulst** über dem Beckenkamm (Abb. 5.6-61). Die übrigen Fasern gehen längs einer fast geraden Linie am seitlichen Rand des geraden Bauchmuskels in die vordere Wand der Rektusscheide über. Dieser verti-

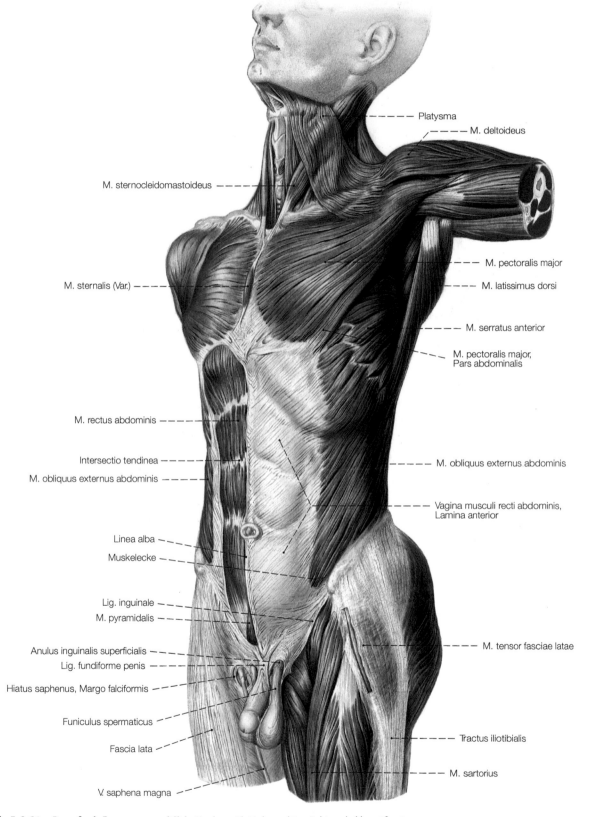

Platysma

M. deltoideus

M. sternocleidomastoideus

M. pectoralis major

M. sternalis (Var.)

M. latissimus dorsi

M. serratus anterior

M. pectoralis major,
Pars abdominalis

M. rectus abdominis

Intersectio tendinea

M. obliquus externus abdominis

M. obliquus externus abdominis

Vagina musculi recti abdominis,
Lamina anterior

Linea alba

Muskelecke

Lig. inguinale

M. pyramidalis

M. tensor fasciae latae

Anulus inguinalis superficialis

Lig. fundiforme penis

Hiatus saphenus, Margo falciformis

Funiculus spermaticus

Tractus iliotibialis

Fascia lata

M. sartorius

V. saphena magna

Abb. 5.6-61   Rumpf schräg von vorn seitlich. Vorderes Blatt der rechten Rektusscheide entfernt.

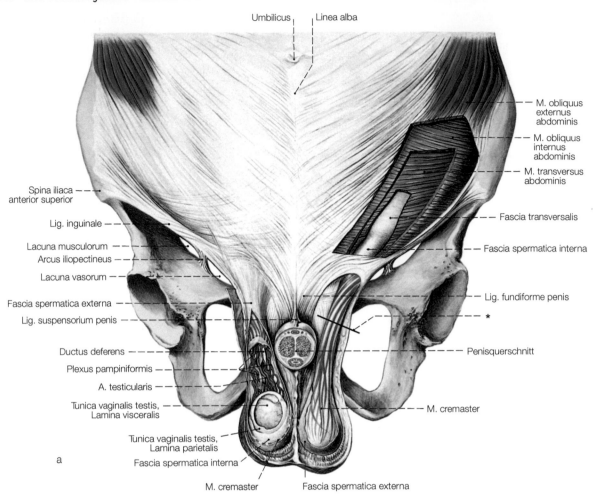

Umbilicus | Linea alba

M. obliquus externus abdominis
M. obliquus internus abdominis
M. transversus abdominis
Fascia transversalis
Fascia spermatica interna
Lig. fundiforme penis
*
Penisquerschnitt
M. cremaster

Spina iliaca anterior superior
Lig. inguinale
Lacuna musculorum
Arcus iliopectineus
Lacuna vasorum
Fascia spermatica externa
Lig. suspensorium penis
Ductus deferens
Plexus pampiniformis
A. testicularis
Tunica vaginalis testis, Lamina visceralis

a

Tunica vaginalis testis, Lamina parietalis
Fascia spermatica interna
M. cremaster
Fascia spermatica externa

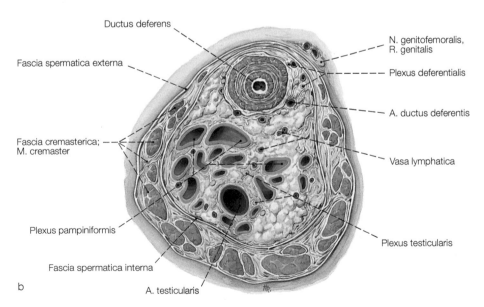

Ductus deferens
N. genitofemoralis, R. genitalis
Fascia spermatica externa
Plexus deferentialis
A. ductus deferentis
Fascia cremasterica; M. cremaster
Vasa lymphatica
Plexus pampiniformis
Plexus testicularis
Fascia spermatica interna
A. testicularis

b

Abb. 5.6-62 Aufbau der Bauchdecke und Hüllen von Samenstrang und Hoden (s. a. Tab. 5.6-5 u. Abb. 5.6-68).
(a) Übersicht. Auf der linken Bildhälfte sind die Hüllen des Samenstrangs und des Hodens dargestellt, auf der rechten der Verlauf des M. cremaster.
* Schnittebene von Abb. 5.6-62b
(b) Querschnitt durch den Funiculus spermaticus.

kale Muskelrand läuft bis in die Höhe des Darmbein-kamms nach abwärts und biegt unter Bildung einer „Muskelecke" horizontal um (Abb. 5.6-61).

Die **Muskelecke** des M. obliquus externus abdominis liegt auf der Linie zwischen Nabel und vorderem oberem Darmbeinstachel an der Grenze zwischen äußerem und mittlerem Drittel. Auf diese Stelle projiziert sich häufig der Abgang des Wurmfortsatzes vom Blinddarm (McBurney-Punkt), sodass bei einer Entzündung des Wurmfortsatzes diese Stelle besonders druckschmerzhaft sein kann. Lanz-Punkt s. S. 687.

Etwas über der Mitte des Leistenbandes spalten sich die Fasern der Aponeurose des M. obliquus externus abdominis in *Crus mediale* und *Crus laterale* und bilden die **äußere Öffnung des Leistenkanals**, *Anulus inguinalis superficialis* des *Canalis inguinalis* (Abb. 5.6-68 bis 70). Die sehr dünn gewordene Aponeurose und seine Faszie setzen sich als Fascia spermatica externa, die der Fascia cremasterica eng anliegt und präparatorisch von ihr oft schwer zu trennen ist, auf dessen Inhalt fort.
Innervation: Kaudale Interkostalnerven.

☐ M. rectus abdominis (Abb. 5.6-61 u. 66)

Der gerade Bauchmuskel, *M. rectus abdominis*, bildet ein Muskelband, das neben der Mittellinie Becken und Brustkorb verbindet.

Seine fleischigen Zacken reichen über den Processus xiphoideus zur Außenfläche der **7. bis 5. Rippenknorpel** und zu den Ligamenta costoxiphoidea. Zum Becken hin, wo er mit einer kurzen kräftigen Sehne am kranialen Rand des Schambeins zwischen **Tuberculum pubicum** und Symphyse ansetzt, verschmälert er sich stark. Unterhalb des Nabels strahlen schon einige Muskelfasern in die Linea alba ein.

Faserbündel der **Endsehnen** des rechten und des linken Muskels und Anteile der zwischen ihnen liegenden Linea alba überkreuzen sich vor der Schamfuge und bilden das *Ligamentum suspensorium penis* (Abb. 5.6-62; Tab. 5.6-5). Bei der Frau ziehen entsprechende Fasern zum *Ligamentum suspensorium clitoridis*.

Die vordere Schicht des Muskels wird durch 3 bis 4 unregelmäßig gestaltete Schaltsehnen, **Intersectiones tendineae**, quer unterteilt (Abb. 5.6-61), die mit dem vorderen Blatt der Rektusscheide fest verwachsen sind und eine vor-

Tab. 5.6-5 Zuordnung der Hodenhüllen zu den Schichten der Bauchwand.

Bauchwand	Hodenhüllen
Cutis	Cutis
Tela subcutanea	Tunica dartos
Fascia superficialis	
Fascia m. obl. ext. abd.	Fascia spermatica externa
M. obl. int. abd.	M. cremaster
M. transversus abd.	Fascia cremasterica
Fascia transversalis	Fascia spermatica interna
	Tunica vaginalis testis
Peritoneum	Lamina parietalis (Periorchium)
	Lamina visceralis (Epiorchium)

wiegend transversale Faserausrichtung besitzen. Durch die Intersectiones wird der Eindruck einer metameren Gliederung erweckt. Tatsächlich aber enthält jeder Muskelbauch Material aus mehreren Myotomen (**Pseudometamerie**). Das hintere Blatt zieht meist ohne Unterbrechung vom Arcus costalis bis zum Becken. Gelegentlich können die Zwischensehnen auch die ganze Dicke des Muskels durchsetzen. Drei Intersectiones tendineae liegen oberhalb des Nabels, davon eine fast in Nabelhöhe. Seltener verläuft eine vierte unterhalb des Nabels.

Bei fettarmer Haut sind die Schaltsehnen zu sehen (Abb. 5.6-61). Sie bilden zugleich die Stellen besonderer Abknickung des Muskels, teils durch den Brustkorbrand (beim ersten Einschnitt), teils als Beugungsknickung bei der Vorbeugung des Rumpfes (2. und 3. Einschnitt). Oberhalb des Nabels sinkt die Haut zwischen den beiden Mm. recti in der Medianlinie ein und bildet bei kräftiger Muskulatur und geringem Fettpolster eine Rinne.
Innervation: Kaudale Interkostalnerven, seltener auch kraniale Lumbalnerven.

☐ M. pyramidalis (Abb. 5.6-61)

Der Pyramidenmuskel, *M. pyramidalis*, ist ein kleiner dreieckiger, sehr **variabel** ausgebildeter Muskel, der vor der Insertion des M. rectus abdominis am Schambein entspringt, neben der Linea alba aufwärts verläuft und in deren Längsfasern sehnig wird. Der Muskel liegt hinter der Sehnenplatte der Rektusscheide und strahlt in die **Linea alba** ein, als deren Spanner er wirken kann.
Innervation: Kaudale Interkostalnerven.

Hinterer Bauchmuskel, M. quadratus lumborum

Der relativ dünne vierseitige **Lendenmuskel**, *M. quadratus lumborum* (Abb. 5.6-51 u. 72; s. a. Abb. 5.5-23), verspannt den Raum zwischen der letzten Rippe und dem Darmbeinkamm seitlich der Lendenwirbelsäule. Hinten wird er vom tiefen Blatt der Fascia thoracolumbalis, vorn von der dünnen Fascia transversalis überdeckt. Er zieht entlang der 12. Rippe abwärts, versteift die hintere Bauchwand und hilft bei der Fixierung der Lendenwirbelsäule, außerdem wirkt er als Seitneiger.

An diesem Muskel kann man einen **ventralen** und einen **dorsalen Abschnitt** unterscheiden, die unvollständig voneinander getrennt sind. Die ventralen Fasern ziehen vom Darmbeinkamm zur 12. Rippe, die dorsalen zu den Seitenfortsätzen des 1. bis 4. Lendenwirbels. Daneben kommen Fasern vor, die die Seitenfortsätze der Lendenwirbel mit der 12. Rippe verbinden. Auffallend ist, dass im M. quadratus lumborum mit seinem komplizierten Fasergefüge überdurchschnittlich viele Mechanorezeptoren (Muskelspindeln) vorkommen.
Innervation: Kaudale Interkostal- und kraniale Lumbalnerven.

Sehnenfeld der vorderen Bauchwand

Durch die zentrale Sehnenplatte der vorderen Bauchwand werden die vorderen Bauchmuskeln zu gemeinsamer Wirkung verknüpft (Abb. 5.6-63). In diese sehnige Gurtung sind auch die beiden Mm. recti eingelassen, indem die Sehnenblätter zur Bildung der **Rektusscheide** auseinander

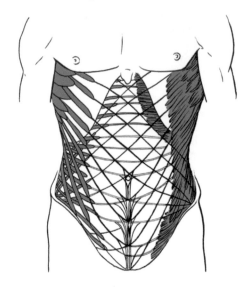

Abb. 5.6-63 Schema des Muskel- und Aponeurosengefüges der Bauchwand. Muskelzüge als rote, Sehnenzüge als schwarze Linien gezeichnet.

weichen. Diese ist oberhalb und unterhalb einer Übergangszone etwas kaudal des Nabels, **Linea arcuata** (DOUGLASsche Linie), unterschiedlich aufgebaut (Abb. 5.6-64 u. 66). Im oberen Bereich spaltet sich die Aponeurose des M. obliquus internus abdominis in ein **vorderes** und in ein **hinteres Blatt**. Die Aponeurose des M. obliquus externus abdominis legt sich dem vorderen, die des M. transversus

abdominis dem hinteren Blatt an. Unterhalb der Linea arcuata verschmelzen alle drei Aponeurosen und ziehen gemeinsam vor dem M. rectus abdominis zur Linea alba. Die Linea arcuata bildet einen nach unten konkaven Bogen und stellt das untere Ende des sehnigen Anteils der hinteren Wand der Rektusscheide dar (Abb. 5.6-58, 64 u. 66). Sie ist oft undeutlich und rückt zuweilen bis dicht an das Schambein. Sie entsteht erst nach der Geburt. Von der Zone dieser Bogenfasern an ist die bindegewebige Bedeckung der hinteren Rektusoberfläche so dünn, dass nach Wegnahme der Muskeln die Baucheingeweide durchschimmern (Abb. 5.6-58). Sie enthält Faserzüge aus der Fascia transversalis und ist innen vom Peritoneum bedeckt.

Die Rektusscheide ist in ihrem vorderen Blatt oberhalb der ersten Schaltsehne ebenfalls sehr dünn, sodass sie hier bei der Präparation des Ursprungs der Pars abdominalis des M. pectoralis major leicht verletzt wird.

Durch die Verwachsung der Intersectiones tendineae mit dem vorderen Blatt der Rektusscheide wird eine Seitverschiebung des M. rectus bei der Seitneigung des Rumpfes verhindert.

Ist in der Schwangerschaft, bei Adipositas oder Aszites die Bauchdecke dauernd stark gespannt, so können die Mm. recti aufgrund des Nachgebens des Gewebes der Linea alba auseinander weichen; es kommt zum Bild der sog. **Rektusdiastase**.

Durch die **Rektusscheide** wird die Wirkung des M. rectus maßgeblich beeinflusst. Bei Vorbeugung des Rumpfes werden die Mm. recti durch die Querverspannung der seitlichen Bauchmuskeln vor allem oberhalb des Nabels nach hinten gehalten. Umgekehrt können die Mm. recti bei

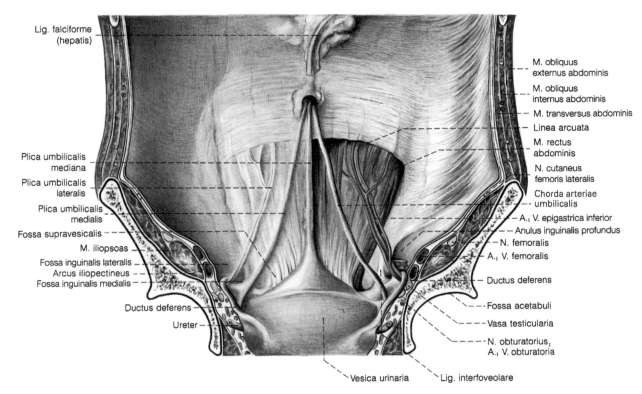

Abb. 5.6-64 Vordere Bauchwand mit Nabelbändern und Leistengruben von dorsal. Becken frontal in Höhe der Hüftgelenkpfannen durchgesägt. Rechts im Bild sind parietales Peritoneum und Fascia transversalis zur Darstellung der Chorda arteriae umbilicalis und der A., V. epigastrica inferior entfernt.

eingezogenem Leib durch ihre Kontraktion die seitlichen Bauchmuskeln wieder in die Ausgangsstellung zurückleiten. Die Rektusscheide ermöglicht somit das Zusammenwirken der geraden mit den übrigen Bauchdeckenmuskeln.

Die Untersuchung des **Faserverlaufs in der Rektusscheide** ergibt, dass jeder Muskel in Sehnenzüge übergeht, die die Richtung der Muskelfasern fortsetzen und über die Mittellinie hinweg in gleich gerichtete Muskelfasern der Gegenseite einbiegen (Abb. 5.6-63).

Die beiden Mm. transversi abdominis werden durch quere Sehnenfasern in der Sehnenplatte zu einer Quergurtung ergänzt. Verfolgt man aber die oberen Rippenzacken des M. obliquus externus der linken Seite in das Sehnenfeld hinein, so gelangt man auf Sehnenzüge, die schräg über die Mittellinie hinweg ihre Fortsetzung in Muskelfasern des M. obliquus internus der rechten Seite finden. Auch die Pars abdominalis des M. pectoralis major tritt durch Züge des Sehnenfeldes mit dem M. obliquus internus der Gegenseite in Verbindung (Abb. 5.6-65). Durch diese **gekreuzten Muskelsehnenbänder** erhält die Bauchwand zur Quergurtung noch Schräggurte. So wird verständlich, dass der M. obliquus externus der einen Seite mit dem M. obliquus internus der anderen Seite, z.B. bei **Drehung des Rumpfes**, zusammenwirken kann.

In dem Feld unterhalb des Nabels können die Faserzüge des M. obliquus externus der einen Seite die Züge des M. obliquus internus der anderen Seite nicht mehr in gerader Linie erreichen, da die Letzteren zusammen mit den Transversusfasern in diesem Gebiet nur noch horizontal oder schräg abwärts verlaufen. Der Übergang wird da-

durch hergestellt, dass die Verbindungszüge in der Sehnenplatte einen Bogen beschreiben (Abb. 5.6-63). Innerhalb des festen Gefüges der vorderen Sehnenplatte werden diese Faserbögen nach unten hin verankert. Dies geschieht durch Fasern, die aus der Mittellinie heraus senkrecht nach abwärts zur Symphyse verlaufen.

Dieses vertikale Faserbündel stellt eine zugfeste Verknüpfung dar und bildet den Hauptbestandteil der **Linea alba** (Abb. 5.6-58, 61 u. 63). Zudem besitzt dieser Abschnitt der Linea alba einen eigenen Spannmuskel, den *M. pyramidalis*, der den Faserstrang raffen kann.

Der Nabel wird von Ringfasern umkreist, **Anulus umbilicalis**. Oberhalb des Nabels ist die Linea alba entsprechend dem hier größeren Abstand der medialen Ränder der beiden Mm. recti voneinander etwas breiter (1–2,5 cm) und zeigt hier auch eine andere Zusammensetzung. Sie besitzt keine Längszüge, sondern besteht aus einer dichten Aneinanderfügung der Fasermaschen, die das ganze Sehnenfeld oberhalb des Nabels bilden. Eine Reihe kleiner Öffnungen in den Maschen dient dem Durchtritt von Venen.

Diese Lücken können sich als pathologische Veränderung erweitern und den Durchtritt von Bauchhöhleninhalt ermöglichen. Brüche, die durch Bruchpforten im Bereich der Linea alba ziehen, werden als **Herniae lineae albae** bezeichnet. Sind sie zwischen Schwertfortsatz und Nabel lokalisiert, nennt man sie **epigastrische** Hernien. Liegen sie unterhalb des Nabels, spricht man von **hypogastrischen** Hernien, verlaufen sie oberhalb der Symphyse durch die Linea alba, von **supravesikalen** Hernien (Abb. 5.6-59).

Wirkung der Bauchmuskeln

Die Muskeln der Bauchwand werden meist nicht als Muskelindividuen allein für sich aktiv, sondern wirken regional zusammen. Sie sind in ein übergeordnetes System von **Muskelschlingen** integriert, mit denen Rumpf und Extremitäten aktiv miteinander verbunden werden (Abb. 5.6-65). Daraus ergibt sich, dass Bewegungen nie durch die isolierte Aktion einzelner Muskeln zustande kommen, sondern immer das Resultat des Zusammenwirkens protagonistischer und antagonistischer Muskeln bzw. **Muskelgruppen** darstellen. Neben dem in Abb. 5.6-65 gezeigten Beispiel ist eine Reihe weiterer Muskelschlingen aktiv.

Aufgrund ihrer Befestigung am Os ilium und am Stammskelett wirken die Bauchmuskeln maßgeblich auf Positionierung und Relativbewegung von Brustkorb und Becken zueinander. Bei Feststellung des Beckens im Sitzen oder im aufrechten Stand beugen sie den Oberkörper nach vorn oder zur Seite. Diagonale Muskelschlingen können eine **Verdrehung des Rumpfes** herbeiführen.

Die Aufrechterhaltung des Gleichgewichts wird unter Rücksichtnahme auf die momentane Lage der Schwerlinie der oberen Körperhälfte in enger Wechselwirkung mit den langen Rückenmuskeln gesteuert (Abb. 5.6-60). Bei der Vorneigung werden die geraden Bauchmuskeln zu **Antagonisten der Rückenmuskeln**, eine Beziehung, die sich bei Verlagerung des Körperschwerpunktes hinter die quere Achse innerhalb der Wirbelsäule umkehrt. Unter Berücksichtigung des jeweiligen Momentes des Gewichts der oberen Körperhälfte ergänzen sich alle Bauch- und die langen Rückenmuskeln bei der Aufrechterhaltung bestimmter Positionen des Stammes und sind in diesem Sinne als **Synergisten** zu verstehen.

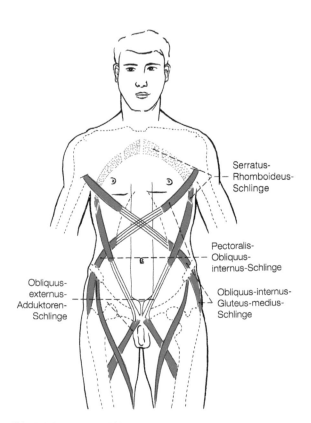

Serratus-
Rhomboideus-
Schlinge

Pectoralis-
Obliquus-
internus-Schlinge

Obliquus-
externus-
Adduktoren-
Schlinge

Obliquus-internus-
Gluteus-medius-
Schlinge

Abb. 5.6-65 Ausgewählte Muskelschlingen zwischen Rumpf und Extremitäten.

Bei der **Seitneigung** wirken die lateralen, relativ steilen Anteile der beiden schrägen Bauchmuskeln zusammen (Abb. 5.6-60). Wird die Wirbelsäule durch die Rückenmuskulatur festgestellt, so können die geraden Bauchmuskeln die Rippen senken, was sie bei **forcierter Atmung** zu sehr wirksamen Ausatmungsmuskeln werden lässt. Auch beim **Husten** oder beim Niesen wird dieser Effekt benutzt. Sitzt man mit gestreckten Beinen auf dem Boden und lässt den Oberkörper zurücksinken, so regeln die Bauchmuskeln bei zunehmender Dehnung durch ihren Kontraktionsgrad den Ablauf des Zurücksinkens. Sie halten den Oberkörper fest oder richten ihn unter starker Anspannung wieder auf. Eine **Aufrichtung des Rumpfes** aus dem Liegen ist allerdings ohne Mitwirkung des M. iliopsoas (eines der stärksten Beuger im Hüftgelenk) nicht möglich. Auch bei Überstreckung des Rumpfes, wie z.B. beim Werfen eines Balls, werden die Bauchmuskeln gedehnt. Beim Liegestütz regulieren die Bauchmuskeln den Grad der Durchbiegung (Lordosierung) der Lendenwirbelsäule.

Die **Spannung der Bauchdecken** ist reflektorisch so geregelt, dass sie normalerweise dem jeweiligen **Inhaltsdruck der Baucheingeweide** die Waage hält. Er ist im Stehen unterhalb des Zwerchfells etwas niedriger als der Atmosphärendruck, hingegen über dem Beckenboden deutlich höher. Der Inhaltsdruck – ihm entspricht die Belastung der Bauchdecken – wechselt je nach Körperhaltung und Körperlage. Beim Liegen auf dem Rücken ist die vordere Bauchwand völlig entspannt; in Knie-Ellenbogen-Lage ist sie im Oberbauch am stärksten belastet.

Beim Stehen genügt bereits die Wirkung der Schwerkraft, um den Thorax in die Ausatmungsstellung zu bringen, gleichgültig, ob die Bauchdecke straff oder schlaff ist. Der Innendruck der Bauchhöhle wird dadurch nicht beeinflusst, sondern nur die Bauchform, indem bei schwacher Bauchmuskulatur ein Hängebauch oder ein Spitzbauch entstehen können.

Wird der Brustkorb gehoben, z.B. durch Streckung der Wirbelsäule oder durch eine kräftige Einatmungsbewegung, so kommt es zu einem neuen Gleichgewichtszustand. Mit der Druckverminderung im Oberbauch durch den subphrenischen Sog wird die obere Bauchwand etwas eingezogen und der Unterbauch entlastet. Wenn beim Liegen die Bauchdecke entspannt und die Kyphose der Brustwirbelsäule verringert wird, federn die Rippen nach oben in die Einatmungsstellung (s. Kap. 5.6.6).

Die Bauchdeckenspannung passt sich nicht nur fortwährend dem Inhaltsdruck und den unterschiedlichen Füllungszuständen des Verdauungstraktes an, sondern auch der **Tätigkeit des Zwerchfells.** Dieses ist zwar bedeutend schwächer als die Bauchmuskeln, dennoch gibt die Bauchdecke angesichts des (abgesehen von Darmgasen) nicht komprimierbaren Darminhalts nach, wenn sich das Zwerchfell kontrahiert und nach unten bewegt. Das Gleiche gilt umgekehrt bei der Ausatmung.

Bei Lähmung der Bauchmuskeln fehlt die Gegenwirkung zum M. erector spinae. Dann verstärkt sich die Lendenlordose und damit die Vorneigung des Beckens.

Die Kontraktion der Bauchmuskeln, besonders die des M. transversus, verschiebt den Bauchinhalt gegen das nachgebende Zwerchfell in die Höhe.

Bei der **Bauchpresse,** bei Kot- und Harnentleerung, beim Hustenstoß und beim Austreiben des Kindes aus dem Geburtskanal wird der Inhalt der Bauch- und Beckenhöhle durch Kontraktion der gesamten Wandmuskulatur unter Druck gesetzt. Sie wird auch zur Entlastung der Wirbelsäule beim Heben schwerer Lasten benutzt. Dabei kontrahieren sich außerdem die Beckenbodenmuskeln und das Zwerchfell. Weil das Zwerchfell schwächer als die Bauchmuskeln und der Bauchinhalt nicht komprimierbar ist, würde das Zwerchfell bei der Bauchpresse trotz seiner Anspannung weit in die Brusthöhle emporgedrückt werden. Das wird reflektorisch dadurch verhindert, indem man vorher tief einatmet, dann die Stimmritze schließt und die Ausatmungsmuskulatur des Brustkorbs kontrahiert. Die Luft, die nun nicht mehr aus den Lungen entweichen kann, wirkt wie ein Luftkissen, das so weit zusammengedrückt wird, bis in Brust- und Bauchhöhle Druckgleichgewicht besteht.

Die gestrafften Bauchmuskeln können einen Schlag oder Stoß elastisch abfangen. Ohne eine **reflektorische Bauchdeckenspannung** würden die Baucheingeweide durch jede äußere Gewalteinwirkung wie durch eine nachgiebige Decke hindurch unmittelbar getroffen. In der Abwehrstellung wird gewöhnlich bei gespannter Bauchdecke zusätzlich eine leicht gebückte Haltung eingenommen, um die Angriffsfläche von Brust und Bauch zu verkleinern.

Bei Entzündungen in der Bauchhöhle wird die Bauchdecke besonders dann reflektorisch gespannt, wenn die schmerzhaften Stellen betastet werden.

Leistenband und Bruchpforten (Abb. 5.6-62a u. 66)

Auf Höhe der Leistenfurche, der Einsenkung zwischen Bauch- und Oberschenkelrelief, entwickelt sich als Übergangszone des Unterrandes der Aponeurose des M. obliquus externus abdominis zur ebenfalls derben Fascia lata des Oberschenkels das Leistenband, **Ligamentum inguinale** (POUPARTsches Band). Es ist an den beiden vorspringenden Punkten des vorderen Beckenrandes, der Spina iliaca anterior superior und dem Tuberculum pubicum, angeheftet. Zur Haut besteht eine lockere Verbindung durch die Retinacula cutis, von der Bauchhöhlenseite her lagert sich die Fascia transversalis an. Das Leistenband bildet den zentralen Strang des Bindegewebsapparates der Leistengegend, kann aber zur Externusaponeurose und zur Fascia lata hin nur künstlich abgegrenzt werden.

Der Raum zwischen dem Leistenband und der vorderen Kontur des Beckenknochens gliedert sich durch die Faszie des M. iliopsoas, *Fascia iliaca,* in zwei Räume, durch die Muskeln und große Leitungsbahnen aus dem Beckenraum zum Bein gelangen. Im **lateral gelegenen** Muskelfach, **Lacuna musculorum,** liegen der M. iliopsoas, der N. femoralis und der N. cutaneus femoris lateralis. Innerhalb des Faszienschlauches des M. iliopsoas können sich Abszesse, die von der Wirbelsäule ihren Ausgang nehmen und in die Faszienhöhle des Muskels eindringen, bis unter das Leistenband auf den Oberschenkel senken. Im **medialen** Gefäßfach, der **Lacuna vasorum,** verlaufen A. und V. femoralis sowie der kleine R. femoralis des N. genitofemoralis. Die Lacuna vasorum wird nach medial hin von sichelförmigen Faserzügen begrenzt, die vom Leistenband ausgehen und zum Pecten ossis pubis verlaufen, **Ligamentum lacunare** (GIMBERNATisches Band) (Abb. 5.6-62a, 66 u. 67). Diese Faserplatte rundet den spitzen Ansatzwinkel des Leistenbandes aus und ist bei aufrechtem Stand nahezu horizontal

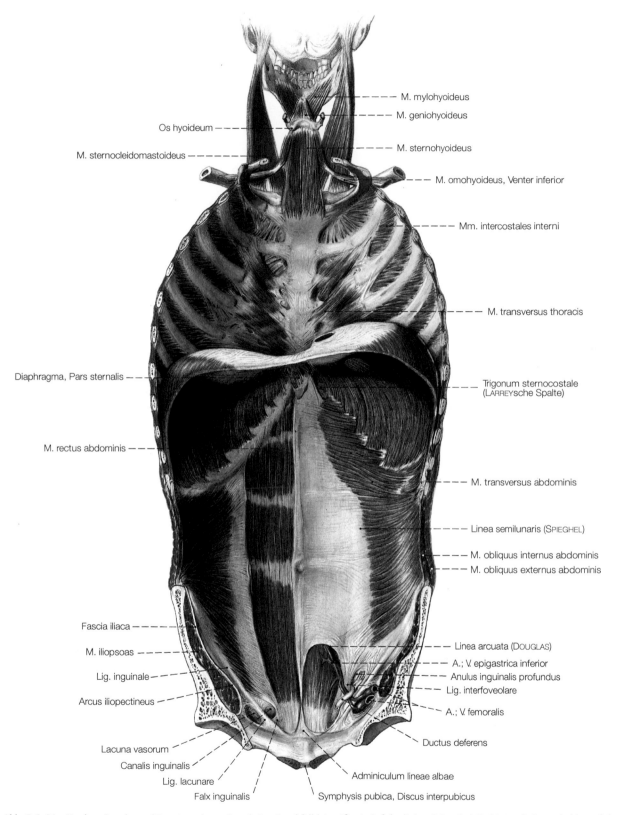

M. mylohyoideus

M. geniohyoideus

Os hyoideum

M. sternocleidomastoideus

M. sternohyoideus

M. omohyoideus, Venter inferior

Mm. intercostales interni

M. transversus thoracis

Diaphragma, Pars sternalis

Trigonum sternocostale
(LARREYsche Spalte)

M. rectus abdominis

M. transversus abdominis

Linea semilunaris (SPIEGHEL)

M. obliquus internus abdominis

M. obliquus externus abdominis

Fascia iliaca

Linea arcuata (DOUGLAS)

M. iliopsoas

A.; V. epigastrica inferior

Anulus inguinalis profundus

Lig. inguinale

Lig. interfoveolare

Arcus iliopectineus

A.; V. femoralis

Ductus deferens

Lacuna vasorum

Canalis inguinalis

Adminiculum lineae albae

Lig. lacunare

Falx inguinalis

Symphysis pubica, Discus interpubicus

Abb. 5.6-66   Vordere Bauch- und Brustwand von dorsal. Das Bauchfell ist entfernt. Auf der linken Seite sind die hintere Rektusscheide und der M. transversus abdominis abgetragen.

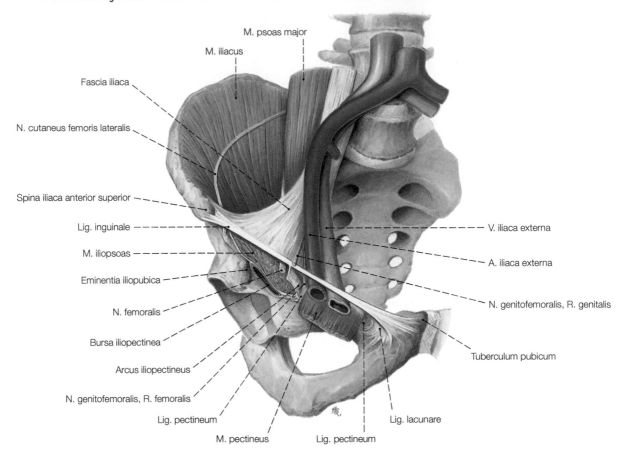

Abb. 5.6-67   Durchtrittsräume von der Bauchhöhle zum Oberschenkel: Lacuna musculorum und Lacuna vasorum.

orientiert. Nach lateral setzen sich die Fasern des Ligamentum lacunare im **Ligamentum pectineum** auf den Kamm des oberen Schambeinastes fort und gehen in den Arcus iliopectineus über. Die Lacuna vasorum wird damit von einem vollständigen Faserring umrahmt. Innerhalb der Lacuna vasorum verbleibt medial, also zwischen der V. femoralis und dem Lig. lacunare, eine nur durch lockeres Bindegewebe erfüllte Lücke, **Septum femorale** (CLOQUETI). Hier treten Lymphgefäße vom Oberschenkel zum Becken über, gelegentlich ist die Lücke durch einen Lymphknoten, den sog. ROSENMÜLLERschen Lymphknoten, *Nodus lacunaris medialis,* ausgefüllt. Zur Bauchhöhle hin ist die Lacuna vasorum von der Fascia transversalis und vom Bauchfell, *Peritoneum,* abgedeckt. Die Faszie ist hier mit den bindegewebigen Scheiden der großen Gefäße verwachsen.

Im medialen Teil der Lacuna vasorum kann sich gelegentlich – bei der Frau häufiger als beim Mann – ein **Schenkelbruch, Hernia femoralis,** entwickeln. Dabei drücken Darmschlingen das Peritoneum und die Fascia transversalis durch das Septum femorale hindurch. Dabei bildet sich aus dem an sich lockeren Bindegewebe dieses Septums der sog. Schenkelring, *Anulus femoralis.*

Schenkelhernien können vom Anulus femoralis als **innerer Bruchpforte** bis zum *Hiatus saphenus,* einer dünnen Stelle der Fascia lata unterhalb des Leistenbandes, als **äußerer Bruchpforte** gelangen. Bei ihrem Vordringen bilden diese Brüche den sog. Schenkelkanal, *Canalis femoralis,* aus. Der Hiatus saphenus, der lateral von einem verstärkten Rand, dem *Margo falciformis,* umfasst wird, dient der V. saphena magna zum Durchtritt aus ihrer epifaszialen Lage in die subfaszial gelegene V. femoralis (Abb. 5.6-61).

Leistenkanal (Abb. 5.6-68 bis 70)

Oberhalb des Leistenbandes wird die Bauchwand in schräger Richtung vom Leistenkanal, **Canalis inguinalis,** durchsetzt, der von hinten lateral nach vorn medial verläuft und ca. 4 bis 5 cm lang ist. Er wird in der Entwicklung vom Hoden bzw. seiner Leitstruktur, dem *Gubernaculum testis,* gebahnt, das von hinten her unter dem Bauchfell zur vorderen Bauchwand vorwächst und diese auf dem Weg in den Hodensack, beim sog. **Descensus testis** (Abb. 5.6-68), mit all ihren Schichten ausstülpt. So tritt in der Embryonalzeit vorübergehend eine schlauchartige, von Bauchfell gebildete Verbindung, **Processus vaginalis peritonei,** von der Bauchhöhle bis in den Hodensack auf. Während ein Rest davon, den Hoden teilweise umgebend, bestehen bleibt, bildet sich der Processus vaginalis peritonei normalerweise zurück. Erhalten bleibt nur der dem Hoden unmittelbar anliegende Teil des Bauchfells mit einem äußeren und einem inneren Blatt, Lamina parietalis und visceralis der Tunica vaginalis testis, die einen spaltförmigen Raum einschließen, **Cavitas serosa scroti.** Bei diesem Vorgang haben Hoden, *Testis,* und Samenleiter, *Ductus deferens,* die innere und äußere Faszie der Bauchwand, *Fascia transversalis* und Faszie des M. obliquus externus abdominis mit *Fascia superficialis,* als Hüllen erhalten. Hinzu kommt der **M. cremaster,** der sich von den inneren Schichten der Bauchdeckenmuskeln (M. obliquus internus abdominis und M. transversus abdominis) abgezweigt hat. Der Ductus deferens wird von Gefäßen (*A. testicularis, Plexus pampiniformis, A. ductus deferentis, A. cremasterica*) und Ner-

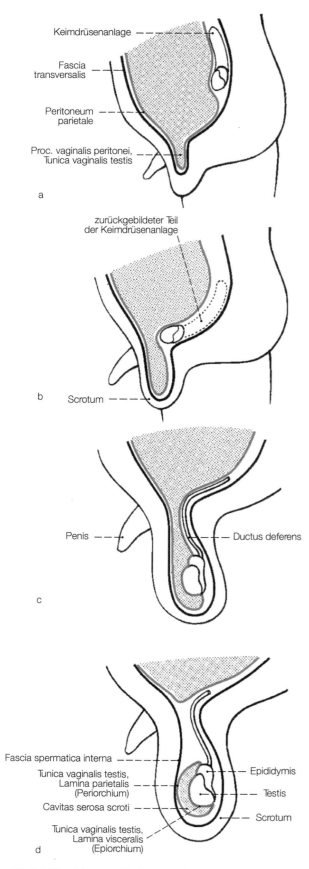

Keimdrüsenanlage

Fascia transversalis

Peritoneum parietale

Proc. vaginalis peritonei, Tunica vaginalis testis

a

zurückgebildeter Teil der Keimdrüsenanlage

b

Scrotum

Penis

Ductus deferens

c

Fascia spermatica interna

Tunica vaginalis testis, Lamina parietalis (Periorchium)

Cavitas serosa scroti

Tunica vaginalis testis, Lamina visceralis (Epiorchium)

Epididymis

Testis

Scrotum

d

Abb. 5.6-68   Schema zur Verlagerung des Hodens aus der Bauchhöhle in das Skrotum (vier aufeinander folgende Stadien: a – d). Ausbildung des Proc. vaginalis peritonei und der Tunica vaginalis testis.

ven (*R. genitalis* des *N. genitofemoralis*) begleitet. Leitungsbahnen, interstitielles Bindegewebe und Hüllen bilden zusammen den **Samenstrang**, *Funiculus spermaticus*, der den Leistenkanal bündig ausfüllt (Abb. 5.6-62b). Ein Stück weit begleitet auch der *N. ilioinguinalis*, der Externusaponeurose innen anliegend, den Samenstrang.

Bei der **Frau** ist der Leistenkanal kürzer und von geringerem Durchmesser. Er enthält das runde Mutterband, **Ligamentum teres uteri**, das innen am Tubenwinkel und außen im Korium der großen Schamlippen, *Labia majora pudendi*, befestigt ist. Dieses Band wird von der *A. ligamenti teretis uteri* und von Lymphgefäßen begleitet, über die der Lymphabfluss vom Fundus uteri zu den Nodi lymphoidei inguinales superficiales erfolgen kann.

Die **Wände des Leistenkanals** bestehen aus unterschiedlichem Material (Tab. 5.6-6; Abb. 5.6-69). Von den fleischigen Anteilen der Bauchmuskeln reicht nur die gemeinsame untere Kante des M. obliquus internus und des M. transversus abdominis an den Leistenkanal heran und bildet ein wulstartiges Dach. Die vordere Wand wird von der Aponeurose des M. obliquus externus aufgebaut, die medial und lateral der Austrittsstelle des Samenstrangs nach unten in das den Boden bildende Ligamentum inguinale übergeht. Die Hinterwand schließlich, in der sich präparatorisch eine innere Mündung, **Anulus inguinalis profundus**, darstellen lässt, ist wesentlich dünner als die vordere, da sie – abgesehen vom Bauchfell – nur aus der Fascia transversalis, die hier Verstärkungszüge besitzt, gebildet wird.

Die äußere Mündung des Leistenkanals, **Anulus inguinalis superficialis**, öffnet sich etwa fingerbreit lateral vom Ansatz des Leistenbandes am Tuberculum pubicum durch eine Lücke in der Sehnenplatte des M. obliquus externus abdominis (Abb. 5.6-61, 62a u. 69). Die nach schräg unten auseinander weichenden Sehnenfasern, die als medialer und lateraler Schenkel, **Crus mediale** und **laterale**, unterschieden werden, sind oben durch quer verlaufende Fasern, **Fibrae intercrurales,** die den Spalt überbrücken, zusammengehalten (Abb. 5.6-62). Der Boden des äußeren Leistenrings wird durch Faserzüge, *Ligamentum reflexum*, die sich vom Leistenband nach oben hin zurückbiegen, ausgerundet. Sie bilden damit ein Gegenstück zu dem nach abwärts strahlenden *Ligamentum lacunare*. Die Fasern des Ligamentum reflexum lassen sich ebenso wie die Fibrae intercrurales oft bis zur Linea alba verfolgen.

Der äußere Leistenring ist beim Mann durch die Haut zu tasten, indem man mit der Fingerkuppe dem Samenstrang folgt und die verschiebliche Haut der Hodensackwurzel einstülpt.

Tab. 5.6-6   Wände und „Öffnungen" des Leistenkanals.

äußere „Öffnung"	Anulus inguinalis superficialis
Dach	M. obliquus internus abdominis + (M. transversus abdominis)
Vorderwand	Aponeurose des M. obliquus externus abdominis
Boden	Lig. inguinale
Hinterwand	Fascia transversalis
innere „Öffnung"	Anulus inguinalis profundus (Fossa inguinalis lateralis)

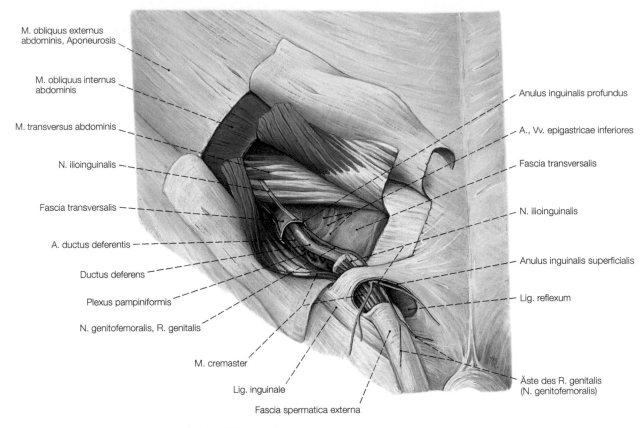

M. obliquus externus abdominis, Aponeurosis

M. obliquus internus abdominis

M. transversus abdominis

N. ilioinguinalis

Fascia transversalis

A. ductus deferentis

Ductus deferens

Plexus pampiniformis

N. genitofemoralis, R. genitalis

M. cremaster

Lig. inguinale

Fascia spermatica externa

Anulus inguinalis profundus

A., Vv. epigastricae inferiores

Fascia transversalis

N. ilioinguinalis

Anulus inguinalis superficialis

Lig. reflexum

Äste des R. genitalis (N. genitofemoralis)

Abb. 5.6-69 Wände des Leistenkanals (s. a. Abb. 5.6-62a).

Innenrelief der vorderen Bauchwand

Betrachtet man bei erhaltenem Peritoneum die vordere Bauchwand von der Innenseite (Abb. 5.6-64 u. 66), sieht man **drei Bauchfellfalten,** die durch die **drei Nabelbänder** verursacht werden und ein gleichschenkliges Dreieck bilden, dessen Spitze im Nabel liegt. Die Schenkel des Dreiecks sind jederseits eine **Plica umbilicalis medialis,** deren Grundlage die obliterierte Nabelarterie (*„Chorda a. umbilicalis"*) ist. In der Medianebene auf der Innenseite der vorderen Bauchwand verläuft zwischen Harnblase und Nabel die **Plica umbilicalis mediana** mit dem obliterierten Stiel der Allantois (*„Chorda urachi"*).

Diese drei Nabelfalten sind keineswegs als bedeutungslos gewordene Restgebilde fetaler Leitungswege aufzufassen, sondern scheinen eine nicht unbeträchtliche mechanische Rolle im Sinne von Längsgurten zur Verstärkung der vorderen Bauchwand zu spielen, der hier das hintere Blatt der Rektusscheide fehlt (Abb. 5.6-64).

Lateral der Plica umbilicalis medialis zieht auf jeder Seite in Längsrichtung die **Plica umbilicalis lateralis,** die von den Vasa epigastrica inferiora aufgeworfen und vom Ligamentum interfoveolare unterfüttert wird. Dieses Band stellt einen Verstärkungszug der dünnen Fascia transversalis dar und kann von Muskelfasern durchsetzt sein. Durch diese **fünf Falten** gliedert sich das Innenrelief

Abb. 5.6-70 Leistenkanal und Leistenbrüche. Schräge Schnitte durch die Bauchwand, beginnend oberhalb des Leistenbandes, absteigend in ▶ der Richtung des Leistenkanals. Aus didaktischen Gründen sind der Samenstrang und das Skrotum in diese Ebene mit einbezogen sowie die Hodenhüllen eingezeichnet.

*   Fossa supravesicalis
**   Fossa inguinalis medialis
***   Fossa inguinalis lateralis (Anulus inguinalis profundus)

(a) Normale Verhältnisse des Leistenkanals.
In der linken Bildhälfte ist der Regelfall abgebildet. Rechts ist ein (noch) nicht zurückgebildeter Processus vaginalis peritonei vorhanden, was eine Prädisposition für eine angeborene (laterale, indirekte) Leistenhernie darstellt.
(b) Leistenbrüche (Inguinalhernien).
In der linken Bildhälfte ist die Situation der lateralen, indirekten Leistenhernie dargestellt. Häufig folgt sie einem nicht zurückgebildeten (angeborenen) Processus vaginalis peritonei bis in die Cavitas scroti. Die A. epigastrica inferior ist bei dieser Hernie medial der vom Anulus inguinalis gebildeten inneren Bruchpforte tastbar.
Die rechte Bildhälfte zeigt die Verhältnisse bei einer medialen, direkten Leistenhernie. In diesem Fall ist der Bruchsack immer erworben. Die innere Bruchpforte liegt in der Fossa inguinalis medialis; die A. epigastrica kommt lateral davon zu liegen.
Beide Formen der Leistenhernien benützen als äußere Bruchpforte den Anulus inguinalis superficialis.

der unteren vorderen Bauchwand in **sechs Gruben** (Abb. 5.6-64, 66 u. 70).

Unter der **lateralen Grube**, *Fossa inguinalis lateralis*, liegt die innere Öffnung des Leistenkanals, Anulus inguinalis profundus (Abb. 5.6-64, 66 u. 70). Hier tritt der Samenleiter, umhüllt von der Fascia transversalis, in den Leisten-

kanal ein. Diese Ausstülpung der Fascia transversalis wird medial von einer scharfrandigen, sichelförmigen Kante der Transversusaponeurose, *Falx inguinalis*, begrenzt (Abb. 5.6-66).

Die **mediale Grube**, *Fossa inguinalis medialis,* die individuell sehr verschieden ausgebildet ist (Abb. 5.6-64), be-

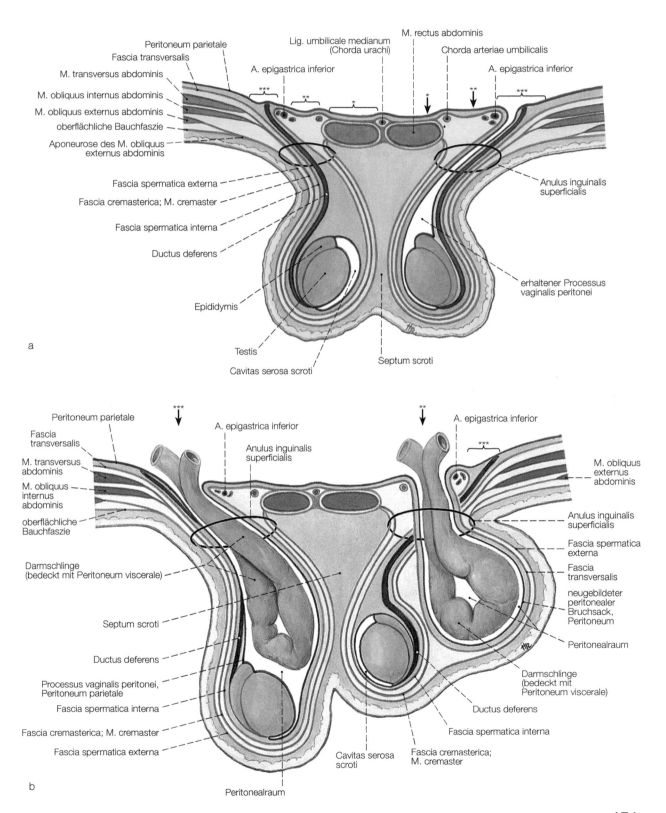

zeichnet die schwächste Stelle der vorderen Bauchwand, da ihr gegenüber auf der Außenseite der äußere Leistenring liegt.

Zwischen rechter und linker Plica umbilicalis medialis, getrennt durch die Plica umbilicalis mediana, liegen die beiden *Fossae supravesicales.*

Wenn Eingeweide die schwache Wand der medialen Leistengrube nach außen drücken, erscheint der Bruchsack am äußeren Leistenring und gelangt hier zunächst unter die Haut. Bei weiterer Vergrößerung kann er neben dem Samenstrang in den Hodensack vordringen. Diese Leistenbrüche nennt man **innere, mediale** oder **direkte Hernien, Herniae inguinales internae, mediales** oder **directae** (Abb. 5.6-70). Dringen hingegen von der Fossa inguinalis lateralis Baucheingeweide vor, **äußere, laterale** oder **indirekte Hernien, Herniae externae, laterales** oder **indirectae,** so folgen sie dem schräg verlaufenden Leistenkanal und können auf diesem Weg, im oder am Samenstrang liegend, in den Hodensack gelangen. Eine wichtige Grenzmarke zwischen medialen und lateralen Leistenbrüchen bilden die Vasa epigastrica, die das Bauchfell zu einer niedrigen Falte, **Plica umbilicalis lateralis,** anheben und zwischen den Fossae inguinales medialis und lateralis nach oben ziehen (Abb. 5.6-64). Bei direkten Leistenbrüchen liegt der Bruchhals medial, bei indirekten lateral dieser Gefäße (Abb. 5.6-70).

Während die medialen, direkten Leistenbrüche stets erworben sind, können die lateralen, **indirekten Hernien** erworben oder angeboren sein. Dies ist der Fall, wenn der Processus vaginalis peritonei als kontinuierliche Verbindung zwischen Bauchhöhle und Cavitas scroti bestehen bleibt. Diese Bruchanlage kann sich zum **Bruchkanal** ausweiten, wenn Eingeweideteile (wie Jejunum, Ileum, Caecum, Appendix vermiformis oder Omentum majus) in sie eindringen und sich skrotalwärts vorschieben (Abb. 5.6-70). Entsteht eine Kanalhernie bei resorbiertem Processus vaginalis peritonei, so nimmt der Bruch den gleichen Weg, nur muss der Bruchinhalt einen neuen Peritonealsack vor sich herschieben. In diesem Fall ist der Hoden vom Hernieninhalt durch drei Peritonealblätter getrennt (Abb. 5.6-70), ähnlich wie beim direkten Bruch. Beim **direkten Bruch** allerdings folgt der Bruchsack nicht dem Samenstrang, sondern schiebt sich durch die Fossa inguinalis medialis zum äußeren Leistenring vor (Abb. 5.6-70). Im Gegensatz zu den Schenkelbrüchen sind Leistenbrüche beim Mann häufiger als bei der Frau. Der laterale, indirekte Leistenbruch ist insbesondere beim Säugling die häufigste Bruchform überhaupt. Bei seiner operativen Behebung müssen die durchbrochenen Schichten der Bauchwand exakt wiederhergestellt und – wenn nötig – verstärkt werden.

Schenkelbrüche liegen unterhalb, Leistenbrüche oberhalb des Ligamentum inguinale.

Alle Stellen im Gefüge der Bauchwand, an denen Muskellücken vorhanden sind, können als Orte geringeren Widerstands zu **Bruchpforten** werden. So können besonders bei Kindern Brüche durch den Nabelring hervortreten. Auch kleinere Lücken im Bereich der Linea alba oberhalb und unterhalb des Nabels werden gelegentlich zu Bruchpforten ausgeweitet (Abb. 5.6-59).

Obwohl nicht der vorderen Bauchwand zugehörig, sei hier auch das **Trigonum lumbale** erwähnt, das am Rücken durch das Auseinanderweichen der Muskelränder des M. obliquus externus abdominis und des M. latissimus dorsi mehr oder weniger ausgedehnt vorhanden ist. Die Basis dieses Dreiecks wird vom Beckenkamm gebildet; seine Spitze weist nach kranial; in seiner Tiefe kommt nach Entfernung eines Fettpolsters der M. obliquus internus abdominis zum Vorschein. Durch das Trigonum lumbale können selten sog. **Lumbalhernien** (PETITsche Hernien) hindurchtreten.

Lücken in der Wand des kleinen Beckens können ebenfalls zu Bruchpforten werden (**Herniae obturatoria, ischiadica** und **perinealis**).

5.6.5 Muskeln des Thorax

Zwerchfell

Auch nach oben ist die Bauchhöhle durch eine verschiebliche Muskelplatte, das **Zwerchfell,** *Diaphragma,* abgeschlossen. Da sich das Zwerchfell kuppelförmig gegen die Brusthöhle vorwölbt, kann es sich zwischen Brust- und Bauchhöhle aktiv oder passiv hin- und herbewegen, wodurch sich die relativen Größen der Höhlenvolumina zueinander verschieben.

Durch die Teilung der Leibeshöhle in zwei vom Zwerchfell geschiedene Kammern kann in der Brusthöhle ein geringerer Druck aufrechterhalten werden als in der Bauchhöhle. Dieses Druckgefälle bedeutet eine Begünstigung des Kreislaufs durch Entlastung des Herzens.

Phylogenetisch und vielleicht auch ontogenetisch gehört das Diaphragma zur Halsmuskulatur. Das Muskelmaterial stammt vor allem aus dem 3. bis 5. Zervikalsegment und ist zusammen mit dem Herzen in den Thorax eingewandert. Die Versorgung des Zwerchfells erfolgt daher von einem Halsnerv, dem **N. phrenicus,** der bei der Wanderung mitgenommen wurde und dessen langer Verlauf sich daraus erklärt.

Das Zwerchfell haftet am gesamten inneren Umfang der unteren Thoraxapertur, *Apertura thoracis inferior;* es entspringt also an der Wirbelsäule, den Rippen und am Schwertfortsatz des Brustbeins (Abb. 5.6-71 u. 72). Danach unterscheidet man an ihm eine **Pars lumbalis,** eine **Pars costalis** und eine **Pars sternalis diaphragmatis.** Von dem genannten Skelettrahmen aus streben die Muskelfasern aufwärts und wölben sich zu einer zentralen sehnigen Platte, **Centrum tendineum.** Die Kuppel des Diaphragmas ist in der Mitte leicht eingedellt, wodurch zwei Erhebungen, eine größere rechte und eine kleinere linke Zwerchfellkuppel, entstehen. Der mittleren Abflachung liegt das Herz auf (Herzsattel). Unter der rechten Zwerchfellkuppel findet der größere Teil der Leber Platz. Unter der linken Zwerchfellkuppel liegen der Fundus des Magens und die Milz. So entspricht die Asymmetrie des Zwerchfells der Asymmetrie der benachbarten Eingeweide.

Die Konkavität des Zwerchfells weist ähnlich wie die Ausrichtung der unteren Thoraxapertur nicht genau nach kaudal, sondern nach vorn und unten. Sein Ursprungsgebiet reicht dementsprechend dorsal weiter abwärts. Das Zwerchfell stellt keine hermetische Trennung zwischen Bauch- und Brusthöhle dar, sondern wird von einer Reihe von Leitungsbahnen durchzogen.

Die **Pars lumbalis** entspringt mit dem **Crus dextrum** und dem **Crus sinistrum** von der Lendenwirbelsäule und der letzten Rippe. Der mediale Teil des Crus sinistrum kommt von den Körpern des 3. bis 1. Lendenwirbels und den dazwischenliegenden Disci intervertebrales, der laterale Teil von zwei sehnigen Bogen, den sog. HALLERschen Bogen. Diese ziehen von der Seitenfläche des 1. oder 2. Lendenwirbels über den M. psoas zur Spitze des Processus costalis, *Ligamentum arcuatum mediale* (**Psoasarkade**), sowie vom Seitenfortsatz des 1. Lendenwirbels, den M. quadratus

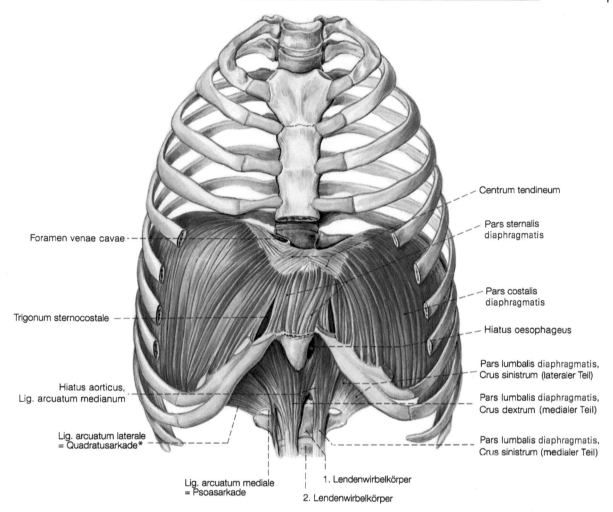

Foramen venae cavae

Trigonum sternocostale

Hiatus aorticus,
Lig. arcuatum medianum

Lig. arcuatum laterale
= Quadratusarkade*

Centrum tendineum

Pars sternalis
diaphragmatis

Pars costalis
diaphragmatis

Hiatus oesophageus

Pars lumbalis diaphragmatis,
Crus sinistrum (lateraler Teil)

Pars lumbalis diaphragmatis,
Crus dextrum (medialer Teil)

Pars lumbalis diaphragmatis,
Crus sinistrum (medialer Teil)

Lig. arcuatum mediale
= Psoasarkade

1. Lendenwirbelkörper

2. Lendenwirbelkörper

* Der Unterrand ist meist als Sehnenstreifen ausgebildet (s. Abb. 5.6-72).

Abb. 5.6-71   **Zwerchfell (extremer Hochstand = Leichenstellung)** im Thorax von vorn und etwas von oben gesehen. Teile des Brustkorbs entfernt.

lumborum überspannend, zur Spitze der 12. Rippe, *Ligamentum arcuatum laterale* (**Quadratusarkade**).

Das Crus dextrum der Pars lumbalis entspringt mit seinem medialen Teil meist um einen Lendenwirbel tiefer als das Crus sinistrum.

Zwischen den medialen und lateralen Ursprüngen der Crura gelangt der Grenzstrang des Sympathikus, *Truncus sympathicus*, aus dem Brust- in den Bauchraum.

Die medialen Teile der rechten und linken Schenkel (Crura) der Pars lumbalis lassen oft jeweils zwei Anteile erkennen, zwischen denen die **Nn. splanchnici** major und minor sowie rechts die **V. azygos** bzw. links die **V. hemiazygos** verlaufen. Die von der Wirbelsäule kommenden Fasern des Crus dextrum und des Crus sinistrum der Partes mediales vereinigen sich nach kranial zu einem sehnigen Bogen, *Ligamentum arcuatum medianum,* und bilden in Höhe des 1. Lendenwirbels den Aortenschlitz, **Hiatus aorticus,** für den Durchtritt der *Aorta* und des dorsal von ihr liegenden Milchbrustgangs, *Ductus thoracicus.* Ventral des Aortenschlitzes können sich die Muskelfasern überkreuzen und nach kurzem Verlauf wieder auseinander weichen. Sie umrahmen so eine weitere Durchtrittsöffnung, **Hiatus oesophageus,** für die Speise-

röhre, *Oesophagus,* und die beiden Vagusstämme, *Truncus vagalis anterior* und *posterior.*

Die **Pars costalis** entspringt von der Innenfläche der Knorpel der 6 kaudalen Rippen und greift dabei zwischen die Ursprungszacken des M. transversus abdominis (Abb. 5.6-66 u. 71). Die von der 8. bis 9. Rippe kommenden Muskelfasern sind die längsten; sie können eine im Röntgenbild sichtbare Furche auf der gerundeten Zwerchfelloberfläche erzeugen. Zwischen Pars costalis und lumbalis liegt das muskelschwache *Trigonum lumbocostale* (BOCHDALEK).

Die **Pars sternalis** (Abb. 5.6-71) ist die kleinste und kürzeste Portion. Sie entspringt von der Rückfläche des Schwertfortsatzes und dem hinteren Blatt der Rektusscheide. Zwischen Pars sternalis und Pars costalis bleibt das kleine muskelfreie **Trigonum sternocostale**, das auch als LARREYsche Spalte bezeichnet wird (Abb. 5.6-66). Hier sind die *A.* und *V. thoracica interna* zu finden, die nach ihrem Durchtritt durch das Zwerchfell als *A.* bzw. *V. epigastrica superior* weiterziehen.

Das **Centrum tendineum** besitzt annähernd die Form eines Kleeblatts, auf dessen vorderem Anteil das Herz mit dem Herzbeutel ruht. Zwischen rechtem und vorderem

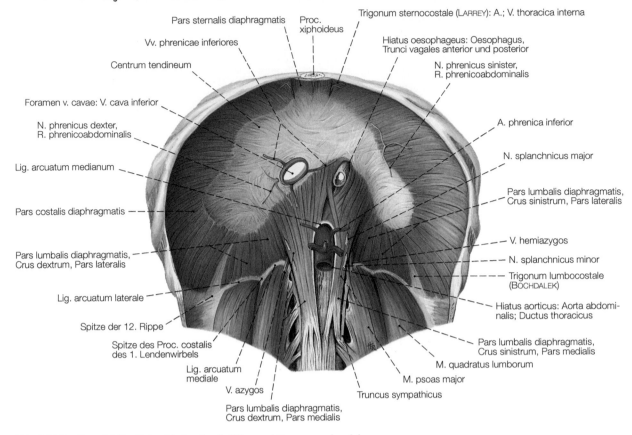

Pars sternalis diaphragmatis

Proc. xiphoideus

Trigonum sternocostale (LARREY): A.; V. thoracica interna

Vv. phrenicae inferiores

Hiatus oesophageus: Oesophagus, Trunci vagales anterior und posterior

Centrum tendineum

N. phrenicus sinister, R. phrenicoabdominalis

Foramen v. cavae: V. cava inferior

A. phrenica inferior

N. phrenicus dexter, R. phrenicoabdominalis

N. splanchnicus major

Lig. arcuatum medianum

Pars lumbalis diaphragmatis, Crus sinistrum, Pars lateralis

Pars costalis diaphragmatis

V. hemiazygos

N. splanchnicus minor

Pars lumbalis diaphragmatis, Crus dextrum, Pars lateralis

Trigonum lumbocostale (BOCHDALEK)

Lig. arcuatum laterale

Hiatus aorticus: Aorta abdominalis; Ductus thoracicus

Spitze der 12. Rippe

Pars lumbalis diaphragmatis, Crus sinistrum, Pars medialis

Spitze des Proc. costalis des 1. Lendenwirbels

M. quadratus lumborum

Lig. arcuatum mediale

M. psoas major

V. azygos

Truncus sympathicus

Pars lumbalis diaphragmatis, Crus dextrum, Pars medialis

Abb. 5.6-72   Zwerchfell mit durchtretenden Gefäßen und Nerven von kaudal.

Blatt umrahmen die Sehnenfasern eine Öffnung, *Foramen venae cavae*, für den Durchtritt der unteren Hohlvene und, im Randbereich, für den R. phrenicoabdominalis des re. N. phrenicus.

Die Sehnenfasern des Centrum tendineum verbinden die gegenüberstehenden Muskelfasern untereinander. Durch die Kleeblattform kommt es zu fast rechtwinkligen Überschneidungen und teilweise kurvenförmigem Verlauf der Sehnenfasern (Abb. 5.6-72).

Die zur Brusthöhle wie die zur Bauchhöhle gewandten Oberflächen des Zwerchfellmuskels sind von je einer Faszie bedeckt, *Fascia phrenicopleuralis* und *Fascia diaphragmatica inferior,* denen mit Ausnahme bestimmter Zonen kranial die *Pars diaphragmatica* der *Pleura parietalis* und kaudal das *Peritoneum parietale* als seröse Häute dicht anliegen.

Zwerchfellhernien, *Herniae diaphragmaticae,* können durch den Hiatus oesophageus (**Hiatushernien**), durch das Trigonum sternocostale (**LARREYsche Hernien**) oder durch angeborene Lücken in der Zwerchfellmuskulatur – vor allem zwischen Pars lumbalis und Pars costalis – von der Bauchhöhle in die Brusthöhle gleiten. Am häufigsten kommen Hiatushernien vor. Sie sind meist als Gleithernien reversibel und führen zu unangenehmen Schmerzen, die als Brennen und Druck hinter dem Sternum empfunden werden.

Schluckauf, *Singultus,* erfolgt durch unwillkürliche krampfhafte Zuckungen der Zwerchfellmuskulatur, die mit einem unverkennbaren Einatmungsgeräusch einhergehen. Zu anhaltendem Singultus kann es bei entzündlichen Reizungen des Zwerchfells (z. B. bei Pleuritis und Peritonitis), auch bei bestimmten Virusinfektionen und bei Erkrankungen des Atemzentrums kommen.

Innervation: *N. phrenicus* aus dem *Plexus cervicalis,* C4 (C3–5). Außer dem Hauptstamm des N. phrenicus sind gelegentlich sog. *Nebenphrenici* vorhanden, die z. T. vom N. subclavius abstammen.

Zur Ruhigstellung einer Zwerchfellseite (z. B. bei Lungentuberkulose) wurde früher der entsprechende N. phrenicus auf dem M. scalenus anterior aufgesucht und durchtrennt (**Phrenikotomie**) oder mit einer Klemme gequetscht. Dadurch kam es vorübergehend zum Hochstand der gelähmten Zwerchfellhälfte in maximaler Exspirationsstellung und zur Ruhigstellung einer Lunge mit Kompression ihres Unterlappens. Dauernde und vollständige Lähmung einer Zwerchfellhälfte wurde durch die **Phrenikusexhairese** erreicht, bei der der N. phrenicus durchgeschnitten und ein Stück seines distalen Endes herausgezogen wurde.

Zwischenrippenmuskeln

Die vordere Brustwand besteht wie die Bauchwand aus einem dreischichtigen Muskelsystem.

☐ Mm. intercostales

Die Mm. intercostales sind metamere Muskeln, in denen sich die phylogenetisch alte Myotomgliederung noch deutlich zeigt. Sie schließen an die kurzen, ebenfalls metameren Wirbelsäulenmuskeln an, zu denen sich auch Übergänge zeigen. So können die Mm. intertransversarii des Hals- und Lendenbereichs, *Mm. intertransversarii anteriores cervicis* und *Mm. intertransversarii laterales lumborum,* als

Interkostalmuskeln betrachtet werden, deren rudimentäre Rippen mit den Wirbeln verschmolzen sind.

Die **Mm. intercostales externi** (Abb. 5.6-47 u. 73) verlaufen in den Zwischenrippenräumen schräg von hinten oben nach vorn unten, also in der Richtung der Faserung des M. obliquus externus abdominis. Sie beginnen hinten an den Tubercula costarum und enden vorn am Beginn der Rippenknorpel, indem sie zugleich an Masse abnehmen. Zwischen den Knorpeln werden sie zu sehnigen Streifen, *Membrana intercostalis externa.*

Die **Mm. intercostales interni** (Abb. 5.6-47 u. 73) verlaufen senkrecht dazu, also wie die Richtung der Fasern des M. obliquus internus abdominis, in den sie sich häufig ohne Unterbrechung fortsetzen. Vorn reichen sie bis zum Brustbein, hinten werden sie dünner und enden an den Rippenwinkeln. Von hier bis zur Wirbelsäule werden sie durch eine aponeurotische Membran fortgesetzt, durch die die Mm. intercostales externi sowie die interkostalen Blutgefäße und Nerven durchschimmern.

Durch einen bindegewebigen Spaltraum, in dem die Interkostalgefäße und der N. intercostalis verlaufen, sind von den Mm. intercostales interni die **Mm. intercostales intimi** abgetrennt. Die Grenze zwischen den beiden im Grunde zusammengehörenden Muskeln ist stets durch die Lage der interkostalen Leitungsbahnen bestimmbar (Abb. 5.6-73). In der Richtung ihres Verlaufs entsprechen sie den Fasern der Mm. intercostales interni.

Wenn die Mm. intercostales interni 1 bis 2 Rippen überspringen, entstehen vor allem in der Nähe der Rippenwinkel längere Muskelplatten, die als **Mm. subcostales** bezeichnet werden.

Innervation: Entsprechende Interkostalnerven.

▭ M. transversus thoracis

Der *M. transversus thoracis* (Abb. 5.6-66) kann als Fortsetzung des M. transversus abdominis auf die Hinterfläche der vorderen Brustwand betrachtet werden. Nur die untersten Fasern verlaufen quer; die obersten, die bis zur 2. Rippe reichen, sind longitudinal ausgerichtet; zwischen beiden finden sich schräge Züge. Die Muskelzacken strahlen von der Innenfläche des Brustbeins aus und divergieren zu den Rippen; im Ganzen bilden sie eine dreieckige Platte.
Innervation: 2. bis 6. Interkostalnerv.

▭ Mm. scaleni

Auch die Muskeln der Skalenusgruppe, *Mm. scaleni anterior, medius* und *posterior* (Abb. 5.6-74), können zu den Zwischenrippenmuskeln gezählt werden, da sie von den in die Querfortsätze der Halswirbel integrierten Rippenrudimenten entspringen und zu den echten Rippen ziehen. Reste einer metameren Gliederung, wie sie bei den äußeren und inneren Interkostalmuskeln so deutlich in Erscheinung tritt, lassen sich nur noch in den Ausnahmefällen, in denen sehnige Einschlüsse vorhanden sind, erkennen.

Die Mm. scaleni bilden ein spitzes Dach, das die obere Thoraxapertur, *Apertura thoracis superior,* teilweise seitlich abschließt und unter dem die Pleurakuppeln und die Lungenspitzen liegen.

Der **M. scalenus anterior** (Abb. 5.6-74) entspringt von den vorderen Höckern der Querfortsätze des 3. bis 6. Halswirbels und verläuft zum *Tuberculum m. scaleni anterioris* der 1. Rippe.

Der stärkste Muskel der Gruppe ist der **M. scalenus medius** (Abb. 5.6-74). Er entspringt von den vorderen Höckern des 3. bis 7., gelegentlich auch aller Halswirbel und inseriert hinter dem *Sulcus arteriae subclaviae* an der 1. Rippe. Einzelne Bündel reichen bis zur 2. Rippe.

Zwischen den Mm. scaleni anterior und medius findet sich ein Spalt, die sog. **Skalenuslücke,** durch die an deren Spitze das Armnervengeflecht, *Plexus brachialis,* und an der Basis im Sulcus arteriae subclaviae die *A. subclavia* ziehen. Die mächtige *V. subclavia* verläuft vor dem M. scalenus anterior und hinter dem klavikulären Ursprung des M. sternocleidomastoideus.

Der **M. scalenus posterior** (Abb. 5.6-74) entspringt von den hinteren Höckern der Querfortsätze des 5. bis 6. Halswirbels und setzt an der 2. (3.) Rippe an. Der Muskel schließt sich dicht an den M. scalenus medius an und ist nur künstlich von ihm zu trennen; er kann ganz oder teilweise fehlen. Seine Sehnenfasern strahlen mehr oder weniger weit in die Interkostalräume, *Spatia intercostalia,* aus.

Funktion: Die Mm. scaleni heben bei festgestellter Halswirbelsäule durch ihre Wirkung auf das 1. und 2. Rippenpaar etwas den Thorax. Sie verkürzen sich bei ruhiger Rippenatmung. Im Übrigen wirken sie wie ein elastisches, verstellbares Aufhängeband des Thorax. Man hat sie daher auch als Rippenhalter bezeichnet. Ihre Ausschaltung be-

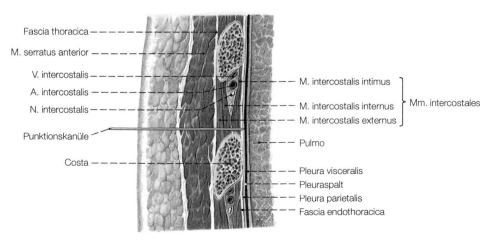

Fascia thoracica

M. serratus anterior

V. intercostalis

A. intercostalis

N. intercostalis

Punktionskanüle

Costa

M. intercostalis intimus ⎫
M. intercostalis internus ⎬ Mm. intercostales
M. intercostalis externus ⎭

Pulmo

Pleura visceralis
Pleuraspalt
Pleura parietalis
Fascia endothoracica

Abb. 5.6-73 Vertikaler Schnitt durch die Thoraxwand auf Höhe der hinteren Axillarlinie. N., A. und V. intercostalis verlaufen zwischen den Mm. intercostales intimi und den Mm. intercostales interni im oder knapp unterhalb des Sulcus costae. Bei der Punktion sollte die Nadel daher vorsichtshalber in der unteren Zone des Interkostalraums eingestochen werden.

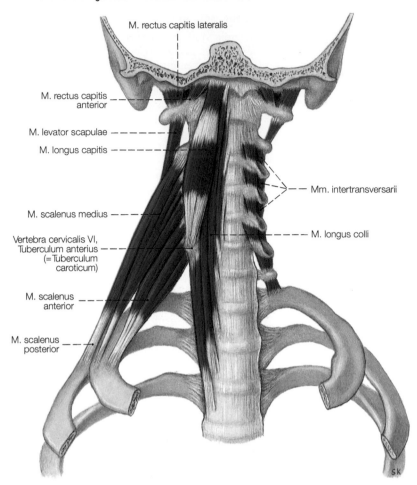

M. rectus capitis lateralis

M. rectus capitis anterior

M. levator scapulae

M. longus capitis

Mm. intertransversarii

M. scalenus medius

M. longus colli

Vertebra cervicalis VI, Tuberculum anterius (= Tuberculum caroticum)

M. scalenus anterior

M. scalenus posterior

Abb. 5.6-74   Prävertebrale Muskeln (Longussystem), Skalenusgruppe und Mm. intertransversarii.

wirkt aber keine wesentliche Einschränkung der Atembewegungen.

Eine beugende Wirkung auf die Halswirbelsäule hat nur der M. scalenus anterior. Der M. scalenus medius liegt genau seitlich und kann aus der Normalstellung weder beugen noch strecken (Abb. 5.6-60). Größere Ausschläge erzielen die Mm. scaleni bei der Seitwärtsbeugung der Halswirbelsäule.

Innervation: *Plexus cervicalis* und *Plexus brachialis.*

Unter dem **Skalenussyndrom** versteht man Durchblutungsstörungen des Arms und ziehende Schmerzen, die vom Hals auf die mediale Seite des Oberarms sowie herzwärts ausstrahlen können. Sie werden durch Kompression der A. subclavia und des Plexus brachialis in der Skalenuslücke zwischen M. scalenus anterior, M. scalenus medius und 1. Rippe verursacht. Da die V. subclavia vor dem M. scalenus anterior, also außerhalb der Skalenuslücke, verläuft, bleibt sie bei diesem Syndrom unbeteiligt. Häufig werden derartige Syndrome durch Halsrippen unterschiedlicher Größe verursacht (Abb. 5.6-16b).

5.6.6 Atemmechanik

Unter Atemmechanik versteht man im engeren Sinn die Mechanik der Atmungsbewegungen, also das Zusammenwirken aller Anteile des Bewegungsapparates und aller Kräfte, die an Einatmung (**Inspiration**) und Ausatmung (**Exspiration**) beteiligt sind. Damit das Blut während der

Durchströmung der Lunge mit Sauerstoff beladen und von überschüssigem Kohlendioxid befreit werden kann, sind Respirationsbewegungen der Brustkorb- und Bauchmuskulatur erforderlich, die eine Luftströmung in den Atemwegen erzeugen und damit über die Belüftung (**Ventilation**) der Lungenbläschen für einen ausreichenden Gaswechsel sorgen.

Bei ruhiger Atmung erfolgen 16 bis 20 Atemzüge in der Minute. Wird das Sauerstoffbedürfnis größer, nehmen **Atemfrequenz** und **Atemzugtiefe** und damit das **Atemminutenvolumen** zu. Eine zu hohe Atemfrequenz kann zur **Hypoventilation** führen, da nur in den oberen Atemwegen relativ viel Luft (Totraumluft) bewegt wird, die Lungenbläschen aber nicht ausreichend belüftet werden. Eine Steigerung des Atemminutenvolumens über einen Durchschnittswert hinaus führt zur **Hyperventilation.** Das maximale Atemvolumen (**Vitalkapazität**) beträgt etwa 3,5 l und kann durch gezieltes Training (Sportler, Sänger) beträchtlich vergrößert werden. Bei normaler, ruhiger Atmung beobachten wir gleichmäßiges inspiratorisches Vor- und exspiratorisches Rückschwingen der Bauchwand. Bei der Inspiration senken sich die Zwerchfellkuppeln. Der Inhalt der Bauchhöhle weicht dabei gegen die Bauchdecken hin aus. Sie verhält sich bei verschiedenen Körperstellungen wie eine wassergefüllte Blase mit einer erdwärts steigenden Druckschichtung. Im aufrechten Stand herrscht bis zu 4 cm unter dem Zwerchfell unteratmosphärischer Druck, der in Atemruhelage oberhalb des Bauchnabels die Bauchdecke einwärts zieht. Bei tieferer Einatmung hebt und erweitert sich zusätzlich der Thorax und kehrt bei der Ausatmung wieder in die Ausgangslage zurück. Die Lunge dehnt sich bei der Inspiration in die sich vergrößernden Lungenhöhlen aus. Dadurch wird Luft durch die Atemwege eingesaugt. Der Recessus costodiaphragmaticus öffnet sich.

Je nachdem, ob im Atmungsablauf die thorakale oder die abdominale Komponente im Vordergrund steht, lässt sich eine Bauchatmung (**Zwerchfellatmung**) von einer Brustatmung (**Rippenatmung**) unterscheiden.

Da bei den Atmungsbewegungen Massenverschiebungen stattfinden, unterliegen sie den Gesetzen der Schwerkraft und der Massenträgheit. Beim **Lachen** z. B. erfolgen Ein- und Ausatmungsbewegungen in hoher Frequenz. Durch betontes, stoßweises Ausatmen wird der typische Laut erzeugt. Die Einatmung ist dagegen sehr kurz und flach, aber geräuschlos. Beim **Hustenstoß** wird bei geschlossener Stimmritze durch kräftigen Einsatz der Ausatmungsmuskulatur der intrapulmonale Druck derart gesteigert, dass die Stimmritze gesprengt wird und Luft mit hoher Geschwindigkeit (bis etwa 280 m/sec) ausströmt. Beim **Seufzen** folgt umgekehrt auf eine stoßweise Ausatmung eine tiefe, lange Einatmung.

Auch bei normaler Atmung im aufrechten Stand belastet der Schultergürtel den Thorax. Das Gesamtgewicht wird letztlich von der Wirbelsäule und den das Gleichgewicht haltenden Rückenmuskeln getragen.

Bei Erschöpfungszuständen oder starken Atmungsbehinderungen (Emphysem, Asthma, Atemwegsobstruktionen) stützen daher Patienten die Arme auf. Sie entlasten dabei den Thorax zumindest z. T. vom Gewicht des Schultergürtels und die Rückenmuskulatur von der Aufgabe, Gleichgewicht zu halten. Die Leistung der spinokostalen Muskelschlingen kommt damit zur Gänze der Atmung zugute. Das ist besonders wichtig, wenn das Zwerchfell durch Verminderung des Lungenzugs tief steht, wie z. B. bei der Lungenblähung (Emphysem), und das notwendige Atemzugsvolumen nur durch extreme Zwerchfell- und Rippenatmungsbewegungen erreicht werden kann.

Die der Tätigkeit der Atemmuskulatur entgegengerichteten Kräfte sind
a) die elastischen Kräfte der Lunge, des Thorax und des Abdomens,
b) Reibungs- und Strömungswiderstände in den Atemwegen,
c) die Trägheitskräfte der zu bewegenden Atemluft und der Gewebe und
d) die Schwerkraft.

Ein großer Teil der von der Muskulatur aufgebrachten Energie wird als Verformungsenergie in den intra- und extrapulmonalen Geweben gespeichert und bei der Exspiration als Bewegungsenergie für die Herstellung der Ausgangsposition wieder freigesetzt. Wie ein gespanntes Gummiband bei Nachlassen der äußeren Zugkräfte in seine Ruhelage zurückkehrt, wird die normale **Atemruhelage** durch die elastischen Kräfte wieder herbeigeführt. Die Exspiration läuft also bei ruhiger Atmung fast ausschließlich passiv ab.

Der M. rectus abdominis hat für die Exspiration eine sehr geringe Bedeutung. Selbst bei forcierter, maximaler Exspiration wird er individuell verschieden nur sehr schwach eingesetzt.

Mechanik der Rippenatmung

An der Rippenatmung (thorakale Atmung, Brustatmung) sind in einem komplizierten Wechselspiel mehrere Muskeln beteiligt, die den Thorax inspiratorisch durch Anheben der Rippen oben mehr in sagittaler und unten mehr in transversaler Richtung erweitern.

Um diese Umformung zu verstehen, kann man vom **Bewegungsmechanismus** der einzelnen, mit dem Brustbein verbundenen Rippenpaare ausgehen. Jeder derartige Rippenring ist gegen die Wirbelsäule in seinen Gelenken verstellbar. Die Bewegungsachse, die in der Richtung des Rippenhalses verläuft, liegt bei der 1. Rippe in der Transversalebene. Die Bewegungsachsen beider 1. Rippen schließen einen nach hinten offenen Winkel von etwa 150° ein. Der 1. Rippenring ist in der Ruhestellung des Thorax um ca. 45° gegen die Transversalebene gesenkt und kann um etwa 24° inspiratorisch gehoben werden. Die kaudalwärts folgenden Rippen drehen sich wegen ihrer zunehmenden Länge entsprechend weniger stark, die 7. Rippe nur um ca. 14°. Wird der 1. Rippenring aus seiner Schräglage gehoben, muss sich der Abstand des Brustbeins von der Wirbelsäule in sagittaler Richtung vergrößern.

Dieser Bewegungsvorgang kann gut demonstriert werden, indem man die herabhängenden Arme durch Falten der Hände zu einem Ring schließt und damit den Rippenring nachahmt. Hebt man den gesenkten Armring im Schultergelenk um eine transversale Achse, wird der Abstand der Hände vom Körper größer, was der Erweiterung des Thorax in sagittaler Richtung entspricht. Will man den Querdurchmesser des Armrings vergrößern, muss man die gebeugten Ellenbogen nach lateral führen. Dabei heben sich die Oberarme nach vorn und seitlich. Eine ähnliche Bewegung können die unteren Rippen ausführen, wodurch es im unteren Bereich zu einer Erweiterung des Thorax nach lateral kommt (sog. Flankenatmung). Die Bewegungsachsen der 9. und 10. Rippe schließen einen nach hinten offenen Winkel von etwa 80° ein (Abb. 5.6-75 a).

Bei der **inspiratorischen Hebung** der ventralen Rippenenden werden die unteren Rippenknorpel, die in gesenktem Zustand winklig gebogen sind, gestreckt und der Länge nach gespannt. Durch diese Verformung und die Stellungsänderung der Rippenknorpel flacht sich der Spitzbogen, den die beiderseitigen Rippenbogen bilden, bei der Hebung des Thorax ab.

Durch Drehung, Biegung und Verwringung der Rippenknorpel entstehen in ihnen, sobald sie aus ihrer Gleichgewichtslage gebracht werden, elastische Widerstände, die eine Rückführung in die Ausgangslage unterstützen. Die Gleichgewichtslage des Thorax wird von allen auf den Thorax wirkenden Kräften bestimmt und ist damit auch von Körperhaltung und -stellung abhängig.

Auf die Rippen **wirken inspiratorisch** die Mm. scaleni, die Mm. intercostales externi (Abb. 5.6-75b u. 76b) und der parasternale Teil der Mm. intercostales interni (Mm. intercartilaginei), bei tiefer Inspiration (ab etwa 3,4 l) auch der M. sternocleidomastoideus (Abb. 5.6-76b). Die Basis der **exspiratorisch wirkenden Kräfte** bildet die inspiratorisch im Thorax gespeicherte Verformungsenergie (z. B. durch Torsion der Rippenknorpel). Als **aktive Exspiratoren** wirken die lateralen Anteile der Mm. intercostales interni (Abb. 5.6-75b u. 76a), die Mm. subcostales, die Mm. transversus thoracis und abdominis und bei forcierter Aus-

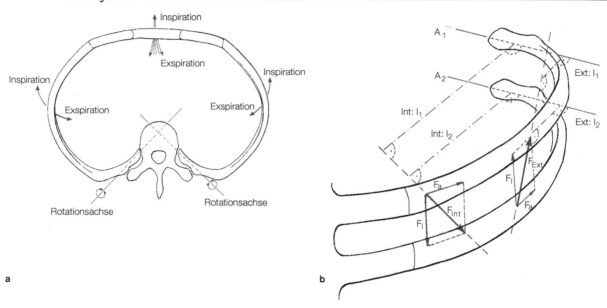

a   b

Abb. 5.6-75 Bewegung der Rippen bei der Atmung.
(a) Kinematik der Rippen.
Die Rippen 1 bis 9 rotieren um Achsen, die jeweils durch den Rippenhals verlaufen. Die untersten Rippen rotieren kaum mehr, ihre Bewegung beschränkt sich auf Heben und Senken und eine Verschieblichkeit in der Transversalebene.
Bewegung des Brustbeins: Hebung → Einatmung (Inspiration), Senkung → Ausatmung (Exspiration)
Bewegung der Rippen: Hebung und seitliches Auseinanderweichen → Einatmung (Inspiration), Senkung → Ausatmung (Exspiration)
(b) Wirkungsweise der Mm. intercostales.
Die Mm. intercostales externi sind Rippenheber; sie üben auf die jeweils kaudale Rippe das größere Drehmoment aus. Die Mm. intercostales interni dagegen senken die Rippen. Sie wirken mit einem stärkeren Drehmoment auf die jeweils kraniale Rippe. Wegen der Verbindung mit der Wirbelsäule und der Fixierung an das Brustbein kommt eine Art Parallelverschiebung zustande.

A_1: Rotationsachse der jeweils kranialen Rippe
A_2: Rotationsachse der jeweils kaudalen Rippe

F_{Ext}: Zugkraft der Mm. intercostales externi
F_{Int}: Zugkraft der Mm. intercostales interni
F_a: axiale Druckkraft auf die Rippe
F_l: longitudinale Verschiebekraft auf die Rippe

Ext: l_1 virtueller Hebelarm der Mm. intercostales externi in Bezug auf die Rotationsachse der kranialen Rippe
Ext: l_2 virtueller Hebelarm der Mm. intercostales externi in Bezug auf die Rotationsachse der kaudalen Rippe
Int: l_1 virtueller Hebelarm der Mm. intercostales interni in Bezug auf die Rotationsachse der kranialen Rippe
Int: l_2 virtueller Hebelarm der Mm. intercostales interni in Bezug auf die Rotationsachse der kaudalen Rippe

[Beachte bei der Beurteilung der Länge der Hebelarme die perspektivische Verzerrung. Die Hebelarme (l) sind sowohl zu den Wirkungslinien der Muskeln (Verlängerung von F_{Ext} und F_{Int}) als auch zu den Rotationsachsen in einem Winkel von 90° eingestellt!]

atmung auch die schrägen Bauchmuskeln. Eine inspiratorische Aktivität des M. serratus posterior superior (Abb. 5.6-57) und der Mm. levatores costarum (Abb. 5.6-55 u. 56) ist nicht zweifelsfrei erwiesen. Bei forcierter Ausatmung werden die Rippenzacken des M. latissimus dorsi aktiviert („Hustenmuskel") und vermutlich auch der M. iliocostalis. Bei Kindern kann es daher bei Keuchhusten zu spontanen Rippenfrakturen kommen.

Die **Wirkungsweise der Interkostalmuskeln** lässt sich von ihren unterschiedlichen Drehmomenten her erklären. Der virtuelle Hebelarm der Mm. intercostales externi – der senkrechte Abstand ihrer Wirkungslinie von der Drehachse der Rippen um ihren Hals – ist, bezogen auf die jeweilige untere Rippe, länger als der, der sich auf die Rotationsachse der zugehörigen oberen Rippe bezieht. Damit üben sie auf die jeweilige kaudale Rippe ein größeres Drehmoment aus als auf die kranial davon gelegene und unterstützen die Inspiration. Bei den Mm. intercostales interni

dagegen sind die Verhältnisse der Hebelarme und damit der Drehmomente umgekehrt. Das auf die jeweils untere Rippe wirkende Drehmoment ist kleiner als das auf die kraniale Rippe wirkende. Sie unterstützen damit die Exspiration (Abb. 5.6-75).

Bei ruhiger Einatmung werden die **Mm. scaleni** (Abb. 5.6-74) regelmäßig eingesetzt, und zwar unmittelbar nach der ersten Aktivierung des Zwerchfells. In den Zwischenrippenräumen sind zunächst nur die parasternalen Fasern der Mm. intercostales interni tätig. Ihre Aktivität breitet sich erst mit steigendem Atemzugsvolumen vom 1. Interkostalspatium auf die folgenden aus, um schließlich auf die äußere Zwischenrippenmuskulatur in laterokaudaler Richtung überzugreifen. Bei großem Atemminutenvolumen soll schließlich die gesamte äußere Interkostalmuskulatur inspiratorisch mit der exspiratorischen inneren Zwischenrippenmuskulatur alternierend tätig sein. Die Zwischenrippenräume werden dabei den intrathorakalen

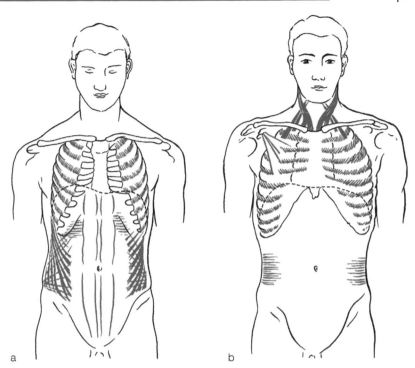

Abb. 5.6-76   Muskeln der Rippenatmung.
(a) Ausatmung: Mm. obliqui abdominis externi, Mm. obliqui abdominis interni, Mm. transversi abdominis, Mm. intercostales interni
(b) Einatmung: Mm. scaleni, Mm. intercostales externi, M. sternocleidomastoideus (bei tiefer Inspiration)

a   b

Druckschwankungen entsprechend verspannt. Sind zwei Rippen unbeweglich durch eine Knochenspange verbunden, atrophiert die Zwischenrippenmuskulatur nicht; die passive und aktive Verspannung bleibt erhalten. Da mit zunehmender Atemtiefe neben Diaphragma und Interkostalmuskeln die oben genannten weiteren Atemmuskeln „helfend" in die Atembewegungen eingreifen, hat man diese vereinfacht als **„Atemhilfsmuskeln" (auxiliäre Atemmuskeln)** bezeichnet. Zu den Atemhilfsmuskeln sollen auch die Mm. pectorales major und minor und der M. serratus anterior gehören, was sich elektromyographisch aber bislang nicht beweisen ließ.

Mechanik der Zwerchfellatmung

Bei der Zwerchfellatmung wird die Volumenänderung des Brustraums vorwiegend durch die Verschiebung des Zwerchfells erreicht. Dieses ist in die Thoraxapertur eingelassen und bildet in Form einer Doppelkuppel eine Trennwand zwischen Brust- und Bauchraum. Bei seiner **Kontraktion (Inspiration)** flachen beide Kuppeln ab und führen damit zur Erweiterung des Brustraums. Als direkte Folge des Tiefertretens der Zwerchfellkuppeln werden die Oberbauchorgane nach unten gedrängt und wölben dabei die Bauchwand vor allem oberhalb des Nabels vor. Dies hat zur Bezeichnung Bauchatmung geführt. Da das inspiratorische und exspiratorische Kräftespiel in der unteren Thoraxapertur sowohl die kostalen als auch die diaphragmalen Komponenten einbezieht, spricht man auch von **kostodiaphragmaler** oder **kostoabdominaler Atmung.** Das Zwerchfell ist wie die kurzen Fingermuskeln und die Augenmuskeln ziemlich fein innerviert. Bei der Ratte wurden 25 bis 120 Muskelfasern je motorischer Einheit beobachtet.

Es kontrahieren sich immer alle Teile des Zwerchfells gleichzeitig (Abb. 5.6-77). Bei ruhiger Atmung senkt sich

das Zwerchfell mit beiden Kuppeln um etwa 1,5 bis 2 cm, bei tiefer Atmung um 6 bis 10 cm. Da der Herzbeutel mit dem Centrum tendineum des Zwerchfells verwachsen ist, hebt und senkt sich das Herz mit den Atembewegungen, während die elastischen Kräfte der mediastinalen Gewebe die Bewegungsfreiheit des medialen Zwerchfellabschnitts einschränken. Die Rundung der Zwerchfellkuppeln ändert sich bei der Kontraktion zunächst nicht wesentlich. Auch der spitzwinklige Spalt zwischen Zwerchfell und Thoraxwand, **Recessus costodiaphragmaticus** (Sinus phrenicocostalis), öffnet sich bei ruhiger Atmung kaum. Erst bei tiefer Atmung löst sich das Zwerchfell von der Thoraxwand und kann mit ihr bei Maximalkontraktion schließlich einen Winkel bis 80° bilden. Bei sehr tiefer Einatmung sinkt die Zentralsehne unter das Niveau des Schwertfortsatzes herab, wobei die etwa 3 bis 5 cm langen Muskelzüge der Pars sternalis nach kaudal umgeklappt werden.

Der Inhalt der Bauchhöhle verhält sich wie eine wassergefüllte, verformbare Blase und verändert die Atemexkursionen des Zwerchfells bei verschiedenen Körperstellungen. Bei Seit- und Rückenlage drängt der Bauchinhalt die Zwerchfellkuppeln der aufliegenden Seite kranialwärts. Während diese Seite in der Rippenatmung behindert ist, wird sie in der Zwerchfellatmung dadurch begünstigt, dass

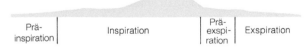

Prä-inspiration	Inspiration	Prä-exspi-ration	Exspiration

Abb. 5.6-77   Intensität der Zwerchfellinnervation während der Atemphasen. Intensität = Zahl und Entladungsfrequenz der tätigen Motoneurone. Die Aktivität des Zwerchfells klingt erst während der Exspirationsphase aus. Einatmungs- und Ausatmungsphasen sind durch kurze Pausen getrennt.

die gedehnte Zwerchfellkuppel größere Exkursionen ausführen kann. Damit ergibt sich ein Ausgleich, sodass beide Lungen fast gleich stark beatmet werden können.

Bei **tiefer Inspiration** werden zusätzlich die schrägen Bauchmuskeln gedehnt. Ihre Spannung begrenzt die Ausweichmöglichkeit der Baucheingeweide und wirkt damit dem Zug des Zwerchfells bei der Inspiration entgegen. Durch Kontraktion der Bauchmuskulatur wird ein Druck auf den Inhalt der Bauchhöhle ausgeübt, das Zwerchfell u. U. sehr kräftig und schnell kranialwärts gedrängt und die Atemluft ausgetrieben. Allerdings werden die Bauchmuskeln erst bei einem Atemvolumen ab etwa 40 l/min exspiratorisch eingesetzt. Eine große Aktivität wird bei einem Atemvolumen von 70 bis 90 l/min beobachtet.

Da die unteren Rippen nach dorsolateral eine ziemlich große Bewegungsfreiheit haben, erweitert sich in der Regel die untere Thoraxapertur durch den Zug dieser Muskeln zugleich mit der Senkung der Zwerchfellkuppeln. Der **M. quadratus lumborum** und vermutlich auch der M. serratus posterior inferior werden zeitgleich mit dem Diaphragma eingesetzt, offenbar auch während der Exspirationsphase. Die auf die unteren Rippen inspiratorisch und exspiratorisch wirkende mediokraniale Zugkomponente des Zwerchfells wird dadurch kraft- und richtungsabhängig kompensiert. Wenn die Rippen hochstehen – z. B. bei kleinen Kindern oder allgemein bei tiefer Inspiration –, übt das Zwerchfell mit zunehmender Anspannung einen wachsenden Zug nach innen auf die Rippen aus.

Bei einer **Lähmung** der auf die untere Thoraxapertur wirkenden thorakalen Atemmuskeln (z. B. infolge von Kinderlähmung) fehlt die dorsolaterale, dem Zwerchfell entgegenwirkende Zugkomponente. Als Folge kann es zu einer verhängnisvollen inspiratorischen Einziehung des unteren Thoraxumfangs kommen und das Zwerchfell nicht ausreichend gesenkt werden. Bei einer Lähmung des Zwerchfells kann die Atmung durch die thorakalen Atemmuskeln aufrechterhalten werden. Man beobachtet dann eine **widersinnige (paradoxe) Beweglichkeit,** da sich das atonische Zwerchfell infolge des intrathorakalen Druckabfalls während der Inspiration nach kranial statt nach kaudal verschiebt.

Bei Patienten mit chronischer Obstruktion der Atemwege wird bei forcierten Bauchatmungsübungen eine „paradoxe" inspiratorische Einziehung der unteren Thoraxapertur beobachtet. Bei rachitischen Kindern mit ihrer knöchern schlecht versteiften Thoraxwand kann dabei eine sog. HARRISONsche Furche auftreten, die sich als Einziehung in Höhe der Rippenursprünge des Zwerchfells im Augenblick der Einatmung abzeichnet.

Der **Zwerchfellstand** (Höhe der Zwerchfellkuppeln, bezogen auf die Thoraxwand) hängt in erster Linie von der Thoraxform ab, die ihrerseits alters-, geschlechts- und konstitutionsbedingt ist. Der eher fassförmige Thorax des **Säuglings** hat einen großen sagittalen Durchmesser und nahezu horizontal eingestellte Rippen, deren Rippenwinkel noch nicht voll ausgebildet sind. Da durch Hebung der so eingestellten Rippen (**Rippenatmung**) nur eine geringe Volumenzunahme des Thorax erzielt werden kann, bleibt daher die Atmung beim Säugling zunächst abdominal (**Bauchatmung**). Im Lauf der ersten Lebensjahre bildet sich der kindliche Thorax so um, dass er der Form des Erwachsenen ähnlich wird. Der Übergang von der Bauch- zur Rippenatmung erfolgt zwischen dem 3. bis 7. Lebensjahr; dabei rückt das Zwerchfell tiefer. Während beide Kuppeln im 1. Lebensjahr in Höhe des 8. bis 9. Brustwirbels stehen, sinken sie im 3. bis 7. Jahr bis auf Höhe des 9. bis 10. Brust-

wirbels ab. Im **Alter** erfolgt eine weitere Senkung der Rippen; die Elastizität der Rippenknorpel lässt nach, ebenso die der Lunge. Das Zwerchfell sinkt tiefer und wird flacher, die untere Thoraxapertur verengt sich. Bei Frauen steht das Zwerchfell normalerweise weniger hoch als bei Männern; in der Schwangerschaft hingegen steigt es höher. Da die Zwerchfellatmung dann behindert sein kann, tritt die Rippenatmung stärker hervor. Jede ungewöhnliche Vermehrung des Bauchinhalts führt zu einem Hochstand des Zwerchfells.

Eine Verminderung des elastischen Lungenzugs hat einen Tiefstand zur Folge. Dies ist z. B. bei der Lungenblähung (Emphysem) der Fall. Ebenso steht bei schlaffen Bauchdecken das Zwerchfell tiefer als bei straffen. Erstarrt der Thorax durch **Verknöcherung der Rippenknorpel,** kann nur noch Zwerchfellatmung erfolgen. In diesen Fällen kann die Kontraktion des Zwerchfells so stark werden, dass sich seine beiden Kuppeln nahezu vollständig abflachen. Bei der Leiche steht das erschlaffte Zwerchfell in extremer Exspirationsstellung, einerseits durch die Baucheingeweide nach oben gedrängt, andererseits durch den Zug des elastischen Lungengewebes gespannt.

Atmung und Wirbelsäule

Beim Atmen wird die Wirbelsäule reflektorisch rhythmisch mitbewegt, was jedoch jederzeit durch aktive Bewegungen der Wirbelsäule überlagert und ergänzt werden kann. Bei der Einatmung wird die Wirbelsäule gestreckt, bei der Ausatmung gebeugt. Dieser Zusammenhang ist nicht nur mechanisch zu erklären, denn die Bewegungen der Rippen sind von der Biegung der Wirbelsäule relativ unabhängig. Er wird über einen **neuromuskulären Regelkreis** hergestellt, da die Streckmuskulatur bei der Einatmung stets mitkontrahiert wird.

Durch **Streckung der Brustwirbelsäule** wird eine Vergrößerung des Thoraxvolumens ermöglicht. Das ist bei behinderter Bauchatmung während der Schwangerschaft oder bei behinderter Rippenatmung (z. B. durch zu enge Kleidungsstücke oder durch Erkrankung) von besonderer Bedeutung. Ist die Wirbelsäulenstreckung nicht möglich, arbeitet das Zwerchfell vermehrt. Es kommt zur Zwerchfell-Flankenatmung (kostoabdominale Atmung).

Die Kombination von Rippenhebung und Streckung der Brustwirbelsäule ist durch die Ausbildung **spinokostaler Muskelschlingen** bedingt. Dazu gehören neben den Mm. intercostales externi die Mm. scaleni, levatores costarum und serrati posteriores. Erst diese Muskeln geben den in den einzelnen Interkostalräumen linear hintereinander geschalteten Muskelbündeln der äußeren Zwischenrippenmuskulatur einen Fixpunkt an der Wirbelsäule (Abb. 5.6-75b). Die Kraft der äußeren Zwischenrippenmuskeln wird dadurch auf die Wirbelsäule übertragen, und die Rippenwirbelgelenke bleiben ständig kraftschlüssig. Das Drehmoment der spinokostalen Muskelschlingen nimmt nach kaudal hin zu.

Auch bei ruhiger Atmung, wenn die Interkostalmuskulatur nicht aktiviert ist, treten durch intrathorakale Druckschwankungen Zugspannungen in den Interkostalräumen auf. Diese Kräfte werden über den kostospinalen Bandapparat (z. B. Ligamenta costotransversaria, Abb. 5.6-29) auf die Wirbelsäule übertragen.

Klinisch wird dieser Mechanismus bedeutsam, wenn bei einseitiger **Lähmung der Interkostalmuskulatur** auf der gesunden Seite ständig größere Kräfte auf die Wirbelsäule übertragen werden als auf der kranken. Im Wachstumsalter kann die ungleichmäßige Druckverteilung in den Wirbelkörpern zur Wachstumsstimulation auf der höher belasteten und zur Wachstumsinhibition auf der weniger belasteten Wirbelseite führen. Dies erzeugt eine **skoliotische Krümmung** der Wirbelsäule zur gesunden Seite hin.

Die geschilderten Muskelschlingen setzen sich im transversospinalen System der autochthonen Rückenmusku-latur fort (Abb. 5.6-55). Mit dieser gemeinsam können sie bei der Einatmung die kranial anschließenden Wirbel um transversale Achsen nach hinten hebeln und so eine Streckung der Brustwirbelsäule herbeiführen.

Literatur

Siehe Anhang Nr. 7, 23, 26, 43, 48, 53, 55, 64, 159, 179, 183, 220, 290, 294, 326, 327, 328, 329, 356, 385, 401, 408, 436.

5.7 Kopf und Hals

Übersicht

Das Kopfskelett der Wirbeltiere entspricht in seiner komplexen Gestaltung zahlreichen speziellen Funktionen. So enthält der Kopf im Gesichtsbereich die unterschiedlich weiten Öffnungen der Atmungsorgane und des Verdauungstraktes. Der weitgehend geschützte Einbau der höheren Sinnesorgane (Riech-, Seh-, Hör- und Gleichgewichtsorgan) ermöglicht den umfassenden Kontakt mit der Umwelt. Schließlich bildet das Kopfskelett eine Schutzkapsel für das empfindliche Gehirn.

Die das Gehirn umschließenden Knochenabschnitte bilden in ihrer Gesamtheit das **Neurocranium** (Hirnschädel). Das **Splanchnocranium** (Viscerocranium, Eingeweideschädel) besteht aus Ober- und Unterkiefer, Jochbein, Nasenhöhle und Zungenbein. Als **Schädelbasis** (*Basis cranii*) wird der Boden des Neurocraniums bezeichnet.

5.7.1 Entwicklung des Kopfskeletts*

Ontogenese

Das Anlagematerial des Schädelskeletts entstammt dem Kopfmesoderm (enthält Zellmaterial aus Prächordalplatte, Neuralleiste und paraxialem Mesoderm). Die **Prächordalplatte** und die **Neuralleiste** liefern Mesenchym für die vorderen Teile der Schädelbasis und für das gesamte Viscerocranium. Der hintere Teil der Schädelbasis (im Wesentlichen die knorpeligen Anlagen des späteren *Os occipitale*) entstehen aus den 4½ kranial angelegten **Somiten**. Die Schädelbasis und hintere Teile der Nasenhöhle werden als knorpeliges Vorskelett angelegt (**Chondocranium**) und verknöchern durch chondrale Ossifikation (Ersatzknochen). Der Gesichtsschädel und die seitlichen und oberen Abschnitte des Neurocraniums entstehen durch direkte Verknöcherung (membranäre [desmale] Ossifikation, Deckknochen) des Mesenchyms (**Desmocranium**).

Die **Knochenbildung** beginnt frühestens Ende der 7. Entwicklungswoche im Bereich der Unterkieferanlage (Mandibula) (der Mandibularknorpel, MECKELsche Knorpel, verknöchert nicht) und breitet sich in der 8. Woche auf den Oberkiefer (Maxilla), Jochbein (Os zygomaticum), Gaumenbein (*Os palatinum*) und die schuppenförmigen Abschnitte des Stirnbeins (*Squama frontalis*), Schläfenbeins (Squama temporalis) und Scheitelbeins (*Squama parietalis*) aus. Anfang der 9. Woche bilden sich Knochenkerne in der **Schädelbasis**, zuerst in der Anlage des Os occipitale. Dort entstehen mehrere Knochenkerne, die erst in der Kindheit miteinander verschmelzen. Die Grenze zwischen der durch chondrale Ossifikation und desmale Ossifikation entstehende Hinterhauptsschuppe (*Squama occipitalis*) verknöchert vielfach nicht. Dadurch kann ein *Os interparietale* (Inkabein) entstehen (Abb. 5.7-9). Das **postnatale Wachstum** der Schädelkapsel erfolgt im Bereich der Squamae durch Knochenabbau an der Innenseite und Knochenaufbau an der Außenseite der Knochen. Die **Schädelnähte** (Suturen, Abb. 5.7-8 bis 10) verknöchern erst im 40. Lebensjahr (Ausnahme: *Sutura frontalis*, die meistens im 2. Lebensjahr verknöchert). Das Wachstum der Schädelbasis erfolgt durch Knorpelfugen zwischen dem Keilbeinkörper und der Pars basilaris des Os occipitale (**Synchondrosis sphenooccipitalis**), die erst im 18. Lebensjahr verknöchert. Knorpelfugen zwischen Keilbeinkörper und Keilbeinflügeln scheinen für das laterale Wachstum der Schädelbasis wichtig zu sein. Die Wachstumsvorgänge der Kieferknochen sind kompliziert und werden u. a. durch die Zahnentwicklung stark beeinflusst.

In der 7. Entwicklungswoche entstehen die knorpeligen **Anlagen der Schädelbasis**. Sie gruppieren sich um das rostrale Ende der **Chorda dorsalis**, die bis in den dorsalen Abschnitt der Anlage des Keilbeinkörpers reicht (Abb. 5.7-1). Rostral der Chordaspitze liegt der prächordale Abschnitt (**Trabekelplatte**) mit verschiedenen, teilweise nicht miteinander verbundenen parallelen Knorpelanlagen, die das **Nasenkapsel** bilden und später größtenteils zum Os ethmoidale verschmelzen. Zu beiden Seiten der Chorda dorsalis (parachordale Zone) entstehen rostral die Polknorpel und Knorpelanlagen der *Ala major* und *minor* des *Os sphenoidale*. Die Polknorpel werden in den Keilbeinkörper um die Hypophysenanlage integriert, die Alae bilden den dorsalen Abschnitt der **Augenkapseln**. Kaudal entsteht parachordal die **Basalplatte** für die Pars basilaris des Os occipitale. Die Basalplatte ist ab der 8. Woche seitlich mit den isoliert entstehenden **Labyrinthkapseln** (Innenohrkapseln) verschmolzen. Die knorpeligen Anlagen des Splanchnocraniums werden oberflächlich durch die desmal verknöchernden Anlagen von Oberkiefer (*Maxilla*), Jochbein (*Os zygomaticum*)

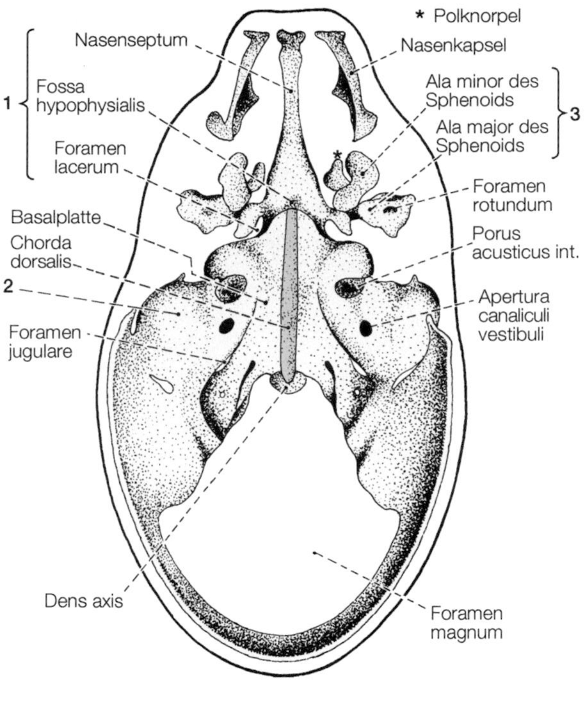

1 Trabekelplatte 2 Labyrinthkapsel 3 Augenkapsel

Abb. 5.7-1 Chondrocranium eines 20 mm (7. Entwicklungswoche) langen menschlichen Embryos in der Ansicht von oben.

und Unterkiefer (*Mandibula*) ergänzt (Abb. 5.7-2). Teile der Nasenkapsel und die Synchondrosis sphenopetrosa (die das Foramen lacerum verschließt) bleiben zeitlebens als Knorpel bestehen.

Aus Material der Chorda dorsalis können an verschiedenen Stellen des ehemaligen Chordaverlaufs (Dens axis, Lig. apicis dentis, Pars basilaris des Os occipitale, Corpus ossis sphenoidalis) destruktiv wachsende Tumoren entstehen (Chordome), die eine schlechte Prognose haben.

Phylogenese

Bei den niedersten Wirbeltieren, den Knorpelfischen (Selachier), lassen sich Neurocranium und Splanchnocranium (Viscerocranium) gut unterscheiden. Das ist schematisch in Abb. 5.7-3 für das als Primordialcranium bezeichnete Chondrocranium mit Halsskelett eines Haifisches dargestellt.

Das **Neurocranium** bildet eine weitgehend geschlossene Knorpelkapsel für Gehirn, Ohr, Auge und Nase. Das **Splanchnocranium** besteht in dieser ursprünglichen Form aus einer Reihe hintereinander liegender Knorpelspangen in der Wand des Vorderdarms. Jede Spange bildet das Skelett eines **Kiemenbogensegments**. Zwischen zwei benachbarten Kiemenbogensegmenten liegt jeweils eine **Kiemenspalte**. Durch diese Öffnungen gelangt das Atemwasser, das durch das Maul aufgenommen wird, an den Kiemen vorbei nach außen. Die Knorpelspangen werden häufig auch als Kiemenbogen bezeichnet. Der Begriff „Kiemenbogen" wird jedoch ebenfalls in einem weiteren Sinne gebraucht. Er umfasst dann alle Gebilde, die jeweils zwischen zwei Kiemenspalten liegen. Die Kiemenbögen der Fische entwickeln sich aus den embryonalen **Schlundbögen (Pharyngealbögen)**. Die Abkömmlinge der Bögen werden aus phylogenetischer Sicht beim Menschen vielfach als Kiemenbogenderivate und die sie begleitenden Strukturen als Kiemenbogennerven, -arterien oder -muskulatur bezeichnet. Entwicklungsbiologisch korrekter sind die Bezeichnungen Pharyngealbogen, Pharyngealnerv usw. (Tabelle 5.7-1).

---

* Autor dieses Abschnitts: D. DRENCKHAHN

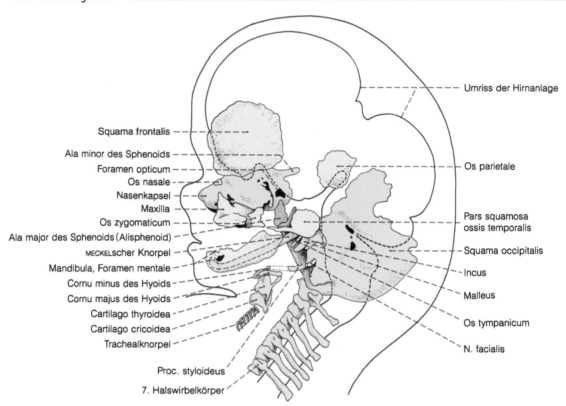

Squama frontalis
Ala minor des Sphenoids
Foramen opticum
Os nasale
Nasenkapsel
Maxilla
Os zygomaticum
Ala major des Sphenoids (Alisphenoid)
MECKELscher Knorpel
Mandibula, Foramen mentale
Cornu minus des Hyoids
Cornu majus des Hyoids
Cartilago thyroidea
Cartilago cricoidea
Trachealknorpel
Proc. styloideus
7. Halswirbelkörper

Umriss der Hirnanlage
Os parietale
Pars squamosa ossis temporalis
Squama occipitalis
Incus
Malleus
Os tympanicum
N. facialis

Abb. 5.7-2 Schädelmodell eines 40 mm langen menschlichen Fetus (9. Entwicklungswoche) von lateral. Knorpeliges Primordial- und Splanchnocranium, Kehlkopf- und Trachealknorpel sowie knorpelige Anlage der Halswirbelsäule blau, Deckknochen gelb, Ala major des Sphenoids rosa.

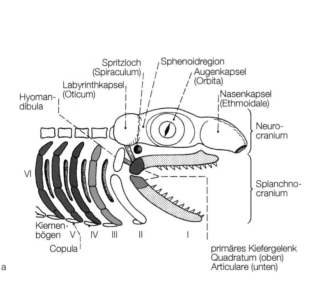

Hyomandibula
Labyrinthkapsel (Oticum)
Spritzloch (Spiraculum)
Sphenoidregion
Augenkapsel (Orbita)
Nasenkapsel (Ethmoidale)
Neurocranium
Splanchnocranium
VI
Kiemenbögen V IV III II I
Copula
primäres Kiefergelenk Quadratum (oben) Articulare (unten)

a

Abb. 5.7-3a Schematische Darstellung des Primordialcraniums eines Knorpelfisches (Selachier, Haifisch) mit primärem Kiefergelenk und Kiemenbögen; Quadratum blau, Articulare grün.

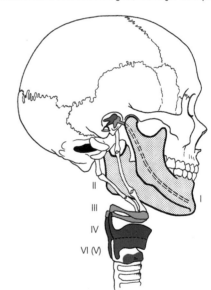

II
III
IV
VI (V)
I

b

Abb. 5.7-3b Die Äquivalente der Kiemenbögen (Pharyngealbögen) beim Menschen. Es besteht in diesem seltenen Fall anstelle des Ligamentum stylohyoideum eine knöcherne Verbindung zwischen Processus styloideus und dem kleinen Zungenbeinhorn.

Einen wichtigen Schritt in der Evolution der Wirbeltiere stellt die Ausbildung der **Kiefer** dar. Mit der Möglichkeit des Abbeißens großer Nahrungsbrocken wurden neue Lebensweisen erschlossen. Bei diesem Evolutionsschritt spielen die Pharyngealbögen (Kiemenbögen) eine entscheidende Rolle (Abb. 5.7-3b). Einer der vordersten Bögen vergrößerte sich und wurde mit Zähnen besetzt.

Aus dem dorsalen Abschnitt des Bogens *(Palatoquadratum)* wurde der Ober-, aus dem ventralen *(Mandibulare)* der Unterkiefer. Zwischen beiden Abschnitten entstand das **primäre Kiefergelenk**, in dem die frühzeitig verknöchernden hinteren Abschnitte dieser Knochen, das *Quadratum* (oben) und *Articulare* (unten), miteinander gelenkig verbunden waren. Der **Kieferbogen** war ur-

Tab. 5.7-1 Übersicht über Skelettelemente und Muskeln, die aus dem Mesenchym der Schlundbögen hervorgehen, sowie die ihnen zugeordneten Nerven.

Skelett	Muskulatur	Nerven
	1. Schlundbogen	
Maxilla, Ala major ossis sphenoidalis, Palatum, Mandibula, Malleus, Incus, Dentin und Zement aller Zähne	Kaumuskulatur, M. digastricus venter ant., M. mylohyoideus, M. tensor veli palatini	N. mandibularis des N. trigeminus (V₃)
	2. Schlundbogen	
Stapes, Proc. styloideus, Lig. stylohyoideum, Cornu minus und Corpus ossis hyoidei	Mimische Muskulatur, M. digastricus (Venter post), M. stylohyoideus, M. stapedius	N. facialis (VII) mit Chorda tympani
	3. Schlundbogen	
Cornu majus des Os hyoideum	M. constrictor pharyngis sup. et med. (teilweise), M. salpingopharyngeus, M. stylopharyngeus, M. palatoglossus, M. palatopharyngeus (teilweise)	N. glossopharyngeus (IX) mit N. tympanicus
	4. Schlundbogen	
Cartilago thyroidea (obere Hälfte), Cartilago cuneiformis	M. constrictor pharyngis med. et inf. (teilweise), M. levator veli palatini, M. cricothyroideus	N. laryngeus superior des N. vagus (X)
	6. (5.) Schlundbogen	
Cartilago thyroidea (untere Hälfte), Cartilago arytenoidea, Cartilago corniculata, Cartilago cricoidea	M. constrictor pharyngis inf. (teilweise), alle inneren Larynxmuskeln	N. laryngeus recurrens des N. vagus (X)

sprünglich wahrscheinlich nicht der vorderste Bogen. Im Zuge der Evolution sind die Bögen, die noch weiter vorn lagen, offenbar zugrunde gegangen. Bei der Nummerierung werden diese verschwundenen nicht mitgezählt. Der erste Bogen ist mithin der Kieferbogen. Der zweite Bogen zeigt ebenfalls Besonderheiten. Sein dorsales Ende, die *Hyomandibula*, legt sich der Labyrinthregion des Neurocraniums an und ist mit ihr bindegewebig verbunden. Er wird auch als **Hyal-** oder **Zungenbeinbogen** bezeichnet. Die Spalte zwischen dem ersten und zweiten Bogen hat sich zum sog. **Spritzloch** umgewandelt. Dieses ist bei den echten Haien klein oder kann fehlen. Die Rochen graben ihr Maul häufig in den Meeresboden ein. Bei diesen Tieren ist das Spritzloch groß und weist nach dorsal. Das zur Atmung benötigte Wasser kann durch diese Öffnung in den Kiemendarm einströmen.

Die Bögen sind auf der linken und rechten Körperseite symmetrisch angelegt. Zwischen den ventralen Enden eines Spangenpaares liegt ein unpaares Mittelstück, die **Copula**. Die aufeinander folgenden Copulae können sich miteinander verbinden. Bei den Tetrapoden – von den larvalen Amphibien abgesehen – haben die Kiemen ihre eigentliche Aufgabe verloren. Die Kiemenanlage wurde aber nicht zurückgebildet. Die Gebilde des Kiemendarms haben neue Funktionen übernommen und sich den neuen Aufgaben auch morphologisch angepasst.

Beim Menschen werden fünf **Schlundtaschen (Pharyngealtaschen)** angelegt. Sie sind Ausstülpungen des Kopfdarms nach lateral. Den Schlundtaschen, mit Ausnahme der letzten, wölben sich Einsenkungen der Körperoberfläche, die **Schlundfurchen (Pharyngealfurchen)**, entgegen. Das Gewebe zwischen den Schlundfurchen und den Schlundtaschen bildet sich bei den Fischen zurück, es entstehen dann offene Kiemenspalten. Bei den Tetrapoden unterbleibt eine derartige Durchbrechung. Beim Menschen entstehen aus der **ersten Schlundtasche** die *Tuba auditiva* und die *primäre Paukenhöhle*, aus der **zweiten** die *Tonsillarbucht*. (Zum Schicksal der weiteren Schlundtaschen s. Kap. 7.3-4.)

Aus dem **ersten Schlundbogen** entstehen der MECKELsche Knorpel des Unterkiefers („*Mandibula primitiva*") und die Gehör-

knöchelchen Hammer *(Malleus)* und Amboss *(Incus)*, wobei sich der Amboss aus dem Quadratum und der Hammer aus dem Articulare ableitet (Abb. 5.7-3a u. b). Das Gelenk zwischen Hammer und Amboss entspricht also dem **primären Kiefergelenk** (Abb. 5.7-4). Der MECKELsche Knorpel wird in der ontogenetischen Entwicklung später wieder größtenteils abgebaut. Die definitive Mandibula entsteht als Deckknochen. Sie artikuliert mit dem Os temporale im sekundären Kiefergelenk (Abb. 5.7-4). Der **zweite Schlundbogen** enthält den REICHERTschen Knorpel. Er bil-

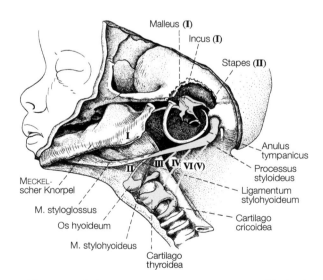

Abb. 5.7-4 Skelettale Derivate der Pharyngealbögen (blau) mit primärem Kiefergelenk zwischen Malleus und Incus und sekundärem Kiefergelenk zwischen Caput mandibulae und Os temporale beim Neugeborenen.

det den *Processus styloideus* am Os temporale, das kleine Zungenbeinhorn *(Cornu minus)* und das zwischen beiden ausgespannte *Lig. stylohyoideum.* Aus dem **dritten Schlundbogen** entsteht das große Zungenbeinhorn *(Cornu majus).* Der Zungenbeinkörper ist ein Derivat der entsprechenden Copulae. Der **vierte, fünfte** (wird frühzeitig zurückgebildet) und der **sechste Bogen** liefern das Anlagematerial für den Schildknorpel *(Cartilago thyroidea)* und Ringknorpel *(Cartilago cricoidea)* (Abb. 5.7-5 und Tabelle 5.7-1).

5.7.2 Schädeldach

Das Schädeldach *(Calvaria, Kalotte)* wird aus den Ossa parietalia und Squamae frontalis et occipitalis gebildet (Abb. 5.7-6 u. 7). Jeder dieser Knochen besteht außen und innen aus einer Schicht **kompakter Knochensubstanz,** *Lamina externa* und *Lamina interna.* Die Lamina interna, leichter zerbrechlich als die Lamina externa bei Gewalteinwirkung von außen, wird auch als *Lamina vitrea* bezeichnet. Zwischen den beiden Kompaktalamellen findet sich die **spongiöse Diploe,** von zahlreichen kommunizierenden Venenkanälen durchzogen, die mit inneren und äußeren Schädelvenen in Verbindung stehen.

Das Schädeldach besitzt wie jeder Knochen ein **äußeres Periost** *(Pericranium),* das eine feste dünne Membran bildet, und ein **inneres Periost,** das zugleich eine derbe Hülle des Gehirns darstellt und als harte Hirnhaut, *Dura mater encephali,* bezeichnet wird (Kap. 12.3, Bd. 2).

Geburtsgeschwülste: Das äußere Periost ist bei Kindern mit den Suturen fest verwachsen, sonst aber leicht abhebbar. Unter schwieriger Geburt auftretende subperiostale Blutungen werden als **Kephalhämatome** bezeichnet. Im Gegensatz zu Hämatomen unter der Kopfschwarte **(Galeahämatom)** oder subkutanen Flüssigkeitsansammlungen **(Caput succedaneum)** überschreiten die Kephalhämatome meistens nicht die Suturengrenzen.

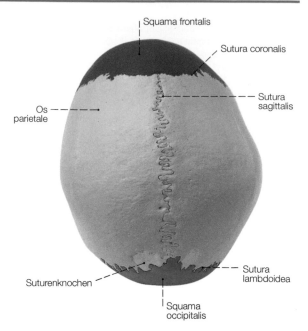

Abb. 5.7-6 Knochen des Schädeldachs von oben. (Anatomische Sammlung Zürich)

Nähte des Schädeldachs (Suturae cranii)

Das Schädeldach erhält durch die nahtförmigen Synostosen ein charakteristisches Aussehen (Abb. 5.7-8). In der Mittellinie zwischen den Scheitelbeinen verläuft die **Pfeilnaht,** *Sutura sagittalis* (Abb. 5.7-8), die vorn senkrecht auf die **Kranznaht,** *Sutura coronalis,* stößt und sich hinten zur *Sutura lambdoidea* gabelt. An den Seitenflächen des Schädels findet sich zwischen Os temporale und Os parietale die bogenförmige **Schuppennaht,** *Sutura squamosa.*

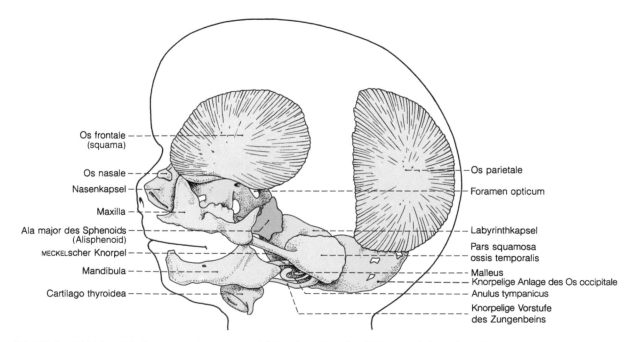

Abb. 5.7-5 Schädelmodell eines 80 mm langen menschlichen Fetus (13. Entwicklungswoche) von lateral. Chondro- und Splanchnocranium sowie Schildknorpel blau, Deckknochen gelb, Ala major des Sphenoids rosa.

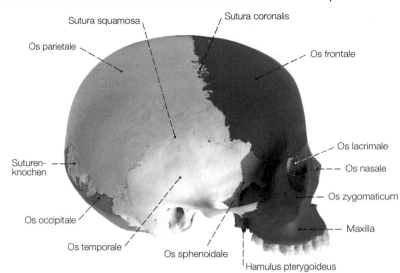

Abb. 5.7-7 Knochen des Schädels von der Seite.
(Anatomische Sammlung Zürich)

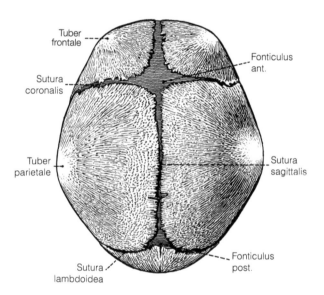

Abb. 5.7-8 Trockenpräparat des Schädels eines neugeborenen Kindes in Scheitelansicht.

Die Nähte an der Kalotte sind Zackennähte, *Suturae serratae,* da sie stark gewunden sind und mit mäanderartigen Nahtzacken ineinander greifen. Ausgedehnte Verzahnungen finden sich nur an der Außenseite, während an der Innenseite die Zacken weniger deutlich sind. Das Periost läuft über die Nähte hinweg, in den Nahtspalten ziehen SHARPEYsche Fasern in schrägem Verlauf von einem Knochen zum andern. Auf diese Weise sind die Nähte gegen eine Trennung durch äußere Gewalt außerordentlich gut gesichert.

Bis zu ihrer Verknöcherung im 3. und 4. Lebensjahrzehnt sind die Suturen Syndesmosen. Die äußeren Nahtzacken entstehen im dritten Lebensjahr. Bei jungen Kindern bilden sich an den Knochenrändern sogar Knorpelinseln, die Nähte zeigen also eine gewisse Verwandtschaft mit gelenkigen Druckaufnahmestellen.

Bevor Nähte vorhanden sind, rücken im häutigen Schädeldach von den Verknöcherungspunkten aus die strahligen Knochenplatten aufeinander zu. Die knochen- und knorpelfreien Zwickel zwischen den Knochenplatten nennt man **Fontanellen,** Fonticuli cranii (von Fons = Quelle, da

sie mit dem Puls und der Atmung auf und ab gehen). Die **Fontanellen** werden von der Dura mater und dem Periost (Pericranium) überbrückt. Zwei dieser Fontanellen sind von besonderer praktischer Bedeutung; sie liegen am vorderen und hinteren Ende der Pfeilnaht und dienen dem tastenden Finger des Geburtshelfers als Orientierungsmarken für die Stellung des kindlichen Kopfes während der Geburt. Die vordere, größere **Stirnfontanelle,** *Fonticulus anterior* (Abb. 5.7-8), wird von vier Knochen begrenzt: den beiden Stirnbeinen und den beiden Scheitelbeinen; man kann sie mit zwei Fingerspitzen bedecken. Die **Hinterhauptfontanelle,** *Fonticulus posterior,* wird im Bereich der späteren Lambdanaht von den beiden Scheitelbeinen und der Hinterhauptschuppe begrenzt; sie ist bei der Geburt schon stark eingeengt, ist aber deutlich zu tasten, besonders wenn die begrenzenden Knochenränder Niveaudifferenzen zeigen.

Eine geringere Bedeutung haben die beiden Seitenfontanellen, von denen die vordere, **Keilbeinfontanelle,** *Fonticulus sphenoidalis,* am vorderen unteren Winkel und die hintere, **Warzenfontanelle,** *Fonticulus mastoideus,* am hinteren unteren Winkel des Scheitelbeins liegen. Die Letztere wird von Knorpel ausgefüllt.

Die Nähte und Fontanellen machen beim reifen Kind ausgedehnte Verschiebungen der Knochen gegeneinander möglich. So können beim Durchtritt durch den Geburtskanal die Knochenränder übereinander geschoben werden, um den Schädel den gegebenen Raumverhältnissen anzupassen.

Die große Fontanelle schließt sich im Laufe des zweiten Lebensjahrs, die übrigen schwinden bald nach der Geburt. Der Nahtverschluss erfolgt im Allgemeinen im vierten Jahrzehnt.

Bei dem Verknöcherungsvorgang im Bereich der Nähte und Fontanellen können sich kleine selbstständige Knochenstücke bilden, die **Nahtknochen** *(Ossa suturalia),* die auch als Fontanellenknochen bezeichnet werden. Der sog. Spitzenknochen (Abb. 5.7-9a), der im oberen Winkel des Lambdas noch vorkommt, hat eine solche Herkunft.

Die Naht zwischen den beiden Stirnbeinschuppen schließt sich in der Regel zwischen dem ersten und zweiten Lebensjahr. Vielfach verbleibt ein kleiner Nahtrest oberhalb der Nasenwurzel, seltener bleibt die ganze Stirnnaht bestehen *(Sutura frontalis persistens [Sutura metopica])*, ein Zustand, der als **Metopismus** bezeichnet wird; die Schädel nennt man **Kreuzschädel** (Abb. 5.7-9b). Sie neigen zur Breitstirnigkeit und Brachykranie (Kurzschädel). Bei der pathologischen Ausdehnung des Schädelinhalts, dem **Hydrocephalus**, bleibt die Stirnnaht stets offen. In diesem Fall ist der Nahtschluss sicher durch den Druck von innen verhindert worden.

jahr fast regelmäßig zu finden sind. Schließlich sieht man schwache Eindrücke, die den Hirnwindungen, *Gyri*, entsprechen und als *Impressiones digitatae [gyrorum]* bezeichnet werden. Zwischen ihnen liegen niedrige Leisten, *Juga cerebralia*, die den Furchen des Gehirns entsprechen.

Dicke der Schädelwand

Sie beträgt etwa 5 mm und ist dort am geringsten (1–2 mm), wo Muskeln dem Knochen auflagern. Das betrifft die Schläfengegend und die Unterschuppe des Hinterhauptbeins. Die Dicke des Schädeldachs ist großen **individuellen Schwankungen** unterworfen. Die dicksten

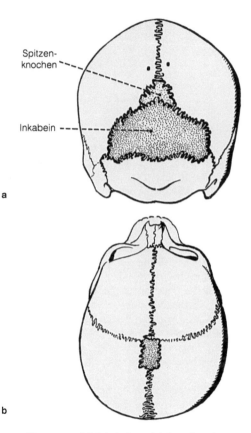

a

b

Abb. 5.7-9 (a) Inkabein und Spitzenknochen.
(b) Kreuzschädel mit Nahtknochen kombiniert.

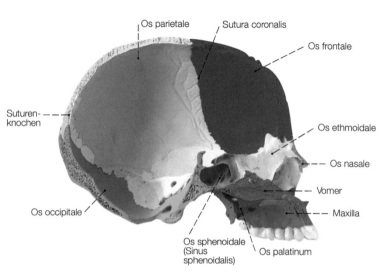

Abb. 5.7-10a Innenansicht der seitlichen Knochen des Schädels. (Anatomische Sammlung Zürich)

Innenrelief der Kalotte

Das Innenrelief der Kalotte besteht im Wesentlichen aus Abdrücken der an den Knochen grenzenden Weichteile. Hier kommen Blutgefäße und Hirnwindungen in Frage. Unter den Blutgefäßen sind die Verzweigungen der Aa. meningeae als *Sulci arteriosi* deutlich abgezeichnet. Daneben gibt es Furchen für die Venen, *Sulci venosi*. Auch die in die Dura mater encephali eingeschlossenen Sinus durae matris sind am *Sulcus sinus sagittalis superioris* und am *Sulcus sinus transversi* erkennbar. Die Ränder des Sulcus sagittalis erheben sich am Stirnbein zu einem Kamm, *Crista frontalis* (Abb. 5.7-10a bis c), der einen Verstärkungspfeiler in der Mitte der Stirn darstellt. Beiderseits vom Sulcus sagittalis finden sich unregelmäßige grubige Vertiefungen, *Foveolae granulares,* die durch vorwachsende Zotten der Hirnhäute, *Granulationes arachnoideae,* erzeugt werden und nach dem achten Lebens-

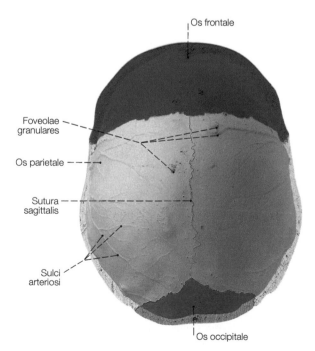

Abb. 5.7-10b Innenansicht der Knochen der Schädeldecke. (Anatomische Sammlung Zürich)

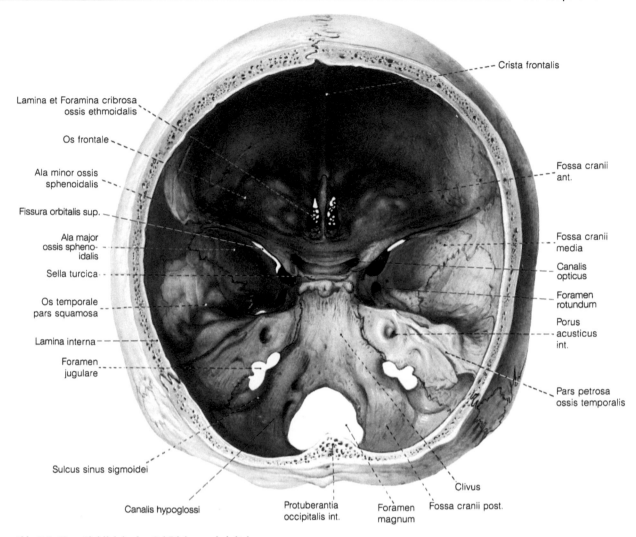

Crista frontalis

Lamina et Foramina cribrosa ossis ethmoidalis

Os frontale

Ala minor ossis sphenoidalis

Fissura orbitalis sup.

Ala major ossis sphenoidalis

Sella turcica

Os temporale pars squamosa

Lamina interna

Foramen jugulare

Fossa cranii ant.

Fossa cranii media

Canalis opticus

Foramen rotundum

Porus acusticus int.

Pars petrosa ossis temporalis

Sulcus sinus sigmoidei

Canalis hypoglossi

Protuberantia occipitalis int.

Foramen magnum

Clivus

Fossa cranii post.

Abb. 5.7-10c   Einblick in den Schädel von okzipital.

Schädelwände können bis über 10 mm anwachsen, ohne dass das übrige Skelett eine besonders kräftige Ausbildung aufweisen müsste. Diese auffällige Variabilität ist durch Besonderheiten der mechanischen Funktion nicht zu erklären.

Im hohen Alter können sich durch **atrophische Prozesse,** von außen beginnend, die Knochen verdünnen, wodurch besonders im oberen Abschnitt des Scheitelbeins länglichovale Gruben entstehen. In anderen Fällen kann eine **Hypertrophie der Schädelwand** auftreten. Diese geht von der Diploe auf Kosten der Lamina externa und interna aus und wird als Ausgleichswachstum gegen die senile Atrophie der Hirnmasse aufgefasst.

Das Hohlraumsystem der **Diploe** wird von ziemlich weiten Knochenvenen durchzogen, *Vv. diploicae,* die über *Canales diploici* sowohl mit den Venen des Schädelinnern als auch mit jenen der Schädelaußenfläche in Verbindung stehen und so zwischen intra- und extrakraniellem Gefäßsystem einen Ausgleich schaffen können. An vielen Stellen kommunizieren kleine Venen des Schädelinnern mit Venen der Schädelaußenfläche. Die großen Durchtrittsstellen entsprechen den Foramina nutricia der übrigen Knochen. Nahe der Pfeilnaht liegt das *Foramen parietale*; das kon-

stanteste und größte Foramen für eine Emissarvene ist das *Foramen mastoideum* (s. Abb. 5.7-19 u. 20), das dicht über der Wurzel des Warzenfortsatzes hinter der Ohröffnung liegt; das kleine *Foramen occipitale* befindet sich zwischen Protuberantia occipitalis externa und Foramen magnum.

5.7.3 Seitliche Schädelwand

Das Schädeldach ist beim Menschen glatt und besitzt nur ein niedriges Relief. An der Seitenfläche des Schädels verläuft eine bogenförmige Linie über Stirn- und Scheitelbein, die *Linea temporalis ossis frontalis* bzw. die *Linea temporalis inferior ossis parietalis,* die dem Ursprung des Schläfenmuskels dient und als Knochenpfeiler noch weiter bis zum Warzenfortsatz reicht. In einiger Entfernung von ihr verläuft eine zweite, wesentlich schwächere *Linea temporalis superior ossis parietalis,* an der die Fascia temporalis ansetzt. Das Feld zwischen den Schläfenlinien, das als verstärkter Pfeiler am Schädeldach hervortritt, bildet die obere Grenze der **Schläfengrube,** *Fossa temporalis,* die seitlich vom **Jochbogen,** *Arcus zygomaticus,* begrenzt wird und vom Schläfenmuskel ausgefüllt ist (Abb. 5.7-11). Die knöcherne Wand

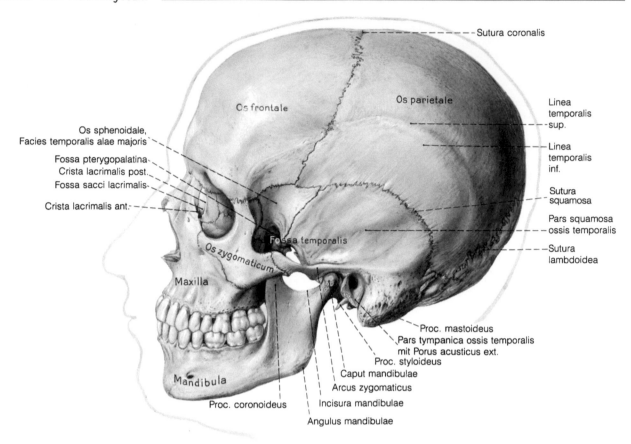

Abb. 5.7-11   Schädel von lateral.

der Fossa ist stellenweise sehr dünn (1–2 mm) und wird im Wesentlichen von der Facies temporalis der Pars squamosa ossis temporalis und der Ala major des Keilbeins gebildet.

5.7.4 Stirngegend

Die Stirn des Neugeborenen ist auffallend stark vorgewölbt. Das hat seinen Grund darin, dass das Gehirn in der Entwicklung voraneilt und sich mit dem Schädeldach über die schmale Schädelbasis nach rostral zu ausdehnt (Abb. 5.7-12).

Bei der Frau bleibt die ausgeprägte Stirnwölbung des Neugeborenen meist mehr erhalten als beim Mann.

Ein besonderes Relief der Stirngegend ist der **Augenbrauenbogen**, *Arcus superciliaris* (Abb. 5.7-13), der als niedriger Knochenwulst von der Nasenwurzel aus schräg aufsteigt und ein Stück mit dem **Augenhöhlenrand**, *Margo supraorbitalis*, parallel läuft. Zwischen den beiden Bögen bleibt in der Mitte ein mehr ebenes Feld, über dem die Haut in der Regel unbehaart ist und das daher als **Stirnglatze**, *Glabella*, bezeichnet wird. Der Augenbrauenbogen kann verstärkt und weiter ausgedehnt sein, z.B. bei den Aborigines in Australien. In seiner stärksten Ausbildung bildet er ein Dach, das quer über dem Eingang zur Augenhöhle liegt. Im Bereich der medialen Hälfte des Arcus superciliaris und der Glabella ist das Stirnbein durch die rechte und linke **Stirnhöhle** (*Sinus frontales*) ausgehöhlt (Abb. 5.7-14 bis 16; 6-3, 4 u. 9).

5.7.5 Augenhöhle (Orbita)

Die Orbita ist ein pyramidenförmiger Raum, mit der Basis am Orbitarand und an der Spitze im Bereich der Fissura orbitalis superior. Das **Dach der Orbita** (Abb. 5.7-13 u. 33) wird im Wesentlichen vom Stirnbein gebildet, das mit der vordrängenden Entwicklung des Stirnlappens des Großhirns von diesem teilweise überlagert wird. Am vorderen oberen Teil des Augenhöhlendachs befindet sich auf der lateralen Seite eine *Fossa glandulae lacrimalis* für die Tränendrüse. Der obere, überhängende Rand, *Margo supraorbitalis*, zeigt zwei sehr variable Einschnitte, die durch Knochenbrücken zu Löchern abgeschlossen sein können: *Incisura frontalis sive Foramen frontale* und *Foramen supraorbitale sive Incisura supraorbitalis*. Die **mediale Wand der Orbita** (Abb. 5.7-33) wird von der *Lamina orbitalis* des Siebbeins und weiter vorn vom Tränenbein gebildet. Das Stirnbein, das von oben her mit beiden Knochen in Verbindung tritt, bildet an der Sutura frontoethmoidalis das *Foramen ethmoidale anterius* und das *Foramen ethmoidale posterius*, von denen das vordere meist das größere ist. Am medialen Augenhöhlenrand liegt die *Fossa sacci lacrimalis*, die von hinten durch die *Crista lacrimalis posterior* des Tränenbeins, vorn durch die *Crista lacrimalis anterior* des Oberkiefers begrenzt ist und in den Tränennasenkanal, *Canalis nasolacrimalis*, sich fortsetzt (Abb. 5.7-15 u. 16). Dieser mündet in der Nasenhöhle, *Cavitas nasi*, unter der unteren Muschel. Die **laterale Wand** wird von der *Facies orbitalis* des großen Keilbeinflügels, vorn in Verbindung mit

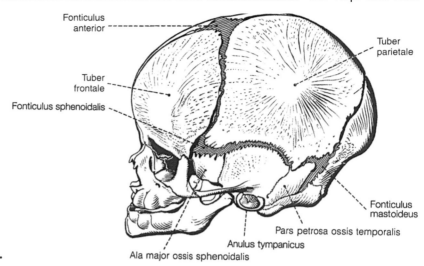

Fonticulus anterior

Tuber parietale

Tuber frontale

Fonticulus sphenoidalis

Fonticulus mastoideus

Pars petrosa ossis temporalis

Anulus tympanicus

Ala major ossis sphenoidalis

Abb. 5.7-12   Trockenpräparat des Schädels eines neugeborenen Kindes in Seitenansicht.

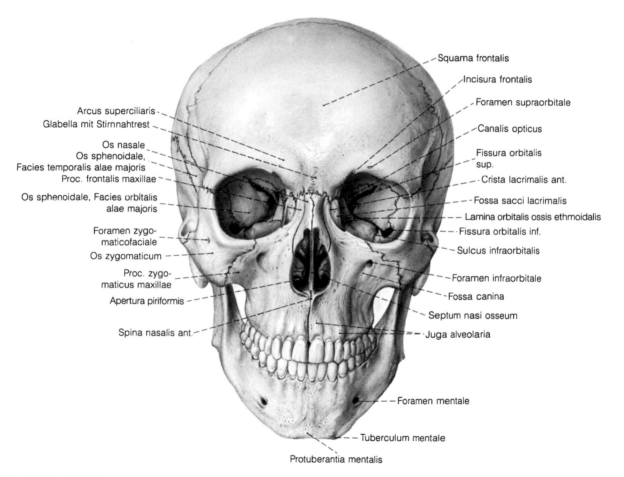

Squama frontalis

Incisura frontalis

Foramen supraorbitale

Canalis opticus

Fissura orbitalis sup.

Crista lacrimalis ant.

Fossa sacci lacrimalis

Lamina orbitalis ossis ethmoidalis

Fissura orbitalis inf.

Sulcus infraorbitalis

Foramen infraorbitale

Fossa canina

Septum nasi osseum

Juga alveolaria

Foramen mentale

Tuberculum mentale

Protuberantia mentalis

Arcus superciliaris

Glabella mit Stirnnahtrest

Os nasale

Os sphenoidale, Facies temporalis alae majoris

Proc. frontalis maxillae

Os sphenoidale, Facies orbitalis alae majoris

Foramen zygomaticofaciale

Os zygomaticum

Proc. zygomaticus maxillae

Apertura piriformis

Spina nasalis ant.

Abb. 5.7-13   Schädel von vorn.

dem Jochbein, *Os zygomaticum,* gebildet. An der Grenze zwischen oberer und seitlicher Wand liegt die *Fissura orbitalis superior,* die in die Schädelhöhle führt; auf der Grenze gegen die untere Wand befindet sich die *Fissura orbitalis inferior,* die mit der Schläfengrube in Verbindung steht. Den **Boden der Orbita** bildet der Oberkiefer in Verbindung mit dem Jochbein. An der Fissura orbitalis inferior beginnt eine offene Rinne, die sich zum *Canalis infraorbitalis* schließt und innerhalb des unteren Orbitalrands im *Foramen infraorbitale* mündet. Am hinteren Teil des Augenhöhlenbodens fügt sich noch der kleine *Processus orbitalis* des Gaumenbeins, *Os palatinum,* in das Knochenmosaik ein. Im Laufe der postnatalen Entwicklung bilden sich auffallende Asymmetrien im Bereich der Orbita aus. In 63%

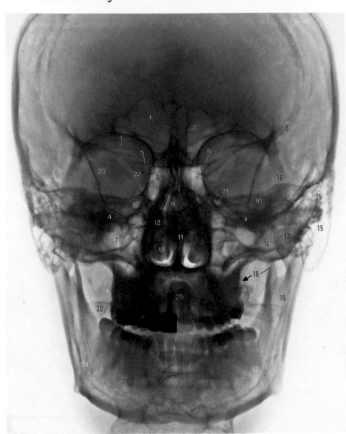

Abb. 5.7-14   Schädel, okzipitonasal im Röntgenbild.
1 Sinus frontalis
2 Septum sinuum frontalium
3 Dach der Orbita
4 Boden der Orbita
5 Boden der vorderen Schädelgrube (kleiner Keilbeinflügel)
6 hintere Grenze der vorderen Schädelgrube
7 Kieferhöhle
8 Keilbeinhöhlenboden
9 Siebbeinzellen und Keilbeinhöhle
10 Pars petrosa
11 Septum nasi osseum
12 mittlere Nasenmuschel
13 untere Nasenmuschel
14 Basis der hinteren Schädelgrube
15 Cellulae mastoideae
16 Proc. zygomaticus
17 Caput mandibulae
18 Proc. coronoideus
19 Unterkieferast
20 Proc. transversus des Atlas
21 Foramen rotundum
22 Fissura orbitalis superior
23 Linea innominata (Planum infratemporale)
24 Canalis mandibulae
25 Dens axis
→ Atlantookzipitalgelenk

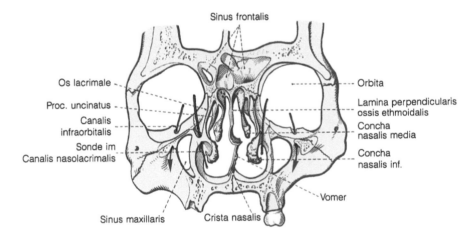

Abb. 5.7-15   Frontalschnitt durch den Gesichtsschädel in Höhe der Foramina infraorbitalia.

ist die Breite des Orbitaeingangs rechts größer als links. Der untere Orbitarand wächst weiter nach vorn als der obere, und die laterale Wand ist länger als die mediale.

5.7.6 Kieferschädel, Nasenhöhle

Der **Oberkiefer,** *Maxilla,* bildet sich als Deckknochen ursprünglich lateral von den Nasenkapseln aus (s. Abb. 5.7-5) und wächst zum umfangreichsten Knochen des Gesichts heran. Er erreicht mit einem *Processus frontalis* das Stirnbein und das Nasenbein (Abb. 5.7-17). Er bildet den Boden der Orbita und entsendet einen *Processus palatinus* für den harten Gaumen. Aus einem besonderen Knochenkern entsteht der **Zwischenkiefer,** *Os incisivum* oder *Praemaxilla,* der die oberen Schneidezähne trägt und beim Menschen von GOETHE entdeckt wurde (Abb. 5.7-18). Er verschmilzt früh mit den übrigen Knochen zur Maxilla. Bei Neugeborenen und Kindern in den ersten Lebensjahren, seltener bei Erwachsenen (Abb. 5.7-18 u. 19) lässt sich am knöchernen Gaumen eine Naht, *Sutura incisiva,* an der Grenze nachweisen. Zwischen beiden Ossa incisiva liegt das **Foramen incisivum,** durch das der N. nasopalatinus verläuft.

Abb. 5.7-16 Schädel, bitemporal im Röntgen-bild. ▶

1 Os frontale
2 Os parietale
3 Sutura coronalis
4 Sinus frontalis
5 Dach der abliegenden Orbita
5* Dach der anliegenden Orbita
6 Siebbeinzellen
7 Os nasale
8 Spina nasalis anterior
9 Sinus maxillaris
10 untere Nasenmuschel
10* mittlere Nasenmuschel
11 äußerer Rand der anliegenden Orbita
12 äußerer Rand der abliegenden Orbita
13 Proc. zygomaticus der anliegenden Seite
14 Proc. zygomaticus der abliegenden Seite
15 Palatum durum
15* Palatum molle
16 Proc. pterygoideus
17 Proc. condylaris
18 Caput mandibulae
19 Sinus sphenoidalis
20 Sella turcica
21 Proc. clinoideus ant.
22 Proc. clinoideus post.
23 Furche für die A. meningea media
24 Pars petrosa
25 Porus acusticus externus
25* Porus acusticus internus
26 Gegend des Foramen magnum
27 Sutura parietomastoidea
27* Sutura lambdoidea
27** Sutura occipitomastoidea
28 Ohrmuschel
29 Canales diploici, netzförmig ausgebreitet
30 Foveolae granulares
31 Furche der A. meningea media
32 hintere Wand des Pharynx
33 Foramen arcuale des Atlas
    (Var.; Häufigkeit ca. 8%)
34 Dens (axis)
35 Protuberantia occipitalis int.

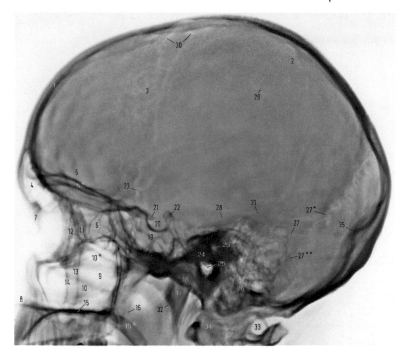

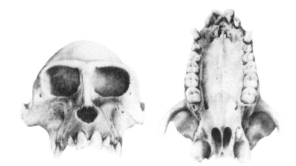

Abb. 5.7-18 Affenschädel mit Zwischenkiefer. Nach einem Original GOETHES (1784).

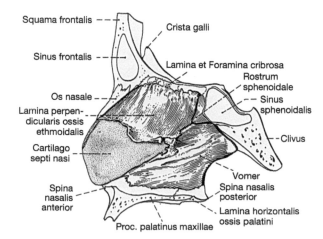

Abb. 5.7-17 Nasenscheidewand in der Ansicht von links. Der sagittale Schnitt durch den Gesichtsschädel ist links neben der Medianebene geführt. Vom Septumknorpel ist die Cartilago nasi lateralis entfernt.

Der Oberkiefer ist beim Säugling sehr niedrig, weil das Corpus maxillae noch gering entwickelt ist. Erst mit dem Wachstum der Zahnanlagen streckt sich der Oberkiefer in die Höhe und bildet zugleich im Inneren den **Sinus maxillaris** (Abb. 5.7-33).

Der **Gaumen** (Palatum) trennt Nasenhöhle (*Cavitas nasi*) und **Mundhöhle** (*Cavitas oris*) voneinander. Er wird durch horizontale Fortsätze der Maxilla (Proc. palatinus maxillae) und des Gaumenbeins (Lamina horizontalis ossis palatini) gebildet. Dorsal an den harten Gaumen schließen die Keilbeinflügel (Proc. pterygoidei) an, die die Nasenhöhle dorsal lateral begrenzen. Ein nach dorsal gerichteter medianer spitzer Fortsatz der Gaumenbeine (Spina nasalis posterior) ist mit dem Hinterrand des Pflugscharbeins (**Vomer**) verbunden. Der Vomer bildet den hinteren Teil des Nasenseptums. Beiderseits sind zwischen dem Os palatinum und dem Zahnfortsatz (Alveolarfortsatz) der Maxilla in Höhe des letzten Backenzahns (3. Molar) das **Foramen palatinum majus** und dahinter das Foramen palatinum minus gelegen (Durchtritt für N. palatinum majus et minus und die gleichnamigen Arterien und Venen).

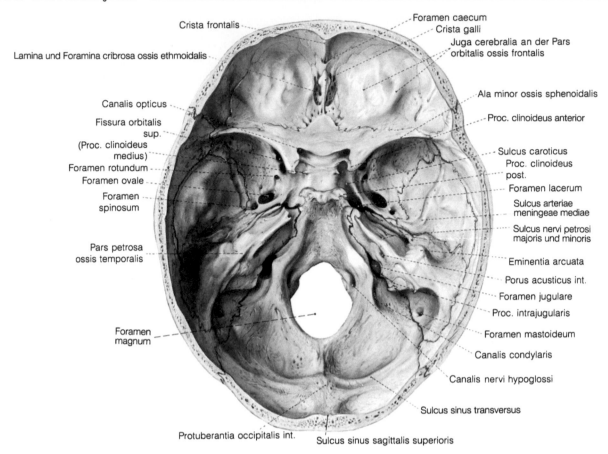

Crista frontalis

Lamina und Foramina cribrosa ossis ethmoidalis

Canalis opticus

Fissura orbitalis sup.

(Proc. clinoideus medius)

Foramen rotundum

Foramen ovale

Foramen spinosum

Pars petrosa ossis temporalis

Foramen magnum

Protuberantia occipitalis int.

Foramen caecum

Crista galli

Juga cerebralia an der Pars orbitalis ossis frontalis

Ala minor ossis sphenoidalis

Proc. clinoideus anterior

Sulcus caroticus

Proc. clinoideus post.

Foramen lacerum

Sulcus arteriae meningeae mediae

Sulcus nervi petrosi majoris und minoris

Eminentia arcuata

Porus acusticus int.

Foramen jugulare

Proc. intrajugularis

Foramen mastoideum

Canalis condylaris

Canalis nervi hypoglossi

Sulcus sinus transversus

Sulcus sinus sagittalis superioris

Abb. 5.7-19 Schädelbasis, Innenfläche.

Der **Unterkiefer**, Mandibula, wird als Ganzes später beschrieben (s. Kap. 5.7.10).

Skelett der Nasenhöhle

Die Detailbesprechung des Skeletts der Nasenhöhle erfolgt in Kap. 6.2.1 (s. Abb. 6-3 bis 5) in Zusammenhang mit der Besprechung der Schleimhautverhältnisse. Zur Abrundung der Betrachtung des Schädelskeletts sei an dieser Stelle nur übersichtsmäßig angeführt, in welcher Weise sich die hier besprochenen Schädelknochen an der Bildung der **Wände der Nasenhöhle** beteiligen.

Ein guter Ausgangspunkt für den Erwerb des Verständnisses des Bauplans der Nasenhöhle ist die Betrachtung eines Frontalschnitts durch das Siebbein (Abb. 5.7-31). Dieses bildet mit seiner etwa rechteckigen *Lamina cribrosa* den hinteren Anteil des **Nasenhöhlendaches** (s. a. Abb. 5.7-10c). Vorn wird dieses durch die Pars nasalis des Stirnbeins und durch das Os nasale ergänzt, hinten durch die steil abfallende Vorderfläche des Keilbeinkörpers. **Median** trennt die Nasenscheidewand, das *Septum nasi*, die beiden Nasenhöhlen. Die Scheidewand besteht aus einem oberen Anteil, der *Lamina perpendicularis* des Siebbeins (Abb. 5.7-15, 16 u. 31), und einem unteren Anteil, dem *Vomer*. Vorn ist auch noch die knorpelige Nasenscheidewand, die *Cartilago septi nasi*, an der Trennung der Nasenhöhle beteiligt. – Die **laterale Wand** wird oben durch die Siebbeinzellen, *Cellulae ethmoidales,* und den *Processus uncinatus*

gebildet. Das Siebbein bildet auch noch die **obere** *(Concha nasalis superior)* und die **mittlere Nasenmuschel** *(Concha media nasalis),* die kulissenartig von lateral in die Nasenhöhle vorspringen. Die **untere Muschel** ist ein eigener Knochen, *Concha nasalis inferior,* der unten auch noch einen Teil der lateralen Nasenhöhlenwand bildet. In den vorderen zwei Dritteln grenzt die Nasenhöhle lateral an die Maxilla, deren *Processus nasalis* vor dem Siebbein zum Dach der Nasenhöhle aufsteigt und zusammen mit dem *Os nasale* den vorderen oberen Teil der Seitenwand bildet. Zwischen Processus frontalis maxillae, Processus uncinatus des Siebbeins und unterer Muschel fügt sich auch noch das *Os lacrimale* in die Seitenwand ein. Das hintere Drittel der Nasenhöhlenseitenwand wird schließlich durch die *Lamina perpendicularis* des Os palatinum und die *Lamina medialis* des Processus pterygoideus des Keilbeins gebildet. Den **Boden der Nasenhöhle** stellt im Wesentlichen der **harte Gaumen** dar, *Palatum durum.* Dieser setzt sich aus den beiden *Processus palatini maxillae* und dahinter den *Laminae horizontales* der Ossa palatina zusammen. Zwischen Letzteren und den Processus palatini maxillae liegt die *Sutura palatina transversa,* wichtig für das sagittale Wachstum des Mittelgesichts, und median die *Sutura palatina mediana.* Ganz vorn ist auch noch der Zwischenkiefer in den harten Gaumen einbezogen.

5.7.7 Schädelbasis von innen

Die Innenfläche der Schädelbasis kann durch drei grubenförmige Abschnitte beschrieben werden, die **hintere Schädelgrube**, *Fossa cranii posterior*, die **mittlere Schädelgrube**, *Fossa cranii media* und die **vordere Schädelgrube**, *Fossa cranii anterior*.

Hintere Schädelgrube

Diese wird größtenteils vom **Hinterhauptbein,** *Os occipitale*, gebildet, das in seiner Mitte das große Hinterhauptloch, **Foramen magnum,** aufweist (Abb. 5.7-19). Durch dieses geräumige Loch werden Wirbelkanal und Hirnschädelraum miteinander verbunden. Es dient dem Übergang der Medulla oblongata zum Rückenmark, dem Durchtritt der Aa. vertebrales, der A. spinalis anterior und posterior, der Pars spinalis des N. accessorius und Verbindungen von Venen im Wirbelkanal und in der Schädelhöhle. Beiderseits vom Hinterhauptloch liegen die Gruben für die Kleinhirnhemisphären, zwischen denen ein vom Hinterhauptloch dorsal aufsteigender Knochenkamm liegt. Er endet in einem deutlichen Knochenvorsprung, **Protuberantia occipitalis interna.** Dieser wichtige Knochenpunkt liegt im Schnittpunkt zweier vertikal und horizontal verlaufender Knochenleisten. Die vom Hinterhauptloch aufsteigende Leiste, **Crista occipitalis interna,** ist oberhalb der Protuberantia occipitalis interna Anheftungslinie für eine zwischen beiden Großhirnhälften liegende Scheidewand der harten Hirnhaut, die Hirnsichel, *Falx cerebri,* die gleichzeitig einen venösen Blutleiter, den *Sinus sagittalis superior,* enthält. Für diesen Blutleiter besitzt die Leiste den *Sulcus sinus sagittalis superioris.* Die von der Protuberantia occipitalis interna nach beiden Seiten horizontal ausgehenden unterschiedlich breiten **Sulci sinus transversi** haben die gleiche Bedeutung. An ihnen ist eine annähernd horizontal liegende Scheidewand, das Kleinhirnzelt, *Tentorium cerebelli,* verankert, das die Hinterhauptlappen des Großhirns vom Kleinhirn trennt. Der Lage dieser Knochenleisten an der Innenfläche des Hinterhauptbeins entsprechen oft ganz ähnliche Knochenbildungen an seiner Außenfläche, wodurch wir in den Stand gesetzt werden, durch Abtasten dieses Knochens am Lebenden die ungefähre Grenze zwischen Kleinhirn und Großhirn zu bestimmen.

Verfolgt man den horizontal verlaufenden Sulcus sinus transversi über den Sulcus sinus sigmoidei weiter nach den Seiten hin, gelangt man zum **Foramen jugulare,** das seitlich und ein wenig vor dem Foramen magnum liegt. Im vorderen Drittel des Bereichs des Foramen magnum befindet sich der **Canalis nervi hypoglossi.** Er durchquert den Gelenkteil des Os occipitale nach rostral und seitlich und dient dem XII. Hirnnerv, einem Venenplexus und häufig einer A. meningea posterior als Durchtritt.

Der **Sulcus sinus sigmoidei** entspricht dem Verlauf eines venösen Blutleiters im Innern der harten Hirnhaut, der über den Sinus sigmoideus in die V. jugularis interna mündet. Diese beginnt mit dem *Bulbus superior venae jugularis* am Foramen jugulare und zieht neben der Wirbelsäule in der Halsregion abwärts. – Das **Foramen jugulare** ist meist durch einen knöchernen, nicht immer durch gehenden Steg in zwei Abteilungen getrennt. Durch die kleinere, vordere Öffnung tritt der neunte Hirnnerv, *N. glossopharyngeus,* mit dem kleinen *Sinus petrosus inferior,* in der hinteren liegen zehnter und elfter Hirnnerv, *N. vagus* und *N. accessorius,* sowie der Bulbus superior venae jugularis. In Verfolgung des Sulcus sinus sigmoidei haben wir den Bereich des Os occipitale überschritten und sind an die Hinterfläche des **Schläfenbeins,** *Os temporale,* gelangt, das mit seiner Pyramide, *Pars petrosa* (s. Abb. 5.7-10c u. 19), die hintere von der mittleren Schädelgrube abgrenzt. Die **Hinterfläche der Felsenbeinpyramide,** *Facies posterior partis petrosae,* an deren Grund der Sulcus sinus sigmoidei verläuft, gehört der hinteren Schädelgrube an. Der Nerv für das Gehör- und Gleichgewichtsorgan, *N. vestibulocochlearis (VIII),* das die Felsenbeinpyramide beherbergt, gelangt zusammen mit dem motorischen Gesichtsnerv, dem *N. facialis,* an die Hinterfläche heran und tritt durch den **Meatus acusticus internus** in diese ein. Die Eintrittsöffnung dieses Kanals wird als *Porus acusticus internus* bezeichnet (s. Abb. 5.7-10c). Zwischen diesem und dem Sulcus sinus sigmoidei findet sich die spaltförmige *Apertura externa aquaeductus vestibuli.* Die Felsenbeinpyramiden sind medial mit der Pars basilaris des Os occipitale verbunden. Die Pars basilaris steigt vom Vorderrand des Foramen magnum zum Dorsum sellae des Keilbeins auf (s. u.). Dieser mediane aufsteigende Knochenstreifen wird als **Clivus** bezeichnet. Auf ihm liegen die ventralen Abschnitte des Hirnstamms und die Arteria basilaris.

Das Anlegen von Tangenten am Boden der vorderen Schädelgrube und am Clivus erlaubt die Bestimmung des **Schädelbasiswinkels,** der etwa bei 118° liegt. Bei Fehlbildungen im Clivusbereich (**Platybasie**) oder in der Umgebung des Foramen magnum (**basiläre Impression**) flacht dieser Basisknickungswinkel bis zu 140° ab.

Mittlere Schädelgrube

Diese ist durch den Türkensattel deutlich zweigeteilt. Der Name **Türkensattel,** *Sella turcica,* ist aus der Gestaltung dieses Vorsprungs verständlich. Er besitzt in seiner Mitte eine kleine Grube, *Fossa hypophysialis,* zur Aufnahme der Hypophyse. Hinten wird diese Grube von der Sattellehne, *Dorsum sellae,* überragt, das lateral beidseits zu den *Processus clinoidei posteriores* ausgezogen ist. Die vor der Grube liegende Erhebung heißt *Tuberculum sellae.* Vor diesem liegt der *Sulcus prechiasmaticus* für die Sehnervenkreuzung (Chiasma opticum). Der Keilbeinkörper ist durch den Sinus sphenoidalis (Keilbeinhöhle) ausgehöhlt (s. Kap. 6.2.2).

Seitlich grenzen an den Türkensattel die beiden lateralen Anteile der mittleren Schädelgrube. Sie gehen mittels der scharfen, dorsalwärts konkav gebogenen und nach medial und hinten in die *Processus clinoidei anteriores* auslaufenden hinteren Kante des **kleinen Keilbeinflügels,** *Ala minor ossis sphenoidalis,* in die vordere Schädelgrube über. Im Übrigen wird die mittlere Schädelgrube vom **großen Keilbeinflügel,** *Ala major ossis sphenoidalis* (vorne), von der *Facies anterior partis petrosae* des **Felsenbeins** (hinten) und von der *Pars squamosa* des **Schläfenbeins** (lateral) gebildet. Die mittlere Schädelgrube enthält wichtige Durchtrittskanäle für Hirnnerven und Gefäße.

Dicht unterhalb der Processus clinoidei anteriores liegt beidseits der Canalis opticus, durch den der **Sehnerv** (*N. opticus*) und die Augenschlagader (**A. ophthalmica**) hindurchtreten.

Vorne, zwischen großem und kleinem Keilbeinflügel, liegt eine breite Spalte, *Fissura orbitalis superior,* durch die Nerven und Gefäße zwischen mittlerer Schädelgrube und Augenhöhle verlaufen (N. oculomotorius, N. trochlearis,

N. ophthalmicus, N. abducens, V. ophthalmica superior). Die Augenhöhle ist von der mittleren Schädelgrube durch den großen Keilbeinflügel getrennt, der den hinteren Teil der Seitenwand der Augenhöhle bildet.

Am Boden der mittleren Schädelgrube führen Löcher in Regionen, die sich unterhalb der Schädelbasis befinden. Drei dieser Löcher liegen im Bereich des großen Keilbeinflügels, sie werden in der Folge von vorn nach hinten als **Foramen rotundum** (für den *N. maxillaris*), **Foramen ovale** (für den *N. mandibularis*) und **Foramen spinosum** (für die *A. meningea media*) bezeichnet (Abb. 5.7-19 u. 21).

Medial vom Foramen ovale liegt zwischen Felsenbein und Ala major ossis sphenoidalis das „zerrissene Loch", **Foramen lacerum.** Am nichtmazerierten Schädel ist dieses nicht verknöcherte Überbleibsel des Chondrocraniums durch **Faserknorpel** ausgefüllt. Oberhalb des Foramen lacerum verläuft die *A. carotis interna*, die von unten her durch den *Canalis caroticus* in das Schläfenbein eintritt und nach kurzem Verlauf in ihm über dem Foramen lacerum wieder zum Vorschein kommt, um sich nach medial dem Türkensattel zuzuwenden. Sie läuft in einer Knochenrinne des Keilbeins, **Sulcus caroticus,** an seiner Seitenfläche nach vorn.

An der **Vorderfläche der Felsenbeinpyramide,** *Facies anterior partis petrosae,* fällt die Erhebung der *Eminentia arcuata* auf, welche die Lage des oberen Bogenganges des Gleichgewichtsorgans (Canalis semicircularis anterior) anzeigt. Medial liegen zwei Rinnen bzw. Austrittsstellen für zwei Nerven: *Hiatus bzw. Sulcus canalis nervi petrosi majoris* und *Hiatus canalis nervi petrosi minoris.* Diese Nerven verlassen die mittlere Schädelgrube durch das Foramen lacerum. Die Seitenwand der mittleren Schädelgrube wird zum größten Teil von der mit der Pyramide fest verwachsenen **Schläfenbeinschuppe,** *Pars squamosa ossis temporalis,* gebildet, an die sich nach vorn der **große Keilbeinflügel,** *Ala major ossis sphenoidalis,* anschließt.

Vordere Schädelgrube

Sie ist einfach gebaut und leicht zu überblicken. An ihrer Bildung nehmen drei Knochen teil: das in der Mitte gelegene **Siebbein,** *Os ethmoidale,* das **Stirnbein,** *Os frontale,* und das **Keilbein,** *Os sphenoidale,* die den Boden, die Seiten- und Vorderwand der Schädelgrube bilden.

Die Grenze gegen die mittlere Schädelgrube wird, wie schon erwähnt, durch den **kleinen Keilbeinflügel,** *Ala minor ossis sphenoidalis* (s. Abb. 5.7-19), gebildet. Die vordere Schädelgrube überdacht die beiden Augenhöhlen und den zwischen ihnen liegenden oberen Abschnitt der Nasenhöhle. Das **Dach der Augenhöhle** wird gebildet durch eine horizontal stehende Platte, *Pars orbitalis,* des Stirnbeins, an die sich nach hinten der kleine Keilbeinflügel anschließt. Die Bodenfläche der vorderen Schädelgrube ist durch Impressiones digitatae und Juga cerebralia den Windungen und Furchen des Stirnhirns angepasst.

In der Mitte der Schädelgrube zwischen den Partes orbitales des Stirnbeins liegt eine dem *Siebbein* angehörende, mit zahlreichen kleinen Löchern versehene Knochenplatte, **Lamina et Foramina cribrosa** (s. Abb. 5.7-10c, 19 u. 29). Durch die Löcher dieser Siebplatte treten die *Nn. olfactorii (I)* aus der darunter liegenden Nasenhöhle zum Gehirn. In der Mitte der Siebplatte erhebt sich ein sagittal stehender Knochenfirst, die **Crista galli,** Hahnenkamm. An ihm ist die Hirnsichel, *Falx cerebri,* die die beiden Großhirnhälften

trennt, fest verankert. Die Falx cerebri läuft in der Mittellinie des Schädeldachs bis zur *Protuberantia occipitalis interna* und bildet wie die Sehne eines Bogens eine Verspannung des Schädelgewölbes.

5.7.8 Schädelbasis von außen

Am reichhaltigsten ist das Relief auf der Unterseite des Schädels, **Basis cranii externa,** die mit der Wirbelsäule und den Weichteilen des Halses verbunden ist (s. Abb. 5.7-20).

Hinterer Abschnitt der Schädelbasis

Im hinteren Teil der äußeren Schädelbasis dehnt sich vom Foramen magnum das Nackenfeld auf die **Schuppe des Hinterhauptbeins,** *Squama occipitalis,* aus. Unter den Nackenmuskeln gelegen, ist die Schuppe dünn und durchscheinend. Eine sagittale Leiste *(Crista occipitalis externa)* beginnt an der hinteren Umrandung des Hinterhauptlochs, während rechts und links von ihr zwei quere Leisten, *Lineae nuchales inferiores,* vorspringen. An der oberen Grenze des Nackenfelds verläuft quer die *Linea nuchalis superior.* Am Treffpunkt beider Linien liegt in der Mitte die **Protuberantia occipitalis externa,** die sehr wechselnd ausgebildet (beim weiblichen Schädel häufig fehlend) ist und zuweilen einen starken Knochenzapfen bildet. Man fühlt diesen Vorsprung durch die Haut und kann danach die ungefähre Lage der **Grenzlinie zwischen Kleinhirn und Großhirn** bestimmen.

An den Seiten des Hinterhauptlochs, etwas nach vorn gerückt, erhebt sich jederseits der **Condylus occipitalis,** der eine Gelenkfläche trägt (s. Abb. 5.7-20). In einer Grube, *Fossa condylaris,* hinter den Gelenkhöckern öffnet sich ein variabler Venenkanal, **Canalis condylaris,** dessen innere Mündung im Sulcus sinus sigmoidei liegt. Oberhalb der Kondylen, am inneren Rand des Foramen magnum, liegt der **Canalis nervi hypoglossi.**

An der Grenze zur Pars petrosa des Schläfenbeins befindet sich das **Foramen jugulare.** Dieses kann durch die Processus intrajugulares beider Nachbarknochen in einen vorderen und hinteren Abschnitt unterteilt werden. Im **hinteren Abschnitt** bildet sich die Vena jugularis interna aus dem Sinus sigmoideus und verschiedenen kleineren Zuflüssen. Meistens ist das rechte Foramen jugulare weiter, weil die Sinus und die Vena jugularis auf der rechten Seite weitlumiger sind als auf der linken (kürzere Verbindung zum Herzen). Im Foramen jugulare ist die Vena jugularis zum Bulbus superior venae jugularis erweitert, wodurch die Fossa jugularis des Felsenbeins entsteht. Diese wölbt sich gegen den Boden der Paukenhöhle vor (Paries jugularis der Cavitas tympani). Durch den vorderen Abschnitt des Foramen jugulare verlaufen der N. vagus, N. glossopharyngeus und N. accessorius. Durch das Foramen jugulare tritt weiterhin ein Endast der A. pharyngea ascendens durch (A. meningea posterior).

Mittlerer Abschnitt der Schädelbasis

Seitlich vom Foramen jugulare ragt aus der Unterfläche der Pyramide des Schläfenbeins der **Griffelfortsatz,** *Processus styloideus,* hervor, der, aus dem zweiten Viszeralbogen entstanden, an einem Band das Zungenbein hält. Weiter nach außen und hinten folgt der **Warzenfortsatz,** *Processus mastoideus,* der durch einen Einschnitt, die *Incisura mastoidea,*

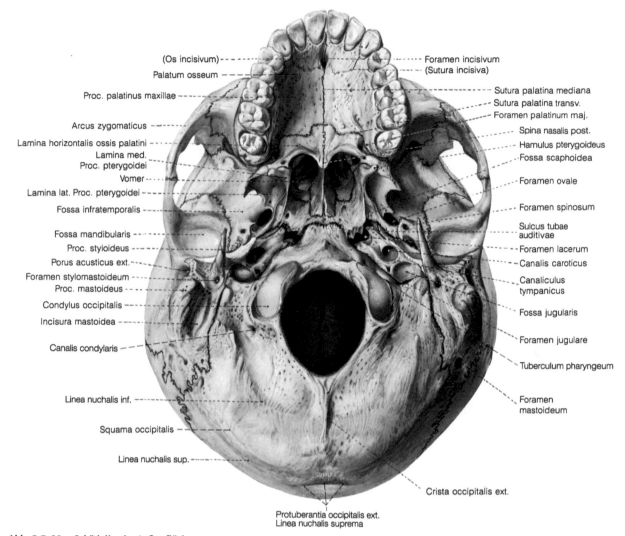

Abb. 5.7-20   **Schädelbasis, Außenfläche.**

nach medial abgegrenzt ist. Zwischen Griffel- und Warzenfortsatz mündet der *Canalis facialis* mit dem *Foramen stylomastoideum* (Abb. 5.7-20).

Der **Warzenfortsatz** entwickelt sich beim Menschen im Laufe des zweiten Lebensjahrs. Von der Paukenhöhle aus wachsen luftgefüllte Säckchen in das Innere hinein, sodass der Knochen nach dem sechsten Lebensjahr meist einen rein pneumatischen Aufbau zeigt. Es entsteht ein Wabenwerk von zusammenhängenden Hohlräumen, **Cellulae mastoideae**. Die kleineren Spongiosaräume können rotes Knochenmark enthalten. Größe und Anordnung der Zellen sind individuell sehr wechselnd ausgeprägt. Bei vom Mittelohr übergreifenden Vereiterungen müssen die Zellen durch Eröffnung des Mastoids hinter dem Ohr ausgeräumt werden. Gefürchtet ist ein Übergreifen der Entzündung auf das häutige Labyrinth des Innenohrs. Die flachen Warzenfortsätze zeigen in der Regel eine geringe, die besonders gewölbten eine gute Pneumatisation.

Vor dem Foramen jugulare findet sich der äußere Zugang zum **Canalis caroticus**, der die *A. carotis interna* in die Schädelhöhle führt. Eine rinnenförmige Vertiefung, **Sulcus tubae auditivae**, die z. T. am Hinterrand des großen Keilbeinflügels liegt, leitet zum *Canalis musculotubarius* an der Spitze der Pyramide. In dieser Rinne ist der Knorpel der *Tuba auditiva* (EUSTACHISCHE Röhre) befestigt. Wenn der Boden dieser Rinne durchbrochen ist, fließt diese Spalte mit dem unregelmäßig gestalteten *Foramen lacerum* zusammen.

Vor dem Warzenfortsatz liegt der **knöcherne Teil des Gehörgangs**, *Meatus acusticus externus,* dessen Boden und Seitenwände von der *Pars tympanica* des Schläfenbeins gebildet werden.

Am oberen hinteren Rand der äußeren Öffnung des Gehörgangs, *Porus acusticus externus,* findet sich meist ein kleiner Knochenstachel, **Spina suprameatica,** der von der Schläfenschuppe gebildet wird und einen festeren Anheftungspunkt für den rein fibrösen Teil des knorpeligen Gehörgangs darstellt. Bei der Aufmeißelung des Warzenfortsatzes bildet dieser Stachel eine wichtige Marke, da er die untere Grenze der mittleren Schädelgrube markiert. An der vorderen Wand des knöchernen Gehörgangs steigt die *Pars tympanica* steil in die Höhe und bildet die hintere Wand der **Fossa mandibularis,** die den Gelenkkopf des Unterkiefers aufnimmt und nach vorn durch das **Tuberculum articulare** abgegrenzt ist. Am Grunde der Fossa mandibularis drängt sich zwischen Pars tympanica und Schläfenschuppe, *Pars squamosa,* eine Knochenleiste der Pyramide, **Crista tegmentalis,** ein, die mit der Pars tympanica eine Spalte, **Fissura petrotympanica** (GLASERsche Spalte), be-

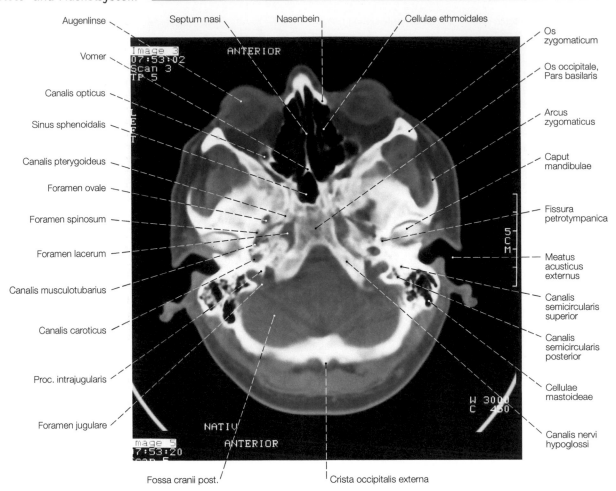

Augenlinse — Septum nasi — Nasenbein — Cellulae ethmoidales

Os zygomaticum

Vomer

Os occipitale, Pars basilaris

Canalis opticus

Arcus zygomaticus

Sinus sphenoidalis

Caput mandibulae

Canalis pterygoideus

Foramen ovale

Foramen spinosum

Fissura petrotympanica

Foramen lacerum

Meatus acusticus externus

Canalis musculotubarius

Canalis caroticus

Canalis semicircularis superior

Proc. intrajugularis

Canalis semicircularis posterior

Cellulae mastoideae

Foramen jugulare

Canalis nervi hypoglossi

Fossa cranii post. — Crista occipitalis externa

Abb. 5.7-21 **Horizontales Computertomogramm durch die Schädelbasis** (Ebene Nasenbein – Foramen magnum).

grenzt. In der Tiefe dieser Fissur verläuft die **Chorda tympani** aus der Paukenhöhle ein kurzes Stück nach medial, um hinter der Spina ossis sphenoidalis die Schädelbasis zu verlassen. Da dieser Nerv außerhalb des Kiefergelenks bleiben muss, kann dessen Gelenkpfanne nur in dem vorderen Teil der Grube liegen, der von der Schläfenschuppe gebildet wird. Zwischen der Crista tegmentalis und der Pars squamosa liegt die *Fissura petrosquamosa.*

Verfolgt man die Crista tegmentalis nach medial, stößt man auf die vorspringende Ecke des großen Keilbeinflügels mit dem **Foramen spinosum.** Dann folgt das größere **Foramen ovale.** Von hier aus breitet sich die horizontal gestellte Fläche des großen Keilbeinflügels aus, die als **Facies infratemporalis** durch eine stumpfe **Crista infratemporalis** gegen die *Facies temporalis* abgegrenzt ist.

Über die Facies infratemporalis gelangt man seitlich zur Schläfengrube, nach vorn zur *Fissura orbitalis inferior* und zur Flügelgaumengrube, *Fossa pterygopalatina,* die zwischen Oberkiefer und Flügelfortsatz liegt.

Die Facies infratemporalis bildet zusammen mit dem horizontalen Teil der Schläfenschuppe das **Dach der Unterschläfengrube,** *Fossa infratemporalis,* die die Schläfengrube fortsetzt und nach lateral vom Jochbogen begrenzt wird. Sie enthält den Muskelfortsatz des Unterkiefers, ferner die Mm. pterygoideus lateralis und medialis sowie Blutgefäße und Nerven.

Im Mittelfeld der äußeren Schädelbasis findet man vor dem großen Hinterhauptloch auf dem Körper des Hinterhauptbeins, *Pars basilaris ossis occipitalis,* einen flachen Höcker, *Tuberculum pharyngeum,* an dem sich die *Raphe pharyngis* anheftet. Von hier aus erstreckt sich nach der Seite und nach vorn die knöcherne Grundlage für das Rachendach, das nach vorn mit zwei Toren, den *Choanae,* in die **Nasenhöhle,** *Cavitas nasi,* führt. Diese **Choanen** werden rechts und links von je einem Pfeiler flankiert, der von den großen Keilbeinflügeln herabsteigt, **Flügelfortsatz,** *Processus pterygoideus.* Die äußere Knochenplatte dieses Fortsatzes, *Lamina lateralis,* ist kurz und breit und dient dem M. pterygoideus lateralis zum Ursprung. Die innere Lamelle, *Lamina medialis,* die als Belegknochen entsteht, ist lang und schmal und endet in einem lateral gekrümmten Knochenhaken, *Hamulus pterygoideus.* Beide Lamellen begrenzen eine nach hinten offene Grube, *Fossa pterygoidea,* in der der M. pterygoideus medialis entspringt. Je stärker der Muskel entwickelt ist, desto größer ist die Fossa pterygoidea ausgebildet. Auf seiner dem Oberkiefer zugewandten Fläche trägt der Processus pterygoideus eine Rinne, die durch entsprechende Furchen am Gaumenbein und am Oberkiefer zum **Canalis palatinus major** geschlossen wird. Dieser mündet 30 mm hinter dem Dens caninus und 15 mm von der Sutura palatina mediana entfernt auf dem knöchernen Gaumen mit dem *Foramen palatinum majus;* während seines Verlaufs zweigen sich kleine Gaumenkanälchen ab, die sich mit den *Foramina palatina minora* hinter dem Foramen palatinum majus öffnen.

Der Canalis palatinus major steht oben mit einem dreiseitigen schmalen Raum in Verbindung, der zwischen Oberkiefer und Processus pterygoideus *(Facies maxillaris)* liegt und als **Flügelgaumengrube,** *Fossa pterygopalatina,* bezeichnet wird. Diese Grube bildet einen **Kreuzungspunkt wichtiger Verkehrswege** für Nerven und Gefäße. Von der Schädelhöhle her öffnet sich das *Foramen rotundum* und lässt den *N. maxillaris* (V_2) durch die Grube hindurch zur *Fissura orbitalis inferior* an den Boden der Augenhöhle treten. Der zweite Weg geht durch den seitlichen Eingang der Flügelgaumengrube (**Fissura pterygomaxillaris**). Er stößt an die mediale Wand, die von der senkrechten Lamelle des Gaumenbeins gebildet wird und durch das **Foramen sphenopalatinum** einen Zugang zur Nasenhöhle hat (Abb. 5.7-33). Die hintere Wand der Grube wird vom *Processus pterygoideus* gebildet, der an seiner Wurzel in sagittaler Richtung von einem wichtigen Nervenkanal, **Canalis pterygoideus,** durchzogen ist. Beachten wir schließlich, dass sich die Grube nach unten zum **Canalis palatinus major** für *A. palatina descendens* und *N. palatinus major* verengt, dann verstehen wir, dass die Flügelgaumengrube in allen drei Richtungen des Raums von Leitungsbahnen durchzogen wird.

Vorderer Abschnitt der Schädelbasis

Die Außenseite des vorderen Abschnitts der Schädelbasis ist vollständig vom Gesichtsschädel bedeckt. Die kaudal angrenzenden Höhlen sind die Orbita (unterhalb des Orbitadaches) und der Recessus sphenoethmoidalis der Cavitas nasi unterhalb der Lamina cribrosa (Kap. 6.2.1).

5.7.9 Gestaltungsfaktoren der Schädelform[1]

Innere und äußere Einflüsse auf die Schädelform

Die Form des Schädels ist das Endergebnis eines umfassenden Gestaltungs- und Umformungsprozesses. Zum einen müssen sich die Schädelknochen während der Entwicklung dem Wachstum des Gehirns und des Auges anpassen, zum anderen müssen sich die Knochenstrukturen so entwickeln, dass sie dem Kaudruck, dem Raumbedarf der Zähne und der Befestigung der Kau- bzw. Hals- und Nackenmuskulatur angepasst sind. Daneben spielen die Entwicklung der pneumatischen Höhlen und die Eigenform des Gesichtsskeletts ebenfalls eine Rolle. Zu diesen lokalen Faktoren kommen weitere, wie die Geschlechtsabhängigkeit der Schädelform und Altersveränderungen. So hat der **weibliche Schädel** eine deutlich grazilere Form und schwächere Oberflächenstrukturen, wie etwa schmalere Arcus superciliares, eine meist verstrichene Glabella, betonte Tubera frontalia, einen zarteren Jochbogen und Warzenfortsatz. Die Altersabhängigkeit der Schädelstruk-

tur äußert sich u. a. am Kiefergerüst und vor allem an den Schädelnähten, die von den Anthropologen und Rechtsmedizinern zur Altersbestimmung herangezogen werden.

Vorzeitige Verknöcherungen von Schädelnähten führen andererseits zu oft charakteristischen Veränderungen der Schädelform. Wird z. B. die Sagittalnaht frühzeitig verschlossen, so entsteht der **Kahnschädel,** *Scaphocephalus,* bei dem das wachsende Gehirn den Schädel in Richtung des geringsten Widerstands, d. h. in der Längsrichtung, ausdehnt. Dabei verjüngt sich das Schädeldach keilförmig gegen den Scheitel zu. Im Gegensatz dazu steht der **Turmschädel,** *Turricephalus,* bei dem durch frühzeitigen Verschluss der Kranznaht das Wachstum in sagittaler Richtung gehemmt wird und sich dafür in die Höhe und Breite wendet. Änderungen im Volumen des Schädelinhalts, z. B. beim *Hydrocephalus,* „Wasserkopf", bzw. beim *Anencephalus,* bei dem das End- und Zwischenhirn nicht ausgebildet sind, führen zu typischen Deformitäten des Schädels. Im ersteren Fall vergrößert sich das Neurocranium ganz enorm, während es sich im zweiten Fall nicht entwickelt. Die große Plastizität des Schädels, vor allem in der Wachstumsphase, äußert sich auch in der mechanischen Beeinflussbarkeit. Bei bestimmten Rassen (Inkas) wurden künstliche Schädeldeformationen durch Binden und Verschnüren des Neugeborenenkopfes über längere Zeit erzeugt, die, einem bestimmten Schönheitsideal verpflichtet, zu ungewöhnlichen Schädelformen führten.

Funktioneller Bau des Schädels

Mechanische Untersuchungen über die Materialeigenschaften des Schädels haben ergeben, dass seine **Elastizität** etwa dem Hookeschen Elastizitätsgesetz folgt. Bei frontal ansetzender Druckbelastung fand man Bruchlasten bis zu 7700 N; dabei wurde der Schädel zwischen 4,2 und 7,3 mm gestaucht. Bei vertikaler Belastung mit bis zu 7900 N ergaben sich Stauchungen bis ca. 12 mm. Diese Widerstandsfähigkeit des Schädels gegen äußere Krafteinwirkungen liegt in seinem konstruktiven Bau begründet, der z. B. die ganz erheblichen Kaudrücke auffangen muss. Allgemein lässt sich die Schädelkonstruktion als eine von Pfeilern und sekundären, schwingungsfähigen Bögen getragene Kuppel auffassen. Durch die Elastizität des Baumaterials Knochen, die Pfeilerkonstruktion, die innere Verspannung bzw. Zuggurtung durch das System der Dura mater, die schwingungsdämpfenden Nasennebenhöhlen und die besondere Art der Anheftung des Splanchnocraniums an das Neurocranium werden die mechanischen Belastungen des Schädels nahezu erschütterungsfrei aufgefangen. Neben den gewaltigen Kräfteleistungen der Kaumuskeln fallen die den gesamten Kopf bewegenden Muskeln und die Schwerkraft weniger ins Gewicht. Insbesondere der Bereich der mittleren und der vorderen Schädelgrube liegt im Einflussgebiet der Kaumuskulatur. Das Ursprungsfeld dieser Muskeln ist in Abb. 5.7-22 auf die mittlere Schädelgrube projiziert und greift über den Seitenrand der Schädelbasis bis zum Jochbogen. Auf diese Teile wird von unten her ein Zug ausgeübt. Der **Kaudruck** pflanzt sich hingegen über bestimmte Knochenpfeiler in die Schädelbasis fort. Auf den hauptsächlich vom Kauakt beanspruchten Teil der Schädelbasis, die sog. **Kauplatte,** wirkt demnach im mittleren Teil der Zug der Kaumuskeln nach unten, während durch die **Kaudruckpfeiler,** z. T. auch durch das Kiefergelenk, ein Druck nach oben gerichtet ist.

Die den Kaudruck weiterleitenden Pfeiler verteilen sich auf Mandibula und Maxilla. Vom Oberkiefer ausgehend,

---

[1] Bearbeitet auf der Grundlage des Kapitels in der 14. Aufl. (1985) von G. Aumüller

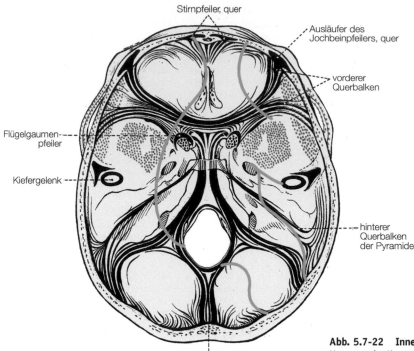

Stirnpfeiler, quer

Ausläufer des
Jochbeinpfeilers, quer

vorderer
Querbalken

Flügelgaumen-
pfeiler

Kiefergelenk

hinterer
Querbalken
der Pyramide

Längsbalken

Abb. 5.7-22 Innere Schädelbasis mit Verstärkungspfeilern. Der Ursprung der Kaumuskeln ist rot punktiert eingetragen, häufige Frakturlinien grün.

umgehen sie die großen Höhlen (Nasenhöhle, Nasennebenhöhlen, Orbita), durch deren Unter- und Oberränder sie wie durch Querstreben miteinander verbunden werden. Die **von der Maxilla ausgehenden Pfeiler** sind der Caninuspfeiler, der Jochbeinpfeiler und der schwache Flügelgaumenpfeiler.

Der **Caninuspfeiler** (auch Stirn-Nasen-Pfeiler) beginnt in der Gegend der Eckzahnalveole, umgeht die *Apertura piriformis* und verläuft weiter im Stirnfortsatz des Oberkiefers, von wo aus er im medialen Oberrand der Orbita verstreicht.

Der **Jochbeinpfeiler** führt von den Backenzahnalveolen den Druck in das Jochbein. Von hier aus lassen sich zwei Wege verfolgen. Der eine geht über den Stirnfortsatz des Jochbeins in das Stirnbein über und teilt sich hier auf in einen Ausläufer nach hinten bis in die *Linea temporalis inferior,* und in einen vorderen in den lateralen Teil des oberen Orbitarandes. Der zweite Weg aus dem Jochbein folgt dem Jochbogen bis zum *Tuberculum articulare* bzw. zur *Crista supramastoidea.* Der schwache **Flügelgaumenpfeiler** leitet den Druck der hinteren Mahlzähne in den mittleren Bereich der Schädelbasis.

Von den horizontalen Querverstrebungen der drei genannten Pfeiler ist der Orbitaoberrand besonders wichtig. Die massive Ausprägung dieses Randes zu einem *Torus supraorbitalis* (Überaugenwulst), wie er z.B. für den Neandertaler typisch war, soll seinen Grund in dem hier stark entwickelten Kauapparat mit entsprechend hohen Kaudrücken haben.

Die **konstruktive Grundlage der Mandibula** ist der sog. **Basalbogen,** der die *Basis mandibulae,* den mittleren Teil des *Ramus mandibulae* und den *Processus condylaris* umfasst. Neben diesem **dentalen Verstärkungszug,** der von den Alveolen ausgeht, gibt es im Unterkiefer noch die **Kaumuskelapophysen,** eine *anguläre* und eine *temporale.* Die tem-

porale beginnt im Bereich des *Processus coronoideus* und verstreicht im *Corpus mandibulae;* die anguläre entspricht der verdickten Knochenstruktur der Mandibula im Bereich des Kieferwinkels.

Der dentale Verstärkungsring bewirkt eine besondere Architektur der Alveolarfortsätze um die Vorderzähne. Hier gehen von den *Septa interalveolaria* Druckpfeiler senkrecht nach abwärts, die dann arkadenförmig in den Basalbogen einbiegen. Die langen Spongiosazüge laufen den Kompaktazügen im Wesentlichen parallel. Eine Ausnahme machen die Alevolarfortsätze und der Gelenkfortsatz, wo senkrechte Kreuzungen in der Spongiosa vorkommen. Eine ähnliche Struktur wird im Kinnbereich beobachtet und ist als Verstärkungszone des hier besonders beanspruchten Knochens anzusehen.

Festigkeit und Statik

Die relative Bruchbelastbarkeit des Schädels beträgt etwa 1000 bis 1500 N/cm²; der weichteilbedeckte Schädel soll eine etwas geringere Bruchbelastbarkeit besitzen. Einer statischen Bruchlast von rund 1000 N/cm² entspricht eine dynamische von etwa 200 bis 320 N/cm²: Dies erklärt die große Frakturgefährdung des Schädels, z.B. bei Auffahrunfällen.

An der Kalotte kommt es bei kleinflächigen **Impressionsfrakturen** zum Zersplittern der Lamina interna. Dies ist durch Abplattung und damit eine größere Zugbelastung bedingt.

Bei breit auftreffender Gewalt entstehen am Schädel **Berstungsbrüche,** die häufig die Schädelbasis betreffen, da hier Zonen mit unterschiedlicher Stärke des Knochens unmittelbar benachbart sind. Hier finden sich fast papierdünne Knochenlamellen neben ganzen Ketten von Öffnungen für durchtretende Gefäße und Nerven, während andererseits längs und quer verlaufende Knochenstreben die Schädelbasis aussteifen.

Man unterscheidet einen medianen Längsbalken und zwei Querstreben, die den Grenzen der Schädelgrube entsprechen. Der **mediane Längsbalken** geht vom Türkensattel aus und im Klivus nach unten, umrahmt das Hinterhauptloch und zieht weiter über den Sulcus sinus sagittalis superioris bis zur Crista frontalis und zur Crista galli. In diesem System bildet die bogenförmig verspannte Falx cerebri eine Art Zuggurtung (Abb. 5.7-22). Der **erste Querbalken** wird durch die Pyramide dargestellt, die allerdings nicht in allen Teilen gleiche Festigkeit besitzt, sodass bei Querbrüchen die in der Pyramide verlaufenden Hirnnerven (N. facialis und N. vestibulocochlearis) verletzt werden können.

Die Basen der Pyramiden werden durch die starke Querleiste des Sulcus sinus transversi verbunden und zu einem horizontalen Rahmen, der die hintere Schädelgrube umsäumt, geschlossen. In diesen Rahmen ist das Kleinhirnzelt eingespannt und bildet mit dem Knochen eine ähnliche funktionelle Einheit wie die bereits genannte Durasichel im Sagittalbereich.

Der **zweite Querbalken** folgt ungefähr der Grenze der mittleren Schädelgrube und geht Verbindungen mit dem Jochbein- und dem Flügelgaumenpfeiler des Gesichtsskeletts ein.

Die unterschiedliche mechanische Stabilität der Schädelbasis hat bei Berstungsbrüchen charakteristische Verläufe der **Frakturlinien** zur Folge (s. Abb. 5.7-22). Mit Hilfe neuer bildgebender Verfahren (z.B. Computertomographie) lassen sich die Bruchspalten direkt nachweisen. Dabei hat sich gezeigt, dass sich die Frakturlinien nicht an die natürlichen Knochengrenzen halten. Im Bereich der **vorderen Schädelgrube** beginnen die Bruchlinien häufig im Orbitadach oder in der Lamina cribrosa und ziehen zum Canalis opticus und weiter zum Foramen lacerum.

In der **mittleren Schädelgrube** sind Querbrüche der Sella in der Gegend der Sattellehne häufig, oder Längsbrüche durch das Felsenbein bis zum Foramen jugulare oder Canalis hypoglossi. Bei Gewalteinwirkung auf das Kinn bei geöffnetem Mund kann über den Basalbogen und den Gelenkfortsatz der Mandibula ebenfalls eine Fraktur in der mittleren Schädelgrube auftreten.

In der **hinteren Schädelgrube** sind die dort gelegenen kleineren Durchtrittsstellen und die dünnen Seitenteile der Hinterhauptschuppe besonders frakturgefährdet. Wird die Wirbelsäule bei senkrechter Gewalteinwirkung auf den Kopf in den Schädel hineingetrieben, entstehen die sog. **Ringfrakturen** in der Umgebung des großen Hinterhauptlochs.

Als **Symptome der Schädelbasisbrüche** können Blutungen auftreten, die ihren Weg nach außen suchen und aus den anatomischen Verhältnissen verständlich werden. Bei Fraktur des Orbitadachs dringt Blut entlang den Augenmuskeln in die Bindehaut und in die Augenlider: sog. **Brillenhämatom.** Blutungen oder Austritt von Liquor cerebrospinalis aus der Nase können die Folge eines Bruchs der Siebbeinplatte sein. Bei Frakturen der mittleren Schädelgrube und des Felsenbeins ist die Blutung aus dem Ohr ein häufiges Symptom. Bei Brüchen der hinteren Schädelgrube beobachtet man gelegentlich Blutaustritt unter die Haut des Warzenfortsatzes.

Berstungsbrüche am Gesichtsschädel sind häufig symmetrisch und treffen vor allem den **Oberkiefer.** Hier werden sie einem der drei Typen zugeordnet, die nach dem französischen Chirurgen R. Le Fort (1869–1951) benannt sind (Abb. 5.7-23).

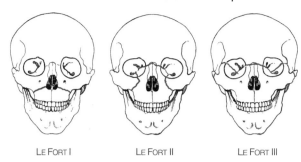

LE FORT I   LE FORT II   LE FORT III

Abb. 5.7-23   Oberkieferbrüche.
Le Fort I: Unterer Querbruch. Der zahntragende Teil des Oberkiefers ist mit dem Boden der Kieferhöhle abgesprengt.
Le Fort II: Pyramidenbruch. Der Bruch steigt nach medial zu den Augenhöhlen auf und läuft dann quer durch die Nasenwurzel.
Le Fort III: Abriss des Gesichtsschädels von der Schädelbasis. Der Bruch zieht quer durch die Nasenwurzel und die Augenhöhlen. Häufig sind auch die Jochbeine, das Siebbein sowie Stirnhöhlen und Keilbeinhöhle mitbetroffen.

5.7.10 Die einzelnen Schädelknochen

Hinterhauptbein (Os occipitale)

Vier Knochenabschnitte, die *Pars basilaris*, die beiden *Partes laterales* und die *Squama occipitalis*, umschließen das *Foramen magnum*.

Diese Abschnitte des Os occipitale entstehen als eigenständige Knochenanlagen: **Basioccipitale** (Pars-basilaris-Anlage), **Exooccipitale** (Pars-lateralis-Anlage), **Supraoccipitale** (Pars squamosa zwischen Linea nuchalis superior und Foramen magnum) und **Interparietale** (Teil der Squama occipitalis oberhalb der Linea nuchae). Das Interparietale entsteht durch membranäre (desmale) Ossifikation, die restlichen Anlagen des Os occipitale durch chondrale Ossifikation (Chondrocranium).

Ossifikationsstörungen zwischen Basioccipitale und Exooccipitale können zu Spaltbildungen in den Condyli occipitales führen. Suturenbildung zwischen Supraoccipitale und Interparietale lassen als gesonderten Knochen das Inkabein entstehen (s. Abb. 5.7-9a). Als Fehlbildungen können größere Spalten im Occipitalbereich auftreten, durch die Hirnabschnitte aus der Schädelhöhle nach dorsal verlagert sein können (*Cephalocele occipitalis inferior*).

Foramen magnum: Das große Hinterhauptloch; verbindet den Wirbelkanal mit der Schädelhöhle.
Pars basilaris: Sie bildet den Vorderrand des Hinterhauptloches und verbindet sich vorn mit dem Keilbein in der Synchondrosis sphenooccipitalis, die nach dem 16. bis 18. Lebensjahr verknöchert.
   Sulcus sinus petrosi inferioris: Rinne an der Innenfläche für den Sinus petrosus inf.
   Tuberculum pharyngeum: Kleiner Höcker auf der Unterfläche zum Ansatz der Raphe pharyngis.
Partes laterales: Sie bilden die seitliche Umgrenzung des Hinterhauptloches.
   Condyli occipitales: Nach vorn konvergierende Gelenkhöcker.
   Fossa condylaris: Grube hinter den Gelenkfortsätzen.
   Canalis condylaris: Unbeständige Mündung eines Venenkanals in dieser Grube.

Canalis nervi hypoglossi: Kurzer, den zwölften Hirnnerv durchlassender Kanal über den Kondylen.

Incisura jugularis: Einschnitt am Seitenrand, der mit dem gleichnamigen Einschnitt am Felsenbein das Foramen jugulare bildet.

Proc. intrajugularis: Stachel, der in das Foramen jugulare vorragt und zur Teilung dieser Öffnung beiträgt.

Proc. jugularis: Knochenvorsprung an der hinteren Grenze des Foramen jugulare, der sich an die Pyramide anlegt und mit ihr vom 16. bis 18. Jahre an synostosiert. Über ihn hinweg verläuft der *Sulcus sinus sigmoidei* für den gleichnamigen Hirnblutleiter, der vom Schläfenbein herkommt. Die Verbindung zur Pars petrosa des Schläfenbeins erfolgt in der Sutura occipitomastoidea.

Squama occipitalis, Hinterhauptschuppe: Sie greift mit einem Winkel, dessen Scheitelpunkt von den Anthropologen als Lambda bezeichnet wird, zwischen die beiden Scheitelbeine und bildet mit ihm die Lambdanaht.

Außenfläche der Squama occipitalis (Abb. 5.7-19):

Linea nuchalis sup.: Unterhalb dieser Bogenlinie liegt das Insertionsfeld der Nackenmuskeln.

Linea nuchalis inf.: Leicht erhabene Linie für den Ansatz von Nackenmuskeln.

Crista occipitalis ext.: Sagittale Knochenleiste, zur Anheftung des Ligamentum nuchale.

Protuberantia occipitalis ext.: Durch die Haut tastbare Erhabenheit, in der die Crista occipitalis ext. endet.

Linea nuchalis suprema: Zieht von der Protuberantia occipitalis ext. nach oben außen und dient dem Ansatz des M. trapezius.

Innenfläche der Squama occipitalis (Abb. 5.7-20):

Protuberantia occipitalis int.: Vorsprung am Kreuzungspunkt der folgenden Leisten:

Sulcus sinus sagittalis superioris: Rinne für den Sinus sagittalis superior, die in einer verstärkten Knochenleiste gelegen ist.

Sulcus sinus transversi: Rinne für den Sinus transversus.

Oberhalb des Sulcus sinus transversi liegen rechts und links die Fossa occipitalis superior, unterhalb die Fossa occipitalis inferior.

Keilbein (Os sphenoidale)

Man unterscheidet am Keilbein den Körper, *Corpus,* zwei horizontale Flügelpaare, *Alae majores* und *minores,* und ein senkrechtes Fortsatzpaar, Processus pterygoidei (Abb. 5.7-24 u. 25, 5.7-19):

Corpus, Körper: Besteht aus einem vorderen Präsphenoid und einem hinteren Basisphenoid, die noch vor der Geburt miteinander verschmelzen.

Sella turcica, Türkensattel.

Fossa hypophysialis: Sattelgrube für die Hypophysis cerebri.

Dorsum sellae, Sattellehne. Eine zur Fossa gerichtete *Crista dorsalis* (Variation) wird als verknöchertes Ende der Chorda dorsalis angesehen (Kap. 5.7.1).

Processus clinoidei posteriores: Die seitlichen Ecken der Sattellehne, zur Befestigung des Kleinhirnzelts.

Tuberculum sellae, Sattelknopf: Liegt vor der Grube und endet an jeder Seite in einem kleinen variablen Knochenstachel, *Proc. clinoideus medius.*

Sulcus caroticus: Breite Furche an der Seitenfläche des Türkensattels für die A. carotis int. Wird seitlich überhöht durch eine zarte Knochenlamelle, *Lingula sphenoidalis.*

Crista sphenoidalis: Senkrechte Leiste an der Vorderfläche des Keilbeinkörpers, die zur Anfügung der Lamina perpendicularis des Siebbeins dient.

Rostrum sphenoidale: Fortsetzung der Crista auf die untere Fläche des Keilbeinkörpers, wird von den Flügeln des Pflugscharbeins *(Vomer)* umfasst.

Sinus sphenoidalis: Luft führender Hohlraum des Keilbeinkörpers, der auf jeder Seite durch eine rundliche Öffnung, *Apertura sinus sphenoidalis,* mit der Nasenhöhle in Verbindung steht und durch das Septum sinu-

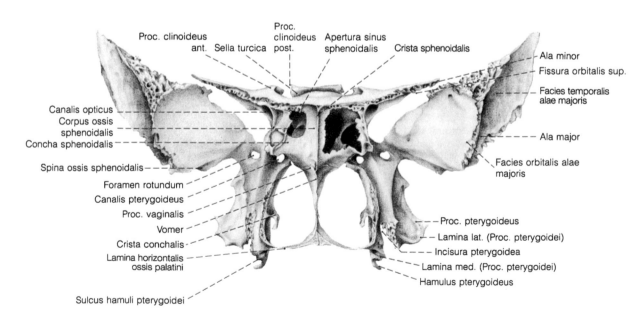

Abb. 5.7-24 Keilbein in der Ansicht von vorn. Die Verbindungen mit dem Vomer und dem Gaumenbein sind eingezeichnet. Die Öffnung der linken Keilbeinhöhle ist künstlich vergrößert.

um sphenoidalium in zwei Kammern geteilt wird. Der Abschluss der Sinus nach vorn unten erfolgt durch einen kleinen muschelförmigen Knochen, *Concha sphenoidalis,* der vom Siebbein stammt und im achten Lebensjahr mit dem Keilbein verschmilzt.

Ala minor, kleiner Keilbeinflügel; entspringt jederseits vom vorderen Teil des Körpers.

Canalis opticus: Kurzer Kanal, der den Sehnerv und die A. ophthalmica in die Augenhöhle führt.

Processus clinoidei anteriores: Fortsätze, die nach hinten ausladen, Befestigungspunkte der Dura mater.

Fissura orbitalis superior: Breite Spalte zwischen großem und kleinem Keilbeinflügel, die aus der Schädelhöhle in die Augenhöhle führt.

Ala major, großer Keilbeinflügel: Entspringt jederseits am hinteren Teil des Körpers. Der obere Rand grenzt an das Stirnbein, *Margo frontalis,* der vordere Rand ans Jochbein, *Margo zygomaticus,* der hintere legt sich mit zugeschärftem Rand an die Schuppe des Schläfenbeins, *Margo squamosus.* Eine kleine Ecke erreicht das Scheitelbein, *Margo parietalis.*

Facies cerebralis: Dem Gehirn zugekehrte Fläche.

Facies orbitalis: Bildet ein rhombisches Feld in der lateralen Wand der Orbita.

Facies temporalis: Liegt in der Wand der Schläfengrube und knickt an der Crista infratemporalis in das fast horizontal gestellte Dach der Unterschläfengrube, *Facies infratemporalis,* um.

Foramen rotundum: Kurzer Kanal an der Wurzel des großen Keilbeinflügels, führt den zweiten Ast des Trigeminus in die Flügelgaumengrube. An der Ausmündungsstelle liegt die *Facies maxillaris* der Ala major.

Foramen ovale: Liegt an der Wurzel des großen Keilbeinflügels und enthält den dritten Ast des Trigeminus sowie den Plexus venosus foraminis ovalis.

Foramen spinosum: Loch für den Durchtritt der A. meningea media und den sensiblen Ramus meningeus aus dem N. mandibularis.

Spina ossis sphenoidalis: Am hinteren Rand der Ala major unmittelbar dorsal vom Foramen spinosum.

Fissura sphenopetrosa: Mit Faserknorpel gefüllte Spalte zwischen der Spina ossis sphenoidalis und der Pyramide für den Durchtritt des N. petrosus minor.

Foramen lacerum: Erweiterung der vorigen Spalte an der Pyramidenspitze. Beide sind verschlossen durch die *Fibrocartilago basilaris,* auf dieser liegt die A. carotis int.

Processus pterygoideus, Flügelfortsatz: Entspringt an der Wurzel der Ala major und steigt abwärts.

Lamina lateralis processus pterygoidei: Seitliche Platte des Flügelfortsatzes.

Lamina medialis processus pterygoidei: Mediale Platte des Flügelfortsatzes.

Hamulus pterygoideus: Gekrümmter Hakenfortsatz der medialen Platte, um den sich in einer Furche, *Sulcus hamuli pterygoidei,* die Sehne des M. tensor veli palatini schlingt.

Fossa pterygoidea: Tiefe Grube zwischen beiden Platten.

Incisura pterygoidea: Spalte zwischen den unteren Enden der beiden Platten, ausgefüllt vom Proc. pyramidalis des Gaumenbeins.

Processus vaginalis: Geht von der Basis der medialen Platte an der Unterfläche des Keilbeinkörpers bis zum Vomer und bildet mit ihm den Sulcus vomerovaginalis.

Fossa scaphoidea: Grube auf der Hinterseite der Lamina medialis, Ursprung des M. tensor veli palatini und Anlagerung der knorpeligen Ohrtrompete, die im weiteren Verlauf lateralwärts in der Ala major eine besondere Rinne, *Sulcus tubae auditivae,* benutzt.

Canalis pterygoideus: Durchsetzt die Wurzel des Flügelfortsatzes in sagittaler Richtung und mündet als wichtiger Nervenkanal vorn in die Flügelgaumengrube.

Sulcus palatinus major: Eine Rinne, in die sich die vordere Mündung des Kanals fortsetzt. Sie wird durch das Gaumen- und Oberkieferbein zum *Canalis palatinus major* geschlossen.

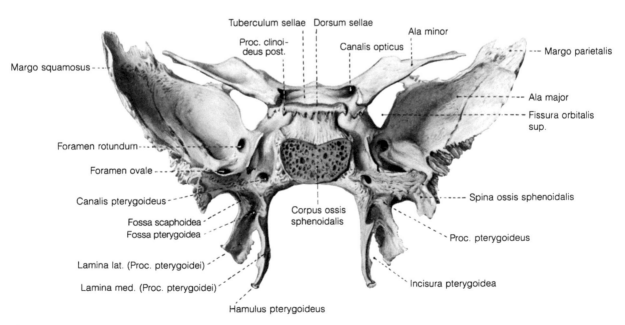

Abb. 5.7-25   Keilbein in der Ansicht von hinten oben.

Schläfenbein (Os temporale)

Das Schläfenbein entsteht aus der Verschmelzung mehrerer Teile, die beim Neugeborenen noch größtenteils getrennt sind. Es handelt sich um: 1. den **Felsenteil**, *Pars petrosa*, der außen in den **Warzenfortsatz**, *Proc. mastoideus*, übergeht, 2. den **Schuppenteil**, *Pars squamosa*, 3. den **Paukenteil**, *Pars tympanica* (Abb. 5.7-26, 27 u. 28). Dem Felsenbein fügt sich von unten ein Stück des Hyoidbogens in Gestalt des *Proc. styloideus* an. Die drei Abschnitte sind so um den äußeren Gehörgang gruppiert, dass der Schuppenteil in der Hauptsache oben, der Paukenteil unten und vorn, der Felsenteil medialwärts und sein Warzenfortsatz hinten liegen. Das Tympanikum lagert sich an die laterale Seite des Felsenbeins, das ihm einen kleinen Fortsatz entgegenschickt, während die Schuppe sich an das *Tegmen tympani* anfügt. Dadurch wird die **Paukenhöhle**, *Cavum tympani*, umgrenzt und ins Innere des Schläfenbeins aufgenommen.

Pars petrosa (Felsenbein, Felsenbeinpyramide)

Das **Felsenbein** entspricht einer vierseitigen liegenden Pyramide, an deren Basis der Warzenfortsatz herabhängt. Die Spitze, *Apex partis petrosae*, ist nach vorn medianwärts gerichtet. Der seitliche Winkel zwischen der Längsachse der Pyramide und der Mediansagittalen beträgt beim Erwachsenen im Mittel 126°. Man unterscheidet vier Flächen: zwei in der Schädelhöhle gelegene, eine untere an der äußeren Schädelbasis und eine laterale, vom Tympanikum verdeckte. Die obere Kante, *Margo superior,* trägt den Sulcus sinus petrosi sup. für den gleichnamigen Blutleiter.

An der **Vorderfläche** der Pars petrosa lassen sich unterscheiden:

Tegmen tympani: Dünne Knochenplatte als Dach der Paukenhöhle, die in der *Fissura petrosquamosa* an die Schuppe angrenzt. Von hier aus greift eine Knochenleiste nach abwärts, klemmt sich zwischen Schuppe und Tympanikum ein und erscheint als Crista tegmentalis in der Fossa mandibularis.

Eminentia arcuata: Ein querer Wulst, der besonders bei Neugeborenen deutlich vom oberen (= vorderen) Bogengang vorgewölbt wird.

Hiatus canalis n. petrosi majoris: Kleine, mit dem Canalis facialis kommunizierende Öffnung in der Mitte der Vorderfläche für den Durchtritt des N. petrosus major.

Sulcus nervi petrosi majoris: Feine Rinne, die am Hiatus canalis n. petrosi majoris beginnt und den Nerv zum Foramen lacerum führt. (Abb. 5.7-19)

Sulcus nervi petrosi minoris: Kleine Furche, die parallel zur vorigen den N. petrosus minor, der in einem eigenen Kanal das Felsenbein durchsetzt, zur Synchondrosis sphenopetrosa führt. Da dieser Kanal von der Paukenhöhle unterbrochen wird, kann man ihn in zwei Kanäle zerlegen, von denen der eine zur Paukenhöhle hin-, der andere von ihr wegführt.

Impressio trigeminalis: Eine flache Mulde in der mittleren Schädelgrube nahe der Pyramidenspitze für das Ganglion trigeminale des N. trigeminus.

An der **Hinterfläche** der Pars petrosa finden sich:

Porus acusticus internus: Rundliche Öffnung, die in den Meatus acusticus internus führt.

Meatus acusticus internus: Innerer Gehörgang für N. facialis, N. vestibulocochlearis und A. et V. labyrinthi.

Fossa subarcuata: Kleine Öffnung, lateral vom Porus in der Nähe der oberen Kante gelegen, stellt den Rest einer grubigen Vertiefung dar, die bei Neugeborenen deutlich ist, bei Erwachsenen mit einem Durafortsatz ausgefüllt ist.

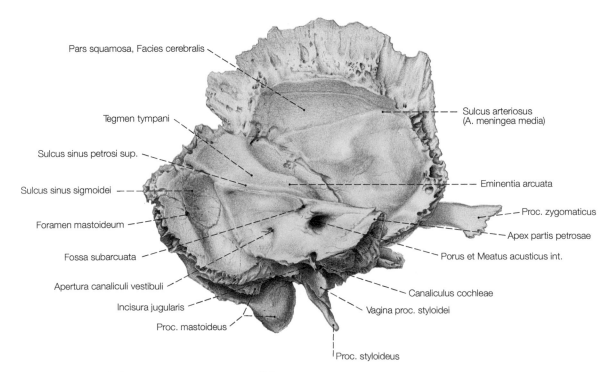

Pars squamosa, Facies cerebralis
Tegmen tympani
Sulcus sinus petrosi sup.
Sulcus sinus sigmoidei
Foramen mastoideum
Fossa subarcuata
Apertura canaliculi vestibuli
Incisura jugularis
Proc. mastoideus
Proc. styloideus

Sulcus arteriosus (A. meningea media)
Eminentia arcuata
Proc. zygomaticus
Apex partis petrosae
Porus et Meatus acusticus int.
Canaliculus cochleae
Vagina proc. styloidei

Abb. 5.7-26   Schläfenbein in der Ansicht von vorne medial.

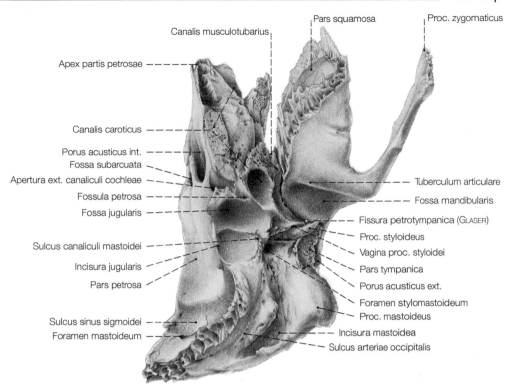

Apex partis petrosae

Canalis caroticus

Porus acusticus int.
Fossa subarcuata
Apertura ext. canaliculi cochleae
Fossula petrosa
Fossa jugularis

Sulcus canaliculi mastoidei

Incisura jugularis

Pars petrosa

Sulcus sinus sigmoidei
Foramen mastoideum

Canalis musculotubarius

Pars squamosa

Proc. zygomaticus

Tuberculum articulare

Fossa mandibularis

Fissura petrotympanica (Glaser)
Proc. styloideus
Vagina proc. styloidei
Pars tympanica
Porus acusticus ext.
Foramen stylomastoideum
Proc. mastoideus

Incisura mastoidea
Sulcus arteriae occipitalis

Abb. 5.7-27   Schläfenbein in der Ansicht von unten.

Apertura canaliculi vestibuli: Feine Spalte unterhalb und lateral der vorigen, die von lateral unten zugängig ist. In ihr verlässt der Canaliculus vestibuli *(Ductus endolymphaticus)* des häutigen Labyrinths die Pyramide und endigt blind zwischen zwei Blättern der Dura mater.

Sulcus sinus petrosi inferioris: Seichte Furche an der Grenze gegen das Os occipitale für den gleichnamigen Blutleiter der harten Hirnhaut.
Incisura jugularis: Einschnitt an der hinteren Kante der Pyramide zur Bildung des *Foramen jugulare* gemeinsam mit dem Os occipitale.

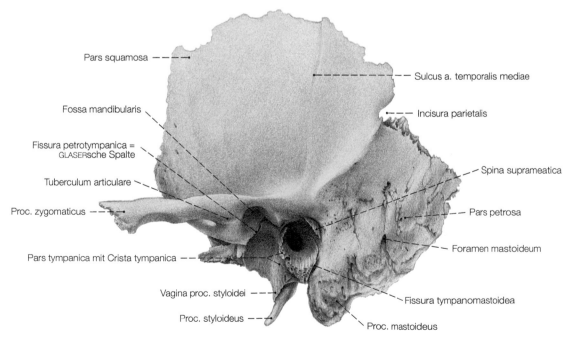

Pars squamosa

Fossa mandibularis

Fissura petrotympanica =
GLASERsche Spalte

Tuberculum articulare

Proc. zygomaticus

Pars tympanica mit Crista tympanica

Vagina proc. styloidei

Proc. styloideus

Sulcus a. temporalis mediae

Incisura parietalis

Spina suprameatica

Pars petrosa

Foramen mastoideum

Fissura tympanomastoidea

Proc. mastoideus

Abb. 5.7-28   Schläfenbein in der Ansicht von lateral.

Proc. intrajugularis: Ragt in die Incisura jugularis hinein und dient der Zweiteilung des Foramen jugulare.

Die **Unterfläche** der Pars petrosa wird an der Außenseite der Schädelbasis sichtbar und zeigt die reichste Gliederung (Abb. 5.7-27):

Processus styloideus, Griffelfortsatz: Von sehr wechselnder Länge, entsteht aus mehreren Verknöcherungen im Knorpel des zweiten Kiemenbogens und ist bei Kindern noch knorpelig. Verbindet sich durch das *Lig. stylohyoideum* mit dem kleinen Horn des Zungenbeins.

Vagina processus styloidei: Knochenscheide, die vom Boden der Paukenhöhle, *Paries inferior,* und von der Pars tympanica gebildet wird und den Griffelfortsatz an seiner ventralen Fläche umgibt.

Foramen stylomastoideum: Öffnung zwischen Griffel- und Warzenfortsatz. Austritt des N. facialis aus seinem Kanal und Eintrittspforte für die A. stylomastoidea.

Fossa jugularis: Grubige Vertiefung, die sich lateral an die Incisura jugularis anschließt und den Bulbus v. jugularis sup. aufnimmt. Im Grunde der Fossa jugularis führt eine kleine Rinne in den Canaliculus mastoideus, durch den der Ramus auricularis n. vagi zum äußeren Gehörgang geleitet wird.

Proc. mastoideus, Warzenfortsatz: Entsteht erst nach der Geburt, größtenteils aus dem Chondrocranium, dient Muskeln zum Ursprung und enthält die Cellulae mastoideae als Nebenhöhlen der Paukenhöhle.

Incisura mastoidea: Tiefer Einschnitt an der medialen Seite, Ursprung des M. digastricus.

Sulcus sinus sigmoidei: Rinne für den gleichnamigen Blutleiter an der Innenfläche.

Foramen mastoideum: Loch am hinteren Rand des Warzenteils, mündet in den Sulcus sinus sigmoidei (Durchtritt der V. emissaria mastoidea).

Apertura externa canalis carotici: Rundes Loch als Eingang zum Canalis caroticus, der die A. carotis interna in die Schädelhöhle führt. Die Ausmündung liegt an der Spitze der Pyramide als Apertura interna canalis carotici.

Fossula petrosa: Zwischen Fossa jugularis und der äußeren Mündung des Canalis caroticus liegt diese flache, oft undeutliche Grube, die das Ganglion inferius des N. glossopharyngeus aufnimmt. In dieser Grube beginnt der Canaliculus tympanicus, der den gleichnamigen Nerv in die Paukenhöhle führt und als N. petrosus minor die Pyramide wieder verlässt.

Apertura canaliculi cochleae: Dreieckige Ausmündung des Canaliculus cochleae nahe der Fossula petrosa. Er enthält den Aqueductus cochleae, eine Verbindung der Scala tympani mit dem Subarachnoidealraum.

Canalis musculotubarius: Zweigeteilter Kanal, dessen äußere Mündung etwa in gleicher Richtung wie die Apertura ext. canalis carotici liegt und in die Paukenhöhle führt. Er ist in den *Semicanalis m. tensoris tympani* und *Semicanalis tubae auditoriae* unterteilt.

Pars tympanica

Als kleinster Teil des Schläfenbeins bedeckt sie die äußere laterale Fläche der Pyramide.

Porus acusticus externus: Äußere Öffnung des knöchernen Gehörgangs.

Meatus acusticus externus: Knöcherner Gehörgang, dessen Boden und Seitenwände von der Pars tympanica gebildet werden.

Vagina processus styloidei: Umgibt scheidenartig die Wurzel des Griffelfortsatzes.

Fissura petrotympanica (Abb. 5.7-28): Spalte, die zwischen dem vorderen Rand der Pars tympanica und der Crista tegmentalis des Felsenbeins in die Paukenhöhle führt. Die Chora tympani verläuft in dieser Fissur ein kurzes Stück nach medial und verlässt die Schädelbasis unmittelbar hinter der Spina ossis sphenoidalis. Sie liegt am hinteren Rand der Kiefergelenkgrube.

Fissura tympanomastoidea: Spalt an der Grenze gegen die Pars petrosa; in ihm wird die äußere Mündung des Canaliculus mastoideus gefunden.

Anulus tympanicus: Paukenring des Neugeborenen, ist mit seinen beiden Enden an der Schläfenbeinschuppe angewachsen. In eine Furche, *Sulcus anuli tympanici,* ist das Trommelfell eingelassen.

Incisura tympanica: Oberer Ausschnitt der Pars tympanica, in welchen die Schläfenschuppe sich einfügt.

Pars squamosa

Die Schuppe, *Pars squamosa ossis temporalis,* bildet an der Grenze gegen das Scheitelbein die *Sutura squamosa.* Zwischen der Crista tegmentalis und der Schuppe liegt die *Fissura petrosquamosa.*

Processus zygomaticus, Jochfortsatz: Entspringt breit von der Schuppe, verbindet sich in der schrägen *Sutura temporozygomatica* mit dem Jochbein und bildet mit diesem zusammen den Jochbogen, *Arcus zygomaticus.*

Tuberculum articulare, Gelenkhöcker: Knochenwulst an der Wurzel des Jochfortsatzes, liegt quer vor der Gelenkgrube.

Fossa mandibularis: Gelenkgrube für den Unterkieferkopf.

Spina suprameatica: Variabler Knochenstachel über dem Porus acusticus ext.

Scheitelbein (Os parietale)

Das Scheitelbein ist eine vierseitige Knochentafel, die sich mit dem Stirnbein (*Margo frontalis*), dem Hinterhauptbein (*Margo occipitalis*), der Schuppe des Schläfenbeins (*Margo squamosus*) und dem großen Keilbeinflügel (*Angulus sphenoidalis*) verbindet. Am *Margo sagittalis* vereinigen sich beide zur Pfeilnaht, *Sutura sagittalis* (Abb. 5.7-6 u. 11). Man unterscheidet eine **Facies interna** mit dem *Sulcus arteriae menigeae mediae* und einigen zarteren *Sulci arteriosi* sowie die **Facies externa.**

Tuber parietale, Scheitelhöcker: Vorwölbung auf der Außenfläche.

Linea temporalis inferior: Gebogene Linie unterhalb des Scheitelhöckers, entspricht dem Ursprungsrand des M. temporalis. Setzt sich nach hinten unten bis an den Jochbogen fort.

Linea temporalis superior: Weiter oben gelegen als die vorige, dient der Fascia temporalis zur Anheftung. Zwischen beiden Linien liegt ein glatter Knochenstreif, an dem das Periost besonders fest haftet.

Foramen parietale: Nahe dem hinteren Winkel neben der Pfeilnaht gelegene Öffnung von wechselnder Größe für den Durchtritt der V. emissaria parietalis zum Sinus sagittalis superior.

Sulcus sinus sagittalis superioris: Furche an der Innenseite längs der Pfeilnaht für den Sinus sagittalis superior der harten Hirnhaut.

Foveolae granulares: Kleine Grübchen entlang der Pfeilnaht für zottenförmige Auswüchse der weichen Hirnhäute, Granulationes arachnoideales.

Stirnbein (Os frontale)

Das Stirnbein besteht aus der Stirnschuppe, *Squama frontalis,* den paarigen *Partes orbitales,* die das Dach der Augenhöhlen bilden, und der dazwischenliegenden *Pars nasalis,* die zum Stirnnasenpfeiler gehört und den Kaudruck des Eckzahngebietes aufnimmt (Abb. 5.7-7 u. 13).

An der **Squama frontalis** unterscheidet man:

Tuber frontale, Stirnhöcker: Bei Neugeborenen stark entwickelt, bei Erwachsenen variabel.

Arcus superciliaris, Augenbrauenbogen: Steigt von der Nasenwurzel aus schräg aufwärts und überragt die Augenbrauen.

Glabella, Stirnglatze: Ein ebenes Feld zwischen beiden Arcus superciliares an der Nasenwurzel.

Sutura frontalis (persistens; Sutura metopica): Von der Stirnnaht bleiben nicht selten an der Nasenwurzel kleine Nahtspuren übrig.

Margo supraorbitalis: Oberer Rand der Augenhöhle.

Incisura sive Foramen frontale: Einschnitt oder Loch für den Durchtritt von Nerven und Gefäßen aus der Augenhöhle zur Stirnhaut.

Foramen sive Incisura supraorbitalis: Lateral von der vorigen Inzisur, etwas größer, gleiche Bedeutung.

Processus zygomaticus: Jochfortsatz des Stirnbeins, der sich mit dcm Jochbein verbindet.

Linea temporalis: Beginnt im äußeren Teil des Jochfortsatzes und setzt sich in die Schläfenlinien des Scheitelbeins fort. Durch die Linea temporalis wird die Stirnfläche gegen die Schläfenfläche des Stirnbeins abgegrenzt.

Crista frontalis: Median gelegener Kamm an der Innenfläche der Schuppe; nach oben hin weicht er zur Bildung des *Sulcus sinus sagittalis superioris* auseinander.

Foramen caecum, blindes Loch: Liegt in der Fortsetzung der Crista nach unten oder wird gemeinsam mit dem Siebbein begrenzt. Enthält einen Fortsatz der Dura mater.

Die **Partes orbitales,** von ungefähr dreiseitiger Gestalt, bilden das Dach der Augenhöhle.

Fossa glandulae lacrimalis: Flache Grube dicht am Jochfortsatz zur Aufnahme der Tränendrüse.

Fovea trochlearis: Kleines Grübchen an der medialen Seite der Augenhöhle, zur Befestigung der Sehne des M. obliquus superior bulbi. Gelegentlich ist neben dem Grübchen ein Knochenstachel, *Spina trochlearis,* ausgebildet.

Incisura ethmoidalis: Siebbeinausschnitt zwischen den beiden Partes orbitales, der von der Lamina cribrosa des Siebbeins ausgefüllt wird. Die Ränder besitzen Gruben, Foveolae ethmoidales, die als Decke die oberen Siebbeinzellen abschließen.

Foramen ethmoidale anterius et posterius: Löcher für den Durchtritt von A., V. et N. ethmoidalis ant. et post.

Die **Pars nasalis** liegt als kleiner mittlerer Abschnitt des Stirnbeins zwischen den Augenhöhlen.

Spina nasalis ossis frontalis: Bildet eine Fortsetzung der

Scheidewand der Stirnhöhlen und dient der Anlagerung des Nasenbeins und des Stirnfortsatzes des Oberkiefers.

Sinus frontalis, Stirnhöhle: Nebenhöhle der Nase von wechselnder Ausdehnung, meist asymmetrisch entwickelt, liegt zwischen Lamina externa und interna des Knochens. Bei großer Ausdehnung dringt sie in das gesamte Orbitadach bis an die kleinen Keilbeinflügel vor.

Septum sinuum frontalium: Dünne, meist schief stehende Scheidewand.

Siebbein (Os ethmoidale)

Das Siebbein (schwarz in Abb. 5.7-31) liegt zwischen den beiden Augenhöhlen und bildet den oberen Teil der Nasenhöhle. Es erreicht nirgends die Außenseite des Schädels und besteht aus einer medianen, annähernd senkrecht eingestellten Scheidewand, **Lamina perpendicularis.** Diese ragt von der Nasenhöhle bis in die Schädelhöhle und wird hier von der horizontalen **Siebplatte** gekreuzt. An diese schließen sich die Seitenteile an, die das lufthaltige **Siebbeinlabyrinth,** *Labyrinthus ethmoidalis,* bilden und aus dünnsten Knochenplatten bestehen (Abb. 5.7-29). Gegen die Nasenhöhle zu entwickeln die Seitenteile die beiden Siebbeinmuscheln.

Lamina cribrosa, Siebplatte: Bildet das schmale Dach der Nasenhöhle. Auf ihr ruhen die Bulbi olfactorii des Gehirns. Sie ist siebartig für den Durchtritt der Fila olfactoria durchbrochen (*Foramina cribrosa*).

Crista galli, Hahnenkamm: Teil der senkrechten Lamelle, die in die Schädelhöhle vordringt und der Befestigung der Falx cerebri dient. Der vordere Rand bildet unten zwei kurze Fortsätze, Alae cristae galli, die sich an das Stirnbein anlegen und mit diesem das Foramen caecum umgrenzen.

Lamina perpendicularis: Bildet den oberen Teil der Nasenscheidewand. (Abb. 5.7-17)

Concha nasalis superior et media: Wie Teichmuscheln gebogene dünne Knochenplatten mit rauer Oberfläche. Die mittlere Muschel setzt sich vorn auf den Proc. frontalis des Oberkiefers, hinten auf das Gaumenbein fort, wo zur Anlagerung je eine Crista ethmoidalis ausgebildet ist. Über der oberen Muschel ist manchmal eine *Concha nasalis suprema* als Rest einer dritten Siebbeinmuschel ausgebildet. Die von der Konkavität der Muscheln teilweise begrenzten Räume werden als mittlerer bzw. oberer Nasengang, *Meatus nasi medius et superior,* bezeichnet.

Labyrinthus ethmoidalis, Siebbeinlabyrinth (Abb. 5.7-29): Ein Wabenwerk von verschieden großen Siebbeinzellen, die untereinander zusammenhängen. Die am äußeren Umfang liegenden Zellen werden durch entsprechende Knochendeckel der Nachbarknochen: Stirn-, Tränen-, Oberkiefer-, Gaumenbein und Keilbeinkörper, abgeschlossen.

Lamina orbitalis: Papierdünne, leicht zerstörbare Knochenwand als Abschluss der Siebbeinzellen gegen die Augenhöhle. Am oberen Rand liegen zwei Furchen, die mit dem Stirnbein das Foramen ethmoidale ant. und post. bilden.

Bulla ethmoidalis: Blasig aufgetriebene Siebbeinzelle unter der mittleren Muschel, Rest einer Nebenmuschel.

Processus uncinatus: Dünner, säbelartig gekrümmter Knochenfortsatz in der seitlichen Nasenwand, begrenzt

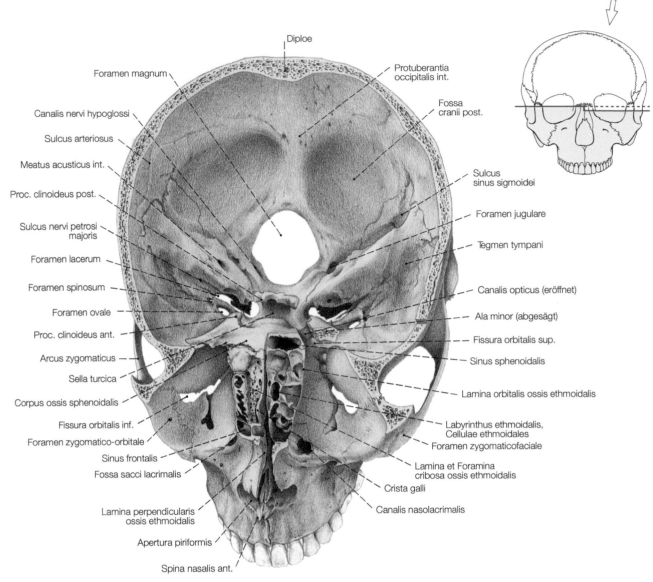

Diploe

Foramen magnum

Canalis nervi hypoglossi

Sulcus arteriosus

Meatus acusticus int.

Proc. clinoideus post.

Sulcus nervi petrosi majoris

Foramen lacerum

Foramen spinosum

Foramen ovale

Proc. clinoideus ant.

Arcus zygomaticus

Sella turcica

Corpus ossis sphenoidalis

Fissura orbitalis inf.

Foramen zygomatico-orbitale

Sinus frontalis

Fossa sacci lacrimalis

Lamina perpendicularis ossis ethmoidalis

Apertura piriformis

Spina nasalis ant.

Protuberantia occipitalis int.

Fossa cranii post.

Sulcus sinus sigmoidei

Foramen jugulare

Tegmen tympani

Canalis opticus (eröffnet)

Ala minor (abgesägt)

Fissura orbitalis sup.

Sinus sphenoidalis

Lamina orbitalis ossis ethmoidalis

Labyrinthus ethmoidalis, Cellulae ethmoidales

Foramen zygomaticofaciale

Lamina et Foramina cribosa ossis ethmoidalis

Crista galli

Canalis nasolacrimalis

Abb. 5.7-29   Horizontalschnitt durch den Schädel zur Darstellung der Lagebeziehungen des Siebbeins. Im Bereich der linken Orbita (rechte Bildseite) liegt die Schnittebene etwas tiefer, sodass die eröffneten Siebbeinzellen und die angeschnittene Keilbeinhöhle zu sehen sind. Aus der Ala minor des Keilbeins ist ein Knochenspan entfernt worden, um den Canalis opticus zu eröffnen (Anatomische Sammlung Marburg). Die schematische Zeichnung zeigt die Schnittebene an, der Pfeil entspricht der Blickrichtung.

zusammen mit der *Bulla ethmoidalis* den *Hiatus semilunaris.* Der Fortsatz erreicht die untere Muschel und wird ebenfalls als verkümmerte Muschel angesehen.
Hiatus semilunaris (Abb. 5.7-30): Sichelförmige Spalte zwischen Proc. uncinatus und Bulla ethmoidalis. Kieferhöhle, Stirnhöhle und vordere Siebbeinzellen münden hier in die Nasenhöhle.

Untere Muschel (Concha nasalis inferior)

Die untere Muschel bildet einen selbstständigen Knochen, der durch kleine Fortsätze in der Nachbarschaft befestigt ist (Abb. 5.7-30 u. 31). Der *Processus maxillaris* liegt dem unteren Rand des Eingangs zur Kieferhöhle an. Der *Processus ethmoidalis* reicht nach oben zur Vereinigung mit dem Proc. uncinatus. Der *Processus lacrimalis* ergänzt die

mediale Wand des Tränennasenganges. Durch diese Fortsätze wird der weite Eingang zur Kieferhöhle eingeengt, der weitere Verschluss wird von der Schleimhaut bewirkt.

Tränenbein (Os lacrimale)

Der dünne, etwa viereckige Knochen liegt vorn an der medialen Wand der Augenhöhle (Abb. 5.7-30 u. 15).

Sulcus lacrimalis: Tränenfurche, die durch den Stirnfortsatz des Oberkiefers zur *Fossa sacci lacrimalis* ergänzt wird.

Crista lacrimalis posterior: Scharfe Kante als hintere Grenze des Sulcus lacrimalis. Die Kante besitzt unten einen vorwärts gekrümmten Haken, *Hamulus lacrimalis,* der die untere Umrandung der Fossa sacci lacrimalis bildet.

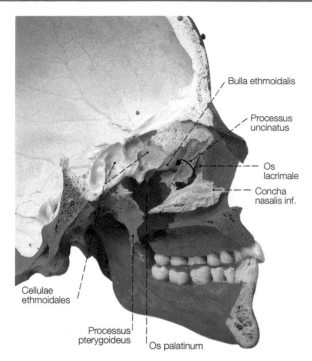

Bulla ethmoidalis

Processus uncinatus

Os lacrimale

Concha nasalis inf.

Cellulae ethmoidales

Processus pterygoideus

Os palatinum

Abb. 5.7-30 Sagittalschnitt durch den Schädel nahe der Medianebene. Obere und mittlere Nasenmuschel sind weggeschnitten, sodass man die seitliche und mittlere Nasenhöhlenwand überblicken kann. Beachte Processus uncinatus und Bulla ethmoidalis. Der gekrümmte Pfeil zeigt den Hiatus semilunaris an. Einige hintere Siebbeinzellen sind angeschnitten.

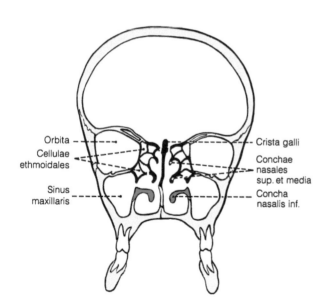

Orbita

Cellulae ethmoidales

Sinus maxillaris

Crista galli

Conchae nasales sup. et media

Concha nasalis inf.

Abb. 5.7-31 Frontalschnitt durch den Schädel. Siebbein schwarz, Concha nasalis inferior rosa.

Nasenbein (Os nasale)

Das Nasenbein (s. Abb. 5.7-13 u. 17) besteht aus einem rechteckigen paarigen Knochen, der mit seinem stärkeren Ende an der Pars nasalis des Stirnbeins verzahnt ist und in der Mitte auf der Spina nasalis des Stirnbeins und der Lamina perpendicularis des Siebbeins ruht. Der untere,

zugeschärfte Rand schiebt sich über den Knorpel, der vom Nasenseptum aus in den Nasenrücken reicht, *Cartilago septi nasi,* und den knöchernen Nasenrücken fortsetzt. Auf der Rückfläche der Knochen läuft in einer Rinne, *Sulcus ethmoidalis,* der N. ethmoidalis anterior, der mit kleinen Gefäßen durch ein kleines Loch auf die Haut des Nasenrückens durchtritt.

Pflugscharbein (Vomer)

Der unregelmäßig viereckige Knochen (s. Abb. 5.7-10a u. 20) steht wie eine Pflugschar auf dem Nasenboden, wobei die stumpfe Spitze vorangeht, und verbindet die Schädelbasis mit dem Gaumen. Er bildet einen Teil der Nasenscheidewand und steht selten genau in der Mitte.

Alae vomeris: Am oberen Ende weicht die Knochenplatte in zwei Flügel auseinander und umfasst das Rostrum sphenoidale des Keilbeinkörpers mit einer Einfalzung. Diese einmalige Verbindung von Schädelknochen nennt man **Schindylesis.**

Gaumenbein (Os palatinum)

Das Gaumenbein (Abb. 5.7-32) ist zwischen Oberkiefer und Proc. pterygoideus ossis sphenoidalis eingekeilt. Es schließt sich mit einer horizontalen Platte, *Lamina horizontalis,* dem Gaumenfortsatz des Oberkiefers hinten an und ergänzt mit einer vertikalen Platte, *Lamina perpendicularis,* die seitliche Nasenwand.

An der **Lamina horizontalis** (Abb. 5.7-20) findet man:

Crista nasalis: Knochenkamm, zu dem sich die mediane Gaumennaht dorsalwärts erhebt (Abb. 5.7-15).

Spina nasalis posterior, hinterer Nasenstachel: Fortsetzung der Crista (Abb. 5.7-17).

Foramen palatinum majus: Ausmündung des Canalis palatinus major am hinteren Rand des harten Gaumens in Höhe des Weisheitszahnes.

Die **Lamina perpendicularis,** eine dünne, vertikal stehende Platte legt sich vorn an den Oberkiefer und deckt dabei einen Teil der Öffnung des Sinus maxillaris, wobei ein besonderes Knochenplättchen, der Processus maxillaris, über den Rand der Öffnung überhängt. Hinten legt sich die Lamina perpendicularis an den Flügelfortsatz des Keilbeins.

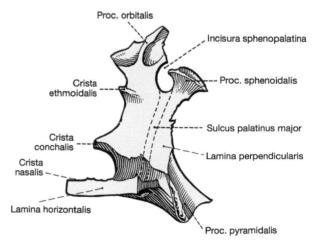

Proc. orbitalis

Incisura sphenopalatina

Proc. sphenoidalis

Crista ethmoidalis

Sulcus palatinus major

Lamina perpendicularis

Crista conchalis

Crista nasalis

Lamina horizontalis

Proc. pyramidalis

Abb. 5.7-32 Rechtes Gaumenbein von medial.

Crista conchalis: Eine waagerechte Leiste an der inneren, gegen die Nasenhöhle gerichteten Fläche zur Anlagerung der unteren Muschel. Eine entsprechende Leiste für die mittlere Muschel liegt darüber, *Crista ethmoidalis.*

Incisura sphenopalatina: Ausschnitt am oberen Rand der Lamina perpendicularis, der durch den Körper des Keilbeins zum Foramen sphenopalatinum geschlossen wird. Das Foramen führt von der Nasenhöhle in die Flügelgaumengrube.

Sulcus palatinus major: Eine Längsfurche auf der Außenfläche der vertikalen Platte. Sie wird durch Oberkiefer und Proc. pterygoideus zum Canalis palatinus major geschlossen.

Canalis palatinus major: Steigt an der Außenfläche der vertikalen Lamelle nach abwärts und mündet am Gaumen mit dem Foramen palatinum majus. Die Canales palatini minores zweigen sich von ihm ab, durchsetzen den Processus pyramidalis und münden an dessen Basalfläche mit den Foramina palatina minora.

Processus pyramidalis: Erstreckt sich nach hinten unten, legt sich an das hintere Ende des Alveolarfortsatzes und ragt zwischen die beiden Lamellen des Flügelfortsatzes des Keilbeins, hilft so die Fossa pterygoidea bilden. Er ist durchbohrt von den Canales palatini minores, die in den Foramina palatina minora ausmünden.

Processus orbitalis: Ist nach vorn und etwas nach lateral gerichtet und schaltet sich zwischen Oberkiefer, Siebbein und Keilbeinkörper ein. Der gegen das Siebbein gerichtete Teil ist zur Bedeckung einer Siebbeinzelle ausgehöhlt. Eine Fläche erreicht die Orbita in ihrer hinteren medialen Ecke, eine zweite wendet sich gegen die Flügelgaumengrube.

Processus sphenoidalis: Der hintere Fortsatz liegt hinter der Incisura sphenopalatina und legt sich der Unterfläche des Keilbeinkörpers an.

Joch- oder Wangenbein (Os zygomaticum)

Der ungefähr **dreiseitige Knochen** (s. Abb. 5.7-13) bildet die Brücke zwischen den Jochfortsätzen des Schläfen-, Oberkiefer- und Stirnbeins und erreicht den großen Keilbeinflügel. Die letztere Verbindung tritt erst bei den Primaten auf, wenn die Orbita sich gegen die Schläfengrube knöchern abschließt. Eine Fläche des Knochens sieht nach dem Gesicht zu (*Facies lateralis*), eine zweite nach der Schläfengegend (*Facies temporalis*), und eine dritte bildet einen Teil der lateralen Augenhöhlenwand (**Facies orbitalis**).

Processus temporalis: Geht horizontal nach hinten und verbindet sich mit dem Proc. zygomaticus des Schläfenbeins zum Arcus zygomaticus.

Processus maxillaris: Fortsatz zur Verbindung mit dem Oberkiefer.

Processus frontalis: Nach oben gerichteter Fortsatz zur Verbindung mit dem Stirnbein und dem Vorderrand des großen Keilbeinflügels.

Foramen zygomaticoorbitale: Öffnung an der Orbitalfläche, führt in einen Kanal, der sich im Jochbein in zwei Äste spaltet und die beiden folgenden Ausmündungen besitzt:

Foramen zygomaticofaciale: Öffnung lateral vom Orbitalrand auf der Wangenfläche, Austritt des gleichnamigen Nervs;

Foramen zygomaticotemporale: Öffnung auf der Temporalfläche, Austritt des gleichnamigen Nervs.

Oberkiefer (Maxilla)

Die beiden Oberkieferknochen (Abb. 5.7-7, 10a, 11, 13, 14 u. 33) stellen die knöcherne Grundlage des Mittelgesichts dar. Ihre Größe, Ausprägung und Stellung bestimmen im Wesentlichen die Form des Gesichts. Durch ihre vom Körper, *Corpus maxillae,* ausgehenden Fortsätze sind sie am Aufbau der Augen- und Nasenhöhle sowie des Gaumens mitbeteiligt.

Das **Corpus maxillae** enthält den *Sinus maxillaris,* die größte der Nasennebenhöhlen, die über eine weite Öffnung, den *Hiatus maxillaris,* zugänglich ist. Die Kieferhöhle besitzt einen konkaven Boden, an dessen tiefster Stelle die Wurzel des ersten Mahlzahns, *Dens molaris I,* liegt. Die Alveole des Eckzahns, *Dens caninus,* liegt in der Regel vor dem Sinus, während die Alveolen der folgenden Zähne sehr enge räumliche Beziehungen zum Sinus haben. Dies erklärt die Tatsache, dass sich die Kieferhöhle sowohl über das Cavum nasi als auch über Infekte an der Wurzel des ersten Mahlzahns entzünden kann.

Von dem zentralen Corpus maxillae gehen vier kräftige Fortsätze aus: *Processus frontalis,* **Stirnfortsatz,** *Processus zygomaticus,* **Jochfortsatz,** *Processus alveolaris,* **Zahnfortsatz,** und *Processus palatinus,* **Gaumenfortsatz.**

Processus zygomaticus

Der Jochfortsatz (Abb. 5.7-13) nimmt nach außen hin die Verbindung mit dem Jochbein auf, das den Oberkiefer mit dem Stirnbein und dem Schläfenbein verbindet. Hinten lehnt sich die Maxilla an das feste Widerlager des Processus pterygoideus des Keilbeins an (Abb. 5.7-33); sie besitzt hier einen flachen Vorsprung, das *Tuber maxillae.*

Processus alveolaris

Der Zahnbogen, *Arcus alveolaris,* trägt die Zahnfächer, *Alveoli dentales,* die in spongiösen Knochen eingebettet sind und durch Scheidewände, *Septa interalveolaria,* voneinander getrennt werden. Innerhalb eines Zahnfachs werden für mehrwurzelige Zähne weitere Unterteilungen durch die *Septa interradicularia* geschaffen. An den Außenflächen drängen die Zahnwurzeln den Knochen zu den *Juga alveolaria* vor. Über dem Alveolarfortsatz liegt der funktionell wichtige Basalbogen, der den Kaudruck aufnimmt und weiterleitet. Die Bogen beider Seiten werden durch die Gaumenfortsätze, *Processus palatini,* miteinander verbunden.

Processus palatinus

Die beiden Gaumenfortsätze (Abb. 5.7-19) bilden den größeren vorderen Anteil des harten Gaumens und sind in der *Sutura palatina mediana* miteinander verbunden. Dadurch entsteht eine schmale Leiste, *Crista nasalis,* die sich nach vorn als *Spina nasalis anterior* fortsetzt.

Der die oberen Schneidezähne (*Dentes incisivi*) tragende Teil des Oberkiefers heißt auch *Os incisivum* und ist beim Neugeborenen jederseits durch eine Naht, *Sutura incisiva,* vom Processus palatinus getrennt. Am Scheitelpunkt der

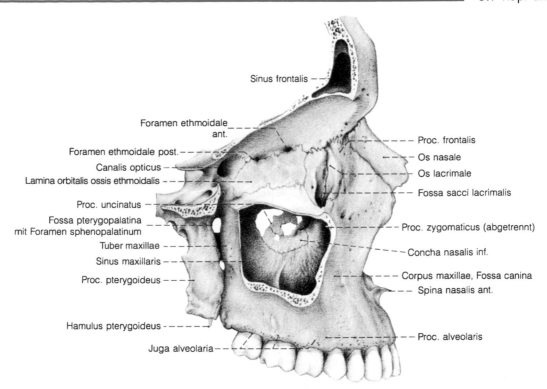

Abb. 5.7-33   Der Oberkiefer, Maxilla, von lateral nach Entfernung des Jochfortsatzes, mit Einblick in die Kieferhöhle. (Anatomische Sammlung Marburg)

Naht liegt das *Foramen incisivum,* die Mündung des *Canalis incisivus,* der Nasen- und Mundhöhle miteinander verbindet und durch den der Nervus und die Vasa nasopalatina ziehen.

Processus frontalis

Der Stirnfortsatz beteiligt sich mit einer hinter der *Crista lacrimalis anterior* gelegenen Eindellung an der Bildung der Tränensackgrube, *Fossa sacci lacrimalis,* und durch die Tränenfurche, *Sulcus lacrimalis,* zusammen mit dem Tränenbein und der unteren Muschel an der Bildung des Tränennasenkanals, *Canalis nasolacrimalis.*

Corpus maxillae

Die Vorderfläche des Oberkiefers, *Facies anterior,* ist an ihrer medialen Seite so ausgeschnitten, dass sie die vordere Nasenöffnung, *Apertura piriformis,* umschließen hilft (Abb. 5.7-13). Kurz oberhalb des Processus alveolaris zeigt die vordere Wand eine leichte Vertiefung, *Fossa canina.* Oberhalb der Fossa canina findet sich das variabel geformte und häufig asymmetrisch angelegte *Foramen infraorbitale,* aus dem der N. infraorbitalis heraustritt. Er verläuft im *Canalis infraorbitalis,* der am Boden der Orbita mit dem *Sulcus infraorbitalis* beginnt (Abb. 5.7-13, 15). Der Kanal liegt in der oberen Wand des Oberkiefers, *Facies orbitalis,* die mit einer dünnen Knochenlamelle gegen den Sinus maxillaris abgegrenzt ist. Der hintere abgestumpfte Rand der Facies orbitalis begrenzt zusammen mit dem großen Keilbeinflügel die *Fissura orbitalis inferior.*

Die der Nasenhöhle zugewandte *Facies nasalis* trägt am isolierten Knochen den weiten Hiatus maxillaris (Abb. 5.7-30, 33; 6-4). Seine Öffnung wird durch die Lamina perpendicularis des Gaumenbeins, den Processus maxillaris der unteren Nasenmuschel, den Processus uncinatus und die Bulla ethmoidalis zu einem sichelförmigen Spalt, *Hiatus semilunaris,* eingeengt.

Die hintere Fläche des Oberkiefers, *Facies infratemporalis,* sieht gegen die Flügelgaumengrube und besitzt an ihrem Tuber maxillae mehrere kleine *Foramina alveolaria* zum Eintritt der Zahnnerven, die in den *Canales alveolares* zu den Zähnen gelangen.

Unterkiefer (Mandibula)

Der Unterkiefer (Abb. 5.7-34) ist ein frei beweglicher, mit den kräftigen Kaumuskeln besetzter Knochen, der aus zwei ursprünglich getrennten symmetrischen Hälften besteht. Er stellt ein etwa parabolisch gebogenes Knochenstück dar, *Corpus mandibulae,* dessen hinteres Ende beiderseits zum Unterkieferast, *Ramus mandibulae,* aufgebogen ist. Wo beide ineinander übergehen, bildet sich der Astwinkel, *Angulus mandibulae,* der als Muskelapophyse dient und außen die *Tuberositas masseterica* für den M. masseter sowie innen die *Tuberositas pterygoidea* für den M. pterygoideus medialis aufweist. Der Astwinkel zwischen dem Hinterrand des Ramus mandibulae und der Unterfläche des Corpus *(Basis mandibulae)* ist beim Neugeborenen noch gestreckt (etwa 140°). Er nimmt aber später mit der Dentition auf etwa 120° ab. Im Greisenalter, nach dem Zahnausfall, wird der Astwinkel wieder größer.

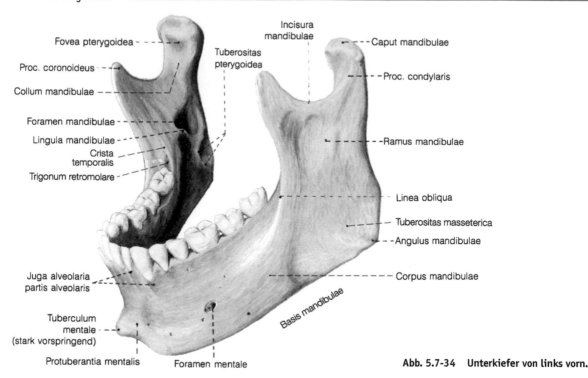

Fovea pterygoidea
Proc. coronoideus
Collum mandibulae
Foramen mandibulae
Lingula mandibulae
Crista temporalis
Trigonum retromolare

Incisura mandibulae
Tuberositas pterygoidea

Caput mandibulae
Proc. condylaris
Ramus mandibulae

Linea obliqua
Tuberositas masseterica
Angulus mandibulae
Corpus mandibulae

Juga alveolaria partis alveolaris
Tuberculum mentale (stark vorspringend)
Protuberantia mentalis
Foramen mentale

Basis mandibulae

Abb. 5.7-34 Unterkiefer von links vorn.

Ramus mandibulae

Der Unterkieferast bildet vorn oben eine weitere Muskelapophyse, den *Processus coronoideus*, der dem M. temporalis zum Ansatz dient. Er wird durch einen tiefen Einschnitt, *Incisura mandibulae*, vom Gelenkfortsatz, *Processus condylaris*, getrennt. Der vordere scharfe Rand des Processus coronoideus geht außen am Körper in eine Leiste, *Linea obliqua*, über. Ihr entspricht an der Innenseite des Processus coronoideus die *Crista temporalis*, die gegen die Alveole des 3. Molaren in ein Trigonum retromolare ausläuft. Die *Fossa retromolaris* liegt dagegen zwischen Linea obliqua und Crista temporalis (Abb. 5.7-34). Der Gelenkfortsatz trägt einen querovalen Kopf, *Caput mandibulae*, der durch einen kurzen Hals, *Collum mandibulae*, vom Unterkieferast abgesetzt und unter einem Winkel von 30° nach vorn durchgebogen ist *(Anteversio capitis mandibulae)*. An der Vorderseite des Halses liegt unterhalb des Kopfes die flache *Fovea pterygoidea*, die dem M. pterygoideus lateralis zum Ansatz dient.

An der Innenfläche des Kieferastes findet sich das *Foramen mandibulae* als Eingang in den *Canalis mandibulae*. Er wird von einer kleinen Knochenzacke überragt, der *Lingula mandibulae*, an der das Ligamentum sphenomandibulare ansetzt.

Die Lingula mandibulae kann von der Mundhöhle aus getastet werden und stellt eine wichtige Orientierungsmarke für den Zahnarzt bei der Leitungsanästhesie des N. alveolaris inferior dar.

Corpus mandibulae

An der Innenfläche sind zwei seichte Vertiefungen vorhanden, *Fovea submandibularis* und *Fovea sublingualis*, die durch die Anlagerung der beiden gleichnamigen Speicheldrüsen entstehen.

Der N. alveolaris inferior verläuft mit Begleitgefäßen im Canalis mandibulae und tritt an der Vorderseite des Corpus am *Foramen mentale* wieder nach außen. Das sich nach hinten und oben öffnende Foramen mentale liegt in den meisten Fällen unterhalb des 2. Prämolaren, weniger häufig unterhalb des Zwischenraumes zwischen 1. und 2. Prämolaren. Am Foramen mandibulae beginnt auf der inneren Oberfläche die *Linea mylohyoidea*, eine Leiste für den Ursprung des gleichnamigen Muskels (Abb. 5.7-40). Sie endet an einer Grube an der Innenfläche des Corpus, *Fossa digastrica*, für den M. digastricus. Unterhalb der Linea mylohyoidea verläuft im *Sulcus mylohyoideus* der gleichnamige Nerv.

Kleine, auf den Zug der Mm. geniohyoideus und genioglossus zurückgehende Knochenzacken, die *Spinae mentales* (Abb. 5.7-40), sind die Grundlagen einer Verstärkungszone des Corpus an der Biegungsstelle. Daher bricht der Kiefer bei einer Biegebeanspruchung durch äußere Gewalt stets seitwärts der Mitte, und die Spannungsspitzen liegen bei einer Biegung des herausgenommenen Kiefers etwa in der Gegend der Eckzahnalveole. Die ursprünglich dreieckige Kinnfuge bleibt als erhabenes Feld, *Tuberculum mentale* (Abb. 5.7-44), sichtbar. Der wulstige Vorsprung in der Medianen ist die *Protuberantia mentalis*.

Die *Pars alveolaris* der Mandibula zeigt den stärksten Formwandel während der verschiedenen Lebensalter.

Beim Neugeborenen besteht das Corpus zum größten Teil aus dem **Alveolarfortsatz**, dessen einzelne Alveolarkörbe sich mit den Zahnanlagen bilden und von einem schmalen Basalbogen unterzogen werden. Beim Greis hingegen ist der Alveolarfortsatz durch den Zahnverlust fast ganz verschwunden, und die Höhe des Körpers wird von dem starken Basalbogen eingenommen. **Wachstumsstörungen** in frühester Kindheit können zu abnormer Kleinheit des Unterkiefers, Mikrognathie, führen. Der Alveolarbogen, *Arcus alveolaris*, des Unterkiefers hat die Form einer Parabel

2. Grades und ist damit deutlich von dem des Oberkiefers verschieden. Die einzelnen Alveolen, *Alveoli dentales,* sind ebenfalls durch *Septa interalveolaria* getrennt und bilden an den Rändern der Pars alveolaris die *Juga alveolaria.*

Zungenbein (Os hyoideum)

Ebenso wie der Unterkiefer gehört das hufeisenförmig nach hinten gebogene Zungenbein (Abb. 5.7-41, 42) zum Viszeralskelett. Es ist aus Teilen des zweiten und dritten Pharyngealbogens entstanden. Aus deren Copula ist der Körper, **Corpus ossis hyoidei,** hervorgegangen. Vom lateralen Rand des Körpers entspringt das kleine Zungenbeinhorn, **Cornu minus,** das in sehr unterschiedlicher Weise verknöchert. Es steht durch das *Lig. stylohyoideum* mit dem Griffelfortsatz in Verbindung. Diese Verbindung kann vollständig verknöchert sein. Nach neueren Untersuchungen strahlen in das Lig. stylohyoideum Fasern ein, die von der Innenseite des Angulus mandibulae ausgehen. Dieser Komplex eines Lig. mandibulo-stylohyoideum ist klinischtopographisch insofern von Bedeutung, als es die Glandula parotis von der Glandula submandibularis trennt.

Das große Zungenbeinhorn, **Cornu majus,** gelegentlich nur durch Bindegewebe mit dem Körper an den Enden verbunden, richtet sich nach dorsal und hat ein knopfartig verdicktes Ende. Die großen Zungenbeinhörner können beim Lebenden gut getastet werden.

5.7.11 Kiefergelenk (Articulatio temporomandibularis)

Am Gelenk ist der Unterkieferkopf beteiligt, der durch einen *Discus articularis* von der Gelenkfläche an der Schuppe des Schläfenbeins getrennt ist. Vor dieser Gelenkgrube liegt der Gelenkhöcker, *Tuberculum articulare* (Abb. 5.7-35, 36).

Der walzenförmige **Unterkieferkopf,** *Caput mandibulae,* sitzt antevertiert auf dem Kieferhals, *Collum mandibulae.* Die Längsachsen der beiden Kieferwalzen zeigen ein wenig schräg nach hinten und medial. Sie schneiden sich vor dem Foramen magnum unter einem Winkel von 150–165°. Der Gelenkkopf ist vom vorderen bis zum hinteren Gelenkrand mit Faserknorpel überzogen.

Nur der vordere, von Faserknorpel überzogene Teil der **Fossa mandibularis,** der bis an die Fissura petrotympanica (GLASERsche Spalte) reicht, bildet die *Facies articularis.* Der hintere Teil mit dem am Rande der Fissur verlaufenden Nerv, der *Chorda tympani,* liegt extrakapsulär. Der Gelenkraum ist immer noch so groß, dass sich der Unterkieferkopf bei den Mahlbewegungen, also bei einer Drehung um eine vertikale Achse, schräg stellen kann. Nach vorn greift die Facies articularis auf das *Tuberculum articulare* über, das ebenso wie der vordere Abschnitt der Fossa mandibularis mit Faserknorpel überzogen ist. Dieser Gelenkhöcker bildet eine quer stehende Rolle, die von vorn nach hinten konvex gekrümmt ist und an deren Hinterfläche sich der Unterkieferkopf in der Ruhelage unter Zwischenschaltung des Diskus anlagert.

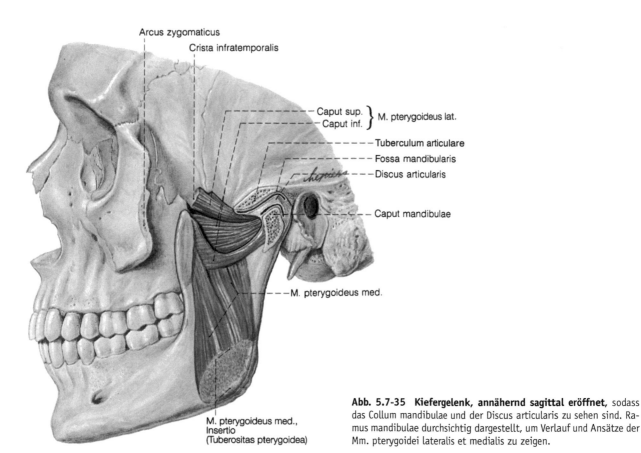

Arcus zygomaticus
Crista infratemporalis

Caput sup.
Caput inf. } M. pterygoideus lat.
Tuberculum articulare
Fossa mandibularis
Discus articularis
Caput mandibulae

M. pterygoideus med.

M. pterygoideus med., Insertio (Tuberositas pterygoidea)

Abb. 5.7-35 Kiefergelenk, annähernd sagittal eröffnet, sodass das Collum mandibulae und der Discus articularis zu sehen sind. Ramus mandibulae durchsichtig dargestellt, um Verlauf und Ansätze der Mm. pterygoidei lateralis et medialis zu zeigen.

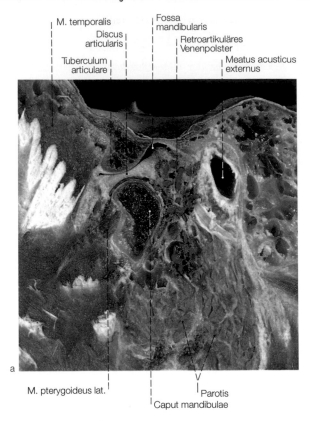

M. temporalis
Discus articularis
Tuberculum articulare
Fossa mandibularis
Retroartikuläres Venenpolster
Meatus acusticus externus

a

M. pterygoideus lat.
Caput mandibulae
V
Parotis

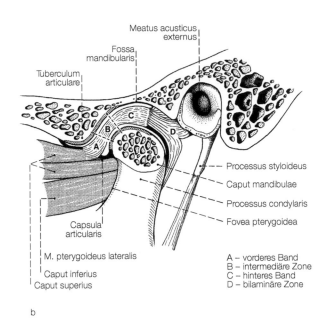

Meatus acusticus externus
Fossa mandibularis
Tuberculum articulare

C
B
A
D

Capsula articularis

M. pterygoideus lateralis

Caput inferius
Caput superius

Processus styloideus
Caput mandibulae
Processus condylaris
Fovea pterygoidea

A – vorderes Band
B – intermediäre Zone
C – hinteres Band
D – bilaminäre Zone

b

Abb. 5.7-36 Kiefergelenk.
(a) Sagittalschnitt durch die Kiefergelenkgegend mit injizierten Venen. Beachte den oberen und unteren Kiefergelenkspalt und den dorsalen Übergang des Discus articularis in das retroartikuläre plastische Venenpolster des Kiefergelenks.
(b) Sagittalschnitt durch das Kiefergelenk. Aufbau des Discus articularis (A – D) und seine Beziehung zum M. pterygoideus lateralis. Die Ausdehnung des Gelenkknorpels (Faserknorpel!) ist ebenfalls angedeutet (punktierte Schicht auf dem Tuberculum articulare und Caput mandibulae).

Der *Discus articularis* besteht aus unterschiedlichem Baumaterial. Die dünne, in der Mitte liegende **intermediäre Zone** ist aus straffem Bindegewebe aufgebaut, während die verdickten Randzonen (Klinik: **vorderes** und **hinteres Band**) aus Faserknorpel bestehen. Diese Verdickungen heften sich ringsum an die Gelenkkapsel und zerlegen das Gelenk in zwei Kammern (Abb. 5.7-35, 36). Der Diskus bedeckt kappenartig den Kieferkopf und begleitet ihn als transportable Pfanne bei seinen Verschiebungen. Zugleich bildet der Diskus mit seiner oberen Fläche eine Pfanne für den Gelenkhöcker.

Der Discus articularis des Kiefergelenks, der medial und lateral mit der Gelenkkapsel verwachsen ist, löst sich nach hinten in ein bindegewebiges, reichlich elastische Fasern enthaltendes Balkenwerk (**bilaminäre Zone**) auf, das den Gelenkraum dorsal begrenzt und nur durch die Synovialmembran von ihm getrennt ist. Eine eigentliche faserige hintere Gelenkkapselwand des Kiefergelenks gibt es somit nicht. In die Maschen des genannten Balkenwerks sind neben Fettzellen reichlich Blutgefäße – insbesondere ein dichtes venöses Geflecht – eingelagert. Die Venen besitzen meist sehr dünne Wände, an gewissen Stellen sind jedoch umschriebene Wandverdickungen vor allem aus glatter Muskulatur vorhanden, die als Sperrvorrichtungen zu werten sind. Auch Sperrarterien lassen sich in größerer Zahl feststellen. Vermöge dieser Anlagen ist das hinter dem Kiefergelenk gelegene Gewebe in der Lage, die Regelung

von Blutzu- und -abfuhr sicherzustellen. Man spricht vom **„retroartikulären plastischen Polster des Kiefergelenks"** (Abb. 5.7-36).

In den Discus articularis strahlen Fasern des M. pterygoideus lateralis nicht nur von vorn ein. Medial ist der Diskus auch mit der Oberseite des Muskels verheftet. Elektromyographisch wurde nachgewiesen, dass der gesamte M. pterygoideus lateralis Bewegungen, die im Kiefergelenk ablaufen, kontrolliert. Mittlere und laterale Abschnitte des Diskus werden außerdem noch von Fasern des M. masseter und M. temporalis erreicht. Sie beteiligen sich ebenfalls an der Steuerung der Kiefergelenkbewegungen.

Die **Gelenkkapsel** ist so weit, dass der Kieferkopf nach vorn vor das Tuberculum articulare luxieren kann, ohne dass sie reißt. Sie umfasst den Gelenkhöcker, heftet sich seitlich an den Rand der Gelenkpfanne und reicht bis zur Fissura petrotympanica. Die Fasern konvergieren trichterförmig zum Kieferkopf, an dem die Kapsel hinten weiter herabreicht als vorn. Die **Verstärkungsbänder** haben bei dem schlaffen Kapselsack keine große mechanische Bedeutung, eine vollkommene Zwangsläufigkeit besteht daher nicht. Eine gewisse Verstärkung erfährt nur die seitliche Kapselwand durch das *Lig. laterale* (Abb. 5.7-37). Ohne Beziehung zur Kapsel sind zwei an der Innenseite verlaufende Bandzüge: das *Lig. sphenomandibulare* (s. Abb. 5.7-41) und das *Lig. stylomandibulare* (Abb. 5.7-38). Das Erste zieht von der Schädelbasis (Spina ossis sphenoidalis) zur *Lingula*

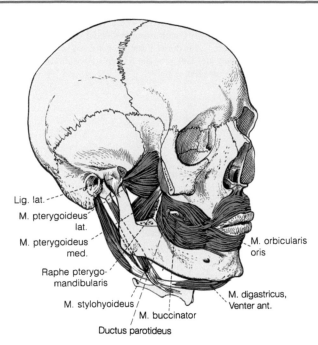

Abb. 5.7-37   Mm. pterygoidei von lateral und vorn. Jochbogen und ein Teil des Ramus mandibulae entfernt.

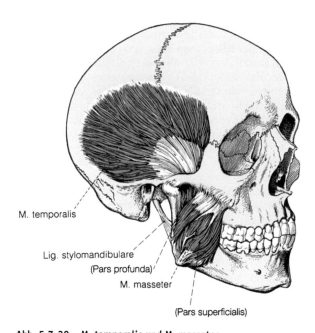

Abb. 5.7-38   M. temporalis und M. masseter.

mandibulae. Das Zweite zieht vom Griffelfortsatz zur Faszie des *M. pterygoideus medialis* und zum Kieferwinkel.

Mechanik des Kiefergelenks

Die Bewegungen des Unterkiefers sind abhängig vom Bau des Gelenks, vom Kontraktionsablauf der Kaumuskeln (und damit vom Nervensystem) sowie von Form und Stellung der Zähne, die zu einem Teil die Bewegungen führen und auf die alle Bewegungen hinzielen. Dazu kommt, dass stets beide Gelenke gleichzeitig tätig sein müssen. Ein Ge-

lenk für sich kann als isolierter Teil nicht verstanden werden, sondern nur als Glied dieses funktionellen Systems, zu dem auch die Okklusionsflächen der Zähne und die Kaumuskulatur gehören. Mit diesen muss es sich im Gleichgewicht halten, z. B. wenn das Gebiss im Laufe des Lebens Veränderungen unterliegt.

Das Kiefergelenk ermöglicht folgende Bewegungsformen:

Senken des Unterkiefers
(Öffnung des Mundes) —————————— Abduktion

Heben des Unterkiefers
(Schließen des Mundes) —————————— Adduktion

Translation nach **vorn**
(Vorschieben des Unterkiefers) —————— Protrusion

Translation nach **hinten**
(Zurückschieben des Unterkiefers) ———— Retrusion

Außenrotation eines Kondylus
(ipsilaterale Mahlbewegung nach außen) ——— Laterotrusion

Translation des kontralateralen Kondylus
nach vorne innen
(kontralaterale Bewegung nach innen) ——— Mediotrusion

Das Kauen ist eine zusammengesetzte Bewegung. In Bezug auf die Zahnkontakte müssen Artikulationsbewegungen *mit* und freie Bewegungen *ohne* Zahnkontakte auseinander gehalten werden.

Bei der **Ruhelage** des Unterkiefers sind die Zahnreihen nicht vollständig geschlossen. Der Unterkieferkopf steht nicht in der Tiefe der Gelenkgrube, sondern am hinteren Abhang des Gelenkhöckers. In der Fossa mandibularis liegt der dicke hintere Teil des Diskus. Wenn der Kopf nach hinten gebeugt wird, wie vielfach im Schlaf, sinkt auch der Unterkieferkopf tiefer in die Grube.

Die Hauptbewegungen sind das **Öffnen** und **Schließen** der Zahnreihen. Beim Öffnen gleitet der Unterkieferkopf mitsamt dem Diskus auf der schrägen Bahn des Gelenkhöckers nach vorn und unten. Diese Wanderung des Unterkieferkopfes kann man bei mageren Personen von außen sehen. Dabei entsteht zwischen dem Vorsprung des Caput mandibulae und der Ohrmuschel eine Grube auf der Haut. Auch durch Auflegen der Finger, noch besser durch Einführen eines Fingers in den äußeren Gehörgang kann man die Bewegung des Unterkieferkopfes fühlen. Man kann dann auch feststellen, dass es nicht möglich ist, den Kiefer zu öffnen, ohne dass der Unterkieferkopf nach vorn rutscht – eine Folge der bei der **Mundöffnung** auftretenden Kontraktion des *M. pterygoideus lateralis.*

Die Grube hinter dem Unterkieferast, in der die Ohrspeicheldrüse liegt, wird bei der Öffnungsbewegung im oberen Teil erweitert und im unteren Teil durch den Unterkieferwinkel etwas verengt. Die Parotis soll durch diese Massage zu lebhafter Ausschüttung des Sekrets angeregt werden.

Bei der **Öffnungsbewegung** findet in dem Gelenkspalt oberhalb des Diskus ein **Gleiten**, unterhalb ein **Drehen** statt, weswegen die obere Kammer auch geräumiger sein muss als die untere. Dieses Doppelgelenk wird auch als „Scharniergelenk mit beweglicher Pfanne" oder „transportables Gelenk" beschrieben. Die Bedeutung des Diskus liegt darin, zwischen Gelenkkopf und Gelenkpfanne bzw. Gelenkhöcker einen Ausgleich zu schaffen und zwischen der Gleitbahn und der Drehbahn zu vermitteln. Für dieses

515

Drehgleiten gibt es keine zum Schädel festliegende Achse, denn sonst müssten alle Unterkieferteile Abschnitte eines Kreisbogens beschreiben, was nicht der Fall ist. Man kann annehmen, dass die Drehung um eine quere, durch die Gelenkköpfe gelegte Achse erfolgt, die sich aber während der Öffnung verschiebt. Unter vereinfachten Annahmen kann man das Drehgleiten auch um eine quere Achse stattfinden lassen, die durch die Gegend des Foramen mandibulae geht. Hier liegen ungefähr die ruhigste Stelle des Unterkiefers sowie die Eintrittsstelle von Nerven und Gefäßen.

Wenn beim übermäßigen Öffnen des Mundes wie beim Gähnen, Erbrechen usw. der Gelenkkopf den Tiefpunkt des Gelenkhöckers nach vorn überschreitet, kann er sich vor dem Gelenkhöcker verhaken (**komplette Dislokation** bei genuiner und habitueller Luxation). Bei dieser doppelseitigen oder einseitigen Luxation können die Patienten den Mund nicht mehr schließen. Der Unterkiefer muss beim Einrenken zuerst nach abwärts und dann nach hinten gedrückt werden, um den Kopf unter dem Gelenkhöcker vorbeizuführen.

Für das **Vor-** und **Zurückschieben** hat der Unterkiefer bei geschlossenen Zahnreihen eine doppelte Führung: einerseits die Gleitbahn im Kiefergelenk, andererseits eine Gleitbahn an der Zahnreihe des Oberkiefers. Im Kiefergelenk ist vor allem die obere, z. T. aber auch die untere Gelenkkammer beteiligt. Die maximale Vorwärtsbewegung des Kondylus in Beziehung zum Os temporale hat ein Ausmaß von 15 mm, davon bewegt sich der Kondylus nur 7 mm gemeinsam mit dem Diskus und 8 mm ohne diesen.

Bei der **Mahlbewegung** dreht sich ein Unterkieferkopf („Arbeitsseite") um eine vertikale Achse, wobei er sich auch geringfügig lateralwärts bewegt, während der andere vorwärts und seitwärts gleitet („Balanceseite"). Dieser bewegt sich dabei auch leicht nach unten, da er aus der *Fossa mandibularis* heraustritt. Dadurch werden die Zahnreihen dieser Seite zum Klaffen gebracht und der Bissen in die offene Zahnreihe hineingeschoben. Das Kinn verschiebt sich nach der Seite des Kieferkopfes, der die Achse der Bewegung bildet.

Die Ausbildung des Kiefergelenks ist individuell geprägt und steht im Zusammenhang mit der Beschaffenheit des Gebisses sowie der Bisslage.

Weitere Beziehungen zwischen Bezahnung und Kiefergelenk sind bei verschiedenen Bissarten festgestellt worden. So findet man bei den geraden Bissarten, bei denen die Schneidekanten der unteren und oberen Zähne wie die Schneidekanten einer Zange senkrecht aufeinander treffen, die flache Gelenkform, bei der das Tuberkulum einen flachen Neigungswinkel besitzt und der Unterkieferhals gerade nach oben gerichtet ist. Begünstigt durch das flache Tuberkulum, werden in diesem Gelenk hauptsächlich Seitenbewegungen ausgeführt, das Gelenk wird als Gleitgelenk charakterisiert.

Umgekehrt findet man bei den stark übergreifenden Bissarten, bei denen die oberen Frontzähne so stark über die unteren übergreifen, dass die Letzteren vorn weitgehend verdeckt werden, ein Gelenk mit steiler Neigung des Tuberkulums, mit stark gekrümmtem Unterkieferkopf und einer ausgesprochenen Umbiegung des Kieferhalses nach vorn. Durch das Übergreifen der Eck- bzw. Frontzähne sind die Seitenbewegungen beschränkt, es herrschen die Drehbewegungen vor. So hat man neben dem normalen Kiefergelenk das Gleitgelenk bei geraden Bissarten und das Drehgelenk bei stark übergreifendem Biss unterschieden.

Infolge von Lückengebissen und Zahnprothesen treten Umbauten am Gelenk ein, die als Anpassungen aufzufassen sind.

Heute werden Gebiss, Kieferknochen, Kiefergelenke und Kaumuskeln als einander beeinflussende Glieder eines funktionellen Systems begriffen. Aus dieser Erkenntnis heraus hat man gelernt, Besonderheiten des Gelenks, die früher als Varianten betrachtet wurden, zu beurteilen.

5.7.12 Kaumuskeln

M. temporalis
M. masseter
M. pterygoideus medialis
M. pterygoideus lateralis

Die Kaumuskeln wirken ausschließlich auf das Kiefergelenk. Als Abkömmlinge des I. Pharyngealbogens werden sie von Ästen des *N. mandibularis* (3. Ast des N. trigeminus, V3) innerviert. Die Muskeln, die vom Zungenbein ausgehend an der Mandibula angreifen (suprahyale Muskeln) sind ebenfalls an Bewegungen im Kiefergelenk beteiligt, erfüllen aber auch andere Funktionen. Diese Muskeln werden gesondert im nächsten Kapitel behandelt.

M. temporalis

Der **Schläfenmuskel** (Abb. 5.7-38 u. 39) ist ein fächerförmiger flacher Muskel. Sein **Ursprung** bedeckt die Außenseite der Facies temporalis der Schläfenbeinschuppe zwischen Linea temporalis inferior und Crista infratemporalis. Er füllt die Fossa temporalis und infratemporalis nahezu vollständig aus. Die **vorderen Abschnitte** entspringen von der Hinterfläche des Os zygomaticum und angrenzenden Abschnitten des Os frontale und der Ala major des Os sphenoidale. Die am weitesten **dorsal** gelegenen **Muskelabschnitte** entspringen im hinteren Bereich des Os parietale nahe der Sutura lambdoidea. Diese Fasern verlaufen nahezu horizontal. Eine tiefe **mediale Muskelportion** entspringt an der Schädelbasis zwischen Crista infratemporalis und dem Eingang der Fossa pterygopalatina. Der Muskel wird von einer kräftigen Faszie bedeckt, **Fascia temporalis profunda**, die gleichzeitig als Ursprung für Muskelfasern dient. Dadurch entsteht eine interne Fiederung (Abb. 5.7-39). Der **Ansatz** umgreift den **Processus coronoideus** der Mandibula und reicht auf der Innenseite weiter hinab bis zur Crista temporalis. Von den Sehnenanteilen auf der Innenseite der Mandibula strahlen Bündel in die Faszie des M. buccinator ein (*Fascia buccotemporalis*).
Funktion: Stärkster Kaumuskel mit Hauptfunktion beim Schließen der Zähne (**Adduktion**, **Beißen**). Die tiefen medialen Abschnitte ziehen den Unterkiefer nach vorn (**Protrusion**). Die hinteren Abschnitte bewirken eine entgegengesetzte Bewegung (**Retrusion**). Diese retrahierenden Fasern wirken im Zusammenspiel mit der protrahierenden Wirkung des M. pterygoideus lateralis, der den Proc. condylaris nach vorne zieht (Kontrolle der Kondylusposition in der Fossa mandibularis).
Innervation: *Nn. temporales profundi* des N. mandibularis (V3).

Fascia temporalis. Die Muskelfaszie reicht von der Linea temporalis superior bis zum Jochbogen. Oberhalb des Jochbogens spaltet sie sich in zwei Blätter, von denen das oberflächliche, *Lamina superficialis*, an der Außenseite, das tiefe, *Lamina profunda*, an der Innenseite der Knochen-

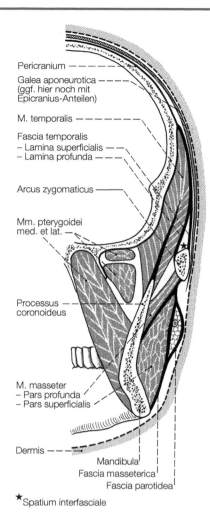

Pericranium

Galea aponeurotica
(ggf. hier noch mit
Epicranius-Anteilen)

M. temporalis

Fascia temporalis
– Lamina superficialis
– Lamina profunda

Arcus zygomaticus

Mm. pterygoidei
med. et lat.

Processus
coronoideus

M. masseter
– Pars profunda
– Pars superficialis

Dermis

Mandibula
Fascia masseterica
Fascia parotidea

*Spatium interfasciale

Abb. 5.7-39 Kaumuskeln und Fascia temporalis im Frontalschnitt.

spange ansetzen (Abb. 5.7-39). Der Raum zwischen beiden Blättern ist mit Fettgewebe gefüllt. Auch zwischen dem tiefen Blatt und dem Sehnenspiegel des Muskels sind Fettträubchen eingelagert.

Findet nach schwerer Krankheit oder im Alter ein starker Fettschwund statt, sinken die Schläfen ein. Im Alter wird außerdem der Muskel selbst schwächer, besonders nach Verlust der Zähne; dann bildet sich auch der Processus coronoideus zu einem schmalen Fortsatz zurück.

M. masseter

Der *M. masseter* (Abb. 5.7-38, 39 u. 42) bedeckt den Unterkieferast von außen und ist während der Kautätigkeit als viereckiger Wulst beim Lebenden sehr deutlich zu sehen. Er lässt zwei Portionen erkennen: eine oberflächliche, schräg stehende *Pars superficialis,* deren **Ursprung** am Jochbogen nach vorn gerückt ist, und eine tiefe, senkrecht verlaufende *Pars profunda,* die nur dicht vor dem Kiefergelenk sichtbar wird. Beide Teile bilden eine Tasche, die von hinten her zugänglich ist. Die mehrfach gefiederte äußere Muskelschicht zieht schräg nach unten zum *Angulus mandibulae.* Der **Ansatz** befindet sich außen an der *Tuberositas*

masseterica. Die tiefe Schicht inseriert an der Außenfläche des Ramus mandibulae.

Die Insertion des Masseter kann bis auf den Processus coronoideus hinaufreichen, sodass eine Verbindung mit dem Temporalis zustande kommt. Die tiefe Schicht ist auch ihrem Bau nach von der oberflächlichen unterschieden, sie besitzt feinere Muskelfasern und auffallend viele Muskelspindeln. Auf dem Masseter liegt die Ohrspeicheldrüse, die beide von einer gemeinsamen Hülle überzogen werden; wo sie den Muskel bedeckt, heißt sie *Fascia masseterica* (Abb. 5.7-39).

Der Muskel ist am **Beißakt** (Adduktion), aber auch an der **Protrusion der Mandibula** beteiligt, bei einseitiger Aktion auch an der **Mahlbewegung** (Laterotrusion).

Dringt man zwischen dem vorderen Rand des Masseter und dem Wangenmuskel nach hinten, gelangt man in eine Tasche, in der sich ein Teil des Corpus adiposum buccae (BICHATscher Fettpfropf) findet (s. Abb. 5.7-47). Der Fettpfropf wird beim Öffnen des Kiefers in die Tasche eingesogen und tritt beim Kieferschluss wieder nach vorn. Er verhält sich etwa wie der Fettkörper des Kniegelenks, der vom Luftdruck in den eröffneten Kniegelenkspalt hineingedrückt wird. Es handelt sich um Baufett, das auch bei starker Abmagerung nur teilweise entspeichert wird.

Innervation: *N. massetericus* des N. mandibularis (V3).

M. pterygoideus medialis

Der *M. pterygoideus medialis* (s. Abb. 5.7-37, 39 u. 40) bedeckt die Innenfläche des Ramus mandibulae und bildet somit ein Gegenstück zum Masseter. Am Kieferwinkel stoßen beide Muskeln in einem Sehnenstreifen zusammen und umfassen die Mandibula mit einer Muskelschlinge. Der **Ursprung** des Muskels befindet sich in der Fossa pterygoidea, an der äußeren Lamelle des Flügelfortsatzes und am Tuber maxillae. An der Innenseite des Kieferwinkels, *Angulus mandibulae,* liegt gegenüber der Masseterinsertion die *Tuberositas pterygoidea,* die dem Muskel zum **Ansatz** dient. Funktionell ist der M. pterygoideus medialis ein **Synergist des M. masseter.**

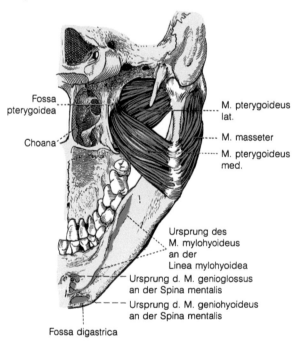

Fossa
pterygoidea

Choana

M. pterygoideus
lat.

M. masseter

M. pterygoideus
med.

Ursprung des
M. mylohyoideus
an der
Linea mylohyoidea

Ursprung d. M. genioglossus
an der Spina mentalis

Ursprung d. M. geniohyoideus
an der Spina mentalis

Fossa digastrica

Abb. 5.7-40 Kaumuskeln von hinten und unten. Am Unterkiefer Muskelursprünge eingetragen.

Innervation: *N. pterygoideus medialis* des N. mandibularis (V3).

M. pterygoideus lateralis

Der **Ursprung** des Muskels befindet sich mit seinem Hauptanteil *(Caput inferius)* an der Seitenfläche der *Lamina lateralis processus pterygoidei* und mit einem kleineren oberen Anteil *(Caput superius)* an Facies und Crista infratemporalis der Ala major ossis sphenoidalis. Die obere Portion geht vor allem medial in den Diskus des Kiefergelenks über. Die untere Portion inseriert in der *Fovea pterygoidea* des Processus condylaris mandibulae.

Wesentlich am *M. pterygoideus lateralis* (Abb. 5.7-35 bis 37 u. 40, 41) ist die Tatsache, dass der Ursprung **vor** dem Ansatz am Gelenkfortsatz liegt, sodass die fast horizontal verlaufenden Muskelfasern den **Unterkiefer nach vorn ziehen** können (Protrusion) (Abb. 5.7-41). Der Pterygoideus lateralis ist jedoch auch für die **Öffnungsbewegung** (Abduktion) wichtig.

Innervation: *N. pterygoideus lateralis* des N. mandibularis (V3).

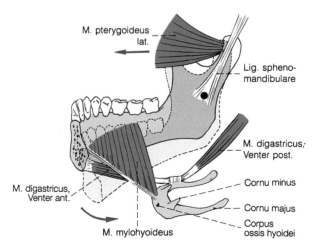

Abb. 5.7-41 Kieferöffnung durch Pterygoideus lateralis, Rapheteil des Mylohyoideus und Digastricus. Die punktierte Kontur stellt die Lage des geöffneten Kiefers dar. Die Drehachse des Unterkiefers (●) befindet sich im Bereich des Ansatzes des Lig. sphenomandibulare.

5.7.13 Funktionelle Gesichtspunkte der Kaumuskulatur

Die **Schließmuskeln** (Adduktoren) **der Kieferzange** sind von der Kraftentfaltung her in absteigender Reihe der Temporalis, der Masseter und der Pterygoideus medialis.

Beim **Vorschub** des Unterkiefers sind vor allem die beiden *Mm. pterygoidei laterales* aktiv, aber auch die *Mm. pterygoidei mediales* und *masseterici* sowie die medialen Portionen der *Mm. temporales* beteiligt. Die **Mahlbewegung** wird durch einseitige Aktivierung der genannten Muskeln bewirkt.

Das **Rückgleiten** des Unterkiefers (Retrusion) erfolgt durch das hintere Drittel des Temporalis sowie durch die Zungenbeinmuskulatur und wird von den Fasern der tiefen Masseterportion unterstützt.

An der **Mundöffnung** (Abduktion) sind neben dem Pterygoideus lateralis die Mundbodenmuskeln, vor allem der Mylohyoideus und Digastricus, beteiligt (Abb. 5.7-41 bis 43).

Während die Mm. pterygoidei laterales den Unterkieferkopf vorziehen (Protrusion), ziehen obere Zungenbeinmuskeln (M. digastricus, M. mylohyoideus und M. geniohyoideus) im Zusammenwirken mit den unteren Zungenbeinmuskeln (s. unten) den Unterkieferkörper abwärts (Abduktion). Bei maximaler Öffnung greifen die Schließmuskeln, vor allem der M. temporalis, bremsend ein. Leichte Öffnung erfolgt schon bei Tonusverminderung der Schließmuskeln durch das Gewicht des Unterkiefers (Schlaf in sitzender Stellung, nach dem Tode). Wird bei aktivierter Zungenbeinmuskulatur durch gleichzeitige Kontraktion aller Schließmuskeln die Mundöffnung verhindert, so resultiert eine Vorbeugung des Kopfes.

Die Kieferöffnung kann aber auch erfolgen, wenn der Unterkiefer festgestellt und der Schädel durch die Nackenmuskeln im Atlantookzipitalgelenk nach hinten gekippt wird. Dann werden die Nackenmuskeln zu Öffnern des Kiefers. Wenn man einen Bissen zum Mund führt, senkt man den Kiefer und hebt meist den Schädel, sodass beide Zahnreihen wie die Schaufeln eines Baggers auseinander weichen.

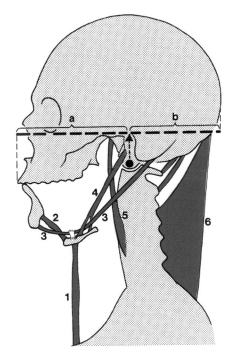

Abb. 5.7-42 Fixierung der Kopfstellung und des Zungenbeins durch Muskelgruppen. Der Drehpunkt des Atlantookzipitalgelenks liegt knapp unter der Frankfurter Horizontale (a + b, S. 435). Der Hebelarm und das daraus resultierende Drehmoment des Vorderschädels (a) ist erheblich größer als das des hinteren Schädels (b). Deshalb ist die Nackenmuskulatur kräftiger als die prävertebrale und Zungenbeinmuskulatur entwickelt. Bei festgestelltem Zungenbein kann der Digastricus durch die Schlaufen am Zungenbein hindurchschlüpfen und wirkt als Mundöffner. Ebenfalls ist die Nackenmuskulatur indirekt an Mundbewegungen beteiligt und spielt beim Abbeißvorgang (Abbrechen) von mit der Hand gehaltener fester Nahrung (z. B. Apfel, Mohrrübe) eine aktive Rolle. 1 = Untere Zungenbeinmuskulatur; 2 = M. mylohyoideus, M. geniohyoideus; 3 = M. digastricus; 4 = M. stylohyoideus; 5 = Prävertebrale Muskeln; 6 = Nackenmuskeln.

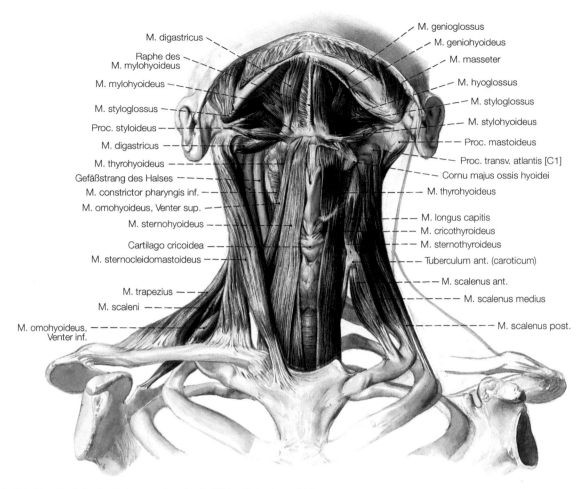

M. digastricus
Raphe des M. mylohyoideus
M. mylohyoideus
M. styloglossus
Proc. styloideus
M. digastricus
M. thyrohyoideus
Gefäßstrang des Halses
M. constrictor pharyngis inf.
M. omohyoideus, Venter sup.
M. sternohyoideus
Cartilago cricoidea
M. sternocleidomastoideus
M. trapezius
M. scaleni
M. omohyoideus, Venter inf.

M. genioglossus
M. geniohyoideus
M. masseter
M. hyoglossus
M. styloglossus
M. stylohyoideus
Proc. mastoideus
Proc. transv. atlantis [C1]
Cornu majus ossis hyoidei
M. thyrohyoideus
M. longus capitis
M. cricothyroideus
M. sternothyroideus
Tuberculum ant. (caroticum)
M. scalenus ant.
M. scalenus medius
M. scalenus post.

Abb. 5.7-43 Muskeln des Halses. Rechts oberflächliche, links tiefe Schicht.

Die **Kraft der Schließmuskeln** kommt offenbar in erster Linie zwischen den Zahnreihen zur Geltung. Indessen lässt sich die aus dem physiologischen Querschnitt der Schließmuskeln errechnete Muskelkraft nicht restlos in nutzbare Kauarbeit umsetzen. Wenn die Zahnreihen geschlossen sind, könnten die Schließmuskeln sich noch weiter verkürzen, es besteht eine sog. „Übersuffizienz". Wird der Druck weiter gesteigert, dann wird schließlich die Wurzelhaut schmerzhaft, sodass hier eine Grenze für den Druck gelegen ist. Bei reflektorischer Maximalkontraktion der Schließmuskeln kann es sogar zu einer Beschädigung der Zähne kommen. Der im Leben gemessene relative Quetschdruck zwischen den Molaren ist geringer als die theoretisch errechneten Kräfte; er soll im Mahlzahnbereich bis 700 N, im Schneidezahngebiet noch unter 200 N betragen. Als abgerundete Werte haben sich ergeben für den Masseter 280 N, den Temporalis 350 N, den Pterygoideus medialis 180 N und den Pterygoideus lateralis 170 N. Diese Kräfte sollen sich in unterschiedlicher Weise auf die verschiedenen Funktionen des Unterkiefers verteilen.

Beim Neugeborenen sind die Kaumuskeln in ihrer relativen Mächtigkeit zueinander verschieden vom Erwachsenen. Beim zahnlosen Greisenkiefer wiederum zeigt sich eine rückschrittliche Veränderung an den Kaumuskeln ebenso wie ein Umbau am Kieferknochen, am Kieferwinkel, am Muskelfortsatz und am Kiefergelenk.

Bei einer einseitigen Lähmung der Kaumuskeln im engeren Sinne, einschließlich des Mylohyoideus und vorderen Digastricus-Bauchs, ist der Kieferschluss fast ungestört. Bei einer Öffnung aber weicht der Unterkiefer nach der Seite der Lähmung ab.

5.7.14 Zungenbeinmuskeln

Obere Zungenbeinmuskeln

M. digastricus
M. stylohyoideus
M. mylohyoideus
M. geniohyoideus

Diese Muskelgruppe beteiligt sich an der **Bildung des Mundbodens.** Die Muskeln werden von Kopfnerven versorgt und gehören daher, obwohl sie am Hals liegen, zu den Kopfmuskeln.

M. digastricus

Die **Ursprünge** des zweibäuchigen Muskels (s. Abb. 5.7-37, 41 bis 43) liegen in der Incisura mastoidea des Os temporale (*Venter posterior*) und Fossa digastrica der Mandibula

(*Venter anterior*). Der **Ansatz** der beiden Bäuche liegt am Zungenbein. Dort sind beide Bäuche durch eine Zwischensehne verbunden, die im Umfeld des Cornu minus des Zungenbeins durch eine Bandschlaufe befestigt ist. Der hintere Bauch kann mit dem M. stylohyoideus verschmolzen sein.

Funktion: Beim Schluckvorgang hebt er das Zungenbein, bei fest stehendem Zungenbein hilft der Muskel den Mund zu öffnen.

Innervation: Venter anterior: *N. mylohyoideus.* Venter posterior: *N. facialis.*

M. stylohyoideus

Von seinem **Ursprung** am Processus styloideus aus zieht der schlanke, spindelförmige Muskel zum Zungenbein, wo er sich in zwei Bündel spaltet, um die Zwischensehne des Digastricus zu umfassen (Abb. 5.7-37, 41 bis 43). Der **Ansatz** befindet sich an der Basis des großen Zungenbeinhorns.

Funktion: Der Muskel zieht das Zungenbein nach hinten oben (wichtig beim Schluckvorgang).

Innervation: *N. facialis.*

M. mylohyoideus

Der *M. mylohyoideus* (Abb. 5.7-41, 43) bildet den Boden der Mundhöhle. Die Muskelfasern beider Seiten verspannen wie eine quer liegende Gurtung den Bogen des Unterkiefers. Der **Ursprung** liegt an der *Linea mylohyoidea*, im vorderen Drittel regelhaft gestuft, an der Innenseite des Unterkiefers (Abb. 5.7-40). Die Fasern verlaufen medianwärts. Der **Ansatz** hinterer Fasern befindet sich am Zungenbeinkörper, die vorderen treffen sich in einem bindegewebigen Streifen, *Raphe*, der in der Mittellinie von der Innenseite des Kinns zum Zungenbein verläuft.

Der Muskel unterstützt die Zunge und kann sie mit dem Zungenbein heben, andererseits kann er sich bei fest stehendem Zungenbein an der Öffnung der Kiefer beteiligen. Die Raphe ist im Mittel 5 cm lang.

Innervation: *N. mylohyoideus* des N. mandibularis (V3).

M. geniohyoideus

Der M. geniohyoideus (Abb. 5.7-42, 43) wird vom Mylohyoideus bedeckt und hat seinen **Ursprung** an den unteren Zacken der *Spina mentalis* des Corpus mandibulae (Abb. 5.7-40). Er verläuft dicht neben dem Muskel der anderen Seite zum Körper des Zungenbeins.

Der M. geniohyoideus ist seiner Abstammung nach ein Rumpfmuskel, der bis zum Zungenbein vorgerückt ist. Er hat ähnliche Wirkung wie der vordere Bauch des Digastricus, mit dem er parallel verläuft.

Innervation: Plexus cervicalis (C2) via *N. hypoglossus.*

Untere Zungenbeinmuskeln

M. sternohyoideus
M. sternothyroideus
M. thyrohyoideus
M. omohyoideus

Diese Gruppe gehört zu den Längsmuskeln der vorderen Rumpfwand, die am Bauch den M. rectus abdominis bilden. Das Rektussystem am Rumpf wird gewissermaßen am Hals fortgeführt und findet hier seine Anheftung an Abkömmlingen der Kiemenbogen: Zungenbein und Schildknorpel. Die Muskeln werden von Zervikalnerven auf dem Weg über die *Ansa cervicalis* innerviert.

Es handelt sich um vier bandförmige Muskeln, deren Namen Ursprung und Ansatz bezeichnen. Sie bedecken die Halseingeweide, die Schilddrüse und die Luftröhre. Der Kehlkopf drängt sich in der Mittellinie hervor.

M. sternohyoideus

Sein **Ursprung** liegt an der Rückfläche des Brustbeins sowie lateral vom Schlüsselbein (s. Abb. 5.7-43). Die Muskeln beider Seiten konvergieren nach oben zum **Ansatz** am unteren Rand des Zungenbeinkörpers.

Innervation: Aus den Segmenten C1 und C2 über einen Ast aus dem *N. hypoglossus.*

M. sternothyroideus

Sein **Ursprung** liegt etwas tiefer und weiter medialwärts als der vorige an der Innenfläche des Manubriums. Er inseriert an einer schrägen Linie, *Linea obliqua*, an der Seitenfläche des Schildknorpels (s. Abb. 5.7-43). Häufig besteht im unteren Abschnitt eine *Intersectio tendinea*. Er bedeckt die Seitenlappen der Schilddrüse.

Innervation: *Ansa cervicalis* (C2–C4).

M. thyrohyoideus

Der Thyrohyoideus bildet die Fortsetzung des Sternothyroideus zum Zungenbein, sodass beide als ein Muskel betrachtet werden können, der am Schildknorpel eine Unterbrechung erfährt (s. Abb. 5.7-43). Da die seitlichen Fasern des Sternothyroideus sich direkt in den Thyrohyoideus fortsetzen, ist diese Unterbrechung unvollständig.

An seiner medialen Seite zieht zuweilen ein Muskel vom Zungenbein oder Schildknorpel zur Kapsel der Schilddrüse, der *M. levator glandulae thyroideae*. Dieser bietet viele Variationen und ist eine Abspaltung aus einem seiner Nachbarmuskeln.

Innervation: Radix superior der *Ansa cervicalis* (C1–C2).

M. omohyoideus

Der zweibäuchige Muskel hat seinen **Ursprung** am oberen Rand des Schulterblatts (= Omoplata, veraltete anatomische Bezeichnung für Schulterblatt) nahe am Lig. transversum scapulae superius oder an der Wurzel des Processus coracoideus (s. Abb. 5.7-43). In bogenförmigem Verlauf erreicht er den Zungenbeinkörper, wo sich der **Ansatz** seitwärts vom Sternohyoideus befindet. Die Zwischensehne liegt an der Kreuzung mit den großen Halsgefäßen und ist mit der *Lamina pretrachealis fasciae cervicalis* verwachsen, die der Muskel zu spannen vermag. Der untere Bauch, Venter inferior, kann vom Schlüsselbein einen überzähligen Ursprung beziehen.

Innervation: Der obere Bauch wird von der Radix superior (C1–C2), der untere Bauch von der Radix inferior (C2–C4) der *Ansa cervicalis* versorgt.

Wirkung der Zungenbeinmuskeln

Die Zungenbeinmuskeln regulieren die Lagebeziehungen eines **vielgliedrigen Systems,** dessen passive Anteile aus dem Unterkiefer, dem Zungenbein, dem Kehlkopf und der Luftröhre bestehen. Die Teile sind auch durch Bänder untereinander verknüpft und bilden in ihrer Gesamtheit den elastischen Schlauch der Halseingeweide, der an Unterkiefer und Schädelbasis aufgehängt ist. Auf diesen Strang wirken nach abwärts die Schwerkraft und der **elastische Zug der Luftröhre,** der den Kehlkopf gegen den Brustkorb zu ziehen sucht und beim Rückbeugen des Kopfes so stark werden kann, dass es fast unmöglich wird, gegen diesen Widerstand den Kehlkopf zu heben.

Die Unterteilung des tiefen Zuges der unteren Zungenbeinmuskeln in einen Sternothyroideus und einen Thyrohyoideus hat den Sinn, den Abstand zwischen Zungenbein und Kehlkopf noch besonders zu regulieren. Wenn z.B. beim Schlucken der Thyrohyoideus sich verkürzt, wird der Kehlkopf an das Zungenbein herangezogen, wobei der Kehldeckel durch den ihm vorgelagerten Kehlkopf-Fettkörper nach hinten gedrängt wird. Der *Thyrohyoideus* ist somit am Verschlussmechanismus des Kehlkopfs beim Schlucken beteiligt.

Schließlich können obere und untere Zungenbeinmuskeln mit ihren längs verlaufenden Zügen Kopf und Halswirbelsäule vorneigen, wenn dabei die Schließmuskeln der Kiefer eine Öffnungsbewegung verhindern. Die vorderen Halsmuskeln haben für die Vorneigung ein viel größeres Moment als die tiefen (Longus colli und Longus capitis). Sinkt das Kinn auf die Brust, schieben sich Zungenbein und Unterkiefer ineinander, der Knick der vorderen Halslinie am Zungenbein wird vertieft. Legen wir den Kopf in den Nacken, wird die vordere Halskontur fast gerade, die Zungenbeinmuskeln sind stark gedehnt. (Abb. 5.7-42).

5.7.15 Das Bindegewebesystem am Hals

Die Gebilde am Hals werden wie alle Teile des Körpers von Bindegewebe eingehüllt. Man unterscheidet in schematischer Weise **drei Halsfaszien:** *Lamina superficialis, Lamina pretrachealis* und *Lamina prevertebralis fasciae cervicalis.* Da die Chirurgen ein besonderes Interesse an den Spalt-

räumen haben, in denen sich entzündliche Prozesse ausbreiten können, ist diese Einteilungsweise berechtigt. Man muss aber auch bedenken, dass diese Spalten zugleich Verschiebeschichten enthalten, die von schräg verlaufenden Verbindungsfasern durchzogen werden. So lässt sich das Rohr der Halseingeweide gegen die übrigen Teile bewegen und macht schon deshalb besondere Gleitspalten in seiner Nachbarschaft notwendig. Die stärksten Verschiebungen finden hinten zwischen dem Schlund und der Halswirbelsäule mit ihren prävertebralen Muskeln statt, die von der **tiefen Halsfaszie,** *Lamina prevertebralis* (Abb. 5.7-44), bedeckt sind. Der Gleitspalt, in dem Verschiebungen um mehrere Zentimeter auftreten können, ist von langen Verbindungsfasern durchsetzt und geht nach abwärts ohne Grenze in den hinteren Mediastinalraum der Brusthöhle über. An den Seiten des Eingeweiderohrs liegen die großen Halsgefäße, A. carotis communis bzw. A. carotis externa und interna sowie V. jugularis interna und der N. vagus, die gemeinsam von einer Bindegewebescheide, der **Vagina carotica,** eingehüllt werden. Auch gegen diesen Gefäßnervenstrang, dessen Hülle nach hinten mit der tiefen Halsfaszie, nach vorn mit der mittleren Halsfaszie verbunden ist, verschieben sich die Halseingeweide.

Die dreieckige **mittlere Halsfaszie,** *Lamina pretrachealis* (Abb. 5.7-44), hat ihre stumpfe Spitze am Kehlkopf, ihre breite Basis am Brustbein und am Hinterrand der Schlüsselbeine. Ein weiterer Spalt wird dadurch geschaffen, dass die mittlere Halsfaszie hinter dem Brustbein angeheftet ist, während die **oberflächliche Halsfaszie,** *Lamina superficialis* (Abb. 5.7-44), über die Vorderfläche des Sternums verläuft. Dadurch entsteht ein *Spatium suprasternale,* das mit Fettgewebe gefüllt ist, als abgeschlossener Hohlraum gegen den Kehlkopf zu immer schmaler wird und sich seitlich unter die Mm. sternocleidomastoidei erstreckt. Dieser Raum wird bei der Senkung der Halseingeweide von oben nach unten kürzer, wobei sich das Fett verformen muss.

Die **oberflächliche Halsfaszie** geht an den Grenzen des Halses in die benachbarten oberflächlichen Körperfaszien über. Sie ist ungleich stark, am kräftigsten ist sie in der Gegend der Ohrspeicheldrüse zwischen Kieferwinkel und Vorderrand des M. sternocleidomastoideus entwickelt. Sie überzieht diesen Muskel auch auf der Rückfläche, ist hier aber dünner, wie das bei den Gliedmaßenfaszien und auch bei der mittleren Halsfaszie der Fall ist,

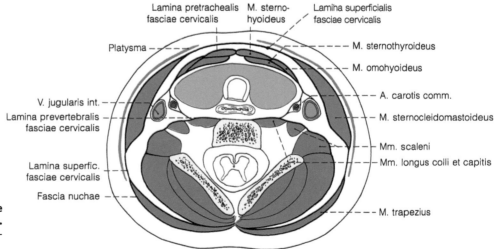

Abb. 5.7-44 Schematische Darstellung der Halsfaszien. Querschnitt durch den Hals eines Neugeborenen.

Lamina pretrachealis fasciae cervicalis — M. sternohyoideus — Lamina superficialis fasciae cervicalis

Platysma — — M. sternothyroideus

— M. omohyoideus

— A. carotis comm.

V. jugularis int. —

Lamina prevertebralis fasciae cervicalis — M. sternocleidomastoideus

— Mm. scaleni

— Mm. longus colli et capitis

Lamina superfic. fasciae cervicalis —

Fascia nuchae —

— M. trapezius

wo stets das oberflächliche Blatt stärker ist. Nach hinten geht die Faszie auf den Trapezius über, indem sie die fettgefüllte Lücke zwischen ihm und dem Sternocleidomastoideus überbrückt.

Die **mittlere Halsfaszie** ist dort am stärksten, wo sie mit dem Schlüsselbein verbunden ist. Dieser Teil bildet zugleich die Hinterwand der Drosselgrube, das dreieckige Feld wird als **Trigonum omoclaviculare** oder *Fossa supraclavicularis major* bezeichnet. Die Lamina pretrachealis hat nicht nur die Bedeutung einer Hülle und einer Gleitfläche, sie kann auch durch die Kontraktion der beiderseitigen Omohyoidei, die dabei aus dem bogenförmigen Verlauf in den gestreckten überzugehen suchen, gespannt werden. Die Faszie liegt wie ein gespanntes Segel vor der oberen Brustapertur und vor der tiefen Halsvene, die mit der Faszie unmittelbar verwachsen ist. Dadurch kann das Lumen der Vene offen gehalten werden, und es kann in ihr ein geringerer Druck als der atmosphärische auftreten, ohne dass sie durch diese Ansaugung kollabiert. Dadurch wirkt diese Einrichtung fördernd auf den Kreislauf. Dass der Omohyoideus durch die Faszienspannung das Lumen der Vene öffnet, ist nicht zu erwarten, vielmehr sorgt er dafür, dass die Faszie nicht erschlafft, wenn z. B. durch eine tiefe Einatmung oder durch das Vorneigen des Kopfes die Entfernung von der Spitze zur Basis der dreieckigen Faszie geringer wird.

Die oberflächliche Halsfaszie setzt sich nach hinten in die **Nackenfaszie,** *Fascia nuchae,* fort. Diese ist mit der Lederhaut verwachsen und im oberen Teil auffallend derb. Die Faszie setzt am Schädel an und wirkt wie ein derbfilziger Gürtel, der vom Schädel herabzieht und die Nackenmuskeln zurückhält, wenn sie bei einer starken Rück- oder Seitneigung sich vom Schädel abzuheben und von der Halswirbelsäule zu entfernen suchen, um die Sehne des Bogens zu bilden, der durch Vertiefung der Halslordose entsteht (s. Abb. 5.7-45). Durch die Gegenwirkung der Faszie zusammen mit dem oberen Trapeziusteil wird bei starker Rückbeugung von Hals und Kopf die Nackenlinie nicht gerade, sondern folgt unter Faltenbildung der zunehmenden Krümmung der Halswirbelsäule. In dieser Hinsicht wirkt sie im Halsbereich ähnlich wie die Fascia thoracolumbalis an der Lendenlordose. Die Nackenfaszie bildet jedoch keine Führungsröhre für die Muskeln, wie die Fascia thoracolumbalis, sondern geht im oberen Abschnitt ohne Grenze in die Lederhaut über und verbindet sich andererseits ohne Gleitspalt mit dem Muskelbindegewebe, sodass die Haut im oberen Teil direkt an den Muskel gefesselt ist und von ihm bei der Kontraktion in Falten gelegt werden kann.

5.7.16 M. sternocleidomastoideus

Über die Zungenbeinmuskeln lagern sich zwei Muskeln, die Abkömmlinge der Kiemenbogenmuskeln darstellen und daher von Kopfnerven versorgt werden: Es sind dies der M. sternocleidomastoideus und das Platysma (Abb. 5.7-43, 44).

Der *M. sternocleidomastoideus* steigt an der Seitenfläche des Halses mit einer leicht schraubigen Drehung vom Brustkorb schräg zum Kopf empor. Er entspringt mit einem oberflächlichen Teil vom Brustbein, mit einem etwas tieferen vom Schlüsselbein lateral vom Sternoklavikulargelenk. Bei manchen Säugetieren kommt eine komplette Trennung beider Teile vor. Beim Menschen sind beide Köpfe meist nur am Ursprung geschieden, im übrigen Verlauf vereinigen sie sich zur Insertion am Processus mastoideus und anschließend an der Linea nuchalis superior. An Ursprung und Ansatz finden sich neben den äußeren auch innere Sehnenblätter, auf die die Muskelfasern in spitzem Winkel gefiedert zustreben.

Der Vorderrand des Muskels ist nach vorn oben leicht konvex gebogen, besonders deutlich bei Rückneigung des Kopfes, da er durch die derben Züge der Lamina superficialis fasciae cervicalis, die vom Kieferwinkel längs des Vorderrands nach abwärts ziehen, am Ausweichen nach hinten und somit an der völligen Geradestreckung gehindert wird. Man fühlt bei Rückneigung des Kopfes unter dem Kieferwinkel eine Spannung dieser Faszie, die sofort schwindet, wenn der Kiefer geöffnet wird. In der Seitenansicht kreuzt der Muskel die Halswirbelsäule etwa in der Mitte. Am Schädel liegt der Ansatz des Schlüsselbeinkopfes des Muskels hinter der queren Achse des oberen Kopfgelenks.

Funktion: Bei einseitiger Wirkung dreht der M. sternocleidomastoideus das Gesicht nach der entgegengesetzten Seite (Kopfwender), außerdem neigt er es nach derselben Seite. Die dritte Hauptfunktion hat ihm auch den Namen Kopfhalter eingetragen, da er den zurücksinkenden Kopf festhält oder ihn wieder vorschiebt. Die Bewegungen in der Sagittalebene sind nur im Zusammenhang mit den Nackenmuskeln zu verstehen und werden später behandelt. Wenn Kopf und Hals festgestellt sind, kann der Muskel auch den Thorax heben. Wenn die übrigen Atemmuskeln gelähmt sind, soll er allein die Einatmung bewirken können.

Die schräge Kopfhaltung wird dauernd eingenommen, wenn der Muskel einer Seite durch krankhafte Vorgänge verkürzt bleibt: **muskulärer Schiefhals,** *Caput obstipum.*

Der Zug des Sternocleidomastoideus am Schlüsselbein tritt in Erscheinung, wenn der Knochen nahe seiner Mitte bricht. Dann wird das sternale Bruchstück hochgezogen, während das akromiale Ende durch das Gewicht des Arms festgehalten wird. Der M. pectoralis major, der schräg von unten her am Schlüsselbein ansetzt, kann dem M. sternocleidomastoideus nicht das Gleichgewicht halten, da er unter einem ungünstigen Winkel angreift.

M. sternocleidomastoideus und M. trapezius entstehen aus einer gemeinsamen Anlage. Sie behalten dabei auch die gleiche Innervation durch den *N. accessorius,* der den M. sternocleidomastoideus im oberen Viertel durchsetzt und dem sich noch obere Zervikalnervenäste beimischen. Die Herkunft beider Muskeln als Abkömmlinge der Wand des Vorderarms kennzeichnet ihre phy-

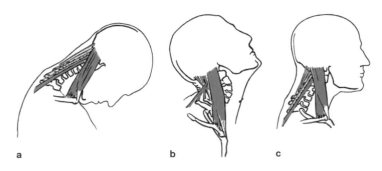

Abb. 5.7-45 Bewegungen von Kopf und Hals. Eingezeichnet sind der Sternocleidomastoideus und der Splenius. (a) Vorneigung, (b) Rückneigung, (c) Vorlagerung des Kopfes.

logenetische Bedeutung im Dienst der Nahrungsaufnahme. Sie dienen der Einstellung und Haltung des Kopfes beim Aufsuchen und Erfassen der Nahrung und sind wichtige Synergisten der Nackenmuskeln bei der Öffnungsbewegung des Mundes. In der weiteren Entwicklung rücken beide Teile auseinander und fassen zwischen sich einen Spalt, dessen Basis an der Klavikula, dessen Spitze am Schädel liegt. Dieses seitliche Halsdreieck, **Regio cervicalis lateralis** *[Trigonum cervicale posterius]*, wird oberhalb der Klavikula vom unteren Bauch des Omohyoideus gekreuzt. Hierdurch wird das erwähnte *Trigonum omoclaviculare* abgegrenzt. Der Vorderrand des M. sternocleidomastoideus bildet mit dem Unterkieferrand und der Mittellinie des Halses die **Regio cervicalis anterior** *[Trigonum cervicale anterius]*. In diesem inneren Halsdreieck unterscheidet man aus praktischen Gründen weitere Unterabteilungen, um sich bei chirurgischen Eingriffen leichter zurechtzufinden. So wird von Unterkiefer und M. digastricus das **Trigonum submandibulare** begrenzt. Nach abwärts folgt zwischen dem Sternocleidomastoideus, dem Digastricus und dem oberen Bauch des Omohyoideus das *Trigonum caroticum*. Im Bereich dieses Dreiecks liegt die Teilungsstelle der A. carotis communis.

5.7.17 Prävertebrale Muskeln

Die prävertebralen Muskeln und das Scalenus-System greifen von ventral her an der Schädelbasis und an der Halswirbelsäule an. Sie bilden damit ein Gegenstück zur Nackenmuskulatur. Nur Hals- und Lendenabschnitt besitzen als die beweglichsten Teile der Wirbelsäule ihr unmittelbar ventral anliegende Muskeln für die Vorbeugung.

Die prävertebrale Muskelgruppe bildet ein langes, schmales Muskelband, das aus der Verschmelzung mehrerer Myotome hervorgegangen ist. Die Muskeln befestigen sich mit der Rückbildung der Rippen an deren Abkömmlingen, den vorderen Höckern der Querfortsätze, und greifen auch auf die Vorderfläche der Wirbelkörper über. Man unterscheidet einen *M. longus colli*, der sich auf die Wirbelsäule beschränkt, und einen *M. longus capitis*, der bis zum Schädel reicht (Abb. 5.6-74). Auch der *M. rectus capitis anterior* wird dieser Gruppe zugerechnet.

M. rectus capitis anterior (Abb. 5.6-74)

Ursprung:	Massa lateralis atlantis (ventral)
Ansatz:	Pars basilaris ossis occipitalis
Innervation:	N. suboccipitalis (C1)

M. longus capitis

Ursprung:	Querfortsätze des 3.–6. Halswirbels
Ansatz:	Pars basilaris ossis occipitalis
Innervation:	Plexus cervicalis (C1–C4)

M. longus colli

a) Pars recta

Ursprung:	Körper des 5.–7. Halswirbels und 1.–3. Brustwirbels
Ansatz:	Körper des 2.–4. Halswirbels

b) Pars obliqua superior

Ursprung:	Tubercula anteriora der Querfortsätze des 3.–5. Halswirbels
Ansatz:	Tuberculum anterius des Atlas

c) Pars obliqua inferior

Ursprung:	Körper des 1.–3. Brustwirbels
Ansatz:	Querfortsätze des 5. und 6. Halswirbels
Innervation:	Ventrale Spinalnervenäste C2–C8

Die prävertebralen Muskeln neigen den Kopf (M. rectus capitis anterior, M. longus capitis) und den Hals (M. longus colli) nach vorn oder (mit drehender Komponente) nach lateral, je nachdem, ob die Muskeln beidseitig oder einseitig wirken.

5.7.18 Bewegungen von Hals und Kopf

Der Kopf kann durch die äußerst bewegliche Halswirbelsäule gegen den Rumpf nach vielen Seiten bewegt werden. Von jeder Stellung aus, die ihm die Halswirbelsäule vorgibt, lässt er sich nochmals gegen diese in den Kopfgelenken drehen und neigen. Die große Mannigfaltigkeit der Stellungen, die dem Kopf auf diese Weise gegeben werden kann, kommt vor allem den höheren Sinnesorganen zugute. So begleiten die Kopfbewegungen die Augenbewegungen und erweitern das Blickfeld aus allen möglichen Körperstellungen heraus.

Bei der **Vorbeugung** (Abb. 5.7-45a) findet eine gleichsinnige Bewegung in den Kopfgelenken und in der Halswirbelsäule statt, wobei die Kopfgelenke nur etwa ein Viertel der gesamten Bewegung ausführen. Im Bereich des vierten bis sechsten Halswirbels herrscht dabei die größte Beweglichkeit. Die Wirbelsäule wird hier nach vorn konkav, also leicht kyphotisch, die einzelnen Wirbelkörper gleiten gegenüber dem nächstunteren nach vorn. Da der Schwerpunkt des Kopfes vor der queren Drehachse des oberen Kopfgelenks liegt, sinkt der Kopf aus der aufrechten Haltung vornüber, sobald die Spannung der Nackenmuskeln nachlässt (z.B. beim Einnicken im Sitzen) oder wenn diese gelähmt sind. Auch ein intakter M. trapezius und M. sternocleidomastoideus können auf die Dauer diese Haltungsanomalie nicht ausgleichen. Bei äußerster Vorbeugung bremsen schließlich die gedehnten Nackenmuskeln die Bewegung, das Kinn berührt die Brust, und damit werden die Halseingeweide vor einer Stauchung geschützt. Wollen wir aber die Vorbeugung aus der liegenden Stellung oder sonst gegen einen Widerstand ausführen, kommen hierfür alle Halsmuskeln in Frage, also Mm. scaleni, M. rectus capitis anterior, Mm. longus capitis et colli und Zungenbeinmuskeln. Bei Lähmung dieser Muskeln sinkt der Kopf beim Aufrichten des Oberkörpers aus der horizontalen Rückenlage nach hinten über. Durch eine Vorneigung des Rumpfes wird er daraufhin seiner Schwere folgend gebeugt und in dieser Lage gehalten.

Bei der **Rückbeugung** (Abb. 5.7-45) bildet die Halswirbelsäule einen fast gleichmäßigen Bogen; Vor- und Rückbeugung können zusammen etwa 130° erreichen, wobei etwa 30° auf die Kopfgelenke entfallen. Die Bewegung wird eingeleitet durch die kräftige Nackenmuskulatur. Die viel schwächere Halsmuskulatur dürfte nicht in der Lage sein, die äußerste Rückbeugung völlig abzubremsen. Die dicht aufeinander liegenden Dornfortsätze bilden die abschließende Hemmung. Die Nackenlinie folgt bis zu einem gewissen Grad der Krümmung der Halswirbelsäule unter Bildung von Falten, die unmittelbar von den Muskeln erzeugt werden. Die vordere Halskontur ist fast gerade gestreckt, nur eine leichte Einziehung bezeichnet den vorher tief einschneidenden Knick am Zungenbein. Diese Einknickung erscheint damit zugleich als Reservefalte, die bei der Streckung ausgeglichen wird.

Da der M. sternocleidomastoideus seinen Ansatz dicht hinter der queren Kopfachse hat, kommt ihm eine rückbeugende Wirkung zu. Dabei wirkt er mit den Nackenmuskeln zusammen.

Die bei der Rückneigung gedehnten vorderen Halsmuskeln suchen auch den Kiefer zu öffnen, was durch die erhöhte Spannung der Schließmuskeln verhindert wird. Der Widerstand leistende Muskelzug reicht also vorn vom Brustbein über das Zungenbein und den Unterkiefer bis zum Jochbogen. Kontrahieren sich aber die Unterzungenbeinmuskeln gemeinsam mit den Nackenmuskeln, überwinden die Ersteren, die am längeren Hebelarm angreifen, den Tonus der Kaumuskulatur und öffnen den Mund. Ohne diese Mithilfe der Nackenmuskeln würden die vorderen Halsmuskeln den Kopf senken.

Das auffallende Übergewicht der Nackenmuskeln gegenüber den Halsmuskeln ist nicht allein von der aufrechten Haltung aus verständlich zu machen. Wenn wir den Kopf beugen, um unter der Kontrolle der Augen mit unseren Händen zu arbeiten, sind die Nackenmuskeln ebenfalls zur Erhaltung dieser Einstellung unentbehrlich.

Außer der beschriebenen Vor- und Rückbeugung gibt es noch eine **Vor- und Rücklagerung des Kopfes,** bei der die Augen unverändert geradeaus blicken. Eine Vorlagerung (s. Abb. 5.7-45) kommt zustande durch ein Vorbeugen der unteren Halswirbelsäule und eine Rückneigung in ihren oberen Abschnitten. Auch diese Bewegung ist eine Leistung des M. sternocleidomastoideus. Ist der Muskel gelähmt, fällt der Kopf bei aufrechter Körperhaltung zurück; er ist also ein Kopfhalter, der den Kopf mit der Wirbelsäule vorschiebt. Er leistet allen Kräften Widerstand, die den Kopf gegen den Rumpf nach dorsal zu bewegen suchen. Also hilft er auch, zusammen mit den übrigen Halsmuskeln, das Kopfgewicht zu tragen, wenn man sich aus der Rückenlage aufrichtet; er erschlafft sofort, wenn der Hinterkopf wieder den Boden berührt.

Bei dieser Funktion ist er der **Antagonist der Nackenmuskeln,** von denen besonders der M. splenius und der M. levator scapulae geeignet erscheinen, den Kopf bei horizontaler Einstellung dorsalwärts zu ziehen. Man erkennt das am besten, wenn man den M. sternocleidomastoideus und die genannten Muskeln in der Seitenansicht (s. Abb. 5.7-45) als die Schenkel eines Dreiecks betrachtet, dessen Spitze am Warzenfortsatz, dessen Basis an der oberen Thoraxapertur liegen. Verschiebt sich die Spitze parallel der Basis nach vorn, geschieht dies durch Verkürzung des vorderen Schenkels (M. sternocleidomastoideus), schiebt sich die Spitze nach hinten, verkürzen sich die entsprechenden Nackenmuskeln. Wenn der hintere Schenkel die Spitze des Dreiecks festhält, kann von hier aus der vordere Schenkel die Rippen heben (Einatmung). Soll sich nun aber der hintere Schenkel spannen, ohne dass dadurch der Kopf (= Spitze des Dreiecks) zurückgenommen wird, muss der vordere Schenkel das verhindern. Das könnte z. B. eintreten, wenn wir den Arm erheben und hierzu den oberen Trapeziusteil und den Levator scapulae gebrauchen.

Die gleichsinnige **Drehung von Kopf und Hals** beträgt nach beiden Seiten insgesamt 90°, woran die Halswirbelsäule mit zwei Dritteln beteiligt ist. Trotzdem greifen die wirksamsten Dreher am Kopf an. So kann der M. sternocleidomastoideus als vorderer Schenkel des Dreiecks dessen Spitze im Bogen nach vorn wandern lassen, also eine Drehung des Kopfes nach der entgegengesetzten Seite ausführen. Hierbei soll hauptsächlich der sternale Kopf des Muskels beteiligt sein. Er würde aber zugleich den Kopf auf die Seite neigen, wenn nicht Muskeln der anderen Seite, wie M. longis-

simus capitis, M. semispinalis capitis und M. splenius capitis, eine gleichsinnige Drehung, aber eine entgegengesetzte Neigung ausführen würden, sodass das Gesicht nur gewendet wird, während sich die neigenden Komponenten aufheben. Gleichsinnig mit dem M. sternocleidomastoideus arbeitet auch der Kopfteil des M. trapezius. Die übrigen Strecker von Kopf und Hals rotieren in der Mehrzahl nach der gleichen Seite, auf der sie liegen. Nur M. scalenus, M. semispinalis cervicis und Mm. multifidi drehen nach der entgegengesetzten Seite. Als reine Kopfkreiseler sind früher die kurzen Dreher des unteren Kopfgelenks beschrieben worden.

Bei der **Seitneigung von Kopf und Hals** treten zu M. sternocleidomastoideus und M. trapezius der M. levator scapulae, die Mm. scaleni und die meisten Nackenmuskeln sowie die kurzen Muskeln der oberen Kopfgelenke bei einseitiger Kontraktion. Beim Liegen auf der einen Seite scheint auch der M. trapezius ein wichtiger Kopfhalter zu sein. Er hilft, den Kopf schwebend zu halten. Mm. iliocostalis, longissimus und splenius capitis et cervicis neigen und drehen zugleich Hals und Kopf nach derselben Seite. Bei M. splenius und M. semispinalis capitis überwiegt die drehende Komponente, bei M. iliocostalis und M. longissimus die neigende.

5.7.19 Hautmuskeln, mimische Gesichtsmuskulatur

Übersicht

Die Gesichtsmuskeln bewegen die Lippen, Augenlider und Nasenflügel und verschieben die Haut bei der Mimik. Sie entspringen z. T. an Knochen und inserieren in der Haut oder an Weichteilen des Gesichts. Es handelt sich also um Hautmuskeln, die **keine eigene Faszie** benötigen, da sie mit der Haut verwachsen sind und diese bewegen und sich nicht unter ihr verschieben, wie das durch Faszien abgegrenzte Muskeln tun. Der Ausdruck des Gesichts wechselt mit Kontraktion und Tonus der mimischen Muskulatur. Bei **Lähmung des N. facialis,** der die Gesichtsmuskulatur motorisch versorgt, hängt die Haut der gelähmten Seite schlaff herunter. Natürlich spielt auch die Beschaffenheit der Haut eine Rolle, die in der Jugend prall ist und im Alter welk wird. In eine Haut, die nicht durch Alterungsvorgänge oder innersekretorische Einflüsse verändert worden ist, prägen die Gesichtsmuskeln kaum dauernde Falten ein.

Die Hautmuskeln finden sich im **Kopf-, Gesichts-** und **Halsbereich.** Nur im Gesicht zerfällt die Muskulatur in gesonderte Züge, die sich ringförmig und radiär um die Öffnungen (Mund, Lidspalte, äußere Ohröffnung) gruppieren, während sich am Hals und auf dem Schädeldach nur platte Muskelzüge finden.

Im Gesicht können **seelische Regungen** deshalb ungestört ihren Ausdruck finden, weil die Gesichtshaut Spielfeld allein der mimischen Muskulatur ist. Gegen Hautspannungen, die von Körperbewegungen ausstrahlen, ist die Gesichtshaut isoliert. Im Nacken hingegen wird die Haut durch Vermittlung der Nackenfaszie, *Fascia nuchae,* an den Knochen geheftet, und zwar in einer Linie, die ungefähr von einem Warzenfortsatz zum andern reicht. In dieser Region wird also die starke Verschieblichkeit der Kopfschwarte, **Galea aponeurotica,** abgebremst. Wäre das nicht der Fall, müsste z. B. bei einer starken Vorbeugung des Kopfes der Zug der Nackenhaut sich bis zur Stirn fortsetzen und die Augenbrauen in die Höhe ziehen. Am Hals wehrt sich der große Hautmuskel, das **Platysma,** durch Verkürzung oder Anspannung dagegen, dass die Haut durch andere Bewegungen vom Hals und Gesicht weggerafft wird. Wenn fremde Spannungen sich am Hals durchsetzen, wie etwa der Narbenzug nach Verbrennungen, können die Mundwinkel dadurch herabgezogen und das Gesicht verzerrt werden.

Das Platysma, das in die Gesichtsmuskulatur übergeht, erscheint in funktioneller Hinsicht nur als Hilfsmuskel der Mimik, während es entwicklungsgeschichtlich gesehen die Quelle der mimischen Muskulatur darstellt. Sie entstammt der Muskulatur des Zungenbeinbogens und wird mit allen ihren Abkömmlingen vom Nerv dieses Bogens, dem *N. facialis*, innerviert. Vom Hals aus wandert Muskulatur zum Kopf und teilt sich dabei in zwei Ströme, von denen der eine hinter dem Ohr zum Hinterhaupt, der andere vor dem Ohr auf das Gesicht gelangt. Der **Hinterhauptteil** verliert die Verbindung mit dem Mutterboden, am **Gesichtsteil** werden das oberflächliche Platysma und eine tiefe Schicht unterschieden. Die Letztere bleibt beim Erwachsenen am Hals nur selten erhalten.

Während sich bei den niederen Säugetieren die Gesichtsmuskulatur im Wesentlichen um das äußere Ohr gruppiert und diesem eine große Beweglichkeit verleiht, ist sie beim Menschen an dieser Stelle bis auf kleine Reste rückgebildet; dafür hat die **Mundöffnung**, auch bei den Primaten, die meisten Muskeln um sich vereinigt. Je weniger die vorspringenden Kiefer den Gesichtsausdruck beherrschen, je weniger die Lippen nur als Hautsäume des Kieferrandes erscheinen, desto mehr können sie sich aus den vegetativen Bindungen lösen und auch anderen Aufgaben zugeführt werden. Beim Menschen haben die Lippen den reduzierten Kiefern gegenüber so viel Selbstständigkeit bekommen, dass sie in den Dienst der Sprache treten konnten und beim mimischen Ausdruck eine Hauptrolle spielen.

In der Klinik wird die Weichteilschicht des Gesichts zwischen Haut und mimischer Muskulatur als **superfizielles muskuloaponeurotisches System** (SMAS) beschrieben. Sie enthält neben Bindegewebe und dem N. facialis jene oberflächlich gelegenen Muskeln, die keine knöchernen Ursprünge oder Ansätze besitzen (Platysma, M. risorius, oberflächliche Fasern des M. orbicularis oris und M. orbicularis oculi und M. occipitofrontalis). Zum SMAS gehört auch die Fascia facialis superficialis (ein zusammenfassender, klinisch gebräuchlicher Terminus für die Fascia parotidea, Fascia masseterica, Lamina superficialis der Fascia temporalis und der Galea aponeurotica). Die klinische Bedeutung ergibt sich aus dem Verlauf und dem Einbau des N. facialis in die Weichteilschichten des Gesichts. Bei operativen Zugängen zur seitlichen bzw. infratemporalen Schädelbasis wird der N. facialis immer geschont, wenn Gesichtshaut und SMAS von der tiefen mimischen Muskulatur getrennt von medial nach lateral präpariert wird.

Der Hautmuskel des Halses (Platysma)

Die dünne Muskelplatte beginnt in der Wangengegend des Gesichts und am Unterkiefer bis zum Kinn (s. Abb. 5.7-47). Von hier aus strahlen die Muskeln beider Seiten schräg nach abwärts, weichen dabei in der Mitte auseinander, überschreiten das Schlüsselbein und enden in der Haut der oberen Brustgegend. Bei alten Leuten, bei denen die Haut schlaff wird, drängen sich die Innenränder beider Muskeln unter dem Kinn als Längsfalten vor. Das Platysma liegt auf der oberflächlichen Halsfaszie und ist mit der Haut eng verbunden, kann diese also in niedrige Querfalten legen.

Wenn beide Muskeln sich aufs Äußerste kontrahieren, wie das beim Erschrecken vorkommt, drängen die Muskelbündel durch die Haut vor und ziehen den Kiefer und teilweise sogar die Mundwinkel nach abwärts (Abb. 5.7-46).

Das Platysma stellt den Rest eines bei manchen Säugetieren weit über den Rumpf ausgedehnten Hautmuskelsystems dar, das als *Panniculus carnosus* auch von anderen Muskeln seinen Ausgang nehmen kann. Beim Menschen hätte ein Hautmuskel des Rumpfes seine Bedeutung verloren, da die Bewegungen des Rumpfes und die Verschieblichkeit der Haut eingeschränkt sind und daher für die aktive Regulierung der Hautspannung kein Bedürfnis vorliegt. Außerdem können unsere Hände jeden Punkt der Körperoberfläche erreichen und dabei z.B. Insekten abwehren, die sonst, wie man bei Huftieren gut beobachten kann, durch ein kurzes Zucken der Haut verscheucht werden.

Quer über den Ansatz des M. sternocleidomastoideus und des M. trapezius können Muskelfasern ziehen, die als *M. transversus nuchae* bezeichnet werden. Sie haben sich vom seitlichen Rand des Platysmas abgezweigt und sind sehr variabel.

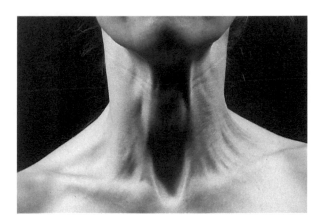

Abb. 5.7-46 Platysma beiderseits kontrahiert.

Muskeln des Mundes

Zu den Muskeln des Mundes gehören (Abb. 5.7-47):

M. orbicularis oris
M. buccinator
M. depressor labii inferioris
M. mentalis
M. depressor anguli oris
M. risorius
M. levator anguli oris
M. zygomaticus major
M. zygomaticus minor
M. levator labii superioris alaeque nasi
M. nasalis

M. orbicularis oris

Alle Muskeln, die zur Mundöffnung hinstreben, vereinigen sich in der ringförmigen Anlage dieses Schließmuskels, der als *Pars labialis* das Lippenfleisch bildet. Aus dem Ringverlauf strahlen in der Tiefe schmale Bündel ab, die sich am Unterkiefer, am Oberkiefer und an der

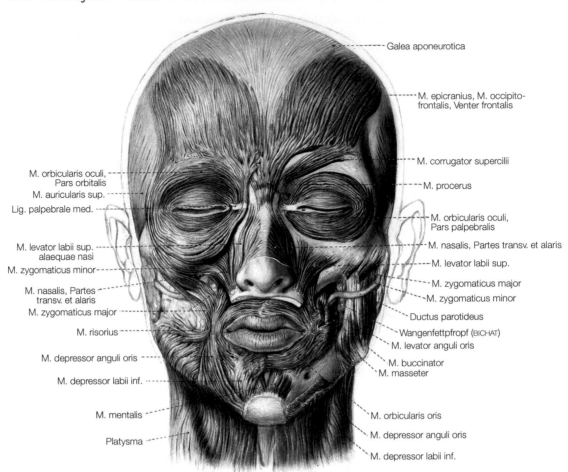

Abb. 5.7-47 Gesichtsmuskeln. Rechts oberflächliche Schicht, links tiefere Schicht.

Haut der Nasenscheidewand befestigen (Abb. 5.7-47). Neben den Mundwinkeln sind in dieses System zwei senkrecht stehende Sehnenplatten eingeschaltet, die als Knotenpunkte zu fühlen sind, wenn man den Mundwinkel zwischen zwei Fingern von innen und außen betastet. Von der Lederhaut ist der Muskel schwer zu trennen, gegen die Schleimhaut ist er aber leicht verschieblich. Die untere Grenze der Muskelplatte zeichnet sich als Kinnlippenfurche in der Haut ab.

Der in das Lippenrot hineinragende Teil des Muskels, *Pars marginalis,* biegt rechtwinklig nach außen um. Kontrahiert er sich, wird das Lippenrot mehr nach innen gekehrt und dichter an die Zähne gelegt.

Die tonische Spannung des Muskels sucht die Mundspalte zu schließen. Der streng geschlossene Mund und der leicht geöffnete Mund sind zwei entgegengesetzte Haltungsformen der Lippen, die für den Gesichtsausdruck charakteristisch sind. Geht bei Lähmung eines N. facialis die tonische Spannung auf einer Seite verloren, kann das Ausfließen des Speichels aus dem herabhängenden Mundwinkel nicht verhindert werden. Wenn sich der periphere Saum des Muskels allein kontrahiert, wird der Mund rüsselartig vorgeschoben.

M. buccinator

Der *M. buccinator* (s. Abb. 5.7-37 u. 47), der die Grundlage der Wange darstellt, bildet die Fortsetzung des Orbicularis oris. Der **Ursprung** reicht hinten vom Alveolarfortsatz der letzten Molaren des Oberkiefers bis zu dem des Unterkiefers und wird auf der Zwischenstrecke von einem Bindegewebestreifen, der *Raphe pterygomandibularis,* gebildet, die sich vom Hamulus des Processus pterygoideus des Keilbeins zum Unterkiefer ausspannt. Diese hinter dem Unterkieferast versteckt liegende Raphe trennt wie eine Zwischensehne den M. buccinator von einem Teil des oberen Schlundschnürers (s. Abb. 5.7-37 u. 7.3-6).

Der Muskel wird gedehnt, wenn die Backen aufgeblasen werden (Posaunenengel), er verengt dabei durch den seitlichen Zug den Mundspalt. Von dieser Stellung aus kann er zusammen mit dem Orbicularis oris unter Druck die Luft auspressen (**Trompetermuskel**). Wenn der Muskel beim Lachen und Weinen die Mundwinkel durch aktive Kontraktion nach der Seite zieht, wirkt er als Antagonist des Orbicularis oris. Bei einseitiger Kontraktion zieht er den Mundwinkel auf dieselbe Seite. Seinen Tonus überträgt er auf die Wange. Wenn beim Kauen die Bissen zwischen Zahnreihen und Wange geraten, kann der dadurch gedehnte M. buccinator sie wieder zwischen die Zahnreihen befördern.

Im Raum zwischen M. buccinator, M. masseter und medialer Fläche des M. temporalis liegt der früher erwähnte Wangenfettpfropf, *Corpus adiposum buccae* (BICHAT) (s. Abb. 5.7-47), der sich bei Bewegungen des Kiefers oder der Wange den wechselnden Raumverhältnissen anpasst. Der Fettpfropf grenzt sich gegen die angrenzenden Muskeln durch eine Gleitfaszie ab. Ein Bündel des Muskels setzt am Kinn an, dicht am Ursprung des M. mentalis.

M. depressor labii inferioris

Er bildet teils eine Fortsetzung des Platysmas, teils liegt sein **Ursprung** am Unterkiefer unterhalb des Foramen mentale. Er verläuft schräg nach oben innen zur Haut der Unterlippe (s. Abb. 5.7-47). Der Muskel zieht die Unterlippe herab.

M. mentalis

Der **Ursprung** befindet sich an der Alveole des zweiten unteren Schneidezahns. Er verläuft schräg abwärts zur Haut des Kinngrübchens (s. Abb. 5.7-47). In der Mittellinie durchkreuzen sich die Muskeln beider Seiten. Sie ziehen die Kinnhaut in die Höhe und damit auch die Furche zwischen Kinn und Lippe. Dadurch wird der Unterlippe Haut zugeschoben, die sie beim Vorstrecken benutzen kann. Es entsteht die „Schnute" oder der „Flunsch", wie sie Kinder kurz vor dem Weinen machen.

M. depressor anguli oris

Die dreieckige Muskelplatte hat ihre Basis am Unterkieferrand und dringt hier mit ihren **Ursprüngen** zwischen die Bündel des darunter liegenden Depressor labii inferioris gegen den Knochen vor (s. Abb. 5.7-47). Die Spitze des Muskeldreiecks strahlt in das Fasergeflecht des Mundwinkels, hängt auf diesem Weg mit dem M. orbicularis und dem M. levator anguli oris der Oberlippe zusammen. Der M. depressor anguli oris zieht die Mundwinkel herab und streckt dabei den oberen Bogen der Nasen-Lippen-Furche, die von der Nase aus den Mundwinkel umzieht und oft tief einschneidet. Diese Stellung gibt dem Gesicht den Ausdruck des Unzufriedenen, Mürrischen, Verachtenden (s. Abb. 5.7-49).

Einige Fasern ziehen in die Haut des Kinns und können eine Querfurche dicht unter dem Kinnrand erzeugen. Auf der gleichen Bahn können beide Muskeln über das Platysma hinweg durch quere Fasern zusammenhängen, *M. transversus menti*.

M. risorius

Er besteht aus quer oder schräg vom Mundwinkel ausstrahlenden Fasern, die in der Wangenhaut inserieren. Sie erzeugen das Lachgrübchen und können zugleich den Mund beim Lachen breit ziehen (Abb. 5.7-49). Der Muskel ist meist recht dünn, oft fehlt er ganz.

M. levator anguli oris

Sein **Ursprung** liegt in der Fossa canina unterhalb des Foramen infraorbitale, er zieht als viereckige Muskelplatte aus der Tiefe heraus zum Mundwinkel (s. Abb. 5.7-47). Hier bestehen Verbindungen zum M. depressor anguli oris. Der M. levator anguli oris zieht den Mundwinkel nach oben.

M. zygomaticus major

Von seinem **Ursprung** am Jochbein zieht er schräg abwärts über die Wange zum Mundwinkel, von wo er teils in die Muskeln, teils in die Haut einstrahlt (s. Abb. 5.7-47). Er ist der typische Lachmuskel, hebt die Mundwinkel, vertieft die Nasen-Lippen-Furche und gibt ihr einen fröhlichen Schwung (Abb. 5.7-49).

Seitlich neben der Nase inseriert in der Oberlippe ein meist kräftig ausgebildetes Muskelbündel, zu dem sich drei Muskeln vereinigen, welche sich funktionell in ihrer mimischen Wirkung voneinander unterscheiden: *M. zygomaticus minor*, *M. levator labii superioris alaeque nasi* und *M. nasalis*.

M. zygomaticus minor

Dieser Faserzug, der medial seines stärkeren Brudermuskels, des M. zygomaticus major, vom Jochbein seinen **Ursprung** nimmt und mit dem M. orbicularis oculi noch zusammenhängt, strahlt zur Haut der Oberlippe in die Gegend der Nasen-Lippen-Furche (Abb. 5.7-47).

M. levator labii superioris alaeque nasi

Dieser Muskel schließt sich medial an den vorigen an. Er hat seinen **Ursprung** dicht unter dem Margo infraorbitalis und überspannt in seinem Verlauf zur Oberlippe die tief liegende Fossa canina (s. Abb. 5.7-47).

M. nasalis

Er besteht aus der Pars transversa und der Pars alaris (s. Abb. 5.7-47).

Die *Pars transversa* löst sich (**Ursprung**) vom Stirnfortsatz des Oberkiefers und gelangt als schmales Bündel, das sich aus dem Orbicularis oculi gelöst hat, zum **Ansatz** an den Nasenflügel, mit einigen Fasern auch in die Haut der Oberlippe. Die vereinigten Muskelzüge strahlen in das Hautfeld medianwärts der Nasen-Lippen-Furche; sie heben die Oberlippe, entblößen dabei die Schneidezähne und verformen die Nasen-Lippen-Furche zu einem unlustigen Bogen. Sie sind beteiligt an den Ausdrucksbewegungen des Weinens (s. Abb. 5.7-49) und der Unzufriedenheit.

Die *Pars alaris* hat ihren **Ursprung** seitlich von der Apertura piriformis und strahlt zum Nasenrücken, wo sich die Muskeln beider Seiten in einer Dorsalaponeurose vereinigen. Die unteren Bündel ziehen quer über die Nasenflügel, die oberen laufen steiler, ein kleines Bündelchen findet den Weg zur häutigen Nasenscheidewand.

Der Muskel zieht die Weichnase, *Pars mobilis septi nasi*, nach abwärts, was bei manchen Menschen schon beim Sprechen im Profil zu sehen ist.

Mimische Muskeln der Lidspalte

M. orbicularis oculi
M. corrugator supercilii
M. procerus

M. orbicularis oculi

Man unterscheidet einen auf dem Orbitalrand liegenden Teil als *Pars orbitalis* von der die Lider bedeckenden *Pars palpebralis*. Beide finden ihre knöcherne Befestigung in der Gegend des medialen Augenwinkels (s. Abb. 5.7-47); sie sind nicht in einer Ebene ausgebreitet, sondern schmiegen sich dem Orbitalrand und den auf dem Augapfel ruhenden Lidern an. Am Übergang zwischen beiden entsteht eine tiefe Furche.

Die *Pars orbitalis* findet ihren **Ursprung** an der Crista lacrimalis anterior und dem medialen Lidbändchen, Lig. palpebrale mediale, und umkreist wie ein Brillenrand das Auge. Die Muskelfasern sind dicker und fester an die Haut gebunden als bei der Pars palpebralis. Bei der Kontraktion zieht der Muskel die Haut gegen den medialen Ursprung hin, wobei radiäre Hautfalten am äußeren Augenwinkel entstehen: „Krähenfüße". Die *Pars lacrimalis* des Muskels umgreift die *Canaliculi lacrimales* und strahlt unter dem *Lig. palpebrale mediale* in die *Pars palpebralis* des Augenringmuskels ein.

Vom medialen Augenwinkel aus verlaufen die Fasern fächerförmig in die Höhe. Ein Teil der Fasern inseriert in der Haut der Augenbraue und zieht diese herab: *M. depressor supercilii*.

Die *Pars palpebralis* ist feinfaseriger und liegt direkt unter der dünnen, fettlosen Lidhaut. Zwischen die Muskelbündel greift die Sehne des M. levator palpebrae superioris. Der **Ursprung** der Pars palpebralis liegt am Lig. palpebrale mediale und ist am lateralen Augenwinkel durch eine bindegewebige Raphe teilweise unterbrochen. Die Muskelfasern bedecken die sog. Lidfaserplatte, den *Tarsus,* der wie eine Schale das Lid verfestigt. Bei geöffneten Lidern entsteht besonders oben eine tiefe Einziehung zwischen Orbitalrand und Lid, die verdeckt wird durch eine vom Orbitalrand herabhängende Deckfalte.

Krankhafte Flüssigkeitsansammlung, z. B. bei bestimmten Nierenerkrankungen, sammelt sich zuerst unter der leicht verschiebbaren Lidhaut (Lidödem).

Die Pars palpebralis ist beim Lidschlag allein tätig, beim starken Zukneifen wirkt auch die Pars orbitalis mit. Die Pars palpebralis besitzt einen kleinen rechteckigen Abschnitt, der von der Crista lacrimalis posterior und der hinteren Wand des Tränensacks entspringt, *Pars lacrimalis.* Sie setzt sich von hinten her auf die Lidränder weiter fort. Diese letzte Ausstrahlung bewirkt das Anschmiegen der Lidränder an den Augapfel; die Pars lacrimalis soll durch Erweiterung des Tränensacks, *Saccus lacrimalis,* ansaugend auf die Tränenflüssigkeit wirken.

M. corrugator supercilii

Vom **Ursprung** am Stirnbein dicht oberhalb der Nasenwurzel verläuft er schräg aufwärts zur Haut der Augenbraue (s. Abb. 5.7-47). Aus der Tiefe kommend, muss der kräftige Muskel den M. frontalis durchbrechen. Die Muskeln ziehen die Haut zur Nasenwurzel hin und erzeugen dabei auf der *Glabella* senkrechte Falten. Es entsteht der Ausdruck ernsten Nachdenkens; in Verbindung mit dem M. frontalis bekommt das Gesicht einen leidvollen Zug, er ist der „Grammuskel".

M. procerus

Von seinem **Ursprung** am Nasenrücken zieht er, auf dem Frontalis liegend, senkrecht zur Stirnhaut in die Höhe (s. Abb. 5.7-47). Er erzeugt eine tiefe Querfalte an der Nasenwurzel (Abb. 5.7-48) und ist damit ein Antagonist des M. frontalis, hat aber den M. depressor supercilii zum Helfer.

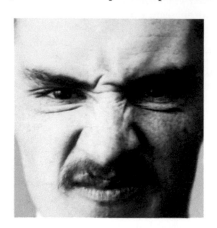

Abb. 5.7-48 Wirkung des M. procerus. Querfalten auf der Nasenwurzel.

Muskeln des Schädeldachs

M. occipitofrontalis
M. temporoparietalis

Das Schädeldach ist von der **Kopfschwarte** (Skalp) überzogen, die aus mehreren Schichten unterschiedlicher Gewebearten besteht. Haut und Unterhautfettgewebe sind untrennbar miteinander verbunden und verheften sich fest mit einer Muskel-Sehnen-Haube, ähnlich wie die Handinnenfläche oder Fußsohle mit ihren Unterlagen. Die fibromuskuläre Schicht entspricht dem **M. epicranius,** der wiederum durch den *M. occipitofrontalis* mit Venter frontalis und Venter occipitalis teilgegliedert wird. Die **Galea aponeurotica** ist die straffe Sehnenplatte zwischen Venter frontalis und Venter occipitalis. Sie gleitet aktiv und passiv beweglich mit einer gut durchbluteten Schicht lockeren Bindegewebes (subaponeurotisches Gleitlager) auf dem *Pericranium,* dem äußeren Periost des Schädeldachs.

Der **Venter frontalis** (s. Abb. 5.7-47) hat seinen **Ursprung** in der Haut der Brauengegend und an der Glabella und endet mit seinen aufsteigenden Fasern in Höhe des Stirnhöckers in der Galea. Nach oben zu weichen die Muskeln beider Seiten etwas auseinander.

Der Muskel ist der eigentliche Stirnrunzler. Wenn die Galea durch den Zug des Venter occipitalis festgehalten wird, werden die Brauen in die Höhe gezogen. Der Ausdruck, der hierdurch entsteht, ist der der Aufmerksamkeit und des Aufhorchens.

Der Venter frontalis ist dabei Antagonist des M. orbicularis oculi, dessen Fasern er zum großen Teil senkrecht durchsetzt. Somit kann er die Lider etwas anheben, und er versucht das auch dann noch, wenn der Tonus des eigentlichen Lidhebers beim Einschlafen bereits nachgelassen hat und die Augen zuzufallen drohen.

Manche Menschen können auch die Kopfhaut vor- und zurückschieben; dabei wird der Venter frontalis wohl durch jene Muskeln unterstützt, die vorn am Knochen entspringen (M. procerus, M. depressor supercilii) und die Stirnhaut herabziehen können.

Der **Ursprung** des **Venter occipitalis** befindet sich am Hinterhaupt von der obersten Nackenlinie bis zum Warzenfortsatz. Er verläuft schräg aufwärts zur Galea. Er glättet die Falten der Stirn; meist wird der schwache Muskel nur durch seine Spannung die Galea festhalten, um dem Venter frontalis ein Punctum fixum zu geben.

M. temporoparietalis. Dieser meist unscheinbare und variable Anteil des M. epicranius bedeckt den M. auricularis sup. und spannt sich zwischen der Gegend des Ohrs und der Galea aponeurotica aus.

Muskeln des äußeren Ohrs

Im Gegensatz zu den meisten Säugetieren ist beim Menschen die Muskulatur des äußeren Ohrs schwach ausgebildet. Es gibt einzelne Menschen, die mit den Ohren wackeln können, jedoch sind die Muskeln dünn, variabel und erreichen zu einem Teil gar nicht mehr den Ohrknorpel (s. Band 2, Kap. 13.2.2, Abb. 13.2-9).

Der **M. auricularis anterior** ist ein schmaler, dünner Muskelzug, der in horizontalem Verlauf vorn die Ohrmuschel erreicht. Er liegt in einer tieferen Schicht als der M. auricularis superior.

Der **M. auricularis superior** (s. Abb. 5.7-47) ist der kräftigste Muskel. Er liegt über dem Ohr, entspringt vom Schläfenteil der Galea und zieht in konvergentem Verlauf zum Ohrknorpel (hauptsächlich Spina helicis), die hinteren Fasern gehen in die Galea über.

Der **M. auricularis posterior** verläuft dicht unter der Haut zur Hinterwand der Ohrmuschel (Eminentia conchae).

5.7.20 Mienenspiel und Gesichtszüge

Die Mimik des Menschen hat sich aus der phylogenetisch alten Motorik des Kiemendarms entwickelt. Affekte wie Angst, Wut, Ekel, Freude und Trauer wie auch die dazugehörigen Laute vermittels der Kehlkopfmuskulatur äußern sich bei allen Säugetieren in prinzipiell gleicher Weise.

Nachdem die einzelnen Muskeln des Gesichts beschrieben wurden, ist noch zu prüfen, wie bestimmte Muskelgruppen gewisse Ausdrucksweisen zustande bringen. Da es unmöglich ist, die Beteiligung der einzelnen Muskeln an den zahlreichen Abstufungen des Mienenspiels zu erörtern, soll nur der typische **Bewegungsmechanismus** zweier Ausdrucksweisen dargestellt werden.

Allgemein gilt, dass die Gesichtsfurchen etwa senkrecht zum Zug des verursachenden Muskels entstehen.

Beim **Lachen** verbreitern die Mm. zygomatici die Mundspalte und heben die Mundwinkel. Ein vorhandener M. risorius würde zugleich des Lachgrübchen erzeugen. Die Nasolabialfurche nimmt durch die Zygomaticus-Wirkung einen geschwungenen Verlauf (Abb. 5.7-49). Am Auge wird die Lidspalte verkleinert, es entstehen dabei kleine Fältchen am äußeren Augenwinkel. Auch die Nasenlöcher werden etwas geöffnet. Bleiben beim Lächeln die Lippen geschlossen, entsteht der Ausdruck des gezwungenen Lächelns, das bei manchen Menschen zu einer maskenhaften Verkleidung des Gesichts führt.

Beim **Weinen** zieht der M. depressor anguli oris den

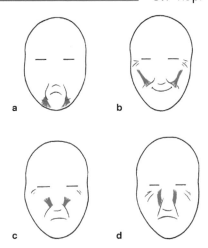

Abb. 5.7-49 Funktionen mimischer Muskeln.
(a) Mitwirkung des M. depressor anguli oris beim Ausdruck der Unzufriedenheit und Verachtung.
(b) Mitwirkung des M. zygomaticus major beim Lachen.
(c) Mitwirkung des M. zygomaticus minor und des M. levator labii superioris alaeque nasi beim Ausdruck des Weinens.
(d) Hebung des oberen Endes der Nasen-Lippen-Furche durch den M. nasalis (bitterlich weinen).

Mundwinkel herab. Die Nasen-Lippen-Furche wird steil gestellt (Abb. 5.7-49). Der M. orbicularis oculi schließt die Lidspalte, der M. corrugator supercilii zieht die Augenbrauen zusammen und bildet die Gramfalten.

Wohl kann man einige Grundmechanismen auf die Beteiligung einzelner Muskelgruppen zurückführen, aber schon die Abstufungen des Lachens entziehen sich jeder mechanischen Analyse.

An das mimische Instrument darf man nicht mit denselben Vorstellungen herangehen, die bisher bei der Analyse des Bewegungsapparats angewendet wurden. Wohl kann man z.B. die Hand als Greiforgan aus ihrem Bau verständlich machen. Sowie aber die Hand zu Ausdrucksbewegungen benutzt wird, denkt man nicht mehr daran, diese aus mechanischen Einzelakten zusammenzusetzen, aus dem richtigen Gefühl heraus, dass diese Analyse hierbei nicht mehr das Wesentliche treffen würde. Die Bewegungsformen der arbeitenden Hand werden in der Gebärdensprache der Hand nur symbolisch angedeutet; sie haben keine zweckhaften Beziehungen mehr zur Umwelt, sondern deuten auf den seelischen Vorgang, der sie hervorgebracht hat. Hier liegt der Wesenskern aller Ausdrucksbewegungen, seien sie mimisch oder pantomimisch.

Während aber bei der Hand die Ausdrucksbewegungen nur einen Teil ihrer Gesamtleistung darstellen, ist das bei den Gesichtsmuskeln anders. Hier wird die Mimik zur wesentlichen Leistung. Auch die mimischen Bewegungen erscheinen abgelöst und gleichsam sublimiert von ursprünglich zweckhaften Bewegungen, die der Annäherung an Sinnesreize oder ihrer Abwehr dienten. So werden noch bei Erwachsenen, in stärkerem Maße bei Kindern, unangenehme Sinnesreize damit beantwortet, dass die Ringmuskeln an den Sinnespforten das Eindringen dieser Reize durch Zusammenziehung abzuwehren suchen. Umgekehrt öffnen sie sich zum Einlass angenehmer Reize. Diese Reaktionen können auch dann ausgelöst werden, wenn in unserer Psyche Vorstellungen von solchen Reizen auftreten.

Bei angeborener Blindheit, bei der Lichtreize nicht aufgenommen werden und daher die Reaktion der zugehörigen Gesichtsmuskeln fehlt, erlischt zugleich die Mimik an Auge und Stirn bzw. wird auffallend starr.

Normalerweise zeigen sich nämlich bei geistiger Tätigkeit die begleitenden mimischen Bewegungen hauptsächlich an der Stirn und in der Umgebung des Auges. Die Falten der Stirn nennt VIKTOR V. SCHEFFEL (1826–1886) die Narben der Gedanken. Die Gemütsbewegungen hingegen kommen mehr in der Umgebung des Mundes zum Ausdruck. So ist der Mund nach JOHANN KASPAR LAVATER (1741–1801) das beseeltste aller Organe. Seine Muskulatur, deren radiäre Züge sogar in doppelter Schicht vorhanden sind, wird zu vielfältigeren Zwecken gebraucht als die der Umgebung des Auges, z.B. für Nahrungsaufnahme, Mienenspiel und Sprache.

Der Ausdruck des Gesichts wird nicht nur durch Bewegungen, sondern auch durch die **Spannung der Gesichtshaut** bedingt. Hierüber lassen sich folgende allgemeine Regeln aufstellen:

Körperliche und geistige Ruhe werden von einer leichten Herabsetzung des Tonus der Gesichtsmuskulatur begleitet, die bei der Ermüdung bis zur Erschlaffung geht, während bei der Tätigkeit die Spannung ansteigt, wie z.B. bei der „gespannten" Aufmerksamkeit. Bei niedergeschlagener Stimmung wird die mimische Muskulatur im unteren Gesichtsteil schlaff, die Mundwinkel hängen herab, das Gesicht wird lang. Umgekehrt werden bei gehobener Stimmung auch Lippen und Wangen gehoben, und beim Lachen wird das Gesicht breit.

Weite Öffnung des Auges und des Mundes bedeutet ursprünglich eine Bereitschaft zur Aufnahme von Reizen. Man findet diese Haltung aber auch bei plötzlicher Erregung, bei Überraschung und in weiterer Steigerung beim Entsetzen.

Eine Veränderung des Gesichtsausdrucks kann bei schweren körperlichen und seelischen Krankheiten auftreten. Es gibt allgemein Zeichen und besondere Ausdrucksformen für bestimmte Krankheiten. Zu den allgemeinen Zeichen kritischer Zustände gehört der plötzliche Verfall der Gesichtszüge, z.B. die **Facies abdominalis** (**Facies Hippocratica**), die bei schweren Erkrankungen in der Bauchhöhle unter Mitbeteiligung des Bauchfells auftritt. Eine genaue Beschreibung dieses Gesichtsausdrucks ist schwierig; es bleibt dem ärztlichen Blick überlassen, in den Gesichtszügen der Kranken zu lesen. Bei einer **einseitigen Lähmung** der Gesichtsmuskeln wird die gelähmte Gesichtshälfte schlaff und mehr oder weniger faltenlos, die Lidspalte ist erweitert, die Nase verbiegt sich nach der gesunden Seite, der Mundwinkel steht tiefer.

5.7.21 Gesichtsentwicklung und Fehlbildungen

Das spätere Gesicht geht aus mehreren Gesichtswülsten hervor, die alle dem Material des ersten Pharyngealbogens entstammen. In dieses Material stülpen sich ektodermale Anteile ein, aus denen dann Teile der Nasen- und Mundhöhle entstehen. Diese ektodermalen Anteile gehen nach dem Einreißen der Bukkopharyngealmembran ohne scharfe Grenze in das Material der endodermalen Kopfdarmhöhle über, aus der die übrigen Abschnitte der Nasen- und Mundhöhle sowie der gemeinsame Rachenraum hervorgehen. Wie Abb. 5.7-50a zeigt, kann man schon frühzeitig zwischen einem unpaaren **Stirnwulst** und jederseits einem **Oberkieferwulst** und einem **Unterkieferwulst** des ersten Pharyngealbogens unterscheiden. Blickt man von vorne auf die Mundbucht eines jungen Embryos (Abb. 5.7-50a), so wird sie unten von den beiden Mandibularbögen um-

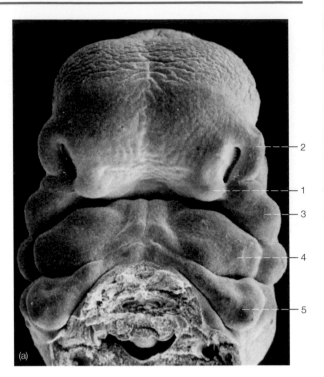

(a)

Abb. 5.7-50 Fehlbildungen des Mund-Gesichtsbereichs können auf Störungen der Gesichtsentwicklung zurückgeführt werden. (a) Menschlicher Embryo in der 6. Entwicklungswoche, Frontalansicht des Gesichts.

rahmt, die in der Mittellinie verwachsen. Am oberen Umfang finden sich seitlich die kürzeren Stummel der Oberkieferwülste, die jedoch nicht bis zur Mittellinie reichen. Hier schiebt sich vielmehr der Stirnwulst dazwischen, dessen weitere Gliederung durch das Auftreten der Nasengruben erfolgt, die ihn allmählich in einen **mittleren** und einen **seitlichen Nasenwulst** zerlegen. Die Nasengruben, an deren Stelle sich später die Nasenlöcher finden, vertiefen sich zu den Nasengängen, die das Dach der Mundbucht erreichen und nach dem Einreißen der Membrana bucconasalis mit der endodermalen Rachenhöhle Verbindung aufnehmen.

Nach der Aufgliederung des Stirnwulstes bleibt der seitliche Nasenwulst im Wachstum zurück, sodass sich unter ihm der Oberkieferwulst mit dem medialen Nasenwulst vereinigt. Damit sind die seitlichen Nasenwülste von der Umgrenzung der Mundöffnung abgedrängt, und es hat sich der entscheidende Vorgang zur Bildung der Oberlippe vollzogen: Sie entsteht aus drei Anteilen, nämlich den beiden Oberkiefer- und den medialen Nasenwülsten. Aus letzteren geht das **Philtrum,** die früher beschriebene mediane Furche in der Oberlippe, hervor. An der Grenze zwischen Oberkieferwulst und seitlichem Nasenwulst entsteht vorübergehend die Augen-Nasen-Rinne, deren ungefährer Verlauf von der Nasengrube zur Augenanlage geht (Abb. 5.7-50).

Das embryonale Gesicht gestaltet sich also, indem mehrere Weichteillappen miteinander verwachsen, wobei die Verwachsungsstelle von Oberkieferwulst und medialem Nasenwulst nicht in der Mittellinie, sondern mehr lateral davon liegt.

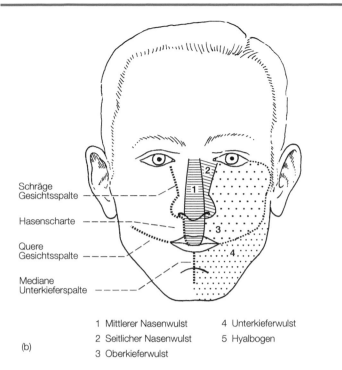

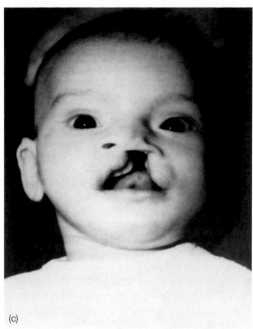

Schräge
Gesichtsspalte

Hasenscharte

Quere
Gesichtsspalte

Mediane
Unterkieferspalte

1 Mittlerer Nasenwulst   4 Unterkieferwulst
2 Seitlicher Nasenwulst   5 Hyalbogen
3 Oberkieferwulst

(b)

(c)

Abb. 5.7-50   b, c
(b) Beteiligung der Gesichtswülste an der Gesichtsbildung und Lage möglicher Gesichtsspalten.
(c) Kind mit Lippen-Kiefer-Gaumen-Spalte.

Der definitive **Gaumen** entsteht durch die Bildung der **sekundären Gaumenfortsätze,** die von den Oberkieferwülsten nach medial auswachsen und sich in der Mitte von vorn nach hinten fortschreitend vereinigen. Im vordersten Abschnitt weichen die sekundären Gaumenfortsätze auseinander. Hier entstehen eigene Wulstungen des **primären Gaumens.** Sie gehen als intermaxillärer Gaumenanteil aus den beiden medialen Nasenwülsten und dem von ihnen eingeschlossenen unpaaren Anteilen des Munddachs hervor (Abb. 5.7-51). Das Nasenseptum wächst als hinterer

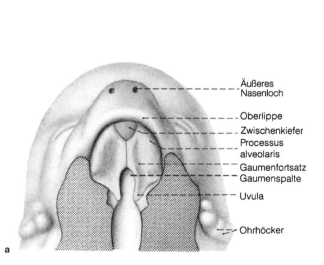

Äußeres
Nasenloch

Oberlippe
Zwischenkiefer
Processus
alveolaris
Gaumenfortsatz
Gaumenspalte
Uvula

Ohrhöcker

a

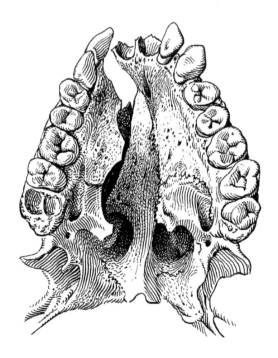

b

Abb. 5.7-51   Der harte Gaumen.
(a) Entstehung des Gaumens bei einem menschlichen Embryo (Mitte der 8. Woche) nach einem Modell von K. Peter. Das zwischen die beiden Oberkieferwülste der Maxilla eingeschobene Os incisivum geht aus dem Material des Stirnwulstes hervor und bildet den primären Gaumen (Ende 6. Woche)
(b) Kiefer-Gaumenspalte. Die Spaltlinie verläuft in der Sutura incisiva und der Sutura palatina mediana des Oberkiefers.

531

Rand der Wand zwischen den Nasengängen kulissenartig von vorn nach hinten und vereinigt sich mit dem Gaumen (Abb. 5.7-52).

Die Kenntnis dieses normalen Entwicklungsgeschehens an Gesicht und Mundhöhle macht die Lage der Lippenspalte am lateralen Rand des Philtrums ebenso verständlich wie den in Abb. 5.7-51 dargestellten Verlauf der Spaltbildung beim „Wolfsrachen".

Vor der Bildung des sekundären Gaumens besteht die **Mundhöhle** aus drei Anteilen: einem Mittelteil, der die Zungenanlage enthält, und den beiden Kautaschen, zwei seitlichen spaltförmigen Ausbreitungen (Abb. 5.7-53). Deren obere Wand besteht aus Blastem des Oberkieferwulstes, die untere Wand aus Blastem des Unterkieferbogens. Die beiden Wände, die auch die Anlagen der oberen bzw. unteren Zahnleiste enthalten, gehen seitlich im sog. *Sulcus buccalis* ineinander über. Aus diesem gehen die Anlagen der Parotis und des **juxtaoralen Organs** hervor. Wenn sich während der Entwicklung des sekundären Gaumens Zunge und Unterkiefer senken, gelangt der ursprünglich horizontal eingestellte laterale Anteil der unteren Kautaschenwand in eine sagittale Position und bildet nun die Grundlage der **Wange** (Abb. 5.7-53).

Zu den am häufigsten vorkommenden Fehlbildungen beim Menschen gehören Spaltbildungen im Bereich von Gesicht, Gaumen und Rachen. Man rechnet, dass auf jeweils etwa 900 Geburten eine derartige Fehlbildung kommt. Sie kann sowohl genetisch

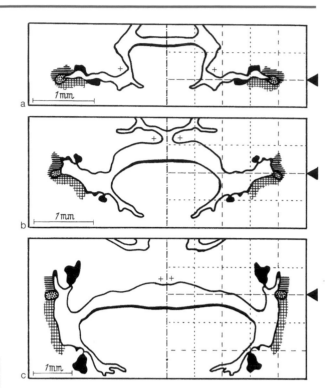

Abb. 5.7-53 Schematische Darstellung der Gaumen- und Wangenentwicklung. Gaumenfortsätze bzw. sekundärer Gaumen mit (+) bezeichnet. Schwarz: Zahnleisten. Punktiert: Parotisanlage. Parallel schraffiert: zwischen Parotisanlage und oberer Zahnleiste gelegener Anteil der oberen Kautaschenwand. Gekreuzt schraffiert: der zwischen Parotisanlage und unterer Zahnleiste gelegene Anteil der unteren Kautaschenwand. Zeichnung nach Frontalschnitten durch Embryonen verschiedener Größe: 18,4 mm in (a), 23,8 mm in (b) und 66,0 mm in (c). (a) entspricht ungefähr Abb. 5.7-52. (b) und (c) in der relativen Größe zu (a) reduziert. Das Koordinatengitter (rechts) veranschaulicht das Relativwachstum verschiedener Abschnitte (Pfeil: Höhe der Parotisanlage).

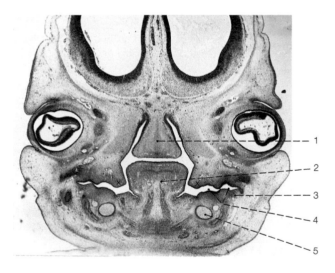

Abb. 5.7-52 Embryo 18,4 mm (7. Woche) Frontalschnitt. Situation vor der Bildung des sekundären Gaumens. Die Gaumenfortsätze (*) sind noch nach unten gerichtet.
1 = Nasenseptum
2 = Zungenanlage
3 = Parotisanlage
4 = Kautasche
5 = MECKELscher Knorpel

bedingt sein als auch durch exogene Einflüsse erzeugt werden. Die einfachste Form ist die Lippenspalte oder „Hasenscharte" (**Cheiloschisis**), die auf die Oberlippe beschränkt bleibt. In schweren Fällen kann sich die Spaltbildung auf den Oberkiefer fortsetzen (**Cheilognathoschisis**). Eine Spaltbildung des Gaumens hinter dem Os incisivum wird „Wolfsrachen" (**Palatoschisis**) genannt. Sie ist vielfach mit einer Gaumen- und Lippenspalte verbunden und heißt dann **Cheilognathopalatoschisis**. Das Zustandekommen und die eigenartige Topographie (Abb. 5.7-50c) solcher Fehlbildungen, die heute bei frühzeitigem Eingriff mit hervorragendem Resultat behandelt werden können, lässt sich nur aufgrund der Vorgänge bei der Entwicklung des Gesichts und des Oberkiefers verstehen.

Literatur

Siehe Anhang Nr. 21, 42, 43, 53, 159, 168, 179, 249, 250, 263, 355, 365, 369, 381, 449, 450, 451.

6 Atemsystem

Das Atemsystem (*Systema respiratorium*) hat als Grundfunktion die **äußere Atmung** für den Körper durchzuführen, Sauerstoff aus der Luft aufzunehmen und Kohlendioxid abzugeben. Dafür sind die **Lungen,** *Pulmones,* ausgebildet, die durch die Atembewegungen sauerstoffreiche Luft aufnehmen und sauerstoffarme mit Kohlendioxid angereicherte Luft wieder abgeben. In den Lungenbläschen (Alveolen) findet der **Gasaustausch** durch **Diffusion** zwischen der eingeatmeten Luft und dem Blut in den Lungenkapillaren statt. Das Blut transportiert dann den Sauerstoff zu den Geweben des Körpers, wo er durch Diffusion aus dem Kapillarblut in die Zellen gelangt und dort hauptsächlich durch **innere Atmung** in den Mitochondrien zur oxidativen Energiegewinnung verwendet wird. Das dadurch entstehende Kohlendioxid wird (im Blut als Bikarbonat und H^+ gelöst) dem Lungenkreislauf zugeführt, wo es im Austausch gegen Sauerstoff abgeatmet wird.

Das Atemsystem wird in die **oberen Atemwege** (Nasen-Rachen-Raum) und **unteren Atemwege** (Kehlkopf, Luftröhre und Lungen) untergliedert. Die oberen Atemwege leiten den Luftstrom in die unteren Atemwege und dienen zudem der Anfeuchtung und Anwärmung der eingeatmeten Luft. Der **Kehlkopf** (Larynx) besitzt mit seinem Kehldeckel (Epiglottis) einen Verschlussmechanismus gegenüber dem unteren Rachenraum. So wird das Eindringen von Speiseteilen in die unteren Atemwege verhindert. Außerdem ist der Kehlkopf mit dem **Stimmapparat** ausgestattet, der durch muskuläre Kontrolle die Weite der Stimmritze (*Rima glottidis*) und Spannung der Stimmbänder (*Plicae vocales*) eine Voraussetzung für die sprachliche Kommunikation schafft. Die **Luftröhre** (Trachea) leitet die Luft in den rechten und linken Hauptbronchus. Die Bronchien verästeln sich in den Lungen (**Bronchialbaum**) und enden schließlich als feinste Kanälchen (Bronchiolen) in den **Lungenbläschen (Alveolen)**. Diese werden von einem dichten Netz von Blutkapillaren umsponnen und sind Ort des Gasaustauschs. Der Gaswechsel in den Lungen, die Einatmung der frischen und die Ausatmung der ausgetauschten Luft, erfolgt durch Volumenänderungen der Thoraxhöhle, die durch das Mediastinum in zwei getrennte Höhlen unterteilt ist. Diese sind von einer serösen Haut, der *Pleura parietalis,* ausgekleidet (**Pleurahöhlen**). Die Lungen sind von der *Pleura visceralis* bedeckt und haften durch einen kapillären Flüssigkeitsfilm der parietalen Wand der Pleurahöhlen an. Dadurch führen Volumenänderungen des Thorax (hervorgerufen durch Atemmuskeln und Diaphragma) zu entsprechenden Volumenänderungen der Lungen (**Ventilation**).

6.1 Entwicklung

6.1.1 Mund- und Nasenhöhle

Aus der **Vorderdarmbucht,** die dorsal der Herzanlage liegt, entwickeln sich der Pharynx, der Ösophagus, der Magen und das obere Duodenum einschließlich der Leber und des Pankreas. Im unteren Pharynx entsteht vor dem Übergang in den Ösophagus die **Laryngotrachealrinne** (Abb. 6-1a), die sich zu **Larynx, Trachea** und Lungen entwickelt. Die Vorderdarmbucht wird kranial durch die **Rachenmembran, die Bukkopharyngeal-Membran,** abgeschlossen, die in der 4. Entwicklungswoche einreißt. Vor der Rachenmembran wird durch das Vorwachsen der **Gesichts- und Kieferfortsätze** das **Stomodeum** als neuer Raum in den Kopf einbezogen. Aus ihm gehen die Mundhöhle und ein Teil der Nasenhöhlen hervor.

Die paarigen **Riechplakoden,** welche die primären Nasenhöhlen mit dem Riechepithel bilden, senken sich oberhalb des Stomodeums zu den **Riechgruben** ein, die sich dem Vorderhirn von unten anlagern (Abb. 6-1b). Die Riechgruben vergrößern sich nach dorsal und kaudal zu den primären Nasenhöhlen oberhalb der Mundhöhle, von der sie anfangs durch die **Mund-Nasen-Membran** getrennt sind. Diese Bukkonasal-Membran reißt nach der 6. Entwicklungswoche ein, wodurch die **inneren Nasenöffnungen, die primären Choanen,** entstehen. Dann sind die Nasenhöhlen mit der Mundhöhle vereinigt, von der sie nur im vorderen Teil durch den kurzen primären Gaumen getrennt werden (Abb. 6-1c).

Im weiteren Wachstum weitet sich die nun unpaare Nasenhöhle unter Einbeziehung von Teilen der primären Mundhöhle stark aus (Abb. 6-1c bis e). Vom Dach der Nasenhöhle ausgehend, entwickelt sich das mediane **Nasenseptum** auf die Mundhöhle zu. In der Seitenwand der Nasenhöhle entstehen die Anlagen der drei **Nasenmuscheln,** *Conchae nasales.* Die untere Muschel ist die größte, sie entsteht selbstständig aus dem unteren Teil der primär knorpeligen Nasenseitenwand. Die mittlere und die kleine obere Muschel werden als Vorwölbungen der oberen Seitenwand als Teile des späteren *Os ethmoidale* entwickelt. Die **Riechschleimhaut** reicht bei 2 Monate alten Embryonen noch bis auf die mittlere Muschel herab, beim Erwachsenen ist sie auf einen kleinen Bezirk der oberen Muschel und des gegenüberliegenden Nasenseptums beschränkt. Die obere hintere Nasenhöhle liegt vor dem Körper des Keilbeins, in das Teile dieser primären Nasenhöhle als *Sinus sphenoidales* einbezogen werden.

In der Seitenwand der Nasen- und Mundhöhle entwickelt sich aus dem Oberkieferfortsatz jederseits ein **sekundärer Gaumenfortsatz** (Kap. 5.7.21) unterhalb der unteren Nasenmuschel und des Keilbeinkörpers. Die Gaumenfortsätze sind anfangs abwärts gerichtet, da die im Wachstum vorgeeilte, große Zunge auch den unteren Teil der Nasenhöhle einnimmt (Abb. 6-1 d u. e). Mit dem Tiefertreten der Zunge richten sich die beiden Gaumenfortsätze auf und beginnen von der 9. Woche an miteinander sowie mit dem primären Gaumen und mit dem Nasenseptum zu verwachsen, vom primären Gaumen zum Pharynx fortschreitend. In den vorderen zwei Dritteln bilden sie den **harten Gaumen**, das hintere Drittel bildet als weicher, muskulärer Gaumen das **Gaumensegel.** Dabei wird unter dem Keilbein ein Raum der primären Mundhöhle als Nasen-Rachen-Gang in die Nasenhöhle einbezogen. Nach dem vollständigen Schluss des Gaumens in der 12. Woche öffnen sich die Nasenhöhlen mit den definitiven **Choanen** in den oberen

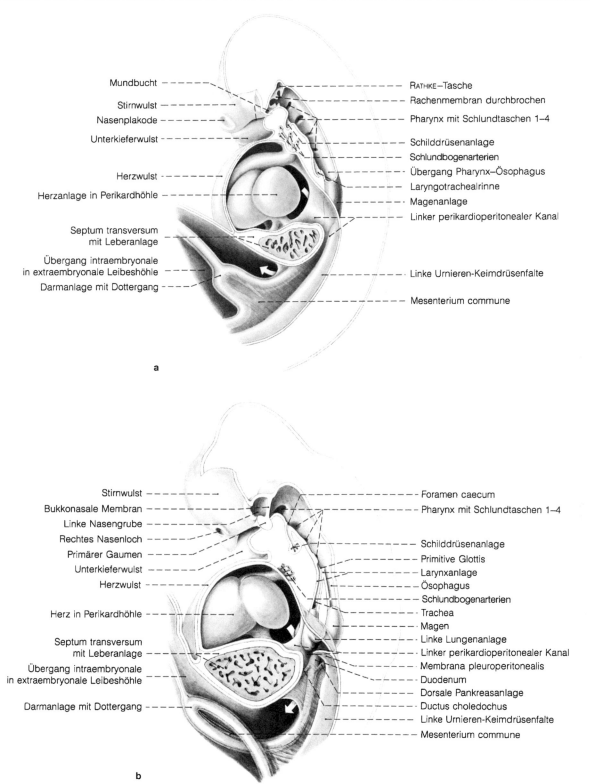

Abb. 6-1   Die Entwicklung des Respirationstraktes beim menschlichen Embryo.
(a) Embryo ca. 4 mm SSL, Konzeptionsalter 4 Wochen. Rachenmembran durchbrochen; erste Anlage des Respirationstraktes. Pfeil im rechten perikardioperitonealen Kanal.
(b) Embryo ca. 8 mm SSL, Konzeptionsalter Ende 5. Woche. Lungenanlage im perikardioperitonealen Kanal; Bildung der pleuroperitonealen Membran. Pfeil im noch offenen rechten perikardioperitonealen Kanal.

Abb. 6-1 c, d und e siehe nächste Seiten ▶

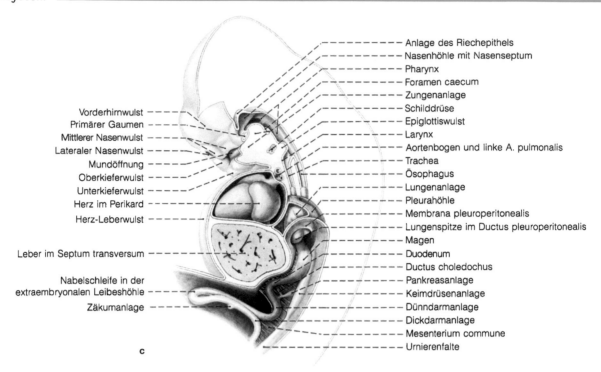

Vorderhirnwulst — — — — —
Primärer Gaumen — — — — —
Mittlerer Nasenwulst — — — — —
Lateraler Nasenwulst — — — — —
Mundöffnung — — — — —
Oberkieferwulst — — — — —
Unterkieferwulst — — — — —
Herz im Perikard — — — — —
Herz-Leberwulst — — — — —

Leber im Septum transversum — — — — —

Nabelschleife in der
extraembryonalen Leibeshöhle — — — — —
Zäkumanlage — — — — —

Anlage des Riechepithels
Nasenhöhle mit Nasenseptum
Pharynx
Foramen caecum
Zungenanlage
Schilddrüse
Epiglottiswulst
Larynx
Aortenbogen und linke A. pulmonalis
Trachea
Ösophagus
Lungenanlage
Pleurahöhle
Membrana pleuroperitonealis
Lungenspitze im Ductus pleuroperitonealis
Magen
Duodenum
Ductus choledochus
Pankreasanlage
Keimdrüsenanlage
Dünndarmanlage
Dickdarmanlage
Mesenterium commune
Urnierenfalte

c

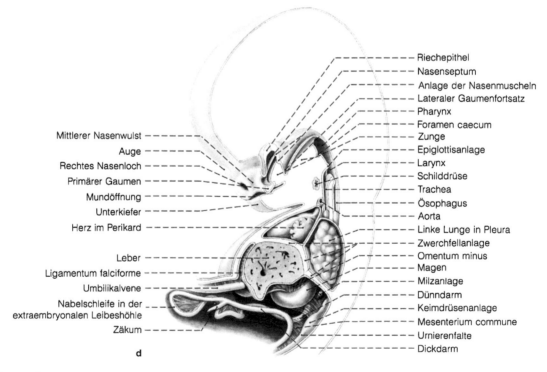

Mittlerer Nasenwulst — — — — —
Auge — — — — —
Rechtes Nasenloch — — — — —
Primärer Gaumen — — — — —
Mundöffnung — — — — —
Unterkiefer — — — — —
Herz im Perikard — — — — —

Leber — — — — —
Ligamentum falciforme — — — — —
Umbilikalvene — — — — —
Nabelschleife in der
extraembryonalen Leibeshöhle — — — — —
Zäkum — — — — —

Riechepithel
Nasenseptum
Anlage der Nasenmuscheln
Lateraler Gaumenfortsatz
Pharynx
Foramen caecum
Zunge
Epiglottisanlage
Larynx
Schilddrüse
Trachea
Ösophagus
Aorta
Linke Lunge in Pleura
Zwerchfellanlage
Omentum minus
Magen
Milzanlage
Dünndarm
Keimdrüsenanlage
Mesenterium commune
Urnierenfalte
Dickdarm

d

Abb. 6-1   c, d
(c) Embryo ca. 12 mm SSL, Konzeptionsalter Ende 6. Woche. Bukkonasale Membran durchbrochen, die primitiven Choanen bildend. Perikardhöhle gegen die Anlage der Pleurahöhle abgeschlossen, der Ductus pleuroperitonealis noch offen.
(d) Embryo ca. 20 mm SSL, Konzeptionsalter Anfang 8. Woche. Bildung der lateralen Gaumenfortsätze, Ductus pleuroperitonealis geschlossen. Beginn der Zwerchfellbildung.

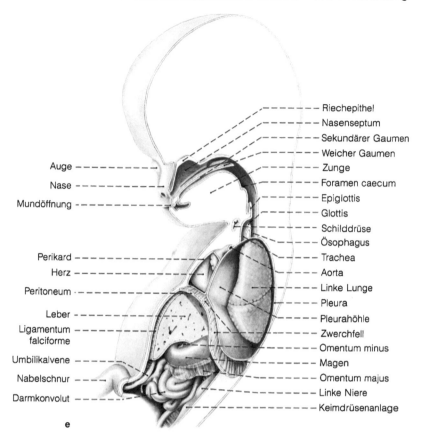

Auge
Nase
Mundöffnung

Perikard
Herz
Peritoneum
Leber
Ligamentum
falciforme
Umbilikalvene
Nabelschnur
Darmkonvolut

Riechepithel
Nasenseptum
Sekundärer Gaumen
Weicher Gaumen
Zunge
Foramen caecum
Epiglottis
Glottis
Schilddrüse
Ösophagus
Trachea
Aorta
Linke Lunge
Pleura
Pleurahöhle
Zwerchfell
Omentum minus
Magen
Omentum majus
Linke Niere
Keimdrüsenanlage

Abb. 6-1   e
Embryo ca. 60 mm SSL, Konzeptionsalter Ende 10. Woche. Gesichtsentwicklung abgeschlossen. Bildung des sekundären Gaumens kurz vor dem Abschluss. Das Diaphragma ist ausgebildet, die Pleurahöhlen haben die Perikardhöhle weitgehend umwachsen und den Thorax ausgefüllt.

e

Pharynx, den *Nasopharynx*. Störungen in der Vereinigung der beiden Gaumenfortsätze führen zu verschiedenen Formen der Gaumenspalten, vom gespaltenen Zäpfchen bis zum „Wolfsrachen", die Saugen und Sprachentwicklung erheblich behindern.

Der **Tränennasengang,** *Ductus nasolacrimalis,* entwickelt sich von der Augenanlage aus zwischen Stirn- und Oberkieferfortsatz und wird mit seiner Mündung in die seitliche Nasenhöhlenwand vorne unterhalb der unteren Nasenmuschel einbezogen. Zwischen mittlerer und unterer Nasenmuschel werden in der seitlichen Nasenhöhlenwand die Anlagen der **Kiefer- und Stirnhöhle** ausgebildet. Diese kaum stecknadelkopfgroßen Anlagen entwickeln sich aber erst nach Abschluss der Kleinkindphase stärker und erreichen erst mit der Pubertät ihre definitive Größe. In gleicher Weise werden die **Siebbeinzellen** angelegt und ausgebildet. Die vorderen und mittleren Siebbeinzellen gehen ebenfalls von der Wand zwischen unterer und mittlerer Muschel aus, während die hinteren Zellen oberhalb der mittleren Muschel entspringen.

6.1.2 Rachen und Kehlkopf

Durch die Ausbildung des weichen Gaumens wird der oberste Teil des Rachens als **Nasopharynx** (*Pars nasalis pharyngis*) abgegliedert, der durch das Anheben des Gaumensegels abgeschlossen werden kann. Der Nasopharynx entsteht aus dem vordersten Teil des Kopf- oder Kiemendarms und enthält die 1. Schlundtasche, die sich zur Ohrtrompete, der *Tuba auditiva,* und zur Paukenhöhle entwickelt. Die Tuba auditiva mündet hinter den definitiven Choanen in die Seitenwand des Nasopharynx. In dessen Rückwand bildet sich die Rachenmandel. Der anschließende **Oro-**

pharynx (*Pars oralis pharyngis*) ist mit der Mundhöhle verbunden. Die 2. Schlundtasche liegt seitlich zwischen den sich entwickelnden Gaumenbögen, die die Mundhöhle gegen den Rachen abgrenzen. Aus der 2. Schlundtasche geht die **Tonsillarbucht,** aus ihrem Epithel die Gaumenmandel hervor. Die weiteren, im **Hypopharynx** (*Pars laryngea pharyngis*) gelegenen Schlundtaschen, aus deren Epithel die Nebenschilddrüsen, die ultimobranchialen Körperchen und der Thymus hervorgehen, haben für die Gestaltung des Pharynx keine Bedeutung. Am Boden der Kiemendarmanlage wächst zwischen dem **Tuberculum impar** der Zungenanlage und dem medialen Teil der Zungenbeinanlage die Schilddrüsenanlage medial unpaar in die Tiefe (Abb. 6-1a u. b).

Auf die Zungenbeinanlage folgt in der ventralen Mittellinie der hypobranchiale Wulst, der von den medianen Anteilen der beiden folgenden Schlundbogenanlagen gebildet wird. Kaudal dieses Wulstes senkt sich im Alter von 4 Wochen in der Medianlinie eine Rinne ein, die **Laryngotrachealrinne,** die in ihrem kaudalen Teil auch die **Lungenanlage** einschließt. Aus dieser endodermalen Anlage geht die Epithelauskleidung von Larynx, Trachea, Bronchien und Alveolen der Lungen hervor, einschließlich aller Drüsen, während Bindegewebe, Skelettelemente, Muskulatur und Gefäße sich aus dem umgebenden Mesenchym entwickeln.

Die anfangs lang gezogene Laryngotrachealrinne wird von seitlichen, mesenchymreichen Falten begrenzt, die von kaudal nach kranial zusammenwachsen. Sie bilden damit das *Septum oesophago-tracheale,* durch das kaudal die Lungenanlage, anschließend die Anlage der Trachea und kranial die Anlage des Larynx von der Ösophagusanlage abgegliedert werden.

537

Störungen dieses Abgliederungsprozesses machen die verschiedenen auftretenden Fehlbildungen verständlich, von denen die häufigsten die **Ösophagotracheal-Fisteln** sind, oft verbunden mit einem kaudal blind endenden Ösophagus, einer **Ösophagusatresie**.

Die abgegliederte Lungenknospe wächst ventral des Ösophagus rasch nach kaudal aus. Der direkt unterhalb der Zungenanlage entstehende Kehlkopfeingang, die **primäre Glottis,** wird kranial von dem sich quer ausbildenden **Epiglottiswulst** und jederseits von einem **Arytenoidwulst** begrenzt, wodurch eine T-förmige Öffnung entsteht. Der Epiglottiswulst, der sich eng an die Zungenanlage anschließt, wächst zur Epiglottis aus und trennt sich von der Zunge, die sich nach rostral und dorsal aufwölbt (Abb. 6-1a). Die Epiglottis wächst vor bis in den Nasopharynx und liegt dann auf dem Gaumensegel. Erst in der 2. Schwangerschaftshälfte beginnen sich Larynx und Epiglottis zu senken, doch reicht die Epiglottis bei der Geburt noch bis zum weichen Gaumen.

Im 2. Entwicklungsmonat bilden sich aus den Skelettanlagen des 4. und der folgenden Schlundbögen die **Knorpel des Kehlkopfes,** der Schild- und der Ringknorpel sowie die paarigen Arytenoidknorpel. Das Zungenbein, an dem der Kehlkopf aufgehängt ist, entwickelt sich aus den Skelettanlagen des Hyalbogens und des folgenden 3. Schlundbogens. Der Knorpel der Epiglottis entsteht erst im 5. Schwangerschaftsmonat aus dem Mesenchym als Neubildung, ebenso wie die kleinen paarigen Kehlkopfknorpel. Die Muskulatur des Kehlkopfes stammt von der Schlundbogenmuskulatur ab und wird dementsprechend vom N. vagus mit seinen Ästen innerviert, der den 4. und die folgenden Schlundbögen versorgt. Die Binnenstrukturen des Kehlkopfes entwickeln sich vom Ende des 3. Embryonalmonats an. Durch eine Epithelaussackung entsteht auf jeder Seite kranial die **Taschenfalte** und darunter die **Stimmfalte.** Die Stimmfalte wird mit dem sekundär entstehenden *Processus vocalis* des Arytenoidknorpels verbunden und differenziert sich zum **Stimmband,** *Ligamentum vocale.* Die beiden Stimmfalten bilden die Glottis, die verschließbare Öffnung des Kehlkopfes, die als Stimmritze auch der Stimmbildung dient.

6.1.3 Pleurahöhlen und Zwerchfell

Die Lungenanlage spaltet sich sehr bald in die beiden **Lungenknospen** auf, die weiter nach lateral und kaudal auswachsen (Abb. 6-1b). Zu dieser Zeit, in der 5. Entwicklungswoche, liegt das Herz in der Perikardhöhle im oberen Halsbereich. Die **Perikardhöhle,** der kraniale unpaare Teil der Leibeshöhle, setzt sich dorsal des *Septum transversum* und jederseits der Vorderdarmanlage als Leibeshöhlenkanal, *Canalis pericardioperitonealis,* fort nach kaudal in die Peritonealhöhle, die Leibeshöhle um die Eingeweide. In der 5. Entwicklungswoche wachsen die linke und rechte Lungenanlage von medial her auf jeder Seite in den perikardioperitonealen Kanal ein, der damit zur Anlage der linken und rechten Pleurahöhle wird (Abb. 6-1b). Diese **Pleurahöhlen** dehnen sich, dem Lungenwachstum vorauseilend, nach lateral zwischen Perikard und Brustwand aus, aber auch nach kranial und kaudal. Die Pleurahöhlen sind von dem Brustfell, der *Pleura parietalis,* ausgekleidet, einem glatten, von Bindegewebe unterlagerten Mesothel,

das in seinen lateralen Anteilen aus der *Somatopleura* der Leibeshöhlenanlage hervorgeht.

Die jederseits in den perikardioperitonealen Kanal vorwachsende Lungenknospe buchtet die mediale Auskleidung der Leibeshöhle, die *Splanchnopleura* vor, von der sie im weiteren Auswachsen ganz umgeben wird. Aus dieser Splanchnopleura geht das Lungenfell, *die Pleura visceralis* (oder *Pleura pulmonalis*) hervor, der äußere, mesotheliale Überzug der Lungen mit seinem Bindegewebe. Aus der Splanchnopleura geht auch das Mesenchym hervor, das die weiter aussprossenden Bronchialknospen umgibt und aus dem sich Bindegewebe, Gefäße, Knorpel und Muskulatur der Lungen entwickeln. Zwischen der Pleura visceralis und der Pleura parietalis bleibt zeitlebens der **Pleuraspalt** erhalten, der eine leichte gleitende Verschiebung der Lungen gegen die Pleurahöhlenwand ermöglicht.

Beim weiteren Vorwachsen der sich aufteilenden Bronchien bleibt die Pleura visceralis zwischen den späteren Lappen in der Tiefe festgeheftet, wodurch die einzelnen Lappen durch einen beiderseits mit Pleura visceralis ausgekleideten Spalt getrennt auswachsen. Zugleich wird die am Anfang breite Verheftung der Lungen mit dem Mediastinum zum **Lungenstiel,** dem Lungenhilum und dem *Lig. pulmonale,* eingeengt. Primär besitzen die Lungen nach kaudal gerichtete Spitzen (Abb. 6-1b u. c), die aber durch die starke Entfaltung der Leber und der Zwerchfellanlage hochgedrängt werden. Mit der Ausbildung der Brustwand und der kranialen Pleurahöhle und dem weiteren Deszensus von Herz und Lungenhilum im 3. Monat wachsen die Lungenspitzen nach kranial aus (Abb. 6-1d u. e). Damit nähern sich die Lungen ihrer späteren Form, die von der Form der sich gleichzeitig entwickelnden Pleurahöhlen bestimmt wird.

In der 6. Woche wird die sich entwickelnde Pleurahöhle vom Perikard durch die **Pleuroperikardmembran** abgeschlossen, die von lateral auf den medialen Pfeiler mit Ösophagus und Trachea zuwächst und mit ihm verschmilzt (Abb. 6-1c). Der mesenchymreiche mediale Pfeiler mit Ösophagus und Trachea entwickelt sich zum **Mediastinum.** Kaudal werden die sich ausdehnenden Pleurahöhlen durch die dorsale Kante des sehr breiten **Septum transversum** begrenzt (Abb. 6-1b). Dieser Kante des Septums schließt sich jederseits von lateral her die *Membrana pleuroperitonealis* an, die von der dorsolateralen Körperwand auf das Septum transversum und das breite dorsale Mesenterium zuwächst, um sich mit ihnen zu vereinigen (Abb. 6-1c). Am Ende des 2. Monats kommt es so zum Abschluss der Pleura von der Peritonealhöhle. Ein *Ductus pleuroperitonealis* kann länger offen oder als dauernde Hemmungsfehlbildung bestehen bleiben, bevorzugt auf der linken Seite.

Das Zwerchfell geht mit seinem *Centrum tendineum* aus dem Septum transversum hervor, dem sich die definitiv wohl sehr kleinen Anteile aus den beiderseitigen Pleuroperitoneal-Membranen anschließen (Abb. 6-1d u. e). Der wesentliche Teil der Muskulatur des Diaphragmas stammt aus Material, das aus der Körperwand und beiderseits aus dem dorsalen Mesenterium abgegliedert wird. Angelegt wird das Diaphragma, wenn das Herz unter den Kiemenbögen im oberen Halsbereich liegt. Dann liegt das Septum transversum auf Höhe des 4. Zervikalsomiten und erhält seine Innervation aus Ästen des 3. bis 5. Spinalnerven des Halses, die sich zum *N. phrenicus* vereinigen. Er folgt dem Diaphragma beim Deszensus von Herz und Lungen und kommt durch die Ausdehnung der Pleurahöhlen um das Perikard herum ins Mediastinum zu liegen (zwischen Perikard und Pleura mediastinalis).

Mit der Ausbildung der Thoraxwand und dem gleichzeitigen weiteren Deszensus von Herz und Lungenhilum im 3. Monat dehnen sich die Pleurahöhlen nach kranial aus, um ihre **Pleurakuppel** zu bilden (Abb. 6-1 d u. e). Das Diaphragma erhält seine Anheftung am unteren Rand des Brustkorbs, der zu Beginn des 3. Monats voll angelegt ist. Bis zum Ende des 3. Monats dehnen sich die Pleurahöhlen an der Thoraxwand weiter nach kaudal aus und gliedern dabei die lateralen Teile des Diaphragmas von der Körperwand ab. Auf diese Weise entstehen die **Komplementärräume** der Pleurahöhlen, die *Recessus pleurales*, zwischen Brustwand und Diaphragma (Abb. 6-1 e). Im weiteren Wachstum unterliegen Brustkorb, Diaphragma und Pleurahöhlen noch starken Formänderungen. Der Brustkorb eines Neugeborenen ist spitzkegelig mit breiter unterer Öffnung. Er erhält die adulten Proportionen erst im weiteren Wachstum, endgültig erst in der Pubertät.

6.1.4 Lungen: Bronchialbaum

Die Entwicklung der Lunge selbst wird in drei Zeitperioden eingeteilt: eine Embryonalperiode, in der die Organanlage entwickelt wird; eine Fetalperiode, in der sowohl der reich verzweigte luftleitende Bronchialbaum voll angelegt, als auch der gasaustauschende terminale Bronchialbaum mit den Anlagen der Alveolen entwickelt wird, mit denen das Neugeborene atmen kann, und in eine Postnatalperiode, in der die Alveolen weiter ausgebildet werden und die Lunge zu ihrer adulten Form heranwächst. Die Fetalperiode wird nach den Entwicklungsschritten des luftleitenden und gasaustauschenden Bronchialbaums in eine **pseudoglanduläre Phase**, eine **kanalikuläre Phase** und eine **alveoläre Phase** unterteilt. In dieser Entwicklung schreitet die Differenzierung der Lunge jeweils vom Hilum zur Peripherie fort. Dadurch zeigen zentrale und periphere Lungenabschnitte in ihrer Differenzierung zeitliche Unterschiede, wodurch sich die Zeitangaben für die einzelnen Perioden und Phasen überlappen.

Embryonalperiode

Die Embryonalperiode der Lungenentwicklung reicht von der **4. bis zur 7. Entwicklungswoche.** Sie beginnt mit der Abfaltung der Lungenanlage aus der Laryngotrachealrinne. Bei der Aufteilung in die **beiden Lungenknospen** weist die linke, etwas kleinere Knospe stärker nach lateral als die größere rechte Knospe, die stärker nach kaudal gerichtet ist. Damit sind die Asymmetrie der Lungen und die Unterschiede im Abgang der Hauptbronchien von der Trachea bereits festgelegt. Die weitere Aufteilung der endodermalen Sprosse in der Lungenanlage erfolgt nach einem ungleichmäßig dichotomen Verzweigungsmuster. Aus den Anlagen der Hauptbronchien entstehen zunächst die Stämme der späteren **Lappenbronchien,** links zwei und rechts drei, die sich weiter aufzweigen und als nächste Generation die späteren **Segmentbronchien** hervorbringen. Am Ende der Embryonalperiode sind alle Lappen- und Segmentbronchien ausgebildet, und die **Lungenarterien** und **-venen** sind in ihrer spezifischen Lage und mit ihren definitiven Anschlüssen angelegt. Die Bronchien, die an ihren Enden stetig vorsprossen und sich aufspalten, bestehen aus Tubuli mit einem hohen Zylinderepithel. Bei dieser Entwicklung wird das Wachstum des Bronchialbaums

nicht nur durch die Sprossung des Epithels in Interaktion mit den umgebenden Mesenchymzellen vorangetrieben, sondern auch durch die Sekretion der Lungenflüssigkeit durch die Epithelzellen, die den wachsenden Bronchialbaum entfaltet.

Fetalperiode

Der erste Abschnitt der Fetalperiode der Lungenentwicklung (ab der 8. Woche) wird aufgrund der histologischen Struktur der Lungenanlage als **pseudoglanduläre Phase** bezeichnet. Diese Phase beginnt bereits in der Embryonalperiode (**5. Woche**) der Entwicklung und erstreckt sich ungefähr bis **zur 17. Woche.** Die Lungenanlage ähnelt im mikroskopischen Bild einer verzweigten tubulo-azinösen Drüse. In einem reichen Mesenchym und induziert von ihm sprossen und teilen sich die Anlagen der Bronchien dichotom, jedoch ungleichmäßig auf. Am Ende der pseudoglandulären Phase ist der gesamte spätere **luftleitende** Teil des **Bronchialbaums** einschließlich der Bronchioli terminales angelegt; je nach Lungenregion umfasst er 18–25 Teilungsgenerationen. Die proximalen Tubuli der Bronchienanlagen werden von einem hochprismatischen, die distalen von einem kubischen Epithel gebildet. Die Differenzierung des Flimmerepithels mit Becherzellen, die Ausbildung der Bronchialdrüsen, der Knorpelspangen und der glatten Muskulatur sowie die Entwicklung des Gefäßsystems schreitet entlang der Bronchialanlagen von proximal nach distal fort. Ab der 7. Woche entwickeln sich die Trachealknorpel, ab der 12. Woche die Knorpel der Segmentbronchien. Am Ende dieser pseudoglandulären Phase schließen sich an die zukünftigen *Bronchioli terminales* tubuläre Sprosse an, die **Canaliculi,** aus denen die gasaustauschenden Abschnitte hervorgehen werden.

Die folgende **kanalikuläre Phase** der Fetalperiode, ungefähr von der **13.–26. Woche,** umfasst die Frühentwicklung des gasaustauschenden Bronchialbaums (Abb. 6-2a). Die ersten Anlagen, die von den zukünftigen Bronchioli terminales ausgesprosst waren, wachsen unter mehrfacher dichotomer Aufzweigung weiter aus. Dabei werden alle von einem terminalen Bronchiolus aussprossenden Tubuli von einem zellreichen Mesenchym zu einer Einheit, dem zukünftigen *Acinus*, zusammengeschlossen, während dieser Acinus von den umgebenden Acini durch breitere Septen aus zellarmem Mesenchym abgegrenzt wird. Ein Acinus umfasst bis zu 10 Aufteilungsgenerationen der gasaustauschenden Luftwege, 2 bis 3 Generationen zukünftiger respiratorischer Bronchiolen und 5 bis 8 Generationen späterer Ductus alveolares. Sie entstehen als Canaliculi, die aus einem kubischen Epithel aufgebaut sind und dieser Phase den Namen gaben.

Der Übergang zur **alveolären Phase**, die in der **23.–24. Woche** beginnt, ist durch zwei Entwicklungsprozesse geprägt: Das Mesenchym bildet um die distalen Canaliculi herum Bündel kollagener und elastischer Fasern, die zu 4–6 Längssträngen und zu Ring- oder Spiralbündeln in bestimmten Abständen angeordnet sind (Abb. 6-2a). Diese Faserbündel bilden um die Canaliculi ein Netz, in dessen relativ weite Maschen hinein das Epithel sich bei seiner weiteren Proliferation unter Mitwirkung der Lungenflüssigkeit vorbuchtet. So entsteht die erste Generation der **Alveolen** der *Ductus* und *Sacculi alveolares* (Abb. 6-2b). Zugleich entwickeln sich im Mesenchym um jeden distalen

Canaliculus herum dichte Kapillarnetze, die sich dem kubischen Epithel eng anlagern. An den Kontaktstellen reduzieren die Epithelzellen ihre Dicke, sie bilden über den Kapillaren dünne Zellfortsätze aus, wodurch die **dünne Luft-Blut-Schranke** für den späteren Gasaustausch entsteht. Dabei differenziert sich das Epithel außer zu flachen **Typ-I-Pneumozyten** auch zu einzeln stehenden kubischen **Typ-II-Pneumozyten,** den teilungsfähigen Mutterzellen der Typ-I-Zellen, die auch die Phospholipide und die Proteine für den oberflächenaktiven Film, den **Surfactant** der Alveolen, produzieren.

In der **alveolären Phase** wird die **erste Generation der Alveolen** in den Ductus und Sacculi alveolares angelegt. Von der 30. Woche an beginnen sich auch in den Bronchioli respiratorii einzelne oder Gruppen von Alveolen auszubilden. Die Alveolen, anfangs sehr flache Vorwölbungen, wachsen langsam bis zur Geburt weiter aus. **Ab der 28. Woche,** also nach 7 Monaten, sind die Alveolen mit den flachen Typ-I-Pneumozyten und ihren Kapillarnetzen so weit entwickelt und die Typ-II-Pneumozyten haben mit der Bildung des Surfactants begonnen (setzt die Oberflächenspannung des alveolären Flüssigkeitsfilms herab), dass die Lungen bei einer **Frühgeburt** entfaltet werden und den Gasaustausch übernehmen können. Von der 24. bis zur 28. Entwicklungswoche ist ein Überleben der Frühgeborenen nur durch intensive technische und therapeutische Unterstützung möglich. Vorher ist keine Lebensfähigkeit gegeben, da die Lunge noch keine Strukturen ausgebildet hat, die den Gasaustausch übernehmen könnten.

Geburt

Das sich entwickelnde Bronchialsystem ist bis in die terminalen Canaliculi während der Embryonal- und Fetalperiode mit Flüssigkeit gefüllt. Diese **Lungenflüssigkeit** wird während der gesamten intrauterinen Entwicklung von dem sprossenden Bronchialepithel und dem sich daran anschließenden Epithel der Canaliculi und später von den sich ausbildenden Typ-I-Alveolarepithelzellen gebildet. Diese sezernieren Chlorid-Ionen, denen Natrium-Ionen und Wassermoleküle folgen. Zusammen mit abgegebenen Proteinen wird so die Lungenflüssigkeit gebildet. Bei gelegentlichen Atembewegungen in der späteren fetalen Entwicklung steht die Lungenflüssigkeit auch mit der Amnionflüssigkeit im Austausch. Nach dem Einsetzen der Surfactantsekretion durch die Typ-II-Alveolarepithelzellen ab der 24. Woche ist Surfactantmaterial auch in der Amnionflüssigkeit nachweisbar. Bei der Geburt wird ein größerer Teil der Lungenflüssigkeit beim Durchtritt durch den Geburtskanal ausgepresst.

Mit dem **ersten Atemzug** werden die Bronchien, Bronchioli und vor allem die Ductus und Sacculi alveolares weitgehend entfaltet und belüftet, sodass sie mit ihren dünnen Austauschoberflächen den Gasaustausch, den bis dahin die Plazenta durchführte, augenblicklich übernehmen können. Die verbliebene Lungenflüssigkeit wird mit dem ersten Atemzug in die entfalteten terminalen Sacculi hineingesogen. In den ersten 5–6 Lebensstunden wird diese restliche Lungenflüssigkeit von dem Alveolarepithel resorbiert und mit dem Blut abtransportiert. Mit der vom Feten ausgelösten Einleitung der Wehen stellt er selber seine Hormon- und Stoffwechselregulation um. Dabei ist es vor allem die Steigerung der Schilddrüsensekretion, die in den Bronchial- und besonders den Typ-I-Alveolarzellen zu einer Umstellung von der Chlorid-Ionen-Sekretion auf

eine Natrium-Ionen-Resorption mit entsprechender Chlorid- und Wasserresorption führt. Diese Na^+-Resorption durch die Alveolarepithelzellen gehört von der Geburt an zu ihren Grundfunktionen, auf ihr beruht das „Trockenhalten" der Alveolen, solange diese Epithelzellen nicht geschädigt oder zerstört sind.

Mit der **Entfaltung** der Lunge wird auch ihr **Gefäßsystem** gestreckt und durch den beim ersten Atemzug entstehenden Unterdruck reich mit Blut gefüllt. Der Rückstrom dieses plötzlich stark erhöhten Lungenblutvolumens ist dann für den höheren Druck im linken Vorhof und für den Verschluss des *Foramen ovale* verantwortlich. Zusammen mit der gleichzeitig eintretenden Kontraktur des *Ductus arteriosus* werden so großer und kleiner Kreislauf vollständig getrennt (vgl. Kap. 9.1).

Die **Neugeborenenlunge** besitzt einen voll entwickelten luftleitenden Bronchialbaum und einen mit allen Verzweigungsgenerationen komplett ausgebildeten, jedoch noch recht kurzen gasaustauschenden Abschnitt der Luftwege, der aus 2–3 Generationen Bronchioli respiratorii und 7–8 Generationen von Ductus alveolares mit terminalen Sacculi alveolares besteht (Abb. 6-2b). Die in ihrer Wandstruktur voll ausgebildeten Alveolen sind noch relativ flach und viel kleiner als die Alveolen Erwachsener.

Postnatale Periode

Die postnatale Periode der Lungenentwicklung, die von der Geburt **bis zum 8. Lebensjahr** reicht, ist durch ein starkes Längenwachstum der respiratorischen Bronchiolen und Alveolengänge ausgezeichnet, die sich auf ein Mehrfaches ihrer Länge bei der Geburt strecken (Abb. 6-2c). In welchem Ausmaß bei diesem Streckungswachstum neue Alveolen gebildet werden, ist bisher nicht bekannt. Am Ende der postnatalen Periode ist die definitive Zahl von 300–400 Millionen Alveolen erreicht, die dann proportional und gleichmäßig zur Adultgröße heranwachsen.

In der postnatalen Periode kommt ein wichtiger Differenzierungsprozess der Alveolen zum Abschluss, der in der fetalen alveolären Phase der Lungenentwicklung begann: Die **Kapillarnetze** hatten sich um jeden Canaliculus herum ausgebildet und damit auch um jede sich bildende Alveole. Bei der weiteren Entwicklung lagern sich die Canaliculi mit den sich in ihren Wänden entwickelnden Alveolen eng aneinander, das Mesenchym in den zwischen ihnen ausgebildeten Primärsepten wird mit dem Wachstum reduziert. So entstehen in diesen Primärsepten doppelschichtige Kapillarnetze, die aus ihrer Entwicklung bereits durch Anastomosen miteinander verbunden sind. Bei dem Vorwachsen der Alveolen aus einem Canaliculus entstehen zwischen ihnen die Sekundärsepten, die gleichfalls primär doppelte, miteinander verbundene Kapillarnetze tragen. Primär- und Sekundärsepten entwickeln sich zu den einheitlichen, dünnen Interalveolarsepten, die in dem weiteren Wachstum stark ausgezogen werden. Dabei werden die beiden miteinander verbundenen Kapillarnetze zu dem typischen einschichtigen Kapillarnetz der Interalveolarsepten umgebaut.

6.1.5 Lungen: Gefäße

Die Lungenanlagen werden am Ende der 4. Woche in dem sehr frühen Stadium der auswachsenden, noch ungeteilten Knospe von einem **Gefäßplexus** umgeben, der an die sich dann gerade bildenden **6. Schlundbogenarterien** angeschlossen wird (vgl. Abb. 9.5-3). Der proximale Teil dieses Bogens wird zur A. *pulmonalis,* der distale Teil wird auf der linken Seite, auf der sich der Aortenbogen entwickelt, zum

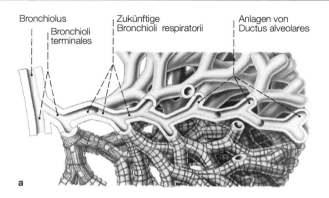

Bronchiolus
Bronchioli terminales
Zukünftige Bronchioli respiratorii
Anlagen von Ductus alveolares

a

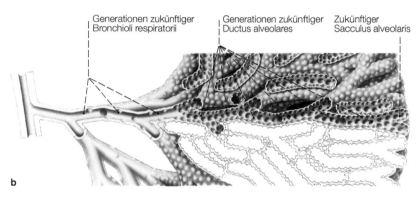

Generationen zukünftiger Bronchioli respiratorii
Generationen zukünftiger Ductus alveolares
Zukünftiger Sacculus alveolaris

b

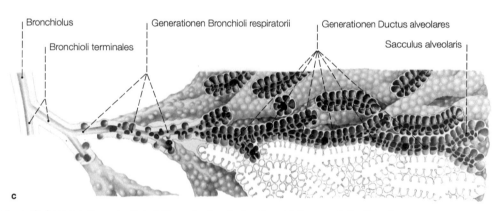

Bronchiolus
Bronchioli terminales
Generationen Bronchioli respiratorii
Generationen Ductus alveolares
Sacculus alveolaris

c

Abb. 6-2 Schematische Darstellung der Entwicklung des terminalen Bronchialbaumes beim Menschen.
(a) Am Ende der kanalikulären Phase bei einem ca. 22 Wochen alten Feten. Um die Canaliculi herum bilden sich Bündel kollagener und elastischer Fasern, die zu 4 bis 6 Längssträngen und zu Ring- oder Spiralbündeln in größeren Abständen angeordnet sind. Dieses weitmaschige Fasernetz bestimmt die weitere Proliferation des Epithels, das sich durch die Netzmaschen vorwölbt und damit die Alveolen ausbildet.
(b) Alveoläre Phase gegen Ende der Fetalperiode bei einem 32 Wochen alten Feten. Der respiratorische Bronchialbaum ist vollständig ausgebildet und die Ductus und Sacculi alveolares sind allseitig mit flachen Alveolenanlagen besetzt. In den zukünftigen Bronchioli respiratorii beginnt die Ausbildung einzelner oder kleiner Gruppen von Alveolenanlagen. Alle Alveolenanlagen besitzen bereits einen sehr dünnen Pneumozytenbesatz, der sich unter Anlagerung der Kapillarnetze zur dünnen Luft-Blut-Schranke für den Gasaustausch entwickelte. Im oberen Teil der Zeichnung sind die Ductus vollplastisch, im unteren Teil in einer schematischen Schnittfläche dargestellt, welche die innige Verzahnung der benachbarten Ductus zeigt.
(c) Respiratorischer Bronchialbaum bei einem ca. 2 Jahre alten Kind. Auf den Bronchiolus terminalis folgen 2–3 Generationen der Bronchioli respiratorii und 5–8 Generationen Ductus alveolares, die in Sacculi alveolares enden. Diese sind oben vollplastisch, unten im schematischen Längsschnitt dargestellt, der den innigen Zusammenhang benachbarter Ductus mit den ihnen gemeinsamen Interalveolarsepten zeigt.

Ductus arteriosus, der in der Embryonal- und Fetalzeit für die partielle Umgehung des Lungenkreislaufs verantwortlich ist.

Das Gefäßnetz der Lungenanlage wird zuerst zusammen mit dem Gefäßnetz des Vorderdarms an Körpervenen angeschlossen. In der 5. Woche sprossen von der linken Seite der dorsalen Wand des noch ungeteilten Vorhofs des Herzens die **Lungenvenen** als gemeinsame Anlage aus, die sich in einen linken und rechten Stamm aufteilt. Über das dorsale Mesokard erreichen beide Venen, die sich nochmals aufteilen, die Lungenanlage ihrer Seite und verbinden sich mit deren Gefäßnetz, das dann seinen Anschluss an die Körpervenen verliert. Im weiteren Wachstum werden die linke und rechte Lungenvene und deren folgende Aufteilung in den sich entwickelnden linken Vorhof einbezogen, sodass links und rechts je zwei Lungenvenen in den linken Vorhof einmünden. Auf diese Weise geht der glattwandige Teil des linken Vorhofs aus den Lungenvenenanlagen hervor.

So entstehen die **Vasa publica** der Lunge, die später das Blut von der rechten Herzkammer zum Gasaustausch in die Lunge und dann wieder zurück zum linken Vorhof leiten und den **kleinen Kreislauf** (Lungenkreislauf) bilden. Die **Lungenarterien** folgen in ihrer weiteren Ausbildung topographisch eng den Aufzweigungen des Bronchialbaums als begleitende Gefäße. Die sich jeweils etwas später ausbildenden **Lungenvenen** entwickeln sich dagegen mit ihren Ästen in den breiteren Mesenchymsepten zwischen und um die großen Stämme des sich aufzweigenden Bronchialbaums herum, sodass sie auf der Grenze zwischen den einzelnen Lungensegmenten und an deren Oberflächen liegen. In diesen spezifischen Lagebeziehungen folgen Lungenarterien und -venen mit ihren Aufzweigungen dem weiteren Lungenwachstum.

Die Bronchialgefäße, die als Vasa **privata** der Lunge zur Versorgung ihres peribronchialen Gewebes ausgebildet werden, entwickeln sich von der 9. Woche an mit der weiteren Differenzierung der Bronchien. Die **Bronchialarterien**, die Rami bronchiales, wachsen als Äste der **Aorta** oder der oberen **Interkostalarterien** aus, die **Bronchialvenen** münden in die V. azygos oder *hemiazygos*.

6.2 Obere Atemwege

Die Luftwege des Atemapparates gliedern sich in die oberen und in die unteren Atemwege. Die oberen Atemwege umfassen die Nasenhöhle und den Rachen, in welchem sie sich mit dem Nahrungsweg kreuzen. Die unteren Atemwege beginnen mit dem Kehlkopf und setzen sich über die Luftröhre in den luftleitenden Bronchialbaum der Lungen fort, der in den gasaustauschenden Aufzweigungen des Bronchialbaums mit den 300–400 Millionen Lungenbläschen oder Alveolen endet.

6.2.1 Nasenhöhle

Die Nasenhöhle, *Cavitas nasi*, wird durch die **Nasenscheidewand**, *Septum nasi*, in eine rechte und linke Nasenhöhle unterteilt (s. auch Kap. 5.7.6). Die Nasenhöhlen werden vorne durch die äußere Nase begrenzt, welche die Nasenlöcher, *Nares*, umschließt (Abb. 6-3). Sie führen jederseits in den **Nasenvorhof**, *Vestibulum nasi*, der sich über dem bogenförmigen *Limen nasi* in die Haupthöhle der Nase (*Cavitas nasi propria*) fortsetzt. Hinten werden die Nasenhöhlen in ihrem oberen Anteil durch den Keilbeinkörper abgeschlossen, während sie sich mit ihrem unteren Anteil bis zur beidseitigen hinteren Nasenöffnung, den *Choanae*, ausdehnen. Die Choanen stellen die Verbindung zur *Pars nasalis* des Pharynx her.

Die **Seitenwand** jeder **Nasenhöhle** verläuft vom 2–3 mm breiten Dach, der **Siebbeinplatte**, schräg nach lateral und unten zum 12–15 mm breiten Boden, der vom harten Gaumen gebildet wird (Abb. 6-3). Die Seitenwand trägt die drei übereinander liegenden **Nasenmuscheln**, *Conchae nasales*, die sich nach medial und unten vorwölben und mit ihrem dicken Schleimhautüberzug den größten Teil des Raums der Nasenhöhle füllen. Die oberste, hinten liegende Muschel ist die kleinste, sie ist nur wenig eingerollt. Die mittlere und untere Muschel ragen gestaffelt weiter nach vorne, die untere bis nahe an den Vorhof, und sie sind auch stärker eingerollt. Eine wulstförmige Verdickung vor der mittleren Nasenmuschel wird **Agger nasi** genannt (Relikt einer zusätzlichen Muschel bei anderen Säugetieren: *Nasoturbinale*). Unter jeder Muschel verläuft ein **Nasengang**, *Meatus nasi superior, medius et inferior*, vom Vestibulum zur Choane. Zwischen den Nasenmuscheln und dem Septum sind diese Nasengänge durch den gemeinsamen *Meatus nasi communis* verbunden. Der unter der Siebbeinplatte gelegene schmale oberste Anteil der Nasenhöhle, welcher der Riechfunktion dient, setzt sich vor dem Keilbeinkörper in den *Recessus sphenoethmoidalis* fort.

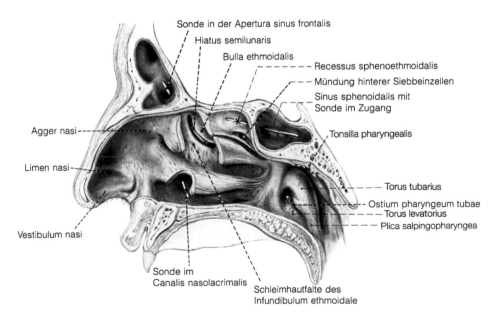

Abb. 6-3 Rechte Nasenhöhle nach Entfernung der Nasenscheidewand. Teile der Nasenmuscheln sind entfernt, um die von ihnen verdeckten Verbindungen zu den Nasennebenhöhlen und die Einmündung des Tränennasenganges sichtbar zu machen.

Die **Form der Nasenhöhle** mit ihren Muscheln und die spezifische Lage der Nares und der Choanen sind für die **Führung der Luft** bei Ein- und Ausatmung verantwortlich. Sie wird durch Septumverformungen oder die funktionell sehr wechselnden Schwellungszustände der Schleimhaut stark beeinflusst. Beim Gesunden lenkt die Form des Vestibulums und der unteren und mittleren Muschel den größten Teil des Inspirationsluftstroms durch den unteren und mittleren Nasengang. Der obere Nasengang wird besonders durch Turbulenzen durchströmt, die durch das „Schnüffeln" erzeugt werden, sodass eine bessere olfaktorische Kontrolle möglich ist. Die Belüftung des oberen Nasengangs fehlt bei Verlust der äußeren Nase, sodass dann das Geruchsvermögen stark beeinträchtigt ist und erst durch eine künstliche Nase wiederhergestellt wird. Die vordere Nasenhöhle und ihre Veränderungen sind durch Einführen eines Spekulums in ein Nasenloch zu überblicken, und die hintere Nasenhöhle kann durch das Einführen eines Spiegels in den Rachen bei abgesenktem Gaumensegel von den Choanen aus untersucht werden.

Skelett der Nasenhöhle

Das **Dach der Nasenhöhle** wird vorne vom Nasenbein, *Os nasale,* von der anschließenden *Pars nasalis* des Stirnbeins, *Os frontale,* und hinten vom Siebbein, *Os ethmoidale,* mit seiner *Lamina cribrosa* gebildet (Abb. 6-4). Hinten wird das Dach durch die steil abwärts ziehende Vorderfläche des Keilbeins, *Os sphenoidale,* begrenzt, unter dem sich die Choanen in den Nasopharynx öffnen. **Die mediale Wand der Nasenhöhle**, das *Septum nasi* (Abb. 5.7-17), wird im oberen Teil von der *Lamina perpendicularis* des Siebbeins gebildet, die sich der *Crista sphenoidalis* des Keilbeinkörpers nach vorne anschließt. Nach hinten schließt sich unter dem Keilbeinkörper das Pflugscharbein, *Vomer,* an, das sich von den Choanen bis zu den Nares in ganzer Länge am Boden der Nasenhöhle dem harten Gaumen mit seiner *Crista nasalis* anheftet. Zwischen diesen beiden knöchernen Teilen des Septums, Lamina perpendicularis des Siebbeins und dem Vomer, ist der vordere knorpelige Teil der Scheidewand, die *Cartilago septi nasi*, keilförmig eingefügt. An der Grenze der Cartilago septi zum Vomer bildet sich eine schräg nach hinten aufsteigende Leiste, *Crista septi*, als dickste Stelle des Nasenseptums aus. Im Bereich dieser Crista septi ist bei Erwachsenen das Nasenseptum häufig stark nach einer Seite ausgebogen, was zu erheblicher Behinderung der Nasenatmung führt. Der **Boden der Nasenhöhle** wird hauptsächlich von den *Procc. palatini* der Maxillen gebildet, denen sich dorsal die schmalen *Laminae horizontales* der Gaumenbeine anschließen. Zwischen Corpus maxillae und Proc. palatinus liegt der Canalis incisivus, der jederseits des Nasenseptums eine Verbindung von Leitungsbahnen zur Mundhöhle herstellt (Kap. 5.7.6).

Die **seitliche Wand der Nasenhöhle** wird im oberen Teil vom Siebbein gebildet, das durch die Siebbeinzellen, *Cellulae ethmoidales*, und die *Bulla ethmoidalis* nach medial vorgewölbt wird (Abb. 6-4). Zum Siebbein gehören auch die dünnen knöchernen Lamellen, die die kleine **obere** und die größere **mittlere Nasenmuschel** bilden. Die Öffnung zu den hinteren Siebbeinzellen liegt unter der oberen Muschel, die Öffnungen zu den mittleren und vorderen Siebbeinzellen sowie zur Stirn- und Kieferhöhle sind unter der mittleren Muschel in Form des gemeinsamen großen knöchernen *Hiatus maxillaris* zusammengefasst. Dieser Hiatus wird durch den Processus uncinatus des Siebbeins unterteilt und weitgehend von Schleimhaut verschlossen, seine verbleibende Öffnung bildet den *Hiatus semilunaris* (Abb. 6-3 u. 4). Dieser liegt zwischen Processus uncinatus und Bulla ethmoidalis. Zusätzliche Verbindungen zwischen Nasen- und Kieferhöhle treten oft in Form von Dehiszenzen der Nasenschleimhaut im unverknöcherten Bereich der seitlichen Nasenwand auf.

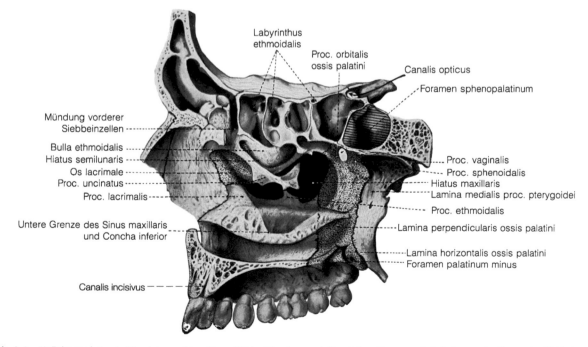

Abb. 6-4   Knöcherne laterale Wand der rechten Nasenhöhle. Die obere und die mittlere Nasenmuschel sind unter Eröffnung der Siebbeinzellen abgetragen. Das Gaumenbein und das Tränenbein sind punktiert, die Keilbeinhöhle ist schraffiert. Die Ausdehnung der Kieferhöhle ist grau durchschimmernd dargestellt.

543

Nach unten schließt sich dem Proc. uncinatus des Siebbeins die selbstständig verknöchernde große **untere Nasenmuschel,** *Concha nasalis inferior,* an; zwischen ihrer Seiten-
wandplatte und dem Proc. uncinatus sowie der vertikalen
Platte des Gaumenbeins bleiben oft Teile der Seitenwand
unverknöchert (Abb. 6-4). Der **untere Teil der Seitenwand**
der Nasenhöhle wird in den vorderen zwei Dritteln von der
Maxilla gebildet. Die Maxilla steigt dann mit ihrem *Proc.
frontalis* vorne vor der unteren Muschel und dem Siebbein
bis zum Dach der Nasenhöhle auf und bildet so die **vordere
Nasenseitenwand,** die im oberen vorderen Teil durch das
Nasenbein, *Os nasale,* ergänzt wird. Zwischen dem *Proc.
frontalis maxillae,* dem Stiel des Proc. uncinatus des Siebbeins und der Concha inferior ist auch das Tränenbein, *Os
lacrimale,* in die Seitenwand eingefügt. Unter dem Vorder-
teil der unteren Muschel mündet der *Ductus nasolacrimalis*
in der Seitenwand zwischen Maxilla und der vorderen Sei-
tenwandplatte der Concha inferior. Das **hintere Drittel der
Seitenwand** der Nasenhöhle wird von der vertikalen *Lamina perpendicularis* des Gaumenbeins gebildet, über die sich
der hintere Teil der unteren Muschel schiebt. An die vertikale Gaumenbeinlamelle schließt sich nach hinten die *Lamina medialis* des Flügelfortsatzes, des *Proc. pterygoideus,*
des Keilbeins an. So werden die Choanen seitlich von der
Lamina medialis des Proc. pterygoideus und oben vom
Keilbeinkörper begrenzt, medial vom Vomer und unten
von der *Lamina horizontalis* des Gaumenbeins (Abb. 6-4).

Die **vordere Öffnung der knöchernen Nasenhöhle,** die
Apertura piriformis, wird unten und seitlich von der
Maxilla und ihrem Proc. frontalis umgeben, ergänzt im
oberen Teil vom Os nasale. Das knöcherne Nasenseptum
aus Vomer und Lamina perpendicularis des Siebbeins liegt
weiter zurück, der vordere Teil des Septums wird von der
Cartilago septi nasi gebildet, die bis in den unteren Nasenrücken und die Nasenspitze hineinzieht. Die Cartilago
septi nasi setzt sich am Nasenrücken T-förmig in den beiden Seitenwänden fort. Diese als *Processus laterales* bezeichneten Seitenflügel des einheitlichen Knorpels unterstützen im Anschluss an das Nasenbein und den Proc.
frontalis maxillae die Seitenwand der äußeren Nase. Dem
unteren Rand des Processus lateralis schließt sich das *Crus
laterale* der paarigen *Cartilago alaris major* an, das den Nasenflügel versteift, hinten ergänzt durch kleine, variable
Knorpelelemente. Dieser große Flügelknorpel umfasst mit
seinem *Crus mediale* das Nasenloch von medial her, um
als halbringförmiges Gebilde die Nasenöffnung offen zu
halten, und ist besonders bei Säuglingen ein sehr steifer
Knorpel. Diese Nasenknorpel bleiben als vordere Teile der
embryonalen knorpeligen Nasenkapsel unverknöchert. In
die Wand der äußeren Nase ziehen Teile der umgebenden
mimischen Muskulatur hinein (Kap. 5.7.47).

Schleimhaut von Nasenvorhof und Nasenhöhle

Der Nasenvorhof wird von äußerer Haut mit mehrschichtigem verhorntem Plattenepithel bekleidet. Sie trägt um
die Nasenöffnungen herum kräftige Haare, *Vibrissae,* die
als grobes Schutzfilter dienen (Abb. 6-3). Im *Limen nasi,*
der bogenförmigen Grenze des Vestibulums zur Haupthöhle der Nase, geht das mehrschichtige Plattenepithel in
das mehrreihige Flimmerepithel über, das bis auf die *Pars
olfactoria* die gesamte Haupthöhle der Nase *(Pars respiratoria)* und den *Nasopharynx* auskleidet. Die Zelltypen dieses

Epithels werden bei der Trachea beschrieben (Kap. 6.3.2).
Die Schleimhaut der Regio respiratoria besitzt außer vielen
Becherzellen in ihrem Flimmerepithel zahlreiche kleine,
tubulo-azinöse Drüsen, *Glandulae nasales,* die in das Bindegewebe der Lamina propria der Schleimhaut eingesenkt
sind. Diese Drüsen sind gemischt seromukös und bilden
zusammen mit den Becherzellen den Schleimfilm, der für
die Anfeuchtung der Atemluft wichtig ist. Die Kinozilien
des Flimmerepithels transportieren den oberflächlichen
Sekretfilm mit eingefangenen Staubpartikeln auf die Choanen zu und in den Nasopharynx hinein, aus dem er ver-
schluckt wird.

Größere Staub-Sekret-Mengen werden durch einen heftigen Ex-
spirations-Luftstrom aus der Nase ausgeschnupft – so bei Reizung
oder Entzündung der Nasenschleimhaut wie beim Schnupfen, bei
dem die Schleimhaut große Mengen eines dünnflüssigen Sekrets
bildet.

Die **Schleimhaut** der Nasenhöhle besitzt in ihrer Lamina
propria ein dichtes subepitheliales Kapillarnetz, das in ein
dichtes oberflächliches Venengeflecht mündet (Abb. 6-5
u. 6), das von einem tiefer gelegenen **Venenplexus** drainiert
wird. Die großvolumigen Venenplexus besitzen muskuläre
Drosselvenen und **arteriovenöse Anastomosen,** durch die
ihre Blutfüllung und damit die Schwellung der Schleimhaut reguliert wird. Auf der mittleren und unteren Nasenmuschel und auf dem Nasenseptum vor den beiden
Muscheln sind die venösen Plexus zu **kavernösen Schwellkörpern** entwickelt *(Plexus cavernosus conchae),* welche die
Schleimhaut gut 5 mm dick auftreiben und dadurch die
Nasenatmung vollständig verlegen können (Abb. 6-5). Der
vorderste Teil des Septumschwellkörpers, früher KIESSEL-
BACHscher Wulst genannt, gibt häufig zu Nasenbluten
Anlass.

Der Parasympathikus bewirkt ein rasches Anschwellen, der Sympathikus ein rasches Abschwellen dieses Plexus. Dies wird ausgelöst durch mechanische, chemische oder Temperaturreize, aber
auch durch psychische Einflüsse. Druck auf die seitliche obere
Brustwand führt reflektorisch zu einem Anschwellen der Venenplexus der gleichen Seite bei gegenseitigem Abschwellen. So er-

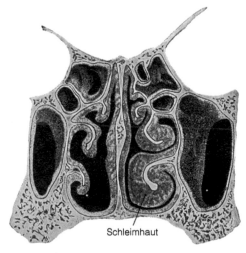

Abb. 6-5 Frontalschnitt durch die mittlere Nasenhöhle. Seitlich
sind die Kieferhöhlen, oben die Siebbeinzellen angeschnitten. Auf
der rechten Seite des Bildes ist das Schwellgewebe der Schleimhaut
der Nasenmuscheln injiziert, wodurch die Nasengänge verengt sind.

Schleimhaut

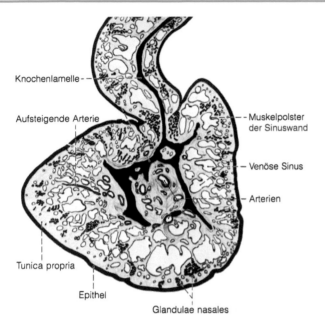

Abb. 6-6   Mittlere Nasenmuschel mit entfaltetem Schwellkörper der Schleimhaut, halbschematisch.

folgt beim Liegen auf der Seite die Nasenatmung vorwiegend über die oben liegende Nasenhälfte.

Gefäß- und Nervenversorgung der Nasenhöhle

Die **Arterien** der Schleimhaut der oberen Nasenhöhle und ihrer Seitenwand vor den Nasenmuscheln und auf dem vorderen und oberen Nasenseptum stammen aus den Ethmoidalarterien der *A. ophthalmica,* die Schleimhaut der übrigen Wände der Nasenhöhle wird aus der *A. sphenopalatina,* einem Ast der *A. maxillaris,* versorgt.

Die A. ophthalmica gibt in ihrem Verlauf medial in der oberen Orbita hinten zuerst die *A. ethmoidalis posterior* ab, die durch das Foramen ethmoidale posterius zur Wand der Siebbeinzellen und

dann zur hinteren Seitenwand und zu dem gegenüberliegenden Septum der schmalen oberen Nasenhöhlen zieht (Abb. 6-7a u. b). Die *A. ethmoidalis anterior* verlässt die A. ophthalmica weiter vorne und zieht durch das Foramen ethmoidale anterius zunächst unter die Dura der vorderen Schädelgrube, wo sie die A. meningea anterior abgibt, um dann durch die Lamina cribrosa zu treten und die Schleimhaut der vorderen oberen Nasenhöhle sowie unter dem Nasenrücken bis zur Nasenspitze zu versorgen, aber auch die Schleimhaut der vorderen Siebbeinzellen und der Stirnhöhle. Die Äste der Aa. ethmoidales anastomosieren mit den *Aa. nasales posteriores laterales et septi,* die aus der *A. sphenopalatina,* einem Endast der *A. maxillaris,* durch das Foramen sphenopalatinum die Nase erreichen und von hinten her versorgen. Durch den Canalis incisivus anastomosiert die septale Arterie mit der *A. palatina major* auf der Unterseite des harten Gaumens.

Die **Venen** der Nasenschleimhaut bilden keine größeren Stämme, sondern bleiben geflechtartig und fließen entlang der Arterien als *Vv. ethmoidales* in die *V. ophthalmica superior* ab, mit den hinteren Nasenarterien durch das Foramen sphenopalatinum in den *Plexus pterygoideus* zwischen den Kaumuskeln, aber auch aus der vorderen Nasenhöhle zur *V. facialis* sowie durch die Choanen zu Pharynxvenen.

Der **Lymphabfluss** aus den in der Lamina propria sehr oberflächlich liegenden Lymphgefäßen erfolgt aus der vorderen Nase über die Lymphbahnen der Gesichtsregion zu den *Lnn. submandibulares* und *cervicales superficiales;* aus den hinteren Regionen der Nase und aus den Nasennebenhöhlen fließt die Lymphe auf den Nasopharynx zu und in die *Lnn. retropharyngeales* und *cervicales profundi* ab, die in Höhe des 2. Halswirbels liegen. Durch die Lamina cribrosa des Siebbeins besteht eine Verbindung zwischen den Lymphgefäßen der oberen Nasenhöhle und Lymphgefäßen der Dura mater in der vorderen Schädelgrube.

Die **sensorische Innervation** der Nasenschleimhaut erfolgt über die beiden ersten Trigeminusäste, die zugehörigen Zellkörper liegen im *Ganglion trigeminale.* Der *N. nasociliaris* aus dem N. ophthalmicus gibt in der Orbita den *N. ethmoidalis anterior* ab (Abb. 6-8), der mit *Rami nasales interni laterales et mediales* Seitenwand und Septum im Bereich der oberen und vorderen Nasenhöhle innerviert. Die

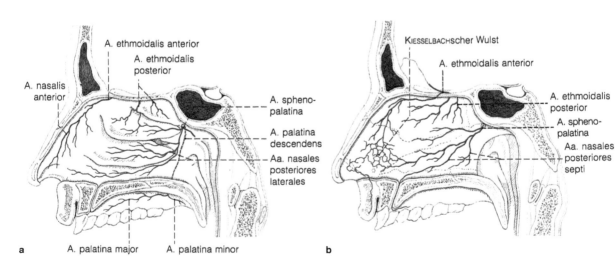

Abb. 6-7   Gefäßversorgung der Nasenhöhle.
(a) Arterien der seitlichen Nasenwand und des Gaumens.
(b) Arterien des Nasenseptums.

übrige Schleimhaut wird von den *Nn. nasales posteriores* aus dem N. maxillaris versorgt, die vorwiegend durch das Foramen sphenopalatinum in die Nasenhöhle eintreten (Abb. 6-8). Ein medialer Ast verläuft als *N. nasopalatinus* über das Septum abwärts und durch den Canalis incisivus zur vorderen Gaumenschleimhaut.

Die meisten **sensorischen Nervenfasern** endigen unmittelbar unter der Basalmembran des Epithels, einzelne steigen zwischen den Epithelzellen fast bis zur Oberfläche hoch. Reizung durch beißende oder ätzende Substanzen in der Atemluft löst Schutzreflexe wie Atemverhaltung und Abwendung des Kopfes aus. Eine Gruppe der sensorischen Nervenfasern enthält die Peptide Substanz P (SP) und Calcitonin Gene-Related Peptide (CGRP), die bei Stimulation in die Umgebung freigesetzt werden und Gefäßerweiterung sowie Entzündungssymptome verursachen („lokale Effektorfunktion sensorischer Neurone"). Sie stehen daher im Verdacht, bei der Entstehung bestimmter entzündlicher Erkrankungen mitverantwortlich zu sein, sind aber beim Menschen wesentlich seltener als bei den Tierarten, an denen die entsprechenden Versuche durchgeführt wurden.

Die präganglionäre **parasympathische Innervation** stammt aus dem Ncl. salivatorius superior. Die Fasern ziehen mit dem N. facialis bis zum Ganglion geniculi, wo sie ihn **als** *N. petrosus major* verlassen. Die Umschaltung erfolgt im *Ganglion pterygopalatinum*, die postganglionären Fasern schließen sich im Wesentlichen den Nn. nasales posteriores an. Die postganglionäre **sympathische Innervation** stammt aus dem *Ganglion cervicale superius*. Die Fasern ziehen als *Plexus caroticus internus* mit der A. carotis interna und schließen sich dann entweder den schon genannten Ophthalmicusästen an oder verlassen die Arterie im Canalis caroticus als eigenständiger *N. petrosus profundus*. Dessen Fasern vereinigen sich mit dem N. petrosus major zum *N. canalis pterygoidei*, erreichen das Ganglion pterygopalatinum und ziehen ohne Umschaltung hindurch zu den Nn. nasales posteriores (Abb. 6-8). Die Drüsen werden von den parasympathischen Fasern durch die Freisetzung von Acetylcholin und vasoaktivem intestinalem Peptid (VIP) zur Sekretion angeregt. Die Blutfülle der Schwellkörper wird parasympathisch zusätzlich durch das gefäßerweiternde Stickstoffmonoxid (NO) vermehrt, eine verminderte Durchblutung und damit Abschwellung bewirkt der Sympathikus vorwiegend über Noradrenalin. Diesen Mechanismus nutzen die üblichen „Schnupfensprays", die wie Noradrenalin über α-adrenerge Rezeptoren eine Vasokonstriktion bewirken.

6.2.2 Nasennebenhöhlen

Die Nebenhöhlen der Nase, *Sinus paranasales*, sind pneumatische Räume, luftgefüllte Schleimhautaussackungen, die mit der Haupthöhle der Nase im Bereich des Siebbeins in Verbindung stehen. Bis auf die Keilbeinhöhle werden sie in der Embryonalentwicklung als kleine Schleimhaut ausstülpung an der Stelle angelegt, an der später ihre Mündung in die Nasenhöhle liegt. Diese Anlagen entwickeln sich in die benachbarten Knochen hinein, nach denen sie benannt sind (Abb. 6-9; 5.7-14, 16 u. 33). Diese Entwicklung beginnt aber erst, wenn mit der Ausbildung des Dauergebisses der Kieferbogen stark zu wachsen beginnt. Zum Abschluss kommt ihre Entwicklung in der Pubertät mit der definitiven Ausgestaltung des Gesichtsschädels.

Den großen individuellen Unterschieden in der Form des Gesichtsschädels entsprechen ebenso große Unterschiede in der Größe und Ausdehnung der Nebenhöhlen. Sie beeinflussen als Resonatoren die Schwingungseigenschaften der oberen Luftwege und bestimmen dadurch den individuellen Klang der Sprache mit. Eine spezifische Funktion darüber hinaus kommt ihnen nicht zu. Durch die offene Verbindung mit der Nasenhöhle breiten sich Infektionen oft auf die Schleimhaut der Nebenhöhlen aus; durch deren spärliche Gefäßversorgung und die Abflussbehinderung des entzündlichen Sekrets durch die engen und ungünstig gelegenen Öffnungen kann es dort leicht zu chronischen Entzündungen kommen.

Unter dem Begriff **Siebbeinlabyrinth,** *Labyrinthus ethmoidalis*, werden alle Siebbeinzellen, *Cellulae ethmoidales* (Abb. 6-4), zusammengefasst, die die pneumatischen Räume zwischen oberer Nasenhöhle und Orbita bilden. Die vorderen und mittleren Siebbeinzellen gehen von einer

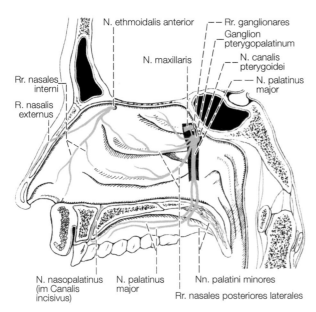

Abb. 6-8 **Nervenversorgung der Seitenwand der Nasenhöhle und ihrer Muscheln sowie des Gaumens.**

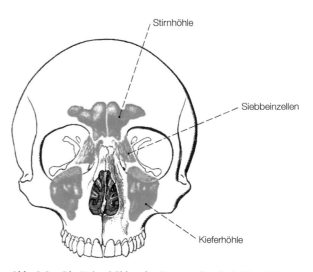

Abb. 6-9 **Die Nebenhöhlen der Nase,** nach aufgehellten Präparaten eingetragen.

Öffnung im Hiatus semilunaris aus, während die hinteren Siebbeinzellen unter der oberen Muschel entspringen. Sie sind in Zahl und Form sehr variabel, und ihre Ausdehnung gegen die benachbarten Nebenhöhlen ist individuell sehr unterschiedlich. Die größte Siebbeinzelle ist die *Bulla ethmoidalis*, die oberhalb des Hiatus semilunaris liegt.

Die Schleimhaut der Siebbeinzellen rarefiziert bei ihrem Vorwachsen das Knochengewebe des Os ethmoidale bis auf dünne Lamellen, so zur Nasenhöhle hin und besonders zur Orbita. Diese papierdünne Lamina orbitalis ist beim knöchernen Schädel sehr leicht einzudrücken. Die Siebbeinzellen wachsen über die Grenzen des Os ethmoidale hinaus bis in die benachbarten Knochen hinein, vorne in die Pars nasalis des Stirnbeins und in das Tränenbein, hinten in die Vorderfläche des Keilbeinkörpers und in das obere Gaumenbein.

Die **Kieferhöhle**, *Sinus maxillaris*, ist die größte Nebenhöhle. Sie geht vom *Hiatus semilunaris* in den Körper der Maxilla und füllt ihn weitgehend aus (Abb. 6-4 u. 9, 5.7-33). Ihre Öffnung in die Nasenhöhle liegt unter ihrem Dach, das vom Orbitaboden gebildet wird. Vorne und seitlich wird die Kieferhöhle von der Maxilla mit ihren beiden Pfeilern begrenzt, die vom Oberkieferbogen als *Proc. frontalis* und *Proc. zygomaticus* jederseits der Orbita zum Hirnschädel aufsteigen. Nach hinten dehnt sich die Kieferhöhle als *Tuber maxillae* aus. Der Boden der Kieferhöhle wird vom Zahnbogen der Maxilla und dem seitlichen Gaumen gebildet.

Individuell variabel, kann sich die Kieferhöhle so weit ausdehnen, dass sie die Wurzeln der Prämolaren und Molaren umfließt, von denen sie dann nur durch eine dünne Knochenlamelle getrennt ist, sodass die Zahnnerven direkt unter der Kieferhöhlenschleimhaut liegen. So können bei Kieferhöhlenentzündungen durch Reizung der Zahnnerven Schmerzen in den betreffenden Zähnen entstehen. Bei einer Extraktion von Zähnen mit in den Sinus ragenden Wurzeln kann die Kieferhöhle eröffnet werden. Die hohe Lage der Öffnung in die Nasenhöhle lässt entzündliches Sekret erst bei seitlicher Kopflage im Schlaf abfließen. Therapeutisch wird für einen Sekretabfluss die mediale Wand des Sinus hinter der Mündung des Ductus nasolacrimalis direkt über dem Nasenboden vom unteren Nasengang aus durchstoßen.

Die **Stirnhöhle**, *Sinus frontalis*, ist in ihrer Ausbildung besonders variabel (Abb. 6-3, 4 u. 9). Vom vorderen Teil des Hiatus semilunaris geht ein kurzer Kanal durch den vordersten Teil des Siebbeins in die Pars nasalis des Stirnbeins, von wo aus sich die Stirnhöhle zwischen *Facies externa* und *interna* des Stirnbeins bis weit nach lateral in den *Proc. zygomaticus* hinein, aber auch 5 cm weit über den Augenhöhlenrand hinaus scheitelwärts ausbreiten kann. Die Stirnhöhle erstreckt sich häufig auch weit in das Orbitadach hinein, und medial stößt sie mit sehr variabler Grenze gegen die Siebbeinzellen. Das Septum zwischen den beiden Stirnhöhlen ist meist zur einen Seite verdrängt, oft sind beide Höhlen ungleich entfaltet.

Die individuelle Variabilität reicht vom vollständigen Fehlen bis zu der geschilderten Maximalausdehnung. Die Verbindung zur Nasenhöhle gestattet meist einen direkten Sekretabfluss, der oft aber durch das Infundibulum ethmoidale bedingt in die Kieferhöhle hinein erfolgt.

Die **Keilbeinhöhle**, *Sinus sphenoidalis*, geht aus der Abgliederung des hinteren Abschnittes der hinteren Nasenhaupthöhle hervor, dem *Recessus sphenoethmoidalis* (Abb. 6-3 u. 4). Die Keilbeinhöhle erfüllt den Keilbeinkörper und dehnt

sich gelegentlich bis in das Os occipitale aus. Das Septum zwischen linker und rechter Höhle ist in der Regel nach einer Seite verschoben. Die Keilbeinhöhle liegt vorne seitlich unter dem Canalis opticus, weiter hinten liegt sie von medial dem Sulcus caroticus an. in ihrem hinteren Teil umgreift die Keilbeinhöhle die Fossa hypophysialis.

Die Keilbeinhöhle bildet einen geeigneten operativen Zugang zur Hypophyse von der Nasenhöhle aus.

Die **Schleimhaut der Nasennebenhöhlen** entspricht prinzipiell der der Nasenhöhle. Das hier niedrigere Flimmerepithel produziert besonders viel Stickstoffmonoxid (NO), dem eine bakterizide Wirkung zugeschrieben wird. Es ist in der Ausatmungsluft messbar, insbesondere bei Entzündungen. Es kommen auch kinozilienfreie Bezirke vor. Die Zahl der Schleimhautdrüsen ist gering. Die dünne Lamina propria geht in das Periost über, sodass die gesamte Auskleidung der Nebenhöhlen auch als Mukoperiost bezeichnet wird. Die Venenplexus der Nasenhöhle reichen nur bis in die Öffnungen der Sinus, die dadurch zuschwellen können.

Arteriell werden die Nebenhöhlen ihrer Entstehung entsprechend von der Nase aus versorgt, Siebbeinzellen und Stirnhöhle durch die *Aa. ethmoidales*, die Kieferhöhle zusätzlich durch Äste der *A. maxillaris* (*A. infraorbitalis* und *A. alveolaris superior posterior*). Die **Venen** der Nebenhöhlenschleimhaut fließen ebenfalls zur Nasenhöhle ab, aber auch in die anliegenden Knochenvenen, so von der Stirnhöhle in die Diploevenen. Die **Lymphgefäße**, so weit sie bekannt sind, verhalten sich entsprechend. Die **Nerven** zur sensorischen Versorgung der Nebenhöhlenschleimhaut stammen hauptsächlich aus dem N. ophthalmicus, und zwar als N. *ethmoidalis posterior* für die Keilbeinhöhle und die hinteren Siebbeinzellen und als N. *ethmoidalis anterior* für die übrigen Sinus. An der Innervation der Kieferhöhle beteiligen sich zusätzlich *Nn. alveolares superiores* aus dem N. maxillaris.

6.2.3 Nasopharynx

Der oberste Teil des Rachens, *Pars nasalis pharyngis*, der **Epipharynx** oder **Nasopharynx**, beginnt an den Choanen und setzt die oberen Luftwege fort. Die untere Grenze wird durch den weichen Gaumen, *Palatum molle*, gebildet, der den harten Gaumen nach hinten fortsetzt. Seitlich und hinten geht der Nasopharynx fließend in den darunter liegenden **Oropharynx**, *Pars oralis pharyngis*, über. Die Detailbesprechung des Pharynx erfolgt in Kapitel 7.3.

6.3 Untere Atemwege

Sie beginnen mit dem Kehlkopf und setzen sich mit der Luftröhre in das Bronchialsystem der beiden Lungen fort. Das Bronchialsystem unterteilt sich in einen proximalen luftleitenden Bronchialbaum und in einen distalen, mit Alveolen besetzten gasaustauschenden Abschnitt. Der gesamte Bronchialbaum bildet zusammen mit den versorgenden Gefäßen und Nerven die **bronchoalveolären Lungen**.

6.3.1 Kehlkopf

Der **Kehlkopf,** *Larynx,* umgibt den Abgang der unteren Atemwege vom Hypopharynx und bildet mit der Glottis den funktionell wichtigen Verschluss des Eingangs in die Luftröhre. Er ragt von ventral in den oberen **Hypopharynx** hinein und liegt mit seinem vorderen Teil ventral vor dem unteren Hypopharynx. Vorne wird der Kehlkopf von der unteren Zungenbeinmuskulatur bedeckt. Vorne und seitlich liegt die Schilddrüse mit ihrem oberen Teil dem unteren Kehlkopf an. Bei Neugeborenen projiziert sich der Kehlkopf mit dem Schildknorpel-Oberrand auf den 2. und mit dem unteren Rand des Ringknorpels bis auf den 4. Halswirbel, bei Erwachsenen bei normaler Kopfhaltung vom 5. bis auf den 7. Halswirbel, und sinkt im Senium noch weiter ab.

Der Kehlkopf ist im Hals durch Bänder und Muskeln zwischen Zungenbein und Trachea so aufgehängt, dass er zusammen mit dem Ösophagus in einer Gleitröhre aus lockerem Bindegewebe stark angehoben oder gesenkt werden kann. Dadurch kann er Kopf- und Halsbewegungen passiv in kraniokaudaler Richtung folgen, aber ebenso Bewegungen zur Seite durch laterale Verschiebungen vor der Halswirbelsäule. Die Gleitröhre wird dorsal von der **tiefen Halsfaszie,** *Lamina prevertebralis fasciae cervicalis,* begrenzt, lateral von der Bindegewebescheide des großen GefäßNerven-Stranges und ventral von der **mittleren Halsfaszie,** *Lamina pretrachealis fasciae cervicalis,* welche die unteren Zungenbeinmuskeln umschließt. Diese große Beweglichkeit des Kehlkopfes wird bei der Einleitung des Schluckvorganges deutlich, wenn der Kehlkopf – um das Eindringen von Speisen zu verhindern – nach oben und vorne unter den Zungengrund gezogen und dabei gleichzeitig die obere Ösophagusenge geöffnet wird. Das ist bei Männern gut sichtbar, bei denen der vorspringende Bug des Schildknorpels die Haut des Halses stark vorwölbt. Die Beweglichkeit des Kehlkopfes ist auch eine entscheidende Voraussetzung für die Sprachbildung und das Singen, weil dadurch das Ansatzrohr aus Meso- und Hypopharynx in Form und Länge und damit in seinen Resonanzeigenschaften entscheidend verändert werden kann.

Für die **Bewegung des Kehlkopfes** als Ganzem ist sein **Aufhängeapparat** mit seinem bindegewebigen und muskulären Anteil verantwortlich. Durch die *Membrana thyrohyoidea* ist der Schildknorpel am Zungenbein aufgehängt und folgt damit allen Bewegungen des Zungenbeins. Der **Zug der Trachea** setzt sich über die Verbindung zum Ringknorpel auf den Kehlkopf fort und zieht ihn abwärts (Abb. 6-10). Durch diese elastische Aufhängung befindet sich der Kehlkopf in seiner Ausgangsposition, aus der er durch Muskelkontraktionen verschoben wird. **Gehoben** wird der Kehlkopf durch alle Muskeln, die das Zungenbein heben, sowie durch die an ihm selbst inserierenden Muskeln: Von der unteren Zungenbeinmuskulatur gehört dazu der *M. thyrohyoideus,* der seitlich am Schildknorpel ansetzt (Abb. 5.7-43), von der Pharynxmuskulatur die an seinem Hinterrand ansetzenden *Mm. palatopharyngeus* und *stylopharyngeus* (Abb. 7.3-2 u. 5) sowie vor allem der *M. constrictor pharyngis inferior,* der an der hinteren Außenfläche des Schildknorpels und dem anschließenden Ringknorpel entspringt (Abb. 7.3-6 u. 7). **Gesenkt** wird der Kehlkopf indirekt durch die Zungenbeinsenker, die *Mm. sternohyoideus* und *omohyoideus,* die ihn vorne überdecken, sowie direkt durch den *M. sternothyroideus,* der seitlich am Schildknorpel angeheftet ist, und ferner durch den Zug der an die Pharynxkonstriktoren anschließenden Ösophagusmuskulatur und den Zug der Trachea.

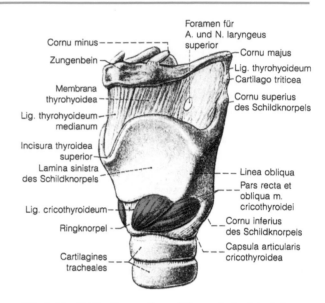

Abb. 6-10   Kehlkopf von außen mit Zungenbein; linke Seite von schräg vorne.

Der **Eingang** in den Kehlkopf, **Aditus laryngis** (Abb. 6-11 u. 14a, 7.3-1), ragt von ventral her schräg in den Hypopharynx hinein. Er wird ventral unter dem Zungengrund von dem unpaaren Kehldeckel, **Epiglottis,** begrenzt, von dem jederseits eine Schleimhautfalte, *Plica aryepiglottica,* schräg abwärts nach hinten zu den dorsal gelegenen, paarig ausgebildeten Stellknorpeln, *Cartilagines arytenoideae,* verläuft. Der dorsale Rand der Plica aryepiglottica weist jederseits zwei kleine Höcker auf, lateral das *Tuberculum cuneiforme* und medial das *Tuberculum corniculatum,* welche die mediane *Incisura interarytenoidea* einfassen. Jederseits des Kehlkopfeinganges ist der vordere Eingang des Hypopharynx als **Recessus piriformis** abgegliedert, der ebenfalls schräg nach hinten zieht und in Höhe des Ringknorpels in den kaudalen Hypopharynx ausläuft (Abb. 6-12, 7.3-2 u. 8). Durch diesen Recessus kann Flüssigkeit jederseits der Epiglottis und des Kehlkopfeinganges in den Ösophagus geschluckt werden.

Der **Binnenraum** des Kehlkopfes, *Cavitas laryngis,* wird durch zwei Paar übereinander liegende seitliche Schleimhautfalten in drei übereinander liegende **Etagen** unterteilt (Abb. 6-13 u. 14a). Der schräg stehende Kehlkopfeingang führt in die **obere Etage,** den **Vorhof,** *Vestibulum laryngis,* der nach unten durch die seitlichen, horizontalen **Taschenfalten,** *Plicae vestibulares,* begrenzt wird. Das Vestibulum ist vorne hinter der Epiglottis 4–5 cm hoch, während hinten die Incisura interarytenoidea fast bis auf die Höhe der Taschenfalten herabreicht. Die **mittlere Etage** wird von dem meist nur 5 mm hohen **Ventriculus laryngis** gebildet, der sich jederseits zwischen Taschenfalte und Stimmfalte als ganz flache Schleimhauttasche einschiebt. Die **Stimmfalten,** *Plicae vocales,* ragen weiter vor als die Taschenfalten und können die zwischen ihnen liegende **Stimmritze,** *Rima glottidis,* vollständig schließen. Unter den Stimmfalten öffnet sich als **untere Etage** die *Cavitas infraglottica,* die unterhalb des Ringknorpels in das Lumen der Luftröhre übergeht. Die beiden Stimmfalten bilden die **Glottis,** den wichtigen Verschlussapparat der unteren Luftwege, der in abgeleiteter Funktion für die Stimmbildung eingesetzt

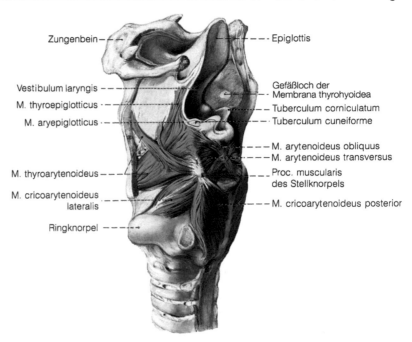

Abb. 6-11   Innere Kehlkopfmuskeln nach Entfernung der linken Platte des Schildknorpels.

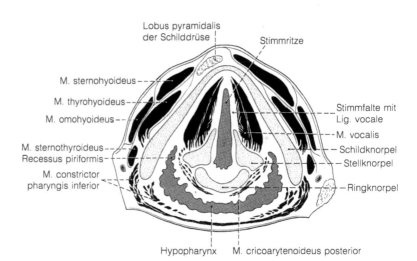

Abb. 6-12   Horizontalschnitt durch Larynx und Pharynx in Höhe der Plica vocalis.

wird. Jede Stimmfalte enthält in ihrem langen vorderen Teil das elastische Stimmband mit seinem Muskel und in dem hinteren, kürzeren Teil den Stellknorpel mit seinem Stimmbandfortsatz. Da die **Stimmritze** für jeden dieser beiden Abschnitte der beiden Stimmfalten separat und unterschiedlich geöffnet werden kann, unterscheidet man ihre lange vordere *Pars intermembranacea* von ihrer kurzen dorsalen *Pars intercartilaginea* (Abb. 6-15).

Skelett und Bänder des Kehlkopfes

Das Skelett des Kehlkopfes besteht aus drei großen unpaaren und einem paarigen Knorpel, die miteinander durch Gelenke und innere Kehlkopfbänder verbunden sind, sowie aus einzelnen kleinen Knorpeleinlagerungen (Abb. 6-10 u. 16).

Der **Schildknorpel**, *Cartilago thyroidea*, besteht aus zwei seitlichen, ungefähr fünfeckigen Platten, *Laminae*, die vorne in der Mittellinie mit ihrer unteren Hälfte im *Angulus*

kielartig in einem ungefähr rechten Winkel vereinigt sind (Abb. 6-10). Die beiden Platten verlaufen leicht schräg von oben außen nach unten innen. Dadurch steht der oberste Teil des Kiels als *Prominentia laryngea* am weitesten vor, besonders nach der Pubertät bei Männern als Adamsapfel. Über der Prominentia sind die beiden Platten durch die tiefe *Incisura thyroidea superior* getrennt. Der Hinterrand des Schildknorpels ist nach oben lang ausgezogen als oberes Horn, *Cornu superius*, und er besitzt am unteren Ende das kurze Horn, *Cornu inferius*, das mit der Ringknorpelplatte ein Scharniergelenk bildet. Zwischen dem gesamten Oberrand des Schildknorpels und dem Zungenbein mit seinen großen Hörnern ist die *Membrana thyrohyoidea* ausgespannt, die seitlich eine Öffnung für die obere Larynxarterie und den oberen Larynxnerven besitzt. Die Membran ist in der Mitte als *Lig. thyrohyoideum medianum* verstärkt und ebenso hinten zwischen oberem Horn des Schildknorpels und großem Zungenbeinhof als *Lig. thyrohyoideum laterale*, in das ein kleiner Knorpel, *Carti-*

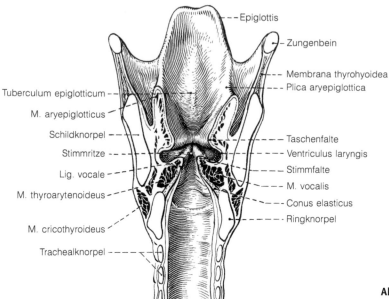

Epiglottis
Zungenbein
Membrana thyrohyoidea
Plica aryepiglottica
Tuberculum epiglotticum
M. aryepiglotticus
Schildknorpel
Taschenfalte
Stimmritze
Ventriculus laryngis
Lig. vocale
Stimmfalte
M. thyroarytenoideus
M. vocalis
Conus elasticus
Ringknorpel
M. cricothyroideus
Trachealknorpel

Abb. 6-13 **Frontalschnitt durch den Kehlkopf.** Blick von dorsal auf die ventrale Hälfte.

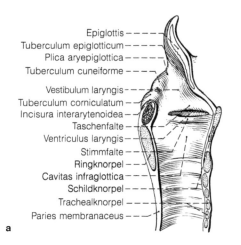

Epiglottis
Tuberculum epiglotticum
Plica aryepiglottica
Tuberculum cuneiforme
Vestibulum laryngis
Tuberculum corniculatum
Incisura interarytenoidea
Taschenfalte
Ventriculus laryngis
Stimmfalte
Ringknorpel
Cavitas infraglottica
Schildknorpel
Trachealknorpel
Paries membranaceus

a

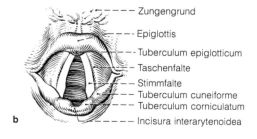

Zungengrund
Epiglottis
Tuberculum epiglotticum
Taschenfalte
Stimmfalte
Tuberculum cuneiforme
Tuberculum corniculatum
Incisura interarytenoidea

b

Abb. 6-14 **Kehlkopf** (a) im Medianschnitt und (b) bei Betrachtung im Kehlkopfspiegel (vgl. hierzu Abb. 6-21).

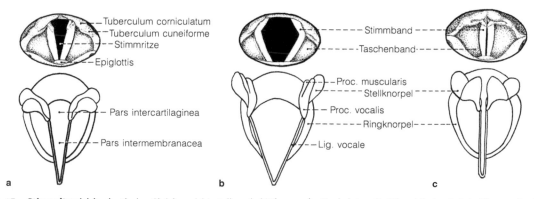

Tuberculum corniculatum
Tuberculum cuneiforme
Stimmritze
Epiglottis
Pars intercartilaginea
Pars intermembranacea

Stimmband
Taschenband
Proc. muscularis
Stellknorpel
Proc. vocalis
Ringknorpel
Lig. vocale

a   b   c

Abb. 6-15 **Stimmritze** (a) in elastischer Gleichgewichtsstellung bei Lähmung der Muskulatur; die Stimmbänder sind straff gestreckt. (b) Bei tiefer Inspiration in maximaler Öffnungsstellung und (c) fest geschlossen in Phonationsstellung.

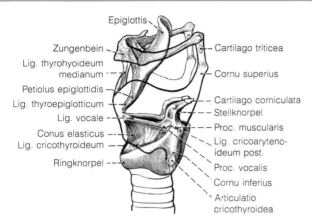

Abb. 6-16 Skelett des Kehlkopfes mit Zungenbein und Bandapparat. Der Schildknorpel ist durchsichtig nur mit seiner Kontur dargestellt.

lago triticea, eingelagert ist. Vom oberen Horn der Schildknorpelplatte verläuft eine leicht vorspringende Leiste, *Linea obliqua*, schräg nach unten vor das untere Horn. Von der hinteren Facette dieser Leiste entspringt in ganzer Länge der M. constrictor pharyngis inferior sowie vor ihm der M. sternothyroideus, von ihrer vorderen Facette der M. thyrohyoideus.

Der **Ringknorpel**, *Cartilago cricoidea*, besteht aus dem vorderen, schmalen Ring, *Arcus*, und einer dorsalen, 2–2,5 cm hohen Platte, *Lamina* (Abb. 6-16 u. 17). Dieser Knorpel besitzt außen auf jeder Seite die runde Gelenkfläche für das untere Horn des Schildknorpels. Vorne ist der Unterrand des Schildknorpels mit dem Arcus des Ringknorpels durch das elastische *Lig. cricothyroideum medianum* verbunden (Abb. 6-16). Auf der Oberkante der dorsalen Platte liegt jederseits die ovale Gelenkfläche für das Zylindergelenk mit dem Stellknorpel. Mit dem oberen Trachealring ist der Ringknorpel durch das elastische *Lig. cricotracheale* verbunden.

Jeder der beiden **Stellknorpel**, *Cartilago arytenoidea*, ist ungefähr dreiseitig-pyramidenförmig und wird nach seiner Form auch Gießbeckenknorpel genannt (Abb. 6-16). Der obere, größte Fortsatz bildet die nach hinten und medial gebogene Spitze der Pyramide, der ein kleiner Spitzenknorpel, die *Cartilago corniculata*, aufsitzt. Diese liegt in

der Plica aryepiglottica und wirft das *Tuberculum corniculatum* auf (Abb. 7.3-2). Am vorderen Fortsatz, *Proc. vocalis*, ist das Stimmband befestigt, und am seitlichen Fortsatz, *Proc. muscularis*, inserieren die *Mm. cricoarytenoideus posterior* und *cricoarytenoideus lateralis* (Abb. 6-11). Die untere Fläche des Stellknorpels trägt die ovale Gelenkfläche für das Zylindergelenk mit der Ringknorpelplatte.

Der **Kehldeckelknorpel**, *Cartilago epiglottica*, besitzt die Form eines Fahrradsattels (Abb. 6-16 u. 18). Er überdeckt, konkav gewölbt, den Larynxvorhof von vorne oben und buchtet sich mit seinem unteren Teil als *Tuberculum epiglotticum* in das Vestibulum vor (Abb. 6-13 u. 18). Der Kehldeckel ist mit seiner Spitze, *Petiolus epiglottidis*, innen am Schildknorpelbug unterhalb der Incisura thyroidea superior mit dem *Lig. thyroepiglotticum* zwischen den beiden Taschenfalten befestigt. Nahe seinem oberen Rand ist der Kehldeckel mit dem Zungenbeinkörper durch das *Lig. hyoepiglotticum* verbunden. Der keilförmige Raum unter diesem Ligament und vor der Vorderseite des Kehldeckels wird von einem leicht verformbaren Fettkörper, *Corpus adiposum preepiglotticum*, eingenommen, der zusammen mit dem Zungengrund bei zum Schlucken angehobenem Kehlkopf den Kehldeckel auf den Kehlkopfeingang herabdrückt. Der Epiglottisknorpel besitzt zahlreiche Löcher, meist für Drüsenpakete.

Die Skelettelemente des Kehlkopfes, der zur Zeit der Geburt relativ groß ist, wachsen kontinuierlich bis zum 5. Lebensjahr, dann bis zur Pubertät nur noch gering. In der Pubertät kommt es zu einem **Wachstumsschub** der Kehlkopfknorpel. Die Mädchen bewahren dabei kindliche Proportionen, bei denen die beiden Schildknorpelplatten einen Winkel von mindestens 120 Grad bilden. Dadurch verlängern sich die Stimmbänder nur um 3–4 mm auf 14 mm bis maximal 20 mm bei Frauen. Beim pubertären Wachstumsschub der Jungen vergrößert sich besonders stark der Schildknorpel, dessen Platten sich so weit strecken, dass sie nur noch einen Winkel von 90 Grad bilden und sich deutlich als Adamsapfel vorbuchten. Dadurch verlängern sich die Stimmbänder um etwa 10 mm auf 20 mm bis maximal 27 mm bei Männern. Dadurch wird ihre Stimme um etwa eine Oktave abgesenkt. Der mit dem pubertären Wachstum einhergehende **Stimmbruch** beruht auf Anpassungsschwierigkeiten der neuromuskulären Koordination der gleichzeitig schnell wachsenden Kehlkopfmuskeln. Da dieses Wachstum hormonell gesteuert wird, unterbleibt es bei Kastraten.

Die Epiglottis besteht aus elastischem Knorpel, in dem es im Alter zu regressiven Veränderungen mit Kalkeinlagerungen

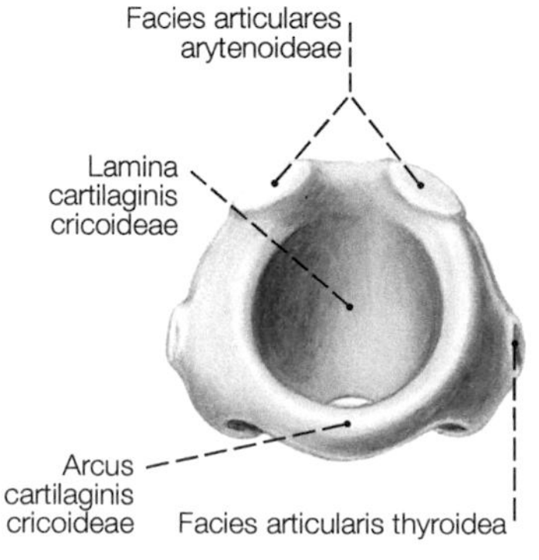

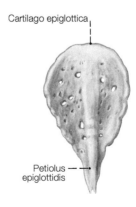

Abb. 6-17 Ringknorpel, Cartilago cricoidea, in der Ansicht von ventral.

Abb. 6-18 Kehldeckelknorpel, Cartilago epiglottica, in der Ansicht von dorsal.

551

kommt, jedoch zu keiner Verknöcherung. Im Gegensatz dazu sind alle anderen Kehlkopfknorpel aus hyalinem Knorpel aufgebaut, in dem nach der Pubertät auch Verkalkungen und Verknöcherungen einsetzen. Diese Veränderungen beginnen bei Männern früher und laufen bei ihnen auch vollständiger ab als bei Frauen. Die Verkalkung/Verknöcherung in den Stellknorpeln setzt 3–5 Jahre später ein, sie spart den in elastischen Knorpel übergebenden Proc. vocalis ganz aus.

Der **Binnenraum** des Kehlkopfes mit seiner durch die Taschen- und Stimmfalten vorgegebenen funktionell wichtigen Gliederung in drei Etagen – *Vestibulum laryngis, Ventriculus laryngis* und *Cavitas infraglottica* (Abb. 6-13 u. 14a) – wird in seiner Form sehr wesentlich durch die unter der Schleimhaut gelegene *Membrana fibroelastica laryngis* bestimmt, die aus dichten elastischen Fasernetzen besteht. Sie bildet um die Cavitas infraglottica den besonders kräftigen *Conus elasticus*, der als kurzes Rohr von der Innenseite des Ringknorpels entspringt und sich kranialwärts in den beiden Stimmbändern fortsetzt (Abb. 6-16). Die **Stimmbänder,** *Ligg. vocalia*, unterfüttern die **Stimmfalten,** *Plicae vocales*. Die Ligg. vocalia sind vorne an der Innenseite des Schildknorpels auf halber Höhe nebeneinander befestigt, und hinten sind sie jederseits mit dem Proc. vocalis des Stellknorpels verbunden. Die Länge der Stimmfaltenkante beträgt bei der Frau 14 mm bis maximal 21 mm (beim Alt 3 mm länger als beim Sopran), und beim Mann 18 mm bis maximal 27 mm (beim Bass 5 mm länger als beim Tenor).

Das Lig. vocale ist ungefähr 3 mm hoch und 2 mm breit; sein oberer Rand ist nach außen unter die Schleimhaut des Ventriculus laryngis umgebogen. In diese Rinne lagern sich die medialsten Fasern des *M. vocalis* ein, einige von ihnen inserieren am Stimmband. So bildet der Conus elasticus mit den Ligg. vocalia die Grundlage der „**Lippenpfeife**" des Kehlkopfes zur Tonerzeugung. Der vordere, mediane Teil des Conus elasticus ist als derber Faserzug entwickelt und bildet das bereits erwähnte elastische *Lig. cricothyroideum medianum*, das vom Bogen des Ringknorpels zum Unterrand des Schildknorpels zieht und dort die untere Cavitas laryngis abschließt. In der oberen Cavitas laryngis ist die *Membrana fibroelastica laryngis* nur schwach ausgebildet, sie unterlagert als *Membrana quadrangularis* die Schleimhaut des Vestibulums und zieht in die Taschenfalten hinein, um dort mit ihrem unteren Rand das **Taschenband** oder „falsche Stimmband", *Lig. vestibulare*, zu bilden. Das Taschenband ist vorne am Schildknorpel direkt unter der Incisura thyroidea superior und neben der Anheftung der Epiglottis befestigt und hinten an der Vorderseite der Pyramidenspitze des Stellknorpels. Dadurch werden die oberhalb der Stimmbänder liegenden Taschenfalten, die stets weiter als die Stimmfalten geöffnet sind, parallel mit ihnen bewegt.

Gelenke des Kehlkopfes

In der beidseitigen **Articulatio cricothyroidea** sind unteres Horn des Schildknorpels und hintere Seitenfläche der **Ringknorpelplatte** miteinander verbunden (Abb. 6-16). Um die Achse durch beide Gelenke erfolgen Kippbewegungen des Ringknorpels gegen den meist als Punctum fixum wirkenden Schildknorpel. Dadurch wird der Abstand zwischen der Innenseite des Schildknorpelbugs und den Procc. vocales der Stellknorpel verändert, und so werden Länge und Spannung der Stimmbänder reguliert.

Die **Articulatio cricoarytenoidea** besteht aus einer ovalen konkav-rinnenförmigen Gelenkpfanne im dorsalen Abschnitt der Basis des Stellknorpels und einer konvexen Gelenkfläche auf der Oberkante der Ringknorpelplatte (Abb. 6-17). Die Gelenkkapsel ist sehr locker und nur dorsal durch das kräftige *Lig. cricoarytenoideum* gesichert, das als Führungsband bei den Gleit- und Scharnierbewegungen wirkt. Die Hauptachse dieses Eigelenks ist schräg gestellt, von dorsal innen nach ventral außen. Durch **Scharnierbewegungen** um die Hauptachse werden die beiden Procc. vocales bei der **Abduktion** angehoben und voneinander entfernt oder bei der **Adduktion** gesenkt und einander genähert. Durch **Gleitbewegungen** in der Hauptachse können die beiden Stellknorpel und ihre Procc. vocales einander genähert oder voneinander entfernt werden. Die Abduktions- und Adduktionsbewegungen gehen mit geringen **Drehbewegungen** um die senkrecht zur Gelenkfläche stehende Rotationsachse einher, durch die das Auseinanderweichen und Zusammenführen der Procc. vocales verstärkt wird. Die Kombination dieser Einzelbewegungen ergibt den sehr großen Exkursionsradius der Procc. vocales, der von fester Aneinanderlagerung der Stimmfalten beim Glottisschluss bis zu einer maximalen Weitstellung bei tiefer Atmung reicht.

Die **Stimmfalten** stehen durch ihre elastische Ausspannung zusammen mit den Kehlkopfknorpeln in einer mittleren Ausgangsposition (Abb. 6-16). Ohne irgendeine Muskelkontraktion ist die Stimmritze bei gestreckten Stimmfalten mäßig geöffnet, wie sie oft auch nach dem Tod vorgefunden wird („Kadaverstellung", vgl. Abb. 6-15a). Die Kehlkopfmuskeln verändern nun die Gleichgewichtslage dieses elastischen Systems durch Stellungsänderungen der Kehlkopfknorpel zueinander, wodurch die Stimmritze unterschiedlich erweitert oder geschlossen und die Spannung der Stimmbänder reguliert wird.

Muskeln des Kehlkopfes

1. **M. cricothyroideus**
   U: äußere Fläche des Ringknorpelbogens
   A: unterer Rand und Unterhorn des Schildknorpels
2. **M. cricoarytenoideus posterior** [*Posticus*]
   U: Hinterfläche der Ringknorpelplatte
   A: Proc. muscularis des gleichseitigen Aryknorpels
3. **M. cricoarytenoideus lateralis** [*Lateralis*]
   U: oberer Rand des seitlichen Teils des Ringknorpelbogens
   A: Proc. muscularis des gleichseitigen Aryknorpels
4. **M. arytenoideus transversus** (unpaar)
   U: laterale Kante und hintere Fläche des Aryknorpels
   A: an den gleichen Abschnitten der Kollateralen
5. **M. arytenoideus obliquus**
   U: Proc. muscularis des einen Aryknorpels
   A: Spitze des anderen Aryknorpels und darüber hinaus in der Plica aryepiglottica als Pars aryepiglottica
6. **M. thyroarytenoideus**
   a) *Pars lateralis* [*Externus*]
      U: Innenfläche der Schildknorpelplatte
      A: Proc. muscularis und laterale Fläche des Aryknorpels
   b) *Pars vocalis* [*Internus*] (**M. vocalis**)
      U: Innenfläche der Schildknorpelplatte
      A: Proc. vocalis des Aryknorpels
   c) *Pars thyroepiglottica*
      Abspaltung von 6a zur thyroepiglottischen Falte

Innervation: N. laryngeus superior (M. cricothyroideus), N. laryngeus inferior (alle anderen Muskeln)

Die Kehlkopfmuskeln gehören neben den äußeren Augenmuskeln, den Fingermuskeln und den tiefen Nackenmuskeln zu den am dichtesten innervierten Muskeln des menschlichen Körpers.

Der **M. cricothyroideus** (Abb. 6-10) liegt als einziger Kehlkopfmuskel an der Außenseite des Kehlkopfes und hat sich von dem *M. constrictor pharyngis inferior* abgespalten. Der *M. cricothyroideus* entspringt vorne von dem schmalen Ringknorpelbogen und inseriert auf der unteren Innenseite des Schildknorpels mit einer medialen, steil aufsteigenden Portion (**Pars recta**) und mit einer lateralen, schrägen Portion (**Pars obliqua**), die sich seitlich an seinem Unterrand bis zum Unterhorn hin anheftet. Dieser Muskel hebt den Ringknorpel vorne an und kippt ihn gegen den meist feststehenden Schildknorpel. Der Oberrand der Ringknorpelplatte wird mit den ihm aufsitzenden Stellknorpeln dorsalwärts bewegt. Dadurch werden die Stimmfalten gestreckt und die **Stimmbänder gespannt.** Als Antagonisten des M. cricothyroideus wirken der hinten am Schildknorpel entspringende M. constrictor pharyngis inferior, besonders aber das elastische System von Conus elasticus und Lig. vocale sowie der elastische Zug der Trachea.

Die **inneren Kehlkopfmuskeln** unterteilen sich in einen Öffner und in mehrere Schließer der Stimmritze, zu denen noch ein Spanner des Stimmbandes kommt (Abb. 6-11). Der einzige **Öffner der Stimmritze** ist der **M. cricoarytenoideus posterior** („Postikus" der Kliniker). Er entspringt von der hinteren Ringknorpelplatte und zieht nach lateral oben zum Proc. muscularis des Stellknorpels. Er schwenkt den Stellknorpel nach außen und dreht ihn zugleich um seine senkrechte Achse, sodass der Proc. vocalis angehoben und nach außen geführt wird. Die Muskeln beider Seiten zusammen erweitern so die Stimmritze bei jeder Einatmung, maximal bei tiefer Einatmung (Abb. 6-19c). Zugleich spannen sie die Stimmbänder. Beim Schlafen sorgt ihr Tonus für ein Offenhalten der Stimmritze. Als **Schließer der Stimmritze** wirken der *M. cricoarytenoideus lateralis*, der *M. arytenoideus transversus* und der *M. arytenoideus obliquus* (Abb. 6-11). Der **M. cricoarytenoideus lateralis** entspringt vorne seitlich vom Ringknorpelbogen und zieht nach hinten oben zum Proc. muscularis des Stellknorpels, den er nach vorne und abwärts zieht. Dadurch bewirkt er eine Einwärtsdrehung der Stellknorpel, sodass sich bei beidseitiger Aktion die Spitzen der Procc. vocales aneinander legen und die *Pars intermembranacea* der Stimmritze

geschlossen wird: dann bildet ihre *Pars intercartilaginea* eine dreieckige Öffnung (Abb. 6-19a). Damit wirkt dieser Muskel als Antagonist des M. cricoarytenoideus posterior, des Stimmritzen-Öffners. Der **M. arytenoideus transversus** und der **M. arytenoideus obliquus** verbinden mit queren beziehungsweise mit schräg und kreuzweise verlaufenden Faserbündeln die hinteren Flächen der Stellknorpel. Sie ziehen die beiden Stellknorpel längs ihrer Gelenkachse zur Mitte zusammen und bewirken damit bei schon geschlossener Pars intermembranacea auch einen vollständigen **Schluss der Pars intercartilaginea** der Stimmritze (Abb. 6-19b).

Für einen **wirksamen Schluss** der Stimmritze ist allerdings auch noch die Mitwirkung des **M. vocalis** wichtig. Der M. vocalis ist eine mediale Abspaltung des *M. thyroarytenoideus*, der von der Innenfläche des Schildknorpelbugs entspringt (Abb. 6-12 u. 13) und zum Proc. vocalis des Stellknorpels zieht. Der M. vocalis lagert sich dem rinnenförmigen Lig. vocale von der Seite her an und polstert die Stimmfalte aus; erst seine Kontraktionsverdickung verschließt die Stimmritze fest. Der M. vocalis bewirkt durch seine weitgehend isometrischen Kontraktionen die Feinabstimmung der Stimmlippenspannung, nachdem sie durch den M. cricothyroideus grob eingestellt ist. So reguliert er präzise die Schwingungsfähigkeit der Stimmlippen. Nach lateral geht der M. vocalis in den dünnen, vom Schildknorpelbug entspringenden und an der Vorder-Seitenfläche des Stellknorpels inserierenden M. thyroarytenoideus über (Abb. 6-11). Nach oben setzen sich Fasern als *Pars thyroepiglottica* und *Pars aryepiglottica* mit Ansatz an der Epiglottis fort, aber auch mit Fasern in die Mm. arytenoidei transversus und obliquus. So bildet der M. thyroarytenoideus einen Muskelring um die Stimmritze und beteiligt sich am Stimmritzenschluss. Mit seinen Ansätzen an der Membrana quadrangularis beeinflusst er die Form von Vestibulum und Ventriculus laryngis.

Die Kehlkopfmuskeln werden von Ästen des N. vagus innerviert. Der **M. cricothyroideus**, aus dem äußeren Sphinkter abgeleitet, wird vom *Ramus externus* des *N. laryngeus superior* versorgt. Dieser Ast verläuft nach Abgabe des stärkeren Ramus internus seitlich auf dem M. constrictor pharyngis inferior, den er versorgt, um dann von dorsal her den M. cricothyroideus zu erreichen. **Alle übrigen Kehlkopfmuskeln** werden vom *N. laryngeus inferior*, dem Endast des *N. laryngeus recurrens*, versorgt. Durch den Deszensus der Schlundbogengefäße und die Lage dieses Nerven kaudal zur

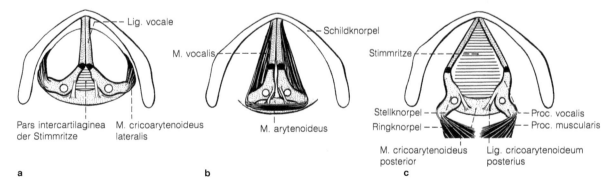

Abb. 6-19 Kehlkopfknorpel und Stimmbänder im horizontalen Schnitt (Schema). (a) Stimmritze bei Ruheatmung mit geschlossener Pars intermembranacea; die Pars intercartilaginea ist dreieckig geöffnet. (b) Stimmritze fest geschlossen in Phonationsstellung. Der M. vocalis ist gespannt. (c) Stimmritze maximal erweitert bei tiefer Inspiration. Die Öffnung erscheint fünfseitig.

6. Schlundbogenarterie wird er mit seinem Abgang aus dem N. vagus weit nach kaudal verlagert. Links zieht er mit dem N. vagus von ventral um das Lig. arteriosum und den Aortenbogen nach dorsal herum, rechts um den Truncus brachiocephalicus oder schon um die A. subclavia, um seitlich zwischen Ösophagus und Trachea wieder zum Kehlkopf aufzusteigen. Zwischen unterem Horn des Schildknorpels und M. cricoarytenoideus posterior teilt sich der N. laryngeus inferior in einen *Ramus posterior* für diesen Muskel sowie die beiden Mm. arytenoidei und in einen *Ramus anterior*, der zwischen Ring- und Schildknorpel eindringt und alle übrigen inneren Kehlkopfmuskeln versorgt.

Da der aufsteigende N. recurrens der Schilddrüse anliegt, kann er bei ihrer Resektion geschädigt oder durchtrennt werden. Einseitig hat das Stimmbandlähmung dieser Seite und Heiserkeit zur Folge. Doppelseitige Stimmbandlähmung führt nicht nur zum völligen Stimmverlust, sondern auch zu schweren Atemstörungen, da die Stimmritze nicht weit genug geöffnet werden kann.

Schleimhaut, Nerven und Gefäße des Kehlkopfes

Die **Schleimhaut** der Cavitas laryngis ist eine Fortsetzung der Pharynxschleimhaut (Abb. 6-13 u. 14). Ihr mehrschichtiges, unverhorntes Plattenepithel setzt sich unterschiedlich weit in das Vestibulum laryngis fort, zum Teil bis auf die Taschenfalten, wo es mit einer breiten Übergangszone in das mehrreihige Flimmerepithel mit zahlreichen Becherzellen übergeht. Das Flimmerepithel, das die gesamten unteren Atemwege bis in die kleinen Bronchioli auskleidet, ist nur auf der Kante der Stimmfalten durch mehrschichtiges, unverhorntes Plattenepithel unterbrochen (Abb. 6-20). Dieser 3–4 mm breite Schleimhautstreifen ist dadurch der hohen mechanischen Beanspruchung der schwingenden Stimmfaltenkante angepasst und ermöglicht den festen Glottisverschluss auch gegen höheren Binnendruck.

Die Schleimhaut der Cavitas laryngis enthält zahlreiche **tubulo-alveoläre Drüsen,** die ein gemischt seromuköses Sekret liefern (Abb. 6-20), das die drüsenfreie Plattenepithelkante der Stimmfalten ausreichend befeuchtet.

Das ist für einen einwandfreien Schluss und eine saubere vibrierende Öffnung der Stimmritze und damit für eine reine Stimme erforderlich. Wenn durch Mundatmung oder langes Reden die Stimmlippenoberfläche austrocknet, ist Heiserkeit die Folge. Die Kehlkopfschleimhaut ist gut durchblutet und erscheint dadurch gleichmäßig blassrosa. Davon stechen die gelblichen Vorderkanten der Stimmfalten deutlich ab, bei denen die gelbe Farbe des elastischen Lig. vocale durch die Schleimhaut durchscheint.

Die **Lamina propria** der Kehlkopfschleimhaut besitzt, besonders im Bereich des Kehlkopfeingangs, ein sehr lockeres Gefüge, das sehr leicht erhebliche Flüssigkeitseinlagerungen aus dem Gefäßsystem zulässt (Abb. 6-20). Eine Entzündung oder ein Insektenstich führt zu einer starken Schwellung der Schleimhaut, **Larynxödem** (fälschlich oft Glottisödem genannt), das sich sehr schnell ausbildet und den Kehlkopfeingang völlig verlegen kann und zum Ersticken führt. Im Gegensatz dazu ist das Plattenepithel der Stimmlippe mit der Lamina propria fest verzahnt und zusammen mit ihr auf dem Lig. vocale leicht beweglich befestigt, sodass sich die Schleimhaut sehr leicht gegen das Stimmband verschieben lässt und elastisch zurückschwingt. Dabei bewahrt die Schleimhaut des *Labium vocale* eine einheitliche Dicke, die für die Stimmbildung sehr wichtig ist. Das wird durch den besonderen Aufbau ihrer Lamina propria sichergestellt, die weder Drüsen noch Lymphgefäße besitzt und kaum entzündlich oder ödematös anschwillt.

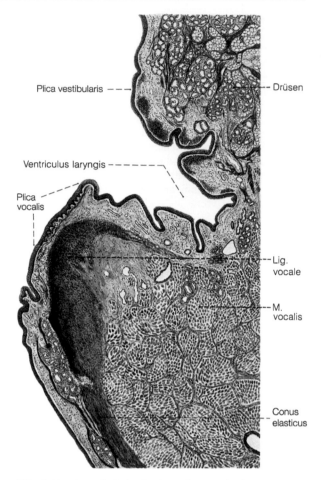

Abb. 6-20 Frontalschnitt durch Taschen- und Stimmband und Ventriculus laryngis. Beachte folgende Bezeichnungsweisen:
- Plica vocalis (Stimmfalte) = die in das Lumen vorspringende, die Stimmritze begrenzende Schleimhautfalte.
- Ligamentum vocale (Stimmband) = verdickter oberer Rand des Conus elasticus.
- Labium vocale (Stimmlippe) = der gesamte Gewebekomplex, Plica vocalis, Ligamentum vocale und M. vocalis umfassend.

Die reichhaltige **sensorische Innervation** der Kehlkopfschleimhaut kontrolliert den Eingang in die unteren Atemwege und löst Schutzreflexe wie einen Glottisschluss oder Hustenstoß zum Entfernen von Fremdkörpern aus. Die Schleimhaut der Stimmlippen, des Vestibulums und des Ventriculus wird vom sensorischen *R. internus* des *N. laryngeus superior* des N. vagus versorgt, die Schleimhaut unterhalb der Stimmlippen vom *N. laryngeus inferior.* Der N. laryngeus superior durchbohrt auf seinem Weg zum Vestibulum die Membrana thyrohyoidea. Zuvor liegt er unter der Schleimhaut des Recessus piriformis des Hypopharynx, dort festsitzende Speisereste können ihn reizen und so zum Husten führen. Die **autonom efferenten Fasern** – parasympathische des N. vagus und sympathische aus dem Halsgrenzstrang – zu den Drüsen und Gefäßen schließen sich den beiden Kopfnerven an.

Arteriell versorgt wird der Kehlkopf mit allen Strukturen durch die *A. laryngea superior* aus *der A. thyroidea superior,* den ersten Ast der A. carotis externa, und durch die *A. laryngea inferior*, einen Ast der *A. thyroidea inferior* aus dem Truncus thyrocervicalis.

Die A. laryngea superior zieht durch das Foramen in der Membrana thyrohyoidea zusammen mit dem R. internus des gleichnamigen Nerven zum Kehlkopf. Die A. laryngea inferior verläuft hinter der Trachea nahe dem N. laryngeus inferior und durchbricht dorsal des unteren Schildknorpelhorns den unteren Schlundschnürer, um den hinteren Kehlkopf mit seinen Muskeln zu versorgen. Beide Larynxarterien anastomosieren. Die **Venengeflechte** der Schleimhaut fließen durch Begleitvenen der Arterien in die V. jugularis interna ab, sie haben aber auch Verbindung zu dem großen Venenplexus unter der Schleimhaut des Hypopharynx auf der Rückseite des Ringknorpels, der zum Verschlussapparat des Ösophagusmundes gehört. Der **Lymphabfluss** erfolgt aus dem Kehlkopf oberhalb der Stimmlippen zu den oberen *Lnn. cervicales profundi* sowie zu den infrahyalen *Nodi lymphoidei*. Aus der unteren Kehlkopfhälfte ziehen die Lymphgefäße zu den *Lnn. paratracheales* und zu den mittleren und unteren *Lnn. cervicales profundi* entlang der V. jugularis interna.

Funktionen des Kehlkopfes

Der Kehlkopf sichert den **Eingang** in die unteren Atemwege und regelt die **Kreuzung** von Nahrungs- und Atemweg im Rachen. Sein Verschlussapparat verhindert das Eindringen von Speiseteilen und Flüssigkeit in die unteren Luftwege, seine ausreichende Öffnung gewährleistet eine ungehinderte **Ventilation** der Lungen. Die ungestörte Atmung erfordert eine Reihe von **Schutzmechanismen,** bei denen der Kehlkopf mit seiner empfindlichen Schleimhaut eine wesentliche Rolle spielt, z. B. beim reflektorischen Atemstillstand, ausgelöst durch reizende Gase, oder beim Husten aufgrund eindringender Partikel. Außerdem hat der Kehlkopf mit dem festen Glottisverschluss eine wichtige Funktion für die Erzeugung des Unterdrucks beim Saugen, für den Verschluss der Lungen als Druckpolster bei der Bauchpresse und die Versteifung des Bewegungsapparates über dem festen Druckpolster der Lungen bei schweren körperlichen Tätigkeiten.

Ein **Hustenstoß** zum Herausschleudern von Fremdpartikeln oder angesammeltem Schleim wird auf folgende Weise erzeugt: Durch festen Verschluss der Glottis zu Beginn der Exspirationsphase (Abb. 6-15c), zu dem auch eine kräftige Anspannung des M. vocalis notwendig ist (Abb. 6-19b), entsteht bei Ausatmungsbewegungen ein höherer subglottischer Druck, der dann nach der plötzlichen Sprengung des Glottisschlusses die Luft explosionsartig entweichen und Partikel mitreißen lässt. Beim **Räuspern** laufen ähnliche Vorgänge in geringerem Ausmaß ab, um die Stimmlippen von anhaftenden Partikeln zu befreien. Diese Schutzmechanismen, vom reflektorischen Atemstillstand beim Schlucken oder beim Eindringen von Fremdkörpern oder ätzenden Stoffen in der Luft bis zum Hustenanfall, basieren wie alle Atemvorgänge auf einem komplizierten Zusammenspiel der Muskulatur der oberen und unteren Atemwege mit dem Bewegungsapparat von Thorax und Abdomen, das vom Rhombenzephalon mit seinen respiratorischen Zentren gesteuert wird.

Zur Erzielung der **Bauchpresse** sind diese komplexen Abläufe in einen weiteren funktionellen Zusammenhang eingeordnet. Durch einen festen Verschluss der Glottis kann sich die Thorax- und Abdominalmuskulatur über dem Druckpolster der Lungen kräftig anspannen, um den intraabdominellen Druck zu steigern, so bei der Defäkation oder bei den Austreibungs- oder Presswehen der Geburt. Davon wird auch beim Heben schwerer Lasten Gebrauch gemacht, wenn der gesamte Bewegungsapparat des Rumpfes versteift werden muss. Bei diesen Funktionen haben Patienten, die nach Kehlkopfexstirpation durch ein Tracheostoma am Hals ohne einen Verschlussapparat atmen, außerordentliche Schwierigkeiten, die sie durch ein Zuhalten des Tracheostomas zu kompensieren versuchen.

Bei dem willkürlich eingeleiteten und reflektorisch weiter ablaufenden **Schluckakt** ist der Verschluss des Kehlkopfes von größter Bedeutung. Dieser beruht auf folgenden Mechanismen: Das Zungenbein wird durch die vorderen Bäuche der *Mm. digastrici* und die *Mm. mylo-* und *geniohyoidei* nach oben und vorne gegen den feststehenden Unterkiefer bewegt; der Kehlkopf wird durch die *Mm. thyrohyoidei* und durch die zum Kehlkopf absteigende Pharynxmuskulatur kranialwärts unter den Zungengrund gezogen. Das *Corpus adiposum preepiglotticum,* das den Raum zwischen Kehldeckel, Zungenbein, Schildknorpel, Membrana thyrohyoidea und dem Lig. hyoepiglotticum ausfüllt, erfährt durch das Hochtreten des Kehlkopfes eine Kompression, die zur Folge hat, dass der untere Teil des Kehldeckels gegen das Vestibulum laryngis vorgebuchtet wird und die Seitenwände des Vestibulums medialwärts gedrängt werden. Die so zustande kommende Verengung des Vestibulums wird durch Kontraktion der beiderseitigen *Mm. thyroarytenoidei* und *arytenoidei obliqui* mit ihren zur Epiglottis ziehenden Partes unterstützt und durch einen kompletten Verschluss der Glottis ergänzt. Schließlich wird der obere Abschnitt des Kehldeckels durch den sich dorsalwärts bewegenden Zungengrund nach abwärts geklappt, wodurch der Aditus laryngis komplett verschlossen wird. Durch die Aktivität der Zungen-, Gaumen- und Pharynxmuskulatur kann nun der Bissen, am verschlossenen Kehlkopf laterodorsal vorbei, durch die Recessus piriformes zum Ösophaguseingang befördert werden.

Die im Hirnstamm erfolgende **reflektorische Steuerung** dieses neuromuskulären Ablaufs wird bei starker Alkoholeinwirkung gestört, sodass größere Speisebrocken in den Kehlkopfeingang eindringen und mit beginnender Inspiration über der Glottis festgesaugt werden können, was zum Ersticken führen kann. Das normale „Verschlucken", oft durch Lachen oder einen Sprechversuch während des Schluckvorganges provoziert, beruht auf dem Eindringen geringer Speise- und Flüssigkeitsmengen in die Cavitas laryngis, deren hochsensorische Schleimhaut sofort heftige reflektorische Hustenstöße zur Entfernung der Fremdkörper auslöst.

Zur **Ventilation der Lungen** tritt der Kehlkopf wieder in seine tiefe Ausgangsstellung zurück, die Epiglottis richtet sich auf, der Kehlkopfeingang wird freigegeben und die Stimmlippen öffnen sich. Dabei wird zur Ruheatmung nur die Pars intercartilaginea der Stimmritze geöffnet (Abb. 6-19a), erst bei mittlerer Atmung wird auch ihre Pars intermembranacea leicht, und bei sehr tiefer Atmung die ganze Glottis weit geöffnet (Abb. 6-19c).

Die weit geöffnete Stimmritze bildet ein ungleichseitiges Fünfeck mit langer, nach vorne gerichteter Spitze. Bei der **normalen Atmung** unterstützt eine rhythmische Änderung der Glottisweite, die zusammen mit den Atembewegungen des Thorax und Zwerchfells reflektorisch gesteuert wird, die Regulation des Atemwiderstandes. In der meist kürzeren Inspirationsphase wird durch Weiterstellung der Glottis der Strömungswiderstand stark herabgesetzt, während durch eine exspiratorische Verengung der Stimmritze die Ausatmung durch Erhöhung des Atemwiderstandes verzögert wird. Diese reflektorische „Exspirationsbremse" dient der Sicherung eines ausreichenden Gasaustauschs, und sie ist die Grundlage, auf der sich die exspiratorische Stimmbildung entwickelt hat.

Jede **Stimm- und Sprachbildung** beim Menschen beruht darauf, dass dem Ausatmungsluftstrom Schwingungen überlagert werden, die als Töne oder Geräusche reich differenziert werden können. Bei der stimmlosen Sprache wird der Exspirationsstrom einzig durch die Gestaltung des Ansatzrohres artikuliert, es resultiert nur eine leise Flüster- oder Hauchsprache. Dabei strömt die Luft wie bei der Ruheatmung nur durch die Pars intercartilaginea der Stimmritze aus. Ähnliches geschieht bei Stimmbandlähmung durch eine Schädigung des N. laryngeus recurrens.

Die vielfältigen Abwandlungen des Ansatzrohres ermöglichen auch eine Hauch- oder Flüstersprache mit Hilfe eines leichten Luftstroms ohne Stimmbildung im Kehlkopf. Diese „stimmlose" Sprache ist jedoch monoton und von geringer Lautstärke. Von dieser Möglichkeit machen Patienten nach Kehlkopfexstirpation Gebrauch, die lernen können, Luft in den Ösophagus oder Magen als Windkessel einzusaugen und dann diese Luft durch das Ansatzrohr langsam abzublasen und dabei Sprache zu artikulieren. Wenn sie durch Anblasen der Schleimhautfalten in der oberen Ösophagusenge diese in Schwingungen versetzen können, erlernen sie sogar eine zwar eintönige, aber recht leistungsfähige und weiter tragende Sprache.

Der Grundvorgang der Stimmbildung, die **Phonation,** besteht darin, dass zu Beginn der Ausatmungsphase die Stimmfalten geschlossen und durch Streckung des Lig. vocale und Kontraktion des M. vocalis gespannt werden, wodurch sie sich in der Phonationsstellung befinden. Dann wird durch den angestiegenen exspiratorischen Druck die Glottis für einen Augenblick geöffnet, die gespannten Stimmfalten werden auseinander gedrängt und schwingen im nächsten Moment elastisch in die Verschlussstellung zurück. Dieser Vorgang wiederholt sich rhythmisch und zerteilt den Exspirationsluftstrom in einzelne Druckstöße: Dem Ausatmungsstrom überlagern sich Schwingungen einer bestimmten Frequenz. Die Höhe der Frequenz und damit des Tons hängt von der Länge und der Spannung der Stimmfalten ab, während die Lautstärke vom Volumen und damit von der Strömungsgeschwindigkeit des austretenden Luftstroms bestimmt wird.

Zusammen mit der Regulation des exspiratorischen subglottischen Drucks und der exspiratorischen Strömungsrate bilden die in ihrer Spannung fein einstellbaren Stimmfalten ein myoelastisch-aerodynamisches System, das mit seinen verschiedenen Komponenten außerordentlich vielfältig und schnell abgewandelt werden kann und damit der Stimme ihre große Variationsbreite in Tonhöhe und Lautstärke verleiht.

Zugang zum Kehlkopf: Der Kehlkopfeingang ist beim Patienten nicht direkt einsehbar. Für die Untersuchung führt man bei der **indirekten Laryngoskopie** einen Kehlkopfspiegel in den Rachen ein und sieht ein flächenhaftes Spiegelbild der räumlich weit auseinander liegenden Teile (Abb. 6-21). Die Vorder- und Hinterwand des Kehlkopfes sind dabei nur schwer zu überblicken. Dies gelingt mit der **direkten Laryngoskopie** mittels eines flexiblen Endoskops, das über Nasen- oder Mundhöhle und Rachen vorgeschoben wird. Bei der **Intubation** zur Beatmung wird mit einem starren Laryngoskop der Zungengrund nach vorne-unten gedrängt, sodass die Epiglottis folgt und der nun weite Eingang direkt sichtbar wird.

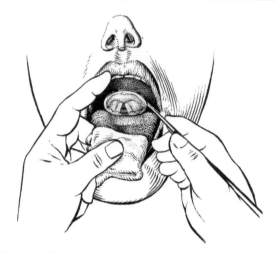

Abb. 6-21   Einführen des Kehlkopfspiegels zur indirekten Laryngoskopie, die ein umgekehrtes Kehlkopfbild liefert. Oben ist die vorne liegende Epiglottis, daran anschließend die Pars intermembranacea der Stimmritze zu sehen (vgl. Abb. 6-14b).

6.3.2 Luftröhre und extrapulmonale Hauptbronchien

Die Luftröhre, **Trachea,** verbindet als elastisches Rohr den Kehlkopf mit den beiden Hauptbronchien, **Bronchus principalis dexter** und **sinister,** und hält dabei durch ihre Knorpelspangen den Luftweg stets offen. Die Knorpelspangen umfassen nur die Vorder- und Seitenwand von Trachea und Hauptbronchien; ihre Hinterwand ist membranösmuskulös ausgebildet (Abb. 6-11 u. 22). Die Trachea ist leicht verschieblich zwischen mittleres und tiefes Blatt der Halsfaszie und in das obere Mediastinum eingebaut und folgt so allen Kehlkopf-, Kopf- und Halsbewegungen sowie den starken Atembewegungen des Mediastinums und des Lungenhilums. Beim Erwachsenen ist die Trachea in auf-

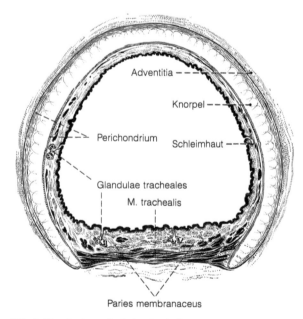

Abb. 6-22   Horizontalschnitt durch die Trachea in Höhe einer Knorpelspange.

rechter Haltung 10–13 cm lang, bei tiefer Einatmung verlängert sie sich um bis zu 5 cm. Ihr Beginn am unteren Ringknorpel projiziert sich je nach Lebensalter auf den 4.–7. Halswirbel, im Liegen etwas höher. Ihr unteres Ende, die **Bifurcatio tracheae,** liegt beim Neugeborenen in Höhe des 2. Brustwirbels, beim Erwachsenen in Höhe des 4.–5. und beim alten Menschen in Höhe des 7. Wirbels.

Die **Bifurcatio tracheae** besitzt einen vom letzten Trachealknorpel getragenen, halbmondförmigen Sporn, *Carina tracheae,* der in die Lichtung vorspringt und die gabelförmige Aufteilung in die beiden Hauptbronchien einleitet. Diese besitzen ebenso wie die Trachea hufeisenförmige Knorpelspangen und eine bindegewebig-muskulöse Hinterwand, den *Paries membranaceus.* Jeder Hauptbronchus zieht in sein Lungenhilum hinein, wo er sich sogleich unter Abgabe des Oberlappenbronchus weiter aufzweigt.

Die Trachea liegt auf ganzer Länge mit ihrer membranösen Hinterwand dem Ösophagus an. Wie dieser folgt sie der Wirbelsäulenkyphose, sodass sie sich zunehmend von der Vorderwand des Halses und der Brust entfernt. Beim Eintritt in den Thorax, in Höhe des Oberrandes des Manubrium sterni, ist sie 5–7 cm von der Haut entfernt. Den Halsteil der Trachea, *Pars cervicalis,* umfängt die Schilddrüse: Sie liegt ihm vorne mit ihrem Isthmus, lateral beiderseits mit ihren Seitenlappen an.

Eine zur Struma vergrößerte Schilddrüse, die sich hinter dem Manubrium sterni in die obere Thoraxapertur hineinschiebt, kann zur Druckerweichung der Trachealknorpel und zur Kompression der Trachea mit der akuten Gefahr des Erstickens führen.

Vor dem Brustteil der Trachea, *Pars thoracica,* liegt der Thymus. Vor der Bifurkation und der thorakalen Trachea liegt der Aortenbogen mit den zur oberen Thoraxapertur aufsteigenden großen Gefäßen, *Truncus brachiocephalicus* rechts und *A. carotis communis sinistra* links. Ventral davon überkreuzt die linke *V. brachiocephalica* die untere Trachea schräg, wobei sie die vor der Trachea liegende *V. thyroidea inferior* aufnimmt. In der Rinne zwischen der Trachea und dem Ösophagus verläuft jederseits der *N. laryngeus recurrens,* nachdem er von ventral her rechts um den *Truncus brachiocephalicus,* links unterhalb des *Lig. arteriosum* um den *Aortenbogen* herumgezogen ist. Von dort steigt der N. recurrens an der Trachea bis zum Kehlkopf auf, wo er bei Schilddrüsenoperationen besonders gefährdet ist. Von dem seitlich liegenden, bindegewebig eingescheideten Gefäß-Nerven-Bündel aus A. carotis communis, V. jugularis interna und N. vagus sind Trachea und Ösophagus durch lockeres Verschiebebindegewebe getrennt.

Der unterste Teil der Trachea mit seiner **Bifurkation** ist leicht nach rechts verschoben; der rechte, etwas stärkere **Hauptbronchus** ist nur 1–2,5 cm lang und ca. 20 Grad gegen die Trachea abgewinkelt, während der linke, etwas schwächere Hauptbronchus 4,5–5 cm lang und mindestens um 35 Grad abgewinkelt ist. Um ihn verläuft zwischen Trachea und linkem Lungenhilum der Aortenbogen, während sich rechts nur die V. azygos einschiebt. Wegen der Verschiedenheit der Abgangswinkel gelangen aspirierte Fremdkörper häufiger in den rechten als in den linken Hauptbronchus.

Der Winkel zwischen beiden **Hauptbronchien** ist sehr variabel, er beträgt meist 55–65 Grad. Mit dem Tiefertreten der Lungen bei tiefer Einatmung verkleinert sich der Winkel. Die ersten beiden Knorpel der Hauptbronchien werden durch ein im Teilungswinkel ausgespanntes dreieckiges Band, *Lig. interbronchiale,* zusammengehalten. Von der Vorderfläche der Bifurkation und der Hauptbronchien entspringt die **Membrana bronchopericardiaca.** Ihre kollagenen Fasern ziehen zum Teil senkrecht abwärts in die

Hinterwand des Perikards in Höhe der Lungenvenen und setzen sich über das Perikard bis zum Zwerchfell fort. Ihre quer orientierten Fasern verlaufen in Höhe der Lungenvenen vom Perikard in die Lunge, wo sie in die Adventitia der Lungenvenen übergehen. Schräg verlaufende Fasern ziehen jeweils von einem Hauptbronchus diagonal über das Perikard in das gegenüberliegende *Lig. pulmonale* hinein. Auf diese Weise werden die Bifurkation und die Hauptbronchien sowohl am hinteren Perikard wie am Lungenhilum fixiert, um sie gegen die Atembewegungen und den verstärkten Zug der Trachea bei Larynx- und Kopfbewegungen in ihrer Lage zu halten.

Wandbau von Trachea und Hauptbronchien

Die äußere Wandschicht der Trachea wird von den 16–20 **hufeisenförmigen Knorpeln,** *Cartilagines tracheales,* und deren Bandverbindungen aufgebaut, und dorsal von der bindegewebig-muskulösen Hinterwand, dem *Paries membranaceus* (Abb. 6-22). Die Knorpelspangen halten durch ihre Spannung die Lichtung offen, ihre elastische Verbindung untereinander passt Trachea und Bronchien allen Längenänderungen an, und die muskuläre Hinterwand ermöglicht größere Durchmesseränderungen. Die innere Schicht wird von einer Schleimhaut mit Flimmerepithel und gut entwickelter, drüsenreicher Lamina propria gebildet. Das adventitielle Bindegewebe geht in das lockere Verschiebebindegewebe des Halses und des Mediastinums über.

Die **Knorpelspangen** sind höher als dick, ihre Außenseite ist flach, während ihre Innenfläche gewölbt ist. Im unteren Teil der Trachea können sie variabel geformt sein. Sie bestehen aus hyalinem Knorpel mit einem kräftigen Perichondrium und stellen elastisch stark verformbare Spangen dar. Sie sind miteinander verbunden durch die **Ligg. anularia** aus Kollagenfasern und dichten elastischen Fasernetzen, welche die große Längselastizität der Trachea gewährleisten, sie aber auch durch ihre kollagenen Längsfaserzüge vor Überdehnung schützen. Die flexible membranöse Hinterwand der Trachea besteht aus einer Platte von Bindegewebe mit zahlreichen elastischen Netzen, in die der aus glatter Muskulatur gebildete **M. trachealis** eingelagert ist. Seine Muskelzellen verlaufen horizontal und heften sich am Perichondrium der freien Enden der Knorpelspangen und auf deren Innenseite an (Abb. 6-22), zwischen den Knorpelspangen am Bindegewebe der Ligg. anularia. Einige Muskelzellbündel bilden eine außen liegende, lückenhafte Längsmuskelschicht. Der M. trachealis ist in Ruhe etwas kontrahiert und hält den Paries membranaceus straff. Dann beträgt die lichte Weite der Trachea 16–18 mm, bei Frauen etwas weniger. Bei tiefer Inspiration wird der Tonus des Muskels geringer, die Weite der Trachea nimmt um 2,5 mm zu.

Die inneren Schichten der Trachea und der Hauptbronchien werden unscharf in eine Schleimhaut, **Tunica mucosa** mit *Lamina epithelialis* und *Lamina propria,* und eine darunter liegende **Tela submucosa** gegliedert. Daran schließt sich nach außen die **Tunica fibromusculocartilaginea** mit den Knorpeln, den sie verbindenden *Ligg. anularia* und der glatten Muskulatur (M. trachealis, M. bronchialis) an.

Das Epithel ist ein **mehrreihiges kinozilientragendes Säulenepithel** (Flimmerepithel). Es wird von einem **zweilagigen Schleim** bedeckt. In der unteren wässrigen **Hypophase** (Solphase, ca. 5 μm dick) ist der schnelle Zilienschlag möglich, der darauf liegende zähe Schleimteppich (**Gel-**

phase, ein bis wenige μm dick) fängt Partikel aus der Atemluft ab, die dann von ihm eingeschlossen werden. Durch gerichteten Zilienschlag werden diese Partikel aus den Bronchioli und Bronchi in die Trachea transportiert (mukoziliärer Abtransport [engl.: *clearance*], in der Trachea 5–7 mm/min, in den terminalen Bronchioli 0,1–0,6 mm/min) und von dort ausgehustet. Austrocknung der Schleimschicht führt innerhalb kürzester Zeit zur Schädigung und Abschilferung der Epithelzellen.

Besonders gefährdet sind Patienten mit einem Tracheostoma (künstliche Trachealöffnung am Hals): Im Winter wird ihre Tracheal- und Bronchialschleimhaut durch das Erwärmen und Anfeuchten der kalten Außenluft überfordert, sodass es zu Austrocknungen und hämorrhagischen Zerreißungen kommen kann.

Neben eingewanderten Abwehrzellen enthält das **Epithel** sechs Zelltypen.

1. **Kinozilientragende Zelle:** Dieser Zelltyp („Flimmerzelle") ist am häufigsten. Jede Zelle trägt apikal ca. 200 Kinozilien mit 5–6 μm Länge und 0,25 μm Durchmesser, darunter die dazugehörigen Basalkörper und zahlreiche Mitochondrien (Abb. 2-31 u. 3.1-2). Auffällig ist apikal die Anreicherung des Stickstoffmonoxid-produzierenden Enzyms NO-Synthetase, die Funktion von NO an dieser Stelle ist noch unbekannt. Die Kinozilienschläge einer Zelle sind miteinander und auch mit denen der Nachbarzellen koordiniert und zum Pharynx gerichtet, die Frequenz beträgt 10–30 Hz. Die Kinozilienspitze trägt kleine klauenförmige Fortsätze, die sich beim Schlag in der oberflächlichen Mukusschicht festhaken und sie somit vorwärtsschieben. Benachbarte Zellen sind durch *Zonulae occludentes* verbunden. Die kinozilientragende Zelle teilt sich nicht mehr, sie geht durch Differenzierung aus Vorläuferzellen hervor.

In der apikalen Zellmembran ist ein nukleotid-regulierter CFTR-Chloridkanal gelegen (Kap. 2.14.3 u. 3.2.5), dessen Fehlfunktion durch Mutationen bei der **zystischen Fibrose** zu zähem Schleim, schweren Sekundärveränderungen und Entzündungen der Atemwege führt, an denen die Patienten meistens im 3. Lebensjahrzehnt versterben. Zu den klinischen Folgen immotiler Kinozilien siehe **Kartagener-Syndrom** (Kap. 2.4.1).

2. **Becherzellen** machen in den Bronchien 10% der Epithelzellen aus. Sie sind teilungsfähig, bei Rauchern ist ihre Zahl erhöht. Sie produzieren die hochviskösen Muzine, die wesentlich die oberflächliche Schleimschicht bilden. Die Sekretionsprodukte verschiedener Becherzellen können uneinheitlich sein, teils sezernieren sie auch die sonst für CLARA-Zellen der Bronchioli typischen Proteine.

3. **Basalzellen** erreichen nicht die freie Oberfläche. Diese proliferierenden Zellen werden meist als Vorläufer der anderen Zelltypen des Epithels angesehen, ihre spezifischen Funktionen sind aber weitgehend unklar.

4. **Endokrine Zellen** sind durch zahlreiche basal gelegene sekretorische Granula charakterisiert, sie liegen einzeln zwischen den anderen Epithelzellen. Nicht alle Zellen erreichen die Epitheloberfläche. Basal stehen sie mit Nervenendigungen in Kontakt. Beim Feten sind morphologisch drei Zelltypen beschrieben worden, ob dies auch für den Erwachsenen zutrifft, ist ungeklärt.

Ihre Granula enthalten Serotonin sowie die Peptide Gastrin-Releasing Peptide, Calcitonin und Calcitonin Gene-Related

Peptide. Diese Peptide stimulieren das Wachstum der Atemwegsepithelien, daher wird diesen Zellen eine besondere Rolle bei der Lungenentwicklung, aber auch bei der Karzinomentstehung zugeschrieben.

5. **Bürstenzellen** tragen ein dicht stehendes apikales Büschel von Mikrovilli, die über das Zytoskelett tief in die Zelle verankert sind. Diese Zellen stehen häufig mit Nervenfasern in Kontakt und werden als chemo- oder mechanorezeptive Sinneszellen angesehen. Sie enthalten besonders viel NO-Synthetase (Kap. 7.6.3, Abb. 7.6-6).

6. Weitere hochprismatische Zellen erreichen die Oberfläche, tragen einige Mikrovilli und können nicht eindeutig einem der genannten Zelltypen zugeordnet werden. Es ist unklar, ob sie tatsächlich eine eigenständige Zellart darstellen. Sie werden unterschiedlich bezeichnet, beispielsweise als **Intermediärzellen** oder seröse Zellen.

Über der *Carina* an der *Bifurcatio tracheae* kommt anstelle des geschilderten respiratorischen Epithels ein mehrschichtiges unverhorntes Plattenepithel vor. Überall sitzt das Epithel einer dicken Basalmembran auf, deren Membrana reticularis reich an elastischen Fasern und Netzen ist und somit gemeinsam mit den elastischen Fasern der Lamina propria die notwendigen Rückstellkräfte für die im Atemrhythmus schnell erfolgenden Dehnungen in der Längs- und Querrichtung liefert.

Die darunter liegende **Lamina propria** ist reich an elastischen Fasern. Sie enthält die seromukösen **Glandulae tracheales** bzw. **bronchiales**. Diese sind besonders zahlreich über den Ligg. anularia und in der membranösen Rückwand der Trachea. Dort dringen sie tief durch die Submukosa zwischen die Muskelbündel des M. trachealis vor. Ihr Sekret bildet den direkt auf den Epithelien liegenden dünnflüssigen Film, in dem die Zilien schlagen.

Weiter in der Tiefe bilden weitlumige Venulen ein Geflecht. Diese lockere Schicht wird als **Tela submucosa** bezeichnet, sie geht unscharf in die Lamina propria über. Der Füllungszustand der Venulen kann stark schwanken. Die postkapillären Venulen des Venenplexus sind der Ort, an dem bei Entzündung im Blut zirkulierende Leukozyten zunächst an der Endotheloberfläche haften und dann durch die Wand in das umgebende Gewebe einwandern.

Außerdem reagieren die Endothelien dieser Gefäße auf entzündliche Reize, beispielsweise auf das Peptid Substanz P aus sensorischen Nervenendigungen, mit der Bildung kleiner (bis ca. 2 μm) Lücken zwischen den Zellen, aus denen Blutplasma austritt. So kommt es unter anderem bei Inhalation von Zigarettenrauch zum **Schleimhautödem**, das gemeinsam mit der vermehrten Blutfülle eine erhebliche Verengung des Atemweglumens und damit eine Erhöhung des Atemwegswiderstands bewirkt.

Die **Gefäßversorgung** der Trachea stammt überwiegend aus der *A. thyroidea inferior,* die der Hauptbronchien aus *Rami bronchiales.* Die Venen münden in den *Plexus thyroideus impar* und die *V. thyroidea inferior* sowie in Venen des Ösophagus. Die **Lymphgefäße** aus der Schleimhaut von Trachea und Hauptbronchien ziehen zu den *Lnn. pre- und paratracheales* entlang der Trachea und im Bereich der Bifurkation zu den *Lnn. tracheobronchiales superiores* und *inferiores.* Unterhalb der Bifurkation erfolgt der Abfluss direkt in den *Ductus thoracicus,* oberhalb über den *Truncus bronchomediastinalis* und den *Truncus mediastinalis anterior.* Diese fließen, z.T. über *Lnn. cervicales profundi,* in die Venenwinkel auf ihrer Seite.

Ähnlich wie bei der Laryngoskopie lassen sich die Trachea und die abgehenden Haupt- und Segmentbronchien unter direkter Sicht durch ein starres **Tracheobronchoskop** überblicken. Die sehr viel dünneren **Glasfaserendoskope** mit nur 4–5 mm Durchmesser lassen sich bis in die Bronchien 5. Ordnung vorschieben und belasten den Patienten geringer, sie besitzen aber einen kleineren Arbeitsradius und lassen operative Eingriffe nur begrenzt zu.

6.3.3 Lungen

┌─ Übersicht ─────────────────────────────────

In den **Lungen,** *Pulmones,* findet der Gasaustausch zwischen der Atemluft und dem Blut, die äußere Atmung, statt. Dafür sind in den beiden Lungen eines Erwachsenen 300–400 Millionen **Lungenbläschen,** *Alveoli pulmonis,* ausgebildet, die über den reich verzweigten **Bronchialbaum** belüftet werden. Die dünnen Wände der Alveolen tragen die reichen Kapillarnetze des Lungenkreislaufs, durch die das Blut kontinuierlich zum **Gasaustausch** gepumpt wird. Dieser Austausch erfolgt über **Diffusion** zwischen der Alveolarluft und dem Kapillarblut durch das dünne Alveolarepithel, eine sehr dünne Bindegewebeschicht, und das Kapillarendothel hindurch. Dabei wird von den Erythrozyten das Kohlendioxid an die Alveolarluft abgegeben und aus ihr der Sauerstoff aufgenommen und an das Hämoglobin angelagert. Die Kapazität dieses Gasaustauschs wird bestimmt von den Partialdruckdifferenzen der Gase zwischen Alveolarluft und Blut, von der Dicke der Diffusionsbarriere zwischen Alveolarluft und Erythrozyten in den Kapillaren und von der Größe der Fläche, auf der Luft und Blut im Austausch stehen. Diese Austauschoberfläche ist beim Erwachsenen in beiden Lungen etwa 70–140 m² groß. Das Blut wird vom **rechten Herzen** durch die Lungenarterien und ihre Äste zu den Alveolarkapillaren gepumpt und von dort durch die Lungenvenen zum Herzen zurückgeführt. Dieses Gefäßsystem für den Gasaustausch, die Vasa publica der Lunge, bildet zusammen mit dem rechten Herzen den kleinen oder **Lungenkreislauf.**

Makroskopie

Jede der beiden **Lungen,** *Pulmo dexter* und *sinister,* füllt eine der beiden Pleurahöhlen aus. Die Lungen haben beim Erwachsenen, abhängig vom Geschlecht, Alter und Körperbau, bei tiefster Ausatmung ein Gesamtvolumen von ca. 2–3 l und bei maximaler Einatmung ca. 5 bis über 8 l. Davon entfallen auf das Gewebe und das Blut in den Gefäßen ca. 0,8–1,5 l Volumen. Die **Form der Lungen** stellt den Ausguss des im Thorax vorhandenen Raums dar, einen stumpfen Kegel mit abgerundeter Spitze, mit einer leicht einwärts gewölbten Medialfläche und einer konkaven Basis, die der konvexen Zwerchfellkuppel aufliegt. Die linke Lunge ist medial durch das sich nach links weit ausdehnende Herz muldenförmig eingedrückt, stärker als die rechte Lunge, wodurch das Volumen der linken Lunge 10–20% kleiner ist als das der rechten (Abb. 6-23 u. 24).

Jede Lunge ist bis auf das Hilum vollständig von glatter Serosa überzogen, der *Pleura visceralis (pulmonalis)* oder dem **Lungenfell,** das aus dem oberflächlichen Mesothel und einer darunter liegenden, an elastischen Fasern reichen Bindegewebeschicht besteht. Die Pleura visceralis ist

von der glatten mesothelialen Auskleidung der Pleurahöhle, dem **Brust- oder Rippenfell,** *Pleura parietalis,* durch den befeuchteten Pleuraspalt getrennt, der die leichte Verschieblichkeit der Lungen ermöglicht. Befestigt ist die Lunge am Mediastinum durch das *Mesopneumonium,* das von einer Umschlagfalte der Pleura visceralis auf die Pleura parietalis gebildet wird (Abb. 6-23). Der obere Teil des Mesopneumoniums umfasst die **Lungenpforte,** *Hilum pulmonis,* mit dem Hauptbronchus und allen Lungengefäßen und -nerven, während der untere Teil zum schmalen *Lig. pulmonale* bis zum Zwerchfell ausgezogen ist und einzelne Lymphgefäße enthält.

Den größten Teil der **Oberfläche der Lungen** nimmt die stark gewölbte Rippenfläche, *Facies costalis,* ein, die sich der Brustwand von den Rippen-Wirbelgelenken bis zum Brustbein anlegt. Die Facies costalis geht oben in die abgerundete **Lungenspitze,** *Apex pulmonis,* über, die den Hals der ersten Rippe erreicht, aber deren vorderer Teil und so auch die obere Thoraxapertur um 2–5 cm überragt. Der Lungenspitze lagert sich vorne die A. subclavia und zum Teil auch die V. subclavia an. Die Facies costalis geht dorsal am stumpfen *Margo posterior* in die mediale Fläche, *Facies mediastinalis,* über, während ventral der Übergang in die Facies mediastinalis über den scharfkantigen *Margo anterior* erfolgt. Die **mediale Fläche** der Lungen liegt von hinten der Wirbelsäule *(Pars vertebralis)* und vorne dem **Mediastinum** *(Pars mediastinalis)* an. Der Pars mediastinalis der rechten Lunge liegen kranial des Lungenhilums V. cava superior, A. subclavia und V. azygos an und kaudal Ösophagus und Perikard. Der mediastinalen Oberfläche der linken Lunge liegen um das Hilum herum der Aortenbogen an, darüber die A. und V subclavia, und unterhalb des Hilums verursacht das sich weit nach links vorwölbende Herz die Herzbucht, die *Impressio cardiaca* (Abb. 6-23). Diese ist so groß, dass die Vorderkante der linken Lunge eine Einziehung, *Incisura cardiaca,* aufweist, durch die ein kaudaler zungenförmiger Zipfel, *Lingula pulmonis,* ausgebildet wird. Die **Unterfläche** der Lunge, *Basis pulmonis,* ist die stark konkav gewölbte *Facies diaphragmatica,* mit der die Lunge der Zwerchfellkuppel aufsitzt. Der äußere Rand dieser Facies, der *Margo inferior,* ist am Übergang zur Facies costalis als keilförmig scharfe Kante ausgebildet, während der Übergang in die mediastinale Lungenoberfläche stumpf erfolgt.

Beide Lungen werden in **Lungenlappen** unterteilt durch Spalten, die bis nahe an das Hilum einschneiden und von Pleura visceralis ausgekleidet sind (Abb. 6-23 u. 25). Die **rechte Lunge** ist in drei Lappen gegliedert, den **Oberlappen,** *Lobus superior,* den **Mittellappen,** *Lobus medius,* und den **Unterlappen,** *Lobus inferior.* Der Unterlappen ist von den beiden anderen Lappen durch die schräge *Fissura obliqua* getrennt, die von hinten oben nach vorne unten verläuft und in der Unterfläche der Lunge endet. Mittel- und Oberlappen werden durch die *Fissura horizontalis* getrennt, die von ventral leicht ansteigend bis zum Hilum und seitlich bis zur Axillarlinie verläuft, wo sie auf die Fissura obliqua trifft. Dadurch dehnt sich der Mittellappen vom Hilum aus keilförmig nur nach ventral und unten aus und bildet zusammen mit dem darüber liegenden Oberlappen den ventralen Teil der Lunge, während ihr dorsaler Teil im Wesentlichen vom Unterlappen gebildet und nur im kranialen Drittel durch den Oberlappen ergänzt wird. Die **linke Lunge** wird nur durch die schräge *Fissura obliqua* in den **Oberlappen,** *Lobus superior,* und den **Unterlappen,** *Lobus*

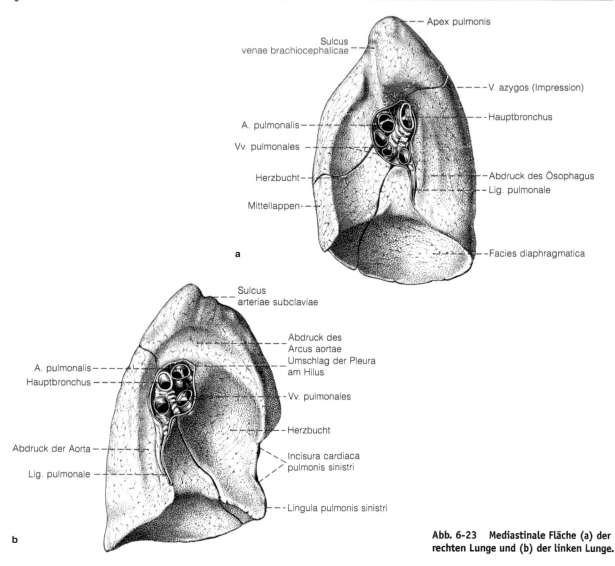

a

— Apex pulmonis

Sulcus
venae brachiocephalicae

V. azygos (Impression)

Hauptbronchus

A. pulmonalis

Vv. pulmonales

Herzbucht

Abdruck des Ösophagus
Lig. pulmonale

Mittellappen

Facies diaphragmatica

Sulcus
arteriae subclaviae

Abdruck des
Arcus aortae
Umschlag der Pleura
am Hilus

A. pulmonalis
Hauptbronchus

Vv. pulmonales

Herzbucht

Abdruck der Aorta

Incisura cardiaca
pulmonis sinistri

Lig. pulmonale

Lingula pulmonis sinistri

b

Abb. 6-23 Mediastinale Fläche (a) der rechten Lunge und (b) der linken Lunge.

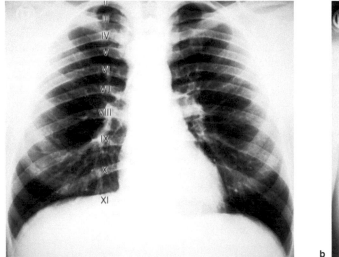

a

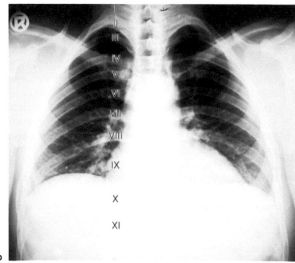

b

Abb. 6-24 Normale Thorax-Übersichtsaufnahme im dorsoventralen Strahlengang. Die Rippen sind mit römischen Ziffern bezeichnet. (a) Inspirationsstellung: Zwerchfellkuppe in Höhe des hinteren Anteils der XI. Rippe. (b) Exspirationsstellung: Zwerchfellkuppe unterhalb des hinteren Anteils der IX. Rippe.

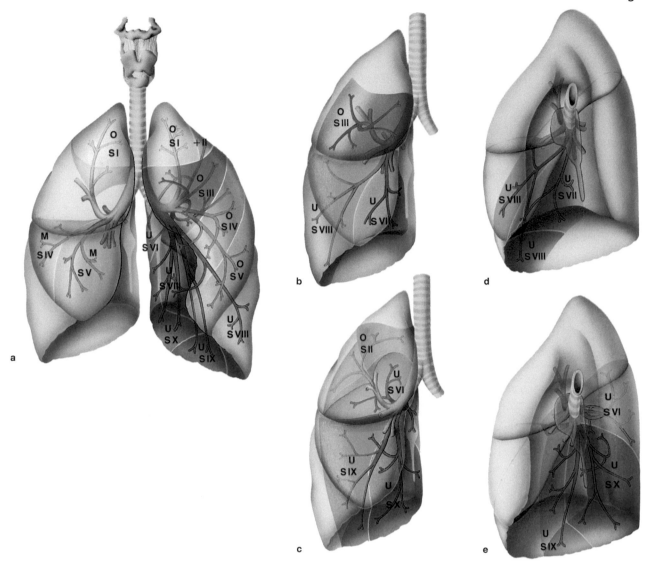

Abb. 6-25 Schematische Darstellung der Segmente in der transparent gedachten Lunge. (a) Ansicht beider Lungen von ventral; (b) und (c) Ansicht der rechten Lunge von ventral; (b: ventrale Segmente; c: dorsale Segmente durchscheinend); (d) und (e) Ansicht der rechten Lunge von medial.

inferior, unterteilt. Der Verlauf der Fissura obliqua der linken Lunge gleicht dem der rechten Lunge. Der Oberlappen der linken Lunge entspricht dem Ober- und Mittellappen der rechten Lunge, er ist aber durch die tiefe Herzbucht kleiner als die beiden rechten Lappen.

Im **Lungenhilum** bilden der Hauptbronchus und die Gefäße und Nerven die **Lungenwurzel**, *Radix pulmonis* (Abb. 6-23). Der **Hauptbronchus** liegt am weitesten dorsal im Lungenhilum und gibt unmittelbar nach seinem Eintritt den Oberlappenbronchus nach kranial ab. Die vor dem Bronchus eintretende **Lungenarterie** liegt im linken Hilum weiter kranial als der Bronchus, im rechten Hilum liegt der Hauptbronchus aber höher als die eintretende Lungenarterie. Die **Lungenvenen,** die direkt im Hilum zu zwei Stämmen zusammenfließen, liegen stets unterhalb der Lungenarterie und vor und unter dem Hauptbronchus. Zwischen den ein- und austretenden Gefäßen liegen die **Hilumlymphknoten,** *Lnn. bronchopulmonales.* Um den Hauptbronchus und die Pulmonalgefäße herum ziehen die

Äste des **Plexus pulmonalis** und die **Rami bronchiales** in die Lunge, und die **Vv. bronchiales** und die **Lymphgefäße** verlassen das Hilum.

Bei Kindern hat die Lunge aufgrund ihres Blutreichtums und ihres großen Luftgehalts eine hellrosarote Farbe und eine ganz lockere schwammige Struktur. Mit zunehmendem Alter wird sie dunkler bis rotblau, unter der Pleura zeichnen sich die bindegewebigen Septen der Läppchengliederung durch Einlagerung von Rußpigment (anthrakotisches Pigment) blauschwarz ab, wodurch die Lungenoberfläche zunehmend schieferfarben wird. Das traf früher nur für Berg- und Industriearbeiter zu, heute gilt das aber durch den Verkehrsstaub auch für die meisten Stadtbewohner.

Im kollabierten Zustand besitzen beide Lungen zusammen beim Erwachsenen bei geöffnetem Thorax ein Volumen von ca. 2 l. Ihr Gewicht beträgt etwa 800 g, bei völliger Blutleere etwa 550 g. Infolge ihres Luftgehalts schwimmen sie auf dem Wasser. Dieser Zustand stellt sich mit dem ersten Atemzug eines Neugeborenen ein.

Vor dem ersten Atemzug ist die nicht entfaltete Lunge flüssigkeitsgefüllt und vollkommen luftfrei. So kann der Gerichtsmediziner mit der Schwimmprobe prüfen, ob ein Kind tot geboren wurde oder vor dem Eintritt des Todes bereits geatmet hat.

In durch eine Lungenentzündung schwer erkrankten Lungenteilen kann die Luft aus den Alveolen und dem Bronchialbaum durch Exsudat und abgestoßene Zellen völlig verdrängt werden.

Segmente, Lobuli und Acini

Der innere Aufbau der Lungen wird bestimmt durch die **Aufzweigungen** des **Bronchialbaums,** denen die Lungenarterien streng folgen. Bronchien und Pulmonalarterien versorgen die kegelförmigen **Lungensegmente,** *Segmenta bronchopulmonalia,* von ihrer zentralen Achse her. Die Segmente sind gegeneinander und an der Oberfläche durch Bindegewebesepten unvollständig abgegrenzt. In diesen verlaufen alle größeren Pulmonalvenen. In der **rechten Lunge** finden sich in der Regel **10 Segmente,** 3 im Oberlappen, 2 im Mittellappen und 5 im Unterlappen, und in der **linken Lunge** meistens **9 Segmente,** 5 im Ober- und 4 im Unterlappen (Abb. 6-25).

Diese Gliederung in Lappen und Segmente wirkt sich bei **Erkrankungen** aus: Eine akute Lungenentzündung kann anfangs nur einen oder zwei Lappen als lobäre Pneumonie erfassen. Krankhafte Erweiterungen der Bronchialwand (Bronchiektasen), die chronische Entzündungen unterhalten, finden sich oft nur in einem oder wenigen Segmenten. Obwohl aufgrund ihrer Abgrenzung gegeneinander die Möglichkeit besteht, einzelne erkrankte Segmente operativ zu entfernen, ohne die Nachbarsegmente zu eröffnen und ihre Funktion zu stören, hat diese Methode nur eine begrenzte Anwendung erlangt, da die Prozesse meist zu hilumnahe liegen und deshalb inoperabel sind.

Die Segmentbronchien verzweigen sich mit 6 bis maximal 12 dichotomen Aufteilungen in die mittleren und kleinen knorpelhaltigen **Bronchi.** Auf sie folgen die knorpelfreien **Bronchioli,** deren erste Generation jeweils ein Läppchen, *Lobulus pulmonis,* versorgt, in dem sich die Bronchioli 3 bis 4-mal aufteilen. Ihre letzte Generation sind die **Bronchioli terminales,** aus denen die alveolentragenden Endaufzweigungen des Bronchialbaums hervorgehen, die bis zu 10 Generationen von *Bronchioli respiratorii* und *Ductus alveolares* umfassen. Die aus einem Bronchiolus terminalis hervorgehenden Endaufzweigungen, die den gasaustauschenden Teil des Bronchialbaums darstellen, bilden einen **Acinus pulmonis** *(Arbor alveolaris).*

Acini und **Lobuli** sind in der embryonalen Lunge durch Mesenchym gut gegeneinander abgegrenzt, in der ausgewachsenen Lunge aber nur noch unvollständig und nur in speziellen Regionen, so unter der Lungenoberfläche der Facies costalis. Dort wird eine polygonale Felderung von 0,5–2 cm Durchmesser dadurch sichtbar, dass die Bindegewebesepten, die Gruppen von Acini oder einzelne Lobuli abgrenzen, durch die Einlagerung von Makrophagen, gefüllt mit Rußpartikeln, dunkel erscheinen. Diese oberflächlichen Septen zwischen den Läppchen sowie die unvollständigen Septen aus lockerem Bindegewebe zwischen den Segmenten stellen ähnlich wie die Lappenspalten Verschiebeschichten dar, durch die sich das Lungengewebe bei den Atembewegungen besser den Formänderungen anpassen kann.

Bronchialbaum der Lunge

Die **Luftwege** der Lunge werden von dem reich verzweigten Bronchialbaum gebildet, der in einen proximalen **konduktiven,** nur luftleitenden **Abschnitt** und in einen distalen **gasaustauschenden Abschnitt** unterteilt wird. Bei jedem Atemzug gelangt zunächst nicht Frischluft in die Alveolen, sondern die nach dem vorangegangenen Atemzug in den konduktiven Atemwegen verbliebene, bereits ausgetauschte Luft. Bei Ruheatmung beträgt dieses **Totraumvolumen** etwa 150–170 ml.

Die Bronchi teilen sich in der Regel in zwei Äste auf, deren gemeinsamer Querschnitt jeweils etwas größer ist als der des Stammes, wodurch der Strömungswiderstand der Luft gleich bleibt, aber der Gesamtquerschnitt des Bronchialbaums sich mit jeder Aufteilung vergrößert.

Diese Aufteilungen erfolgen meist in der ungleichmäßigen Form einer **irregulären Dichotomie** (Abb. 6-26 u. 27): An der Aufzweigung setzt sich der Bronchusstamm mit einem stärkeren, längeren Ast weitgehend in der gleichen Richtung fort, während der abzweigende dünnere Ast seine Richtung stärker ändert und bis zur nächsten Abzweigung auch kürzer ist. So ziehen die stärkeren Äste in die vom Hilum weit entfernten peripheren Lungenabschnitte und bilden auch mehr Aufteilungsgenerationen als die jeweils dünneren Äste, welche dem Hilum näher gelegene Lungenregionen versorgen. Dabei wenden sich die Äste mit größeren Abgangswinkeln oft auch über einige Teilungen bogenförmig ganz zurück, um die Regionen um die großen Bronchialäste herum zu versorgen (Abb. 6-27). Auf diese Weise sind die Weglängen vom Hilum zu den verschiedenen Austauschregionen der Lunge sehr unterschiedlich. Doch die Durchmesser der Bronchien dürften so angelegt sein, dass der Strömungswiderstand für alle Lungenregionen und ihr Anteil am Totraumvolumen annähernd gleich sind. Dadurch werden alle Lungenabschnitte mit der gleichen Luftmenge und gleichen Partialdruckwerten belüftet.

Der **konduktive Bronchialbaum** beginnt mit dem **Hauptbronchus,** *Bronchus principalis* (Abb. 6-26), der beim Erwachsenen rechts einen Durchmesser von ungefähr 14 mm, links von 12,5 mm besitzt und sich bei tiefer Inspiration um 2–3 mm erweitert. Der Hauptbronchus verzweigt sich in die **Lappenbronchien,** *Bronchi lobares,* von 8–12 mm Durchmesser. Rechts entspringt der Oberlappenbronchus bereits direkt am Hilum (Abb. 6-26), Mittel- und Unterlappenbronchus erst im weiteren Stammbronchusverlauf. Der linke Hauptbronchus ist länger und stärker seitwärts abgewinkelt, bevor er sich in Ober- und Unterlappenbronchus aufteilt. In beiden Lungen setzt nur der Unterlappenbronchus Richtung und Bau des Hauptbronchus fort und bildet mit ihm die großen Bronchi, während mit den anderen Lappenbronchien und den Aufzweigungen des Unterlappenbronchus die mittleren Bronchi beginnen. Die Lappenbronchien teilen sich weiter in die **Segmentbronchien,** *Bronchi segmentales,* auf (Abb. 6-25 u. 26).

Aus diesen gehen in 6–12 Aufzweigungen zuerst weitere mittlere Bronchi hervor, die bis auf einen Durchmesser von ca. 2 mm abnehmen (Abb. 6-27), dann die kleinen Bronchi, von denen die kleinsten noch eine lichte Weite von ca. 1 mm besitzen. Hauptbronchus und große Bronchien besitzen in ihrer Wand Knorpelspangen, während mittlere und kleine Bronchien mit vielgestaltigen Knorpelplatten versehen sind. Durch den Einbau dieser Knorpelplatten in den äußeren längs gespannten Fasermantel, die *Tunica fibromusculocartilaginea,* werden diese Bronchien passiv offen gehalten. In den kleinen Bronchi nimmt die Dicke

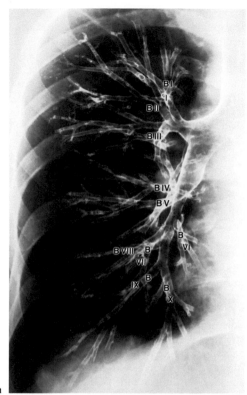

a

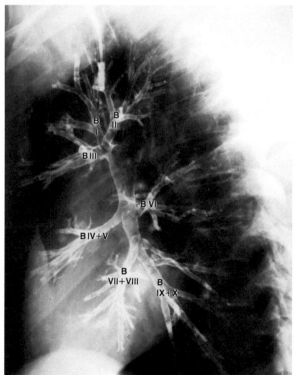

b

Abb. 6-26 Bronchographie der rechten Lunge im Doppel-kontrastverfahren mit Kennzeichnung der Segmentbronchien.
(a) Aufnahme im dorsoventralen Strahlengang.
(b) Aufnahme im seitlichen Strahlengang (Wirbelsäule rechts im Bild).

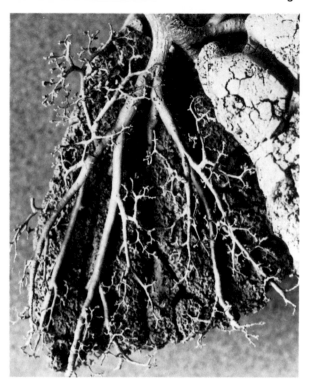

Abb. 6-27 Silikonkautschukausguss der Lunge eines Erwachse-nen. Verzweigungen des Oberlappen-Segmentbronchus B V der linken Lunge teilweise herauspräpariert. Rechts oben im Bild die nicht prä-parierten Segmente B IV und B III. Abbildungsfaktor 0,85fach.

der innen liegenden *Tunica muscularis zu,* zwischen dieser und der Tunica fibrocartilaginea befindet sich ein gut ent-wickelter Venenplexus.

Auf diese kleinen Bronchien folgen die **Bronchioli,** denen alle Knorpelelemente fehlen und die mit ihren Aufzwei-gungen ein **Lungenläppchen,** *Lobulus pulmonis,* versorgen. Diese Bronchioli teilen sich 3- bis 4-mal gleichmäßig dichotom und bilden mit ihren letzten Ästen, den **Bron-chioli terminales** mit etwa 0,3–0,4 mm Durchmesser, das Ende des konduktiven Bronchialbaums. Durch ihre kräftig entwickelte glatte Muskulatur können sie ihr Lumen stark einengen oder verschließen.

Auf die Bronchioli terminales folgen in 2–3 weiteren Aufteilungen Bronchioli, in deren Wand sich von der 30. Entwicklungswoche bis zum 6. bis 8. Lebensjahr einzel-ne Alveolen oder Gruppen von Alveolen ausbilden. Diese **Bronchioli respiratorii** mit einem mittleren Durchmesser von 0,4 mm stellen die Übergangszone dar, mit welcher der **respiratorische Bronchialbaum** beginnt (Abb. 6-2c, 28 u. 29). Er setzt sich mit 5 bis maximal 8 weiteren gleichför-migen Aufzweigungen fort, die sich ab der 23. bis 24. Ent-wicklungswoche zu den **Ductus alveolares** entwickeln. Sie bestehen vollständig aus unmittelbar aneinander liegenden Alveolen und besitzen eine lichte Weite je nach Lungen-blähung von 0,25–0,4 mm. Die Ductus alveolares enden meist in zwei kurzen **Sacculi alveolares** gleicher Struktur. Diese von einem Bronchiolus terminalis ausgehenden Auf-zweigungen des respiratorischen Bronchialbaums bilden einen **Acinus pulmonis,** der 1500–4000 Alveolen umfasst und einen Durchmesser von 2,5–5 mm, maximal bis 8 mm besitzt (Abb. 6-28 u. 31).

Sacculi alveolares   Ductus alveolares

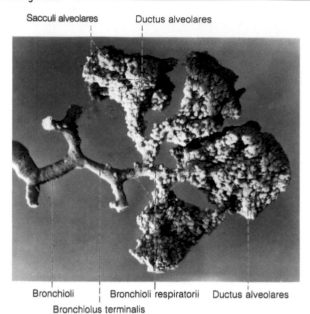

Bronchioli   Bronchioli respiratorii   Ductus alveolares

Bronchiolus terminalis

Abb. 6-28   Silikonkautschukausguss der Lunge eines Erwachsenen. Teil eines Acinus herauspräpariert. Präpariert sind die auf einen Bronchiolus terminalis folgenden Aufzweigungen, so weit sie in der Bildebene liegen; die nach oben und unten herausragenden Verzweigungen wurden abgetragen. Die Lücken zwischen den Acinusabschnitten sind präparationsbedingt. Vergr. ca. 8fach.

Wandbau des konduktiven Bronchialbaums

Der **Hauptbronchus** ist rechts mit 6–8, links mit 9–12 u-förmigen **hyalinen Knorpelspangen** versehen, die dorsal durch einen **Paries membranaceus** mit glatter Muskulatur geschlossen werden; dieser Bau setzt sich bis auf den Unter-lappenbronchus fort. Die Formen der Knorpelelemente in den intrapulmonalen Verlaufsstrecken der Bronchi werden zunehmend unregelmäßiger. Weiter distal werden die Knorpelplatten, die dann in **elastischen Knorpel** übergehen, kleiner und liegen als isolierte, unterschiedlich geformte Elemente in der Wand mit peripher größeren Abständen (Abb. 6-30). Regelmäßig finden sich in allen Bronchi „Reiterknorpel" in den Teilungswinkeln, die den Sporn in der Aufzweigung unterstützen. Die sehr variablen Knorpelelemente sind mit ihrem inneren und äußeren Perichondrium in eine Faserschicht aus Kollagenfasern und zahlreichen längs gerichteten, kräftigen elastischen Netzen eingebettet, mit denen zusammen sie die *Tunica fibrocartilaginea* bilden. Ihr schließt sich innen eine dünne Lage zirkulär verlaufender glatter Muskulatur an, die von elastischen Fasern reich umsponnen wird. Diese nun kontinuierliche *Tunica muscularis* setzt die Muskulatur des Paries membranaceus der großen Bronchien fort.

In den **kleinen Bronchi** wird die Tunica muscularis kräftiger, ihre Muskelbündel verlaufen schräg in spiraligen, sich überkreuzenden Windungen. Zwischen dieser Muskulatur und der Faserknorpelschicht ist ein dichter **venöser Plexus** ausgebildet, und die **Lamina propria der Schleimhaut** hat mit zahlreichen längs orientierten elastischen Fasern eine *Lamina elastica mucosae* ausgebildet. Während die Muskulatur in den mittleren Bronchi nur geringe Durchmesseränderungen bewirken kann, können die schräg verlaufenden Muskelbündel in den kleinen Bronchi bei gleichzeitiger Füllung der Venenplexus die Schleimhaut bis zur weitgehenden Einengung des Lumens zusammendrücken.

Die **Bronchioli,** die **keinen Knorpel** mehr in ihrer Wand haben, besitzen eine relativ kräftige, glatte Muskulatur, deren Bündel zirkulär bis schraubig angeordnet sind. Diese Muskelbündel werden von elastischen Fasern umsponnen, die sich im innen liegenden, kräftigen elastischen Faser-

Pulmonalarterienast   Bronchioli terminales   Bronchioli respiratorii   Ductus alveolares   Pulmonalvenenäste

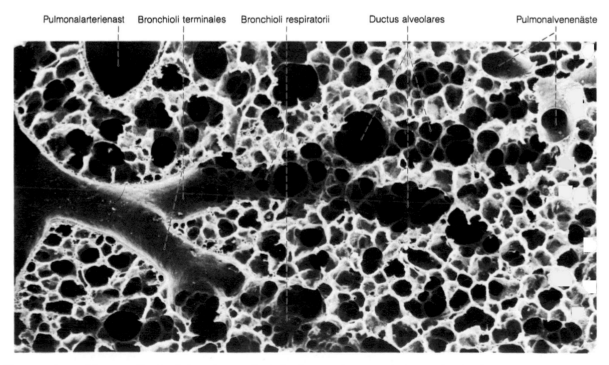

Abb. 6-29   Rasterelektronenmikroskopische Aufnahme der Aufzweigungen eines Bronchiolus aus einer Kaninchenlunge. Vergr. ca. 70fach.

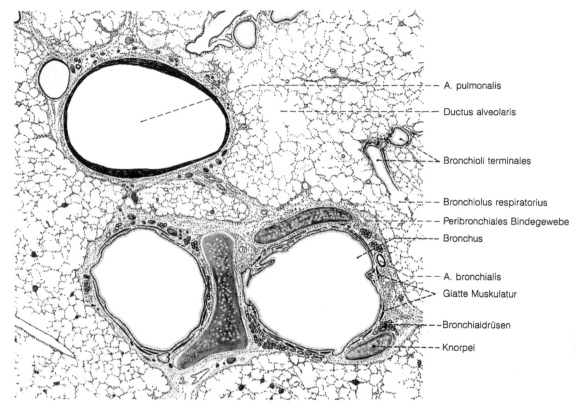

A. pulmonalis

Ductus alveolaris

Bronchioli terminales

Bronchiolus respiratorius
Peribronchiales Bindegewebe
Bronchus

A. bronchialis
Glatte Muskulatur

Bronchialdrüsen

Knorpel

Abb. 6-30   Schnitt durch zwei mittlere Bronchi direkt nach ihrer Aufteilung, begleitet von einem großen Ast der A. pulmonalis. Vergr. ca. 15fach.

zylinder der stark längs gerichteten Lamina elastica mucosae fortsetzen. Die Bronchioli sind mit einer dünnen Bindegewebslage aus elastischen Fasern, die der glatten Muskulatur außen anliegt, im umgebenden Lungengewebe verspannt. Durch den elastischen Zug des Lungengewebes wird das Bronchioluslumen bei Erschlaffung der Muskulatur geöffnet, während die Kontraktion seiner Muskulatur das Lumen sehr weit oder ganz verschließen kann (Abb. 6-32). Wenn bei geöffnetem Thorax die Lunge weitgehend zusammenfällt, ist die elastische Spannung des umgebenden Lungengewebes aufgehoben. Dann werden die Bronchioli durch den Zug der elastischen Fasersysteme ihrer Wandung ebenfalls ganz verschlossen. Dieser Bau der Bronchioli erstreckt sich bis in die **Bronchioli terminales.**

Während die großen und mittleren Bronchi nur zu begrenzten Durchmesserveränderungen fähig sind, kann in den kleinen Bronchi und in den Bronchioli der Durchmesser der Luftwege wirksam reguliert werden. Mit den anschließenden Bronchioli respiratorii beginnt der respiratorische Bronchialbaum.

Die Bronchien sind bis zu den Bronchioli respiratorii von einem Mantel aus lockerem Bindegewebe, dem **peribronchialen Gewebe,** umgeben (Abb. 6-30 u. 32). Es gestattet dem Bronchialbaum bei Atembewegungen gleitende Verschiebungen gegen das umgebende Lungengewebe. Die elastischen Fasersysteme der Bronchialwand und die Ausspannung der Bronchien und Bronchioli durch das elastisch gespannte Gewebe der entfalteten Lunge sorgen dafür, dass der Bronchialbaum zur Verkürzung der Luftwege und Reduktion des Strömungswiderstandes der Atemwege stets optimal gestreckt ist.

Bei einem Pneumothorax, der durch Verletzung der Thoraxwand oder der Lungenoberfläche und Eindringen von Luft in den Pleuraspalt entsteht, trägt der Zug des elastisch gespannten Bronchialbaums zum Kollabieren der Lunge bei.

Bronchialschleimhaut

Die Schleimhaut des konduktiven Bronchialbaums wird wie die der Hauptbronchien von einem **mehrreihigen Flimmerepithel** auf einer gut entwickelten *Lamina propria* aus lockerem Bindegewebe mit zahlreichen elastischen Fasern gebildet. Nur auf den Teilungsspornen der größeren Bronchien findet sich **mehrschichtiges unverhorntes Plattenepithel.** Die Schleimhaut ist durch ihren Reichtum an elastischen Fasern bis in die Bronchioli meist glatt ausgespannt. Nur bei stärkerer Kontraktion der Muskulatur wird sie in Längsfalten gelegt. So findet man sie auch meist in den histologischen Präparaten vor. Dies stellt jedoch einen postmortalen oder fixationsbedingten Zustand dar (Abb. 6-32).

Das Flimmerepithel ist in den **großen, mittleren und kleinen Bronchi** mit zahlreichen Becherzellen versehen, außerdem besitzt die Schleimhaut viele **Bronchialdrüsen,** die ein gemischt seromuköses Sekret produzieren (Abb. 6-30). Diese Drüsen liegen außerhalb der Tunica muscularis zwischen den Knorpelspangen. Nur in den kleinen Bronchi liegen die spärlicher werdenden Drüsen in der dickeren Lamina propria mucosae innerhalb des dort gut ausgebildeten venösen Plexus. Die Drüsen bilden zusammen mit den Becherzellen den Schleimfilm, in dessen basaler Solphase die Kinozilien schlagen, um die oberfläch-

565

liche Gelphase zusammen mit den eingefangenen Staubpartikeln zur Trachea zu transportieren.

In den **Bronchioli** ist das Flimmerepithel einreihig säulenförmig bis kubisch (*Bronchioli respiratorii*). Drüsen fehlen ganz. Becherzellen nehmen zur Peripherie hin ab, sie machen 10% der Epithelzellen in Bronchioli und 2% in

Bronchioli terminales aus und fehlen in den Bronchioli respiratorii. Als sekretorische Zellen treten hierfür CLARA-Zellen (benannt nach dem Erstbeschreiber MAX CLARA, Leipzig) hinzu (Bronchioli < 1%, Bronchioli terminales 11%, Bronchioli respiratorii 22% der Epithelzellen). Diese Zellen kommen nicht in den Bronchien und der Trachea vor; da dort aber einzelne Becherzellen die gleichen Sekretionsprodukte enthalten, gab es aufgrund einer Verwechslung Berichte über das Auftreten dieser Zellart auch in diesen Abschnitten. Charakteristisch ist eine keulenförmige Vorwölbung der Zelle in das Lumen (Abb. 6-33). Darin sind Sekretgranula enthalten, es werden aber auch apozytotische Abschnürungen angenommen. CLARA-Zellen sind die wesentlichen Produzenten des Surfactant in den Bronchioli, sie sezernieren die **Surfactantproteine SP-A** und **SP-D**. CLARA-Zellen stellen in den Bronchioli respiratorii fast die Hälfte der proliferierenden Zellen des Epithels.

Auch die übrigen für das respiratorische Epithel beschriebenen Zelltypen kommen vor. Insbesondere an den Aufzweigungen der Bronchien und Bronchioli sind die endokrinen Zellen zu **neuroepithelialen Körperchen** (*neuroepithelial bodies*, **NEB**) gruppiert, die basal mit Nervenendigungen in Kontakt stehen. Diese NEB reagieren auf Veränderungen des Sauerstoffgehalts in der Atemluft.

Die abschließende **Übergangszone** der Bronchioli respiratorii zu den Ductus alveolares enthält ausschließlich kinozilienfreie, kubische Zellen. Im Gegensatz zu vielen anderen Spezies wird diese Zone beim Menschen bereits aus **Alveolarzellen vom Typ II** gebildet.

In der Wand der kleinen Bronchi und der Bronchioli finden sich regelmäßig kleine kugelige bis fingerförmige **Schleimhautdivertikel**, die durch die Tunica muscularis

Bronchioli respiratorii   mit   kleinen Ästen der A. pulmonalis

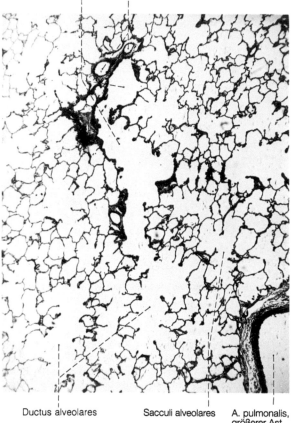

Ductus alveolares   Sacculi alveolares   A. pulmonalis, größerer Ast

Abb. 6-31   Schnitt durch einen Acinus mit sich aufzweigenden Bronchioli respiratorii. Vergr. ca. 35fach.

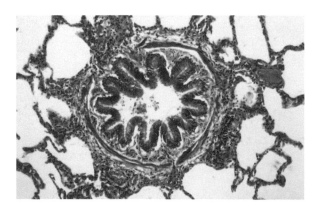

Abb. 6-32   Querschnitt durch einen Bronchiolus. Beachte die in Falten aufgeworfene Schleimhaut mit einschichtigem Flimmerepithel, die kräftig entwickelte glatte Muskulatur und das Fehlen von Knorpel und Drüsen in der Wand. In der Umgebung des Bronchiolus sind zahlreiche Alveolen angeschnitten. H.E.-Färbung. Vergr. 160fach.

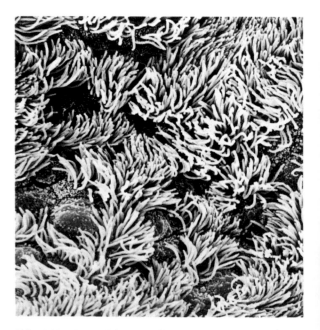

Abb. 6-33   Rasterelektronenmikroskopische Aufnahme der Schleimhaut eines Bronchiolus aus der Lunge eines Erwachsenen. Die Kinozilien des Flimmerepithels wurden vor der Fixation vom Schleimfilm befreit. Zwischen ihnen stehen einzelne CLARA-Zellen. Vergr. ca. 3000fach.

hindurch ausgestülpt sind, zum Teil bis in das peribronchiale Gewebe hinein, meist mehrere pro Zentimeter Länge. Sie sind von Flimmerepithel ausgekleidet und weisen eine vom umgebenden Bindegewebe der Lamina propria ausgehende reiche lymphozytäre Infiltration auf.

Funktionelle Aspekte des konduktiven Bronchialbaums

Bei jeder Inspiration werden die Luftwege von der Glottis an durch ein Erschlaffen ihrer Muskulatur etwas weiter gestellt, mit Beginn der Exspiration gewinnt die Muskulatur ihren früheren Tonus zurück. Die dadurch bedingten Änderungen der **Atemwegswiderstände** lassen die Exspirationsphase in der Regel 1,2- bis 2-mal so lange dauern wie die Inspirationsphase. Ausgeprägt ist die Weitstellung der Luftwege jedoch nur bei tiefer Inspiration, wodurch der Strömungswiderstand stark abnimmt und das **Totraumvolumen** stark zunimmt, was aber bei dem stark vergrößerten Atemzugvolumen funktionell unbedeutend ist. Bei der flachen Ruheatmung dagegen werden gerade die kleinen Bronchi und Bronchioli eng gestellt, um das Totraumvolumen möglichst klein zu halten für einen effektiven Gasaustausch, während der höhere Strömungswiderstand physiologisch unbedeutend ist. Physiologischen Messungen zufolge ist bei ungestörter Atmung der größte Atemwegswiderstand im Anfangsabschnitt des Bronchialbaums bis zu den ersten Aufteilungen der Segmentbronchien anzutreffen. Durch die vielfachen weiteren Aufteilungen wird der Gesamtquerschnitt des Bronchialbaums dann so groß, dass die kleinen Bronchi unter 2 mm Durchmesser und die Bronchioli nur mit weniger als 20% zum Gesamtwiderstand beitragen.

Die **Ruheatmung** wird mit Druckunterschieden von 0,75–1,5 mm Hg (entspricht 1–2 cm Wassersäule) zwischen der Mund-Nasen-Höhle und den Alveolen unterhalten, während bei maximaler In- und Exspiration die Druckdifferenz bis auf 25 mm Hg (ca. 35 cm H_2O) ansteigt. Vor einem **Hustenstoß** und beim **Asthma-Anfall** kann der intrapulmonale Druck aber auf mehr als 100 mm Hg (ca. 135 cm H_2O) steigen. Beim Asthma bronchiale kommt es durch entzündliche Schleimhautschwellung, vermehrte Schleimsekretion und Muskelkontraktion der kleinen Bronchi und Bronchioli zu einer starken Einengung ihres Lumens mit einer resultierenden starken Erhöhung des Strömungswiderstandes. Der Kranke versucht diesen durch Erhöhung des intrathorakalen Exspirationsdruckes zu überwinden, wodurch jedoch auch die Bronchioli zusätzlich von außen komprimiert werden und ihr Widerstand sich weiter erhöht.

Beim Abhören der Lungen eines Patienten mit dem Stethoskop sind **Atemgeräusche** zu hören, die für die Diagnose von Lungenerkrankungen auch heute unentbehrlich sind. Bei der gesunden Lunge treten bei kräftiger Atmung mit offenem Mund durch Wirbelbildungen an den Aufteilungen des oberen und mittleren Bronchialbaums die normalen Atemgeräusche auf, die über der Trachea und den Hauptbronchien an- und abschwellend als fauchendes Bronchialatmen zu hören sind, verstärkt bei Inspiration, schwächer und in höherer Tonlage bei Exspiration. Über der Lungenperipherie ist ein hauchendes Vesikuläratmen zu hören, das durch die zu Schwingungen angeregten Interalveolarsepten entsteht. Werden nach längerer Ruheatmung unten liegende und verschlossene Lungenbezirke wieder entfaltet und belüftet, wie es bei bettlägerigen Patienten bei tiefer Inspiration nach Aufrichtung geschieht, so ist ein Entfaltungsknistern beim Öffnen der Bronchioli und Wiederbelüften ihrer Alveolarregionen zu hören, das sich

nach einigen tiefen Atemzügen verliert. Bei der Verlegung von Bronchien oder funktionellen Engstellungen wie beim Asthma bronchiale werden diese Atemgeräusche so laut, dass sie in der Umgebung des Patienten mit bloßem Ohr zu hören sind.

Bei **Entzündungen** der Bronchien mit vermehrter Bildung eines zähen Sekretes entstehen durch Schleimmembranen und -fäden in den Bronchien trockene Rasselgeräusche, die wie ein Schnurren, Pfeifen, Brummen oder Giemen klingen. Befindet sich entzündliches Exsudat oder Ödemflüssigkeit in den Luftwegen, entstehen feuchte Rasselgeräusche. Da die kleinen Bronchi und Bronchioli einen sehr großen Gesamtquerschnitt besitzen, können durch Sekretansammlungen oder ein **Ödem** des peribronchialen Bindegewebes stärkere Einengungen ihres Lumens entstehen, ohne dass diese sich im Atemgeräusch bemerkbar machen. Die Fortleitung der Atemgeräusche wird entscheidend von dem Zustand des Lungengewebes beeinflusst. Gut belüftetes Gewebe dämpft die Geräusche sehr stark, während mit der ödematösen Infiltration des Gewebes seine Schallleitfähigkeit stark zunimmt und die Atemgeräusche klingend werden.

Blutgefäßsystem der Lunge

┌─ Übersicht ─

Die **Aa. pulmonales** bilden mit ihren Ästen, die sich in die alveolären Kapillarnetze aufzweigen, und mit den Venen, die diese Kapillaren wieder zusammenführen in die **Vv. pulmonales**, den **Lungenkreislauf** (Abb. 6-35), zu dem auch der rechte Ventrikel und der linke Vorhof gehören. Diese Gefäße, die das Körperblut zum Gasaustausch durch die alveolären Kapillaren führen, sind die **Vasa publica** der Lunge. Daneben existieren die kleinen **Rami bronchiales** (früher: Aa. bronchiales) und **Vv. bronchiales** des Körperkreislaufs, die als **Vasa privata** das Gewebe der Bronchien bis zu den Bronchioli terminales, das der Lungenarterien und das peribronchiale Gewebe sowohl mit Sauerstoff als auch mit Nährstoffen versorgen. Diese Aufgabe wird für die Bronchioli respiratorii und die Ductus alveolares sowie für die Bindegewebesepten und das subpleurale Gewebe von den Vasa publica mit übernommen.

Körper- und **Lungenkreislauf** sind zwangsläufig hintereinander geschaltet, der Lungenkreislauf muss stets das gesamte Herzminutenvolumen aufnehmen. Aufgrund der kurzen Gefäßstrecke und des großen Gesamtquerschnitts beträgt der Gesamtwiderstand des Lungenkreislaufs nur $1/_{10}$ desjenigen des Körperkreislaufs.

Der Lungenkreislauf gehört zusammen mit den Körpervenen und dem rechten Vorhof zum **Niederdrucksystem** des Kreislaufs. Der systolische Druck in den Lungenarterien beträgt beim gesunden Erwachsenen im Mittel ca. 22 mm Hg, der diastolische Druck ca. 8 mm Hg, woraus ein mittlerer Druck von ca. 13 mm Hg resultiert, der in den Alveolarkapillaren noch ca. 7 mm Hg beträgt. Die Struktur der Alveolarwände und damit ihre Funktionstüchtigkeit für den Gasaustausch hängt entscheidend von dem niedrigen Druck im Lungenkreislauf ab. Dadurch wirken sich aber auch hydrostatische Effekte auf die Durchblutung der verschiedenen Lungenregionen viel stärker aus, besonders im Stehen, als das im Körperkreislauf der Fall ist. Deshalb werden in Ruhe die Lungenspitzen schlechter als die Lungenbasis durchblutet.

A. pulmonalis

Die A. pulmonalis folgt mit ihren Aufteilungen den Lappen-, Segment- und weiteren Bronchi (Abb. 6-34, 35 u. 36). Dabei verlaufen die Äste der Pulmonalarterie dicht

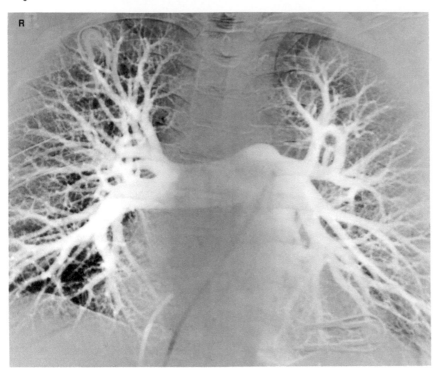

Abb. 6-34 Kontrastmitteldarstellung der Pulmonalarterien im digitalen Subtraktionsangiogramm. Aufnahme im dorsoventralen Strahlengang.

neben den Bronchien im Zentrum der Segmente und behalten bis zum Ende der Bronchioli respiratorii ihre Lage zu den Bronchi und Bronchioli bei. Ihre **Endäste** verlaufen als Arteriolen zwischen den Ductus alveolares in den ihnen gemeinsamen Interalveolarsepten, um die Kapillarnetze aller umliegenden Alveolen zu versorgen (Abb. 6-36). Die Pulmonalarterien bilden mit ihren einzelnen Ästen jeweils Endarterien, zwischen denen es keine funktionell bedeutenden Anastomosen gibt, sodass bei Verlegung eines Astes dessen Versorgungsgebiet von den Nachbarästen nicht ausreichend durchblutet wird. Die Arterien sind mit ihrer dünnen Adventitia in das lockere **peribronchiale Bindegewebe** eingebettet (Abb. 6-30 u. 31), das den Arterien eine gewisse Verschieblichkeit gegen die Bronchien und das Lungengewebe gestattet.

Die Äste der A. pulmonalis sind in ihren ersten Aufteilungsgenerationen **Arterien elastischen Bautyps,** die dem niedrigen Druck im Pulmonalkreislauf entsprechend sehr dünnwandig sind. Ihre Wände besitzen jedoch keine elastischen Membranen wie die Aorta, sondern kräftige elastische Fasergitter und relativ mehr glatte Muskulatur. Ab einem Durchmesser von ca. 3–2 mm, nach ungefähr 7 Aufteilungsgenerationen, besitzen diese **kleinen Arterien** einen **muskulären Bautyp** mit einer kräftigen Membrana elastica externa. Die nach weiteren Aufteilungen hervorgehenden Arteriolen mit 150–50 μm Durchmesser besitzen nur noch spiralig angeordnete Muskelzellbündel, unterbrochen von breiten muskelfreien Streifen. Die **Arteriolen** sind im Gegensatz zu den Arteriolen des Körperkreislaufs und entsprechend dem niedrigen Pulmonalisdruck keine typischen Widerstandsgefäße. Sie liegen bereits in den Interalveolarsepten zwischen den Ductus alveolares und nehmen am Gasaustausch teil. Über muskelfreie Präkapillaren von 70–40 μm Durchmesser gehen sie in die zahlreichen **Alveolarkapillaren** mit einem Durchmesser von 6–9 μm über, die in den Interalveolarsepten flächige, eng-

maschige Kapillarnetze mit einer funktionellen Länge der Kapillarstrecke zwischen Präkapillaren und Postkapillaren von 300–500 μm bilden.

Vv. pulmonales

Die Alveolarkapillaren fließen in weite, muskelfreie Postkapillaren und diese in 50–80 μm weite Venulen ab, die schon einzelne dünne Bündel glatter Muskelzellen besitzen. Aus ihnen gehen **kleine Venen** mit geschlossener, aber dünner Schicht von Muskelzellen hervor. Diese kleinen Venen liegen bereits in den dünnen, bindegewebigen Grenzmembranen zwischen den Acini, von wo sie zwischen den Läppchen, von lockerem Bindegewebe umgeben, zur nächstgelegenen Segmentoberfläche abfließen. Dort münden sie in **größere Venen,** die in den Bindegewebelamellen zwischen den Segmenten oder unter der Pleura der Lungenoberfläche zum Lungenhilum verlaufen (Abb. 6-35). So werden die Segmente, die von ihrer zentralen Achse aus durch die Äste der A. pulmonalis versorgt werden, venös über ihre Oberfläche drainiert. In den intersegmentalen Bindegewebesepten sammeln die Venen die kleineren zufließenden Venen aus den beiden benachbarten Segmenten. Alle diese Venen fließen im Hilum unter Überkreuzung der Segment- und Lappenbronchien und -gefäße zu den beiden **Lungenvenen** zusammen, welche das Hilum ventral und kaudal von Hauptbronchus und A. pulmonalis verlassen (Abb. 6-35). Die Vv. pulmonales mit ihren zuführenden Ästen sind relativ dünnwandig mit einer lockeren Tunica media mit kräftigen elastischen Netzen, sie besitzen keine Venenklappen und münden klappenlos in den linken Vorhof.

Die Arterien werden durch das in ihnen mit einem Druck von ca. 8–22 mm Hg strömende Blut entfaltet und gespannt. Durch ihre Druckfüllung streben sie ihre ausgestreckte Lage immer wieder elastisch an und unterstützen dadurch auch wesentlich die Entfaltung des Lungengewebes. Die größeren Venen sind dagegen

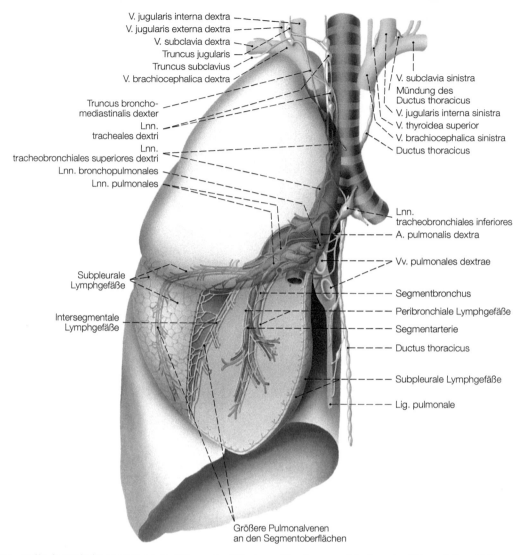

V. jugularis interna dextra
V. jugularis externa dextra
V. subclavia dextra
Truncus jugularis
Truncus subclavius
V. brachiocephalica dextra

Truncus broncho-
mediastinalis dexter
Lnn.
tracheales dextri
Lnn.
tracheobronchiales superiores dextri
Lnn. bronchopulmonales
Lnn. pulmonales

Subpleurale
Lymphgefäße

Intersegmentale
Lymphgefäße

V. subclavia sinistra
Mündung des
Ductus thoracicus
V. jugularis interna sinistra
V. thyroidea superior
V. brachiocephalica sinistra
Ductus thoracicus

Lnn.
tracheobronchiales inferiores
A. pulmonalis dextra

Vv. pulmonales dextrae

Segmentbronchus
Peribronchiale Lymphgefäße
Segmentarterie
Ductus thoracicus
Subpleurale Lymphgefäße
Lig. pulmonale

Größere Pulmonalvenen
an den Segmentoberflächen

Abb. 6-35   Halbschematische Darstellung der Pulmonalgefäße der rechten Lunge und der Lymphgefäße und ihrer Abflusswege. Der Stamm der aus der A. pulmonalis hervorgehenden Segmentarterie verläuft mit dem Segmentbronchus im Zentrum des Segments, wie am Segment V des Mittellappens gezeigt. Die großen Pulmonalvenen verlaufen an der Oberfläche eines Segments subpleural oder intersegmental, wie am Segment IV illustriert. Am selben Segment sind die subpleuralen und intersegmentalen Lymphgefäße dargestellt und am Segment V die peribronchialen Lymphgefäße einschließlich ihrer Lymphknoten und Abflusswege.

mit ihrer zugfesten Adventitia als Strukturen ausgebildet, die regionalen Überdehnungen des Lungengewebes entgegenwirken und es an der Membrana bronchopericardiaca und damit am Mediastinum befestigen.

Die mittlere **Blutmenge** im Pulmonaliskreislauf beträgt etwa 450 ml, das sind ca. 9% der gesamten Blutmenge des Körpers. Davon befindet sich mehr als die Hälfte in den leicht dehnbaren Venen. Im Kapillarbett befinden sich in Ruhe nur ca. 100 ml Blut, bei Leistungsatmung mit steigendem Lungenblutvolumen 150 ml bis maximal 200 ml. Die Lungenblutmenge kann durch intrathorakale Drucksteigerungen oder plötzliche größere Pumpleistung des linken Herzens um mehr als 50% reduziert werden. Die Lungenblutmenge stellt die Hälfte des sog. **zentralen Blutvolumens** dar, das das Blut im gesamten Pulmonaliskreislauf umfasst. Gut 50% dieses Volumens bilden für plötzliche Steigerungen der Kreislaufleistung das schnell mobilisierbare Sofortdepot. Auf der anderen Seite kann durch physiologische

und pathologische Drucksteigerung das Blutvolumen der Lunge um gut 100% gesteigert werden, wobei sich sowohl die Venen als auch die Arterien elastisch erweitern.

Diese **Volumenflexibilität** des Lungenkreislaufs ist für kurzfristige Anpassungen an die Förderleistung der beiden Ventrikel von Bedeutung. Langfristige **Blutverteilungsänderungen** durch Verlagerung von Blutvolumina vom Körper- in den Lungenkreislauf, z. B. durch chronisch obstruktive Ventilationsstörungen mit Steigerung des Drucks in den Pulmonalarterien, führen jedoch zu schweren Belastungen der Lungengefäße. Sie reagieren mit **Verdickung** ihrer **Wandstrukturen** und **Widerstandserhöhung**, welche zu Hypertrophie und strukturellen Herzveränderungen, zum **Cor pulmonale**, führen. Bei langsam ansteigendem Druck im Lungenkreislauf wird durch Regulation und Anpassung der kleinen Arterien und Arteriolen der Druck im Kapillarbett auf dem Normalwert von ca. 7 mm Hg gehalten, der für die Funktionstüchtigkeit der Gasaustauschstrukturen wesentlich ist.

Das periphere Lungengefäßsystem reguliert seine **regionale Durchblutung** selbstständig am Ort. Dadurch wird die Per-

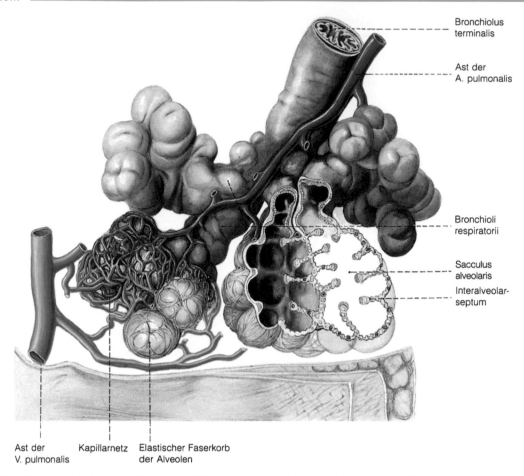

Bronchiolus terminalis

Ast der A. pulmonalis

Bronchioli respiratorii

Sacculus alveolaris

Interalveolar- septum

Ast der V. pulmonalis

Kapillarnetz

Elastischer Faserkorb der Alveolen

Abb. 6-36 Stark vereinfachte Darstellung der Gefäßversorgung eines Acinus. Es fehlen vor allem die Aufzweigungsgenerationen der Ductus alveolares. Rot: terminale Strecke der A. pulmonalis (venöses Blut); blau: Beginn der V. pulmonalis (arterialisiertes Blut).

fusion einzelner kleiner Lungenregionen auf deren Ventilation abgestimmt. Werden Regionen der Lunge zeitweise geringer ventiliert, sinkt in ihrer Luft der O_2-Partialdruck sehr schnell ab, ebenso wie die O_2-Sättigung des in die Pulmonalvenen abfließenden Blutes, während der CO_2-Partialdruck in Luft und Venenblut ansteigt. Infolgedessen kontrahieren sich die kleinen präkapillaren Gefäße, die als Arteriolen mit ihrer spiralig lückenhaften Muskulatur bereits in den Interalveolarsepten liegen, ebenso verengen sich die kleinen postkapillaren Venen, und die Kapillaren werden nicht mehr durchströmt. Durch diese lokale Durchblutungsregulation wird die Beimischung venösen Blutes, das keinen Gasaustausch durchführen konnte, zu dem in den gut ventilierten Lungenregionen arterialisierten Blut unterbunden, das Blut in den Lungenvenen behält seine hohe Sauerstoffsättigung und der Gasaustausch seine Effizienz.

Bei einer Steigerung der Ventilation werden diese Lungenregionen wieder mit Frischluft versorgt, wodurch sofort ihre Kapillargebiete durch Öffnung der lokalen Vasokonstriktion für den Gasaustausch rekrutiert werden. Auf diese Weise wird bei der Ruheatmung nur ein Teil der Kapillaren der Interalveolarsepten durchströmt, während bei einer Steigerung der Atmungs- und Herztätigkeit die durch die Lunge gepumpte Blutmenge von einem Ruhewert von 4 l/min auf 20 l bis maximal 24 l/min bei schwerer Arbeit gesteigert werden kann. Dabei steigt der mittlere Druck in den Lungenarterien aber nur auf das Doppelte des Ruhewertes, auf ca. 26–30 mm Hg. Das beruht auf der Erniedrigung

des Strömungswiderstandes durch Weitstellung aller kleinen Arterien und Venen und Einbeziehung des gesamten Kapillarnetzes in die Perfusion der Lungen. Während bei Ruheatmung der einzelne Erythrozyt die dann durchströmte Kapillarstrecke im Interalveolarseptum in ca. 1 s passiert, wird er bei Leistungsatmung in ca. 0,4 s durch das dann vollständig durchströmte Kapillarnetz gepumpt. Da die notwendige Kontaktzeit zur 100%igen O_2-Sättigung der Erythrozyten nur 0,3 s beträgt, ist auch bei voller Leistungsatmung der Gasaustausch sichergestellt. Die Obergrenze der Leistungsfähigkeit wird nicht vom Atemsystem, sondern vom Kreislaufsystem bestimmt.

Vasa privata

Die Vasa privata der Lunge werden von den **Rami bronchiales** (früher: *Aa. bronchiales)* und den **Vv. bronchiales** gebildet. Es entspringen 1–3 Rami bronchiales für jede Lunge entweder direkt aus der Brustaorta oder aus der 3. und/oder 4. Interkostalarterie. Die sehr muskelstarken Rami bronchiales laufen mit den Bronchien im peribronchialen Gewebe und teilen sich mit ihnen bis zu den Bronchioli terminales auf. Sie versorgen die Wand der Bronchien und ebenso die Wand der Pulmonalarterien. Aus ihren Kapillarnetzen sammeln sich feine Vv. bronchiales, die aus Bronchusregionen nahe dem Hilum zu zwei kleinen Venenstämmen zusammenfließen und in die V. azygos beziehungsweise in die V. hemiazygos münden. Die weiter peripher gelegenen Vv. bronchiales münden in

Vv. pulmonales, gelegentlich auch die Vv. bronchiales am Lungenhilum. Die Bronchialgefäße versorgen auch die Pleura visceralis um das Hilum herum, zum Teil die ganze Pleura der Facies mediastinalis, während die übrige Pleura visceralis von den Pulmonalgefäßen versorgt wird.

Die Äste der Rami bronchiales speisen durch **arterio-venöse Anastomosen** die reichen Venenplexus in der Schleimhaut der kleinen Bronchi. Diese venösen Plexus fließen wie die Vv. bronchiales in diesem Bereich in die Vv. pulmonales ab. Sehr wichtig sind im Bereich der kleinen Bronchi Verbindungen zwischen den Ästen der Rami bronchiales und der A. pulmonalis, *Rami pulmobronchiales.* Diese Verbindungsäste zwischen Körper- und Lungenkreislauf sind als kräftige **Sperrarterien** mit starker, spiralig angeordneter Ringmuskulatur und mächtiger innerer Längsmuskulatur ausgebildet. Unter normalen physiologischen Bedingungen sind die Sperrarterien geschlossen. In bestimmten physiologischen und pathologischen Situationen, wenn ein Lungenbezirk nicht belüftet oder sogar kollabiert ist und seine Durchblutung durch die lokale vasokonstriktorische Reaktion der Pulmonalgefäße auf den niedrigen O_2-Partialdruck weitgehend sistiert, wird dieser Gewebebezirk von den Bronchialarterien über die pulmobronchialen Sperrarterien versorgt.

Besondere Bedeutung hat diese Versorgung durch die Bronchialgefäße bei einer **Lungenembolie,** wenn durch einen Thrombus plötzlich ein Ast der A. pulmonalis ganz verschlossen wird. Sofern dieses Ereignis überlebt wird, kann das von der A. pulmonalis nicht mehr durchblutete Lungengebiet nun über die bronchialen Anastomosen meist minimal versorgt und so in seiner Struktur erhalten werden. Lungeninfarkte, die man aufgrund des Pulmonalarterienverschlusses erwarten müsste, sind durch diese Hilfsversorgung selten, sodass der Lungenbezirk nach Thrombusauflösung auch wieder voll funktionstüchtig werden kann.

Alveolarregion der Lunge

Die **Bronchioli respiratorii**, mit denen der respiratorische Bronchialbaum beginnt, sind ähnlich wie die vorhergehenden Bronchioli gebaut. In ihrer Muskulatur und Tunica mucosa treten aber Lücken auf, durch die einzelne oder Gruppen von Alveolen in das umgebende Lungengewebe hinein vorgebuchtet sind. Um die Eingänge in diese Alveolen sind die elastischen Fasern und glatten Muskelzellen der Bronchioluswand ringförmig angeordnet. Nur der Wandstreifen, dem der Ast der A. pulmonalis anliegt, bleibt frei von Alveolen (Abb. 6-31).

Es schließen sich die **Ductus alveolares** an, deren Lumen nur noch von den aneinander gereihten Öffnungen der Alveolen gebildet wird. Diese Öffnungen sind anfangs von polygonalen Ringen glatter Muskelzellen und kräftigen elastischen Fasern umgeben, die sich um die benachbarten Alveolenöffnungen zu einem polygonalen Maschennetz verflechten, welches das Lumen des Ductus alveolaris begrenzt. In den distalen Abschnitten der Ductus alveolares schwinden die glatten Muskelzellen, die Öffnungen der Alveolen besitzen dann nur noch kollagene und kräftige elastische Fasern.

Die für die Lunge so typischen Lungenbläschen, die Alveoli pulmonis, entwickeln sich von der 23. bis 24. Entwicklungswoche an durch weitere Proliferation des Epithels der Canaliculi und den entfaltenden Druck der Lungenflüssigkeit in die Maschen des sie umgebenden mesenchymalen Fasernetzes hinein. Von der 30. Woche an entwickeln sich die Alveolen auch in den Bronchioli respiratorii durch ein entsprechendes Vorwachsen in das umgebende Mesenchym.

Die Wände der Alveolen, die **Interalveolarsepten**, bilden die Struktur, die die Luft in den Alveolen und das Blut in den Kapillarnetzen dieser Septen auf großer Fläche mit geringstem Abstand zusammenführt, sodass zwischen ihnen der **Gasaustausch** durch **Diffusion** stattfinden kann. Die Ductus und Sacculi alveolares bestehen aus den direkt aneinander gereihten Alveolen, die um ihr Lumen herum angeordnet sind (Abb. 6-29 u. 37). In den beiden Lungen eines Erwachsenen mit im Mittel **5–6 l Volumen** (Gewebe- und Gasvolumen) nehmen im voll entfalteten Zustand in Inspirationsstellung die 300–400 Millionen Alveolen mit einem Durchmesser von etwa 250 μm gut 3,0 l ein. Auf die Lumina der Bronchioli respiratorii, Ductus und Sacculi alveolares entfallen ca. 1,5 l und (atmungsabhängig) 150–300 ml auf den Bronchialbaum. Das Blut in den Gefäßen nimmt gut 450 ml ein, und das verbleibende Volumen der Lungengewebe beträgt ca. 400–500 ml. Das Alveolarepithel der Alveolarwände bildet die **Austauschoberfläche,** die individuell zwischen **70–140 m²** schwankt.

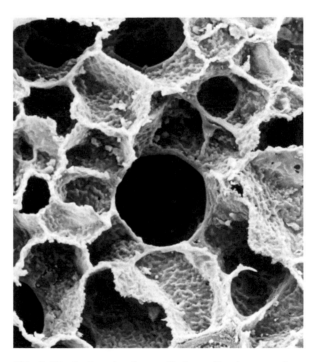

Abb. 6-37 Ductus alveolares mit ihren Alveolen aus einer menschlichen Lunge. Rasterelektronenmikroskopische Aufnahme, Vergr. ca. 120fach.

Bau der Interalveolarsepten

Die Interalveolarsepten bestehen aus einem sehr dünnen **Bindegewebeseptum,** dem von ihm getragenen **Kapillarnetz** und der dünnen Epithelbedeckung (Abb. 6-38 bis 42). Die dem Lumen der Ductus alveolares zugewandten freien Kanten der Septen enthalten Bündel kollagener und kräftiger elastischer Fasern, die sich um die Eingänge der einzelnen Alveolen zu Ringen zusammenschließen, welche zu polygonalen Netzröhren verbunden sind, die das Lumen der Ductus und Sacculi alveolares begrenzen. Im ersten, an den Bronchiolus respiratorius anschließenden Teil des Ductus alveolaris besitzen diese Eingangsringe auch

Typ-II-Alveolarepithelzellen

Zellgrenzen und Kern einer Typ-I-Alveolarepithelzelle

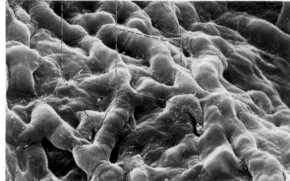

a

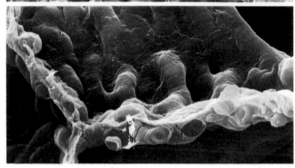

b

Abb. 6-38 Rasterelektronenmikroskopische Aufnahmen von menschlichen Interalveolarsepten. (a) Aufsicht auf das von den Alveolarepithelzellen bedeckte Kapillarnetz. (b) Angeschnittenes Interalveolarseptum mit Kapillaren, in denen Erythrozyten sichtbar sind, und Alveolarporen. Vergr. ca. 850fach.

schmale Bündel von glatten Muskelzellen. Von den Eingangsringen ziehen dünne Bündel von **Kollagenfibrillen** und gut ausgebildeten **elastischen Fasern** in die Interalveolarsepten hinein, welche die einzelnen Alveolen korbartig umspinnen und in die angrenzenden Septen hineinziehen. Dadurch verbinden sie die benachbarten Alveolen miteinander.

Die durch tiefe Inspiration erzeugte maximale Entfaltung der Lunge führt zur vollen Streckung der Kollagenfibrillen in den Interalveolarsepten, die jeder weiteren Dehnung entgegenwirken. Dabei sind die elastischen Fasern ungefähr auf das Doppelte ihrer Ausgangslänge gedehnt, sodass sie sich bei abnehmender Entfaltung der Lunge auf ca. 60–55% ihrer Länge ohne Verlust ihres gestreckten Verlaufs verkürzen können: Die Interalveolarsepten bleiben dadurch bis zu einer Verkleinerung der Alveolen auf 20% ihres Maximalvolumens gestreckt ausgespannt. Erst beim weiteren Zusammenfallen der Lunge legen sich die Interalveolarsepten in Falten.

Die Kollagenfibrillen und elastischen Fasern der Interalveolarsepten sind in eine dünne Lage von interstitieller Grundsubstanz eingebettet, welche auch die **Fibrozyten** enthält (Abb. 6-39, 40 u. 42), die für den Aufbau, Erhalt und Umbau dieses Bindegewebegerüstes verantwortlich sind und seine Anpassung an funktionelle Veränderungen der Lungenstruktur im Laufe des Lebens durchführen. Die Bindegewebelage des Interalveolarseptums ist jedoch keine geschlossene Schicht, sondern eine Platte mit vielen großen Löchern, in der ihre Faserbündel ein weitmaschiges Netzwerk bilden.

Das flächenhafte **alveoläre Kapillarnetz** wird nun von dieser Bindegewebelochplatte so getragen, dass die Kapillarmaschen z. T. auf der einen und z. T. auf der anderen Seite dieser Platte liegen, wobei die einzelnen Kapillarstrecken mäanderförmig von der einen auf die andere Seite durch deren Löcher hindurchziehen. Dabei bleibt das Kapillarnetz aber einschichtig: Dem gestreckten Bindegewebeseptum liegen an keiner Stelle Kapillaren von beiden Seiten an (Abb. 6-38b). Während die Kapillaren so auf ihrer einen Seite mit dem Bindegewebeseptum verbunden sind, wölben sie sich mit ihrer anderen Seite in den Alveolarraum vor.

Der dritte Bestandteil des Interalveolarseptums ist das **Alveolarepithel,** das auf beiden Seiten das Bindegewebeseptum und das mit ihm verflochtene Kapillarnetz vollständig bedeckt (Abb. 6-38, 39 u. 40). Dieses Epithel differenziert sich in den terminalen Lufträumen zu zwei Zelltypen, den **Alveolarepithelzellen** oder Pneumozyten **Typ I und Typ II** (Abb. 6-38a, 39 u. 40). Die **Alveolarepithelzellen Typ I** stellen die **Deckzellen** der Interalveolarsepten dar. Ihr Zellkern liegt in einer Masche des Kapillarnetzes

Typ-II-Alveolarepithelzellen Alveolarpore Typ-I-Alveolarepithelzelle

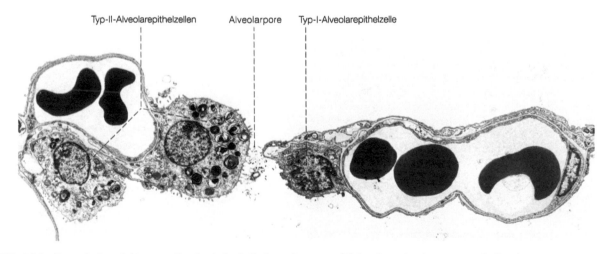

Abb. 6-39 Transmissionselektronenmikroskopische Aufnahme eines menschlichen Interalveolarseptums mit Alveolarpore. Vergr. ca. 3000fach.

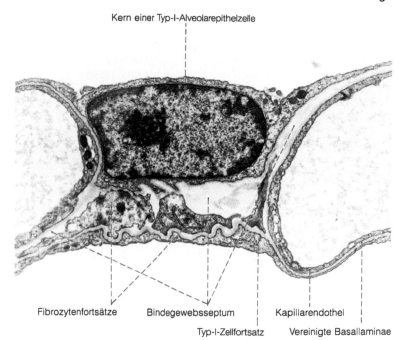

Kern einer Typ-I-Alveolarepithelzelle

Fibrozytenfortsätze   Bindegewebsseptum   Kapillarendothel

Typ-I-Zellfortsatz   Vereinigte Basallaminae

Abb. 6-40 Ausschnitt aus einem menschlichen Interalveolarseptum. TEM; Vergr. ca. 6500fach.

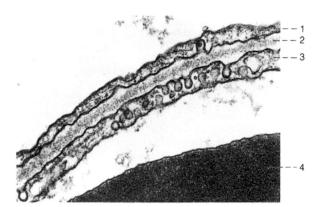

Abb. 6-41 Ausschnitt aus einem menschlichen Interalveolarseptum. Extrem dünne Diffusionsbarriere bestehend aus dem Fortsatz einer Typ-I-Epithelzelle (1), dem Kapillarendothel (3) und den dazwischenliegenden vereinigten Basallaminae (2). Im unteren Bildteil ist ein Erythrozyt (4) in der Kapillare angeschnitten. TEM; Vergr. ca. 45000fach.

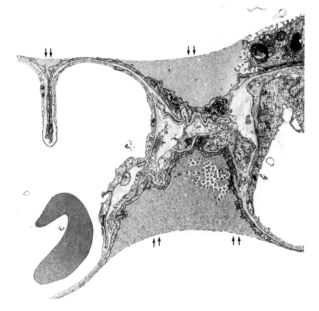

Abb. 6-42 Menschliches Interalveolarseptum im gestauchten Zustand, perfusionsfixiert. Die durch die Faltung entstandenen Vertiefungen werden durch die wässrige Hypophase ausgefüllt, die auf ihrer Oberfläche den Surfactant (Doppelpfeile) trägt. TEM; Vergr. ca. 4300fach.

und ist nur von sehr wenig Zytoplasma umgeben, das arm an Zellorganellen ist. Von ihrem Zellkörper breiten sich großflächige, aber nur 0,1–0,2 µm dicke Zellfortsätze bis zu 50 µm weit aus, welche die Kapillaren und das Bindegewebeseptum überziehen (Abb. 6-38a). Wo die Alveolarepithelzellen den Kapillaren direkt aufliegen und kein Bindegewebeseptum dazwischen liegt, **verschmilzt** die **Basallamina** der Epithelzellen mit der Basallamina der Endothelzellen, die dadurch fest miteinander verbunden sind (Abb. 6-41). Das ist für die Wahrung einer **optimal dünnen Austauschbarriere** funktionell sehr wichtig.

Die Epithelzellen breiten sich mit ihren Fortsätzen nicht nur auf der Seite des Bindegewebeseptums aus, auf der ihr Kern liegt, sondern ziehen zusammen mit einer Kapillare oft auch durch ein Loch auf die andere Seite des Septums und bilden dort mit einem dünnen Fortsatz ebenfalls eine

großflächige Epithelbekleidung, der scheinbar ein Zellkern fehlt („kernlose Platte"). Die Epithelzellen stoßen mit ihren dünnen Fortsätzen mit leicht aufgeworfenen Rändern aneinander, an denen sie durch **Verschlusskontakte** (*Zonulae occludentes*) fest miteinander verbunden sind und so den interstitiellen Raum gegen das Alveolarlumen abdichten (Abb. 6-38a). In den Interalveolarsepten finden sich auch **Alveolarporen,** die von einer Alveole in eine benachbarte führen (Abb. 6-38b u. 39) und von Fortsätzen der Alveolar-

573

epithelzellen bei deren Durchtritt von der einen auf die andere Septumseite ausgekleidet sind. Sie sind beim Menschen nicht sehr häufig. Von der Gesamtzahl der Zellen der Interalveolarsepten machen die Alveolarepithelzellen Typ I beim Menschen nur 8% aus, mit ihrer Ausdehnung von ca. 5000 µm² bedecken sie aber ca. 93% der Oberfläche der Interalveolarsepten.

Zwischen diese flachen Typ-I-Epithelzellen sind die **Alveolarepithelzellen Typ II** eingefügt, die der Zahl nach etwas häufiger sind und 16% der Gesamtzellzahl der Interalveolarsepten ausmachen (Abb. 6-38a u. 39). Sie bedecken aber nur ca. 7% der Alveolaroberfläche. Diese meist einzeln stehenden Typ-II-Epithelzellen besitzen einen relativ großen Zytoplasmakörper, der kubisch abgerundet ist und dem flache Zellausläufer ganz fehlen. Der Zellkörper ist auf seiner Oberfläche ringsherum am Rand mit kurzen Mikrovilli besetzt, während die mittlere Zelloberfläche meist glatt ist. Das Zytoplasma der Typ-II-Zellen enthält in großer Zahl alle wichtigen Organellen und viele Einschlusskörper, was zu der Bezeichnung „granulierte Alveolarepithelzellen" führte. Sie weisen einen hohen Zellstoffwechsel auf und produzieren vor allem die **Phospholipide** und die größte Menge der **Surfactantproteine,** die gemeinsam den **Surfactant** bilden, den essenziellen **oberflächenaktiven Film** der Alveolen. Eine weitere wichtige Funktion besitzen die Typ-II-Epithelzellen als Stammzellen der teilungsunfähigen Alveolarepithelzellen Typ I, deren ständige Erneuerung sie durchführen. Nach Zerstörung der dünnen, sehr empfindlichen Epithelauskleidung der Alveolen durch eine Pneumonie treten viele dieser kubischen Typ-II-Zellen in mitotische Teilung, um die neuen Typ-I-Epithelzellen zu bilden.

Während diese beiden Alveolarepithelzelltypen 24% der Zellen der Interalveolarsepten bilden, machen die flachen, lang ausgezogenen **Endothelzellen** der Kapillaren 30% der Zellen der Alveolarsepten aus. Die Oberfläche einer Endothelzelle ist jedoch nur ca. $^1/_4$ so groß wie die der Typ-I-Epithelzellen. Die Fibrozyten und die Perizyten der Kapillaren stellen als interstitielle Zellen 36% der Zellen des Alveolarseptums. Zu dieser Zellpopulation, die bei aller Zellmauserung und -erneuerung relativ stabil und ortsfest ist, kommt noch eine kleine, sehr bewegliche Population von Zellen hinzu, die normalerweise in den Interalveolarsepten 10% der Zellen ausmacht: Das sind die **Alveolarmakrophagen,** die als Monozyten im Knochenmark gebildet werden und über das Blut in die Interalveolarsepten einwandern, wo sie die Kapillaren verlassen (Abb. 6-43). Sie durchdringen auch den Epithelbelag und kriechen, bedeckt von dem Oberflächenfilm, unmittelbar auf der Zelloberfläche der Typ-I-Epithelzellen mit einem dünnen Zytoplasmafortsatz voran und heften sich ihr mit vielen Filopodien an.

Die **Alveolarmakrophagen** nehmen in ihre Phagolysosomen die in die Alveolen gelangten Keime, Staub- und Rußpartikel auf (Abb. 6-43), aber auch Erythrozyten, die durch Stauung in den Kapillaren ausgetreten sind, oder zerstörtes Alveolargewebe. Außerdem sind sie durch Aufnahme der Substanzen des Oberflächenfilms an dessen ständiger Erneuerung beteiligt. Sie bauen diese Substanzen ab oder speichern die nicht abbaubaren Stoffe wie Ruß oder Hämosiderin (Kap. 2.13). Beladen mit diesen Substanzen wandern sie wieder in die Interalveolarsepten und weiter in die lockeren Bindegewebesepten der Lunge, wo sie zeitlebens abgelagert werden können, oder sie wandern über die Lymphgefäße in regionäre Lymphknoten. Treten bei einer Stauung im

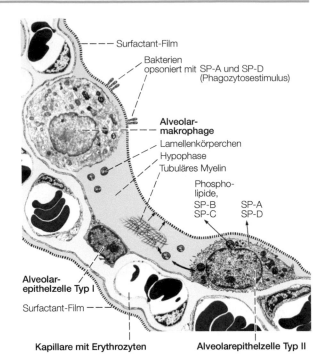

Abb. 6-43 Surfactant. Halbschematische Darstellung eines Ausschnittes eines Interalveolarseptums zur Demonstration der Bildung der Surfactantkomponenten durch die Alveolarepithelzellen Typ II, der Bildung des Surfactantfilmes und seiner Rezirkulation sowie der Opsonierung von Bakterien mit den Surfactantproteinen A und D zur Phagozytose durch Alveolarmakrophagen.

Lungenkreislauf infolge einer Funktionsstörung des Herzens viele Erythrozyten aus den Alveolarkapillaren aus, so gelangen die stark vermehrten, mit Hämosiderin beladenen Alveolarmakrophagen sogar in die Atemwege und werden mit dem Sputum als **Herzfehlerzellen** ausgeworfen. Die Alveolarmakrophagen können sich wohl durch mitotische Teilung ergänzen, bei Entzündungen werden sie aber vor allem aus der Monozytenfraktion des Blutes vermehrt. Dann treten auch andere Zellen wie Plasmazellen und Mastzellen in den Interalveolarsepten auf.

Die **Grenzfläche zur Luft** in den Alveolen, die von den Alveolarepithelzellen gebildet wird, ist von einem dünnen Flüssigkeitsfilm überzogen, der nur dann nicht austrocknet, wenn die eingeatmete erwärmte Luft 100% wasserdampfgesättigt ist. Dieser Flüssigkeitsfilm erhält die fragile Struktur der dünnen Alveolarepithelzellen und damit ihre hohe Beweglichkeit bei den Volumenänderungen der Alveolen, die mit den Ventilationsbewegungen ablaufen. Die innere Oberfläche der Alveolen nimmt bei maximaler Exspiration nur 36% der Oberflächengröße bei voller inspiratorischer Entfaltung ein. Dieser Flüssigkeitsfilm besitzt als physikalische Eigenschaft an seiner Grenzfläche zur Luft eine **Oberflächenspannung,** die sich durch intermolekulare Anziehungskräfte auf eine Verkleinerung der Oberfläche auswirkt. Ist diese Grenzfläche gekrümmt, so steigt mit abnehmendem Krümmungsradius die Oberflächenspannung kontinuierlich an, je kleiner eine Alveole wird, um so höher wäre die Oberflächenspannung ihrer Grenzfläche zur Luft, um so stärker würde sich die Alveole bis zum völligen Kollaps zusammenziehen. Diese Oberflächenspannung wird durch den **Surfactantfilm aus 90% Phospholipiden** und 10% **Surfactantproteinen** entscheidend herabgesetzt.

Die von den Typ-II-Zellen gebildeten **Phospholipide** bestehen zum größten Teil aus Dipalmitoyl-Phosphatidylcholin, dazu kommt ein kleiner Anteil an Neutralfetten, vorwiegend Cholesterin. Die **Surfactantproteine** (SP-A, SP-B, SP-C und SP-D) werden ebenfalls von den Typ-II-Zellen gebildet (Abb. 6-43), SP-A und SP-D auch von Clara-Zellen. Die Typ-II-Zellen speichern die Phospholipide und Proteine in den Lamellenkörperchen, die in die wässrige, eiweißhaltige **Hypophase** sezerniert werden, die den dünnen alveolären Flüssigkeitsfilm bildet. In dieser Hypophase bildet sich aus den sezernierten Phospholipiden und Proteinen lamelläres Material („tubuläres Myelin"). Aus diesem und direkt sezerniertem Inhalt der Lamellenkörperchen bildet sich der **Surfactantfilm** auf der Oberfläche der Hypophase aus. Dabei wirkt SP-A mit, während für die schnelle Oberflächenspreitung und Stabilisierung des Surfactantfilms SP-B und SP-C verantwortlich sind, die sich an den Lipidfilm anheften oder in ihn integriert werden. Bei ihrem Fehlen gibt es keine normale Surfactantbildung.

In der **inspiratorisch entfalteten Alveole** bildet dieser **Surfactant** einen **einlagigen Film** (Abb. 6-42 u. 43) und **erniedrigt** die **Oberflächenspannung** eines alveolären Flüssigkeitsfilms ohne Surfactant von ca. 70 mN/m **auf 30–50 mN/m**. Bei der **exspiratorischen Verkleinerung** der **Alveole** wird der **Surfactantfilm** zusammengeschoben und zum Teil **mehrlagig** (Abb. 6-44), wodurch die Oberflächenspannung entgegen der physikalisch zu erwartenden Erhöhung auf 5–10 mN/m herabgesetzt wird. Die so bedingte starke Erniedrigung der Oberflächenspannung bei Verkleinerung der Alveolen ist verantwortlich dafür, dass die stark entfalteten Alveolen sich zu Lasten der weniger entfalteten zusammenziehen können und sich über die ganze Ausdehnung der Lunge ein ungefähr gleicher Entfaltungszustand aller Alveolen einstellt, der mit den Atemphasen rhythmisch wechselt. Diesem gleichmäßigen Entfaltungszustand wird durch das Gewicht des Lungengewebes ein Gradient überlagert, bei aufrechtem Rumpf von kranial nach kaudal, durch den die Alveolen der Lungenspitze etwas stärker entfaltet sind als die in der Lungenbasis.

Das sezernierte **Surfactantmaterial** befindet sich in **einem dynamischen Gleichgewicht zwischen** dem gespreiteten und durch Proteine stabilisierten **Oberflächenfilm** und dem **tubulären Myelin** sowie den Lamellenkörperchen und Lipidvesikeln **in der Hypophase** (Abb. 6-43). Bei jeder exspiratorischen Oberflächenverkleinerung wird der Surfactantfilm nicht nur zur Mehrlagigkeit gestaucht, sondern auch als Vesikel in die Hypophase verlagert, um sich bei Streckung der Oberfläche wieder in den Film einzuordnen. Damit in Zusammenhang steht auch die hohe **Rezirkulationsrate des Surfactants**, von dem 85% in die Typ-II-Zellen wieder aufgenommen und resezerniert werden, während ca. 10% von den Alveolarmakrophagen aufgenommen und verarbeitet werden. Die **Surfactantumsatzrate** ist mit 5–10 Stunden sehr hoch, jedoch für die verschiedenen Bestandteile unterschiedlich, insgesamt wird der Surfactant mehr als zweimal pro Tag völlig erneuert.

Bei einer Verminderung oder dem Fehlen einzelner Bestandteile des Surfactants kann es zu schweren Störungen der Bildung des Surfactantfilms und damit der Lungenfunktion kommen. Bei entzündlichen Erkrankungen werden Surfactantproteine durch ausgetretene Blutproteine gebunden und wirkungslos, so besonders durch Fibrinogen, Albumine und Globuline, was zum Atemnotsyndrom des Erwachsenen führen kann. Bei einem genetisch bedingten Fehlen oder einer starken Verminderung der Komponenten SP-B und SP-C kommt es zum Atemnotsyndrom des Neugeborenen.

Das **SP-A**, das zum größten Teil in der Hypophase gelöst ist, besitzt als **Hauptfunktion** ebenso wie SP-D die Aufgabe, eingedrungene

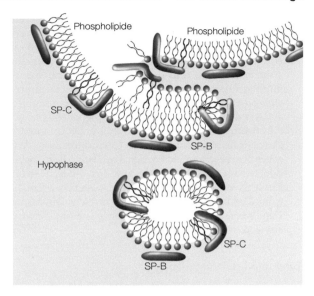

Abb. 6-44 Schematische Darstellung des Surfactantfilms aus Phospholipiden und Surfactantproteinen B und C. Gezeigt ist das Zusammenschieben des Surfactantfilms bei exspiratorischer Stauchung zur partiellen Mehrlagigkeit und Bildung von Vesikeln, die in die Hypophase verdrängt werden.

Viren, Bakterien und **Pilze** zu binden (Abb. 6-43). Jedes dieser beiden Proteine bindet ganz spezifisch nur an Keime bestimmter Gruppen dieser Krankheitserreger. Durch diese „Opsonierung" genannte Anheftung dieser Proteine an die Keime werden diese dann von Abwehrzellen angegriffen und aufgenommen, wobei SP-D speziell deren **Phagozytose** durch die **Alveolarmakrophagen** auslöst. Der Ausfall von SP-A und SP-D hat schwere Störungen der Infektabwehr zur Folge.

Therapeutisch steht bei einem Fehlen einzelner Komponenten des **Surfactant** deren **Ersatz** in Form von **Aerosolen** zur Verfügung, wobei diese Komponenten entweder aus Tierlungen extrahiert oder synthetisch gestellt werden. Zur Diagnostik der speziellen Störung wurde die **broncho-alveoläre Lavage** (Auswaschung) aus einem abgegrenzten Lungenabschnitt mit einem speziellen Bronchoskop entwickelt. Mit einer begrenzten Menge einer physiologisch adaptierten Waschflüssigkeit werden aus dem bronchoskopierten Lungenabschnitt Surfactant und Hypophase ausgewaschen und können auf ihre Zusammensetzung aus den verschiedenen erwähnten Komponenten untersucht werden. Nachdem die ebenfalls ausgewaschenen Zellen, meist Makrophagen, Lymphozyten und Granulozyten, abgetrennt wurden, können sie ebenfalls diagnostisch ausgewertet werden. Nach einer solchen Diagnostik kann eine gezielte Substitutionstherapie erfolgen.

Diffusionsbarriere

Die für den Gasaustausch wichtige Diffusionsbarriere zwischen der **Alveolarluft** und den **Erythrozyten** des Blutes wird von folgenden Strukturen gebildet: Von den **Alveolarepithelzellen Typ I** mit ihren dünnen Zellfortsätzen und dem daraufliegenden Oberflächenfilm, von ihrer **Basallamina,** von der dünnen Schicht **interstitiellen Bindegewebes** aus Grundsubstanz, Fasern und Fortsätzen der Fibrozyten, von der **endothelialen Basallamina**, dem meist sehr dünnen **Endothel** der Kapillaren und von der **Plasmaschicht** zwischen Endothel und Erythrozyten (Abb. 6-39 u.

40). Auf der dem Bindegewebeseptum gegenüberliegenden Seite der Kapillaren besteht die Diffusionsbarriere nur aus den dünnen Fortsätzen der Alveolarepithelzellen, ihrer Basallamina, die mit der Basallamina der Endothelzellen verschmolzen ist, und dem dünnen Endothel sowie der dünnen Plasmaschicht (Abb. 6-41). Die Dicke dieser Gewebebarriere der mit ihren Basallaminae verschmolzenen äußerst dünnen Epithel- und Endothelzellen beträgt nur 0,2–0,4 µm. Über diese extrem dünne Diffusionsbarriere läuft der überwiegende Teil des Gasaustauschs ab. Auf der gegenüberliegenden Seite der Kapillaren liegt zwischen diesen und den Fortsetzen der Typ-I-Zellen stets das Bindegewebeseptum, wodurch die Gewebebarriere dicker ist und oft 2,0 µm Stärke und mehr erreicht. Diese Seite der Kapillaren trägt nur in sehr begrenztem Ausmaß zum Gasaustausch bei.

Form und Größe der Alveolen

Die veränderliche **Gestalt der Alveolen** mit ihren Interalveolarsepten wird zwischen voller Entfaltung und totalem Kollabieren entscheidend von den auf sie einwirkenden Kräften bestimmt. Zu diesen Kräften, die insgesamt die **Retraktionskraft** der Lunge bilden, tragen die im entfalteten Zustand gedehnten **elastischen Fasersysteme** zu ungefähr einem Drittel bei, während die übrigen zwei Drittel von der **Oberflächenspannung** an der wässrigen Grenzfläche Gewebe–Luft stammen. Beide Komponenten zusammen bilden die elastische Rückstellkraft der Alveolen. Die geschilderte Größenabhängigkeit der alveolären Oberflächenspannung sorgt zusammen mit dem dehnungsabhängigen Zug der elastischen Fasern dafür, dass die Größen benachbarter Alveolen einander angeglichen werden. Damit tragen beide Retraktionskräfte zur Stabilisierung der Alveolengröße bei.

Bei **maximal entfalteter Lunge** sind die Interalveolarsepten straff gespannt und ihr Kapillarnetz ist maximal auseinander gezogen. Bei **80% ihres Maximalvolumens** beträgt ihr Durchmesser ca. 230 µm. Die innere Oberfläche der Alveolen wird durch den **Oberflächenfilm** und seine Spannungskräfte zur Kugelgestalt gerundet. Der Flüssigkeitsfilm bildet eine einheitlich glatte Oberfläche, Vertiefungen in der Epithelauskleidung gleicht er aus (Abb. 6-42), und durch seine Spannung werden die sich vorwölbenden Kapillaren abgeflacht und in das Alveolarseptum glatt eingeordnet. Bei weiterer Verkleinerung des **Volumens auf 40%** und ca. 185 µm Durchmesser wird die Epitheloberfläche der Alveolen durch den elastischen Zug weiter zusammengeschoben, es treten erste Falten im Epithel auf und die Kapillaren rücken dichter zusammen. In den dann sehr viel dickeren Interalveolarsepten bleiben die Kapillaren mit ihrer vorgewölbten Seite, die mit den Alveolarepithelzellen durch die Basallamina-Verschmelzung vereinigt ist, direkt unter dem Oberflächenfilm angeordnet. Dadurch bleiben diese Teile der dünnen Luft-Blut-Gewebe-Barriere, die den größten Teil des Gasaustauschs durchführen, der Alveolarluft exponiert, sodass der Gasaustausch durch diese Verkleinerung der Alveolen kaum beeinträchtigt wird. Erst unterhalb von **20% des maximalen Volumens der Alveolen** mit ca. 150 µm Durchmesser sind die Interalveolarsepten stark gefaltet und die elastischen Fasern vollständig entspannt. Die Alveolen können nur dann vollständig kollabieren, wenn die verbliebene

Luft vom noch strömenden Blut vollständig aufgenommen wurde. Solche luftleeren Alveolarregionen werden **Atelektasen** genannt.

In der gesunden Lunge treten jedoch keine **Atelektasen** auf. Das beruht auf zwei Fakten: Auch bei maximaler Exspiration kann wegen des nicht weiter zu reduzierenden Thoraxvolumens das Luftvolumen der Lunge nur auf ca. 25% ihres maximalen Luftgehalts ausgeatmet werden. Weiter kann die Lunge sich nur zusammenziehen, wenn der Pleuraraum partiell mit Ergussflüssigkeit gefüllt oder unter Ausbildung eines Pneumothorax eröffnet ist. Dann wirkt sich folgende Baueigentümlichkeit der Lunge aus: Ist das Volumen der Alveolen bis auf ca. 20% ihres Maximalvolumens reduziert, sind alle elastischen Fasern der Interalveolarsepten entspannt und der elastische Zug des Lungengewebes auf die kleinen Bronchi und Bronchioli entfällt, der ihre Lumina offen hielt. Beim Verschluss der Bronchioli kann die in den Alveolen noch enthaltene Luft nicht mehr entweichen und ausgeatmet werden: Sie bleibt als **Verschlussvolumen** erhalten. Bei maximaler Exspiration kommen nur mittlere und basale Lungenregionen in den Zustand des Verschlussvolumens, die apikale Region ist stets etwas stärker entfaltet. Bei einem **Pneumothorax** zieht sich die ganze Lunge auf ihr Verschlussvolumen zusammen, eine Lunge besitzt dann ca. 1 l Gesamtvolumen, davon ca. 0,6 l Restluft. Zu einem vollständigen Kollabieren der Alveolen kommt es nur bei erhaltener minimaler Durchblutung und Resorption der Restluft.

Die starke **Reduktion der Oberflächenspannung** in den Alveolen durch den **Surfactantfilm** hat für die normale Funktion der Lunge eine weitere **wichtige Aufgabe:** Die resultierende Oberflächenspannung in den Alveolen erzeugt auch einen **transepithelialen Druckgradienten,** der ohne Surfactant ca. 10–20 mm Hg betragen und durch diesen hohen Binnendruck Flüssigkeit aus den Kapillaren der Interalveolarsepten in das Alveolarlumen hineindrücken würde (Transsudation). Durch den Surfactant wird dieser Druckgradient entscheidend herabgesetzt auf im Mittel nur ca. 3 mm Hg, wodurch eine Transsudation von Flüssigkeit in die Alveolen und damit ein **Lungenödem verhindert** wird, das zu einer vollständigen Verdrängung der Luft aus den Alveolen führen würde. Wenn der Surfactant ungenügend gebildet wird, wie bei mangelnder Reife der Typ-II-Epithelzellen bei sehr kleinen Frühgeborenen, muss zur Überwindung der hohen, kaum reduzierten Oberflächenspannung zur Entfaltung der Lunge der notwendige intrapleurale Unterdruck von normalerweise ca. –3 bis –4 mm Hg auf ständig ca. –20 bis –30 mm Hg gesteigert werden.

Die Grundbedingungen für die Entfaltung der Alveolen und die Verhinderung eines Lungenödems gelten in gleicher Weise für die Erwachsenenlunge wie für die **Lunge eines Neugeborenen.** Neugeborenenlungen unterscheiden sich von Erwachsenenlungen aber darin, dass ihre noch sehr flachen Alveolen eine geringe resultierende Oberflächenspannung und sehr wenig elastische Fasersysteme besitzen. Deshalb zeigt eine Neugeborenenlunge bei Thoraxöffnung auch eine geringere Neigung zum Kollabieren. Die elastischen Fasernetze in den Alveolarsepten entwickeln sich erst in der postnatalen Phase stärker, und nach dem 8. Lebensjahr reifen die elastischen Fasersysteme aus.

Die elastischen Netze können durch verschiedenartige Ursachen zerstört werden, u.a. durch leukozytäre Enzyme (Elastase) bei Entzündungen, Überblähung bei Exspirationshindernissen im

Bronchialbaum (obstruktive Lungenerkrankungen) oder im Alter durch Rückbildungsprozesse. Der Verlust der elastischen Fasern kann zum Verlust von Alveolarsepten und Konfluenz der Alveolen zu größeren alveolären Hohlräumen führen (Emphysemblasen). Dieser Verlust von Alveolarwänden kann neben der erheblichen Reduzierung der Elastizität und Retraktionskraft der Lunge einen starken bis lebensbedrohlichen Verlust von Austauschoberfläche und damit von Diffusionskapazität für den Gasaustausch bedeuten.

Die Abwehrsysteme der Lunge

Die Atemwege und die Lunge bieten eine große Kontaktoberfläche für eindringende Antigene, entsprechend ausgeprägt ist das System der **unspezifischen und spezifischen Abwehr**, das sich durch alle Wandschichten erstreckt. Schon in der **Sol- und Gelphase des Schleims** befinden sich gelöste Abwehrstoffe und Abwehrzellen. Epithelzellen sezernieren u. a. bakterizide Proteine (z. B. β-Defensine und Lysozym); aus Plasmazellen der Lamina propria stammt das IgA (Abb. 2-59). Außerdem finden sich im Schleim vor allem Makrophagen, aber auch Lymphozyten und Granulozyten. Innerhalb der **Lamina epithelialis** sind besonders die dendritischen Zellen (= antigenpräsentierende Zellen) zahlreich (Kap. 10.1). Ihr Zellkern liegt basal, ein Netz weit verzweigter Fortsätze durchzieht das ganze Epithel. Sie kommen mit antigenen Partikeln in Kontakt, die durch die Gelphase auf das Epithel herabsinken, und wandern dann über die Lymphgefäße in die regionären Lymphknoten, um dort spezifische Abwehrreaktionen einzuleiten. Zwischen den Epithelzellen befinden sich auch T-Lymphozyten, Granulozyten und Mastzellen vom Schleimhauttyp, Letztere liegen aber bevorzugt in der Lamina propria.

Mastzellen binden an ihrer Oberfläche Immunglobulin E. Wird diesem IgE das passende Antigen angeboten, bewirkt dies eine Degranulation der Mastzelle, also eine Freisetzung von Histamin und weiteren Entzündungsmediatoren (Abb. 3.3-5). In der Nasenschleimhaut führt dies zum klinischen Bild des Heuschnupfens, in den unteren Atemwegen zum allergischen Asthma bronchiale (Kap. 3.3.2).

In der **Lamina propria** können auch Lymphfollikel entstehen. Organisierte Follikel mit Lymphozyteninfiltration des darüber liegenden Epithels werden als bronchus-assoziiertes lymphatisches Gewebe (tissue) = **BALT** bezeichnet. In den Lungen von Kindern (< 2 Jahre) ist es etwa in der Hälfte der Fälle, beim Erwachsenen nur in Ausnahmefällen vorhanden. Im Larynx hingegen (**LALT**) ist es häufiger (Kinder 80%, Erwachsene 50%), dort sind die Follikel perlschnurartig aufgereiht.

In die **Alveolarregion** dringen durch die geschilderten Abwehrmechanismen weniger Antigene ein, nur Partikel mit einem Durchmesser kleiner als 5 μm gelangen hierher. Das Abwehrsystem wird hier durch die im Surfactant gelösten Faktoren und die Alveolarmakrophagen gebildet.

Außerdem sitzt in den **Kapillaren der Interalveolarsepten** der gesunden Lunge eine auffällig große Zahl von neutrophilen Granulozyten, Lymphozyten und Monozyten intravasal sessil für mindestens einige Stunden fest, fixiert wohl durch aktivierte Adhäsionsmoleküle. Dadurch wird ihr Transport im peripheren Blut zumindest für diese Zeitdauer unterbrochen. Diese intravasal sessilen Leukozyten

machen fast 30% aller Zellen der Alveolarregion der Lunge aus und bilden eine wichtige Abwehrfront an der Luft-Gewebe-Grenze.

Die intravasal in Alveolarkapillaren sessilen neutrophilen Granulozyten machen mehr als die Hälfte aller dort sessilen weißen Blutzellen aus, ihre Gesamtzahl in der Lunge ist ungefähr 3-mal so groß wie die aller im zirkulierenden Blut vorhandenen Granulozyten. Der Anteil der Lymphozyten beträgt knapp 40% der sessilen weißen Blutzellen, und ihre Gesamtzahl in der Lunge übertrifft gering die Gesamtzahl aller im Blut zirkulierenden Lymphozyten. Die Monozyten umfassen nur knapp 10% der weißen Blutzellen in den Lungenkapillaren, aber ihre Gesamtzahl in der Lunge ist fast 5-mal so hoch wie im zirkulierenden Blut. Selbst nach einer mehr als zweistündigen Perfusion einer Lunge mit einer zellfreien, den Organstoffwechsel voll erhaltenden Perfusionslösung finden sich noch mehr als 50% dieser weißen Blutzellen fest in den Alveolarkapillaren sitzend. In allen isoliert perfundierten Organmodellen zur Untersuchung von Lungenfunktionen, aber vor allem auch in allen Transplantat-Lungen besteht das Gewebe der Alveolarregion der Lunge, das ca. 75% des Lungenvolumens einnimmt, bezogen auf die Zellzahl zu 25–30% aus weißen Blutzellen.

Pleura

Die Pleura (*Pleura visceralis, Pleura parietalis*) gliedert sich in *Tunica serosa* und *Tela subserosa*. Die Tunica serosa besteht aus der Lamina epithelialis (einfaches Plattenepithel, **Pleuramesothel**) und einer dünnen Lamina propria aus lockerem Bindegewebe. Die Lamina propria enthält Lymphgefäße und Blutkapillaren. Die Tela subserosa ist faserreich mit gut entwickelten elastischen Netzen. Im Bereich der Pleura visceralis schließt sich alveolarwärts eine besonders kollagenfaserreiche Schicht an. Diese grenzt an lockeres Bindegewebe, das die oberflächlichen Lungenvenen enthält und die Verbindung zu den oberflächlichen Alveolarwänden herstellt. Die Tela subserosa hat die Funktion, die Lungenoberfläche vor Überdehnung zu bewahren und zugleich bei jedem Dehnungszustand elastisch zu straffen, sodass sie stets eine glatte, faltenfreie Oberfläche besitzt.

Lymphgefäße der Lunge

Das lockere Bindegewebe der Lunge umhüllt den Bronchialbaum und die begleitende A. pulmonalis mit ihren Aufzweigungen als **peribronchiales** oder **periarterielles Gewebe** bis in den Bereich der Bronchioli respiratorii. Dadurch liegt es immer im Zentrum eines Segments, von wo aus es sich in alle Segmentteile mit dem sich aufzweigenden Arterien- und Bronchialbaum verteilt, um auf den Bronchioli respiratorii blind zu enden. Außerdem bildet das lockere Bindegewebe die **oberflächliche Umhüllung** der Segmente und ihrer Septen. Zwischen den lockeren Bindegeweberäumen des peribronchialen und des subpleuralen Bindegewebes besteht eine Verbindung nur in der Umgebung des Lungenhilums.

Nur im lockeren peribronchialen und subpleuralen Bindegewebe befinden sich Lymphgefäße (Abb. 6-35). Sie fehlen in den Interalveolarsepten vollständig. Deshalb liegen in der Lunge zwei voneinander getrennte Systeme von Lymphgefäßen vor, die erst im Hilumbereich zusammenfließen. Das im Zentrum der Segmente verlaufende **peribronchiale Lymphgefäßsystem** beginnt im lockeren Bindegewebe der proximalen Bronchioli respiratorii mit breiten Lymphspalten und weiten Lymphkapillaren, die sich den kleinen Aa. pulmonales und später auch den Rami bronchiales anlagern. Die weiterführenden weitgehend muskelfreien Lymphgefäße (Kollektoren) besitzen Klappen in ihrem Verlauf und umspinnen Bronchien und Arterien netzartig (Abb. 6-35). Erst in Hilumnähe erhalten diese Lymphgefäße eine kontinuierliche dünne Lage vornehmlich längs orientierter glatter Muskulatur. Die ersten Lymphknoten finden sich im Bereich der Aufteilung der Lappen- in die Segmentbronchien, *Lnn. bronchopulmonales*. Die Lymphe durchfließt zum Teil diese und dann die an den Hauptbronchien und der Bifurkation gelegenen *Lnn. tracheobronchiales inferiores* und *superiores*. Diese an den Segment-, Lappen- und Hauptbronchien gelegenen Knoten sind die Hilumlymphknoten der Kliniker. Die Lymphe fließt dann weiter ab über die an der Trachea gelegenen Lymphknoten oder direkt über den *Truncus bronchomediastinalis* oder den *Truncus mediastinalis anterior,* unterhalb der Hauptbronchien auch direkt in den *Ductus thoracicus.*

Das **zweite Lymphgefäßsystem** der Lunge beginnt mit Lymphkapillaren in dem lockeren Bindegewebe der Lamina propria und Tela subserosa der Pleura und der interlobulären und intersegmentalen Bindegewebesepten (Abb. 6-35). In diesen flächigen Bindegewebestrukturen bilden die weiten Lymphkapillaren großmaschige Netze mit Klappen, die entlang der Pulmonalvenenäste zusammenfließen und in ihrer Begleitung das Hilum erreichen. Erst hilumnahe findet sich Muskulatur in ihrer Wand. Die ersten Lymphknoten dieses **subpleuralen** und **septalen Lymphgefäßsystems** sind im Hilum die *Lnn. tracheobronchiales*. Dort vereinigen sich beide Lymphgefäßsysteme der Lunge. Die oberflächlichen Lymphgefäße aus der basalen Lungenregion fließen über Lymphbahnen im Lig. pulmonale in mediastinale Lymphknoten und in den **Ductus thoracicus** ab. Dieser nimmt aus dem Hilum unterhalb der Hauptbronchien auch direkt Lymphgefäße auf. Aus den unteren Regionen der linken Lunge kann Lymphe über das Lig. pulmonale direkt über das Mediastinum in Lnn. tracheobronchiales superiores rechts abfließen, die dann als erste Station Tumormetastasen aufweisen. Die geringe und erst hilumnahe Ausbildung von Muskulatur in den Lungenlymphgefäßen wird daraus verständlich, dass sie unter dem elastischen Zug des Lungengewebes stehen und dadurch, verstärkt durch die Zunahme des Unterdrucks bei der Inspiration, geöffnet werden, sodass der Lymphabstrom, gerichtet durch die zahlreichen Klappen, sehr wirksam abläuft.

Regulation der Flüssigkeitsverteilung

Die dünnen, straff gebauten **Interalveolarsepten** sind für die Erhaltung ihres **Flüssigkeitsgleichgewichtes** und des extrem dünnen Hypophasefilms sowohl auf den ausgeglichenen Austausch mit den Kapillaren angewiesen als auch auf die aktive Ionen- und Wasserresorption der Typ-I-Alveolarepithelzellen. Deren Resorption steht in einem Gleichgewicht mit der Sekretionstätigkeit der Typ-II-Zellen, wodurch in geringer Menge Hypophasenflüssigkeit als Träger des Surfactantfilmes erhalten bleibt. Bei einer Störung dieser Gleichgewichte kommt es zur Flüssigkeitseinlagerung in die Alveolen, zu einem Ödem, das mit der wachsenden Flüssigkeitsschicht über den Kapillaren der Interalveolarsepten den Gasaustausch unmöglich macht.

Der **kolloidosmotische Druck des Blutes,** der ca. 28 mm Hg beträgt, bindet die Blutflüssigkeit im Gefäßsystem. Die **aktiven Ionentransportsysteme** des Alveolarepithels transportieren Na$^+$-Ionen zusammen mit Flüssigkeit aus den Alveolen in das Bindegewebe und in die Kapillaren hinein. Diesen Kräften wirken die Druckkomponenten entgegen, die zu einem Ausstrom von Flüssigkeit aus dem Gefäß heraus in Gewebe und Alveolen hinein führen. Diese Komponenten bestehen aus dem **arteriellen** und **hydrostatischen Druck des Blutes,** die den Perfusionsdruck in den Kapillaren bilden, dem **kolloidosmotischen Druck der extrazellulären Matrix,** der ebenfalls Flüssigkeit bindet, sowie der **verbleibenden Oberflächenspannung** der von Surfactant überkleideten inneren Oberfläche der Alveolen, die Flüssigkeit in die Alveole hinein saugt. Diese drei Druckkomponenten betragen unter normalen Bedingungen nur ca. 18 mm Hg, sodass sie um ca. 10 mm Hg vom kolloidosmotischen Druck des Blutes übertroffen werden. Diese Druckrelationen sorgen in der Bilanz dafür, dass im Interalveolarseptum Flüssigkeit den Blutkreislauf nicht verlässt, sondern in ihn aufgenommen wird. Dadurch bleibt unter Normalbedingungen die **Struktur des Interalveolarseptums** mit ihren geringen Dimensionen erhalten, es kann nicht aufquellen. Zugleich sind diese Druckrelationen zusammen mit den aktiven Transportprozessen dafür verantwortlich, dass Flüssigkeit aus den Alveolen absorbiert wird, was nach der Geburt zur Entfernung der embryonalen Lungenflüssigkeit wichtig ist, wodurch aber auch in die Lunge gelangtes Wasser schnell in das Blut aufgenommen wird. Dadurch werden die **Alveolen „trocken"** und damit **luftgefüllt** gehalten.

Im **peribronchialen und subpleuralen Bindegewebe** kommt als wichtige stabilisierende Komponente das Lymphgefäßsystem hinzu, das die aus dem Austausch zwischen den Gefäßen und dem lockeren Bindegewebe im Überschuss im Bindegewebe verbliebene Flüssigkeit abführt und damit entscheidend zur Aufrechterhaltung der normalen Flüssigkeitsverteilung im Gewebe und zur Erhaltung ihrer Volumina beiträgt. Die Kapazität dieser Flüssigkeitsdrainage ist sehr groß, sodass auch massive Transsudationen aus dem Gefäßsystem lange Zeit kompensiert werden, bevor ein **interstitielles Ödem** auftritt, das dann scharf begrenzt nur das peribronchiale und subpleurale Bindegewebe erfasst. Diese Funktion des Lymphgefäßsystems erstreckt sich aber nur auf diesen peribronchial-subpleuralen Bindegeweberaum der Lunge. An der Aufrechterhaltung der Flüssigkeitsverteilung in den Interalveolarsepten ist es nicht beteiligt, dafür sind ausschließlich die dort vorhandenen speziellen Strukturen mit ihren Transportmechanismen und die herrschenden Druckverhältnisse verantwortlich.

Eine **verstärkte Transsudation** kann bei Druckerhöhung in den alveolären Kapillaren, bei Endothelschädigung (u. a. bei Entzündung oder Kreislaufschock) oder bei Abnahme des kolloidosmotischen Drucks durch Verminderung des Proteingehalts im Blut stattfinden. Vermehrte Flüssigkeitseinlagerungen in die Alveolarsepten und Schädigung der Typ-I-Alveolarepithelzellen mit Kontinuitätsverlust ihrer Zellverbindungen können die Folge sein. Das Gleiche kann durch eine direkte **Schädigung der Alveolarepithelzellen** entstehen, so durch eine Infektion oder durch das Einatmen giftiger Gase. Dann fehlt die Resorptionstätigkeit der Typ-I-Zellen, und Flüssigkeit tritt in die Alveolen aus; sie werden überschwemmt, und die Luft kann vollständig verdrängt werden. Diese Einlagerung von Flüssigkeit in Alveolarsepten und Alveolen nennt der Kliniker **Lungenödem,** durch das die betroffene Alveolarregion vom Gasaustausch ausgeschlossen wird. Ist ein solches Lungenödem auf einzelne Segmente oder Lappen begrenzt, kann es ausheilen, da die nichtbetroffenen Teile der Lunge den Gasaustausch noch unterhalten können und die Zellsysteme der Interalveolarsepten sehr regenerationsfähig sind.

Atembewegungen der Lunge und regionale Inhomogenitäten

Die **beiden Lungen** sind bei unverletzter Lungenoberfläche und Brustwand in den beiden Pleurahöhlen des Thorax **elastisch ausgespannt.** Bei intaktem Atemapparat wirken sich die elastischen Retraktionskräfte der Lungen so auf die Thoraxwand aus, dass sich der Thorax aus seiner elastischen Ruhestellung, die ungefähr bei 4–5 l Pleurahöhlenvolumen liegt, zusammenzieht auf ca. 3 l Pleurahöhlenvolumen, das zugleich das Lungenvolumen darstellt. Dann stehen die **Retraktionskräfte** der mäßig entfalteten **Lungen** und die **elastischen Dehnungskräfte** des mäßig zusammengezogenen **Thorax** im **Gleichgewicht,** das ventilatorische System des Atemapparates befindet sich in seiner **Ruhestellung** am Ende der Respirationsphase. Aus dieser Ruhestellung wird der Brustkorb mit den Pleurahöhlen unter elastischer Verformung durch die Muskulatur des Thorax und des Diaphragmas erweitert oder enger gestellt. Diese Volumenänderungen bewirken die **Ventilation** der Lungen.

Bei **Ruheatmung** bewirken Inspirationsbewegungen eine Erweiterung des Thorax und der Lungen um ein Atemzugvolumen von ca. 0,5 l. Dieses Ruheatemzugvolumen kann maximal um das inspiratorische Reservevolumen von ca. 2,5 l gesteigert werden; beide Volumina zusammen bilden die **Inspirationskapazität** der Lungen. Aus der Ruhestellung kann aber auch noch ein **exspiratorisches Reservevolumen** an Luft, maximal ca. 1,5 l, ausgeatmet werden. Die Inspirationskapazität der Lungen bildet zusammen mit dem exspiratorischen Reservevolumen die **Vitalkapazität** von ca. 4,5 l. Dieses nach **maximaler Inspiration** maximal mögliche Exspirationsvolumen hängt aber beim einzelnen Individuum sehr stark vom Geschlecht, Lebensalter und Trainingszustand ab und kann bei jugendlichen Sportlern 6–7 l erreichen.

Selbst nach maximal möglicher Exspiration verbleibt noch Luft in den Lungen, ein **Residualvolumen** von ca. 1,0–1,5 l. Von diesem Residualvolumen entweicht nur noch ein kleiner Anteil spontan, wenn die Lunge sich unter pathologischen Bedingungen von der Thoraxwand gelöst hat, bis sie ihr Verschlussvolumen erreicht. Exspiratorisches Reservevolumen und Residualvolumen zusammen bilden die funktionelle **Residualkapazität** der Lungen: Dieses Ruhevolumen enthält der Atemapparat, wenn er bei Ruheatmung nach Inspirations- oder Exspirationsbewegungen allein durch seine elastischen Rückstellkräfte wieder seine Ruhestellung einnimmt. Erst bei **forcierter Atmung** und beim Einbeziehen des exspiratorischen Reservevolumens in die Atemzugvolumina muss die Ausatmung durch die Exspirationsmuskulatur aktiv unterstützt werden.

Die **Ruhestellung des Atemapparates,** seine Ausgangsstellung für alle Atembewegungen, wandelt sich im **Laufe des Lebens** durch Veränderungen der elastischen Eigenschaften der Lunge und des Thorax. So besitzt das **Neugeborene** mit noch geringer Entwicklung elastischer Fasern im Austauschgewebe der Lunge geringere Rückstellkräfte seiner Lunge und damit eine geringere elastische Vorspannung seines noch stark kegelförmigen, nach kaudal weit offenen Thorax. Dieser Thorax kann sich deshalb und infolge der horizontalen Stellung der Rippen nur wenig erweitern, sodass das Diaphragma der wesentliche Atemmuskel der Säuglinge und Kleinkinder ist, die hauptsächlich eine Bauchatmung zeigen. Erst bei **Jugendlichen** geht sie mit dem Ausreifen der elastischen Fasersysteme ihrer Lungen und mit dem Erreichen der adulten Thoraxproportionen mit schräger Rippenstellung, die eine wirksame Thoraxerweiterung ermöglicht, zur dominierenden Rippenatmung der Erwachsenen über. **Im Alter** nehmen die elastischen Fasersysteme in den Lungen ab, wodurch ihre Retraktionskraft geringer wird. Dadurch stellt sich das Gleichgewicht zwischen der verminderten Retraktionskraft der Lungen und der dadurch bedingten geringeren elastischen Vorspannung des Thorax bei einem größeren Ruhevolumen der Lungen mit stärker erweitertem Thorax ein. Der Altersthorax ist deshalb relativ starr. Das Zwerchfell wird dann wieder zum Hauptatemmuskel.

Führt man in der **Atemruhestellung** ein Messinstrument in den **Pleuraspalt** ein (oder aus praktischen Gründen eine Messsonde tief in den Ösophagus), so misst man einen Unterdruck gegenüber dem atmosphärischen Druck von im Mittel –3 bis –5 mm Hg (ca. –4 bis –6 cm H_2O). Bei **Inspiration** vergrößert sich die Druckdifferenz, da die elastischen Retraktionskräfte der Lungen mit ihrer Dehnung stark zunehmen und damit der intrapleurale Unterdruck bei tiefer Inspiration steil bis auf –25 bis –30 mm Hg (ca. –30 bis –40 cm H_2O) anwächst. Bei einer **Exspiration** über die Atemruhelage hinaus nimmt der intrapleurale Unterdruck stark ab und kommt bei tiefer Ausatmung dem Nullwert nahe oder übertrifft ihn sogar während des Ausatmungsvorgangs als leichter Überdruck (Abb. 6-45).

Regionale Unterschiede treten aufgrund des Gewichtes der Lungen und der dadurch verursachten regionalen Differenzen in den intrapleuralen Druckwerten auf. Bei Erwachsenen in aufrechter Körperhaltung besitzen die Lungen im Mittel eine Höhe von 30 cm von der Basis bis zum Apex. Das Gewicht der Lungen verursacht eine starke Abnahme des pleuralen Unterdrucks von der Spitze zur Basis und bewirkt dadurch eine **unterschiedliche Entfaltung** und **Ventilation** der Alveolen je nach ihrer Lage. Andererseits bedingen Gewichtsunterschiede der Blutsäule in den Gefäßen in kranio-kaudaler Ausdehnung der Lunge Unterschiede in der **Perfusion** der verschiedenen Lungenregionen. Oberhalb des Hilums reduziert sich der pulmonalarterielle Druck um das Gewicht der Blutsäule, unterhalb des Hilums addiert sich der hydro

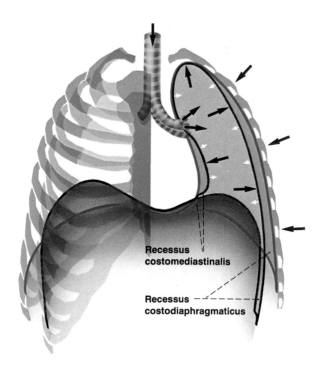

Recessus costomediastinalis

Recessus costodiaphragmaticus

Abb. 6-45 Schematische Darstellung der Thorax- und Diaphragmastellung in tiefer Inspiration (blau) und maximaler Exspiration (grau). Die Pfeile symbolisieren zum einen den wirksamen atmosphärischen Druck und zum anderen die Retraktionskräfte der Lunge.

statische Druck der Blutsäule zum pulmonalarteriellen Druck. Hier treten deshalb bevorzugt zuerst **Lungenödeme** bei Herzinsuffizienz auf. Die kranio-kaudalen Inhomogenitäten werden durch eine horizontale Lage im Bett aufgehoben, weshalb die **Bettruhe** eine wichtige therapeutische Maßnahme ist.

Innervation der unteren Atemwege und der Lunge

Die unteren Atemwege und die Lunge werden **sensorisch, parasympathisch** und **sympathisch** innerviert, die Nervenfasern verlaufen mit Ästen des **N. vagus** (N. laryngeus recurrens, Rr. bronchiales) und des **Truncus sympathicus** (Rr. pulmonales).

Der **N. laryngeus recurrens** verläuft nach seinem Abgang vom Vagusstamm in der Rinne zwischen Trachea und Ösophagus aufwärts und anastomosiert in Kehlkopfhöhe teils mit dem N. laryngeus superior. Seine dünnen Ästchen verzweigen sich auf der Rückfläche der Trachea zu einem Netz, in das mikroskopisch kleine parasympathische Ganglien eingestreut sind. Die vagalen **Rami bronchiales** entspringen vom N. vagus in Höhe des Lungenhilums. Der N. vagus zieht dorsal vom Lungenhilum abwärts, entsprechend verlaufen die meisten Rami bronchiales auf der Dorsalseite der Bronchi. Die **Rami pulmonales** des Grenzstrangs entspringen vom Ganglion cervicothoracicum (Ggl. stellatum) sowie den folgenden oberen thorakalen Ganglien und ziehen meist selbstständig zum Hauptbronchus. Dort verzweigen sie sich gemeinsam mit den vagalen Rami bronchiales zum **Plexus pulmonalis,** der einerseits tief in die Lunge eindringt, andererseits entlang der Lungengefäße auch mit dem Plexus cardiacus in Verbindung steht. In diesen Plexus sind wieder kleine parasympathische Ganglien eingestreut, zahlreich am Hauptbronchus und Lungenhilum und danach rapide abnehmend.

Die **sensorische** (= afferente) **Innervation** der Atemwege und der Lunge entspringt vorwiegend aus den beiden sensorischen **Vagusganglien** – *Ganglion superius (= jugulare) et inferius (= nodosum) nervi vagi* –, wobei die Ganglien der rechten Seite mehr Fasern beisteuern. Diese Fasern erreichen über den N. vagus den **Ncl. solitarius** und nachfolgend weitere Zellgruppen des Atemzentrums im Hirnstamm (ventrolaterale Medulla). Die Lunge erhält **zusätzliche afferente Fasern** aus den oberen thorakalen Spinalganglien; diese Fasern erreichen gemeinsam mit den Rami pulmonales des Grenzstrangs die Lunge. Die sensorischen Fasern gliedern sich in 3 Typen.

1. Langsam adaptierende **Dehnungsrezeptoren** verzweigen sich in der Atemwegsmuskulatur, weniger auch subpleural. Sie werden durch Veränderung der Wandspannung erregt, ihre Fasern sind myelinisiert. Wird das Atemzugvolumen größer als 1,5 l, wird die Einatmung reflektorisch gehemmt (Hering-Breuer-Reflex). Dies schützt die Lunge vor Überdehnung.

2. **Irritanzienrezeptoren** reagieren auf reizende Gase in der Atemluft, aber auch auf mechanische Reize (= schnell adaptierende Mechanorezeptoren) und leiten wohl den Hustenreflex ein. Die Endigungen dieser myelinisierten Fasern liegen in der Schleimhaut.

   Aus Tierversuchen gibt es Hinweise, dass diese Fasern bei Allergie, nicht aber bei Gesunden auf Reizung entzündungsfördernde Peptide freisetzen und somit zum Krankheitsbild des allergischen Asthma bronchiale beitragen.

3. Als **C-Faser-Rezeptoren** werden all diejenigen zusammengefasst, deren Fasern nicht myelinisiert und damit langsam leitend sind. Hierunter befinden sich auch

die **Schmerzrezeptoren.** C-Faser-Endigungen finden sich praktisch in jeder Atemwegsschicht und auch entlang der Bronchial- und Lungengefäße. Sogar in den Alveolarsepten sind sie vorhanden, aber selten.

Wie in der Nasenschleimhaut (s. Kap. 6.2.1) und generell in der sensorischen Gefäßinnervation, enthält eine Gruppe der C-Fasern Peptide der Tachykininfamilie (Substanz P, Neurokinin A) sowie das Calcitonin Gene-Related Peptide (CGRP) und setzt diese bei Reizung in die Umgebung frei. Dies bewirkt unter anderem Bronchokonstriktion, Gefäßerweiterung und Schleimhautschwellung durch Austritt von Blutplasma aus postkapillären Venulen und Sekretionssteigerung, also eine „neurogene Entzündung". Solche Endigungen werden auch in den kleinen lokalen Ganglien gefunden und gehen dort Kontakt mit den postganglionären parasympathischen Neuronen ein. Dies bietet die Möglichkeit für einen direkten peripheren Reflex (Umschaltung von sensorisch auf efferent unter Umgehung des ZNS).

Die Mehrzahl der Nervenendigungen in diesen lokalen Ganglien stammt hingegen von schwach myelinisierten präganglionären **parasympathischen** Axonen. Diese allgemeinen viszeromotorischen Axone entspringen vorwiegend aus dem **Ncl. ambiguus** und erreichen die postganglionären Neurone über den N. vagus.

Von dort werden parasympathisch versorgt: die glatte Muskulatur der Trachea, Bronchi und Bronchioli, die Drüsen und sekretorischen Zellen des Epithels sowie in geringem Maße die großen Pulmonalgefäße. Über **cholinerge Fasern** werden die **Atemwege verengt.** Dies bewirkt bei Ruheatmung, dass das Totraumvolumen (Kap. 6.3.3) klein gehalten wird. Die gleichen postganglionären Axone setzen zusätzlich NO und VIP (vasoaktives intestinales Peptid) frei, die die Bronchien erweitern (**Bronchorelaxanzien**). Bei Versuchstieren handelt es sich hierbei um eine separate Gruppe von parasympathischen Neuronen, die unabhängig von den cholinergen Nervenzellen eine Bronchuserweiterung bewirken, beim Menschen ist die Sachlage noch ungeklärt.

Über Zentren des Hirnstamms stehen die parasympathischen Neurone unter anderem unter dem Einfluss von Rezeptoren aus dem **Ösophagus.** So bewirkt ein chronischer Reflux von Magensäure in den Ösophagus eine reflektorische Bronchokonstriktion, die bei bestehenden Atemwegserkrankungen die Symptome verschlimmern kann.

Die noradrenergen **sympathischen** Fasern innervieren die glatte Atemwegsmuskulatur und bewirken über β-Rezeptoren eine Erweiterung der Bronchien (Bronchorelaxation).

So werden bei körperlicher Leistung die Atemwege weit gestellt und der Atemwegswiderstand herabgesetzt. Die damit einhergehende Vergrößerung des Totraums fällt bei dem erheblich größeren Atemzugvolumen unter Arbeit viel weniger ins Gewicht. Die Innervation der Schleimhautdrüsen ist gering. Dicht werden die Bronchial- und Pulmonalgefäße innerviert. Der Sympathikus bewirkt eine Vasokonstriktion und trägt zum Ruhetonus der Lungengefäße bei.

Nichtrespiratorische Funktionen der Lunge

Da das Blut aus dem gesamten Körper ständig die Lunge passieren muss, besitzt ihr Gefäßsystem eine besondere Bedeutung für den Organismus. Zellen des **mononukleären Phagozytensystems** (MPS) wie Kupffer-Zellen, die sich aus der Leber abgelöst haben, gelangen in die Lungenkapillaren und werden dort abgebaut und entfernt. Ebenso geschieht es mit Synzytialknoten des Synzytiotrophoblasten der Plazenta (Kap. 8.7.4). Auch Granulozyten sollen im Bereich der

Lungenkapillaren eliminiert werden. Diese **Eliminierungsfunktion** von verschleppten Zellen wird durch die große Zahl der intravasal adhärierenden Makrophagen, Granulozyten und Lymphozyten wahrgenommen (s.o.). Die sessilen Leukozyten bilden im Blutstrom der Lunge eine große Oberfläche für die Eliminierung von Partikeln, Keimen und Zellen sowie für Stoffwechselaufgaben. Sie bilden vor allem eine stets verfügbare Reserve für die Bekämpfung der über die große Oberfläche des Bronchialbaums und der Alveolen mit jedem Atemzug aufgenommenen Keime und der sich daraus möglicherweise entwickelnden Entzündungen. Außer der Leber mit ihren Sinusoiden besitzt kein anderes Organ des Körpers ein so umfangreich ausgebildetes intravasales Zellsystem aus Leukozyten, zu dem noch die in den Alveolen und Bronchien vorhandenen Makrophagen hinzukommen.

6.4 Pleurahöhlen

6.4.1 Topographie

Die Pleurahöhlen sind vollständig von der **Pleura parietalis** (Brustfell, Rippenfell), ausgekleidet. Sie wird in eine *Pars mediastinalis* (das Mediastinum seitlich überziehend), *Pars costalis* (Innenfläche der Brustwand auskleidend) und *Pars diaphragmatica* (Oberseite des Zwerchfells bedeckend) untergliedert.

Die Serosa der Pars mediastinalis geht zum großen Teil aus der Splanchnopleura hervor, und sie bildet durch ihre Umschlagfalte um das Lungenhilum und am Lig. pulmonale die Verbindung zur Pleura visceralis. Die Serosa von Pars costalis und diaphragmatica leitet sich aus der Somatopleura ab.

Die **rechte** und die **linke Pleurahöhle**, *Cavitas pleuralis dextra* und *sinistra*, sind nahezu vollständig von den Lungen

ausgefüllt. Das ändert sich nur unter pathologischen Verhältnissen, wenn Teile der Pleurahöhlen durch einen Erguss oder Pneumothorax erfüllt sind. Die Form der Pleurahöhlen ergibt sich aus der Form des oberen Rumpfes mit dem Brustkorb, in den die Wirbelsäule als Anpassung an die aufrechte Haltung weit nach ventral vorgeschoben ist. Kaudal wird die Form der Pleurahöhlen durch das kuppelförmig in die untere Thoraxapertur eingefügte **Zwerchfell** bestimmt (Abb. 6-24 u. 45), das durch diese Gestalt bei seinen Kontraktionen optimale Möglichkeiten zur Volumenvergrößerung der Pleurahöhlen im Zusammenspiel mit den Muskeln der Thoraxwand besitzt. Die Pleurahöhlen werden medial durch das **Mediastinum** getrennt (Kap. 9.3) und weiter dorsal durch die Wirbelkörper. Dorsolateral, lateral und ventral werden sie vom rippentragenden Teil der Thoraxwand begrenzt. Im Mittelabschnitt des Brustbeins in Höhe des Abgangs der großen Herzarterien stoßen beide Höhlen hinter dem Brustbein (getrennt durch die Pleura parietalis) aneinander. Kranial überragt die Pleurahöhle jederseits die obere Thoraxapertur um 2–3 cm mit ihrer **Pleurakuppel**, *Cupula pleurae*. Die Pleurahöhlen laufen ventral zwischen Mediastinum und Brustwand und kaudal zwischen Diaphragma und Brustwand in schmale **Reserve-** oder **Komplementärräume** aus, Recessus pleurales (Abb. 6-45 u. 46), in die nur bei tiefer Inspiration Anteile der Lunge eintreten.

Die Pleurahöhlen werden durch die **Atembewegungen** in ihrer Form verändert, dabei nehmen diese Formveränderungen von kranial nach kaudal kontinuierlich zu (Abb. 6-45). Die **Pleurakuppel** *Cupula pleurae*, verändert sich am wenigsten, der **Recessus costodiaphragmaticus** am stärksten, entsprechend der Zunahme der Thoraxwandbewegungen von kranial nach kaudal. Die Pleurakuppel überragt die obere Thoraxapertur um 2–3 cm und ist von der **Membrana suprapleuralis** bekleidet, einer Fortsetzung der Fascia endothoracica. Über diese Membran ist die Pleurakuppel fest an die erste Rippe und die Clavicula geheftet und durch kräf-

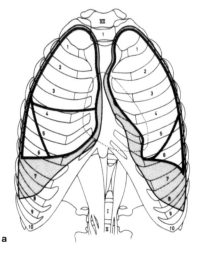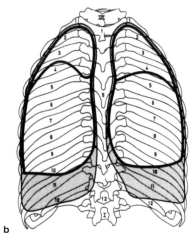

Abb. 6-46 Darstellung der Lungengrenzen (starke Linie) und der Pleuragrenzen (schwache Linie) bei Atemmittellage in ihrer Projektion auf den Brustkorb, a) in Ventralansicht, b) in Dorsalansicht.

	Sternallinie	Medioklavikularlinie	Mittlere Axillarlinie	Paravertebrallinie
Pleuragrenze	6. Rippe	7. Rippe	9. Rippe	12. Rippe △ 12. Dornfortsatz
Lungengrenze	6. Rippe	6. Rippe	8. Rippe	11. Rippe △ 10. Dornfortsatz

581

tige Bindegewebezüge an dem tiefen Blatt der Halsfaszie, den Wirbelkörpern und den Faszien der Mm. longus colli und scaleni, die ihr Dach bilden, aufgehängt. Vorne ziehen über die Pleurakuppel die V. und A. subclavia hinweg, von medial legen sich ihr der N. phrenicus und die Vasa pericardiacophrenica an.

Krankheitsprozesse der Lungenspitze können auf diese Strukturen übergreifen, so Krebsherde und tuberkulöse Einschmelzungsprozesse, welche bei Einbruch in ein Gefäß einen „Lungenblutsturz" auslösen können. Dort kann auch ein in die V. subclavia eingeschobener Katheter Venenwand, Pleurakuppel und Lungenspitze perforieren und einen Pneumothorax erzeugen. Lungenkrebs in Lungenspitzenbereichen, der in Nachbarstrukturen einwächst (z. B. in Plexus brachialis, Sympathikus), wird als **Pancoasttumor** bezeichnet.

Die **ventrale Umschlagfalte** der Pars costalis in die Pars mediastinalis der parietalen Pleura schiebt sich zwischen Mediastinum und Brustbein so weit nach medial ein, dass die linke und rechte Pleurahöhle unter der Sternummitte, individuell verschieden weit, zusammenstoßen (s.o.). Kranial davon weichen die Umschlagfalten der beiden Pleurahöhlen zu dem kleineren **Trigonum thymicum** auseinander, in dem der Thymus dem Brustbein direkt anliegt, kaudal entfernen sie sich voneinander zum größeren, nach links verschobenen **Trigonum pericardiacum,** das durch die Anlagerung des Herzbeutels an die vordere Brustwand gebildet wird (Abb. 6-46). Durch das nach links verschobene Perikard bilden die beiden Pleurablätter in der linken Pleurahöhle einen breiten **Recessus costomediastinalis,** besonders kaudal zwischen Perikard und Brustwand. In der rechten Pleurahöhle besteht nur ein schmaler Recessus costomediastinalis. Diese Recessus werden bei tiefer Inspiration eröffnet, sodass die Lungen mit ihren Vorderrändern hineingleiten können. Dorsal kommen unterhalb des Lungenhilums zwischen Ösophagus und Aorta linke und rechte Pleurahöhle einander ebenfalls sehr nahe.

Der **Recessus costodiaphragmaticus** ist ein tiefer Komplementärraum zwischen Diaphragma und Brustwand, der für die Entfaltung der Lungen bei tiefer Inspiration sehr wichtig ist. Dieser Recessus bildet in jeder Pleurahöhle eine halbringförmige Tasche, die sich spaltförmig bis auf 1–0,5 cm an den Ursprung des Diaphragmas am Rippenbogen nach unten einschiebt. **Dorsal** kann sich dieser Recessus durch den tiefen Ursprung der Pars lumbalis des Diaphragmas von den mittleren Lumbalwirbeln sogar mehr als 2 cm über die 12. Rippe hinaus nach kaudal vorschieben. Dadurch dehnt sich dieser Recessus rechts **hinter** dem rechten **Leberlappen** und links hinter **Magen** und **Milz** nach kaudal aus. Er kann sich sogar bis hinter den **oberen Nierenpol** nach kaudal vorschieben, von dem er nur durch das Diaphragma (bzw. dessen Trigonum lumbocostale), die Fascia renalis und das Fettlager der Nieren getrennt wird. Dieser Recessus wird in seinem untersten, 1–2 cm breiten Streifen auch bei tiefer Inspiration nicht von den unteren Lungenrändern eingenommen. Hier können Abszesse der Nieren in die Pleurahöhle einbrechen.

Die Lungen erfüllen die Pleurahöhlen je nach Atemphase und Tiefe der Atmung unterschiedlich weit (Abb. 6-24 u. 45). Diese **Verschieblichkeit** der medialen und unteren Lungenränder wird bei jeder Untersuchung eines Patienten durch das Abklopfen (Perkussion) des Thorax sowohl bei tiefer Exspiration als auch bei maximaler Inspiration festgestellt. Bei **Atemmittellage** stehen die Unterrän-

der der Lunge ventral am 6. Rippenknorpel, senken sich in der Axillarlinie bis zur 8. Rippe und in der Skapularlinie bis zur 10. Rippe ab und erreichen dorsal, zuletzt horizontal verlaufend, das Kostovertebralgelenk der 11. Rippe. Dadurch liegt der tiefste Punkt des Lungenunterrandes seitlich nahe der Skapularlinie. Die Untergrenze der Lunge steht rechts gewöhnlich 1–2 cm höher als links. Die Grenze zwischen Ober- und Unterlappen liegt dorsal in Höhe der 4. Rippe beziehungsweise der Spitze des 3. Brustwirbeldornfortsatzes links und senkt sich nach vorne zur Knorpel-Knochen-Grenze der 6. Rippe ab (**Fissura obliqua**). Rechts teilt sich die Fissur zwischen Ober- und Unterlappen in der Axillarlinie in die **Fissura horizontalis** (zieht nach vorne oberhalb der 4. Rippe) und Fissura obliqua (verläuft zur Knochen-Knorpel-Grenze der 6. Rippe). Zwischen beiden Fissuren liegt der Mittellappen. Diese Angaben beziehen sich auf die Atemmittellage. Bei **tiefer Inspiration** und **tiefer Exspiration** verschiebt sich der Lungenunterrand vorne jeweils um 2–3 cm, seitlich und hinten bis zu 5 cm, sodass bei gesunden jüngeren Erwachsenen eine Gesamtverschiebung der Lungen gegen die Thoraxwand vorne von 5–6 cm, seitlich in der Axillarlinie und dorsal in der Skapularlinie um ca. 10 cm gefunden wird. Besonders die linke Lunge zeigt mit ihrem Vorderrand eine größere Atemverschieblichkeit, mit der sie bei tiefer Inspiration den Recessus costomediastinalis weitgehend ausfüllt.

Bei der **Perkussion** (Abklopfen) ergibt sich über dem normalen lufthaltigen Lungengewebe der laute, tiefere **Lungenschall,** über kompakten oder blutgefüllten Organen ein leiserer, höherer Gewebeschall. Mit einiger Erfahrung sind so auch die dünnen Lungenränder in den Recessus von den kompakten übrigen Körpergeweben zu differenzieren. Auf diese Weise kann man bei der Perkussion der vorderen Brustwand die Region der **absoluten Herzdämpfung** im Trigonum pericardiacum, in der das Herz im Perikard der Brustwand direkt anliegt, von dem Recessus costomediastinalis, dem seitlichen Bereich der **relativen Herzdämpfung,** abgrenzen, in den die vordere Lungenkante bei tiefer Inspiration zwischen Perikard und Brustwand eingeschoben wird (vgl. Kap. 9.3, Bd. 2). In entsprechender Weise kann auch die Lage des Lungenunterrandes durch den allmählichen Übergang in den leiseren kürzeren und höheren **Leberschall** perkutorisch festgestellt werden. Ist die Lufthaltigkeit des Lungengewebes durch Entzündung oder Ödem stark herabgesetzt, wird der perkutorische Schall über den entzündeten Bereichen gedämpfter und höher („Schenkelschall"). Dadurch ist die Ausdehnung dieser krankhaften Veränderungen, die sich oft nur auf einzelne Lappen beziehen, feststellbar. Auf gleiche Weise kann beim sitzenden Patienten sehr gut ein **Erguss** mit der Höhe seines Flüssigkeitsspiegels perkutiert werden. Ein **Pneumothorax** wird sich durch einen lauten, hypersonoren Klopfschall darstellen. So sind mit der einfachen Perkussion, besonders in Verbindung mit der Auskultation, schon vor jeder Röntgenaufnahme weitgehende diagnostische Aussagen über die Lungen möglich.

6.4.2 Leitungsbahnen

Die **Pleura parietalis** wird von den Gefäßen der Nachbarschaft, den Interkostalgefäßen und den Vasa pericardiacophrenica, versorgt und ist von dichten **Lymphgefäßnetzen** unterlagert, die dorsal in die Lymphknoten an den Rippenköpfchen, Lnn. intercostales interni, abfließen, aber auch in die externen axillären Lymphknoten am Rande des M. pectoralis. Vom Diaphragma und dem Mediastinum fließt Lymphe über die subpleuralen Lymphgefäße in die Lnn. parasternales und mediastinales anterio-

res und *posteriores* ab. Für die Ausbreitung von Metastasen wichtig sind Verbindungen von Lymphgefäßen in der Wand des Peritoneums – durch die Muskulatur des Diaphragmas bzw. seine muskelfreien Trigona hindurch – zu den subpleuralen Lymphgefäßen.

Die **Pars costalis** der **Pleura parietalis** wird durch die Interkostalnerven, ihre **Partes mediastinalis** und **diaphragmatica** werden durch den N. phrenicus innerviert und reich mit **Schmerzfasern** versorgt. Die Reize von Fasern der Spinalnerven werden durch die Hinterstrangbahnen weitergeleitet, die von Schmerzfasern durch den spinothalamischen Trakt, und sie vermitteln stechende, scharf lokalisierbare Empfindungen. Erkrankungen (Entzündungen) der Pleura parietalis sind deshalb außerordentlich schmerzhaft.

6.4.3 Mikroskopie, Pleuraflüssigkeit

Die Histologie der Pleura ist bei der Pleura visceralis beschrieben (s.o.). Im Folgenden werden regionale Differenzierungen der Pleura parietalis beschrieben.

Das normalerweise spiegelnd glatte **Serosaepithel** (Mesothel) der Pleura parietalis gibt ständig eine bestimmte Menge von proteinhaltiger Flüssigkeit ab (hauptsächlich Transsudat aus den Blutgefäßen). Diese **Flüssigkeit** überzieht das Pleuramesothel und erfüllt damit den kapillären Spalt zwischen den Pleurablättern. Dadurch wird den Lungen die Verschieblichkeit gegen die Brustwand ermöglicht und zugleich ein adhäsiver Flüssigkeitsfilm geschaffen, durch den die Lungen an den Wänden der Pleurahöhle haften. Der Filtrationsdruck aus den Kapillaren der parietalen Pleura führt zusammen mit dem intrapleuralen Unterdruck zu einem ständigen **Einstrom von Flüssigkeit in den Pleuraspalt**. Dazu kommt eine gewisse eigenständige Sekretionsleistung des Pleuramesothels. Dieser Einstrom von Flüssigkeit in den Pleuraspalt steht beim Gesunden im Gleichgewicht mit ihrer Resorption durch die parietale Pleura: Das Mesothel der Pleura costalis besitzt in den lateralen Interkostalräumen und besonders in der Pleura des Zwerchfells und des unteren Mediastinums zahlreiche kleine Öffnungen, **Stomata**, die häufig in Gruppen zusammenliegen (s. auch Peritoneum, Kap. 7.5.8). Diese Stomata sind direkt an das reich ausgebildete Lymphgefäßsystem unter der parietalen Pleura angeschlossen. Auf dieses Lymphgefäßsystem wirkt sich ebenfalls der intrapleurale, mit den Atembewegungen rhythmisch schwankende Unterdruck aus. Dadurch kann die Flüssigkeit bevorzugt durch die Stomata leicht von den Lymphgefäßen der parietalen Pleura aufgenommen werden. Die **viszerale Pleura** resorbiert nur einen verschwindend geringen Teil der Pleuraflüssigkeit.

Die **Tela subserosa** der Pleura parietalis ist reich an Kollagenfasern und elastischen Fasern (s.o.). Sie ist mit dem Perikard fest und unverschieblich verwachsen, mit den übrigen Teilen des Mediastinums aber nur locker verhaftet, und sie besitzt zum Teil stärkere Fetteinlagerungen. Die Tela subserosa der Pars costalis bildet als Fascia endothoracica eine faserreiche Membran. Sie erfüllt dort mehr die Funktion einer Verschiebeschicht. Dagegen ist die Tela subserosa auf dem Diaphragma besonders kräftig und reich mit **elastischen Fasern** ausgestattet. Sie ist mit der Diaphragmafaszie unverschieblich fest verwachsen. Die Pars costalis weist auf den Rippen häufig **Fetteinlagerungen** in der Tela subserosa auf. Oft enthält die Pleura parietalis im Bereich der Recessus Fettläppchen, die sich in die Pleurahöhle vorstülpen.

Literatur

Siehe Anhang Nr. 86, 107, 132, 159, 179, 258.

7 Verdauungssystem (Systema digestorium)

7.1 Organisation des Verdauungssystems

7.1.1 Gliederung und Entwicklung

Das Verdauungssystem (Systema digestorium) besteht aus dem **Verdauungskanal** und extramuralen **Drüsen**, die in den Verdauungskanal einmünden (Mundspeicheldrüsen, Bauchspeicheldrüse und Leber) (Abb. 7.1-1). Der Verdauungskanal (Canalis digestorius) gliedert sich in den **Kopfdarm** (Mundhöhle und Rachen) und den **Rumpfdarm** (Speiseröhre, Magen, Darm). Der Kopfdarm dient der Nahrungsaufnahme und -zerkleinerung sowie Weiterleitung in den Rumpfdarm. Im Rumpfdarm findet die enzymatische Aufspaltung der Nahrung in resorbierbare Nährstoffe (hauptsächlich Fette, Aminosäuren und Zucker) statt. Diese sowie Flüssigkeit und Ionen werden im Darm resorbiert. Außerdem findet die Sekretion verschiedener ausscheidungspflichtiger Substanzen in das Darmlumen statt. Die nicht verdauten und resorbierten Stoffe werden weitergeleitet und am Ende des Darms (After, Anus) ausgeschieden.

Der **Kopfdarm** umfasst die Mundhöhle (Cavitas oris) und den Rachen (Pharynx), die in folgende Abschnitte untergliedert werden:

Cavitas oris (Mundhöhle)
– *Vestibulum oris* (Mundvorhof)
– *Cavitas oris propria* (Mundhaupthöhle)
– *Fauces* (Gaumenbögen, Gaumensegel)
Pharynx (Rachen)
– *pars nasalis* (Nasopharynx)
– *pars oralis* (Oropharynx)
– *pars laryngea* (Hypopharynx)

Die Mundhöhle dient der Nahrungsaufnahme, -zerkleinerung und -einspeichelung. Zur Einspeichelung besitzt die Mundhöhle zahlreiche kleine und drei große **Speicheldrüsen.** Letztere sind teilweise außerhalb der Mundhöhle verlagert und mit ihr über Ausführungsgänge verbunden. Der Rachen ist in Zusammenarbeit mit der Zunge für den **Schluckvorgang** verantwortlich und befördert den Nahrungsbrei in die Speiseröhre (Oesophagus) als ersten Abschnitt des Rumpfdarms. Der Rachen ist zugleich Bestandteil der oberen Atemwege und dient der Leitung des Luftstroms zwischen Nasenhöhle (Mundhöhle) und Kehlkopf.

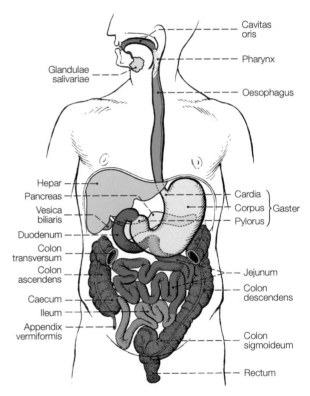

Abb. 7.1-1 **Gliederung des Verdauungssystems.**

Der **Rumpfdarm** gliedert sich in die **Speiseröhre** (Oesophagus), die als Transportorgan dient, und den **Magen-Darm-Kanal,** der in weitere Abschnitte untergliedert wird.

Oesophagus (Speiseröhre)
Gaster (Magen)
Interstinum tenue (Dünndarm)
– *Duodenum* (Zwölffingerdarm)
– *Jejunum* (Leerdarm)
– *Ileum* (Krummdarm)
Interstinum crassum (Dickdarm)
– *Caecum* (Blinddarm)
– *Colon* (Grimmdarm)
– *Rectum* (Mastdarm)
– *Canalis analis* (Analkanal)

Der Rumpfdarm ist mit zahlreichen **intramuralen Drüsen** ausgestattet (*Gll. oesophageae, Gll. gastricae* und *Gll. intestinales*) und besitzt zwei große **extramurale Drüsen**, die Bauchspeicheldrüse (**Pancreas**) und die Leber (**Hepar**) mit Gallenblase (**Vesica biliaris**). Das Epithel der extramuralen Drüsen wandert aus der Anlage des Duodenums aus und ist endodermalen Ursprungs.

Nach einer anderen Einteilung gliedert man den Verdauungskanal in Vorderdarm (Mundhöhle, Schlunddarm, Speiseröhre, Magen), Mitteldarm (Dünndarm) und Enddarm (Kolon mit Zäkum, Mastdarm).

Die Epithelien der Organe des Verdauungssystems leiten sich zum größten Teil vom **Endoderm** ab, das sich zu einem Rohr schließt (Kap. 4). Nur am Anfang und am Ende des Verdauungskanals werden Epithelien vom **Ektoderm** geliefert, das sich während der Entwicklung dem Darmrohr in Form von zwei Einbuchtungen, als Mundbucht, **Stomatodeum,** und Afterbucht, **Proktodeum,** entgegenstülpt.

Betrachtet man die Rekonstruktion des Verdauungssystems bei einem menschlichen Embryo der 5. Woche (Abb. 7.1-2), so sieht man, dass der Rumpf in kranio-kaudaler Richtung von einem Epithelrohr durchzogen wird, das in seiner unteren Hälfte über den *Ductus vitellinus* noch mit dem **Dottersack** (in der Abb. nicht mehr mit dargestellt) in Verbindung steht. Das Epithelrohr enthält im kranialsten Abschnitt der Mundbucht ektodermale Anteile. Sie reichen bis zur **Bukkopharyngealmembran,** die unmittelbar kaudal von der RATHKEschen Tasche (Anlage des Hypophysenvorderlappens) liegt. Die übrigen Abschnitte des Epithelrohres sind bis einschließlich der Kloake endodermaler Herkunft. Die sich dem an seinem kaudalen Ende verschlossenen Rohr entgegenstülpende ektodermale Afterbucht (Proktodeum) ist in der Abbildung nicht mit dargestellt.

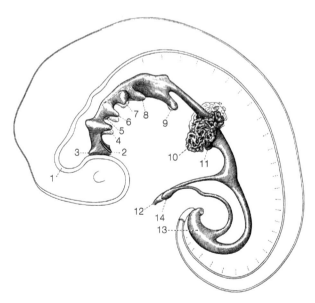

Abb. 7.1-2   Rekonstruktion des Verdauungskanals bei einem ca. 4,2 mm langen menschlichen Embryo aus der 5. Woche. 1 = Boden des Mesenzephalons; 2 = Schnittrand der Mundspalte; 3 = ektodermale Anlage des Hypophysenvorderlappens (RATHKE-Tasche); 4 = I. Schlundtasche; 5 = Anlage der Glandula thyroidea; 6, 7 und 8 = 2., 3. und 4. Schlundtasche; 9 = Endoderm der Lungenanlage; 10 = Anlage der Leber; 11 = Anlage der Gallenblase; 12 = Ductus vitellinus; 13 = Kloake; 14 = Allantois.

Der Verdauungskanal beginnt mit dem **Kopfdarm,** der in diesem frühen Stadium der Entwicklung fast ein Drittel der Gesamtlänge des Darmrohres ausmacht. Auf die primäre Mundhöhle – die Nasenhöhle hat sich noch nicht entwickelt – folgt der **Pharynx** (Schlunddarm) mit den in diesem Stadium deutlich ausgebildeten Schlundtaschen. Am kaudalen Ende des Pharynx ist aus dem Endodermrohr bereits die Lungenknospe hervorgesprosst. Aus dem Epithel der Knospe mit umgebendem Mesenchym entstehen Luftröhre und Lungen. Der Kehlkopf entwickelt sich aus dem Schlunddarm mit seinen Schlundbögen.

Der **Rumpfdarm** beginnt mit dem Ösophagus, der in diesem Stadium noch nicht deutlich von der nur schwach ausgebildeten Erweiterung des Magens abgrenzbar ist. Der Bereich des späteren Duodenums, mit dem der Dünndarm beginnt, ist durch die große Leberanlage verdeckt, die hier aus dem Endoderm hervorgegangen ist. Das Endodermrohr bis zum Abgang des *Ductus vitellinus* wird später den größten Teil des Dünndarms liefern, während der restliche Teil des Dünndarms und der Dickdarm aus dem restlichen, aboralen Abschnitt hervorgehen.

Der unterste Abschnitt des Endodermrohres reicht mit dem blinden Ende des nach ventral ziehenden **Allantoisganges** bis in die Nabelschnur herein. Der durch den Abgang des Allantoisganges markierte ventrale Teil der **Kloake** wird in einem späteren Entwicklungsschritt durch ein von kranial her einwachsendes *Septum urorectale* von dem dorsalen Darmabschnitt der Kloake getrennt. Aus dem dorsalen Teil der Anlage geht der **Anorektalkanal** hervor, aus dem ventralen Abschnitt Harnblase und Harnröhre (Kap. 8.1).

7.1.2 Wandbau und Leitungsbahnen des Kopfdarms

Wandbau. Der Wandbau des Kopfdarms unterscheidet sich von dem des Rumpfdarms im Wesentlichen durch das Fehlen von glatter Muskulatur und einer Serosa.
Folgende Schichten werden unterschieden:

Tunica mucosa (Schleimhaut)
– *Epithelium mucosae*
– *Lamina propria mucosae*
Tela submucosa
Tunica muscularis (fehlt an einigen Stellen)
Tunica adventitia (nur im Pharynx)

Der Kopfdarm wird von einer Schleimhaut, Tunica mucosa, ausgekleidet. Diese besteht aus einem Epithel (**Epithelium mucosae**) und einer bindegewebigen Lamina propria. Das Epithelium mucosae besteht in den meisten Abschnitten aus **mehrschichtigem unverhorntem Plattenepithel**. Im Bereich des Zahnfleisches (Gingiva) und harten Gaumens liegt hauptsächlich verhorntes mehrschichtiges Plattenepithel mit Übergangsformen zu unverhorntem Plattenepithel (**parakeratinisiertes Epithel**) vor (Kap. 3.1.1). In der Pars nasalis des Rachens (Nasopharynx) herrscht hauptsächlich mehrreihiges kinozilientragendes Epithel (**Flimmerepithel**) vor.

Die Schleimhaut liegt einer unscharf abgegrenzten gefäßführenden Bindegewebeschicht auf, der **Tela submucosa**, die eine gewisse Verschieblichkeit der Mukosa gegen die Unterlage ermöglicht (Abb. 7.1-3a). An manchen

Stellen ist die Schleimhaut fest mit der Unterlage verbunden (z. B. am harten Gaumen und Zahnfleisch). Hier besteht die Tela submucosa aus faserreichem straffem kollagenem Bindegewebe, das mit dem Periost der Knochen verbunden ist. Die kleinen Speicheldrüsen befinden sich überwiegend in der Tela submucosa.

Nach außen folgt in den meisten Abschnitten die **Tunica muscularis**, die stets aus **quergestreifter Muskulatur** besteht. Die Tunica muscularis fehlt dort, wo die Mukosa dem Knochen direkt aufliegt (harter Gaumen, Zahnfleisch, Abschnitte des Unterkiefers). Ebenfalls fehlt eine Muskularis in der Vorderwand des Hypopharynx, die dem Kehlkopf anliegt. Im Bereich des Pharynx wird die Tunica muscularis außen von einer gefäß- und nervenführenden Bindegewebeschicht, **Tunica adventitia**, bedeckt. Eine Tunica adventitia fehlt im Bereich der Wandungen der Mundhöhle.

Leitungsbahnen. Die **arterielle Versorgung** des Kopfdarms erfolgt im Wesentlichen durch viszerale Äste der A. carotis externa. Der venöse Abfluss erfolgt hauptsächlich über Äste der Vena jugularis interna. Die **Lymphe** sammelt sich im Plexus jugularis profundus und fließt über den Truncus jugularis sinister und dexter in den rechten und linken Venenwinkel ab.

Die **Innervation** der Wand des Kopfdarms erfolgt durch Äste von Hirnnerven, **sensorisch** durch die Nerven V (Zähne, größter Teil der Mundhöhle), VII (Geschmack der vorderen $^2/_3$ der Zunge), IX (Fauces, Rachen, Geschmack der hinteren $^2/_3$ der Zunge), X (Rachen) und **motorisch** durch die Nerven V (Teile der Gaumensegelmuskulatur, Diaphragma oris), VII (Wangen-, Lippenmuskulatur), IX (Teile der Gaumensegel- und Rachenmuskulatur), X (Rachenmuskulatur). Die **Drüsen** werden **sympathisch** durch den Halssympathikus (Ganglion cervicale superius) innerviert, der über periarterielle Geflechte die Zielgebiete erreicht, und **parasympathisch** durch die Nerven VII (N. intermedius-Anteil) (alle Mundspeicheldrüsen außer der Gl. parotidea), IX (Gl. parotidea, Drüsen von Zungengrund, Fauces, Rachen) und X (Rachendrüsen).

7.1.3 Wandbau und Leitungsbahnen des Rumpfdarms

Wandbau. Die Wand des Rumpfdarms besteht von innen nach außen aus vier Schichten (Abb. 7.1-3b u. -5):

Tunica mucosa
– *Epithelium mucosae*
– *Lamina propria mucosae*
– *Lamina muscularis mucosae*
Tela submucosa
Tunica muscularis
– *Stratum circulare*
– *Stratum longitudinale*
Tunica adventitia (bei extraperitonealer Lage)
oder, bei intraperitonealer Lage:
Tela subserosa
Tunica serosa
– *Lamina propria*
– *Mesothelium*

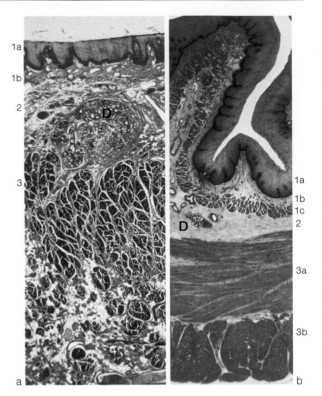

Abb. 7.1-3 Wandbau von (a) Kopfdarm (Innenseite der Lippe) und (b) Rumpfdarm (Oesophagus). Die Tunica adventitia ist in (b) entfernt worden. 1. Tunica mucosa: (a) Epithelium mucosae, (b) Lamina propria mucosae, (c) Lamina muscularis mucosae; 2. Tela submucosa mit Drüsen (D); 3. Tunica muscularis: (a) Stratum circulare, (b) Stratum longitudinale. Beachte das Fehlen der Lamina muscularis mucosae im Kopfdarm.

Tunica mucosa

Das **Epithelium mucosae** ist in den verschiedenen Darmabschnitten, entsprechend der jeweils vorherrschenden Funktion (Transport, Sekretion, Resorption), unterschiedlich gebaut. Im Ösophagus und Analkanal besteht es aus mehrschichtigem unverhorntem Plattenepithel (mechanischer Schutz), in allen anderen Abschnitten aus einfachem Säulenepithel (Transportfunktion). In allen Darmabschnitten lässt sich das Epithel in **Oberflächenepithel** und Epithel **tubulöser Drüsen** unterteilen. Im Dünn- und Dickdarm werden diese als **Krypten** (*Gll. mucosae intestinales*) bezeichnet. Die Mukosadrüsen sind im Magen besonders stark entwickelt (Magendrüsen, *Gll. gastricae*). Im Ösophagus und Duodenum reichen Drüsen bis in die Submukosa (*Gll. oesophageae*; *Gll. duodenales* [BRUNNER]). Im Dünndarm ist die luminale Oberfläche der Mukosa durch makroskopisch sichtbare **Falten** (*Plicae circulares*) und bei Lupenvergrößerung sichtbare fingerförmige Vorstülpungen, **Zotten** (*Villi intestinales*) erheblich vergrößert.

Die **Lamina propria mucosae,** kurz Propria, besteht aus lockerem Bindegewebe mit vielen freien Zellen: Lymphozyten, Granulozyten, Plasmazellen, Mastzellen und Makrophagen (Monozyten). Auch Lymphfollikel werden in der Schleimhaut des Darms angetroffen. Sie kommen in bestimmten Abschnitten des Darms (z. B. Ileum) regelmäßig in großer Zahl vor. In der Lamina propria liegen die

Endaufzweigungen der Blutgefäße und der Nerven, und hier beginnen die feinen Lymphkapillaren.

Die **Lamina muscularis mucosae** ist eine dünne, für den gesamten Rumpfdarm charakteristische Schicht aus **glatten Muskelzellen,** die im Kopfdarm fehlt. Man kann meist zwei Lagen von glatten Muskelzellen unterscheiden, von denen die inneren mehr zirkulär, die äußeren mehr längs verlaufen. Die beiden nur aus wenigen Zellen bestehenden Lagen hängen aber untereinander zusammen, und man nimmt an, dass die Muscularis mucosae aus einem einheitlichen System spiralig verlaufender Muskelzüge besteht, die innen sehr viel flacher verlaufen als außen.

Tela submucosa

Die *Tela submucosa,* kurz Submukosa, besteht aus lockerem Bindegewebe, das in manchen Darmabschnitten reichlich elastische Fasern enthält. Sie füllt den Raum zwischen Lamina muscularis mucosae und Tunica muscularis aus und ist eine **Verschiebeschicht,** die eine gewisse Eigenbeweglichkeit der Schleimhaut ermöglicht. In der Submukosa verzweigen sich die in die Darmwand eingetretenen Arterien und bilden einen arteriellen submukösen Plexus, von dem kleine Arterien und Arteriolen in die Schleimhaut eindringen und das Kapillarnetz der Propria speisen. Über ein submuköses und subseröses **Venennetz** wird das Blut den Mesenterialvenen zugeführt. Die submukösen **Lymphgefäße** (Präkollektoren) sind bereits mit Klappen ausgestattet. Sie münden über größere Lymphgefäße, die die Muskelschicht durchbrechen, in die mesenterialen Lymphbahnen. Die Tela submucosa enthält weiterhin ein Netzwerk feinster Nervenfasern und Neurone, den **Plexus submucosus** (MEISSNER) sowie im Ösophagus und Duodenum muköse Drüsen (Gll. oesophageae, Gll. duodenales [BRUNNER]).

Tunica muscularis

Die dicke Muskelschicht der Darmwand, *Tunica muscularis* oder kurz Muskularis, enthält vom unteren Drittel des Ösophagus an ausschließlich **glatte Muskulatur.** Nur in den oberen Abschnitten des Ösophagus kommen in Fortsetzung der Wand des Kopfdarms auch quergestreifte Muskelfasern vor.

Die Tunica muscularis zerfällt in eine innere Ringmuskelschicht, **Stratum circulare,** in der die Muskelbündel zirkulär verlaufen, und eine äußere Längsmuskelschicht, **Stratum longitudinale,** in der die Bündel parallel zur Längsachse des Darmrohrs angeordnet sind. Im Magen kommen zusätzlich noch schräge Muskelzüge (Fibrae obliquae) vor.

Zwischen Stratum circulare und Stratum longitudinale liegt lockeres Bindegewebe mit einem Nervengeflecht, **Plexus myentericus** (AUERBACH), das die nervöse Versorgung der beiden Muskellagen vermittelt (Abb. 7.1-4).

Stellenweise wird der Spalt zwischen den Muskellagen durch feine Muskelfaserbündel überbrückt. Innerhalb der Ring- und Längsmuskelschicht sind die glatten Muskelzellen mechanisch über endständige Verzahnungen miteinander verbunden. Eine elektrische und metabolische Kopplung der Muskelzellen erfolgt durch zahlreiche Nexus.

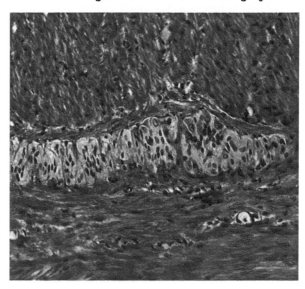

Abb. 7.1-4 Plexus myentericus mit Nervenzellen (AUERBACH) in einem Schnitt durch die Grenzzone zwischen der Ring- und Längsmuskelschicht des menschlichen Dünndarms. H. E.; Vergr. 175fach.

Tunica adventitia oder Tela subserosa und Tunica serosa

Die Muskelschicht wird außen von einer Bindegewebeschicht umgeben. Dort, wo der Rumpfdarm nicht von Peritoneum überzogen ist (z.B. Ösophagus), spricht man von einer *Tunica adventitia* (kurz Adventitia), dort, wo ein Peritonealüberzug vorhanden ist, von einer Tunica serosa, die von einer Tela subserosa unterlagert wird. Das **Bindegewebe** der Adventitia (bzw. Subserosa) ist locker gebaut und enthält neben kollagenen Fasern streckenweise reichlich elastische Fasernetze. In dieses Bindegewebe sind die **Blutgefäße** eines arteriellen und venösen Plexus subserosus und ein **Lymphgefäßplexus** eingebettet, aus dem die Wurzeln der ösophagealen und mesenterialen Lymphgefäße hervorgehen.

Leitungsbahnen

Blutgefäße: Die **Arterien,** die an die Darmwand herantreten, geben zunächst größere Zweige ab, die ein adventitielles bzw. subseröses Gefäßnetz speisen. Die Arterienstämme durchbrechen dann die Muskelschicht. Dabei geben sie feine Zweige für die Muskulatur ab. In der Submukosa nehmen die größeren Arterien vielfach einen longitudinalen Verlauf. Sie verzweigen sich und bilden durch Anastomosierung mit den Nachbargefäßen einen kräftigen submukösen Gefäßplexus (Abb. 7.1-5).

Die Arterien, die in die Tunica muscularis eingetreten sind, verzweigen sich zu Arteriolen und Kapillaren, die vorwiegend parallel zu den Muskelbündeln verlaufen. In Querschnitten durch den Darm sind daher die Kapillaren im Stratum circulare vorwiegend längs und im Stratum longitudinale vorwiegend quer getroffen.

Die Tunica mucosa wird von feinen Arterien versorgt, die aus dem **submukösen Gefäßplexus** hervorgehen, die Lamina muscularis mucosae durchbrechen und sich in der Propria zu einem Kapillarnetz aufzweigen, das unter dem Epithel liegt oder die Drüsenschläuche umgreift. Die dem

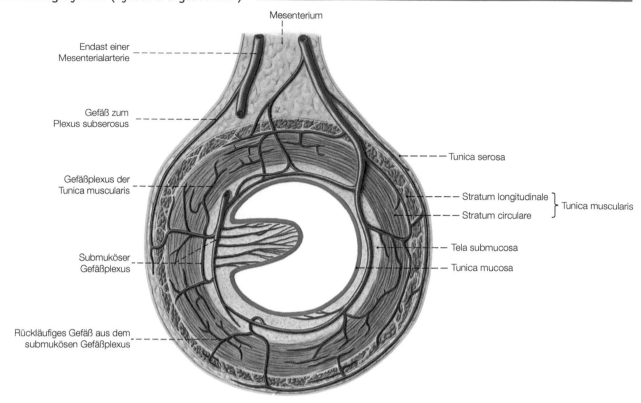

Mesenterium

Endast einer
Mesenterialarterie

Gefäß zum
Plexus subserosus

Gefäßplexus der
Tunica muscularis

Submuköser
Gefäßplexus

Rückläufiges Gefäß aus dem
submukösen Gefäßplexus

Tunica serosa

Stratum longitudinale
Stratum circulare } Tunica muscularis

Tela submucosa

Tunica mucosa

Abb. 7.1-5   Arterienversorgung der Schichten des Dünndarms.

Darmepithel zugeordneten Kapillaren besitzen ein fenestriertes Endothel.

Die **Venen,** die in der Schleimhaut entstehen, treten in die Submukosa ein und bilden einen ausgedehnten venösen, submukösen Plexus. Von hier aus durchbrechen größere Äste in Begleitung der Arterien die Muskelschicht, vereinigen sich mit den Venen aus der Muskulatur und einem Plexus subserosus zu größeren Gefäßen, die in die Mesenterialvenen übergehen. Venenklappen sollen erst außerhalb der Muskelschicht auftreten.

Lymphgefäßsystem: Das Lymphgefäßsystem des Rumpfdarms beginnt in der Propria. Die Lymphkapillaren münden in Präkollektoren, die in der *Tela submucosa* einen umfänglichen Plexus bilden. Dieser steht in Verbindung mit einem subserösen (adventitiellen) Lymphgefäßnetzwerk, aus dem relativ muskelstarke, pränodale Lymphgefäße (Kollektoren) hervorgehen.

Nervenversorgung: Der Rumpfdarm wird vom **enterischen Nervensystem** gesteuert, das überwiegend in der Wand des Rumpfdarms gelegen ist (**intramurale Geflechte**) und annähernd ebenso viele Nervenzellen enthält wie das Rückenmark (etwa 10^8 beim Menschen). Das intramurale (intrinsische) enterale Nervensystem besitzt **extrinsische Verbindungen.** Zu diesen zählen **Efferenzen** des Sympathikus und Parasympathikus, die steuernd das enterische Nervensystem beeinflussen. Außer den efferenten Verbindungen gibt es reichlich **Afferenzen** (sensorische Verbindungen) zum ZNS, die überwiegend mit den Ästen des Sympathikus und Parasympathikus verlaufen. Die **parasympathischen Steuerungszentren** befinden sich im dorsalen Vaguskern (Rautenhirn) und in sakralen Segmenten des Rückenmarks. Die **sympathischen Kerngebiete** befin-

den sich in den Seitenhörnern des thorakalen und lumbalen Rückenmarks. Die extrinsischen Efferenzen und Afferenzen bilden **Reflexbögen**, die für die Steuerung des intrinsischen enterischen Nervensystems wichtig sind (Näheres s. Kap. 12.12).

Das intramurale oder **enterische Nervensystem** erstreckt sich in Form von zwei großen, flächenhaft ausgebildeten Plexus über die ganze Länge des Rumpfdarms (Abb. 7.1-6). Der **Plexus submucosus** (MEISSNER) liegt in der Submukosa. Er wird in einen äußeren (muskularisnahen) und inneren (mukosanahen) Abschnitt unterteilt. Der **Plexus myentericus** (AUERBACH) breitet sich in der dünnen Bindegewebeschicht zwischen dem *Stratum circulare* und *longitudinale* der *Tunica muscularis* aus. Von diesem lässt sich oftmals noch ein weniger auffällig entwickelter tiefer Muskelplexus abtrennen, der zwischen zwei Blättern der Ringmuskelschicht gelegen ist. Vom Plexus submucosus strahlen Nervengeflechte in die Tunica mucosa aus (**Plexus mucosus**) und bilden dort einen **periglandulären Plexus** um die Krypten sowie einen **villösen Plexus,** der bis in die Zottenspitzen reicht. Der muköse Plexus enthält nur vereinzelte Nervenzellen.

Aufgrund ihrer Morphologie und des Gehalts an verschiedenen Neurotransmittern können mehr als zehn verschiedene intramurale Nervenzelltypen unterschieden werden. Einige der Neurone des Plexus myentericus besitzen das Stickoxid-produzierende Enzym NO-Synthase. **Stickoxid** wirkt relaxierend auf die glatte Muskulatur (Kap. 2.2.8).

Das enterische Nervensystem besitzt ein hohes Maß an Autonomie. Neben motorischen Nervenzellen, die die glatte Muskulatur innervieren, gibt es auch solche, die Eigen-

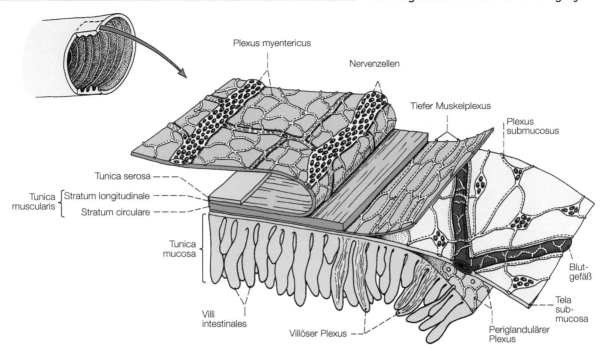

Abb. 7.1-6 Schematische Darstellung des intramuralen Nervensystems im Dünndarm von Säugetieren.

schaften von **Dehnungsrezeptoren** besitzen, und andere, die eine **chemorezeptive Funktion** erfüllen (Nervenfasern der Mukosa). Wird ein Stück des Rumpfdarmes chirurgisch entfernt, so können über diesem Stück immer noch spontan Kontraktionswellen ablaufen. Diese lassen sich auch durch lokale Reizung der Darmwand oder Darmschleimhaut auslösen. Neben diesem lokalen Koordinationssystem, das aus kurzen **Reflexbögen** innerhalb der Wandung des Rumpfdarms reguliert wird, gibt es auch mittlere und lange Reflexbögen, die zum einen die prävertebralen Ganglien einbeziehen und zum anderen das enterische Nervensystem mit dem Zentralnervensystem verbinden. Die nervöse Anbindung an das Zentralnervensystem erfolgt in erster Linie über den **Nervus vagus** (Parasympathikus) und die **Nn. splanchnici** (Sympathikus). Sie dient der Koordinierung der Motorik und der sekretorischen Aktivitäten über größere Distanzen (u.a. Koordinierung des Schluckvorganges mit der Peristaltik der Speiseröhre und der Sekretion des Magensaftes).

Interstitielle Zellen von Cajal (ICC)

In der **Tunica muscularis** und in der Außenzone der Tela submucosa kommt ein netzförmiger Verband von spindelförmigen bis sternförmig verzweigten Zellen vor, die sich durch Metallimprägnationstechniken darstellen lassen (entdeckt durch R. Y. CAJAL, 1852–1934). ICC besitzen als Kennmolekül den Tyrosinkinase-Membranrezeptor **c-Kit** (Ligand: Stammzell-Faktor) und können mit c-Kit-Antikörpern selektiv dargestellt werden (Abb. 7.1-7). ICC treten in engem Kontakt mit Varikositäten nichtmyelinisierter Axone des Plexus myentericus und mit glatten Muskelzellen. Zu Letzteren sind Nexuskontakte nachgewiesen. Isolierte ICC zeigen spontane rhythmische Depolarisationen ihres Membranpotenzials und ähneln damit den Schrittmacherzellen des Sinusknotens im Herzen. Sie besitzen

Enzyme des NO-Signalweges (Stickoxidsynthase, Guanylatcyclase, cGMP-abhängige Proteinkinase I) und haben Rezeptoren für Substanz P, Acetylcholin und andere Neurotransmitter. Es wird angenommen, dass ICC als **Schrittmacherzellen** die Aktivität der Muskularis steuern und NO-vermittelte inhibitorische Impulse des intramuralen Nervensystems an die Muskelzellen weiterleiten.

Lokales Fehlen von ICC wird mit abnormer Motilität und Stenosen (Verengungen) des Magen-Darm-Kanals in Zusammenhang gebracht, wie z.B. dem Morbus Hirschsprung (distale Kolonstenose) und dem Pylorospasmus.

Disseminierte endokrine Zellen (DEZ)

Eine wesentliche **Aufgabe** des Magen-Darm-Kanals und seiner Anhangsdrüsen Leber mit Gallenblase und Pankreas ist es, die Nahrungsgrundsubstanzen (Fett, Eiweiß und Kohlenhydrate) in resorbierbare Bestandteile zu zerteilen (verdauen) und sie dem Blut zuzuführen. Zur Erfüllung dieser Aufgaben werden die Bereitstellung der Verdauungssekrete sowie die Motilität des Magen-Darm-Kanals über verschiedene Mechanismen reguliert, die miteinander in Wechselwirkung stehen. Zu diesen **Mechanismen** gehören Einflüsse des extrinsischen Nervensystems (N. vagus: cholinerge Innervation, Nn. splanchnici: noradrenerge Innervation) und die Aktivität des intrinsischen, intramuralen Nervensystems (u. a. Plexus submucosus und myentericus). Eine wichtige Funktion haben außerdem die von disseminierten endokrinen Zellen (DEZ) erzeugten Hormone. Im Folgenden wird eine kurze Übersicht über die DEZ im Verdauungssystem gegeben (ausführliche Darstellung, s. Kap. 11.6 im Band 2).

Neben den kompakten endokrinen Organen und endokrinen Zellgruppen innerhalb von Organen mit weiteren Funktionen (z. B. Hypothalamus) gibt es im Epithel

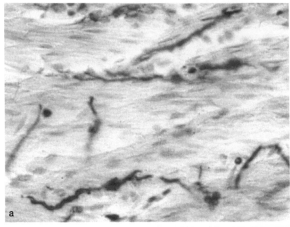

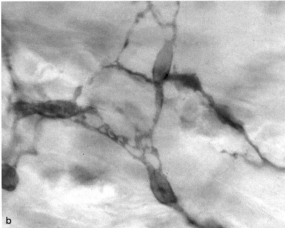

Abb. 7.1-7 Interstitielle Zellen von Cajal (ICC) im Stratum circulare der Tunica muscularis des menschlichen Kolons. Die ICC wurden immunhistochemisch (Immunperoxidase-Technik) mit einem c-Kit-Antikörper dargestellt (braune Färbung). Die Zellen bilden Netzwerke und spielen als Schrittmacherzellen der Muskularis eine wichtige Rolle. Vergr. (a) 500fach, (b) 1000fach.

verschiedener Organe des Atemsystems, Harn- und Genitalsystems sowie Verdauungssystems endokrine Einzelzellen. Besonders zahlreich und in ihrer Funktion relativ gut erforscht sind die DEZ im Magen-Darm-Kanal, wo sie mit dem endokrinen Anteil des Pankreas (Inselorgan) auch als **gastro-entero-pankreatisches (GEP) endokrines System** zusammengefasst werden. Zusammengenommen würden alle DEZ des Magen-Darm-Kanals etwa Tennisballgröße erreichen. Somit stellen sie als Gesamtheit das größte endokrine Organ des Körpers dar. Die **Funktion** des DEZ ist es, die Sekretion von Verdauungssäften aus Magen, Darm und Anhangsdrüsen zu steuern, die Durchblutung der Darmschleimhaut zu beeinflussen sowie die Motilität der Darmmuskulatur und damit die Verweildauer des Nahrungsbreis in den einzelnen Darmabschnitten zu regulieren. Charakterisiert sind die Zellen durch ihre Fähigkeit, **Hormone** zu synthetisieren und abzugeben und durch diese Hormone benachbarte Zellen zu beeinflussen (**parakrine** Wirkung), systemische Wirkung zu entfalten (**endokrine** Wirkung) und auf die endokrine Zelle selbst zu wirken (**autokrine** Wirkung). Die parakrine Wirkung kann darin bestehen, subepitheliale Nervenfasern zu stimulieren/inhibieren, die gastrointestinale Muskulatur direkt zu

inhibieren oder zu aktivieren (Magen-Darm-Passage, Beschleunigung oder Verlangsamung), den Tonus subepithelialer Gefäße (Durchblutung der Darmschleimhaut) zu verändern und Bindegewebezellen (z. B. Mastzellen) zu beeinflussen.

Die endokrinen Zellen sind zwischen die Epithelzellen eingelagert. Sie sind deutlich polar gegliedert, mit basal gelegenem Zellkern und Sekretgranula. Man unterscheidet Zellen vom **offenen Typ**, deren apikaler Zellpol das Lumen erreicht und einen Bürstensaum besitzt, von Zellen vom **geschlossenen Typ**, die keine Verbindung zum Lumen aufweisen (Abb. 7.1-8). Offene Zellen stellen möglicherweise Rezeptoren für luminale chemische Reize dar und können als **Geschmackszellen** die Zusammensetzung des Nahrungsbreis analysieren (experimentelles Beispiel: Anstieg der Fettkonzentration des Speisebreis im Darm führt zur Freisetzung des Peptidhormons Neurotensin aus den N-Zellen des Dünndarms. Neurotensin beeinflusst die glatte Darmmuskulatur zur Verlangsamung der Darmpassage). Adäquate Stimuli für die Freisetzung von Hormonen aus geschlossenen Zellen sind wahrscheinlich **physikalische Reize** wie Dehnung der Darmwand, interne Signale aus der systemischen Zirkulation (Glucose, Hormone) oder aus dem autonomen Nervensystem sowie elektrische und metabolische Koppelung mit benachbarten Zellen und parakrine Einflüsse von endokrinen Zellen aus der Nachbarschaft.

Zu den von DEZ synthetisierten **Hormonen** gehören biogene Monamine (Serotonin, Catecholamine, Histamin)

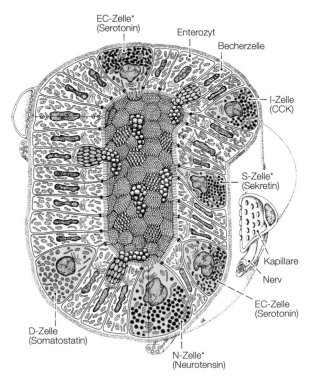

Abb. 7.1-8 Endokrine Zellen in einer Krypte des Dünndarms. Die offenen Zellen, die mit dem Lumen in Kontakt stehen, sind durch (*) markiert. Die Hormone der endokrinen Zellen stimulieren u. a. Nervenfasern des periglandulären Plexus (parakrine Wirkung) und gelangen durch Fenestrae der Blutgefäße in die Blutbahn (endokrine Wirkung).

sowie eine große Zahl von Peptidhormonen [die bekanntesten sind Gastrin, Cholecystokinin/Pankreozymin (CCK), Sekretin, Somatostatin]. Einige Zellen können biogene Amine und Peptide gleichzeitig synthetisieren. Wegen ihrer Fähigkeit, Vorläufer für biogene Amine aufzunehmen und verarbeiten zu können, werden die Zellen auch als **APUD**(engl.: *amine precursor uptake and decarboxylation*)-Zellen bezeichnet. Serotonin-bildende Zellen werden wegen ihrer Färbbarkeit mit Silbersalzen auch **enterochromaffine (EC) Zellen** genannt. Die anderen **enteroendokrinen Zellen** werden mit Großbuchstaben bezeichnet, die teilweise aus den Anfangsbuchstaben der von ihnen synthetisierten Hormone resultieren (S für Sekretin-, G für Gastrin-Zellen), oder einfach ältere Konventionen sind (z. B. D für Somatostatin-Zellen, I für CCK-Zellen). Morphologisch unterscheiden sich die verschiedenen Typen von Zellen durch ihre Färbeeigenschaften sowie ihre Ultrastruktur, z. B. unterschiedlich große Sekretgranula.

Insgesamt lassen sich bisher 16 morphologisch verschiedene endokrine Zelltypen im Epithel des Magen-Darm-Kanals unterscheiden. Für viele ist noch nicht bekannt, welches Hormon sie synthetisieren.

Was die **Funktionen** der meisten **Hormone** betrifft, bestehen noch viele Unklarheiten. Für **Serotonin** nimmt man an, dass es die Muskulatur des Magen-Darm-Kanals beeinflusst (Beschleunigung der Magen-Darm-Passage) sowie Resorptions- und Sekretionsprozesse des Epithels steuert. Spezifischere Funktionen sind für die Peptide **Somatostatin** (inhibiert andere endokrine Zellen), **Gastrin** (stimuliert Salzsäuresekretion im Magen), **CCK** und **Sekretin** (stimulieren Sekretion des Pankreas) bekannt. Das zuletzt endeckte Hormon, **Guanylin**, wird u. a. in enterochromaffinen Zellen (Serotonin-Zellen) gebildet, aber auch in anderen Epithelzellen des Verdauungssystems. Als eine der Funktionen dieses Peptids (15 bzw. 94 Aminosäuren lang)

wurde gezeigt, dass es exokrin an das Darmlumen abgegeben wird, an die externe Domäne der membranständigen Guanylatzyklase C des Bürstensaums der Darmepithelzellen bindet und dadurch die intrazelluläre Bildung von cGMP stimuliert. cGMP steigert u. a. die luminale Sekretion von Chloridionen und dadurch die Flüssigkeitsabgabe in das Darmlumen. Klinisch wichtige exogene Liganden der Guanylatzyklase C sind die hitzestabilen Toxine von Echerichia coli und Yersinia enterocolitica, die schwere, teils tödliche Durchfälle erzeugen.

Tumoren der DEZ

Tumoren der DEZ werden als **Karzinoide** bezeichnet. Es sind langsam wachsende maligne Tumoren, die wahrscheinlich von ubiquitär vorhandenen Stammzellen aller endokrinen Zellen ausgehen (definitionsgemäß ausgenommen: endokrine Tumoren des Pankreas wie z. B. Insulinom, Glukagonom). Sie machen etwa 1–2% aller gastrointestinalen Tumoren aus. **Gemeinsames Merkmal** dieser Tumoren ist die Produktion verschiedenster Hormone, auch solcher, die physiologischerweise im Magen-Darm-Kanal nicht vorkommen. Häufigste Lokalisation ist die Appendix. Die meisten Karzinoide erzeugen Serotonin, oft zusätzlich Peptidhormone wie z. B. Somatostatin, ACTH. Symptome treten meist bei der Lebermetastasierung auf, weil die Hormone, insbesondere Peptide, dann nicht mehr in das Portalvenenblut gelangen und durch die Leber abgebaut werden können. Dabei richtet sich die **Symptomatik** nach dem sezernierten Hormon, u. a. Magen- und Dünndarmgeschwüre bei Gastrin-produzierenden Tumoren (ZOLLINGER-ELLINSON-Syndrom), Durchfälle und anfallsweise Gesichts- und Oberkörperrötung (Flush) bei Serotonin-erzeugenden Tumoren.

Literatur

Siehe Anhang Nr. 27, 54, 159, 160, 182, 203, 280, 311, 349, 404.

D. Drenckhahn

7.2 Mundhöhle

┌─ Übersicht, Gliederung ─────────────

Die Mundhöhle, **Cavitas oris** (Abb. 7.2-1), ist ein von Schleimhaut ausgekleideter Raum, in den die Ausführungsgänge der großen Speicheldrüsen münden. Sie beherbergt den Kauapparat, und hier erfolgen die mechanische Zerkleinerung der Nahrung sowie die gleichzeitige Durchmischung und Befeuchtung mit dem enzymhaltigen Speichel. Innerhalb der Mundhöhle werden drei Abschnitte unterschieden: der Vorhof, *Vestibulum oris*, die Mundhöhle im engeren Sinne, *Cavitas oris propria*, und ein Übergangsbereich, die Schlundenge, *Isthmus faucium*, der in den Schlundkopf oder Rachenraum, *Pharynx*, überleitet.

Die zwischen den Lippen gelegene Mundspalte, **Rima oris,** führt in den Vorhof der Mundhöhle, **Vestibulum oris.** Es handelt sich um einen spaltförmigen Raum, der bei geschlossenem Mund auf der einen Seite von den Lippen und Wangen und auf der anderen von den Zähnen und den mit Schleimhaut überzogenen Alveolarfortsätzen begrenzt wird. In den Vorhof münden zahlreiche kleine Lippen- und Wangendrüsen sowie der Ausführungsgang, **Ductus parotideus,** der Ohrspeicheldrüse, *Glandula parotidea,* jeder Seite. Die beiden anderen großen **Speicheldrüsen** (Gl. submandibularis, Gl. sublingualis) münden in die Cavitas oris propria.

Die Schleimhaut des Vestibulums ist über den Alveolarfortsätzen der Kiefer fest mit dem Knochen verbunden und bildet dort das **Zahnfleisch,** *Gingiva.* In dem Gewölbe, **Fornix,** genannten Umschlagbereich zur Wange ist die Schleimhaut verschieblich. Sie wird oben und unten von einem sagittal eingestellten Lippenbändchen, *Frenulum labii superioris et inferioris,* durchzogen. Bei maximaler Öffnung des Mundes ist auch die *Raphe pterygomandibularis* zu tasten, die zwischen die sich nach dorsal erstreckende Pharynxmuskulatur und den nach ventral ziehenden M. buccinator eingeschaltet ist.

Die eigentliche Mundhöhle, **Cavitas oris propria,** ist bei geschlossenem Mund ebenfalls ein spaltförmiger Raum. Sie wird nach vorn und seitlich von den Zähnen begrenzt. Ihr Dach wird vom harten und weichen **Gaumen,** *Palatum durum et molle,* gebildet. Dem Gaumen gegenüber liegt die **Zunge,** *Lingua,* ein kompliziert gestalteter, nach vorne freier Muskelwulst, der beweglich ist und bei der Formung der Bissen eine wichtige Rolle spielt. Am Boden der Mundhöhle liegt die **Regio sublingualis** mit der gleichnamigen Drüse, mit Blutgefäßen und mit sensiblen und motorischen Nerven für die Zunge (A. lingualis, N. lingualis, N. hypoglossus). Nach hinten geht die Mundhöhle in der durch die Schlundbögen gebildeten Enge des **Isthmus faucium** in den *Pharynx* über. Zwischen dem vorderen und dem hinteren Schlundbogen, *Arcus palatoglossus* und *palatopharyngeus,* liegt beiderseits die Tonsillarbucht, *Fossa tonsillaris,* mit der **Gaumenmandel,** *Tonsilla palatina.*

7.2.1 Gaumen

Die knöcherne Grundlage des **harten Gaumens,** *Palatum durum,* wird von drei Knochen gebildet: vorne von den Gaumenfortsätzen der Maxilla, *Processus palatini maxillae,* zwischen die sich als Träger der Schneidezähne der Zwischenkieferknochen, *Os incisivum,* einschiebt, und hinten von den horizontalen Platten des Gaumenbeins, *Lamina horizontalis ossis palatini* (vgl. Kap. 5.7.6). Das Knochendach der Mundhöhle ist von einer derben, fest verwachsenen Schleimhaut bedeckt, in deren Relief quer stehende Falten, *Rugae palatinae,* ausgebildet sind.

Rachenwärts setzt sich die Schleimhaut des harten Gaumens in die des **weichen Gaumens,** *Palatum molle,* mit dem Gaumensegel, *Velum palatinum,* und dem Zäpfchen, **Uvula,** fort. Die Schleimhaut enthält hier, ebenso wie in dem hinteren Abschnitt des harten Gaumens, eine massive, nahezu geschlossene Lage von mukösen Gaumendrüsen, **Glandulae palatinae.**

Die Grundlage des weichen Gaumens wird von einer Aponeurose gebildet, in die die **Gaumenmuskeln** einstrahlen (Abb. 7.2-2). Der Spanner des Gaumensegels, **M. tensor**

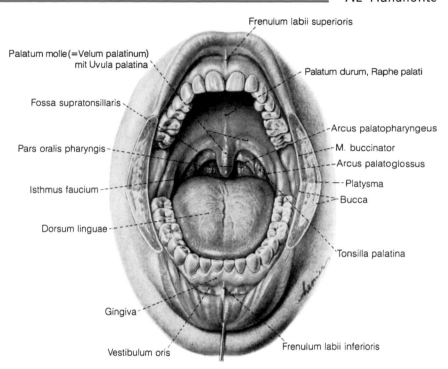

Abb. 7.2-1 Einblick in die Mundhöhle nach Einschnitt der Wangen vom Mundwinkel aus. Auf der Schnittfläche sind die A. et V. labialis superior getroffen.

Frenulum labii superioris
Palatum molle(=Velum palatinum) mit Uvula palatina
Palatum durum, Raphe palati
Fossa supratonsillaris
Arcus palatopharyngeus
Pars oralis pharyngis
M. buccinator
Arcus palatoglossus
Isthmus faucium
Platysma
Bucca
Dorsum linguae
Tonsilla palatina
Gingiva
Vestibulum oris
Frenulum labii inferioris

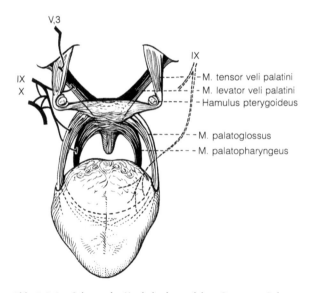

Abb. 7.2-2 Schema der Muskeln des weichen Gaumens, Palatum molle. Links ist die Innervation der Gaumenmuskeln durch die Gehirnnerven V, IX und X angezeigt, rechts die sensorische Innervation des Zungengrundes durch den IX. Gehirnnerv.

V,3
IX
IX
X
M. tensor veli palatini
M. levator veli palatini
Hamulus pterygoideus
M. palatoglossus
M. palatopharyngeus

veli palatini, der gleichzeitig das Lumen der Tuba auditiva für die Durchlüftung des Mittelohres beim Schlucken und Gähnen öffnet, entspringt von der *Fossa scaphoidea* des Keilbeins und der Tubenwand; seine Sehne biegt um den Hamulus pterygoideus herum und strahlt medialwärts in die Aponeurose ein. Der Gaumenheber, **M. levator veli palatini**, der hauptsächlich von der Unterseite des Felsenbeins entspringt, führt das Gaumensegel nach oben an die Pharynxwand heran. Diese beiden Muskeln bilden gleichzeitig die seitliche Wand des Nasopharynx, wobei sie den oberen Schlundschnürer ergänzen. Von unten und lateral her strahlen die Muskeln des vorderen und hinteren Gau-

menbogens, der **M. palatoglossus** und der **M. palatopharyngeus**, in den weichen Gaumen ein. In der Längsrichtung verläuft der *M. uvulae* bis zur Spitze des Zäpfchens.

Die Muskeln des weichen Gaumens sind entwicklungsgeschichtlich von unterschiedlicher Herkunft und werden von verschiedenen Hirnnerven (IX und X) sowie von einem kleinen Ästchen aus V (für den M. tensor veli palatini) innerviert (Abb. 7.2-2).

Lähmungen des N. vagus (X) und glossopharyngeus (IX) können die Beweglichkeit des Gaumensegels einschränken und Schluckbeschwerden hervorrufen. Bei einseitiger Lähmung wird die Uvula zur gesunden Seite gezogen.

Die **Blutversorgung** des Gaumens und die sensible **Innervation** der Schleimhaut erfolgen durch die **Vasa palatina** aus der A. maxillaris und die **Nn. palatini** aus dem N. maxillaris (V_2). Diese Leitungsbahnen erreichen den Gaumen durch den Canalis palatinus und die Foramina palatina des harten Gaumens. Die **parasympathische Innervation** der kleinen Gaumendrüsen erfolgt über Nervenfasern aus dem N. intermedius. Die präganglionären Fasern ziehen im N. petrosus major zum *Ganglion pterygopalatinum* und werden dort auf postganglionäre Fasern umgeschaltet, die in den Nn. palatini zum Gaumen ziehen. Die **sympathischen Fasern** treten mit dem Plexus caroticus in den Schädel ein und erreichen die Nn. palatini auf dem Wege über den *N. petrosus profundus* und das Ganglion pterygopalatinum.

7.2.2 Lippen und Wangen

Die Grundlage der Lippen, *Labia,* und der Wangen, *Buccae,* ist eine von mimischer Muskulatur (vgl. Kap. 8.4.6) gebildete Muskelplatte, die innen von Schleimhaut mit Drüsen und außen von Haut mit Haaren, Talg- und Schweißdrüsen bedeckt ist.

Bei den **Lippen** (Abb. 7.2-3) wird diese Muskelplatte vom **M. orbicularis oris** gebildet, der unter dem Lippenrot hakenförmig nach außen gekrempelt ist; daher sind die Lippen im Bereich des Lippenrotes etwas aufgewulstet, und zwar an der Unterlippe mehr als oben. Das **Lippenrot** ist ein Übergangsbereich zwischen Oberhaut und Mundschleimhaut. Während die Hornschicht verschwindet, werden die Papillen höher, sodass die Kapillaren durch das dünne Epithel hindurchscheinen und die rötliche Farbe der Lippen bedingen.

Bei Blutarmut ist das Lippenrot blass; „blaue" Lippen beobachtet man bei Krankheiten, die zu einer verminderten Sauerstoffsättigung des Blutes (Hämoglobin) führen (u.a. Herzfehler, Lungenerkrankungen), oder bei Unterkühlung mit Weitstellung des venösen Schenkels des Kapillarbettes und Verlangsamung des Blutflusses.

Haare und Schweißdrüsen sind im Bereich des Lippenrots nicht vorhanden. – Die **Schleimhautseite** der Lippen trägt ein dickes, unverhorntes Epithel mit hohen Papillen und ist von einer mehr oder weniger geschlossenen Schicht kleiner seromuköser Speicheldrüsen, **Glandulae labiales**, unterlagert, die ihr Sekret in das Vestibulum abgeben. Als **Philtrum** bezeichnet man eine mediane Furche auf der Oberlippe, die am Lippenrot mit einem Tuberkulum vorspringt und jederseits von einer Hautfalte begrenzt wird. Dadurch ist die Kontur des „Amorbogens" bedingt (die Griechen bezeichneten als Philtron ein Mittel, das Liebe erweckt, einen Liebesreiz). Das Philtrum ist Abkömmling des mittleren Nasenfortsatzes (Kap. 5.7.21).

Die **Blutversorgung** der Lippen erfolgt aus der A. facialis, die einen **arteriellen Ring** um die Mundspalte speist. Das venöse Blut wird zur V. facialis abgeleitet. Das der Ober-

lippe kann über die V. angularis, einen Ast der V. facialis, auch mit den Orbitalvenen kommunizieren.

Da diese zum Plexus cavernosus im Inneren der Schädelhöhle abfließen, können Oberlippenfurunkel durch Verschleppung der Keime ins Schädelinnere zu gefährlichen Komplikationen führen.

Der **Lymphabfluss** der Unterlippe führt zu den submandibularen Lymphknoten, aus dem Mittelteil der Lippe zum submentalen Lymphknoten (erste Metastasen des Lippenkrebses). Von der Oberlippe fließt die Lymphe teilweise ebenfalls zu den submandibularen Knoten, aber auch zu den oberen Halslymphknoten ab (Kap. 10.9).

Die **sensible Innervation** der Oberlippe erfolgt durch den N. infraorbitalis aus dem N. maxillaris, die der Unterlippe durch den N. mentalis aus dem N. alveolaris inferior des N. mandibularis. Auch die Schleimhaut der Wangen wird durch einen Ast des N. mandibularis, den N. buccalis, sensibel innerviert. Der N. buccalis entspringt in der Tiefe der Fossa temporalis. Er durchbricht den M. buccinator von lateral her und verzweigt sich dann.

Die muskulöse Grundlage der **Wange** wird durch den *M. buccinator* (Hornbläsermuskel) gebildet, der ebenso wie der M. orbicularis oris in der Lippe zur mimischen Muskulatur gehört und dementsprechend motorisch durch Äste aus dem N. facialis innerviert wird. Der **M. buccinator** sorgt für den Kontakt der Wangen mit den Zahnreihen und den Alveolarfortsätzen. Bei Lähmung des Muskels kann die Schleimhaut zwischen die Zahnreihen geraten und beim Kauen verletzt werden. Außen liegt dem Wangenmuskel der verschiebliche **Wangenfettpfropf**, *Corpus adiposum buccae* (BICHATscher Fettpfropf), auf, der die Stufe am Vorderrand des M. masseter ausgleicht. Bei mageren (ausgezehrten) Menschen ist an dieser Stelle eine Grube (Hohlwangigkeit). Der M. buccinator wird vom **Ductus parotideus** durchbohrt (vgl. Abb. 7.2-8).

7.2.3 Mundschleimhaut und Speicheldrüsen

Die Schleimhaut der Wangen, der Lippen, des Gaumens und des Schlundes wird von einem **mehrschichtigen Plattenepithel** bedeckt: Im Bereich des harten Gaumens ist das Epithel mehrschichtig **verhornt** (orthokeratinisiert), über der *Gingiva* ortho- bis parakeratinisiert (vgl. Kap. 3.1.1). Die *Papillae filiformes* der Zunge sind ebenfalls mit verhorntem Plattenepithel bedeckt, das übrige Epithel ist **unverhornt**. In die Mundhöhle münden fast überall Ausführungsgänge zahlreicher **kleiner Speicheldrüsen** (*Gll. salivariae minores*). Diese sind überwiegend in der Submukosa der Wandung der Mundhöhle und in der Zunge gelegen:

– **Gll. labiales** (Lippendrüsen)
– **Gll. buccales** und **molares** (Wangendrüsen)
– **Gll. palatinae** (Gaumendrüsen)
– **Gll. linguales** (Zungendrüsen)

Das Sekret der kleinen Speicheldrüsen ist überwiegend mukös und dient dazu, die Wandungen der Mundhöhle schlüpfrig zu halten und die Reibung durch die herabgleitenden Bissen zu vermindern.

Die **großen Speicheldrüsen** (*Gll. salivariae majores*) werden unterteilt in

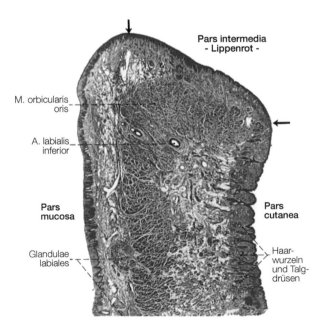

Abb. 7.2-3 Sagittalschnitt durch die menschliche Unterlippe.
Die Pfeile bezeichnen die Grenzen des Lippenrots. Azan; Übersichtsvergr. ca. 4fach.

Pars intermedia
- Lippenrot -

M. orbicularis oris

A. labialis inferior

Pars mucosa

Pars cutanea

Glandulae labiales

Haarwurzeln und Talgdrüsen

- Gl. parotidea (Parotis)
- Gl. submandibularis
- Gl. sublingualis

Diese Drüsen produzieren große Mengen von dünnflüssigem Speichel (Gl. parotidea, Gl. submandibularis) und mukösem Gleitspeichel (Gl. sublingualis). Der Speichel dient dazu, die Bissen mit Flüssigkeit zu durchtränken und einzuspeicheln, damit sie eine zum Schlucken geeignete Konsistenz erhalten. Außerdem enthält das Sekret bereits Verdauungsenzyme, mit denen die Verdauung (besonders von Kohlenhydraten) eingeleitet wird.

Allgemeiner Bau der Speicheldrüsen

Die Speicheldrüsen sind exokrine Drüsen mit überwiegend **azinösen Endstücken** *(Parotis)* oder **tubulo-azinösen Endstücken** *(Glandula submandibularis, Glandula sublingualis)*. Das Drüsenparenchym wird durch Bindegewebesepten in **Läppchen** zergliedert. Ebenfalls kommen Fettzellen sowohl im Bindegewebe als auch im Drüsenparenchym vor. Die Lumina der Endstücke weisen ein sternförmiges Querschnittsbild auf mit tiefen Einziehungen zwischen den Azinuszellen (als Sekretkapillaren bezeichnet) (Abb. 7.2-4).

Das **primäre Drüsensekret** ist isoosmotisch, weil Wasser durch die relativ durchlässigen, aus wenigen Leisten bestehenden Zonulae occludentes der Drüsenepithelzellen in das Lumen einströmen kann. Die treibenden Kräfte für den Wassereinstrom sind der kolloidosmotische Druck des Sekrets und eine Sekretion von Cl⁻-Ionen in das Drüsenlumen. Na⁺ und H_2O folgen dem Chlorid passiv über den parazellulären Weg. Dadurch wird ein wässriges primäres Drüsensekret geschaffen (Abb. 7.2-5).

Das Sekret wird anschließend in **Schaltstücke** abgegeben, die bis mehrere 100 µm lang sein können und von einem abgeplatteten bis isoprismatischen, mäßig basophilen Epithel gebildet werden. In mukösen Drüsen sind die Schaltstücke wie auch die Streifenstücke (s. unten) kurz und können lokal auch fehlen. Anstelle dessen dehnt sich das muköse Drüsenparenchym in den Bereich aus, der in den

serösen Drüsen durch die Schaltstücke gebildet wird. Dadurch entstehen **tubuläre muköse Drüsenschläuche.** Kappenartige Gruppen von serösen Drüsenzellen in sonst mukösen Drüsenschläuchen werden als VON EBNERSCHE **Halbmonde** bezeichnet. An das Schaltstück schließt das ebenfalls bis mehrere 100 µm lange **Streifenstück** an, das von einem säulenförmigen eosinophilen Epithel gebildet wird (s. Abb. 7.2-4, 6 u. 7). Die Epithelzellen des Streifenstücks sind durch breite (undurchlässige) *Zonulae occludentes* verbunden und weisen basal tiefe Einfaltungen der Plasmamembran auf mit dazwischengelegenen Mitochondrien (**basale Streifung).**

Die so vergrößerte Plasmamembran schafft Platz für eine große Zahl von Transportproteinen, insbesondere für die Natriumpumpe (Na⁺-K⁺-ATPase). Die Na⁺-K⁺-ATPase ist der treibende Motor für die Resorption von Natrium- und (isoelektrisch) Chloridionen durch entsprechende Kanäle, die an der apikalen und basolateralen Plasmamembran gelegen sind (Abb. 7.2-6). In den Streifenstücken wird der Salzgehalt des Drüsensekrets erheblich reduziert, sodass am Ende ein **hypoosmotischer, sekundärer Speichel** steht. Bei starkem Speichelfluss steigt der Salzgehalt an, wahrscheinlich weil die Verweildauer im Streifenstück zu kurz ist.

Das Drüsensekret wird über intra- und interlobuläre **Ausführungsgänge,** deren Epithel einschichtig bis mehrreihig ist, in den **Hauptausführungsgang** befördert. Dieser besitzt ein zweischichtiges kubisches bis hochprismatisches Epithel mit verstreuten Bürstenzellen (vgl. Kap. 7.6). Die Endstücke und Schaltstücke der Speicheldrüsen sind wie alle vom Ektoderm abstammenden exokrinen Drüsen von **Myoepithelzellen** eingefasst. Diese sind sternförmig verzweigte Zellen, welche zwischen Epithel und Basallamina gelegen sind. Das ultrastrukturelle Bild entspricht dem der glatten Muskelzellen. Wie diese besitzen sie auch alle wichtigen glattmuskulären Proteine (Abb. 7.2-7). Auf die epitheliale Herkunft weisen Intermediärfilamente vom Keratintyp und Desmosomen (Maculae adherentes), die zwischen Myoepithel und Drüsen-/Gangepithel ausgebildet sind, hin.

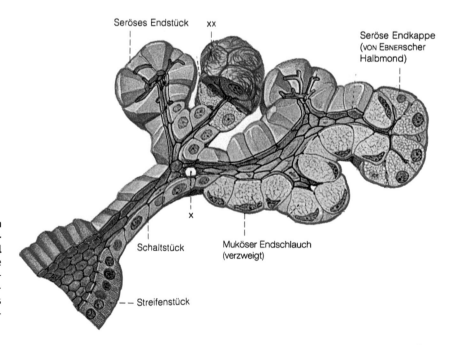

Seröses Endstück   xx

Seröse Endkappe
(VON EBNERSCHER
Halbmond)

x

Schaltstück   Muköser Endschlauch
(verzweigt)

Streifenstück

Abb. 7.2-4 **Schema einer seromukösen Drüse am Beispiel der Glandula submandibularis nach einem plastischen Modell von A. VIERLING.** Muköse Zellen blau, seröse Zellen rosa, Schaltstückzellen violett, Streifenstückzellen rot. Bei x ist das Lumen eines von hinten einmündenden Schaltstücks (abgeschnitten) zu sehen. xx, Myoepithelzellfortsätze.

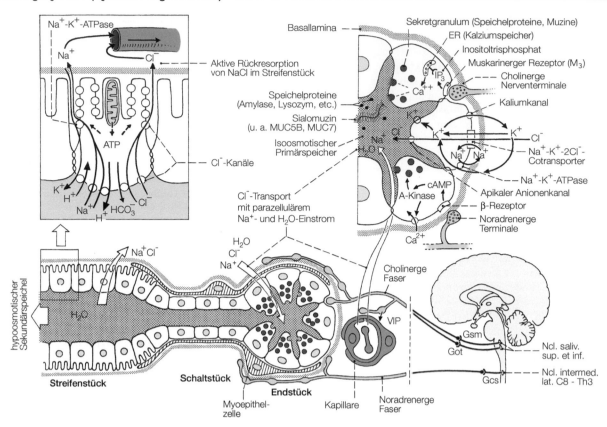

Abb. 7.2-5 Zelluläre und molekulare Vorgänge bei der Speichelsekretion. Die sekretionsstimulierende Wirkung der parasympathischen Fasern beruht auf Abgabe des Neurotransmitters Acetylcholin, der an muskarinerge Rezeptoren (M_3) der Azinuszellen bindet und zu einem durch IP_3-vermittelten intrazellulären Ca^{2+}-Anstieg führt. Dieser löst die Exozytose der Sekretgranula aus. Gleichzeitig wird vasoaktives intestinales Polypeptid (VIP) freigesetzt, das Blutgefäße erweitert und deren Permeabilität steigert. VIP bindet außerdem an VIP-Rezeptoren der Azinuszellen (intrazelluläre cAMP-Erhöhung). Die noradrenergen Fasern des Sympathikus stimulieren hauptsächlich β-Rezeptoren der Azinuszellen mit intrazellulärem Anstieg von cAMP und Ca^{2+}. Der Sekretfluss wird durch Wassereinstrom angetrieben, der isoosmotisch über die ziemlich undichten Zonulae occludentes der Endstücke erfolgt. Cl^- (und quantitativ geringer HCO_3^- und K^+) wird von den Azinuszellen sekundär aktiv ins Lumen sezerniert (Beteiligung von CFTR, s. Kap. 7.10.5), Na^+ folgt durch Na^+-permeable Zonula occludentes (Näheres s. Kap. 3.2, Abb. 3.2-8). Im Streifenstück wird NaCl wieder resorbiert, nicht jedoch H_2O (dichte Zonulae occludentes), sodass ein hypoosmotischer sekundärer Speichel entsteht. Acetylcholin (und auch Noradrenalin) stimulieren die Kontraktion der Myoepithelzellen und fördern so die Austreibung des Speichels. Abkürzungen: Got = Ganglion oticum, Gsm = Ganglion submandibulare, Gcs = Ganglion cervicale superius.

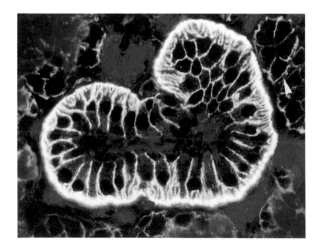

Abb. 7.2-6 Immunhistochemische Darstellung der Na$^+$-K$^+$-ATPase (Natriumpumpe) in einem Streifenstück der Glandula parotidea. Die Pumpe ist auf die basolaterale Membranoberfläche mit ihren Einfaltungen beschränkt (basale Streifung). In den Drüsenzellen ist die Pumpe ebenfalls basolateral lokalisiert (Pfeil). Vergr. 700fach.

Kleine Speicheldrüsen

Die zahlreichen kleinen Drüsen *(Glandulae salivariae minores)* in Lippe, Wange, Gaumen und Schlund bestehen aus Paketen mit vorwiegend mukösen Endstücken. Dagegen befinden sich in der Zunge auch seröse Drüsen, die im Bereich der Geschmacksknospen münden. Diese Drüsen werden als VON EBNERsche Spüldrüsen bezeichnet.

Neben verschiedenen Enzymen (Amylase, saure Phosphatase, eine Lipase. Letztere soll an der Milchfettverdauung bei Säuglingen beteiligt sein) sezernieren diese Drüsen ein Protein (VON-EBNERS-Gland-Protein, VEG-Protein) der Lipokalinfamilie, das wie das Geruchsstoff(Odorant)-bindende Protein der Nasendrüsen (OBP) hydrophobe Geschmacksstoffe und Geruchsmoleküle transportieren kann. Die übrigen Drüsen der Zunge, wie die *Glandula lingualis anterior* (NUHN), sind rein mukös. Letztere sezerniert eine **Lipase**, die u. a. die Milchfettverdauung (Säuglinge!) einleitet.

Ohrspeicheldrüse

Die Ohrspeicheldrüse, **Glandula parotidea (Parotis),** ist die größte Speicheldrüse im Kopfbereich. Der von einer Faszie, *Fascia parotidea,* umhüllte Drüsenkörper liegt zum Teil

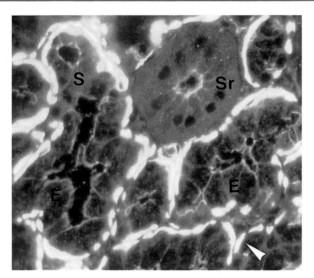

Abb. 7.2-7 Lokalisierung des kontraktilen Proteins Myosin in der Submandibularisdrüse des Menschen. Der Gewebeschnitt wurde mit einem Antikörper gegen Myosin inkubiert, an den der Fluoreszenzfarbstoff Fluoreszin gekoppelt wurde. Die Myoepithelzellen sind intensiv gelb-grün angefärbt (Pfeil). Außerdem ist auch das subplasmalemmale Myosinsystem entlang der Lumina der Drüsenendstücke (E), der Schaltstücke (S) und der Streifenstücke (Sr) markiert. Die sternförmige Verzweigung der Drüsenlumina wird dadurch besonders gut sichtbar. Vergr. 800fach.

auf dem M. masseter vor dem Ohr, zum Teil aber reicht er in die Tiefe der Fossa retromandibularis bis in den Parapharyngealraum hinein und bedeckt so den Processus styloideus mit den von dort entspringenden Muskeln (Abb. 7.2-8). Die **Fossa retromandibularis** ist die tiefe Grube zwischen dem Hinterrand des Ramus mandibulae einerseits und dem M. sternocleidomastoideus und dem äußeren Gehörgang andererseits. Hier sind die V. retromandibularis, die A. carotis externa und der N. facialis mit dem **Plexus intraparotideus** in die Substanz der Drüse eingebettet. Oben reicht die Parotis bis zum Jochbogen, nach unten bis zum Angulus mandibulae. Sie ist aus zahlreichen Läppchen mit einem Durchmesser von 1–3 mm zusammengesetzt. Diese **Drüsenläppchen** ermöglichen durch ihre Verschieblichkeit im Bereich der bindegewebigen Interlobularsepten die plastische Verformbarkeit der ganzen Drüse beim Kauakt. Dies erlaubt die Anpassung der Gestalt des Drüsenkörpers an die Raumverhältnisse in der Fossa retromandibularis, die sich beim Kauakt verändern. Die mit dem Kauakt verbundene Verformung der Drüse dient außerdem dem Transport des Sekrets.

Nahe dem oberen vorderen Rand der Parotis verlässt der **Ductus parotideus** (Steno) die Drüsensubstanz. Er ist 3–5 cm lang und zieht etwa 1 cm unter dem Jochbogen parallel zu diesem nach vorne über den M. masseter und den Wangenfettpfropf hinweg, durchbohrt den M. buccinator und mündet in der **Papilla parotidea** gegenüber dem zwei-

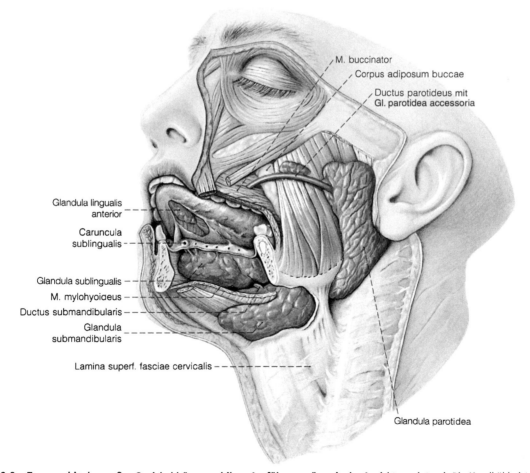

M. buccinator
Corpus adiposum buccae
Ductus parotideus mit Gl. parotidea accessoria

Glandula lingualis anterior
Caruncula sublingualis
Glandula sublingualis
M. mylohyoideus
Ductus submandibularis
Glandula submandibularis
Lamina superf. fasciae cervicalis
Glandula parotidea

Abb. 7.2-8 Topographie der großen Speicheldrüsen und ihrer Ausführungsgänge in der Ansicht von lateral. Die Mundhöhle ist durch Abtragen von Teilen der Mandibula, des M. buccinator und der Unterlippe eröffnet. Die oberflächlichen Faszien der großen Drüsen sind entfernt.

ten oberen Molaren in das Vestibulum oris (Abb. 7.2-8). Der Ductus parotideus wird von einzelnen Läppchen (*Gl. parotidea accessoria*) begleitet, ebenso von der A. und V. transversa faciei und einem starken Ast der Rr. zygomatici des N. facialis.

Der **Zahnarzt** verhindert den Speichelabfluss der Parotis durch Einlegen einer Zellstoffrolle in das obere Vestibulum. Die fächerförmig ausstrahlenden Äste des N. facialis treten am vorderen Rand der Drüse aus und ziehen radiär in die Gesichtsmuskulatur (**Pes anserinus n. facialis**). Einschnitte in die Gesichtshaut und in die Parotis werden daher nach Möglichkeit radiär zum Ohr und nicht quer zum Verlauf der Fazialisäste angelegt. Zur **Diagnostik** raumfordernder Prozesse (z.B. Tumoren) oder obstruierender Gebilde (z.B. Speichelsteine) kann das Ausführungsgangsystem der Glandula parotidea von der Papilla parotidea aus mit Kontrastmittel gefüllt und röntgenologisch dargestellt werden (**Sialographie**). In gleicher Weise kann auch das Ausführungsgangsystem der Glandula submandibularis (s. unten) sichtbar gemacht werden. Bei **Entzündung der Ohrspeicheldrüse** (u.a. bei **Mumps**, Parotitis epidemica) sind die Kaubewegungen schmerzhaft und eingeschränkt (s. oben).

Leitungsbahnen. In der Tiefe der Fossa retromandibularis liegt am Innenrand der Parotis das Endstück der A. carotis externa, die sich hier in die A. maxillaris und die A. temporalis superficialis aufteilt. Alle drei **Arterien** geben ebenso wie die A. transversa faciei Äste ab, die das Drüsenparenchym versorgen. Das venöse Blut fließt über die V. retromandibularis ab, die in das Drüsengewebe eingebettet ist.

Das zarte Bindegewebe in der Umgebung der Streifenstücke enthält initiale Lymphkapillaren, die im interlobären Bindegewebe in Kollektoren münden. Diese sind entlang der Ausführungsgänge angeordnet. In den großen Bindegewebesepten kommen ebenso wie in der Kapsel der Parotis auch Lymphknoten vor, die mit **Lymphgefäßen** aus dem Bereich des Ohres, der Lider, der Nasenwurzel und der Zunge in Verbindung stehen. Eine Schwellung dieser **Lymphknoten** kann mit einer Anschwellung des Drüsengewebes verwechselt werden. Der weitere Abfluss der Lymphe erfolgt in Richtung auf die oberflächlichen und tiefen Halslymphknoten (Innervation s. unten).

Das **mikroskopische Bild** der Parotis wird durch die Läppchengliederung und ein aus mehreren Abschnitten bestehendes Ausführungsgangsystem bestimmt. Innerhalb der Läppchen trifft man im histologischen Schnitt zwischen den kreuz und quer getroffenen Drüsenendstücken nicht selten einzelne oder in Gruppen liegende Fettzellen an (Abb. 7.2-9). Die **Azini** sind **rein serös** und bestehen aus hohen, pyramidenförmigen Zellen mit einem fein granulierten Zytoplasma.

Unterkieferdrüse

Die Unterkieferdrüse, **Glandula submandibularis,** ist eine gemischte, seromuköse Drüse. Sie füllt mit ihrem plattrunden Körper die dreieckige Nische zwischen dem Unterkiefer und den beiden Bäuchen des M. digastricus (Abb. 7.2-8). In diesem **Trigonum submandibulare** ist sie unter dem Diaphragma oris gelegen, etwas nach hinten verschoben, und wird durch das Lig. stylomandibulare von der Parotis getrennt. Außen ist sie vom oberflächlichen Blatt der Fascia cervicalis, von Platysma und von der Haut bedeckt. Die Faszie wird zu einer Drüsenkapsel ergänzt. Ein schlanker Fortsatz der Drüse kann sich um den hinteren

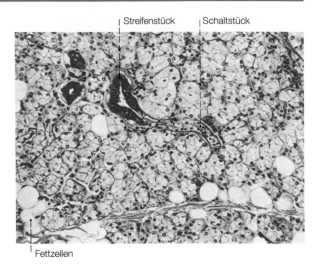

Streifenstück   Schaltstück

Fettzellen

Abb. 7.2-9 Histologie der Glandula parotidea des Menschen. Die Streifenstücke werden bei der Azan-Färbung besonders intensiv (azidophil) angefärbt. Azan; Vergr. 150fach.

Rand des Diaphragma oris (M. mylohyoideus) herumbiegen und die Unterzungendrüse erreichen. Den gleichen Weg nimmt der 5–6 cm lange Ausführungsgang, **Ductus submandibularis,** der, um den Zugang zur Mundhöhle zu gewinnen, das Diaphragma oris von hinten her umgehen muss. Er gelangt über den M. hyoglossus hinweg an die mediale Seite der Unterzungendrüse, wo er lateral vom Zungenbändchen auf einer weichen Warze, *Caruncula sublingualis,* mündet (Abb. 7.2-8).

Die **Blutzufuhr** erfolgt über die A. *facialis,* die sich mehr oder weniger tief in die hintere Fläche der Drüse einsenkt und am oberen Rand wieder erscheint. Die V. facialis zieht gewöhnlich über die Außenfläche der Drüse. Zwischen Drüse und Unterkieferrand liegen 2–3 Nodi lymphoidei submandibulares, deren Quellgebiet vor allem die Lippen, die Zähne, die äußere Nase und die Zunge sind.

Im **mikroskopischen Bild** handelt es sich um eine **gemischte Drüse.** Man erkennt neben rein serösen Anteilen muköse Schläuche mit serösen Kappen (Abb. 7.2-4). Rein muköse Endstücke gibt es nicht. Die rein serösen Teile haben Ähnlichkeit mit der Parotis, sie besitzen Schaltstücke und Streifenstücke. Bemerkenswert sind die sehr langen und **reich verzweigten Streifenstücke** (Abb. 7.2-10), die im Schnitt oftmals getroffen werden und für die Submandibularis recht charakteristisch sind.

Unterzungendrüse

Die Unterzungendrüse, **Glandula sublingualis,** ist *überwiegend mukös* und die kleinste der drei großen Speicheldrüsen. Sie besteht aus einem Komplex von bis zu 50 Einzeldrüsen, die eigene Ausführungsgänge besitzen (Abb. 7.2-8 u. 11b). Die meisten Ausführungsgänge münden einzeln auf der **Plica sublingualis** und heißen *Ductus sublinguales minores.* Weiter vorn liegt ein größeres Paket, *Glandula sublingualis major,* das mit einem eigenen Ausführungsgang, **Ductus sublingualis** *major,* auf der *Caruncula sublingualis* mündet. Die Gliederung der Drüsenmasse in einzelne Individuen hat den Vorzug, dass die kleinen Drüsenpakete sich durch die Zungenbewegung beim Kauen ohne Abfluss-

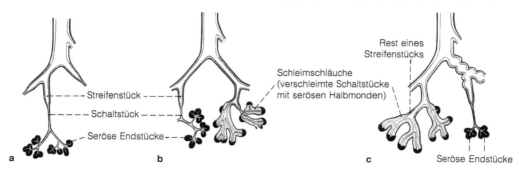

Abb. 7.2-10 **Schema zum Aufbau des Ausführungsgangsystems in den großen Speicheldrüsen des Menschen.** (a) Glandula parotis, (b) Glandula submandibularis und (c) Glandula sublingualis.

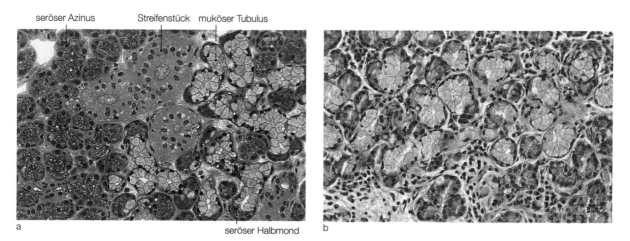

Abb. 7.2-11 **Gewebeschnitte durch die Gl. submandibularis (a) und Gl. sublingualis (b) des Menschen.** In der Gl. submandibularis sind muköse Tubuli mit serösen Halbmonden und reichlich eosinophilen serösen Endstücken zu sehen, außerdem Streifenstücke. In der Gl. sublingualis (b) überwiegen die mukösen Endstücke (Tubuli). Vergleiche mit Abb. 3.2-7. H. E., Vergr. 200fach.

behinderung leichter verformen lassen als ein einheitlicher Drüsenkörper mit nur einem Ausführungsgang. Ferner ist bei einer solchen Anordnung der Weg des Sekrets von der Produktionsstätte bis zur Mündung verkürzt.

Fasst man die zahlreichen Einzeldrüsen makroskopisch als einen einheitlichen Drüsenkörper auf, dann lässt sich Folgendes sagen: Die Glandula sublingualis liegt auf dem **M. mylohyoideus** und wölbt die Schleimhaut des Mundhöhlenbodens vor. Drüsenteile können gelegentlich durch Spalten zwischen den Muskelfaserbündeln des M. mylohyoideus in eine subkutane Lage gelangen, dort getastet und mit Tumoren oder verhärteten Lymphknoten verwechselt werden. Seitlich reicht die Drüse bis zur Mandibula, medial laufen der Ductus submandibularis und der N. lingualis vorbei, hinten kann die Glandula sublingualis die Submandibularis berühren. Vorne wird sie dagegen durch die Muskelplatte des Mylohyoideus von der Submandibularis getrennt (Abb. 7.2-8).

Die **Blutversorgung** erfolgt über die A. sublingualis aus der A. lingualis und über die gleichnamigen Venen. Die Innervation wird weiter unten beschrieben.

Histologisch ist die Glandula lingualis **überwiegend mukös.** Verstreute seröse Azini kommen vor, ebenfalls seröse Kappen in mukösen Drüsentubuli. Schaltstücke und Streifenstücke sind in den mukösen Drüsenabschnitten sehr kurz, lokal fehlend.

Speichel

Die täglich produzierte Speichelmenge beträgt 0,5–1,5 l. Der **Ruhespeichel** entspricht dem Speichel, der von nüchternen Personen morgens ohne Stimulierung gewonnen wird. **Stimulierter Speichel** lässt sich mechanisch (durch Kauen) oder über Geschmacksreize (Früchtebonbons, Zitronensäure) gewinnen. Mehr als die Hälfte des Ruhespeichels entstammt den Submandibularisdrüsen. Der nach maximaler Stimulation sezernierte Speichel stammt zu über 50 % aus der **Parotis.** Der Anteil des Sublingualspeichels und des Speichels der kleinen Speicheldrüse am Gesamtspeichel liegt bei etwa 10 %. Die durchschnittliche **Fließrate** des Speichels beträgt 1 ml/min und kann durch Stimulierung auf bis zu 10 ml/min gesteigert werden. Der Parotis- und der Submandibularisspeichel sind klar und ziemlich dünnflüssig, der Submandibularisspeichel ist schwach fadenziehend und schäumend. Der sublinguale Speichel ist zäh und fadenziehend.

Verminderter Speichelfluss (**Xerostomie**) ist häufig psychisch bedingt und kann auch als Nebenwirkung von Medikamenten auftreten (u. a. durch Hemmstoffe des Parasympathikus, wie der Blocker des Acetylcholinrezeptors, Atropin). Vermehrter Speichelfluss (**Sialorrhö**) wird bei Reizungen und Erkrankungen der Mundhöhle (u. a. Entzündungen, Zahndurchbruch bei Kindern) beobachtet.

Der Speichel ist **hypoosmotisch** (ca. $^1/_4$ bis $^1/_3$ der Osmolalität des Blutes), besteht zu über 99% aus Wasser und enthält nur etwa 0,7% Trockenmasse (überwiegend Proteine und Muzine).

Bei hohen Flussraten nehmen der Elektrolytgehalt und damit die Osmolalität zu, weil weniger Zeit zur Resorption von Elektrolyten im Gangsystem der Drüsen zur Verfügung steht.

Die **Proteine** setzen sich aus speichelspezifischen Enzymen und Sialomuzinen (MUC 5B u. 7), Plasmaproteinen sowie Proteinen von Leukozyten, Epithelzellen und Bakterien zusammen. Näheres über Muzine s. Kap. 3.2.5. Das stärkespaltende Enzym α-**Amylase** ist die wichtigste Proteinkomponente (30–40% des Parotisspeichels, 25% im Submandibularisspeichel). Weitere Enzyme sind das **Lysozym** (das Komponenten der Bakterienwand, Muraminsäure, spaltet und damit **antibakterielle Wirkung** besitzt), eine Ribonuklease, eine Desoxyribonuklease, eine Peroxidase und mehrere **Proteasen** mit unterschiedlichen Spezifitäten. Die Hauptproteinkomponenten des Parotisspeichels jedoch sind basische, prolinreiche Proteine (**PRP-Proteine**) mit noch nicht geklärter Funktion. Außerdem enthält der Speichel größere Mengen an **Immunglobulinen**, besonders Immunglobulin A, das überwiegend von den Epithelien der Gangsysteme durch Transzytose sezerniert wird. Ebenfalls von den Gangepithelien stammt die Peptidase **Kallikrein**, die für die Bildung gefäßerweiternder Kinine verantwortlich ist (u.a. Bradykinin). Bei vielen Tieren werden außerdem **Wachstumsfaktoren** wie der epidermale Wachstumsfaktor (EGF) und der Nervenwachstumsfaktor (NGF) von speziellen Abschnitten der Streifenstücke der Gl. submandibularis sezerniert. EGF ist ebenfalls im Speichel des Menschen nachgewiesen. Die Wachstumsfaktoren scheinen für die **wundheilende Wirkung** des Speichels (Wundlecken) von Bedeutung zu sein. Die Kohlenhydrate des Speichels (100–200 mg/l) sind überwiegend proteingebunden und entstammen hauptsächlich den Sialomuzinen (Kap. 3.2.5).

In der Mundhöhle gibt es eine reiche **Bakterienflora** mit zahlreichen Arten von **Saprophyten**. Man hat festgestellt, dass im normalen Speichel durchschnittlich 10–400 Mill. Keime/ml vorkommen. Darunter finden sich regelmäßig Diplokokken, Streptokokken, Spirochäten und Spaltpilze (z.B. Leptothrix). Neben harmlosen Keimen enthält die Mundflora auch pathogene Erreger, die jedoch nur dann gefährlich werden, wenn die Abwehrkräfte nachlassen. Beim gesunden Menschen sind die Abwehrbedingungen gerade in der Mundhöhle besonders günstig, weil die Schleimhaut gut durchblutet ist und jede kleine Wunde durch Speichel geschützt wird und sich rasch schließt. Durch die dauernde Bildung des lysozymhaltigen Speichels sowie durch das Kauen, Schlucken und die Kontrolltätigkeit der Zunge besteht eine **Selbstreinigung der Mundhöhle**.

Durch Kalkabscheidungen können sich in den großen Ausführungsgängen **Speichelsteine** bilden. Ferner ist der Zahnstein ein Sediment des Speichels. Es besteht aus Kalksalzen, Pilzen, Bakterien und Epithelien und setzt sich besonders stark an den Frontzähnen des Unterkiefers gegenüber der Mündung der Submandibular- und Sublingualdrüsen ab.

Innervation der Speicheldrüsen

Die Speicheldrüsen werden parasympathisch und sympathisch innerviert, außerdem sensorisch.

Die **parasympathischen** Fasern für die Innervation der **Glandula parotis** stammen aus dem *Ncl. salivatorius inferior* und gelangen über den N. tympanicus des *N. glossopharyngeus* zum *N. petrosus minor* und *Ganglion oticum*. Die postganglionären parasympathischen Fasern schließen sich dem *N. auriculotemporalis* des *N. mandibularis* an und gelangen über eine Anastomose mit dem *N. facialis* in die Drüse. **Die anderen Speicheldrüsen** werden vom *Ncl. salivatorius superior* innerviert, dessen Axone über den *N. intermedius (N. facialis)* zum *Ganglion pterygopalatinum* (via *N. petrosus major* und *N. canalis pterygoidei*) und zum *Ganglion submandibulare* (via *Chorda tympani* und *N. lingualis*) ziehen.

Vom *Ganglion pterygopalatinum* aus werden die Gaumen- und Oberlippendrüsen versorgt. Die postganglionären Fasern des *Ganglion submandibulare* versorgen die *Glandula submandibularis, Glandula sublingualis* sowie die Drüsen der Unterlippe und der vorderen zwei Drittel der Zunge. Die Drüsen des Zungengrundes und des Rachens erhalten ihre parasympathische Innervation über den *N. glossopharyngeus (Ncl. salivatorius inferior)* und *N. vagus (Ncl. dorsalis n. vagi)* (Näheres s. Bd. 2, Kap. 12.10).

Die **sympathischen** Nervenfasern stammen aus dem Halsteil des Grenzstranges (*Ganglion cervicale superius*) und gelangen hauptsächlich über die **periarteriellen Geflechte** der Blutgefäße in das Drüsengewebe.

Parasympathische Nervenendigungen gehen stellenweise **synapsenähnliche Kontakte** mit den Drüsenepithelzellen ein. Reizung des Parasympathikus oder Gabe von Parasympathomimetika (Arzneimittel mit Wirkung des Acetylcholins) stimulieren den Speichelfluss (dünnflüssiger, voluminöser Speichel) durch Aktivierung der Exozytose und Weitstellung der Blutgefäße. Die Wirkung auf die Blutgefäße erfolgt wohl überwiegend durch das vasointestinale Polypeptid (VIP), einen Cotransmitter der parasympathischen Nervenfasern. Reizung des **Sympathikus** (oder Verabreichung sympathomimetischer Arzneimittel) führt zur Sekretion eines volumenmäßig reduzierten, zähflüssigen Speichels (trockener, klebriger Mund bei Stress). Parasympathische und sympathische Nervenfasern gelangen in engen Kontakt zu den **Myoepithelzellen**, die sie zur Kontraktion stimulieren und dadurch das Auspressen der Endstücke und den initialen Speichelfluss fördern. Das Gefühl des Sichzusammenziehens der Speicheldrüsen bei Beißen in einen sauren Apfel oder eine Zitrone beruht wahrscheinlich auf Kontraktion der Myoepithelzellen.

7.2.4 Juxtaorales Organ

Das juxtaorale Organ findet sich unterhalb des Wangenfettpfropfes, wo es mit der als *Fascia buccotemporalis* bezeichneten derbelastischen Bindegewebeplatte zwischen M. buccinator und Innenfläche des M. temporalis fest verwoben ist. Es stellt einen etwa 1 cm langen, 0,5–2 mm dicken **weißlichen Strang** dar. Dieser enthält einen epithelialen Kern, der aus unterschiedlich differenzierten Epithelzellen besteht, die zu einem stark verzweigten Strangsystem zusammengefügt sind, in dem oft folikelähnliche Strukturen zu erkennen sind. Es bestehen enge Beziehungen zu sensorischen Nervenfasern. In dem das **epitheliale Parenchym** umgebenden zellreichen Bindegewebe befinden sich zahlreiche sensible Endkörperchen. Das Organ wird von einem oder zwei Ästen des N. buccalis innerviert, deren Bindegewebehüllen in die perineuriumartige Organkapsel übergehen. Die Funktion des juxtaoralen Organs ist noch nicht geklärt. Die enge Beziehung des Epithels zum Nervensystem und der hohe Gehalt an **sensiblen** Nervenendkörperchen spricht für eine rezeptorische Funktion.

In der embryologischen Literatur wurde dieser Strang nach seinem Erstbeschreiber „CHIEVITZsches Organ" genannt und fälschlicherweise als Rudiment gedeutet, das sich noch in der Fetalzeit wieder völlig zurückbilden solle.

Bei Biopsien im Mundbereich sind Fehldiagnosen des Organs als Tumor vorgekommen.

7.2.5 Zähne

┌─ Übersicht, Zahnformeln ─────────────────────

Das menschliche Gebiss ist das Resultat einer langen phylogenetischen Entwicklung, die im Rahmen dieses Lehrbuches nicht dargestellt werden kann. Sie führt dazu, dass beim Menschen die Zähne lückenlos aneinander gereiht sind und dass die Höcker der im Oberkiefer und Unterkiefer einander gegenüberstehenden Zähne in der Schlussbiss-Stellung, **Okklusion,** genau aufeinander abgestimmt sind. Das menschliche Gebiss ist somit lückenlos, ohne **Diastema.** Es besteht aus verschieden geformten Einzelzähnen, d. h., es ist heterodont, und hat nur einen einmaligen Zahnwechsel, d. h., es ist diphyodont. Zuerst erscheinen die Milchzähne, *Dentes decidui,* darauf die bleibenden Zähne, *Dentes permanentes.*

Im **permanenten Gebiss** (Abb. 7.2-12 u. 13) unterscheiden wir oben und unten in jeder Kieferhälfte zwei Schneidezähne, *Incisivi,* einen Eckzahn, *Caninus,* zwei *Premolares* und drei Mahlzähne, *Molares,* zusammen 32 Zähne. Die einzelnen Zahngruppen haben eine verschiedene funktionelle Bedeutung und sind nach einem bestimmten Plan zum Gebiss aufgereiht. Zur kurzen Verständigung wählt man die folgende Zahnformel, wobei die Oberkieferzähne über dem Strich, die Unterkieferzähne unter ihm erscheinen und die Mitte durch eine Senkrechte dargestellt wird (Tab. 7.2-1).

Im **Milchgebiss** fehlen die Molaren, dafür finden sich anstelle der Prämolaren zwei sog. Milchmolaren. Das Milchgebiss hat somit insgesamt 20 Zähne, die Zahnformel lautet:

$$\begin{array}{ccc|ccc} 2 & 1 & 2 & 2 & 1 & 2 \\ 2 & 1 & 2 & 2 & 1 & 2 \end{array}$$

Um eine **maschinenlesbare Bezeichnungsweise** zu haben, hat die Fédération Dentaire Internationale (FDI) ein Schema festgelegt (Tab. 7.2-2), bei dem jede Seite einer Kieferhälfte eine Kennziffer (1–4) erhält und jeder Zahn eine Ziffer (1–8) entsprechend seiner Stellung in distaler Richtung. Im Milchgebiss werden die vier Quadranten mit den Kennziffern (5–8) bezeichnet.

Nach der Schreibweise von Zsigmondy werden rechte und linke Seite durch einen senkrechten und oben und unten durch einen waagerechten Strich unterschieden, sodass beispielsweise der rechte permanente untere Eckzahn oder „Dreier rechts unten" wie folgt geschrieben würde:

$$\overline{3|} = \overline{3|}$$

Milchzähne werden durch römische Ziffern (I–V) gekennzeichnet.

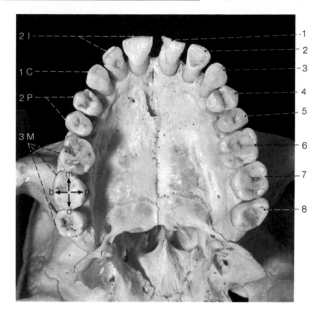

Abb. 7.2-12 Die Zähne des Oberkiefers. Verhältnismäßig stark abgekautes Gebiss. I = Incisivi; C = Caninus; P = Praemolares; M = Molares. 1–8 Zählweise der einzelnen Zähne. Die Pfeile über dem 7. Zahn rechts geben die Richtungsbezeichnungen an. m = mesial, d = distal, p = palatinal, b = bukkal.

Tab. 7.2-2 Zahnschema (FDI).

Bleibendes Gebiss		
Kennziffer 1		Kennziffer 2
18 17 16 15 14 13 12 11		21 22 23 24 25 26 27 28
rechts		links
48 47 46 45 44 43 42 41		31 32 33 34 35 36 37 38
Kennziffer 4		Kennziffer 3
Milchgebiss		
Kennziffer 5		Kennziffer 6
55 54 53 52 51		61 62 63 64 65
rechts		links
85 84 83 82 81		71 72 73 74 75
Kennziffer 8		Kennziffer 7

Morphologie

An jedem Zahn können **Krone,** *Corona dentis,* **Wurzel,** *Radix dentis,* mit Wurzelspitze, *Apex,* und **Zahnhals,** *Cervix,* unterschieden werden. Der Zahnhals ist der Teil des Zahns, der aus der Alveole des Kieferknochens hervorsteht und vom Zahnfleisch, *Gingiva,* bedeckt ist.

Die Hauptmasse des Zahnes besteht aus **Zahnbein,** *Dentinum.* Ein großer Dentinblock umgreift die Pulpahöhle, *Cavitas dentis,* mit einem oder mehreren Wurzelkanälen, *Canalis radicis dentis,* mit *Foramen apicis dentis.* Die frei in die Mundhöhle hereinragende Krone ist von **Schmelz,** *Enamelum* (oder *Subst. adamantina*), überzogen; der Zahnhals und die Wurzel sind von **Zement,** *Cementum,* bedeckt. Die **Pulpahöhle** ist von einem gefäßführenden

Tab. 7.2-1 Zahnformel.

rechts	3M	2P	1C	2I	2I	1C	2P	3M	links
	3M	2P	1C	2I	2I	1C	2P	3M	

oder kürzer

rechts	3	2	1	2	2	1	2	3	links
	3	2	1	2	2	1	2	3	

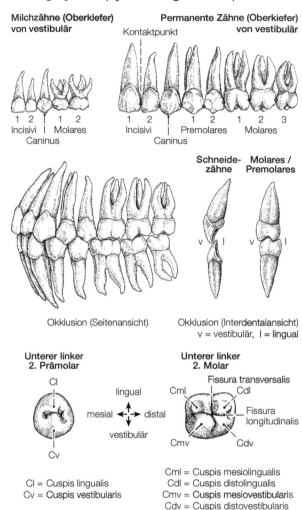

Milchzähne (Oberkiefer)
von vestibulär

Permanente Zähne (Oberkiefer)
von vestibulär

Kontaktpunkt

1	2		1	2
Incisivi		Molares
	Caninus	

1	2		1	2	3
Incisivi		Premolares		Molares
	Caninus	

Okklusion (Seitenansicht)

Schneide-
zähne

Molares /
Premolares

v = vestibulär, l = lingual

Okklusion (Interdentalansicht)
v = vestibulär, l = lingual

Unterer linker
2. Prämolar

Cl

lingual

mesial ◄►distal

vestibulär

Cv

Cl = Cuspis lingualis
Cv = Cuspis vestibularis

Unterer linker
2. Molar

Fissura transversalis

Cml   Cdl

Fissura
longitudinalis

Cmv   Cdv

Cml = Cuspis mesiolingualis
Cdl = Cuspis distolingualis
Cmv = Cuspis mesiovestibularis
Cdv = Cuspis distovestibularis

Abb. 7.2-13   Form und Lagebeziehungen der Zähne (linke Gebisshälfte).

Bindegewebe, dem Zahnmark, *Pulpa dentinalis*, erfüllt, das zahlreiche Nervenfasern enthält (Abb. 7.2-14).

Zur genauen Orientierung und zur Lokalisation von Defekten werden in der Zahn-, Mund- und Kieferheilkunde besondere Lagebezeichnungen verwendet:

bukkal: der Wange zugekehrt ⎫
labial: den Lippen zugekehrt ⎬ vestibulär

lingual: der Zunge zugekehrt (Unterkieferzähne)
palatinal: dem Gaumen zugekehrt (Oberkieferzähne)
mesial: dem Scheitelpunkt (vorn) des Zahnbogens
        zugekehrt
distal: dem hinteren Ende des Zahnbogens zugekehrt
apikal: an der Wurzelspitze, zur Wurzelspitze hin
zervikal: am Zahnhals, zum Zahnhals hin
okklusal: an der Kaufläche, zur Kaufläche hin

Die Zähne sind so gestaltet und in den Kiefer eingelassen, dass sich die einander zugewandten Flächen der benachbarten Zähne jeweils nur an einem nahe der Kaufläche gelegenen **Kontaktpunkt** (bzw. einer kleinen Kontaktfläche) berühren (Abb. 7.2-13). Darunter eröffnet sich der zum Kiefer hin weiter werdende **Interdentalraum,** der beim Ge-

sunden durch die **Interdentalpapille** der Gingiva weitgehend ausgefüllt wird.

Die **Schneidezähne,** *Dentes incisivi,* dienen im Wesentlichen dem Abbeißen. Die Krone ist meißelförmig; ihre äußere, labiale Fläche ist schwach konvex, die innere trägt an der Basis ein *Tuberculum dentis.* Die Wurzeln der Schneidezähne sind einfach, bei den oberen kegelförmig, bei den unteren seitlich abgeplattet und mit längerem sagittalem Durchmesser. Die oberen, mittleren Inzisivi sind breiter als die seitlichen. Im Unterkiefer sind die Verhältnisse umgekehrt, aber nicht so ausgeprägt.

Die **Eckzähne,** *Dentes canini,* sind in jedem Quadranten nur einmal vorhanden. Sie dienen zum Abreißen von harten, zähen Bissen, die daher mit seitlich gewendetem Kopf erfasst werden. Die Wurzel ist einfach (nur der untere Eckzahn hat selten zwei Wurzeln) und gibt dem Zahn durch ihre große Länge von durchschnittlich 2,5 cm (bis zu 3,7 cm) einen festen Halt (Abb. 7.2-13 u. 17). Im Oberkieferknochen ist das Jugum alveolare des Caninus zu einem besonderen Eckzahnpfeiler verstärkt und vom Vestibulum oris aus tastbar. Die Pulpahöhle des Eckzahns ist im Bereich des Zahnhalses am weitesten. Die Krone, die bei den unteren Canini länger und schmaler ist als bei den oberen, besitzt einen Kronenhöcker (Cuspis dentis) mit zwei Schneidekanten. Auf der lingualen Seite findet sich ein kräftiges Tuberculum dentis (Tubercula reichen im Gegensatz zu den Cuspes nicht bis zur Kaufläche). Die oberen Eckzähne liegen wegen der größeren Breite der Schneidezähne weiter distal als die unteren. Die geschlossenen Zahnreihen beim Menschen entstehen durch die geringe Ausbildung der Canini, die noch beim Menschenaffen so viel Platz bei der Okklusion beanspruchen, dass sie eine Lücke, *Diastema,* in der gegenüberliegenden Zahnreihe notwendig machen.

Die **Prämolaren,** *Dentes premolares,* liegen seitlich des Mundwinkels zwischen Eckzahn und den Mahlzähnen. Die Wurzel ist lang und mit Seitenfurchen versehen. Der obere 1. Prämolar besitzt meistens zwei Wurzeln, die palatinal und vestibulär liegen. Wenn der 1. obere Prämolar nur eine Wurzel besitzt, enthält diese stets zwei Wurzelkanäle. Die Wurzelkanäle sind gegen die Spitze stark verzweigt und münden mit mehreren Foramina apicis dentis. Dieser Umstand erschwert die Wurzelbehandlung und kann sie unmöglich machen. Die Prämolaren haben eine zylindrische Krone, einen lingualen und einen vestibularen Kronenhöcker.

Die **Mahlzähne,** *Dentes molares,* sind die eigentlichen Kauzähne. Sie stehen dem Ansatz der Kaumuskulatur am nächsten, sodass zwischen ihren Mahlflächen der größte Kaudruck entwickelt werden kann. Die Kronen der Molaren besitzen gewöhnlich mehrere Höcker, die beim Kauen gegeneinander reiben und das Zerkleinern der Bissen erleichtern. Bei den oberen Molaren sind gewöhnlich 4 (2 vestibuläre, 2 palatinale Höcker), bei den unteren 4 bis 5 Kronenhöcker vorhanden (Abb. 7.2-13). Da der Zahnbogen des Oberkiefers weiter gespannt ist als der des Unterkiefers, ragen die vestibularen Kronenhöcker der oberen Molaren seitlich über die der unteren hinweg, während die palatinalen Kronenhöcker der oberen Mahlzähne in die Längsfurche der unteren eingreifen.

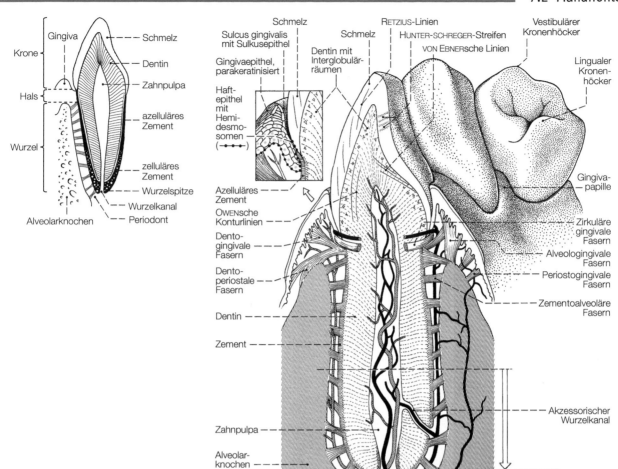

Abb. 7.2-14 Schematische Darstellung der Struktur des menschlichen Zahnes (Schneidezahn) und seines Halteapparates im Längs- und Querschnitt.

Bisweilen wird, vor allem am 1. Molaren, ein *Tuberculum anomale* (CARABELLI) angetroffen. Es handelt sich um ein lingual am mesialen Kauhügel sitzendes Tuberkulum, das die Kaufläche nicht erreicht.

Die **oberen Molaren** haben stets **drei Wurzeln,** von denen eine lingual und zwei vestibulär liegen. Die unteren Molaren haben dagegen nur je eine vordere und hintere Wurzel. Die Vermehrung der Wurzeln bedeutet eine Oberflächenvergrößerung des Zahnhalteapparates, sodass der große Kaudruck aufgefangen werden kann. Die Wurzeln der Molaren können stark gekrümmt sein und biegen spitzenwärts stets nach distal um (Abb. 7.2-15). Dies erschwert die Wurzelbehandlung. Auch ist bei Extraktionen mit Schwierigkeiten zu rechnen; und die Entfernung eines Molaren ist oft nicht ohne Zuhilfenahme des Meißels möglich.

Der 1. Molar ist stets größer als der 2. und der 3., der als sog. **Weisheitszahn** oft verkümmert ist, fehlerhaft durch-

bricht oder retiniert wird. Der 1. Molar mit seiner großen Kaufläche ist der tragende Gebisspfeiler. Bei frühzeitigem Verlust dieses Zahnes kommt es zum Einsinken der Kauebene, zum Nachrücken des 2. Molaren nach mesial und zum Umkippen seiner Krone nach vorne.

Zur Unterscheidung zwischen rechten und linken gleichnamigen Zähnen können die folgenden Merkmale herangezogen werden:

1. Das **Krümmungsmerkmal.** Es besagt, dass der mesiale Teil der Krone voluminöser und daher stärker gewölbt ist als der distale.

2. Das **Wurzelspitzenmerkmal.** Es beruht auf der Tatsache, dass als Folge der physiologischen Wanderung der Zähne (s. unten) die Wurzeln schräg nach distal abgebogen sind (Abb. 7.2-15).

3. Das **Winkelmerkmal.** Es findet sich nur an den Schneidezähnen und besagt, dass Kaukante und Kontaktfläche mesial einen scharfen Winkel bilden, während die distale abgerundet ist.

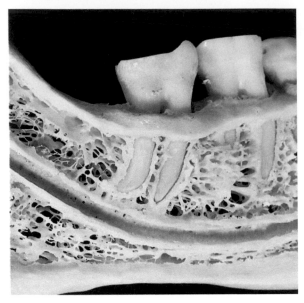

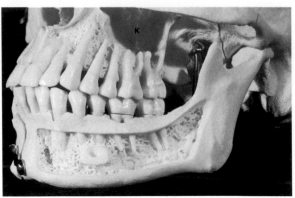

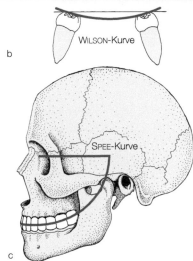

Abb. 7.2-15 Präparation der Wurzeln der hinteren Molaren und des Canalis mandibulae von lateral her. Man erkennt das Spongiosagerüst der Mandibula und die Verdichtung der Knochensubstanz im Bereich der Alveole. Die Wurzeln der Molaren biegen nach distal ab („Wurzelspitzenmerkmal").

Okklusion

Die Zähne sind zu einem **Zahnbogen** zusammengefügt, der im Ober- und Unterkiefer verschieden gestaltet ist. Im Oberkiefer hat der Zahnbogen die ungefähre Gestalt einer halbierten Ellipse (Parabel 3. Grades), im Unterkiefer die einer Parabel 2. Grades (Abb. 7.2-16). Beide Bögen decken sich also nicht, sondern der Oberkieferbogen ist etwas weiter gespannt. Daraus folgt, dass in der Schlussbiss-Stellung, **Okklusion,** bei den Vorderzähnen die obere Kaukante vor die untere greift, sodass eine scherende Wirkung entsteht (Abb. 7.2-13 u. 17a). Bei den Seitenzähnen verdeckt der äußere Kaurand der oberen Zähne die entsprechende untere Höckerreihe, während der innere Kaurand des oberen Gebisses in die Furchen der Kaufläche der unteren Zähne trifft. Schließlich fallen bei der ungleichen Breite der Zähne

Abb. 7.2-17 Okklusionsstellung des Gebisses. (a) Knochenpräparat mit Darstellung der Zahnwurzeln, deren Spitzen im Oberkiefer bis in die Kieferhöhle reichen können. (b) Darstellung der transversalen Okklusionsebene (WILSON-Kurve) und (c) der sagittalen Okklusionsebene (SPEE-Kurve).

im oberen und unteren Zahnbogen die Zwischenräume nicht aufeinander, vielmehr werden sie von einem Höcker oder einer Schneidekante gedeckt. Es trifft also jeweils ein Zahn auf zwei **Antagonisten,** von denen der gleichnamige als Haupt-, der zweite als Nebenantagonist wirkt. Eine Ausnahme machen nur der 1. Schneidezahn oben und der 3. Molar oben.

Durch die Breite des 1. oberen Schneidezahnes sind alle übrigen Zähne des Oberkiefers um $1/2$ oder $1/4$ Kronenbreite nach distal verschoben, doch gleicht die geringe Größe des oberen Weisheitszahnes diese Differenz wieder aus, sodass das Ende des Zahnbogens oben und unten wieder gleich ist.

Bei regelrechter Okklusion bildet die Gesamtheit der sich berührenden Abschnitte der Kauflächen einer Seite die sog. **Okklusionsebene.** Sie ist nicht plan, sondern bildet in sagittaler Richtung von mesial nach distal einen nach unten konvexen Bogen. Dieser Bogen (**SPEE-Kurve**) läuft durch das Kiefergelenk und kann als Segment eines Kreises aufgefasst werden, dessen Mittelpunkt in der Orbita liegt. Auch in transversaler Richtung ist die Okklusionsebene nicht genau horizontal eingestellt. Sie ist vielmehr etwas nach innen geneigt, denn die meisten Zähne sind schräg gestellt (**WILSON-Kurve**) (Abb. 7.2-17b, c).

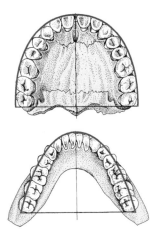

Abb. 7.2-16 Oberer und unterer Zahnbogen in der Form einer Parabel 3. Grades (oben) und 2. Grades (unten).

Im **Oberkiefer** sind die Zahnwurzeln und Wurzelspitzen nach innen geneigt und bilden einen kleineren Bogen als die nach außen geneigten Kronen. Eine besonders starke **Neigung** zeigen die Schneidezähne, aber auch die Mahlzähne sind deutlich schräg gestellt (vgl. Abb. 7.2-36). Der Querschnitt durch die Krone ist in der Nähe der Kaufläche größer als in der Nähe des Zahnhalses. Die Mächtigkeit der Zahnkrone nimmt im Allgemeinen von vorne nach hinten zu, doch wird die Höhe der Krone von vorne nach hinten geringer, eine Ausnahme bildet nur der Eckzahn. Da die Zähne des Oberkiefers Teile eines annähernd **elliptischen Bogenstückes** sind (Parabel 3. Grades), sind sie rechts und links nicht auswechselbar.

Im **Unterkiefer** hat der Zahnbogen die Gestalt einer **Parabel 2. Grades**, die enger ist als die Parabel des Unterkieferkörpers. Dies beruht darauf, dass die Molaren nach hinten zunehmend mit ihren Wurzelfächern an die Innenseite des Unterkiefers gerückt sind. Die unteren Schneidezähne stehen im Allgemeinen senkrecht oder haben eine leichte **Einwärtsneigung** ihrer Labialfläche. Die Einwärtsneigung der Kronen nimmt auch distal zu, wobei der Bogen im Bereich der Wurzelspitzen weiter gezogen ist als derjenige der Kaukanten und der Kauränder.

Die Okklusionsstellung wird nur bei festem Biss eingenommen. In Ruhestellung sind die Zahnreihen dagegen nicht aufeinander gepresst, sondern leicht geöffnet.

Artikulation

Die Artikulation ist der **Bewegungsbiss** der Zähne. Das Gleiten der Gelenkflächen im Kiefergelenk (Kap. 5.7.11) bedingt ein Gleiten der Kauflächen der Zähne (**Schleifkontakt**). Zähne und Kiefergelenk bilden deshalb eine fein aufeinander abgestimmte Funktionseinheit. Schmerzhafte Gelenkabnutzungen (Arthrosen) oder muskuläre Verspannungen können im Kiefergelenk auftreten, wenn die Artikulation der Zähne verändert wird (u. a. bei Verlust von Zähnen oder bei schlecht angepasstem Zahnersatz).

Der ständige Schleifkontakt führt allmählich zur **Abnutzung** und schließlich zum lokalen Verlust (Abtrag) des Schmelzes. Dieser kann nicht regeneriert werden. An den Stellen, an denen das Dentin freigelegt ist, kommt es zur Bildung von **Ersatzdentin,** das an der pulpawärtigen Oberfläche des Dentins angelagert wird und verhindert, dass die Pulpahöhle eröffnet wird.

Durch weiteres Abkauen kann auch das Ersatzdentin freigelegt werden, die Pulpahöhle weicht dann immer mehr wurzelwärts zurück. Das primäre Dentin ist hellbräunlich, das Ersatzdentin dunkler braun. So entsteht beim Verschwinden der Kauhügel eine glatte oder gehöhlte, oft wie marmorierte Kaufläche. Der Grad der Abkauung der Prämolaren und Molaren wird bei manchen Tieren (z. B. Pferd, Hirsch, Reh) zur Altersbestimmung herangezogen.

Wanderung der Zähne

Obgleich die Zähne im Kiefer fest eingebaut sind, handelt es sich nicht um ein starres und statisches System. Es findet vielmehr ein **ständiger Abbau und Aufbau** von Knochen statt, sodass die Zähne ihre Lage im Kiefer verändern können. Geht z. B. ein Zahn frühzeitig verloren, so versuchen die Nachbarn durch Aneinanderrücken allmählich die Lücke zu schließen. Der distale Zahn rückt nach mesial und kippt nach vorn. Der Hauptantagonist verlängert sich, sodass die Stellung der Zähne durch Druck und Gegendruck der Antagonisten reguliert wird.

Die Kauebene und die Artikulation werden dadurch unregelmäßig, denn die gegen die Lücken vorgewachsenen Antagonisten treten aus dem Niveau der Kauebene heraus. Die Artikulation und die Kieferbewegungen werden verändert, der Gebrauchswert der einzelnen verbliebenen Zähne wird vermindert. Der Ersatz der Zähne ist deshalb nicht nur für den einzelnen Zahn von Bedeutung, sondern für das ganze Gebiss. Bei frühem Zahnverlust kommt es sogar zu Asymmetrien des Gesichts und des Schädels.

Beim Kauakt finden **federnde Bewegungen** in der Senkrechten und Kippbewegungen statt, die der Zahnhalteapparat im **Periodontalspalt** ermöglicht (s. unten). Da die Zähne durch die federnden Bewegungen beim Kauen am Kontaktpunkt bzw. an der Kontaktfläche im Interdentalspalt aneinander reiben, schleifen sich die Prämolaren und Molaren an den Kontaktflächen ab. Man spricht von **interstitiellen Reibflächen.** Trotz erheblichen Abschliffs kommt es jedoch nicht zur Ausbildung von Lücken; denn der Kontakt bleibt dadurch gewahrt, dass die Zähne infolge der dauernden Umbauvorgänge im Kieferknochen nach mesial aufschließen.

Die mechanische Belastung beim Kauen bewirkt ferner, dass die Zähne mesial ein schmales und distal ein geräumigeres Periodontium haben. Mesial laufen Resorptionsvorgänge ab, distal kommt es zur Apposition von Faserknochen. Da aber bei der ständigen mesialen Alveolenverlagerung die Gefäße und Nerven stationär bleiben, muss es im Bereich der Wurzelspitze auch zu Umbauvorgängen am Zahn kommen. Die Abbiegung des apikalen Teils der Wurzelspitze nach distal, das Wurzelmerkmal (s. Abb. 7.2-15), ist somit eine Folge der physiologischen Wanderung der Zähne nach mesial.

Die Umbauvorgänge im Knochen bewirken weiterhin, dass nach dem Verlust der Zähne beim alten Menschen die Alveolarfortsätze schwinden. So entsteht der charakteristische **Greisenkiefer,** bei dem die Höhe des Corpus mandibulae auf etwa die Hälfte verringert ist. Das Foramen mentale gelangt fast an die Oberfläche, und der Kieferwinkel wird stumpf. Er beträgt dann etwa 130–140° anstatt 100–120° bei bezahntem Kiefer.

Zahnentwicklung

An der Bildung eines jeden Zahnes sind zwei Keimblätter beteiligt: das **Ektoderm** (Zahnschmelz) und das **Mesoderm** (übriger Zahn).

Die Entwicklung des Gebisses beginnt in der 5. Woche bei einer Scheitel-Steiß-Länge von etwa 7–10 mm, indem das Epithel der ektodermalen Mundbucht in einer Linie, die den späteren Kieferrändern entspricht, proliferiert (Labio-Gingival-Leiste), in die Tiefe wächst und die **Zahnleiste** bildet (Abb. 7.2-18). An ihrem Rand bilden sich später entsprechend der Anzahl der Milchzähne an jedem Kieferbogen zehn knotige Verdickungen, die Anlagen der epithelialen **Schmelzorgane.** In der unmittelbaren Nachbarschaft einer jeden solchen Anlage verdichtet sich das Mesenchym zur Anlage der **Zahnpapille.** Sie wird zunächst vom Epithel des Schmelzorgans wie von einer Kappe bedeckt (Abb. 7.2-20). Durch weiteres, ungleiches Wachstum bildet sich die **Schmelzkappe** dann zur **Schmelzglocke** um und umgreift das Mesenchym der Papille. Während dieser Entwicklung wächst die Zahnleiste über die Anlage des Schmelzorgans hinaus nach lingual/palatinal weiter vor und bildet die **Ersatzzahnleiste** (Abb. 7.2-19), aus der später die Anlagen für die permanenten Zähne (Ersatzzähne) hervorgehen. Dann wird der proximale Abschnitt der Zahnleiste zurückgebildet, sodass Zahnglocke und Ersatzzahnleiste die Verbindung zum Epithel der Mundhöhle verlieren.

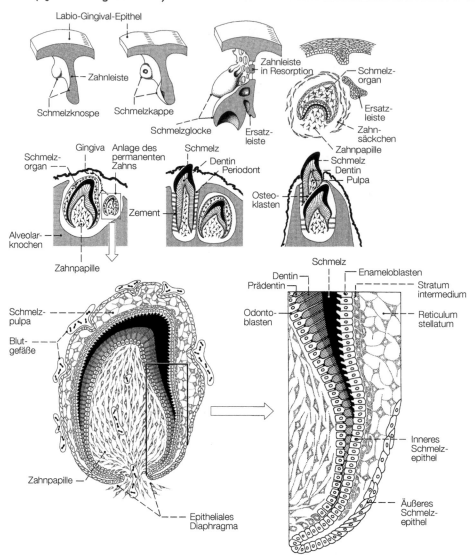

Abb. 7.2-18 Schematische Darstellung der Zahnentwicklung. Aus dem ektodermalen Labio-Gingival-Epithel entstehen das Schmelzorgan und der Schmelz, aus dem Kopfmesoderm die übrigen Hartsubstanzen (Dentin und Zement) des Zahnes. Der Zahnhalteapparat (Periodont) einschließlich der Zementauflage auf dem Wurzeldentin entsteht aus dem Zahnsäckchen, während das Dentin von Odontoblasten gebildet wird, die sich aus den Mesenchymzellen der Zahnpulpa ableiten. Das epitheliale Diaphragma ist für die Bildung der Wurzelspitze verantwortlich. Aus zeichnerischen Gründen sind die Entwicklungsstadien in der 2. Reihe in einem wesentlich kleineren Maßstab dargestellt als in der oberen Reihe.

In der weiteren Umgebung der Zahnanlage formiert sich das Bindegewebe zu dem locker gebauten **Zahnsäckchen,** das seinerseits von den Knochenbälkchen der Alveole eingeschlossen wird.

Das ursprünglich massive Epithel des Schmelzorgans löst sich im Zentrum der Schmelzkappe und -glocke in einen lockeren Verband sternförmig verzweigter Epithelzellen auf *(Reticulum stellatum)* und bildet so die **Schmelzpulpa** *(Pulpa enamelea)*. An der Oberfläche bleibt der solide Epithelverband erhalten, der als äußeres und inneres **Schmelzepithel** *(Epithelium enamelum externum et internum)* bezeichnet wird. Ersteres grenzt an das Mesenchym des Zahnsäckchens, letzteres an die Zahnpapille.

Das **innere Schmelzepithel** gliedert sich bald in ein zwei- bis mehrschichtiges **Stratum intermedium,** das der Schmelzpulpa zugewandt ist, und eine Schicht säulenförmiger, parallel zueinander ausgerichteter Epithelzellen, die der Basalmembran an der Grenze zwischen Epithel und Papille aufsitzen. Diese Zellen sind die eigentlichen Schmelzbildner oder **Enameloblasten** (Synonyme: Ameloblasten, Adamantoblasten). Sie sind untereinander und mit den Zellen des Stratum intermedium (die ihrerseits mit den sternförmigen Epithelzellen der Schmelzpulpa in Verbindung stehen) durch Fleckdesmosomen mechanisch verbunden und über Nexus (gap junctions) elektrisch und metabolisch gekoppelt.

Das innere Schmelzepithel nimmt durch differenzielles Wachstum in den verschiedenen Abschnitten der Zahnglocke die Form der Krone des späteren Zahnes an. Das epitheliale Schmelzorgan bildet somit gewissermaßen die Gussform der späteren Zahnkrone. Im Bereich des späteren Kronenhöckers (Zahnspitze) entsteht vorübergehend im Kappenstadium ein Zellaggregat des Schmelzepithels (**Schmelzknoten**, Abb. 7.2-19), das als Organisationszentrum der weiteren Zahnentwicklung gilt und bald wieder durch Apoptose verschwindet (s. o.).

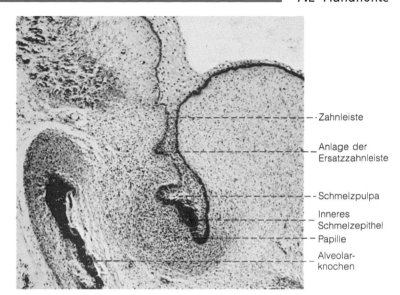

Zahnleiste

Anlage der
Ersatzzahnleiste

Schmelzpulpa

Inneres
Schmelzepithel
Papille

Alveolar-
knochen

Abb. 7.2-19 Zahnleiste, Anlage der Ersatzzahnleiste und beginnende Bildung der Schmelzglocke
im Unterkiefer eines menschlichen Fetus in der
12. Entwicklungswoche. Beachte die knotenförmige
Verdickung des inneren Schmelzepithels (Schmelzknoten). Azan-Färbung; Verg. 70fach.

Wenn an der Grenzfläche zwischen Epithel und Zahnpapille – von der Spitze des Zahnes her beginnend – die
Schicht der Enameloblasten entstanden ist, differenzieren
sich die gegenüberliegenden mesodermalen Zellen zu den
Dentinbildnern, **Odontoblasten.** Auch diese Zellen sind
säulenförmig und mit ihrer Längsachse senkrecht zur
Grenzfläche eingestellt. Der Spaltraum zwischen Odontoblasten und Enameloblasten enthält die Basallamina der
Enameloblasten sowie einige Kollagenfasern und Fibronectin. Diese Schicht wird **Membrana preformativa** genannt. Odontoblastenfortsätze schieben sich durch die
Membrana preformativa und treten vorübergehend mit
den Enameloblasten in direkten Zell-Zell-Kontakt.

Transplantationsexperimente haben ergeben, dass sowohl das
Epithel der Labio-Gingival-Leiste als auch das aus der Neuralleiste
stammende Mesenchym der Zahnpapille an den Transplanta-
tionsorten (z. B. Fußsohle) eine ektope odontogene Differenzierung auslösen können. Die für jeden Zahn individuelle Form der
Krone und der Wurzeln wird durch das Papillenmesenchym bestimmt. Das innere Schmelzepithel ist dagegen für die Differenzierung des Papillenmesenchyms zu sekretorischen Odontoblasten
von Bedeutung. Diese stimulieren ihrerseits die Schmelz- und
Zementbildung. Folgende **molekulare Vorgänge** sind bekannt: Das
Epithel der Zahnleiste und Schmelzkappe produziert die **Wachs-**
tumsfaktoren BMP-2, -4, -7 (BMP = Bone morphogenic protein,
s. Kap. 3.6) und FGF-8. Diese induzieren **Transkriptionsfaktoren**
in der Zahnpapille (u. a. Msx-1) und die Sekretion verschiedener
Wachstumsfaktoren wie FGF-3, Tachykinine (z. B. Substanz P)
und Activin-βA. Diese Signale induzieren die Bildung eines
knotenförmigen Zellverbandes im darüber liegenden inneren
Schmelzepithel, **Schmelzknoten,** der als Organisationszentrum
für die weitere Zahndifferenzierung wirkt und seinerseits die Faktoren BMP-2, -4, -7, FGF-4 und Sonic hedgehog abgibt und bald
wieder zurückgebildet wird. Werden die Signale der Papille
und/oder des Schmelzknotens experimentell ausgeschaltet, unterbleibt die Zahnbildung. Mutationen des Transkriptionsfaktors
Msx-1 sind Ursache einer familiären Zahnbildungsstörung (Fehlen von Prämolaren und Molaren).

Die **Bildung der Hartsubstanzen** (Abb. 7.2-20 u. 21) beginnt an der Spitze der Krone – bei mehrhöckerigen Zähnen auf den einzelnen Gipfeln getrennt – und schreitet
wurzelwärts fort. Zuerst wird an der Oberfläche der mesenchymalen Papille Zahnbein, **Dentin,** gebildet. Es wird

ähnlich wie das Osteoid bei der Knochenbildung zunächst
in Form einer weichen, überwiegend aus Kollagenfibrillen
bestehenden Interzellularsubstanz, des **Prädentins,** abgeschieden, das anschließend zum Dentin verkalkt. Im
Unterschied zur Knochenbildung wird aber nicht die ganze
dentinbildende Zelle im Dentin eingeschlossen, sondern
nur ein langer, in Richtung auf die Schmelzglocke wei-
sender Fortsatz (**Zahnbeinfasern,** *Processus dentinoblasti,*
Tomessche Fasern).

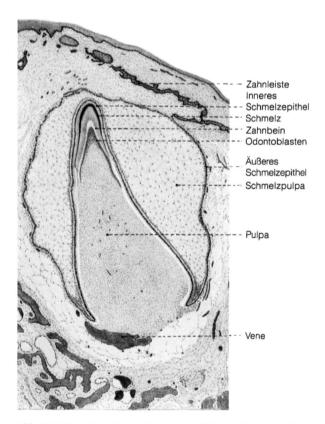

Zahnleiste
Inneres
Schmelzepithel
Schmelz
Zahnbein
Odontoblasten

Äußeres
Schmelzepithel

Schmelzpulpa

Pulpa

Vene

Abb. 7.2-20 Zahnanlage eines menschlichen Fetus aus dem
5. Monat. Schneidezahn. Vergr. 35fach.

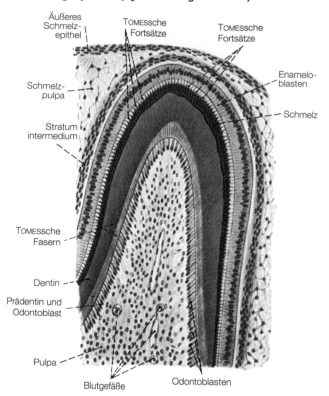

Äußeres Schmelzepithel

TOMESSCHE Fortsätze

TOMESSCHE Fortsätze

Enameloblasten

Schmelzpulpa

Schmelz

Stratum intermedium

TOMESSCHE Fasern

Dentin

Prädentin und Odontoblast

Pulpa

Blutgefäße

Odontoblasten

Abb. 7.2-21 Schmelz- und Zahnbeinbildung. Menschlicher Fetus im 6. Monat. H. E.; Vergr. 165fach.

Sobald das Prädentin zu verkalken beginnt, setzt in den gegenüberliegenden Enameloblasten von der Zahnspitze her die **Schmelzbildung** ein. Die Enameloblasten weichen vor der gebildeten Schmelzfront zurück und hinterlassen keinen Fortsatz im Schmelz. Dieser ist somit eine azelluläre Substanz.

Mit der Bildung des Schmelzes über dem Dentin der Krone ist die materialliefernde Funktion des Schmelzorgans beendet. Doch erfüllt das Schmelzepithel auch bei der **Gestaltung der Wurzel** eine wichtige Funktion (Abb. 7.2-29). Es wächst auf den Bereich der späteren Wurzel vor, bildet ihre Gussform und induziert die Bildung der Odontoblasten und die Abscheidung des Wurzeldentins. Der wurzelwärts vorwachsende Abschnitt des Schmelzorgans heißt HERTWIGsche **Epithelscheide.** Die Epithelscheide besteht hauptsächlich aus zwei aufeinander liegenden Zelllagen.

Wenn sich im Bereich des Zahnhalses und der Wurzeln Dentin gebildet hat, wandern zwischen die allmählich degenerierende Epithelscheide und das Dentin Bindegewebezellen ein, **Zementoblasten,** die aus dem Zahnsäckchen stammen und alsbald mit der Bildung einer knöchernen Substanz, **Zement,** beginnen. Die Zementbildung beginnt am Zahnhals und schreitet zur Wurzelspitze fort. Sie ist durch die Einmauerung von Kollagenfaserbündeln gekennzeichnet, die auf ihrer anderen Seite im Knochen der Alveole befestigt werden. Auf diese Weise entsteht durch die Umwandlung des Zahnsäckchens nicht nur das Zement, sondern auch der gesamte Halteapparat des Zahnes, das **Periodontium,** mit seinen an beiden Seiten in knöcherner Substanz befestigten Kollagenfaserzügen, den SHARPEYschen Fasern.

Zahnwechsel

Der Zahndurchbruch erfolgt, wenn erst ein Teil der Wurzel gebildet ist. Diese ist noch weit geöffnet, und aus der Öffnung ragt das Pulpagewebe wulstartig heraus.

Der **Durchbruch des Milchgebisses** beginnt im 7. (6. bis 9.) Lebensmonat und ist mit etwa zwei Jahren beendet (Abb. 7.2-23). Zuerst erscheinen die medialen Schneidezähne des Unterkiefers, denen bald die Antagonisten im Oberkiefer folgen. Auch weiterhin erscheinen die Unterkieferzähne in der Regel vor ihren Antagonisten. Auf den medialen Schneidezahn folgt der laterale, dann der 1. Milchmolar, der Eckzahn und der 2. Milchmolar.

Das Milchgebiss ist ein verkleinertes Abbild des bleibenden Gebisses, wobei die Zähne eine hellere, bläuliche Farbe haben. Unter den Milchzähnen liegen, in Zahnsäckchen eingehüllt, die Kronen der Ersatzzähne (Abb. 7.2-18 u. 22). Die Prämolaren liegen in der Bifurkation der Wurzel des Milchmolaren und reifen in dieser Stellung. Hieraus erklärt sich die starke Spreizung der Milchmolarenwurzeln. Da die Zähne des Milchgebisses gewissermaßen als **Platzhalter für die permanenten Zähne** (Ersatzzähne) dienen, ist die Erhaltung des Milchgebisses für die richtige Stellung der bleibenden Zähne von großer Bedeutung. Es muss daher das Bestreben sein, die Milchzähne so lange wie möglich zu erhalten, wenn sie etwa durch Zahnfäule (Karies) angegriffen werden.

Wie die Abb. 7.2-22 zeigt, liegen dort, wo sich erst nach dem Durchbruch der permanenten Zähne die Kieferhöhle entwickelt, beim Kind die Anlagen von Ersatzzähnen. Diese Tatsache ist vor allem bei der Versorgung von Kindern mit Verletzungen und Frakturen im Bereich des Oberkiefers zu beachten.

Die permanenten Zähne können in Ersatz- und Zuwachszähne eingeteilt werden. Auf die insgesamt 20 von

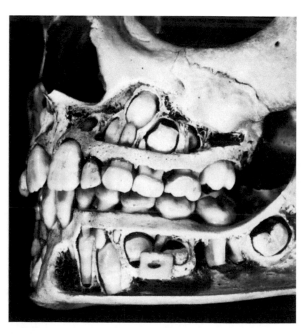

Abb. 7.2-22 Zahnwechsel bei einem 8-jährigen Kind. Die Anlage des Caninus und der Molaren nimmt im Oberkiefer den Raum ein, in dem später die Kieferhöhle ausgebildet wird. Zur Identifikation der einzelnen hier sichtbaren Zahnanlagen vgl. Abb. 7.2-23.

der Ersatzleiste gebildeten Anlagen von **Ersatzzähnen** folgen in jedem Quadranten noch drei Anlagen von **Zuwachszähnen,** die aus einer Verlängerung der Zahnleiste nach distal entstehen. Aus diesen Anlagen gehen die insgesamt 12 Molaren hervor, die somit entwicklungsgeschichtlich keine Ersatzzähne, sondern später entstandene Zähne der ersten Generation sind (Abb. 7.2-23).

Durch das Kieferwachstum entstehen in der Regel schon vor dem Zahnwechsel **physiologische Lücken** zwischen den **Frontzähnen,** um Platz für die breiteren bleibenden Zähne zu schaffen.

Der **Zahnwechsel** wird mit der **Resorption der Milchzahnwurzel** eingeleitet, während gleichzeitig die Wurzel des bleibenden Zahnes verlängert und der ganze Zahn durch Umbauvorgänge im Kiefer okklusalwärts vorgetrieben wird. Der Abbau der Milchzahnwurzel erfolgt durch Osteoklasten, die auch als **Odontoklasten** bezeichnet werden (Abb. 7.2-18). Er beginnt am Zement, erfasst dann das Dentin und schreitet fort, bis der Milchzahn nur noch vom Zahnfleisch gehalten wird, um dann leicht und ohne nennenswerte Blutung auszufallen. Im Normalfall ist die Resorption der Milchzahnwurzel eng mit dem Wachstum und Durchbruch des Ersatzzahnes korreliert, doch kann die Resorption auch einsetzen, wenn die Anlage des Ersatzzahnes fehlt oder verlagert ist.

Als erster Zahn des bleibenden Gebisses erscheint im **6.–7. Lebensjahr** der **erste Molar,** der stärkste aller Zähne. Es folgt im 7. Jahr der Ersatz des mittleren und dann des seitlichen Schneidezahnes. Die Reihenfolge des Durchbruchs der übrigen Zähne ist aus Abb. 7.2-23 zu ersehen.

Vorzeitiger **Verlust von Milchzähnen** wirkt wie eine Enthemmung auf den Ersatzzahn, der in die Lücke einrückt. Dabei kann es aber auch Fehlleitungen geben. So kann sich bei frühzeitigem Verlust des Milcheckzahns der erste Prämolar nach vorn in die Lücke schieben. Wenn dann der später erscheinende Ersatzeckzahn, der einen größeren Weg hat, heranrückt, ist sein Platz besetzt, er wird hochgestellt und vorgeschoben. Es kann auch vorkommen, dass

der Eckzahn, am häufigsten im Oberkiefer, überhaupt nicht durchbricht und trotzdem eine vollständige Wurzel entwickelt (**retinierter Eckzahn**). Auch andere Verlagerungen von Zähnen an atypische Plätze, z. B. Gaumen, kommen vor. In vielen Fällen brechen **Weisheitszähne** nicht regelrecht durch und bleiben ganz oder teilweise retiniert, weil sie im zu kurzen Kiefer nicht genügend Platz finden. In anderen Fällen fehlen sie ganz. Nach verschiedenen großen Reihenuntersuchungen kann man davon ausgehen, dass bei 25% der Europäer zumindest ein Weisheitszahn nicht nur nicht durchgebrochen ist, sondern fehlt. Dort, wo Zähne nur teilweise durchbrechen, können sich in der Schleimhaut Taschen bilden, in denen zurückgehaltene Speisereste entzündliche Veränderungen hervorrufen.

Im Oberkiefer entsteht erst im Zusammenhang mit dem Wachstum des Knochens, der Verlängerung des Zahnbogens und des Herunterwanderns der Anlagen für die Zuwachszähne der Platz für die Entwicklung des *Sinus maxillaris.* So erreicht die **Kieferhöhle,** die bei der Geburt nur andeutungsweise vorhanden ist, erst nach dem Durchbruch aller Molaren ihre volle Größe.

Der Arzt muss sich der bei Kindern und Erwachsenen ganz verschiedenen anatomischen Verhältnisse im Kieferbereich bewusst sein. Er muss vor allem dafür sorgen, dass Kinder mit Verletzungen im Bereich des Ober- und Unterkiefers auf jeden Fall schnellstens einer fachkundigen kieferchirurgischen Untersuchung und Behandlung zugeführt werden; denn oftmals ist es nur so möglich, schwerwiegende Folgen für die Entwicklung des bleibenden Gebisses zu verhindern oder wenigstens so gering wie möglich zu halten.

Histologie

Dentin

Das Zahnbein, *Dentinum,* ist eine 1–5 mm breite Schicht zwischen Pulpa und Schmelz (**Kronendentin**) und Pulpa und Zement (**Wurzeldentin**). Sie bildet die Hauptmasse des Zahnes (Abb. 7.2-14, 18 u. 24). Dentin kann lebenslang durch die **Odontoblasten** gebildet werden. Diese bilden

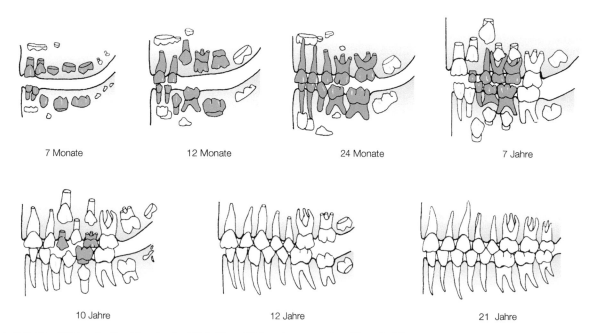

7 Monate   12 Monate   24 Monate   7 Jahre

10 Jahre   12 Jahre   21 Jahre

Abb. 7.2-23 Abfolge des Durchbruchs der Milchzähne (lila) und permanenten Zähne (gelb).

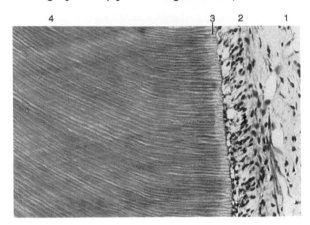

Abb. 7.2-24 Pulpagewebe (1) und Odontoblastenschicht (2) mit angrenzendem Prädentin (3) und Dentin (4) bei einem ausgewachsenen menschlichen Zahn. Die hier mehrreihig angeordneten Odontoblasten reichen mit ihren Fortsätzen (TOMESsche Fasern) in das Dentin herein. Entkalkter Zahn H.E.; Vergr. 200fach.

auf der pulpaseitigen Oberfläche des Dentins einen ein- bis mehrreihigen Zellverband und senden pro Zelle einen langen Zellausläufer (**Odontoblastenfortsatz,** *Processus dentinoblastus,* TOMESsche Faser) bis zur Schmelz- bzw. Zementgrenze. Der Odontoblastenfortsatz befindet sich in den **Dentinkanälchen** (Tubuli), die in der Nähe der Pulpa 3–4 µm weit sind und sich nach distal auf 1 µm verjüngen. Die Zahl der Dentinkanälchen im Kronendentin beträgt pulpanah ca. 50 000/mm², in der Mittelzone ca. 30 000/mm² und in der Außenzone ca. 15 000/mm². Der Volumenanteil der Kanälchen am Gesamtvolumen des Dentins beträgt in der Außenschicht 4% und nahe der Pulpa 80%. Die Dentinkanälchen sind S-förmig gekrümmt und besonders im proximalen Teil verzweigt. Viele Kanälchen enthalten marklose **Nervenfasern,** die die Odontoblastenfortsätze bis zur Schmelz-Dentin-Grenze begleiten können und dem Dentin die Schmerzempfindlichkeit verleihen (Abb. 7.2-25). Im Gegensatz zum Schmelz ist das Dentin ein **lebendes Gewebe,** das zeitlebens in der Lage ist, neues Dentin zu bilden (s. oben). Jede Verletzung des Dentins ist als Wunde mit Amputation zahlreicher Odontoblastenfortsätze und Eröffnung der Dentinkanälchen zu betrachten.

Dentinwunden sind deshalb umgehend zu bedecken, um ein Absterben der Odontoblasten und Eindringen von Bakterien durch die Dentinkanälchen in die Pulpa zu verhindern.

Dentin besteht zu 70% des Gesamtgewichtes aus Kalziumphosphat (überwiegend als **Hydroxylapatit,** $Ca_{10}[PO_4]_6[OH]_2$), zu 10% aus Wasser und zu 20% aus organischer Substanz. Seine **Druckfestigkeit** (Härte) beträgt etwa 600 N/mm². Drei Formen des Dentins können unterschieden werden (Abb. 7.2-26):

1. **Manteldentin:** ein 0,5 µm dicker Überzug, der die Schmelz-Dentin-Grenze bildet. Im Wurzelbereich (Zement-Dentin-Grenze) ist die Schicht 10–30 µm dick. Manteldentin ist knochenähnlich und verkalkt abweichend vom übrigen Dentin über den Weg der Matrixvesikel (s. Kap. 3.6.8).

2. **Intertubuläres Dentin:** Dieses bildet die Hauptmasse des Dentins, die zwischen den Dentinkanälchen gelegen ist. Kollagenfibrillen sind überwiegend senkrecht zu den Tubuli ausgerichtet. Parallel zu den Tubuli verlaufende Bündel von Kollagenfibrillen sind das Äquivalent der v. KORFFschen argyrophilen Fasern.

3. **Peritubuläres Dentin:** um 1 µm dicke Dentinschicht in der Wand der Dentinkanälchen. Sie wird von innen aufgebaut, enthält einen etwa 40% höheren Kalziumgehalt als das intertubuläre Dentin und ist weitgehend frei von Kollagenfasern (afibrilläres Dentin), weshalb nach Entkalkung dieses Dentin sich färberisch anders darstellt als das Intertubulärdentin (früher als NEUMANNsche Scheide bezeichnet).

Das bis zum Durchbruch der Zähne gebildete Dentin wird als **primäres Dentin** bezeichnet. Das im Lauf des Lebens pulpawärts angelagerte Dentin ist mineralärmer, bräunlich und wird **sekundäres Dentin** genannt. Das **tertiäre Dentin** wird aufgrund entzündlicher Reize oder Kariesbefall des primären Dentins pulpawärts aufgelagert.

Die **Synthese und Mineralisierung** des Dentins erfolgt in zwei Schritten: Zunächst sezernieren die Odontoblasten an ihrem apikalen Zellpol über den Weg der konstitutiven Exozytose das **Prädentin.** Die Sekretgranula enthalten einen filamentär gestreiften Inhalt, der aus Aggregaten von **Prokollagen Typ I** (wenig Typ V) besteht. Außer Kollagen werden vor allem noch die Proteine Dentin-Phosphoprotein, Dentin-Sialoprotein, Bone-Sialoprotein, Dentin-Matrixprotein-1, Osteocalcin, Osteonectin, Osteo-

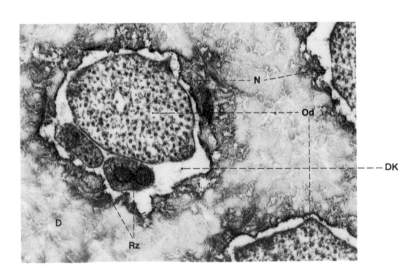

Abb. 7.2-25 Dentinkanälchen mit Odontoblastenfortsätzen (Od) und rezeptiven Nervenendigungen (Rz). In der Wand der Dentinkanälchen (DK) ist das Dentin (D) stärker kontrastierbar und wird als NEUMANNsche Scheide (N) bezeichnet. TEM; Vergr. 27 000fach.

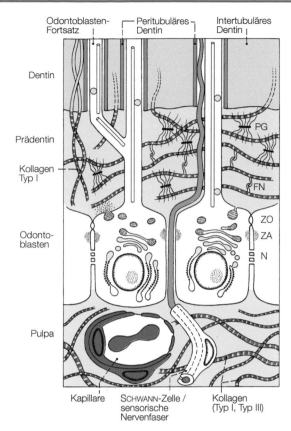

Abb. 7.2-26 **Schematische Darstellung der Pulpa-Dentin-Grenze.** Odontoblasten stehen durch Adhärenskontakte (ZA), Nexus (N) und (diskontinuierliche) Zonulae occludentes (ZO) miteinander in Kontakt. Sensorische Nervenfasern folgen den Odontoblastenfortsätzen bis zur Schmelz-Dentin-Grenze. Die organische Matrix (Prädentin) besteht aus Kollagenfibrillen, Proteoglykanen (PG), Fibronectin (FN) und zahlreichen anderen Proteinen. Diese Komponenten des Prädentins werden von Odontoblasten sezerniert. Für Transportvorgänge in den Odontoblastenfortsätzen ist das Mikrotubulussystem der Fortsätze verantwortlich (Näheres s. Text).

pontin, Fibronectin sowie verschiedene Proteoglykane (Biglycan, Decorin, Fibromodulin) sezerniert (nähere Charakterisierung und Funktion s. Kap. 3.5.1 u. 3.6.3). Die Proteine und Proteoglykane werden am apikalen Zellpol sezerniert oder gelangen in Vesikel verpackt durch Mikrotubulus-abhängigen Transport in die Odontoblastenfortsätze und können weiter distal abgegeben werden. Das Prädentin bildet eine 10–40 µm breite Zone, die von einem dichten Netzwerk von überwiegend parallel zur Dentinoberfläche ausgerichteten Kollagenfibrillen gefüllt ist. Die Fibrillen werden durch Proteoglykane und Fibronectin miteinander quer vernetzt. Osteonectin, Bone- und Dentin-Sialoprotein, Osteocalcin und Dentin-Phosphoprotein scheinen u. a. einer überschießenden Mineralisierung entgegenzuwirken (s. Kap. 3.6.8), während das Dentin-Matrixprotein-1 die Mineralisierung zu fördern scheint (eine erbliche Dentinbildungsstörung, Dentinogenesis imperfecta, beruht auf einem Gendefekt des Dentin-Matrixprotein-1). An der Mineralisierung des oberflächlichen Dentins (Manteldentin) sind auch Matrixvesikel beteiligt (Näheres über Mineralisierungsmechanismen, s. Kap. 3.6.8).

Es ist nicht geklärt, ob die Odontoblasten und deren Fortsätze aktiv Kalzium in das Prädentin/Dentin pumpen. Eine diskontinuierliche **Zonula occludens** ist zwischen den Zellleibern der Odontoblasten vorhanden. Diese sind durch **Adhärenskontakte** und zahlreiche **Nexus** mechanisch und elektrisch/metabolisch verbunden.

Der Kalkgehalt des Dentins ist in den am frühesten gebildeten Schichten, die am Rande der Schneide des Zahnes liegen, am größten und in den jüngsten Schichten innen an der Wurzelspitze am geringsten. Die unterschiedliche **Verkalkungsdichte** der schubweise abgelagerten Schichten wird histologisch in Form der **Inkrementlinien** (VON EBNERschen Linien) sichtbar, die im Querschnitt durch den Zahn wie die Jahresringe eines Baumes parallel zur Kontur verlaufen (s. Abb. 7.2-14). Die OWENschen **Konturlinien** entstehen durch optische Überlagerungen sekundärer Krümmungen der Dentinkanälchen und verlaufen senkrecht zu den Kanälchen. In der Nähe der Dentinoberfläche finden sich unverkalkte Stellen, die im Schliff als schwarze Bezirke erscheinen. Im Bereich der Krone sind sie von kugeligen Flächen begrenzt und heißen daher **Interglobularräume** (Abb. 7.2-27). Auch im Wurzelgebiet findet sich eine schmale Zone mit kleinen Kalklücken, die sog. **TOMESsche Körnerschicht.**

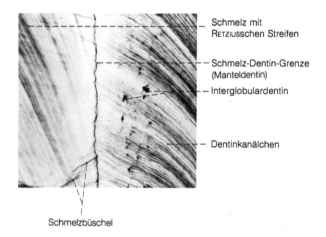

Abb. 7.2-27 **Struktur von Schmelz und Dentin des menschlichen Zahnes in einem Dünnschliff.** Vergr. 45fach.

In Gewebeschnitten von entkalkten Zähnen ist das Prädentin nur schwach mit den üblichen **Routinefärbungen** darstellbar, während das Dentin sich intensiv anfärbt: rot mit Eosin (Hämatoxylin-Eosin-Färbung) bzw. blau bis violett mit Anilinblau (Azan-Färbung).

Schmelz

Die Schichtdicke des Schmelzes (*Enamelum*) beträgt bis 2,3 mm auf der Höhe der Krone und 1–1,3 mm an den seitlichen Flächen der Zähne. Apikalwärts reicht der Schmelzübergang bis zum Zahnhals, wo der Schmelz lokal mit einer dünnen Lage von Zement bedeckt sein kann. Der Schmelz besteht zu **99% aus Hydroxylapatit** und zu 1% aus organischer Substanz. Er ist die härteste Substanz des Organismus, mit einem Härtegrad ähnlich von Quarz (3000 N/mm², Härtegrad 5). Im Hydroxylapatit sind verschiedene Spurenelemente eingelagert, u. a. Fluor. **Fluoridionen,** anstelle einzelner OH-Ionen in das Hydroxylapatit integriert, erhöhen die Härte und Resistenz des Schmelzes. Bauelement des Schmelzes ist das **Schmelzprisma,** eine etwa 5 µm dicke Säule mit hufeisenförmigem Querschnitt, die den Schmelz in seiner ganzen Dicke ununterbrochen durchquert (Abb. 7.2-28).

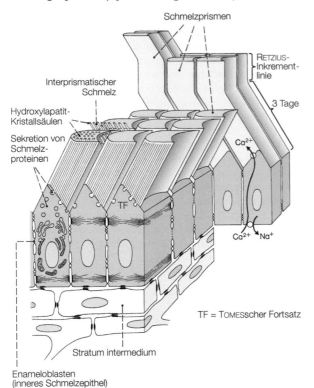

Abb. 7.2-28 Bildung des Schmelzes durch die Enameloblasten.

TF = TOMESscher Fortsatz

Das Wachstum der Schmelzprismen erfolgt rhythmisch. Während langsamerer Wachstumsphasen entstehen Abknickungen der Prismen, die durch Überlagerung die Retzius-Inkrementlinien bilden. Die Hydroxylapatit-Kristalle des interprismatischen Schmelzes stehen schräg bis senkrecht zu den Kristallen der Prismen. Benachbarte Gruppen von Prismen können unterschiedliche Ausrichtungen haben (vergleiche Ausrichtungen der Schmelzprismen vorne und hinten), was in Schliffpräparaten zu besonderen Mustern führt (Parazonien, Diazonien, Hunter-Schreger-Streifung) (nähere Ausführungen zu sekretorischen Proteinen und zytologischen Details s. Text).

Die Prismen sind annähernd radiär gestellt, allerdings um diese Hauptachse herum in drei Ebenen gekrümmt und verdreht. Scharen von Schmelzprismen mit gleicher Orientierung wechseln sich mit solchen ab, die einen anderen Krümmungsgrad und Steigungswinkel besitzen (Kreuzungswinkel bis 40°). In senkrechten **Schliffebenen** (der Schmelz lässt sich nicht schneiden; bei Entkalkung löst er sich vollständig auf, da keine Grundsubstanz vorhanden ist) sieht man radiäre Segmente mit vorwiegend quer und schräg angeschnittenen Schmelzprismen (**Diazonien**) und solche, die mehr oder weniger in Längsrichtung angeschliffen sind (**Parazonien**).

Dadurch entstehen die am besten im polarisierten Licht zu erkennenden radiären **Hunter-Schreger-Streifen,** die in Querschnitten durch die Kronen als zirkuläre Ringe erscheinen (s. Abb. 7.2-14).

Die bräunlichen **Inkrementlinien** (**Retzius-Linien**) verlaufen schräg zur Schmelzoberfläche (Schmelz-Dentin-Grenze) und sind Ausdruck eines rhythmischen Wachstums der Schmelzprismen (24-h-Rhythmus) (Abb. 7.2-27). Im Querschnitt sind die Retzius-Streifen ebenfalls zirkulär wie Baumringe angeordnet.

Ein Schmelzprisma ist aus etwa 1000 fadenförmigen Hydroxylapatit-Kristallen aufgebaut, die wahrscheinlich ohne Unterbrechung von der Schmelzoberfläche bis zur Dentingrenze reichen. Jedes Kristall besitzt eine rechteckige bis angedeutet sechseckige Querschnittsfläche mit einem Durchmesser von 50 bis 100 nm. In Schliff- oder Schnittpräparaten von verkalkendem Schmelz zerbrechen die Kristalle in kleine **Kristallite.** Ein einzelnes Schmelzprisma stellt das Sekretions- und anschließende Verkalkungsprodukt eines einzigen Enameloblasten dar.

Folgende Schritte der **Enamelogenese** sind bekannt: Die Hydroxylapatit-Kristalle des verkalkenden Dentins dienen als Kristallisationskeime für die Schmelzkristalle. Zum Zeitpunkt des Beginns der Dentinverkalkung schieben die **Enameloblasten** einen keilförmigen Fortsatz, den *Processus enameloblastus* (**Tomes**schen **Fortsatz**), durch die Basallamina in Richtung auf das Dentin (Abb. 7.2-18, 20 u. 28). Die Basallamina verschwindet anschließend. An der flachen Seite des Keils sezernieren die Enameloblasten durch Exozytose die Proteine **Amelogenin** und **Enamelin,** welche die **Schmelzmatrix** bilden (Sekretionsstadium) sowie die Schmelzscheiden-Proteine (engl.: sheath proteins) Ameloblastin, Amelin and Sheathelin, die hauptsächlich im interprismatischen Schmelz lokalisiert sind.

Die Halbwertszeit der sezernierten Amelogenine beträgt nur wenige Stunden. Das Enamelin ist langlebiger. Die Funktion dieser Proteine besteht wahrscheinlich darin, durch Bindung von Ca^{2+}- und Phosphationen eine hohe lokale Ionen-Konzentration zu erzielen (Katalysatoren der Kristallbildung). In dieser Zeit wachsen die Kristalle in die Schmelzmatrix ein. Der größte Teil der Matrixproteine wird resorbiert oder degradiert. Danach wächst vom TF eine **Schmelzsäule** aus, die zum späteren **Schmelzprisma** erstarrt. Die auswachsenden Schmelzprismen sind von einem wabenartigen Rahmen, dem **interprismatischen Schmelz,** umgeben, der durch Sekretion aus den Rändern der TFs entsteht und der Bildung der Schmelzprismen vorauseilt. Dadurch erhalten die Schmelzprismen eine Führung. Die Richtung der Kristalle der interprismatischen Substanz ist senkrecht zur Schmelz-Dentin-Grenze, während die Kristalle der Prismen sich der Längsachse der gewundenen Prismen anpassen. Deshalb stehen die Kristalle beider Komponenten des Schmelzes häufig schräg bis senkrecht zueinander. Der Steigungswinkel der Schmelzprismen ist nicht einheitlich, sodass Prismen mit unterschiedlichem Steigungswinkel und Krümmungsgrad oftmals in direkter Nachbarschaft vorkommen. Durch passive Wanderbewegungen des Epithels, das durch die wachsenden Schmelzprismen zurück- und auseinander gedrängt wird, kommt es zu Verschiebungen der Achsen der Schmelzprismen, die dadurch teilweise Schraubenform annehmen und sich miteinander verflechten.

Gegen Ende der Schmelzbildung weichen die TFs zurück, und es bleibt eine flache bis wellenförmig eingefaltete Oberfläche zurück (Reifungsstadium). Zuvor wird die **Schmelzkutikula** gebildet, die demzufolge keine Prismenstruktur erkennen lässt und als besonders harter, einige μm dicker Überzug den Schmelz bedeckt. Als **Schmelzbüschel** (Abb. 7.2-27) werden Gruppen spaltförmiger Schmelzbezirke an der Schmelz-Dentin-Grenze verstanden, die schwächer verkalkt sind. Die längeren spaltförmigen **Schmelzlamellen** reichen oftmals bis an die Oberfläche. Büschel und Lamellen werden als Prädilektionsstellen für Kariesbildung angesehen.

Die schnelle Verkalkung der Schmelzsubstanz erfordert einen aktiven **Kalziumtransport,** der wahrscheinlich durch eine Kalziumpumpe und durch ein Natrium-Kalzium-Austauschprotein der Plasmamembran erfolgt. Ebenfalls wird Bikarbonat (HCO_3^-) apikal sezerniert, um H^+ zu puffern und die Mineralisierung zu fördern (das Epithel besitzt reichlich Carboanhydrase II). Die Enameloblasten sind durch **Zonulae occludentes** sowohl an ihrem proximalen als auch an ihrem distalen Ende miteinander verbunden und erlauben so den Aufbau eines Ionengradienten zwischen

Schmelzpulpa und Schmelz. Außerdem sind die Zellen durch eine Aktin- und Myosin-enthaltende **Zonula adherens** zirkulär eingefasst. Diese scheint durch ihren kontraktilen Tonus für die morphologischen Veränderungen im Bereich des apikalen Zellpols (TF-Bildung) von Bedeutung zu sein.

Am Ende der Enamelogenese kollabiert die Schmelzpulpa und bildet einen mehrschichtigen Plattenepithelüberzug über dem Schmelz (**reduziertes Schmelzepithel**), der über dem größten Teil der Krone verloren geht (Abb. 7.2-29).

Das Schmelzepithel im Bereich des Zahnhalses bleibt beim Zahndurchbruch auf dem Schmelz haften und verbindet sich mit dem Gingivaepithel. Dadurch entsteht das **Haftepithel** der Gingiva am Zahnhals, das ein direkter Abkömmling des Schmelzorgans ist und mit dem Schmelz bzw. Zement durch Hemidesmosomen und eine Basallamina fest verbunden ist.

Zement

Das Zement, *Cementum*, bildet eine im Allgemeinen 0,1–0,5 mm dicke Schicht, die die Dentinoberfläche im Hals- und Wurzelbereich bedeckt und oftmals um die Wurzelspitze herum in den Wurzelkanal reicht (Abb. 7.2-14).

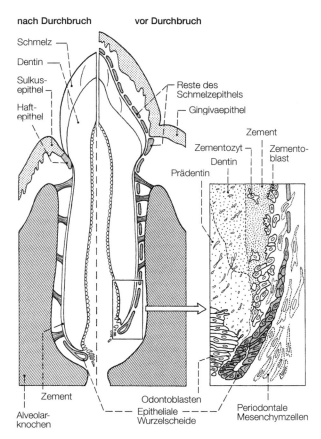

Abb. 7.2-29   **Zementbildung und Schicksal des Schmelzepithels vor und nach dem Zahndurchbruch.** Am Zahnhals verbindet sich das Schmelzepithel mit dem Gingivaepithel und wird zum Haftepithel des Sulkus. An der Wurzelspitze findet vor und noch eine Zeit lang nach dem Durchbruch ein Wachstum des Zahnes statt, gesteuert durch die HERTWIGsche epitheliale Wurzelscheide. Diese induziert die Differenzierung von Odontoblasten, die ihrerseits durch Dentinbildung die Einwanderung von Zementoblasten durch die lückenhaft werdende Epithelscheide auslösen.

Das Zement ist eine besondere Form des Knochens und unterscheidet sich biochemisch kaum von ihm (Kap. 3.6). Drei **Zementformen** lassen sich mikroskopisch unterscheiden: Das **zelluläre Zement** ist knochenähnlich mit eingemauerten **Zementozyten**, die sich wie Osteozyten mit spinnenförmigen Zellausläufern in feinen Zementkanälchen im Zement ausbreiten (Abb. 7.2-29). Es ist auf die untere Hälfte der Wurzel beschränkt. Die obere Hälfte bis zum Zahnhals ist durch **azelluläres Zement** charakterisiert, das auch den halswärtigen Teil der Krone überzieht. In das zelluläre und azelluläre Zement sind Bündel von Kollagenfibrillen eingemauert, SHARPEYsche Fasern, die eine Verbindung zwischen Zahnoberfläche und dem Alveolarknochen schaffen *(Fibrae cemento-alveolares)*. Deshalb werden diese Zementformen auch als **azellulär-fibrilläres Zement** bezeichnet. Unterschieden davon wird das **nichtfibrilläre Zement**, das nur am oberen Abschnitt des Zahnhalses gebildet wird und an 60% der Zähne als dünner Überzug auf die angrenzende Oberfläche des Schmelzes hinaufreicht (**Zementhäutchen**). In etwa 10% der Zähne ist das Dentin am Zahnhals nicht durch Zement bedeckt.

Die **Zementbildung** erfolgt wie die Schmelzbildung, sobald das Dentin zu verkalken beginnt (Abb. 7.2-29). Die Differenzierung des Mesenchyms im Hals- und Wurzelbereich zu Odontoblasten wird ihrerseits durch die HERTWIGsche Epithelscheide stimuliert (s. oben). Diese löst sich nach Beginn der Dentinsynthese lokal auf und ermöglicht die Einwanderung von Fibroblasten und Zementoblasten aus dem Zahnsäckchen, die dann die Epithelscheide von der Dentinoberfläche verdrängen und sofort (wie bei der **desmalen Ossifikation**) mit der Bildung von Kollagenfasern und Zement beginnen.

Pulpa

Das Gewebe der Zahnpulpa, *Pulpa dentinalis*, leitet sich direkt vom Mesenchym der Zahnpapille ab. Es ist ein lockeres kollagenes Bindegewebe, das wie Gallertgewebe (u.a. der Nabelschnur) reich an Hyaluronsäure und Dermatansulfat ist. Die spindelförmigen und verzweigten Fibrozyten produzieren ein zartes Kollagenfasernetz, das zu je 50% aus den Kollagenen Typ I und Typ III besteht. Die Typ-III-Kollagenfasern dürften den **argyrophilen** Fasern der Pulpa entsprechen. *Rami dentales* der Alveolararterien gelangen über die **Wurzelkanäle** in die Pulpa und bilden dort einen auffälligen **subodontoblastischen Plexus** mit Kapillarendothelzellen vom fenestrierten und kontinuierlichen Typ. Die mit den Gefäßen eintretenden Nervenfasern der Alveolarnerven sind myelinisiert und nicht-myelinisiert. Die Zahl der Nervenfasern im Wurzelkanal eines Prämolaren beträgt durchschnittlich 300 myelinisierte und 2000 nichtmyelinisierte Fasern. Die myelinisierten Fasern sind zu über 90% Aδ-Fasern (Durchmesser ca. 3,5 μm). Es handelt sich um sensorische Fasern, die nach Verlust der Myelinscheide in die Dentinkanälchen vordringen. Die nichtmyelinisierten Fasern (durchschnittlicher Durchmesser 0,5 μm) gehören sowohl sensorischen als auch postganglionär sympathischen Fasern an. Sie dringen nicht in das Dentin vor. In den Axonen der Pulpa sind Calcitonin-Gene-Related-Peptide (CGRP) und Substanz P als Neuropeptide nachgewiesen. Pulpa-Fibroblasten und Odontoblasten können NGF bilden, besonders bei Verletzungen und bei Entzündungen. NGF ist u.a. dafür wichtig, dass nach Nervendurchtrennung regenerierende Axone wieder in die Pulpa einwachsen und bis in die Dentinkanälchen zurückfinden. Diese, wie die Oberfläche der Odontoblasten, enthalten Laminin, das wahrscheinlich als extrazelluläres Leitmolekül die **gerichtete Regeneration** der Nervenfasern ermöglicht. Die Pulpa enthält ebenfalls das für die Regeneration wichtige Protein GAP-43 (growth associated protein 43).

Zahnhalteapparat

Der Zahnhalteapparat, **Parodontium,** ist ein System, das aus dem **Zement,** der Wurzelhaut (**Periodontium**), dem **Alveolarknochen** und dem Zahnfleisch (**Gingiva**) besteht (s. Abb. 7.2-14). Der 0,1–0,3 mm breite und 50–150 mm³ fassende Spaltraum zwischen Zahnwurzel und umgebendem Alveolarknochen enthält faserreiches kollagenes Bindegewebe, als Wurzelhaut, Periodontium, bezeichnet. Das Periodont ist Bestandteil einer syndesmotischen Verbindung zwischen Zahn (Zement) und Alveolarknochen (**Gomphosis,** Kap. 5.3.1), die den Zahn straff mit den Alveolarknochen verbindet, aber ein geringes Maß an passiver Beweglichkeit des Zahnes ermöglicht. Die mechanisch verbindenden Elemente sind straffe Bündel von Kollagenfasern, **Fibrae cemento-alveolares** (SHARPEYsche Fasern), die in den Alveolarknochen eingelassen sind und durch den periodontalen Spalt in das Zement einstrahlen. Die Kollagenfasern nehmen zusammen mit den Fibroblasten etwa zwei Drittel des periodontalen Volumens ein. Das restliche Drittel besteht aus Interstitialflüssigkeit. Die versorgenden Blutgefäße, die von den Alveolargefäßen abzweigen und im periodontalen Spalt bis zur Gingiva aufsteigen, nehmen nur ein Volumen von 2% ein. Ebenfalls kommen kleinere Lymphgefäße (Kapillaren, Präkollektoren) in der Wurzelhaut vor.

Die Ausrichtung der SHARPEYschen **Fasern** (absteigend, transversal, aufsteigend, divergierend) wirkt den Druck-, Zug-, Kipp- und Rotationsbewegungen der Zähne entgegen, die bei der Artikulation auftreten. Von **biomechanischer Bedeutung** ist die Tatsache, dass durch die federnde Aufhängung des Zahnes an den SHARPEYschen Fasern der Alveolarknochen weitgehend vor Druckbeanspruchung und damit vor Druckatrophie geschützt wird. Die SHARPEYschen Fasern wandeln alle auf den Zahn einwirkenden Kräfte in **Zugkräfte** um, die auf eine alveoläre Kontaktfläche von etwa 200 mm² (Schneidezahn bis Prämolar) bis 400 mm² (Backenzähne) übertragen werden. Zugkräfte stellen einen starken Erhaltungsreiz für den Knochen dar. Wegen der Kippbewegungen der Zähne ist der Periodontspalt an Wurzelspitze und Zahnhals weiter als in der Mitte des Zahnes (Kippachse).

Mechanorezeptoren und freie, sensorische Nervenendigungen im Periodont sind als afferente Schenkel eines Reflexbogens zur Kaumuskulatur zu sehen (Kontrolle des Kaudruckes, Schutzreflex). Gelegentlich kommen im Periodontium versprengte Epithelnester vor (**Mallassesche** und **Serresche Epithelkörper**), die sich von der epithelialen Wurzelscheide und von Resten der Zahnleiste ableiten (Abb. 7.2-29). Die Epithelreste können Ausgang von radikulären Kieferzysten (mit Epithel ausgekleidete Hohlräume) sein, aus denen sich ein invasiv wachsender Tumor, **Ameloblastom,** entwickeln kann. Die Kollagenfasern des Periodontiums unterliegen einem relativ hohen Umsatz (Auf- und Abbau), was erklärt, dass der Zahnhalteapparat auf Vitamin-C-Mangel empfindlich reagiert (Zahnausfall bei **Skorbut**). Vitamin C ist ein Cofaktor der Prolinhydroxylase und damit wichtig für die Synthese des an Hydroxyprolin reichen Kollagens (Kap. 2.5.3 u. 3.3.3). Geringfügige Belastungsänderungen rufen **Umbauvor-**

gänge im Zahnhalteapparat hervor, die nicht nur das Periodontium, sondern auch den Alveolarknochen betreffen. Das ist die biologische Grundlage für kieferorthopädische Maßnahmen, durch die die Zähne über größere Distanzen (Zentimeterbereich!) verschoben werden können.

Das **Zahnfleisch,** *Gingiva,* ist derjenige Teil der Mundschleimhaut, der den Randteil der Alveolarfortsätze, die Zahnhälse und den basalen Teil der mit Schmelz überzogenen Kronen bedeckt. Die Gingiva ist nicht verschieblich, weil die Mukosa ohne Zwischenschaltung einer Submukosa fest mit dem Periost verwachsen ist.

Diese **mukogingivale Grenze** ist als Grenzlinie von außen gut sichtbar. An dieser Stelle geht auch das zumeist parakeratinisierte Gingivalepithel in das unverhornte, mehrschichtige Plattenepithel über. Als freie Gingiva wird der Abschnitt bezeichnet, der den Alveolarkamm überragt und zwischen den Zähnen zur **Interdentalpapille** aufgeworfen ist (s. Abb. 7.2-14).

Dies erklärt auch das im Vergleich zur übrigen Mundschleimhaut etwas blassere Aussehen des Zahnfleisches. Die Gingiva ist derb. Sie enthält zahlreiche Kollagenfaserzüge, die – einer komplizierten funktionellen Architektur folgend – zum Teil ringförmig um den Zahnhals verlaufen und zum Teil in anderen Richtungen des Raumes ausgespannt sind. Neben den Kollagenfaserzügen enthält die Gingiva zahlreiche elastische Fasern, die entsprechend angeordnet sind.

Der zwischen Zahnkrone und Gingivalsaum gelegene Spalt (**Sulcus gingivalis**) ist physiologisch nur bis zu etwa 3 mm tief (wenn tiefer, wird er klinisch als Tasche bezeichnet) und wird auf der Sulkusseite der Gingiva von einem mehrschichtigen, unverhornten (nicht parakeratinisierten) Plattenepithel, dem **inneren Saumepithel,** bedeckt. Der Teil des inneren Saumepithels, der auf der Krone verschieblich gleitet, wird als **Sulkusepithel** bezeichnet. Der andere Teil des Epithels, der mit dem Schmelz bzw. Zement des Zahnhalses fest durch Hemidesmosomen verbunden ist, wird als **Haftepithel** (junktionales Epithel) bezeichnet. Dieses leitet sich aus dem inneren Schmelzepithel und dem *Stratum intermedium* der Schmelzglocke ab (Abb. 7.2-29). Eine Lösung des Haftepithels vom Zahnhals tritt bei der Parodontose auf und kann zum Eindringen von Bakterien mit nachfolgender Entzündung des Periodonts führen (**Parodontitis**). Das Sulkusepithel geht seitlich in das **orale Gingivaepithel** über, das im Gegensatz zum Sulkusepithel tiefe Papillarleisten aufweist, in welche die dentino-gingivalen und alveolo-gingivalen Kollagenfasern einstrahlen, welche die Gingiva am Zahnhals und am Alveolarknochen befestigen.

Leitungsbahnen

Beide Zahnreihen und die Gingiva werden von der **A. maxillaris,** einem Endast der A. carotis externa, mit Blut versorgt.

Unterkiefer: Wie Abb. 9.5-6, Bd. 2 zeigt, entspringt die A. maxillaris in der Fossa retromandibularis und zieht in die Fossa infratemporalis. Hier gibt sie die A. *alveolaris inferior* ab, die in den Canalis mandibulae eintritt und *Rami dentales* zu allen Zähnen des Unterkiefers der gleichen Seite sowie *Rami peridentales* zur Wurzelhaut und zur Gingiva abgibt. Der Endast der A. alveolaris inferior verlässt den Unterkieferkanal am Foramen mentale und beteiligt sich als R. *mentalis* an der Versorgung von Unterlippe und

Kinn. Bukkal grenzt das Versorgungsgebiet der A. alveolaris inferior an das der A. facialis und A. buccalis, die die Wange versorgen, und lingual an das der A. lingualis.

Oberkiefer: Nach Abgabe der A. alveolaris inferior setzt sich der Stamm der A. maxillaris unter Entsendung weiterer Äste in die Tiefe der Fossa infratemporalis fort. Kurz vor dem Eintritt in die Fossa pterygopalatina entspringt die *A. alveolaris superior posterior*, die über das Tuber maxillae nach unten zieht. Sie tritt mit feinen Ästen in die Wand des Sinus maxillaris ein und versorgt Zähne und Zahnfleisch im hinteren Teil des Oberkiefers.

Der Stamm der A. maxillaris spaltet sich nach seinem Eintritt in die Fossa pterygopalatina in mehrere Endäste auf. Einer dieser Äste verläuft als *A. infraorbitalis* mit dem gleichnamigen Ast des N. maxillaris durch die Fissura orbitalis inferior und tritt am Boden der Augenhöhle in den Canalis infraorbitalis ein. Diese Arterie gibt dann mehrere *Aa. alveolares superiores anteriores* ab, die durch kleine Knochenkanälchen in die Wand des Sinus maxillaris eindringen und die vorderen Zähne des Oberkiefers und das Zahnfleisch versorgen. Die Äste der Aa. alv. sup. ant. und der A. alv. sup. post. hängen in der Wand des Sinus maxillaris durch arkadenförmige Verbindungen miteinander zusammen und bilden den **Plexus dentalis** superior. In der Mundschleimhaut grenzt sein Versorgungsgebiet nach palatinal an das der Aa. palatinae major et minor.

Der Abfluss des **venösen Blutes** aus dem Kieferbereich erfolgt für die untere Zahnreihe über die *V. alveolaris inferior*, die neben der gleichnamigen Arterie verläuft und sich nach ihrem Austritt aus dem Foramen mandibulae in den *Plexus pterygoideus* ergießt. Der venöse Abfluss für die obere Zahnreihe erfolgt zur Hauptsache durch feine Venen, die parallel zu den Arterien verlaufen und schließlich in den Plexus pterygoideus gelangen. Über die V. infraorbitalis besteht jedoch auch eine Verbindung zur V. facialis und damit zur V. angularis (Abb. 9.6-5, Bd. 2).

Die **Lymphe** aus Ober- und Unterkiefer fließt zu submentalen, submandibularen und zu zervikalen Lymphknoten (s. unten und Kap. 10.9).

Die **Nervenversorgung** der Zähne erfolgt durch sensorische Äste aus dem 2. und 3. Ast der N. trigeminus (Abb. 7.2-30).

Der **Oberkiefer** wird vom *N. maxillaris* versorgt. Dieser Nerv setzt sich nach seinem Durchtritt durch das Foramen rotundum in den *N. infraorbitalis* fort, der noch vor seinem Eintritt in die Fissura orbitalis superior einige *Rami alveolares superiores posteriores* für die Versorgung der Molaren abgibt. In seinem weiteren Verlauf gehen der *R. alveolaris superior medius* für die Prämolaren und mehrere *Rr. alveolaris superiores anteriores* für den Eckzahn und die Schneidezähne ab. Die Nerven verlaufen in feinen Knochenkanälchen und bilden am Boden der Kieferhöhle den *Plexus dentalis superior,* aus dem die *Rami dentales* feine Äste zur Gingiva und zur Schleimhaut des Sinus maxillaris hervorgehen. An der Innenseite der Gingiva des Oberkiefers grenzt das Versorgungsgebiet des Plexus dentalis superior an das der *Nn. palatini* und hinter dem mittleren Schneidezahn an das des *N. nasopalatinus.*

Die engen topographischen und nervösen Beziehungen zwischen den Wurzeln der oberen Backenzähne und der Schleimhaut der Kieferhöhle (vgl. Abb. 7.2-17) sind von großer klinischer Bedeutung. So können Infektionen der Kieferhöhle Zahnschmerzen hervorrufen und durch Reizung von Nerven sogar Schmerzen an Zähnen vortäuschen, die längst gezogen sind (Phantomschmerz).

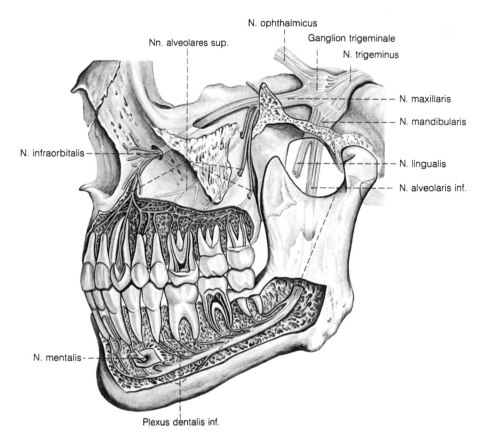

Abb. 7.2-30 Innervation des menschlichen Gebisses durch den N. trigeminus.

Der **Unterkiefer** wird vom *N. mandibularis* versorgt. Zähne und Gingiva erhalten die sensorische Fasern über den *N. alveolaris inferior,* der mit der A. und V. alveolaris inferior in den Canalis mandibulae eintritt. Nach innen grenzt das Innervationsgebiet des N. alveolaris inferior an das des *N. lingualis,* nach lateral an das des *N. buccalis.*

7.2.6 Zunge

Die Zunge, *Lingua* oder Glossa, ist ein etwa 5 cm langer und 4 cm breiter Muskelkörper, der mit dem Mundboden verwachsen und mit einer sehr differenzierten Schleimhaut überzogen ist. Im Bau der Zunge und in der Beteiligung mehrerer Hirnnerven an ihrer Innervation spiegelt sich die komplizierte Entwicklungsgeschichte dieses Organs, das nicht nur für die Bildung und **Beförderung der Bissen** unerlässlich ist, sondern auch bei der **Lautbildung** eine wichtige Rolle spielt. Dank ihrer großen Beweglichkeit kann die Zunge mit ihrer Spitze jeden Punkt der Mundhöhle erreichen, und infolge ihrer hohen Sensorik ermöglicht sie die **taktile, thermische** und **gustatorische Kontrolle** der Nahrung. Außerdem kann die Zunge bei geschlossenem Mund durch Bewegung nach hinten eine Saugwirkung entfalten, die schon dem Neugeborenen bei der Nahrungszufuhr zugute kommt („Säugling").

Entwicklung

An der Bildung der Zunge sind **vier Pharyngealbögen** (Schlundbögen, Kiemenbögen) beteiligt (Näheres s. Kap. 5.7.1 u. 7.3.4). Wie Abb. 7.2-31 u. 5.7-3a zeigen, bilden diese Bögen und die zugehörige, medial verlaufende Längsverbindung, *Copula,* die so genannten **Zungenwülste.** Aus ihnen geht das Material für die Schleimhaut der Zunge hervor. In die miteinander verschmelzenden Anlagen der Zungenwülste, die nur den Überzug der Zunge liefern, wächst von kaudal her Muskulatur aus dem kopfnahen Rumpfgebiet ein. Die Zungenmuskulatur wird daher, der Herkunft entsprechend, vom *N. hypoglossus* versorgt.

Im Einzelnen lässt sich Folgendes feststellen: Aus der Verschmelzung der zum Mandibularbogen gehörenden beiden seitlichen und eines variabel ausgebildeten mittleren Zungenwulstes *(Tuberculum impar)* entsteht der vordere Anteil der Zunge. Die Grenze zwischen diesem aus dem 1. Pharyngealbogen stammenden und dem Material aus dem 2. Pharyngealbogen wird in etwa durch den **Sulcus terminalis** und das **Foramen caecum** gebildet. Das Foramen caecum markiert jene Stelle, von der aus in einem frühen Stadium der Entwicklung das Material für die Schilddrüse nach kaudal aussprosst. Die Ansatzstelle der Bukkopharyngealmembran scheint weiter vorne gelegen zu haben, sodass der hintere Teil des Corpus linguae bereits von einem Epithel endodermaler Herkunft überzogen ist.

Die **Schleimhaut** der an den Sulcus terminalis und das Foramen caecum anschließenden Zungenwurzel entsteht im Wesentlichen aus dem Material des 2. und 3. sowie des 4. Pharyngealbogens, der allerdings nur noch durch seine *Copula* beteiligt ist (Abb. 7.2-31).

Entsprechend dieser Entwicklung erfolgt die **Innervation** der Schleimhaut aus den vier Pharyngealbogennerven (N. trigeminus, N. facialis, N. glossopharyngeus, N. vagus). Im Bereich der Zungenwurzel findet eine Verschie-

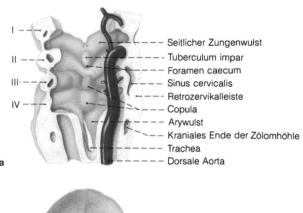

Seitlicher Zungenwulst
Tuberculum impar
Foramen caecum
Sinus cervicalis
Retrozervikalleiste
Copula
Arywulst
Kraniales Ende der Zölomhöhle
Trachea
Dorsale Aorta

a

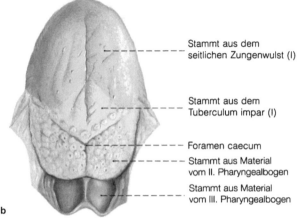

Stammt aus dem seitlichen Zungenwulst (I)

Stammt aus dem Tuberculum impar (I)

Foramen caecum
Stammt aus Material vom II. Pharyngealbogen
Stammt aus Material vom III. Pharyngealbogen

b

Abb. 7.2-31 Entwicklung der Zunge.
(a) Die Vorderwand des Kopfdarms in der Ansicht von dorsal bei einem menschlichen Embryo nach einer Rekonstruktion von A. Vierling. Die römischen Zahlen bezeichnen die Pharyngealbögen (Schlundbögen), die außerdem durch verschiedene Farben gekennzeichnet sind: Mandibularbogen (I) blau; Hyoidbogen (II) grün; 3. Pharyngealbogen (III) violett; 4. Pharyngealbogen (IV) grau.
(b) Pharyngealbogenderivate der Schleimhaut.

bung der Innervationsgebiete nach vorne statt, sodass der N. glossopharyngeus (3. Pharyngealbogennerv) die Schleimhaut über der ehemaligen Anlage des 2. Pharyngealbogens und der N. vagus (4.–6. Pharyngealbogennerv) den größten Teil der Vallecula (3. Pharyngealbogenderivat) innerviert. Das sensorische Innervationsgebiet des N. facialis (N.-intermedius-Anteil) liegt zusammen mit dem des N. trigeminus im Bereich des Dorsum linguae (1. Pharyngealbogengebiet).

Makroskopie

Wir unterscheiden den **Zungenkörper,** *Corpus linguae,* mit der **Zungenspitze,** *Apex linguae,* und den Zungengrund oder die **Zungenwurzel,** *Radix linguae* (Abb. 7.2-32). An der Oberfläche wird der **Zungenrücken,** *Dorsum linguae,* durch den V-förmigen *Sulcus terminalis* in einen vorderen und einen hinteren Abschnitt gegliedert. Der vordere, bei geöffnetem Mund gut sichtbare Abschnitt wird durch eine individuell unterschiedlich ausgebildete mediane Längsfurche, *Sulcus medianus,* in eine rechte und linke Hälfte geteilt. Der Zungenrücken beginnt an der Zungenspitze und reicht bis zum **Foramen caecum,** das in der nach hinten gerichteten Spitze des V-förmigen Sulcus terminalis liegt.

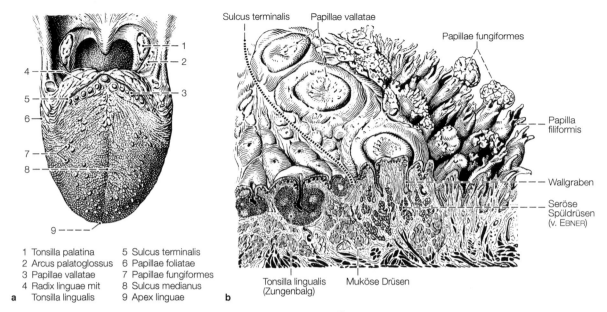

Abb. 7.2-32 Dorsalansicht der Zunge (a) bei Lupenvergrößerung (b) des Übergangsbereiches zwischen Corpus und Radix linguae.

Am Rande der Zunge, *Margo linguae,* geht der Zungenrücken in die **Unterfläche,** *Facies inferior,* über. Sie wird bei hochgehobener Zunge sichtbar (Abb. 7.2-33) und ist mit einer sehr dünnen Schleimhaut bedeckt, durch die die dicke *V. sublingualis* hindurchschimmert. An der Schleimhaut der Facies inferior linguae kann eine gelappte Längsfalte, **Plica fimbriata,** vorkommen. Sie stellt den Rest einer noch bei den Halbaffen (Lemuren) kräftig ausgebildeten Unterzunge dar und kann in seltenen Fällen auch beim Menschen eine beträchtliche Größe erreichen. An der Unterseite der Zungenspitze mündet beiderseits der Mittellinie die *Glandula lingualis anterior* (**Nuhnsche Drüse**) mit mehreren feinen Ausführungsgängen. In der Medianebene der Zungenunterfläche erstreckt sich das unpaare **Zungenbändchen,** *Frenulum linguae.* Am Übergang zum Mundboden liegt an seinen beiden Seiten je eine warzenförmige Erhebung, die *Caruncula sublingualis.* Auf ihr münden der Ductus submandibularis und der Ductus

sublingualis major entweder gemeinsam oder dicht nebeneinander. – Die Schleimhaut der Facies inferior linguae geht in die des Mundbodens über. Hier wölbt sich die **Plica sublingualis** vor, auf der die unmittelbar unter der Schleimhaut gelegenen hinteren Drüsenpakete der Gl. sublingualis mit etwa einem Dutzend kleiner Ausführungsgänge, *Ductus sublinguales minores,* münden (vgl. auch Abb. 7.2-8).

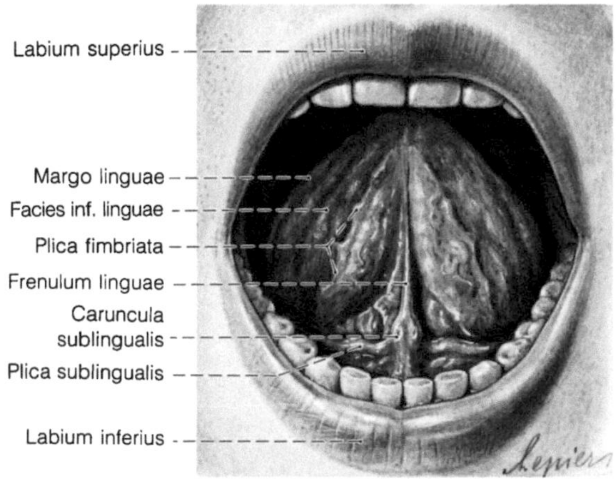

Hinter dem Sulcus terminalis beginnt der Zungengrund oder die **Zungenwurzel,** *Radix linguae.* Dieser Abschnitt ist gegen die Hinterwand des Schlundes gewendet und deshalb bei der klinischen Untersuchung nur mit Hilfe eines in den Rachen eingeführten Spiegels ganz zu überschauen. Im Zungengrund liegen beiderseits der Mittellinie die **Zungenbälge** (Abb. 7.2-32). Dabei handelt es sich um Schleimhautkrypten, die von Lymphfollikeln unterlagert sind. Die Gesamtheit der Zungenbälge bildet die **Zungenmandel,** *Tonsilla lingualis.* Zwischen den Krypten der Tonsilla lingualis münden Ausführungsgänge von Paketen vorwiegend muköser Drüsen, die im Zungengrund liegen und dem Gleitendmachen der Bissen dienen. Von der Zungenwurzel spannen sich zum Kehldeckel Schleimhautfalten, die als **Plicae glosso-epiglotticae** *mediana* und *lateralis* bezeichnet werden. Zwischen ihnen entsteht jederseits eine grubige Vertiefung, die **Vallecula epiglottica.**

Papillen

Die mechanische Belastbarkeit der Zunge wird dadurch erhöht, dass die Schleimhaut des Zungenrückens mit ihrer bindegewebigen Unterlage, der **Aponeurosis linguae,** unverschieblich verbunden ist. Außerdem sind Papillen, **Papillae linguales,** ausgebildet, die aus der Schleimhaut hervorragen und ihr eine raue Oberfläche verleihen. Diese Papillen verstärken nicht nur die mechanische Belastbarkeit, sondern dienen durch die Unterbringung von Rezeptororganen auch der Aufnahme von Sinnesreizen.

Man unterscheidet aufgrund des unterschiedlichen Aussehens mehrere Formen von Papillen, die auf der Zungen-

Abb. 7.2-33 Unterfläche der Zunge und Mundboden mit Caruncula sublingualis und Plica sublingualis.

oberfläche in bestimmter Weise verteilt sind und verschiedene Funktionen erfüllen. Ihnen allen ist gemeinsam, dass in eine jede Papille von der Unterseite her mehrere feine Bindegewebspapillen verschiedener Größenordnungen hereinragen, sodass es sich bei den makroskopisch oder mit der Lupe sichtbaren Einzelpapillen der Schleimhautoberfläche dem Bau nach in Wirklichkeit vielfach um komplizierte Papillenstöcke handelt.

Im Einzelnen werden die folgenden **vier Papillenformen** unterschieden (Abb. 7.2-32):

1. Die fadenförmigen Papillen, **Papillae filiformes.** Sie sind außerordentlich zahlreich, kommen in allen Regionen des Zungenrückens vor und sind in Reihen angeordnet, die parallel zum Sulcus terminalis verlaufen. Das Epithel sitzt einem breiten bindegewebigen Sockel auf, von dem aus sich dünne Sekundärpapillen erheben. Obgleich die Mundschleimhaut im Allgemeinen unverhornt ist, sind die Spitzen der sich nach oben verjüngenden Papillae filiformes verhornt. Dies gibt der Zungenoberfläche ihren samtartigen Charakter und bewirkt bei nicht genügender Abschilferung infolge von Krankheit das weißliche Aussehen der „belegten Zunge".

Die Fadenpapillen enthalten ein kompliziertes Gefäßnetz und sind reichlich mit Nerven versorgt, deren feine Endigungen z. T. bis in die untersten Schichten des Epithels verfolgt werden können. Daneben gibt es besondere, lamellär gebaute Rezeptororgane. Sie liegen im Bindegewebe der Primärpapille oder in einer Sekundärpapille. Derartige Endorgane sind in den Papillae filiformes an der Zungenspitze, wo die Fähigkeit der Stereognosis am höchsten ausgebildet ist, wesentlich zahlreicher als in den weiter hinten gelegenen Papillen. Man nimmt deshalb an, dass es sich um Mechanorezeptoren handelt und betrachtet die Fadenpapillen als in erster Linie der Tastempfindung dienend.

2. Die pilzförmigen Papillen, **Papillae fungiformes.** Sie sind größer und plumper als die Papillae filiformes und weniger zahlreich. Sie sind in der Regel nicht verhornt und deshalb mit dem bloßen Auge als rötliche Pünktchen auf der Zunge erkennbar. Die Papillae fungiformes enthalten in ihrer Spitze einen Gefäßplexus und sind reichlich innerviert. Sie tragen, vornehmlich an der Oberfläche, **Geschmacksknospen** und enthalten in ihrem bindegewebigen Anteil Mechanorezeptoren vom Typ der Lamellenkörper sowie zahlreiche freie Nervenendigungen, die bis ins Epithel reichen können. Die Papillae fungiformes dienen der Geschmacksempfindung und sind außerdem an der Mechano- und Thermorezeption beteiligt.

3. Die Wallpapillen, **Papillae vallatae,** sind die größten Papillen der menschlichen Zunge und dienen vornehmlich der Geschmacksempfindung. Sie kommen nur in geringer Zahl (etwa 7–12) vor und stehen in einer Reihe dicht vor dem Sulcus terminalis. Jede dieser Papillen ist von einem **Ringwall** umgeben und enthält beim erwachsenen Menschen etwa 270 **Geschmacksknospen,** die zum größten Teil in 3–5 Reihen am Rande der Papille liegen. Auf der Papillenoberfläche kommen meist keine Geschmacksknospen vor und in der Außenwand des Ringwalls sehr viel weniger als in der Papillenwand. Im hohen Alter nimmt die Zahl der Geschmacksknospen ab. Das Vorhandensein des Ringwalles bewirkt, dass die Geschmacksstoffe aus der Nahrung in einen länger dauernden Kontakt mit dem Epithel kommen können, als dies bei den Papillae fungiformes der Fall ist, über die die Nahrung schnell hinweggleitet. Am Grunde des Wallgrabens münden seröse Spüldrüsen (VON

EBNERsche Spüldrüsen). Sie spülen mit ihrem dünnflüssigen Sekret den Wallgraben immer wieder frei und sezernieren das VEG-Protein, das lipophile Geschmacksstoffe bindet (s. Kap. 7.2.3).

4. Die Blätterpapillen, **Papillae foliatae,** dienen ebenfalls der Geschmackswahrnehmung. Sie finden sich beim Menschen vorwiegend am hintersten Teil des Zungenrandes und bilden hier eine Gruppe schräg abwärts verlaufender Rinnen (Abb. 7.2-34), in deren Epithel Geschmacksknospen liegen.

Es ist eine alte Erfahrung der Ärzte, dass die Schleimhaut der Zungenoberfläche bei vielen Erkrankungen verändert ist. So bildet sich bei manchen Krankheiten des Verdauungstraktes, bei reduziertem Kauakt und bei vielen Allgemeinerkrankungen ein unspezifischer, **weißlich-gelblicher Belag,** der nicht abwischbar ist und aus verhorntem Plattenepithel der Papillae filiformes, aus Zelldetritus, Speiseresten und Mikroorganismen besteht. Die Zunge reagiert aber nicht nur durch die Bildung eines solchen Belages: So finden wir bei Vitamin-B_{12}-Mangel eine Atrophie der Schleimhaut oder beim **Scharlach** – infolge Desquamation des Belages etwa zwei bis fünf Tage nach dem Beginn der allgemeinen Krankheitssymptome – eine in charakteristischer Weise gerötete Zunge, die als Himbeer- oder Erdbeerzunge bezeichnet wird. Diese Beispiele mögen genügen, um darauf hinzuweisen, dass zu jeder körperlichen Untersuchung eines Patienten auch die sorgfältige Inspektion der Zunge gehört.

Im Gegensatz zur Schleimhaut des Zungenrückens ist die aus unverhorntem, mehrschichtigem Plattenepithel bestehende Mukosa der Zungenunterfläche und des Mundbodens dünn und mit der Unterlage nicht fest verwachsen, sondern verschieblich. Die gut durchblutete Schleimhaut dieser Gegend ist zur Resorption bestimmter Stoffe befähigt. Ärztlich kann die linguale oder **perlinguale Resorption** als Weg für die Verabreichung bestimmter Pharmaka genutzt werden, so z. B. für die Gabe von Nitroglyzerinpräparaten, die bei Angina-pectoris-Anfällen eine Erweiterung der Herzkranzgefäße und damit eine schnelle Besserung der Beschwerden bewirken.

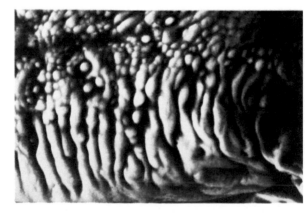

Abb. 7.2-34   Papillae foliatae am hinteren Seitenrand der Zunge des erwachsenen Menschen. Vergr. ca. 4fach.

Innervation der Zungenschleimhaut

1. **Allgemeine sensorische Innervation.** Wie in Abb. 7.2-35 dargestellt, wird die Zunge bis in die Gegend des Sulcus terminalis vom **N. lingualis** aus dem *N. mandibularis* versorgt. Die Perikaryen der zugehörigen Neurone liegen im Ganglion trigeminale (GASSER).

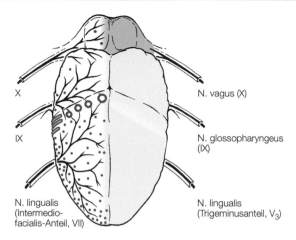

Abb. 7.2-35 Sensorische Innervation von Geschmacksknospen (rote Strukturen links) und Schleimhaut (rechts) von Zunge und Kehldeckel.

Dementsprechend kann bei einem Herpes zoster im Bereich des N. mandibularis (Gürtelrose mit bläschenförmigen Hauterscheinungen, beruhend auf einer Virusinfektion einzelner sensorischer Ganglien) nicht nur die Haut und Schleimhaut der Unterlippe und Wange, sondern auch die Schleimhaut in den vorderen 2/3 der Zunge betroffen sein.

Die Radix linguae wird bis zur Plica glosso-epiglottica vom **N. glossopharyngeus** versorgt, während die Vallecula epiglottica ihre sensorischen Fasern aus dem *N. laryngeus superior* des **N. vagus** erhält (s. oben, Entwicklung). Die Perikaryen liegen im Ganglion superius und inferius beider Nerven.

2. **Innervation der Geschmacksknospen** (spezielle Viszeroafferenz, Geschmacksfasern; s. Bd. 2, Kap. 13.4) aus den vorderen zwei Dritteln der Zunge (die von den Geschmacksknospen der *Papillae fungiformes,* z.T. auch von den doppelt innervierten *Papillae vallatae* kommen; Abb. 7.2-35) verlaufen zunächst im N. lingualis des N. trigeminus, verlassen diesen in Höhe des Kiefergelenks und verlaufen durch die **Chorda tympani** in das Mittelohr (Kap. 12.10) und den Canalis N. facialis. Geschmacksfasern aus dem weichen Gaumen verlaufen im *N. petrosus major* zum *N. facialis.* Die Perikaryen beider Afferenzen liegen im **Ganglion geniculi,** im äußeren Knie des *N. facialis.* Von hier verlaufen die Axone im N.-intermedius-Anteil des N. facialis zum **Ncl. tractus solitarii** des Rautenhirns. Die Geschmacksknospen des hinteren Zungendrittels, im Wesentlichen die der *Papillae vallatae* und *foliatae,* sind an Afferenzen angeschlossen, die hauptsächlich im *N. glossopharyngeus* (IX) verlaufen und deren Perikaryen im Ganglion inferius des N. glossopharyngeus liegen (**Ganglion petrosum**). Geschmacksfasern aus den hinteren Abschnitten der Zungenwurzel, der Epiglottis, dem Pharynx und Larynx verlaufen im *N. vagus* (X) zentralwärts. Ihre Perikaryen befinden sich hauptsächlich im unteren Vagus-Ganglion, dem **Ganglion nodosum,** und projizieren ebenfalls auf den Ncl. tractus solitarii.

Muskulatur der Zunge

Die Zunge ruht auf dem Mundboden, der im vorderen Teil des Unterkiefers durch die als **Diaphragma oris** bezeichnete Muskelplatte des *M. mylohyoideus* sowie durch den *M. geniohyoideus* gebildet wird (Abb. 7.2-36).

Der **Muskelkörper** der Zunge selbst besteht aus den sog. **Außenmuskeln,** die an einem Skelettteil befestigt sind und in die Zunge einstrahlen, und aus **Binnenmuskeln,** die sich innerhalb der Zunge erstrecken und nicht an Knochenpunkten befestigt sind.

Die Zunge enthält ein derbes bindegewebiges Skelett, das als *Aponeurosis linguae* dorsal unter der Schleimhaut ausgespannt ist und in der Mittellinie als *Raphe linguae* die Zunge durchsetzt und in zwei symmetrische Hälften teilt. Sowohl die Aponeurosis linguae als auch die Raphe dienen der Insertion von Muskelfasern.

Die meisten **Außenmuskeln** der Zunge leiten sich zusammen mit dem Rektussystem des Halses (M. geniohyoideus und Unterzungenbeinmuskeln) von der Muskulatur des Körperstammes ab und entspringen von Teilen des Viszeralskeletts: am Unterkiefer, Zungenbein und Proc. styloideus. Das Haupteinstrahlungsgebiet dieser Muskeln ist der Zungengrund; ihr wichtigster motorischer Nerv der *N. hypoglossus.* Im Einzelnen handelt es sich dabei um die folgenden Muskeln:

– **M. genioglossus** (Abb. 7.2-37). Er entspringt als der stärkste Zungenmuskel von der Spina mentalis superior (m. genioglossi) des Unterkiefers und strahlt – fächerförmig in Lamellen zerlegt – in die Zunge ein. Zwischen die Muskeln beider Seiten schiebt sich das Septum linguae. Einzelne Muskelbündel gehen zum Zungenbein und zur Epiglottis. – Der Muskel bewirkt durch seine untersten Fasern das **Hervorziehen der Zunge;** denn diese Fasern laufen bei aufrechter Kopfhaltung horizontal und können den Zungengrund vorschieben. Mit den übrigen Fasern zieht der M. genioglossus die Zunge vom Gaumen herab und drückt sie auf den Mundboden. Durch seinen Tonus fixiert er die Zunge derart, dass sie bei liegendem Kopf, etwa im Schlaf, nicht durch ihre Schwere nach hinten sinkt und den Kehlkopfgang zudrückt. In tiefer Narkose, in der der Tonus aufgehoben ist, wird dieser Gefahr dadurch begegnet, dass man die Zunge nach vorn zieht und festhält.

Der Ausfall des M. genioglossus bei der Hypoglossuslähmung bedingt, dass die Zunge auf der gelähmten Seite nicht mehr herausgestreckt werden kann. Daraus resultiert, dass die Spitze der herausgestreckten Zunge zur gelähmten Seite zeigt (gedrückt wird).

– **M. hyoglossus** (Abb. 7.2-37). Die vierseitige Muskelplatte entspringt vom großen Zungenbeinhorn und dem anschließenden Teil des Zungenbeinkörpers und zieht nach aufwärts und vorwärts zum Zungenrand. Ein mehr selbstständiger Zug kommt vom kleinen Zungenbeinhorn (M. chondroglossus). Wenn das Zungenbein feststeht, zieht der Muskel die **Zunge nach hinten unten.**

– **M. styloglossus** (Abb. 7.2-37). Der schmale Muskel entspringt vom Processus styloideus und strahlt in den Seitenrand der Zunge, wo er als Längszug nach vorn läuft, um sich an der Zungenspitze mit dem Muskel der Gegenseite quer zu verbinden. Der M. styloglossus zieht die **Zunge nach hinten oben.**

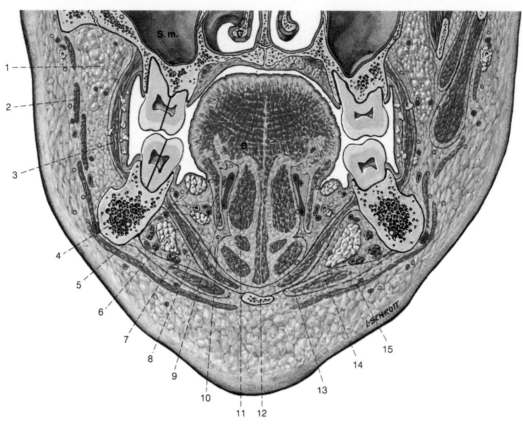

Abb. 7.2-36 Aufbau des Mundbodens in einem Frontalschnitt durch den menschlichen Schädel im Bereich des 2. Molaren. Beachte die schräge Stellung der Molaren, deren Achsen eingezeichnet sind. B = Binnenmuskulatur der Zunge; C = Concha inferior; S. m. = Sinus maxillaris. 1 = Corpus adiposum buccae; 2 = Mim. Muskulatur; 3 = M. buccinator; 4 = Unterkiefer mit A., V., N. alveolaris inferior; 5 = Gl. sublingualis, Ductus submandibularis und N. lingualis; 6 = Gl. submandibularis; 7 = M. mylohyoideus; 8 = M. hyoglossus; 9 = A. lingualis; 10 = N. hypoglossus; 11 = M. genioglossus; 12 = Os hyoideum; 13 = M. geniohyoideus; 14 = M. digastricus (Venter ant.); 15 = Platysma.

Weiterhin strahlen Muskeln von Gaumen und Pharynx her in die Zunge ein und sind am Schluckakt beteiligt. Diese Außenmuskeln werden nicht vom N. hypoglossus, sondern vom *N. glossopharyngeus* innerviert.

– **M. palatoglossus:** Der Muskel verbindet die Aponeurose des Gaumensegels mit der Zunge. Er bildet die muskulöse Grundlage für den **vorderen Gaumenbogen.**
– **„M. glossopharyngeus".** Dieser Muskel bildet die unterste der vier Abteilungen des M. constrictor pharyngis superior *(Pars glossopharyngea)*; seine Fasern verbinden die Raphe pharyngea mit dem Zungengrund.

Die von außen kommende Muskulatur verliert in der Zunge ihre Selbstständigkeit und schließt sich der **Binnenmuskulatur** an, die vom **N. hypoglossus** innerviert wird. Die Fasersysteme der Binnenmuskulatur verlaufen in den drei Richtungen des Raumes. Man unterscheidet einen **M. longitudinalis** *superior et inferior,* einen **M. verticalis** *linguae* und einen **M. transversus** *linguae.* Diese Systeme, von denen das longitudinale das stärkste ist, dienen der Formänderung der Zunge.

Unterkieferdreieck und Blutversorgung der Zunge

Die **Blutversorgung** der Zunge erfolgt über die *A. lingualis,* die als 2. Ast aus der A. carotis externa entspringt. Ihr Verlauf ist ebenso wie der Verlauf des N. lingualis und des

N. hypoglossus nur im Zusammenhang mit der Topographie des Unterkieferdreiecks zu begreifen.

Das Unterkieferdreieck, **Trigonum submandibulare** (Abb. 7.2-38), wird lateral durch den Rand der Mandibula, medial durch den Venter anterior des **M. digastricus** und dorsal durch den Venter posterior des M. digastricus und M. stylohyoideus begrenzt (s. auch Abb. 5.7-43). Der so umgrenzte Raum enthält in seiner oberflächlichen Schicht die Glandula submandibularis, die von der äußeren Haut nur durch das oberflächliche Blatt der Fascia cervicalis und durch das Platysma getrennt ist, sowie eine Reihe von Lymphknoten. Die **Gl. submandibularis** liegt mit ihrem vorderen Abschnitt dem M. mylohyoideus von außen auf und umgreift mit einem hakenförmigen hinteren Fortsatz seinen dorsalen Rand (vgl. auch Abb. 7.2-8). In unmittelbarer Nachbarschaft der Drüse, die in Abb. 7.2-38 heruntergeklappt ist, zieht die **A. facialis** durch das Trigonum submandibulare. Sie wird von der *V. facialis* begleitet (in Abb. 7.2-38 weggenommen) und verlässt das Trigonum vor dem vorderen Rand des M. masseter, um auf die seitliche Gesichtsregion überzugehen. Im Trigonum submandibulare überkreuzt die A. facialis am oberen Rand der Gl. submandibularis den **N. lingualis,** der, unter dem Angulus mandibulae hervorkommend, weiter in der Tiefe liegt und in den Spaltraum zwischen M. mylohyoideus und M. hyoglossus eintritt, ehe er in einzelne Zungenäste zerfällt. Bevor der Nerv hinter dem dorsalen Rand des

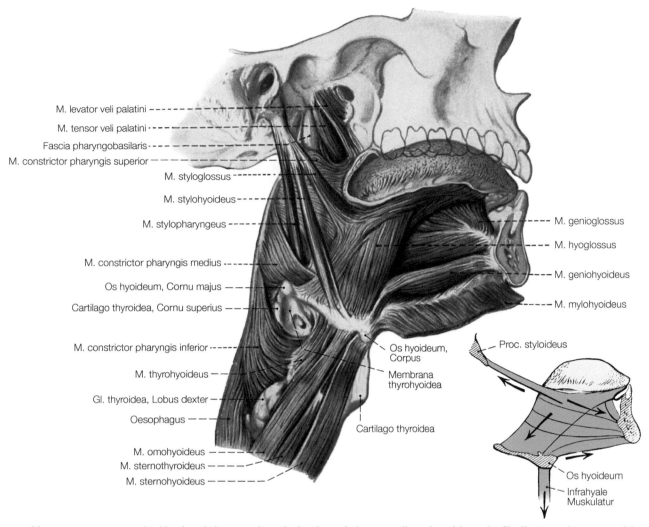

M. levator veli palatini
M. tensor veli palatini
Fascia pharyngobasilaris
M. constrictor pharyngis superior
M. styloglossus
M. stylohyoideus
M. stylopharyngeus
M. constrictor pharyngis medius
Os hyoideum, Cornu majus
Cartilago thyroidea, Cornu superius
M. constrictor pharyngis inferior
M. thyrohyoideus
Gl. thyroidea, Lobus dexter
Oesophagus
M. omohyoideus
M. sternothyroideus
M. sternohyoideus

M. genioglossus
M. hyoglossus
M. geniohyoideus
M. mylohyoideus

Os hyoideum, Corpus
Membrana thyrohyoidea
Cartilago thyroidea

Proc. styloideus
Os hyoideum
Infrahyale Muskulatur

Abb. 7.2-37   Zungen- und Schlundmuskulatur von lateral mit schematischer Darstellung der Wirkung der für die Zungenbewegung wichtigsten Muskelzüge.

M. mylohyoideus verschwindet, entsendet er feine Äste zum Ggl. submandibulare, das der Drüse von innen her anliegt. Am kaudalen Rand der Drüse verläuft der **N. hypoglossus.** Er kommt, unter dem hinteren Kopf des M. digastricus hindurchlaufend, von dorsal her und tritt ebenfalls in den Raum zwischen dem M. mylohyoideus und dem M. hyoglossus ein, ehe er sich in der Zungenmuskulatur aufzweigt. Der Stamm des Nervs wird von der *V. sublingualis* begleitet. Im Gegensatz zum N. hypoglossus, der über den M. hyoglossus hinwegverläuft, gelangt die **A. lingualis** von dorsal her unter diesen Muskel und teilt sich an seinem vorderen Rande in eine *A. profunda linguae* und eine *A. sublingualis.* Bei Eingriffen an der Zunge kann die A. lingualis in der Tiefe des Trigonum submandibulare und vor ihrem Verschwinden unter dem dorsalen Rand des M. hyoglossus unterbunden werden. Die Arterie und ihre Endäste sind von einem Begleitvenennetz umsponnen.

Betrachtet man die Lage der soeben geschilderten Nerven und Gefäße in Frontalschnitten durch den Schädel, die vor dem dorsalen Rand des M. mylohyoideus gelegen sind (Abb. 7.2-36), so wird deutlich, dass der **Mundboden in**

zwei Etagen, das *Spatium sublinguale* und das *Spatium submandibulare,* gegliedert ist. Es handelt sich um zwei von Faszien ausgekleidete Räume, die nur nach hinten offen sind und dort mit dem **Peripharyngealraum** (s. Kap. 7.3.3) zusammenhängen. Diese anatomischen Tatsachen bestimmen die klinisch bedeutsamen Ausbreitungswege für Entzündungen im Bereich des Mundbodens.

7.2.7 Lymphabfluss aus der Mundhöhle

Die Lymphe aus dem Bereich der Mundhöhle und der Kiefer wird über die **Lnn. submandibulares** geleitet und gelangt schließlich zu den tiefen Lymphknoten des Halses. Da die Lnn. submandibulares dem tastenden Finger leicht zugänglich sind, spielen sie bei der Diagnostik von Erkrankungen im Kopfbereich eine große Rolle. Man unterscheidet **mehrere Gruppen** von submandibulären Lymphknoten, deren Lage, Bezeichnung und Haupteinzugsgebiete in Kap. 10.9 dargestellt sind. Dabei ist besonders wichtig, dass die Lymphe aus dem gesamten Bereich des Oberkiefers und aus der Tonsillargegend vorwiegend die *Lnn. subman-*

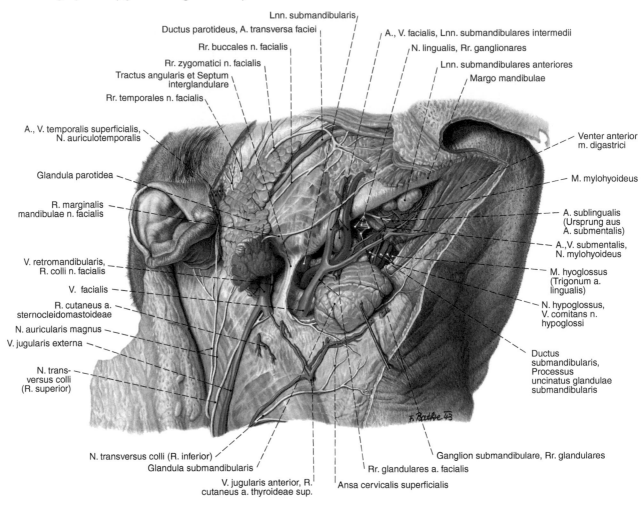

Lnn. submandibularis

Ductus parotideus, A. transversa faciei

A., V. facialis, Lnn. submandibulares intermedii

Rr. buccales n. facialis

N. lingualis, Rr. ganglionares

Rr. zygomatici n. facialis

Lnn. submandibulares anteriores

Tractus angularis et Septum interglandulare

Margo mandibulae

Rr. temporales n. facialis

A., V. temporalis superficialis, N. auriculotemporalis

Venter anterior m. digastrici

Glandula parotidea

M. mylohyoideus

R. marginalis mandibulae n. facialis

A. sublingualis (Ursprung aus A. submentalis)

A.,V. submentalis, N. mylohyoideus

V. retromandibularis, R. colli n. facialis

M. hyoglossus (Trigonum a. lingualis)

V. facialis

R. cutaneus a. sternocleidomastoideae

N. hypoglossus, V. comitans n. hypoglossi

N. auricularis magnus

V. jugularis externa

N. transversus colli (R. superior)

Ductus submandibularis, Processus uncinatus glandulae submandibularis

N. transversus colli (R. inferior)

Glandula submandibularis

Ganglion submandibulare, Rr. glandulares

Rr. glandulares a. facialis

V. jugularis anterior, R. cutaneus a. thyroideae sup.

Ansa cervicalis superficialis

Abb. 7.2-38   Topographie der Blutgefäße im Trigonum submandibulare und der Retromandibularregion.

dibulares dorsales erreicht, während die Lymphe aus der Oberlippe, einem großen Teil der Zunge und aus den Backenzähnen des Unterkiefers zu den Lnn. submandibulares mediales gelangt. Da **Zungenkarzinome** frühzeitig auf dem Lymphweg metastasieren, ist zu beachten, dass die Lymphe aus dem Bereich der Zungenspitze vorwiegend über **submentale Knoten** zu den vorderen submandibulären Lymphknoten abfließt.

Literatur

Siehe Anhang Nr. 40, 62, 81, 159, 160, 203, 297, 339, 358, 372, 399, 402, 414, 448, 452.

D. Drenckhahn

7.3 Rachen

Der Rachen, **Pharynx,** ist ein schlauchförmiger Raum, der von der Schädelbasis bis zum Ösophagusmund reicht (Abb. 7.3-1). Er steht nach ventral mit der Nasenhöhle, der Mundhöhle und dem Kehlkopf und nach lateral mit dem Mittelohr in Verbindung.

7.3.1 Schlundenge

Die Schlundenge, **Isthmus faucium,** bezeichnet die Übergangszone zwischen Mund- und Rachenhöhle. Im vorliegenden Buch wird sie der Beschreibung der Cavitas pharyngis vorangestellt.

Blickt man von vorne in die weit geöffnete Mundhöhle (vgl. Abb. 7.2-1), so erkennt man an ihrem hinteren Ende die Schlundenge. Sie wird gebildet durch die Zunge, durch die beiden von der Seite nach medial vorspringenden **Gaumenbögen,** *Arcus palatoglossus* und *Arcus palatopharyngeus,* sowie durch das von oben, vom **Gaumensegel,** *Velum palatinum,* herabhängende Zäpfchen, *Uvula.* Die Gaumenbögen weichen kaudal auseinander und begrenzen die **Tonsillarbucht,** *Fossa tonsillaris,* in der die Gaumenmandel liegt (Abb. 7.3-1).

Die **Gaumenmandel,** *Tonsilla palatina,* besitzt meistens die Größe und Form einer Mandel (mit Schale) oder einer kleinen Pflaume. Sie ist an ihrer lateralen und kaudalen Fläche durch eine bindegewebige **Kapsel** mit der Pharynxwand verbunden. Man kann sie in toto innerhalb der Kapsel entfernen, ohne die Pharynxwand zu verletzen (Totalexstirpation). Die mediale, zur Schlundenge weisende Oberfläche der Tonsille wird von Mundschleimhaut überzogen, die sich in Form von 10–20 feinen Buchten, *Fossulae tonsillares,* in das Innere einsenkt. Diese Einsenkungen, die als **Krypten** in die Tiefe reichen und sich hier verzweigen können, sind von lymphatischem Gewebe umgeben. Die Fossulae tonsillares verleihen der Oberfläche der Gaumenmandel ein gebuckeltes oder zerklüftetes Aussehen.

Sie können, vor allem bei **Erkrankungen,** durch Anfüllung der Krypten mit Pfröpfen aus Leukozyten, abgeschilferten Epithelien und Bakterien (sog. Detritus) als weißliche Pünktchen in Erscheinung treten.

Die Gaumenmandeln können aufgrund entzündlicher oder anderer Erkrankungen derart anschwellen, dass sie weit über die Gaumenbögen hervorragen. Sie können dann die Schlundenge so einengen, dass Schlucken und Sprache behindert sind.

Die **Blutgefäßversorgung** erfolgt durch viele kleine Äste aus den benachbarten Arterien. Das Hauptgefäß stammt aus der *A. palatina ascendens,* dazu kommen Zweige der *A. pharyngea ascendens,* die Rr. dorsales der A. lingualis und Rami der *A. palatina descendens.* Bei operativen Eingriffen können erhebliche Blutungen auftreten. Sie erfordern eine sorgfältige Blutstillung. Die A. carotis interna kommt der Gaumenmandel nicht so nahe, dass sie verletzt werden könnte, doch kann die A. facialis bei starker Schlängelung die Mandel berühren. Das venöse Blut gelangt über zahlreiche kleine Venen in die V. jugularis interna.

Die aus der Tonsille abfließende **Lymphe** erreicht zunächst die Halslymphknoten unter dem Kieferwinkel (*Lnn. submandibulares*) sowie einen großen Lymphknoten, der auf der V. jugularis interna in der Nähe des großen Zungenbeinhornes liegt. Bei Mandelentzündungen können diese Lymphknoten anschwellen und schmerzhaft sein.

Die **Innervation** erfolgt durch den N. glossopharyngeus, den Nerv des 3. Pharyngealbogens (Schlundbogen). Dieser Nerv hat die vor dem 3. Bogen liegende 2. Schlundtasche zu versorgen, aus deren Material sich das Epithel der Tonsilla palatina herleitet.

7.3.2 Rachenhöhle

Etagen der Cavitas pharyngis

Der Schlundkopf oder die Rachenhöhle, *Cavitas pharyngis,* ist ein etwa 13 cm langer, fibrös-muskulöser Schlauch. Er ist an der Schädelbasis befestigt und reicht bis zum Ösophagusmund, der hinter dem untersten Rand des Ringknorpels, *Cartilago cricoidea,* in Höhe des 5.–6. Hals-

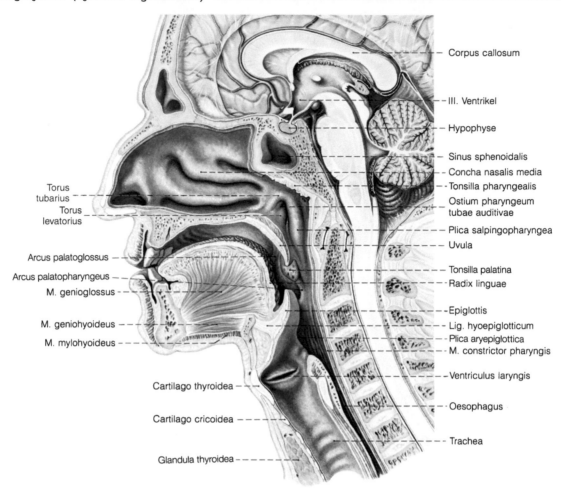

Torus tubarius
Torus levatorius
Arcus palatoglossus
Arcus palatopharyngeus
M. genioglossus
M. geniohyoideus
M. mylohyoideus
Cartilago thyroidea
Cartilago cricoidea
Glandula thyroidea

Corpus callosum
III. Ventrikel
Hypophyse
Sinus sphenoidalis
Concha nasalis media
Tonsilla pharyngealis
Ostium pharyngeum tubae auditivae
Plica salpingopharyngea
Uvula
Tonsilla palatina
Radix linguae
Epiglottis
Lig. hyoepiglotticum
Plica aryepiglottica
M. constrictor pharyngis
Ventriculus laryngis
Oesophagus
Trachea

Abb. 7.3-1 Die Topographie des Pharynx in einem medianen Sagittalschnitt durch den Kopf.

wirbels gelegen ist. Die Cavitas pharyngis lässt sich in **drei Stockwerke** gliedern, die im Folgenden getrennt besprochen werden (Abb. 7.3-1 u. 2):

1. Die *Pars nasalis pharyngis* oder **Epipharynx.** Dieser oberste Abschnitt der Rachenhöhle reicht vom Rachendach bis zum Gaumensegel und steht durch die **Choanen** mit der Nasenhöhle und durch die *Tuba auditiva* mit dem Mittelohr in Verbindung. Die **Tubenöffnung,** *Ostium pharyngeum tubae auditivae,* liegt etwa 1–1,5 cm hinter dem Ende der Concha inferior in der Seitenwand des Pharynx und wird nach hinten und oben von einem Schleimhautwulst, **Torus tubarius,** begrenzt, der durch den Tubenknorpel vorgewölbt wird. Nach unten erstreckt sich ein weiterer, weniger prominenter Wulst, **Torus levatorius,** der durch den M. levator veli palatini hervorgerufen wird. Das Vorhandensein der Tubenwülste erleichtert das Sondieren der Tubenöffnung mittels einer durch den Meatus nasi inferius vorgeschobenen Sonde. Hinter dem Tubenwulst öffnet sich der nach lateral weisende **Recessus pharyngeus** (ROSEN-MÜLLERsche Grube). Er entspricht einer weit nach lateral reichenden Haarnadelkurve in der Befestigungslinie des Pharynx an der Schädelbasis (vgl. Abb. 7.3-4).

Im Rachendach, **Fornix pharyngis,** liegt die Rachentonsille, *Tonsilla pharyngealis* (Abb. 7.3-2 u. 3). Sie ist bilateral symmetrisch angelegt und besteht aus mehreren Schleimhautfalten, die von lymphatischem Gewebe unterlagert sind.

Die **Rachentonsille** kann bei Kindern wuchern und durch Verlegen der Choanen vielfältige Beschwerden hervorrufen, die eine operative Entfernung notwendig machen. In der Mittellinie senkt sich zwischen die Falten beider Seiten der Tonsilla pharyngealis die Schleimhaut zu einem im Allgemeinen unscheinbaren Blindsack ein, der *Bursa pharyngealis*. Die Bursa kann sich entzünden oder zystisch entarten und muss dann entfernt werden.

Beim Schluckakt wölbt sich die Muskulatur des Epipharynx als sog. PASSAVANTscher **Ringwulst** dem gehobenen Gaumensegel entgegen und sorgt für einen Abschluss der Pars nasalis gegen die Pars oralis pharyngis.

2. Die *Pars oralis pharyngis* oder **Mesopharynx.** Der mittlere Abschnitt der Rachenhöhle ist nach vorn in die Mundhöhle geöffnet und reicht nach kaudal bis zur **Plica pharyngo-epiglottica.** Die vordere Wand wird hier durch den Zungengrund gebildet. In der Pars oralis pharyngis kreuzen sich Atemweg und Speiseweg. Durch Kontraktion des oberen Schlundschnürers und Hochheben des Gaumensegels kann der Mesopharynx fest gegen den Nasopharynx abgeschlossen werden. Ein solcher Abschluss erfolgt nicht nur bei jedem Schluckakt, sondern auch bei der Phonation hoher Töne sowie bei der Bildung der Laute k, g und ch.

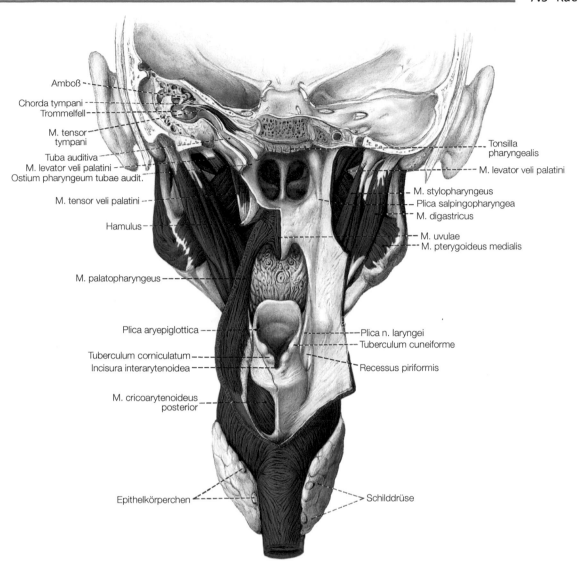

Amboß

Chorda tympani

Trommelfell

M. tensor tympani

Tuba auditiva

M. levator veli palatini

Ostium pharyngeum tubae audit.

M. tensor veli palatini

Hamulus

M. palatopharyngeus

Plica aryepiglottica

Tuberculum corniculatum

Incisura interarytenoidea

M. cricoarytenoideus posterior

Epithelkörperchen

Tonsilla pharyngealis

M. levator veli palatini

M. stylopharyngeus

Plica salpingopharyngea

M. digastricus

M. uvulae

M. pterygoideus medialis

Plica n. laryngei

Tuberculum cuneiforme

Recessus piriformis

Schilddrüse

Abb. 7.3-2 Pharynx von dorsal eröffnet. Links sind die Paukenhöhle und die Tuba auditiva eröffnet. Blick auf die Choanen und den Aditus laryngis.

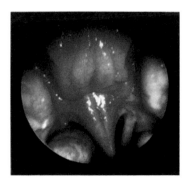

Abb. 7.3-3 Epipharyngoskopisches Bild der Tonsilla pharyngealis (oben Mitte). Beachte die topographischen Beziehungen zu dem Recessus pharyngeus und den Tubenwülsten, die rechts und links im Bild zu sehen sind. Als Nebenbefund ist links unten im Bild eine Hyperplasie des rechten hinteren Muschelendes zu sehen.

3. Die *Pars laryngea pharyngis* oder **Hypopharynx.** Dieser kompliziert gestaltete Abschnitt beginnt am Rande der Epiglottis und enthält die Zugänge sowohl zum **Kehlkopf** als auch zur Speiseröhre. Der Zugang zum Kehlkopf, *Aditus laryngis,* kann dadurch geschlossen werden, dass der ganze Kehlkopf gehoben und die untere Umrandung des Eingangs an den Epiglottisdeckel gedrückt wird. Der obere Rand des Hypopharynx wird vorne von der Epiglottis und seitlich von den beiden **Plicae aryepiglotticae** gebildet; in der Mitte befindet sich die Incisura interarytenoidea. Zu beiden Seiten des nach hinten weit in den Hypopharynx vorspringenden Kehlkopfes verläuft eine Furche, der **Recessus piriformis.** In seiner Längsrichtung wölbt sich eine feine Längsfalte vor, die den vorwiegend sensiblen N. laryngeus superior enthält und **Plica nervi laryngei** heißt.

Unterhalb des Kehlkopfeingangs verengt sich der Pharynxraum, bis Vorder- und Hinterwand aufeinander liegen. Verschluckte Fremdkörper bleiben bevorzugt am Ringknorpel oder im Recessus piriformis stecken.

Wand des Pharynx

Der Pharynx ist von einer **Schleimhaut** ausgekleidet, die in den einzelnen Abschnitten unterschiedlich gebaut ist. In der Pars nasalis, die einen reinen Luftweg darstellt, findet sich **mehrreihiges Flimmerepithel** mit gemischten Drüsen. In den übrigen Abschnitten besteht das Epithel in Fortsetzung der Mundschleimhaut aus einem mehrschichtigen, unverhornten Plattenepithel, auf dessen Oberfläche reine Schleimdrüsen, **Glandulae pharyngeales,** eine Schicht von Gleitspeichel bilden. Eine Muscularis mucosae fehlt, an ihrer Stelle bilden elastische Fasern in der Tiefe der Propria eine Grenzschicht. Diese Fasern werden nach abwärts, wo die Wand beweglicher wird, zahlreicher und formieren sich zu einer starken **elastischen Membran,** die am Zungenbein und am Kehlkopf ansetzt. Die elastische Komponente dient dem Ausgleich von Dehnungen und Verschiebungen, die durch herabgleitende Bissen erzeugt werden können. In der Pars laryngea ist die Schleimhaut auf der Rückseite des Kehlkopfes sehr leicht abhebbar. Sie ist hier von einem **starken Venennetz** unterpolstert, das den Recessus piriformis ausspart und die von Skelettelementen (Ringknorpel, Wirbelsäule) umgebene Pharynxwand vor Druck schützt.

Die Wand des Pharynxschlauches wird in ihrem **obersten, muskelfreien Abschnitt** durch eine derbe bindegewebige Membran verstärkt, die an der Schädelbasis befestigt ist. Wie Abb. 7.3-4 zeigt, verläuft die Anheftungslinie dieser als **Fascia pharyngobasilaris** bezeichneten Membran vom Tuberculum pharyngeum in einem Bogen nach lateral gegen die Apertura externa des Canalis caroticus, biegt dort in einer Haarnadelkurve nach ventral um und zieht medial vom Anheftungsfeld des Tubenknorpels zur Basis der Lamina medialis des Processus pterygoideus. Hier gewinnt sie Anschluss an die seitliche Begrenzung der Choanen. Schon wenig unterhalb der bindegewebigen Befestigung an der Schädelbasis beginnt die Verstärkung der Pharynxwand durch die quergestreifte Muskulatur der **Schlundschnürer,** *Mm. constrictores pharyngis,* und durch weitere Muskeln, die von außen her in den Pharynx einstrahlen (Abb. 7.3-5).

Nach außen ist die Pharynxwand durch eine lockere Bindegewebsschicht, **Adventitia pharyngis,** mit der Umgebung verbunden. Der so entstehende Verschiebespalt wird als **Spatium peripha-**

ryngeum bezeichnet und in einen hinteren und einen seitlichen Raum unterteilt. Der zwischen Pharynx und Lamina prevertebralis fasciae cervicalis gelegene hintere Raum, das **Spatium retropharyngeum,** setzt sich nach kaudal in das hintere Mediastinum fort. Auch der seitliche Raum, das **Spatium lateropharyngeum,** steht mit dem Mediastinum in Verbindung. Dieser Raum enthält in seinem oberen Stockwerk die Tuba auditiva, im mittleren die A. carotis, die V. jugularis interna, mehrere Nerven sowie einen Fortsatz der Glandula parotis. Die komplizierte Topographie des Peripharyngealraumes ist für das Verständnis der Ausbreitungswege von entzündlichen Prozessen und Tumoren von erheblicher klinischer Bedeutung und wird deshalb unten eingehender dargestellt.

Die **Pharynxmuskulatur** besteht aus den drei **Schlundschnürern,** *Mm. constrictores pharyngis,* und den **Schlundhebern,** *Mm. levatores pharyngis.* Die Schlundschnürer liegen dachziegelartig übereinander und inserieren hinten an einem medianen Sehnenstreifen, der *Raphe pharyngis.* Die Schlundheber haben einen mehr längs gerichteten Verlauf und strahlen von der Seite her kommend in die Pharynxwand ein.

1. Schlundschnürer

– **M. constrictor pharyngis superior** (Abb. 7.3-5 u. 6). Die Fasern entspringen in **vier Abteilungen** *(Pars pterygo-, bucco-, mylo-* und *glossopharyngea)* am Processus und Hamulus pterygoideus, an der Raphe pterygomandibularis, an der Linea mylohyoidea des Unterkiefers sowie in der Zunge und ziehen nach hinten und oben zur Raphe pharyngis (Abb. 7.3-5). Die Kontraktion des oberen Schlundschnürers verengt den obersten Abschnitt der Rachenhöhle, wölbt beim Schlucken die Rachenwand als sog. PASSAVANTscher Ringwulst dem Gaumensegel entgegen und trägt so zum **Abschluss der Nasenhöhle** bei. Bei Lähmung des Muskels treten Schluckstörungen auf, und es kann zum Abfließen von flüssiger Nahrung in die Nasenhöhle kommen.

– **M. constrictor pharyngis medius** (s. Abb. 7.2-37a, 7.3-5, 6 u. 7). Der Muskel entspringt teils am kleinen Zungenbeinhorn – *Pars chondropharyngea* –, teils am großen Zungenbeinhorn – *Pars ceratopharyngea* – und vom Lig. stylohyoideum und überdeckt die untersten Faserzüge des oberen Schlundschnürers. Die Fasern der Pars ceratopharyngea fächern sich auf, indem die obersten Fasern aufsteigen, die untersten absteigen. Die Kontraktion des Muskels bewirkt, zusammen mit der Tätigkeit des unteren Schlundschnürers, das **Vorschieben der Bissen** in Richtung auf die Speiseröhre.

– **M. constrictor pharyngis inferior** (Abb. 7.2-37a u. 7.3-5). Der Muskel entspringt mit einer *Pars thyropharyngea* vom Schildknorpel und mit einer *Pars cricopharyngea* vom Krikoid. Er kann den Kehlkopf heben, die Pars thyropharyngea kann bei unverkalktem Kehlkopfskelett die Schildknorpelplatten einander nähern. Die untersten Fasern des Muskels bilden die Grenze zum Ösophagus. Die *Pars cricopharyngea* wird in aufsteigende Züge *(Fibrae ascendentes),* zirkuläre Züge *(Fibrae transversae)* und auf die Hinterwand des Ösophagus absteigende Züge *(Fibrae descendentes)* untergliedert. Zwischen den *Fibrae transversae* und den beiden Schenkeln der *Fibrae descendentes* liegt das LAIMER/KILIAN-Dreieck des Ösophagus (s. S. 637).

2. Schlundheber

– **M. stylopharyngeus** (Abb. 7.2-37a u. 7.3-5). Der Muskel entspringt am Proc. styloideus und strahlt – von lateral

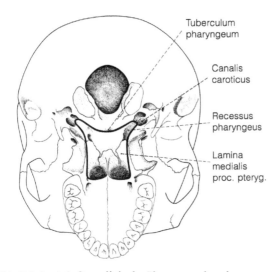

Abb. 7.3-4 Anheftungslinie der Pharynxwand an der Schädelbasis.

Tuberculum pharyngeum

Canalis caroticus

Recessus pharyngeus

Lamina medialis proc. pteryg.

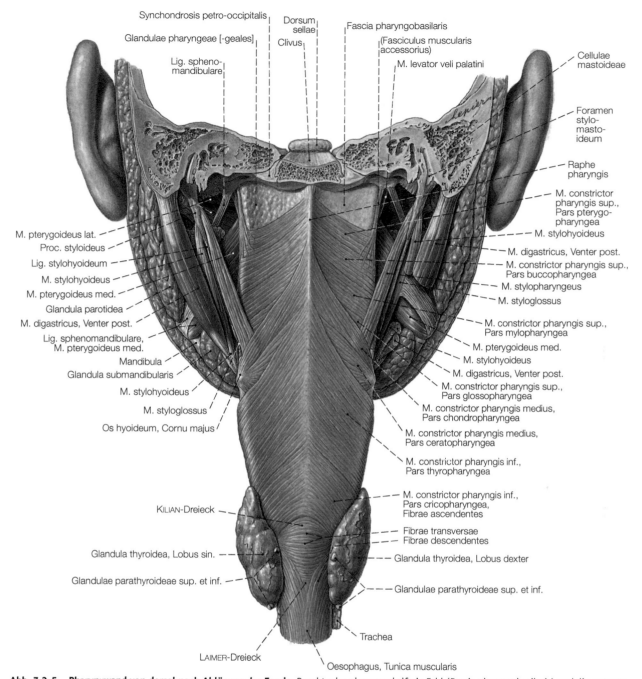

Abb. 7.3-5 Pharynxwand von dorsal nach Ablösung der Faszie. Beachte das obere muskelfreie Feld (Fascia pharyngobasilaris) und die unteren muskelschwachen Dreiecke (Laimer/Kilian-Dreieck) am Übergang zum Ösophagus. Die dachziegelartige Überlappung der drei Konstriktoren ist von dorsal besonders deutlich.

herkommend – zwischen dem oberen und mittleren Schlundschnürer in die Pharynxwand ein.
- **M. palatopharyngeus** (Abb. 7.3-2). Die aus der Gaumenaponeurose stammenden Fasern strahlen von innen her in die Seitenwand des Pharynx ein. Sie bilden die muskulöse Grundlage des hinteren Gaumenbogens und ziehen zum hinteren Rand des Schildknorpels.
- **M. salpingopharyngeus.** Die Fasern entspringen an der Tuba auditiva und am Hamulus pterygoideus. Sie treten, in einer *Plica salpingopharyngea* verlaufend, von innen her in die Pharynxwand ein (Abb. 7.3-2 u. 8).

Der Muskel wird von manchen Autoren als Unterabteilung des M. palatopharyngeus beschrieben.

Die **Blutversorgung** des Pharynx erfolgt über die *A. pharyngea ascendens* aus der A. carotis externa, über die *A. palatina ascendens* aus der A. facialis und über die *A. laryngea superior* aus der A. thyroidea superior. Ferner bestehen über die *A. palatina descendens* Anastomosen zum Stromgebiet der A. maxillaris und über die Äste der *A. thyroidea inferior* zum Stromgebiet der A. subclavia. Ähnlich zahlreiche Anastomosen mit verschiedenen Stromgebieten ergeben sich für den Abfluss des venösen Blutes aus dem zum Teil sehr kräftig ausgebildeten submukösen *Plexus pharyngeus*.

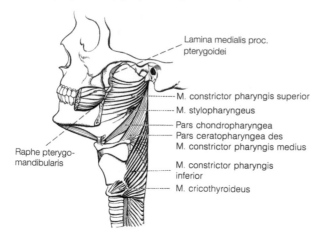

Abb. 7.3-6 Schema der Schlundmuskeln.

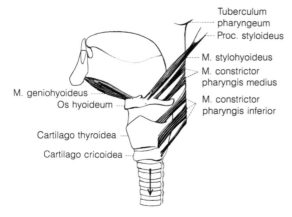

Abb. 7.3-7 Schema der muskulösen Aufhängung des Zungenbeins und des Kehlkopfes am Pharynx und an der Schädelbasis.

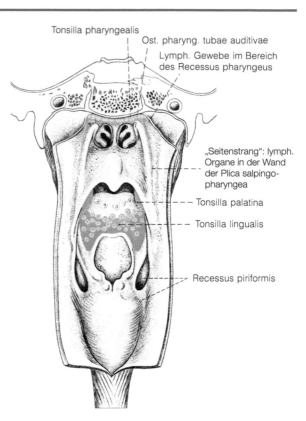

Abb. 7.3-8 Der lymphatische Rachenring. Der Pharynx ist von hinten her eröffnet. Das lymphatische Gewebe ist farbig hervorgehoben.

Der **Lymphabfluss** erfolgt aus dem oberen Abschnitt des Pharynx über große retropharyngeale Lymphknoten und aus den übrigen Abschnitten vorwiegend zu parapharyngealen oder direkt zu tiefen Halslymphknoten (Nodi lymphatici cervicales profundi). Wegen des Vorhandenseins reichlicher Beziehungen zu den Lymphgefäßen anderer Organe im Mund- und Halsbereich können jedoch bei Erkrankungen des Pharynx auch entfernter liegende Lymphknoten anschwellen.

Die **Nervenversorgung** des Pharynx erfolgt über einen *Plexus pharyngeus,* der von Fasern aus dem *N. glossopharyngeus* und *N. vagus* gebildet wird. Dabei wird die Pars nasalis pharyngis vorwiegend von Fasern aus dem N. glossopharyngeus, die Pars laryngea bevorzugt von Fasern aus dem N. vagus erreicht.

Luftweg und Schluckakt

Im Rachen findet eine **Überkreuzung von oberem Luftweg und Speiseweg** statt. Dass diese Überkreuzung beider Wege vorhanden ist, hat jeder beim **„Verschlucken"** erfahren. Dabei gelangen Speiseteilchen in den Kehlkopfeingang und lösen reflektorisch eine energische Gegenwehr, vor allem Hustenstöße, aus. Während die Schlingweg gegen die Berührung mit den Bissen fast unempfindlich ist und nur von einigen Stellen – wie den Gaumenbögen – der Schluckreflex ausgelöst wird, steigert sich die Empfindlichkeit im Kehlkopfinneren so sehr, dass auch die kleinsten Körper-

chen Hustenreiz auslösen. Um zu verhindern, dass beim Schlucken Speisen in den Luftweg gelangen, muss eine ganze Reihe von **Schutzmechanismen** in Gang gesetzt werden. So weicht z.B. der Kehlkopfeingang beim Schlucken nach vorn oben aus, er wird aus der Gefahrenzone weggezogen (vgl. Kap. 6.3.1).

Die anatomische Sicherung ist bei den meisten Säugetieren besser, da hier der Kehldeckel bis hinter den Gaumen hinaufragt, sodass der Kehlkopfeingang den direkten Anschluss an die Nasenhöhle gewinnt und die Speisen rechts und links an ihm vorbeigleiten. Beim Menschen reicht nur beim Neugeborenen der Kehldeckel noch bis zum Gaumen hinauf. Das **Neugeborene kann daher gleichzeitig atmen und trinken.** Beim Erwachsenen hingegen wird die Entfernung zwischen Kehldeckel und Gaumen so groß, dass der Anschluss des Kehlkopfeingangs an die Nasenhöhle verloren geht. An die Stelle der anatomischen Sicherung tritt eine funktionelle. Der Vorteil, den diese Entwicklung mit sich bringt, besteht darin, dass die Ausatmungsluft auch durch die Mundhöhle geleitet werden kann. Eine weitere Besonderheit besteht darin, dass beim erwachsenen Menschen die **Längsachse des Pharynx** senkrecht zum Mundhöhlendach eingestellt ist, während der Winkel bei Tieren viel größer ist und noch beim Neugeborenen 120–130° beträgt. Durch diese Besonderheiten werden beim Menschen die Voraussetzungen für das Sprechen geschaffen, bei dem der Luftstrom in der Mundhöhle zur **Bildung der Sprachlaute** verwendet wird (weitere Einzelheiten hierzu s. Kap. 6.3.1).

Die **Schlingbewegung** dient der Beförderung der Bissen von der Mundhöhle in Richtung auf den Magen. An dieser Bewegung sind neben den Muskeln des Mundbodens, der Zunge und des Gaumens die Muskeln des Pharynx maßgeblich beteiligt. Ihre Kontraktion bewirkt nämlich neben der Gestaltänderung des Pharynxlumens eine Hebung des Kehlkopfes, die zum Verschluss des Luftweges beiträgt.

Im Zusammenhang stellt sich die Schlingbewegung wie folgt dar: Nach ihrer Formung gelangen die Bissen auf den Zungenrücken und werden von der **Zunge** am Gaumen entlang nach hinten gedrückt. Beim Schlucken von Flüssigkeiten bildet die Zunge zuerst eine Längsrinne, die dann durch eine Querkontraktion wieder verschwindet, während sich die Zunge nach hinten bewegt. Da die Lippen und die Kiefer geschlossen sind, bewegt sich die Zunge wie ein **Spritzenstempel** in einem geschlossenen Raum nach hinten und erzeugt einen Druck. Dabei wird dem Bissen eine Beschleunigung erteilt. Flüssige und breiige Bissen werden bei aufrechter Haltung, also unter Mithilfe der Schwerkraft, durch diesen **Spritzvorgang** ohne nachweisbare peristaltische Tätigkeit der Speiseröhre sehr rasch bis in den Mageneingang (Kardia) geschleudert. Bei anderen Körperlagen wie im Liegen oder bei Kopfstand gelangen die Bissen zunächst nur bis in den oberen Abschnitt der Speiseröhre. Aus der Tatsache, dass schon bei Lähmung des oberen Schlundschnürers das Schlucken fester Bissen unmöglich wird, geht die Bedeutung der Pharynxmuskulatur für den **aktiven Schluckvorgang** hervor. Die **Schlundschnürer** kontrahieren sich beim Schlucken in kraniokaudaler Richtung. Man bezeichnet diesen Vorgang als die **bukkopharyngeale Schluckperiode.** Ein gesunder Mensch vollzieht täglich 1000–3000 Schluckakte, wobei es jedes Mal zu einer Okklusion der Zähne kommt. Hierbei muss ein Mindestvolumen an Speichel zur Verfügung stehen („Leerschlucken").

Wenn die Bissen herabgleiten, muss der Epipharynx abgesperrt und der **Kehlkopfeingang gesichert** werden. Der Abschluss des Nasenrachens geschieht, wie schon erwähnt, durch die Erhebung und Anspannung des weichen Gaumens (M. levator und M. tensor veli palatini) und durch die Bildung des Passavantschen Ringwulstes durch Kontraktion des oberen Schlundschnürers. Wenn der weiche Gaumen infolge von Fehlbildungen, Verletzungen oder Lähmung (z.B. nach Diphtherie) nicht schließt, gelangen beim Schlucken Speiseteile oder Flüssigkeit in die Nase.

Der letzte Teil des Schluckaktes, die **ösophageale Phase,** wird bei der Speiseröhre besprochen.

Nur die Einleitung des Schluckaktes, durch die der Bissen zum Schlund gelangt, ist dem Willen unterworfen; sobald die Bissen die Schlundenge berühren, ist der Vorgang unserem Willen entzogen und wird zu einem wohlgeordneten Reflex. Dieser **Schluckreflex** ist so fest eingefahren, dass er auch in bewußtlosem Zustand, sogar bei Sterbenden in der Agonie, erhalten bleibt. Das Schluckzentrum liegt in der Medulla oblongata oberhalb des Atemzentrums. Daher ist auch bei Funktionsausfall des Endhirns das Schlucken noch möglich. Die **afferenten Fasern** laufen in erster Linie im N. glossopharyngeus und N. vagus. Die **efferenten Bahnen** verlaufen in den gleichen Nerven, außerdem aber auch im N. trigeminus, N. facialis, N. hypoglossus und in den Nn. cervicales (für die Unterzungenbeinmuskulatur). Manche Menschen können Flüssigkeiten trinken, ohne zu schlucken, d.h. ohne sichtbare Bewegung des Kehlkopfes. Bei ihnen wird offenbar der Reflex teilweise unterdrückt.

Lymphatischer Rachenring

An den Eingängen in den Rachen ist ein gut entwickeltes Mukosa-assoziiertes lymphatisches Gewebe ausgebildet, das in seiner Gesamtheit als lymphatischer Rachenring (Waldeyer) bezeichnet wird (Abb. 7.3-8). Hier findet der erste Kontakt von über die Atemluft und Nahrung eindringenden Erregern mit dem Immunsystem statt (**immunologisches „Frühwarnsystem"** für inhalatorische und ingestierte Antigene). Während es sich an vielen Stellen nur um kleinere Komplexe von lymphatischem Gewebe

handelt, die unmittelbar unter der Schleimhaut liegen und diese z. T. durchsetzen, kommen an anderen Stellen größere, makroskopisch erkennbare und durch besondere Schleimhauteinfaltungen charakterisierte Gebilde vor, die als **Tonsillen** bezeichnet werden (*T. palatina, T. lingualis, T. pharyngealis, T. tubaria*). Ihre Lage wurde bereits weiter oben beschrieben und ihr histologischer Aufbau in Kap. 10.

Die Größe der **Tonsilla palatina** (Abb. 7.3-9) ist individuell verschieden und auch bei ein und demselben Individuum zu verschiedenen Zeiten keineswegs konstant. Im Allgemeinen sind die Ausbildung des lymphatischen Systems und die Leukozytendurchwanderung (Leukodiapedese) im Kindesalter am stärksten und nehmen im Alter ab. Vor allem im jugendlichen Alter gibt es fließende Übergänge zwischen starker Entwicklung des lymphatischen Apparates mit lebhafter Leukodiapedese und dem Beginn eines krankhaften Prozesses.

Wenn das abgeschilferte Epithel aus den Krypten nicht abfließen kann, kommt es zur Bildung von **Mandelpfröpfen.** In der Tiefe können Fäulniserreger und pathogene Keime dann eine Entzündung hervorrufen, die sich in der Mandel ausbreitet (chronische **Tonsillitis**). Wachsen die Pfröpfe aus der Mündung heraus, so sieht man sie als weißlich-gelbe Punkte, die einen unangenehmen Geruch erzeugen. Dringt Eiter in die bindegewebige Nachbarschaft, dann entsteht ein **peritonsillärer Abszess.**

Die **Tonsilla lingualis** ist im Gegensatz zur Gaumenmandel kein isoliertes Gebilde. Sie setzt sich aus vielen einzelnen, von Sekundärknötchen umgebenen Krypten zusammen, die über die ganze Fläche des Zungengrundes ausgebreitet sind. Die Oberfläche ist höckerig (Abb. 7.2-32), zahlreiche feine **Fossulae tonsillares** führen in kurze, blind endigende Krypten. Die Krypten der Tonsilla lingualis sind kurz und weniger buchtenreich, und das lymphatische Gewebe ist im Ganzen nicht so zusammengeballt wie in der Gaumenmandel. Daher sind Entzündungen offenbar weniger häufig und nicht so schwerwiegend.

In der Rachenmandel, **Tonsilla pharyngealis** (Abb. 7.3-2), bildet die Schleimhaut sagittal gestellte, plumpe Leisten, d.h., die Oberflächenvergrößerung wird in diesem Fall durch **Faltung** und nicht durch Einsenkungen zu Fossulae tonsillares erzielt. Das Epithel der Falten besteht in der Tonsilla pharyngealis entsprechend ihrer Lokalisation im Epipharynx aus mehrreihigem Flimmerepithel, zwischen dem Inseln von Plattenepithel vorkommen.

Die größte Ausbildung erfährt die Rachentonsille im Kindesalter; nach der Pubertät bildet sie sich zurück, verschwindet aber nicht völlig.

Bei einer **Hypertrophie der Rachenmandeln** im Kindesalter, als „Adenoide" oder „Polypen" bezeichnet, ist die Infektionsgefahr für die Atmungswege erhöht. Dabei werden die Choanen mehr oder minder verlegt, sodass die Nasenatmung aufgehoben ist und die Mundatmung eintritt. Die Sprache wird durch fehlende Resonanz der Nase klanglos. Der Mund ist geöffnet, die Nasolabialfalten sind verstrichen, das Gesicht bekommt einen blöden Ausdruck. Beim Übergreifen der Wucherung auf die benachbarte Tonsilla tubaria, die aus einer Ansammlung von lymphatischem Gewebe unter der Schleimhaut in der Gegend der Tubenöffnung besteht, kann das Ostium pharyngeum tubae auditivae verlegt werden. Es tritt dann Schwerhörigkeit auf, sodass solche Kinder in der Entwicklung gehemmt werden können.

Neben diesen Hauptbestandteilen des lymphatischen Rachenringes gibt es in der Schleimhaut des Rachens ver-

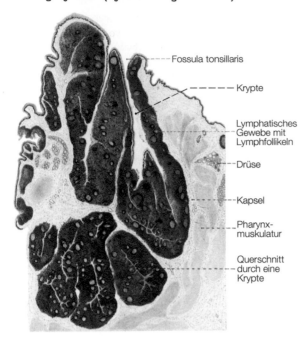

---- Fossula tonsillaris

---- Krypte

Lymphatisches
Gewebe mit
Lymphfollikeln

--- Drüse

-- Kapsel

Pharynx-
muskulatur

Querschnitt
-- durch eine
Krypte

Abb. 7.3-9   Schnitt durch die Tonsilla palatina des Menschen.
Übersicht.

streute **Einlagerungen** von kleinen Ansammlungen **lymphatischen Gewebes** (Abb. 7.3-8). Diese können, z.B. an der hinteren Rachenwand, kleine Knötchen, Granula, bilden, die bei einer Entzündung der Schleimhaut anschwellen (Pharyngitis granulosa). Auch in der Falte, die vom Tubenwulst in den Rachen absteigt, finden sich lymphatische Knötchen. Sie werden als **Seitenstränge** bezeichnet und können bei einer Angina befallen werden.

7.3.3 Peripharyngealraum

Der Pharynx ist dorsal und seitlich von lockerem Bindegewebe des Peripharyngealraumes (*Spatium peripharyngeum*) umgeben. Dieser wird in das **Spatium retropharyngeum** und das **Spatium lateropharyngeum** untergliedert. Im Spatium lateropharyngeum verlaufen wichtige Leitungsbahnen zwischen Kopf und Hals.

1. Spatium lateropharyngeum
Dieser im Übergangsbereich von Kopf und Hals gelegener Raum wird in eine Pars cephalica und eine Pars cervicalis untergliedert.

Die **Pars cephalica** reicht von der Schädelbasis bis an den unteren Rand der Mandibula und geht hier in die **Pars cervicalis** über. Diese setzt sich nach kaudal in das Bindegewebe fort, das den Gefäß-Nerven-Strang **bis zur oberen Thoraxapertur** begleitet und in das vordere Mediastinum mündet.

Pars cephalica: In diesem Abschnitt des Spatium lateropharyngeum liegt der Pharynx tief versteckt unter den Kaumuskeln und den Muskeln, die am Proc. styloideus ansetzen. Das zwischen den Leitungsbahnen mit lockerem Bindegewebe ausgefüllte Spatium lateropharyngeum setzt sich nach ventral fort in die **Fossa infratemporalis** mit den beiden Mm. pterygoidei, der A. maxillaris, dem N. mandibularis und dem ausgedehnten Plexus pterygoideus.

Dieser dichte **venöse Plexus** steht durch die Foramina des mittleren Teils der Schädelbasis mit den Orbitalvenen, den Meningealvenen und dem Sinus cavernosus in Verbindung. Das **Spatium infratemporale** wird beim Öffnen des Mundes, insbesondere beim Gähnen, durch die Entfernung des Proc. coronoideus der Mandibula aus der Fossa infratemporalis beträchtlich erweitert. Auch bei Kopfdrehung werden dieser Raum und das Spatium lateropharyngeum erweitert bzw. komprimiert.

Auch die **Fossa retromandibularis** mit dem N. facialis, N. accessorius, N. hypoglossus und N. glossopharyngeus steht mit dem Spatium lateropharyngeum in Verbindung. In dieser Region ist ein Teil der Leitungsbahnen so fest in das retromandibuläre Parotisgewebe eingebacken, dass sie chirurgisch nur schwer freigelegt werden können.

Im untersten Abschnitt der Pars cephalica steht das Spatium lateropharyngeum nach ventral mit dem **Recessus sublingualis** in Verbindung, der wie ein Bruchsack nach vorn unter die Schleimhaut der Mundhöhle reicht. Der nach unten vom M. mylohyoideus begrenzte Raum enthält die Gl. sublingualis und einen Fortsatz der Gl. submandibularis, der hakenförmig um das hintere Ende des M. mylohyoideus herum von hinten her in den Recessus sublingualis hineinreicht (vgl. Abb. 7.2-8 u. 39).

Pars cervicalis: Nach kaudal setzt sich das Spatium lateropharyngeum im Bereich des **Trigonum caroticum** (Begrenzung: M. omohyoideus, M. sternocleidomastoideus, M. digastricus venter posterior) ohne scharfe Grenze in das Bindegewebe fort, das den Gefäß-Nerven-Strang des Halses auf seinem Weg nach kaudal begleitet und schließlich in das Bindegewebe des vorderen Mediastinums übergeht.

2. Spatium retropharyngeum
Dieser Raum bildet einen Verschiebespalt zwischen Hinterwand des Pharynx und dem tiefen Blatt der Fascia cervicalis vor der Wirbelsäule. Er ist durch kräftige Bindegewebebezüge vom Spatium lateropharyngeum abgegrenzt und setzt sich hinter dem Ösophagus nach kaudal in das hintere Mediastinum fort.

Aus den geschilderten Lagebeziehungen wird verständlich, dass bestimmte krankhafte Prozesse, die sich im Spatium lateropharyngeum und in den mit ihm in Verbindung stehenden Räumen abspielen, die Tendenz haben, sich in das vordere bzw. hintere Mediastinum auszubreiten, und damit schwer zugänglich werden.

7.3.4 Schlundtaschen und ihre Abkömmlinge

In einem frühen Stadium der Entwicklung werden beim Menschen von kranial nach kaudal aufeinander folgend fünf **Pharyngealbögen** (Schlundbögen) angelegt, deren Baumaterial aufgrund eines Funktionswandels während der Phylogenese zu anderen als den ursprünglichen Zwecken verwendet wird. Der in den Nomina anatomica festgelegte Begriff *Arcus pharyngealis* ist eine **ontogenetisch** begründete Namensgebung, die berücksichtigt, dass aus den Pharyngealbogenanlagen bei Fischen u.a. die Kiemen und **Kiemenbögen** entstehen, während beim Menschen sich die im Folgenden beschriebenen Strukturen aus den Pharyngealbogenanlagen ableiten lassen. Wir unterscheiden zwischen dem **Mandibular-** und **Hyoidbogen** und den darauf folgenden **drei Pharyngealbögen** im engeren Sinne. Jeder dieser Bögen erhält einen eigenen Nerv und eine entsprechende Arterie. Zwischen den Bögen senkt sich von außen her das Epithel zu den **Pharyngealfurchen (Schlundfur-**

chen) in die Tiefe. Ihnen stülpt sich von innen her das Endoderm entgegen und bildet die Pharyngeal- oder **Schlundtaschen**. Die 1. Schlundfurche wird zum äußeren Gehörgang. Die 2.–4. Furchen werden in den Sinus cervicalis verlagert (s. u.) und obliterieren.

Das **Mesoderm** der Pharyngealbögen wird beim Menschen für den Aufbau des Skeletts und der Muskulatur im Kieferbereich, im Mittelohr, im Larynx und im oberen Abschnitt der Trachea verwendet. Die aus dem Mesoderm der Pharyngealbögen hervorgegangenen Skelettteile und Muskeln sowie die zugehörigen Nerven sind in Abb. 5.7-3 und Tabelle 5.7-1 und die Pharyngealbogenarterien in Kap. 9 dargestellt.

Das **Endoderm** der fünf Schlundtaschen wird beim Menschen für die Auskleidung von einzelnen Abschnitten des Pharynx sowie für die Bildung der Schlundtaschenderivate („**branchiogene Organe**", von gr. branchia: Kiemen) verwendet. Im Einzelnen haben die fünf Schlundtaschen das folgende Schicksal (Abb. 7.3-10):

– Aus der **1. Schlundtasche** gehen die *Tuba auditiva* und die primäre Paukenhöhle hervor.
– Die **2. Schlundtasche** bleibt als **Tonsillarbucht** teilweise erhalten.
– Die **3. und 4. Schlundtasche** bilden die **Epithelkörperchen**, *Glandulae parathyroideae*, und den **Thymus**. Zunächst entsteht an jeder der beiden Schlundtaschen eine dorsale und eine ventrale Ausstülpung (Abb. 7.3-10, linke Seite). Aus den **dorsalen Knospen** entstehen jeweils Epithelkörperchen, während aus der **ventralen Knospe** der 3. Tasche eine Thymusanlage hervorgeht, die sich nach kaudal verlängert und absenkt (Abb. 7.3-11 u. 12). Sie kommt – ebenso wie die Anlage der Epithelkörperchen – aus der 3. Tasche kaudal von den Anlagen aus der 4. Tasche zu liegen. Aus dem kaudalen Abschnitt der **Thymusanlage** aus der 3. Tasche geht der Hauptteil des Organs hervor. Die aus der 4. Tasche hervorgehende ventrale Knospe bleibt dagegen klein und nimmt beim Menschen offenbar nur in seltenen Fällen an der Bildung

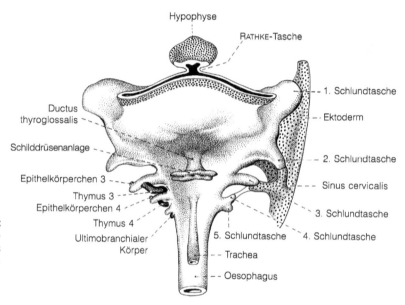

Abb. 7.3-10 Kopfdarmhöhle mit Schlundtaschen und epithelialen Derivaten eines menschlichen Embryos in der 6. Entwicklungswoche. Das Ektoderm ist punktiert.

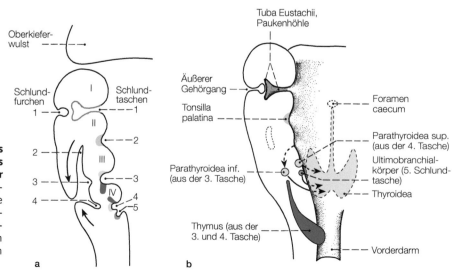

Abb. 7.3-11 Derivate des Epithels der Schlundtaschen und Bildung des Sinus cervicalis durch Wachstum der Opercula. Aus dem Ultimobranchialkörper (5. Tasche) entwickeln sich die Calcitoninzellen (C-Zellen) der Schilddrüse. Das Schilddrüsenparenchym (Follikel) stammt dagegen aus der ventralen Schlundwand (Foramen caecum), die in diesem Schema abgetragen wurde.

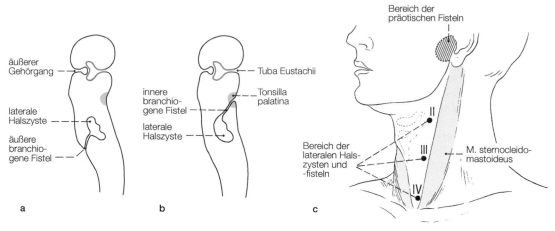

Abb. 7.3-12 **Ontogenetische Entstehung lateraler branchiogener Halsfisteln und -zysten.** Präotische Zysten entstehen aus Furchen der Ohrhöckerbildung.

des Thymus teil. Der am weitesten nach kranial reichende Abschnitt der Thymusanlage aus der 3. Schlundtasche wird meist zurückgebildet. Bleibt er erhalten, so bildet er eine schmale Verlängerung des Thymuslappens nach oben; löst er sich in einzelne Inseln auf, so findet man sie bisweilen in der Schilddrüse.

– Die **5. Schlundtasche** (und möglicherweise auch Teile der 4. Schlundtasche) liefert den **Ultimobranchialkörper,** dessen Zellmaterial beim Menschen später in die Schilddrüse aufgenommen wird. Aus ihm gehen die parafollikulären Zellen, **C-Zellen,** hervor, die endokrin tätig sind und das Hormon Calcitonin liefern. Die Stammzellen für die parafollikulären C-Zellen kommen aus der Neuralleiste und wandern in einem sehr frühen Stadium in die Region der letzten Schlundtasche ein.

Im Laufe der Entwicklung dehnt sich das Mesenchym des 2. Pharyngealbogens durch verstärkte Proliferation nach kaudal aus und überlagert die Furchen des 3. und 4. Bogens. Es bleibt ein spaltförmiger Raum (**Sinus cervicalis**) mit einer gemeinsamen Öffnung der Pharyngealfurchen nach außen bestehen (Abb. 7.3-10 bis 12). Der Sinus cervicalis wird im Laufe der Entwicklung zurückgebildet und verschwindet im Normalfall vollständig.

Vom Boden und vom Dach des Kopfdarmes aus entstehen noch zwei weitere endokrine Organe: am Zungengrund die **Schilddrüse** als mediane Ausstülpung des Mundhöhlenbodens in Höhe des späteren Foramen caecum nach unten und im Dach der ektodermalen Mundbucht die Rathke-Tasche, aus der die Adenohypophyse hervorgeht.

Die im Vorstehenden geschilderte Entwicklungsgeschichte der Pharyngealbogenregion macht einige **Fehlbildungen** verständlich, die beim Menschen angetroffen werden. Hierzu gehören die nicht seltenen lateralen **Halsfisteln** (branchiogene Fisteln). Dabei können durch mangelhafte Rückbildung des Sinus cervicalis Zysten entstehen (**Halszysten**). Diese stehen häufig durch Überreste der Pharyngealfurchen in Form eines engen Kanals mit der Körperoberfläche in Verbindung (**äußere Halsfisteln**). Die Prädilektionsstellen für die Lage der Fistelöffnungen liegen am vorderen Rand des M. sternocleidomastoideus (Abb. 7.3-12). Bei der seltenen **inneren Halsfistel** besteht eine Fistel im Bereich der Tonsilla palatina. Die **präotischen Fisteln** sind keine branchiogenen Fisteln, sondern entstehen aus Furchen bei der Ohrhöcker(muschel)-Bildung. Entwicklungsbedingte Fehlbildungen sind auch die so genannten **Thyroglossusfisteln.** Sie beruhen auf einer mangelhaften Rückbildung des Ductus thyroglossalis, der beim Embryo die Schilddrüse mit dem Zungengrund (Foramen caecum) verbindet. Entlang des Weges der vom Zungengrund ausgewachsenen und nach kaudal gewanderten Schilddrüsenanlage kann auch **versprengtes Schilddrüsengewebe** liegen bleiben und bei Erkrankungen der Schilddrüse mitbeteiligt sein.

7.4 Speiseröhre

7.4.1 Makroskopie

Die Speiseröhre, **Oesophagus,** ist ein elastischer, muskulöser Schlauch, der der Beförderung der Bissen vom Pharynx in den Magen dient. Der Ösophagus beginnt am unteren Rand des Ringknorpels in Höhe des 6.–7. Halswirbels. Er ist etwa **25 cm lang** und mündet in Höhe des 10.–11. Brustwirbels in die Kardia des Magens. Die für die Einführung eines Magenschlauches bedeutsame Länge der gesamten Strecke von den Schneidezähnen bis zum Mageneingang beträgt in der Regel etwa 40 cm.

Im Verlauf des Ösophagus unterscheidet man einen kurzen Halsteil, **Pars cervicalis,** einen langen Brustteil, **Pars thoracica,** und einen wiederum kurzen Bauchteil, **Pars abdominalis,** der die Strecke vom Durchtritt durch das Zwerchfell bis zum Mageneingang umfasst. Die Pars cervicalis liegt der Wirbelsäule an, die Pars thoracica entfernt sich zunehmend von ihr und liegt unmittelbar über dem Zwerchfell 1–1,5 cm von der Wirbelsäule entfernt. Der Brustteil verläuft im **hinteren Mediastinum** in einem leicht geschwungenen Bogen zunächst etwas nach links und dann nach rechts von der Mittellinie (Abb. 7.4-1). Er **kreuzt den Aortenbogen,** der ihm von links dorsal her eine im Röntgenbild sichtbare Delle eindrückt, und zieht am linken Hauptbronchus vorbei (Abb. 7.4-2). Weiter abwärts verläuft er, nur durch das Perikard getrennt, an der **Hinterwand des linken Vorhofes** entlang.

Vergrößerungen des linken Vorhofes führen deshalb immer zu einer umschriebenen Lageveränderung des Ösophagus. Starke Vergrößerung des linken Vorhofs oder Perikardergüsse können durch Verlagerung des Ösophagus **Schluckbeschwerden** hervorrufen.

Die Pars abdominalis der Speiseröhre ist unterschiedlich gestaltet. Da der Ösophagus im Hiatus des Zwerchfells nicht starr befestigt, sondern verschieblich eingebaut ist, kann die Länge der Pars abdominalis schwanken. Sie beträgt meist 1–3 cm.

Im Verlauf der Speiseröhre gibt es **drei Engen** (Abb. 7.4-1 u. 2):

1. Die **Angustia cricoidea,** obere Enge oder Ösophagus-

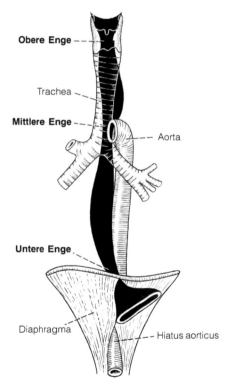

Abb. 7.4-1 Die drei Engen des Ösophagus und ihre topographischen Beziehungen. Schematische Darstellung in der Ansicht von ventral.

mund. Hier liegt ösophagoskopisch und röntgenologisch ein echter Sphinktermechanismus vor, der, durch einen submukösen Venenplexus verstärkt, von den Fasern des M. cricopharyngeus und den oberen Zirkulärfasern des Ösophagus gebildet wird. Die Angustia cricoidea ist die **engste Stelle** der Speiseröhre und nur für Instrumente mit einem Durchmesser von nicht mehr als 14–15 mm durchgängig.

2. Die **Angustia aortica** liegt etwa 10 cm tiefer, dort, wo die Speiseröhre von links her durch die pulsierende Aorta eingedellt wird.

3. Die **Angustia diaphragmatica** liegt kurz vor dem Ende des Ösophagus im Bereich des Zwerchfellschlitzes. Oberhalb dieser Enge ist die Speiseröhre besonders erweiterungsfähig; röntgenologisch lässt sich besonders bei Inspiration hier vielfach eine als *Ampulla epiphrenica* eigens abgegrenzte Erweiterung nachweisen, in der die Speisen kurze Zeit verweilen können.

Bei Betrachtung mit dem **Ösophagoskop** ist die Lichtung im Halsteil meist verschlossen (Abb. 7.4-3a), im Brustteil dagegen entfaltet und unter Mitwirkung des negativen Drucks im Thorax mit Luft gefüllt (Abb. 7.4-3b). Im unteren Abschnitt der Speiseröhre, der im klinischen Sprachgebrauch terminaler Ösophagus genannt wird, erfolgt der Verschluss unter Beteiligung dicker Venenpolster (Abb. 7.4-3c).

Die Speiseröhre ist in den schräg stehenden **Hiatus oesophageus** des Zwerchfells durch ein System von elastischen und kollagenen Bindegewebszügen nicht fest, sondern verschieblich eingebaut. Dieses Bindegewebe füllt den Raum zwischen der Zwerchfellmuskulatur und der Muskulatur des Ösophagus so aus, dass kein

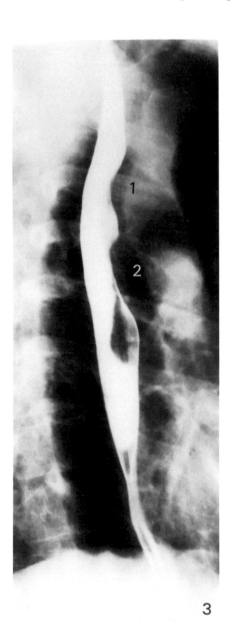

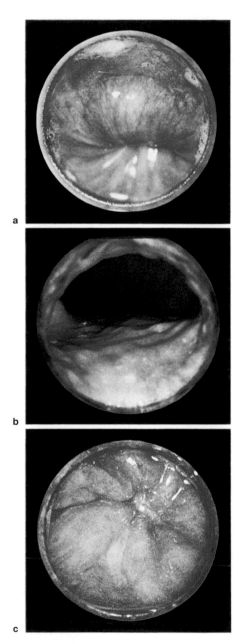

Abb. 7.4-2 Kontrastmitteldarstellung des Ösophagus im rechten Schrägbild.
1 = mittlere Enge. Eindellung des Ösophagus durch den Aortenbogen; 2 = Eindellung durch den linken Hauptbronchus; 3 = Zwerchfellenge. Die sanfte Einbuchtung des Ösophagus oberhalb des Zwerchfells wird durch den linken Vorhof hervorgerufen.

Abb. 7.4-3 Ösophagoskopische Bilder aus verschiedenen Abschnitten des Ösophagus.
(a) Ösophagusmund;
(b) Brustteil des Ösophagus;
(c) Verschluss des Ösophagus in der Pars abdominalis vor der Kardia. Die Vorwölbungen der Schleimhaut in (c) sind durch oberflächlich gelegene Venenpolster bedingt.

Spaltraum entsteht. Man spricht von einem *Lig. phrenico-oeso-phageale*, das, in der Hauptsache von der abdominellen Zwerchfellfaszie ausgehend, an der Außenseite des so genannten Vestibulums befestigt ist und dieses nach kranial von der **epiphrenischen Ampulle** abgrenzt (Abb. 7.4-4). Das Lig. phrenico-oesophageale enthält Züge von kollagenen und elastischen Fasern, die teilweise in die Wand des Ösophagus einstrahlen und mit den elastischen und kollagenen Systemen zwischen den Muskelzellen und in der Propria zusammenhängen. Nach kranial und kaudal geht das Ligament ohne scharfe Grenze in die Adventitia bzw. Organfaszie über. – Im klinischen Sprachgebrauch umfasst der „**terminale Ösophagus**" von kranial nach kaudal folgend 1. die epiphrenische Ampulle mit weiter Lichtung, 2. die Angustia diaphragmatica und 3. die Pars abdominalis, die in anderen Nomenklaturen auch als Vestibulum oder Antrum cardiacum bezeichnet wird.

Wichtig für die Stabilisierung des Ösophagus im Hiatus oesophageus des Zwerchfells ist die Winkelbildung zwischen Kardia und Fundus des Magens (Incisura cardiaca, Hısscher Winkel, der in der Regel < 80° ist).

Im Alter kann die Befestigung der Speiseröhre im Hiatus oesophageus durch Erschlaffung des Bindegewebes gelockert werden, sodass eine altersbedingte **Hiatushernie** entsteht, bei der die Pars abdominalis sowie Teile des Magens vom Bauchraum in die Brusthöhle durchtreten können.

Bei der operativen Korrektur muss der Hıssche Winkel durch Fixierung des Fundus um den Ösophagus wiederhergestellt werden (Fundoplicatio).

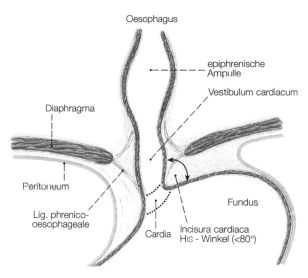

Abb. 7.4-4 Stark schematisierte Darstellung des Einbaus der Speiseröhre in den Hiatus oesophageus des Zwerchfells.

7.4.2 Wandbau

Die Wand des Ösophagus zeigt die für den gesamten Magen-Darm-Kanal charakteristische Schichtung in Tunica mucosa, Tela submucosa, Tunica muscularis und Tunica adventitia (Abb. 7.4-5 u. 7.1-3).

Die **Tunica mucosa** besteht aus einem mehrschichtigen, unverhornten Plattenepithel, einer dünnen Propria und einer *Lamina muscularis mucosae* mit vorwiegend längs verlaufenden Bündeln glatter Muskulatur. Die Grenze des Plattenepithels zur Schleimhaut der Kardia des Magens ist scharf, doch kommen im Epithel des unteren Drittels der

Speiseröhre nicht selten eingesprengte Inseln von Magenschleimhaut vor. Das proximale und distale Viertel des Ösophagus enthält zusätzlich noch Schleimdrüsen in der Propria, die histologisch den Kardiadrüsen des Magens entsprechen.

Die **Tela submucosa** ist dick. In ihr liegen im oberen und unteren Drittel des Ösophagus die rein mukösen *Glandulae oesophageae*. Sie bestehen aus gewundenen Schläuchen und münden mit einem kurzen, oft ampullär erweiterten Ausführungsgang ins Epithel.

Die **Tunica muscularis** enthält im oberen Viertel des Ösophagus **quergestreifte,** im zweiten Viertel quergestreifte und glatte, und im mittleren und unteren Viertel ausschließlich **glatte Muskulatur.** Die quergestreiften Muskelfasern sind schnelle Zuckungsfasern vom Typ 2A (Kap. 3.7.1). Im Schnitt durch den kontrahierten und geschrumpften Ösophagus scheint die Muskularis aus einer **inneren Ring-** und einer **äußeren Längsmuskelschicht** zu bestehen. Stellenweise sind einzelne innere Längsmuskelbündel vorhanden. In Wirklichkeit ist die Struktur jedoch komplizierter. Es handelt sich nämlich nicht um völlig getrennte Schichten, sondern um ein **zusammenhängendes System** von Muskelfasern, die außen mit einem steilen Verlauf beginnen und dann wie die Windung einer Schraube nach innen in einen je nach Ort und Dehnung des Ösophagus unterschiedlich schrägen bis zirkulären Verlauf übergehen. Die Muskelfasern hängen außerdem mit den elastischen Systemen des Ösophagus zusammen. Die scheinbar getrennte innere Ring- und äußere Längsmuskelschicht bilden somit sowohl morphologisch als auch funktionell ein einheitliches System.

Anders als früher angenommen, entstammt die quergestreifte Ösophagusmuskulatur nicht dem Schlundbogenmesoderm, sondern entwickelt sich, zumindest bei der Maus, nach Ansicht mancher Autoren lokal aus einer glattmuskulären Vorstufe durch so genannte Transdifferenzierung. Andere Befunde sprechen hingegen eher für eine Einwanderung von Myoblasten mit nachfolgender Verdrängung der glatten Muskulatur.

In die Schicht der längs gestellten Muskelfaserabschnitte strahlen **von außen her einzelne Muskelbündel** und muskuläre Sehnen ein, die ihrer Herkunft nach als *Tendo crico-oesophageus, M. tracheo-oesophageus* und *M. pleuro-oesophageus* bezeichnet werden. Im Bereich des Ösophagusmundes befinden sich dorsal zwischen den *Fibrae transversae* (KILIAN-Dreieck) und zwischen den absteigenden Schenkeln der *Fibrae descendentes* (LAIMER-Dreieck) des unteren Schlundschnürers (M. cricopharyngeus) und der Längsmuskulatur des Ösophagus vielfach Lücken (s. Abb. 7.3-5).

Im Bereich dieser muskelschwachen Abschnitte liegen Loci minoris resistentiae und Prädilektionsstellen für das Auftreten von nach dorsal gerichteten Schleimhautausstülpungen, **Pulsionsdivertikel,** die über Faustgröße erreichen können.

Die Divertikelbildung scheint hauptsächlich entlang von größeren Blutgefäßen (Venen) zu erfolgen, die bevorzugt im oberen Bereich der *Fibrae transversae* die Muskularis dorsalwärts durchqueren.

Die **Tunica adventitia** besteht aus einem lockeren Bindegewebe, in das Fettgewebeinseln und stellenweise auch Lymphknoten eingelagert sind. In diesem Bindegewebe, das an der Vorderwand der Pars abdominalis von einem

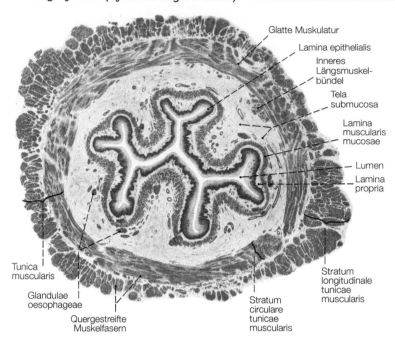

Glatte Muskulatur

Lamina epithelialis

Inneres Längsmuskel- bündel

Tela submucosa

Lamina muscularis mucosae

Lumen

Lamina propria

Tunica muscularis

Glandulae oesophageae

Quergestreifte Muskelfasern

Stratum circulare tunicae muscularis

Stratum longitudinale tunicae muscularis

Abb. 7.4-5 Vollständiger Querschnitt durch den Ösophagus des Menschen in der kranialen Hälfte. Die äußere Längsmuskulatur besteht noch fast völlig aus quergestreiften Muskelfasern. Die Zirkulärmuskelschicht ist gemischt glatt und quergestreift. Die Lamina muscularis mucosae wird überwiegend aus längs orientierten Bündeln glatter Muskulatur gebildet. H. E.; Vergr. 7fach.

Peritonealüberzug bedeckt wird, verlaufen die Leitungsbahnen. In der Adventitia liegt auch der *Plexus oesophageus* des *N. vagus*.

Dem allgemeinen Aufbau der Wand des Verdauungskanals entsprechend, finden sich auch im Ösophagus der dem viszeralen Nervensystem zugehörige Plexus submucosus (MEISSNER) und der Plexus myentericus (AUERBACH).

7.4.3 Leitungsbahnen

Die **arterielle Versorgung** des Ösophagus ist variabel. Der Halsteil wird hauptsächlich von der *A. thyroidea inferior* versorgt, doch können auch andere in der Nähe gelegene Gefäße Äste an den Ösophagus abgeben (A. subclavia, A. vertebralis, Truncus costocervicalis, A. pharyngea ascendens). – Im Brustteil übernehmen Äste aus der *Aorta* und aus den rechten Interkostalarterien die Wandversorgung. – Der abdominale Ösophagus erhält sein Blut aus der *A. gastrica sinistra* und der *A. phrenica inferior sinistra*. Es ist verständlich, dass die Blutversorgung des Ösophagus insgesamt geringer ist als die der nachfolgenden Darmabschnitte, weil in der Speiseröhre keine Resorption stattfindet.

Der **Abfluss des venösen Blutes** erfolgt über ein starkes adventitielles Geflecht, welches das Blut in die *V. azygos* und *hemiazygos* und von dort in die V. cava superior ableitet. Im Halsgebiet nimmt auch die V. thyroidea inferior Ösophagusblut auf. Im Bauchteil besteht durch Verbindungen der Vv. oesophageae zu den Magenvenen ein Abfluss zur *V. portae*.

Diese als **portokavale Anastomose** bezeichnete Verbindung des Venenplexus der Speiseröhre mit dem Pfortaderkreislauf ist von großer klinischer Bedeutung; denn bei krankhafter Druckerhöhung im Pfortadergebiet kann sich in den zur V. portae ziehenden Ösophagusvenen die Stromrichtung umkehren: Pfortaderblut fließt an der Leber vorbei in die V. azygos und hemiazygos (Abb. 7.4-6).

Dabei kommt es auch im Ösophagus zu einer Erhöhung des Venendrucks, und es können sich in der Mukosa und Submukosa **Ösophagusvarizen** (Aussackungen von Venen) ausbilden, deren Ruptur **lebensbedrohliche Blutungen** zur Folge haben kann. Ösophagusvarizen können auch bei Thrombose der V. splenica entstehen. In diesem Fall fließt das venöse Milzblut über die Vv. gastricae breves in die Ösophagusvenen ab.

Die **Lymphgefäße** werden nach Durchqueren der Muskularis in Lymphknoten des hinteren Mediastinums und in

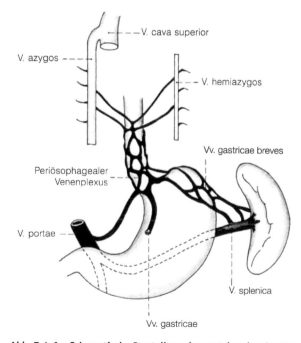

V. cava superior

V. azygos

V. hemiazygos

Vv. gastricae breves

Periösophagealer Venenplexus

V. portae

V. splenica

Vv. gastricae

Abb. 7.4-6 Schematische Darstellung der portokavalen Anastomosen im Bereich des terminalen Ösophagus. Bei Druckerhöhung im Pfortaderkreislauf kann es auf diesem Wege zur Ausbildung von Ösophagusvarizen kommen.

Lymphknoten am Lungenhilum drainiert. Die Lymphbahnen aus dem oberen Bereich ziehen auch zu den *Nodi lymphatici tracheales* und *tracheobronchiales superiores et inferiores* sowie, vor allem, zu den *Nodi lymphatici cervicales profundi;* aus der Pars abdominalis zu den Lnn. gastrici.

Innervation der quergestreiften Ösophagusmuskulatur: Motoneurone des Nucleus ambiguus senden ihre Axone über Äste des N. vagus (N. recurrens und andere unbenannte Äste des Plexus oesophageus) zu den motorischen Endplatten der Muskelfasern (Typ-2A-Fasern). Als spezifische Besonderheit dieser Endplatten senden auch nitrerge (NO freisetzende) und peptiderge Neurone des Plexus myentericus Axonterminalen zu diesen Endplatten. Die funktionelle Bedeutung dieser Ko-Innervation beim Menschen und bei anderen Säugetieren ist unbekannt.

Die weitere parasympathische und viszerosensorische Innervation erfolgt ebenfalls durch den N. vagus, im oberen Teil des Ösophagus durch Fasern des N. recurrens, im unteren Teil durch unbenannte Äste des *N. vagus.* Der N. recurrens zieht in der Rinne zwischen Trachea und Vorderwand der Speiseröhre zum Kehlkopf. Unterhalb der *Bifurcatio tracheae* legen sich der Stamm des linken und rechten N. vagus dem Ösophagus an und bilden in der Adventitia den **Plexus oesophageus,** aus dem schließlich ein **Truncus vagalis** *anterior* und *posterior* hervorgehen und mit dem Ösophagus durch den Hiatus oesophageus des Zwerchfells in die Bauchhöhle ziehen. Postganglionäre **sympathische Fasern** stammen aus dem Brust-Hals-Grenzstrang sowie periarteriellen Geflechten.

7.4.4 Peristaltik, Verschlussmechanismus

Bei der Passage und Beförderung eines Bissens (**Bolus**) durch die Speiseröhre schließt sich an den Schluckakt eine im Pharynx reflektorisch ausgelöste **primäre peristaltische Welle** an, die mit einer Geschwindigkeit von 2–4 cm/s abwärts fortschreitet und den Magen nach 7–10 s erreicht. Der afferente Schenkel des Reflexes verläuft in den sensorischen Fasern des *N. glossopharyngeus* und *Vagus* (Pharynxafferenzen), der efferente im N. vagus. Bei aufrechter Körperhaltung erreichen feste Nahrungspartikel den Magen nach 8–10 s, während flüssige Nahrung durch das Pressen der Welle gespritzt wird und schon nach 1 s den Magen erreichen kann. **Sekundäre peristaltische Wellen** werden durch den Wanddruck hinterherlaufender Speisereste ausgelöst, welche dann auf diese Weise weiterbefördert werden. Die primäre und die sekundäre Peristaltik sind nach Durchschneidung des N. vagus nicht mehr möglich.

Der Ösophagus steht beim Lebenden unter einer erheblichen Längsspannung. Die **Retraktion nach Durchschneidung** des Ösophagus am unteren Ende beträgt mindestens 10 cm. Das elastische System und die Längsmuskulatur des Ösophagus besitzen eine so starke Retraktionskraft, dass eine Wiedervereinigungsnaht nach chirurgischer Durchtrennung unter erheblicher Zugspannung steht.

Der sichere **Verschluss des Ösophagus gegen den Magen,** der den Reflux des Mageninhaltes verhindert, wird ohne die Ausbildung eines echten Sphinkters bewerkstelligt. Das liegt daran, dass die Muskulatur des Stratum circulare schraubenförmig und nicht zirkulär um das Ösophaguslumen angeordnet ist. Die normalerweise vorhandene Längsdehnung der Speiseröhre führt deshalb zu einer Deh-

nung der Schraubentouren und damit Einengung des Lumens. Ein vollständiger Verschluss ist nur möglich durch den Venenplexus in der Propria und Submukosa, der eine Art Schwellkörperfunktion einnimmt: **angiomuskulärer Dehnverschluss.** Eine Öffnung des Verschlusses erfordert eine aktive Verkürzung des Ösophagus durch Kontraktion der Längsmuskulatur (Abb. 7.4-7).

Eine unzureichende Öffnungsfähigkeit des gastro-ösophagealen Überganges, als **Kardiospasmus** oder **Achalasie** bezeichnet, beruht auf Degeneration des intramuralen Nervensystems zumeist ungeklärter Ursache. Bei der südamerikanischen **Chagaskrankheit** wird die Degeneration der Nervenzellen durch ein Neurotoxin des von Wanzen übertragenen Parasiten *Trypanosoma cruci* ausgelöst. Die Folge kann ein funktioneller Verschluss des abdominalen Ösophagus mit Entstehung einer stark dilatierten *Pars thoracica* sein (**Megaösophagus**). Ein mangelhafter Verschlussmechanismus führt zur **Kardiainsuffizienz** mit Übertritt von Magensaft in die Speiseröhre und daraus resultierender Schleimhautentzündung (**Sodbrennen, Refluxösophagitis**).

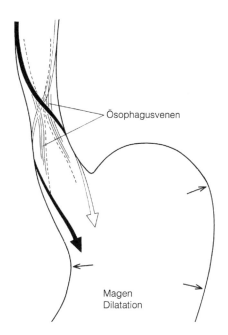

Ösophagusvenen

Magen Dilatation

Abb. 7.4-7   Das Prinzip des angiomuskulären Dehn- oder Schraubverschlusses am unteren Ende des Ösophagus.

7.4.5 Fehlbildungen

Da die Luftröhre (und Lunge) aus der Vorderdarmanlage auswächst, aus der auch der Ösophagus entsteht, kann es während der Entwicklung zu einer gestörten Trennung zwischen Luft- und Speiseröhre kommen, die zu offenen Kommunikationen führt, den **Ösophagotrachealfisteln.** Diese treten mit einer Häufigkeit von 1 : 1000–1 : 1500 auf. Nach der Geburt kommt es zu Erstickungsanfällen, die sofort chirurgisch behandelt werden müssen. Die Trachealfisteln treten häufig in Kombination mit einer **Ösophagusatresie** auf, einer Hemmungsfehlbildung mit lokalem oder (seltener) ausgedehntem Verschluss der Speiseröhre.

Literatur

Siehe Anhang Nr. 37, 159, 203, 299, 384, 389.

D. Drenckhahn

7.5 Bauchsitus und Peritonealhöhle

Übersicht

Genaue Kenntnisse über Form und Lagebeziehungen der Baucheingeweide zueinander (**Bauchsitus**, von situs, lat.: Lage, Stellung) sind klinisch außerordentlich wichtig. Zum besseren Verständnis der teilweise komplizierten topographischen Verhältnisse im Bauchraum sind ebenfalls Kenntnisse der Entwicklung hilfreich, die in diesem Kapitel ausführlich behandelt werden.

Der Magen-Darm-Kanal mit seinen Anhangsdrüsen Leber und Bauchspeicheldrüse liegt hauptsächlich in der Bauchhöhle, **Cavitas abdominalis**. Sie wird ventrolateral durch die Bauchdecken (Bauchmuskulatur), dorsal durch die Wirbelsäule mit begleitender Muskulatur (M. quadratus lumborum, M. psoas major) und kranial durch das Zwerchfell begrenzt. Sie setzt sich kaudal in die Beckenhöhle, **Cavitas pelvis**, fort.

Die Bauchhöhle wird in Oberbauch und Unterbauch unterteilt. Der **Oberbauch** wird vom unteren Thorax dorsolateral vollständig umschlossenen. Vorne projiziert er sich auf die Regio epigastrica und die rechte und linke Regio hypochondriaca (Abb. 1-3) und dorsal reicht er vom 10. Brustwirbel (Höhe des Hiatus oesophageus) bis zum 2. Lendenwirbel. Der **Unterbauch** liegt zwischen Oberbauch und Beckeneingang. Die Grenze zwischen Ober- und Unterbauch wird ventral durch das Querkolon gebildet, das dem Unterbauch zugeordnet wird.

Die seröse Höhle innerhalb des Bauch- und Beckenraums ist die **Peritonealhöhle**, Cavitas peritonealis. Sie gliedert sich in die *Cavitas peritonealis abdominis* und die *Cavitas perito-*

nealis pelvis. Die Peritonealhöhle wird vom Peritoneum ausgekleidet, das die **Tunica serosa** bildet. Die oberflächliche Lage des Peritoneums, das einfache peritoneale Plattenepithel (Mesothel), wird von einem Flüssigkeitsfilm benetzt. Dieser erlaubt ein Gleiten zwischen den miteinander in Kontakt stehenden Organen. Das Peritoneum gliedert sich wie die Pleura in ein parietales Blatt (**Peritoneum parietale**, die Wandungen bedeckend) und ein viszerales Blatt (**Peritoneum viscerale**, die Organe bedeckend).

Zwischen parietalem Blatt des Peritoneums und den Wandungen der Bauchhöhle befindet sich ein kompliziert gegliederter Raum. Er enthält Binde- und Fettgewebe, verschiedene Leitungsbahnen und Organe und wird **Extraperitonealraum** genannt (*Spatium extraperitoneale*). Im Bereich der ventrolateralen Bauchwand bildet der Extraperitonealraum eine dünne Schicht zwischen Peritoneum parietale und Fascia transversalis der Bauchwand. Dorsal ist der Extraperitonealraum zum **Retroperitonealraum** (*Spatium retroperitoneale*) erweitert. Er setzt sich nach kaudal in das *Spatium extraperitoneale pelvis*, den **Subperitonealraum**, fort. Im Retroperitonealraum befinden sich beidseits der Wirbelsäule die Nieren mit Harnleiter und die Nebennieren sowie die Aorta, Vena cava inferior und andere Leitungsbahnen.

In der Peritonealhöhle des Abdomens liegen die intraperitonealen Anteile des Magen-Darm-Kanals, die Leber und die Milz. Die Bauchspeicheldrüse (Pankreas) und die retroperitonealen Abschnitte des Darms lagen während der Entwicklung vorübergehend auch intraperitoneal. Sie sind später in den Retroperitonealraum verlagert worden, sodass nur noch ihre Vorderwand vom Peritoneum bedeckt wird. Ihre Lage wird deshalb als **sekundär retroperitoneal** bezeichnet.

Die peritoneale Umschlagsfalte (Duplikatur) zwischen parietalem und viszeralem Blatt des Darms wird **Mesenterium** genannt. Das Mesenterium liegt dorsal und stellt die Verbindung zu den Leitungsbahnen des Retroperitonealraums her. Leber, Magen, proximales Duodenum und Milz sind durch überwiegend frontal gestellte Peritonealduplikaturen mit-

einander verbunden, die als **Ligamenta** bezeichnet werden, und im Bereich der Leber besteht zusätzlich eine sagittale Verbindung zur ventralen Bauchwand (*Lig. falciforme hepatis*). Von der Peritonealduplikatur zwischen Magen, Milz und Querkolon (*Lig. gastrocolicum, Lig. gastrosplenicum*) geht eine flächenhafte, mit Fettgewebe gefüllte Peritonealfalte aus (**Omentum majus**), die sich schürzenartig vor die Eingeweide des Unterbauches legt. In Abb. 7.5-1 ist das Omentum majus entfernt, um den Unterbauchsitus sehen zu können.

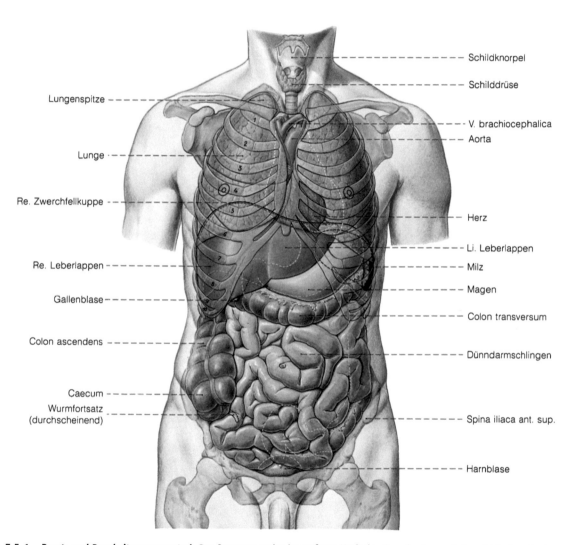

Schildknorpel
Schilddrüse
V. brachiocephalica
Aorta
Herz
Li. Leberlappen
Milz
Magen
Colon transversum
Dünndarmschlingen
Spina iliaca ant. sup.
Harnblase

Lungenspitze
Lunge
Re. Zwerchfellkuppe
Re. Leberlappen
Gallenblase
Colon ascendens
Caecum
Wurmfortsatz (durchscheinend)

Abb. 7.5-1   Brust- und Bauchsitus von ventral. Das Omentum majus ist entfernt. Verdeckte Organkonturen sind gestrichelt ergänzt.

7.5.1 Gliederung des Magen-Darm-Kanals

Auf die Pars abdominalis des Ösophagus folgt der **Magen,** *Gaster* oder *Ventriculus.* Er liegt im linken Oberbauch. Der Magenausgang, *Pylorus,* leitet über zum Dünndarm.

Der **Dünndarm,** *Intestinum tenue,* hat eine Länge von etwa 5–6 m und besteht aus mehreren Unterabschnitten. Er beginnt mit dem Zwölffingerdarm, *Duodenum.* Das Duodenum hat einen hufeisenförmigen Verlauf und ist über eine große Strecke fest mit der dorsalen Leibeswand

verbunden; es hat hier eine sekundär retroperitoneale Lage eingenommen. Anschließend folgen der Leerdarm, *Jejunum,* und der Krummdarm, *Ileum,* die ohne scharfe Grenze ineinander übergehen. Jejunum und Ileum bilden gemeinsam ein großes Konvolut, in dem mehrere Meter Darm so untergebracht sind, dass sich die einzelnen Schlingen gegeneinander verschieben können. Das Ileum geht an einer durch eine Klappe, *Valva ileocaecalis,* markierten Stelle in den Dickdarm über.

Der **Dickdarm,** *Intestinum crassum,* beginnt mit einem

unterschiedlich ausgebildeten Blindsack, **Caecum,** dessen blindes Ende in den Wurmfortsatz, *Appendix vermiformis,* mündet. Nach aboral setzt sich das Zäkum in den Grimmdarm, **Colon,** fort, an dem wir **vier Abschnitte** unterscheiden: das **Colon ascendens** das meist mehr oder weniger mit der hinteren Leibeswand verbunden ist; das wesentlich beweglicher angebrachte Querkolon, **Colon transversum;** das wieder an der dorsalen Leibeswand angeheftete **Colon descendens** und das freier bewegliche **Colon sigmoideum** oder kurz Sigmoid. Die vier Abschnitte des Kolons sind so angeordnet, dass sie sich wie ein Rahmen um das Dünndarmpaket herumlegen. Das Colon sigmoideum geht in den letzten Darmabschnitt, den Mastdarm, **Rectum,** über, der bis zum After, **Anus,** reicht (Abb. 7.5-2).

In der praktischen Medizin sind für manche Abschnitte des Verdauungstraktes ausschließlich die lateinischen bzw. eingedeutschte lateinische Bezeichnungen im Gebrauch (z. B. Jejunum, Ileum, Zäkum, Kolon).

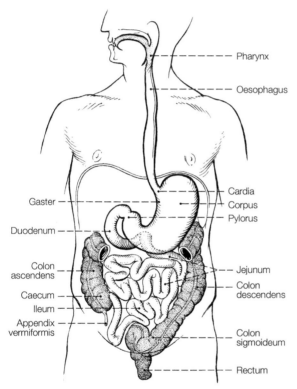

Pharynx

Oesophagus

Cardia
Corpus
Pylorus

Gaster

Duodenum

Colon ascendens

Caecum

Ileum

Appendix vermiformis

Jejunum

Colon descendens

Colon sigmoideum

Rectum

Abb. 7.5-2   Schema zur Abfolge der Abschnitte des Magen-Darm-Kanals. Colon transversum durchtrennt.

7.5.2 Entwicklung der Peritonealverhältnisse

Nach der Abgliederung des Embryos vom Dottersack und nach dem Auftreten der Embryonalkrümmung wird der Körper von einem Endodermrohr durchzogen, das über den Dottergang, *Ductus vitellinus,* und den Allantoisgang noch mit Dottersack und Allantois in Verbindung steht (vgl. Abb. 7.1-2). Dieses **Endodermrohr** wird vom Mesoderm der Seitenplatten umgeben, in dem durch Spaltbildung das **Zölom** entsteht (Abb. 4-11, S. 223). Wie in Abb. 7.5-3a schematisch dargestellt, wer-

den im oberen Teil der Bauchhöhle das rechte und linke Zölom jeweils von einer nach lateral der Körperwand anliegenden parietalen und einer senkrecht stehenden Mesodermschicht begrenzt. Die Letztere bedeckt von beiden Seiten her das Endodermrohr. Wir sprechen deshalb vom **viszeralen Mesoderm** (Splanchnopleura). Dieses schlägt an der vorderen bzw. hinteren Körperwand in das **parietale Mesoderm** (Somatopleura) um. Die das Zölom auskleidenden Deckschichten des viszeralen und parietalen Mesoderms werden zur Serosa. So entstehen das **viszerale** und das **primäre parietale Peritoneum.**

Die einander gegenüberliegenden Platten des viszeralen Mesoderms der beiden Körperseiten bilden nach dorsal und ventral je eine sagittal eingestellte Verbindung zwischen dem Endodermrohr und der Hinter- bzw. Vorderwand der Bauchhöhle. Diese aus dem Mesoderm hervorgegangenen und von Peritonealepithel bedeckten Verbindungsplatten, in denen später die Leitungsbahnen verlaufen, werden Gekröse oder **Mesenterien** genannt. Während man im Oberbauch (Abb. 7.5-3a), ein **dorsales** und ein **ventrales Mesenterium** unterscheiden kann, findet man in den unteren Abschnitten der Bauchhöhle nur das dorsale Mesenterium. Da hier ein ventrales Mesenterium nicht angelegt wird, gehen die rechten und die linken Zölomabschnitte ineinander über und bilden eine einheitliche Bauchhöhle, in die das Darmrohr an seinem dorsalen Mesenterium wie ein Pendel hereinhängt (Abb. 7.5-3b).

Das durchgehende **dorsale Mesenterium** wird so lange, bis das Endodermrohr in einzelne Darmabschnitte gegliedert ist, *Mesenterium dorsale primitivum* genannt. Später unterscheidet man je nach der Zugehörigkeit zu einem bestimmten Abschnitt des Magen-Darm-Kanals zwischen *Mesogastrium dorsale, Mesoduodenum dorsale, Mesojejunum, Mesoileum, Mesocolon* und *Mesorectum.* Das Mesojejunum und das Mesoileum werden oft auch als das Mesenterium im engeren Sinne bezeichnet oder unter dem Namen Mesostenium zusammengefasst. Ein Teil der in der Embryonalzeit vorhandenen Mesenterialabschnitte bleibt

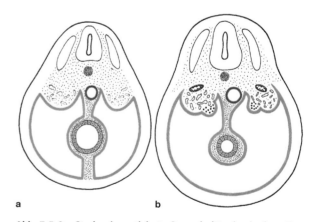

a   b

Abb. 7.5-3   Stark schematisierte Querschnitte durch einen Embryo vor Beginn der Darmdrehungen. (a) Kranial vom Abgang des Dotterganges sind ein dorsales und ein ventrales Mesenterium vorhanden, während in den kaudalen Abschnitten der Bauchhöhle (b) nur ein dorsales Mesenterium angelegt ist. Die Serosa des viszeralen und parietalen Mesoderms (wird zum viszeralen und parietalen Peritoneum) ist grün wiedergegeben, das Darmrohr ockerfarben und die Aorta rot.

beim Erwachsenen erhalten, ein Teil wird umgestaltet und wieder ein anderer Teil zurückgebildet.

Der in den schematischen Abb. 7.5-3 zur Verdeutlichung zu groß gezeichnete Zölomraum (primitive Peritonealhöhle) bildet in Wirklichkeit nur einen kapillaren Spalt.

Zwischen der Peritonealhöhle und der Wirbelsäule erstreckt sich der **Retroperitonealraum**. Organe, die – wie z. B. die Niere – hier entstehen, werden **primär retroperitoneal** genannt. Im Retroperitonealraum verschmelzen die zunächst paarig angelegte **Aorta** dorsalis dextra und sinistra zu einer einheitlichen Bauchaorta. Ihre für die Versorgung des Darmrohrs und seiner Abkömmlinge bestimmten Äste treten nach ventral in das Bindegewebe des Mesenterium dorsale ein und erreichen so das Endodermrohr auf kurzem Wege.

Das ursprünglich hinter dem Herzwulst nach kranial reichende Zölom wird durch das Einwachsen des **Septum transversum** von ventral her und durch das Auftreten der pleuroperitonealen Falten von dorsal und lateral her in der Transversalebene in je eine **Pleura-** und **Peritonealhöhle** getrennt.

7.5.3 Entwicklung des oberen Bauchsitus

Schon in einem frühen Embryonalstadium, etwa am 22.–24. Tag der Entwicklung, tritt an dem Abschnitt des Darmrohrs, aus dem später das Duodenum hervorgeht, eine nach **ventral gerichtete Endodermaussprossung** in Erscheinung. Aus ihr gehen die Gallengänge, die Gallenblase und die Leber sowie ein Teil des Pankreaskopfes hervor. Die Zellstränge der Leberanlage wachsen in das zusammenhängende Mesenchym des Septum transversum und des **Mesogastrium ventrale** hinein. Die Leberanlage vergrößert sich schnell (vgl. Abb. 7.7-1). Gleichzeitig beginnen durch unterschiedliche Wachstumsvorgänge in verschiedenen Abschnitten des Endodermrohrs die Abgrenzung von Ösophagus, Magen und Duodenum sowie eine Verlagerung des Magens nach links.

Das **Mesogastrium dorsale** ist in diesem Stadium kurz und sehr breit. In seinem Mesenchym treten Spalten auf, die rechts und links zu je einem **Recessus pneumato-entericus** zusammenfließen. Während der linke Rezessus nur vorübergehend auftritt und schnell wieder verschwindet, bleibt der rechte erhalten (Abb. 7.5-4). Er ist am unteren Rand des Mesogastriums nach kaudal in die Peritonealhöhle geöffnet. Nach kranial reicht er neben dem Ösophagus bis in den Brustraum (Kap. 6). Dieser oberste Abschnitt des Recessus pneumato-entericus wird bei der endgültigen **Abgrenzung des Bauchraumes** durch das Zusammenwachsen der verschiedenen, an der Zwerchfellbildung beteiligten Anlagen abgeschnürt und bleibt beim Kind, manchmal auch noch beim Erwachsenen, in Gestalt einer *Bursa infracardiaca* erhalten.

Der im Bauchraum verbleibende und nach kaudal mit der Peritonealhöhle kommunizierende Abschnitt des Recessus pneumato-entericus vergrößert sich und wird zum Ausgangspunkt für die Entwicklung der **Bursa omentalis**. Wie Abb. 6-1, 7.5-4 u. 5 sowie Abb. 8.1-2 zeigen, wird durch das Auftreten des Recessus pneumato-entericus von dem dorsalen Mesogastrium ein rechts gelegenes „Nebengekröse" abgespalten. Sein weiteres Verhalten spielt für das Verständnis der Anheftung der Leber an der hinteren Bauchwand eine wichtige Rolle.

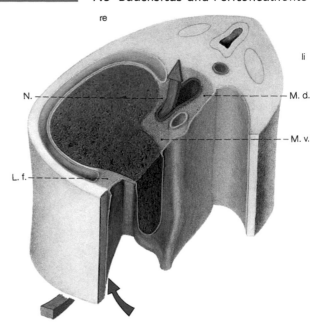

Abb. 7.5-4 Stark schematisierte dreidimensionale Darstellung der Lage des zum Zölom (primitive Peritonealhöhle) hin offenen Recessus pneumato-entericus (violetter Pfeil) und Abspaltung eines dorsalen Nebengekröses (N.). Die Leber ist in das ventrale Mesogastrium (M. v.) eingewachsen und hat sich besonders nach rechts ausgedehnt. Der vordere Abschnitt des ventralen Mesogastriums wird zum Ligamentum falciforme hepatis (L. f.). In seinem unteren Rand (grauer Pfeil) verläuft die V. umbilicalis (hier nicht dargestellt), die später obliteriert und zum Lig. teres hepatis wird. Die peritoneale Tunica serosa ist grün wiedergegeben. Die Serosa des Recessus pneumato-entericus, die ebenfalls Peritoneum wird, ist violett hervorgehoben. Der rechte Recessus pneumato-entericus wird im weiteren Verlauf der Entwicklung zur Bursa omentalis. Ein linker Recessus pneumato-entericus tritt nur vorübergehend auf und ist in diesem Stadium der Entwicklung schon nicht mehr vorhanden. Im dorsalen Mesogastrium (M. d.) entwickeln sich später die Milz und der Pankreasschwanz.

Die folgenden **Entwicklungsschritte** sind durch eine rasche Vergrößerung der Leber, durch unterschiedliche Wachstumsgeschwindigkeiten einzelner Abschnitte der Magenwand und der Mesenterien sowie durch die Entwicklung von Pankreas und Milz gekennzeichnet.

1. Wie aus dem Vergleich von Abb. 7.5-5a, b u. c ersichtlich, vergrößert sich die **Leber** rapide. Sie wächst dabei in das hintere Nebengekröse ein, das dadurch stark erweitert wird. Aus denjenigen Abschnitten der Leber, die nach dorsal in das Nebengekröse und Septum transversum hineinwachsen, geht die später nicht vom Bauchfell überzogene *Area nuda* hervor. Auch das *Lig. venosum* (Kap. 9.1) wird durch das Material des rechten Nebengekröses gebildet. Im ventralen Bereich des Septum transversum ist die Leber ursprünglich recht breit mit der Bauchwand verwachsen (Abb. 7.9-1). Durch allmähliche Verschmälerung dieser Verwachsung entstehen das rechte und linke Lig. triangulare, die sich einander nähern und nach ventral in das Lig. falciforme hepatis übergehen (Abb. 7.5-9).

2. Auch die Form und die **Lage des Magens** verändern sich. Der Magen gelangt nämlich aus einer zunächst mehr medianen und sagittalen Einstellung auf die linke Körperseite und in eine Frontalstellung (ehemals linke Magenflä-

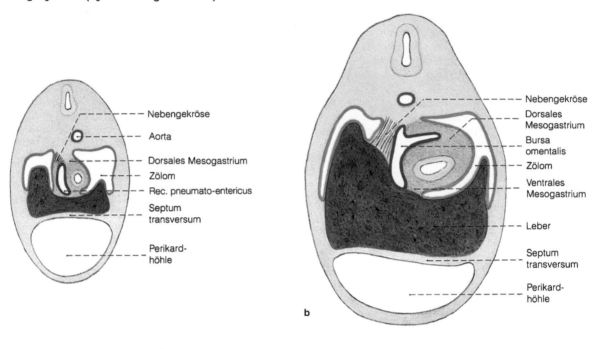

a

b

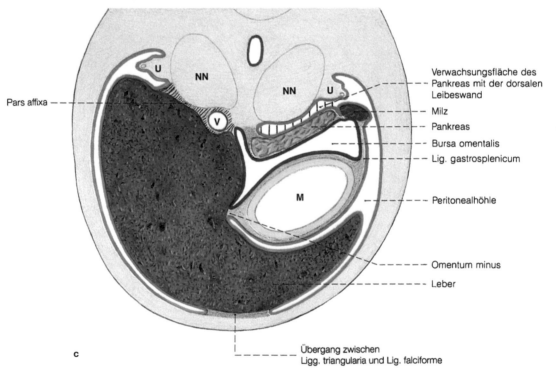

c

Abb. 7.5-5 Die Entwicklung der Bursa omentalis Ende der 4. (a), Anfang der 5. (b) und Anfang der 7. (c) Entwicklungswoche. Halbschematische Querschnitte durch den Oberbauch menschlicher Embryonen. (a) 40fache Vergrößerung, (b) 30fache Vergrößerung und (c) 20fache Vergrößerung. Die Serosa des Peritoneums ist grün wiedergegeben, während die Serosa des Recessus pneumato-entericus bzw. der Bursa omentalis violett hervorgehoben ist. M = Magen; NN = Nebenniere; U = Urniere; V = V. cava inferior im Bereich der Area nuda hepatis.

che nach vorn). Er bildet die nach links weisende große und die nach rechts zeigende kleine Kurvatur aus. Die Magendrehung wird durch unterschiedliche Wachstumsgeschwindigkeiten in den einzelnen Abschnitten der Magenwand verursacht.

Im Zusammenhang mit den Veränderungen am Magen wird der dorsale Teil des ursprünglich sagittal stehenden

Mesogastrium ventrale ebenfalls frontal gestellt. Aus ihm geht das kleine Netz, **Omentum minus,** hervor. Es bildet die Vorderwand der Bursa omentalis und lässt sich später in ein **Lig. hepatogastricum** und ein **Lig. hepatoduodenale** unterteilen. Der untere Rand des Lig. hepatoduodenale entspricht dem kaudalen Rand des Mesogastrium ventrale und enthält die Leitungsbahnen, die zur Leber führen.

3. Im **Mesogastrium dorsale** hat sich inzwischen die dorsale Anlage des **Pankreas,** die schon frühzeitig in etwa der gleichen Höhe wie die Leberanlage nach dorsal aus dem Duodenum aussprosst und nach kraniodorsal wächst, erheblich verlängert und vergrößert. Es wächst ventral des Gefäßstiels der Dottersackgefäße (Vasa vitellina sup., aus denen später die Vasa mesenterica sup. hervorgehen) nach links. Außerdem ist in dem Winkel zwischen der nach hinten und schräg oben wachsenden Anlage der Bauchspeicheldrüse und dem Magen im Bindegewebe des dorsalen Mesogastriums die Anlage der **Milz** aufgetreten.

4. Durch die mit der **Linksverlagerung und Frontalstellung des Magens** verbundenen Wachstumsvorgänge wird das Mesogastrium dorsale verlängert und nach links ausgebuchtet. Die **Bursa omentalis** wird so nach links vergrößert. Dadurch gerät das ursprünglich mit dem dorsalen Mesogastrium median-sagittal eingestellte Pankreas ebenfalls in eine frontale Stellung. Es liegt jetzt parallel zur hinteren Bauchwand, während nach links die Milz folgt. Das Gekröse bildet hier einen Winkel und biegt nach vorne zum Magen hin um.

5. Im nächsten Entwicklungsschritt verschmilzt das der dorsalen Körperwand angelagerte viszerale Peritoneum der Hinterwand des **Pankreas** mit dem parietalen Peritoneum des Retroperitonealraums. Auf diese Weise gerät die Bauchspeicheldrüse aus ihrer ursprünglich intraperitonealen in eine **sekundär retroperitoneale** Lage. Die Milz bleibt dagegen intraperitoneal.

6. Im Zusammenhang mit den Wachstumsvorgängen, die zur Frontalstellung des Magens und zu seiner Verlagerung auf die linke Körperseite führen, gelangt das orale **Duodenum** mit dem Leberstiel und der Anlage des Pankreaskopfes auf die rechte Körperseite (Abb. 7.5-6). Gleichzeitig wächst das aborale Duodenum nach links und schiebt sich unter das Mesenterium und den Mesenterialgefäßstiel, der den eigentlichen Fixpunkt bei diesen Wachstums- und Drehbewegungen darstellt. Anschließend verschmilzt das Mesenterium mit der hinteren Wand der Leibeshöhle. So gelangt das aborale Duodenum in eine „retrovaskuläre" und sekundär retroperitoneale Lage.

Aus den verschiedenen Abschnitten des Mesogastriums entstehen folgende Peritonealstrukturen:

Das *Mesogastrium ventrale* wird gegliedert in:

1. **Mesohepaticum ventrale.** Es reicht von der ventralen Bauchwand zur Leber. Sein freier kaudaler Rand bildet den unteren Rand des *Lig. falciforme hepatis.* In diesem Rand verläuft die Nabelvene. Sie obliteriert zum Lig. teres hepatis.

2. **Mesohepaticum dorsale.** Es verbindet die Leber mit dem Magen und dem Duodenum. Das Mesohepaticum dorsale wird zum **Omentum minus** (Abb. 7.5-8), in dem sich ein großer, dem Magen zugehöriger Abschnitt, *Lig. hepatogastricum,* und ein wesentlich kleinerer, dem Duodenum zugehöriger Abschnitt, *Lig. hepatoduodenale,* unterscheiden lassen. Im Lig. hepatoduodenale verlaufen die Leitungsbahnen der Leber (Ductus choledochus, A. hepatica propria, V. portae).

Das *Mesogastrium dorsale* wird gegliedert in:
– **Lig. gastrosplenicum.** Der Anfangsteil des Mesogastrium dorsale wird zur Verbindung zwischen großer Kurvatur und Milz.

– **Axialer Gekröserest.** Durch Verschmelzung des Pankreas und des dorsalen Abschnittes des Mesogastrium dorsale mit der hinteren Bauchwand verbleibt nur ein kurzer Mesenterialrest, der als *Lig. splenorenale* vom Hilus der Milz zur dorsalen Bauchwand reicht.
– **Omentum majus.** Aus dem am ventralen Rande der großen Kurvatur ansetzenden Teil des Mesogastrium dorsale geht durch eigentümliche Wachstumsvorgänge das nach ventral über die Baucheingeweide herüberhängende große Netz hervor (Näheres s. unten).

7.5.4 Entwicklung des unteren Bauchsitus

Das mit einem **dorsalen Mesenterium** an der hinteren Bauchwand befestigte **Darmrohr** verläuft ursprünglich gerade und in der medianen Sagittalebene (vgl. Abb. 7.1-2). Schon frühzeitig beginnt dort, wo die A. vitellina (superior), die spätere A. mesenterica superior, aus der Aorta entspringt und über das Darmrohr hinaus zum Dottersack verläuft, ein vermehrtes Längenwachstum des Darmrohrs und seines Gekröses. So entsteht eine nach ventral gerichtete Schlinge, die in das extraembryonale Zölom hineinreicht (Abb. 7.5-6). Man spricht von einem **physiologischen Nabelbruch** und nennt die nach ventral reichende und an ihrem Scheitel mit dem Dottergang verbundene Darmschleife die **Nabelschleife.** Sie besitzt einen oralen, oberen Schenkel, einen Scheitel und einen aboralen, unteren Schenkel. Aus dem oralen Schenkel, dem Scheitel und dem Anfangsteil des aboralen Schenkels der Nabelschleife geht der Dünndarm hervor. Der Scheitel ist zunächst durch den dünnen **Dottergang,** *Ductus vitellinus,* mit dem Dottersack verbunden. Normalerweise wird diese Verbindung zwischen Darm und Dottersack vollkommen zurückgebildet, doch kann bei mangelhafter Rückbildung ein sog. MECKELsches Divertikel oder auch ein Bindegewebestrang zwischen der entsprechenden Stelle des Darms und dem Nabel erhalten bleiben.

Derartige Fehlbildungen kommen bei 3% aller Menschen vor und liegen 50–120 cm oberhalb der Valvula ileocaecalis. Das in der Regel etwa daumengliedgroße, aus der Darmwand herausragende MECKELsche Divertikel kann sich ähnlich wie die Appendix vermiformis entzünden und eine „Blinddarmentzündung" vortäuschen. Versprengte Magenschleimhautinseln im MECKELschen Divertikel können hier durch Magensaftproduktion zu Geschwüren und heftigen Blutungen führen.

Die im Zusammenhang mit dem oberen Bauchsitus beschriebene Linksverlagerung und Frontalstellung des Magens sowie die Rechtsverlagerung des oralen Duodenums bewirken, dass schon vor der Ausbildung weiterer Darmschlingen der orale Schenkel der Nabelschleife rechts und der aborale Schenkel links von der durch die **A. mesenterica superior** gegebene **Drehachse** angetroffen werden (Abb. 7.5-6). Im oberen Drittel des aboralen Schenkels der Nabelschleife wird schon bald das spätere Zäkum in Form einer Verdickung erkennbar. Der aborale Schenkel der Nabelschleife reicht bis zur Hinterwand der Bauchhöhle. Er geht hier an einer als **primäre Kolonflexur** bezeichneten Umbiegungsstelle in einen zunächst median gelegenen, unteren Kolonabschnitt über.

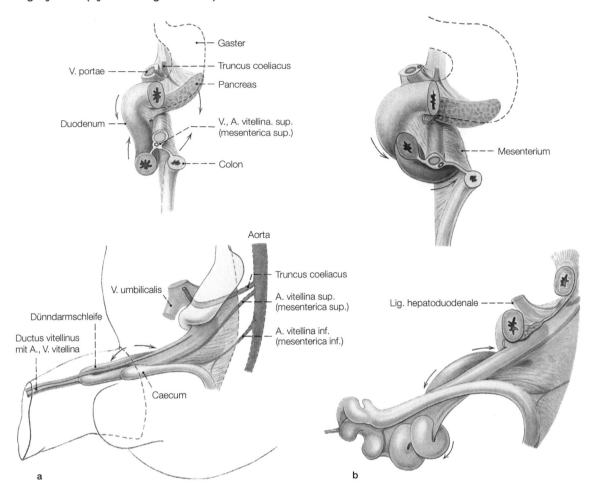

Abb. 7.5-6 Darmentwicklung in der 6. (a) und 7. (b) Entwicklungswoche. Die Drehung erfolgt um den Gefäßstiel der A. und V. mesenterica superior, die aus den Dottersackgefäßen (Vasa vitellina) hervorgehen. Diese besitzen noch eine Verbindung zum Dottersackstiel, beginnen aber in diesem Stadium bereits in der Nabelschnur zu obliterieren. Die Drehachse (Fixpunkt) bildet der Pankreas-Gefäßstiel, um den orale Abschnitte des Duodenums nach rechts und aborale Abschnitte nach links verlagert werden. Letztere gelangen dadurch unter das Mesenterium, das später mit der Hinterwand der Leibeshöhle verwächst. Dadurch geraten die aboralen ²/₃ des Duodenums in eine sekundär retroperitoneale Lage. Durch starkes Wachstum gerät ein großer Teil des Darmrohrs in das Zölom der Nabelschnur (Nabelschleife). Der orale Schenkel der Nabelschleife wächst zunächst schneller als der aborale. So gerät das spätere Dünndarmkonvolut nach links unter die Kolonanlage. Das Kolon wird anschließend nach rechts gedrängt (Darmdrehung gegen den Uhrzeigersinn).

Im Verlauf der weiteren Entwicklung treten im Bereich des oralen Schenkels und des Scheitels der Nabelschleife durch **vermehrtes Längenwachstum** zahlreiche Darmschlingen auf. Sie liegen zunächst großenteils im extraembryonalen Zölom der Nabelschnur (Abb. 7.5-6) und werden erst bei Embryonen mit einer SSL von etwa 40 mm vollständig in die Peritonealhöhle zurückverlagert. Mit dieser Verlagerung des Dünndarmpaketes geht eine Anhebung des aboralen Schenkels der Nabelschleife einher, der auf diese Weise bei gleichzeitiger Längenzunahme über den Dünndarm nach rechts geschlagen wird. Es erfolgt also eine **Drehung gegen den Uhrzeigersinn.** Gleichzeitig wird der distal von der primären Kolonflexur an der hinteren Bauchwand absteigende Abschnitt des Dickdarms aus der Mittellinie nach links verschoben. Das **Prinzip der Darmdrehungen** ist in der stark vereinfachten schematischen Abb. 7.5-7a bis d dargestellt.

Nach dem Abschluss der Darmdrehungen umgreifen Zäkum, Colon ascendens, Colon transversum und Colon descendens das Dünndarmpaket an drei Seiten wie ein Bil-

derrahmen das Bild. Das Zäkum, das Colon ascendens und das Colon descendens bis zur Grenze zum Sigmoid lagern sich dann der dorsalen Leibeswand an und verschmelzen mit ihr. So geraten auch die auf- und absteigenden Teile des Dickdarmrahmens in eine **sekundär retroperitoneale Lage.** Gleichzeitig verschmelzen die zugehörigen Partien der Mesenterien breitflächig mit dem Peritoneum der dorsalen Leibeswand und werden so zu einem **sekundär parietalen Peritoneum** (Abb. 7.5-10).

Die relativen Unterschiede in der Wachstumsgeschwindigkeit einzelner Abschnitte des Endodermrohres und der Mesenterien, die im Zusammenwirken einer großen Zahl genetischer und anderer Faktoren wie Wachstum der Bauchhöhle, Größenzunahme retroperitonealer Organe, Veränderungen in der Krümmung des Embryos usw. zu den Darmdrehungen und schließlich zur endgültigen Topographie des Bauchsitus führen, sind außerordentlich kompliziert.

Es ist daher nicht verwunderlich, dass es **Lageanomalien** und **Fehlbildungen** gibt, die auf Störungen bestimmter Schritte in dem oben beschriebenen Geschehen zurückgeführt werden können.

So kann die, durch eine **Hypo-** oder **Hyperrotation** des Dickdarms bewirkte, abnorme Lage des Zäkums und des Processus vermiformis z.B. bei einer Appendizitis zum Auftreten der Krankheitszeichen an einer ganz ungewöhnlichen Stelle führen und den Chirurgen zu besonderen Operationsstrategien veranlassen. Ebenso kann ein **Situs inversus** der Baucheingeweide, d.h. eine spiegelbildlich verkehrte Topographie des Bauchsitus, große diagnostische Schwierigkeiten verursachen, die oft erst durch eine Kontrastmitteldarstellung des Darms im Röntgenbild abgeklärt werden können. (Näheres zu molekularen Vorgängen, Kap. 2.4.1 und 4.3.2)

7.5.5 Entstehung des Omentum majus

Besondere Verhältnisse ergeben sich im **Bereich des Querkolons.** Dieser Abschnitt des Dickdarms kommt als Folge der Darmdrehungen ventral vor die sekundär in den Retroperitonealraum aufgenommenen Organe des Oberbauches, d.h. ventral vor dem Duodenum und dem Pankreas, zu liegen. Hier heftet sich das **Mesocolon transversum** unterhalb des Magens und des Bodens der Bursa omentalis entlang einer Linie an, die etwa vom unteren Pol der rechten Niere aus quer durch die Bauchhöhle verläuft (Abb. 7.5-11). Aus unbekannten Gründen entsteht nun am Vorderrand des Magens eine ebenfalls quer verlaufende, wulstförmige Mesenchymwucherung, die nach hinten mit der **Bursa omentalis** kommuniziert und sich wie eine Schürze nach vorne über das Querkolon und die Darmschlingen hinweg nach kaudal vorstülpt (Abb. 7.5-10). So entsteht das große Netz, **Omentum majus.**

Während der Entwicklung und oft noch im Kindesalter reicht das mit der Bursa omentalis kommunizierende Lumen des Omentum majus, der *Recessus inferior bursae omentalis,* weit nach kaudal. Später verschmelzen jedoch das hintere und das vordere Blatt und bilden eine von beiden Seiten mit Peritonealepithel überzogene, bindegewebige Platte. Diese Bindegewebeplatte, in der größere Mengen Fett eingelagert werden können, ist individuell sehr unterschiedlich ausgebildet.

Wie an Sagittalschnitten durch den Bauchraum deutlich wird (Abb. 7.5-8), verschmilzt das hintere Blatt des Omentum majus mit dem Mesocolon transversum und dem Oberrand des Querkolons. Dadurch entsteht dann ventral das *Lig. gastrocolicum,* das den Magen fest mit dem Querkolon verbindet.

7.5.6 Topographie des fertigen Oberbauchsitus

Eröffnet man bei einem gesunden erwachsenen Menschen die Bauchhöhle (Abb. 7.5-9), so findet man in der rechten **Regio hypochondriaca** die mit spiegelndem Peritoneum überzogene Zwerchfellfläche der Leber, die an dem scharfen Leberrand in die Eingeweidefläche übergeht. Die Leber ist mit dem **Lig. falciforme hepatis** an der vorderen Bauchwand befestigt. Der untere Rand dieses Bandes ist durch die obliterierte Nabelvene, **Lig. teres hepatis,** verdickt. Im linken Hypochondrium ist ein je nach Füllungszustand unterschiedlich großes Stück der Vorderfläche des Magens sichtbar.

Entlang der großen Kurvatur des Magens erstreckt sich das **Lig. gastrocolicum.** Von hier ausgehend, bedeckt das **Omentum majus** die Vorderfläche des Querkolons und hängt wie eine Schürze vor dem Konvolut der Dünndarmschlingen.

Entfernt man den Rippenbogen, sodass die Leber angehoben werden kann, blickt man auf das kleine Netz, **Omentum minus** (Abb. 7.5-9). Es verbindet das Hilum und Lig. venosum der Eingeweidefläche der Leber (Abb. 7.9-4) mit der kleinen Kurvatur des Magens und dem Anfangsteil des Duodenums und wird dementsprechend in ein *Lig. hepatogastricum* und ein *Lig. hepatoduodenale* unterteilt.

Das Omentum minus bildet zusammen mit dem Magen die Vorderwand der **Bursa omentalis** (Abb. 7.5-9) Die Bursa ist aus einem zur Peritonealhöhle hin offenen Rezessus entstanden (s.o.) und dementsprechend nur von einer Stelle aus zugänglich. Dieser Zugang heißt **Foramen omentale** (früher: Foramen epiploicum WINSLOWI). Das Foramen wird nach ventral vom Lig. hepatoduodenale begrenzt. In ihm verlaufen in der Reihenfolge von rechts ventral nach links dorsal der Ductus choledochus, die V. portae und die A. hepatica propria. In der Hinterwand des Foramen omentale liegt parietales Peritoneum, das die Vena cava inferior bedeckt. Die kraniale Begrenzung wird durch die Unterfläche der Leber (hauptsächlich Lobus caudatus) gebildet. Kaudal liegt die Pars superior duodeni.

Entfernt man Leber, Magen und Querkolon (Abb. 7.5-11), wird die Hinterwand der Bursa omentalis sichtbar. Hier schimmert das retroperitoneal gelegene Pankreas durch. Die Bursa omentalis wird in folgende Abschnitte unterteilt:

1. **Vestibulum.** Es wird vorn durch das Omentum minus begrenzt und reicht mit dem *Recessus superior* nach oben bis zur Pars affixa der Leber.

2. **Isthmus.** Dieser Abschnitt wird vorne durch den Magen und hinten durch das Tuber omentale des Pankreas begrenzt. Ventrokaudal und dorsokranial befinden sich zwei Peritonealfalten, die *Plica hepatopancreatica* (enthält A. hepatica communis) und die Plica gastropancreatica (enthält A. gastrica sinistra).

3. **Hauptraum** der Bursa omentalis mit *Recessus splenicus,* der nach links und dorsal bis zum Milzhilum reicht, und der *Recessus inferior,* der sich nach kaudal bis zum Mesenterialansatz am Querkolon erstreckt.

Bei **Operationen im Oberbauch** kann der Chirurg auf drei Wegen in die Bursa omentalis eindringen: von vorne oben her durch das Omentum minus, von vorne her durch das Lig. gastrocolicum oder von kaudal her durch das Mesocolon transversum (vgl. Abb. 7.5-11).

7.5.7 Topographie des fertigen Unterbauchsitus

Klappt man das Omentum majus nach oben (Abb. 7.5-1 u. 10), so wird das vom Dickdarm umrahmte Konvolut der Dünndarmschlingen sichtbar. Diese Schlingen hängen an einem gemeinsamen Mesenterium und lassen sich bei der Leiche in ihrer Gesamtheit als „**Dünndarmpaket**" an ihren Mesenterien hin und her und nach rechts aus der Bauchhöhle herauswälzen. Man blickt dann auf die Hinterwand der Bauchhöhle und, weiter oben, auf die Unterseite des durch das Mesocolon transversum gebildeten Bodens der Bursa omentalis. Etwa in Höhe des 2. Lendenwirbels geht links von der Wirbelsäule in der *Flexura duodenojejunalis* das retroperitoneal gelegene Duodenum in das intraperitoneal gelegene Jejunum über.

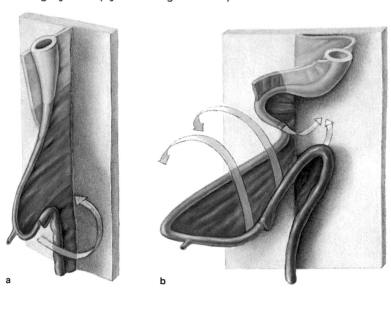

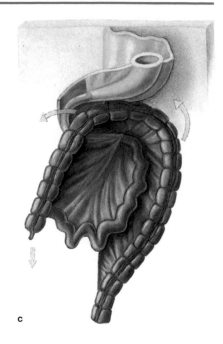

c

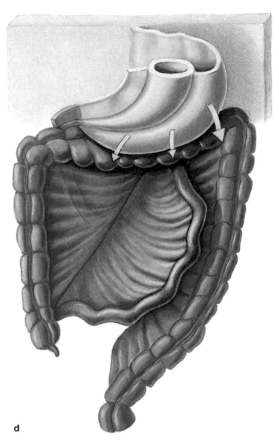

d

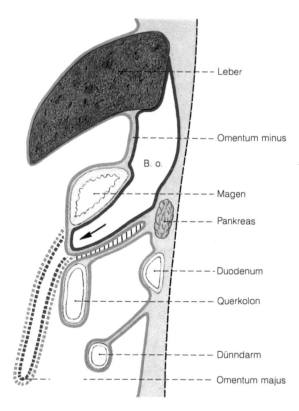

Leber

Omentum minus

B. o.

Magen

Pankreas

Duodenum

Querkolon

Dünndarm

Omentum majus

Abb. 7.5-7 Schematische und sehr vereinfachte Darstellung der „Darmdrehungen". Magen und Mesogastrien sind gelb, Duodenum und Mesoduodenum ocker, Jejunum und Ileum mit zugehörigem Mesenterium blau und Kolon und Mesokolon grau-braun wiedergegeben. Die Darmdrehungen erfolgen gegen den Uhrzeigersinn. Der distale Schenkel wird durch den wesentlich stärker wachsenden proximalen Schenkel nach oben und schließlich nach rechts verlagert (Pfeile in b). Der Dünndarm ist in (c) und (d) stark verkürzt gezeichnet worden, um die Verlagerungen der Mesenterien darstellen zu können. Das dorsale Mesogastrium wächst anschließend zum Lig. gastrocolicum und Omentum majus aus (Pfeile in d).

Abb. 7.5-8 Schematischer Paramedianschnitt zur Darstellung der Entstehung des Lig. gastrocolicum und des Omentum majus. Entsprechend der Farbgebung in Abb. 7.5-5 ist die Peritonealauskleidung der Bursa omentalis violett hervorgehoben, während das übrige Peritoneum grün dargestellt ist. Die punktierten grünen und roten Linien symbolisieren das Auswachsen des großen Netzes, die schwarz gestrichelte Spalte deutet die Verwachsung des Bodens der Bursa omentalis (B. o.) mit dem Mesocolon transversum an.

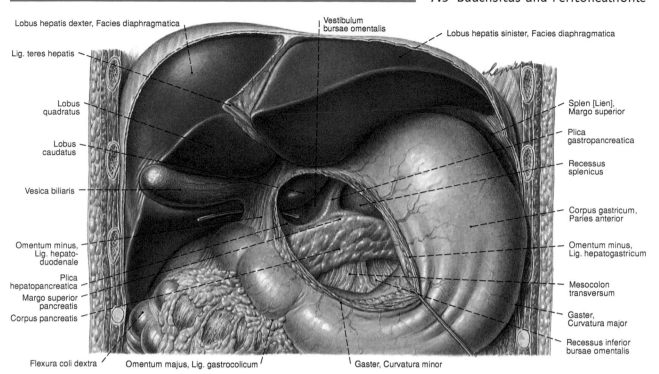

Lobus hepatis dexter, Facies diaphragmatica

Vestibulum bursae omentalis

Lobus hepatis sinister, Facies diaphragmatica

Lig. teres hepatis

Lobus quadratus

Lobus caudatus

Vesica biliaris

Omentum minus, Lig. hepato-duodenale

Plica hepatopancreatica

Margo superior pancreatis

Corpus pancreatis

Flexura coli dextra

Omentum majus, Lig. gastrocolicum

Gaster, Curvatura minor

Splen [Lien], Margo superior

Plica gastropancreatica

Recessus splenicus

Corpus gastricum, Paries anterior

Omentum minus, Lig. hepatogastricum

Mesocolon transversum

Gaster, Curvatura major

Recessus inferior bursae omentalis

Abb. 7.5-9 Oberbauchsitus mit heruntergeklapptem Magen und eröffnetem Omentum minus. Der natürliche Zugang zur Bursa omentalis durch das Foramen epiploicum ist durch Einführung einer Sonde veranschaulicht.

In unmittelbarer Nachbarschaft der **Flexura duodenojejunalis** befinden sich zwei durch Mesenterialfalten begrenzte Nischen, der *Recessus duodenalis superior* und *inferior*.

In besonders weite Rezessus können sich Darmschlingen hineinschieben und dort einklemmen. Das kann zum Darmverschluss (Ileus) führen. Solche inneren Darmbrüche oder Treitzsche Hernien erfordern einen sofortigen operativen Eingriff.

Der gesamte Dünndarm mit einer Länge von 2–4 Metern ist an einem Mesenterium aufgehängt, das wie eine Halskrause aufgefaltet ist. Seine Wurzel, **Radix mesenterii,** reicht von der Flexura duodenojejunalis schräg nach rechts unten in die Fossa iliaca und ist in der Regel nur etwa 12–15 cm lang. Die Radix mesenterii endet dort, wo in der rechten Fossa iliaca das sekundär retroperitoneal gelegene Colon ascendens mit der hinteren Bauchwand verschmolzen ist. Wenn jedoch, wie dies manchmal vorkommt, der untere Abschnitt des Colon ascendens nicht mit der Bauchwand verwachsen ist, setzt sich das Mesenterium des Dünndarms in ein Mesocolon ascendens fort, und das hintere Ende der Radix mesenterii liegt entsprechend höher. Umgekehrt liegt es weiter unten, wenn auch das Zäkum ganz oder teilweise mit der hinteren Bauchwand verschmolzen ist.

Ähnlich wie in der Nachbarschaft der Flexura duodenojejunalis können auch in der Gegend des Übergangs vom Ileum in das Zäkum Bauchfellfalten und Bauchfelltaschen, **Recessus peritonei,** vorkommen:

Kranial von der Einmündung des Ileums liegt ein **Recessus ileocaecalis superior.** Er wird durch eine Bauchfellfalte, *Plica caecalis vascularis,* hervorgerufen, die durch einen Endast der A. ileocolica aufgeworfen wird. Weiterhin unterscheidet man einen **Recessus ileocaecalis inferior,** der durch eine Bauchfalte, *Plica ileocaecalis,*

zwischen Ileum und Appendix hervorgerufen wird, und einen **Recessus retrocaecalis,** der durch eine *Plica caecalis* am rechten Verwachsungsfeld des Dickdarmes entsteht (weitere Recessus peritonei s. unten).

Das unterschiedlich weit mit der hinteren Bauchwand verschmolzene *Colon ascendens* geht in der rechten Regio hypochondriaca in der **Flexura coli dextra** in das intraperitoneal gelegene *Colon transversum* über. Dieser Darmabschnitt ist beweglich und individuell unterschiedlich lang. Er kann u. U. bis zum kleinen Becken herabhängen.

Das am *Mesocolon transversum* befestigte Querkolon geht in der linken Regio hypochondriaca in der **Flexura coli sinistra** in das *Colon descendens* über, das wie das Colon ascendens ebenfalls halb intraperitoneal liegt. Ist diese Verwachsung mit dem Retroperitoneum unvollständig, so können am lateralen Rand des Kolons **Recessus paracolici** auftreten, die durch Bauchfellfalten begrenzt werden.

Das Colon descendens geht in der linken Fossa iliaca in das individuell sehr unterschiedlich ausgebildete **Colon sigmoideum** über. Es liegt intraperitoneal und hängt an einem eigenen Meso. Die Wurzel des Mesosigmoideums ist S-förmig (gr.: sigma) gebogen, und auch hier kann eine Bauchfelltasche entstehen, die **Recessus intersigmoideus** genannt wird.

Das Colon sigmoideum geht ohne scharfe Grenze in den Mastdarm, **Rectum,** über. Dieser verlässt die Peritonealhöhle und ist nur in seinem obersten Abschnitt vorne und an der Seite von Peritoneum bedeckt (Abb. 7.5-11).

Trennt man den Dünndarm an der Radix mesenterii ab und entfernt auch den Dickdarm (Abb. 7.5-11), so wird deutlich, dass die Pars infracolica der Bauchhöhle durch die Anheftung des Dickdarms und den Verlauf der Mesenterialansätze in mehrere Räume

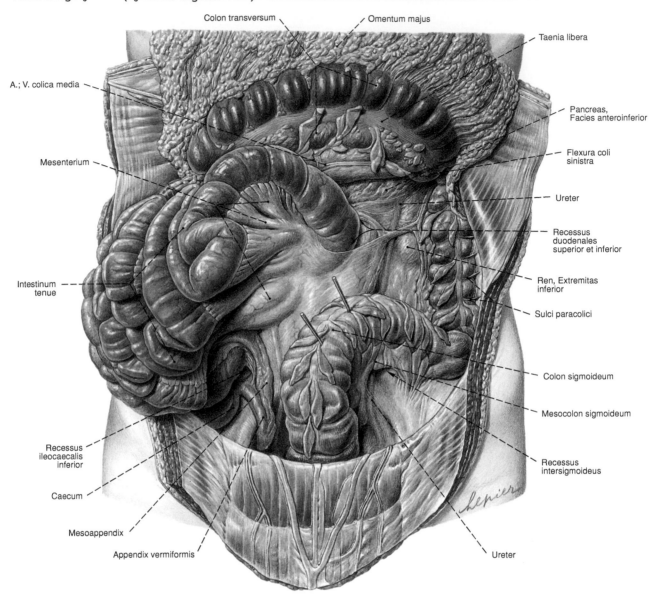

Colon transversum
Omentum majus
Taenia libera
A.; V. colica media
Pancreas, Facies anteroinferior
Flexura coli sinistra
Mesenterium
Ureter
Recessus duodenales superior et inferior
Intestinum tenue
Ren, Extremitas inferior
Sulci paracolici
Colon sigmoideum
Mesocolon sigmoideum
Recessus ileocaecalis inferior
Recessus intersigmoideus
Caecum
Mesoappendix
Appendix vermiformis
Ureter

Abb. 7.5-10 Unterbauchsitus mit hochgeschlagenem Omentum majus und nach rechts heraus verlagertem Dünndarmkonvolut.

zerteilt wird, die zwar miteinander kommunizieren, aber doch im Hinblick auf die Ausbreitung pathologischer Prozesse eine gewisse Selbstständigkeit besitzen. So kann sich in jedem dieser Räume Eiter oder Blut ansammeln und abgekapselt werden. Man spricht deshalb von **Drainageräumen.** Auf der rechten und linken Körperseite reicht lateral des Colon ascendens jeweils ein **parakolischer Spalt** bis unter das Zwerchfell. Die oberhalb des Mesocolon transversum gelegene und nach ventral verschlossene *Bursa omentalis* wird über das enge Foramen omentale in den rechten parakolischen Raum drainiert. Zwischen dem Colon ascendens und der Radix mesenterii befindet sich ein rechter **mesenteriokolischer Spalt.** Diese Tasche steht oberhalb des Mesenterialansatzes mit einem linken mesenteriokolischen Spalt in Verbindung, der sich zwischen dem Mesenterialansatz und dem Colon descendens bzw. Sigmoid erstreckt. Der linke mesenteriokolische Spalt ist ebenso wie die beiden parakolischen Spalten nach kaudal zum kleinen Becken hin offen, beim Mann zur Excavatio rectovesicalis und bei der Frau zur Excavatio recto-uterina (DOUGLASscher **Raum**). In diesem tiefsten Abschnitt der Bauchhöhle kann sich bevorzugt Exsudat oder Eiter ansammeln.

7.5.8 Peritoneum

Das Peritoneum bildet die Serosa der Cavitas peritonealis. Das Peritoneum viscerale und das Peritoneum parietale sind strukturell weitgehend identisch. Sie bestehen aus einer Lamina epithelialis (**Mesothelium**) und einer **Lamina propria.** Letztere geht ohne deutliche Grenzen in die **Tela subserosa** über. Diese stellt die Verbindung zur Tunica muscularis des Magen-Darm-Kanals und zu den Organkapseln (Tunica fibrosa) von Leber und Pankreas her.

Die Oberfläche des Peritoneums von Abdomen und Becken wurde bei Erwachsenen mit durchschnittlich 1,04 m^2 ermittelt. Davon entfallen 10% auf das parietale und 90% auf das viszerale Peritoneum.

Das Peritonealmesothel bildet eine 0,6–2 μm dicke zelluläre Barriere. Die luminale Oberfläche der Zellen ist mit Mikrovilli besetzt, deren Länge und Dichte regional und abhängig von funktionellen Zuständen (u.a. entzün-

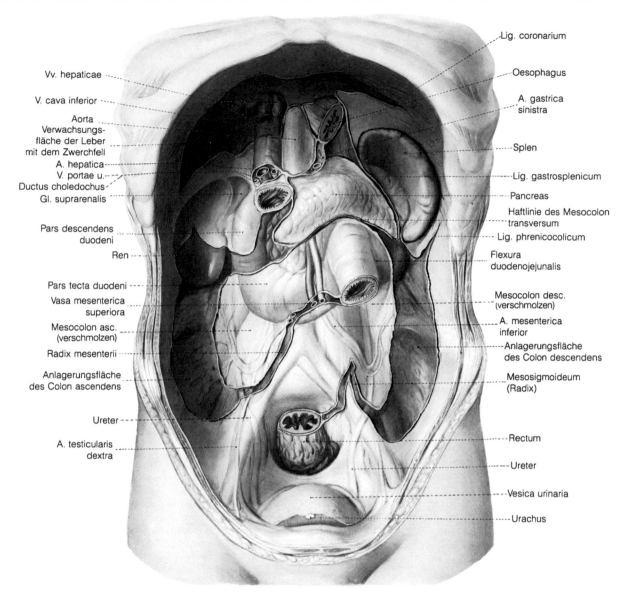

Vv. hepaticae

V. cava inferior

Aorta
Verwachsungs-
fläche der Leber
mit dem Zwerchfell

A. hepatica
V. portae u.
Ductus choledochus
Gl. suprarenalis

Pars descendens
duodeni

Ren

Pars tecta duodeni

Vasa mesenterica
superiora

Mesocolon asc.
(verschmolzen)

Radix mesenterii

Anlagerungsfläche
des Colon ascendens

Ureter

A. testicularis
dextra

Lig. coronarium

Oesophagus

A. gastrica
sinistra

Splen

Lig. gastrosplenicum

Pancreas

Haftlinie des Mesocolon
transversum

Lig. phrenicocolicum

Flexura
duodenojejunalis

Mesocolon desc.
(verschmolzen)

A. mesenterica
inferior

Anlagerungsfläche
des Colon descendens

Mesosigmoideum
(Radix)

Rectum

Ureter

Vesica urinaria

Urachus

Abb. 7.5-11 Hintere Bauchwand. Der Magen-Darm-Kanal ist mit Ausnahme von Duodenum und Rektum entfernt. Die Leber ist ebenfalls entfernt. Die Wurzeln der Mesenterien sowie die Anheftungsstellen von Leber und Colon ascendens und descendens sind dunkel getönt. Von der Harnblase ist vorne ein Stück Peritoneum entfernt.

dungsbedingt) variabel ist. Die **Mikrovilli** erleichtern offenbar das Haften des peritonealen Flüssigkeitsfilms und damit die Verschieblichkeit der Organe untereinander. Auf den Spitzen der Mikrovilli sind die leukozytären Adhäsionsmoleküle ICAM-1 und VACM-1 lokalisiert (Kap. 2.3.1). Diese ermöglichen das Anhaften von Leukozyten (u. a. Peritonealmakrophagen) als wichtige zelluläre Komponenten der peritonealen Infektabwehr. Das Mesothel haftet mit Hilfe von **fokalen Kontakten** an der Basallamina. Die Lamina propria enthält Bündel von Kollagenfibrillen und elastische Fasern. In die fokalen Kontakte strahlen kontraktile **Stressfasern** ein (Kap. 2.4.3), die offenbar aktiv die Mesothelzellen vor Abscherung schützen sollen. Ein gut entwickeltes Intermediärfilamentsystem (**Vimentin- und Keratinfilamente**) dient der mechanischen Stabilisierung des Mesothels. Die Zellen sind durch kontinuierliche und diskontinuierliche **Okkludensleisten**

und eine *Zonula adhaerens* miteinander mechanisch verbunden und über **Nexus** elektrisch und metabolisch koordiniert. Lokal sind die Zell-Zell-Kontakte durch Spalten und Poren unterbrochen (Abb. 7.5-12). Insgesamt ist deshalb die Barrierenfunktion des Mesothels gering. Die entscheidende **Diffusionsbarriere** zwischen der Cavitas peritonealis und dem Blut wird durch das nicht fenestrierte Endothel der Kapillaren und Venolen der Lamina propria und Tela subserosa gebildet. Zwei strukturelle Spezialisierungen des Mesothels sind besonders hervorzuheben:

1. **Stomata:** Im parietalen und viszeralen Peritoneum zweigen **Lymphkapillaren** direkt vom Peritonealmesothel ab und stehen durch Einmündungsöffnungen (Stomata) mit der Peritonealhöhle in kontinuierlicher Verbindung. An den Stomata bestehen direkte Zellkontakte zwischen Lymphendothelzellen und Mesothelzellen. In der Umge-

651

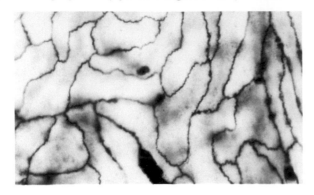

Abb. 7.5-12 Aufsicht auf das Peritonealmesothel des großen Netzes vom Hund. Am unteren Rand in der Mitte ist ein Stoma zu sehen. Versilbertes Häutchenpräparat. Vergr. 250fach.

bung der Stomata ist das Peritonealmesothel häufig kubisch und weist zahlreiche interzelluläre Lücken auf.

2. **Milchflecken** (Macula lactea) sind Ansammlungen von Makrophagen (50–70%), B- und T-Lymphozyten (10–30%), Mastzellen und spärlich Plasmazellen im Propria-Bindegewebe. Dendritische Zellen fehlen. Die Milchflecken besitzen eine hohe Kapillardichte mit arteriovenösen Anastomosen und postkapillären Venulen. Aus Letzteren können Lymphozyten aus der Zirkulation in die Milchflecken austreten. Die Lymphozyten können die Milchflecken über Lymphkapillaren verlassen. Makrophagen wandern im Bereich der Milchflecken zwischen den Mesothelzellen in die Peritonealhöhle (**Peritonealmakrophagen**). Milchflecken sind besonders zahlreich im **Omentum majus** und erscheinen dort als weißliche fleckförmige Strukturen. Das Peritonealmesothel über den Milchflecken weist größere interzelluläre Spalten auf, durch die die Peritonealflüssigkeit in direkten Kontakt mit den **immunkompetenten Zellen** der Flecken treten kann. An dieser Stelle werden bevorzugt partikuläre Stoffe, die in die Bauchhöhle injiziert wurden (Tusche, Eisendextran), aufgenommen und phagozytiert.

Die *Lamina propria* und Tela subserosa sind gut durchblutet, enthalten ein dichtes Lymphkapillarnetz und besitzen viele freie Nervenendigungen sowie **Mechanorezeptoren** vom Typ der VATER-PACINIschen Körperchen. Das parietale Peritoneum der Bauchhöhle wird über den *N. phrenicus* (Zwerchfellunterseite) und segmental über die **Spinalnerven** Th 7–L 1 innerviert, das viszerale Peritoneum durch die Eingeweidenerven und in Teilen des Oberbauchs durch den *N. phrenicus*. Die aus der Chirurgie bekannte Tatsache, dass das parietale Peritoneum sehr schmerzempfindlich, das viszerale dagegen fast unempfindlich ist, kann bis heute nicht befriedigend erklärt werden.

Peritonealflüssigkeit

Die Peritonealhöhle steht durch die Stomata in direkter Verbindung mit **Lymphkapillaren** und über intermesotheliale Spalten mit den Saftkanälen des Interstitiums. Die Produktion der Peritonealflüssigkeit unterliegt prinzipiell den gleichen Gesetzen wie die Bildung der Lymphe (STARLINGsches Prinzip), die in Kap. 10.8 näher ausgeführt ist.

Steigt der venöse Blutdruck an, z.B. bei Stauungen der *V. portae* als Folge einer Lebervernarbung (Leberzirrhose) oder bei Herzinsuffizienz mit **venösem Blutstau** im Peritoneum, dann nimmt die Menge der kapillär filtrierten bzw. nicht mehr rückresorbierten Flüssigkeit laufend zu, bis schließlich die **Transportkapazität** des drainierenden Lymphkapillarsystems überschritten wird und die Interstitialflüssigkeit in die Bauchhöhle abtropft. Die Folge ist eine Bauchwassersucht (**Aszites**), bei der sich mehrere Liter Peritonealflüssigkeit in der Bauchhöhle ansammeln können. Auch bei **Eiweißmangel** (Unterernährung) oder unzureichender Serumproteinsynthese (bei Lebererkrankungen) kann es wegen Abnahme des kolloidosmotischen Druckes des Blutes zur Aszitesbildung kommen. Als weitere Ursachen für den Aszites kommen **Entzündungen** und **Tumoren** der Bauchhöhle in Betracht.

Resorbierende Oberfläche, Peritonealdialyse

Die Oberfläche des Peritoneums beträgt annähernd 1 m². Gelangen Bakterien in die Bauchhöhle, z.B. bei Durchbruch einer Appendizitis oder Gallenblasenentzündung, dann kann eventuell eine **Ausbreitung von Bakterien** über die gesamte Peritonealhöhle erfolgen. Dieses wird häufig durch lokale Verklebungen des Peritoneums und Deckung des Entzündungsherdes durch das Omentum majus verhindert. Eine generalisierte Peritonitis ist ein **lebensbedrohlicher** Zustand, weil über die große resorbierende Oberfläche der Bauchhöhle große Mengen von Bakterientoxinen in das Blut gelangen und schwere generalisierte Effekte auslösen können.

Außerdem kann die Resorptionsfähigkeit des Peritoneums therapeutisch ausgenutzt werden: zum einen als Weg für **Injektionen von Medikamenten** in der Notfallmedizin, wenn akut kein venöser Zugang erreichbar ist (Injektion in den linken Unterbauch). Die Medikamente werden schnell resorbiert und gelangen zum großen Teil unter Umgehung der Leber in die Blutbahn (parietales Peritoneum!). Zum anderen kann die Peritonealhöhle für die Entfernung von schädlichen Substanzen aus dem Blut genutzt werden. Beim **Nierenversagen** können durch wiederholtes Einfüllen von 1–2 Litern einer geeigneten Elektrolytlösung (bis zu 80 l in 24 Stunden sind möglich) die harnpflichtigen Substanzen des Blutes in die eingefüllte Waschflüssigkeit übertreten und durch anschließendes Ablassen der Flüssigkeit entfernt werden. Dieser Eingriff wird als **Peritonealdialyse** bezeichnet. Auch bei Vergiftungen ist die Peritonealdialyse eine geeignete Notfalltherapie zur Entfernung des Giftes (z.B. von Medikamenten) aus dem Blut. Wegen der reduzierten Barrierenfunktion des Mesothels (s. oben) ist die eigentliche **Trennfläche** bei der Peritonealdialyse das Endothel der peritonealen Blutkapillaren und Venulen der Lamina propria und Tela subserosa.

7.5.9 Mesenterien

Mesenterien sind breite bindegewebige Platten, die auf beiden Seiten von **viszeralem Peritoneum** überzogen werden. Das Bindegewebe ist locker und von z.T. großen Mengen **Fettgewebe** durchsetzt. Es bietet den in den Mesenterien verlaufenden Leitungsbahnen des Darms mechanischen Schutz. Nach dorsal geht das Bindegewebe der Mesenterien ohne scharfe Grenze in das des Retroperitonealraums über.

Die Mesenterien enthalten die **Mesenterialarterien** und **-venen** sowie die mesenterialen **Lymphgefäße** und **Lymphknoten**. Die Eingeweidenerven (viszeroafferente und viszeroefferente Fasern) bilden bevorzugt Geflechte um die

Mesenterialgefäße und erreichen über diese die Darmwand. Das Vorhandensein von VATER-PACINIschen Körperchen sowie **freier Nervenendigungen** macht die bekannte Zug- und Schmerzempfindlichkeit der Mesenterien verständlich.

7.5.10 Omentum majus

Das Omentum majus ist an der **Taenia omentalis** des Querkolons befestigt und hängt wie eine Schürze vor den Unterbaucheingeweiden. Es ist individuell unterschiedlich stark entwickelt und kann sich kaudal bis in das kleine Becken erstrecken. Sein Fettgehalt unterliegt großen Schwankungen, sodass es im Einzelfall sehr unterschiedlich aussehen kann. Im Normalfall ist das auf beiden Seiten von Peritoneum überzogene Omentum majus sowohl gegen die Vorderwand der Bauchhöhle als auch gegen den Darm verschieblich. Doch findet man nicht selten mehr oder weniger ausgedehnte **Verklebungen** und Verwachsungen mit Darmschlingen oder mit der Bauchwand. Solche Adhäsionen entstehen meistens als Folge von umschriebenen

Entzündungen des Peritoneums und können diese wie auch Darmperforationen abdecken und einkapseln. Die **Blutversorgung** erfolgt über *Rami omentales,* die aus der längs der großen Kurvatur des Magens verlaufenden, durch die rechte und linke **A. gastro-omentalis** gebildeten Gefäßarkade entspringen (vgl. Abb. 7.5-12).

Die Arterien werden von **Venen** begleitet, deren Blut über die *Vasa gastro-omentales* in das **Portalvenensystem** gelangt. Das dichte Netzwerk von **Lymphgefäßen** vereinigt sich zu einigen größeren Stämmen, die zu den Lymphbahnen entlang der **großen Magenkurvatur** ziehen. Lymphknoten scheinen nicht vorzukommen, dagegen sind die oben beschriebenen **Milchflecken** besonders zahlreich im Omentum majus. Außer sympathischen und parasympathischen **Nervenfasern**, die die Blutgefäße begleiten, scheinen kaum viszeroafferente Nervenfasern vorzukommen. Dies würde die geringe Schmerzempfindlichkeit des Omentums erklären.

Literatur

Siehe Anhang Nr. 8, 18, 57, 179, 236, 262, 336, 421.

D. Drenckhahn

7.6 Magen

Übersicht

Der Magen liegt im Oberbauch und wird in vier Abschnitte untergliedert, (a) den manschettenförmigen Mageneingang (**Kardia**), (b) den **Magenfundus** (Fundus gastricus) mit Kuppel (Fornix gastricus), (c) den **Magenkörper** (Corpus gastricum) und (d) den Magenausgang, Pars pylorica, mit Pförtner (**Pylorus**). Der Magen ist durch annähernd frontal gestellte Peritonealduplikaturen mit der Leber (*Omentum minus*), dem Querkolon (*Lig. gastrocolicum*) und der Milz (*Lig. gastrosplenicum*) verbunden. Der Magen erfüllt im Wesentlichen folgende Aufgaben:

1. Zwischenspeicher der Nahrung, die nach Aufbereitung portionsweise durch den Pylorus in das Duodenum abgegeben wird.

2. Aufbereitung der Nahrung durch Säuredenaturierung und Zerkleinerung der Speisebestandteile sowie partielle Verdauung von Proteinen und Fetten.

3. Abtötung der meisten Bakterien durch Salzsäure (pH 2).

4. Bildung des Intrinsischen Faktors, der für die Resorption von Cobalamin (Vitamin B_{12}) notwendig ist.

Durch Kontraktion der Muskularis der Magenwand (Peristaltik) wird der Speisebrei, **Chymus**, mit dem Säure, Enzym und Schleim enthaltenen **Magensaft** durchtränkt und in eine sämige Konsistenz versetzt. Der Magenschleim (Magenmuzine) wird vor allem durch das Oberflächenepithel der Magenschleimhaut mit seinen Einsenkungen (Foveolae gastricae) sowie den in diese mündenden tubulösen Drüsen von Pylorus und Kardia gebildet. Die Hauptkomponenten des Magensaftes werden von den Parietalzellen (Salzsäure, Intrinsischer Faktor) und Hauptzellen (Vorstufe von Pepsin = Pepsinogen) der Korpus- und Fundusdrüsen (**Hauptdrüsen**) sezerniert.

Für die Sekretion der Salzsäure spielt das Enterohormon **Gastrin** eine wichtige Rolle, das von endokrinen Zellen der Schleimhaut von Pylorus und Duodenum gebildet wird und endokrin über die Blutbahn die Hauptdrüsen erreicht. Dort setzt Gastrin das biogene Amin **Histamin** aus den endokrinen ECL-Zellen frei. Histamin stimuliert parakrin die Sekretion von Salzsäure aus den Parietalzellen, die auch direkt durch Gastrin stimuliert werden. Entzündungen und Geschwürbildungen der Magenschleimhaut (Magenulkus) werden durch verstärkte Salzsäuresekretion und durch ein säureresistentes Bakterium (Helicobacter pylori) ausgelöst und unterhalten.

7.6.1 Makroskopie

Der größte Teil des Magens liegt links der Mediansagittalebene, der Pylorus reicht teilweise auf die rechte Seite herüber. Der **tiefste Punkt** befindet sich in Höhe des 2. bis 3. Lendenwirbels, beim Stehen sinkt er bis in die Höhe des 3. bis 4. Lendenwirbels. Der Pylorus verschiebt sich dabei um eine Wirbelhöhe. Beim Greis steht der Pylorus 4–6 cm tiefer als im mittleren Alter. Der Magen wird vorne teilweise vom linken Leberlappen überlagert, dessen unterer Rand der Bauchwand anliegt und schräg durch das Feld zwischen den Rippenbögen (**Epigastrium**) verläuft. Zwischen dem Leberrand und dem linken Rippenbogen liegt der Magen vorne der Bauchwand unmittelbar an (**Magenfeld**, vgl. Abb. 7.5-1). Bei Rückenlage entfernt sich der leere, kontrahierte Magen ganz von der Bauchwand, wobei sich die Nachbarorgane wie eine Blende vor dem Magen schließen. In Bauchlage und bei Füllung wird das Magenfeld dagegen vergrößert. Die **Hinterwand** des Magens grenzt an die **Bursa omentalis** und gleitet teilweise auf der

Vorderfläche des **Pankreas** und dem Mesocolon transversum.

Der Magen besitzt eine Vorder- und eine Hinterwand, **Paries anterior** und **posterior.** Diese sind durch den Ansatz des Omentum minus an der **kleinen Kurvatur,** *Curvatura gastrica minor,* und des Lig. gastrosplenicum und gastrocolicum an der **großen Kurvatur,** *Curvatura gastrica major,* voneinander geschieden. Der Magensack wird in mehrere Abschnitte untergliedert, die anhand eines im Stehen aufgenommenen Röntgenbildes nach Bariumbreifüllung (Abb. 7.6-1a u. b) beschrieben werden: Die Öffnung des Ösophagus, *Ostium cardiacum,* wird von der **Pars cardiaca** umgeben. Dieser Abschnitt ist, wie später gezeigt wird, durch einen besonderen Bau der Schleimhaut gekennzeichnet. Anschließend folgen der **Fundus gastricus,** der bei der liegenden Leiche nach dorsal links herabhängt und mit Magensaft und Speisebrei gefüllt ist (Fundus, lat.: Grund, Boden). Die Kuppel des Fundus ist der **Fornix gastricus** (lat.: Wölbung, Bogen). An den Fundus schließt das **Corpus gastricum** an. Auf das Korpus folgt als letzter großer Abschnitt die **Pars pylorica.** An der kleinen Kurvatur ist der Beginn der Pars pylorica durch einen in das Innere vorstehenden Knick, **Incisura angularis,** markiert. Die Pars pylorica wird in das **Antrum pyloricum** und den **Canalis pyloricus** (Pars praepylorica der Kliniker) untergliedert. An der Grenze zwischen beiden Abschnitten befindet sich häufig eine seichte Einschnürung (Sulcus intermedius). Es folgt der **Pylorus** (Pförtner) mit dem **Ostium pyloricum,** das die Verbindung zur *Pars superior duodeni* herstellt. Dieser Abschnitt des Duodenums beginnt mit einer Auftreibung, **Ampulla duodeni,** klinisch Bulbus duodeni genannt.

Die Wand des Magens ist nur wenige Millimeter dick und entspricht dem allgemeinen Aufbau der Wand des Rumpfdarms. Die äußere Oberfläche des Magens ist von Peritoneum überzogen und spiegelnd glatt. Die **Magenschleimhaut** ist in Falten, **Plicae gastricae,** aufgeworfen, die im Bereich der kleinen Kurvatur annähernd parallel zur Längsrichtung des Korpus verlaufen (Abb. 7.6-1 u. 2). Sie sind hier über längere Strecken zu verfolgen und bilden entlang der kleinen Kurvatur die sog. **Magenstraße.** Im Bereich der großen Kurvatur sind die Falten dagegen weniger regelmäßig und verlaufen oft schräg oder quer.

Eine hirnrindenartige Vergröberung der Falten (mehrere Zentimeter dick und hoch) ist bei der **Riesenfaltengastritis** (Morbus Ménétrier) zu beobachten, einer chronisch entzündlichen Magenschleimhautentzündung ungeklärter Ursache.

Der Querschnitt des leeren Magens ist im kontrahierten Zustand darmähnlich rund, während im erschlafften Zustand Vorder- und Hinterwand aufeinander liegen. Nach Einnahme von etwa 300 g Kontrastmittelbrei ist der Magen entfaltet („Prallfüllung", vgl. Abb. 7.6-1). Durch Belastung wird die Korpusachse fast senkrecht gestellt, und der untere Pol wird zum Magenknie ausgesackt, das dann gewöhnlich unterhalb des Nabels steht. Das maximale **Fassungsvermögen** des Magens ist individuell verschieden und beträgt beim Erwachsenen etwa 1500 ml.

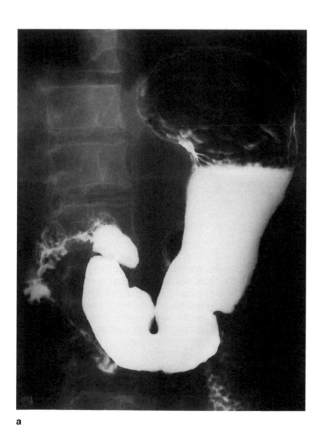

a

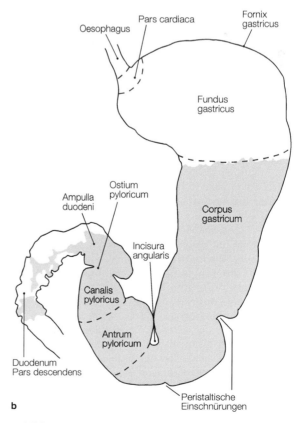

b

Abb. 7.6-1 Magen nach Prallfüllung durch Kontrastmittelgabe (Röntgenbild). (a) Aufnahme im Stehen, dorso-ventraler Strahlengang. (b) Durchzeichnung von (a) mit anatomischen Bezeichnungen.

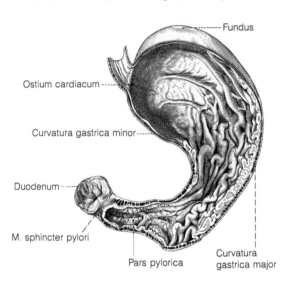

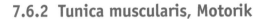

Abb. 7.6-2 Menschlicher Magen, von vorne her eröffnet, mit starkem Faltenrelief der Schleimhaut (Plicae gastricae).

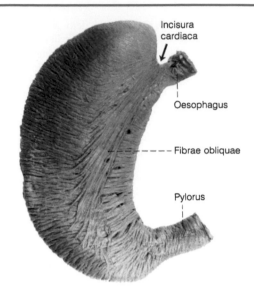

Abb. 7.6-3 Muskelwand eines menschlichen Magens von dorsal her gesehen. Die Vorderwand ist nach hinten umgestülpt und von der Schleimhautseite her präpariert. Die Fibrae obliquae liegen zuinnerst und bilden um die Incisura cardiaca eine Schleife. Im Korpus- und Antrumbereich schwenken sie in die zirkulären Faserbündel ein.

7.6.2 Tunica muscularis, Motorik

Die Tunica muscularis des Magens ist kompliziert aufgebaut. Außen liegt das **Stratum longitudinale**. Es bildet die Fortsetzung der Längsmuskelschicht des Ösophagus. Die Bündel der glatten Muskulatur verlaufen in Längsrichtung und sind an der kleinen und großen Kurvatur besonders kräftig ausgebildet. Das **Stratum circulare** folgt nach innen und ist in allen Bereichen des Magens gut entwickelt. Am Pylorus ist die Ringmuskulatur zu einem Schließmuskel, dem **M. sphincter pylori**, verdickt. Als Besonderheit kommen im Magen noch schräg verlaufende Züge glatter Muskulatur, **Fibrae obliquae**, vor. Sie liegen am weitesten innen an der Grenze zur Tela submucosa. Die Fibrae obliquae umschlingen kranial das Ostium cardiacum (Kardiaschleife) und spielen hier bei der Ausbildung der **Incisura cardiaca** (Hısscher Winkel) eine Rolle. Von dort verlaufen sie schräg nach abwärts. Dabei lassen sie die kleine Kurvatur frei. Im unteren Korpusbereich biegen sie zur großen Kurvatur um und strahlen dort in die Ringmuskulatur ein (Abb. 7.6-3).

Bezüglich der **Motorik** kann der Magen in einen oralen Abschnitt und einen aboralen Abschnitt unterteilt werden. Der **orale Abschnitt** umfasst die Kardia, den Fundus und etwa $^2/_3$ des Korpus. Der **aborale Abschnitt** setzt sich aus unterem Korpus und Pars pylorica zusammen und entspricht dem **Austreibungskanal** des Magens.

Die Muskulatur der **Kardia** befindet sich in einem Dauertonus, der einen Ruheverschluss gegen den Ösophagus ermöglicht. Eine Öffnung des **Ostium cardiacum** wird überwiegend aktiv durch die Peristaltik der Ösophagusmuskulatur bewirkt (s. dort). Der übrige orale Magenabschnitt unterliegt einem Ruhetonus wechselnder Stärke, der sich dem Füllungszustand des Magens anpasst. Diese tonische Umschließung wird **Peristole** genannt.

Der aborale Magenabschnitt besitzt eine ausgeprägte phasische Aktivität, welche **peristaltische Wellen** erzeugt, die vom unteren Korpus ausgehen und über das Antrum zum Pylorus laufen. Dabei wandern tief einschneidende Kontraktionsringe pyloruswärts und schieben den Mageninhalt vor sich her. Die Dauer jeder **Kontraktionswelle** beträgt bis zu 20 Sekunden mit einer maximalen Frequenz von 3 Kontraktionen pro Minute. Die zum Pylorus hin zunehmende Kontraktionsgeschwindigkeit treibt abhängig vom aufgebauten intraluminalen Druck und vom Tonus des Pylorus einen Teil des Mageninhaltes durch das Ostium pyloricum in das Duodenum (**Propulsion**). Ein großer Teil des Chymus schwappt zurück (**Retropulsion**). Dadurch erfolgt eine gründliche Durchmischung des Chymus und eine mechanische Zerkleinerung der Speisebrocken.

Die Peristaltik wird von **Schrittmacherpotenzialen** der Muskulatur im mittleren Korpusbereich gesteuert (rhythmische De- und Repolarisierung des Membranpotenzials von etwa drei Zyklen pro Minute: „langsame Wellen", engl.: slow waves). Interstitielle Zellen von Cajal (ICC) scheinen an der Generierung der Schrittmacherpotenziale kausal beteiligt zu sein (s. Kap. 7.1). Nur Potenziale mit ausreichend hoher Amplitude lösen peristaltische Wellen im unteren Korpus aus, die sich über die Pars pylorica ausbreiten. Die Schrittmacherpotenziale werden durch den N. vagus und durch Gastrin beeinflusst: Durchschneidung des Vagus (Vagotomie) erzeugt eine Abnahme von Frequenz und Amplitude, Gastrin erhöht die Frequenz der Schrittmacherpotenziale.

Die Motorik wird weiterhin durch die Dehnungsrezeptoren gesteuert. Spezialisierte dehnungsrezeptive Strukturen des Magens wurden bei der Ratte und Maus beschrieben. Es handelt sich um die **Intramuscular arrays** (IMA), die aus gebündelten afferenten Vagusterminalen bestehen, die in Kontakt mit Muskelzellen und ICC stehen. Bei einer Mausmutante ohne ICC sind die IMA nicht oder nur irregulär ausgebildet. Andere dehnungsrezeptive Strukturen werden Neuronen des Plexus myentericus zugeordnet.

Nach dem Durchlass einer Portion des Chymus wird der Pylorus so lange verschlossen, bis der in den Darm hineingelangte saure **Mageninhalt neutralisiert** ist. Auch pralle Füllung des Duodenums verursacht Pylorusverschluss.

Dagegen wird der Widerstand der Kardia leicht überwunden, z.B. beim **Aufstoßen**. Wird dabei Mageninhalt mitgerissen, so empfinden wir seine Säure als **Sodbrennen**.

Das **Erbrechen** wird durch Kontraktionen der Bauchmuskeln und des Zwerchfells bewirkt. Unter diesem Außendruck weicht der Mageninhalt, wahrscheinlich unterstützt durch eine Kontraktion der Pars pylorica, zum Ort des geringsten Widerstandes, d.h. zur Kardia, aus. Hier ist kein Sphinkter vorhanden.

Eine der häufigsten Fehlbildungen ist die kindliche **Pylorusstenose**, die durch eine Hypertrophie der Pylorusmuskulatur hervorgerufen wird. Sie manifestiert sich überwiegend bei männlichen Säuglingen (4:1). Ständiges Erbrechen und Abmagerung können die Folge der Pylorusstenose sein. Die Krankheit kann u.a. operativ durch Längsspaltung der verdickten Ringmuskulatur mit hervorragendem Erfolg geheilt werden.

7.6.3 Tunica mucosa, Magenschleimhaut

Die Magenschleimhaut ist in Falten aufgeworfen, die besonders dicht und hoch im Bereich der kleinen Kurvatur sind. Diese Magenfalten (**Plicae gastricae**) werden durch Ausstülpungen der Tela submucosa erzeugt, die von der Schleimhaut überzogen werden. Es handelt sich um fixe Strukturen, die unabhängig von Füllungszustand und Peristaltik des Magens sind. Bei Lupenbetrachtung sieht man eine beetartige Felderung der Schleimhautoberfläche. Die einzelnen Schleimhautfelder, **Areae gastricae**, haben Durchmesser von durchschnittlich 1–2 cm. Die Einziehungen der Schleimhaut an den Grenzen der Areae werden wahrscheinlich durch Züge glatter Muskulatur hervorgerufen, die senkrecht von der Muscularis mucosae ausscheren und bis unter das Oberflächenepithel verlaufen. Auf den Areae gastricae münden in regelmäßigen Abständen die etwa 0,1 mm weiten Magengrübchen, **Foveolae gastricae** (Abb. 7.6-4 u. 5).

Die Magenschleimhaut ist etwa 1–2 mm dick. Sie be-

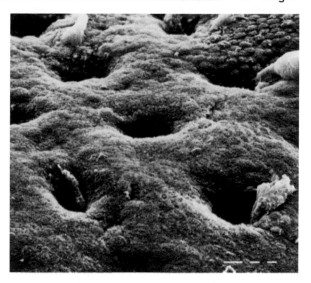

Abb. 7.6-5 Aufsicht auf die normale menschliche Magenschleimhaut im Korpusbereich. Beachte die in etwa gleichmäßigen Abständen angeordneten Öffnungen der Foveolae gastricae. Rechts oben sind einzelne Zellgrenzen des Oberflächenepithels zu erkennen. REM; Maßstab 100 μm.

steht aus folgenden Komponenten: *Lamina epithelialis* (Oberflächenepithel), verzweigten tubulösen *Glandulae gastricae*, *Lamina propria* und *Lamina muscularis mucosae*.

Oberflächenepithel (Lamina epithelialis)

Das Oberflächenepithel ist ein einfaches Säulenepithel, das auch die Foveolae gastricae auskleidet. Die apikale Zellhälfte enthält große Mengen von 0,3–1 μm großen **Schleimgranula**, die **fucosereiche**, neutrale bis schwach saure **Muzine** enthalten. Diese besitzen nur geringe Mengen

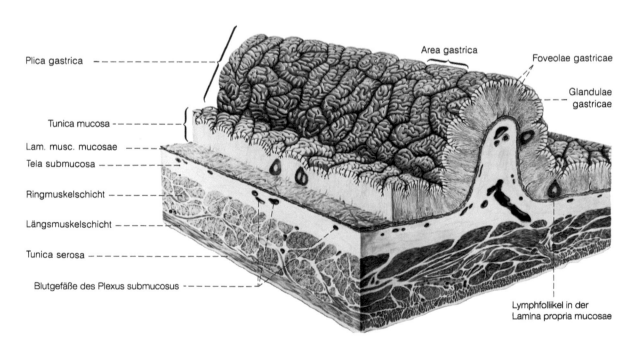

Plica gastrica

Area gastrica

Foveolae gastricae

Glandulae gastricae

Tunica mucosa

Lam. musc. mucosae

Tela submucosa

Ringmuskelschicht

Längsmuskelschicht

Tunica serosa

Blutgefäße des Plexus submucosus

Lymphfollikel in der Lamina propria mucosae

Abb. 7.6-4 Dreidimensionales Schema der menschlichen Magenwand im Korpus-Fundus-Bereich. Am Schnittrand erkennt man, dass die Grundlage der Magenfalten von der Submukosa gebildet wird.

von Sialinsäure und kaum sulfatierte Zucker. Die Schleimgranula sind deshalb schwächer mit **kationischen Farbstoffen** (z. B. Toluidinblau) darstellbar als die der Epithelzellen der Foveolae und Drüsenhälse, in denen der Gehalt an sulfatierten Zuckern größer ist. Wegen des hohen Kohlenhydratanteils sind alle schleimproduzierenden Zellen des Magens und Darmes leuchtend mit der **PAS-Reaktion** darstellbar.

Das sekretorische Hauptmuzin des Oberflächenepithels des menschlichen Magens ist MUC5AC. Die Glykokalyx der Zellen enthält das membrangebundene (integrale) Muzin, MUC1, das proteolytisch abgespalten und in die Schleimschicht gelangen kann.

Schleimschicht

Die (hydrophoben) Fucosereste der **Muzine** verleihen dem Schleim **Blutgruppeneigenschaften** (ABO, Abb. 2.2-1) und erhöhen wahrscheinlich den Viskositätsgrad des Schleims durch hydrophobe Wechselwirkungen zwischen den Fucoseresten benachbarter Muzinmoleküle (Näheres über Muzine s. Kap. 3.2.5). Gleichzeitig sezernieren die Zellen cysteinreiche Quervernetzungsproteine, die die Muzine miteinander quer vernetzen und auf diese Weise die Muzinschicht stabilisieren. Ein inzwischen identifiziertes Quervernetzungsprotein ist das Trefoilfaktor-Peptid 1 (TFF1), das MUC5AC quer vernetzt. Die 0,02–0,2 mm dicke Schleimschicht besteht aus zwei Lagen. Sie schützt die Schleimhaut vor Andauung durch den Magensaft. Die oberflächliche Lage stammt aus den Nebenzellen der Hauptdrüsen (Hauptmuzin: MUC6), die tiefe wird vom Oberflächenepithel sezerniert (MUC5AC). Die Epithelzellen sezernieren zudem Bikarbonationen und **puffern** dadurch H^+-Ionen an der Epitheloberfläche unter Bildung von CO_2 ab, sodass der pH-Wert der Epitheloberfläche neutrale Werte erlangt. Das Oberflächenepithel sezerniert **Phospholipide** (Magensurfactant), die eine hydrophobe oberflächliche Lage auf der Schleimschicht bilden (Barriere gegen Komponenten des Magensaftes). Die Sekretion von Muzinen und Bikarbonat wird durch Prostaglandin E_2 (**PGE₂**) stimuliert, das von den Epithelzellen selbst und von Stromazellen der Propria gebildet wird (u.a. von nicht näher bestimmten mononukleären Zellen, Endothelzellen und glatten Muskelzellen). Acetylsalicylsäure (Aspirin®) und andere entzündungshemmende analgetische Pharmaka (nichtsteroidale Antiphlogistika) reduzieren die die PGE₂-Synthese durch Hemmung des Schlüsselenzyms der Synthese, **Cyclooxygenase 1** (COX1).

Zerstörung der schützenden Schleimschicht und seiner Lipidbarriere durch hochkonzentrierten Ethanol (Alkohol) oder Hemmung der Schleim- und Bikarbonatsekretion durch nichtsteroidale Antiphlogistika (u.a. Aspirin®) können lokal zur Andauung und zum Verlust des Oberflächenepithels führen (Erosion, **erosive Gastritis**). Wird die Noxe entfernt, können Epithelzellen aus den Foveolae gastricae auswandern, amöboid über die Erosionsfläche hinwegkriechen und so den Defekt innerhalb weniger Stunden wieder schließen. Für die Migration und Wundheilung sind Trefoilfaktor-Peptide (TFF1 und -2) notwendig, die vom Oberflächenepithel und den Nebenzellen der Magenhauptdrüsen sezerniert werden (s. oben).

Die Sekretion der Muzine erfolgt 1. durch **kontinuierliche** (konstitutive) **Exozytose,** 2. durch **Massenexozytose** und anschließendes Absterben der Zellen (u.a. unter dem Einfluss von Alkohol, Acetylsalicylsäure oder psychischem Streß) und 3. durch **Exfoliation** (Ablösung) der Epithelzellen im Sinne einer Holozytose (tritt unter dem Einfluss starker Noxen auf). Der Magenschleim wird von der Oberfläche her durch Pepsin verdaut (Spaltung der zuckerfreien

Proteinabschnitte der Muzine) und dadurch superfiziell verflüssigt und dem Magenbrei beigemischt.

Bürstenzellen

Verstreut im Epithel der Oberfläche und Foveolae befinden sich die flaschenförmigen **Bürstenzellen** (Abb. 7.6-6). Diese sind mit einem Büschel von langen, steifen Mikrovilli ausgerüstet, die in den Magenschleim ragen. Es wird vermutet, dass die Bürstenzellen Chemorezeptorfunktionen besitzen (enthalten die G-Protein-α-Untereinheit, α-**Gustducin,** der Geschmacksrezeptoren der Zunge). Die Bürstenzellen sind reich an Stickoxid(NO)-produzierenden Enzymsystemen. NO stimuliert u.a. die Muzin- und Bikarbonatsekretion des Oberflächenepithels.

Magendrüsen

Vom Grunde der Foveolae gastricae gehen die Magendrüsen aus (Abb. 7.6-7). Es handelt sich um lange, verzweigte **tubulöse Drüsen,** die in verschiedenen Abschnitten des Magens unterschiedlich gebaut sind, sodass man im Hinblick auf das histologische Bild drei Zonen unterscheiden kann.

Kardiadrüsen

Ein schmaler, häufig nur 0,5–1 cm (bis 3 cm) breiter Streifen der Kardia am Übergang zum Ösophagus besitzt tubulöse verzweigte, teils zystisch aufgetriebene, **muköse Drüsenschläuche** (*Glandulae cardiacae*), die Schleim und das antibakterielle Lysozym sezernieren. Parietalzellen und Hauptzellen fehlen.

Hauptdrüsen

Die Drüsen des *Fundus* und *Corpus ventriculi*, die Hauptdrüsen *(Glandulae gastricae propriae),* sind etwa 1,5 mm lange, mäßig verzweigte tubulöse Drüsen, die bis zur Muscularis mucosae reichen. Sie produzieren mit Hilfe

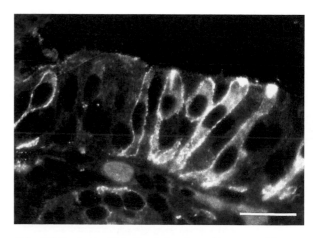

Abb. 7.6-6 Immunhistochemische Darstellung von Bürstenzellen im Oberflächenepithel der Kardia des Rattenmagens, wo besonders viele dieser Zellen vorkommen. Auch das menschliche Magenepithel enthält verstreut Bürstenzellen. Diese sind hier durch das Actinfilament-bündelnde Mikrovillusprotein Villin spezifisch markiert. Vergr. 700fach.

von drei verschiedenen Drüsenzelltypen **Pepsinogene, Salzsäure** und **Muzine.** Die Drüsenschläuche werden in drei Abschnitte unterteilt: den **Isthmus** (Übergang zwischen Drüsenschlauch und Foveola), den gestreckten **Halsteil** (Cervix) und den verzweigten und zumeist gewundenen **Hauptteil** (Pars principalis), der im Drüsengrund (Fundus) endet (Abb. 7.6-7). Die Muzin-produzierenden **Nebenzellen** sind hauptsächlich auf den Isthmus und Zervix beschränkt, die Salzsäure-produzierenden **Parietalzellen** (Belegzellen) kommen in allen Abschnitten vor, am häufigsten jedoch im Halsabschnitt, während die Pepsinogensezernierenden **Hauptzellen** vor allem im Hauptteil anzutreffen sind. Alle Zellen sind durch sehr dichte *Zonulae*

occludentes miteinander verbunden (Barriere zum aggressiven Magensaft) und durch eine kräftige *Zonula adhaerens* und **Desmosomen** miteinander mechanisch verbunden. **Nexus** sind ebenfalls zwischen allen Epithelien ausgebildet.

Nebenzellen, auch als **muköse Halszellen** bezeichnet, liegen häufig dreieckig oder sanduhrförmig eingekeilt zwischen benachbarten Parietalzellen (Abb. 7.6-7 u. 8). Die Sekretgranula sind größer (0,3–2 μm) und die in ihnen enthaltenen Muzine (Hauptmuzin: MUC6) saurer als die der Oberflächenepithelien (mehr sulfatierte N-Acetylglucosamin-Moleküle). Daraus resultiert die schwache bis **mäßige Basophilie** der Zellen. Nebenzellen, die zwischen Hauptzellen im Drüsengrund vorkommen, sind lichtmikroskopisch schwer zu erkennen. Durch eine mäßig positive **PAS-Zuckerreaktion** können die Nebenzellen jedoch von den PAS-negativen Hauptzellen unterschieden werden. Nebenzellen sezernieren außer MUC6 auch das antibakterielle Lysozym und das Trefoilfaktor-Peptid 2 (TFF2), das wahrscheinlich wie TFF1 die Muzine quer vernetzt (s. oben).

Parietalzellen sind große, pyramidenförmige Zellen, die im Querschnitt häufig dreieckig erscheinen und sich in das Propriabindegewebe vorbuckeln (Abb. 7.6-7 bis 11). Der schmale luminale Zellpol ist oft nicht angeschnitten, sodass die Parietalzellen wie von außen aufgelegt erscheinen. Daraus resultiert die Bezeichnung Parietalzellen bzw. Beleg-

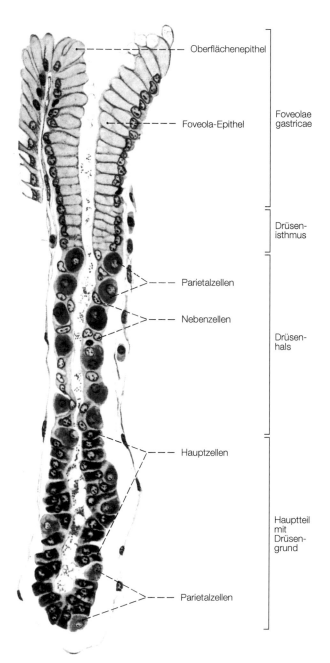

Abb. 7.6-7 Das histologische Bild einer Magendrüse aus dem Korpus des menschlichen Magens. Zeichnung eines H.E.-gefärbten Präparates. Vergr. ca. 300fach.

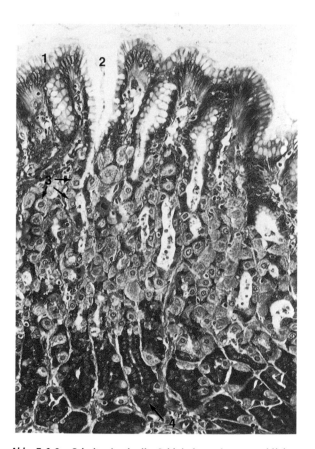

Abb. 7.6-8 Schnitt durch die Schleimhaut des menschlichen Magenfundus. 1 = Oberflächenepithel; 2 = Foveola gastrica; 3 = Parietalzellen; 4 = Hauptzellen. Die Nebenzellen (Halszellen) sind zwischen den Parietalzellen als eingekeilte Zwickel gut zu sehen. H.E., Vergr. 120fach.

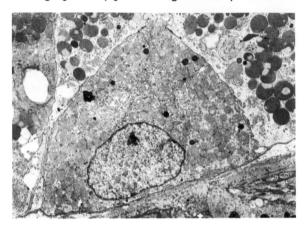

Abb. 7.6-9 Parietalzelle aus einer Fundusdrüse des menschlichen Magens. Zur Deutung der intrazellulären Strukturen vgl. Abb. 7.6-10. TEM; Vergr. 3000fach.

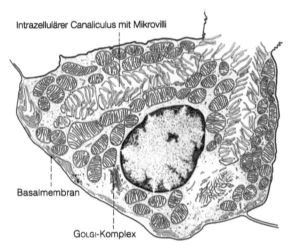

Intrazellulärer Canaliculus mit Mikrovilli

Basalmembran

Golgi-Komplex

Abb. 7.6-10 Schema einer Parietalzelle bei elektronenmikroskopischer Vergrößerung. Beachte den Reichtum an Mitochondrien und die Oberflächenvergrößerung durch Ausbildung von intrazellulären Sekretkanälchen und Mikrovilli.

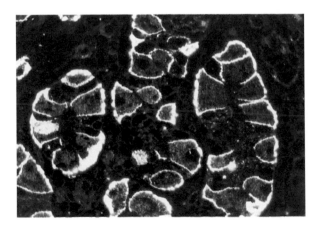

Abb. 7.6-11 Querschnitt durch die Halsregion der Fundusdrüsen des menschlichen Magens. Die basolaterale Membran der Parietalzellen ist durch einen Antikörper gegen den Anionenaustauscher 2 (AE 2) dargestellt. Durch dieses Membranprotein gelangen die Cl⁻-Ionen der Salzsäure in die Parietalzellen. Vergr. 400fach.

zellen. Aufgrund ihres **Mitochondrienreichtums** sind die Zellen **azidophil** und mit Orange G leuchtend anfärbbar. Im Elektronenmikroskop kann man sehen, dass die apikale Zelloberfläche durch Mikrovilli und darüber hinaus durch tiefe kanälchenförmige Einstülpungen bis tief in die Zelle hinein vergrößert ist. Diese werden als intrazelluläre oder **sekretorische Kanälchen** (Canaliculi) bezeichnet. Durch die so vergrößerte luminale Membranoberfläche wird Platz für Membranproteine geschaffen, die für die Sekretion der Salzsäure nötig sind (Abb. 7.6-12).

Eine **H⁺-Pumpe** transportiert unter ATP-Verbrauch im Austausch gegen K⁺-Ionen H⁺-Ionen in das Drüsenlumen (H⁺-K⁺-ATPase). Für die luminal abgegebenen H⁺-Ionen bleiben in der Zelle OH⁻-Ionen zurück, die sich mit CO_2 zu Bikarbonationen (HCO_3^-) vereinigen (Katalyse durch eine membranständige Carboanhydrase). Die HCO_3^--Ionen können die Zelle über die basolaterale Plasmamembran mit Hilfe eines HCO_3^--Cl⁻-Austauschproteins verlassen, das als **Typ-2-Anionenaustauscher** (AE 2) identifiziert wurde (Abb. 7.6-11). Durch diesen Anionenaustauscher gelangen Cl⁻-Ionen in die Zelle, die dann mit Hilfe eines in der luminalen Plasmamembran gelegenen Cl⁻-Kanals passiv in den Magensaft übertreten können. Im inaktiven, nichtsekretorischen Zustand ist die Parietalzelle in der Lage, die Salzsäure-Transportproteine durch Endozytose von der luminalen Membran zu entfernen und in tubulären Membranvesikeln im Zytoplasma zu speichern. Die intrazellulären Sekretkanäle verschwinden dann. Bei einer erneuten Aufnahme der Salzsäuresekretion werden die luminalen Speichervesikel durch Exozytose wieder in die Plasmamembran eingebaut. Adäquate **Stimuli** für den luminalen Vesikeleinbau und damit die Sekretion der Salzsäure sind **Acetylcholin** aus den cholinergen Fasern des mukösen Nervenplexus sowie **Histamin** aus den ECL-Zellen der Drüsen (Parietalzellen besitzen den cholinergen M₃- und histaminergen H₂-Rezeptor). Histamin aus Mastzellen spielt hauptsächlich bei entzündlichen Vorgängen eine Rolle. Das im Blut zirkulierende Hormon **Gastrin**, das vor allem in den endokrinen Zellen (G-Zellen) des Pylorus und Duodenums gebildet und in die Blutbahn abgegeben wird, stimuliert die Freisetzung von Histamin aus den ECL-Zellen (via CCK₂-Rezeptor) und wirkt geringfügiger direkt auf die Sekretion der Parietalzellen. Außer Salzsäure sezernieren die Parietalzellen noch den **Intrinsischen Faktor,** ein Protein, das für die Resorption des Vitamins Cobalamin im Ileum benötigt wird (s. unten).

Hauptzellen: Die säulenförmigen Hauptzellen synthetisieren und sezernieren verschiedene miteinander verwandte **Pepsinogene,** im Säuglingsalter wahrscheinlich auch noch die Vorstufe der Pepsin-ähnlichen Protease **Gastricin,** die an der Verdauung von Milcheiweiß beteiligt ist. Außerdem sezernieren Hauptzellen noch eine saure Lipase (**Magenlipase**), die 10−30% durch die Nahrung aufgenommene Neutralfette spaltet (pH-Optimum 3−5). Die Pepsinogene werden in recht großen **Sekretgranula** (1−3 μm) verpackt, die im apikalen Zytoplasma gespeichert werden (Abb.7.6-13). Abhängig von der Fixierung ist der Inhalt der Granula dicht (basophil, elektronendicht) oder locker bis ausgewaschen (die Zellen sehen dann blass aus). Eine **basale Basophilie** der Zellen beruht auf dem gut entwickelten rauen ER als Syntheseort der Pepsinogene. Die **Sekretion** wird hauptsächlich durch Acetylcholin und Gastrin ausgelöst (die Letzteren erreichen die Hauptzellen über das

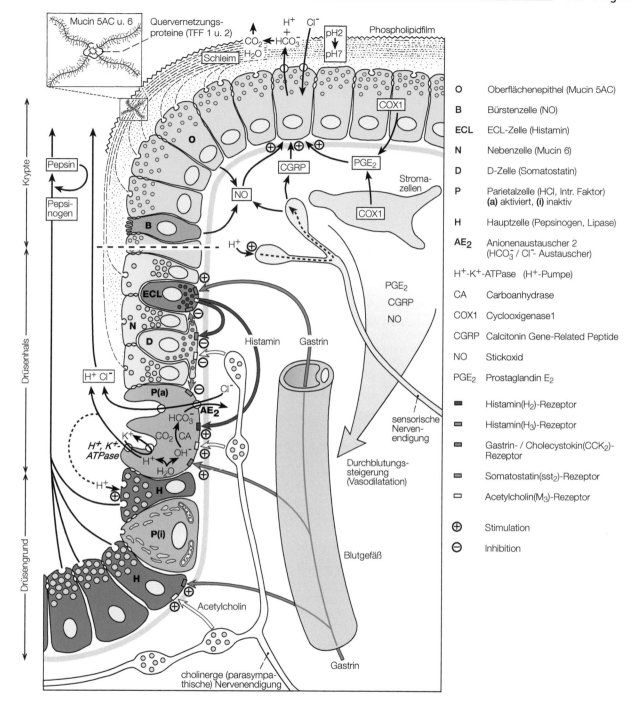

Abb. 7.6-12 Zelluläre und humorale Vorgänge bei Sekretion und Protektion der Korpusmukosa. Die Stimulierung der Parietalzellen zur Salzsäuresekretion erfolgt durch Histamin, Acetylcholin und Gastrin. Histamin wird unter der endokrinen Wirkung von Gastrin (aus G-Zellen der Pars pylorica und des Doudenums) aus den ECL-Zellen freigesetzt, Acetylcholin aus cholinergen (parasympathischen) Nervenendigungen. Acetylcholin stimuliert Parietalzellen und inhibiert D-Zellen (Hormon: Somatostatin). Es reduziert dadurch gleichzeitig die hemmende Wirkung von Somatostatin der D-Zellen auf die ECL-Zellen und Parietalzellen. Die basolaterale Aufnahme von Cl^- der Salzsäure in Parietalzellen erfolgt im Austausch mit HCO_3^- durch den Anionenaustauscher 2. H^+-Ionen werden unter ATP-Verbrauch durch eine apikale H^+-Pumpe (H^+-K^+-ATPase) in den Magensaft sezerniert. Die Stimulation der Pepsinogensekretion der Hauptzellen erfolgt durch Acetylcholin, Gastrin und luminales H^+. Die äußere und innere Schicht des Oberflächenschleims und sein oberflächlicher Phospholipidfilm werden durch Nebenzellen und Oberflächenepithelzellen produziert. Die HCO_3^--Sekretion der Oberflächenepithelzellen neutralisiert den pH-Wert auf der Epitheloberfläche. So wird u.a. die Schädigung der Magenschleimhaut durch den Magensaft verhindert (Mukosabarriere). Wichtige Regulatoren der Mukosabarriere sind Prostaglandin E_2 (PGE_2) aus Epithel- und Stromazellen (Schlüsselenzym der Synthese: Cyclooxygenase 1), NO aus Bürstenzellen und Oberflächenepithelzellen und CGRP aus sensorischen Nervenendigungen. Die Nervenendigungen setzen auch NO frei und werden durch erniedrigten pH-Wert (u.a. bei Epithelschädigungen) stimuliert. NO, PGE_2 und CGRP erhöhen auch die Schleimhautdurchblutung und damit den Schleimhautschutz.

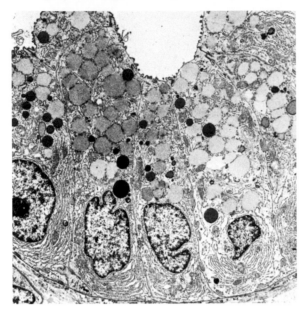

Abb. 7.6-13 Hauptzellen aus einer Fundusdrüse des menschlichen Magens. In der apikalen Zellhälfte liegen große, unterschiedlich elektronendichte Pepsinogen enthaltende Sekretgranula, basal fällt ein gut ausgebildetes raues ER auf. TEM; Vergr. 3000fach.

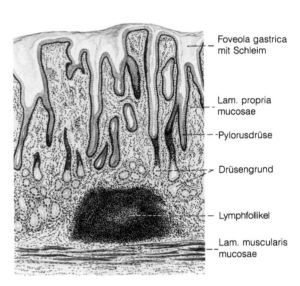

Foveola gastrica mit Schleim

Lam. propria mucosae

Pylorusdrüse

Drüsengrund

Lymphfollikel

Lam. muscularis mucosae

Abb. 7.6-14 Schleimhaut aus der Pars pylorica des menschlichen Magens. H.E.; Vergr. ca. 60fach.

Herz-Kreislauf-System, **Acetylcholin** über Nervenendigungen in der Mukosa). Weiterhin stimuliert H$^+$ im Drüsenlumen die Sekretion der Hauptzellen. Bereits im Drüsenhals wird ein Teil der Pepsinogene durch Abspaltung eines Peptides in die aktiven Pepsine des Magens umgewandelt (katalysiert durch Pepsin bei einem pH-Wert < 5).

Pylorusdrüsen

Nach Behandlung eines frisch entnommenen, mit fließendem Wasser gesäuberten Magens mit verdünnter Essigsäure erkennt man bei Betrachtung im durchfallenden Licht schon mit bloßem Auge, dass die Schleimhaut in den unteren Abschnitten des Magens anders aussieht als im Fundus und Corpus ventriculi. Der so erkennbare Bereich umfasst etwa **11% der inneren Oberfläche des Magens.** Er entspricht annähernd der Pars pylorica und enthält die Glandulae pyloricae. Teile des Antrums im Bereich der großen Kurvatur enthalten jedoch Hauptdrüsen und Übergangsformen zwischen Haupt- und Pylorusdrüsen (**intermediäre Zone**). Die Drüsen der intermediären Zone entsprechen im Halsbereich den Pylorusdrüsen, während im Drüsengrund noch reichlich Hauptzellen und Parietalzellen vorkommen.

Die **mukösen Pylorusdrüsen** unterscheiden sich histologisch kaum von den Kardiadrüsen. Insgesamt sind die Drüsenschläuche stärker gewunden und dichter gepackt. Die *Foveolae gastricae* sind verzweigt und reichen tiefer als in Kardia und Fundus in die Propria hinein (lokal bis zur Hälfte der Propriadicke). Charakteristisch für den Pylorus sind **Lymphfollikel** in der Propria bzw. auch der Submukosa (Abb. 7.6-14). Elektronenmikroskopisch entsprechen die Pylorusdrüsenzellen den Drüsenzellen der Kardia und den Nebenzellen der Hauptdrüsen. Sie produzieren einen **schwach sauren Schleim,** beim Hund auch geringe Mengen Pepsinogen. Auch einzelne Parietalzellen kommen regelmäßig in den Pylorusdrüsen vor und können

sogar noch in den BRUNNERschen Drüsen des Duodenums gefunden werden. Die dominierende endokrine Epithelzelle ist die **Gastrin-Zelle** (G-Zelle), Somatostatin-Zellen (D-Zellen) und Serotonin-Zellen (EC-Zellen) sind spärlicher.

7.6.4 Endokrine Zellen des Magens

In der Fundus- und Korpusregion sind die endokrinen Zellen gleichmäßig auf das Epithel der Hauptdrüsen verteilt, wo sie zumeist vom geschlossenen Typ sind, also nicht mit dem Zellapex in das Drüsenlumen reichen (Kap. 7.1-3 u. Bd. 2, Kap. 11.6). Im *Antrum* und *Pylorus* sind die endokrinen Zellen am häufigsten und kommen dort im basalen Drittel der Drüsen vor. Hier dominieren Zellen, die **Gastrin** (G-Zellen), **Somatostatin** (D-Zellen) und **Serotonin** (EC-Zellen) bilden. EC- und D-Zellen sind auch in **Korpus/Fundus** und **Kardia** nachgewiesen, außerdem noch die ECL-, P- und X-Zellen. Der häufigste endokrine Zelltyp der Korpus-/Fundusschleimhaut ist die ECL-Zelle, gefolgt von der D-Zelle. ECL-Zellen sind hauptsächlich in der basalen Hälfte der Hauptdrüsen gelegen. Sie bilden Histamin und stimulieren die benachbarten Parietalzellen auf parakrinem Wege. Die Hormone der P- und X-Zellen sind unbekannt. D-Zellen besitzen basale Ausläufer, mit denen sie in Kontakt zu endokrinen Zellen und Parietalzellen in der Nachbarschaft treten und so über eine parakrine Wirkung diese inhibieren (s. Magensaft).

Beim ZOLLINGER-ELLISON-Syndrom liegt ein Gastrin-produzierender Tumor des Pankreas vor, der zu einer Überstimulation der Salzsäuresekretion führt. Außerdem führen trophische Effekte des Gastrins zu einer Vermehrung der Parietalzellen und ECL-Zellen im Fundus (ECL-Hyperplasie). Als Folge treten gehäuft Ulkusbildungen in Magen, Duodenum und sogar Jejunum auf.

7.6.5 Erneuerung der Epithelien des Magens und des Darms

Das Oberflächen- und Drüsenepithel einschließlich der endokrinen Zellen und Becherzellen unterliegt einer ständigen Erneuerung, die für das Oberflächenepithel und die Becherzellen aller Abschnitte des Magen-Darm-Traktes 3–6 Tage beträgt (200–300 Gramm Zellen pro Tag). Die **Lebensdauer** der spezifischen Zelltypen der Drüsen und Krypten ist länger (Wochen bis Monate). Multipotente **Stammzellen** (indifferente Zellen), die sich teilen und zu allen Zelltypen des Magen-Darm-Epithels differenzieren können, liegen im Isthmusbereich der **Magendrüsen** und in den Krypten des Darmes, und zwar im Dünndarm in der unteren Hälfte und im **Dickdarm** in den unteren zwei Dritteln der Krypten (Abb. 7.6-15). Nur hier sieht man Mitosefiguren, und speziell hier lassen sich Zellen in der S-Phase durch Einbau von radioaktiv markiertem Thymidin oder Thymidin-Analoga (Bromdesoxyuridin) autoradiographisch bzw. immunhistochemisch nachweisen. Die Proliferationszonen sind zugleich auch der Ort der **Entstehung von epithelialen Tumoren** (Karzinomen) des Magen-Darm-Kanals. Die bevorzugte Zone des Absterbens und der Abgabe der toten Zellen in das Magen-Darm-Lumen ist ebenfalls in Abb. 7.6-15 eingezeichnet. In den Drüsen und Krypten gehen die Zellen diffus zugrunde und werden dann in das Lumen abgegeben. Die „alten" Epithelzellen auf den Zottenspitzen synthetisieren den transformierenden Wachstumsfaktor (TGFβ₁), der ihre Apoptose auslöst und die Proliferation in den Krypten hemmt (negativer Rückkopplungsmechanismus).

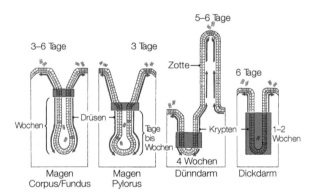

Abb. 7.6-15 Erneuerungsmechanismus des Magen-Darm-Epithels. Die Mitosezonen (lila) und die Wanderbewegungen der Epithelzellen (rote Pfeile) sowie die Abstoßungsorte (punktierte Zellen) sind eingezeichnet. Ebenfalls ist die durchschnittliche Lebensdauer der Epithelien eingetragen.

7.6.6 Zusammenspiel von Speicheldrüsen, Magen, Pankreas und Ileum bei der Resorption von Cobalamin

Cobalamin („Vitamin B₁₂") ist ein über Fleischnahrung aufgenommenes Vitamin, dessen Bedeutung im Organismus in der Umwandlung von Methylmalonsäure in Succinat und der Bildung der Aminosäure Methionin durch Methylierung von Homocystein liegt.

Diese Schritte sind für die Blutbildung und Nervenfunktion offenbar wichtig, denn bei Cobalaminmangel kommt es vor allem zu Blutbildungsstörungen (**perniziöse Anämie**) und Degenerationen der Hinterstränge im Rückenmark. Diese Erkrankungen treten besonders bei einer **Atrophie der Magenschleimhaut** auf, bei der oft Autoantikörper im Serum auftreten, die gegen Parietalzellen und deren H⁺-K⁺-ATPase gerichtet sind.

Wie oben erwähnt, sind die **Parietalzellen** der Syntheseort des **Intrinsischen Faktors** (Intrinsic factor), einem Glykoprotein, das im Duodenum das Cobalamin bindet und im **Ileum** über einen Endozytoserezeptor, der aus den Proteinen Cubilin und Megalin besteht, aufgenommen wird. Im Zytoplasma der Darmepithelzellen bindet Cobalamin an das Trägerprotein Transcobalamin und wird mit diesem zusammen an der Basalseite der Zellen sezerniert und in die Blutbahn abgegeben. Das Cobalamin wird im Magen durch Salzsäure und Pepsin von seinen Bindungsproteinen in der Fleischnahrung befreit und dann sofort von einem Protein der Mundspeicheldrüsen, dem **R-Protein**, gebunden. Das R-Protein wird im Duodenum durch die Proteasen des **Pankreas** verdaut, wodurch das Cobalamin freigesetzt wird und dann an den Intrinsischen Faktor bindet. Eine perniziöse Anämie kann deshalb auch bei Erkrankungen des Pankreas auftreten, wenn die Trennung des Cobalamins vom R-Protein ausbleibt.

7.6.7 Magensaft

Der Magensaft besteht aus dem Parietalzellsekret (Salzsäure) und den Sekreten aus anderen Zellen des Magens (Muzine, Pepsinogene, Lipase). Er ist, wenn frei von Speiseresten, eine leicht trübe, schleimige, fast farblose Flüssigkeit, durch Gallenrückfluss häufig grünlich verfärbt. Täglich werden **2–3 Liter Magensaft** (35 ml/kg Körpergewicht) sezerniert, mit einem mittleren **pH-Wert von 2–2,5**. Die Säureproduktion der etwa 1 Milliarden Parietalzellen beträgt in Ruhe (**Basalsekretion**) 2–5 mmol/l, kann aber nach Stimulation um das 10fache gesteigert werden. Die Sekretion der Magendrüsen wird zunächst in Erwartung einer Mahlzeit (Riechen, Vorstellung) zentralnervös über den N. vagus stimuliert (**kephale Phase**). Durch den lokalen chemischen und mechanischen Einfluss der Nahrung auf die Magenwand setzt die **gastrische Phase** der Sekretion ein. Das Weiterleiten des Magenbreis in den Dünndarm löst die **intestinale Phase** aus.

Die **kephale Phase** wird durch den N. vagus vermittelt, dessen viszeroefferente Fasern direkt die Parietalzellen und Hauptzellen der Hauptdrüsen sowie indirekt die G-Zellen im Pylorus stimulieren. G-Zellen werden über Vermittlung intramuraler, vom Vagus aktivierter Neurone stimuliert, die als Transmitter das **Gastrin Releasing Peptide** (GRP, identisch mit Bombesin) freisetzen.

In der **gastralen Phase** bewirkt der Eintritt der Speisen in den Magen eine Dehnung der Magenwand sowie eine pH-Erhöhung. Durch die **Wanddehnung** werden unter Einschaltung von Mechanorezeptoren (s. oben) vagale Reflexe und Reflexe intramuraler Neurone ausgelöst, die mit Gastrinzellen und auch Parietalzellen in Kontakt stehen und diese stimulieren. Neben der Gastrinausschüttung werden auch **ECL-Zellen** der Hauptdrüsen zur Abgabe von Histamin stimuliert. Die Stimulation der ECL-Zellen erfolgt sowohl durch Gastrin (vermittelt durch CCK₂-Rezeptor) als auch indirekt durch cholinerge Hemmung der D-Zellen. D-Zellen inhibieren Parietalzellen und ECL-Zellen durch Abgabe von Somatostatin, das an den sst₂-Rezeptor beider Zellen bindet. Histamin stimuliert die Parietalzellen zur Salzsäuresekretion (via H₂-Rezeptor) und hemmt D-Zellen (via H₃-Rezeptor). Weitere Stimuli für die **Gastrinfreisetzung** sind Peptide und bestimmte Aminosäuren aus dem Speisebrei sowie alkoholische Getränke (Aperitif-Effekt) und Kaffee (Effekt nur teilweise durch Coffeinwirkung erklärbar). Gastrin stimuliert auch die Sekretion des **Intrinsischen Faktors** sowie die Sekretion von

Pepsinogen aus den Hauptzellen (direkt oder möglicherweise auch indirekt über H⁺ in den Drüsenlumina). Ein weiterer Gastrineffekt ist eine Zunahme der Parietalzellzahl (trophischer Effekt). Gastrin gelangt als Hormon endokrin über die Blutbahn zu den Hauptdrüsen. Durch die pH-Erniedrigung nach erfolgter Säuresekretion wird Somatostatin aus **D-Zellen** im Antrum und Pylorusbereich freigesetzt. Somatostatin hemmt parakrin die benachbarten Gastrinzellen (Kap. 7.1.3) und dadurch indirekt die Sekretion von Salzsäure und Pepsinogen in den Hauptdrüsen.

Intestinale Phase: Sobald saurer Mageninhalt in das Duodenum gelangt, kommt es durch Auslösung weiterer Mechanismen zur Hemmung der Säuresekretion: nervöse Reflexbögen über den N. vagus sowie Freisetzung von **GIP** (Gastric inhibitory peptide) und anderen noch unbekannten Botenstoffen ("Bulbogastrone", zu denen die Glucagon-like peptides, GLP1 und -2, gehören). Außerdem werden **Sekretin** aus den S-Zellen und **Cholecystokinin** (CCK) aus den I-Zellen des Duodenums ausgeschüttet. Sekretin stimuliert vor allem die Bikarbonatsekretion des Pankreas (alkalisches Sekret). Das führt zu einer schnellen Neutralisierung des sauren Magenbreis, der in das Duodenum übertritt. CCK stimuliert u.a. inhibitorische Neurone des Plexus myentericus des Magens und reduziert so die Magenperistaltik. Wird der Chymus alkalischer, setzen die G-Zellen des Duodenums Gastrin frei, das die Magensäuresekretion wieder stimuliert.

Bei einem Missverhältnis zwischen Magensäuresekretion und Schutzmechanismen des Oberflächenepithels kann es zur Bildung eines **Ulcus ventriculi**, bei einer zu hohen Säuresekretion und Übertritt des übersäuerten Mageninhaltes in das Duodenum zur Bildung eines **Ulcus duodeni** kommen. Ursachen können u.a. sein: zu starke zentralnervöse Stimulation der Parietalzellen (z.B. bei Stress) oder Überproduktion von Gastrin bei einem G-Zell-Tumor (ZOLLINGER-ELLISON-Syndrom, s.o.). In den letzten Jahren wurde gezeigt, dass über 80% aller Ulcus-ventriculi- und Ulcus-duodeni-Patienten unter einer Magenschleimhautinfektion, hervorgerufen durch das Bakterium **Helicobacter pylori**, leiden. Helicobacter produziert mit Hilfe des Enzyms Urease Ammoniak, das H⁺-Ionen bindet und so das Bakterium vor der Magensäure schützt. Helicobacterinfektionen behindern auch die

vollkommene Abheilung von Ulzera unter der herkömmlichen Therapie. Die medikamentöse Therapie der Wahl besteht in der Hemmung der Säuresekretion durch H⁺-K⁺-ATPase-Blocker (u.a. Omeprazol) bzw. durch Hemmung der Parietalzellaktivierung durch Histamin-H₂-Blocker (u.a. Cimetidin). Gleichzeitig muss Helicobacter antibiotisch eradiert (ausgerottet) werden.

7.6.8 Gefäß- und Nervenversorgung

Arterien und Venen

Alle drei Hauptäste des **Truncus coeliacus** geben Arterien ab, die an der Versorgung des Magens teilnehmen und an der Bildung von je einer Gefäßarkade entlang der kleinen und der großen Kurvatur beteiligt sind (Abb. 7.6-16). In den meisten Fällen wird der Magen ausschließlich über die Äste aus dem Truncus coeliacus versorgt, doch sind gelegentlich auch Zuflüsse aus der A. mesenterica superior beteiligt (s. auch Abb. 7.9-8, S. 708).

Die **Gefäßarkade an der kleinen Kurvatur** wird von der *A. gastrica sinistra* und der *A. gastrica dextra* gebildet. Die **A. gastrica sinistra** entspringt als großes Gefäß aus dem Truncus coeliacus, zieht in der Plica gastropancreatica (vgl. Abb. 7.5-9 u. 11) zum Magen und gelangt in der Nähe der Kardia an die kleine Kurvatur. Nach Abgabe von aufsteigenden *Rr. oesophagei* und mehreren Ästen für die Hinter- und Vorderwand des Magens verbindet sich der Hauptstamm mit dem der **A. gastrica dextra,** die in der Regel aus der A. hepatica propria, in etwa einem Drittel der Fälle jedoch aus der A. hepatica communis entspringt. In 30–60% gibt es eine A. gastrica posterior aus der A. splenica zur Rückseite des Corpus (mittleres Drittel).

Die **Gefäßarkade an der großen Kurvatur** wird von den *Aa. gastroomentales dextra* und *sinistra* gebildet. Die **A. gastroomentalis sinistra** entspringt aus dem distalen Teil der A. splenica und tritt, im Lig. gastrocolicum verlaufend, von hinten an die große Kurvatur heran. Am Hilum der Milz entspringen aus der A. splenica außerdem die **Aa. gastricae breves,** die, durch das Lig. gastrosplenicum verlaufend, an den Fundus des Magens gelangen und hier die Versorgung der Hinterwand übernehmen. Die A. gastroomenta-

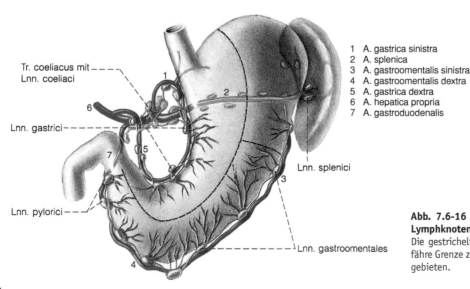

Tr. coeliacus mit
Lnn. coeliaci

Lnn. gastrici

Lnn. pylorici

Lnn. splenici

Lnn. gastroomentales

1 A. gastrica sinistra
2 A. splenica
3 A. gastroomentalis sinistra
4 A. gastroomentalis dextra
5 A. gastrica dextra
6 A. hepatica propria
7 A. gastroduodenalis

Abb. 7.6-16 Lymphabfluss und regionäre Lymphknoten des menschlichen Magens. Die gestrichelten Linien bezeichnen die ungefähre Grenze zwischen den drei großen Abflussgebieten.

lis sinistra gibt *Rr. gastrici* an die Vorder- und Hinterfläche des Magens ab und entsendet *Rr. omentales* in das große Netz. Ihr Stamm verbindet sich mit dem der **A. gastroomentalis dextra,** die ebenfalls Rr. gastrici und Rr. omentales abgibt. Die A. gastroomentalis dextra ist ein Ast der A. gastroduodenalis. Diese ist einer der beiden Endäste der A. hepatica communis und verläuft, hinter der Pars superior duodeni liegend, nahe dem Pylorus nach kaudal. Sie teilt sich unterhalb des Duodenums in zwei Endäste, *A. pancreaticoduodenalis sup.* und *A. gastroomentalis dextra.* Die Letztere gelangt im Lig. gastrocolicum an die große Kurvatur.

Die Äste der Magenarterien durchbrechen nach Abgabe feiner Äste an einen **Plexus subserosus** die Muskelschicht, wobei sie Ästchen an die Muskulatur abgeben, und verzweigen sich in der Tela submucosa zu einem dichten **Plexus submucosus**, von dem kleine Arterien durch die Muscularis mucosae in die Schleimhaut abzweigen.

Das **venöse Blut** aus der Magenwand sammelt sich in Venen, die mit den Arterien verlaufen und wie diese benannt werden. Der durch die *Vv. gastricae dextra et sinistra* und durch eine *V. praepylorica* gebildete Gefäßbogen entlang der kleinen Kurvatur wird im klinischen Sprachgebrauch auch als *V. coronaria ventriculi* bezeichnet.

Die Magenvenen münden teils direkt, teils über die V. splenica und die V. mesenterica superior in die **V. portae** (vgl. Kap. 7.9.4). Am Übergang von Ösophagus und Magen gewinnen einige Venen Anschluss an die **Vv. oesophageae**, die zur V. azygos bzw. hemiazygos ziehen. Durch diese Venen werden das portale und das kavale Kreislaufgebiet miteinander verbunden, und über diese Anastomose kann es bei Druckerhöhung im Portalkreis durch Stromumkehr zur Ausbildung von **Ösophagusvarizen** kommen (vgl. Abb. 7.4-6).

Lymphgefäße

Der Abfluss der Lymphe aus dem mukösen und submukösen Lymphgefäßplexus des Magens ist im Hinblick auf die Ausbreitung und Entfernung von Tumoren von großer klinischer Bedeutung. Er variiert in gewissen Grenzen und ist verschieden dargestellt worden. Nach den neueren Untersuchungen lassen sich **drei große Abflussgebiete** unterscheiden (Abb. 7.6-16), deren Grenzen sich aber in einem gewissen Bereich überlappen:

Kardiabereich, kleine Kurvatur: Die Lymphe aus der Pars cardiaca und einem großen Teil der an die kleine Kurvatur anschließenden Bereiche von Vorder- und Hinterwand des Magens wird in Lymphknoten geleitet, die entlang der kleinen Kurvatur an der Kardia liegen (Lnn. gastrici). Diese Knoten werden über eine Lymphstraße abgeleitet, die entlang der A. gastrica sinistra zu den **Lnn. coeliaci** zieht. Sie trifft sich hier mit Lymphbahnen aus der Leber und pankreatikoduodenalen Knoten und mündet entweder in den Truncus intestinalis oder den Truncus lumbalis.

Oberer linker Quadrant: Die Lymphe aus den linken Teilen des Fundus und angrenzenden Abschnitten des Korpus gelangt zu Knoten, die als **Lnn. splenici** am Hilum der Milz liegen und über Lymphknoten entlang der A. splenica ebenfalls zu den Lnn. coeliaci abgeleitet werden.

Untere zwei Drittel der großen Kurvatur, Pylorus: Die Lymphe sammelt sich in Knoten entlang der großen Kurvatur und am Pylorus. Die **Lnn. pylorici** werden über

Lymphbahnen entlang der A. hepatica communis (**Lnn. hepatici**) zu den Lnn. coeliaci hin abgeleitet. Ein Teil der Knoten entlang der großen Kurvatur kann auch über Verbindungen entlang der V. gastroomentalis dextra zu kaudal vom Pankreas liegenden Lymphknoten ziehen. Diese Knoten liegen an der Einmündung der V. gastroomentalis dextra in die V. mesenterica superior und gehören zur großen Gruppe der **Lnn. mesenterici** (Abb. 7.8-10).

Nerven

Der Magen wird sympathisch und parasympathisch innerviert. Die **sympathischen Nerven** kommen aus dem *Plexus coeliacus* und verlaufen entlang der Blutgefäße. Die Perikaryen der präganglionären, autonom-efferenten Fasern liegen im Seitenhorn der Segmente **Th 5–Th 9** des Rückenmarks. Die Fasern gelangen über den Grenzstrang in die *Nn. splanchnici* und werden im **Ggl. coeliacum** auf postganglionäre Neurone umgeschaltet. Erregung des Sympathikus bewirkt Gefäßverengung und Hemmung der peristolischen und peristaltischen Magenbewegungen.

In den sympathischen Nerven verlaufen auch afferente Fasern, insbesondere **Schmerzfasern.** Ihre Perikaryen liegen in den Spinalganglien der Segmente Th 5 – Th 9.

Die **parasympathischen Nervenfasern** für den Magen stammen aus dem **Truncus vagalis anterior** und **posterior** (Abb. 7.6-17). Diese beiden Trunci gehen an der Vorder-

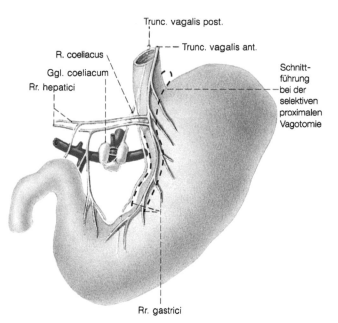

Abb. 7.6-17 Halbschematische Darstellung der parasympathischen Nervenversorgung des menschlichen Magens. Die Fasern zum Pylorus und zum Antrum laufen in den Rr. hepatici und trennen sich somit frühzeitig von den zum Fundus ziehenden Rr. gastrici. Bei Ulkusentstehung durch therapieresistente Magensäureüberproduktion kann man durch die selektive proximale Vagotomie (gestrichelte Linie) die Vagusäste durchtrennen, die die Parietalzellen-tragenden Fundus- und Korpusareale innervieren. Die Gastrin-produzierenden Antrum- und Pylorusbereiche bleiben dabei innerviert, sodass die gastrale Phase der Magensaftproduktion und die Motorik des Magenausganges erhalten bleiben.

bzw. Hinterseite der Speiseröhre aus dem Plexus oesophageus des N. vagus hervor. Dabei erhält der Truncus vagalis anterior vorwiegend Fasern aus dem linken, der Truncus vagalis posterior aus dem rechten N. vagus. Ebenso wie im Sympathikus verlaufen auch im Vagus sowohl **viszeroefferente** als auch **viszeroafferente** Nervenfasern. Reizung des N. vagus bewirkt vermehrte Durchblutung, vermehrte Sekretion von Salzsäure und Magensaft sowie Zunahme der Magenperistaltik.

Die Anatomie der parasympathischen Innervation des Magens und ihre Varianten haben wegen der zur Ulkusbehandlung durchgeführten operativen Durchtrennung der zur Magenschleimhaut ziehenden Vagusäste (selektive Vagotomie) klinische Bedeutung erlangt (Abb. 7.6-17). Weitere Details sind in Band 2, Kap. 12.12, enthalten.

Literatur

Siehe Anhang Nr. 37, 54, 71, 160, 191, 202, 232, 268, 285, 324, 360.

D. DRENCKHAHN

7.7 Dünndarm

Übersicht

Der Dünndarm, **Intestinum tenue**, gliedert sich in drei Abschnitte:

Duodenum (Zwölffingerdarm)
Jejunum (Leerdarm)
Ileum (Krummdarm).

Er ist 4–6 m lang und wird oral durch den Pylorus und aboral durch die BAUHINsche Klappe (Valva ileocaecalis) gegenüber Magen und Dickdarm ventilartig verschlossen. Die Hauptaufgabe des Duodenums besteht darin, Wasser, Elektrolyte und Nährstoffe zu resorbieren. Dazu müssen die Grundnahrungsbestandteile (hauptsächlich Fette, Proteine, Kohlenhydrate) durch Enzyme in resorbierbare kleine Moleküle (Fettsäuren, Zucker, Aminosäuren) zerlegt werden (**Verdauung**). Zur Verdauung wird der portionsweise in das Duodenum abgegebene Magenbrei (Magenchymus) mit enzymhaltigem **Pankreassekret** und Fett-emulgierender **Galle** versetzt. Diese Verdauungssäfte bewirken die Zerlegung der Nahrungsbestandteile in kleinere Bruchstücke, die größtenteils auf der Oberfläche der Darmepithelzellen durch **membranständige Enzyme** noch weiter in kleinere resorbierbare Einheiten gespalten werden. Anschließend erfolgt die Aufnahme in das Darmepithel, wo eine weitere Metabolisierung erfolgt oder die Stoffe unverändert durch **Transportproteine** der Plasmamembran an Blutbahn und Lymphe abgegeben werden. Täglich gelangen über Nahrung, Magen, Galle und Pankreas ca. 7 l **Flüssigkeit** in den Dünndarm. Von dieser Flüssigkeitsmenge werden etwa 1,5 l an den Dickdarm weitergegeben. Dort werden nicht verdaute und resorbierte Chymusreste durch Resorption etwa 80% der Restflüssigkeit zum Kot (Faeces) eingedickt. Die hohe **Resorptionsleistung** des Dünndarms spiegelt sich in einer starken Oberflächenvergrößerung der Schleimhaut durch Schleimhautfalten (**KERCKRINGsche Falten**, *Plicae circulares*) und fingerförmige Schleimhautausstülpungen (**Zotten**, Villi intestinalis) wider. Das Epithel der Dünndarmschleimhaut enthält eine große Zahl von disseminierten endokrinen Zellen (Kap. 7.1.3 u. Bd. 2, Kap. 11.6), die u. a. für die Regulation der Sekretion von Magen, Pankreas und Galle und den Transport des Chymus durch Steuerung der Peristaltik der Darmmuskulatur (Tunica muscularis) eine wichtige Rolle spielen.

7.7.1 Makroskopie

Der Zwölffingerdarm, Duodenum, ist 25–30 cm lang und hat die Form eines Hufeisens (Abb. 7.5-9 u. 11, 7.7-1 u. 2). Er liegt mit Ausnahme seines oberen Abschnitts (*Pars superior*) **sekundär retroperitoneal**. Das Duodenum umgreift den Kopf der ebenfalls sekundär retroperitoneal gelegenen Bauchspeicheldrüse. Bei leerem Magen beginnt das Duodenum normalerweise rechts von der Wirbelsäule in Höhe von **LWK 1**, reicht mit der Pars horizontalis bis in die Höhe von **LWK 3** und steigt dann zur Flexura duodenojejunalis auf, die in Höhe von LWK 2 angetroffen wird.

Wie Röntgenaufnahmen zeigen, kann jedoch das ganze Duodenum zusammen mit dem Kopf des Pankreas im Zusammenhang mit der Magenfüllung und mit Lageveränderungen des Körpers sowie mit der Atmung um etwa eine Wirbelbreite absinken.

Auch **im Alter** werden Duodenum und Pankreas nicht selten nach unten verschoben. Der tiefste Punkt der Pars horizontalis duodeni kann dann bis zum Promontorium reichen.

Das Duodenum hat ein von kranial nach kaudal enger werdendes **Lumen**. Es misst an der Pars superior etwa 4,7 cm und verengt sich bis zur Flexura duodenojejunalis auf etwa 2,7 cm.

Das Duodenum wird in **vier Abschnitte** unterteilt: *Pars superior, descendens, horizontalis* und *ascendens*.

1. Die **Pars superior** liegt **intraperitoneal** und ist beweglich. Sie ist etwa 5 cm lang und verläuft, abhängig von Füllung und Lage des Magens, im Wesentlichen von ventral nach dorsal. Die Pars superior ist durch das **Lig. hepatoduodenale** mit der Leber und dem **Omentum minus** verbunden. Ein kurzes dorsales Meso geht in das Lig. gastrocolicum über. Der Anfangsteil ist etwas erweitert und wird **Ampulla** oder Bulbus duodeni genannt. Die Ampulle

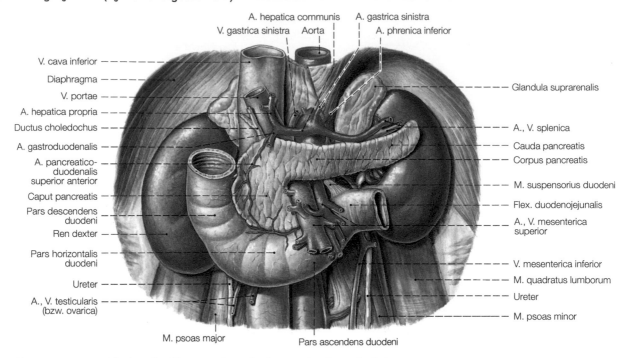

A. hepatica communis | A. gastrica sinistra
V. gastrica sinistra | Aorta | A. phrenica inferior

V. cava inferior

Diaphragma

V. portae

A. hepatica propria

Ductus choledochus

A. gastroduodenalis

A. pancreatico-
duodenalis
superior anterior

Caput pancreatis

Pars descendens
duodeni

Ren dexter

Pars horizontalis
duodeni

Ureter

A., V. testicularis
(bzw. ovarica)

Glandula suprarenalis

A., V. splenica

Cauda pancreatis

Corpus pancreatis

M. suspensorius duodeni

Flex. duodenojejunalis

A., V. mesenterica
superior

V. mesenterica inferior

M. quadratus lumborum

Ureter

M. psoas minor

M. psoas major

Pars ascendens duodeni

Abb. 7.7-1   Topographie der sekundär retroperitoneal gelegenen Duodenumabschnitte.

nimmt den portionsweise durch den Pylorus hindurchtretenden Chymus aus dem Magen auf.

Die Pars superior duodeni hat enge Lagebeziehungen zur Unterfläche der **Gallenblase.** Bei Entzündungen kann es zu Verklebungen zwischen Duodenum und Gallenblase kommen, und durch Ruptur der Wandungen kann eine Fistel entstehen, durch die Gallensteine oder Eiter aus der Gallenblase in das Duodenum abfließen können.

2. **Pars descendens.** Die Pars superior geht in der *Flexura duodeni superior* in den absteigenden Teil, Pars descendens duodeni, über. Die Pars descendens ist **sekundär retroperitoneal** und liegt rechts von der Wirbelsäule ventral vor dem medialen Rand der rechten Niere. In diesem Abschnitt des Duodenums münden die Ausführungsgänge von Leber (Gallengang, **Ductus choledochus**) und Bauchspeicheldrüse (**Ductus pancreaticus**). Die beiden Gänge treten von dorsal und medial an das Duodenum heran. Der Ductus choledochus durchquert die Wand in schräger Richtung von kranial nach kaudal. Er wirft dabei eine 2 cm lange longitudinale Schleimhautfalte, **Plica longitudinalis duodeni,** auf. Der Ductus pancreaticus hat einen weniger steilen Verlauf. Er vereinigt sich in der Regel mit dem Ductus choledochus zur *Ampulla hepatopancreatica* und mündet mit diesem gemeinsam am unteren Ende der Plica longitudinalis auf einer warzenförmigen Erhebung der Schleimhaut, **Papilla duodeni major** (VATERI), die 8−10 cm vom Pylorus entfernt ist (Näheres Kap. 7.9.6). Die beiden Gänge können jedoch auch getrennt münden. Etwa 2 cm magenwärts von der Papilla duodeni major liegt vielfach eine kleinere **Papilla duodeni minor** (SANTORINI), auf der ein akzessorischer Pankreasgang münden kann. Die Papilla duodeni major ist auf vielen Röntgenbildern sichtbar (Abb. 7.7-2). Sie ist der endoskopischen Untersuchung zugänglich. Von hier aus lassen sich durch retrograde

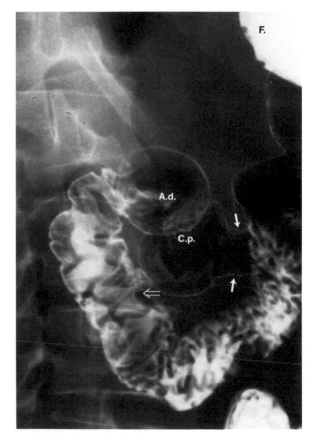

Abb. 7.7-2   Röntgenbild des Duodenums mit Schleimhautrelief.
Die Papilla duodeni major ist abgrenzbar (Doppelpfeil). F. = Bariumbrei im Fundus des Magens; C. p. = Canalis pyloricus; A. d. = Ampulla duodeni; Pfeile = peristaltische Welle; Schrägaufnahme; Doppelkontrastaufnahme.

Kontrastmittelfüllung das Gallengangsystem bzw. der Ductus pancreaticus röntgenologisch darstellen (vgl. Abb. 7.9-22). Die Pars descendens des Zwölffingerdarms geht in der **Flexura duodeni inferior** in die Pars horizontalis über.

3. Die **Pars horizontalis** verläuft annähernd horizontal bis schräg aufsteigend nach links über die Wirbelsäule hinweg. Hier wird sie auf der Vorderseite von der A. und V. mesenterica superior und der Radix mesenterica bedeckt (retrovaskuläre Lage). Die Pars horizontalis mit Flexura inferior wird auch als **Pars tecta duodeni** (bedeckter, versteckter Teil) bezeichnet (Abb. 7.5-11).

4. **Pars ascendens.** Links von der Wirbelsäule wendet sich das Duodenum schräg bis steil nach kranial und bildet die Pars ascendens. Diese geht in der **Flexura duodenojejunalis** in das Jejunum über, das nach kaudal gerichtet ist und intraperitoneal liegt. Die Pars ascendens duodeni ist durch glatte Muskulatur (**M. suspensorius duodeni,** TREITZscher Muskel) und kräftige Kollagenfaserzüge (**Lig. suspensorium duodeni**) am aortalen Ursprung der A. mesenterica superior befestigt. Die glatten Muskelbündel des TREITZschen Muskels breiten sich vom Ursprung fächerförmig aus und reichen oftmals auch zur Pars horizontalis duodeni und zur Flexura duodenojejunalis. Die Muskelbündel und Kollagenfasern strahlen in die Längsmuskelschicht des Duodenums ein. Ein akzessorisches Bündel von quergestreiften Muskelfasern zweigt vom Crus mediale der Pars lumbalis des Zwerchfells ab und strahlt in das Ursprungsfeld des TREITZschen Muskels ein. Durch diese akzessorischen Muskelfasern, die sich unabhängig vom M. suspensorius duodeni entwickeln, erfolgt eine zusätzliche dynamische Fixierung des Duodenums am Zwerchfell.

Obwohl das retroperitoneal gelegene Duodenum mit der Hinterfläche der Leibeshöhle breit verwachsen und durch den M. suspensorius an der A. mesenterica sup. befestigt ist, besitzt der Darmabschnitt als Ganzes eine gewisse **Beweglichkeit.**

Jejunum und Ileum

In Höhe des 2. Lendenwirbels beginnt an der Flexura duodenojejunalis der mehrere Meter lange, **intraperitoneal** gelegene und in viele Schlingen gelegte Darmabschnitt (**Dünndarmkonvolut**), der das Jejunum und Ileum umfasst. Jejunum und Ileum sind nicht scharf voneinander abgrenzbar. Im Allgemeinen rechnet man die oberen 2/5 der am Mesenterium befestigten Darmschlingen des Konvoluts zum Jejunum, die unteren 3/5 zum Ileum.

Die Dünndarmschlingen sind am **Mesenterium** (Gekröse) befestigt, dessen Radix um ein Vielfaches kürzer ist als der, wie ein plissierter Kragen (Halskrause = Gekröse), in viele Falten gelegte darmseitige Rand. Die einzelnen Schlingen des Dünndarms sind gegeneinander verschieblich.

Das Ileum reicht bis zum Zäkum. Es endet hier in der *Valva ileocaecalis* (**BAUHINsche Klappe**): Dabei handelt es sich um eine in das Lumen des Zäkums hereinragende, aus zwei einander gegenüberliegenden Lippen bestehende Klappe, die den Rücktritt von mit Bakterien dicht besiedelten Koloninhalt (Kot) in den weitgehend bakterienfreien Dünndarm verhindert.

7.7.2 Tunica muscularis, Motorik

Die Ringschicht, **Stratum circulare,** ist wesentlich dicker als die Längsschicht und einige Zentimeter vor der Valvula ileocaecalis noch verstärkt. Durch Bindegewebezüge, die von der Submukosa schräg aufsteigend durch die Ringmuskelschicht nach außen verlaufen, wird das Stratum circulare in jalousieartig angeordnete zirkuläre Lagen von Muskelbündeln untergliedert (Abb. 7.7-3). Aus der innersten Schicht der Ringmuskulatur zweigen Muskelbündel ab und dringen in die Submukosa ein. Die schwächere Längsschicht, **Stratum longitudinale,** ist durch etwas Bindegewebe von der Ringschicht getrennt, doch kommen zwischen beiden Schichten **Muskelbrücken** vor.

Bei den **Bewegungen des Darmes** unterscheidet man solche, die vorwiegend der Durchmischung des Inhalts dienen, und solche, die den Darminhalt vorwärts treiben. Zur Durchmischung während der Verdauungsphase (digestive Phase) dienen **rhythmische Segmentationen,** bei denen nebeneinander mehrere Schnürringe in Abständen von 5–20 Sekunden entstehen. Diese zerlegen den Darm vorübergehend in Segmente. Die Ringe verschwinden dann wieder, um erneut an den Zwischenstrecken aufzutreten. Dadurch erfolgt eine gründliche Durchmischung des Chymus. Die Segmentationen werden durch kurze **peristaltische Wellen** abgelöst, die den Chymus langsam aboral voranschieben. In der interdigestiven Phase treten in Abständen von ca. 1–2 h starke Kontraktionsphasen von 5–10 Minuten Dauer auf, die im Duodenum beginnen und sich sprunghaft aboral fortsetzen. Diese **Bewegungskomplexe** (engl.: migrating motility complexes) transportieren den Darminhalt (unverdaute Chymusreste) schnell von oral nach aboral und garantieren einen zum Kolon hin gerichteten Flux. Dieser ist auch zur Verhinderung der Aszension von Bakterien aus dem Dickdarm in den Dünndarm wichtig.

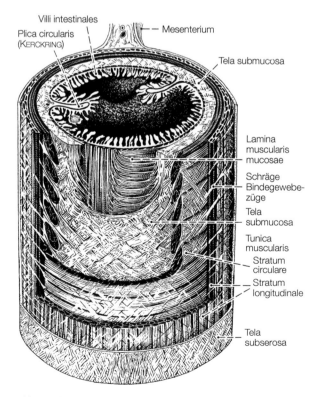

Villi intestinales
Plica circularis (KERCKRING)
Mesenterium
Tela submucosa
Lamina muscularis mucosae
Schräge Bindegewebezüge
Tela submucosa
Tunica muscularis
Stratum circulare
Stratum longitudinale
Tela subserosa

Abb. 7.7-3   Schema des Aufbaus der Darmwand.

Das **Kollagenfasergerüst** der Dünndarmwand (Abb. 7.7-3) besteht aus sich kreuzenden subserösen und submukösen Faserzügen, die schräg zur Längsachse stehen und den Darm in **Schraubentouren** umwickeln. Diese Systeme stehen durch schräg gestellte Züge, die die Muskularis durchqueren und untergliedern, miteinander in Verbindung (s. unten).

Elastische Fasern sind besonders reichlich in der Subserosa vorhanden, wo sie längs orientierte (oberflächliche) und quer orientierte (tiefe) Netzwerke bilden.

Am dünnwandigen Ileum bilden die Bindegewebsfasern der Subserosa in einem Streifen, der dem Mesenterialansatz gegenüberliegt, spitzwinkelige, **longitudinal orientierte Maschen.** Diese Anordnung setzt einer Längsdehnung des Darmes erhöhten Widerstand entgegen und wirkt wie eine **Längsgurtung** am Scheitel der sich biegenden und dehnenden Schlingen. Die Gurtung liegt dort, wo die höchsten Zugspannungen entstehen.

Das **Bindegewebegerüst des Darms** ist polar gebaut. Die von außen nach innen strebenden Faserzüge verlaufen von oral außen nach aboral innen (Abb. 7.7-3). Die dadurch jalousieartig übereinander angeordneten Lagen des Stratum circulare erscheinen wie an der Längsmuskelschicht aufgehängt. Der **polare Bau der Darmwand** scheint die Ausbreitung der peristaltischen Wellen von oral nach aboral zu erleichtern bzw. zu kanalisieren.

7.7.3 Tunica mucosa, Dünndarmschleimhaut

Die Oberfläche der Schleimhaut ist durch Kerckringsche Falten (**Plicae circulares,** Abb. 7.7-3 bis 5) aufgeworfen, die am dichtesten und höchsten im Duodenum und Anfangsteil des Jejunums stehen. Sie werden nach aboral flacher und stehen weiter auseinander. Im Ileum sind sie nur noch angedeutet oder ganz verschwunden. Die Plicae circularis sind permanente (fixe) Aufwerfungen der Submukosa, die von der Mukosa mit Muscularis mucosae bedeckt werden. Die Tunica muscularis tritt nicht in die Plicae circularis ein.

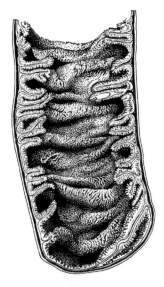

Abb. 7.7-4 Das Relief der Plicae circulares im Dünndarm (oberes Jejunum).

Sie unterscheiden sich dadurch von den Plicae semicirculares des Dickdarms, die dynamische Einfaltungen der Darmwand darstellen und die Tunica muscularis mit Serosa enthalten. Eine weitere auf den Dünndarm beschränkte Spezialisierung der Mukosa sind Millimeter große Zotten (**Villi intestinales**), die im Dickdarm fehlen (Abb. 7.7-6).

Zotten und Krypten

Die vom Schleim befreite Dünndarmschleimhaut hat eine samtartig feine Oberfläche. Diese Eigenschaft beruht auf dem Vorhandensein der Zotten, *Villi intestinales.* Dabei handelt es sich um etwa **0,2–1 mm hohe und 0,15 mm dicke fingerförmige Schleimhauterhebungen** (Abb. 7.7-5 bis 7), die eng beieinander stehen und einen dichten Rasen bilden.

Im Duodenum haben viele Zotten Zungen- oder Blattform. Die Dichte der Zotten beträgt 10–40 pro mm^2 Schleimhautoberfläche. An der Basis der Zotten münden kurze, schlauchförmige Darmdrüsen, die Krypten, *Cryptae* oder *Glandulae intestinales* (Lieberkühnsche Krypten). Die Krypten haben einen kleineren Durchmesser als die Zotten und sind zahlreicher, sodass auf eine Zotte jeweils mehrere Krypten kommen (Abb. 7.7-7 u. 8). Durch die Zotten und Krypten wird die Oberfläche der Dünndarmschleimhaut um etwa das **7- bis 14fache vergrößert.** Die gesamte Oberfläche der Dünndarmschleimhaut erreicht so einen Wert von mehr als **4 m^2** und ist damit etwa doppelt so groß wie die Körperoberfläche.

Die **Zotten** sind vom Darmepithel überzogene Erhebungen der Schleimhaut, die einen regelhaften Bau besitzen. Ihr Gerüst wird durch das Gefäßsystem gebildet, das in sehr lockeres Bindegewebe der Propria eingelagert ist. Beim Menschen treten aus dem Gefäßplexus in der Mukosa **eine oder mehrere Arteriolen** in die Zotte ein und steigen, ohne sich zu verzweigen, bis zur Zottenspitze auf. Hier gehen sie in ein feines Netzwerk von Kapillaren über, welches das Darmepithel flächenhaft unterlagert (Abb. 7.7-9). Die Kapillaren sammeln sich dann meistens zu einer großen, meist **zentral gelegenen Venule,** von der aus das mit Nährstoffen angereicherte Blut über einen Plexus mucosus und submucosus in die Mesenterialvenen und von dort in die V. portae gelangt. Neben dem flächenhaft ausgebreiteten Netzwerk von Kapillaren gibt es am Rande der Zotten arterielle Endaufzweigungen mit größerem Kaliber (Präkapillaren), sog. **Randschlingen,** über die das arterielle Blut auf kurzem Wege zur Vene gelangen kann. Man nimmt an, dass die Randschlingen ständig durchblutet sind und im Ruhezustand als Kurzschluss dienen, während das übrige Kapillarnetz nur dann eröffnet wird, wenn die Durchblutung der Schleimhaut während der Verdauungs- und Resorptionstätigkeit auf Werte ansteigt, die mehr als das Doppelte des Ruhewertes betragen.

Außer Arteriolen, Kapillaren und Venulen, die im histologischen Schnitt durch die menschliche Dünndarmschleimhaut meist kollabiert und schlecht zu erkennen sind, verlaufen in jeder Zotte ein oder zwei **zentrale Lymphkapillaren.** In besonders breiten Zotten können auch 3 oder 4 Lymphkapillaren vorhanden sein. Diese Gefäße nehmen die von der Zotte resorbierten Fette auf. Die fettreiche, milchig-weiße Darmlymphe wird Chylus genannt. Die zentralen **Chylusgefäße** (engl.: lacteal = Milchgefäß) der Zotten münden in ein submuköses, mit Klappen ausgestattetes Netz von Lymphgefäßen, die in die mesenteria-

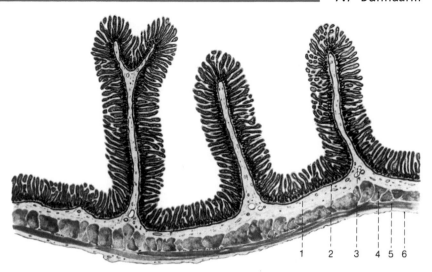

Abb. 7.7-5 Längsschnitt durch das menschliche Jejunum. Die linke der drei Plicae circulares ist gegabelt. Beachte, dass die Muscularis mucosae den Falten folgt. 1 = Mukosa mit Zotten und Krypten; 2 = Lam. muscularis mucosae; 3 = Tela submucosa (in die Falten hereinreichend); 4 = Ringmuskelschicht und 5 = Längsmuskelschicht der Lam. muscularis; 6 = Tela subserosa und Tunica serosa. H. E.; Vergr. ca. 10fach.

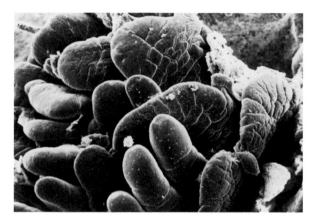

Abb. 7.7-6 Normale Duodenalschleimhaut des Menschen. Finger- und blattförmige Zotten mit Felderung der Zottenoberfläche durch Furchen. An einigen Zotten sind durch Becherzellen hervorgerufene, grübchenförmige Einziehungen zu sehen. REM; Vergr. 60fach; Maßstab = 100 µm.

len Lymphbahnen abfließen. Die Zotten führen während der Verdauungstätigkeit lebhafte **Pumpbewegungen** aus. Diese werden durch parallel zur Längsachse der Zotten verlaufende glatte Muskelzellen ermöglicht, die von der Muscularis mucosae abzweigen und bis zur Zottenspitze ziehen. Man nimmt an, dass die Pumpbewegungen der Zotten die Durchblutung fördern und dazu beitragen, die Chylusgefäße auszupressen.

Die **Krypten** (Gll. intestinales) (s. Abb 7.7-7 u. 8) sind kurze, tubulöse Drüsen, die sich vom Null-Niveau der Schleimhaut aus in die Tiefe senken. Während die Zotten vorwiegend der Resorption dienen, sind die Krypten vor allem Orte der Sekretion und der Zellerneuerung.

Darmepithel

Das Epithel der Zotten und Krypten enthält eine Reihe verschiedener Zelltypen, die Abkömmlinge der gleichen Stammzellen sind (Abb. 7.7-10).

Enterozyt

Die Enterozyten sind hochprismatische Epithelzellen (15–30 µm hoch, 5–10 µm dick) mit einem in der basalen Zellhälfte liegenden ovalen Zellkern (Abb. 7.7-11 u. 12). Der luminale (apikale) Zellpol ist mit einem als **Bürstensaum** bezeichneten Rasen von Mikrovilli besetzt, die im Durchschnitt 1 µm lang (0,5–1,8 µm) und 0,1 µm dick sind, also eine mittlere Oberfläche von etwa 0,3 µm² besitzen. Etwa 50 (36–60) Mikrovilli erheben sich von 1 µm² der Zelloberfläche, was zu einer **Oberflächenvergrößerung** auf das **15fache** führt. Eine durchschnittliche Epithelzelle (im Mittel 50 µm² apikale Oberfläche) ist mit 2500 Mikrovilli besetzt, die eine resorptive Oberfläche von 750 µm² schaffen. Die basolaterale Zelloberfläche beträgt dagegen nur etwa $\frac{1}{10}$ bis $\frac{1}{5}$ der Bürstensaumoberfläche.

Jeder Mikrovillus wird durch ein zentrales **Actinfilamentbündel** (20–40 Einzelfilamente, gebündelt durch die Proteine Villin und Fimbrin) gestützt (Abb. 7.7-13) und stabilisiert. Die in das apikale Zytoplasma reichenden Wurzeln der mikrovillären Filamentbündel sind durch Myosinfilamente und Spektrinfilamente miteinander verbunden. Dadurch werden die Mikrovilli aufrecht gehalten und können durch Zug der Myosinfilamente an den Wurzeln **zitternde Bewegungen** ausführen. Diese erleichtern wahrscheinlich den Eintritt von Stoffen in die Spalträume zwischen den Mikrovilli.

Die Zellen sind am apikalen Zellpol durch einen **Schlussleistenkomplex** fest miteinander verbunden, dessen *Zonula occludens* mit 3–7 Leisten eine wirksame Barriere im Interzellularspalt bildet (Abb. 2-3 u. 7.7-11). Durch Verbindung der Zonula-occludens-Leisten mit dem zellulären Aktomyosinsystem ist wahrscheinlich eine partielle Öffnung des Interzellularspaltes oder die Herabsetzung der Dichtigkeit der Zonula occludens möglich. Die Zonula adhaerens ist auf der zytoplasmatischen Seite mit einem kontraktilen, sphinkterartigen Actin-Myosin-Bündel versehen, dem **Zonula-adhaerens-Ring**, der vermutlich auch an der Regulation der parazellulären Permeabilität beteiligt ist.

Desmosomen (*Maculae adherentes*), die mit Intermediärfilamenten (Zytokeratine 8, 18, 19, 20) verbunden sind, kommen besonders in der apikalen Zellhälfte zahlreich vor, wohingegen in den basalen zwei Dritteln der lateralen Plasmamembran die mit Actinfilamenten verbundenen **Adhärenspunkte** (*Puncta ad-*

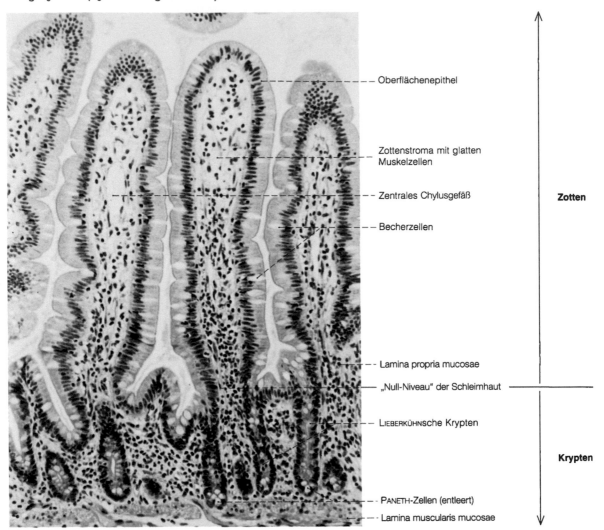

- - - - - - - - Oberflächenepithel

- - - - - - Zottenstroma mit glatten Muskelzellen

- - - Zentrales Chylusgefäß

- - - Becherzellen

Zotten

- - - Lamina propria mucosae

„Null-Niveau" der Schleimhaut

- - LIEBERKÜHNsche Krypten

Krypten

- - PANETH-Zellen (entleert)

- - - Lamina muscularis mucosae

Abb. 7.7-7 Schleimhaut des menschlichen Dünndarmes (Jejunum). Es sind 4 Zotten (Villi) und 10 Krypten ganz oder teilweise zu erkennen. Azan-Färbung; Vergr. ca. 150fach.

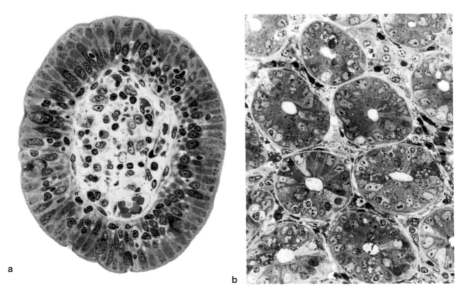

a

b

Abb. 7.7-8 Zotte (a) und Krypten (b) der menschlichen Duodenalschleimhaut im Querschnitt. Der Querschnitt der Zotte ist bedeutend größer als der einer Krypte. Toluidinblau-Pyronin; Vergr. 300fach.

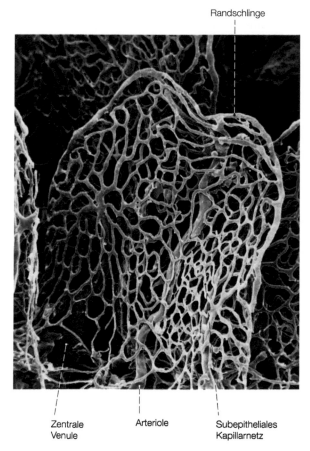

Randschlinge

Zentrale Venule | Arteriole | Subepitheliales Kapillarnetz

Abb. 7.7-9 Das Blutgefäßsystem einer Dünndarmzotte. Korrosionspräparat im rastermikroskopischen Bild; Vergr. ca. 100fach.

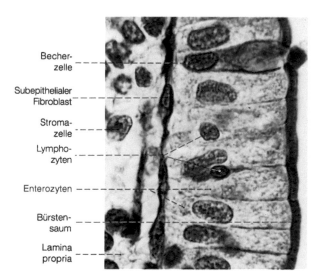

Becher-zelle

Subepithelialer Fibroblast

Stroma-zelle

Lympho-zyten

Enterozyten

Bürsten-saum

Lamina propria

Abb. 7.7-10 Dünndarmepithel (Jejunum) des Menschen bei starker lichtmikroskopischer Vergrößerung. Man sieht mehrere Saumzellen mit ihrem Bürstensaum und eine Becherzelle bei der Schleimsekretion. Vergr. ca. 1000fach.

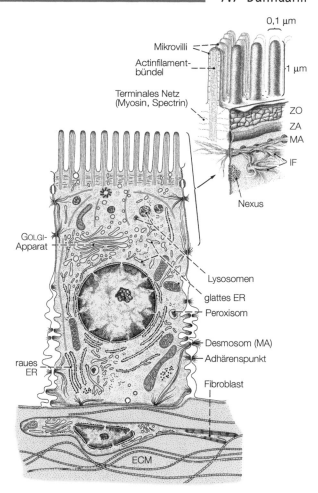

0,1 µm

Mikrovilli

Actinfilament-bündel

1 µm

Terminales Netz (Myosin, Spectrin)

ZO
ZA
MA
IF

Nexus

GOLGI-Apparat

Lysosomen

glattes ER

Peroxisom

Desmosom (MA)

Adhärenspunkt

raues ER

Fibroblast

ECM

Abb. 7.7-11 Schematische Zeichnung der Ultrastruktur eines Enterozyten mit subepithelialem Fibroblasten. Abkürzungen: ZO = Zonula occludens; ZA = Zonula adhaerens; MA = Macula adhaerens (Desmosom); N = Nexus; BL = Basallamina; GA = GOLGI-Apparat; Ly = Lysosom; PO = Peroxisom; TN = terminales Netz. Weitere Details sind in Kap. 2, Abb. 2.1-1 enthalten.

herentia) gehäuft vorkommen. Die Adhärenspunkte scheinen dynamischere Zellkontakte zu sein, die im Rahmen der Weit- und Engstellungen des Interzellularspaltes bei der Wasserresorption schnell gelöst und wieder aufgebaut werden können. Die Saumzellen kommunizieren metabolisch und elektrisch über **Nexus** (Connexine 26 und 32), die hauptsächlich in der apikalen Hälfte der Zellen ausgebildet sind.

Die Enterozyten besitzen ein gut entwickeltes raues und glattes endoplasmatisches Retikulum, einen recht großen, supranukleär gelegenen GOLGI-Apparat und ein in der apikalen Zellhälfte gelegenes ausgedehntes Endosom-Lysosom-System. Peroxisomen sind ebenfalls enthalten. Diese Organellenausstattung ermöglicht die zahlreichen Leistungen der Zelle im Rahmen der Resorption und Synthese von Proteinen und Lipiden.

Die Epithelzellen der **Säuglinge** enthalten zur Aufnahme von Milcheiweiß ein ausgedehntes apikales **Endozytoselabyrinth,** vergleichbar mit dem der proximalen Tubulusepithelien der Niere. Außerdem kommen im apikalen Zellpol der Enterozyten von Säuglingen mehrere Mikrometer große **Riesenlysosomen** vor, die das durch Endozytose aufgenommene, geronnene Milcheiweiß abbauen.

auf der Spitze der Mikrovilli [Abb. 7.7-12]). Sie werden von den Darmepithelzellen selbst synthetisiert und bilden einen Schutzfilm, dem sich Muzine aus den Becherzellen (MUC2) anlagern können.

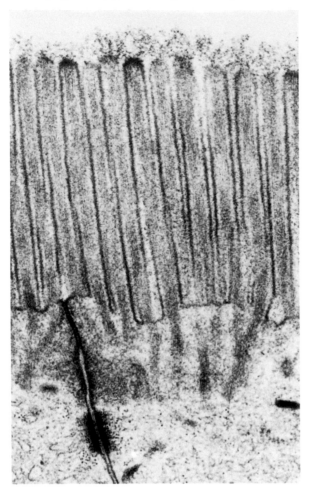

Abb. 7.7-12 Ultrastruktur des Bürstensaums von Enterozyten des menschlichen Dünndarmes. Auf den Spitzen der Mikrovilli ist die Glykokalyx besonders auffällig. Der Schlussleistenkomplex (junktionaler Komplex) mit von oben nach unten Zonula occludens, Zonula adherens und Macula adherens ist ebenfalls angeschnitten. TEM; Vergr. 47 500fach.

Das **Mikrotubulussystem** des Enterozyten wächst von einem Organisationszentrum unterhalb des apikalen terminalen Netzes aus und ist einheitlich apiko-basal ausgerichtet und polarisiert (Abb. 2-29). Dadurch erhält der Enterozyt ein in der Längsachse der Zellen angeordnetes **intrazelluläres Transportsystem**. Wird das Mikrotubulussystem der Enterozyten durch Mikrotubulusgifte zerstört (u. a. durch Colchizin), dann kommt es zum Verlust der **Zellpolarität** mit Ausbildung von Bürstensäumen an der basolateralen Zelloberfläche (Näheres s. Kap. 2.4.1).

Spezialisierung der Bürstensaummembran

Das Gewichtsverhältnis zwischen Proteinen und **Lipiden** der mikrovillären Plasmamembran beträgt etwa 2 : 1. Der Cholesteringehalt ist mit 50% ungewöhnlich hoch. Die restlichen 50% der Lipide setzen sich aus Phospholipiden (25%) und Glykolipiden (25%) zusammen. Glykolipide sind ausschließlich auf die äußere Lamelle der Plasmamembran beschränkt und bilden zusammen mit den Zuckergruppen der Membranproteine die **Glykokalyx**. Diese besteht aus einer etwa 10–15 nm dicken **Innenzone** und einer lockeren, mehrere 10 nm breiten **Außenzone** (Abb. 7.7-13) und enthält zudem lange, membranständige Muzine (MUC1 u. -4), die teilweise mehr als 100 nm lang sind (besonders auffällig

Klinisch wichtig sind die **Ganglioside** der Glykokalix. Die Ganglioside der Gruppe GM_1 (besitzen eine Sialinsäuregruppe, s. Abb. 2-2b) dienen als Bindungsstelle für das **Toxin des Choleraerregers** (*Vibrio cholerae*) und das Enterotoxin (Shiga-Toxin) von pathogenen **Kolibakterien**. Die Bindung der Toxine ist die Voraussetzung für die anschließende Endozytose und Schädigung der Zellen, die sich in schweren Durchfällen (Diarrhö) äußert. Das **Choleratoxin** führt zu einer Überstimulierung der Adenylatzyklase der Enterozyten und Aktivierung des CFTR-Chloridkanals (Cl^--Sekretion). Das **Shiga-Toxin** hemmt die Proteinsynthese an Ribosomen. Ein anderes Toxin von Kolibakterien, das **hitzestabile Toxin** (ST), bindet an die membranständige Guanylatzyklase und aktiviert durch cGMP-Produktion ebenfalls den CFTR-Chloridkanal und damit Salzsekretion und Diarrhö.

Der hohe Proteinanteil der Bürstensaummembran setzt sich hauptsächlich aus verschiedenen **Ektoenzymen** und **Transportproteinen** zusammen. Wichtige Ektoenzyme und Transporter sind in Abb. 7.7-13 u. 14 enthalten und werden unter „Resorptionsmechanismen" näher erläutert.

Charakteristisch für die meisten Bürstensaumenzyme ist das Vorhandensein eines gestreckten **Stielabschnittes**, der den katalytischen globulären Teil („Kopf") der Enzyme an die Oberfläche der Glykokalyx verlagert (Abb. 7.7-13). Durch zahlreiche Zucker-Seitenketten werden die Proteine stabilisiert und tragen zum Aufbau der Glykokalyx bei. Wie unten näher ausgeführt, wird ein großer Teil der bei der Verdauung anfallenden Aminosäuren, Zucker und Phosphatgruppen mit Hilfe von **Natrium-Kotransportsystemen** durch die Mikrovillusmembran in die Zelle befördert, wo die aufgenommenen Moleküle entweder metabolisiert oder über Transporter in der lateralen Plasmamembran in die Blutbahn abgegeben werden.

Becherzellen

Becherzellen sind als **Prototyp von mukösen Drüsenzellen** in Kap. 4.2 beschrieben. Sie kommen verstreut im Epithel der Zotten und Krypten vor und lassen sich selektiv aufgrund ihres Muzingehaltes durch die **PAS-Färbung** oder kationische Farbstoffe, wie das **Alcianblau**, darstellen (Abb. 7.8-3b). Die Becherzellen sind relativ spärlich im Duodenum, nehmen aber vom Jejunum bis zum Kolon kontinuierlich zu. Im Kolon beträgt das Verhältnis Becherzellen zu Saumzellen etwa 1 : 3 bis 1 : 5, im Jejunum und Ileum dagegen 1 : 10 bis 1 : 20.

Das **Hauptmuzin** der Becherzellen ist Muzin 2 (MUC2), ein fadenförmiges Riesenmolekül mit einem Proteinkern von 5179 Aminosäuren und einer großen Zahl (über 100) Zuckerseitenketten. Das Glykosylierungsmuster unterscheidet sich zwischen Becherzellen verschiedener Darmabschnitte. Die Muzine von Duodenum und Jejunum sind neutral bis schwach sauer, während die des restlichen Darms durch zahlreiche sulfatierte **Aminozucker** stark sauer sind. Histochemisch erweisen sich die Muzine des Colon descendens stärker sulfatiert als die Muzine der proximalen Kolonabschnitte. Die Becherzellen sezernieren noch das Trefoilfaktor-Peptid TFF3, das Muzine quer vernetzt und andere Funktionen besitzt (Kap. 3.2.5).

Becherzellen sezernieren kontinuierlich Muzine über den Weg der **konstitutiven Sekretion,** die überwiegend die lateralen Sekretgranula erfasst, nicht jedoch das zentrale Paket. **Massenexozytose** wird durch Acetylcholin und Parasym-

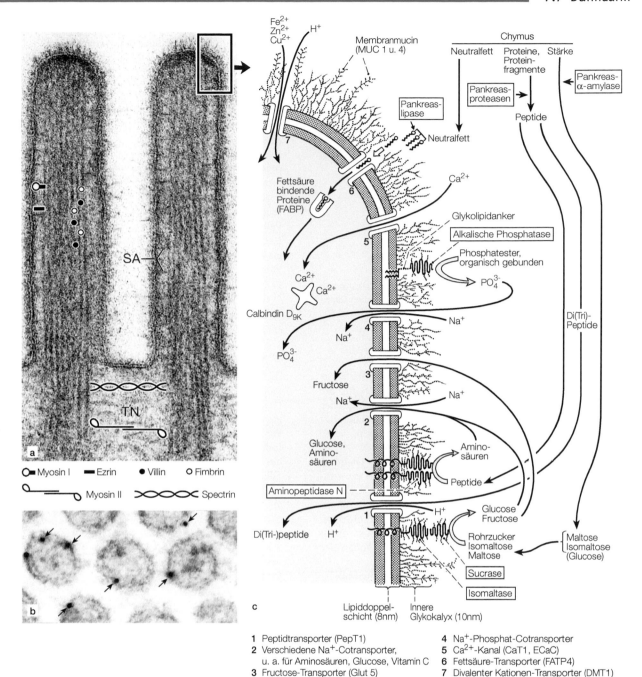

O■ Myosin I   ━ Ezrin   ● Villin   O Fimbrin
ᒐ━━ᒐ Myosin II   ⋙⋘ Spectrin

Abb. 7.7-13   Molekularbau und Transportvorgänge des Bürstensaums von Enterozyten des Dünndarms. In (a) sind zwei Mikrovilli des menschlichen Duodenalepithels bei starker elektronenmikroskopischer Vergrößerung abgebildet (200 000fach). Das zentrale Actinfilamentbündel ist durch Seitenarme (SA) an der Plasmamembran angeheftet. Die Arme enthalten das schwanzlose Myosin I und Ezrin. Die Wurzeln der Bündel sind durch dünne Filamente miteinander verbunden (terminales Netz [TN]), die im Wesentlichen aus Myosin II und Spectrin bestehen. In (b) wurde ein Bürstensaumenzym, die Isomaltase-Sucrase im Elektronenmikroskop durch einen an Goldpartikel adsorbierten Antikörper auf der Oberfläche der Plasmamembran von quer geschnittenen Mikrovilli lokalisiert (Vergr. 150 000fach). In (c) sind molekulare Details der Mikrovillusmembran mit Glykokalyx und einigen wichtigen Ektoenzymen und Transportsystemen eingetragen. Viele Ektoenzyme besitzen eine Stielregion und ragen dadurch an die Oberfläche der inneren Glykokalyxzone vor. Die proteolytischen und Saccharide spaltenden Enzyme zerlegen die durch Pankreasenzyme vorverdauten bzw. nichtverdauten Komponenten in kleinere Einheiten, die anschließend durch Transportsysteme der Plasmamembran resorbiert werden. Viele der Transportsysteme werden durch Einstrom von Na^+ angetrieben. Der dazu notwendige Na^+-Gradient wird durch die basolateral gelegene Na^+-K^+-ATPase generiert (Abb. 7.7-19) (nähere Details zur Fettresorption sind in Abb. 7.7-20 illustriert).

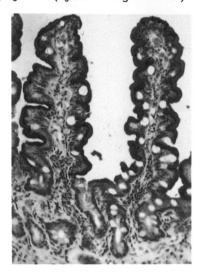

Abb. 7.7-14 Enzymhistochemischer Nachweis der alkalischen Phosphatase-Aktivität im Bürstensaum des menschlichen Dünndarmepithels (rote Färbung). In den unreifen Kryptenzellen ist das Enzym noch nicht aktiv. Vergr. 120fach.

pathomimetika (Carbachol etc.) ausgelöst. Das trifft nur für die Becherzellen der Krypten, nicht jedoch für die Zellen des Oberflächenepithels zu, deren physiologischer Exozytosestimulus unbekannt ist. Die oberflächlichen Becherzellen können jedoch durch Bakterientoxine (z. B. Choleratoxin) zur Sekretion gebracht werden.

Funktion: Die intestinalen Muzine wirken als **Gleitfilm** für den Chymus. Überdies übt der Muzinfilm eine **zytoprotektive Funktion** aus, indem er die Proteasen des Chymus (Pepsin, Pankreasenzyme etc.) von der Epitheloberfläche fernhält und verschiedene Erreger (Bakterien, Protozoen, Pilze) und deren Toxine binden und agglutinieren kann. Im Dickdarm leben verschiedene Bakterien vom Abbau der Muzine.

Die Vorläuferzellen der Becherzellen, die **Oligomukuszellen,** sind in den Krypten gelegen. Diese sind noch teilungsfähig, besitzen aber bereits schon Muzingranula im Zytoplasma, die noch nicht zu Granulapaketen aggregiert sind.

Bürstenzellen, Napfzellen

Bürstenzellen (engl.: brush cells) kommen im Epithel des gesamten Magen-Darm-Rohres einschließlich der Gallengänge und des Pankreasganges vor. Ihre Struktur und mögliche Funktion ist in Kap. 7.6.3 beschrieben (Abb. 7.6-6).

Napfzellen (engl.: cup cells) sind relativ schwach angefärbte, helle Epithelzellen mit einer **eingedellten Oberfläche** (Napf), die einen Bürstensaum trägt. Die Mikrovilli sind kürzer als die der Nachbarzellen und lassen im Gefrierbruch zebrastreifenartige Banden von intramembranären Partikeln in der zytoplasmatischen Lamelle der Mikrovillusmembran erkennen. Napfzellen sind relativ selten (weniger als 6% der Epithelzellen der Zotten) und kommen wahrscheinlich nur im **Ileum** vor. Sie sind bei vielen Säugetieren einschließlich Affen beschrieben worden; vom Menschen sind keine Angaben verfügbar.

Disseminierte endokrine Zellen

Die hormonproduzierenden endokrinen Zellen kommen im Epithel sowohl von Krypten wie von Zotten vor. Nähere Angaben über diese Zellen sind in Kap. 7.1.3 und in Band 2, Kap. 11.6 enthalten. Hervorgehoben sollen hier nur die endokrinen Zellen werden, deren Hormone an der **Regulation der Sekretion** des Magens (vor allem Gastrin), des Pankreas (Sekretin, Cholezystokinin) und der **Kontraktion der Gallenblase** (Cholezystokinin) beteiligt sind. Ihre Sekretion und Abgabe in das Blut wird vor allem durch den pH-Wert des Chymus und seine chemische Zusammensetzung (Fette, Proteine) gesteuert. Wichtig für den Dünndarm ist die schnelle Neutralisierung des aggressiven Magenbreis durch die Sekretion von Bikarbonat aus dem Pankreas und den BRUNNERschen Drüsen. Dieser Vorgang wird in erster Linie durch das Hormon **Sekretin** geregelt, das bei niedrigem pH-Wert ($< 4,5$) ausgeschüttet wird. Die Ausschüttung von **Gastrin** wird bei einem pH-Wert < 3 gehemmt (s. auch Kap. 7.6.7). Die meisten Hormone gelangen über den Umweg des Herz-Kreislauf-Systems zu ihren Erfolgsorganen (-zellen).

PANETH-Zellen

Am **Fundus der Krypten** des Dünndarmes liegen die PANETH-Zellen, die aus einer Gruppe von 20–40 serösen Drüsenzellen mit **eosinophilen,** 1–3 µm großen, homogenen **Sekretgranula** besteht (Abb. 7.7-15). Die Zahl der PANETH-Zellen nimmt vom Duodenum zum Ileum kontinuierlich zu, wo die Drüsenzellen bis an die laterale Wand der Krypten reichen können. Bei verzögerter Fixierung oder in Gewebe mit entzündlichen Veränderungen können die PANETH-Zellen komplett degranuliert sein, sodass das apikale Zytoplasma ausgewaschen hell erscheint (dann ähnlich wie Becherzellen aussehend, s. Abb. 7.7-7). Einige Säugetiere besitzen keine PANETH-Zellen (Hund, Katze, Schwein). Die Erneuerungsrate der PANETH-Zellen beträgt 3 Wochen. Benachbarte PANETH-Zellen phagozytieren die apoptotischen Zellen.

Die Sekretgranula enthalten Lysozym, Phospholipase A$_2$, Trypsin, die Metalloproteinase Matrilysin, Desoxyribonuklease I, Xanthinoxidase, Immunglobuline A und G

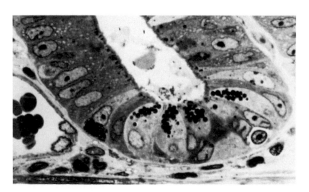

Abb. 7.7-15 Grund einer Krypte aus dem menschlichen Duodenum. Man erkennt eine Gruppe von PANETH-Zellen mit apikal gelegenen Sekretgranula; links davon ist eine entero-endokrine Zelle mit basal gelegenen Granula getroffen. Links im Bild ist eine Venule angeschnitten, in der mehrere Erythrozyten liegen. Biopsiematerial; Semidünnschnitt, Toluidinblau-Pyronin; Vergr. 750fach.

sowie Epidermaler Wachstumsfaktor (EGF). Die Granula besitzen einen hohen Gehalt an **Zinkionen**, die u. a. an Matrilysin und Xanthinoxidase gebunden sind. Weitere Produkte sind **antibakterielle Peptide** vom Typ der α-Defensine (HD5, HD6), die auch Cryptidine genannt werden.

Funktion: Die Zellen können Bakterien phagozytieren und durch Lysozym und Phospholipase A_2 Muraminsäure und Phospholipide der Bakterienmembran spalten. Defensine dringen in die Bakterienmembran ein und perforieren diese (antibakterielle Funktion). Sezernierte Immunglobuline und TNFα dienen ebenfalls der Entzündungsstimulation und Infektabwehr.

Die **Cryptidine** haben auch noch zusätzliche Funktionen. Sie werden auch in die Plasmamembran von Enterozyten der Krypten eingebaut, wo sie als Chloridkanäle wirken. Im Sinne einer Chloridsekretion wirkt auch **Guanylin**, das ebenfalls von den PANETH-Zellen sezerniert wird und durch Aktivierung einer membranständigen Guanylatzyklase die Chloridsekretion stimuliert (s. oben).

Intraepitheliale dendritische Zellen

Dendritische Zellen, die besonders darauf spezialisiert sind, Antigene zu endozytieren und Bruchstücke der Antigene auf ihrer Oberfläche Lymphozyten zu präsentieren, senden Ausläufer zwischen die Enterozyten, bis in das Darmlumen hinein. Sie sind mit benachbarten Enterozyten durch Zonulae occludentes verbunden und verschließen so den Interzellularraum. Die Zellen können dadurch direkt mit Erregern und Antigenen im Darmlumen in Kontakt treten und Immunantworten auslösen.

Undifferenzierte Darmepithelzellen

Die Seitenwände der **Krypten** werden von Säulenepithelzellen mit basal gelegenem Zellkern und verhältnismäßig dichtem Zytoplasma ausgekleidet. Hierbei handelt es sich um teilungsfähige **undifferenzierte Enterozyten,** die den Nachschub für die zugrunde gehenden Darmepithelien liefern (Enterozyten, endokrine Zellen, Becherzellen). Die Lebensdauer der Enterozyten beträgt 5–6 Tage (Erneuerungszyklus). Die undifferenzierten Enterozyten sind stärker basophil als die reifen Enterozyten der Zotten und enthalten im apikalen Zellpol elektronendichte, etwa 1 µm große Sekretgranula. Außerdem besitzen sie einen mäßig dichten Bürstensaum. Diese Zellen sind teilungsfähig und stellen wahrscheinlich die determinierten **unipotenten Vorläuferzellen** der Enterozyten dar. Die Struktur der undeterminierten **multipotenten Stammzellen**, aus denen alle der zuvor beschriebenen Zellen (einschließlich endokriner Zellen) entstehen können, ist nicht gesichert. Für die Differenzierung der sekretorischen Zellen (PANETH-Zellen, Becherzellen, endokrine Zellen) ist die Expression des Transkriptionsfaktors Math1 notwendig. Die Enterozyten rekrutieren sich aus Math1-negativen Vorläuferzellen. Im Dünndarm vermutet man 4–5 Stammzellen am Rande der PANETH-Drüse (in der Maus die 5. Zellposition vom Scheitelpunkt der Krypte aus gezählt). Diese Zellen sind fixiert und wandern im Gegensatz zu den undifferenzierten Enterozyten und **Oligomukuszellen** (Vorläuferzellen der Becherzellen) nicht. Die undifferenzierten und Oligomukuszellen wandern mit einer Geschwindigkeit von 1–2 Zellpositionen pro Stunde kryptenaufwärts. Bei dieser **Auf-**wärtsbewegung wandern die Epithelzellen im Verbund mit den subepithelialen Fibroblasten, die ebenfalls einem hohen Zellumsatz unterliegen. Näheres über den Erneuerungszyklus des Magen-Darm-Epithels s. Kap. 7.6.5 (Abb. 7.6-15).

M-Zellen, lymphatisches Gewebe (s. Kap. 10.6.1)

In der Mukosa des Magen-Darm-Kanals und teilweise auch der unteren Atemwege befinden sich Lymphozyten und lymphatisches Gewebe in besonderen Organisationsformen, die mit dem Oberbegriff des **Mukosa-assoziierten lymphatischen Gewebes (MALT)** zusammengefasst werden. In der Darmschleimhaut wird das lymphatische Gewebe international als **GALT** abgekürzt (engl.: gut-associated lymphoid tissue). Das GALT besteht aus folgenden Komponenten: 1. **Noduli lymphoidei solitarii** (Solitärfollikel, Abb. 7.7-17) und **Noduli lymphoidei aggregati** (PEYER-Plaques, Abb. 7.7-18), 2. diffus verteilte lymphatische Zellen, 3. lymphozytenreiche Zotten (engl.: lymphocyte-filled villi).

Die Solitärfollikel befinden sich in der gesamten Schleimhaut des Magens und Darms, hauptsächlich jedoch im Kolon und Rektum. PEYER-Plaques sind mehrere cm breite, zumeist aus 10–50 Follikeln zusammengesetzte Platten (Plaques) in der Lamina propria und Tela submucosa der Darmschleimhaut. PEYER-Plaques mit mehr als 25 Follikeln kommen besonders in *Ileum* und *Appendix vermiformis* vor, sind aber auch spärlicher im übrigen Dünndarm zu finden. Die PEYER-Plaques liegen hauptsächlich in der Schleimhaut gegenüber dem Ansatz des Mesenteriums. Dort, wo die Follikel die Mukosa kuppelartig vorwölben (Dome), fehlen Zotten und Krypten. Zwischen den Enterozyten der Dome liegen reichlich Zellen mit Mikrofalten auf der Oberfläche (**M-Zellen**), die Viren, Bakterien und andere Antigene endozytieren und über Transzytose in das lymphatische Gewebe der Follikel zur Auslösung einer Immunabwehr abgeben.

BRUNNERsche Drüsen

Das Duodenum unterscheidet sich von den anderen Abschnitten des Dünndarmes durch das Vorkommen der BRUNNERschen Drüsen, *Glandulae submucosae*. Es handelt sich um lange, vielfach verzweigte tubulo-alveoläre Drüsenschläuche, die die Muscularis mucosae durchbrechen und in großen Paketen in der **Submukosa** liegen (Abb. 7.7-16). Die BRUNNERschen Drüsen können bis an die Ringmuskelschicht heranreichen. Sie stehen histologisch den mukösen Pylorusdrüsen des Magens nahe und können wie diese einzelne Parietalzellen enthalten. Die Wand der Drüsenschläuche besteht aus kubischen bis säulenförmigen Epithelzellen, die bei H.E.-Färbung ein **helles Zytoplasma** haben. Ultrastrukturell sehen die Drüsenzellen mehr wie die serösen Azinuszellen des Pankreas aus mit mäßig elektronendichten, etwa 1 µm großen **Sekretgranula** und einem stark entfalteten, rauen endoplasmatischen Retikulum. Die Zellen sezernieren **Muzine** (MUC6), Trefoilfaktor-Peptid 3 (TFF3), Lysozym, Pepsinogen C, Duodenase (eine Serinprotease), einen Trypsin-Aktivator und Epidermalen Wachstumsfaktor (EGF, Urogastron). EGF stimuliert im Bereich von Epithelläsionen (Ulzera, Erosionen) Zellproliferation mit Bildung neuer Krypten und ist damit als **Wundheilungsfaktor** der Darmschleimhaut

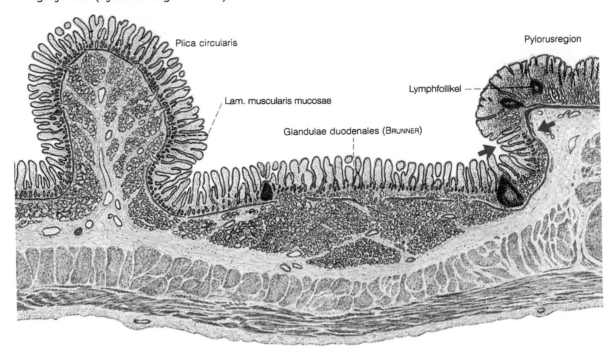

Abb. 7.7-16 Übergang der Pylorusregion des Magens in das Duodenum (Pfeile). Beachte die Lymphfollikel in der Pylorusschleimhaut und die Brunnerschen Drüsen in der Submukosa des Duodenums.

von Bedeutung. Die Drüsenepithelien sezernieren ebenfalls HCO_3^- und produzieren dadurch ein schwach **alkalisches Sekret.**

Die Brunnerschen Drüsen sind am Anfang des Duodenums stärker entfaltet als in den distalen Abschnitten. Von der Pars horizontalis an rücken die Drüsen so weit auseinander, dass die Zwischenräume überwiegen und auf großen Strecken nur noch kleinere Gruppen von Drüsenschläuchen anzutreffen sind.

Im Übrigen ist das Duodenum durch besonders dicht stehende und **hohe Plicae circulares** sowie durch überwiegend 0,2–0,5 mm hohe, **blattförmige Zotten** ausgezeichnet.

7.7.4 Resorptionsmechanismen

Der Magenbrei (Chymus) tritt in kleinen Portionen aus dem Pylorus in das Duodenum über und wird hier durch einen **isoosmotischen Flüssigkeitseinstrom** aus der Darmwand (s. unten) und durch die Sekrete des Pankreas und der Gallenblase um das 3- bis 4fache verdünnt. Durch den hohen Bikarbonatgehalt sind der Pankreassaft und das Sekret der Brunnerschen Drüsen **alkalisch.** Dadurch wird der pH-Wert des Chymus in Richtung auf den Neutralpunkt verschoben und damit dem **Wirkungsoptimum der Pankreasenzyme** angepasst. Die Resorptionsvorgänge für Zucker, Fette, Aminosäuren und die meisten Vitamine beginnen im **Duodenum** und sind bereits nach etwa 100 cm **Jejunum** weitgehend abgeschlossen (Tab. 7.7-1). Den restlichen Dünndarmabschnitten wird vor allem eine **Reservekapazität** bei Zufuhr großer Nahrungsmengen zugesprochen mit zusätzlichen spezifischen Teilfunktionen (u.a. Immunabwehr, Gallensäuren-, Sulfat- und Cobalamin-Aufnahme).

Die **Hauptaufgabe** des Darmepithels besteht darin, Flüssigkeit, Elektrolyte und Nährstoffe zu resorbieren.

Wasser

Im **Dünndarm** werden täglich ca. **9 l Wasser resorbiert,** im Dickdarm etwa 1,5 l. Die 9–10 l des resorbierten Wassers stammen aus oral aufgenommener Flüssigkeit (2 l), Speicheldrüsensekret (1 l), Magensaft (2 l), Pankreas-Gallen-Sekret (2 l) und 2–3 l von Flüssigkeit, die durch den hohen osmotischen Wert des Nahrungsbreis und seiner Spaltprodukte vom Darmblut in das Dünndarmlumen übertreten.

Tab. 7.7-1 Transport von verschiedenen Nährstoffen und Mineralien im Dünndarm.

Transportsubstrat	Ort der Absorption und relative Rate		
	Duodenum	Jejunum	Ileum
Hexosen (z. B. Glucose, Galactose)	++	+++	++
Aminosäuren	++	+++	++
Wasserlösliche Vitamine	+++	++	–
Lipide, Fettsäuren	+++	++	+
Gallensäuren	–	+	+++
Vitamin B_{12} (Cobalamin)	–	+	+++
Kalzium	+++	++	+
Eisen	+++	++	+
Sulfat	+	++	+++
Phosphat	+++	++	+

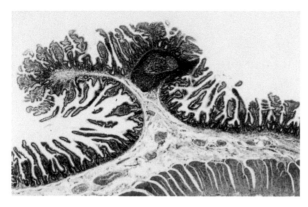

Abb. 7.7-17 Gegabelte Falte mit Solitärfollikel aus dem oberen Ileum des Menschen. H.E.-Färbung, Vergr. 20fach.

Trotz diesen **passiven Wassereinstroms** in das Darmlumen können durch die Aktivität der Na⁺-K⁺-ATPase große Mengen von Elektrolyten (besonders NaCl) und Nährstoffen aus dem Darmlumen resorbiert werden. Diesen resorbierten, osmotisch wirksamen Molekülen folgt Wasser durch die **Interzellularspalten** der Enterozyten in die Propria und die Blutgefäße (fenestrierte Kapillaren) (Abb. 7.7-19). Die **Na⁺-K⁺-ATPase** und zahlreiche andere Kanäle und Transporter sind an der **lateralen Zellmembran** gelegen. Durch die Abgabe der Moleküle und Ionen in den Interzellularspalt entsteht unterhalb der Zonula occludens ein hoher osmotischer Gradient. Dieser ist die treibende Kraft für den **parazellulären Wasserrückstrom.**

Der größte Teil des Wassers (ungefähr 80%) wird bereits im Dünndarm aufgenommen, die übrigen 20% (1,5 l) im Dickdarm. Der Dickdarm hat die Kapazität zur Resorption von 5 l Flüssigkeit. Wegen des hohen osmotischen Wertes des eingedickten Dickdarmbreis muss der Wassereinstrom aus dem Interstitium durch besonders dichte **Zonulae occludentes** verhindert werden. Diese besitzen im Dickdarm mehr Leisten und einen viermal höheren elektrischen Widerstand (Maß der Durchlässigkeit für Ionen) als im Dünndarm. Chloridionen können im Gegensatz zum Dünndarm im Dickdarm kaum parazellulär aufgenommen

werden, sondern treten vorwiegend durch einen apikalen Bikarbonat-Chlorid-Austauscher (Anionenaustauscher 2, AE2) in die Epithelzellen ein (dem Na⁺ folgend). Die treibende Kraft für die NaCl- und Wasserresorption ist wiederum die basolateral gelegene Na⁺-K⁺-ATPase, die sich enzym- und immunhistochemisch besonders eindrucksvoll in den Ileum- und Dickdarmepithelzellen nachweisen lässt (Abb. 7.7-19).

Kohlenhydrate, Proteine und Fette

Kohlenhydrate. Das für die Ernährung wichtigste Kohlenhydrat ist die **Stärke** (Amylase), die aus einer Vielzahl von Glucosemolekülen besteht, die hauptsächlich α_{1-4}, an Verzweigungsstellen auch α_{1-6} miteinander verknüpft sind (Zucker, s. Abb. 2-2). Sie wird bereits in der Mundhöhle durch die Speichelamylase (α-**Amylase**) in kleine Bruchstücke zerlegt. Dieser Prozess wird im Dünndarm durch die von der Bauchspeicheldrüse sezernierte α-Amylase weitergeführt. Auf der Oberfläche der Mikrovilli sind membranständige Glucosidasen lokalisiert (Abb. 7.7-13), insbesondere Glucoamylase und Isomaltase (Letztere im Komplex mit Sucrase). Diese Enzyme spalten mit unterschiedlicher Affinität Maltose (α_{1-4}-verknüpfte Diglucose), Isomaltose (α_{1-6}-verknüpfte Diglucose) und α-Dextrine (α_{1-6}- und α_{1-4}-verknüpfte Saccharide aus 3–5 Glucosemolekülen), sodass schließlich aus der Stärke einzelne Glucosemoleküle entstehen, die durch **Natrium-abhängige Transportsysteme** durch die Mikrovillusmembran aufgenommen werden. Das Milchzucker (Lactose) spaltende Bürstensaumenzym **Laktase** ist bei Säuglingen maximal exprimiert. Im Erwachsenenalter kann der Laktasegehalt der Mikrovilli reduziert sein oder sogar ganz fehlen. Das Krankheitsbild der **Lactoseintoleranz** ist dann die Folge. Rohrzucker (Saccharose, engl.: sucrose) ist ein Disaccharid aus Glucose und Fructose, das durch die Sucrase des Isomaltase-Sucrase-Komplexes des Bürstensaums gespalten wird. Fructose wird durch den Fructosetransporter (Glut 5) resorbiert.

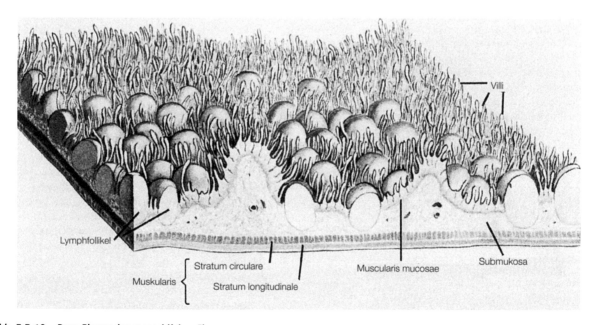

Abb. 7.7-18 Peyer-Plaque des menschlichen Ileums.

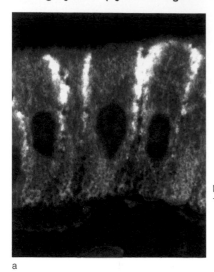

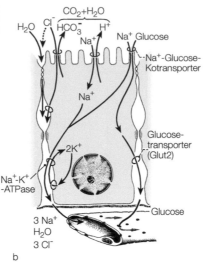

a   b

Abb. 7.7-19 **Zentrale Stellung der Na⁺-K⁺-ATPase beim transepithelialen Transport von Wasser, Elektrolyten und hydrophilen Nährstoffen (u.a. Glucose, Aminosäuren).** (a) Immunzytochemische Lokalisation der Na⁺-K⁺-ATPase an der lateralen Membran von Saumepithelzellen des menschlichen Ileums. Die Na⁺-K⁺-ATPase ist am stärksten in den oberen zwei Dritteln der lateralen Plasmamembran konzentriert. Vergr. 1500fach. (b) Schematische Darstellung.

Proteine. Die Verdauung (proteolytische Spaltung) der Proteine beginnt im **Magensaft** (Pepsine) und wird im Dünndarm durch die verschiedenen Proteasen des **Pankreas** (u.a. Chymotrypsin, Trypsin) fortgesetzt. Die inaktiven Pankreasenzyme (Chymotrypsinogen, Trypsinogen) werden durch ein Membranprotein der Mikrovilli im Duodenum und oberen Jejunum, die **Enteropeptidase** (früher Enterokinase), gespalten und aktiviert. Eine Zerlegung in einzelne Aminosäuren, Di- und Tripeptide, wird vor allem durch die **Ektoenzyme der Mikrovillusmembran** durchgeführt (Aminopeptidasen, Dipeptidasen). Die anschließende Resorption erfolgt ebenfalls durch Natrium-abhängigen Cotransport.

Fette. Die Resorption von Fetten durch die Enterozyten lässt sich mikroskopisch teilweise verfolgen (Abb. 7.7-20). Zunächst werden die Fetttropfen der Nahrung im Duodenum durch Gallensalze (= konjugierte Gallensäuren, Kap. 7.9) und Phospholipide der Galle in kleine Tröpfchen (Mizellen) zerlegt (emulgiert), die dadurch der Spaltung durch die **Pankreaslipasen** zugänglich werden. Die abgespaltenen Fettsäuren werden durch einen Fettsäuretransporter (FATP4) der Mikrovillusmembran resorbiert und auf der Innenseite der Plasmamembran von Fettsäure-bindenden Proteinen, I-FABP und H-FABP (intestinale und hepatische Form), gebunden und zum glatten ER transportiert. Dort findet die Resynthese der Triglyceride innerhalb der Lipiddoppelschicht statt. Cholesterolester werden nach Abspaltung der Fettsäure durch die pankreatische Cholesterolesterase als Cholesterol und Fettsäuren aufgenommen und am ER (bzw. an den Mitochondrien) wieder verestert.

Die **Triglyceride** und **Cholesterolester** werden in das Lumen des ER abgegeben und dort zusammen mit spezifischen Lipid-bindenden Proteinen, den Apoproteinen, in elektronenmikroskopisch sichtbare **Prächylomikronen** verpackt. Die **Apoproteine** werden von den Darmepithelien selbst synthetisiert (z.B. Apo-B48, Apo-AI, Apo-CII) bzw. durch Endozytose von Lipoproteinpartikeln aus dem Blut in das Darmepithel aufgenommen. Etwa 20% der Lipoproteine werden von den Epithelzellen selbst und 80% durch Aufnahme aus dem Blut zur Verfügung gestellt.

Beim Durchlaufen des GOLGI-Apparates erhalten die Apoproteine das fertige Glykosylierungsmuster und werden anschließend als reife **Chylomikronen** in Transportvesikel verpackt. Diese werden durch Exozytose an der basolateralen Plasmamembran in das Interstitium abgegeben. Dort können die 120 nm (70–600 nm) großen Chylomikronen nicht durch die Fenestrationen der Blutkapillaren in die Blutbahn eintreten, sondern gelangen durch die Einlassventile der **Lymphkapillaren** und -kollektoren der Zotten (**Chylusgefäße**) in den Lymphstrom und über den *Ductus thoracicus* in den linken Venenwinkel und das Herz-Kreislauf-System.

Kleinere Lipoproteinpartikel, nämlich das **VLDL** (very low density lipoprotein) und das **HDL** (high density lipoprotein), werden nur in geringen Mengen von Darmepithelzellen gebildet, das VLDL überwiegend bei geringer Lipidzufuhr durch die Nahrung. In den Lipoproteinpartikeln ist auch ein großer Teil der fettlöslichen **Vitamine A, D, E und K** enthalten, die über einen ähnlichen Mechanismus wie die Fettsäuren resorbiert werden. Für das Vitamin A ist ein Vitamin-A-bindendes zytoplasmatisches Transportprotein bekannt.

Beim **Morbus WHIPPLE** sind die Lymphgefäße der Propria und mesenterialen Lymphknoten des Ileums durch Bakterien (Tropheryma whippelii) und Entzündungszellen (besonders bakterienfressende Makrophagen) verstopft. Es kommt zu einem mangelhaften Abtransport der Chylomikronen mit daraus resultierender Fettresorptionsstörung und Ausscheidung von Fett im Stuhl (**Steatorrhö**).

Elektrolyte

Nur wenige Prozent der durch die Nahrung aufgenommenen Kochsalzmenge werden durch die Fäzes wieder ausgeschieden. Die treibende Kraft für die Resorption von Na⁺, K⁺ und Cl⁻ ist die **basolateral gelegene Na⁺-K⁺-ATPase.** Die Aufnahme in die Zelle erfolgt durch apikal lokalisierte Cotransport- und Gegentransportsysteme (s. oben). Etwa 25% der zugeführten Kochsalzmenge wird im Kolon resorbiert.

Kalziumionen gelangen aufgrund ihres hohen transzellulären Gradienten passiv durch Kalziumkanäle der Mikrovilli in die Zellen (s. Abb. 7.7-13). Im Zytoplasma wird Ca²⁺ durch Kalziumbindende zytoplasmatische Proteine sofort abgepuffert (insbesondere **Calbindin-D₉ₖ**) und mit Hilfe von Ca²⁺-Pumpen und

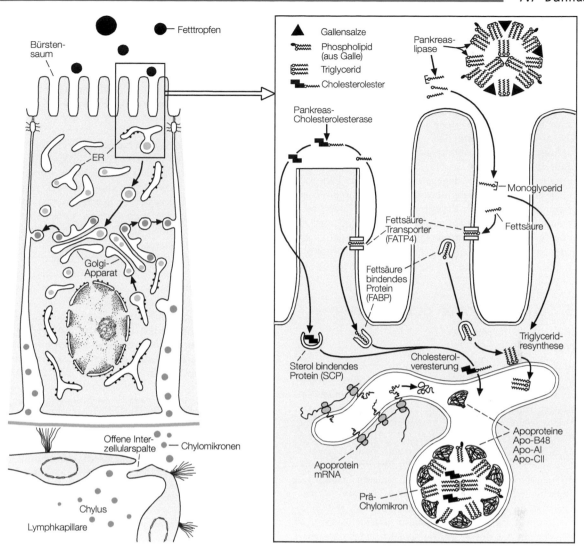

Abb. 7.7-20 Schematische Darstellung der zellulären Mechanismen bei der Resorption von Neutralfetten und Cholesterin.

Na$^+$, Ca^{2+}-Austauscher durch die basolaterale Plasmamembran in das Interstitium befördert.

Die Transkription von Calbindin und Ca^{2+}-Transportern sowie des Na$^+$-Phosphat-Cotransporters wird durch Vitamin D$_3$ (Calcitriol) reguliert.

Eisen, ein wichtiges Spurenelement, das u.a. Zentralatom der Porphyrin-Ringsysteme der Cytochrome (Atmungskette) und von Hämoglobin ist (Kap. 2.13.1), liegt als schlecht lösliche oxidierte Form (Fe^{3+}) im Chymus vor, u.a. gebunden an Trägerproteine (u.a. Gastroferrin) oder Porphyrin-Ringsysteme. Die Porphyrin-Eisenkomplexe können durch ein Transportprotein im Duodenum als Komplex aufgenommen werden. Nicht an Porphyrin gebundenes Fe^{3+} wird durch eine **Ferrioxidoreduktase** des Bürstensaums zu Fe^{2+} reduziert, das dann durch den Divalenten-Kationen-Transporter (**DCT1**) in die Zellen aufgenommen wird (DCT1 transportiert auch Zn^{2+}, Cu^{2+}, Mn^{2+}). In der Darmepithelzelle werden die aufgenommenen Eisenionen entweder an Apoferritin gebunden und in **Ferritinpartikeln** gespeichert oder durch einen basolateralen Fe^{3+}-Transporter, **Ferroportin** (Ireg1), in die Blutbahn abgegeben. Dazu wird Fe^{2+} durch **Hephaestin** auf der Innenseite von Ferroportin zu Fe^{3+} oxidiert. Im Blut bindet Fe^{3+} an das Transportprotein Transferrin und wird über den Transferrinrezeptor in Zellen aufgenommen (Kap. 2.8.3).

Chronisch zu hohe Eisenspiegel im Blut führen zu vermehrter Eisenspeicherung in Leber, Pankreas und Herz, die schließlich schwere Organschädigungen bewirken (Leberzirrhose, Pankreasfibrose, Kardiomyopathie). Dieses Krankheitsbild wird als **Hämochromatose** bezeichnet. Zur Vermeidung der Eisenüberflutung des Organismus muss die Eisenresorption streng reguliert werden. Das geschieht durch das Leberhormon **Hepcidin**, das bei erhöhter Eisenzufuhr von Leberzellen gebildet und ausgeschüttet wird, in den Epithelzellen der Krypten des Duodenums an einen Endozytoseregulator des Transferrin-Rezeptors (**HFE-Komplex**) bindet und diesen aktiviert. Durch vermehrte Eisenaufnahme aus dem Blut in das Kryptenepithel wird die Transkription der Eisentransportergene herabreguliert (durch den Fe^{3+}-bindenden Transkriptionsregulator IBB), sodass die aus den Krypten auswandernden Enterozyten weniger Eisen resorbieren und in das Blut transportieren. Mutationen von HFE (Hämochromatose-Gen) sind die Hauptursache für die familiäre Form der Hämochromatose.

Immunglobuline

Bei Neugeborenen und Säuglingen besitzen die Enterozyten des Duodenums und oberen Jejunums an den Mikrovilli **Endozytose-Rezeptoren** für Immunglobulin G (IgG) aus der Muttermilch. IgG wird bei einem pH-Wert ≤ 6 gebunden und an der Zelloberfläche zwischen den Mikrovilli endozytiert. Die Immunglobuline werden durch den Mechanismus der Transzytose an der Zellbasis in den Blutkreislauf abgegeben und dienen dem **Immunschutz des Säuglings.** Dieser Transportmechanismus geht im ersten Lebensjahr verloren.

Enterozyten besitzen dagegen zeitlebens die Fähigkeit zur **Sekretion von Immunglobulin A.** IgA wird an der Basis der Epithelzellen durch Rezeptor-vermittelte Endozytose aufgenommen und zur apikalen Oberfläche transportiert, wo die IgA-Moleküle sezerniert werden und auf der Oberfläche der Zellen (Schleimschicht) Immunschutzfunktionen erfüllen (s. auch Kap. 2.8.2, Abb. 2-59).

7.7.5 Leitungsbahnen des Dünndarmes

Arterien

Duodenum. Der größte Teil des Duodenums, nämlich die Pars superior, descendens und horizontalis, wird gemeinsam mit dem Kopf der Bauchspeicheldrüse über einen Gefäßbogen versorgt, in dem Äste aus dem Stromgebiet des **Truncus coeliacus** und der **A. mesenterica superior** miteinander anastomosieren. Wie Abb. 7.7-21 und 7.5-10 zeigen, ist der durch die *A. pancreaticoduodenalis superior et inferior* gebildete Gefäßbogen in der Regel doppelt angelegt, sodass man einen **vorderen** und **hinteren Gefäßbogen** unterscheiden kann. Die *A. pancreaticoduodenalis superior anterior* ist die Fortsetzung des Stammes der *A. gastroduodenalis;* die *A. pancreaticoduodenalis superior posterior* ist entweder ein Ast der *A. gastroduodenalis* oder entspringt aus der *A. hepatica.* Die *A. pancreaticoduodenalis inferior* entspringt entweder direkt aus der *A. mesenterica superior* oder geht aus der obersten Jejunalarterie hervor. Das Gefäß teilt sich dann in zwei Äste, *Ramus anterior* und *posterior,* die mit der vorderen bzw. hinteren A. pancreaticoduodenalis superior anastomosieren. – Die Pars ascendens duodeni und die Flexura duodenojejunalis werden von Ästen der oberen Jejunalarterie versorgt.

Jejunum und Ileum. Noch bevor die zwischen Pankreas und Duodenum hervortretende **A. mesenterica superior** das Duodenum überkreuzt, gibt sie nach links die ersten **Aa. jejunales** ab. Rechnet man die oberen $^2/_5$ des Dünndarmes zum Jejunum und die unteren $^3/_5$ zum Ileum, so entsendet die A. mesenterica superior im Allgemeinen 4–5 Aa. jejunales und etwa 12 **Aa. ileales.** Wie Abb. 7.7-22 zeigt, gehen diese Gefäße nach links ab, während sich der Endast der A. mesenterica superior nach rechts wendet und mit dem R. ilealis der **A. ileocolica** anastomosiert.

Die Dünndarmarterien hängen untereinander durch **Arkaden** zusammen. Bei den Aa. jejunales kann man Hauptarkaden, sekundäre Arkaden und tertiäre Arkaden unterscheiden. Die **Hauptarkaden** liegen etwa 5,5 cm von der Darmwand entfernt und verbinden benachbarte Aa. jejunales miteinander. Aus Zweigen der Hauptarkaden entstehen sodann die **sekundären Arkaden,** die in einem Abstand von etwa 3,5 cm von der Darmwand angetroffen werden. Aus ihnen gehen in einem großen Teil der Fälle (aber nicht immer) **tertiäre Arkaden** hervor. Von den der Darmwand am nächsten gelegenen Arkaden entspringen die **Aa. rectae,** die in gestrecktem Lauf zur Darmwand ziehen.

Auf etwa 10 cm Darmlänge kommen im Schnitt 11 **Aa. rectae.** Diese Arterien haben beim Abgang aus den Arkaden einen Durchmesser von etwa 0,9 mm und teilen sich meist noch einmal, ehe sie in die Darmwand eintreten. – Das hier beschriebene Bild entspricht dem Regelfall. Es gibt jedoch zahlreiche Abweichungen und Varianten, die durchaus im Rahmen der Norm liegen. – Im Bereich des **Ileums** unterscheidet sich die Arkadenbildung von derjenigen am Jejunum vor allem dadurch, dass sich die Aa. ileales stärker aufzweigen, sodass die unverzweigte Strecke dieser Gefäße kürzer ist als die der Aa. jejunales (Abb. 7.7-22). Die besonderen Verhältnisse im Bereich des terminalen Ileums werden im Zusammenhang mit der Blutversorgung des ileokolischen Winkels und der Appendix in Kap. 7.8.2 besprochen.

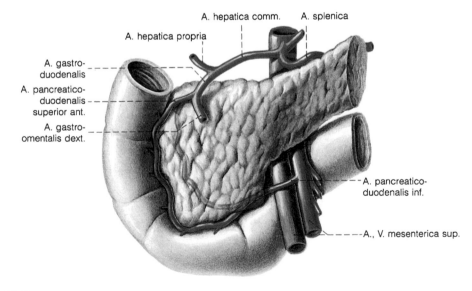

A. hepatica comm.　A. splenica

A. hepatica propria

A. gastroduodenalis

A. pancreaticoduodenalis superior ant.

A. gastroomentalis dext.

A. pancreaticoduodenalis inf.

A., V. mesenterica sup.

Abb. 7.7-21 Die Blutversorgung des Duodenums erfolgt durch einen doppelten Gefäßbogen, der aus dem Stromgebiet des Truncus coeliacus und aus der A. mesenterica superior gespeist wird (s. auch Abb. 7.10-5).

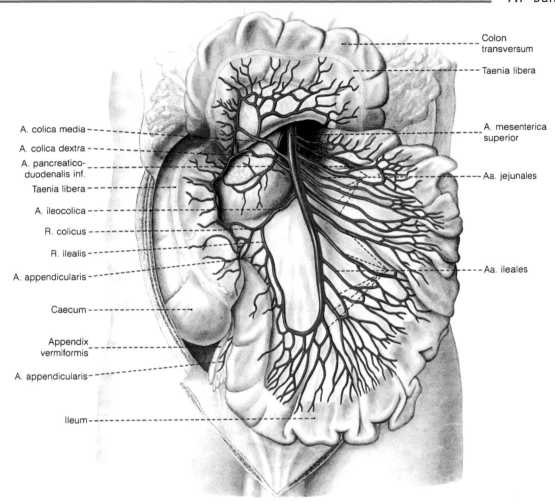

A. colica media

A. colica dextra

A. pancreatico-
duodenalis inf.

Taenia libera

A. ileocolica

R. colicus

R. ilealis

A. appendicularis

Caecum

Appendix
vermiformis

A. appendicularis

Ileum

Colon
transversum

Taenia libera

A. mesenterica
superior

Aa. jejunales

Aa. ileales

Abb. 7.7-22   Die Äste der A. mesenterica superior. Die Dünndarmschlingen sind nach links, das Colon transversum ist nach kranial umgelegt. Die A. appendicularis kommt hier aus dem R. ilealis der A. ileocolica (Variation).

Venen

Die Venen des Dünndarmes verlaufen im Prinzip wie die Arterien und werden entsprechend benannt. Die **V. mesenterica superior** vereinigt sich hinter dem Pankreas mit der V. splenica (die die V. mesenterica inferior aufgenommen hat) zum Stamm der V. portae.

Lymphbahnen

Die aus den zahlreichen Lymphgefäßen des Dünndarmes gespeisten mesenterialen Lymphknoten stellen die größte Ansammlung von Lymphknoten im menschlichen Körper dar. Es gibt etwa **100–200 mesenteriale Lymphknoten**, die sich in mehrere ineinander übergehende Gruppen einteilen lassen: Die aus der Darmwand austretenden Lymphgefäße ziehen zunächst in Begleitung der Blutgefäße zu einer Reihe kleiner Lymphknoten, die in unmittelbarer Nähe des Darmes im Bereich der **tertiären Arkaden** liegen. Anschließend folgen Lymphknoten, die in Höhe der **primären Arkaden** liegen und ebenso wie die Erstgenannten als **Nodi mesenterici juxta-intestinales** bezeichnet werden. Von hier aus gelangt die Lymphe in die große Gruppe der **Nodi mesenterici superiores**. Die obersten dieser **Nodi mesenterici superiores centrales** bezeichneten Knoten liegen in unmittelbarer Nähe der Nodi pancreaticoduodenales und praeaortici und lassen sich von ihnen kaum trennen. Die Lymphe der großen Gruppe der mesenterialen Knoten gelangt dann über den **Truncus intestinalis** entweder in den linken Truncus lumbalis oder direkt in die Cisterna chyli.

Nerven

Der Dünndarm wird **efferent** von sympathischen und parasympathischen Nerven versorgt, die entlang der Mesenterialgefäße zur Darmwand verlaufen. Die parasympathischen Fasern stammen aus dem Vagus, wobei Fasern aus dem rechten Vagus vorherrschen sollen. Die sympathische Innervation erfolgt hauptsächlich durch die drei Nn. splanchnici (Th5–Th12) über den Plexus coeliacus und den Plexus mesentericus superior. Afferente (viszerosensorische) Fasern verlaufen im Vagus und Sympathikus, wobei die Nn. splanchnici bevorzugt Schmerzfasern enthalten. Afferenzen aus dem Duodenum gelangen über den rechten N. phrenicus teilweise ins Halsmark (C3, C4).

Literatur

Siehe Anhang Nr. 37, 41, 54, 92, 98, 133, 146, 159, 160, 203, 233, 240, 268, 322, 359, 371, 380.

7.8 Dickdarm

─────── Übersicht ───────

Der Dickdarm, Intestinum crassum, ist etwa 1,5 m lang. Er gliedert sich in:

1. **Caecum** (Blinddarm) mit Appendix vermiformis (Wurmfortsatz),
2. **Colon** (Grimmdarm) mit Colon ascendens, transversum, descendens und sigmoideum,
3. **Rectum** (Mastdarm),
4. **Canalis analis** (Analkanal).

Zäkum, Colon transversum, Colon sigmoideum und der größte Teil des Rektums liegen intraperitoneal, Colon ascendens und descendens sekundär retroperitoneal. Der Analkanal befindet sich extraperitoneal. Er besitzt ein kompliziertes muskuläres Verschlusssystem, das die Defäkation kontrolliert (Kontinenzorgan).

Der aus dem Dünndarm übergetretene Chymus wird durch die Resorption von durchschnittlich etwa 1,5 l Wasser eingedickt Die Wasserrückresorption erfolgt durch eine aktive Resorption von etwa 25% der durch die Nahrung zugeführten Kochsalzmenge. Die eingedickten Kotmassen, Faeces, werden mit Schleim durchsetzt und gleitfähig gemacht. Der Inhalt des Dickdarms unterscheidet sich von dem des Dünndarms vor allem durch das Vorhandensein einer bedeutend stärker entwickelten physiologischen Darmflora. In 1 Gramm normalem menschlichem Stuhl sind etwa 10^{11} Bakterien enthalten, das entspricht einem Gewichtsanteil von ca. 3%.

7.8.1 Wandbau

Tunica muscularis, Tunica serosa

Der größte Teil des Dickdarms, nämlich das Zäkum und gesamte Kolon, besitzt in seinem Wandbau drei typische Merkmale (Abb. 7.8-1):

1. **Tänien.** Während die Ringmuskulatur kontinuierlich ausgebildet ist, besitzt der Dickdarm eine Längsmuskulatur, die in drei parallel zur Längsrichtung des Darmes verlaufenden Streifen, Tänien genannt, verdickt ist. Nur eine der Tänien ist von vorne her sichtbar, **Taenia libera.** Die beiden anderen liegen versteckt und sind der hinteren Bauchwand zugekehrt. Im Bereich der intraperitonealen Kolonsegmente setzt an einer dieser beiden Tänien das Mesokolon an, **Taenia mesocolica,** und an der anderen (im Bereich des Querkolons) das große Netz, **Taenia omentalis.** Die kräftigen Muskelstreifen der drei Tänien wirken wie Längsbänder, deren Kontraktion den Dickdarm verkürzt.

2. **Haustren** und **Plicae semilunares.** Zwischen den Tänien buchtet sich die dünne und glatte Wand des Dickdarmes buckelförmig vor und bildet die *Haustren.* Diese werden durch abschnittsweise auftretende Falten, *Plicae semilunares,* in der Querrichtung voneinander abgegrenzt.

Die Plicae semilunares sind im Gegensatz zu den strukturell fixierten Plicae circulares des Dünndarmes **nicht dauernd vorhanden.** Sie treten dadurch auf, dass sich an gewissen Stellen Längs- und Ringmuskulatur sowie Muscularis mucosae kontrahieren, während die Muskulatur in den dazwischenliegenden Abschnitten gleichzeitig erschlafft. Beobachtet man beim Lebenden den Dickdarm nach Gabe von Kontrastmittel eine Zeit lang vor dem **Röntgenschirm,** so kann man sehen, wie dort, wo zunächst ein Haustrum liegt, eine Plica semilunaris auftritt und wie sich an der Stelle einer Plica semilunaris ein Haustrum bildet (Abb. 7.8-8). Komplexe von Plicae und Haustren können in regelmäßiger Folge so auftreten, dass der Darminhalt analwärts transportiert wird. Sie können aber auch in ganz unregelmäßiger Verteilung und Abfolge erscheinen. Dann wird der Darminhalt nicht weiterbewegt, sondern geknetet und gemischt.

3. **Appendices epiploicae.** In der Subserosa des Kolons befinden sich lappenförmige, mit **Fettgewebe gefüllte Anhängsel,** Appendices epiploicae. Sie stehen in der Regel im Colon ascendens und descendens in zwei Reihen, im Colon transversum in einer Reihe. Am Zäkum, an der Appendix vermiformis und am Rektum fehlen sie. Die mit Serosa überzogenen Appendices epiploicae sind bereits beim Fe-

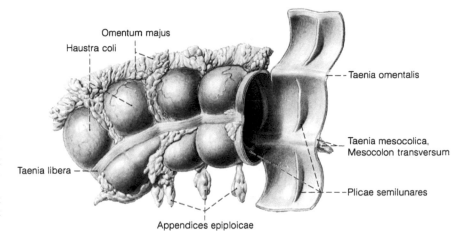

Omentum majus

Haustra coli

Taenia omentalis

Taenia mesocolica,
Mesocolon transversum

Taenia libera

Plicae semilunares

Appendices epiploicae

Abb. 7.8-1   Segment aus dem Colon transversum in der Ansicht von ventro-kaudal. Das Omentum majus ist nach oben geschlagen und in der Nähe der Verwachsungsfläche mit dem Colon transversum abgeschnitten. Rechts ist der Dickdarm ein Stück weit eröffnet und aufgeklappt.

tus angelegt, dann aber noch ohne Fettzellen. Beim Erwachsenen sind sie je nach Konstitutionstyp und **Ernährungszustand** unterschiedlich groß und dick. Man nimmt an, dass sie nicht nur der Fettspeicherung dienen, sondern auch die Bewegungen des Dickdarmes erleichtern.

Tunica mucosa, Schleimhaut

Die Schleimhaut ist in allen Abschnitten des Dickdarms mit Ausnahme des Analkanals gleichartig aufgebaut und insgesamt einfacher strukturiert als die des Dünndarms. Plicae circulares und Zotten fehlen. Die **Krypten** (Gll. intestinales) bleiben erhalten. Sie sind länger (0,4–0,5 mm) und stehen dichter als im Dünndarm (Abb. 7.8-2). In der Wand der Krypten gibt es Enterozyten mit kurzem Bürstensaum, Becherzellen, endokrine Zellen, einzelne Bürsten-

zellen und undifferenzierte Stammzellen. PANETH-Zellen kommen nur vereinzelt vor. Die Becherzellen sind im Verhältnis zu den Enterozyten zahlreicher als im Dünndarm (Abb. 7.8-3). Sie können enorme Mengen von Schleim absondern (**Schleimstühle**). Die Muzine der Becherzellen sind MUC2 und, unregelmäßiger, das Magenmuzin MUC5AC. Letzteres wird besonders stark in Polypen und Tumoren (Adenomen) gebildet. Die Kolonmuzine sind an den Zuckerketten stark sulfatiert und dadurch saurer als die Dünndarmmuzine. Die Wasserresorption der Dickdarmschleimhaut wird durch NaCl-Resorption getrieben.

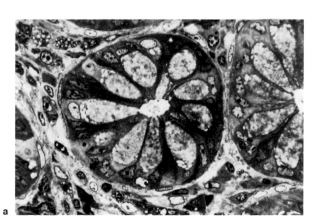

a

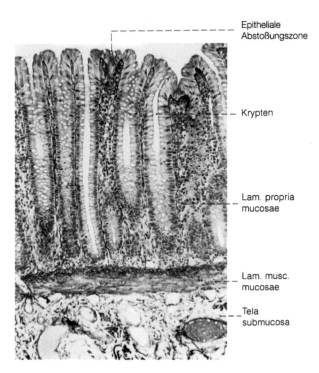

Epitheliale
Abstoßungszone

Krypten

Lam. propria
mucosae

Lam. musc.
mucosae

Tela
submucosa

Abb. 7.8-2   Dickdarmschleimhaut des Menschen. Azan; Vergr. ca. 130fach.

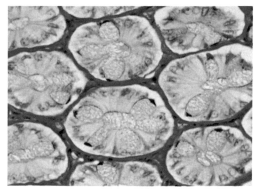

b

Abb. 7.8-3   Querschnitt durch Krypten der Kolonschleimhaut. (a) Toluidinblaufärbung. Vergr. 520fach; (b) selektive Darstellung der Muzine in den Becherzellen durch den kationischen (basischen) Farbstoff Alcianblau. Vergr. 320fach.

Die Enterozyten besitzen dazu einen apikalen Na⁺,H⁺-Austauscher (der Na⁺ im Austausch gegen H⁺ resorbiert) und einen Anionenaustauscher, der HCO_3^- in das Darmlumen sezerniert und Cl⁻ resorbiert. Die Triebkraft für die Na⁺-Resorption wird durch die basolateral gelegene Na⁺-K⁺-ATPase bereitgestellt (s. Kap. Dünndarm). Die Enterozyten sezernieren K⁺ durch apikale Kaliumkanäle (starke Kaliumverluste bei Einnahme von Abführmitteln!). Die Wasserresorption führt zur Eindickung der Fäzes. Endokrine Zellen und Bürstenzellen sind wesentlich seltener als im Dünndarm. Die dominante endokrine Zelle ist die EC-Zelle, die Serotonin sezerniert und die Aktivität der Muskularis beeinflusst. Die Proliferationszone des Dickdarmepithels befindet sich in der basalen Hälfte der Krypten. Die Lebensdauer der Enterozyten beträgt 3–6 Tage. Die Zellen werden nach Erreichen des Darmlumens innerhalb von 24 h abgestoßen (Abb. 7.6-15, 7.8-2).

Die Tela mucosa enthält vereinzelt Lymphfollikel (Solitärfollikel) und kaum PEYERsche Plaques. Nur in der Appendix vermiformis sind Follikel und Plaques besonders stark ausgebildet.

7.8.2 Zäkum und Appendix vermiformis

Das Ende des Ileums stülpt sich von medial her in die Seitenwand des Dickdarmes ein und bildet hier die *Valva ileocaecalis* oder *ilealis* (BAUHINsche Klappe) (Abb. 7.8-4). Die Klappe besteht aus zwei Lippen, die einen horizontalen Schlitz, *Ostium valvae ilealis*, begrenzen und nach lateral in eine Schleimhautfalte übergehen, *Frenulum valvae ilealis*. Die Valva ileocaecalis lässt unter normalen Bedingungen Darminhalt nur vom Dünndarm in den Dickdarm übertreten, nicht aber in umgekehrter Richtung. Dabei wird der Verschluss der Öffnung durch eine **Verstärkung der Ringmuskulatur** bewirkt, die sich in die beiden Lippen der Klappe fortsetzt.

Der unterhalb der Valva ileocaecalis befindliche Abschnitt des Dickdarms wird **Blinddarm**, *Caecum*, genannt. Das Zäkum ist etwa 7 cm lang und besitzt ein relativ weites Lumen, das sich an seiner medialen Seite in das enge Lumen des **Wurmfortsatzes**, *Appendix vermiformis,* fortsetzt. Der Wurmfortsatz wird in der Sprache des Laien häufig mit dem Blinddarm gleichgesetzt („Blinddarmentzündung" statt fachlich korrekt „Appendizitis").

Das Zäkum liegt in der Regel **intraperitoneal** und im rechten Unterbauch. In einem Drittel der Fälle reicht es bis in das kleine Becken herab. Da das Zäkum erst am Ende der Darmdrehungen (Abb. 7.5-1) nach kaudal wandert und in seine endgültige Stellung in der Fossa iliaca gelangt, gibt es für den Chirurgen wichtige **Lagevarianten:**

So kennt man neben dem beweglichen, von Peritoneum überzogenen **Caecum mobile** ein mit einem Mesocaecum ausgestattetes **Caecum liberum** sowie ein **Caecum fixum**, das im Gegensatz hierzu fest mit der Bauchwand verwachsen ist und sekundär retroperitoneal liegt. Auch Fälle mit einem **Hochstand** des Zäkums, bei denen es unmittelbar unter dem Leberrand liegt, sind bekannt. Sie lassen sich durch einen unvollständigen Deszensus des Dickdarmes während der Entwicklung erklären.

Die drei Taenien des Zäkums konvergieren zur Abgangsstelle des Wurmfortsatzes, **Appendix vermiformis,** und überziehen diesen rudimentären Darmabschnitt mit einer

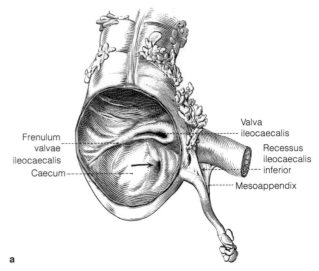

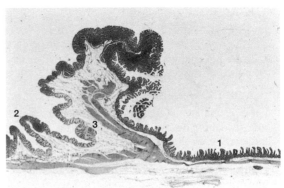

Abb. 7.8-4 (a) Blinddarm (eröffnet) und Wurmfortsatz. Der Pfeil weist auf die Öffnung der Appendix vermiformis in der medialen Wand des Zäkums.
(b) Histologischer Schnitt durch die Valva ileocaecalis. 1 = Ileum mit Zotten; 2 = Dickdarmschleimhaut ohne Zotten; 3 = verdickte Abzweigung der Tunica muscularis. H.E.; Vergr. 5fach.

einheitlichen Lage von Längsmuskulatur. Dieser Verlauf der Taenien weist darauf hin, dass die Appendix ursprünglich die unmittelbare Fortsetzung des Zäkums ist. Sie gelangt jedoch im Laufe der Entwicklung durch unterschiedliche Wachstumsgeschwindigkeiten innerhalb der Zäkumwand nach medial.

Die **Länge der Appendix schwankt** in weiten Grenzen zwischen 2 und 19 cm. In sehr seltenen Fällen kann sie auch noch länger sein oder ganz fehlen. Normalerweise ist das Organ etwa 10 cm lang und 6 mm dick. Auch die **Lage** der Appendix ist unterschiedlich. In der Mehrzahl der Fälle (ca. 65%) liegt sie nach oben geklappt, **retrozäkal**. Sie kann dann mit ihrer Spitze weit nach kranial reichen. Vielfach (ca. 31%) weist die Appendix aber auch nach unten. Sie kann dann in das **kleine Becken** herabhängen. Hier gewinnt sie bei der Frau unmittelbare topographische Beziehungen zum Ovar, die für differenzialdiagnostische Erwägungen, z.B. bei Entzündungen, von Bedeutung sind. Auch Positionen wie parakolische oder mediale Lage vor oder hinter der letzten Ileumschlinge können vorkommen. Normalerweise besitzt die Appendix vermiformis ein kurzes Gekröse, **Mesoappendix**, in dem die Leitungsbahnen verlaufen. Bei sekundär retroperitoneal fixiertem Zäkum und retrozäkaler Lage der Appendix kann die Mesoappendix extrem kurz sein bzw. fehlen.

Bei regelrechter Lage des Zäkums in der rechten Fossa iliaca projiziert sich die Abgangsstelle der Appendix auf den McBurneyschen Punkt, der an der Grenze zwischen dem äußeren und mittleren Drittel einer Linie liegt, die von der Spina iliaca anterior superior zum Nabel verläuft. Bei absteigender Lage projiziert die Spitze des Appendix auf den Lanz-Punkt (rechter Drittelpunkt zwischen beiden Spinae iliacae anteriores superiores).

Der Wurmfortsatz ist bewegungsfähig und enthält Dickdarmbrei. Seine Funktion als Darm ist beim Menschen in den Hintergrund getreten. Er steht ganz im Dienste der **Immunabwehr** (Bd. 2, Kap. 10.6). Die Schleimhaut enthält massenhaft solitäre und aggregierte Lymphfollikel, die Krypten sind stark reduziert (Abb. 7.8-5). Die Lymphfollikel und Ansammlungen von Lymphozyten reichen durch die Muscularis mucosae hindurch bis tief in die Submukosa.

In der Wand des gereizten Wurmfortsatzes ist das lymphatische Gewebe noch stärker ausgebildet. Beim Auftreten einer **Entzündung** kann sich die Wand der Appendix im Gegensatz zur Wand anderer Abschnitte des Darmes nicht genügend erweitern; so kommt es zur Blutstauung, zum nachfolgenden Sauerstoffmangel, zu einer destruktiven Entzündung und schließlich zur Ruptur.

Die **Blutversorgung** des „ileokolischen Winkels" erfolgt über die **A. ileocolica** aus der A. mesenterica superior (Abb. 7.8-6). Aus diesem Gefäß gehen zunächst ein R. ilealis zum unteren Ileum und ein R. colicus zum Colon ascendens hervor. Der R. ilealis anastomosiert mit der untersten A. ilealis und der R. colicus mit einem Ast der A. colica dextra. Der Stamm der A. ileocolica verzweigt sich dann in der Regel in eine **A. caecalis anterior,** die von vorne, eine **A. caecalis posterior,** die von hinten her an das Zäkum herantritt, und eine *A. appendicularis,* die jedoch auch von einer der Aa. caecales oder dem R. ilealis abgehen kann. Zahlreiche

weitere Variationen sind bekannt. Die **A. appendicularis** tritt in die Mesoappendix ein und versorgt mit einzelnen Zweigen den Wurmfortsatz. Diese Zweige bilden miteinander keine Arkaden, sodass die A. appendicularis wie eine **Endarterie** zu betrachten ist.

Die **Lymphgefäße** aus dem Bereich von Zäkum und Appendix verlaufen über kleine zäkale und appendikuläre Knötchen zu den Lnn. ileocolici, die entlang der A. ileocolica aufgereiht sind und zur Gruppe der zentralen Mesenteriallymphknoten drainiert werden.

Die sympathische und parasympathische **Nervenversorgung** erfolgt hauptsächlich über periarterielle Geflechte, die, vom Plexus mesentericus superior ausgehend, mit den Arterien verlaufen.

7.8.3 Kolon

Der Grimmdarm, *Colon,* ist der längste Abschnitt des Dickdarmes. Er umgibt an drei Seiten das Paket der Dünndarmschlingen – gewissermaßen wie ein Rahmen das Bild (Abb. 7.5-1 u. 10, 7.8-8 u. 9). Das Kolon ist gekennzeichnet durch das Vorhandensein von **Taenien, Haustren, Plicae semilunares** und **Appendices epiploicae** (s. oben). Aufgrund topographischer Besonderheiten wird es in vier Abschnitte gegliedert: 1. Colon ascendens, 2. Colon transversum, 3. Colon descendens und 4. Colon sigmoideum.

Colon ascendens

Das Colon ascendens beginnt an der Valva ileocaecalis. Es liegt in der Regel **sekundär retroperitoneal,** verläuft von ventrokaudal nach dorsokranial und geht in der **Flexura coli dextra** in das Colon transversum über. Die Flexura coli dextra liegt am unteren Pol oder vor der rechten Niere und

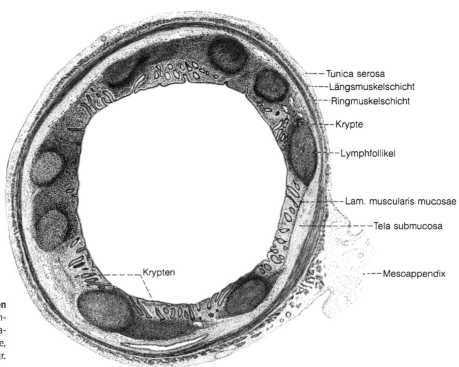

Tunica serosa
Längsmuskelschicht
Ringmuskelschicht

Krypte

Lymphfollikel

Lam. muscularis mucosae

Tela submucosa

Krypten

Mesoappendix

Abb. 7.8-5 Querschnitt durch den menschlichen Wurmfortsatz. Schleimhaut mit Krypten und reichlichen Einlagerungen von lymphatischem Gewebe, das bis in die Submukosa reicht. Vergr. 14fach.

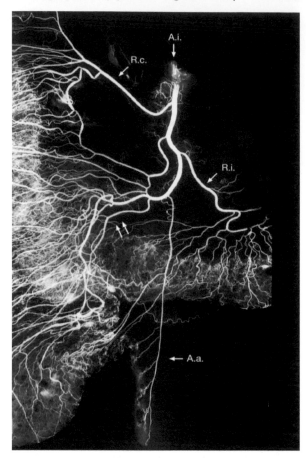

Abb. 7.8-6 Arterielle Versorgung des ileokolischen Winkels. Röntgenaufnahme eines anatomischen Präparates nach Füllung der Arterien mit einer kontrastgebenden Substanz. A. a. = A. appendicularis; A. i. = A. ileocolica; R. c. = Ramus colicus; R. i. = Ramus ilealis. Der Doppelpfeil weist auf die A. caecalis ant. et post.

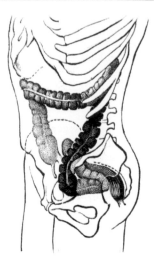

Abb. 7.8-7 Verlauf des Dickdarmes von vorn seitlich gesehen. Die rechte Kolonflexur liegt wegen der Leber mehr ventral, die linke weiter dorsal und oben. Bei dem hier abgebildeten Individuum hängt das Querkolon weniger weit herab als bei dem im vorigen Bild wiedergegebenen Fall.

grenzt nach oben an die Unterfläche des rechten Leberlappens. Sie ruft hier die **Impressio colica** hervor.

Colon transversum

Das Colon transversum liegt intraperitoneal und beginnt an der Flexura coli dextra. Es verläuft zunächst von dorsal nach ventral und dann von der rechten Seite auf die linke Körperseite. Der rechte **Anfangsteil** wird von der Leber überlagert und hat unmittelbare **Berührung mit der Gallenblase.** Der anschließende Abschnitt ist in seiner Lage von der Topographie und vom Füllungszustand des Magens abhängig und sehr variabel. So kann der **mittlere Teil** des Querkolons oberhalb des Nabels liegen oder auch bis zur Symphyse herunterhängen. Zur Bildung der **Flexura coli sinistra,** die stets höher liegt als die rechte Flexur, zieht das Querkolon kranial- und dorsalwärts. Wie Abb. 7.8-7 u. 8 zeigen, kann die Flexura coli sinistra haarnadelförmig scharf sein. Sie ist durch eine nach lateral zur Bauchwand ziehende Bauchfellfalte, **Lig. phrenicocolicum,** in ihrer Lage relativ fixiert. Durch diese Anheftung an das Zwerchfell wird der **Boden der Milznische** gebildet. Der in der Flexura coli sinistra gebildete Knick im Darm stellt unter Umständen eine **gewisse Sperre** für die Weiterbewegung des Darminhaltes dar, auch für die Darmgase. Bei Koloneinläufen ist ein Druck von etwa $^1/_2$ m Wasser notwendig, um diese Sperre zu überwinden. Liegen im Bereich der Flexura coli sinistra der zu- und der abführende Schenkel parallel nebeneinander, so spricht man von einer **Doppelflintenform.**

Colon descendens

Das Querkolon geht in der Flexura coli sinistra in das Colon descendens über. Dieses ist wieder mit der hinteren Bauchwand verschmolzen, es liegt **sekundär retroperitoneal** bis halb intraperitoneal. Das Colon descendens läuft weiter von der Mittellinie entfernt als das Colon ascendens und zieht **lateral von der linken Niere** nach unten. In der linken Fossa iliaca erfolgt der Übergang in das Colon sigmoideum.

Colon sigmoideum

Das Colon sigmoideum liegt wieder **intraperitoneal.** Es hängt an einem Mesocolon sigmoideum, das in der linken Fossa iliaca mit einer geknickten Linie ansetzt (vgl. Abb. 7.5-11). Die Ansatzlinie des **Mesosigmoids** überquert den Ureter und die Vasa iliaca, bildet einen scharfen Winkel und endet am 2. oder 3. Sakralwirbel. An dieser Stelle beginnt der Mastdarm, *Rectum*. Das Colon sigmoideum bildet gewöhnlich eine **S-förmige Schlinge,** die in der linken Unterbauchgegend liegt. Es kann aber auch sehr lang sein, verwickelte Schlingen bilden und weit nach oben oder auf die rechte Körperseite reichen.

Im Vergleich zum Jejunum und Ileum sind die Arkaden am Kolon wesentlich breiter, die Blutversorgung ist insgesamt spärlicher. Äste der von den Randarkaden ausgehenden Vasa recta können, ehe sie in die Darmwand eintreten, in Form geschlängelter Schleifen in der Basis von breiten Appendices epiploicae verlaufen.

Während diese Gefäße ohne Gefahr für die Blutversorgung des Darmes abgebunden werden können, dürfen die Randarkaden nicht abgebunden werden, ohne dass an der gleichen Stelle die Darmwand durchtrennt wird.

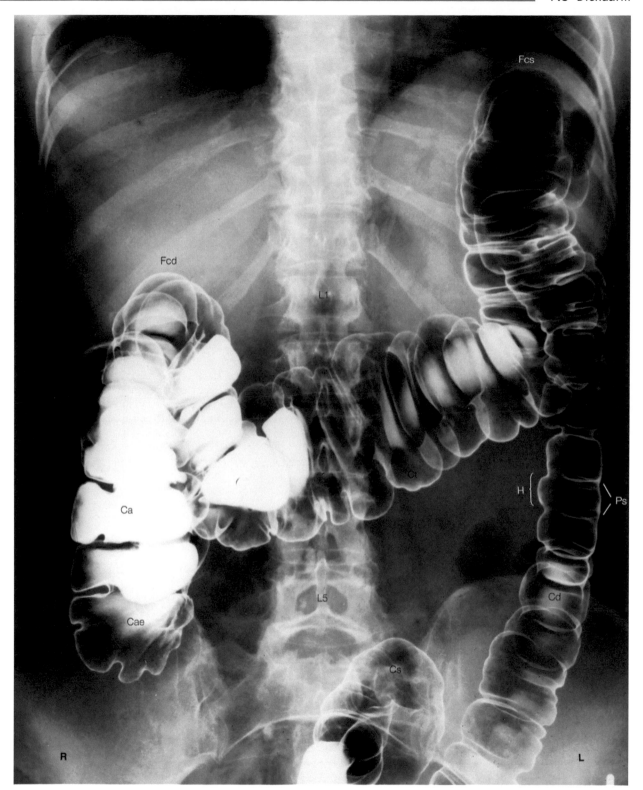

Abb. 7.8-8 Röntgenaufnahme des Kolons. Das Querkolon hängt relativ weit herab. Doppelkontrastaufnahme in Rückenlage; d.v.-Strahlengang. Abkürzungen: Cae = Caecum; Ca = Colon ascendens; Fcd = Flexura coli dextra; Ct = Colon transversum; Fcs = Flexura coli sinistra; Cd = Colon descendens; Cs = Colon sigmoideum; H = Haustra; Ps = Plica semilunaris; L1, L5 = erster, fünfter Lendenwirbel.

Leitungsbahnen

Blutgefäße

Die Blutversorgung des Colon ascendens und des größten Teiles des Colon transversum erfolgt durch die **A. colica dextra** und durch die **A. colica media** aus der **A. mesenterica superior** (Abb. 7.8-9). Die A. colica dextra, die auch fehlen und durch einen Ast aus der A. ileocolica ersetzt sein kann, anastomosiert auf ihrer einen Seite mit dem R. colicus der **A. ileocolica** und auf der anderen Seite mit der A. colica media. Die A. colica media anastomosiert ihrerseits mit der A. ascendens der **A. colica sinistra**, die aus der A. mesenterica inferior stammt. Diese Anastomose, die das Stromgebiet der A. mesenterica superior mit dem der A. mesenterica inferior verbindet, wird in der Klinik häufig RIOLANsche **Anastomose** genannt. Diese Anastomose ist oft sehr zart; aber parallel ist „unter" ihr immer eine starke und funktionell wichtige zweite Arkade zwischen der A. colica media und der A. colica sinistra ausgebildet (vgl. Abb. 7.8-9). Das Versorgungsgebiet der **A. mesenterica inferior** umfasst Flexura coli sinistra, Colon descendens, Sigmoid und Rektum. Ihr 1. Ast, die A. colica sinistra anastomosiert nach unten mit der **A. sigmoidea,** die ebenso wie die nach kaudal folgende **A. rectalis superior** aus der A. mesenterica inferior hervorgeht (Abb. 7.8-11).

Verlauf und Benennung der Venen entsprechen weitgehend denen der Arterien. Die **V. mesenterica superior,** die das Blut aus dem Versorgungsgebiet der A. mesenterica superior sammelt, verläuft rechts neben der Arterie (vgl. Abb. 7.7-1) hinter den Pankreaskopf und vereinigt sich an der Wurzel der V. portae mit der V. splenica. – Die **V. mesenterica inferior,** die das Blut aus dem Einzugsbereich der A. mesenterica inferior sammelt, läuft nur bis zum Abgang der A. colica sinistra parallel zum Hauptstamm der Arterie. Von da an zieht sie neben der A. colica sinistra im Retroperitonealraum nach kranial. Sie verlässt dann dieses Gefäß und verläuft links an der Flexura duodenojejunalis vorbei. Hier liegt sie in der **Plica duodeni superior.** Von dort gelangt sie hinter das Pankreas, um hier nahe dem Ursprung der **V. portae** entweder in die V. splenica oder in die V. mesenterica superior einzumünden. – In den unteren Bereichen des Rektums und im Analkanal, die von der A. rectalis media und inferior aus der A. iliaca interna versorgt werden, gibt es auch venöse Abflüsse in das Stromgebiet der **V. iliaca interna.** Sie spielen eine Rolle bei der Resorption von rektal applizierten Pharmaka, die auf diesem Wege unter Umgehung des Portalkreislaufes direkt in die untere Hohlvene gelangen können.

Lymphgefäße, Lymphknoten

Die **Lymphgefäße** aus dem Dickdarm verlaufen entlang den Blutgefäßen und ziehen zu mesenterialen Lymphknoten am Ursprung der A. mesenterica superior bzw. inferior (Abb. 7.8-10).

Der Lymphabfluss aus dem **Colon ascendens** und dem **Colon transversum** erfolgt über in Darmnähe gelegene epiploische und parakolische Lymphknoten zu den *Lnn. mesocolici,* die entlang der A. colica dextra und A. colica media gelegen sind. Von hier aus ziehen die Lymphbahnen zu

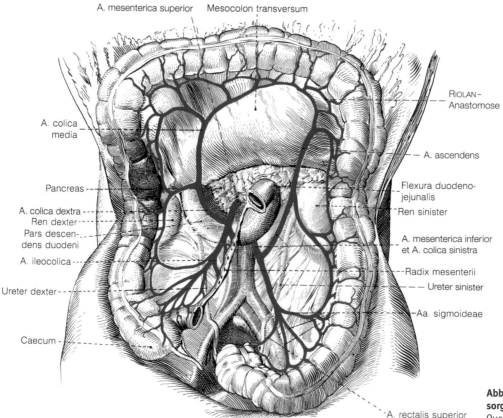

A. mesenterica superior   Mesocolon transversum

A. colica media

Pancreas

A. colica dextra
Ren dexter
Pars descendens duodeni

A. ileocolica

Ureter dexter

Caecum

RIOLAN-Anastomose

A. ascendens

Flexura duodenojejunalis

Ren sinister

A. mesenterica inferior et A. colica sinistra

Radix mesenterii

Ureter sinister

Aa. sigmoideae

A. rectalis superior

Abb. 7.8-9   Die Arterienversorgung des Dickdarmes. Das Querkolon ist hochgeklappt.

den **zentralen Mesenterialknoten,** aus denen schließlich der **Truncus intestinalis** hervorgeht. Wie die Abbildung erkennen lässt, ist der Lymphapparat im **Colon descendens** und **Colon sigmoideum** insgesamt schwächer ausgebildet. Aus diesen Darmabschnitten fließt die Lymphe über wenig zahlreiche Lnn. epiploici und paracolici zu einer Reihe von Lymphknoten, die entlang der A. mesenterica inferior angeordnet sind. Nahe der Aorta ist es dann aber kaum möglich, die **Lnn. mesenterici inferiores** von den prä- und paraaortalen Lumballymphknoten anatomisch zu trennen.

Nerven

Die **efferenten Nerven** für das Colon ascendens und etwa die ersten $^2/_3$ des Colon transversum stammen aus dem **Sympathikus** und aus dem Bauchteil des **N. vagus.** Sie laufen vom Plexus mesentericus superior aus mit den Blutgefäßen zur Darmwand. Kurz vor der Flexura coli sinistra (CANNON-BÖHM-Punkt) ändern sich die Verhältnisse insofern, als die parasympathischen Fasern für die folgenden Abschnitte des Dickdarmes nicht mehr vom N. vagus, sondern aus dem **sakralen Parasympathikus** kommen. Die Perikaryen der

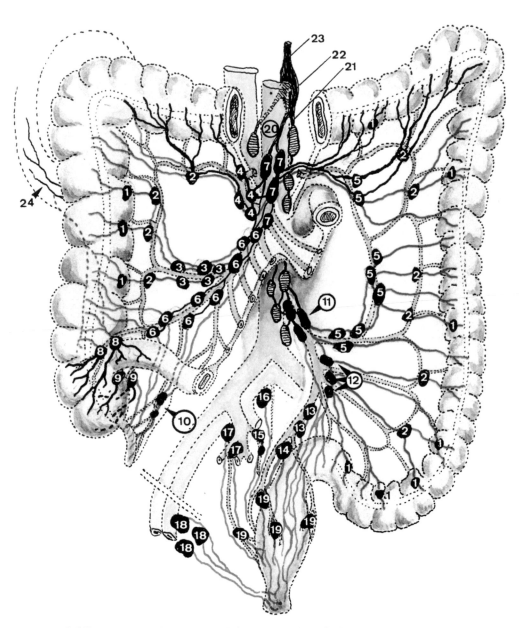

Abb. 7.8-10   Der Lymphabfluss aus dem Kolon. Die Lymphbahnen der einzelnen Abschnitte des Dickdarmes sind in unterschiedlichen Farben dargestellt: Appendix, Rektum und Analkanal blau; Zäkum und Colon transversum schwarz; Colon ascendens und Colon descendens rot. Die verschiedenen Gruppen von Lymphknoten sind mit Zahlen bezeichnet: 1 = Lnn. epiploici; 2 = Lnn. paracolici; 3 = Lnn. colici dextri; 4 = Lnn. colici medii; 5 = Lnn. colici sinistri; 6 = Lnn. ileocolici; 7 = Lnn. mesenterici superiores; 8 = Lnn. precaecales; 9 = Lnn. retrocaecales; 10 = Lnn. appendiculares; 11 = Lnn. mesenterici inferiores; 12 = Lnn. sigmoidei; 13 = Lnn. rectales superiores; 14 = Nodus principalis recti; 15 = Lnn. sacrales laterales; 16 = Nodus promontorius; 17 = Lnn. inguinales interni; 18 = Lnn. inguinales superficiales; 19 = Lnn. anorectales; 20 = Truncus intestinalis; 21 = Trunc. lumbalis sinister; 22 = Cisterna chyli; 23 = Ductus thoracicus; 24 = Lymphgefäße der Nierenkapsel. Die Lnn. lumbales, pre- und lateroaortici sind schraffiert.

efferenten parasympathischen Neurone liegen in den Segmenten S 2–S 5, und ihre Fasern verlaufen in den **Nn. splanchnici pelvici.** Von hier aus gelangen die für die unteren Abschnitte des Kolons bestimmten Fasern über die unteren Äste in den *Plexus mesentericus inferior* und verlaufen zusammen mit den sympathischen Fasern entlang den Gefäßen zur Darmwand.

Die **afferenten Bahnen** aus dem Kolon schließen sich teils dem Sympathikus, teils dem Parasympathikus an und verlaufen zu den **segmental zugehörigen Spinalganglien,** in denen die Perikaryen liegen. Aufgrund klinischer, elektrophysiologischer und autoradiographischer Beobachtungen steht fest, dass zahlreiche afferente Fasern aus den unteren Abschnitten des Kolons **über die N. splanchnici pelvici** verlaufen und über die sakralen Spinalganglien zum Rückenmark gelangen.

7.8.4 Rektum und Analkanal

Auf das Colon sigmoideum folgen als letzte Abschnitte des Dickdarmes der Mastdarm, *Rektum,* und der Analkanal, *Canalis analis.* Diese beiden Abschnitte des Enddarmes sind unterschiedlich gebaut und **entwicklungsgeschichtlich** verschiedener Herkunft. Rektum und oberer Analkanal sind Derivate des Enddarms (Hinterdarms) (Endoderm), der untere Analkanal ein Derivat der Analbucht (Ektoderm).

Rektum

Makroskopie: Das Rektum des Menschen besitzt Krümmungen in der Sagittal- und Frontalebene, ist etwa **12 cm lang** und hat an seinem Beginn einen Durchmesser von etwa 4 cm. Es beginnt in Höhe des 2. oder 3. Sakralwirbels, dort, wo die A. rectalis superior die Blutversorgung übernimmt. Klinisch unterscheidet man ein Rectum fixum und ein Rectum mobile. Das **Rectum fixum** ist extraperitoneal, das **Rectum mobile** retro- oder noch intraperitoneal gelegen, sodass sich das Mesosigmoid in ein kurzes Mesorektum fortsetzen kann. Der obere Teil des Rektums liegt eng dem Kreuzbein an und erhält dadurch eine nach dorsal gerichtete Biegung, **Flexura sacralis.** Das Rektum verläuft dann nach vorne und biegt vor der Spitze des Steißbeins nach kaudal und dorsal um. Die hierdurch entstandene Biegung ist der Flexura sacralis entgegengesetzt und wird **Flexura perinealis** genannt, weil sie unmittelbar über dem Damm, *Perineum,* liegt. Hier beginnt der 3–4 cm lange Analkanal, **Canalis analis,** der den Beckenboden durchbricht und von einem komplizierten Sphinkterapparat umgeben wird. Außer den beiden Biegungen in der Sagittalebene ist das Rektum auch in der Frontalebene gekrümmt. Meist kann man drei Biegungen unterscheiden, denen im Inneren des Rektums strukturell fixierte, halbmondförmige Querfalten, **Plicae transversales recti,** entsprechen. Die am konstantesten und kräftigsten ausgebildete Falte, die KOHLRAUSCHSCHE Falte, ragt von rechts und dorsal hier in das Darmlumen herein. Ihr entspricht an der Außenseite rechts eine deutliche Einziehung der Darmwand. Die KOHLRAUSCHSCHE Falte liegt etwa 6–7 cm über dem Anus und ist **mit dem tastenden Finger zu erreichen.** Der unterhalb dieser Falte gelegene Darmabschnitt ist besonders erweiterungsfähig und wird **Ampulla recti** genannt.

Das Rektum wird nur in seinen oberen Abschnitten vorne und an der Seite von Bauchfell bedeckt. Vor der Flexura perinealis schlägt das Bauchfell von der Vorderfläche des Rektums beim Mann auf die Harnblase, bei der Frau auf den Uterus über. Diese Umschlagstelle markiert den tiefsten Punkt der Bauchhöhle und bildet beim Mann die *Excavatio rectovesicalis,* bei der Frau die *Excavatio rectouterina* (DOUGLASSCHER RAUM). Die **Prostata** grenzt beim Mann an den nicht mehr vom Peritoneum überzogenen Teil der Flexura perinealis und kann durch den tastenden Finger des Arztes untersucht werden.

Normalerweise ist das Rektum leer, doch ist es so im Becken untergebracht, dass sich vor allem die Ampulla vor der Defäkation mit Kot füllen und stark erweitern kann.

Wandbau: Die Wand des Rektums unterscheidet sich von der des Kolons durch das Fehlen von Taenien, Haustren und Appendices epiploicae. Von seinem Beginn an besitzt das Rektum eine durchgehende Schicht von **Längsmuskulatur,** die in je einem breiten Streifen an der Vorder- und Hinterwand etwas dicker sein kann als an den Seiten. Einzelne Fasern der Längsmuskelschicht strahlen in die Ringmuskulatur ein, die im Bereich der Plicae transversales recti verstärkt ist.

Das **histologische Bild** der Rektumschleimhaut entspricht im Wesentlichen dem der Schleimhaut des übrigen Dickdarmes, doch treten gehäuft Lymphfollikel auf.

Analkanal

Am Ende der Flexura perinealis geht das Rektum in den 3–4 cm langen **Analkanal,** *Canalis analis,* über. Sein Beginn wird auf der Schleimhautseite durch die **Linea anorectalis** markiert, an der die typische Dickdarmschleimhaut von einem unregelmäßig gebauten Epithel abgelöst wird, in dem Strecken mit hohem Zylinderepithel und Strecken mit mehrschichtigem unverhorntem Plattenepithel in individuell variierender Weise miteinander abwechseln können. Die Linea anorectalis verläuft etwas gewellt und liegt am oberen Ende von 8–10 längs eingestellten Schleimhautfalten, **Columnae anales.** Diese Schleimhautfalten werden an ihrem unteren Ende durch segelartige Querfalten, *Valvae anales,* miteinander verbunden. Hinter den Valvae liegen unterschiedlich tiefe, taschenförmige Einsenkungen, die Analkrypten, *Sinus anales* (MORGAGNISCHE TASCHEN). Der gesamte von den Columnae anales eingenommene Bereich des Analkanals wird von einem Schwellkörper, **Corpus cavernosum recti,** unterlagert. Die Columnae selbst sind strukturell fixierte Falten, deren Grundlage von Zügen glatter Muskulatur gebildet wird, die mit dem M. sphincter ani zusammenhängt (Abb. 7.8-11). Aus der Tiefe der Sinus anales können Schleimdrüsen, Glandulae anales oder **Proktodealdrüsen** abgehen.

Es handelt sich um **Rudimente von Analdrüsen,** die bei manchen Tieren enorme Ausmaße annehmen können. Beim Menschen können die Drüsen ganz fehlen. Wenn vorhanden, gehen sie vor allem von den dorsalen Krypten aus. Sie können dann einen langen Ausführungsgang haben, der u.U. bis in den äußeren Schließmuskel reicht (Abb. 7.8-12). Obwohl beim Menschen normalerweise ohne große funktionelle Bedeutung, spielen die Proktodealdrüsen für die Pathologie eine wichtige Rolle. Denn die Vereiterung von langen und verzweigten Proktodealdrüsen kann zum Ausgangspunkt tief reichender **Analfisteln** werden.

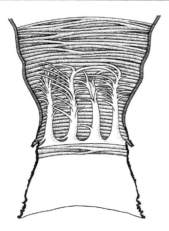

Abb. 7.8-11 Rektum. Schematische Darstellung der muskulären Grundlage der Columnae anales und ihrer Beziehungen zum M. sphincter ani internus.

Die von den Columnae anales eingenommene, vom Corpus cavernosum recti unterlagerte obere Zone des Analkanals wurde früher *Zona haemorrhoidalis* genannt. Diese Bezeichnung bezieht sich jedoch auf krankhafte Veränderungen, die hier auftreten können, und sollte zur Vermeidung von Missverständnissen für die Beschreibung der normalen Verhältnisse nicht mehr verwendet werden.

Auf die Columnae anales folgt nach distal eine etwa 1 cm breite Zone, in der die Oberfläche von einem trockenen, aber **unverhornten mehrschichtigen Plattenepithel** bedeckt wird. Dieses Epithel beginnt an den Valvulae anales in einer etwas gezackten Linie, **Linea pectinata.** In dem Bereich unterhalb der Linea pectinata ist das Epithel fest mit dem unteren Drittel des M. sphincter ani internus verwachsen. Diese Verwachsung erlaubt keine Verschiebung des Epi-

thels nach oben oder unten, wohl aber eine erhebliche Dehnung in der Horizontalrichtung, wie sie zum Durchtritt der Kotsäule erforderlich ist.

Diese mit unverhorntem mehrschichtigem Plattenepithel bedeckte Zone, der Pecten analis, wird wegen seiner weißlichen Färbung auch **Zona alba** genannt. Die Oberflächenbedeckung ist enorm dehnbar und stellt ähnlich wie beim Lippenrot ein Zwischending zwischen äußerer Haut und Schleimhaut dar. Der Pecten ist **sehr schmerzempfindlich.** Schon einfache Berührung oder kleinste Einrisse können starke Schmerzempfindungen auslösen.

Das unverhornte, trockene Epithel des Pectens geht distal in einer als **Linea anocutanea** bezeichneten Grenzlinie in das verhornte Plattenepithel der äußeren Haut über. Die Haut ist hier zunächst stärker pigmentiert als in der Umgebung und frei von Haaren. Etwas vom Anus entfernt sind jedoch in der perianalen Haut bei beiden Geschlechtern sowohl Haare als auch Hautdrüsen besonders stark entwickelt.

Sphinktersystem

Das terminale Rektum und der Analkanal sind von einem **kompliziert gebauten Sphinktersystem** umgeben, das zum Teil aus glatten und zum Teil aus quergestreiften Muskelfasern besteht. Die glatten Muskelfasern stellen die unmittelbare Fortsetzung der glatten Muskulatur des Rektums dar, die quergestreiften werden von spezialisierten Abschnitten der Beckenbodenmuskulatur gebildet.

1. **Glatte Muskulatur.** Die **Muscularis mucosae** des Rektums setzt sich über die Columnae anales hinaus nach kaudal bis zur Linea pectinata in den Analkanal fort. Sie bedeckt das Corpus cavernosum recti an der Innenseite und wird hier als **M. canalis ani** bezeichnet.

Die **Ringmuskelschicht** des Rektums geht nach distal in den dicken **M. sphincter ani internus** über, der die oberen ²/₃ des Analkanals unterlagert und unterhalb der

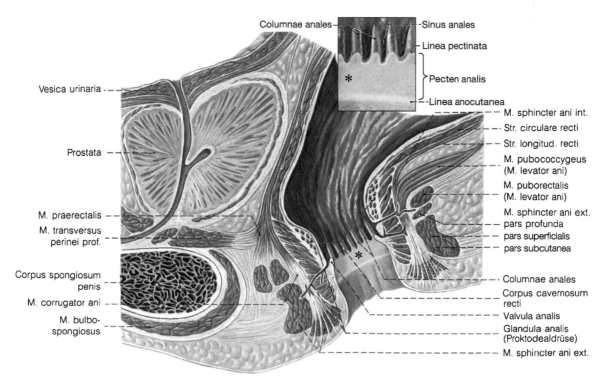

Abb. 7.8-12 Sagittalschnitt durch das Kontinenzorgan beim Mann. * = Pecten analis.

Linea pectinata fest mit der Haut verwachsen ist (Abb. 7.8-12). Dieser Muskel steht im Mittelpunkt der Kontinenzleistung. Er befindet sich normalerweise in einem Zustand der **Dauerkontraktion,** der nur während der Defäkation durch Erschlaffung unterbrochen wird. Intramurale Ganglienzellen sind in der Sphinkterregion spärlich. Die Relaxation der Sphinkteren erfolgt durch nitrerge (NO freisetzende) Neurone, deren Zellkörper vor allem weiter proximal in der Ampulle liegen. Die **sympathische Innervation** des M. sphincter ani internus erfolgt durch Fasern aus dem Plexus rectalis medius, der eine Fortsetzung des Plexus hypogastricus inferior ist. Die sympathischen Fasern bewirken eine tonische Dauerkontraktion des M. sphincter ani internus. Die Dehnung der Ampulla recti löst den **Defäkationsreflex** aus, an dem das gut entwickelte intramurale Nervensystem des Rektums wesentlich beteiligt ist.

Beim **Morbus Hirschsprung** fehlen die intramuralen Nervenzellen (aganglionäres Rektum). Es kommt zur Einengung des Rektums durch Dauerkontraktion mit nachfolgender Kotstauung und starker Erweiterung des Dickdarms (Megakolon).

Die **Längsmuskulatur** des Rektums setzt sich auf den Analkanal fort und strahlt in die perianale Haut ein. Von der geschlossenen Lage glatter Längsmuskulatur, die den M. sphincter ani internus bedeckt und von dem quergestreiften M. sphincter ani externus scheidet, zweigen jedoch schon im Bereich der Linea anorectalis einzelne glatte Muskelzüge ab und durchbrechen in kleinen Bündeln sowohl den M. sphincter ani internus als auch den M. sphincter ani externus, ehe sie sich in der Kutis der perianalen Haut verankern. Diese aus der Längsmuskulatur stammenden Muskelfaserzüge (vgl. Abb. 7.8-12) im Sphinkterbogen werden auch **M. corrugator ani** genannt, weil ihre Kontraktion die Analhaut runzelt und die perianale Haut in den äußeren Analkanal hereinzieht.

2. **Quergestreifte Muskulatur.** Der gesamte Analkanal wird außen von einem quergestreiften Schließmuskel, *M. sphincter ani externus,* umgeben. Dieser Muskel bildet einen 3–4 cm langen Zylinder und zerfällt in drei Abschnitte. Zuunterst liegt unmittelbar unter der Perianalhaut der **M. sphincter ani externus subcutaneus.** Er ist mit einem **Hautmuskel** vergleichbar, denn seine Fasern, die den Anus in rundlichen Touren umgeben, inserieren in der Subkutis. Der deutlich tastbare Muskelkörper des Sphincter subcutaneus wird durch Muskel- und Bindegewebsbündel, die aus der Längsmuskulatur des Rektums hervorgehen, durchsetzt und septiert (Abb. 7.8-12). Dann folgen der **M. sphincter ani externus superficialis** und **profundus.** Die quergestreiften Muskelfasern verlaufen nicht ringförmig um den Analkanal herum, sondern umgeben ihn **wie eine Klemme** (Abb. 7.8-13). Sie entspringen dorsal vom Lig. anococcygeum und ziehen nach ventral zum Centrum tendineum des Beckenbodens, wobei sie zum Teil auf die Gegenseite kreuzen. Der *M. sphincter ani externus* wird ebenso wie die sehr empfindliche Analhaut durch den **N. pudendus** aus dem Plexus lumbosacralis versorgt. Der Nerv verläuft durch den **Alcockschen Kanal,** und seine Äste treten von lateral her, durch die Fossa ischio-analis verlaufend, an den Schließmuskel heran (vgl. Kap. 8.2). Die Fasern stammen aus den Segmenten S 2 – S 4.

Kranial schließt an die obere Abteilung des M. sphincter ani externus der **M. puborectalis** an. Dieser Muskel umgreift den Enddarm von hinten her wie eine Schlinge. Der M. puborectalis ist der am weitesten zur Mittellinie hin gelegene Teil der breiten Muskelplatte des **M. levator ani,** der von einer Aponeurose entspringt, die am Os pubis beginnt und an der Innenseite des Beckens über den M. obturator internus hinwegzieht (Kap 8.2). Die durch den rechten und linken M. puborectalis gebildete Schlinge drückt den Analkanal an seinem Beginn zusammen und zieht ihn nach perineal gegen das Centrum tendineum. Der M. puborectalis, der das „Levatortor" für den Durchtritt des Darmes bildet, ist nach chirurgischer Erfahrung für die Aufrechterhaltung einer ungestörten Kontinenz von besonderer Wichtigkeit. Er wird hauptsächlich durch Fasern aus S 4 versorgt, die direkt oder über den N. pudendus den Muskel von seiner Innenseite her erreichen.

Leitungsbahnen

Die **Blutzufuhr** zum Rektum erfolgt über die *A. rectalis superior* aus der A. mesenterica inferior. An der Versorgung des Analkanals sind außerdem die *A. rectalis media* aus der A. iliaca interna und die *A. rectalis inferior* aus der A. pudenda interna beteiligt.

Die **A. rectalis superior** (Abb. 7.8-14) ist ein Endast der A. mesenterica inferior. Sie anastomosiert gewöhnlich in ihrem Anfangsteil über einen als *A. colica ima* bezeichneten Ast mit dem letzten Ast der *A. colica sinistra.* Zahlreiche Variationen der Äste der A. mesenterica sind jedoch bekannt.

Die Durchblutung des Rektums ist von den mittleren und unteren Rektalarterien aus gesichert, auch wenn die A. rectalis superior bei einer Operation unterbunden und durchtrennt worden ist.

Die **A. rectalis superior** verläuft, unter dem Bauchfell liegend, über die linken Iliakalgefäße hinweg ins kleine Becken und teilt sich in Höhe des 2. oder 3. Sakralwirbels in zwei oder drei Äste: *Ramus dexter, R. sinister* und *R. dorsalis* (Abb. 7.8-14). An der Darmwand verzweigen sich die Gefäße und bilden Anastomosen miteinander. Die Endäste verlaufen, den Muskelmantel des Rektums von oben her schräg durchbohrend, zum **Corpus cavernosum recti,** das den oberen Teil des Analkanals bis zur Kryptenlinie unterlagert (Abb. 7.8-12). Der Abfluss des Schwellkörpers, der mit arteriellem Blut gefüllt ist und in dem arterio-venöse Anastomosen nachgewiesen sind, erfolgt über tiefe rektale Venen zur V. mesenterica inferior und damit zur V. portae. Der Hauptanteil des Blutes fließt durch den M. sphincter ani internus hindurch ab. Ist der Sphinkter kontrahiert, so wird das Blut im Schwellkörper zurückgehalten. So dient das Corpus cavernosum gemeinsam mit den Sphinkteren der **Abdichtung des Analkanals.**

Das **Corpus cavernosum recti** kann sich vergrößern, von der Unterlage abheben und die Rektumschleimhaut sowie die Analhaut vorwölben. Es bildet dann die Grundlage für das Krankheitsbild der „inneren Hämorrhoiden". Normalerweise ist das Corpus cavernosum recti durch einen verstärkten Muskelzug unter der Schleimhaut (M. canalis ani) an der Wand des Analkanals befestigt. Zerreißt dieser Muskel, so fallen die Hämorrhoiden vor.

Die paarigen **Aa. rectales mediae** (Abb. 7.8-14) nehmen an der Versorgung der unteren Ampulle teil, die auch Blut aus der A. rectalis superior erhält. Die ebenfalls paarigen **Aa. rectales inferiores** (A. anales) aus der A. pudenda versorgen die äußeren Abschnitte des Analkanals und die Sphinkte-

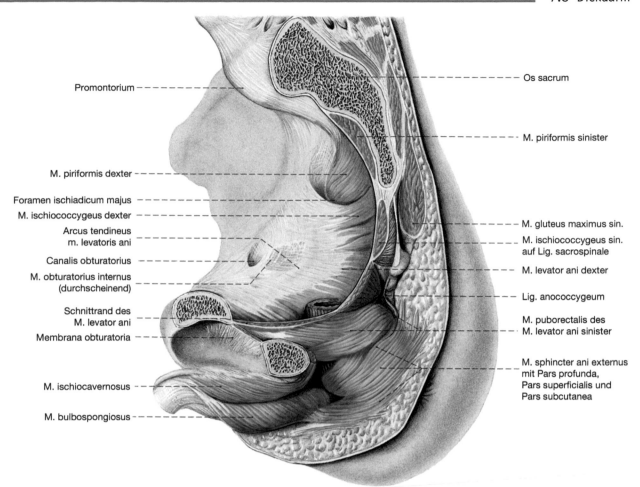

Promontorium

Os sacrum

M. piriformis sinister

M. piriformis dexter

Foramen ischiadicum majus

M. ischiococcygeus dexter

Arcus tendineus
m. levatoris ani

M. gluteus maximus sin.

M. ischiococcygeus sin.
auf Lig. sacrospinale

Canalis obturatorius

M. obturatorius internus
(durchscheinend)

M. levator ani dexter

Lig. anococcygeum

Schnittrand des
M. levator ani

Membrana obturatoria

M. puborectalis des
M. levator ani sinister

M. sphincter ani externus
mit Pars profunda,
Pars superficialis und
Pars subcutanea

M. ischiocavernosus

M. bulbospongiosus

Abb. 7.8-13 **Die Muskeln des Beckenbodens von lateral.** Die linke Beckenhälfte ist durch einen paramedianen Sagittalschnitt in Höhe des Foramen obturatum abgetragen, das Becken ist im Ganzen etwas nach rechts geneigt.

ren. Die Aa. rectales mediae und inferiores nehmen nicht an der Versorgung des Corpus cavernosum recti teil. Von ihnen gehen daher auch keine inneren Hämorrhoiden aus.

Entsprechend der arteriellen Versorgung wird ein Teil des **venösen Blutes** aus der Ampulla recti zur V. iliaca interna drainiert. Auch das Blut aus dem kräftigen Venenplexus, der den Analkanal umgibt, wird zur V. iliaca interna und damit zur **V. cava** abgeleitet. Diese Tatsache wird für die rektale Applikation von Pharmaka in Form von **Zäpfchen** genutzt, denn die Wirkstoffe können dann – wenigstens zu einem Teil – ähnlich wie bei einer intravenösen Injektion in eine Armvene unter Umgehung des Portalkreislaufes in den großen Kreislauf gelangen. – Bei **portalem Hochdruck** können Verbindungen zwischen der zum Stromgebiet der V. mesenterica inferior gehörenden V. rectalis superior und den zur V. iliaca abfließenden unteren Rektalvenen als **portokavale Anastomosen** erweitert werden.

Der Venenplexus, der den Analkanal umgibt, hat nichts mit dem Corpus cavernosum recti zu tun, das zu einer anderen Gefäßprovinz gehört. Platzt eine der weiten perianalen Venen, so entsteht ein äußerst schmerzhaftes, blaurot erscheinendes Hämatom, und man spricht irrig von „**äußeren Hämorrhoiden**".

Die **Lymphe** aus dem Rektum und dem oberen Abschnitt des Analkanals (bis zur Linea pectinata) fließt, zum Teil unter Zwischenschaltung von retrorektalen Lymphknoten, zu den entlang der A. rectalis superior gelegenen Nodi lym-

phatici rectales superiores und von dort zu den **Lnn. mesenterici inferiores** (Abb. 7.8-10). Die Lymphe aus dem mit Plattenepithel ausgekleideten Abschnitt des Analkanals distal von der Linea pectinata fließt dagegen zu den **Lnn. inguinales superficiales**.

Die **nervöse Versorgung** erfolgt sympathisch über den Plexus hypogastricus superior und inferior und den lumbalen und sakralen Grenzstrang. Die parasympathische Innervation stammt aus dem sakralen Parasympathikus-Zentrum (S2–S4) und erreicht das Rektum über *N. splanchici pelvini* und den Plexus hypogastricus inferior. Die Viszeroafferenzen aus der Ampulle laufen mit den sympathischen und parasympathischen Geflechten. Zum Sakralmark laufen über den N. pudendus auch Somatoafferenzen von der Analhaut.

Kontinenz und Defäkation

Das Vermögen, den Stuhl zu halten, **Kontinenz**, gehört zu den wichtigsten Funktionen des menschlichen Körpers. Verlust der Kontinenz stellt eine schwere physische und psychische Beeinträchtigung dar, und die Erhaltung oder Wiederherstellung der Kontinenz ist ein maßgebliches Ziel bei chirurgischen Eingriffen im Rektalbereich. Der sichere Verschluss des Darmes wird ebenso wie der Vorgang der Stuhlentleerung, **Defäkation**, durch ein vom Zentralnervensystem gesteuertes Zusammenwirken von zahlrei-

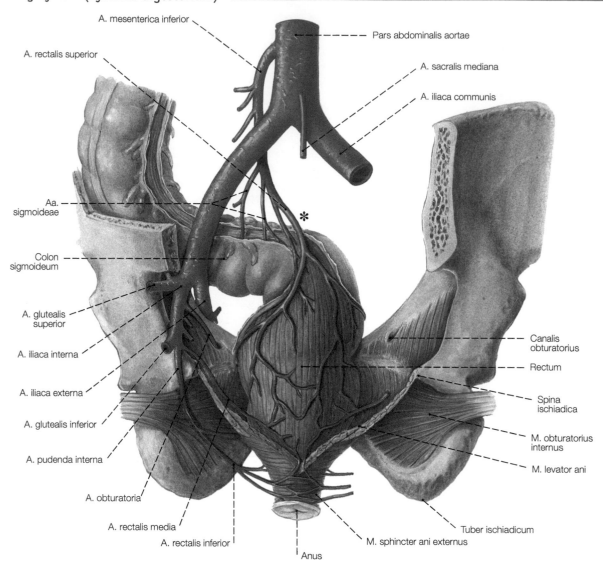

A. mesenterica inferior
Pars abdominalis aortae
A. rectalis superior
A. sacralis mediana
A. iliaca communis
Aa. sigmoideae
Colon sigmoideum
A. glutealis superior
A. iliaca interna
A. iliaca externa
A. glutealis inferior
A. pudenda interna
A. obturatoria
A. rectalis media
A. rectalis inferior
Anus
Canalis obturatorius
Rectum
Spina ischiadica
M. obturatorius internus
M. levator ani
Tuber ischiadicum
M. sphincter ani externus

Abb. 7.8-14 Arterielle Versorgung des Rektums (Schema). Ansicht von dorsal. Der Sudecksche Punkt der Chirurgen (Stern) bezeichnet die Stelle der A. rectalis superior, unterhalb der keine Anastomosen mehr zu den Aa. sigmoideae vorkommen.

chen Strukturen bewerkstelligt, die in ihrer Gesamtheit als „Kontinenzorgan" bezeichnet werden. Das Kontinenzorgan umfasst nach STELZNER: 1. den After (Anus) mit der spezialisierten Haut des Analkanals; 2. den glatten M. sphincter ani internus; 3. den quergestreiften M. sphincter ani externus mit seinen drei Abteilungen; 4. den M. puborectalis und die übrigen Abschnitte des M. levator ani; 5. das Corpus cavernosum recti; 6. das Rektum und 7. die zugehörigen Bahnen und Zentren des Nervensystems.

Der Anus ist normalerweise durch die **Dauerkontraktion von Sphinkteren** geschlossen. Dabei weist der geringe Gehalt von Ganglienzellen im Plexus myentericus und Plexus submucosus des Analkanals im Sphincterbereich auf die Sonderstellung dieses Bereichs der glatten Darmmuskulatur hin. Außer den Muskeln trägt auch das Corpus cavernosum recti dazu bei, den **gasdichten**

Verschluss des Darmes zu bewerkstelligen. Reizung der empfindlichen Haut in der Zona alba führt ebenso wie mechanische Dehnung des Analkanals zur reflektorischen Kontraktion der Sphinkteren und Beckenbodenmuskeln, die bestrebt sind, den Anus zu schließen. Umgekehrt setzt eine Dehnung der Ampulla recti auf **reflektorischem** Wege den **Defäkationsmechanismus** in Gang. Der **Defäkationsreflex** läuft über das Sakralmark (S2–S4), zum Teil aber auch im enterischen Nervensystem des Rektums ab. Impulse in parasympathischen Fasern führen zur Kontraktion der Muskulatur von Rektum und Sigmoid. Die Aktivierung nitrerger intramuraler Nervenzellen des unteren Rectums führen zur Relaxation des M. sphincter ani internus. Der quergestreifte M. sphincter ani externus wird über einen spinalen Reflex ebenfalls relaxiert.

D. Drenckhahn, D. Fahimi

7.9 Leber und Gallenblase

--- Übersicht ---

Die Leber, **Hepar**, ist das zentrale Stoffwechselorgan des menschlichen Körpers. Sie ist größer als alle anderen inneren Organe und wiegt beim Mann in der Regel 1400–1800 g, bei der Frau 1200–1400 g. Sie liegt intraperitoneal, wird in einen rechten und linken **Leberlappen** mit acht **Segmenten** unterteilt und ist über Bauchfellduplikaturen mit der vorderen Bauchwand, dem Zwerchfell, Magen und Duodenum verbunden. Ein Teil der Leber (Area nuda) ist flächig mit dem Zwerchfell verwachsen. Das Leberparenchym besteht hauptsächlich aus Epithelzellen (Hepatozyten), die zu **Läppchen** (*Lobuli hepatis*) angeordnet sind. In der Leber verzweigt sich die Pfortader in ein venöses Kapillarbett (*Sinusoide*), dessen Endothel zahlreiche porenförmige Öffnungen aufweist. Das Portalvenenblut, mit den im Darm resorbierten Stoffen, gelangt auf diese Weise in direkten Kontakt mit den Hepatozyten.

In der Leber finden wichtige **Stoffwechselleistungen** statt. So wird ein großer Teil der Blut- und Gerinnungsproteine und des Cholesterinbedarfs des Organismus in der Leber gebildet und in das Blut abgegeben. Für Glukose dient die Leber als ein **zentrales Synthese-** und **Speicherorgan** (Glykogenspeicher). Die Leber nimmt weiterhin auch eine Monopolstellung bei Abbau und **Entgiftung** ausscheidungspflichtiger körpereigener und körperfremder Verbindungen ein. Diese können anschließend über die Niere (u.a. Harnstoff) oder über die Galle (u.a. Bilirubin als Abbauprodukt des Blutfarbstoffes Häm, Gallensäuren, Arzneimittel) ausgeschieden werden.

Die Leber ist weiterhin eine **exokrine Drüse**. Sie produziert die **Galle**, die über intra- und extrahepatische Gallengänge in den Darm abgegeben wird. Die Galle enthält hauptsächlich konjugierte Gallensäuren (Gallensalze), konjugiertes Bilirubin, Phospholipide, Immunglobuline und Albumin und außerdem ausscheidungspflichtige Fremdstoffe (Xenobiotika). Gallensalze und Phospholipide emulgieren Fette im Darm und sind wichtig für die **Fettverdauung**.

Zwei weitere Zelltypen der Leber dienen der Phagozytose (**Kupffer-Zellen**) und Speicherung von Vitamin A (**Fettspeicherzellen**). Während der **Fetalperiode** ist die Leber ein zentrales Organ der **Blutbildung**.

Die **Gallenblase**, *Vesica biliaris*, ist ein intraperitoneal gelegenes Hohlorgan, das von einer Tunica mucosa mit einfachem Säulenepithel ausgekleidet wird und eine Tunica muscularis besitzt. Die Gallenblase steht über den **Ductus cysticus** im Nebenschluss zu dem extrahepatischen Gallengangsystem, das aus **Ductus hepaticus communis** und **Ductus choledochus** besteht und an der Papilla duodeni major in das Duodenum einmündet. Die Gallenblase wird durch Rückstau aus dem Ductus choledochus mit Galle gefüllt, die hier um das 5- bis 10fache eingedickt und gespeichert wird. Bei Bedarf wird die eingedickte Galle durch Kontraktion der Tunica muscularis portionsweise über die extrahepatischen Gallenwege in den Dünndarm abgegeben.

7.9.1 Entwicklung

Das Leberepithel und die Epithelien von Gallenblase und Gallengängen stammen aus dem ventralen Endoderm, proximal des Abganges des Dottersackstiels. Dieser Abschnitt differenziert sich später zur Duodenumanlage. Am 22. Tag tritt eine Endodermverdickung, die **hepatische Platte**, in Erscheinung, die sich zum Diverticulum hepaticum (**Leberdivertikel**, Leberbucht) ausstülpt. Das Epithel wächst strangförmig in das Mesenchym des **Septum transversum** unterhalb der Perikardhöhle ein (Abb. 6-1, 7.5-5, 7.9-1). Aus kranialen Abschnitten des Septums geht später das Zwerchfell hervor. Kaudal und ventral des Leberdivertikulums entsteht das **Diverticulum cysticum**, die Anlage von Gallenblase und Ductus cysticus. Dorsal des Diverticulum cysticum stülpt sich die **ventrale Pankreasknospe** vor und dorsal der Duodenalanlage, die am 26. Tag als Endodermrohr ausgebildet ist, wächst die dorsale Pan-

697

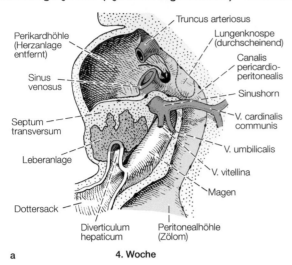

Truncus arteriosus
Lungenknospe (durchscheinend)
Perikardhöhle (Herzanlage entfernt)
Canalis pericardio-peritonealis
Sinus venosus
Sinushorn
Septum transversum
V. cardinalis communis
V. umbilicalis
Leberanlage
V. vitellina
Magen
Dottersack
Diverticulum hepaticum
Peritonealhöhle (Zölom)

a   4. Woche

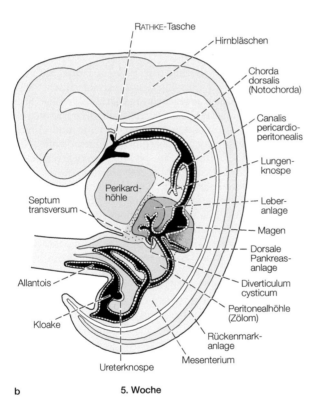

RATHKE-Tasche
Hirnbläschen
Chorda dorsalis (Notochorda)
Canalis pericardio-peritonealis
Lungenknospe
Septum transversum
Perikardhöhle
Leberanlage
Magen
Dorsale Pankreasanlage
Allantois
Diverticulum cysticum
Peritonealhöhle (Zölom)
Kloake
Rückenmarkanlage
Ureterknospe
Mesenterium

b   5. Woche

Abb. 7.9-1 Stadien der Leberentwicklung Mitte der 4. Woche (a) und Ende der 5. Woche (b). Die Schnittebene in (a) führt links paramedian durch den linken perikardioperitonealen Kanal (der Pfeil zeigt in die Einmündung des rechten Kanals).

kreasanlage in das Mesenchym des Mesenterium dorsale aus.

Zwischen den Epithelsträngen im Septum transversum (Leberstränge) sind weite Blutsinus gelegen, deren Endothel aus dem Mesenchym des Septum transversum stammt. Die Blutsinus stehen mit den Sinushörnern (späteres V.-cava-System) und den Vv. vitellinae (späteres Portalvenensystem) in Verbindung. Die Sinus werden mit sauerstoff-

reichem Blut von Ästen der Vv. umbilicales gespeist (Abb. 7.9-2). Die Leberstränge entwickeln sich zu Läppchen mit einem zentralen Ast des späteren V.-cava-Systems (Zentralvenen) und umgebenden Ästen des späteren Portalvenensystems. Das peritoneale Zölom dehnt sich ab der 5. Woche nach kranial aus, wobei unterhalb des Septum transversum eine median-sagittal gestellte Mesenchymplatte erhalten bleibt, die das dorsale und ventrale Mesogastrium bildet. Die Leberanlage gerät so größtenteils in das ventrale Mesogastrium, das ventral der Leber als Lig. falciforme hepatis persistiert und dorsal der Leber das Omentum minus und die Nebengekrösefalte (Abb. 7.5-4) bildet. Dorsokraniale Abschnitte der Leberanlage werden nicht in die Peritonealhöhle einbezogen und bleiben mit dem späteren Zwerchfell verhaftet (Area nuda). Dorsal vom Septum liegt der rechte und linke Canalis pericardio-peritonealis. Die Kanäle werden bald durch die pleuroperitonealen Falten verschlossen, die von dorsal vorwachsen und mit dem Hinterrand des Septum transversum verschmelzen.

Ende des 3. Monats (12. Embryonalwoche) sind in den Leberzellen Gallenkanälchen ausgebildet, in die Galle sezerniert wird. Die proximalen Abschnitte des Leberdivertikels bilden die extrahepatischen Gallenwege.

Für die Leberentwicklung ist die Induktion von Faktoren des Herzmesenchyms wichtig (FGFs, BMPs), die in dem Leberendoderm das Signalmolekül Sonic Hedgehog (SHH) induzieren. SHH ist für die weitere Leberzellentwicklung notwendig. Dagegen wird SHH-Expression in den Pankreasanlagen unterdrückt, was Voraussetzung für die weitere Differenzierung zu exokrinem und endokrinem Pankreasgewebe ist (Kap. 7.10.1).

Schon zu einem frühen Zeitpunkt der Leberentwicklung differenzieren sich in dem Mesenchym, das aus dem Septum transversum stammt, einzelne Inseln hämatopoetischen Gewebes. Diese **Inseln der Blutbildung** nehmen mit dem weiteren Wachstum des Organs an Anzahl und Größe zu. Die Blutbildung in der Leber erreicht um den 6.–7. Schwangerschaftsmonat ihren Höhepunkt. Sie trägt mit dazu bei, dass die Leber beim Fetus relativ größer ist als beim erwachsenen Menschen. Nach dem 7. Monat wird das blutbildende Gewebe schnell zurückgebildet, sodass schon in der Leber des Neugeborenen nur noch ganz vereinzelte Inseln von hämatopoetischem Gewebe nachweisbar sind (vgl. Kap. 9.2).

In den Anfangsstadien der Leberentwicklung sind eine rechte und linke *V. umbilicalis*, eine rechte und linke *V. vitellina* und die beiderseitigen *Vv. cardinales* angelegt. Diese Gefäße münden in das rechte und linke Sinushorn (vgl. Abb. 9.1-1). Die beiden **Vv. vitellinae** haben enge Beziehungen zum Endoderm und laufen unmittelbar neben dem Darmrohr. Sie sind über die Mittellinie hinweg durch drei Queranastomosen miteinander verbunden, von denen zwei vor und eine hinter dem Darmrohr verlaufen. Das aussprossende Leberparenchym nimmt zu diesen Venen Beziehungen auf, und es entwickelt sich ein Netzwerk weiter Blutsinus, die das Leberparenchym durchsetzen (Abb. 7.9-2a). Durch Obliteration von kranialen Abschnitten der Vv. vitellinae und der Queranastomosen entsteht ein einheitlicher zuführender Gefäßstamm, der links vom Duodenum liegt. Dies ist die spätere **V. portae** (Abb. 7.9-2b). Die innerhalb der Leber gelegenen Abschnitte des Venensystems, die das Blut zum Herzen zurückführen, werden zu *Vv. efferentes hepatis*, den späteren **Vv. hepaticae**. Dabei kommt es durch die mit der Herzentwicklung zusammenhängenden Veränderungen zu einer Bevorzugung der Strömungsrichtung nach rechts, und die Verbindung zum linken Sinushorn reißt ab.

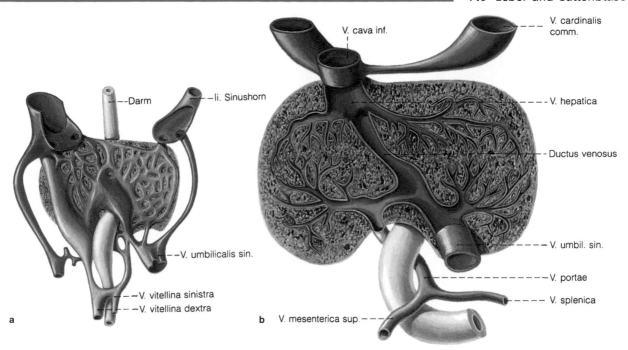

Abb. 7.9-2 **Schematische Darstellung der Venenentwicklung im Leberbereich in der Ansicht von vorne.** (a) In der 4. Entwicklungswoche sind die V. vitellina dextra und sinistra (blau) durch Querbrücken vor und hinter dem Darmrohr miteinander verbunden. In der Leber verzweigen sie sich in vielfacher Weise. Die zunächst selbstständig verlaufende V. umbilicalis sinistra, in der arterialisiertes Blut (rot) von der Plazenta zum Embryo geführt wird, hat Anschluss an das Stromgebiet der V. vitellina gewonnen; ihre Verbindung zum Sinushorn geht später verloren. Die V. umbilicalis dextra wird zurückgebildet. (b) Bei weiter fortgeschrittener Entwicklung (5.–6. Woche) ist durch den aus der linken V. umbilicalis kommenden Blutstrom der weite Ductus venosus gebahnt worden. Die rechte V. vitellina ist teilweise zurückgebildet, während aus dem Stamm der linken die V. portae hervorgegangen ist.

Die beiden **Vv. umbilicales** laufen ursprünglich lateral von der Leberanlage, doch gewinnt das linke Gefäß mit zunehmendem Größenwachstum der Leber Anschluss an die zunächst nur von den Vv. vitellinae gespeisten Blutsinus (Abb. 7.9-2a). Die rechte V. umbilicalis wird zurückgebildet. Ebenso verschwindet der zum linken Sinushorn ziehende Abschnitt der linken V. umbilicalis. Nunmehr fließt das gesamte aus der Nabelschnur kommende arterialisierte Blut durch die ursprünglich linke V. umbilicalis zur Leber (Abb. 7.9-2b). Durch **Umbau des Gefäßsystems** innerhalb der Leber wird ein direkter Weg von der V. umbilicalis zur Mündung der rechten Vv. efferentes hepatis und damit zur V. cava inferior gebahnt. Diese Verbindung ist der **Ductus venosus,** der für den embryonalen Kreislauf eine große Bedeutung besitzt. Nach der Geburt obliterieren die V. umbilicalis und der Ductus venosus. Die V. wird zum Lig. teres hepatis, der Ductus zum **Lig. venosum** (s. Abb. 7.9-5b).

In der 7. Woche beginnt das Bindegewebe, das die V. portae umgibt, zu proliferieren und sich entlang den Aufzweigungen des Gefäßes auszubreiten. In dieses Bindegewebe dringen von außen her die **A. hepatica** und Nervenfasern ein. Die Arterie verästelt sich in der Leber und gewinnt Anschluss an die venösen Blutsinus. Gleichzeitig differenzieren sich aus Zellen des Leberparenchyms, die dem Bindegewebe anliegen, die ersten Gallengänge. Der Vorgang der **Gallengangsbildung** schreitet von der Leberpforte, d. h. von den aus dem Anfangsteil der Leberknospe hervorgegangenen großen Gallengängen, aus in das Innere der Leber herein fort. Gleichzeitig vergrößern sich die aus der unteren Abteilung der Leberanlage entstandenen Anlagen von Gallenblase und Ductus cysticus.

7.9.2 Makroskopie und Topographie der Leber

Die Leber, *Hepar,* liegt zum **größten Teil intraperitoneal.** Sie besitzt eine spiegelnd glatte Oberfläche und hat eine dunkelbraun-rote Farbe. Das dem Körper entnommene Organ kann seine Gestalt nicht aufrechterhalten; es ist so weich, dass es durch sein eigenes Gewicht verformt wird. Das **Lebergewebe ist brüchig** und kann bei Unfällen und anderen Arten von Gewalteinwirkung leicht zerreißen (Leberruptur). Dann kommt es zu starken Blutungen.

Die Leber besitzt eine konvex gewölbte, dem Zwerchfell anliegende Oberfläche, **Facies diaphragmatica,** und eine kompliziert gestaltete Unterfläche, die den Eingeweiden aufliegt, **Facies visceralis.** Die Facies diaphragmatica ist in der Umgebung der V. cava, die in einer Rinne an der Hinterseite der Leber verläuft (*Sulcus venae cavae*), in einem etwa dreieckigen Bezirk mit dem Zwerchfell fest verwachsen. Die Verwachsungsfläche heißt, weil hier das Peritoneum fehlt, **Area nuda.** An der Vorderseite der Leber geht die Facies diaphragmatica in einem scharfen Rand, **Margo inferior,** in die Facies visceralis über. Der untere Leberrand fällt rechts bis zur Medioklavikularlinie mit dem **Rippenbogen** zusammen (Abb. 7.9-3). Wenn die Leber in diesem Bereich tastbar wird, ist das Organ vergrößert. Medial der Medioklavikularlinie verläuft der Leberrand im **Epigastrium** und kann hier auch beim Gesunden durch die Bauchdecke hindurch getastet werden. Die Lage und Ausdehnung der Leber lässt sich durch Beklopfen (Perkussion) feststellen, denn das Lebergewebe gibt **gedämpften Schall,**

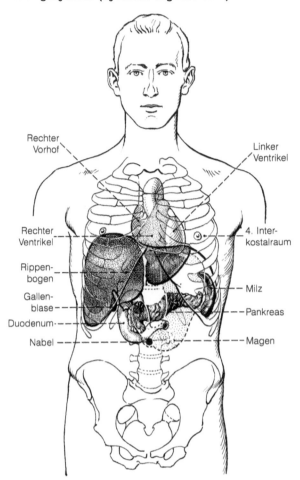

Rechter
Vorhof

Linker
Ventrikel

Rechter
Ventrikel

4. Inter-
kostalraum

Rippen-
bogen

Gallen-
blase

Milz

Pankreas

Duodenum

Nabel

Magen

Abb. 7.9-3 **Projektion der Organe des Oberbauches auf die
ventrale Oberfläche des Körpers.**

während die darüber gelegene Lunge einen sonoren und
der luftgefüllte Dickdarm einen tympanitischen Klopfschall ergeben. An der Basis des Herzens, das nur durch das
dünne Zwerchfell von der Leber getrennt ist, gehen Leber-
dämpfung und Herzdämpfung ineinander über.

Von außen betrachtet (Abb. 7.9-4 u. 5) gliedert sich die
Leber in einen **rechten** und **linken Lappen,** *Lobus dexter et
sinister.* Auf der Facies diaphragmatica wird die Grenze
durch das **Lig. falciforme,** den vorderen Teil des ehemaligen
Mesogastrium ventrale (vgl. Kap. 7.5.1), bezeichnet. Wo
diese Bauchfellduplikatur den Margo inferior erreicht, befindet sich eine tiefe Kerbe, *Incisura lig. teretis.* Hier gelangt
das **Lig. teres hepatis,** das aus der obliterierten Nabelvene
entstanden ist und am freien Rand des Lig. falciforme
verläuft, auf die Unterfläche der Leber. Der Strang zieht in
einer sagittal verlaufenden Furche, **Fissura lig. teretis,** zur
Leberpforte und setzt sich dann in die **Fissura ligamenti
venosi** fort, die den dünnen Rest des obliterierten Ductus
venosus enthält (vgl. Abb. 7.9-3). Diese sagittal verlaufenden Furchen, die einen großen rechten von einem kleinen
linken Lappen abgrenzen, werden im Bereich des rechten
Leberlappens durch eine weitere, lateral liegende sagittale
Furche sowie durch eine quer verlaufende Nische zu einer
H-förmigen Figur ergänzt. Die sagittale Furche wird von
der durch die Anlagerung der Gallenblase hervorgerufenen

Fossa vesicae biliaris und durch die tiefe Rinne gebildet, in
die die untere Hohlvene eingebettet ist. Dieser **Sulcus venae
cavae** wird dorsal meist durch ein bindegewebiges Band
überbrückt und zum Kanal geschlossen; in seltenen Fällen
wird die Brücke auch durch Lebergewebe gebildet. Die
quere Furche (der Querbalken des H) wird durch die
Leberpforte, *Porta hepatis,* gebildet. Hier treten Leitungsbahnen (V. portae, A. hepatica, Ductus hepaticus, Nerven,
Lymphgefäße) in die Leber ein bzw. aus.

Durch die H-förmig angeordneten Furchen in der Facies
visceralis werden im medialen Teil des rechten Leberlappens zwei kleinere Lappen abgegrenzt: ventral der **Lobus quadratus** und dorsal der **Lobus caudatus.** Der Lobus
caudatus ist phylogenetisch aus zwei Lappen entstanden,
die beim Menschen vollkommen miteinander verschmolzen sind. Aus dem einen geht der *Processus papillaris* hervor, der den Hauptteil des Lobus caudatus bildet, während
der andere sich als *Processus caudatus* wie ein Riegel zwischen die V. cava inferior und die Leberpforte nach rechts
vorschiebt und so die Porta hepatis nach dorsal begrenzt.

Die lateral von den sagittal verlaufenden Furchen liegenden Abschnitte der Facies visceralis des rechten und linken
Leberlappens sind glatt und nicht weiter untergliedert.
Hier hinterlassen die anliegenden Eingeweideteile beim
fixierten Organ Eindellungen, **Impressiones,** deren Bezeichnungen aus Abb. 7.9-5 entnommen werden können.

An der **Leberpforte,** *Porta hepatis,* treten der *Ductus
hepaticus dexter et sinister* aus der Leber aus und vereinigen
sich zu einem gemeinsamen Gang. Medial davon treten die
V. portae und noch weiter medial die *A. hepatica* sowie
zahlreiche Nervenfasern in die Leber ein. Diese Leitungs-
bahnen verlaufen bis zur Leberpforte im freien Rand des
Lig. hepatoduodenale, der das Foramen omentale begrenzt
(Abb. 7.5-9). Auch im Lig. hepatoduodenale liegt der
Gallengang am weitesten rechts, dann folgen nach links die
V. portae und schließlich die A. hepatica.

Der größte Teil der Leber wird vom **viszeralen Peritoneum** überzogen. Es ist durch eine Tela subserosa mit
der **Leberkapsel** *(Tunica fibrosa)* verbunden. Die Kapsel ist
dünn und durchsichtig. Sie kann bei Bauchtraumen einreißen, was stets mit Verletzungen des Leberparenchyms einhergeht (Leberriss). Am Rand der Area nuda schlägt sich
das viszerale Peritoneum in das parietale Blatt auf der
Unterseite des Diaphragmas um. Die Leberpforte wird von
den beiden Blättern des **kleinen Netzes** umfasst, das sich
nach links mit seiner Haftlinie zur Fissura lig. venosi wendet und von dort nach dorsal zieht. Auf diese Weise gelangt
der *Lobus caudatus* unter das kleine Netz in die **Bursa
omentalis.** Im Ganzen bilden die Peritonealduplikaturen
auf der Oberfläche der Leber eine Kreuzfigur. Von ventral
kommt das *Lig. falciforme hepatis,* von dorsal das kleine
Netz. Der breite Querschenkel wird durch das Verwachsungsfeld (Area nuda) dargestellt, das rechts und links in je
ein **Lig. triangulare** ausläuft. Das Lig. triangulare sinistrum
endet in einer strangartig ausgebildeten bindegewebigen
Struktur, **Appendix fibrosa hepatis,** die an ihrer Wurzel
Lebersubstanz enthalten kann. Die Umschlagfalten an
den Rändern der Area nuda werden in ihrer Gesamtheit als
Lig. coronarium bezeichnet.

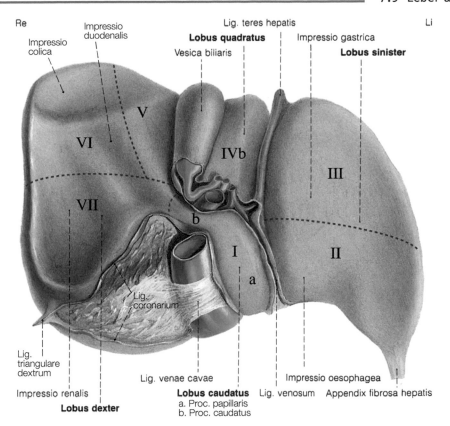

Re — Impressio colica — Impressio duodenalis — Lig. teres hepatis — **Lobus quadratus** — Vesica biliaris — Impressio gastrica — **Lobus sinister** — Li

V

VI

IVb

III

VII

b

I

a

II

Lig. coronarium

Lig. triangulare dextrum

Impressio renalis

Lobus dexter

Lig. venae cavae

Lobus caudatus
a. Proc. papillaris
b. Proc. caudatus

Impressio oesophagea

Lig. venosum

Appendix fibrosa hepatis

Abb. 7.9-4 Ansicht der Leber von der Viszeralfläche. Der Peritonealüberzug ist hellgrün wiedergegeben. In der Leberpforte sind der Ductus cysticus, hepaticus communis und das Collum vesicae biliaris dunkelgrün, die A. hepatica rot und die V. portae violett hervorgehoben. Das Organ ist entsprechend der international üblichen Betrachtungsweise von Computertomogrammen so orientiert, wie es beim auf dem Rücken liegenden Patienten erscheint, d. h., dorsal ist unten und ventral oben im Bild. Die römischen Zahlen bezeichnen die Lebersegmente, deren Grenzen durch gestrichelte Linien angedeutet sind.

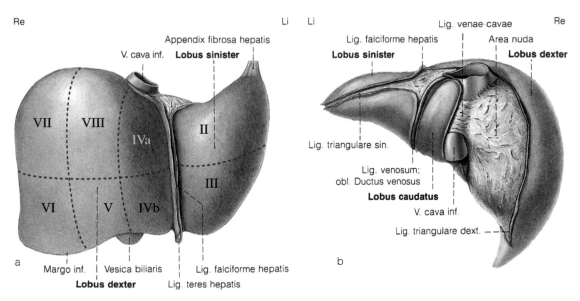

Re — Appendix fibrosa hepatis — V. cava inf. — **Lobus sinister** — Li   Li — Lig. falciforme hepatis — Lig. venae cavae — Area nuda — Re

Lobus sinister — **Lobus dexter**

VII   VIII   II

IVa

VI   V   IVb   III

Lig. triangulare sin.

Lig. venosum; obl. Ductus venosus

Lobus caudatus

V. cava inf.

Lig. triangulare dext.

a   Margo inf. | Vesica biliaris | Lig. falciforme hepatis
Lobus dexter   Lig. teres hepatis

b

Abb. 7.9-5 Ansicht der Leber von ventral (a) und dorsokranial (b).

7.9.3 Segmentgliederung der Leber

Die Äste von V. portae, A. hepatica und Gallengängen („Trias") verzweigen sich gemeinsam in der Leber und lassen aufgrund ihres Verzweigungsmusters eine **segmentale Gliederung** erkennen. Diese entspricht nicht der äußeren Lappengliederung. Wie in Abb. 7.9-6 veranschaulicht, zweigt sich das **Leitungsbahn-Trias** in eine rechte und eine linke Hauptgruppe auf. Die Lage der Grenze zwischen den dadurch gebildeten rechten und linken **funktionellen Lappen** entspricht in etwa einer sagittalen, paramedianen Ebene, die durch das Gallenblasenlager und die V. cava führt („**Cava-Gallenblasen-Ebene**"). Diese Grenze kann für Lappenresektionen herangezogen werden. Über die in gewissen Grenzen variable Lage der Segmente orientieren Abb. 7.9-4 bis 6.

Die ableitenden *Vv. hepaticae*, die zur V. cava führen, verlaufen unabhängig von den durch die Aufzweigungen der Trias bestimmten funktionellen Lebersegmenten.

7.9.4 Leitungsbahnen der Leber

Blutgefäße

Die Leber erhält Blut aus zwei zuführenden Gefäßen, der Pfortader und der A. hepatica. Die Pfortader, **V. portae,** ist das **Vas publicum**. Sie führt das venöse Blut aus den unpaaren Bauchorganen (Magen, Darm, Pankreas und Milz) in die Leber. Die feineren Zweige der V. portae, die *Vv. interlobulares,* umgeben die Leberläppchen und speisen die terminale Strombahn der Leber, die Sinusoide. Nach dem Durchlaufen der Endstrecke sammelt sich das Blut in sublobulären Venen, aus denen die **Vv. hepaticae** hervorgehen und zur V. cava ziehen. Die **A. hepatica propria** ist das **Vas privatum** der Leber, das Gallenblase (A. cystica), intrahepatische Gallengänge und das Leberparenchym versorgt. Mit ihren Endaufzweigungen (Aa. interlobulares) gelangt das arterielle Blut in die Sinusoide und mischt sich hier mit dem venösen Blut der V. portae.

Vena portae

Die **V. portae** hat Zuflüsse aus den unpaaren Bauchorganen über **drei große Venen.** Sie entsteht hinter dem Pankreaskopf aus dem Zusammenfluss der **V. mesenterica superior** und der **V. splenica.** Die dritte Wurzel, die **V. mesenterica inferior,** mündet meist in die V. splenica, kann sich aber auch mit der V. mesenterica superior vereinigen. Das Pfortaderblut steht unter **höherem Druck** als das Blut in der V. cava in gleicher Höhe und kann so den Widerstand des Leberkreislaufs überwinden, der dem der Darmwand als ein zweites Kapillarsystem nachgeschaltet ist (**venöses Wundernetz**).

Die **Zuflüsse der V. portae** und ihrer drei Wurzeln sind wie folgt (Abb. 7.9-7):

1. Direkt einmündende Venen

a) **V. cystica.** Die Vene aus der Wand der Gallenblase kann gemeinsam mit kleinen Venen aus den Gallengängen in die V. portae münden. Sie kann aber auch mit einigen Zweigen direkt in das Lebergewebe eindringen und sich hier dem Pfortaderblut anschließen.

b) **Vv. paraumbilicales.** Kleine Venen begleiten das Lig. teres hepatis und stellen eine Verbindung zu den Venen in der Bauchwand dar. Die Vv. paraumbilicales sind normalerweise eng und beim Gesunden ohne Bedeutung. Bei Druckerhöhung im Kapillarbett der Leber (portale Hypertension) können sie jedoch erweitert werden

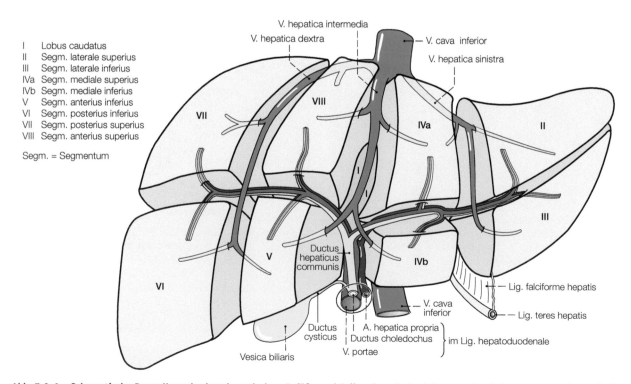

I	Lobus caudatus
II	Segm. laterale superius
III	Segm. laterale inferius
IVa	Segm. mediale superius
IVb	Segm. mediale inferius
V	Segm. anterius inferius
VI	Segm. posterius inferius
VII	Segm. posterius superius
VIII	Segm. anterius superius

Segm. = Segmentum

Abb. 7.9-6 Schematische Darstellung der intrahepatischen Gefäße und Gallengänge in Beziehung zu den Lebersegmenten (ventrale Ansicht).

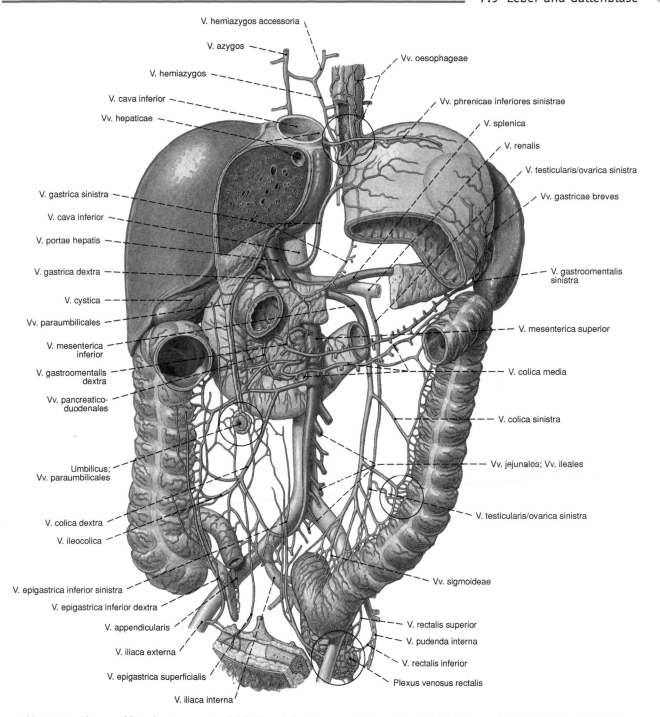

Abb. 7.9-7 Einzugsgebiete der Vena portae (violett) und des Vena-cava-Systems (hauptsächlich V. cava inferior) (blau) mit wichtigen portokavalen Anastomosen (eingekreist). Ein im Text nicht näher beschriebenes Anastomosengebiet befindet sich zwischen linken Hoden-/Ovarvenen und Ästen der V. colica sinistra.

und einen Kurzschluss zwischen dem Stromgebiet der V. portae und der V. cava ermöglichen (**portokavale Anastomose**). In seltenen Fällen ist die Erweiterung der Vv. paraumbilicales bei portalem Hochdruck mit einer Erweiterung der oberflächlichen Venen in der Umgebung des Nabels verbunden. Diese Venenerweiterung fällt bei der körperlichen Untersuchung auf und wird „**Caput medusae**" genannt.

c) **V. gastrica dextra** und **sinistra**. Die Begleitvenen der

A. gastrica dextra und sinistra münden in das Anfangsstück des Stammes der V. portae. Sie können jedoch auch vor dem Zusammenfluss von V. splenica und V. mesenterica superior in eines dieser Gefäße einmünden.

Die Vv. gastricae haben kranial Verbindungen zu den Vv. oesophageae, die zur V. azygos bzw. hemiazygos und damit zur V. cava superior hin abfließen. Bei Druckerhöhung in der Leber kann Blut aus der V. portae unter Stromumkehr über die Vv. gastricae in die Vv. oesophageae und von dort in die V. cava gelangen (**portokavale Anastomose**). Bei länger dauernder portaler Hypertension können sich die Ösophagusvenen stark erweitern. Es entstehen **Ösophagusvarizen.** Diese können platzen und zu lebensbedrohlichen Blutungen Anlass geben.

2. Vorgeschaltete Venen

a) **V. splenica.** Dieses große, von der Milz nach rechts verlaufende Gefäß sammelt das Blut aus der **Milz** und großen Teilen von **Pankreas** und Magen. In nahezu 70% der Fälle mündet auch die V. mesenterica inferior in die V. splenica, die außerdem die folgenden Zuflüsse erhält:

– *Vv. gastricae breves.* Sie drainieren den Bereich des Fundus und den oberen Teil der großen Kurvatur und vereinigen sich zu einem oder zwei kleinen Stämmen, die nahe der Milz in die V. splenica münden.

– *V. gastroomentalis sinistra.* Sie drainiert große Teile der Vorder- und Hinterfläche des Magens und mündet ebenfalls nahe der Milz in die V. splenica.

– *Vv. pancreaticae.* Mehrere Venen aus Kopf- und Schwanzteil der Bauchspeicheldrüse münden in die unmittelbar hinter dem Organ verlaufende V. splenica.

b) **V. mesenterica superior.** Der große Stamm dieses Gefäßes sammelt das Blut aus dem gesamten Versorgungsbereich der A. mesenterica superior. Wie Abb. 7.9-7 im Einzelnen zeigt, empfängt sie von kranial nach kaudal fortschreitend die folgenden Venen:

– *V. gastroomentalis dextra* mit *Vv. pancreaticoduodenales*
– *Vv. pancreaticae.* Vorwiegend aus dem Kopfteil des Pankreas
– *V. colica dextra* und *V. colica media*
– *Vv. jejunales* und *ileales*
– *V. ileocolica* (mit *V. appendicularis*)

c) **V. mesenterica inferior.** Das Gefäß sammelt das Blut aus dem Versorgungsbereich der A. mesenterica inferior. Es mündet in mehr als 60% der Fälle in die V. splenica, sonst in die V. mesenterica superior. In der V. mesenterica inferior sammelt sich das Blut aus folgenden Gefäßen:

– *V. colica sinistra*
– *Vv. sigmoideae*
– *V. rectalis superior.* Dieses Gefäß drainiert den größten Teil des Rektums. Es hat Verbindung zur V. rectalis media und inferior, die zur V. cava inferior abfließen.

Auch im Rektum gibt es somit die Möglichkeit zur Ausbildung von **portokavalen Anastomosen.**

Die Vereinigung von V. mesenterica superior und V. splenica zur V. portae erfolgt hinter dem Pankreaskopf in Höhe des 2. Lendenwirbels. Von hier aus gelangt der etwa 8 cm lange und 2 cm dicke **Stamm der V. portae** durch das Lig. hepatoduodenale zur Leberpforte. Hier teilt sich das Gefäß in einen **rechten** und einen **linken Hauptast.** Der linke Hauptast ist dünner und länger als der rechte. Er versorgt den Lobus sinister hepatis, den Lobus quadratus und den Lobus caudatus, d. h. alle linken Lebersegmente. Die Vv. paraumbilicales münden meist in den linken, die V. cystica in den rechten Hauptast der Pfortader.

Arteria hepatica propria

Die Leberarterie, **A. hepatica propria,** ist die Fortsetzung der *A. hepatica communis,* eines der drei Hauptäste des Truncus coeliacus. In ca. 55% der Fälle (Abb. 7.9-8) teilt sich die A. hepatica communis in die A. gastroduodenalis und die A. hepatica propria. Diese tritt in das Lig. hepatoduodenale ein, gibt die A. gastrica dextra ab und verläuft zur Leberpforte. Hier teilt sie sich in zwei Äste, **Ramus dexter et sinister,** die sich in der Leber genauso aufzweigen wie die Äste der V. portae. Aus dem rechten Hauptast der A. hepatica propria entspringen vor dem Eintritt in das Leberparenchym die A. cystica und kleinere Gefäße zu den Gallengängen.

Variationen der A. hepatica propria sind häufig. So kann beispielsweise die A. hepatica propria oder ihr Ramus dexter aus der A. mesenterica superior entspringen ($\approx$ 20%) und der Ramus sinister komplett oder zusätzlich (akzessorischer Ast) aus der A. gastrica sinistra abzweigen (20%).

Venae hepaticae

Nach der Passage durch die Leberläppchen wird das venöse Blut durch die Vv. hepaticae in die V. cava inferior geleitet. Die Vv. hepaticae entstehen im Inneren des Organs aus dem Zusammenschluss kleinerer sublobulärer Venen, die von den Vv. centrales gespeist werden (Abb. 7.9-6 u. 9). Die **großen Äste verlaufen zwischen den Segmenten.** Sie nehmen Venen aus benachbarten Segmenten auf, halten sich also nicht an das Versorgungsgebiet einzelner Aufzweigungen der V. portae (vgl. oben: Segmentgliederung). Durch Zusammenfluss mehrerer kleinerer Vv. hepaticae entstehen drei große Lebervenen, *V. hepatica dextra, sinistra* und *intermedia.* Die **V. hepatica intermedia** vereinigt sich in ca. $^2/_3$ der Fälle mit der V. hepatica sinistra *(Truncus hepaticus sinister).* Unterhalb von der Einmündungsstelle der großen Vv. hepaticae münden zahlreiche **kleine Lebervenen direkt in die V. cava.**

Lymphbahnen

Es gibt zwei Lymphgefäßnetze, ein superfizielles, subperitoneales Netz und ein profundes, intraparenchymatöses Netz. Das **subperitoneale Lymphgefäßnetz** drainiert im Bereich der Facies diaphragmatica und des Lobus caudatus sowie breiter Abschnitte der Facies anterior beidseits des Lig. falciforme durch das Zwerchfell in vordere und hintere **mediastinale Lymphknoten.** Die übrigen subperitonealen Bahnen (besonders der Facies viscerales und Gallenblasenregion) drainieren in das Leberhilum (Lnn. hepatici) und in den Bereich des Truncus coeliacus (Lnn. coeliaci). Von der linken ventralen Lappenoberfläche bestehen Verbindungen zum Magen (Lnn. cardiaci) und Pankreas (Lnn. pancreatici).

Das **intraparenchymatöse Lymphgefäßnetz** hat zwei Drainagewege: 1. Portalvenöse und arterielle Begleitbahnen gelangen zum Hilum und zu den Lnn. hepatici. 2. Hepatovenöse Begleitbahnen gelangen über Geflechte der Lebervenen zur Vena cava und durch das Zwerchfell zu den mediastinalen Lymphknoten.

Nerven

Die Leber wird sympathisch und parasympathisch innerviert. Die **sympathischen Fasern** stammen aus dem *Ggl. coeliacum.* Sie bilden den Plexus hepaticus, der die A. hepatica umgibt, und gelangen so zur Leberpforte und in das Parenchym. Beim Menschen ist eine vergleichsweise große Anzahl intralobulärer, adrenerger Nervenfasern vor-

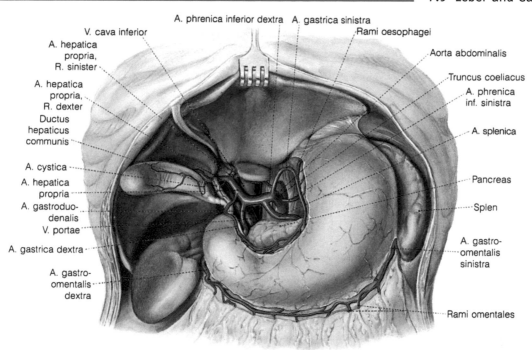

Abb. 7.9-8 Der Truncus coeliacus und die Blutversorgung von Leber und Magen. Die A. hepatica propria verläuft ventral von der V. portae (violett). In der Tiefe liegt die V. cava inferior (blau).

handen. Dieser Befund korreliert mit chemischen Untersuchungen, bei denen im menschlichen Lebergewebe ein **hoher Noradrenalingehalt** festgestellt wurde, und mit klinischen und physiologischen Beobachtungen, die zeigen, dass es bei Reizung des N. splanchnicus zu einer **Mobilisierung von Glykogen** und – dadurch bedingt – zu einer Hyperglykämie kommt. Die **parasympathischen Fasern** stammen vorwiegend aus dem *Truncus vagalis anterior* (Abb. 7.6-17) und verlaufen in einem *R. hepaticus* entlang der A. hepatica. – Physiologische Befunde, die die Existenz von **Rezeptoren** in den Wänden der V. portae und der A. hepatica nahe legen, sowie der Nachweis von VATER-PACINISCHEN Körperchen und anderen **sensiblen Endigungen** im interlobulären Bindegewebe der Leber sprechen dafür, dass der Plexus hepaticus auch afferente Fasern enthält.

Die mit Peritonealepithel überzogene **Leberkapsel** und das Lig. falciforme werden hauptsächlich von *Rami phrenico-abdominales* aus dem rechten **N. phrenicus** erreicht und sensibel innerviert.

7.9.5 Mikroskopie

Das Parenchym der Leber ist in Läppchen (*Lobuli hepatis*) untergliedert, die sich um die Endaufzweigungen der Lebervenen, die Zentralvenen, organisieren (Abb. 7.9-9 u. 10). Sie werden deshalb als **Zentralvenenläppchen** bezeichnet. Von diesen morphologisch definierten Baueinheiten werden zwei weitere funktionell begründete Gliederungsformen des Leberparenchyms vorgenommen, das **Portalläppchen** und der **Leberazinus**. Beim Portalläppchen stehen die Portalkanäle mit interlobulären Gallengängen und Interlobularvenen der V. portae im Zentrum, während

beim Leberazinus die Aufzweigungen der A. hepatica propria und damit die Sauerstoffversorgung des Leberparenchyms im Zentrum der Betrachtung stehen.

Zentralvenenläppchen

Die Leber besteht aus einer riesigen Anzahl (Größenordnung 1–1,5 Millionen) einander ähnlicher, etwa 2 mm³ großer Baueinheiten, den **Leberläppchen** oder *Lobuli hepatici*. Im Leberläppchen sind die Leberzellen, *Hepatozyten*, und die Endstrecken der Blutgefäße, die **Lebersinusoide** oder *Vasa sinusoidea*, in ganz bestimmter Weise angeordnet. Die Gestalt des einzelnen Leberläppchens kann mit der einer Bienenwabe verglichen werden. Die Höhe beträgt etwa 2 mm, der Durchmesser 1,0–1,3 mm. In der Längsachse des im Querschnitt polygonalen Gebildes verläuft die **Zentralvene**, *V. centralis*, die in eine sublobuläre Vene mündet und somit den Anfangsteil des abführenden Systems der Vv. hepaticae bildet. In jedem Läppchen sind Hepatozyten und Sinusoide von der Peripherie her radiär auf die in der Achse liegende Zentralvene hin angeordnet.

Die **Lebersinusoide** werden von Gefäßen gespeist, die von den Endästen der V. portae und der A. hepatica ausgehen. Diese Endäste verlaufen gemeinsam mit den interlobulären Gallengängen als *Trias hepatica* (GLISSONsche Trias) in den Portalkanälen, die im Querschnitt als periportale Felder in Erscheinung treten. Die **Portalkanäle**, *Canales portales*, liegen in den Zwickeln, die dort entstehen, wo mehrere Läppchen mit ihren Ecken aneinander stoßen (Abb. 7.9-9). Von den interlobulären Blutgefäßen im Portalkanal gehen mehr oder weniger rechtwinklig feine Zweige ab, die in die Spalten zwischen den Oberflächen der aneinander grenzenden Läppchen eintreten und von dort her die Sinusoide speisen. Der **Blutstrom** in

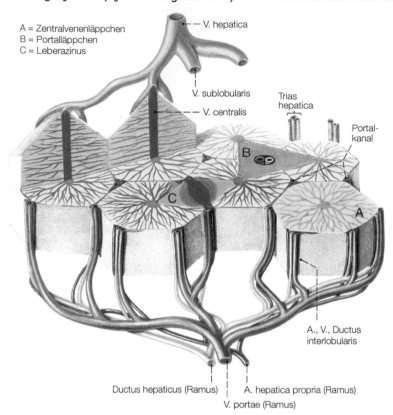

A = Zentralvenenläppchen
B = Portalläppchen
C = Leberazinus

— V. hepatica

V. sublobularis

Trias
hepatica

V. centralis

Portal-
kanal

B

C

A

A., V., Ductus
interlobularis

Ductus hepaticus (Ramus)

A. hepatica propria (Ramus)

V. portae (Ramus)

Abb. 7.9-9 Läppchengliederung des Leberparenchyms.

den Lebersinusoide ist also von der Läppchenperipherie zum Zentrum gerichtet.

Zwischen den radiär auf die Zentralvene zustrebenden Sinusoide liegen die **Hepatozyten.** Sie sind in Platten angeordnet, die im Läppchenquerschnitt als radiär eingestellte **Zellbalken** in Erscheinung treten. Zwischen den Wänden der aneinander stoßenden Hepatozyten liegen die interzellulären **Gallenkanälchen,** *Canaliculi biliares.* Diese nur von den Plasmamembranen der Hepatozyten begrenzten Canaliculi schließen sich in den radiär angeordneten Leberzellplatten zu einem ebenfalls radiär eingestellten dreidimensionalen Netzwerk zusammen, das in der Läppchenperipherie Anschluss an die Anfangsstrecke der kleinsten **Gallengänge** gewinnt. Die von den Hepatozyten in die interzellulären Canaliculi biliares abgeschiedene Gallenflüssigkeit strömt daher in entgegengesetzter Richtung wie das Blut, nämlich vom Läppchenzentrum zur Läppchenperipherie und zu den hier beginnenden Gallengängen.

Der regelmäßige Bau der Läppchen hat zur Folge, dass die von den **Sinusoiden durchlaufene Strecke** von der Oberfläche des Läppchens bis zur Mündung in die Zentralvene überall etwa gleich lang ist und ca. **0,5–0,6 mm** misst. Auf dieser Strecke erfolgt der gesamte Stoffaustausch zwischen Blut und Leber bzw. zwischen Leber und Blut. Die Portalkanäle (periportale Felder) enthalten die Trias hepatica mit umgebendem **lockerem Bindegewebe.** Dieses Bindegewebegerüst hängt mit der Capsula fibrosa der Leber zusammen und wird als GLISSONSCHE Kapsel bezeichnet (*Capsula fibrosa perivascularis*). Das Bindegewebe der Portalkanäle steht mit einem System von retikulären Fasern in Verbindung, das die Sinusoide begleitet (Kollagene I, III, V) und in das adventitielle Bindegewebe der Zentralvenen übergeht.

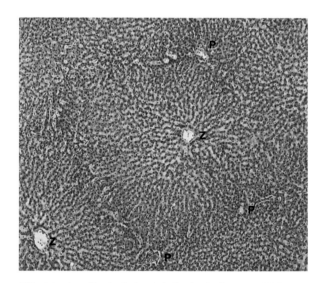

Abb. 7.9-10 Histologischer Schnitt durch die menschliche Leber. Die Zentralvenenläppchen lassen sich an der Lage der Zentralvenen (Z) und der Portalkanäle (P) sowie an der radiären Ausrichtung der Leberzellbälkchen erkennen. H.E.; Vergr. 50fach.

Jedes **Zentralvenenläppchen** grenzt mit den Ecken seiner polygonalen Oberfläche an mehrere Portalkanäle. Somit sind an der Blutversorgung einer solchen Einheit stets mehrere Interlobularäste von V. portae und A. hepatica propria beteiligt. Umgekehrt fließt auch das Sekret aus einem jeden Zentralvenenläppchen in mehrere Gallengänge ab (Abb. 7.9-9).

Portalläppchen

In einem Portalläppchen werden diejenigen Sinusoid- und Parenchymabschnitte (Leberzellbalken) zusammengefasst, die von einem Portalkanal aus versorgt werden. Im Zentrum liegen eine Interlobularvene der V. portae und die interlobulären Gallengänge. Die Zentralvenen befinden sich an den Ecken des im Querschnitt im Idealfall dreieckigen Portalläppchens (Abb. 7.9-9). Durch die Portalläppchengliederung lassen sich u. a. Schädigungsmuster des Leberparenchyms durch von im Darm resorbierten Toxinen gut erklären. Die Schädigungen treten besonders stark in der Peripherie der Portalkanäle in Erscheinung (höchste Toxinkonzentrationen). Die interlobulären Gallengänge entsprechen den interlobulären Ausführungsgängen von exokrinen Drüsen. Die Leberzellbalken mit Gallenkanälchen entsprechen Endstücken mit Endstücklumina exokriner Drüsen. Der exokrine Drüsencharakter der Leber wird durch die Portalläppchengliederung am besten zum Ausdruck gebracht.

Leberazinus

Der Leberazinus spiegelt die Sauerstoffversorgung der Leber wider, die am besten im Bereich der Endaufzweigungen der Interlobulararterien zwischen den Leberläppchen ist (Abb. 7.9-9). Bei dieser Betrachtungsweise lassen sich u. a. besonders gut Leberzellschädigungen bei Sauerstoffmangel (Hypoxie) und auch die metabolische Zonierung des Leberparenchyms erklären. Die Arterienäste werden von Aufzweigungen der Interlobularvenen der V. portae begleitet, deren Gehalt von im Darm resorbierten Substanzen vom Portalkanal ausgehend zu den Endaufzweigungen zwischen den Lobuli abnimmt.

Es werden drei Zonen des Azinus unterschieden. **Zone 1** liegt auf das Zentralvenenläppchen bezogen in der Läppchenperipherie und ist die sauerstoffreichste Zone (O_2-Partialdruck: ≈ 65 mmHg). **Zone 3** reicht bis zur Zentralvene (O_2-Partialdruck: ≈ 35 mmHg). **Zone 2** liegt zwischen Zone 1 und Zone 3. Zone 1 und 2 werden auch als periportale (periarterielle) Zone und Zone 3 als perizentrale (perivenöse) Zone bezeichnet. Schädigungsmuster der Leber bei Durchblutungsstörungen und Sauerstoffmangel sowie Unterschiede von Stoffwechselleistungen zwischen peripher und zentral gelegenen Hepatozyten (metabolische Zonierung, s. unten) lassen sich am besten durch die Azinus-Sichtweise erklären.

Lebersinusoide

Die Lebersinusoide, *Vasa sinusoidea*, werden von **terminalen Zweigen** der Interlobularvenen aus der **V. portae** gespeist und erhalten zusätzlich noch aus den interlobulären Ästen der A. hepatica propria Blut (Abb. 7.9-12). Die arteriellen Kapilläräste, die Strukturen der periportalen Felder versorgen (insbesondere die Gallengänge), fließen über Venolen direkt in die interlobulären Äste der Portalvene ab.

Es ist wichtig, darauf hinzuweisen, dass die Einmündungsstellen von **Arteriolen aus der A. hepatica** stets am Anfang der Sinusoide und nie in der Nähe der Zentralvene liegen. So wird in der Zone 1 des Leberazinus eine besonders hohe **Sauerstoffkonzentration** erreicht (65 mmHg) und die Sonderstellung des Gewebes in diesem

Bereich unterstrichen. Vieles spricht dafür, dass die Einmündung der unter höherem Druck stehenden Arteriolen der A. hepatica in die Lebersinusoide auch die Blutströmung beeinflusst und dass die Arteriolen der A. hepatica durch nervös ausgelöste Weiter- und Engerstellung ein wichtiges Element für die **Regulation der Durchblutung** des venösen Wundernetzes darstellen.

Die Lebersinusoide sind ungewöhnlich weit (Abb. 7.9-14 u. 15). Sie haben beim Menschen einen Durchmesser von $9–12$ μm. Ihre Wand ist charakteristisch aufgebaut und unterscheidet sich von der Kapillarwand in anderen Organen. Das **Endothel** ist diskontinuierlich. Es sitzt dem angrenzenden Leberparenchym nicht unmittelbar auf, sondern ist von den Hepatozyten durch einen etwa 0,3 μm breiten, flüssigkeitsgefüllten Raum getrennt. In diesen Raum, *Spatium perisinusoideum* oder Dissescher Raum, ragen unregelmäßig gestaltete Mikrovilli der Hepatozyten herein (Übersicht s. Abb. 7.9-16).

Eine **Basallamina fehlt,** jedoch sind die Basalmembranproteine Kollagen IV und Fibronectin sowie verschiedene Proteoglykane und auch **Kollagenfibrillen** im Dissesche Raum vorhanden. Letztere lassen sich als retikuläre Fasern lichtmikroskopisch darstellen (Abb. 7.9-11) und kommen hauptsächlich in Nähe der Fettspeicherzellen vor. Diese sind die Hauptproduzenten von Kollagen im Leberparenchym (s. unten). In der Wand der Lebersinusoide und im Dissesche Raum kommen **drei Zelltypen** mit unterschiedlichem Bau und unterschiedlichen Eigenschaften vor: 1. Sinusendothelzellen, 2. Kupffer-Zellen und 3. Fettspeicher- oder Ito-Zellen:

Sinusendothel

Die **Endothelzellen** der Sinusoide sind flach ausgezogen und kleiden den größten Teil der Sinusoidwand aus (Abb. 7.9-13 u. 14). An den Rändern überlappen sich benachbarte Endothelzellen, bilden aber keine Zonulae occludentes aus. Eine Basallamina fehlt. Die Endothelzellen enthalten eine große Zahl von **transzellulären Poren** mit einem Durchmesser von 100 nm, die oft gruppenweise angeordnet sind und das Bild von „Siebplatten" hervorrufen. Alle nicht-

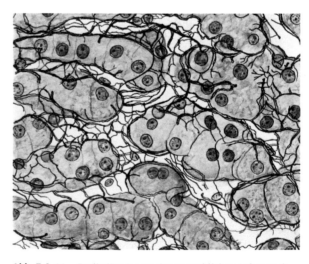

Abb. 7.9-11 Retikuläre Fasern der menschlichen Leber nach Versilberung.

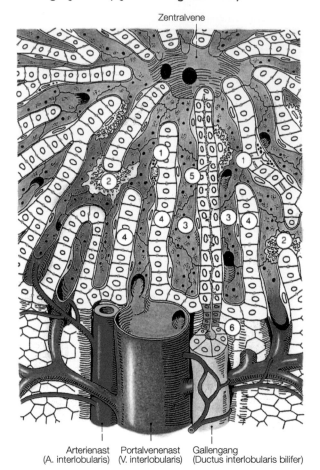

Zentralvene

Arterienast   Portalvenenast   Gallengang
(A. interlobularis) (V. interlobularis) (Ductus interlobularis bilifer)

Abb. 7.9-12 Schematische dreidimensionale Darstellung zur Gefäßversorgung und zum mikroskopischen Aufbau der Leber. Die Zentralvene ist oben und eine portale Trias unten zu erkennen. Die V. interlobularis mündet entweder direkt oder über terminale Venolen in die Sinusoide. Die A. interlobularis gibt einmal Äste ab, die den peribiliären Gefäßplexus versorgen, und zweitens Äste, die in das Anfangsstück eines Lebersinus münden. 1 = Fettspeicherzelle; 2 = KUPFFER-Zelle; 3 = Sinusendothelzelle; 4 = Leberzellplatten; 5 = Gallenkapillare; 6 = Schaltstücke (HERING-Kanäle).

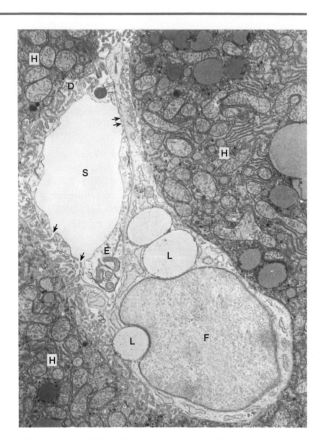

Abb. 7.9-13 TEM-Aufnahme eines Querschnitts durch einen Lebersinusoid (S). Zwischen Endothel (E) mit Poren (Pfeile) und Hepatozyten (H) liegt der DISSE-Raum (D) mit Mikrovilli der sinusoidalen Hepatozytenoberfläche. Eine Fettspeicherzelle (F, gelb) mit Lipidtropfen (L) ist ebenfalls zu sehen. Vergr. 10 000fach.

zellulären Blutbestandteile können durch die Poren in den DISSEschen Raum eindringen. Das trifft auch für die 30–60 nm großen Lipoproteinpartikel vom Typ des VLDL (very low density lipoproteins) und LDL (low density lipoproteins) zu. Chylomikronen (> 100 nm), Bakterien, Thrombozyten oder Blutzellen können normalerweise nicht in den DISSEschen Raum gelangen. Die Sinusendothelzellen besitzen **Endozytoserezeptoren** und lysosomale Abbauwege für denaturierte Plasmaproteine (Asialoglykoproteinrezeptor, vgl. Kap. 2.2.4) und acetyliertes LDL. Ferner produzieren sie das gefäßerweiternde **Prostacyclin** und das vasokonstriktorisch aktive Peptid **Endothelin.** Dadurch können die Endothelzellen die Durchblutung der Läppchen beeinflussen.

KUPFFER-Zellen

KUPFFER-Zellen (benannt nach KARL VON KUPFFER, 1829–1902) sind **Makrophagen,** die zum monozytären Phagozytensystem gehören (Bd. 2, Kap. 10.1). KUPFFER-

Zellen werden einerseits durch zirkulierende Blutmonozyten ersetzt, können sich aber auch wie typische Gewebemakrophagen durch **mitotische Teilung** selbst vermehren. Die KUPFFER-Zellen sind mit benachbarten Endothelzellen durch lose Zellkontakte verbunden und besitzen auch längere Zellfortsätze, die zwischen den Endothelzellen in den DISSEschen Raum hineinragen und die Zellen dort verankern (Abb. 7.9-14 u. 15). Im Gegensatz zu den Sinusendothelzellen ragen die KUPFFER-Zellen weit in das Lumen der Lebersinusoide hinein und können so partikuläre Bestandteile aus dem vorbeifließenden Blut optimal **phagozytieren.** Unter normalen Bedingungen sind die KUPFFER-Zellen, mehr noch als die Makrophagen der Milz, für die **Eliminierung** und Phagozytose **alter** und **geschädigter Erythrozyten** verantwortlich. Wie Makrophagen sind KUPFFER-Zellen reich an Lysosomen.

Das Hämoglobin aus den phagozytierten Erythrozyten wird in Phagolysosomen abgebaut und das freigesetzte **Eisen** in die Blutbahn abgegeben, wo es an Transferrin bindet und dann für die Hämoglobinsynthese im Knochenmark wieder zur Verfügung steht. Ein Teil des Eisens wird als Ferritin oder **Hämosiderin** in **Lysosomen** der KUPFFER-Zellen gespeichert (Abb. 7.9-15). Außer den Lysosomen enthält auch das endoplasmatische Retikulum der KUPFFER-Zellen eine **Peroxidase,** die dort an der Synthese (Lipidperoxidation) von Prostaglandinen beteiligt ist.

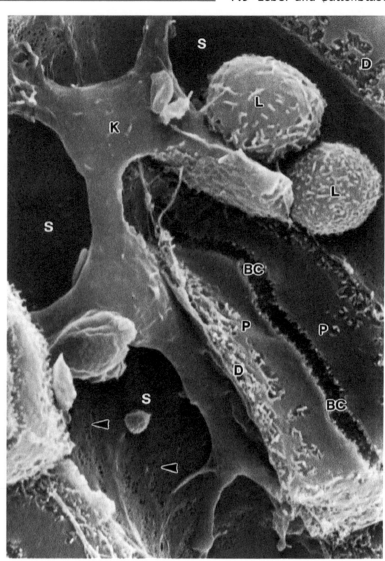

Abb. 7.9-14 Rasterelektronenmikroskopische Aufnahme eines Anschnittes des Leberläppchens vom Meerschweinchen. BC = Canaliculus biliaris (Gallenkanälchen); P = Parenchymzellen (Hepatozyten); S = Sinusendothel mit Poren (Pfeile); K = große KUPFFER-Zelle mit Verzweigungen in benachbarte Sinusoide; D = DISSEscher Raum (Spatium perisinusoideum); L = Lymphozyten. Vergr. 5000fach.

Fettspeicherzellen

Diese sternförmigen Zellen enthalten große Lipidtropfen in ihrem Zytoplasma (Abb. 7.9-13) und werden deshalb als Fettspeicherzellen *(Lipocytus perisinusoideus)* oder nach ihrem Erstbeschreiber auch als ITO-**Zellen** bezeichnet. Die Lipidtropfen enthalten große Mengen von **Vitamin A** (80% des Vitamin-A-Gehaltes des Körpers in Form von Retinsäure, verestert mit Palmitinsäure) und nehmen nach verstärkter Vitamin-A-Zufuhr an Größe und Zahl zu. Fettspeicherzellen liegen im perisinusoidalen Raum zwischen Leberparenchymzellen und Sinusendothel und stehen häufig in engem Kontakt mit Bündeln von Kollagenfibrillen. Die Fettspeicherzellen enthalten das neuronale Adhäsionsmolekül (N-CAM), das saure Gliafibrillenprotein (GFAP) sowie die glattmuskulären zytoskeletalen Proteine Desmin (Intermediärfilament) und saures α-Actin. Sie können sich in kontraktile myofibroblastische Zellen umwandeln, die verschiedenen Komponenten der extrazellulären Matrix synthetisieren (u. a. Kollagene I, III u. IV, Tenascin, Fibronectin, Undulin, Laminin). Sie werden für die intensive Kollagenbildung bei der Entwicklung der **Leberzirrhose** nach Leberschädigung verantwortlich gemacht (s. unten).

Hepatozyten

Plasmamembran, Polarität

Die Leberparenchymzellen, **Hepatozyten,** sind große (20–30 μm im Durchmesser), polyedrische Zellen mit sechs und mehr Seiten (Abb. 7.9-16). Es handelt sich um polarisierte Zellen mit einem spezialisierten, kleinen **apikalen** oder **peribiliären** Pol, der die Wand der Gallenkanälchen *(Canaliculi biliferi)* bildet, und einer größeren basolateralen Zellfläche. Letztere besteht aus einer mit Mikrovilli besetzten **perisinusoidalen Oberfläche** (Abb. 7.9-17) und aus einem flachen, interzellulären Abschnitt, der die Kontaktfläche zwischen benachbarten Hepatozyten bildet. Die apikale Membran, die das Lumen der Gallenkanälchen begrenzt, wird durch einen **Schlussleistenkomplex,** bestehend aus *Zonula occludens, Zonula adherens* und *Macula adherens,* gegen die basolaterale Membrandomäne abgegrenzt. Die Zonula occludens verhindert einen Übertritt von Gallenbestandteilen in das Blut.

Zusätzlich sind die benachbarten Hepatozyten durch zahlreiche **Nexus** (gap junctions) funktionell synchronisiert. Vor allem im mittleren und perizentralen Läppchen-

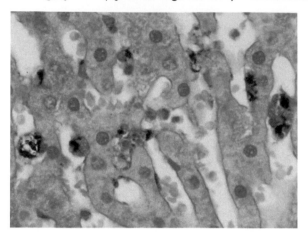

Abb. 7.9-15 Darstellung der Kupffer-Zellen der Rattenleber durch den Nachweis von Eisen (Perls-Preußischblau-Färbung). Wegen der Phagozytose von alten und geschädigten Erythrozyten nehmen die Kupffer-Zellen eine wichtige Stellung im Eisenstoffwechsel ein (Rückgewinnung von Hämoglobin-Eisen). Hier wurde dem Versuchstier anstelle von Erythrozyten eine partikuläre Eisenverbindung (Eisen-Dextran) intravenös verabreicht und anschließend die Leber zu histologischen Untersuchungen entnommen. Vergr. 480fach.

bereich (wo Nervenendigungen fehlen) spielen Nexus wahrscheinlich eine wichtige Rolle bei der metabolischen Koordinierung der Hepatozytenfunktion.

Die beiden Pole der Hepatozyten besitzen **membrangebundene ATPasen:** die basolaterale Fläche besitzt die Na$^+$-K$^+$-ATPase und die apikale Membran Mg^{2+}-aktivierte ATPase-Aktivität (Abb. 7.9-17). Die Bedeutung der **Na$^+$-K$^+$-ATPase** liegt darin, Natriumionen aus dem Zytoplasma der Hepatozyten zu entfernen. Dadurch entsteht ein Natriumgradient über der Plasmamembran, der den Einstrom von Natrium durch **Natrium-Cotransportsysteme** ermöglicht (Abb. 7.9-18). Durch diese Transportsysteme werden u. a. Milchsäure, Aminosäuren und Gallensäuren durch die perisinusoidale Plasmamembran in die Zellen aufgenommen. Die ATPase-Aktivität der apikalen (kanalikulären) Plasmamembran beruht auf einem hohen Gehalt an ATP-getriebenen Transportproteinen (**MDR-Transporter**, s. unten), die u. a. Gallensalze, konjugiertes Bilirubin und Phospholipide in die Gallenkanälchen pumpen.

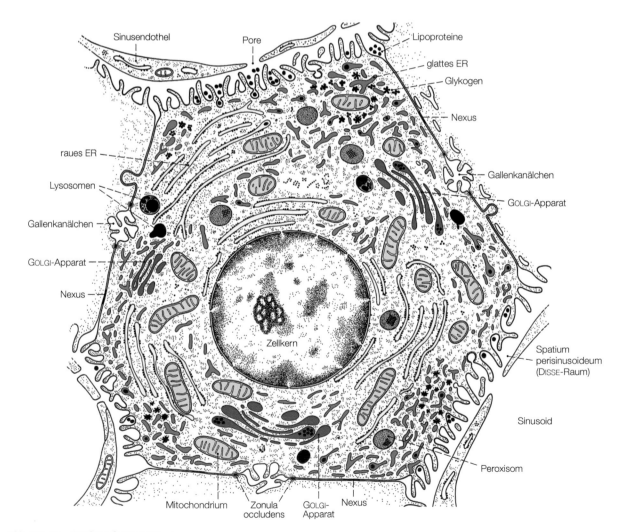

Abb. 7.9-16 Struktur des Hepatozyten.

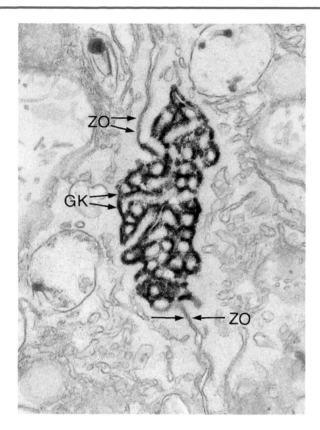

Abb. 7.9-17 Darstellung der Mg²⁺-ATPase-Aktivität der Gallenkanälchenmembran. Diese ATPase-Aktivität spiegelt den hohen Gehalt der kanalikulären Plasmamembran an ATP-getriebenen Transportproteinen für Gallensalze, konjugiertes Bilirubin und andere organische Komponenten der Galle wider.

Zellkern

Etwa 20–25% der Leberzellen besitzen zwei **Zellkerne,** der Rest einen. 30–40% der Zellkerne sind mit einem diploiden Chromosomensatz versehen (Zellkerndurchmesser 10–12 μm), 50–60% sind tetraploid (Durchmesser 15 μm) und 5–10% sind oktaploid (Durchmesser 20 μm). Die diploiden Zellen liegen hauptsächlich in der Zone 1, nahe den periportalen Feldern. Die übrigen polyploiden Zellen kommen bevorzugt in den perizentralen und mittleren Abschnitten des Leberläppchens vor.

Mitochondrien

Jede Leberparenchymzelle besitzt etwa 2000 **Mitochondrien.** Größe, Form und Enzymgehalt der Mitochondrien variieren je nach Lage der Hepatozyten im Leberläppchen. Im sauerstoffreichen periportalen Bereich (Zone 1) sind die Mitochondrien groß und rund, mit starker histochemischer Reaktion für Cytochromoxidase und Succinat-Dehydrogenase. In der sauerstoffärmeren, perizentralen Zone (Zone 3) sind die Mitochondrien lang und dünn und zeigen nur eine schwache Reaktion für obige Enzyme. Die Mitochondrien der Leber besitzen Schlüsselenzyme der **Harnstoffsynthese** und sind dadurch von zentraler Bedeutung für die Ammoniakentgiftung des Körpers. Die Harnstoffsynthese ist energieaufwändig (3 Mol ATP pro Mol

Harnstoff) und erfolgt in der O₂-reichen periportalen Hälfte der Läppchen.

Peroxisom

Die Zahl der **Peroxisomen** (0,2–0,8 μm im Durchmesser, Abb. 2-62) pro Leberzelle beträgt durchschnittlich 500, ohne erkennbare Unterschiede zwischen peripheren und zentralen Läppchenabschnitten. Bei einigen Tierarten besitzen die Peroxisomen kristalline Einschlüsse, die das Enzym Uratoxidase enthalten. Zusätzlich sind viele Peroxisomen mit marginalen Platten versehen, die hauptsächlich aus dem Enzymprotein α-Hydroxysäure-Oxidase B bestehen (Kap. 2.10). In der menschlichen Leber enthalten die Peroxisomen keine Uratoxidase und sind nicht in der Lage, Harnsäure als Abbauprodukt des Purinstoffwechsels weiter zu katabolisieren, sodass es beim Menschen unter bestimmten Bedingungen zur Ablagerung von Harnsäure im Bindegewebe, besonders im Bereich der Gelenke, kommen kann, was mit sehr schmerzhaften Entzündungsreaktionen verbunden ist (Gicht, Kap. 2.9.7). Leberperoxisomen sind an der Synthese von Cholesterin und Gallensäuren wesentlich beteiligt.

Endoplasmatisches Retikulum

Das **raue** und das **glatte endoplasmatische Retikulum** (RER, GER) sind in Hepatozyten besonders stark entwickelt. Der relative Volumenanteil des RER liegt in periportalen Hepatozyten um ein Mehrfaches höher als der des GER. In perizentralen Leberzellen ist das Volumenverhältnis etwa gleich. Das RER bildet häufig Stapel aus 3–20 parallel angeordneten Zisternen, die auch lichtmikroskopisch durch ihre Basophilie im sonst mehr eosinophilen (mitochondrienreichen) Leberzellzytoplasma auffallen. Das RER ist an der **Synthese zahlreicher Serumproteine,** wie Serumalbumin, verschiedener Lipoproteine und der meisten Blutgerinnungsproteine beteiligt (insbesondere Fibrinogen, Prothrombin und die Faktoren V, VII, IX, X). Diese Proteine können immunzytochemisch im RER und im Golgi-Komplex der Hepatozyten nachgewiesen werden (Abb. 7.9-19).

Die kurze Halbwertszeit mancher Gerinnungsproteine (besonders von Faktor VII = 4–6 Stunden) führt bei verminderter Synthese infolge Leberfunktionsstörung schnell zu einem Abfall des Blutspiegels und zur Blutungsneigung. Bei mehreren der Gerinnungsproteine wird an Glutaminsäure-Seitengruppen in γ-Position eine weitere Carboxylgruppe angeknüpft. Diese Anknüpfung erfolgt in einem von Vitamin K abhängigen Oxidationsprozess im RER. Die γ-Carboxylglutaminsäure-Gruppen dienen der Bindung von Ca²⁺. Die Ca²⁺-Bindung ist für die Aktivierung der Blutgerinnungsproteine notwendig. Durch Vitamin-K-Antagonisten (u.a. Macumar®) kann die Blutgerinnung medikamentös gehemmt werden (Thromboseprophylaxe).

Das **GER** bildet ein anastomosierendes Netzwerk aus dünnen Schläuchen und Vesikeln (Abb. 2-44, 2-62, 7.9-19), die häufig in engem Kontakt mit Glykogenpartikeln stehen. Das GER ist der Sitz folgender wichtiger Funktionen in der Leberzelle:

1. **Oxidation von Xenobiotika** (Arzneimittel, Pestizide etc.) durch das Zytochrom-P₄₅₀-Enzymsystem des GER (Kap. 2.5.2) und anschließende **Konjugation** von Taurin,

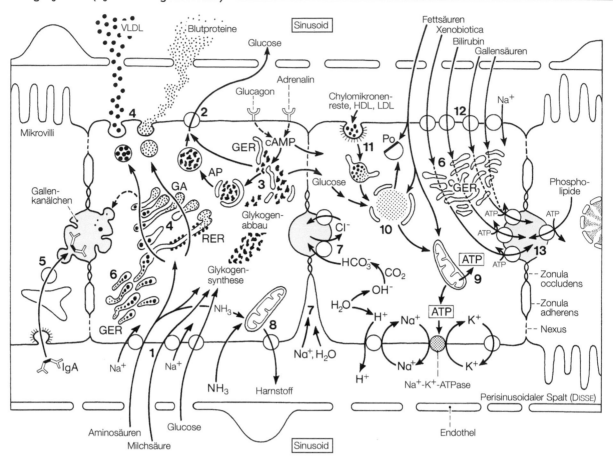

Abb. 7.9-18   Funktionelle Kompartimentierung der Leberzelle. Die Na$^+$-Ka$^+$-ATPase der perisinusoidalen Plasmamembran ist die Triebkraft für die durch Na$^+$-Cotransporter erfolgte Aufnahme von Milchsäure, Aminosäuren und Gallensäuren (1). Glucose wird durch Glucosetransporter (perizentral Glut1, sonst Glut2) aufgenommen oder aus Milchsäure und der Aminosäure Alanin neu gebildet (Gluconeogenese). Glucose wird als Glykogen gespeichert und kann bei Bedarf im Zusammenwirken mit dem GER (Glucose-6-Phosphatase) oder durch Autophagie (AP) aus Glykogen freigesetzt (3) und in die Blutbahn durch Glut2 der perisinusoidalen Plasmamembran abgegeben werden (2). Die Freisetzung der Glucose aus Glykogen durch die Glykogenphosphorylase wird durch Adrenalin- und Glukagonrezeptor-vermittelten Anstieg von cAMP und Ca^{2+} stimuliert. Diese sekundären Botenstoffe können durch Nexus in benachbarte Zellen diffundieren. Am RER findet die Synthese vieler Blutproteine statt, die nach Durchlaufen der GOLGI-Apparates (GA) durch Exozytose in die Blutbahn abgegeben werden (4). Lipoproteine werden im ER und GOLGI aus Lipiden (synthetisiert im GER) und Apoproteinen (synthetisiert im RER) zusammengesetzt und ebenfalls perisinusoidal abgegeben (4). Immunglobulin A (IgA) gelangt durch den Transzytoseweg in die Galle (5). Gallensäuren, Xenobiotika und Bilirubin werden durch Transporter der perisinusoidalen Plasmamembran aufgenommen (12) und im GER an Glucuronsäure, Taurin, Glycin oder Sulfat konjugiert (6). Die Sekretion der Konjugate erfolgt durch ATP-getriebene Transporter der biliären Plasmamembran, hauptsächlich durch Transporter vom Typ der Multi-Drug-Resistance(MDR)-Transporter (13). Bikarbonat (HCO$_3^-$) gelangt über einen HCO$_3^-$-Cl$^-$-Austauscher in die Galle (7). Wasser und Na$^+$ folgen den Gallensäuren und Bikarbonationen passiv durch die Zonulae occludentes (7). Die zentrale Rolle der Lebermitochondrien besteht neben der Bereitstellung von ATP vor allem in der Entgiftung von Ammoniak durch Bildung von Harnstoff (8). Harnstoff wird in das Blut abgegeben und durch die Niere ausgeschieden. Lipide werden vor allem durch Endozytose von Lipoproteinen (HDL, LDL, Chylomikronenreste) aufgenommen (11) und Fettsäuren lysosomal abgespalten. Fettsäuren werden auch aus der Blutbahn abgenommen und in Peroxisomen (PO) und Mitochondrien oxidativ abgebaut bzw. am GER in Triglyceride inkorporiert. Diese werden in die Lipidtropfen gespeichert (10). Peroxisomen sind zentral an Syntheseschritten von Gallensäuren und Cholesterin beteiligt.

Glycin, Glucuronsäure oder Sulfat an die entstandenen Hydroxyl- und Carboxylgruppen (Konjugation). Durch die Konjugation werden lipophile Xenobiotika wasserlöslich und durch MDR-Transporter (von engl.: Multi-Drug-Resistance) in die Galle ausgeschieden (**Entgiftungsfunktion**). Viele Arzneimittel (z.B. Barbiturate, Psychopharmaka) induzieren eine starke Proliferation des GER in der Leber und dadurch ihre Eliminierung durch die Galle.

2. **Konjugation von Bilirubin** (Abbauprodukt von Häm, dem roten Blutfarbstoff) mit Glucuronsäure zu Bilirubindiglucuronid (Näheres s. Kap. 2.13.1). Unkonjugiertes Bilirubin wird hauptsächlich durch den OATP-C-Transpor-

ter (von engl.: Organic-Anion-Transport-Peptide) in die Hepatozyten aufgenommen. OATP-C transportiert auch Gallensalze in die Leberzellen. Konjugiertes Bilirubin wird durch MDR-2 in die Galle sezerniert.

Genetische Defekte der Bilirubinkonjugierung (CRIGLER-NAJJAR-Syndrom = Glucuronyltransferase-Defekt) und -ausscheidung (DUBIN-JOHNSON-Syndrom = MDR-2-Defekt) führen zur Gelbsucht (Ikterus), weil Bilirubin nicht ausgeschieden werden kann und sich in den Geweben des Körpers ablagert (u.a. Haut, Sklera des Auges).

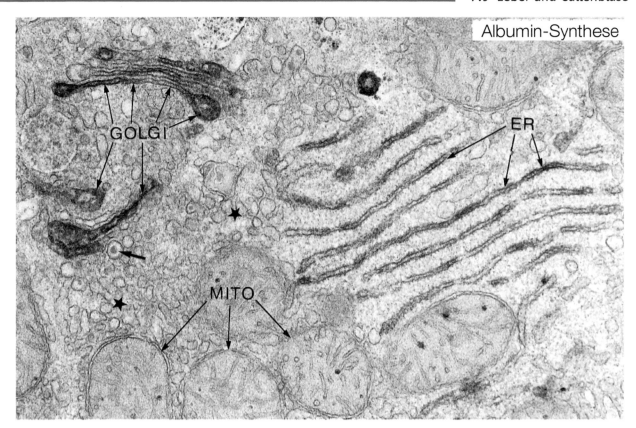

Albumin-Synthese

Abb. 7.9-19 TEM-Aufnahme einer Leberzelle, inkubiert für die immunelektronenmikroskopische Darstellung des Albumins. Die dunkel dargestellten Segmente des rauen endoplasmatischen Retikulums (ER) und des GOLGI-Komplexes sind die intrazellulären Orte der Albuminsynthese und -reifung. Das glatte ER (Sterne) ist nicht an der Synthese von Blutproteinen beteiligt, spielt aber bei der Lipoproteinsynthese eine Rolle. Der Pfeil weist auf ein Lipoproteinpartikel im glatten ER. MITO = Mitochondrien. Vergr. 30000fach.

3. **Synthese von Gallensäuren** aus Cholesterin (unter Beteiligung von Peroxisomen) und Konjugation der Gallensäuren am GER mit Taurin, Glycin oder Glucuronsäure (= Gallensalze). Gallensäuren dienen u. a. als Ausscheidungsform von Cholesterin. Im Darm sind sie für die Emulgierung und anschließende Verdauung der Triglyceride wichtig (Näheres Abb. 7.7-20, Kap. 7.7.4).

4. **Bildung von Glucose** durch Dephosphorylierung von Glucose-6-Phosphat. Dies erklärt die enge morphologische Beziehung zwischen den zahlreichen Glykogenpartikeln (s. unten) der Leber und dem GER in der Phase des Glykogenabbaus (Näheres s. Kap. 2.12.1).

5. **Synthese von Lipiden** (u. a. Triglyceriden und Cholesterin) und ihre Abgabe an das GER-Lumen zur Bildung von VLDL-Partikeln. Die Apoproteine der Partikel werden im RER synthetisiert und vereinigen sich im ER und GOLGI-Apparat zu kompletten VLDL-Partikeln (Abb. 7.9-19 u. 2-46).

GOLGI-Apparat

Die Leberzelle besitzt eine Vielzahl von GOLGI-**Komplexen** (Abb. 7.9-19), die für die Weiterverarbeitung der im RER synthetisierten Exportproteine (z. B. terminale Glykosylierung, Sulfatierung) verantwortlich sind (Näheres s. Kap. 2.6). In den peribiliären Hepatozytenabschnitten sind die GOLGI-Komplexe besonders groß und zahlreich. Hier ist

der GOLGI-Apparat u. a. an der Synthese und dem Transport von Bestandteilen der peribiliären Plasmamembran und an der Sekretion von Proteinen der Galle beteiligt.

Die in Hepatozyten synthetisierten sekretorischen Proteine werden nicht in Sekretgranula gestapelt, sondern über den Mechanismus der **konstitutiven Exozytose** ständig an der perisinusoidalen Membran in die Blutbahn abgegeben.

Lysosomen

Lysosomen (um 0,5 μm im Durchmesser) treten besonders zahlreich in der peribiliären Zone des Zytoplasmas auf. Sie bauen die durch Endozytose aufgenommenen Lipoproteine und defekten Serumproteine ab (**Heterophagolysosomen**). Aber auch **Autophagolysosomen** sind zahlreich in der Leber, besonders im Anschluss an toxische Zellschäden (Entfernung des überschüssigen GER). Ein Teil des Glykogens der Leber wird ebenfalls durch Autophagie entfernt (s. oben). Lipofuscin enthaltende **Telolysosomen** sind überwiegend peribiliär anzutreffen, auffällig gehäuft bei Abflussstörungen der Galle (**Cholestase**). Neben sphärischen Lysosomen kommen auch tubuläre Lysosomen (Nematolysosomen) in den Leberzellen vor, besonders in den perisinusoidalen Zellbezirken.

Zytoskelett

Das **Zytoskelett** der Leber weist folgende Besonderheiten auf:

1. Die **Zonula adherens** des Schlussleistenkomplexes, am Rande der Gallenkanälchen, ist mit einem kontraktilen, aus **Actin** und **Myosin** bestehenden **Filamentsystem** verbunden (Abb. 7.9-20), das in der Lage ist, kalziumabhängige **Kontraktionen** auszuführen und dadurch die Gallenkanälchen lokal zu verengen oder zu erweitern (**Gallenkapillar-Peristaltik**). Diese peristaltischen Bewegungen sind offensichtlich für den Transport der Gallenflüssigkeit zu den periportalen Gallengängen wichtig.

2. Das **Intermediärfilamentsystem** (bestehend aus den Zytokeratinen 8 und 18) umgreift den Zellkern und ist mit den Fleckdesmosomen der lateralen Plasmamembran verbunden. Bei toxischen Leberzellschäden, insbesondere bei Alkoholismus, bilden die Zytokeratinfilamente große, eosinophile intrazelluläre Aggregate, die als MALLORY-**Körperchen** („Alkohol-Hyalin") diagnostischen Wert besitzen.

3. Das **Mikrotubulussystem** ist ebenso wie in den Darmepithelzellen für den **gerichteten Transport** von intrazellulären Organellen verantwortlich. Im Gegensatz zum Darmepithel werden aber alle neu synthetisierten Membranproteine zunächst in die basolaterale Plasmamembran eingebaut. Von dort werden die apikalen (peribiliären) Membranproteine durch Endozytose herausgesortiert und mittels Transzytose in die Gallenkanälchen eingebaut.

Triglyceride

Auch **Triglyceride** werden in Hepatozyten gespeichert, und zwar in Form von sehr unterschiedlich großen Lipidtropfen. Die Triglyceride stammen zu einem großen Teil aus endozytiertem LDL und Chylomikronenresten, werden aber auch durch Neusynthese am GER bereitgestellt. Die Lipidtropfen werden zuerst in den perizentralen Hepatozyten der Leberläppchen gebildet.

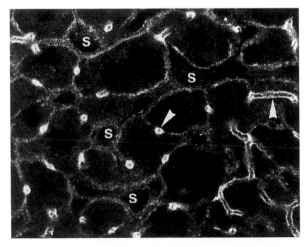

Abb. 7.9-20 Darstellung des peribiliären kontraktilen Ringes durch einen mit Fluoreszenzstoff markierten Antikörper gegen Myosin. Die Wand der quer und längs geschnittenen Gallenkanälchen ist leuchtend dargestellt (Pfeile). Eine schwache Fluoreszenz ist auch im subplasmalemmalen Actinfilamentsystem der perisinusoidalen Oberfläche zu sehen. S = Sinusoide. Vergr. 800fach.

Bei toxischen Leberzellschädigungen (z.B. durch Alkohol) kann der oxidative Abbau der Triglyceride gestört sein, sodass es zur pathologischen Einlagerung von Fetttropfen im Zytoplasma kommt, bevorzugt in den Hepatozyten der periportalen Zone, die dem Toxin zuerst ausgesetzt sind (**toxische Verfettung,** alkoholische Fettleber).

Die Mobilisierung der Lipidreserven ist morphologisch durch enge Kontakte zwischen Lipidtropfen und Mitochondrien sowie Peroxisomen gekennzeichnet. Beide Organellen besitzen die Enzyme für den Abbau der Fettsäuren mittels der β-Oxidation (vgl. Kap. 2.10 u. 2.11).

Glykogen

Glykogen ist eine polymere Speicherform von Glucose. Das Zytoplasma der Leberzellen enthält große Mengen von Glykogenpartikeln (Abb. 7.9-16 u. 2-62), die als 10–40 nm große β-Partikel und ca. 200 nm große α-Partikel (Glykogenrosetten) in Erscheinung treten (Kap. 2.12.1).

Die Glucosemoleküle des Glykogens stammen nur in den perizentralen Hepatozyten aus dem Portalvenenblut (primärer Ort der Glykogenbildung nach Nahrungsaufnahme). Sie besitzen zur Glucoseaufnahme den hochaffinen Glucosetransporter Glut1. Die Hepatozyten der periportalen Zone (Zonen 1–2) besitzen den niederaffinen Glucosetransporter Glut2, der nur bei höheren Blutglucosewerten Glucose in die Zellen aufnimmt. Das Glykogen dieser Zellen stammt vorwiegend aus der Neusynthese von Glucose (Glukoneogenese) aus Milchsäure (Laktat) und Aminosäuren (Alanin). Die Freisetzung von Glucose aus Glykogen wird durch Glukagon und Adrenalin stimuliert, die mittels cAMP und Ca^{2+} als sekundäre Botenstoffe die Glykogenphosphorylase stimulieren und Glucose-6-Phosphat freisetzen. Im ER der periportalen Hepatozyten werden die Phosphatgruppen durch Glucose-6-Phosphatase entfernt und die Glucose anschließend durch Glut2 in die Blutbahn abgegeben.

Ein genetischer Mangel an Glucose-6-Phosphatase liegt dem letalen Krankheitsbild der VON-GIERKEschen **Glykogenspeicherkrankheit** zugrunde. In den schlechter O_2-versorgten perizentralen Hepatozyten wird Glucose nicht in die Blutbahn abgegeben, sondern zu Milchsäure ohne Sauerstoffverbrauch (anaerobe Glykolyse) abgebaut (Gewinnung von 2 Mol ATP) und die Milchsäure an die Blutbahn abgegeben. Diese wird von den periportalen Hepatozyten aufgenommen und zur Synthese von Glucose verwendet. Glykogen wird auch durch Autophagie und anschließende lysosomale Abspaltung in Glucose durch α-Glucosidase abgebaut. Ein genetischer Mangel an α-Glucosidase ist Ursache der letalen POMPEschen **Glykogenspeicherkrankheit**. Bei der DANONschen **Krankheit**, die ebenfalls Glykogenspeicherung hervorruft, ist die Autophagie gehemmt (LAMP-2-Defekt, Kap. 2.9.8).

Metabolische Zonierung

Der Gradient des **Sauerstoffpartialdruckes** zwischen periportalen (65 mmHg) und perizentralen Abschnitten (35 mmHg) bewirkt, dass energieverbrauchende Syntheseleistungen wie Glukoneogenese und Harnstoffsynthese überwiegend in der periportalen Zone (Zonen 1–2) stattfinden und dort die notwendigen Enzyme hochreguliert sind. In den perizentralen Läppchenabschnitten (Zone 3) findet Energiegewinnung hauptsächlich durch anaerobe Glykolyse statt (s. oben). Die Glucose-6-Phosphatase-Aktivität (Gehalt) ist in den peripheren Läppchenzonen mehrfach höher als in den zentralen Abschnitten, weil in der Periportalzone Glucose in die Blutbahn abgegeben wird und dazu dephosphoryliert werden muss. Perizentral wird dagegen Glucose-6-Phosphat als Ausgangsmolekül für die anaerobe Glykolyse verwendet und Glucose nicht dephosphoryliert.

Ein weiteres gutes Beispiel für die metabolische Zonierung der Läppchen ist die Ammoniakentgiftung. In den perizentralen Hepatozyten werden Aminogruppen (Ammoniak) auf Glutaminsäure übertragen. Die dadurch gebildete Aminosäure Glutamin wird in die Blutbahn abgegeben und von den periportalen Hepatozyten aufgenommen. Dort werden die Aminogruppen zur energieaufwändigen Synthese von Harnstoff (Urea) verwendet (erfordert 3 Mol ATP), der anschließend durch den Urea-Transporter-B (UT-B) an die Blutbahn zur Ausscheidung durch die Nieren abgegeben wird.

Gallenkanälchen, Galle

Täglich werden 600–800 ml Galle sezerniert. Galle enthält als wichtigste organische Bestandteile konjugierte Gallensäuren (= Gallensalze), konjugiertes Bilirubin, konjugierte Xenobiotika und Phospholipide. Diese Konjugation findet am GER statt (s. oben). Die Phospholipide und Konjugate werden durch verschiedene ATP-getriebene MDR-Transporter in die Galle gepumpt, u. a. MDR-2 für konjugiertes Bilirubin und BSEP (engl.: Bile Salt Export Pump) für Gallensalze.

Etwa 20% der in die Galle sezernierten Gallensäuren stammen aus hepatozellulärer Neusynthese, der Rest wird aus der Blutbahn aufgenommen. Insgesamt sezerniert die Leber täglich 0,6 g Gallensalze über die extrahepatischen Gallenwege in den Darm. Dort dienen die Gallensalze der Emulgierung und Verdauung der Triglyceride (Abb. 7.7-20). Im Darm werden die Taurin- und Glycinreste abgespalten und die Gallensäuren hauptsächlich im Ileum durch Na^+-Cotransporter wieder resorbiert und über die Vena portae der Leber zur erneuten Konjugation und Sekretion zugeführt (**enterohepatischer Kreislauf**). Insgesamt zirkulieren ständig 2–4 g Gallensäure im enterohepatischen Kreislauf: Dabei passieren täglich 15–20 g den Dünndarm.

Außerdem werden HCO_3^--Ionen in die Galle sezerniert, wahrscheinlich unter Vermittlung eines HCO_3^--Cl^--Austauschers. Wasser und Na^+ können passiv durch Poren der *Zonula occludens* in die Galle nachfolgen. Rund 50% des kanalikulären Gallenvolumens resultieren aus der **Sekretion von HCO_3^-** und nachfolgendem Wassereinstrom. Die HCO_3^--Sekretion wird durch das Hormon **Sekretin** stimuliert, das von den S-Zellen des Dünndarmes in das Portalvenenblut ausgeschüttet wird. In der Galle sind ebenfalls geringe Mengen von lysosomalen Enzymen, alkalischer Phosphatase, LDL und **Immunglobulin A** vorhanden. IgA wird wie in anderen Epithelien durch den Mechanismus der Transzytose in die Galle sezerniert (Abb. 7.9-18), während die anderen Proteine wahrscheinlich durch fehlgerichtete Exozytose in die Galle gelangen.

Die Gallenkanälchen kann man histochemisch spezifisch durch den Nachweis der Thiamin-Pyrophosphatase, der Mg^{2+}-abhängigen Membran-ATPase (Abb. 7.9-17) oder durch Versilberungsmethoden sichtbar machen. In Abb. 7.9-20 sind die Gallenkanälchen immunhistochemisch durch den Nachweis des kontraktilen peribiliären Aktin-Myosin-Systems sichtbar gemacht.

⬚ Regeneration, Leberzirrhose

▬▬

Die **Lebensdauer** eines Hepatozyten beträgt mindestens 150 Tage. Mitosen sind deshalb selten im Lebergewebe zu beobachten (Mitoseindex < 0,1). Bei Leberzelluntergang (u. a. durch Toxine oder Erreger hervorgerufen) oder nach chirurgischer Teilresektion von Lebergewebeteilen kann eine enorme Steigerung der Mitoserate

beobachtet werden. Die Regeneration von Hepatozyten und Gallengängen erfolgt durch Proliferation von Stammzellen, die als **Oval-Zellen** bezeichnet werden. Diese sind hauptsächlich in den Schaltstücken (HERING-Kanälen) zwischen Hepatozyten und interlobulären Gallengängen gelegen (s. unten). Zusätzlich teilen sich auch Fettspeicherzellen, KUPFFER-Zellen und sinusoidale Endothelzellen, sodass funktionstüchtige neue Leberläppchen entstehen können. Die Regeneration wird durch lebereigene, antiproliferative Faktoren, Chalone und TGF-β, beendet (s. Kap. 2.17). Setzt gleichzeitig im Rahmen der Regeneration eine starke Bindegewebevermehrung ein, was besonders nach toxischen und entzündlichen Leberzellschäden der Fall ist, dann können **knotenförmige**, funktionslose **Leberzellaggregate** entstehen, die von Bindegewebekapseln eingefasst werden. Diese strukturellen Veränderungen sind charakteristisch für die **Leberzirrhose**. Die Leberzellaggregate können schließlich die Blutgefäße in der Leber komprimieren, insbesondere das dünnwandige Portalvenensystem, sodass schließlich das Blut in der *V. portae* gestaut wird (**portale Hypertension**).

7.9.6 Gallenwege, Gallenblase

Intrahepatische Gallengänge

An der Läppchenperipherie sind die Gallenkanälchen durch kurze **Schaltstücke**, HERING-**Kanäle** genannt, mit den interlobulären Gallengängen verbunden (Abb. 7.9-12 u. 21). Der Durchmesser der HERING-Kanäle beträgt 10–15 μm. Sie münden im Perioportalfeld in die initialen Gallengänge, deren Kaliber 30–40 μm beträgt. Die HERING-Kanäle werden von flachen, wenig differenzierten ovalen Epithelzellen mit einem charakteristischen ovalen Zellkern (**Oval-Zellen**) gebildet, die als **Stammzellen** für die Regeneration des Leberparenchyms betrachtet werden.

Oval-Zellen können durch verschiedene Kennmoleküle identifiziert werden (u. a. Thy-1, den L-Selektin-Rezeptor CD-34 und c-kit), von denen viele auch charakteristisch für hämatopoetische Stammzellen sind. Oval-Zellen kommen auch im Knochenmark vor und können die Leber zeitlebens hämatogen besiedeln. Oval-Zellen spielen bei der Leberregeneration nach Hepatitis und Vergiftungen eine Rolle. Sie sind auch als Ausgangspunkt von Leberzellkarzinomen identifiziert worden (Tierexperimente).

Peripherwärts münden die HERING-Kanäle in die **interlobulären Gallengänge** (*Ductuli interlobulares biliferi*), die ein einschichtiges, kubisches bis säulenförmiges Epithel besitzen. Die intrahepatischen Gallengänge sind nicht nur für die Weiterleitung der Galle in die extrahepatischen Gallengänge verantwortlich, sondern sie besitzen wie die Hepatozyten die Fähigkeit zur **Sekretion von Bikarbonat** in die Gallenflüssigkeit und erhöhen durch Nachstrom von Wasser und Natrium das Gallenvolumen um 30%.

Sie besitzen Botenstoffe für das Hormon Sekretin aus den S-Zellen des Duodenums. Der sekundäre Botenstoff cAMP aktiviert einen apikalen Chloridkanal (CFTR-Protein), der Chlorid für den HCO_3^--Cl^--Austauscher bereitstellt und diesen so aktiviert. Außerdem führt Sekretin via cAMP zum Einbau von Wasserkanälen in die kanalikuläre Zellmembran (Aquaporin-1).

Die interlobulären Gallengänge verlaufen gemeinsam mit den Aufzweigungen der V. portae und der A. hepatica in den Portalkanälen (Abb. 7.9-9). Sie vereinigen sich entsprechend dem Aufzweigungsmuster der V. portae und der A. hepatica zu immer größeren Stämmen, aus denen

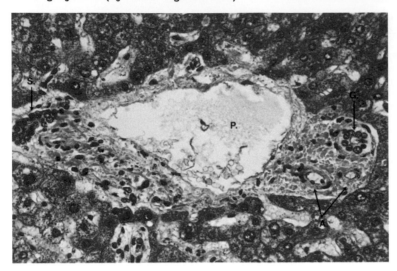

Abb. 7.9-21 Periportales Feld mit GLISSONscher Trias aus einer menschlichen Leber. Links ist der Übergang eines Schaltstückes (S.) in einen kleinen Gallengang getroffen. Beachte den unterschiedlichen Wandbau des weitlumigen interlobulären Astes der V. portae (P.), der kleinen interlobulären Äste der A. hepatica (A.) und des mit Epithel ausgekleideten Gallenganges (G.). Azan; Vergr. 250fach.

schließlich ein **rechter** und ein **linker Ductus hepaticus** hervorgehen (Abb. 7.9-6 u. 22). Die interlobulären Gallengänge werden von einem feinen Arteriengeflecht aus der A. hepatica umgeben und von autonomen Nerven begleitet. In Hilumnähe kann ihre Wand auch vereinzelt glatte Muskelzellen enthalten.

Extrahepatische Gallengänge

In jedem der beiden großen funktionellen Leberlappen bildet sich aus dem Zusammenfluss der interlobulären und der dann folgenden größeren Gallengänge ein Hauptstamm, *Ductus hepaticus dexter et sinister*. Diese beiden Gänge vereinigen sich an der Leberpforte zum **Ductus**

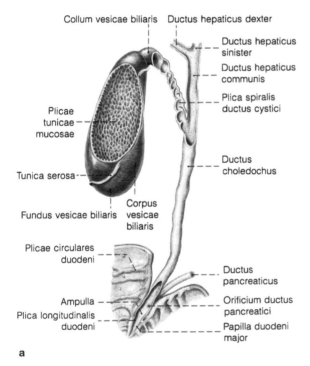

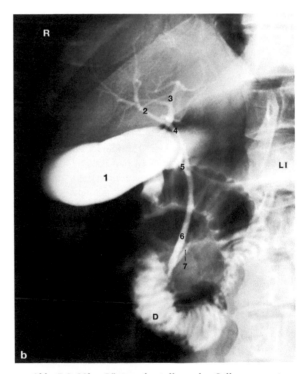

Abb. 7.9-22a Gallenblase und Gallenwege des Menschen in einem durch Längsschnitt eröffneten Präparat (s. auch Abb. 7.10-4).

Abb. 7.9-22b Röntgendarstellung des Gallengangsystems und der Gallenblase durch retrograde Füllung der Gallengänge mit Kontrastflüssigkeit, die mit einer Endoskopsonde in den Ductus choledochus eingebracht wurde (retrograde Cholangiographie). 1 = Gallenblase; 2 = Ductus hepaticus dexter; 3 = D. hepaticus sinister; 4 = D. hepaticus communis; 5 = D. cysticus; 6 = D. choledochus; 7 = distaler Abschnitt des D. pancreaticus; D = Duodenum; LI = 1. Lumbalwirbel.

hepaticus communis, der den Anfangsteil des extrahepatischen Gallengangsystems bildet (Abb. 7.9-22 u. 23).

Meistens noch in Hilumnähe vereinigen sich der Gallenblasengang (Ductus cysticus) mit dem Ductus hepaticus communis zum Ductus choledochus und beide begrenzen zusammen mit der Unterfläche der Leber das Trigonum cholecystohepaticum (CALOT-Dreieck). Der Ductus hepaticus ist durchschnittlich 4 cm (0,3–6 cm) lang. In seltenen Fällen mündet der Ductus cysticus in den Ductus hepaticus dexter, sodass ein Ductus hepaticus communis fehlt. Bei tiefer Mündung des Ductus cysticus ist der Ductus hepaticus communis länger als der Ductus choledochus.

Der **Ductus choledochus** ist durchschnittlich 6 cm (3–10 cm) lang und 0,4–0,9 cm dick. Er verläuft mit seiner Pars supraduodenalis unter dem freien Rand des Lig. hepatoduodenale ventral (rechts) der V. portae. Er tritt zusammen mit der V. portae hinter das Duodenum (Pars retroduodenalis), verläuft dann durch Teile des Pankreaskopfes (Pars pancreatica) und tritt dann durch die Wand des Duodenum descendens (Pars intraduodenalis), um auf der Papilla duodeni major (VATERI) zu münden. In 60% der Fälle vereinigt sich der Ductus choledochus mit dem Ductus pancreaticus zu einem gemeinsamen Endstück, der **Ampulla hepatopancreatica** (Abb. 7.9-22 u. -24).

Ductus hepaticus und Ductus choledochus haben ein glattwandiges Lumen. Dagegen erhebt sich im Ductus cysticus die Schleimhaut zur Bildung der **Plica spiralis** (HEISTER). Sie beginnt am Hals der Gallenblase mit einer hohen, sichelförmigen Falte und setzt sich nach peripher in individuell unterschiedlicher Weise in schraubig angeordneten Falten fort (Abb. 7.9-22).

Möglicherweise dient die Plica spiralis dazu, bei Druckanstieg im Bauchraum (u. a. bei der Bauchpresse) eine passive Entleerung der Gallenblase zu verhindern (s. unten).

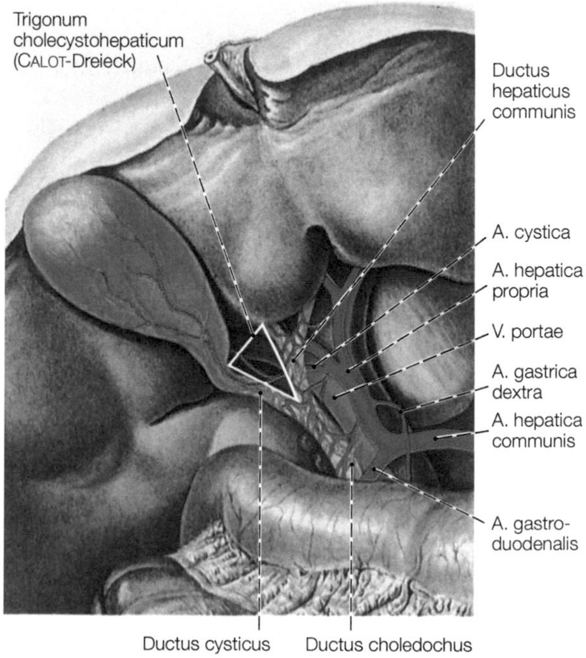

Die Wand der extrahepatischen Gallengänge besteht aus einer Tunica mucosa, Tunica fibromusculairs und Tunica adventitia. Sie ist 0,3–0,5 mm dick. Das einfache Säulenepithel der **Mukosa** besitzt einen kurzen Mikrovillussaum und enthält verstreute Becherzellen, Bürstenzellen und vereinzelte endokrine Zellen. Es sezerniert Muzine und resorbiert NaCl und Wasser. In der **Lamina propria** und Tunica fibromuscularis liegen zahlreiche muköse Drüsen (**Glandulae biliosae**), die ihr Sekret in die Gallengänge abgeben, wo die Muzine wahrscheinlich einen Schutzfilm über den Epithelzellen aufbauen. Die **Tunica fibromuscularis** enthält Züge glatter Muskelzellen und reichlich Kollagenfasern sowie elastische Fasernetze. In der **Adventitia** und dem benachbarten Bindegewebe befinden sich ausgedehnte Plexus von Nervenfasern mit verstreuten Ganglienzellnestern.

Die Pars intraduodenalis des Ductus choledochus wird von einer eigenen Schicht glatter Muskulatur umgeben, die sich selbstständig und später als die Muskulatur des Duodenums entwickelt. Sie bildet den **M. sphincter ductus choledochi,** dessen Pars superior den Ductus choledochus vor Vereinigung mit dem Ductus pancreaticus umschlingt und dessen Pars inferior Ampulle und Mündung umgreift und dort als **M. sphincter ampullae** (ODDI) bezeichnet wird. Dieser kann noch in drei Abschnitte unterteilt werden, den M. sphincter pori papillae, corporis papillae und basis papillae. Der Pankreasgang wird vor Vereinigung mit dem Ductus choledochus häufig noch von einem eigenen Sphinkter, **M. sphincter ductus pancreatici,** umschlossen. Die Vereinigung von Ductus choledochus und Ductus pancreaticus erfolgt in unterschiedlicher Weise (Abb. 7.9-24b). In seltenen Fällen unterbleibt die Vereinigung der Gänge. Dann münden beide Gänge auf zwei getrennten Papillen, die bis zu 2 cm auseinander liegen können).

Die schräge Verlaufsrichtung des Ductus choledochus in der Darmwand und die Anordnung der Sphinktermuskeln an der **Papilla VATERI** haben offenbar eine **Ventilwirkung,** die verhindert, dass Dünndarminhalt rückläufig in den Gallengang eintreten kann.

Gallenblase

Die Gallenblase, **Vesica biliaris,** ist ein sackförmiges Hohlorgan, das über den Ductus cysticus mit dem Ductus choledochus verbunden ist (Abb. 7.9-5, 6, 22 und 23). Die Gallenblase liegt in der Fossa vesicae biliaris der Leber und ist auf der dem Darm zugewandten Seite mit Peritoneum bedeckt. Makroskopisch unterscheidet man das Hauptstück, **Corpus** vesicae biliaris, das blinde Ende, **Fundus** vesicae biliaris, und den Halsteil, **Collum** vesicae biliaris. Die Gallenblase hat ein **physiologisches Fassungsvermögen** von 40–70 ml, kann unter Druck bei Dilatation aber bis zu 200 ml aufnehmen. Länge und Verlauf des Ductus cysticus sind variabel (s. oben). In seltenen Fällen können Blase und Ductus cysticus doppelt angelegt oder die Blase durch ein längs gestelltes Septum in zwei Kammern unterteilt sein, die im Halsbereich miteinander kommunizieren.

Die **Wand** der Gallenblase ist 0,3–0,4 mm dick und besteht aus einer zu hohen Falten aufgeworfenen Schleimhaut, **Tunica mucosa,** und einer kräftigen **Tunica muscularis.** Außen wird sie von einer Adventitia bzw. Peritoneum (**Tunica serosa**) bedeckt. Die Muskelschicht enthält spiralig verlaufende, einander überkreuzende Züge von glatten

Trigonum cholecystohepaticum (CALOT-Dreieck)

Ductus hepaticus communis

A. cystica

A. hepatica propria

V. portae

A. gastrica dextra

A. hepatica communis

A. gastroduodenalis

Ductus cysticus   Ductus choledochus

Abb. 7.9-23 Trigonum cholecystohepaticum (CALOT-Dreieck) mit A. cystica.

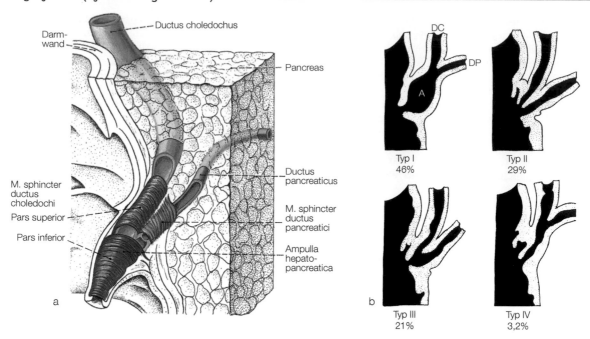

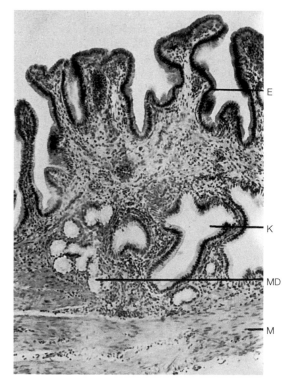

Abb. 7.9-24 Papilla duodeni major. (a) Sphinktermuskulatur; (b) häufigste Variationen der Einmündungen von Ductus choledochus (DC), Ductus pancreaticus (DP) und Ausbildung einer Ampulla hepatopancreatica (A).

Muskelzellen, die in ihrer Gesamtheit ein Scherengitter bilden, das sich den unterschiedlichen Füllungszuständen des Organes anpassen kann. Mehr in Längsrichtung verlaufende tiefe, mukosanahe Muskelzüge reichen bis zum Fundus, umgreifen ihn und können wahrscheinlich bei Kontraktionen eine Verkürzung der Gallenblase herbeiführen. Unter der dünnen Muskelschicht folgt ein lockeres, mit Fettzellen durchsetztes Bindegewebe, das auf der Oberseite des Organs eine Adventitia bildet, die mit der Leberkapsel zusammenhängt. Auf der Unterseite ist die Gallenblase von Serosa (Peritoneum) überzogen, die über eine Tela subserosa mit der Muskularis verbunden ist.

Die **Schleimhaut** wird durch ein netzartiges System von Bindegewebeleisten zu unregelmäßig gestalteten **Falten** aufgeworfen, deren Höhe vom Füllungszustand der Gallenblase abhängig ist (Abb. 7.9-25). An manchen Stellen kommen tiefe, in die Wand hereinreichende **Schleimhautkrypten** vor (ROKITANSKY-ASCHOFF-Krypten, *Cryptae tunicae mucosae*). Hier können sich Bakterien festsetzen und eine Gallenblasenentzündung verursachen. Kleine muköse Drüsen *(Glandulae tunicae mucosae)* kommen häufig in der Halsregion vor und sind bei chronischer Gallenblasenentzündung vermehrt. Die leberwärtige Wand der Gallenblase enthält gelegentlich die LUSCHKASCHEN Gallengänge, die aberrierende intrahepatische Gallengänge darstellen. Hier können sich Bakterien festsetzen und das Entstehen einer chronischen Entzündung begünstigen.

Das **Epithel** der Gallenblasenschleimhaut ist einschichtig. Es besteht aus hohen Säulenepithelzellen, die apikal einen **Bürstensaum** (Mikrovilli) tragen (Abb. 7.9-26). Die lateralen Interzellularräume haben eine mit dem Funktionszustand wechselnde Weite. Bürstenzellen kommen ebenfalls im Epithel der Gallenblase und Gallengänge vor (vgl. Kap. 7.6.3).

Die Epithelzellen sind durch einen dichten **Schlussleistenkomplex** sowie verstreute Desmosomen und Nexus

Abb. 7.9-25 Schnitt durch die menschliche Gallenblase mit ROKITANSKY-ASCHOFFschen Krypten (K) und mukösen Drüsen (MD). E = Oberflächenepithel; M = Tunica muscularis. H.E.; Vergr. 90fach.

miteinander verbunden. Sie verfügen über einen gut ausgebildeten, supranukleären GOLGI-Apparat und besitzen zahlreiche membranumhüllte Sekretgranula im apikalen Zytoplasma. Diese enthalten das Schleimsekret der Gallenblase. Neben der **Sekretion von Muzinen** resorbieren die

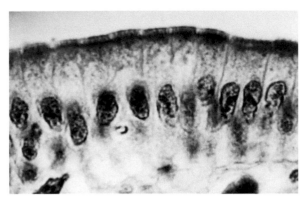

Abb. 7.9-26 Epithel der menschlichen Gallenblase.

Epithelzellen der Gallenblase und der extrahepatischen Gallengänge NaCl und H_2O und entziehen der Galle bis zu 90% ihres Flüssigkeitsvolumens (**Eindickung**). Der Transportmechanismus ist ähnlich dem für das Darmepithel dargestellten Konzentrierungsablauf. Auch das Gallenblasenepithel besitzt eine Na^+-K^+-ATPase an der basolateralen Plasmamembran. Der Na^+-Einstrom ins Epithel erfolgt durch einen apikalen Na^+-H^+-Austauscher.

Die **Blutversorgung** der Gallenblase erfolgt über die A. cystica, die in der Regel im CALOT-Dreieck (Abb. 7.9-23)

aus dem R. dexter der A. hepatica propria entspringt (Abb. 7.9-27). Das venöse Blut wird zur V. portae oder deren intrahepatische Äste abgeleitet. Wie im gesamten Bereich der A. hepatica gibt es auch in Bezug auf die A. cystica eine Reihe von Varianten, die für die Chirurgie von Bedeutung sein können (u. a. Ursprung in 10% aus der A. gastroduodenalis und A. mesenterica superior).

Das CALOT-Dreieck ist eine wichtige Orientierungsstruktur für die operative Entfernung der Gallenblase. In 75% der Fälle entspringt die A. cystica im CALOT-Dreieck aus dem R. dexter der A. hepatica propria. Vor der Entfernung der Gallenblase müssen alle genannten Strukturen identifiziert werden, bevor die A. cystica und der Ductus cysticus unterbunden werden.

Die **Lymphgefäße** der Gallenblase schließen sich denen der Facies visceralis der Leber an und ziehen zu den Lnn. hepatici. Einzelne Lymphgefäße können auch Verbindung zu den oberen Lymphknoten des Pankreas haben.

Die **Nervenversorgung** der Gallengänge und der Gallenblase erfolgt über **sympathische** und **parasympathische Fasern** aus dem Plexus hepaticus. In diesem Plexus laufen auch afferente Schmerzfasern. Möglicherweise gelangen mit dem autonomen Plexus auch Fasern aus dem rechten N. phrenicus zur Gallenblase. Dies würde eine Erklärung für das bei Gallenblasenaffektionen häufig zu beobachtende Ausstrahlen von Schmerzen in die rechte Schultergegend liefern.

Regulation des Gallenflusses

Die Menge der von der Leber pro Zeiteinheit produzierten Gallenflüssigkeit schwankt in Abhängigkeit von den Verdauungsfunktionen und der Leberdurchblutung in weiten Grenzen. Der Sekretionsdruck der Leber beträgt 35 cm H_2O, fällt im Ductus choledochus auf 10–15 cm H_2O ab und erreicht bei Kontraktion der Gallenblase bis 20 cm H_2O. Täglich gelangen etwa 500–800 ml primäre Gallenflüssigkeit in den Ductus hepaticus. Bei geschlossenem M. sphincter ductus choledochi fließt die Galle rückläufig in die Gallenblase. Dazu muss der Widerstand des Ductus cysticus (Plica spiralis) von etwa 15 cm H_2O überwunden werden. Insgesamt gelangen etwa 50% der sezernierten Gallenflüssigkeit in die Gallenblase. Hier wird die Galle bis **auf das 5- bis 10fache konzentriert** (s. oben). Durch diese Rückresorption von Flüssigkeit und Elektrolyten kann der Druck in der Gallenblase trotz Hinzukommens neuer Gallenflüssigkeit aus der Leber über Stunden konstant gehalten werden. Setzt dann ein Verdauungsvorgang ein, so wird durch die Freisetzung von **Sekretin** aus den S-Zellen der Darmschleimhaut in das Portalvenenblut die Sekretionsleistung der Leber auf humoralem Wege gesteigert und die Menge der sezernierten Gallenflüssigkeit bis auf das Doppelte erhöht. Gleichzeitig werden durch die Freisetzung von **Cholezystokinin** aus den I-Zellen des Dünndarmes eine Erschlaffung des Sphincter ductus choledochi und eine Kontraktion der Gallenblasenmuskulatur bewirkt, sodass zusätzlich zu dem vermehrten Gallenfluss aus der Leber nun auch die konzentrierte Blasengalle in das Duodenum entleert wird. An der Auslösung und Regulation der beschriebenen Vorgänge ist neben den genannten Hormonen auch das **autonome Nervensystem** beteiligt. So kann schon der

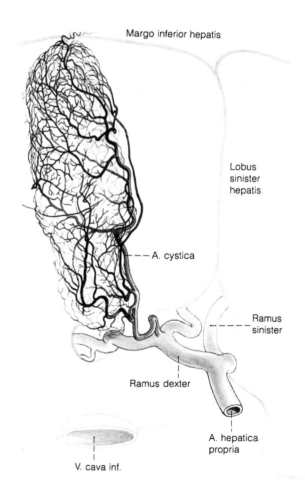

Margo inferior hepatis

Lobus sinister hepatis

A. cystica

Ramus sinister

Ramus dexter

A. hepatica propria

V. cava inf.

Abb. 7.9-27 Arterielle Versorgung der Gallenblase.

Anblick oder der Geruch von Nahrung Kontraktionen der Gallenblasenmuskulatur auslösen.

Der **M. sphincter ductus choledochi** ist in Perioden der Nahrungskarenz nicht dauernd geschlossen. Er kann sich vielmehr auch dann öffnen, wenn keine Nahrung in den Dünndarm gelangt. Dies folgt aus der Beobachtung, dass auch bei vollkommenem Nahrungsentzug Galle in den Darm abgegeben wird. Man nimmt an, dass der **Tonus des Sphinkters** einem **periodischen Wechsel** unterliegt, der u. a. durch das autonome Nervensystem gesteuert wird.

Nach **Entfernung der Gallenblase** passen sich die periodischen Kontraktionen und Erschlaffungen des M. sphinc-ter ductus choledochi den veränderten Verhältnissen dergestalt an, dass kein Rückstau von Galle erfolgt. Auch ist die durch Nahrungsaufnahme induzierte Sekretionssteigerung der Leber genügend groß, um die für eine ausreichende Verdauung von nicht zu großen und fettreichen Mahlzeiten erforderliche Menge von Gallenflüssigkeit bereitzustellen.

Literatur

Siehe Anhang Nr. 5, 9, 17, 52, 54, 59, 85, 125, 148, 159, 268, 275, 323, 332, 335.

D. Drenckhahn

7.10 Exokrine Bauchspeicheldrüse

Übersicht

Die Bauchspeicheldrüse, **Pancreas**, ist eine 15–20 cm lange und 70–120 g schwere seröse exokrine Drüse in sekundär retroperitonealer Lage dorsal der Bursa omentalis (Abb. 7.5-9 u. 11). Sie ist die wichtigste Verdauungsdrüse des Körpers. In das exokrine Drüsengewebe sind endokrine Zellgruppen (Langerhanssche Inseln) eingelagert. Die Drüse mit Inseln entwickelt sich aus dem Endoderm der Duodenalanlage und besitzt in $^2/_3$ der Fälle einen Hauptausführungsgang (**Ductus pancreaticus**) und einen Nebenausführungsgang (**Ductus pancreaticus accessorius**). Die Gänge münden im Bereich der Papilla duodeni major (Hauptausführungsgang) und minor (Nebenausführungsgang) in die Pars descendens des Duodenums. Das exokrine **Pankreassekret** (1,5–2 l pro Tag) ist proteinreich (ca. 25 verschiedene Verdauungsenzyme), dünnflüssig und alkalisch (hoher Bikarbonatgehalt). Die Enzyme werden hauptsächlich als inaktive Vorstufen (**Zymogene**) sezerniert, die erst im Duodenum aktiviert werden. **Bikarbonat** wird von den intralobulären Gangepithelien sezerniert. Die Sekretion des Pankreas wird vor allem durch Hormone endokriner Zellen von Magen und Dünndarm (Sekretin, Cholecystokinin, Gastrin) sowie durch parasympathische Nervenendigungen des Vagus (Acetylcholin) stimuliert.

7.10.1 Entwicklung

Am 28. Tag tritt zwischen Gallenblasenanlage (Diverticulum cysticum) und Duodenalanlage die **ventrale Pankreasknospe** in Erscheinung, die sich zunächst in einen linken und rechten Knospenabschnitt unterteilen lässt (Abb. 7.10-1). Kurz zuvor wächst aus dem Endoderm der Duodenalanlage eine **dorsale Pankreasanlage** aus, die in engen Kontakt mit der Chorda dorsalis gelangt. Durch starkes Wachstum des Mesogastrium dorsale und Magendrehung (Abb. 7.5-5 u. 6) gelangt die dorsale Pankreasanlage zusammen mit dem Mesogastrium dorsale in eine frontal gestellte Position links von Magen und Duodenum. Gleichzeitig wird auch die rechte ventrale Pankreasanlage in das Mesogastrium dorsale verlagert, und zwar kaudal vom Pancreas dorsale. Der proximale Abschnitt des Ductus choledochus wandert mit dem Pancreas ventrale nach dorsal und kommt so in eine retroduodenale Lage. In der 6.–7. Woche verschmelzen dorsale und ventrale Anlage und ihre Ausführungsgänge miteinander. Es entstehen ein **Ductus pancreaticus**, der zusammen mit dem Ductus choledochus in das Duodenum mündet (*Papilla duodeni major*), und ein **Ductus pancreaticus accessorius**, der den ehemaligen Ausführungsgang der dorsalen Anlage darstellt und oberhalb der Papilla duodeni major in das Duodenum mündet (*Papilla duodeni minor*). Der Ductus accessorius kann auch fehlen oder selten zum Hauptausführungsgang des Pankreas werden.

Wenn die linke Knospe der ventralen Anlage sich weiterentwickelt, kann das Duodenum ringförmig von Pankreasgewebe umschlossen und eingeengt werden (**Pancreas anulare**). **Ektopisches** (versprengtes) **Pankreasgewebe** kann auch an anderen Abschnitten des Mitteldarms entstehen und dort persistieren (Pankreasgewebe in der Wand von Magen, Duodenum und Jejunum).

Die endodermalen Epithelsprossen verzweigen sich zu bäumchenartigen Epithelsträngen, die sich von der 7. Woche ab zu gangähnlichen Strukturen umwandeln. Diese Differenzierungsschritte stehen unter dem Einfluss von Faktoren des Pankreasmesenchyms (u. a. EGF und Epimorphin). Ab der 12. Woche können die ersten Drüsenendstücke von den Gangstrukturen abgetrennt werden. Auch eine Läppchengliederung wird dann sichtbar (Abb. 7.10-2). Schon in der 7. Woche sind endokrine Zellen zwischen den Gangepithelien zu sehen, die Pankreatisches Polypeptid (PP) und Somatostatin bilden. Bereits in der 8. und 9. Woche treten Glukagon- und Insulinzellen auf.

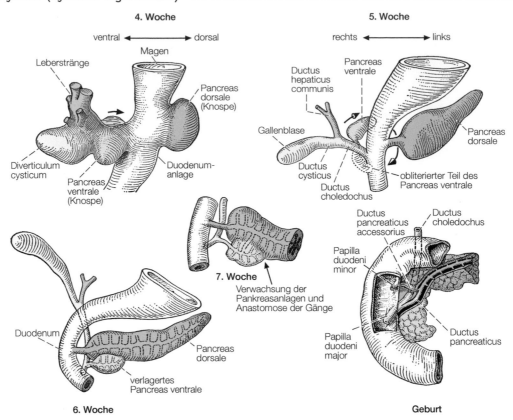

4. Woche

ventral ◄───► dorsal

Magen

Leberstränge

Pancreas dorsale (Knospe)

Diverticulum cysticum

Pancreas ventrale (Knospe)

Duodenumanlage

5. Woche

rechts ◄───► links

Ductus hepaticus communis

Pancreas ventrale

Gallenblase

Pancreas dorsale

Ductus cysticus

Ductus choledochus

obliterierter Teil des Pancreas ventrale

7. Woche
Verwachsung der Pankreasanlagen und Anastomose der Gänge

Duodenum

Pancreas dorsale

verlagertes Pancreas ventrale

6. Woche

Ductus pancreaticus accessorius

Ductus choledochus

Papilla duodeni minor

Papilla duodeni major

Ductus pancreaticus

Geburt

Abb. 7.10-1 Stadien der Entwicklung des menschlichen Pankreas. Die Pfeile deuten die Wanderungsrichtung der ventralen Pankreasanlage an, die in der 6. Woche in eine Position kaudal der dorsalen Anlage gelangt und mit ihr verschmilzt.

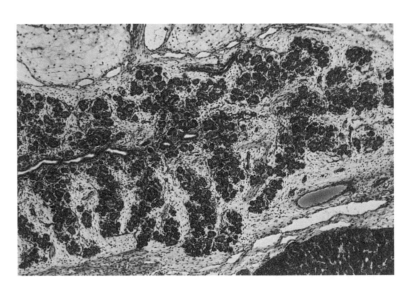

Abb. 7.10-2 Bauchspeicheldrüse bei einem menschlichen Fetus aus dem 4. Monat (7,2 cm SSL) in einem Horizontalschnitt durch das Abdomen. Man erkennt die beginnende Läppchengliederung, das Gangsystem und das Auswachsen von seit- und endständigen Drüsenknospen. H.E.; Vergr. 45fach.

Die endokrinen Zellen wandern als strangförmige Gebilde aus, die sich im weiteren Verlauf zu den LANGERHANSSchen Inseln differenzieren (Kap. 11.5).

Zeitlebens sind **multipotente Stammzellen** im Pankreas enthalten. Diese kommen sowohl in den Inseln als auch im Epithel der kleinen interlobulären Gänge vor. Die Stammzellen enthalten als einzige Zellen des Pankreas u. a. das neuronale embryonale Intermediärfilamentprotein Nestin. Sie sorgen für einen dauernden Nachschub von durch Apoptose zugrunde gegangene Insel- und Azinuszellen (Lebensdauer der Inselzellen 40–50 Tage).

Für die Entwicklung des Pankreas ist die Unterdrückung der Expression von Sonic Hedgehog (SHH) entscheidend. Dies geschieht u. a. durch Sekretion von Activin-β und FGF-2 durch die Chorda dorsalis. Für die Entwicklung des Leberparenchyms ist dagegen die Induktion von SHH durch das Herzmesoderm unbedingt erforderlich. Wird SHH durch Genmanipulation in der Pankreasanlage der Maus angeschaltet, wird die Pankreasentwicklung komplett unterdrückt. Ab dem Knospenstadium ist die Expression des Transkriptionsfaktors PDX-1 (Pancreatic duodenal homeobox factor 1, identisch mit IPF-1) notwendig, der in allen Zellen aktiv ist und im adulten Pankreas nur noch in den Insulin-produzierenden β-Zellen der Inseln nachweisbar ist. Gendefekte von PDX-1 bei Maus und Mensch führen zur Agenesie (komplettes Fehlen) des Pankreas. Für die Differenzierung von endokrinen Zellen ist zusätzlich noch die Aktivierung des Differenzierungsfaktors Neurogenin-3 notwendig (bei Neurogenin-3-Defekt fehlen LANGERHANSsche Inseln).

7.10.2 Makroskopie

Die Bauchspeicheldrüse ist ein 40–120 g (Durchschnitt: 70 g) schweres, längliches Organ (14–20 cm lang), das in Caput, Corpus und Cauda untergliedert wird (Abb. 7.7-1, 7.10-3).

Der **Pankreaskopf**, *Caput pancreatis* (4–8 cm breit, 2–3 cm dick), liegt in der Konkavität der Duodenalschlinge. Er reicht mit einem hakenförmigen Fortsatz, **Proc. uncinatus**, hinter die Vasa mesenterica superior. Diese Gefäße liegen zunächst an der Hinterwand der Bauchspeicheldrüse und treten in der *Incisura pancreatis* nach ventral hervor.

Der **Körper**, *Corpus pancreatis* (2–3 cm breit, 1,5 bis 2,5 cm dick), beginnt an der Incisura pancreatis, liegt in der Höhe des 1. oder 2. Lendenwirbels und reicht von der rechten auf die linke Körperseite herüber. Die *Facies posterior* des Körpers ist mit der hinteren Bauchwand verwachsen, die *Facies anterior* wird vom Peritoneum überzogen und liegt in der Hinterwand der Bursa omentalis (Abb. 7.5-9). Dort, wo sie in einem unteren Rand, *Margo inferior*, in die *Facies inferior* übergeht, ist die **Radix mesocolica** befestigt. In dieser Bauchfellduplikatur sind, wie weiter oben dargestellt wurde (vgl. Abb. 7.5-11), das Mesocolon transversum und die den Boden der Bursa omentalis bildende Bauchfellduplikatur miteinander verwachsen. Der vor der Wirbelsäule und Aorta liegende, am weitesten in die Bursa omentalis vorgewölbte Teil des Corpus pancreatis wird **Tuber omentale** genannt. Der ventral der Vasa mesenterica gelegene 2 cm breite Pankreasstreifen wird von Chirurgen als **Collum pancreatis** bezeichnet.

Das Korpus geht ohne scharfe Grenze in den **Schwanz**, *Cauda pancreatis*, über (2 cm breit, 1–2 cm dick). Die Kauda wird von der Facies visceralis der Milz überlagert

und reicht bis zum Milzhilum. Hier liegt die Kauda intraperitoneal.

Der **Hauptausführungsgang** der Bauchspeicheldrüse, *Ductus pancreaticus* (WIRSUNG), ist etwa 3–5 mm dick. Er verläuft nahe der Hinterfläche durch die gesamte Länge der Drüse. In der Mehrzahl der Fälle vereinigen sich Ductus pancreaticus und **Ductus choledochus** und münden gemeinsam auf der **Papilla duodeni major** (VATERI) in das Duodenum (Abb. 7.10-4). Die Vereinigung der beiden Gänge erfolgt in individuell unterschiedlicher Weise (Abb. 7.9-24b).

In seltenen Fällen münden die beiden Gänge auf zwei getrennten Papillen, die bis zu 2 cm auseinander liegen können.

In etwa **65%** kommt außer dem Ductus pancreaticus ein durchgängiger akzessorischer Ausführungsgang, **Ductus pancreaticus accessorius** (SANTORINI), vor, der etwa 2 cm oberhalb der Papilla duodeni major auf einer *Papilla duodeni minor* mündet.

Der **Ductus pancreaticus accessorius** entspricht dem nicht zurückgebildeten Rest des Ausführungsganges der **ursprünglich dorsalen Pankreasanlage**. In 10% kann er den Hauptausführungsgang darstellen. Dann ist die Vereinigung des Ausführungsganges der ursprünglich ventralen Pankreasanlage mit der der dorsalen Anlage unterblieben.

Das Vorhandensein eines Ductus pancreaticus accessorius kann ebenso wie die Mündungsweise des Ductus pancreaticus major in das Duodenum von klinischer Bedeutung sein. Setzt sich nämlich bei gemeinsamer Mündung von Pankreas- und Gallengang und bei fehlender Abflussmöglichkeit des Bauchspeichels über einen akzessorischen Pankreasgang ein **Gallenstein** in der Ampulle fest, so kann es zu einer Rückstauung von Verdauungssaft und Galle in das Pankreas und hierdurch bedingt zu einer lebensgefährlichen Entzündung der Bauchspeicheldrüse kommen (**akute Pankreatitis**). Diese Gefahr ist geringer, wenn ein akzessorischer Pankreasgang vorhanden ist, wenn keine Ampulle ausgebildet ist oder wenn der Ductus pancreaticus getrennt vom Ductus choledochus mündet.

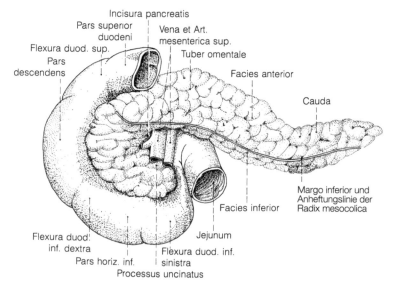

Abb. 7.10-3   Das menschliche Pankreas in der Ansicht von ventral.

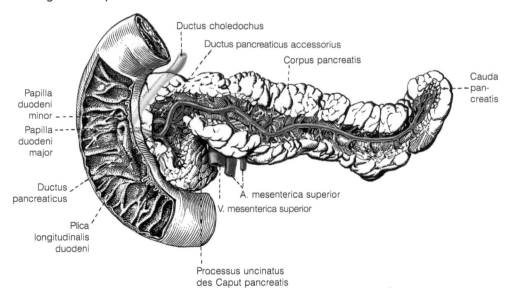

Ductus choledochus

Ductus pancreaticus accessorius

Corpus pancreatis

Cauda
pan-
creatis

Papilla
duodeni
minor

Papilla
duodeni
major

Ductus
pancreaticus

A. mesenterica superior

V. mesenterica superior

Plica
longitudinalis
duodeni

Processus uncinatus
des Caput pancreatis

Abb. 7.10-4 Darstellung der Ductus pancreatici und der Papillae duodeni.

7.10.3 Leitungsbahnen

Das Pankreas erhält seine **Blutzufuhr** (Abb. 7.10-5) aus mehreren Arterien: Pankreaskopf und Duodenum werden gemeinsam von einem doppelten Gefäßkranz versorgt, der von einer vorderen und hinteren **A. pancreaticoduodenalis superior** (aus der A. gastroduodenalis) und einem R. anterior bzw. posterior der **A. pancreaticoduodenalis inferior** (aus der A. mesenterica superior) gemeinsam mit der 1. Jejunalarterie) gebildet wird. Corpus und Cauda pancreatis werden von Rami pancreatici der **A. splenica**, der **A. pancreatica dorsalis** (starker proximaler Ast der A. splenica oder des Truncus coeliacus) und der **A. pancreatica inferior** versorgt. Letztere erhält Zuflüsse von den beiden anderen Arterien und von Querverbindungen zum Arterienkranz

des Kopfes (A. pancreatica transversa). Erfolgt der Hauptzufluss über die A. pancreatica transversa, spricht man von der **A. pancreatica major**.

Die in die Läppchen der Drüsen eintretenden terminalen Arterien verlaufen teils zunächst in die Inseln und verzweigen sich dort in ein Kapillarnetz, das hormonreiches Blut in den Kapillarplexus um die Drüsenläppchen führt. Die Hormone der PP-Zellen (pankreatisches Polypeptid und Adrenomedollin) hemmen die exokrinen Drüsenzellen. Die Kapillaren des Pankreas sind überwiegend fenestriert.

Der **Abfluss des Blutes** erfolgt auf vergleichbaren Wegen über Venen, die teils in die *V. mesenterica superior* und *V. splenica* und teils direkt in die *V. portae* einmünden. Die Vereinigung der V. mesenterica und der V. splenica

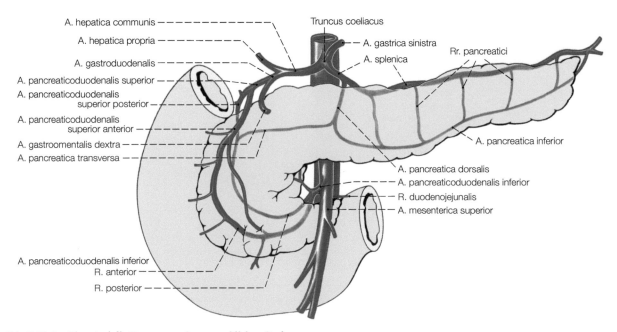

A. hepatica communis

A. hepatica propria

A. gastroduodenalis

A. pancreaticoduodenalis superior

A. pancreaticoduodenalis superior posterior

A. pancreaticoduodenalis superior anterior

A. gastroomentalis dextra

A. pancreatica transversa

Truncus coeliacus

A. gastrica sinistra

A. splenica

Rr. pancreatici

A. pancreatica inferior

A. pancreatica dorsalis

A. pancreaticoduodenalis inferior

R. duodenojejunalis

A. mesenterica superior

A. pancreaticoduodenalis inferior
R. anterior
R. posterior

Abb. 7.10-5 Die arterielle Versorgung des menschlichen Pankreas.

zur V. portae erfolgt meist hinter dem Übergang zwischen Corpus und Caput pancreatis (= Collum pancreatis).

Die **Lymphgefäße** der Bauchspeicheldrüse verlaufen zu **Lymphknoten,** die **entlang der Arterien** angeordnet sind. Dabei fließt die Lymphe aus dem **Pankreaskopf** zu *Lnn. pancreaticoduodenales anteriores et posteriores.* Von dort gelangt sie teils zu den *Lnn. hepatici* (obere Kopfhälfte) und teils direkt zu den Lnn. mesenterici superiores (untere Kopfhälfte). Die Lymphe aus dem **Körper** der Bauchspeicheldrüse wird in Knoten gesammelt, die als *Lnn. pancreatici superiores* entlang der A. splenica und als *Lnn. pancreatici inferiores* entlang dem unteren Rande des Organs angeordnet sind, und fließt von hier aus ebenfalls in die große Gruppe der Lymphknoten am Abgang des Truncus coeliacus und der A. mesenterica superior. Vom **Schwanzbereich** werden zusätzlich Lnn. splenici, mesocolici und cardiaci erreicht.

Die Bauchspeicheldrüse wird von zahlreichen **autonomen Nervenfasern** innerviert. Ein Teil der sympathischen Fasern erreicht das Organ über dichte Plexus, die aus dem Ggl. coeliacum hervorgehen und mit den Gefäßen verlaufen; ein anderer, kleinerer Teil zieht direkt aus dem Ganglion in die Drüse. Außerdem treten Züge von vornehmlich parasympathischen Fasern an das Organ heran. Diese Fasern gehen teils aus dem Truncus coeliacus des **N. vagus** und teils aus den Magenästen des Vagus hervor. Bei der proximalen selektiven Vagotomie (vgl. Abb. 7.6-17) bleiben die für die Sekretionsleistung der Drüse wichtigen Rr. pancreatici erhalten.

7.10.4 Mikroskopie

Azini

Das Pankreas ist eine merokrine, **seröse Drüse,** die aus mehreren tausend **Läppchen** besteht. Diese sind durch dünne Bindegewebssepten voneinander abgegrenzt, haben einen Durchmesser von 1–3 mm (mit bloßem Auge sichtbar!) und setzen sich aus jeweils mehreren hundert Drüsenendstücken (Azini) zusammen. Ein Azinus besteht aus etwa 70 Drüsenzellen. 2–4 Azini bilden einen **Azinuskomplex,** der über ein gemeinsames **Schaltstück** an das Ausführungsgangsystem angeschlossen ist (Abb. 7.10-6 bis 9). Die pyramidenförmigen **Azinuszellen** sind 10–20 µm hoch und besitzen eine breite Basis, die mit der Basallamina in Kontakt steht. Der schmale apikale Zellpol ragt in das Drüsenlumen vor und ist mit zahlreichen Mikrovilli besetzt. Wie typische seröse Drüsenzellen besitzen die Azinuszellen einen runden, 5–7 µm großen Zellkern und enthalten ein reich entfaltetes raues ER in den basalen zwei Dritteln der Zelle (lichtmikroskopisch als basophiler Bezirk in Erscheinung tretend). Die meist 0,5–1 µm großen Sekretgranula (**Zymogengranula**) liegen im apikalen Zelldrittel. Im Trans-Golgi-Netzwerk liegen blasse, gering osmiophile Prosekretgranula, die als **kondensierende Vakuolen** bezeichnet werden. Die Konzentrierungsschritte, die bei der Umwandlung in reife Sekretgranula ablaufen, sind weitgehend unbekannt (Näheres zum Mechanismus der Synthese, Reifung und des intrazellulären Transportes von sekretorischen Proteinen s. Kap. 3.2). Die Menge der Sekretgranula nimmt nach Stimulation der Sekretion (u. a. durch Vagusreizung) erheblich ab, es kommt aber nie zu einer kompletten Ent-

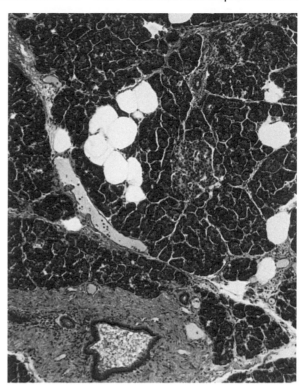

Abb. 7.10-6   Histologischer Schnitt durch das menschliche Pankreas. Im Übersichtsbild sind mehrere Läppchen mit vielen Azini getroffen. Etwas rechts von der Mitte liegt eine Insel. Unten sind im interlobulären Bindegewebe ein großer und mehrere kleine Ausführungsgänge getroffen. An mehreren Stellen sind Fettzellen eingestreut, deren Inhalt herausgelöst ist. Beachte die Größe der Fettzellen im Verhältnis zur Größe der Azini. H.E.; Vergr. 80fach.

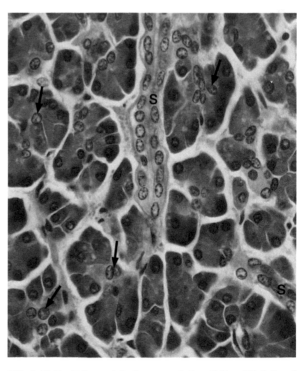

Abb. 7.10-7   Drüsenacini mit zentroazinären Zellen (Pfeile) und längerem Schaltstück (S) aus einem Drüsenläppchen des menschlichen Pankreas. H.E.; Vergr. 500fach.

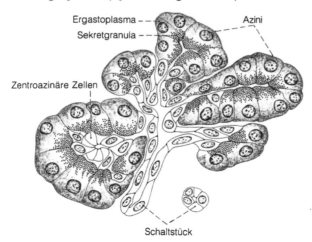

Abb. 7.10-8 Exokrine Drüsenendstücke (Azini) mit zentroazinären Zellen und Schaltstücken aus dem menschlichen Pankreas. Schema.

speicherung. Die Drüsenzellen sind durch einen Schlussleistenkomplex im apikalen Zelldrittel mechanisch miteinander fest verbunden. Die *Zonula occludens* verhindert einen parazellulären Übertritt des Drüsensekrets in das Interstitium. Eine Koordinierung der Drüsenzellaktivität findet durch zahlreiche **Nexus** statt. Wird ein Farbstoff, wie

das Lucifer-Gelb, intravital in eine Azinuszelle injiziert, dann kann sich der Farbstoff über die Nexus auf einen Azinus-Zellkomplex von etwa 230 Zellen ausbreiten.

Im periazinären Bindegewebe kommen neben Fibroblasten auch **Fettspeicherzellen** vor, die die Hauptcharakteristika der Fettspeicherzellen der Leber besitzen: Vitamin-A-Speicherung, glattmuskuläres α-Actin, Desmin. Fettspeicherzellen des Pankreas werden wie die Fettspeicherzellen der Leber für die Produktion der extrazellulären Matrix verantwortlich gemacht. Eine pathologisch gesteigerte Produktion von extrazellulärer Matrix erfolgt bei Entzündungen und Tumoren (Pankreasfibrosierung).

Gangsystem

Das Sekret der Azini wird über die Schaltstücke und das nachfolgende Gangsystem in das Duodenum geleitet. Das vom Azinus umschlossene Initialsegment der Schaltstücke ruft im histologischen Schnitt das Bild von **zentroazinären Schaltstückzellen** hervor. Jeweils mehrere Schaltstücke münden noch innerhalb des Läppchens in einen **intralobulären Ausführungsgang**. Dieser geht im Bereich der bindegewebigen Läppchensepten in die von einem breiten Bindegewebelager umgebenen **interlobulären Gänge** über, die sich zu größeren Gängen vereinigen, die von der Seite her in den Ductus pancreaticus und Ductus pancreaticus minor einmünden.

Die Schaltstücke und intralobulären Gänge bilden eine funktionelle Einheit, die für die Sekretion von Bikarbonat

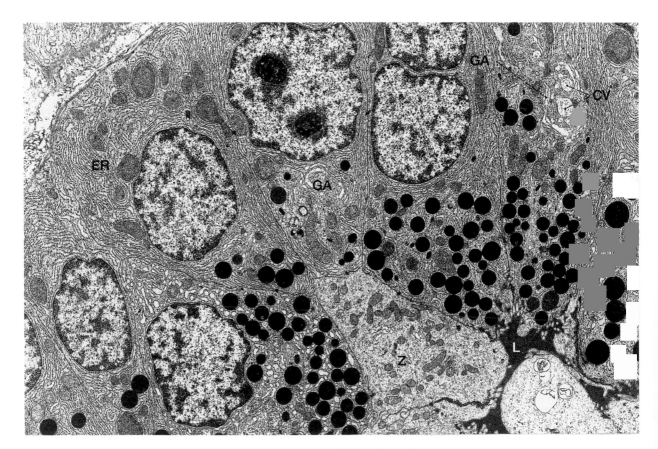

Abb. 7.10-9 Azinus mit exokrinen Drüsenzellen und zentroazinären Zellen (Z) aus dem Pankreas des Menschen. Bei L ist zwischen zentroazinären Zellen das sekretgefüllte Lumen des Schaltstückes angeschnitten. Beachte das stark entwickelte raue endoplasmatische Retikulum (ER), den GOLGI-Apparat (GA) und die kondensierenden Vakuolen (CV).

in das Drüsensekret verantwortlich ist. Wichtige an der **Bikarbonatsekretion** beteiligte Transportprozesse sind in Abb. 7.10-11 veranschaulicht: basolateral lokalisierte Na⁺-K⁺-ATPase, Na⁺-H⁺-Austauscher und Na⁺-HCO₃⁻-Cotransporter sowie apikaler HCO₃⁻-Cl⁻-Austauscher und CFTR-Transporter (Cl⁻-Transporter). Sekretin stimuliert die Bikarbonatsekretion durch CFTR-Aktivierung und Einbau von Wasserkanälen in die Plasmamembran (Aquaporin-1). Als transportierende Epithelzellen besitzen die flachen bis kubischen Zellen dieser Gänge (Abb. 7.10-10) eine durch **Microplicae** stark vergrößerte laterale Plasmamembranoberfläche (Sitz von Na⁺-K⁺-ATPase, Na⁺-H⁺-Austauscher und Na⁺-HCO₃⁻-Cotransporter), viele Mitochondrien (u. a. für die ATP-Versorgung der Na⁺-K⁺-ATPase), wenig raues ER und einen kleinen GOLGI-Apparat (Zeichen einer sekretorisch nicht aktiven Zelle). Enzym- und immunhistochemisch kann in den Zellen **Carboanhydrase** nachgewiesen werden, die für die schnelle Bildung von Bikarbonat aus CO₂ und OH⁻-Ionen verantwortlich ist. Die Epithelzellen besitzen basale Rezeptoren für Sekretin. Zwischen den Epithelzellen befinden sich undifferenzierte **Stammzellen**, die das Intermediärfilamentprotein Nestin als Kennmolekül enthalten (s. Entwicklung).

Die interlobulären Gänge und der Hauptausführungsgang enthalten dagegen sekretorische aktive Säulenepithelzellen mit reichlichem rauem ER, einem großen supranukleären GOLGI-Komplex und zahlreichen apikalen, blassen Sekretgranula (Abb. 7.10-10). Die Zellen sezernieren **Muzine**. Im Epithel der Hauptausführungsgänge und der einmündenden größeren interlobulären Gänge kommen zahlreiche **Bürstenzellen** vor (vgl. Kap. 7.6.3 u. 7.7.3). 90% aller **Karzinome** des Pankreas gehen vom Epithel der großen und kleineren Gänge aus.

7.10.5 Pankreassekret

Das täglich in das Duodenum abgegebene Volumen des **Pankreassekretes** beträgt **1,5–2 l**. Die funktionell wichtigen Bestandteile des Sekretes sind die verschiedenen von den Azinuszellen synthetisierten **Verdauungsenzyme** (Tab. 7.10-1) und die **Bikarbonationen** der kleinen Gänge, die das Sekret auf einen **pH-Wert von etwa 8** einstellen. Etwa 95% des Sekretvolumens besteht aus Wasser, das hauptsächlich über den parazellulären Weg aus den Blutgefäßen in das Sekret gelangt. Von entscheidender Bedeutung für den Wassereinstrom in das Drüsenlumen ist die aktive Sekretion von Cl⁻-Ionen. Na⁺ und Wasser folgen dem Chlorid auf parazellulärem Wege (Abb. 7.10-11).

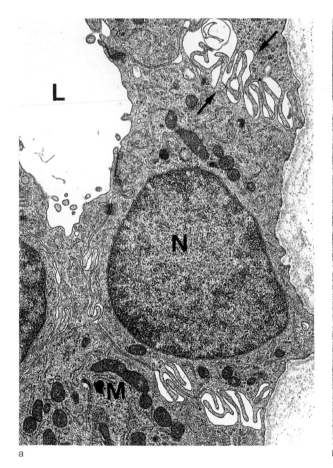

a

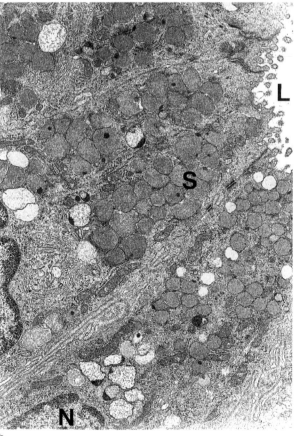

b

Abb. 7.10-10 Vergleich der Ultrastruktur der Epithelzellen von intralobulären (a) und interlobulären (b) Gängen der Pankreas. Die Pfeile in (a) zeigen auf Ausfaltungen der lateralen Plasmamembran (Sitz der Na⁺-K⁺-ATPase). Die Säulenepithelzellen der interlobulären Gänge (b) enthalten zahlreiche Sekretgranula (Muzingranula). N = Nukleus; M = Mitochondrien; S = Sekretgranula; L = Gangslumen. TEM; Vergr. 10000fach.

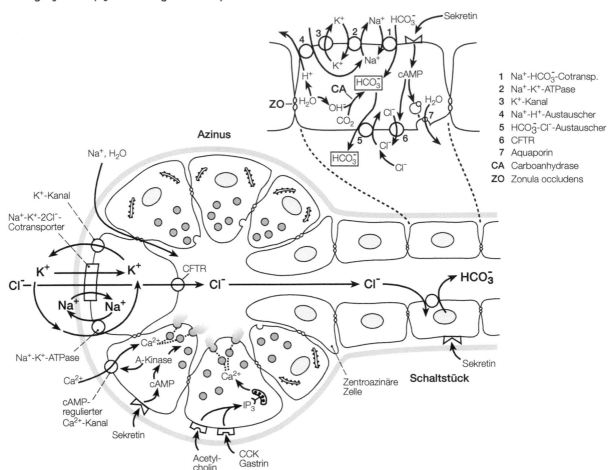

Abb. 7.10-11   Molekulare Mechanismen der Sekretion des exokrinen Pankreas.

Für die Sekretion von Cl⁻ sind ein basolateral lokalisierter Na⁺-K⁺-2Cl⁻-Cotransporter, die basolateral gelegene Na⁺-K⁺-ATPase und ein **apikaler Chloridtransporter** verantwortlich. Der apikale Chloridtransporter wurde als das **CFTR-Protein** identifiziert (Cystic fibrosis transmembrane conductance regulator), dessen Öffnung durch cAMP gesteuert wird. Unter 2000 Neugeborenen besitzt eines einen Aminosäuredefekt im CFTR-Protein (in 50% der Fälle fehlt ein Phenylalanin in der cAMP-Bindungsregion des Proteins, Aminosäureposition 508). Dieser Defekt führt zu dem Krankheitsbild der **zystischen Fibrose**: Das Pankreassekret ist zähflüssig, und es stehen weniger Cl⁻-Ionen für den Austausch mit HCO₃⁻ in den Schaltstücken zur Verfügung, sodass der pH-Wert neutral bleibt. CFTR kommt ebenfalls in der luminalen Plasmamembran der Schaltstücke und der intralobulären Gänge vor, wo cAMP via CFTR die Aktivität des HCO₃⁻-Cl⁻-Austauschers beeinflusst. cAMP ist der sekundäre Botenstoff des Sekretinrezeptors. Sekretin stimuliert so die Bikarbonatsekretion der intralobulären Gänge. Aus dem genetischen Defekt von CFTR resultiert weiterhin ein zu saures Milieu im Duodenalinhalt mit Abbaustörung von Neutralfetten (die Pankreaslipase ist bei einem pH-Wert < 5 inaktiv) und Fettstühlen (**Steatorrhö**). Das Pankreasgewebe geht allmählich durch Verstopfung der Gänge, nachfolgender zystischer Gangerweiterungen und schließlich entzündlicher Vernarbung zugrunde. Chronische Entzündungen, Obstruktionen und Vernarbungen finden auch in der Lunge statt (für die Prognose der Erkrankung entscheidend).

Die **Pankreassekretion** ist eng mit dem Transport der Nahrung durch den Magen-Darm-Trakt verknüpft und kann in **zwei Phasen** vor (interdigestive) und nach (postprandiale) Nahrungsaufnahme unterteilt werden. In der **interdigestiven** Periode laufen Wellen der Kontraktion der glatten Muskulatur des Dünndarmes (engl. interdigestive migrating motor complexes, IMMC) von oral nach anal, die mit einer Periodik von 1–2 Stunden auftreten. Mit diesen IMMC kombiniert sind zyklische Änderungen der Pankreassekretion, bei denen Ruhephasen mit kurzfristiger Ausschüttung abwechseln. Insgesamt werden in der interdigestiven Periode etwa 2% der maximalen Bikarbonat- und 10% der maximalen Enzymsekretion erreicht. Es wird allgemein angenommen, dass die Koordination der motorischen Abläufe im Dünndarm mit der zyklischen Sekretion des Pankreas über den N. vagus verläuft (über den Mechanismus der Acetylcholin-vermittelten Exozytose s. Abb. 2-11). Die durch Nahrungsaufnahme induzierte **postprandiale Pankreassekretion** kann wiederum in **drei Phasen** unterteilt werden, je nachdem, in welchem Abschnitt des Verdauungstraktes sich die Nahrung befindet: **kephalische Phase** in der Mundhöhle, **gastrische Phase** im Magen und **intestinale Phase** im Dünndarm. Alle drei Phasen gehen während der Nahrungsaufnahme und Verdauung ineinander über und resultieren in einer maximalen Stimulation der Enzym- und Bikarbonatsekretion. Die kephalische Phase wird hauptsächlich über den N. vagus vermittelt, in der gastrischen Phase kombinieren sich nervale Stimulation während der Magenentleerung und

Tab. 7.10-1 Enzyme des Pankreassaftes.

Enzyme	Spezifität
Proteasen	
Trypsin	Endopeptidase, basische Reste
Chymotrypsin	Endopeptidase aromatische Reste
Elastase	Endopeptidase hydrophobe Reste (Elastin)
Carboxypeptidase A	Exopeptidase nicht-basische Reste
Carboxypeptidase B	Exopeptidase, basische Reste
Aminopeptidasen	Exopeptidase, Aminoende
Glykosidasen	
α-Amylase	Endoglykosidase 1,4-α-Glukosidbindungen (u.a. Stärke)
Nukleasen	
Ribonuklease	Phosphodiesterbindungen in Ribonukleinsäuren
Desoxyribonuklease	Phosphodiesterbindungen in Desoxyribonukleinsäuren
Lipasen	
Cholesterolesterase	Cholesterolester
Phospholipase A	Fettsäureester in Position 2 (z.B. in Lecithin)
Lipase	Fettsäureester in Position 1 und 3

hormonale Stimulation durch den Eintritt des sauren Mageninhalts in das Duodenum. Der niedrige pH-Wert (< pH 4,5) wirkt als spezifischer Reiz für die Freisetzung von **Sekretin** aus den S-Zellen der Dünndarmmukosa, während die Sekretion des **Cholezystokinins** (CCK) aus den I-Zellen des Dünndarms hauptsächlich durch Proteine und Aminosäuren stimuliert wird. Beide Hormone werden in das Portalvenenblut abgegeben und erreichen das Pankreasgewebe über des Herz-Kreislauf-System.

CCK bindet an CCK-Rezeptoren der Azinuszellen und löst durch Freisetzung von Ca^{2+} aus dem glatten ER die Sekretion von Enzy-men aus den Drüsenendstücken aus. Sekretin steuert dagegen durch intrazelluläre Erhöhung von cAMP hauptsächlich die Abgabe von Bikarbonat und Flüssigkeit aus den Gangzellen. Beide Hormone wirken jedoch zusammen, wobei Sekretin die Wirkung von CCK verstärkt. In der intestinalen Phase dominiert die hormonale Regulation der Pankreassekretion, allerdings bleibt die modulierende Wirkung des intestinalen Nervensystems erhalten. Neben der akuten Wirkung auf die Enzym- und Flüssigkeitssekretion stimulieren die Hormone selektiv die **Biosynthese von Enzymen** (CCK die Proteasen, Sekretin die Lipasen) und regulieren das Pankreaswachstum. Insulin aus den B-Zellen der Inseln induziert die Synthese von α-Amylase.

Die Aktivierung der meisten Pankreasenzyme erfolgt erst im Dünndarm durch **Aktivatorproteine**. Der Hauptaktivator ist die **Enterokinase** der Bürstensaummembran des Darmepithels, die Trypsinogen zu Trypsin umwandelt. **Trypsin** aktiviert dann alle weiteren Verdauungsenzyme des Pankreas. Ein **Trypsinaktivator** ist auch im Sekret der **Brunnerschen Drüsen** enthalten. Ein in den Azinuszellen des Pankreas sezernierter Trypsin-Inaktivator inaktiviert Spuren von aktivem Trypsin in den Pankreasgängen.

Bei dem bedrohlichen Krankheitsbild der **akuten Pankreatitis** findet eine Aktivierung der Pankreasenzyme bereits in der Drüse statt mit einer daraus resultierenden Selbstverdauung des Pankreasgewebes. Als Ursache dafür wird eine fehlgeleitete Exozytose in das Interstitium nach maximaler Stimulation gesehen (postprandiale Pankreatitis) oder die Aktivierung von Pankreasenzymen durch Fusion der Zymogengranula mit Lysosomen in den Azinuszellen. Auch **Gallengangsteine** können durch Verlegung der *Papilla duodeni major* eine Pankreatitis auslösen (s. oben).

Das Pankreas sezerniert auch ein Kalzium-bindendes Protein (das **Pankreasstein-Protein**, PSP), das die großen Mengen von Kalziumionen bindet, die in das Pankreassekret abgegeben werden. Wird das PSP in ungenügender Menge sezerniert, kann es zum Ausfallen von Kalksalzen mit Gangverschluss und Verkalkung des Pankreasgewebes kommen (typisch für die **chronische Pankreatitis**, die hauptsächlich nach chronischem Alkoholabusus auftritt).

Literatur

Siehe Anhang Nr. 19, 114, 159, 179, 203, 214, 268, 270, 276, 455.

8 Harn- und Genitalsystem

C. Viebahn und H. Wartenberg

8.1 Entwicklung des Harn- und Genitalsystems

--- Übersicht ---

Die Harn- und Genitalorgane entwickeln sich in unmittelbarer Nachbarschaft aus dem Mesoderm. In ihrer frühen Entwicklungsphase sind sie strukturell und funktionell aufeinander angewiesen und durchlaufen mehrere vorläufige Funktionszustände. Beide Organsysteme scheiden im ausgereiften Zustand aseptische, d. h. bakterienfreie „Produkte" aus und benutzen dafür eine gemeinsame Endstrecke. Wegen dieser Gemeinsamkeiten werden die Harn- und Genitalorgane häufig zum **Urogenitalsystem** zusammengefasst und gemeinsam besprochen; nicht zuletzt spiegelt sich in den Gemeinsamkeiten auch eine phylogenetische Verwandtschaft und andauernde evolutionäre Aktivität wieder. Die spezifischen funktionellen Ansprüche an die ausgereiften Organe ähneln sich jedoch nur im übertragenen Sinn: Die Harnorgane sorgen für den **Erhalt des biochemischen Gleichgewichtes** im sog. inneren Milieu, indem sie gelöste Produkte des Stoffwechsels und Wasser ausscheiden; die Genitalorgane dagegen sorgen für den **Erhalt der Art**, indem sich in ihnen die Fortpflanzungszellen (Gameten) vermehren und differenzieren. Die makroskopischen und mikroskopischen Formen beider Organsysteme sind also höchst unterschiedlich, und dies findet seine Entsprechung in molekularen Entwicklungs- und Regulationsvorgängen, die Gemeinsamkeiten nur für die frühesten Entwicklungsstadien erkennen lassen.

8.1.1 Nieren und ableitende Harnwege

Nieren und ableitende Harnwege entstehen beidseits aus dem **intermediären Mesoderm**, das in Form von Ursegment- oder **Somitenstielen** die Somiten mit dem unsegmentierten Seitenplattenmesoderm verbindet (Abb. 5.1-2, 3 u. 4-11f). Die Segmente des intermediären Mesoderms – auch **Nephrotome** genannt – sind nur unvollständig voneinander getrennt und bilden ein perlschnurartiges Blastem, den **nephrogenen Strang**. Aus dem kranialen Abschnitt des nephrogenen Stranges entwickelt sich die **Vorniere** (Pronephros) und aus den folgenden Abschnitten, etwa auf Höhe der Somitenpaare 9 bis 20, die **Urniere** (Mesonephros). Der verbleibende, am weitesten kaudal gelegene Teil des nephrogenen Stranges, der zum großen Teil erst während der sekundären Neurulation aus der Rumpfschwanzknospe entsteht (Kap. 4.3.1, Abb. 4-11c), liefert das Blastem für die **definitive Niere** oder **Nachniere** (Metanephros). Damit entstehen räumlich getrennt und zeitlich versetzt drei paarige Nierenanlagen (Abb. 8.1-1). Die Vornieren bilden sich jedoch vollständig zurück, ohne je Harn produziert zu haben; die Urnieren haben vorübergehend Ausscheidungsfunktion und wandeln sich ab der 7. Entwicklungswoche, wenn die Nachnieren beginnen funktionstüchtig zu werden, zu verschiedenen Teilen der (männlichen) Gonaden um. Die Nachnieren verlagern sich während ihrer Ausreifung in kranialer Richtung, bis sie ihre definitive Lage im oberen Lendenabschnitt erreicht haben. Die primitiven Harnleiter (**Wolffsche Gänge**) entstehen zuerst kranial in den Vornierenanlagen (Abb. 5.1-3) und entwickeln sich fortschreitend als **Ductus mesonephrici** in kaudaler Richtung, bis sie in den unteren Abschnitt des Darmrohres, in die Kloake, einmünden. Auf Höhe des metanephrogenen Abschnitts des nephrogenen Stranges bildet sich an jedem Wolffschen Gang eine Ureterknospe als Anlagen der definitiven Ureteren. Jeder definitive Ureter induziert die Entwicklung einer Nachniere.

Vorniere und Urniere

In menschlichen Embryonen geht die Entwicklung der Vorniere, die sich bei niederen Wirbeltieren (z. B. Knochenfischen) zur normalen adulten Niere entwickelt und auch als Kopfniere bezeichnet wird, nicht über ein rudimentäres Stadium hinaus. In der Regel entstehen auf der Höhe der zervikalen Somiten im **intermediären Mesoderm** verschie-

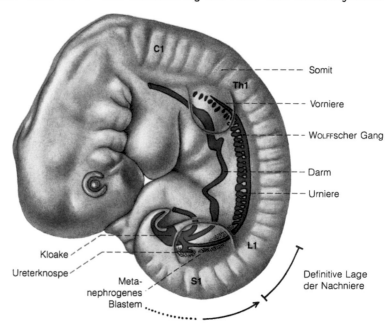

Abb. 8.1-1   Lage und Ausdehnung der Vor- und Urniere in einem 6,3 mm großen Embryo (5. Entwicklungswoche). Die Nachniere wird in Höhe des 1.–4. Sakralsegments angelegt.

dene Bläschen oder einige andeutungsweise erkennbare Kanälchenanlagen (Abb. 8.1-1). Nur der WOLFFsche Gang kommt im kaudalen Abschnitt der Vornierenanlage voll zur Ausbildung. Er setzt sich als Ausführungsgang der Urniere fort und gewinnt dort seine funktionelle Bedeutung (Abb. 8.1-1, 2). Die menschlichen Vornierenrudimente bilden sich zurück und sind ab der 5. Woche der Embryonalentwicklung nicht mehr nachweisbar.

Die Urnieren entwickeln sich im menschlichen Embryo – anders als bei vielen Säugetieren, die nur rudimentäre Urnierenepithelien bilden (z. B. Maus, Ratte) – zu beträchtlicher Größe und nehmen einen breiten Raum zwischen dem Ansatz des Mesenteriums und der lateralen Leibeswand ein (Abb. 8.1-2). Sie wölben das Epithel des Zöloms in die primitive Leibeshöhle vor und reichen als **Urnierenleisten** (Cristae mesonephricae, WOLFFsche Kör-

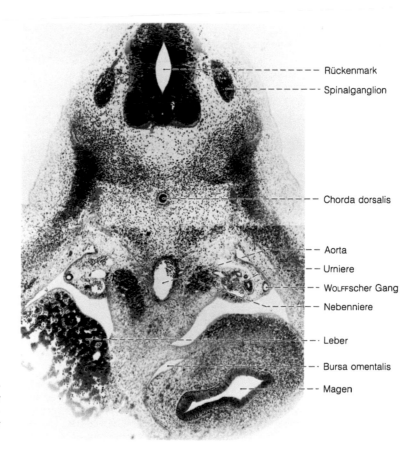

Abb. 8.1-2   Querschnitt durch einen 12 mm großen Embryo (6. Entwicklungswoche) in Höhe der Magen- und Leberanlage. Beidseits der Aorta erkennt man die Anlagen der Nebennierenrinde, der Urniere und die Genitalleiste. Vergr. 45fach.

per) von den Anlagen der Lungen und des Magens (Abb. 8.1-2) bis in den Bereich des Hinterdarms und der Kloake. Während des schnellen Wachstums in der 5. bis 9. Woche (Zunahme der Größe des Embryos von 5 mm bis etwa 50 mm Scheitel-Steiß-Länge, SSL) wird die Urniere zunächst etwa 2,5 mm lang, bleibt dann aber in ihrem Wachstum zurück. Sie ist ab der 8. Woche auf die lumbosakrale Region beschränkt und bildet sich bis zur 12. Woche fast vollständig zurück. Im Fall der männlichen Entwicklung bleiben die kranialen Urnierenkanälchen und der WOLFFsche Gang erhalten, während im weiblichen Fetus nur wenige epitheliale Elemente erhalten bleiben (Kap. 8.1.2).

Histologisch beginnt die Differenzierung der Urniere bei 4 mm langen Embryonen etwa auf Höhe des 9. Somitenpaares mit einer Reihe nephrogener Bläschen, aus denen sich in jedem Nephrotom zwei bis drei Urnierennephrone formen; insgesamt bilden sich vorübergehend 40 bis 42 Paare. Diese Nephrone besitzen ein vollständig ausdifferenziertes Nierenkörperchen, bestehend aus Glomerulus und BOWMANscher Kapsel, und einen kurzen S-förmigen Tubulusabschnitt, wie bei der Nachniere beschrieben (Abb. 8.1-2, 3). Bereits in 25 mm langen Embryonen sind jedoch nur noch etwa 35 Urnierennephrone vorhanden; sie verteilen sich auf etwa 15 Segmente.

Nachniere

Die Nachniere (**Metanephros**, definitive Niere) entwickelt sich zeitlich und räumlich unabhängig von Vor- und Urniere. Sie zeigt nicht die segmentale Anordnung ihrer Vorläufer und entwickelt ein eigenes, komplexes Ausführungsgangsystem. Zu Beginn der 6. Woche der Embryonalentwicklung entsteht am WOLFFschen Gang kurz vor dessen Mündung in die Kloake eine nach dorsal gerichtete Ausstülpung, die **Ureterknospe** (Abb. 8.1-1). Mit dieser Ausrichtung nimmt die Ureterknospe Verbindung mit dem kaudal inzwischen stark vergrößerten Teil des nephrogenen Stranges, dem **metanephrogenen Blastem**, auf. Durch das starke Wachstum der Rumpfschwanzknospe (Kap. 4.3.1, Abb. 4-11c) kommt der metanephrogene Teil des intermediären Mesoderms in die Tiefe der sakralen Krümmung des Embryos zu liegen und wölbt sich, anders als die Urniere, nicht in die Leibeshöhle vor (Abb. 8.1-1). Vielmehr wächst die Nachnierenanlage in der Folge dorsal der Urniere empor und ist zu keinem Zeitpunkt unmittelbar von Zölomepithel überzogen. Damit ist bereits in diesem frühen Entwicklungsstadium die **retroperitoneale** Lage der Nieren (im Gegensatz zur intraperitonealen Lage der Urniere und ihrer Abkömmlinge, s. u.) festgeschrieben.

Ureterknospe und metanephrogenes Blastem bilden unter gegenseitiger Beeinflussung die Nierenbestandteile: Das Knospengewebe bildet den größten Teil der ableitenden Harnwege; das metanephrogene Blastem bildet die harnbereitenden Strukturen (Nephrone) und das Nierenstroma.

Ableitende Harnwege

Die Ureterknospe zeigt an ihrer Spitze eine Erweiterung, (**Ampulle,** Abb. 8.1-1 und 3), die zwei besondere Eigenschaften besitzt: Sie verzweigt sich dichotom (Abb. 8.1-3) und sie regt das metanephrogene Blastem zu Proliferation und Differenzierung an. Der kaudale Stiel der Ureterknospe streckt sich und wird zum Ureter. Die Ampulle bildet durch wiederholte Verzweigung die Anlage des **Nierenbeckens** und der **Sammelrohre**. Die erste dichotome Teilung erfolgt in kranialer und kaudaler Richtung, was die Entwicklung des späteren kranialen und kaudalen Pols der Niere vorzeichnet (Abb. 8.1-3a).

Wenn diese Verzweigung rückläufig den Stiel der Ureterknospe ebenfalls erfasst, resultiert eine partielle oder vollständige **Verdopplung des Ureters**. Bei der Teilung und Differenzierung der Ureterknospe sind Signalmoleküle wie BMP7, FGF2, GDNF (Glia derived neurotrophic factor) und Wnt11, membranständige Rezeptormoleküle der Integrin-Klasse und Moleküle der extrazellulären Matrix wie z. B. Glykosaminoglykane beteiligt. Störungen der Ureterverzweigung (KALLMANN-**Syndrom**) korrelieren mit einem Gendefekt, bei dem ein sezerniertes, Adhäsionsmolekül-ähnliches Protein (KAL1) beteiligt ist.

Die erste Wachstumsphase der Ureterknospe umfasst 3 bis 5 Teilungen. Da gleichzeitig die ersten aktiven Nephrone Anschluss an die Verzweigungen bekommen, führt die Einleitung von Harn zu einer deutlichen Erweiterung der Äste. Damit werden das **Nierenbecken** und die großen Nierenkelche (**Calices majores**) gebildet (Abb. 8.1-3). Bei besonders starker Erweiterung entsteht ein Nierenbecken vom ampullären Typ. Der dendritische Typ lässt dagegen besser das Ergebnis der ersten Verzweigungsphase erkennen (Abb. 8.1-3). Da die folgenden Teilungen der zwei polaren und zwei mittelständigen Primäräste unregelmäßig sind, liegt die Zahl der distalen Äste zwischen 10 und 25. Dies entspricht später der Zahl der kleinen Nierenkelche (**Calices minores**) und der **Nierenpapillen**. Ein zweiter Schub dichotomer Verzweigungen umfasst ebenfalls 3 bis 5 Teilungen, wobei die entstehenden Hohlräume zusammenfließen. Erst dadurch bildet sich der einheitliche Raum der Nierenkelche (Abb. 8.1-3) mit den 10 bis 25 Papillargängen (Ductus papillares), die auf einer Nierenpapille münden. Papilläre Zwillings- oder Drillingsbildungen sind nicht selten, wobei dann ein Kelch zwei bis drei Papillen umfasst. In einer dritten Phase, die bis zum 7. Monat dauert, entstehen die Verästelungen des Sammelrohrsystems, in dem sich die Ductus papillares in bis zu 8 Generationen weiter dichotom teilen.

Urethra, Harnblase und der distale Abschnitt des Ureters entstehen in enger Beziehung zur Entwicklung des **Sinus urogenitalis**. Der Sinus urogenitalis wird von der 5. Woche an als ventraler Abschnitt der **Kloake** von der Anlage des Rektum abgegliedert, in dem sich ein transversaler hufeisenförmiger Streifen in der kranialen und lateralen Wand des Enddarmes verkürzt und verdickt und als Septum urorectale dorsal der Einmündung des WOLFFschen Ganges

Abb. 8.1-3 Entwicklung von Niere und Nierenbecken. Das Nierenbecken entsteht durch 3 bis 5 dichotome Verzweigungen (rote Punkte) der ▶ Ureterknospe (a), die Papillargänge der Nierenpapille durch weitere 5 bis 6 Teilungen (b), die Sammelrohre durch weitere 5 bis 8 dichotome Teilungen (c). Daran schließt sich die Bildung der Nephrone an (c–l). Dieser Vorgang ist im Text detailliert beschrieben. Der Pfeil in l zeigt auf den Gefäßpol eines Nierenkörperchens, der in Kontakt mit einem spezialisierten Abschnitt des distalen Tubulus steht, der Macula densa. Gewebeschnitte: Vergr. 260fach.

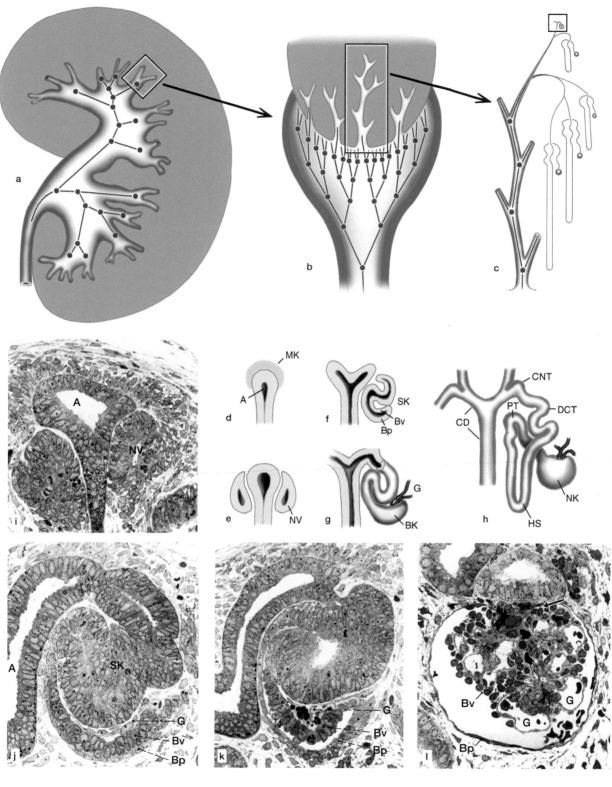

A = Ampulle, Ureterknospe
BK = Bowmansche Kapsel
Bv = BK, viszerales Blatt
Bp = BK, parietales Blatt

CD = Sammelrohr
(Collecting duct)
CNT = Verbindungstubulus
(Connecting tubule)

DCT = Distaler konvoluter
Tubulus
G = Glomerulusgefäße
HS = Henlesche Schleife

MK = Metanephrogene Kappe
NK = Nierenkörperchen
NV = Nephronvesikel (Kommaform)
PT = Proximaler Tubulus
SK = S-förmiger Körper

bis zur Kloakenmembran herunterwächst. Dadurch mündet der WOLFFsche Gang nun in die dorsolaterale Wand des Sinus urogenitalis (Abb. 8.1-9). Die **Kloakenmembran** ist eine dünne Stelle in der ventrokaudalen Wand der Kloake und dient als vorübergehender Verschluss des Enddarmes zur Amnionhöhle. Noch bevor das Septum urorectale auch die Kloakenmembran transversal unterteilen kann, reißt sie in ihrem ventralen Abschnitt unter dem Druck des bereits (von der Urniere) produzierten Harnes in der 7. Entwicklungswoche ein. Wenn dann das Septum urorectale den dorsalen Abschnitt der Kloakenmembran erreicht und dort das *Corpus perineale* (Kap. 8.2.4) bildet, entsteht ventral das **Ostium urogenitale**, während der dorsale Teil der Kloakenmembran als **Analmembran** erhalten bleibt (Abb. 8.1-9d). Als Abkömmling des am weitesten kaudal gelegenen Endodermabschnittes steht der Sinus urogenitalis über das Allantoisdivertikel mit dem Haftstiel, um den herum sich die Nabelschnur bildet, in Verbindung (Abb. 4-11d). Durch die kraniokaudale Körperabfaltung (Abb. 4-13) kommt diese Verbindung zunächst ventral und dann kranial des Sinus urogenitalis zu liegen.

Der **Ureter** entsteht aus dem kaudalen Abschnitt der Ureterknospe, die sich im Zuge der kranialen Verlagerung der Nachniere (Aszensus der Niere, s. u.) stark verlängert hat. Die Einmündung der **Ureterknospe** in den WOLFFschen Gang verlagert sich in der Folge nach kaudal, d. h. zunächst auf dem WOLFFschen Gang und dann in der Wand des Sinus urogenitalis entlang, bis sie mit einer eigenen Öffnung selbstständig an der Grenze zwischen kranialer und kaudaler Hälfte des Sinus mündet. Kranial dieser Mündung wird der Sinus urogenitalis zur **Harnblase**, der kaudale Teil (häufig auch als definitiver Sinus urogenitalis bezeichnet) bildet die **Urethra**, die geschlechtsspezifischen Drüsen, die in die Urethra münden (z. B. Prostata, Kap. 8.1.2), und große Teile der Auskleidung der äußeren Genitalorgane. Wenn sich die Harnblasenanlage gebildet hat, heißt die Verbindung zum Allantoisdivertikel Harnblasengang (**Urachus**, Abb. 8.1-4). Sie obliteriert und bleibt als

bindegewebiges Rudiment in der **Plica umbilicalis mediana** erhalten. Form und Ausdehnung der Urethra sind geschlechtsspezifisch und unmittelbar von der Differenzierung der äußeren Geschlechtsorgane abhängig (Kap. 8.1.3).

Nephron

Die Differenzierung der **Nephrone** aus dem **metanephrogenen Blastem** ist mit der Teilung und dem Wachstum der Sammelrohre eng verbunden. Jeder Zweig des Sammelrohrsystems endet wie die Ureterknospe mit einer **terminalen Ampulle** und jede Ampulle ist kappenförmig von mesenchymalem Gewebe umgeben (**metanephrogene Kappe**), das unter dem Einfluss eines Induktionssignals der Ampulle proliferiert und sich zu 2 Zonen verdichtet (Abb. 8.1-3d): 1. In unmittelbarer Umgebung der Ureterknospe bildet sich die **nephrogene Zone**, in der durch mesenchymal-epitheliale Transformation epitheloide Zellen für die BOWMANsche Kapsel und für den Tubulusapparat des Nephrons entstehen; 2. die nephrogene Zone mantelartig umgebend, differenziert sich die **Stromazone**, in der die Zellen für das interstitielle (intertubuläre) Bindegewebe entstehen. In der Peripherie der Stromazone proliferieren außerdem weitere metanephrogene Vorläuferzellen („Nachschubzellen").

Ein charakteristisches Zeichen des metanephrogenen Mesenchyms ist die Expression des Transkriptionsfaktors WT1, der bei Untersuchungen von Nierentumoren des Kindesalters (sog. WILMS-Tumoren) gefunden wurde. Beim Erhalt des Gleichgewichtes zwischen Proliferation und Differenzierung im metanephrogenen Gewebe scheinen die Transkriptionsfaktoren Pax2 und BF2, das Signalmolekül Wnt4 und die Wachstumsfaktoren BMP7 und FGF2 zentrale Rollen zu spielen. Die von der Ureterknospe ausgehenden Induktionssignale für die nephrogene Differenzierung sind dagegen noch unbekannt, obwohl ihr Effekt seit den bahnbrechenden Versuchen von GROBSTEIN in den fünfziger Jahren des vergangenen Jahrhunderts bekannt ist.

Als erster morphologischer Schritt der Nephrogenese bildet sich ein epitheliales Bläschen, das **Nephronvesikel** (Abb.

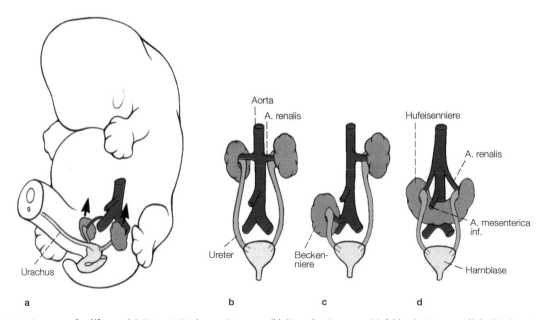

Abb. 8.1-4   Aszensus der Nieren. (a) Fetus 6. Woche vor Aszensus. (b) Normaler Aszensus, (c) fehlender Aszensus links (Beckenniere), (d) gestörter Aszensus bei Hufeisenniere.

8.1-3e, i). Das Bläschen streckt sich und wird lateral-distal durch sich einsenkende kapillarbildende Endothelzellen der zukünftigen **Glomeruli** eingestülpt (Invagination). Dadurch nimmt die bläschenförmige Nephronanlage zunächst eine typische **Kommaform** (Abb. 8.1-3e, i) und danach **S-förmige Gestalt** an (Abb. 8.1-3f, j). Durch die Invagination liegen in der unteren Wand der napfförmigen distalen Einfaltung 2 Zellschichten der Bläschenwand unmittelbar übereinander: eine äußere, aus der das **parietale** Blatt der BOWMANschen Kapsel entsteht, und eine innere, die zum **viszeralen** Blatt der Kapsel, den **Podozyten**, wird (Abb. 8.1-3f, j, k, l). In der Folge lösen sich diese beiden Schichten voneinander, und es entsteht zwischen ihnen der Hohlraum des Nierenkörperchens, in den später der Primärharn abgepresst wird. Gleichzeitig mit dem inneren Blatt bilden sich die Kapillarschlingen des **Glomerulus** (Abb. 8.1-3l). Im Kontaktbereich zwischen Podozyten und Glomerulusendothel bildet sich unter Beteiligung von Transmembranrezeptoren der Integrinklasse die komplexe molekulare Struktur der **glomerulären Basalmembran** (GBM), indem bestimmte Subtypen der Basalmembrankomponenten Laminin und Kollagen IV ausgetauscht werden. Die ersten funktionstüchtigen MALPIGHIschen Körperchen der Nachniere werden beim Menschen in der 8. Entwicklungswoche gefunden.

Gezielte Störungen im Laminin-2β-Gen oder im Kollagen-α3 (2IV)-Gen der Maus führen entweder zu spezifischen strukturellen Veränderungen (Podozytenfortsätze, Aufbau der Basalmembran) oder funktionellen Störungen (Filtration, Proteinurie), die mit dem Überleben nicht vereinbar sind.

Indem sich bestimmte Abschnitte der S-förmigen Nephronanlage verlängern, entstehen die verschiedenen Abschnitte des Nephrons (Abb. 8.1-3c, h, k): Nierenkörperchen, abgehender proximaler Tubulus, HENLEsche Schleife und distaler Tubulus. Die **Macula densa** (Kap. 8.3.5) ist schon frühzeitig am bleibenden Kontakt des entstehenden Tubulus distalis mit dem sich bildenden Gefäßpol zu erkennen (Abb. 8.1-3l).

Im Kontaktbereich zwischen distalem Ende der Nephronanlage und Ampulle teilt sich die Ampulle, und die zweite, neu entstandene Ampulle induziert ihrerseits im nephrogenen Gewebe die 2 Zonen einer weiteren Nephronanlage. Die Bildung der Nephrone ist also mit der sukzessiven Verzweigung der Sammelrohre unmittelbar gekoppelt. So entstehen in einer ersten Periode etwa 7 bis 8 Generationen von Nephronen. Auch während der Bildung des Nierenbeckens und der Kelche aus der Ureterknospe differenzieren sich Nephrone. Diese ersten Generationen gehen aber wieder unter. Am Ende der ersten Periode (wenn der Fetus etwa 90 mm lang ist, etwa 12. Woche) lässt sich erstmalig der **Kortex** der Niere (mit den Glomeruli) von der **Medulla** (mit den Sammelrohren und geraden Abschnitten der Tubuli) unterscheiden. Die Teilung der Ampullen sistiert vorübergehend, und eine zweite Periode der Nephronbildung beginnt ab der 14. Woche. Die Sammelrohre wachsen unverzweigt in die Länge, wobei die terminale Ampulle die Bildung weiterer 8 bis 12 Generationen von Nephronen induziert. Von diesen stehen Tubuli einer ersten Gruppe (3–5 Stück) arkadenförmig untereinander in Verbindung und münden über ein gemeinsames Verbindungsstück in das Sammelrohr (Abb. 8.1-3c). Diese Arkaden bilden sich bis etwa zur 22. Woche. Bis zu diesem Zeitpunkt sind 40 bis 50% der aktiven Nephrone entstanden. Eine zweite Gruppe (5–7 Stück) mündet einzeln in den distalen Abschnitt des Sammelrohres (Abb. 8.1-3c). Mit der 32. bis 36. Woche der Schwangerschaft ist die volle Zahl der Nephrone gebildet, in der nachgeburtlichen Entwicklung erfolgen jedoch das Wachstum und die Ausdifferenzierung der proximalen und distalen Tubulusabschnitte, der HENLEschen Schleife und der Sammelrohre. Die tatsächliche Zahl von Nephronen wurde mit 822 300 pro Niere zum Zeitpunkt der Geburt ermittelt.

Der Anschluss der neu gebildeten Nephrone an das Sammelrohr durch den Verbindungstubulus kann unterbleiben und führt zu einer typischen Fehlbildung des Nierenparenchyms, der **kongenitalen Zystenniere**. Einzelne kleine oder große Zysten sind in der Niere des Erwachsenen häufige (Zufalls-)Befunde, die sich funktionell nur selten bemerkbar machen. Multiple und bilateral auftretende Zysten können jedoch auch so zahlreich sein, dass die Nierenfunktion stark reduziert ist und der Tod kurz nach der Geburt eintritt. Bei der häufigsten Form der kongenitalen Zystenniere, die dominant vererbt wird (autosomal dominant polycystic kidney disease = ADPKD), sind u.a. Mutationen in den Genen PKD1 und PKD2 festgestellt worden. Diese Gene kodieren für die Proteine Polycystin-1 und -2, die einen mechano-sensitiven Kalziumkanal zur primären (singulären) Kinozilien der Tubuluszellen bilden (Kap. 2.4.1, S. 39). Der Kalziumkanal kann den Flüssigkeitstransport in den Nephronen und dadurch den Anschluss der Nephrone an das Sammelrohrsystem wahrnehmen und durch entsprechende Signale steuern.

Aszensus und Blutgefäßverhältnisse

Bereits während ihrer frühen Entwicklung verlagern sich die Nieren in kraniale Richtung. Dieser **Aszensus** ist vorwiegend durch das Wachstum und die Umformung der Lumbosakralregion bedingt und erfolgt von der 5. bis zur 8. Woche. Während die Nierenanlage beim 5 mm großen Keim im kleinen Becken in Höhe der Wirbelanlagen S1 und S2 zu finden ist, erreicht sie nach 4 Wochen ihre definitive Lage in Höhe von Th12 bis L2 (Abb. 8.1-4). Im Verlauf dieses Aszensus dreht sich die Niere 90° um ihre kraniokaudale Achse, wobei sich das Hilum von einer zunächst ventralen Position nach medial wendet. Dabei hat die Nierenanlage zunächst Kontakt mit dem kaudalen Teil der Urniere, liegt dann dorsal von Urniere und Gonadenanlage, um schließlich in der Nähe der zu diesem Zeitpunkt schon relativ großen Nebenniere zu liegen.

Die **Gefäßversorgung** der Nierenanlage **wechselt** im Verlauf ihres Aszensus. Während die Niere anfangs mit Ästen der Iliakalgefäße Verbindung hat, wird sie in der Folge von den segmentalen Ästen der lumbalen Aorta versorgt. Die definitive Versorgung übernimmt das Gefäß in Höhe des 2. Lumbalwirbels.

Bleibt eine der vorübergehenden Gefäßverbindungen erhalten, resultiert eine aberrierende, meist zusätzliche Nierenarterie. Unterbleibt die aszendierende Verlagerung, so findet man die Niere in ektopischer Lage als kongenitale **Beckenniere** (Abb. 8.1-4). Eine **Hufeisenniere** (Abb. 8.1-4), mit etwa 1,5‰ die häufigste Nierenanomalie, entsteht wahrscheinlich, wenn die kaudalen Abschnitte der beidseitigen metanephrogenen Blasteme in der frühen Entwicklung fusionieren. Durch das fusionierte Nierengewebe werden die Ureteren nach ventral verlagert und sind häufiger Kompression ausgeliefert; der Aszensus der Nieren kann durch die A. mesenterica inf. versperrt werden und (wie die Beckenniere) zu einem Geburtshindernis führen.

8.1.2 Innere Genitalorgane

Obwohl das Geschlecht eines Individuums bereits in der Zygote durch die Kombination des väterlichen und des mütterlichen Geschlechtschromosoms als **chromosomales** oder **genetisches Geschlecht** festgelegt ist, entwickelt sich der Embryo morphologisch bis in die 7. Entwicklungswoche in einer sexuell nicht festgelegten Form: Hoden und Ovar werden als **indifferente Gonade** (Geschlechtsdrüse) angelegt. Die ableitenden Genitalwege (z.B. Ductus deferens oder Tuba uterina) sind durch zwei parallel laufende Gangpaare, den WOLFFschen Gang (Ductus mesonephricus) und den MÜLLERschen Gang (Ductus paramesonephricus) bei beiden Geschlechtern zunächst gleichgeschlechtlich repräsentiert. Als erstes Anzeichen einer sexuellen Differenzierung entwickelt sich am Ende der 7. Woche aus der indifferenten Gonade entweder ein Hoden oder ein Ovar, d.h., das **gonadale Geschlecht** manifestiert sich. In der nächsten Stufe bestimmt der Hoden auf endokrinem Weg die Entwicklung eines männlichen oder das Fehlen eines Hodens die Entwicklung eines weiblichen Genitaltraktes. In gleicher Weise wird die Ausbildung der äußeren Genitalorgane (Kap. 8.1.3) und der sekundären Geschlechtsmerkmale veranlasst, ein Prozess, der erst nach der Pubertät abgeschlossen ist. Die Differenzierungsform der Gonade steuert also die sexuelle Ausprägung des gesamten Körpers, das **körperliche Geschlecht**. Schließlich nehmen die Hormone der Gonaden auch Einfluss auf die sexuelle Prägung des Gehirns (**psychisches Geschlecht**).

Eine andere Besonderheit der Gonaden betrifft ihre zelluläre Zusammensetzung. Bei den organspezifischen Zellen der Gonaden unterscheidet man zwischen den **Keimzellen** (Geschlechtszellen) und den **somatischen Zellen**. Als Fortpflanzungszellen (Gameten) dienen die Keimzellen der Erhaltung der Art und repräsentieren die (im Prinzip unsterbliche) Keimbahn des Menschen. Die somatischen Zellen bilden dagegen den (sterblichen) Körper (Soma); sie umgeben die Keimzellen vollständig in Form der **Stützzellen** (SERTOLI-Zellen oder Granulosazellen) und isolieren die Keimzellen vom Milieu des restlichen Körpers. Während der embryonalen Entwicklung sind die somatischen Zellen außerdem dafür verantwortlich, die **sexuelle Differenzierung** insbesondere auch **der Keimzellen** (zur Oogenese oder Spermatogenese) zu lenken. Entsprechend diesen grundsätzlich unterschiedlichen Eigenschaften entstehen die Keimzellen und die somatische Zellen der Gonaden zeitlich und räumlich getrennt voneinander und treffen erst in der 5. Entwicklungswoche in den Gonadenanlagen aufeinander.

Urkeimzellen

Die ersten Vertreter der Keimzellen während der embryonalen Entwicklung sind die **Urkeimzellen** (**primordiale Keimzellen**). Beim Menschen können sie ab der 4. Entwicklungswoche im Dottersackepithel und im daran anliegenden Mesenchym der Allantoiswurzel (Kap. 4.3.2) an ihrer überdurchschnittlichen Größe und runden Form histologisch erkannt werden. Mit Einverleibung des Dottersacks gelangen sie in das medial und kaudal angrenzende Endoderm der Hinterdarmanlage. Sie verlassen das Epithel des Hinterdarmes, sobald sich der Hinterdarm im Zuge der transversalen Körperabfaltung ventral geschlos-

sen hat. In diesem Entwicklungsstadium (5. bis 6. Woche, 5 bis 10 mm Länge) liegt der Hinterdarm mit seinem kurzen Mesenterium in unmittelbarer Nähe von dorsaler Aorta und Urogenitalleiste (Abb. 5.1-4). Die Urkeimzellen durchbrechen die Basalmembran des Hinterdarmepithels und erreichen durch amöboide Zellbewegungen oder passiven Transport im Mesenchym des Zölomwinkels die medial von der Urniere gelegene Gonadenanlage (s.u.). Spätestens hier sind sie auch beim Menschen durch die positive Reaktion mit Substraten der alkalische Phosphatase und andere histochemische Methoden nachweisbar. Begleitet werden Wanderung und Ankunft der Urkeimzellen in der Gonadenanlage durch eine ausgeprägte Proliferation (Verdoppelungszeit unter 12 h), wodurch frühe Verluste durch aberrierende Wanderungsbewegungen (z.B. in die Nebennierenanlage oder zu spätes Verlassen des Hinterdarmepithels) ausgeglichen werden.

Mit immunhistochemischen Markierungsmethoden können die **Urkeimzellen** bei Maus und Kaninchen bereits im Mesoderm des Primitivstreifens (Abb. 4-10) nachgewiesen werden, von wo sie in einer ersten Wanderungsbewegung in den Dottersack oder die Allantois gelangen. Ein molekulargenetischer Marker für Eigenschaften der Urkeimzellen wurde bei der Maus in dem Transkriptionsfaktor OCT3/4 gefunden. Transplantationsexperimente bei der Maus zufolge stammen die Urkeimzellen aus dem Epiblast ab (Kap. 4.2.3): Eine „Gründerpopulation" von weniger als 40 peripheren Epiblastzellen können zur Bildung der Urkeimzellen beitragen. Eine Keimbahn im engeren Sinn, bei der bereits in der befruchteten Eizelle ein Zytoplasmaabschnitt für die Entwicklung der Urkeimzellen bestimmt ist (s. Insekten, Würmer und Frösche), scheint also bei Säugern nicht verwirklicht zu sein. Die relativ **späte Determinierung** der Urkeimzellen beim Säuger ermöglichte in jüngster Zeit die zuverlässige Generierung von Mäusen, die gezielt nur in einem Genlokus verändert sind: Sog. **embryonale Stammzellen**, die in Kultur gehalten und in ihrer genetischen Zusammensetzung gezielt verändert werden können (homologe Rekombination), verhalten sich ähnlich wie Epiblastzellen, d.h., sie können nach Injektion in eine Wirtsblastozyste in die Keimbahn aufgenommen werden und ihre genetische Veränderung dauerhaft im Genom der Folgegenerationen verankern. Auf diese Weise konnten bereits zahlreiche Gene gezielt modifiziert (**Genersatz, Genausschaltung**) und die Funktion eines einzelnen Gens im Tierorganismus untersucht werden.

Ein physiologischer Grund für die komplizierte Genese und die vorübergehende extraembryonale Wanderung der Urkeimzellen kann darin gesehen werden, dass ihre Omnipotenz als zukünftige Gameten erhalten werden muss: Dadurch, dass sie bereits in der Frühentwicklung erzeugt und vorübergehend in Dottersack oder Allantois verlagert werden, sind sie vor der Signalflut während der Keimentwicklung (Gastrulation) weitgehend geschützt.

Sexuell indifferente Gonaden

Die Gonadenanlage entsteht in unmittelbarer Nachbarschaft zur Urniere (Abb. 8.1-5) mit einer histologischen Differenzierung, an der das Geschlecht des Embryos nicht abgelesen werden kann (sexuell indifferente Form): Im kranialen Abschnitt der Urnierenleiste verdickt sich am Ende der 5. Entwicklungswoche das Zölomepithel, d.h. der mediale Abschnitt des Seitenplattenmesoderms, in der Nähe der Wurzel des dorsalen Mesenteriums von Magen und Lunge. Dadurch wird medial der Urnierenleiste die **Genitalleiste** (Crista gonadalis) abgegliedert (Abb. 8.1-5). Drei Arten von Zellen tragen zur Entstehung der Gonadenanlage in dieser Genitalleiste bei: 1. Zellen, die sich örtlich aus dem Zölomepithel ableiten, 2. die Mesenchymzellen der Uroge-

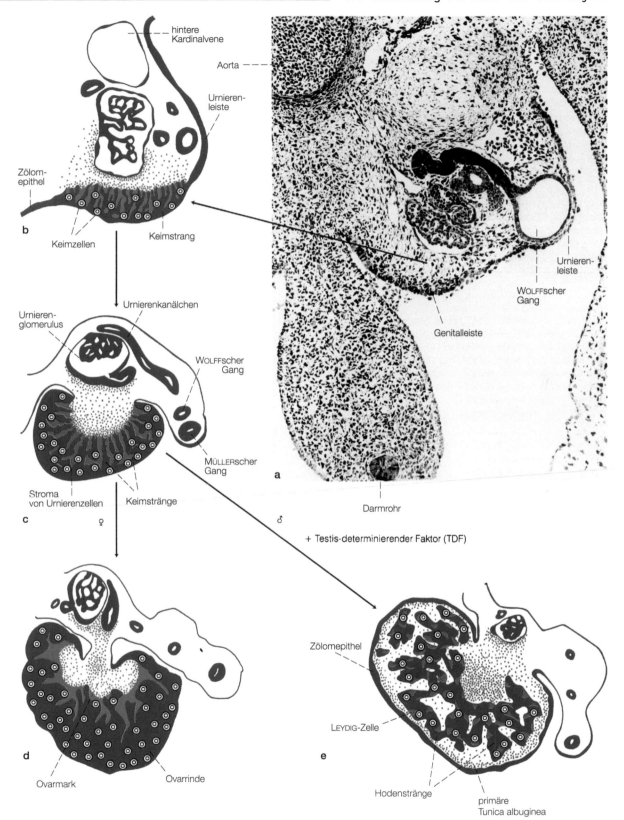

Abb. 8.1-5   Entwicklung der indifferenten Gonade (a–c) und Stadien der sexuellen Differenzierung zu Ovar (d) oder Hoden (e). (a) Quer-schnitt durch einen 12 mm großen Embryo in Höhe des Hinterdarms, Vergr. 300fach. Grau (im Bereich der Gonadenanlage): proliferierende Zellen des Zölomepithels; rot: in die Gonadenanlage einwandernde Urnierenzellen; helle Kreise: Keimzellen. Wolffscher und Müllerscher Gang zeigen in diesem Stadium der Gonadenentwicklung noch keine Zeichen von sexueller Differenzierung.

nitalleiste und 3. dedifferenzierte Urnierenzellen, die während der Rückbildung der Urniere in das Gonadenblastem aufgenommen werden. Zunächst proliferieren die Zölomepithelzellen und bilden epitheloide Zellstränge (**primitive Keimstränge**), die die einwandernden Urkeimzellen in sich aufnehmen. Die Zellen dieser primitiven Keimstränge, an deren Aufbau sich in der Folge auch Zellen der Urnieren beteiligen, werden als Vorläufer der Stützzellen aufgefasst (Abb. 8.1-5b). Zwischen den primitiven Keimsträngen bilden sich Kapillaren, Bindegewebezellen und die Vorläufer der gonadenspezifischen, endokrin aktiven Zwischenzellen.

Aus molekulargenetischen Experimenten mit Genausschaltung (Knock-out) bei der Maus ist bekannt, dass die Transkriptionsfaktoren LIM1 und WT1 (WILMS-Tumor 1) und der nukleäre Rezeptor SF1 (Steroidogenic factor 1) für die Bildung von Gonaden beiderlei Geschlechts absolut notwendig sind. Bei Ausschaltung von LIM1 und WT1 bilden sich außerdem keine Nieren, im Falle der SF1-Gen-Ausschaltung bildeten sich zwar Nieren, aber keine Nebennieren. Daraus kann geschlossen werden, dass LIM1 und WT1 auf die Differenzierung des intermediären Mesoderms und des Zölomepithels als dem gemeinsamen Ursprung aller Urogenitalorgane, SF1 jedoch nur auf die Differenzierung des Zölomepithels im Winkel zwischen Somatopleura (Bauchwand) und Splanchnopleura (Darmwand) Einfluss haben: Diese Zone des Zölomepithels ist nicht nur an der Gonaden-, sondern auch an der Bildung des Nebennierenblastems beteiligt (Kap. 11.4). Transkriptionsfaktoren, die wahrscheinlich modulierende Funktion haben, sind EMX2 und M33, bei deren Ausschaltung sich entweder kleine Nieren und kleine Gonaden, aber funktionstüchtige Nebennieren (EMX2) oder nur kleine Gonaden und keine Nebennieren bilden.

Hoden

In der 7. Woche beginnt die Umformung der sexuell indifferenten Gonade zum Hoden (Abb. 8.1-5). Zunächst werden die primitiven Keimstränge länger und breiten sich im Zentrum der Gonadenanlage aus. Dadurch wölbt sich die Gonadenanlage in das Zölom vor, wobei jedoch die Verbindung zur Urniere schmal bleibt und auf diese Weise eine mesenteriale Aufhängung des Hodens, das **Mesorchium**, entsteht (Abb. 8.1-5). Als deutlichstes Zeichen der männlichen Differenzierung bildet sich dicht unter der Oberfläche der Gonadenanlage eine schmale mesenchymale Schicht, die primäre **Tunica albuginea**. Die primitiven Keimstränge, die nun als Vorläufer der adulten **Tubuli seminiferi** angesehen werden, verlieren ihre epitheliale Verbindung zum Oberflächenepithel (Abb. 8.1-5). Das Oberflächenepithel selbst nimmt die Form des adulten einschichtigen Peritonealepithels an (**Epiorchium der Tunica vaginalis**). Zwischen den Keimsträngen, im Interstitium, differenzieren sich die Vorläufer der Testosteron-produzierenden LEYDIG-Zellen.

Die weitere Histogenese des Hodens wird durch das Wachstum der Keimstränge und eine frühzeitige ausgeprägte Vermehrung der LEYDIG-Zellen bestimmt. In den Keimsträngen vermehren sich die Stützzellen (die späteren SERTOLI-Zellen) und die Keimzellen (ab der 10. Schwangerschaftswoche als fetale Spermatogonien oder Prospermatogonien bezeichnet). Dabei werden die Keimzellen, wahrscheinlich durch sezernierte Signalmoleküle der Stützzellen (z. B. DHH, s. u.), daran gehindert, in die Meiose einzutreten. Stattdessen vermehren sich die Spermatogonien durch schnell aufeinander folgende Mitosen und bilden **Zellklone**, deren Zellen durch großlumige, verschließbare

interzelluläre **Zytoplasmabrücken** (Kanäle) vorübergehend miteinander verbunden bleiben. Nach dieser Proliferationswelle in der 12. Entwicklungswoche verlangsamt sich die Proliferation der Prospermatogonien, bis mit dem Beginn der Pubertät die asymmetrischen Mitosen der Spermatogonien und die nachfolgende Meiose einsetzen (Kap. 8.5). Ebenfalls mit Beginn der Pubertät bildet sich das Lumen der Tubuli seminiferi.

Besonders auffällig ist die Differenzierung des fetalen LEYDIG-Zellsystems. Bereits in der 8. Woche, d.h. kurz nach der sexuellen Differenzierung, werden die ersten LEYDIG-Zellen sichtbar und nehmen in der 9. Woche schnell an Zahl zu. In der 12. Woche erreicht diese Entwicklung einen Höhepunkt: Das gesamte Interstitium ist mit dicht gelagerten LEYDIG-Zellen angefüllt und nimmt mehr Raum ein (etwa 42% Volumenanteile) als die Hodenstränge mit den Keimzellen (etwa 30% Volumenanteile). Diese massive Entwicklung der LEYDIG-Zellen, mit der eine entsprechend hohe Sekretion von Testosteron z.B. für die sexuelle Differenzierung der ableitenden Genitalwege einhergeht, hält bis zur 22. Woche an. In der zweiten Hälfte der Schwangerschaft kommt es zu keinem weiteren Zuwachs. Einige Monate nach der Geburt fallen die fetalen LEYDIG-Zellen der Regression anheim, bevor ihre Zahl mit Beginn der Pubertät wieder ansteigt.

Sobald sich die Genitalleiste medial von der Urnierenanlage abhebt (etwa 6. Woche), ist die Aktivität des ersten geschlechtsspezifischen Transkriptionsfaktors, **SRY** (**S**ex related factor on the **Y** chromosome), in der Gonadenanlage nachweisbar. Das SRY-Gen ist auf dem kurzen Arm des Y-Chromosoms platziert und ist zumindest bei der Maus das entscheidende Gen, das für die Entwicklung zur männlichen Form der Gonade notwendig ist. SRY ist in den Vorläufern der SERTOLI-Zellen aktiv und induziert dort wahrscheinlich das Homöoboxgen *SOX9*. Auf die Expression von *SOX9* folgt in den Hodensträngen die Aktivität des Transkriptionsfaktors GATA4 sowie der extrazellulären Signalmoleküle DHH (Desert hedge hog) und AMH (Anti-MÜLLER-Hormon, s.u.). DHH ist wahrscheinlich für den (im fetalen Hoden typischen) meiotischen Arrest der Keimzellen verantwortlich, während die Funktion des Transkriptionsfaktors GATA4 in der Gonade noch nicht bekannt ist. Alle diese Gene sind autosomal (liegen nicht auf dem X- oder Y-Chromosom). Für die postnatale Spermatozoenreifung sind wiederum Gene des Y-Chromosoms (langer Arm) wichtig, die als AZF-Genlokus (Azoospermiefaktor) zusammengefasst werden.

Deszensus des Hodens

Der Hoden bekommt durch die Volumenzunahme während seiner frühen Entwicklung eine intraperitoneale Lage und steht über das kurz gebliebene Mesorchium, an dem das parietale Blatt des Zölomepithels auf das viszerale Blatt umschlägt, mit der Urniere in Verbindung (Abb. 8.1-5e). Diese Umschlagsfalte setzt sich kranial bis zur Zwerchfellanlage fort und bildet gemeinsam mit den Resten der Urniere das **obere Keimdrüsenband** (Zwerchfellband) und nach kaudal gerichtet das **untere Keimdrüsenband** (Abb. 8.1-6). Dieses setzt sich bis in die Inguinalregion und durch die Anlage der kaudalen Bauchwand bis in die Labioskrotalfalte fort und wird zum **Gubernaculum testis** (Abb. 8.1-7). Im Zusammenhang mit dem allgemeinen Körperwachstum und infolge der Rückbildung des oberen Keimdrüsenbandes wird der Hoden nach kaudal verlagert, bis er unmittelbar vor dem Eingang des Inguinalkanals (s. u.) liegt. Er wechselt dabei seine Blutgefäßversorgung nicht,

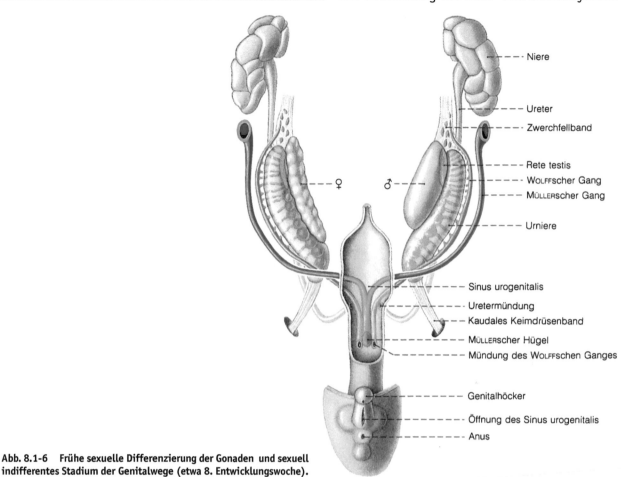

Niere
Ureter
Zwerchfellband
Rete testis
WOLFFscher Gang
MÜLLERscher Gang
Urniere

♀   ♂

Sinus urogenitalis
Uretermündung
Kaudales Keimdrüsenband
MÜLLERscher Hügel
Mündung des WOLFFSchen Ganges

Genitalhöcker
Öffnung des Sinus urogenitalis
Anus

Abb. 8.1-6   Frühe sexuelle Differenzierung der Gonaden und sexuell indifferentes Stadium der Genitalwege (etwa 8. Entwicklungswoche).

sodass die A. testicularis auch beim Erwachsenen aus der Aorta abdominalis entspringt. Da sich das kraniale Keimdrüsenband zurückentwickelt hat, verläuft diese Arterie ohne besondere bindegewebige Unterstützung dicht unter der Oberfläche des Retroperitoneums und trifft erst am inneren Leistenring auf männlichen Derivate der Urogenitalleiste (z. B. Ductus deferens, s. u.).

Das Ovar durchläuft zunächst ebenfalls einen relativen Deszensus, sodass Hoden und Ovar während einer längeren Entwicklungsperiode eine ähnliche Position einnehmen.

Schon in der zweiten Hälfte der Schwangerschaft bildet das Zölomepithel in der zukünftigen Inguinalregion eine Aussackung (**Processus vaginalis**), die in der Folge auch die übrigen inneren Schichten der Leibeswand vorwölbt und am Gubernaculum testis entlang bis in die Labioskrotalfalte „vorschiebt". Hierdurch entsteht die Anlage des Inguinalkanals (Abb. 5.6-62 u. 70) als eine breite Tasche in den inneren Schichten der Leibeswand, die ihre Entsprechung in den äußeren Schichten der Leibeswand (Haut und Unterhautbindegewebe) erst weiter kaudal in Form des Labioskrotalwulstes(-falte) findet (Abb. 8.1-10). In der Wand um den Processus vaginalis verlaufen Muskelfaserzüge des M. obliquus internus als Anlage des **Musculus cremaster**. Die Ausstülpungen der Fascia transversalis und des M. obliquus externus werden zur inneren und äußeren Fascia spermatica. Dorsal des Processus vaginalis entsteht ein Bereich von lockerem Bindegewebe, in dem der Hoden

ab dem 7. Monat durch den Inguinalkanal bis in den Skrotalsack geführt wird. In der Regel ist dieser **Descensus testis** zum Zeitpunkt der Geburt abgeschlossen. Eine wesentliche Rolle spielt dabei das Gubernaculum testis. Der Inguinalkanal ist also lange vor dem Durchtritt des Hodens (und bei beiden Geschlechtern gleich) angelegt (Abb. 5.6-68).

Tierexperimentellen Untersuchungen zufolge schwillt in der ersten Phase des Hodendurchtritts der extraabdominale Teil des Gubernaculum testis ballonartig an und zieht unter gleichzeitiger Verkürzung des intraabdominalen Teils den Hoden in den Leistenkanal hinein. In einer zweiten Phase bildet sich das gesamte Gubernaculum zurück und verankert den Hoden schließlich im Skrotum. Vor allem die Schwellung der distalen Strecke des Gubernaculums scheint ausschlaggebend für diesen geordneten Funktionsablauf zu sein. Verursacht wird dieser Prozess durch einen vom fetalen Hoden produzierten Wachstumsfaktor, der das Gubernaculum zur Proliferation anregt.

Während der zwei Phasen sind der Testosteron-Spiegel und der Spiegel des luteotropen Hormons (LH) relativ niedrig, jedoch lässt sich ein Hodenhochstand nach der Geburt durch therapeutische Gaben von Gonadotropinen (HCG oder LHRH) korrigieren.

Kurz vor oder nach der Geburt schließt sich der Processus vaginalis und wird als obliterierter Strang Bestandteil des Funiculus spermaticus (Abb. 5.6-62 u. 70).

Ein offen gebliebener Processus vaginalis kann Ursache für eine **kongenitale Leistenhernie** sein. Zystenbildungen können durch unvollständigen Verschluss des Processus vaginalis hervorgerufen

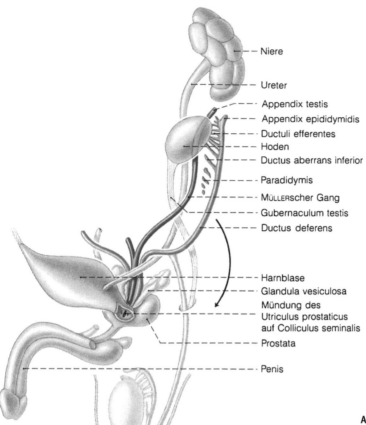

- Niere
- Ureter
- Appendix testis
- Appendix epididymidis
- Ductuli efferentes
- Hoden
- Ductus aberrans inferior
- Paradidymis
- Müllerscher Gang
- Gubernaculum testis
- Ductus deferens
- Harnblase
- Glandula vesiculosa
- Mündung des Utriculus prostaticus auf Colliculus seminalis
- Prostata
- Penis

Abb. 8.1-7   Entwicklung der männlichen Genitalorgane.

werden (**Hydrozelen** des Hodens oder des Funiculus spermaticus). Bis zu 3 % der termingerecht geborenen Jungen haben ein- oder beidseitig einen unterbliebenen Hodendeszensus (**Hodenhochstand, Kryptorchismus**). Diese Fehlbildung muss frühzeitig z. T. operativ behoben werden, da sonst in der späteren Entwicklung die Spermatogenese wahrscheinlich durch eine zu hohe Umgebungstemperatur in Peritonealhöhle oder Leistenkanal gefährdet ist.

Ovar

Die weibliche Gonade entwickelt sich im gleichen Zeitraum wie der Hoden, zeigt aber bereits früh (ab der 7. Woche) eine andere Histogenese. Auch in der weiblichen Gonade wachsen die primitiven, sexuell indifferenten Keimstränge weiter und sorgen für Volumenzunahme und Bildung einer kurzen Peritoneal-(Zölom-)Falte (**Mesovar**, Abb. 8.1-5). Im Gegensatz zur Hodenentwicklung bildet sich keine primäre Tunica albuginea aus. Vielmehr verlängern sich die Keimstränge – durch starke Proliferation der somatischen Zellen (**Prägranulosazellen**) – und behalten die Verbindung zum Zölomepithel, sodass die breite Rinde (**Cortex**) des Ovars entsteht (Abb. 8.1-5). In ihr sind die meisten weiblichen Keimzellen eingeschlossen. Anders als beim Hoden bleibt der zentrale Abschnitt der Gonadenanlage in der Entwicklung zurück und wird zur **Medulla** des Ovars.

Die Entwicklung des Ovars zeigt zwei weitere Unterschiede zur Hodenentwicklung: Es entsteht kein fetales, den Leydig-Zellen vergleichbares hormonproduzierendes Zellsystem von nennenswertem Umfang, und im Gegensatz zur männlichen Keimzelle tritt die weibliche in die

Meiose ein. Die **weibliche Meiose** beginnt also während der vorgeburtlichen Entwicklung. Zunächst vermehren sich jedoch die Keimzellen (jetzt als Oogonien bezeichnet) in der 10. Woche in einer ersten **Proliferationsphase**, die synchron zur Proliferation der Prospermatogonien im fetalen Hoden abläuft.

Die Oogonien unterscheiden sich (wie die Spermatogonien der männlichen Entwicklung) von den primordialen Keimzellen insofern, als sie durch schnell aufeinander folgende mitotische Teilungen Zellklone bilden und durch Zellbrücken verbunden bleiben. Haben die Oogonien die Proliferation durchlaufen, treten sie als Eizellen (**Oozyten**) nach Verdoppelung ihrer DNA in die **Prophase** der Meiose ein. Wahrscheinlich ermöglichen die Zellbrücken einen geordneten Eintritt der Keimzellen in die Meiose. Die ersten meiotischen Gruppen sind ab der 12. Woche lichtmikroskopisch an ihrer gleichmäßigen fein-granulierten Zellkernstruktur zu erkennen (Kap 2.16.1). Schließlich erreichen die Keimzellen das Diplotän (Diktyotän). In diesem Stadium beginnen die Keimzellstränge in kleinere Einheiten, die **Follikel**, zu zerfallen, in denen die Zellbrücken getrennt werden und jeweils eine Eizelle vollständig von einer einschichtigen Lage Granulosazellen umgeben wird. Dieser Prozess der Follikulogenese beginnt in der zweiten Hälfte der pränatalen Entwicklung und dauert mitunter bis zur Geburt an. Gleichzeitig mit der Follikulogenese, wahrscheinlich unter dem Einfluss von Nexus zwischen Keimzellen und umgebenden Follikelepithelzellen, wird die Meiose angehalten, d.h., es folgt nicht die Zytokinese der ersten Reifeteilung: Die Eizelle verharrt im

Diplotän und tritt in eine Ruhephase ein, die mindestens bis zur Pubertät andauert (Kap. 2.16.2). Die Oozyten in den heranreifenden Tertiärfollikeln (Kap. 8.6.5) vollenden die erste Reifeteilung, und erst nach Ovulation und Befruchtung wird dann auch die 2. Reifeteilung abgeschlossen (Kap. 2.16.2 u. 4.2.1). Für die Oozyten, die schließlich ovuliert werden, bedeutet dies eine jahrzehntelange Ruhepause, maximal bis zu 50 Jahre.

Durch die Oogonienteilungen entstehen bis zum 5. Monat der fetalen Entwicklung in beiden Ovarien etwa 7 Millionen Eizellen. Die Proliferation der Oogonien hält zwar noch bis zum 7. Monat an, gleichzeitig beginnen jedoch die meisten Oogonien zu degenerieren, sodass die Zahl der Keimzellen bis zur Geburt auf 1–2 Millionen reduziert und während der postnatalen Periode und der Kindheit nochmals um zwei Drittel vermindert wird. Bis zum Beginn des zeugungsfähigen Alters in der Pubertät haben in beiden Ovarien zusammen etwa 500 000 Eizellen überlebt. Während der Prophase der Meiose, d. h. vor allem im Übergang zum Leptotän und im Pachytän-Stadium, sind die Zellen besonders anfällig und sterben ab. Eine weitere Ursache für den Zelluntergang ist die Follikelatresie (Rückbildung der Follikel): Bedingt durch hohe Blutspiegel von weiblichen Geschlechtshormonen aus Plazenta und mütterlichem Organismus beginnen viele Follikel bereits pränatal zu wachsen. Es bilden sich im fetalen Ovar Primär-, Sekundär- und Tertiärfollikel. Diese fallen jedoch alle bereits in der fetalen Periode oder nach der Geburt der Atresie anheim.

Die Entwicklungsphasen der weiblichen Keimzellen entsprechen im Prinzip denjenigen der männlichen Keimzellen; der Zeitplan im Vergleich mit der somatischen Entwicklung ist jedoch bis auf die initiale Proliferationsphase der Gonien vollständig verschieden.

Wie der Hoden verlagert sich auch das Ovar in der weiteren Entwicklung nach kaudal bis in die Inguinalregion, d. h. bis an den Rand des kleinen Beckens. Dabei bildet sich jedoch das kraniale Keimband nicht zurück, sondern wird zum **Lig. suspensorium ovarii** (Abb. 8.1-8). Es führt die A. ovarica, die auf Höhe der ursprünglichen Gonadenanlage aus der lumbalen Aorta entspringt, nach kaudal bis in das kleine Becken. Über sein Mesenterium (**Mesovarium**) bleibt das Ovar an der dorsalen Leibeswand aufgehängt und behält seine intraperitoneale Lage. Das kaudale Keimband enthält schon früh einen Ast aus der den Uterus versorgenden Arterie und wird zum **Lig. ovarium proprium** (Abb. 8.1-8 u. 8.6-2).

Sexuell indifferente Genitalwege

Anders als die Gonaden entwickeln sich die ableitenden Genitalwege von Mann und Frau zum größten Teil aus zwei verschiedenen Organanlagen: Zwei mit einem einfachen Epithel ausgekleidete Gangpaare, die WOLFFschen und die MÜLLERschen Gänge (Abb. 8.1-5, 6), bilden die Vorläufer von Nebenhoden und Ductus deferens einerseits und von Tuba uterina, Uterus und Vagina andererseits. An der Bildung der distalen Abschnitte der Genitalwege (Prostata, Urethra und unterer Abschnitt der Vagina) ist außerdem der unpaare, wie die Gonaden gleichgeschlechtlich angelegte **Sinus urogenitalis** beteiligt.

Als Erstes entsteht beidseits der WOLFFsche Gang (Ductus mesonephricus), da er zunächst als Ausführungsgang

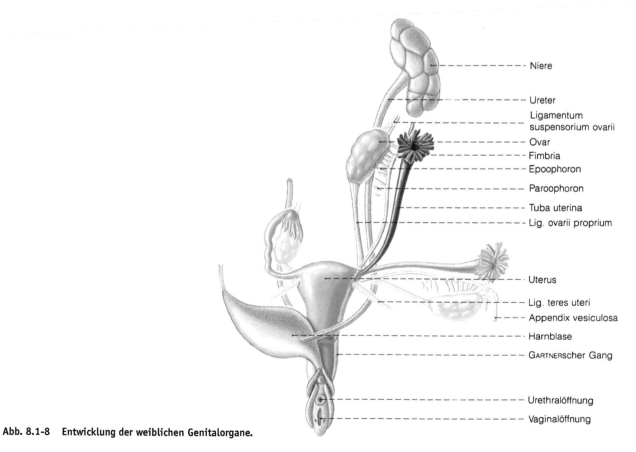

Abb. 8.1-8 Entwicklung der weiblichen Genitalorgane.

Niere
Ureter
Ligamentum suspensorium ovarii
Ovar
Fimbria
Epoophoron
Paroophoron
Tuba uterina
Lig. ovarii proprium
Uterus
Lig. teres uteri
Appendix vesiculosa
Harnblase
GARTNERscher Gang
Urethralöffnung
Vaginalöffnung

der Vor- und Urniere dient (Kap. 8.1.1). Der Wolffsche Gang mündet in den Teil der Kloake, der frühzeitig als Sinus urogenitalis von der dorsal gelegenen Rektumanlage abgetrennt wird (Kap. 8.1.1). Auf Höhe der Urniere verläuft der Wolffsche Gang in einer Zölomepithelfalte, die sich zunehmend nach ventral vorwölbt. Am Ende der 5. Woche induziert der Wolffsche Gang etwa auf Höhe des 15. Somitenpaares in dem über ihm liegenden Zölomepithel die Bildung des Müllerschen Ganges (Ductus paramesonephricus): Durch Invagination des Zölomepithels entsteht ein epithelialer Trichter (die spätere Ampulle der Tuba uterina), dessen Spitze unmittelbaren Kontakt zum Wolffschen Gang bekommt und innerhalb der Basalmembran des Wolffschen Ganges in kaudaler Richtung vorwächst. Bereits unmittelbar kranial der Spitze des Müllerschen Ganges dringt Mesenchym zwischen Müllerschen und Wolffschen Gang ein, sodass der Müllersche Gang vom Wolffschen getrennt wird und ventrolateral vom Wolffschen Gang in der hohen Falte des Zölomepithels zu liegen kommt. Kaudal der Gonadenanlage geht der Müllersche Gang in einen nahezu horizontal verlaufenden Teil über und kreuzt ventral vom Wolffschen Gang nach medial. Medial vom Wolffschen Gang biegt er wieder in einen senkrecht verlaufenden Abschnitt ein, der gemeinsam mit dem Müllerschen Gang der Gegenseite am Anfang der 9. Entwicklungswoche Anschluss an die dorsale Wand des Sinus urogenitalis bekommt. Eine hier erzeugte Vorstülpung der Sinuswand wird als Müllerscher Hügel oder Tuberkel bezeichnet (Abb. 8.1-6). In der relativen Lage dieser Gangpaare zueinander und in ihrem unterschiedlichen Abstand zum Zölomepithel zeichnen sich bereits vor der sexuellen Differenzierung die retroperitoneale Lage vieler Abkömmlinge vom Wolffschen Gang (z.B. Ductus deferens, Glandula vesiculosa) und die intraperitoneale Lage der Abkömmlinge vom Müllerschen Gang (z.B. Tuba uterina, Fundus des Uterus) ab.

Männliche Genitalwege

Sobald sich in der 6. bis 7. Woche aus der sexuell indifferenten Gonade ein Hoden entwickelt hat, nehmen die somatischen Zellen des Hodens über Hormone und Wachstumsfaktoren Einfluss auf die weitere Entwicklung der Wolffschen und Müllerschen Gänge: Das in den Leydigschen Zwischenzellen produzierte Testosteron stimuliert Wachstum und Differenzierung vom Wolffschen Gang. Dabei besitzt nicht das Epithel des Wolffschen Ganges, sondern ein dichtes, den Wolffschen Gang konzentrisch umgebendes mesenchymales Stroma die Rezeptoren für das Testosteron und leitet die induzierende Wirkung des Testosterons an das Epithelgewebe weiter. Der proximale Abschnitt des Wolffschen Ganges windet sich stark und differenziert sich zum Ductus epididymidis des Nebenhodens (Epididymis). Der distale Abschnitt bleibt gestreckt und wird zum Ductus deferens. Etwas kranial der Einmündung des Wolffschen Ganges in den Sinus urogenitalis bildet sich eine dorsale Evagination, die zur Anlage der Bläschendrüse wird (Glandula vesiculosa, veraltet: Samenbläschen). Ebenfalls unter der Wirkung des Testosterons bleibt der kraniale, epigenitale Teil der Urnieren erhalten und wird zur Proliferation angeregt, während sich der Rest der Urniere ab der 7. Woche zurückbildet (Kap. 8.1.1). Etwa 6 Urnierentubuli werden zu den Ductuli efferentes im Kopf

des Nebenhodens (Abb. 8.1-7). Die Verbindung zwischen Hodenkanälchen (Tubuli seminiferi) und Ductuli efferentes wird zunächst durch ein undifferenziertes Blastem (Rete-Blastem) hergestellt, das sich im Hilumgebiet des Hodens angesammelt hat und z. T. aus den dedifferenzierten Urnierenkörperchen entstanden ist. Ab der 20. Woche werden diese Blastemstränge kanalisiert und es entsteht mit dem Rete testis eine durchgehende epitheliale Verbindung zwischen Tubuli seminiferi (recti) des Hodens und den Ductuli efferentes des Nebenhodens (Abb. 8.1-7).

Die Urniere geht also nicht einfach zugrunde, sondern einige Urnierenzellen werden bei der Entwicklung der inneren männlichen Genitalorgane wiederverwendet: Epigenitale Tubuli und der kraniale Abschnitt des Wolffschen Ganges bilden den Nebenhoden. Zellen der Urnierenkörperchen (Bowmansche Kapseln, Glomeruli) differenzieren sich zu Zellen der Hodentubuli (Sertoli-Zellen), des Interstitiums (Leydig-Zellen), des Rete testis und zu Zellen der Nebenniere. Einige Anteile der Urniere finden keine funktionelle Verwendung, bleiben aber als Rudimente erhalten (Abb. 8.1-7; Tab. 8-1). Tubulusreste können mit flüssigkeitsgefüllten kleinen Zysten enden, den sog. Hydatiden. Größere Zysten mit spermahaltigem Inhalt werden als Spermatozelen bezeichnet. Das blinde Ende des Wolffschen Ganges kann als gestielte Hydatide (Morgagni) am kranialen Pol des Nebenhodens auftreten (Appendix epididymidis). Sie besteht aus einem bindegewebigen Stiel und einer mit Flimmerepithel ausgekleideten Blase, die von Peritoneum überzogen ist (Abb. 8.1-7 u. 8.5-3). Aberrierende, d.h. blind endende Gänge können als Reste von Urnierentubuli kranial (Ductuli aberrantes superiores) oder kaudal (Ductuli aberrantes inferiores Halleri) der Mündungen der Ductuli efferentes Anschluss an den Ductus epididymidis haben. Urnierentubuli der paragenitalen Gruppe bleiben gelegentlich bis in das Kindesalter hinein als zystenbildende Paradidymis (Giraldèssches Organ) erhalten.

In der Nähe der Einmündung des Wolffschen Ganges stülpt sich die Wand des kaudalen Abschnittes des Sinus urogenitalis an zahlreichen Stellen in das umliegende Mesenchym vor: Dies sind die Anlagen der zunächst getrennt entstehenden Drüsenläppchen der Prostata. Tierexperimentelle Untersuchungen haben gezeigt, dass nur das Mesenchym, das den Sinus urogenitalis umgibt, die Bildung von Prostatadrüsen aus dem Sinusepithel bewirken kann. Aus dem Mesenchym selbst differenzieren sich das bindegewebig-muskuläre Stroma der Prostata.

Eines der frühesten molekularen Anzeichen der Prostataentwicklung ist die Expression des Homöoboxgens *NKX3.1* in dem Abschnitt des Sinus urogenitalis, in dem die ersten Prostatadrüsenschläuche ausgestülpt werden. Mäuse, bei denen das *NKX3.1*-Gen entfernt wurde, zeigen eine erhöhte Proliferationstendenz der Prostataepithelien, wie sie auch im Senium des Mannes beobachtet wird (gutartige Prostatahyperplasie). Das *NKX3.1*-Gen könnte demnach eine bei der Entstehung von Prostatatumoren wichtige Tumor-Suppressor-Funktion haben.

Der Müllersche Gang (Ductus paramesonephricus) wird bei der männlichen Entwicklung zurückgebildet. Dafür ist nicht das Testosteron verantwortlich, sondern ein zweiter Wirkstoff des Hodens, das sog. Anti-Müller-Hormon (AMH; englisch auch: Mullerian inhibiting factor, MIS). Erst lange nach der Entdeckung seiner Funktion wurde das AMH als Mitglied der TGFβ-ähnlichen Wachstumsfaktoren, zu dem auch die BMPs (Kap. 2.17.4 u. 4.2.3) gehören, erkannt. Ähnlich wie beim proliferierenden Wolffschen Gang bildet sich auch um den Müllerschen Gang während der auf die sexuellen Differenzierung folgenden Wo-

Tab. 8.1-1 Embryonale Anlagen der inneren Genitalorgane und deren Abkömmlinge (Organe und Rudimente) bei Mann und Frau.

Mann	Embryonale Anlage	Frau
Hoden	**Indifferente Gonade**	Ovar
	Mesonephros (Urniere) Kranialer, epigenitaler Teil (oberes Geschlechtsband oder Zwerchfellband der Urniere)	**Ligamentum suspensorium ovarii**
Gubernaculum testis (HUNTER)	Kaudaler, paragenitaler Teil	**Ligamentum ovarii proprium** und **Ligamentum teres uteri**
Rud.: Ductuli aberrantes superiores	Urnierenkanälchen	*Rud.:* Appendices vesiculosae (ungestielte und gestielte Hydatide MORGAGNI)
Ductuli efferentes		*Rud.:* Ductuli transversi des Epoophorons
Rud.: Paradidymis *Rud.:* Ductuli aberrantes inferiores (HALLER)		*Rud.:* Paroophoron
Rete testis	Urnierenkörperchen	*Rud.:* Rete ovarii
Rud.: Appendix epididymidis (gestielte Hydatide) **Ductus epididymidis** **Ductus deferens** **Glandula vesiculosa**	**WOLFFscher Gang** (Ductus mesonephricus)	*Rud.:* Ductus longitudinalis des Epoophorons *Rud.:* GARTNERscher Gang
Ureter, Pelvis, **Sammelrohre der Niere**	**Ureterknospe**	**Ureter, Pelvis,** **Sammelrohre der Niere**
Rud.: Appendix testis (ungestielte Hydatide)	**MÜLLERscher Gang** (Ductus paramesonephricus)	**Fimbria tubae uterinae**
Rud.: Utriculus prostaticus		**Tuba uterina** **Uterus** **Vagina**
Harnblase	**Sinus urogenitalis** Pars pelvina	**Harnblase**
Urethra (oberer Teil der Pars prostatica) **Prostata**		**Urethra** **Glandulae urethrales** (SKENEsche Drüsen)

chen eine dichte Manschette aus Rezeptor-tragenden Stromazellen. Im Fall der männlichen Entwicklung wird so die apoptotische Wirkung des AMH an das Gangepithel weitergeleitet, und im Zuge davon löst sich ab der 12. Woche die Grenze zwischen Stroma und Epithel auf: Die Zellen vermischen sich, und der Gang degeneriert. Da das AMH bereits von den ersten sich differenzierenden SERTOLI-Zellen gebildet wird, setzt die Apoptose der MÜLLERschen Gänge unmittelbar nach der sexuellen Differenzierung und auf Höhe der Gonaden ein, und zwar noch während der MÜLLERsche Gang am kaudalen Abschnitt des WOLFFschen Gang hinunterwächst. Erst wenn der MÜLLERsche Gang den Sinus urogenitalis erreicht hat, stößt die apoptotische Wirkung des AMH auch bis in diese kaudalen Abschnitte des MÜLLERschen Ganges vor. Die am weitesten kranial und kaudal liegenden Abschnitte des MÜLLERschen Ganges bleiben erhalten. Unmittelbar dem Nebenhodenkopf anliegend findet man auf dem oberen Hodenpol die **Appendix testis**, die ungestielte Hydatide. Sie geht aus dem kranialen, trichterförmigen Teil des MÜLLERschen Ganges hervor, besteht aus einem gedrungenen Bindegewebesockel, der von einem mehrreihigen Flimmerepithel überzogen ist und – wie die Appendix epididymidis – innerhalb des Kavums der Tunica vaginalis testis liegt (Abb. 8.1-7u. 8.5-3).

Aus dem Mündungsabschnitt des MÜLLERschen Ganges in der Rückwand des Sinus urogenitalis entsteht der **Utriculus prostaticus**. Er liegt zwischen den Mündungen der beiden WOLFFschen Gänge (Ductus ejaculatorii) und bleibt als kurzer Gang am Colliculus seminalis erhalten. Möglicherweise trägt auch das Endoderm des Sinus urogenitalis zur Bildung des Utriculus prostaticus bei.

Weibliche Genitalwege

Bei der frühen weiblichen Entwicklung ist eine aktive hormonelle Steuerung der weiteren Entwicklung von WOLFFschem und MÜLLERschem Gang, die man mit der männlichen Entwicklung vergleichen könnte, bisher nicht bekannt. Erst in der zweiten Hälfte der Schwangerschaft findet man eine Reihe von Vorgängen, die auf die Wirkung von weiblichen Sexualhormonen zurückzuführen sind. Die frühe Entwicklung des weiblichen Genitaltraktes wird daher als ein autonomes Geschehen angesehen, d.h., die ausbleibende Differenzierung der Wolffschen Gänge wird nicht auf induzierte Apoptose, sondern auf das Fehlen der stimulierenden Wirkung des Testosterons zurückgeführt.

Etwa ab der 12. Woche beginnen die Müllerschen Gänge zu proliferieren. Der Mantel von mesenchymalen Stromazellen, der bei der männlichen Entwicklung unter dem Einfluss des AMH die Apoptose des Müllerschen Ganges einleitet (s. o.), wird breiter und dichter. Dadurch nimmt der äußere Umfang stärker zu als der innere Umfang. Da auch die epitheliale Auskleidung proliferiert, entstehen im Inneren des Müllerschen Ganges die Falten, die für die Schleimhaut der adulten **Tuba uterina** typisch sind. Aus den Stromazellen entwickeln sich in der Folge die verschiedenen Schichten der Tubenwand (Bindegewebe und glatte Muskulatur). Kranial erweitert sich die trichterförmige Öffnung im Zölomepithel, von der aus sich der Müllersche Gang eingesenkt hatte, und wird zur weiten peritonealen Öffnung der Tube (Ostium abdominale tubae uterinae). Im kaudalen Abschnitt, in der Nähe der Einmündung in den Sinus urogenitalis, vereinigen sich die parallel verlaufenden Gangabschnitte, und es entsteht ein einheitlicher **uterovaginaler Kanal.** Aus seinem kranialen Abschnitt entwickelt sich der **Uterus.** Da mit der Vereinigung der Müllerschen Gänge auch die sie umhüllenden Zölomepithelfalten in der Medianebene zusammengeführt werden (Abb. 8.1-9c), liegt der **uterovaginale Kanal** in einem transversal gestellten Septum, das als Anlage der beidseitigen Plicae latae die **Excavatio vesicouterina** und die **Excavatio rectouterina** voneinander trennt (Abb. 8.6-3 u. 4).

Wird die Vereinigung der Müllerschen Gänge gestört, entsteht eine mehr oder weniger ausgedehnte Verdoppelung des Uterus (**Uterus bicornis**), was bei Säugern mit großen Würfen (Nager, Hasentiere) die Regel ist. Bleiben zwischen den Gängen Wandstrukturen erhalten, kann das Uteruslumen in zwei Hälften aufgeteilt sein (**Uterus septus**).

Die **Vagina** entsteht an der Nahtstelle zwischen Müllerschen Gängen und Sinus urogenitalis. Durch Proliferation

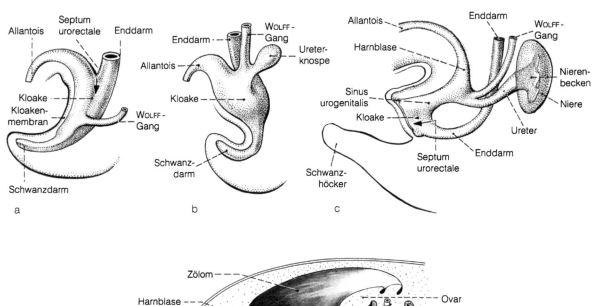

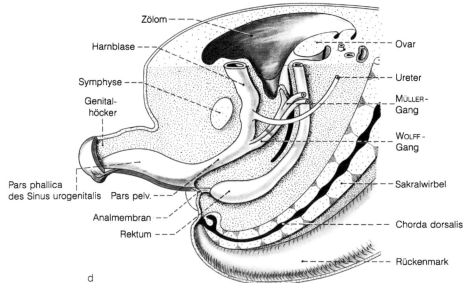

Abb. 8.1-9 **Entwicklung der Kloake und des Sinus urogenitalis; Verlagerung der Mündungen des Wolffschen Ganges und des Ureters.** (a) Embryonen der 4. Woche, (b) der 5. Woche, (c) der 6. Woche und (d) der 8. Woche.

entsteht hier ein solider Zellstrang, die Vaginalplatte oder der **Bulbus sinu-vaginalis**, der zwischen den Endstrecken der WOLFFschen Kanäle beginnt und kranial in den uterovaginalen Kanal übergeht. Im Verlauf des 5. Monats entfaltet sich ein Lumen, und im Fetus von 150 mm Größe besteht eine durchgängige Verbindung zwischen Cervix uteri und Vestibulum vaginae. Nur an der Grenze zum Vestibulum bleibt ein unvollständiger Verschluss in Form des **Hymens** erhalten. Das Hymen ist also kein Überrest der Urogenitalmembran, dem ventralen Anteil der Kloakenmembran. Die Urogenitalmembran war bereits viel früher – unter dem Druck des ersten produzierten Harnes – eingerissen und lag an der Öffnung des Sinus urogenitalis, die ungefähr der späteren äußeren Öffnung der Harnröhre entspricht (s. Kap. 8.1.1). Das Vaginallumen und die sich anschließenden Hohlräume des Uterus und der Tube lassen sich schon in Feten ab der 12. Woche (56 mm Länge) nachweisen.

Als Rest der Urnierentubuli und des WOLFFschen Ganges findet sich im Ligamentum latum uteri eine kammartige Anordnung von kleinen Kanälchen (Abb. 8.1-8). Je nach Herkunft aus dem epigenitalen oder paragenitalen Abschnitt der Urniere unterscheidet man ein **Epoophoron** (analog zur Epididymis in Höhe des Ovars gelegen) und **Paroophoron** (zwischen Ovar und Tubenwinkel gelegen, Tab. 8-1). Vom WOLFFschen Gang können Reste entlang seinem gesamten Verlauf erhalten bleiben. Die kaudalen Abschnitte lassen sich innerhalb der lateralen Uterus- und Vaginalwand als GARTNERsche Gänge verfolgen. Aus jeder dieser rudimentären Strukturen können Zystenbildungen hervorgehen, deren Epithelien sich im Rhythmus der zyklischen Hormonschwankungen verändern. Wenn solche Zysten dem Ligamentum latum aufsitzen oder anhängen, werden sie als ungestielte oder gestielte Hydatiden (**Appendix vesiculosa** MORGAGNI) bezeichnet. Ein **Rete ovarii** tritt unter Umständen als Rudiment der Urnierennephrone im Hilum des Ovars auf. Wie im Hoden sind von hier aus während der frühen Entwicklung Urnierenzellen in das Ovar eingewandert und haben sich an der Differenzierung des Ovars beteiligt (Follikelzellen, interstitielle Zellen). Zur Ausbildung eines kanalisierten Netzwerkes wie im Rete testis kommt es aber nicht (Tab. 8-1).

8.1.3 Äußere Genitalorgane

An der Bildung der äußeren Genitalorgane beteiligen sich der kaudale Abschnitt des Sinus urogenitalis (unterhalb der Einmündung der WOLFFschen Gänge), das Ektoderm, das die Kloakenmembran ventral U-förmig umgibt, und die unter diesen Epithelien liegenden Mesenchymabschnitte. Wechselseitige epithelial-mesenchymale Induktionsvorgänge, die z.B. über die Wachstumsfaktoren FGF8 auf der epithelialen Seite und FGF10 auf der mesenchymalen Seite gesteuert werden, führen in diesen Gewebsabschnitten zur gezielten, lokal begrenzten Proliferation. Dabei entwickeln sich die äußeren Genitalorgane bis zum Ende der 8. Woche und bis zu einer Größe des Embryos von 25 mm SSL in einer sexuell indifferenten Form.

Sexuell indifferente äußere Genitalorgane

Nach Aufgliederung der Kloake in Sinus urogenitalis und Rektum senkt sich die Urogenitalmembran, d.h. der ventrale Teil der Kloakenmembran, der den Sinus verschließt, von außen als **Sulcus urogenitalis** zwischen zwei Falten ein, die dann als **Genitalfalten** die Sinusöffnung begrenzen.

Dorsal ist der Sulcus urogenitalis durch den perinealen Körper, der aus dem Zusammentreffen des Septum urorectale mit der Kloakenmembran entstanden ist, von der Analmembran getrennt. Ventral des Sulcus urogenitalis erhebt sich im Ektoderm der Genitalhöcker und lateral der Genitalfalten sind die **Labioskrotalwülste** die äußere Begrenzung der Genitalregion. Auf der Innenseite formt sich aus dem kaudalen Teil des Sinus urogenitalis eine enge **Pars pelvina** und eine weit offene **Pars phallica** (Abb. 8.1-9, 10), die zusammen als **definitiver Sinus urogenitalis** dem bis dahin bestehenden **primitiven Sinus urogenitalis** gegenübergestellt werden können.

Nachdem in der 7. Woche die eingerissene Urogenitalmembran eine weite Öffnung zwischen Sinus urogenitalis und Amnionhöhle hergestellt hat, wächst das Endoderm des Sinus urogenitalis auf der Unterseite des Genitalhöckers nach ventral vor und bildet einen soliden Gewebsstrang, die Urethralplatte. Die Urethralplatte vertieft sich dabei zur Urethralrinne, erreicht aber nicht die Spitze des Genitalhöckers (Abb. 8.1-9, 10). Vielmehr wächst ihr von dort ein ektodermaler Epithelstrang entgegen.

Männliche äußere Genitalorgane

Unter der Wirkung der vom Hoden produzierten Androgene nimmt die Länge des Genitalhöckers zu, er wird zum **Phallus**. An seiner Spitze bildet sich die **Glans penis**. Die Genitalfalten schließen sich über dem Sinusgebiet und der Urethralrinne zur **Pars spongiosa** der Harnröhre. Die Nahtstelle bleibt weiterhin am Damm, dem Hodensack und der Unterseite des Penis als **Raphe perinei, scroti et penis** sichtbar. Die vordere Öffnung schließt sich zunächst nicht (Abb. 8.1-9). Erst mit der Kanalisierung des von der Glans penis einwachsenden ektodermalen Epithelstranges (Epithelhöcker, Abb. 8.1-10a) wird die Urethralöffnung von der Penisunterseite an die Spitze verlegt. Aus dem ektodermalen Gewebe wird der Mündungsabschnitt der Urethra mit der **Fossa navicularis** gebildet. Gleichzeitig werden die Labioskrotalwülste größer und vereinigen sich zu einer einheitlichen Vorwölbung von Haut und Unterhautbindegewebe, dem **Skrotum**. Dadurch setzt sich die Phalluswurzel deutlich vom Damm ab, der aus dem perinealen Körper entstanden ist. Die Glans penis setzt sich schon frühzeitig durch Ausbildung einer zirkulären Furche, **Corona glandis**, vom übrigen Phalluskörper ab. Die Vorhaut, **Praeputium penis**, entsteht durch eine Epithelwucherung, die von der Spitze der Glans einwachsend eine epitheliale Manschette bildet. Erst wenn sich die Epithelien der Vorhaut und der Glans voneinander gelöst haben, kann das Praeputium retrahiert werden. Dies ist in der Regel zum Zeitpunkt der Geburt noch nicht möglich. Die proximalen Abschnitte der Urethra, **Pars prostatica** und die **Pars membranacea** der **Urethra**, entstehen aus der Pars pelvina des Sinus urogenitalis.

Aus dem gefäßführenden Bindegewebe des Phallus entwickeln sich median das **Corpus spongiosum** und die beiden lateral anliegenden **Corpora cavernosa** des Penis. Die COWPERschen Drüsen, **Glandulae bulbourethrales**, entstehen aus dem (endodermalen) Harnröhrenepithel.

Fehlbildungen der äußeren männlichen Genitalien betreffen vor allem den unvollständigen Verschluss der Urethralrinne. Dies äußert sich entweder in Form einer abnormen Lage oder in mul-

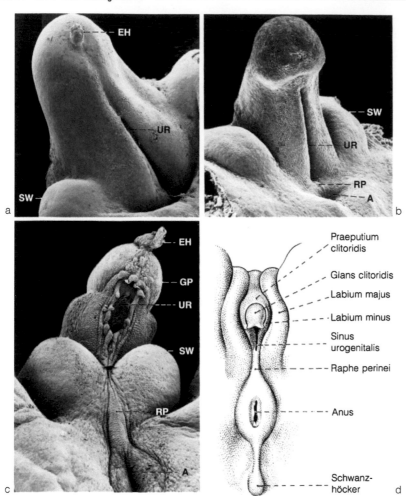

Abb. 8.1-10 **Entwicklung des männlichen (a–c) und weiblichen (d) äußeren Genitalhöckers am Beginn (a) und am Ende (b) der 8. Woche und (c) Entwicklung des Phallus am Beginn der 10. Woche.** UR = Urethralrinne, SW = (Labio-)Skrotalwulst, EH = Epithelhöcker, A = Anus, RP = Raphe perinei, GP = Glans penis. (d) Äußere Geschlechtsorgane eines weiblichen Fetus von 6,5 cm Länge. Vergr. (a) = 50fach, (b) = 40fach, (c) = 25fach.

tiplen Urethralöffnungen an der distalen Penisunterseite oder als ausgedehnte Rinne mit einer weit proximaler liegenden Urethralöffnung: **Hypospadie.** Die Formen der Hypospadie können auch mit geteilten Skrotalsäcken kombiniert sein. Bei der **Epispadie** tritt die Urethra an der dorsalen Fläche des Penis aus. Meist ist diese Fehlbildung mit Fehlbildungen des Penis und einer Ektopie der Harnblase (Verlagerung nach außen) verbunden.

Weibliche äußere Genitalorgane

Bei der Entwicklung der weiblichen äußeren Genitalorgane unterbleibt der Verschluss der Urethralrinne und des Sinus urogenitalis. Aus der Pars phallica des Sinus urogenitalis entwickelt sich das **Vestibulum vaginae**, in das die weiblichen Derivate der Pars pelvina, d. h. die Urethra, die Vagina und die Bartholinschen Drüsen (**Glandulae vestibulares**), münden. Die kleinen Schamlippen, **Labia minora pudendi**, entstehen aus den Genitalfalten. Sie setzen sich ventral im **Praeputium clitoridis** fort, dessen Falten sich vor der Klitoris vereinen. Die **Klitoris** ist ein Derivat des Genitalhöckers. Die Labioskrotalwülste entwickeln sich zu den großen Schamlippen, **Labia majora pudendi**. Sie vereinigen sich ventral in Form des **Mons pubis** und in geringerem Maße als **Commissura labiorum posterior** im Dammbereich, der bei der weiblichen Entwicklung kurz bleibt.

Hemmungsfehlbildungen sind bei der Entwicklung der weiblichen äußeren Genitalorgane nicht bekannt. Angeborene Hyperplasien der Klitoris oder der Labia minora entstehen durch androgene Hormoneinflüsse von mütterlicher Seite oder im Rahmen eines adrenogenitalen Syndroms, bei dem, bedingt durch eine Stoffwechselstörung, die fetalen Nebennieren vermehrt Androgene ausschütten (virilisierende Hyperplasie der Nebennieren).

8.1.4 Molekulare Steuerung der sexuellen Differenzierung

Die bereits beschriebenen Faktoren, die bei der männlichen Entwicklung eine Rolle spielen (Kap. 8.1.2), werden als Belege für das allgemein akzeptierte Prinzip angesehen, nach dem die männliche Entwicklung auf die spezifische Aktivität eines Faktors (z. B. subsummiert unter Testis-determinierender Faktor, **TDF**, Abb. 8.1-5), auf die Anwesenheit eines Y-Chromosoms, zurückzuführen ist. Nach dieser Vorstellung ist die weibliche Entwicklung der „Normalfall", der bei der männlichen Entwicklung durch die auf dem Y-Chromosom lokalisierten Gene aufgehoben wird.

Gestützt wurde diese Theorie schon früh durch chromosomale Aberrationen wie z. B. des **Turner-Syndroms**, bei dem nur ein Geschlechtschromosom vorhanden ist (**X0-Konstitution**, X-Monosomie, Kap. 2.14.3). Hier entwickelt sich eine streifenförmige Gonade, die keine Keimzellen enthält (engl.: sterile **streak gonad**). Die ableitenden Genitalwege und sekundären Geschlechtsmerkmale bleiben zwar in der Entwicklung zurück, bilden sich jedoch nach dem weiblichen Muster. Eine ähnliche „unstimulierte" Entwicklung ergibt sich bei der **testikulären Feminisierung**, die auf einen angeborenen molekularen Defekt im **Testosteronrezeptor** zurückzuführen ist: Trotz der Differenzierung eines Hodens unterbleibt die Entwicklung der WOLFFschen Gänge, und äußerlich entwickelt sich ein weibliches Erscheinungsbild. Das Testosteron kann ohne die entsprechenden Rezeptoren in den Zielzellen seine Wirkung nicht entfalten. Ungestört sind allerdings die AMH-Rezeptoren im Mesenchym um die MÜLLERschen Gänge, sodass sich die MÜLLERschen Gänge ordnungsgemäß zurückbilden und innerlich keine entsprechenden Derivate (Tuba uterina, Uterus) vorhanden sind. Das **Klinefelter-Syndrom** (**XXY-Konstitution**, Kap. 2.14.3) unterstützt die dominante Bedeutung des männlichen Faktors. Trotz Vorhandensein von zwei X-Chromosomen (doppelte Gendosis) haben diese Patienten zwar kleine, aber eindeutig testikulär differenzierte Gonaden und äußerlich ein männliches Erscheinungsbild.

Die Bedeutung des SRY-Gens auf dem Y-Chromosom für die Entwicklung zum männlichen Geschlecht konnte auch experimentell nachgewiesen werden. Die Einführung des SRY-Gens in das Genom weiblicher Mäuse führte bei einem Teil der Tiere zur Geschlechtsumkehr. Als Zeichen einer alternativen Reaktionskette, d. h. einer weiblichen dominanten Steuerung der Geschlechtsdifferenzierung, kann die kürzliche Isolierung des Kernrezeptorproteins DAX1 angesehen werden. Die Aktivität von DAX1 hemmt den AMH-Promotor und wirkt als allgemeiner Antagonist der Hodenentwicklung. Das Wnt4-Signalmolekül könnte ebenfalls ein dominierender Faktor der weiblichen Entwicklung sein, denn der Verlust des Wnt4-Gens führt zum Anschalten der Testosteron-Produktion in den steroidproduzierenden Zellen der unreifen weiblichen Gonade.

Literatur

Siehe Anhang 63, 162, 178, 179, 213, 253, 274, 287, 293, 307, 325, 394, 441.

H. Fritsch

8.2 Beckenhöhle und Beckenboden

--- Übersicht ---

Die Beckenhöhle, **Cavitas pelvis,** ist die kaudale Fortsetzung des Bauchraums. Vorn, seitlich und hinten wird die Beckenhöhle unvollständig vom Skelett des kleinen Beckens umgeben. Die Grenze zwischen Bauch- und Beckenhöhle wird durch die schräge Beckeneingangsebene (**Apertura pelvis superior**) markiert, die der Linea terminalis des knöchernen Beckens entspricht (Kap. 5.5.2). Der knöcherne Beckenausgang (**Apertura pelvis inferior**) wird von den unteren Schambeinästen, den Sitzbeinhöckern und der Steißbeinspitze begrenzt und durch die Muskulatur des Beckenbodens, **Diaphragma pelvis,** kaudal unvollständig abgeschlossen.

Die Beckenhöhle beherbergt die Endabschnitte des Verdauungs- und Harnsystems sowie Teile des weiblichen und männlichen Geschlechtssystems. Diese zu verschiedenen Funktionssystemen gehörenden Organe werden als **Beckenorgane** zusammengefasst. Komplexe Verschlusssysteme ermöglichen Harn- und Stuhlkontinenz. Im Beckenboden ist eine gemeinsame, ungeteilte Öffnung für die Beckenorgane eingerichtet, **Hiatus urogenitalis** und **Hiatus ani** (Levatortor).

Die Auskleidung der Bauchhöhle durch das Peritoneum parietale setzt sich in die Beckenhöhle fort (**Cavitas peritonealis pelvis**). Hier überzieht das Bauchfell Teile der Beckenwand und -organe. Letztere sind jedoch weitestgehend in Binde- und Fettgewebe unter- bzw. außerhalb der Peritonealhöhle eingebettet und liegen demzufolge extraperitoneal, **Spatium extraperitoneale pelvis (Subperitonealraum).** Das subperitoneale Beckenbindegewebe geht dorsokranial ohne scharfe Grenze in das Bindegewebe des Spatium extraperitoneale abdominis (Retroperitonealraum) über. Außerdem steht das subperitoneale Beckenbindegewebe in verschiedene Richtungen mit dem unterhalb bzw. außerhalb der Beckenbodenmuskulatur gelegenen Bindegeweberaum des Damms, **Perineum,** in Verbindung. In der vorderen, komplex strukturierten Dammregion, **Regio perinealis,** finden sich neben Muskeln und Schwellkörpern die Leitungsbahnen für die äußeren Geschlechtsorgane. Die hintere Dammregion besteht im Wesentlichen aus einem pyramidenförmigen, mit Fett angefüllten Raum neben dem Analkanal, **Fossa ischioanalis.**

Die Beckenhöhle entzieht sich weitestgehend der äußeren Betrachtung und Untersuchung, da sie ventral versteckt hinter der Symphyse liegt, dorsal durch die kräftige Gesäßmuskulatur und lateral von der Oberschenkelmuskulatur verdeckt wird. Nur über die Dammregion grenzt sie an die äußere Oberfläche.

Schädigungen der Beckenbodenmuskulatur und der Verschlusssysteme am Beckenboden führen vor allem bei Frauen nach vaginalen Geburten zum Symptomenkomplex der **Beckenbodeninsuffizienz.** Ursachen hierfür können ein Nachgeben des Bindegewebes, Verletzungen der Beckenbodenmuskulatur oder der Schließmuskeln sein.

Die auf sehr engem Raum im subperitonealen Bindegewebe untergebrachten Beckenorgane unterscheiden sich in ihrer Gefäßversorgung und in ihrem Lymphabfluss, was für das Verständnis der Tumorausbreitung von großer Bedeutung ist.

8.2.1 Peritonealhöhle des Beckenraums (Cavitas peritonealis pelvis)

Die von Bauchfell ausgekleidete Cavitas peritonealis der Bauchhöhle geht an der Linea terminalis ohne Unterbrechung in die Cavitas peritonealis der Beckenhöhle über. Dabei kleidet das **Peritoneum parietale** der Bauchhöhle die Wände des kleinen Beckens nur teilweise aus und überzieht als **Peritoneum urogenitale** die Beckenorgane, die sich in die Cavitas peritonealis vorwölben.

Die Beckenhöhle weist nicht nur geschlechtsspezifische Unterschiede in Bezug auf die Form des knöchernen Beckens und seine Maße auf (Abb. 5.5-11), sondern auch in Bezug auf die Bauchfellverhältnisse.

Cavitas peritonealis pelvis beim Mann

Im **männlichen Becken** sind Harnblase (*Vesica urinaria*), Harnleiter (*Ureter*), Bläschendrüsen (*Vesiculae seminales*), Samenleiter (*Ductus deferentes*), Vorsteherdrüse (*Prostata*) und Rektum (*Rectum*) untergebracht (Abb. 8.2-1 u. 8.4-5). Das Peritoneum parietale schlägt von der vorderen Bauchwand auf den Apex der **Harnblase** um und überzieht deren gesamte obere Fläche. Bei gefüllter Harnblase entsteht zwischen vorderer Bauchwand und Apex vesicae eine Bauchfelltasche. Seitlich der Harnblase macht das Peritoneum beiderseits eine leichte Einsenkung, **Fossa paravesicalis,** die lateral durch eine vom **Ductus deferens** aufgeworfene bogenförmige Falte begrenzt wird. Nach kaudal und lateral reicht das Peritoneum bis zu den Einmündungen der Ureteren und den Kuppen der **Bläschendrüsen,** die sich auf der Rückseite der Harnblase bis auf die Höhe der Uretereneintrittsstellen oder seltener auch weiter nach kranial vorstülpen. Auch der **Ductus deferens** wird auf jeder Seite bis zum Übergang in seinen letzten Abschnitt, *Ampulla ductus deferentis,* von Peritoneum parietale bedeckt. In seltenen Fällen reicht das Bauchfell auf der Rückseite der Harnblase noch tiefer herab, sodass dann auch Teile der **Prostata** von Peritoneum bedeckt werden. Nicht in den peritonealen Überzug einbezogen wird der Harnblasengrund (*Fundus vesicae*). Vielmehr schlägt das Bauchfell unter Bildung einer Bauchfelltasche, **Excavatio rectovesicalis,** von der Rückwand der Harnblase auf die Vorderwand des **Rektums** über. Die Excavatio rectovesicalis stellt beim Mann den tiefsten Punkt der Bauchhöhle dar und wird auf jeder Seite durch eine annähernd sagittale Falte, *Plica rectovesicalis,* begrenzt. Im subperitonealen Bindegewebe dieser Falte liegt der vegetative *Plexus hypogastricus inferior.* Lateral kleidet das Peritoneum die parietale Beckenwand aus und überzieht die hier im subperitonealen Bindegewebe verlaufenden Vasa iliaca interna und die Ureteren.

Cavitas peritonealis pelvis bei der Frau

Das **weibliche Becken** beinhaltet Harnblase, Harnleiter, Gebärmutter (*Uterus*), Scheide (*Vagina*), Eierstöcke (*Ovaria*), Eileiter (*Tubae uterinae*) und Rektum (Abb. 8.2-2). Da im weiblichen Becken Uterus und Vagina zwischen Harnblase und Rektum liegen, weichen die Peritonealverhältnisse von denen des männlichen Beckens ab. Wie beim Mann schlägt das Peritoneum parietale von der vorderen Bauchwand zunächst auf die **Harnblase** um. Es überzieht die Spitze und die obere Fläche der Harnblase und schlägt von hier dann auf die Vorderfläche des **Uterus** um. Es überzieht dessen Kuppe und die seitlich vom Uterus gelegenen **Adnexen,** d. h. die **Eileiter** und die **Eierstöcke.** Das Peritoneum breitet sich auf der Rückseite des Uterus aus und reicht nach kaudal über den Gebärmutterhals bis auf das **hintere Scheidengewölbe.** Dann schlägt es auf die Vorderfläche des **Rektums** über. Der Bauchfellüberzug vom Uterus wird als Perimetrium bezeichnet. Uterus, Eileiter und Eierstöcke sind durch eine gemeinsame Peritonealduplikatur mit der seitlichen Beckenwand verbunden. Dadurch entsteht beiderseits vom Uterus eine frontal gestellte, von Bauchfell überzogene Platte, **Lig. latum uteri,** die sich zwischen Uterus und seitlicher Beckenwand ausspannt. Der kaudale Abschnitt des Lig. latum uteri steht ausschließlich mit der lateralen Uteruswand in Verbindung und wird daher als **Mesometrium** bezeichnet. Es enthält neben Bindegewebe einen **Venenplexus,** die **A. uterina** und den Endabschnitt des **Ureters.** Im oberen, freien Rand des Lig. latum uteri verläuft die **Tuba uterina.** Diese besitzt über ein dünn ausgezogenes vorderes Blatt des Lig. latum uteri ein eigenes peritoneales Aufhängeband, **Mesosalpinx.** Das **Ovar** ist mit dem hinteren Blatt des Lig. latum uteri verbunden, das zu einem kurzen Aufhängeband, **Mesovarium,** ausgezogen ist. Es liegt bei Frauen, die noch nicht geboren haben, häufig medial der Aufzweigung der A. iliaca communis. Von kraniolateral zieht eine Peritonealfalte mit den Ovarialgefäßen, **Lig. suspensorium ovarii,** zum Ovar.

Der Peritonealraum des weiblichen Beckens wird durch das Lig. latum uteri und den Uterus in eine vordere und hintere Bauchfelltasche, **Excavatio vesicouterina** und **Excavatio rectouterina,** geteilt. Während die Excavatio vesicouterina abhängig vom Füllungszustand der Harnblase verstreichen kann, ist der Boden der Excavatio rectouterina fixiert und stellt den tiefsten Punkt der von Bauchfell ausgekleideten Höhle im weiblichen Organismus darstellt. Die Excavatio rectouterina wird beiderseits durch eine *Plica rectouterina* begrenzt. Diese Falten enthalten subperitoneal das faserreiche Bindegewebe des **Lig. rectouterium** (sacrouterinum) und den Plexus hypogastricus inferior.

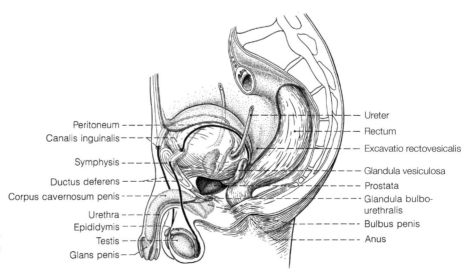

Peritoneum — Ureter
Canalis inguinalis — Rectum
— Excavatio rectovesicalis
Symphysis — Glandula vesiculosa
Ductus deferens — Prostata
Corpus cavernosum penis — Glandula bulbourethralis
Urethra — Bulbus penis
Epididymis — Anus
Testis —
Glans penis —

Abb. 8.2-1 Bauchfell und Beckenorgane in der rechten Beckenhälfte beim Mann.

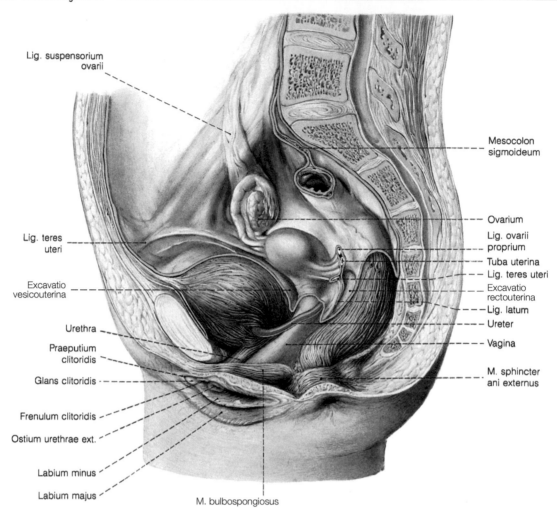

Lig. suspensorium ovarii

Lig. teres uteri

Excavatio vesicouterina

Urethra

Praeputium clitoridis

Glans clitoridis

Frenulum clitoridis

Ostium urethrae ext.

Labium minus

Labium majus

M. bulbospongiosus

Mesocolon sigmoideum

Ovarium

Lig. ovarii proprium

Tuba uterina

Lig. teres uteri

Excavatio rectouterina

Lig. latum

Ureter

Vagina

M. sphincter ani externus

Abb. 8.2-2 Bauchfell und Beckenorgane in der rechten Beckenhälfte der Frau.

Im klinischen Sprachgebrauch wird die Excavatio rectouterina als DouGLAsscher Raum bezeichnet. Dieser ist vom hinteren Scheidengewölbe nur durch dünne Gewebeschichten getrennt, sodass der DouGLAssche Raum von vaginal untersucht werden kann. Eiteransammlungen (DouGLAs-Abszesse) können von hier aus durch Punktion entfernt werden. Man kann auch von hier ein Endoskop einführen und Uterus, Eileiter, Eierstöcke sowie die Rektumvorderwand betrachten.

8.2.2 Subperitonealraum (Spatium extraperitoneale pelvis)

Zwischen dem peritonealen Überzug und dem Beckenboden werden die Beckenorgane von Binde- und Fettgewebe umgeben. Aufgrund von Beschaffenheit und topographischen Gesichtspunkten wird dieses sog. **„Beckenbindegewebe"** in Faszien und Räume, *Spatien*, gegliedert. Bei den Faszien wird eine wandständige *Fascia pelvis parietalis* von einer Beckeneingeweidefaszie, *Fascia pelvis visceralis*, unterschieden. Während die **Fascia pelvis parietalis** einheitlich und überall die Wandungen des kleinen Beckens überzieht, ist eine einheitliche endopelvine oder viszerale Beckenorganfaszie jedoch nicht ausgebildet. Beckenorgane mit

einer muskulären Wand (Hohlorgane) werden von einer **Adventitia** umgeben, parenchymatöse Organe (z.B. Prostata) durch eine Kapsel vom umliegenden Bindegewebe getrennt. Das Füllgewebe um die Beckenorgane und deren Leitungsbahnen wird in der anatomischen Nomenklatur nicht näher definiert. Im klinischen Sprachgebrauch wird es **geschlechtsspezifisch** in verschiedene Bindegeweberäume und -formationen gegliedert. Das Prinzip der Gliederung des Beckenbinde- und Fettgewebes ist im männlichen und weiblichen Becken nahezu identisch.

Subperitonealraum beim Mann

Von dorsal nach ventral lassen sich zwischen Beckenwänden und Beckenorganen im männlichen Becken folgende Bindegeweberäume unterscheiden: Vor der Ventralfläche des Kreuzbeins und des Steißbeins liegt ein kleiner **präsakraler Raum** (Abb. 8.2-4). Er enthält im Wesentlichen einen Venenplexus (Plexus venosus sacralis) und wird nach ventral von der kräftigen **Fascia presacralis** (regionale Bezeichnung der Fascia pelvis parietalis) abgegrenzt.

Bei Operationen in der Beckenhöhle kann es bei Eröffnung des präsakralen Raums zu Verletzungen dieser Venen und damit zu starken Blutungen kommen.

Von der dorso-lateralen Beckenwand verlaufen die Gefäße und Nerven (A., V. iliaca interna und ihre Äste, Plexus hypogastricus inferior) absteigend nach ventral und medial zu den Organen des Harn- und Geschlechtssystems und bilden eine von adventitiellem Bindegewebe begleitete Gefäß-Nerven-Straße oder -Platte.

Die Gefäß-Nerven-Straßen beider Seiten umfassen zangenartig das dorsal gelegene **Rektum** und den **perirektalen Bindegeweberaum,** der das Rektum direkt umgibt. Das perirektale Binde- und Fettgewebe ist an die Ausbreitung der Vasa rectalia superiora gebunden. Die **A. rectalis superior** versorgt als kaudaler Endast der *A. mesenterica inferior* den überwiegenden Teil des Rektums. Weniger bedeutend für die Blutversorgung des Rektums, insbesondere der Rektumschleimhaut, sind die Rektumäste aus der A. iliaca interna (*Aa. rectales media et inferior*). Parallel zur Ausbreitung der A. rectalis superior und damit des perirektalen Binde- und Fettgewebes sind auch die regionären **rektalen Lymphknoten** zu finden.

Bei Operationen von bösartigen Rektumtumoren wird das perirektale Binde- und Fettgewebe mitsamt der regionären Lymphknoten und den Vasa rectalia superiora entfernt. Im klinischen Sprachgebrauch wird das perirektale Gewebe als „Mesorektum" bezeichnet; eine alte klinische Bezeichnung für das Binde- und Fettgewebe neben dem Rektum ist „Paraproktium".

Die **Harnblase** wird seitlich und vorn von einem Fettgewebekörper umfasst, der dem Hohlorgan als Verschiebeschicht dient (Abb. 8.2-3 u. 4). Der laterale Anteil des Fettkörpers wird auch als **„Parazystium"** bezeichnet. Der paravesikale Fettkörper gleitet bei füllungsbedingten Verschiebungen der Harnblase nach kranial bis auf die Höhe des inneren Leistenrings und füllt damit das **Spatium retroinguinale** aus. Die unterhalb der Harnblase gelegene **Prostata** liegt der Rektumvorderwand dicht an. Beide Organe werden durch faserreiches Bindegewebe, *Fascia rectoprostatica*, getrennt, das im klinischen Sprachgebrauch als DENONVILLIERSche Faszie angesehen wird.

Der Raum zwischen Symphyse und Harnblase bzw. Urethra, **Spatium retropubicum,** wird beiderseits von einem Band, dem **Lig. puboprostaticum,** durchzogen. Letzteres entspringt zusammen mit der kräftigen Bindegewebeformation, *Arcus tendineus fasciae pelvis* (sehnige Verstärkung der Fascia pelvis parietalis am knöchernen Becken), an der Rückseite der Schambeinäste und verläuft aufsteigend zur Vorderfläche der Prostatakapsel und des Harnblasenhalses. Die Ligg. puboprostatica stehen untereinander in Verbindung und haben über den Arcus tendineus fasciae pelvis auch Verbindung mit der Faszie des M. levator ani (Abb. 8.2-5b). Sie unterteilen das Spatium retropubicum unvollständig in eine obere und untere Abteilung. Die obere liegt ventral der Harnblase, **Spatium prevesicale,** und enthält die Ausläufer des paravesikalen Fettkörpers und dient als prävesikales Gleit- und Verschiebelager. Die untere wird im Wesentlichen von den *Vv. dorsalia penis* ausgefüllt.

Subperitonealraum bei der Frau

Die Aufteilung der Bindegeweberäume im weiblichen Becken ist im Prinzip identisch mit den Verhältnissen im männlichen Becken. Das Verständnis der Gliederung des weiblichen Beckenbindegewebes wird aber dadurch kom-

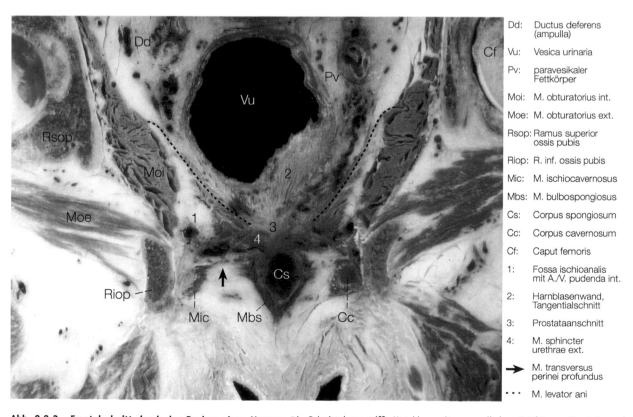

Dd:	Ductus deferens (ampulla)
Vu:	Vesica urinaria
Pv:	paravesikaler Fettkörper
Moi:	M. obturatorius int.
Moe:	M. obturatorius ext.
Rsop:	Ramus superior ossis pubis
Riop:	R. inf. ossis pubis
Mic:	M. ischiocavernosus
Mbs:	M. bulbospongiosus
Cs:	Corpus spongiosum
Cc:	Corpus cavernosum
Cf:	Caput femoris
1:	Fossa ischioanalis mit A./V. pudenda int.
2:	Harnblasenwand, Tangentialschnitt
3:	Prostataanschnitt
4:	M. sphincter urethrae ext.
→	M. transversus perinei profundus
···	M. levator ani

Abb. 8.2-3 **Frontalschnitt durch das Becken eines Mannes.** Die Schnittebene trifft Harnblase mit paravesikalem Fettkörper, Prostata und M. transversus perinei profundus.

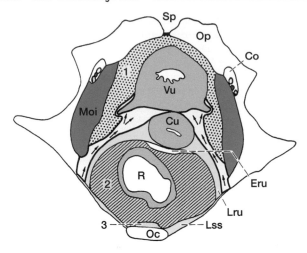

1	paravesikaler Fettkörper	**Sp**	Symphysis pubica
2	perirektaler Bindegeweberaum	**Op**	Os pubis
3	präsakraler Bindegeweberaum	**Co**	Canalis obturatorius
Moi	M. obturatorius int..	**R**	Rectum
Lru	Lig. rectouterinum	**Eru**	Excavatio rectouterina
Lss	Lig. sacrospinale	**Cu**	Cervix uteri
Oc	Os coccygis	**Vu**	Vesica urinaria

Abb. 8.2-4   Gliederung des Beckenbindegewebes bei der Frau.
Die Pfeile zeigen die Lage und Verlaufsrichtung der Gefäß-Nerven-Straße zwischen perirektalem und paravesikalem Bindegeweberaum (Schemazeichnung nach einem Originalpräparat).

pliziert, dass Uterus und Vagina zwischen Harnblase und Rektum liegen. Klinisch sind die Bindegewebeverhältnisse im weiblichen Becken von großer Relevanz.

Auch im weiblichen Becken (Abb. 8.2-4) liegt vor dem kaudalen Wirbelsäulenende ein **präsakraler Raum** und das Rektum wird vom perirektalen Binde- und Fettgewebe umgeben.

Der größte Teil des Uteruskörpers wird vom Perimetrium bedeckt. **Gebärmutterhals** und **Vagina** haben außerhalb ihrer Muskelwand keine eigene strukturell abgrenzbare bindegewebige Hülle. Das diese Uterusabschnitte umgebende Bindegewebe heißt **Parametrium**. Die Vagina wird durch eine feste Bindegewebeformation, **Fascia rectovaginalis,** vom Rektum getrennt (Abb. 8.6-3). Das Bindegewebe lateral der Cervix uteri wird vom Kliniker als „**Parazervix**", das lateral der Vagina als „**Parakolpium**" bezeichnet. Es ist der Gefäß-Nerven-Straße zuzuordnen, die lateral an beide Organe herantritt und den schmalen Raum zwischen Organwand und lateraler Beckenwand ausfüllt. Das Bindegewebe kann hier im Laufe des Lebens sehr derb und fest werden und dann bandartig erscheinen. Aus morphologischer Sicht werden Bandstrukturen, die den Gebärmutterhals mit der lateralen Beckenwand verbinden und vom Kliniker als *Ligg. cardinalia* oder *transversa uteri* bezeichnet werden, jedoch nicht angelegt. Es gibt lediglich ein **Lig. rectouterium** (sacrouterinum), das seitlich vom Gebärmutterhals entspringt, nach dorso-lateral aufsteigt und dorsal in

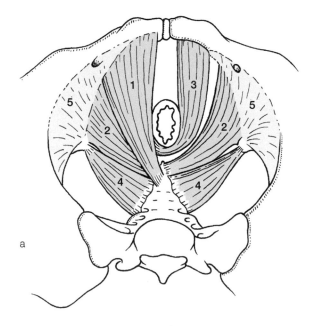

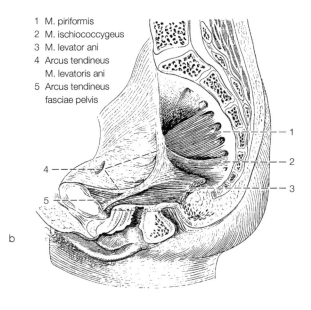

1	M. piriformis
2	M. ischiococcygeus
3	M. levator ani
4	Arcus tendineus M. levatoris ani
5	Arcus tendineus fasciae pelvis

1	M. pubococcygeus	⎫
2	M. iliococcygeus	⎬ M. levator ani
3	M. puborectalis	⎭
4	M. ischiococcygeus	
5	M. obturatorius internus	

Abb. 8.2-5   (a) M. levator ani und M. ischiococcygeus in der Ansicht von kranial. Auf der rechten Bildhälfte ist der M. puborectalis nach Wegnahme des M. pubococcygeus zu erkennen.
(b) Sagittalschnitt durch ein horizontal eingestelltes weibliches Becken mit Darstellung der Ursprünge des M. levator ani und des M. ischiococcygeus.

die parietale Beckenfaszie einstrahlt. Die Wand der **Vagina** ist ventral fest mit der dorsalen Wand der **Urethra** verwachsen (Fascia vesicourethro-vaginalis).

Neben der **Harnblase** liegt wie im männlichen Becken ein paravesikaler Fettkörper. Die Gliederung des **Spatium retropubicum** in eine obere und untere Abteilung erfolgt über dünne *Ligg. pubovesicalia*, die von der Rückseite der Schambeinäste entspringen und zur Vorderfläche der Harnblase ziehen, wo sie durch Querzüge eine Verbindung zur Faszie des M. levator ani, *Fascia diaphragmatis pelvis superior*, herstellen. Die untere Abteilung des Spatium retropubicum enthält die *Vv. dorsalia clitoridis*. Die Ligg. pubovesicalia und puboprostatica enthalten glatte Muskulatur (M. pubovesicalis, M. puboprostaticus).

8.2.3 Beckenboden (Diaphragma pelvis)

Der Ausgang der Beckenhöhle (Apertura pelvis inferior) wird durch mehrere aufeinander folgende Schichten aus Muskulatur und Bindegewebe abgeschlossen. Die innerste Verschlussschicht wird durch das Diaphragma pelvis gebildet, das sich beiderseits aus dem **M. levator ani** und dem **M. ischiococcygeus** zusammensetzt (Abb. 8.2-5a, b).

M. ischiococcygeus

Der Ursprung des Muskels liegt an der Spina ischiadica und dem Lig. sacrospinale und der Ansatz an den Steißbeinwirbeln. Der Muskel ist unregelmäßig ausgeprägt und häufig nur rudimentär angelegt. Er schließt dorsal an den M. iliococcygeus des M. levator ani an. Die Innervation erfolgt über direkte Äste aus dem Plexus sacralis (S3, S4).

M. levator ani

Der Muskel besteht aus drei Teilen: M. pubococcygeus, M. iliococcygeus und M. puborectalis. Die muskuläre Abschlussplatte des Beckens wird dabei im Wesentlichen von den M. pubococcygeus und M. iliococcygeus gebildet.

Ursprünge, Ansätze. Der Ursprung des **M. pubococcygeus** liegt an der Innenfläche des oberen Schambeinastes. Nach dorsal schließt sich der **M. iliococcygeus** an, der keinen knöchernen Ursprung am Beckenring besitzt. Er entspringt vielmehr von einem verstärkten Faszienstreifen, der durch das Zusammentreffen des Arcus tendineus fasciae pelvis und der Faszie des M. obturatorius internus entsteht und sich bogenförmig als **Arcus tendineus m. levatoris ani** über der Obturatoriusfaszie bis zur Spina ischiadica fortsetzt. Der Ansatz dieser Muskelteile liegt an den unteren Sakral- und den Steißbeinwirbeln.

Der Ursprung des **M. puborectalis** liegt unterhalb des Ursprungs vom M. pubococcygeus an der Innenfläche des Os pubis. Der M. puborectalis hat keine knöchernen Ansatzpunkte. Die Muskelfasern der Mm. puborectales beider Seiten durchflechten sich hingegen zu einer **Muskelschlinge dorsal der Rektumwand** auf Höhe der *Flexura perinealis recti*. Dadurch wird eine nach ventral offene Muskelschlinge gebildet, von der das Rektum dorsal umschlungen wird.

Topographie. Die vom Schambein entspringenden **Levatorschenkel** weichen vorn auseinander und umfassen mit ihren freien Rändern torbogenartig den **Hiatus urogenitalis** (Levatortor). Beim **Mann** tritt die Urethra durch den Hiatus urogenitalis und die Prostata legt sich den Levatorschenkeln seitlich an. Bei der **Frau** treten Urethra und Vagina durch den Hiatus urogenitalis. Oberhalb hiervon liegt die Wand der Vagina seitlich den Levatorschenkeln an, sodass Letztere von vaginal zu tasten sind.

Der M. levator ani wird von den Beckenorganen immer durch eine der Beckenhöhle zugewandten Muskelfaszie, **Fascia diaphragmatica pelvis superior,** getrennt. Es gibt daher keinerlei Muskelbrücken zwischen dem quergestreiften M. levator ani und den glatt muskulären Wänden der Beckenorgane. Auf der Außenfläche wird der M. levator ani von der **Fascia diaphragmatica pelvis inferior** überzogen. Entsprechend den geschlechtsspezifischen Unterschieden des knöchernen Beckenrings weist auch der M. levator ani **geschlechtsspezifische Unterschiede** auf. Bei der Frau ist der Muskel stärker von Bindegewebe durchsetzt als beim Mann, bei dem die Beckenbodenmuskulatur, vor allem zugunsten des M. puborectalis, insgesamt kräftiger ausgebildet ist. Teile des M. levator ani können rudimentär und/oder auch bindegewebig angelegt sein.

Funktionen. Beim Lebenden bilden der **M. pubococcygeus**, der **M. iliococcygeus** und der **M. ischiococcygeus** eine gestaffelte, nahezu transversal verlaufende **Muskelplatte,** die den Lageerhalt der Beckenorgane gewährleistet. Die Organachsen von Rektum und Vagina verlaufen annähernd parallel zu dieser Muskelplatte. Wie man im dynamischen Kernspintomogramm am Lebenden erkennen kann, nimmt die Muskelplatte bei der **Darmentleerung** hingegen eine steile, **trichterförmige Position** ein. Das Rektum und der Analkanal kippen dann senkrecht in diesen Trichter ein und können so ungehindert entleert werden. Im anatomischen Präparat erscheint die Muskelplatte aufgrund des fehlenden Tonus und meist starker Füllung des Rektums fast immer wie ein Trichter. Der **M. puborectalis** unterstützt vor allem die rektale Kontinenz. Er zieht bei Kontraktion das Rektum nach vorne und knickt dabei unter Ausbildung der **Flexura anorectalis** das Darmrohr zwischen Rektum und Analkanal ab. Bei der **Stuhlentleerung** ist der M. puborectalis entspannt, die Flexura anorectalis aufgehoben, sodass Rektum und Analkanal übereinander stehen. Außerdem komprimiert der M. puborectalis zusammen mit den medialen Fasern der übrigen Levatorschenkel die im Levatortor gelegenen Organe des Harn- und Geschlechtssystems.

Die Beckenbodenmuskulatur unterliegt vor allem bei Frauen, die mehrfach vaginal geboren haben, im Alter der Tendenz, dem Druck der Eingeweide nicht standzuhalten. Hierdurch entsteht eine **Beckenbodendysfunktion** oder -insuffizienz. Bei diesem Symptomenkomplex kann es u. a. zur Organsenkung, Deszensus, oder zum Organvorfall, Prolaps, durch das Levatortor kommen. Der **Descensus (Prolaps) uteri** geht mit einer Absenkung der vorderen und hinteren Scheidenwand einher. Man nimmt an, dass ein Nachgeben oder eine Zerstörung der bindegewebigen Verbindung zwischen Blasengrund und vorderer Scheidenwand zum Deszensus der Harnblase (**Zystozele**) führt. Entsprechendes kann die bindegewebige Verbindung zwischen hinterer Scheidenwand und vorderer Rektumwand (Fascia rectovaginalis) betreffen und auch zum Vorfall des Rektums (**Rektozele**) führen. Zum Symptomenkomplex der Beckenbodeninsuffizienz gehören daher auch Störungen der Verschlussmechanismen von Harnblase und Rektum, die mit **Harn-** bzw. **Stuhlinkontinenz** (unwillkürlicher Harn- und

Stuhlabgang) einhergehen können. Ziele jeglicher operativer Therapie bei Beckenbodeninsuffizienz sind die Fixierung der betroffenen Beckenorgane und die Wiederherstellung der Kontinenz.

Auch beim Mann wird eine Beckenbodeninsuffizienz beschrieben. Sie kann in einigem Zeitabstand nach einer Prostataresektion auftreten und z. B. zum Rektumprolaps führen.

Innervation. Der M. levator ani wird über direkte Muskeläste aus dem Plexus sacralis (S3, S4) innerviert. Der M. puborectalis enthält Fasern aus S4, die teils direkt und teils über den N. pudendus von innen den Muskel innervieren.

8.2.4 Dammregion, Regio perinealis

Die Dammregion, **Regio perinealis**, schließt zwischen den tastbaren Knochenpunkten Symphyse, untere Schambeinäste, Sitzbeinhöcker und Spitze des Os coccygis einen rautenförmigen Bereich ein, der äußerlich durch eine Verbindungslinie zwischen den Sitzbeinhöckern in zwei Abschnitte gegliedert wird. Die **Regio urogenitalis** umfasst vorn die äußeren Geschlechtsorgane, die **Regio analis** ist der hintere Abschnitt um den Analkanal. Im engeren Sinn ist der Damm, **Perineum**, lediglich die Weichteilbrücke zwischen Analkanal und Urogenitalorganen. Bei der **Frau** ist dieser Bereich kurz, er erstreckt sich zwischen dem vorderen Rand der Analöffnung und bezieht die hintere Begrenzung der großen Schamlippen ein. Beim **Mann** ist er länger und reicht vom vorderen Rand der Analöffnung bis zur Wurzel des Hodensacks, Skrotum. Der Damm ist sehr fest, da hier in der Tiefe verschiedene Muskeln und derbes Bindegewebe, **Corpus perineale** (auch als Centrum tendineum bezeichnet), zusammenlaufen.

Der **vordere Abschnitt** der Dammregion wird aus topographischen Gesichtspunkten in einen tiefen, einen oberflächlichen sowie einen subkutanen Dammraum gegliedert. Der **hintere Abschnitt** der Dammregion enthält den hinteren Dammraum, Fossa ischioanalis.

Tiefer Dammraum (Spatium profundum perinei)

Die vom M. levator ani gebildete Öffnung wird durch das **Corpus perineale** in den vorderen **Hiatus urogenitalis** und den hinteren **Hiatus analis** zweigeteilt. Während die Öffnungen der Harn- und Geschlechtswege bei der Frau außerhalb des Levatortors direkt im Vestibulum vaginae münden, unterliegt die männliche Harnröhre beim Verlassen der Beckenhöhle einer Biegung nach vorn. Sie legt außerhalb der Beckenhöhle noch eine beträchtliche Strecke durch das Corpus spongiosum des Penis zurück. Aus diesem Grund ist der Hiatus urogenitalis **geschlechtsspezifisch** unterschiedlich abgeschlossen. Das muskelhaltige Verschlussgewebe wurde früher als „Diaphragma urogenitale" bezeichnet.

Beim Mann wird er durch eine Muskelplatte, **M. transversus perinei profundus** (Abb. 8.2-6), und Bindegewebe verschlossen. Dieser Muskel leitet sich aus dem quergestreiften **M. sphincter urethrae externus** ab, der die männliche Urethra und Teile der Prostata mit nahezu zirkulär verlaufenden Muskelfasern umfasst. Beim Durchtritt der Harnröhre aus der Beckenhöhle nehmen die Muskelfasern des M. sphincter urethrae externus einen mehr transversalen Verlauf an und bilden so den M. transversus

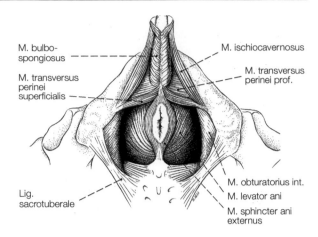

Abb. 8.2-6   Dammregion beim Mann.

perinei profundus. Dieser spannt sich hinter dem Arcus pubis aus und strahlt mit seinen Fasern in das Corpus perineale ein. Der Muskel wird auf seiner Ober- und Unterseite von Bindegewebe begleitet. Das Bindegewebe verdichtet sich am Vorderrand des Muskels und verschließt dort den Zwischenraum zwischen Hiatus urogenitalis und Symphyse mit einer **Membrana perinei** ab.

Neben dem M. transversus perinei profundus enthält der tiefe Dammraum die *Gl. bulbourethrales* und Leitungsbahnen.

Bei der Frau ist der M. transversus perinei profundus nicht deutlich ausgebildet. Denn die kurze Urethra der Frau mündet nach Verlassen der Beckenhöhle direkt in den Scheidenvorhof und wird dabei nur von zirkulären Fasern des willkürlichen M. sphincter urethrae externus umfasst. Eine Abspaltung, der **M. sphincter urethrovaginalis**, umfasst die Mündung der Vagina. Der Hiatus urogenitalis der Frau wird außerhalb der Muskulatur um die Mündungen von Urethra und Vagina von Bindegewebe ausgefüllt.

Oberflächlicher Dammraum (Spatium superficiale perinei)

Der oberflächliche Dammraum schließt sich außen an die Membrana perinei an und enthält den oberflächlichen Dammmuskel, **M. transversus perinei superficialis** (Abb. 8.2-6 u. 7). Dieser ist häufig nur schwach ausgebildet. Sein Ursprung liegt am Ramus ossis ischii und sein Ansatz am Corpus perineale. Der oberflächliche Dammraum enthält darüber hinaus die Wurzeln von Penis bzw. Klitoris und somit auch die Schwellkörpermuskeln, *M. ischiocavernosus* und *M. bulbospongiosus*. Der **M. ischiocavernosus** entspringt vom Ramus ossis ischii und endet in der Tunica albuginea des *Crus penis* bzw. des *Crus clitoridis*. Der **M. bulbospongiosus** nimmt seinen Ursprung im Corpus perineale, **beim Mann** entspringt er zusätzlich von der Raphe penis und strahlt auf dem Penisrücken in die **Fascia penis** ein. Bei der **Frau** umfasst der M. bulbospongiosus den Bulbus vestibuli und inseriert symphysenwärts in der **Klitoris**. Zusammen mit dem **M. sphincter ani externus** bildet der M. bulbospongiosus eine Achtertour, die das Vestibulum vaginae und den Analkanal umschließt. Beide Muskeln treffen dabei im Centrum perineale zusammen.

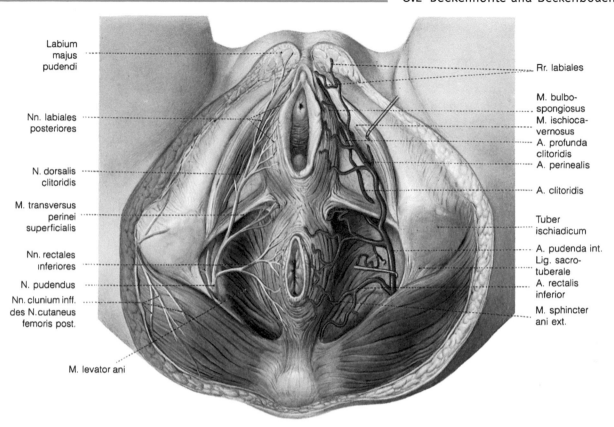

Labium
majus
pudendi

Nn. labiales
posteriores

N. dorsalis
clitoridis

M. transversus
perinei
superficialis

Nn. rectales
inferiores

N. pudendus

Nn. clunium inff.
des N.cutaneus
femoris post.

M. levator ani

Rr. labiales

M. bulbo-
spongiosus
M. ischioca-
vernosus
A. profunda
clitoridis
A. perinealis

A. clitoridis

Tuber
ischiadicum

A. pudenda int.
Lig. sacro-
tuberale
A. rectalis
inferior
M. sphincter
ani ext.

Abb. 8.2-7 Muskeln, Nerven und Arterien von Damm und Beckenboden bei der Frau in der Ansicht von kaudal. Das Fettgewebe der Fossa ischioanalis ist ausgeräumt.

Unter der Geburt kann es zu **Dammrissen** unterschiedlichen Grades kommen. Hierbei können Anteile des M. levator ani und des äußeren oder inneren Analsphinkters beteiligt sein. Ein vom Geburtshelfer durchgeführter Dammschnitt, *Episiotomie*, kann die Geburt zwar erleichtern, aber letztlich den Dammriss nicht verhindern.

Alle Muskeln der Dammregion (Mm. transversus perinei profundus et superficialis, M. ischiocavernosus, M. bulbospongiosus) werden vom **N. pudendus** innerviert.

Der oberflächliche Dammraum wird durch eine Fascia perinei von der tiefen subkutanen Fettschicht der vorderen Dammregion getrennt. Letztere wird auch als **Saccus subcutaneus perinei** bezeichnet, da sie zu einem Ausbreitungsweg von Infektionen bis ins Skrotum bzw. in die großen Schamlippen oder bis zur vorderen Bauchwand werden kann.

Fossa ischioanalis

In der hinteren Dammregion befindet sich außerhalb des Beckenbodens beiderseits ein pyramidenförmiger Raum, **Fossa ischioanalis.** Er wird von einem Fettkörper, *Corpus adiposum fossae ischioanalis,* ausgefüllt. Die Basis dieses Raums wird von perinealer Haut, seine mediale Wand wird vom M. sphincter ani externus und vom M. levator ani und dessen Faszie gebildet. Die **laterale Wand** der Fossa ischioanalis besteht aus dem Tuber ischiadicum sowie dem

M. obturator internus und dessen Faszie. Die **Spitze** der pyramidenförmigen Fossa ischioanalis reicht etwa bis zu der Stelle, wo der M. levator ani und M. obturator internus zusammentreffen. **Vorne** reicht die Fossa bis an den Hinterrand des tiefen Dammraums. **Dorsal** begrenzen der M. glutaeus maximus und das *Lig. sacrotuberale* den Raum. In der lateralen Wand der Fossa ischioanalis verlaufen die *Vasa pudenda interna* und der *N. pudendus.* Sie liegen geschützt in einer Faszienduplikatur des M. obturatorius internus, **Canalis pudendalis** (ALCOCK-Kanal).

Der N. pudendus oder seinen Äste können durch Injektion eines Lokalanästhetikums betäubt werden, **Pudendusanästhesie.** Es gibt hierzu verschiedene Möglichkeiten. Bei der Frau kann die Punktionsnadel von vaginal in Richtung auf die Spina ischiadica gerichtet werden, wo der Stamm des N. pudendus verläuft (Leitungsanästhesie). Sie wird u. a. in der Geburtshilfe benutzt.

Aufgrund direkter Verbindungen zu inneren und äußeren Strukturen der Beckenhöhle können sich anorektale Abszesse und Fisteln im Fettgewebe der Fossa ischioanalis ausbreiten und zu erheblichem Druckschmerz in dieser Region führen.

Literatur

Siehe Anhang Nr. 39, 54, 88, 138, 139, 140, 141, 159, 171, 247, 272, 304, 338, 393.

8.3 Nieren

--- Übersicht ---

Die paarigen Nieren liegen beiderseits retroperitoneal im Bauchraum. Sie enthalten die harnbildenden Strukturen, die Nephrone und Sammelrohre sowie – im Sinus renalis gelegen – die harnsammelnden Strukturen, die Nierenkelche und das Nierenbecken. Letzteres geht in den **Harnleiter** (*Ureter*) über, der am Nierenhilum aus der Niere austritt und in das kleine Becken zur Harnblase absteigt. Aus dieser führt die **Harnröhre** (*Urethra*) nach außen. Angefangen mit den Nierenkelchen bilden diese Strukturen die **Harnwege**, die im nächsten Kapitel besprochen werden.

Die **Nieren** sind für die Konstanterhaltung (Homöostase) der Zusammensetzung der Körperflüssigkeiten in Bezug auf Menge, Osmolarität, pH-Wert und Ionenkonzentrationen verantwortlich. Weiterhin sind sie zuständig für die **Ausscheidung** von Stoffwechselendprodukten (Harnstoff) und – zusammen mit der Leber – für die Ausscheidung von körperfremden Stoffen. Darüber hinaus haben die Nieren **endokrine Funktionen**, die mit dem Renin-Angiotensin-System, mit Vitamin D3 und Erythropoetin in wichtige systemische Funktionen eingreifen.

Die mikroskopisch-anatomische Baueinheit der Niere ist das **Nephron**; davon besitzt jede Niere ca. eine Million. Die Nephrone bestehen aus einer Filtereinheit, den **Nierenkörperchen**, bestehend aus **Glomerulus** und BOWMANScher Kapsel, in denen das Blutplasma gefiltert wird und einem sich anschließenden **Nierentubulus**, in dem ein Großteil des Filtrates selektiv rückresorbiert wird und andere ausscheidungspflichtige Stoffe hinzugefügt werden. Diese Resorptions- und Sekretionsvorgänge setzen sich auch nach der Vereinigung der Nephrone in den **Sammelrohren** fort, bis diese schließlich den endgültigen Harn an die Kelche des Nierenbeckens abgeben.

8.3.1 Form und Lage

Die Form der beiden Nieren des Menschen, **Ren** oder Nephros, zu beschreiben, erübrigt sich: sie sind „nierenförmig". Man unterscheidet einen oberen und einem unteren Pol, eine Vorder- und Rückseite, die lateral gerundet ineinander übergehen; auf der medialen Seite findet sich eine tiefe Einkerbung, das **Nierenhilum**, *Hilum renale,* das den Zugang zu einem vollständig von Nierenparenchym umgebenen Raum, dem *Sinus renalis,* darstellt. Durch das Hilum treten Ureter, Gefäße und Nerven in den Nierensinus ein bzw. aus ihm aus (Abb. 8.3-1). Die Nieren sind oberflächlich von einer derben bindegewebigen Kapsel, **Capsula fibrosa,** überzogen, die am Hilus den eingerollten Rändern des Nierenparenchyms folgt, sodass das Hilum selbst offen bleibt. Das **Gewicht** einer Niere liegt zwischen 120 und 200 g; die rechte Niere ist im Allgemeinen etwas kleiner als die linke.

Die Nieren liegen rechts und links neben der Wirbelsäule im **Retroperitonealraum**. Beim liegenden Menschen erstreckt sich die linke Niere von der 11. Rippe bis zur Oberkante des 3. Lendenwirbels, die rechte Niere steht etwas tiefer und reicht von der 12. Rippe bis zur Unterkante des 3. Lendenwirbels. Im Stehen tritt die Niere tiefer; darüber hinaus besitzt die Niere eine **Atemverschieblichkeit**; bei tiefer Einatmung senkt sie sich um 2–3 cm.

Die Nieren liegen beiderseits in der Rinne zwischen *M. psoas major* und *M. quadratus luborum.* Ihre Längsachsen folgen dem Verlauf des *M. psoas major* und konvergieren so nach oben. Die Querachsen der Nieren konvergieren nach vorn. Die Nierenhila schauen damit nach medial und vorn. Nach lateral gewinnen die Nieren topographische

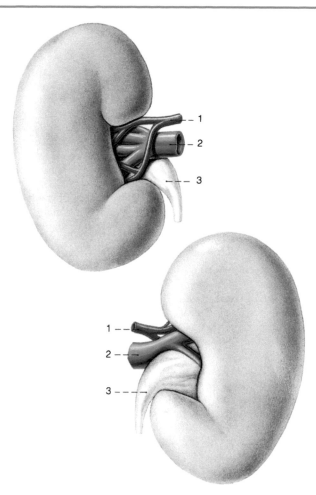

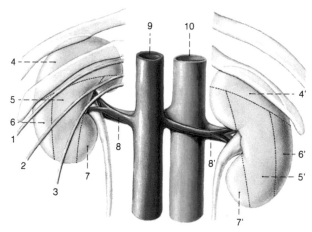

Abb. 8.3-1 Rechte Niere von vorn (a) und von hinten (b). 1 = A. renalis; 2 = V. renalis; 3 = Nierenbecken und Ureter.

lich Verbindung zur **Fascia transversalis**; die verlöteten Mesos des Colon ascendens und descendens gehen in ihm auf. Auch das hintere Faszienblatt hat seitlich Verbindung mit der Fascia transversalis. Im Bereich des M. quadratus lumborum findet sich zwischen Fascia transversalis und dem hinteren Blatt der Fascia renalis eine zweite, wenn auch dünnere Fettschicht. Am Psoas vereinigt sich das hintere Blatt der Fascia renalis mit der Faszie des Psoas, die ein Teil der Fascia transversalis ist (Abb. 8.3-3).

Abb. 8.3-2 **Topographische Beziehungen der Hinterfläche beider Nieren.** Dargestellt ist auf beiden Seiten die Projektion der 11. und 12. Rippe auf die Niere, auf der linken Seite zusätzlich der N. subcostalis (1), der N. iliohypogastricus (2) und der N. ilioinguinalis (3). Anlagerungsflächen für Diaphragma (4 und 4′); linken und rechten M. quadratus lumborum (5 und 5′); linken und rechten M. transversus abdominis (6 und 6′); linken und rechten M. psoas (7 und 7′); rechte und linke A. renalis (8 und 8′); 9 = Aorta abdominalis; 10 = V. cava inf.

Beziehung zum *M. transversus abdominis*, nach oben zum **Zwerchfell**. Insbesondere die Lage auf dem Zwerchfell ist erwähnenswert, weil dahinter der Sinus phrenicocostalis der Pleurahöhle herunterreicht und topographische Beziehung zum oberen Nierenpol gewinnt.

Die Muskeln der hinteren Bauchwand sind innen von der Fascia transversalis überzogen. Der **Hinterfläche** der Niere topographisch zugeordnet verlaufen der N. subcostalis, der N. iliohypogastricus und der N. ilioinguinalis zwischen Fascia transversalis und Muskelschicht schräg von medial oben nach lateral unten absteigend. Wesentlich tiefer, auf der Vorderfläche des M. psoas unter der Faszie gelegen, und damit nicht mehr der Hinterfläche der Niere, sondern dem Ureter zugeordnet, steigt der N. genitofemoralis ab (Abb. 8.3-2).

Dem oberen Pol, auf der linken Seite mehr der medialen Kante als dem Pol, liegen die **Nebennieren** auf. Gemeinsam mit ihnen sind die Nieren eingebettet in ein fettgewebiges Lager, die **Capsula adiposa**. Niere, Nebenniere und Capsula adiposa stecken in einem **Fasziensack**, *Fascia renalis*, der nach lateral und oben geschlossen, jedoch nach medial zu den großen Gefäßen hin und auch nach unten offen ist. Innerhalb dieses Fasziensackes treten die Gefäße und der Ureter an die Niere heran. Das vordere Faszienblatt folgt unmittelbar hinter dem Peritoneum parietale. Es hat seit-

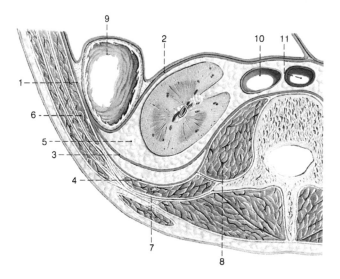

Abb. 8.3-3 **Lage der rechten Niere im Retroperitonealraum.** Horizontalschnitt in Höhe des 3. Lendenwirbels. Ansicht von kaudal. Das Peritoneum ist grün, die Fascia transversalis (1) ist braun tingiert, ebenso die damit zusammenhängenden Blätter der Fascia renalis, das vordere (2), das hintere (3) sowie die Faszie des M. quadratus lumborum und des M. psoas (4). 5 = Capsula adiposa renis; 6 = M. transversus abdominis; 7 = M. quadratus lumborum; 8 = M. psoas; 9 = Flexura coli dextra; 10 = V. cava inf.; 11 = Aorta.

Den **Vorderseiten** der Nieren sind eine ganze Reihe von Organen zugeordnet; die Verhältnisse sind links und rechts sehr unterschiedlich (Abb. 8.3-4). Auf der **rechten Seite** verläuft retroperitoneal auf den medialen Anteilen der Niere (Nierenhilum) die Pars descendens des Duodenums herab. Dem oberen Pol der Niere liegt durch einen Bauchfellspalt getrennt der rechte Leberlappen auf. Die Flexura coli dextra ist in wechselnder Höhe mit der Seitenfläche der Niere verwachsen. Von diesem Punkt an verläuft die Radix mesocolica quer über die Niere und die Pars descendens duodeni hinüber auf die andere Seite. Diese Grenzlinie, bzw. das Mesocolon transversum, ordnet den oberen Anteil der Niere topographisch dem Spatium subhepaticum zu. Der untere Pol findet sich in der Fossa mesenterico-colica dextra. Hier bildet der untere Nierenpol eine vom Peritoneum parietale überzogene Vorwölbung.

An der **linken Seite** sind die Verhältnisse noch vielfältiger. Über die Mitte der Vorderfläche, und mit ihr verwachsen, zieht die Cauda pancreatis über die Niere hinweg, um dann im Lig. splenorenale zur Milz zu gelangen. Am Unterrand des Pankreasschwanzes entlang verläuft die Grenzlinie der Radix mesocolica. Die Flexura coli sinistra ist auch hier dem lateralen Rand, allerdings höher als auf der rechten Seite, zugeordnet.

Auch auf der linken Seite bleiben oberhalb und unterhalb des Mesocolon transversum „freie" Stellen auf der Vorderfläche der Niere übrig, die vom Peritoneum parietale überzogen sind. Diese sind oben der Facies renalis der Milz und – getrennt durch die Bauchfellduplikatur des Lig. splenorenale – der Hinterwand des Magens zugeordnet; der untere Pol wölbt sich in die Fossa mesenterico-colica sinistra vor.

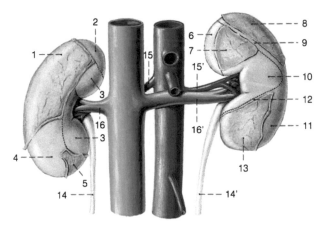

Abb. 8.3-4 Topographische Beziehungen der Vorderfläche beider Nieren. Die der Nierenfazie aufliegenden Anteile des Peritoneum parietale sind grün dargestellt. Die gestrichelt auf die Niere projizierten Grenzlinien sollen das Verständnis erleichtern. Anlagerungsflächen für: Leber (1); rechte Nebenniere (2); Pars descendens duodeni (3); Flexura coli dextra (4); Dünndarmschlinge (5); linke Nebenniere (6); Magen (7); Milz (8); Lig. splenorenale (9); Pankreas (10); Flexura coli sinistra und Colon descendens (11); Mesocolon transversum (12); Dünndarmschlingen (13); rechter und linker Ureter (14 und 14'); rechte und linke A. renalis (15 und 15'); rechte und linke V. renalis (16 und 16').

8.3.2 Arterien und Venen

Die beiden **Nierenarterien,** *A. renalis dextra et sinistra,* entspringen fast rechtwinklig beiderseits aus der Aorta, unmittelbar unterhalb des Abganges der A. mesenterica superior, die linke meist etwas höher als die rechte. Die längere rechte Nierenarterie läuft hinter der V. cava und der zugehörigen Nierenvene, bedeckt vom Pankreaskopf und von der Pars descendens duodeni, zum rechten Nierenhilum. Auch die kürzere linke Nierenarterie liegt hinter der zugehörigen Nierenvene; sie wird vom Corpus pancreatis bedeckt (Abb. 8.3-2 u. 4).

Kurz vor dem Nierenhilum teilen sich die Nierenarterien auf, rechts und links in gleicher Art. Man kann grundsätzlich **zwei Aufteilungstypen** unterscheiden, die allerdings Variationen aufweisen können. Beim **Typ 1** entstehen zwei größere Äste, ein *Ramus principalis anterior* (der als direkte Fortsetzung der Nierenarterie angesehen werden kann) und ein *Ramus principalis posterior,* der meist dorsal vom Nierenbecken in den Nierenhilum eintritt. Beim **Typ 2** ist zusätzlich ein *Ramus principalis inferior* vorhanden. Wie die Nierenarterien selbst sind die Rami principales Endarterien. Auch die daraus entstehenden Äste sind Endarterien. Das Aufteilungsmuster der weiteren Äste ist sehr variabel, die darauf aufbauende Segmenteinteilung der Niere umstritten.[1]

Beim **Typ 1** versorgt der Ramus principalis anterior regelmäßig den gesamten vorderen Teil der Niere, den unteren Pol und in wechselnder Weise den lateralen Rand mit Anteilen an der Hinterfläche der Niere. Der Ramus principalis posterior versorgt in der Regel den größten Teil der Hinterfläche der Niere, mit Ausnahme des unteren Pols. An der Versorgung des oberen Pols beteiligen sich die beiden Rami in wechselnder Weise. Er kann sowohl vom vorderen als auch vom hinteren Hauptast allein versorgt werden, meist beteiligen sich jedoch beide Äste an seiner Versorgung. Die Versorgungsaufteilung beim **Typ 2** (drei Rami principales) unterscheidet sich vom Typ 1 nur dadurch, dass der Ramus principalis inferior jetzt den unteren Pol versorgt, der beim Typ 1 vom Ramus principalis anterior mitversorgt wird. Die Grenze zwischen dem Versorgungsgebiet des Ramus principalis anterior (beim Typ 2 einschließlich des Ramus principalis inferior) und des Ramus principalis posterior wird BRÖDEL-ZONDECKsche Linie genannt; sie hat allerdings keinen konstanten Verlauf (Abb. 8.3-5).

Akzessorische Nierenarterien sind häufig. Sie ersetzen entweder den Ramus principalis posterior oder den Ramus principalis inferior oder einen ihrer Sekundäräste. Als **aberrante Nierenarterien** bezeichnet man solche, die nicht durch das Hilum, sondern direkt in das Nierenparenchym und dann fast immer am oberen oder unteren Pol eintreten (Polarterie). Gemäß dieser Definition kann eine aberrante Nierenarterie durchaus aus der A. renalis entspringen. Alle akzessorischen Nierenarterien (die auch aberrant ver-

---

[1]   In den Nomina anatomica werden 5 Segmente unterschieden, nämlich: 1. Segmentum superius, 2. Segm. anterius superius, 3. Segm. anterius inferius, 4. Segm. inferius, 5. Segm. posterius. – Die Korrelierung mit der hier gegebenen Darstellung ist einfach. Beim Typ 1 gehören die Segmente 1–4 zum R. principalis anterior, das Segm. posterius zum R. principalis posterior. Beim Typ 2 gehört das Segm. inferius zum R. principalis inferior.

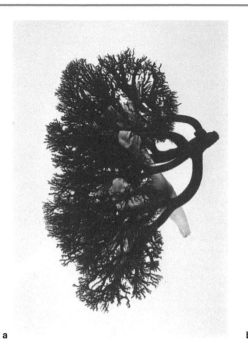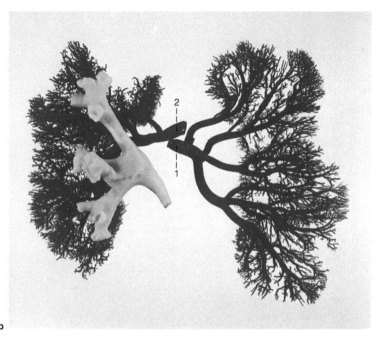

a   b

Abb. 8.3-5   Korrosionspräparat der rechten Niere nach Kunststofffüllung der Arterie (rot) und des Nierenbeckens (gelb). (a) zeigt das gesamte Präparat, in (b) ist der R. principalis anterior (1) der A. renalis mit seinen Ästen entlang der BRÖDEL-ZONDEKschen Linie nach rechts weggeklappt; das Nierenbecken ist den Ästen des R. principalis posterior (2) der Nierenarterie aufgelagert.

laufen können) entspringen entweder aus der Bauchaorta oder aber aus jeder anderen Arterie aus der näheren und auch weiteren Umgebung der Niere (z. B. aus den Aa. iliacae, der A. hepatica propria und der A. mesenterica sup.).

Venen. In der Regel treten mehrere Venenstämme am Nierenhilum aus. Sie liegen am weitesten ventral, also vor den Ästen der A. renalis, die ihrerseits vor dem Nierenbecken und dem Anfangsteil des Ureters zu liegen kommen. Eine retropelvische Vene ist selten. Die Venenstämme vereinigen sich beiderseits schnell zu einer großen Vene, der *V. renalis.* Doppelte Nierenvenen, ebenso aberrante Nierenvenen sind selten. Die linke V. renalis ist etwa dreimal so lang wie die rechte und überkreuzt unmittelbar unterhalb des Abgangs der A. mesenterica superior die Aorta. Beide Nierenvenen münden fast rechtwinklig in die V. cava inferior (Abb. 8.3-4).

8.3.3 Aufbau der Niere

Ein Längs- oder Querschnitt durch die Niere zeigt ein verwirrendes Muster von unterschiedlichen Anschnitten. Um den Aufbau der menschlichen Niere zu verstehen, ist ein Blick auf einfachere Formen der Niere hilfreich, wie sie bei kleinen Säugern (Ratten, Kaninchen, aber auch bei kleinen Primaten) vorkommen. Ein Längsschnitt durch eine solche einpapilläre Niere (Abb. 8.3-6a) lässt zwei Anteile unterscheiden: die **Nierenrinde,** *Cortex renalis,* und das **Nierenmark,** *Medulla renalis.* Die Form der Nierenrinde kann man mit einem dickwandigen Becher vergleichen, dessen Ränder eingerollt sind. Das Nierenmark, im Inneren des Bechers gelegen, hat die Form einer **Pyramide,** *Pyramis renalis* oder Markpyramide, mit stark gewölbter Grundfläche, mit der es an die Nierenrinde grenzt. Die Pyramide

ist papillenförmig ausgezogen, *Papilla renalis* oder **Nierenpapille;** damit ragt sie in das Nierenbecken hinein, von dem sie allseitig umschlossen wird. Nierenbecken, die großen Äste der Arterien und Venen, Lymphgefäße und Nerven liegen im Nierensinus.

Einpapilläre Nieren kommen in verschiedenen Größen vor, die Niere des Kaninchens ist größer als die der Ratte und diese größer als die der Maus. Dem Wachstum dieser Nierenform sind aber Grenzen gesetzt, bei allen größeren Spezies, einschließlich des Menschen, wird deshalb diese Einheit (die einpapilläre Niere) vielfach angelegt. Dies führt zu **multipapillären Nieren.** Dabei können die einzelnen Einheiten vollständig getrennt bestehen bleiben (Renkulusniere; z. B. bei Walen kann das Organ Niere aus Hunderten von Renkuli, sprich einzelnen einpapillären Nieren, bestehen) oder in unterschiedlichem Ausmaß zusammenwachsen, wie beim Menschen (zusammengesetzte, multipapilläre Niere). Die Art des Zusammenwachsens zeigt die Abb. 8.3-6b; bemerkenswert ist, dass daraus wieder ein Organ resultiert, das „nierenförmig" ist. Zusammengesetzte Nieren besitzen einen vielfältig gekammerten und verwinkelten Nierensinus, das Nierenbecken hat Aufzweigungen zu Nierenkelchen (Abb. 8.3-6b u. 7).

Beim Menschen werden in der Regel auf beiden Seiten 14 „Einzelnieren", **Lobi renales,** angelegt, die in unterschiedlichem Ausmaß miteinander verwachsen. Im Bereich der Nierenrinde ist das Zusammenwachsen die Regel; die Oberfläche der erwachsenen menschlichen Niere ist meist glatt. Andeutungen der embryonalen Lappung sind allerdings häufig zu erkennen, eine persistierende Lappung, **Ren lobatus,** kommt in ca. 7% der Fälle vor; aber auch bei diesen vom äußeren Aspekt her gelappten Nieren sind Verwachsungen im tieferen Bereich die Regel. Die miteinander verwachsenen Rindenteile, die zum Nierensinus

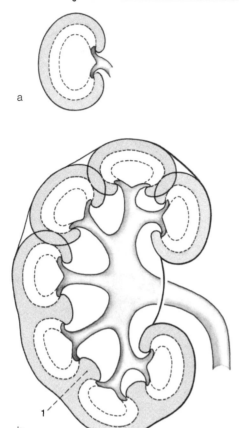

a

b

1

Abb. 8.3-6 Schemata des Aufbaus einer unipapillären (a) und einer multipapillären Niere (b). Die Rindensubstanz ist grau gerastert, das Mark ist weiß, das Nierenbecken plastisch dargestellt. Durch das Zusammenwachsen der Einzelanlagen entstehen die Columnae renales (1); ein Zusammenwachsen auch von Markanteilen, wie es bei der menschlichen Niere regelmäßig vorkommt, ist nicht gezeigt. Das Nierenbecken der multipapillären Niere besteht aus einzelnen Kelchen.

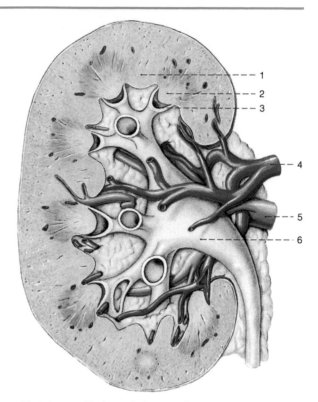

1
2
3
4
5
6

Abb. 8.3-7 Halbschematische Darstellung eines Koronarschnittes durch die linke Niere in der Ansicht von hinten. Gefäße und Nierenbecken zum Teil plastisch ergänzt. 1 = Columna renalis; 2 = Papille; 3 = Calix; 4 = A. renalis, deren R. principalis posterior regelrecht hinter dem Nierenbecken (6) verläuft; 5 = V. renalis, ohne einen retropelvischen Zufluss.

hin gerichtet sind und damit eigentlich nicht mehr „Rinde" (im Wortsinn) sind, werden **Columnae renales** (BERTINIsche Säulen) genannt. Auch die Markpyramiden verwachsen in unterschiedlichem Ausmaß miteinander. Es können 2, 3, in seltenen Fällen auch 4 und 5 Markanlagen zusammenwachsen. Daraus resultieren sehr unterschiedlich geformte zusammengesetzte Papillen, die häufig nicht mehr mit einer Papillenspitze, sondern mit einer „Papillenleiste", *Crista renalis,* enden.

Nieren mit **8 Papillen** sind die häufigste Form (solche mit 7 und 9 fast gleich häufig), das Maximum wäre danach 14, das Minimum von nur 3 ist extrem selten. Nach einer anderen Auffassung entwickelt sich die menschliche Niere aus nur vier Einzelanlagen, aus vier „*Protolobi*", die sich in variablem Ausmaß teilen. Diese Theorie kann erklären, das Nieren mit mehr als 14 Papillen, wenn auch selten, vorkommen.

Nephrone und Sammelrohre

Die Niere setzt sich zusammen aus den Nephronen, den Sammelrohren und den Blutgefäßen; hinzu kommen Lymphgefäße und Nerven. Das **Nephron** wird als strukturelle und funktionelle Einheit der Niere angesehen. Diese Betonung des Nephrons schmälert die Bedeutung der **Sammelrohre,** die für die Bereitung des Harns in gleicher Art wichtig sind wie die Nephrone und keinesfalls den Harn vor dessen endgültiger Ausscheidung nur „sammeln". Der Begriff **Tubulus renalis** („die Tubuli" im üblichen Sprachgebrauch) meint beide, den Tubulusanteil des Nephrons und das Sammelrohr.

Ein **Nephron** beginnt mit einem Nierenkörperchen, *Corpusculum renale,* an das ein langes und kompliziert gebautes Kanälchen, *Tubulus nephroni,* angeschlossen ist, das schließlich in ein Sammelrohr, *Tubulus renalis colligens,* mündet (Abb. 8.3-8 u. 9).

Die **Nierenkörperchen** liegen in der Nierenrinde. Sie sind kugelige Gebilde mit einem Durchmesser von ca. 200 µm. Funktionell ist ein Nierenkörperchen eine Filtrationseinrichtung, in der ständig ein konstanter Anteil des Blutplasmas als Ultrafiltrat (Primärharn) abgeschieden wird und danach in den Tubulus gelangt.

Abb. 8.3-8 Schema dreier Nephrone mit kortikaler, kurzer und langer Schleife und eines Sammelrohres. Am Nierenkörperchen beginnt jeweils der proximale Tubulus (ocker) mit der Pars convoluta, es folgt die Pars recta. Danach der intermediäre Tubulus (weiß) mit der Pars descendens und, bei langen Schleifen, der Pars ascendens. Der distale Tubulus besteht aus einer Pars recta (gelbgrün), die zum Nierenkörperchen zurückfindet und dort die Macula densa ausbildet, danach die Pars convoluta (braun). Es folgen der Verbindungstubulus (grünlich), der bei langen Nephronen die Arkade bildet, und schließlich das Sammelrohr (blaugrün). **Abkürzungen** s. Tab. 8.3-2 (S. 765). ▶

Zu jedem Nierenkörperchen führt eine Arteriole, die *Arteriola glomerularis afferens* (afferente Arteriole). Diese spaltet sich am **Gefäßpol** des Nierenkörperchens in ein Knäuel spezialisierter Kapillaren auf. Aus diesen entwickelt sich eine abführende Arteriole, die *Arteriola glomerularis efferens* (efferente Arteriole). Zur Tubulusseite hin ist das

Kapillarknäuel – bildlich gesprochen – in eine blinde Aussackung des Tubulus, die **Bowmansche Kapsel**, *Capsula glomeruli*, eingestülpt; dies geschieht während der Entwicklung eines Nierenkörperchens (vgl. Abb. 8.1-4). Im reifen Nierenkörperchen sind deshalb die Kapillarschlingen vom viszeralen Epithel der Bowmanschen Kapsel überzogen;

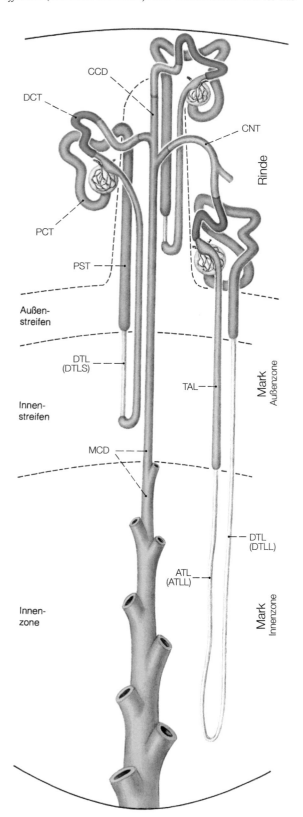

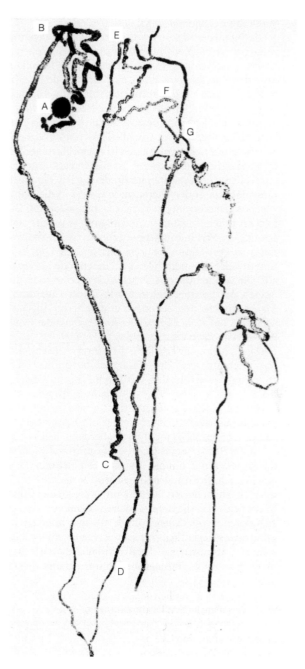

Abb. 8.3-9 Ein isoliertes Nephron der menschlichen Niere. A = Nierenkörperchen; B = proximaler Tubulus; C = Übergang des proximalen Tubulus zur Pars descendens des intermediären Tubulus; D = Übergang des intermediären Tubulus in die Pars recta des distalen Tubulus (dieser hat sich bei der Isolierung vom Nierenkörperchen gelöst!); E = Übergang in die Pars convoluta des distalen Tubulus; F = Übergang in den Verbindungstubulus; G = Übergang in das Sammelrohr, darunter münden drei weitere Nephrone, von denen allerdings bei der Isolierung nur Reste erhalten geblieben sind.

763

dessen Zellen nennt man Podozyten. Rund um den Gefäßpol geht das viszerale Epithel in das parietale Epithel über, welches am **Harnpol** zum Epithel des Tubulus wird. Zwischen beiden Epithelien befindet sich der Kapselraum; in diesen wird der Primärharn filtriert, der dann in den Tubulus abfließt (Abb. 8.3-17). Zwischen den Podozyten und den Kapillaren entwickelt sich die glomeruläre Basalmembran (GBM). Das Kapillarknäuel einschließlich der Podozytenbedeckung bildet den **Glomerulus** im engeren Sinn (engl.: *glomerular tuft*).

Die **Tubuli** der Niere sind dünne Kanälchen, deren Wand von einem je nach Segment zwar sehr verschiedenen, aber immer einschichtigen Epithel gebildet wird. Beim Durchfluss des *Primärharns* durch den Tubulus des Nephrons und durch das Sammelrohr entsteht durch Rückresorptions- und Sekretionsvorgänge der *endgültige Harn.* Der Tubulus des Nephrons besteht aus einem an das Nierenkörperchen unmittelbar anschließenden gewundenen Teil, dem **proximalen Konvolut,** einer haarnadelförmigen Schleife (Henlesche Schleife), die in das Nierenmark absteigt, und schließlich einem zweiten gewundenen Teil, dem **distalen Konvolut,** das in der Nierenrinde wieder in die Nähe des zugehörigen Nierenkörperchens zu liegen kommt. Darauf folgt in unterschiedlicher Ausprägung (s. unten) ein Abschnitt, der **Verbindungstubulus** heißt, weil er die Verbindung zu den Sammelrohren herstellt. Im Durchschnitt nimmt jedes Sammelrohr in der Nierenrinde 11 Nephrone auf. Die **Sammelrohre** beginnen in der Nierenrinde, durchqueren das gesamte Nierenmark; in der Innenzone des Marks vereinigen sie sich nach und nach (im Allgemeinen achtmal), um schließlich in der *Area cribrosa* der Papille in das Nierenbecken auszumünden.

Die genauere Unterteilung der Harnkanälchen und deren abschnittsweise Zuordnung zu bestimmten Nierenzonen ergibt sich aus den Tabellen 8.3-1 u. 2 und der Abb. 8.3-8.

Die einzelnen Tubulusabschnitte sind lichtmikroskopisch im üblichen Schnittpräparat nicht immer eindeutig zu bestimmen. Meist möglich ist allerdings die Unterscheidung der Primärsegmente, also des proximalen, intermediären, distalen Tubulus und des Sammelrohrs (s. Abb. 8.3-17). Die **proximalen Tubuli** sind vergleichsweise dick und mit einem hohen Bürstensaum ausgekleidet (Bürstensaumsegment), die **intermediären Tubuli** unterscheiden sich durch ihr niedriges Epithel von allen anderen Tubuli (sind aber gelegentlich nur schwer von einem Gefäßquerschnitt zu trennen), die **distalen Tubuli** haben wie die proximalen Tubuli ein mittelhohes Epithel, das im Unterschied

zu diesem jedoch keinen Bürstensaum trägt. Für die **Sammelrohre** (allerdings auch für die Verbindungstubuli) typisch ist, dass die Grenzen zwischen den einzelnen Epithelzellen gut erkennbar sind und dass man, zumindest in der Rinde, zwei Zelltypen (s. unten) erkennen kann; im Mark übertreffen die Sammelrohre an Größe alle anderen Tubuli.

Das **Labyrinth** der Rinde hat seinen Namen von den gewundenen Anteilen des proximalen und distalen Tubulus, die zusammen mit den Nierenkörperchen das Labyrinth füllen. Die geraden Anteile der proximalen und distalen Tubuli von etwa 40–60 Nephronen lagern sich mit den zugehörigen 4–6 Sammelrohren jeweils in einem **Markstrahl** der Nierenrinde zusammen. Diese setzen sich ohne erkennbare Grenze in den **Außenstreifen** des Nierenmarks fort. Die Grenze zwischen Rinde und Außenstreifen des Marks (Mark-Rinden-Grenze) ist als eine gedachte Ebene definiert, die auf den untersten Anteilen des Rindenlabyrinths ruht. Der Außenstreifen des Nierenmarks hat dieselbe Tubuluszusammensetzung wie die Markstrahlen, nämlich Partes rectae von proximalen und distalen Tubuli und Sammelrohre. An der Grenze zum **Innenstreifen** gehen die proximalen Tubuli in die dünnen absteigenden Schleifenschenkel über. Die Tubuluszusammensetzung des Innenstreifens besteht somit aus dünnen absteigenden Schleifenschenkeln, dicken aufsteigenden Schleifenschenkeln (Partes rectae der distalen Tubuli) und Sammelrohren. Die dünnen absteigenden Schleifenschenkel der langen Nephrone (s. unten) treten in die Innenzone des Marks über und bilden dort ihren Schleifenscheitel. Aufsteigend gehen sie an der Grenze von Innenzone zum Innenstreifen der Außenzone in die aufsteigenden dicken Schleifenschenkel über. Die Innenzone des Marks enthält damit nur dünne Schleifenschenkel (absteigend und aufsteigend) und Sammelrohre. Die Sammelrohre vereinigen sich mit Beginn der Innenzone des Marks zunehmend; die vereinigten Gänge, die **Ductus papillares**, münden schließlich an der Papillenspitze aus.

Es gibt verschiedene Arten von Nephronen (Abb. 8.3-8), solche mit **langen Schleifen**, die in der Innenzone des Marks umbiegen, und solche mit **kurzen Schleifen**, die in der Außenzone des Marks umbiegen. In der menschlichen Niere werden die Verhältnisse durch einen weiteren Nephrontyp kompliziert, der bei anderen Spezies selten ist, Nephrone nämlich, deren Henlesche Schleifen nicht bis in das Nierenmark gelangen, sondern noch in der Rinde (in den Markstrahlen) umbiegen. Ihr Anteil an der Gesamtzahl ist unbekannt. Fasst man **kortikale Schleifen** und kurze Schleifen (also solche, die in der Außenzone des Marks umbiegen) als kurze Schleifen zusammen (was häufig getan wird), so sollen in der menschlichen Niere sieben kurze auf eine lange Schleife kommen. Die kortikalen Schleifen stören das Bild der strengen regionsmäßigen Zuordnung der einzelnen Nephronabschnitte, da auch sie einen, wenn auch kurzen, dünnen Schleifenteil besitzen, der in den Markstrahlen liegt. Die langen Schleifen gehören zu den am weitesten innen gelegenen Nierenkörperchen (**juxtamedulläre Nierenkörperchen**), die kürzesten Schleifen zu den oberflächlich gelegenen Nierenkörperchen. Diese Verteilung ist aus der Ontogenese erklärbar, insofern die innersten Nierenkörperchen zuerst entstehen und zu den längsten Schleifen auswachsen. Die oberflächlichsten Glomeruli entstehen am spätesten und erhalten schließlich die kürzesten Schleifen.

8.3-1   Unterteilungen des Nierenparenchyms.

Nierenrinde (Cortex renalis)
Rindenlabyrinth
    dazu gehört der Cortex corticis
Markstrahlen der Nierenrinde

Nierenmark (Medulla renalis)
Außenzone (Zona externa, auch äußeres Mark)
    Außenstreifen
    Innenstreifen
Innenzone (Zona interna, auch inneres Mark)
    Papille

Tabelle 8.3-2   Unterteilung des Nephrons und des Sammelrohrsystems.

Nephron

Nierenkörperchen (Corpusculum renale)
    Glomerulus[1]
    Bowmansche Kapsel
Tubulus
    Proximaler Tubulus[2] (Tubulus proximalis) (PT)
        Pars convoluta / proximales Konvolut (PCT)
        Pars recta / dicker absteigender Schleifenschenkel (PST)
    Intermediärer Tubulus[2] (Tubulus intermedius)
        Pars descendens / dünner absteigender Schleifenschenkel (DTL)
        Pars ascendens / dünner aufsteigender Schleifenschenkel (ATL)
    Distaler Tubulus[2] (Tubulus distalis)
        Pars recta / dicker aufsteigender Schleifenschenkel (TAL)
          enthält kurz vor seinem Ende die Macula densa
        Pars convoluta / distales Konvolut (DCT)

          } Henlesche Schleife
            Ansa nephroni

Sammelrohrsystem

Verbindungstubulus[2] (Tubulus reuniens) (CNT)
    dazu gehören die Arkaden
Sammelrohr (Tubulus renalis colligens) (CD)
    Kortikale Sammelrohre (CCD)
    Medulläre Sammelrohre (MCD)

[1] Der Begriff „Glomerulus" wird heute häufig synonym für Nierenkörperchen gebraucht; streng genommen ist jedoch der Glomerulus nur das Kapillarknäuel des Nierenkörperchens. Die in Klammern angegebenen Abkürzungen basieren auf den englischen Namen. Sie sind wie folgt zu verstehen: PT, **p**roximal **t**ubule; PCT, **p**roximal **c**onvoluted **t**ubule; PST, **p**roximal **s**traight **t**ubule; DTL, **d**escending **t**hin **l**imb, unterteilt in DTLS = **s**hort, also kurzer Schleifen und DTLL = **l**ong, also langer Schleifen; ATL, **a**scending **t**hin **l**imb; TAL, **t**hick **a**scending **l**imb; DCT, **d**istal **c**onvoluted **t**ubule; CNT, **c**onnecting **t**ubule; CD, **c**ollecting **d**uct; CCD cortical CD; MCD, medullary CD.
[2] Die alten Begriffe Hauptstück für proximaler Tubulus, Überleitungsstück für intermediärer Tubulus, Mittelstück für distaler Tubulus und Verbindungsstück für Verbindungstubulus werden nur noch selten gebraucht.

Intrarenale Blutgefäße

Die Rami principales der A. renalis teilen sich im Nierensinus in unterschiedlicher Weise in weitere Äste auf (Abb. 8.3-10). Daraus entstehen schließlich die **Aa. interlobares**, die jeweils zwischen Calixwand und Rindensubstanz der Columnae renales in das eigentliche Parenchym der Niere eintreten und zur Mark-Rinden-Grenze vordringen. Hier teilen sie sich in die **Aa. arcuatae**. In der menschlichen Niere verlaufen die Aa. arcuatae meist nicht streng bogenförmig (wie dies ihr Name sagt und wie dies bei vielen anderen Spezies der Fall ist), sondern sie steigen im flachen Winkel langsam in die Nierenrinde auf und zerfallen dabei in die **Aa. corticales radiatae** (Aa. interlobulares). Arterienbögen (entsprechend den Venenbögen – s. später) gibt es nicht, auch die Aa. arcuatae und corticales radiatae sind Endarterien. Die Radialarterien enden in der Regel innerhalb der Nierenrinde; nur ein kleiner Teil erreicht als *Aa. perforantes* die Nierenoberfläche und anastomosiert mit den Arterien der Nierenkapsel. Hervorzuheben ist, dass in das Nierenmark keine Arterie eindringt und aus ihm keine Vene entspringt (Abb. 8.3-10 u. 12). Aus den Endabschnitten der Aa. arcuatae (vereinzelt auch schon aus den Anfangsabschnitten, ja selbst aus den Aa. interlobares) und den Aa. corticales radiatae entspringen die afferenten Arteriolen. Die letzten Aufzweigungen der Aa. corticales radiatae sind ebenfalls Arteriolae afferentes. Sie ziehen zu den Nierenkörperchen, um sich dort in die Kapillarknäuel der Glomeruli aufzuteilen. Aglomeruläre Äste, d. h. arterielle Äste, die sich direkt in die peritubulären Kapillaren der Nierenrinde ergießen, gibt es in der Niere junger Menschen so gut wie nicht. Bei älteren Individuen findet man jedoch immer eine gewisse Anzahl solcher Arterien, die

offenbar die Überreste der Gefäßversorgung untergegangener Nephrone sind. Eine grundsätzliche Bedeutung ist ihnen nicht zuzusprechen; die Durchblutung der Nierenkapillaren ist postglomerulär.

Aus den Kapillarknäueln der Nierenkörperchen entwickeln sich die **efferenten Arteriolen**. Diese verhalten sich unterschiedlich je nach Lage der Nierenkörperchen in der Nierenrinde. Die efferenten Arteriolen der oberflächlichen und der mittkortikalen Nierenkörperchen sind für die Versorgung der Nierenrinde, die der juxtamedullären für die Versorgung des Nierenmarks zuständig (Abb. 8.3-11).

Die efferenten Arteriolen der oberflächlichen und mittkortikalen Nierenkörperchen sind in ihrer Länge variabel, spalten sich jedoch alle in die peritubulären Kapillaren der Nierenrinde auf. Diese peritubulären Kapillaren umgeben in einem dichten Geflecht die gewundenen Tubuli im Labyrinth, mit einem weniger dichten Geflecht die geraden Tubuli in den Markstrahlen.

Die efferenten Arteriolen der **juxtamedullären Glomeruli** sind sehr kräftig entwickelt, nicht nur kräftiger als die übrigen efferenten Arteriolen, sondern auch kräftiger als die zugehörige afferente Arteriole. Die efferenten Arteriolen der juxtamedullären Nierenkörperchen sind für die Blutversorgung des Nierenmarks zuständig. Sie ziehen abwärts zum Nierenmark. Im Außenstreifen zerfallen sie in ein Bündel von langen, unverzweigten Gefäßen, den **absteigenden (arteriellen) Vasa recta,** die den Weg ins Nierenmark zum Teil bis zur Papillenspitze fortsetzen. Entsprechende im Nierenmark aufsteigende Gefäße, die aufsteigenden Vasa recta, leiten das venöse Blut aus dem Nierenmark ab (s. unten). Der Wandbau der absteigenden Vasa recta entspricht perizytenreichen präkapillären Gefäßstrecken (Kap. 9.4).

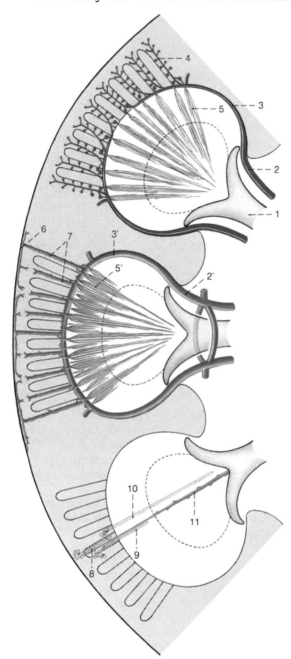

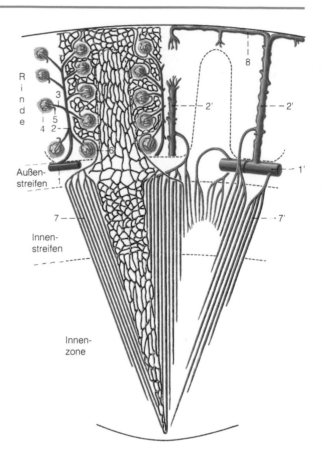

Abb. 8.3-11   Schema der Gefäßversorgung des Nierenparenchyms. Die arteriellen Gefäße sind rot, die Kapillaren grau, die venösen Gefäße blau. In der Rinde sind die Markstrahlen durch die gestrichelte Linie markiert. 1 und 1' = A. und V. arcuata; 2 und 2' = A. und V. corticalis radiata; 3 = A. afferens; 4 = Glomerulus; 5 = A. efferens; 6 = A. efferens eines juxtamedullären Nierenkörperchens; 7 und 7' = arterielle und venöse Vasa recta; 8 = V. stellata.

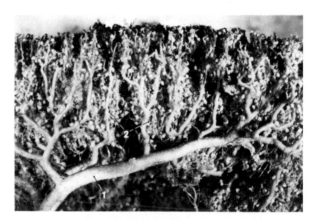

Abb. 8.3-12   Korrosionspräparat einer menschlichen Niere nach Füllung der arteriellen Gefäße mit Kunststoff. 1 = A. arcuata; 2 = Aa. corticales radiatae mit anhängenden Glomeruli. Vergr. etwa 30fach.

Abb. 8.3-10   Verlauf der arteriellen Gefäße (oben), der venösen Gefäße (Mitte) und der Nephrone (unten) der menschlichen Niere, schematisch dargestellt an einem Koronarschnittsektor. Die Rinde ist grau, durch bogenförmige Linien abgesteckt sind die Markstrahlen der Rinde; das Mark ist weiß, unterteilt in Außenzone und Innenzone mit Papille. 1 = Nierenkelch; 2 und 2' = A. und V. interlobaris; 3 und 3' = A. und V. arcuata; 4 = A. corticalis radiata (A. interlobularis); 5 und 5' = arterielle und venöse Vasa recta; 6 = V. stellata; 7 = Vv. corticales radiatae; 8 = Nephron mit kortikaler, 9 = Nephron mit kurzer, 10 = Nephron mit langer Schleife; 11 = Sammelrohr, das auf der Papillenspitze ins Nierenbecken ausmündet.

Auch für das Nierenmark gilt, was oben für die Nierenrinde gesagt wurde: Aglomeruläre Gefäße (die früher als Arteriolae rectae verae beschrieben worden sind) gibt es in den Nieren junger Individuen nur vereinzelt. Ihr häufiges Auftreten bei älteren Individuen wird wie in der Nierenrinde durch eine Degeneration der zugehörigen Glomeruli erklärt. Auch die Durchblutung des Nierenmarks ist postglomerulär.

Die absteigenden Vasa recta bilden zusammen mit den aufsteigenden Vasa recta die **Gefäßbündel des Nierenmarks**

(Abb. 8.3-11). In ihnen sind absteigende und aufsteigende Vasa recta wechselweise zusammengelagert; sie bilden einen **Gegenstromaustausch** zwischen ein- und ausfließendem Blut (siehe Abb. 8.3-32). Die Gefäßbündel enthalten am Anfang des Nierenmarks die größte Zahl an Gefäßen. Bei ihrem Tiefertreten im Nierenmark scheren auf allen Ebenen arterielle Vasa recta zur Versorgung der Kapillarplexus aus. Damit werden die Gefäßbündel zur Papillenspitze hin immer kleiner. Zum Schluss sind es keine Bündel mehr; nur einzelne absteigende Vasa recta, und dies nicht aus jedem Bündel, erreichen die Papillenspitze.

Die **Kapillarplexus des Nierenmarks** sind unterschiedlich dicht: Spärlich sind die Kapillaren im Außenstreifen, sehr dicht vernetzt im Innenstreifen und wiederum spärlicher in der Innenzone. Aus den Kapillaren, und nur aus ihnen (direkte schleifenförmige Übergänge eines absteigenden Vas rectum in ein aufsteigendes gibt es nicht), entstehen die aufsteigenden Vasa recta, die das Blut aus dem Nierenmark zu den großen Venen an der Nierenmarksgrenze abführen.

Die **aufsteigenden (venösen) Vasa recta** sind wie die absteigenden lange, unverzweigte Gefäße, die auf jeder Ebene des Nierenmarks entstehen. Diejenigen aus der Innenzone durchlaufen den Innenstreifen in den Gefäßbündeln, diejenigen aus dem Innenstreifen steigen zu einem großen Teil auch unabhängig von den Gefäßbündeln zum Außenstreifen auf. Den Außenstreifen durchziehen die aufsteigenden Vasa recta als Einzelgefäße (also nicht mehr gebündelt) in engem Kontakt zu den hier gelegenen Tubuli. Da sie entsprechend ihrem Wandbau fenestrierte perizytenarme bis -freie Kapillaren sind, kann man folgern, dass sie die ansonsten spärliche Kapillarisierung des Außenstreifens ergänzen. Sie münden schließlich – einzeln oder unter vorherigem Zusammenfluss zu etwas größeren Gefäßen – in die *Vv. arcuatae* oder die basalen Anteile der *Vv. corticales radiatae* (Abb. 8.3-11).

Die **Kapillaren der Nierenrinde** fließen in den *Vv. corticales radiatae* (Vv. interlobulares) zusammen. Diese verlaufen in der Regel zusammen mit den entsprechenden Arterien. Es gibt zwei Arten von Vv. corticales radiatae. Die einen beginnen als *Venulae stellatae* an der Oberfläche des Nierenparenchyms (also unter der Kapsel). Ihre auf der Nierenoberfläche „sternförmig" verteilten Äste sammeln das Blut aus einem polygonalen Bezirk der äußeren Rindensubstanz. Als Vv. corticales radiatae ziehen sie zur Mark-Rinden-Grenze und münden dort in die Vv. arcuatae ein. Der zweiten, häufigeren Art von Vv. corticales radiatae fehlen die Venulae stellatae; sie beginnen unterhalb der Oberfläche innerhalb der äußeren Rindensubstanz, haben jedoch ansonsten denselben Verlauf, dieselbe Lage im Rindenlabyrinth und münden ebenfalls in die Vv. arcuatae (Abb. 8.3-11). Die peritubulären Kapillaren in Rinde und Mark gehören zum fenestrierten Typ (die Glomeruluskapillaren sind davon verschieden, s. u.); auch die venösen Vasa recta sind gemäß ihrem Wandbau fenestrierte Kapillaren.

Die **Vv. arcuatae** verlaufen an der Mark-Rinden-Grenze. Im Gegensatz zu den entsprechenden Arterien bilden sie echte Anastomosenbögen, ja vollständige Anastomosenringe kommen vor, die etwa entlang den Grenzen der Basis einer Markpyramide verlaufen (Abb. 8.3-10). Die Vv. arcuatae sind zumindest in Teilen ihrer Zirkumferenz, meist zum Mark hin gelegen, von einem dichten kollagenen Bindegewebe begleitet, das auch glatte Muskelzellen und Übergangsformen zwischen Bindegewebs- und Muskelzel-

len enthält. Dieses Gewebe kann funktionell als bogenförmige Verankerung der muskulären Nierenbeckenwand im Nierenparenchym angesehen werden.

Aus den Vv. arcuatae entstehen die **Vv. interlobares**, die, wie die entsprechenden Arterien, mit denen sie zusammen verlaufen, zwischen Calixwand und der Rindensubstanz der Columnae renales in den Sinus renalis vordringen. Auf der Höhe der Papillenspitzen sind diese Venen wiederum durch Anastomosenringe verbunden, die jeweils um den entsprechenden Calix herumlaufen. Die daraus weiterführenden Venen vereinigen sich in sehr variabler Weise zu einer Reihe (2–6) von Stämmen, die meist vor dem Nierenbecken zu liegen kommen und dann am Nierenhilum austreten.

Interstitium und Lymphgefäße

Der Begriff Interstitium umfasst die interstitiellen Zellen, Fibroblasten und mobile Zellen, meist Makrophagen, und die interstitiellen Räume, die in unterschiedlichem Ausmaß Bindegewebsfasern enthalten. In der Niere ist ein Interstitium insgesamt gering entwickelt. In der Rinde liegen die Tubuli und die sie versorgenden peritubulären Kapillaren sehr dicht zusammen, sodass nur wenig Raum für ein Interstitium bleibt. Es besteht aus einzeln liegenden Fibroblasten und engen interstitiellen Räumen, die feine präkollagene und retikuläre Fasern enthalten. Eines muss man jedoch festhalten: So spärlich ausgebildet das intertubuläre Interstitium auch ist, bei allen Transportvorgängen von den Tubuli zu den Kapillaren (und umgekehrt) ist ein **interstitielles Kompartiment** zwischengeschaltet.

Auffallend im Vergleich zum spärlichen peritubulären Interstitium ist die kräftige Ausprägung des adventitiellen Bindegewebes der Arterien. Es begleitet als periarterielle Bindegewebescheide die intrarenalen Arterien, Aa. arcuatae und corticales radiatae, und die afferenten Arteriolen bis hin zu den Glomeruli. In diesem Gewebe verlaufen die Nerven und Lymphgefäße der Niere.

Im Nierenmark bestehen große Unterschiede zwischen den einzelnen Regionen. Im Außenstreifen der Außenzone ist das Interstitium spärlich, eher noch spärlicher als in der Rinde. Im Innenstreifen ist das Interstitium schon kräftiger entwickelt, am Aufbau der Innenzone hat es einen erheblichen Anteil und eine spezifische Ausprägung.

Die sog. **lipidhaltigen interstitiellen Zellen** (*lipid laden interstitial cells*) sind ein eigener Zelltyp, der nur in der Innenzone des Nierenmarks vorkommt. Sie enthalten in ihrem Zytoplasma Lipidgranula, die man funktionell mit der Prostaglandinsynthese dieser Zellen in Zusammenhang bringt (s. später). Diese Zellen sind darüber hinaus durch ein zweites Charakteristikum auffällig; sie sind wie die Sprossen einer Leiter streng quer zwischen den längs verlaufenden Tubuli und Gefäßen ausgespannt; die ausgespannten Fortsätze enthalten Actinfilamentbündel. Die interstitiellen Räume der Innenzone zeichnen sich weiterhin durch ihren hohen Gehalt an Proteoglykanen und Glykoproteinen aus.

Das **Lymphgefäßsystem** der Niere beginnt mit Lymphkapillaren im periarteriellen Bindegewebe der Radialarterien und afferenten Arteriolen der Rinde. Eindeutige intraparenchymatöse Lymphkapillaren, d.h. solche, die zwischen den Tubuli gelegen sind, sind selten. Im Nierenmark kommen keine Lymphkapillaren vor. Die Lymphkapillaren entlang den Aa. corticales radiatae gewinnen schnell eine gewisse Größe, vereinigen sich im Bereich der Aa. arcuatae zu größeren Stämmen, die Klappen enthalten. Sie folgen weiterhin den Arterien, immer im periarteriellen Bindegewebe gelegen, und treten schließlich als einzelne große Lymphstämme am Nierenhilum aus. Sie verlaufen hauptsächlich zu den Lnn. lumbales, Lnn. aortici laterales (links) und Lnn. postcavales (rechts).

Nerven

Die Niere besitzt eine autonome Innervation. Die Nerven der Niere entspringen aus dem **Plexus renalis,** der beiderseits um die Anfangsabschnitte der A. renalis herum gelegen ist. Mit der A. renalis und später mit ihren Ästen verteilen sich die Nerven der Niere. Zum weit überwiegenden Teil sind es postganglionäre sympathische Nervenfasern. Afferente Nervenfasern kommen vor, darunter auch markhaltige. Ihre Menge, ihr Ursprung und ihre Bedeutung sind jedoch nicht bekannt. Wahrscheinlich ist, das sie von Mechanorezeptoren der Arterienwände entspringen.

Recht gut bekannt dagegen ist die Verteilung der sympathischen Nerven. Sie begleiten als Nervenbündel und als terminale Axone (d.h. mit eingeschalteten Varikositäten) die Nierenarterien bis hin zur efferenten Arteriole; im Nierenmark begleiten sie noch die absteigenden Vasa recta. Sie innervieren die glatte Muskulatur der Arterien und Arteriolen und – mit vielen Varikositäten – die granulierten Zellen am Gefäßpol der Glomeruli.

Eine offene Frage ist, inwieweit die Tubuli der Niere innerviert sind. Überzeugende funktionelle Untersuchungen zeigen, dass die Nierennerven einen direkten Einfluss auf die Tubulusfunktion der Nieren haben. Morphologisch findet man jedoch Nierennerven und deren Effektorzonen nur in vereinzelten Fällen den Tubuli direkt zugeordnet. Eine regelmäßige Zuordnung, die es ermöglichen würde, auch im morphologischen Sinn von einer Innervation zu sprechen, besteht nicht.

Anordnung der Nephrone, Sammelrohre und Blutgefäße

Nierenrinde

Die **Markstrahlen** der Nierenrinde ragen von der Mark-Rinden-Grenze als schlanke Kegel in das *Rindenlabyrinth* hinein; sie erreichen nicht die Oberfläche der Niere, ihre Spitzen sind zur Oberfläche hin von einem Labyrinthanteil, dem **Cortex corticis,** gedeckt. In einem Querschnitt (Abb. 8.3-13, 14, 15 u. 16a) durch die Mitte der Rinde erkennt man die regelmäßig verteilten Markstrahlen, allseitig umgeben von dem Gewebe des **Rindenlabyrinths.** Innerhalb des Labyrinths verlaufen auf- bzw. absteigend die Aa. und Vv. corticales radiatae. Im periarteriellen lockeren Bindegewebe verlaufen die **Lymphgefäße** und die Nerven der Niere. Um die Gefäßachse herum liegen verstreut im Labyrinth die Nierenkörperchen. Die afferenten und efferenten Arteriolen liegen in ihrem Verlauf nicht in der Ebene eines einzigen Schnittes, aber es ist leicht vorstellbar, das die afferenten Arteriolen von den Zentren der Gefäßachsen zu den Glomeruli hin, die efferenten Arteriolen von diesen nach peripher zum Rand der Markstrahlen verlaufen. Hier, also an der Grenze zwischen Labyrinth und Markstrahlen, erfolgt die Aufspaltung in Kapillaren, sodass der Zufluss zu den beiden Kapillargebieten des Labyrinths und der Markstrahlen als gleichwertig beurteilt werden kann. Aufgrund der zentralen Lage der Vv. corticales radiatae hat jedoch das venöse Blut aus den Markstrahlen keine andere Rückflussmöglichkeit als über die Labyrinthkapillaren; im Abfluss sind damit die beiden Kapillargebiete hintereinander geschaltet.

In den **Markstrahlen** verlaufen die Sammelrohre und die geraden Teile der proximalen und distalen Tubuli. Die meist 6 Sammelrohre eines Markstrahls bilden einen Ring, innerhalb dessen vorwiegend die Schleifenschenkel der oberflächlichen, außerhalb dessen die der mittkortikalen Nephrone liegen (die juxtamedullären Nephrone erreichen nicht die Markstrahlen).

Nierenmark

Das Nierenmark enthält die Henleschen Schleifen (zumindest deren medulläre Teile, die kortikalen Teile liegen in den Markstrahlen), die medullären Teile der Sammelrohre und die spezifischen Markgefäße. Das Nierenmark enthält **keine Lymphgefäße;** Nerven finden sich nur eine gewisse Strecke entlang den absteigenden Vasa recta. Für das Verständnis der Architektur des Nierenmarks sind die Gefäßbündel eine brauchbare Orientierung: Sie setzen als Gefäßachsen des Marks die Gefäßachsen der Vasa interlobularia der Rinde fort (Abb. 8.3-15). Sie bilden sich im Außenstreifen, sind zu Beginn des Innenstreifens am dicksten und nehmen dann langsam zur Papillenspitze hin an Dicke ab.

In einem Querschnitt durch die Mitte des **Außenstreifens** sind die Bündel noch klein, aber deutlich erkennbar. Um sie herum gelagert fallen relativ große Querschnitte proximaler Tubuli auf; dieses sind die Partes rectae der juxtamedullären Nephrone, die nicht strikt gerade, sondern eher korkenzieherartig gewunden durch den Außenstreifen absteigen. Dazwischen liegen unauffällig die aufsteigenden geraden Anteile der zugehörigen distalen Tubuli. Erst dann, also in einer gewissen Entfernung von den Bündeln, folgen in Fortsetzung der Markstrahlen der Rinde die Sammelrohre, umgeben von den geraden proximalen und distalen Tubuli der mittkortikalen und oberflächlichen Nephrone (Abb. 8.3-15 u. 16b).

Wichtig für eine funktionelle Beurteilung des Außenstreifens ist die **Kapillarisierung.** Das eigentliche Kapillarnetz, das aus direkten Ästen der Vasa efferentia gespeist wird, ist spärlich. Die funktionell wichtigeren „Kapillaren" sind die einzeln zwischen den Tubuli aufsteigenden Vasa recta.

Im **Innenstreifen** bleibt die vom Außenstreifen her vorgegebene Anordnung der Tubuli grundsätzlich erhalten (Abb. 8.3-15 u. 16c). Um ein Gefäßbündel herum liegen zunächst die absteigenden (hier als dünne Teile) und die aufsteigenden Schenkel der juxtamedullären Nephrone, weiter entfernt folgen – um die Sammelrohre gruppiert – die Schleifenschenkel der mittkortikalen und der oberflächlichen Nephrone. Die Gefäßbündel bestehen nur aus ab- und aufsteigenden Vasa recta, die Tubuli liegen alle in der sog. Zwischenbündelregion und werden hier von dem dichten Kapillarplexus des Innenstreifens versorgt.

Die **Gefäßbündel** stellen ein Gegenstromaustauschsystem dar; wichtig für ein funktionelles Verständnis ist ihre genaue Zusammensetzung (siehe später). Die Gefäßbündel im Innenstreifen enthalten die absteigenden Vasa rec-

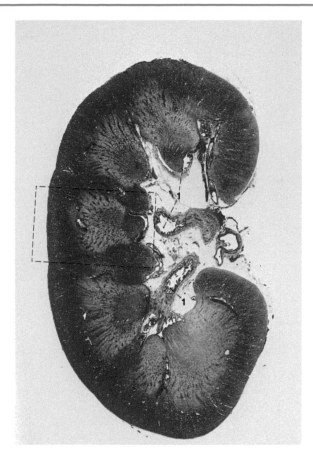

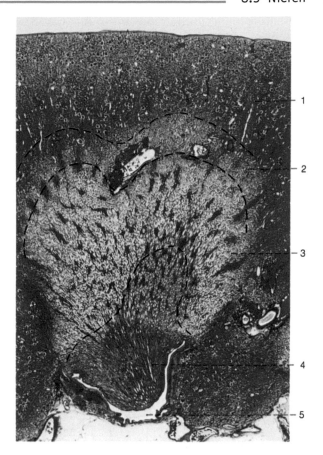

Abb. 8.3-13 Histologischer Schnitt durch eine menschliche Niere. Der in der Mitte angeschnittene Lobus ist in der nachfolgenden Abbildung vergrößert wiedergegeben. 1 = Anschnitte des Nierenbeckens im Sinus renalis. Azan; Originalgröße.

Abb. 8.3-14 Menschliche Niere. Ausschnitt aus der vorangehenden Abbildung. Die gestrichelten Linien markieren die Grenzen zwischen Rinde (1) und Außenstreifen (2), Außenstreifen und Innenstreifen (3), Innenstreifen und Innenzone (4). Der ausgebuchtete Verlauf der Grenze zwischen Innenstreifen und Innenzone erklärt sich aus tangentialem Anschnitt der Innenzone. Die Papille ragt ins Nierenbecken (5). Azan; Vergr. etwa 3,5fach.

ta für den Innenstreifen (die nach und nach im Verlauf des Innenstreifens die Gefäßbündel verlassen) und diejenigen für die Innenzone. Die in den Gefäßbündeln des Innenstreifens liegenden aufsteigenden Vasa recta stammen vorwiegend aus der Innenzone; die venösen Gefäße aus dem Innenstreifen selbst steigen meist unabhängig von den Bündeln direkt zum Außenstreifen auf.

In der **Innenzone** treten nur noch die **langen Schleifen**, also vor allem die der **juxtamedullären Nephrone**, über. Die Scheitel dieser Schleifen sind über die gesamte Innenzone verteilt, sodass es kurze „lange Schleifen" und lange „lange Schleifen" und alle Zwischenlängen gibt. Je länger die Schleifen sind, desto weniger gibt es von dieser Sorte; die längsten langen Schleifen, die die Papillenspitze oder Papillenleiste erreichen, bilden nur einen sehr kleinen Prozentsatz aller Schleifen. Diese quantitative Abnahme der beteiligten Strukturen am Aufbau der Innenzone spiegelt sich auch im Verhalten der Sammelrohre wider: Nach Eintritt in die Innenzone vereinigen sie sich nach und nach, sodass ihre Zahl ständig abnimmt, bis schließlich nur noch wenige **Ductus papillares** in das Nierenbecken ausmünden. Auch die Zahl der Vasa recta nimmt entsprechend ab. Dies bedingt insgesamt die zu einer Spitze oder Leiste ausgezogene Form der Innenzone.

Das Querschnittsbild der Innenzone ist weniger klar gegliedert als in der Außenzone (Abb. 8.3-15 u. 16d). Zu Beginn der Innenzone sind die Gefäßbündel noch hilfreiche Orientierungsmarken. Um sie herum gruppieren sich die Sammelrohre zusammen mit den ab- und aufsteigenden Schleifenschenkeln. Dabei liegen zwei Sammelrohre niemals zusammen; sie sind immer umlagert von dünnen Schleifenteilen und Kapillaren. Zur Papillenspitze hin werden die Querschnitte der Gefäßbündel kleiner; sie fallen in der Übersicht nicht mehr als Gefäßzentren auf, sodass das Querschnittsbild einförmiger wird. Die Räume zwischen den großen, regelmäßig verteilten Sammelrohren werden „homogen" ausgefüllt von Gefäßen und dünnen Schleifenteilen. Dieser Eindruck wird verstärkt durch das zur Papillenspitze hin zunehmende Interstitium.

8.3.4 Nierenkörperchen

Der Harnbildung in der Niere liegt das folgende Funktionsprinzip zugrunde: In den Glomeruli der Nierenkörperchen wird ein proteinfreies Plasmafiltrat gebildet, das als **Primärharn** in den BOWMANschen Kapselraum und am Harnpol in den proximalen Tubulus übertritt. Dies ist,

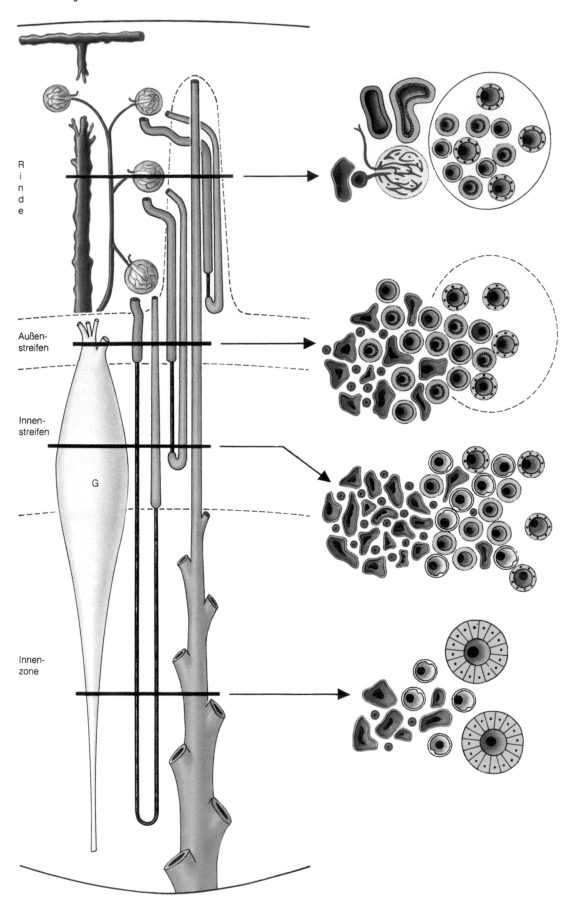

R
i
n
d
e

Außen-
streifen

Innen-
streifen

G

Innen-
zone

sieht man davon ab, dass die Plasmaproteine zurückgehalten werden, ein unselektiver Vorgang. Im Gegensatz dazu sind die Transportfunktionen der Nierentubuli in hohem Maße substanzspezifisch. In Anpassung an die jeweiligen Erfordernisse resorbieren die Tubuli den weitaus größten Anteil der Komponenten des Primärharns wieder zurück, sezernieren an anderer Stelle Stoffe in den Tubulusharn und erreicht so die der jeweiligen Situation angepasste Menge und Zusammensetzung eines endgültigen Harns.

Ein Nierenkörperchen (Corpusculum renale) besteht aus dem **Glomerulus** und der BOWMANschen **Kapsel;** häufig allerdings wird der Begriff Glomerulus für das gesamte Nierenkörperchen verwand. Man unterscheidet den **Gefäßpol,** an dem die afferente Arteriole ein-, die efferente Arteriole austritt, und den gegenüberliegenden **Harnpol,** an dem der Kapselraum in das Tubuluslumen übergeht (Abb. 8.3-17 u. 18). Die BOWMANsche **Kapsel,** korrekt gesagt das parietale Blatt der BOWMANschen Kapsel, besteht aus einem niedrigen, einschichtigen Plattenepithel, das nach außen von einer Basalmembran unterlagert ist. Am Gefäßpol geht das parietale Epithel der BOWMANschen Kapsel in das viszerale Epithel (Podozyten) über, aus der parietalen Basalmembran entwickelt sich die **glomeruläre Basalmembran** (GBM). GBM und viszerales Epithel überziehen gemeinsam die Kapillaren des Glomerulus vom Kapselraum her. Die GBM trennt damit strikt die Epithellage der Podozyten von den beiden innerhalb der GBM gelegenen Anteilen, den glomerulären Kapillaren und dem Mesangium (Abb. 8.3-18).

Das **Kapillarknäuel** ist kompliziert gebaut. Die afferente Arteriole spaltet sich unmittelbar am Eintritt in mehrere schon kapilläre Äste auf, aus denen sich jeweils ein Lobulus aus anastomosierenden Kapillaren entwickelt. Diese laufen vorwiegend oberflächlich als anastomosierender Plexus in Richtung Harnpol, kehren dort um und vereinigen sich gefäßpolwärts innerhalb der einzelnen Lobuli zu Zuflüssen zur efferenten Arteriole. Diese entsteht noch innerhalb des Glomerulus; ihr intraglomeruläres Segment durchläuft den Glomerulusstiel (ist hier allseitig vom Mesangium umgeben) und wird nach Verlassen des Glomerulus wieder zu einer echten Arteriole. Die Kapillaren innerhalb der Lobuli anastomosieren kräftig miteinander; im Zentrum des Gefäßknäuels kommen Anastomosen auch zwischen verschiedenen Lobuli vor. Direkte Anastomosen zwischen der afferenten und der efferenten Arteriole sowie deren frühen Ästen gibt es nicht.

Die Glomeruluskapillaren bestehen – streng genommen – nur aus einem Endothelschlauch (Abb. 8.3-17, 18

u. 19). Ein schmaler Streifen dieses Schlauches ist zum Zentrum des Gefäßknäuels hin in Kontakt mit dem Mesangium, der weitaus größere Teil des Schlauches ist von der GBM und dem Podozytenepithel überzogen. Dieser periphere Teil der Kapillaren stellt die Filtrationsfläche dar. Der schmale, dem Mesangium zugewandte Teil der Kapillaren besitzt keine Basalmembran, sondern grenzt direkt an das Mesangium. Das glomeruläre **Mesangium** stellt die Achse eines Lobulus dar, an die die glomerulären Kapillaren mittels ihres schmalen Endothelstreifens angelagert sind. Die direkt zum Kapselraum hin gerichteten Teile des Mesangiums werden von der paramesangialen GBM begrenzt, die auf ihrer Außenseite (wie die gesamte GBM) von dem interdigitierenden Podozytenepithel bedeckt ist.

Als Skelettelement des Glomerulus kann man die **glomeruläre Basalmembran (GBM)** ansehen; sie gibt dem Kapillarknäuel mechanische Stabilität. Die Zellen des Kapillarknäuels stehen alle in engem Kontakt mit der GBM. Es sind dies: a) Endothelzellen, b) Mesangiumzellen und c) Podozyten (viszerale Epithelzellen); ihr Zahlenverhältnis beträgt etwa 3:2:1. Zu den Mesangiumzellen gehört die mesangiale Matrix hinzu, beide zusammen bilden das Mesangium.

Die glomeruläre Basalmembran (GBM) ist eine derbe, zugfeste kollagene Matte, die für Stabilität und Funktion (Filtration) des Glomerulus gleichermaßen bedeutend ist. Ihre Dicke beträgt beim erwachsenen Menschen 250–350 nm. Im üblichen transmissionselektronenmikroskopischen Bild kann man drei Schichten unterscheiden. Die mittlere Schicht ist dicker als die beiden anderen und hat eine weit höhere Elektronendichte, deshalb die Namen: *Lamina densa,* innen und außen begrenzt von einer *Lamina rara interna* und *externa* (Abb. 8.3-19 u. 20).

Die wichtigsten **Bestandteile der GBM** sind Typ-IV-Kollagen, Laminin und Heparansulfat-Proteoglykane (Kap. 3.3.3, 3.3.4). Das Kollagen bildet ein dichtes Netzwerk. Es verleiht der GBM mechanische Stabilität und kann als deren Basisstruktur angesehen werden, mit der sich alle anderen Komponenten verbinden. Im Gegensatz zu anderen Basalmembranen enthält **Kollagen Typ IV** der GBM sehr wenig α_1- und α_2-Ketten, dafür α_3-, α_4- und α_5-Ketten.

Über glomeruläre Nierenerkrankungen, die durch Mutationen und Antikörper gegen Kollagen-IV-Ketten verursacht werden (ALPORT- und GOODPASTURE-Syndrom), siehe Kap. 3.3.3 (Basallamina-Kollagene).

Ergänzt wird das kollagene Netzwerk durch Glykoproteine, vor allem dem Laminin-Nidogen-Komplex. Dieser bindet

---

◀ **Abb. 8.3-15 Schematische Darstellung des Aufbaus der Niere.** Links sind die Gefäße dargestellt: in der Rinde eine A. corticalis radiata mit vier Nierenkörperchen, eine V. corticalis radiata und eine V. stellata, im Mark ein Gefäßbündel (G). Es folgen die Schleifen von drei Nephronen (kortikal, kurz und lang), deren gewundene, im Rindenlabyrinth gelegene Tubulusabschnitte nicht gezeichnet sind; weiterhin ist ein Sammelrohr abgebildet. Die kortikalen Schleifenteile und das kortikale Sammelrohr verlaufen zusammengelagert in den Markstrahlen der Nierenrinde.
Rechts sind schematische Querschnitte durch die einzelnen Nierenregionen abgebildet. In der Rinde ist der Markstrahl durch eine Linie abgegrenzt; im Markstrahl verlaufen die auf- und absteigenden Schleifenteile der oberflächlichen und mittleren Nephrone sowie die kortikalen Sammelrohre. Im Außenstreifen beginnen die Gefäßbündel, in deren unmittelbarer Nähe die Schleifenteile der juxtamedullären Nephrone liegen. Davon entfernt, in Fortsetzung der Markstrahlen absteigend, die Schleifenteile der mittleren und oberen Nephrone.
Im Innenstreifen sind die Gefäßbündel am stärksten entwickelt; um sie herum liegen in gleicher Anordnung wie im Außenstreifen die Schleifenschenkel: nahe am Bündel die langen Schleifen, entfernter die kurzen. Die Schleifen bestehen im Innenstreifen absteigend aus dem intermediären, aufsteigend aus dem distalen Tubulus.
In der Innenzone sind die Gefäßbündel klein. Es sind nur noch lange Schleifen vorhanden, die im absteigenden wie im aufsteigenden Teil aus dem intermediären Tubulus bestehen. Die Sammelrohre vereinigen sich und werden zu dicken Röhren.
Erläuterungen zur Farbkodierung des Tubulussystems s. Abb. 8.3-8, S. 763.

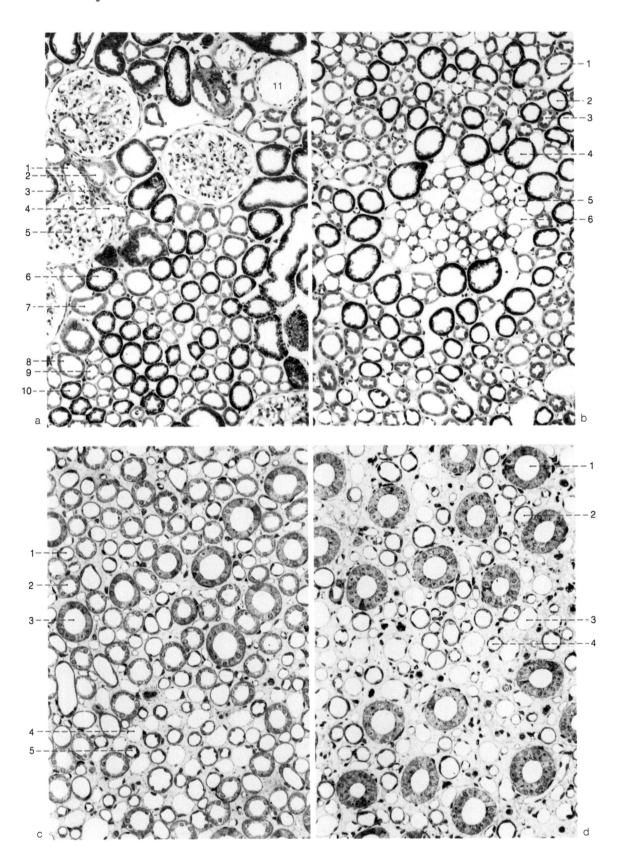

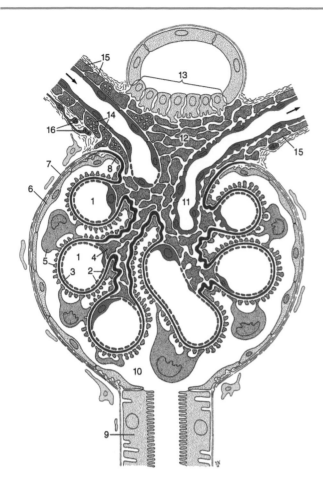

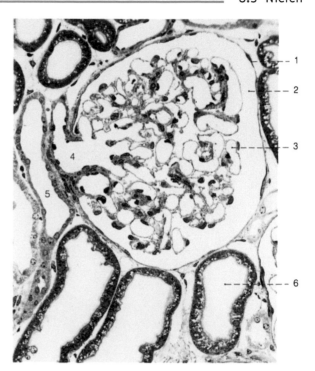

Abb. 8.3-18 Histologischer Schnitt durch ein menschliches Nierenkörperchen. 1 = Bowmansche Kapsel, parietales Blatt; 2 = Kapselraum; 3 = Kapillarschlinge; 4 = Arteriola efferens; 5 = distaler Tubulus mit Macula densa; 6 = proximaler Tubulus. Semidünnschnitte; Methylenblau-Azur II nach Richardson. Vergr. etwa 400fach.

Abb. 8.3-17 Schematische Darstellung eines Längsschnittes durch ein Nierenkörperchen mit Gefäß- und Harnpol. Afferente und efferente Arteriolen sind durch Pfeile gekennzeichnet. 1 = Glomeruluskapillaren; 2 = Gefäßendothel; 3 = globuläre Basalmembran (GBM); 4 = Mesangium; 5 = Podozyt; 6 = parietales Epithel der Bowmanschen Kapsel; 7 = Basalmembran der Bowmanschen Kapsel; 8 = Übergang dieser Basalmembran in die GBM; 9 = proximaler Tubulus; 10 = Kapselraum; 11 = intraglomeruläres Segment der efferenten Arteriole; 12 = extraglomeruläres Mesangium; 13 = Macula densa als Zellplaque in der Pars recta des distalen Tubulus; 14 = granulierte Zellen; 15 = glatte Muskelzellen der glomerulären Arteriolen; 16 = sympathische Nervenfasern. 12, 13 und 14 bilden nach klassischer Definition den juxtaglomerulären Apparat (JGA).

nicht nur an das Kollagen, sondern vermittelt darüber hinaus besonders über Integrine die mechanische Verbindung mit dem Zytoskelett der Endothelzellen und Podozyten. Hinzu kommen **Proteoglykane**, insbesondere das Agrin, die ebenfalls an das Laminin binden. Die polyanionischen Seitenketten der Proteoglykane verleihen der GBM eine starke negative Ladung und Hydratisierung. Die Synthese der GBM erfolgt hauptsächlich durch die Podozyten und in geringerem Grad durch die Endothelzellen.

Die **Endothelzellen** sind große, mit Ausnahme in der Kernregion nach allen Seiten hin flach ausgezogene Zellen (Abb. 8.3-19 u. 20). In ihrer Gesamtheit bilden sie einen in sich geschlossenen Endothelschlauch, der die Kapillare darstellt. Die ausgewalzten dünnen Anteile des Endothels enthalten in regelmäßiger Anordnung große Fenestrierungen, besser gesagt Poren (50−100 nm im Durchmesser), die im Gegensatz zu den Fenestrae der peritubulären Kapillaren kein Diaphragma besitzen; es sind echte Löcher

◀ **Abb. 8.3-16 Histologische Querschnitte durch die Rinde (a), den Außenstreifen (b), den Innenstreifen (c) und die Innenzone (d) der menschlichen Niere.** In (a): 1 = Arteriola afferens; 2 = distaler Tubulus mit Macula densa; 3 = extraglomeruläres Mesangium; 4 = Arteriola efferens; 5 = Glomerulus; 6 = proximaler Tubulus, Pars convoluta; 7 = distaler Tubulus, Pars convoluta; 8 = Sammelrohr; 9 = distaler Tubulus, Pars recta; 10 = proximaler Tubulus, Pars recta; 11 = A. corticalis radiata; 8, 9 und 10 liegen in einem Markstrahl.
In (b): 1 = Sammelrohr; 2 = Pars recta des proximalen Tubulus (oberflächliches oder mittleres Nephron); 3 = Pars recta des distalen Tubulus; 4 = Pars recta des proximalen Tubulus (juxtamedulläres Nephron); 5 = arterielles, 6 = venöses Vas rectum.
In (c): 1 = Pars descendens des intermediären Tubulus (dünner absteigender Schleifenschenkel); 2 = distaler Tubulus, Pars recta; 3 = Sammelrohr; 4 = aufsteigendes (venöses), 5 = absteigendes (arterielles) Vas rectum in einem Gefäßbündel.
In (d): 1 = Sammelrohr; 2 = intermediärer Tubulus (dünner Schleifenschenkel); 3 = venöses, 4 = arterielles Vas rectum innerhalb eines kleinen Gefäßbündels.
Semidünnschnitte; Methylenblau-Azur II nach Richardson; Vergr. etwa 240fach.

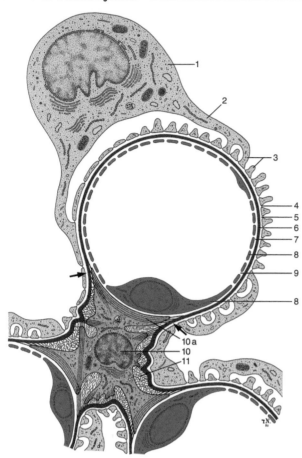

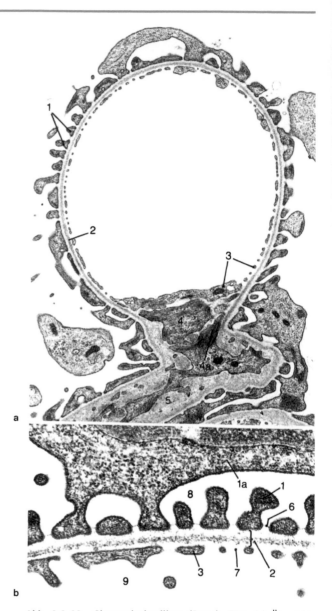

Abb. 8.3-19 Zeichnerische Darstellung eines Schnittes durch eine Glomeruluskapillare. 1 = Podozytenkörper; 2 = Primärfortsatz; 3 = Fußfortsätze; 4 = Schlitzmembran; 5 = Lamina rara externa, 6 = Lamina densa und 7 = Lamina rara interna der Basalmembran; 8 = Endothel; 9 = Endothelpore; 10 = Mesangiumzelle mit 10a = Actinfilamentbündel; 11 = mesangiale Matrix. Die beiden Pfeile zeigen auf die Umschlagspunkte der Basalmembran, an denen diese aus ihrem perikapillären Verlauf in die Mesangiumbedeckung übergeht.

Abb. 8.3-20 Glomeruluskapillare (Ratte); TEM. (a) Übersicht. 1 = Podozyt; 2 = Basalmembran; 3 = Endothel; 4 = Mesangiumzelle mit 4a = Mikrofilamentbündel; 5 = mesangiale Matrix. Vergr. etwa 10500fach. (b) Filtrationsbarriere. 1 = Fußfortsatz und 1a = Körper eines Podozyten; 2 = Basalmembran mit Lamina rara interna, Lamina densa und Lamina rara externa; 6 = Schlitzmembran; 7 = Endothelpore; 8 = Harnraum; 9 = Kapillarlumen. Vergr. etwa 35000fach.

(Abb. 8.3-20 u. 21c). Ein weiterer auffälliger Unterschied zu den Endothelien anderer Kapillaren besteht darin, dass in den Glomerulusendothelien so gut wie keine Mikropinozytosevesikel vorkommen. Im Perikaryon enthalten die Endothelzellen die üblichen Zellorganellen. Ein kräftig entwickeltes Zytoskelett aus intermediären Filamenten und Mikrotubuli ist vorhanden. Der luminalen Zellmembran ist eine dicke, stark negativ geladene Glykokalyx aufgelagert, die auch die Fenestrationen überbrückt. Verantwortlich für die negative Ladung dieser Schicht ist vor allem das Sialoprotein Podocalyxin.

Die **Podozyten** sind ein epithelialer Zelltyp (viszerales Epithel der BOWMANschen Kapsel); sie entstehen wie die Tubulusepithelien aus der „epithelialen" Wand der S-förmigen Nephronanlage (Abb. 8.1-3). Es sind stark differenzierte Zellen, die nach Abschluss der Ontogenese die Fähigkeit zur mitotischen Teilung verloren haben. Ihre Adaptationsfähigkeit ist deshalb auf eine Zellhypertrophie beschränkt; zugrunde gegangene können nicht ersetzt werden. Podozyten bestehen aus einem großen Zellkörper (Perikaryon) und Fortsätzen, mit denen die Zellen an der glomerulären Basalmembran verankert sind (Abb. 8.3-19, 20, 21a u. b); die Zellkörper selbst berühren die Basalmembran nicht, sie „flottieren" im Filtrat des Kapselraums. Der Zellkern liegt nahe der dem Kapselraum zugewandten Zellmembran, der ausgedehnte „subnukleäre" Zytoplasmaraum enthält den sehr stark entwickelten GOLGI-Apparat, viele Zisternen aus rauem und glattem endoplasmatischem Retikulum und auffallend viele lysosomale Elemente.

Vom Zellkörper ziehen zunächst kräftige Fortsätze (Primärfortsätze) zu den Kapillaren (besser gesagt zu der die Kapillaren umgebenden GBM); dort spalten sie sich in die Sekundärfortsätze (**Fußfortsätze;** Füßchen) auf (Abb.

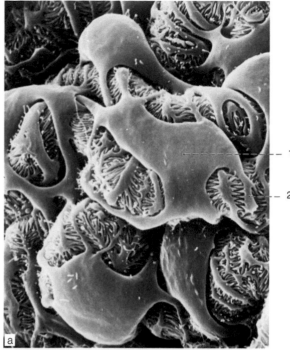

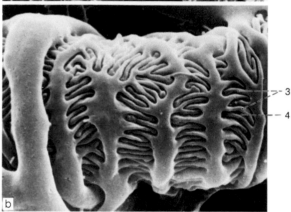

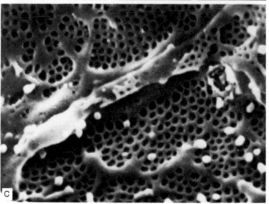

Abb. 8.3-21 Glomerulus der Ratte; REM. (a) Mehrere Kapillarschlingen, Ansicht vom Kapselraum. 1 = Podozytenkörper; 2 = Primärfortsätze der Podozyten. Vergr. etwa 2 700fach. (b) Eine einzelne Glomeruluskapillare. 3 = Fußfortsätze der Podozyten; 4 = Filtrationsschlitze. Vergr. etwa 7 500fach. (c) Innenansicht einer Glomeruluskapillare. Das Endothel besitzt Poren ohne Diaphragma. Vergr. etwa 16 000fach.

8.3-21a u. b). Diese in ihrer Form eher fingerförmigen Fortsätze (der Name Fußfortsatz bezieht sich auf das Schnittbild; Abb. 8.3-20) interdigitieren sehr regelmäßig mit den Fußfortsätzen eines anderen Podozyten. Das interdigitierende Muster der Fußfortsätze ist die äußere Schicht der Filtrationsbarriere.

Das **Zytoskelett** der **Podozytenfortsätze** besteht in den großen Fortsätzen aus Mikrotubuli und Intermediärfilamenten (Vimentin). Die Fußfortsätze dagegen besitzen ein durch α-Actinin vernetztes **Actinskelett**, das aus schleifenförmigen Actinfilamentbündeln besteht, die mit ihren Schleifenscheiteln zentral mit den Mikrotubuli der Primärfortsätze verbunden sind, deren Schenkel jeweils in zwei benachbarten Fußfortsätzen verlaufen und schließlich im dichten Zytoplasma ihrer „Sohlen" verankert sind. Das Zytoskelett der Sohlen ähnelt dem Zytoskelett von fokalen Kontakten (Kap. 2.3.2). Darüber hinaus enthalten die Fußfortsätze auch **Myosin**, sodass die Fußfortsätze kontraktile Eigenschaften erhalten. Die **Verankerung** der Fußfortsätze in der GBM erfolgt durch die transmembranären Proteine $\alpha_3\beta_1$-Integrin (bindet an Laminin und Kollagen Typ IV) und Dystroglycan (bindet an Agrin und Laminin). Integrine und Dystroglycan (Kap. 2.3.2, 2.4.4) sind im Zytoplasma über Adaptermoleküle (Talin, Utrophin) mit dem Actinfilamentsystem verknüpft (Abb. 8.3-22). Dadurch wird eine stabile und zugleich dynamische Actin-/Myosin-Verbindung geschaffen, die ein Wandern der Fußfortsätze auf der GBM erlauben könnte.

Zwischen den Fußfortsätzen bleiben mäandrierende Spalten offen (Abb. 8.3-21b). Sie werden **„Filtrationsschlitze"** genannt, haben eine Tiefe von 300−500 nm und eine Breite von 30−40 nm. Die Schlitze werden von der 4 nm dicken **Schlitzmembran** überbrückt. Dies ist eine extrazelluläre Struktur mit einem sehr regelmäßigen submikroskopischen Aufbau.

Die Schlitzmembran ähnelt ultrastrukturell einer Adhärensjunktion (Abb. 2-38). An ihrem Aufbau sind die Proteine Nephrin, Neph1, P-Cadherin und FAT beteiligt (Abb. 8.3-22). Dies sind lange transmembranäre Proteine, von denen man annimmt, dass sie aus gegenüberliegenden Fußfortsätzen aufeinander zulaufen, aneinander binden und dabei eine spezifische Porenstruktur der Schlitzmembran ausbilden; Details sind unbekannt (Neph1 und FAT sind in Abb. 8.3-22 nicht eingezeichnet).

Die dem Kapselraum und den Filtrationsschlitzen zugewandte luminale Zellmembran der Fußfortsätze ist von einer dicken, negativ geladenen Glykokalyx überzogen, die die Filtrationsschlitze auskleidet und auch die Schlitzmembran bedeckt. Sie besteht − wie auf dem Endothel − im Wesentlichen aus dem Sialinsäurereichen Glykoprotein **Podocalyxin**.

Die **Filtrationsbarriere** besteht somit aus den Endothelzellen mit großen offenen Poren, der Basalmembran und der Schlitzmembran, die die engen Filtrationsschlitze zwischen den Füßchen der Podozyten basal abschließt (Abb. 8.3-20b u. 22). Hinzu kommt auf beiden Seiten des Filters je eine stark negativ geladene Glykokalyx; auch die beiden Laminae rarae der Basalmembran sind aufgrund des hohen Gehaltes an Heparansulfat **negativ geladen**.

Diese Barriere hat im Vergleich zu anderen Kapillarbarrieren erstaunliche Eigenschaften. Sie besitzt eine hohe Permeabilität für Wasser und kleine wasserlösliche Moleküle (einschließlich Ionen), dagegen eine extrem niedrige Permeabilität für Plasmaproteine. Die hohe Durchlässigkeit für Wasser und Ionen kann man dadurch erklären, dass keine Zellmembran an der Barriere beteiligt ist; der Transfer erfolgt extrazellulär. Der hydraulische, für die Größe des Wassertransfers bestimmende Widerstand wird zur Hälfte von der GBM, zur anderen Hälfte von der Schlitzmembran

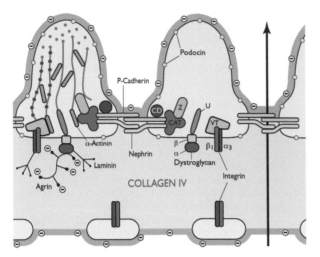

Abb. 8.3-22 Glomerulärer Filter. Der glomeruläre Filter besteht aus dem Endothel mit großen offenen Poren, der GBM und der Schicht der Podozytenfüßchen mit zwischengeschalteten Filtrations schlitzen, die durch die Schlitzmembran geschlossen sind. Sowohl die Endothel- als auch die Podozytenschicht besitzen eine stark negativ geladene Glykokalyx (Podocalyxin), die auch die Endothelporen und die Filtrationsschlitze überbrückt. Zusammen mit den negativ geladenen Heparansulfat-Proteoglykanen der GBM bewirkt sie die Ladungsselektivität des Filters. Der hydraulische Widerstand und die Größenselektivität werden durch die GBM und die Schlitzmembran vorgegeben. Der Pfeil zeigt den rein extrazellulären Weg des Filtrats durch den Filter.
Die Zellmembran enthält ein spezifisches Protein, das Podocin (gelbe Punkte). Die Podozytenfüßchen besitzen ein durch α-Actinin vernetztes spezifisches (Synaptopodin als Actin-assoziiertes Protein; rote Punkte) kontraktiles (Myosin ist vorhanden, im Bild nicht gezeigt) Actinskelett, das über Adaptorproteine sowohl mit Strukturproteinen der Schlitzmembran als auch mit den Adhäsionskomplexen zur GBM verbunden ist. Über den Vinculin-Talin-Komplex erfolgt die Verbindung zu den spezifischen Integrinen ($\alpha3\beta1$-Integrin), die in der GBM an Kollagen IV und Laminin binden, über Utrophin zu dem α/β-Dystroglycankomplex, der an Agrin und Laminin bindet. Der Aufbau der Schlitzmembran ist nur unvollständig bekannt. Diskutiert wird ein Aufbau ähnlich einer Zonula adherens aus sich in der Mitte überlappenden, transmembranären Proteinen: soweit bisher bekannt, sind die Proteine Nephrin, Neph1, P-Cadherin und FAT am Aufbau beteiligt (gezeigt sind nur P-Cadherin und Nephrin). Im Zytoplasma sind diese Proteine über Adapterproteine (Catenine, ZO-1 und CD2AP) mit dem Actinskelett verbunden. Die GBM besteht aus einem Netzwerk aus Kollagen Typ IV, dem ein zweites Netz aus Laminin/Nidogen überlagert und dicht mit Heparansulfat-Proteoglykanen (Agrin) bestückt ist. Abkürzungen: CD (CD2AP), Z (ZO-1), VT (Komplex aus Vinculin und Talin). Vgl. mit Abb. 2-38 u. 3.3-19.

aufgebracht, deren Gesamtfläche nur 2–3% der Innenfläche der Kapillaren ausmacht.

Die Undurchlässigkeit des Filters für Makromoleküle (Plasmaproteine) erklärt sich aus zwei Eigenschaften des Filters, der **Größenselektivität** und der **Ladungsselektivität**. Die vielen negativen Ladungen der Filtrationsbarriere wirken insgesamt als ein Ladungsschild, der die Plasmaproteine mit ihrer überwiegend negativen Oberflächenladung am Eintritt in den Filter hindert. Die Größenselektivität des Filters geht daraus hervor, dass neutrale Substanzen bis zu einem effektiven Radius von 18 Å frei passieren. Größere Moleküle werden zunehmend zurückgehalten, bis bei einem effektiven Radius von etwa 40 Å eine absolute Barriere besteht. Plasmaalbumin mit einem effektiven Radius von 36 Å würde also ständig zu einem gewissen, wenn auch kleinen Anteil

filtriert werden; der Ladungsschild verhindert jedoch weitgehend seine Passage durch den Filter. Die Frage, welche Struktur für die Größenselektivität verantwortlich ist, die GBM oder die Schlitzmembran, ist nach wie vor umstritten. Wahrscheinlich sind beide daran beteiligt, doch fehlt ein überzeugendes Konzept, welchen Beitrag die GBM und welchen die Schlitzmembran leisten könnten. Was mit den Makromolekülen geschieht, die in den Filter gelangen und dort stecken bleiben, ist weitgehend unbekannt. Man stellt sich vor, dass sie den Filter langsam passieren und dann an der Podozytenseite von den Podozyten phagozytiert werden.

Das **Mesangium** besteht aus den Mesangiumzellen und der mesangialen Matrix. Es findet sich in den Achsen der Lobuli, setzt sich über den glomerulären Stiel nach außen fort und ist dort mit dem extraglomerulären Mesangium verbunden. Zusammen mit den glomerulären Kapillaren füllt das Mesangium den Raum innerhalb der GBM aus (Abb. 8.3-17, 19 u. 20).

Die **Mesangiumzellen** sind stark verzweigt und enthalten, vorwiegend in ihren Fortsätzen, kontraktile Filamentbündel. Die Fortsätze der Mesangiumzellen verbinden sich mit der GBM – entweder direkt oder unter Zwischenschaltung von extrazellulären Mikrofibrillen. Die stärksten Actin und Myosin enthaltenden Filamentbündel findet man in den mesangialen Zellfortsätzen, die den schmalen, dem Mesangium zugewandten Endothelstreifen der Kapillaren unterlagern (Abb. 8.3-19 u. 20). An diesen Stellen verbinden die kontraktilen Filamentbündel die gegenüberliegenden Umbiegungsstellen der GBM, an denen diese von ihrem perikapillären Verlauf abweicht und in die das Mesangium bedeckende GBM über geht. Diese **kontraktilen Fortsätze** stabilisieren sozusagen die Kapillarhälse und halten sie eng.

Mesangiumzellen haben zusätzliche Funktionen; sie sind zur Phagozytose befähigt. Bekannt ist z. B. die **Phagozytose** von Immunkomplexen bei glomerulären Erkrankungen.

Die **mesangiale Matrix** füllt die sehr verwinkelten Räume zwischen den mesangialen Zellen und der paramesangialen GBM völlig aus (Abb. 8.3-19 u. 20). Üblicherweise beschreibt man die mesangiale Matrix als ein „Basalmembran-artiges" jedoch stärker fibrilläres Material. An Matrixkomponenten enthält dieses Material Kollagene (Typen IV, V, und VI), Proteoglykane (Perlecan), sehr reichlich das Glykoprotein Fibronectin und Mikrofibrillen. Die Letzteren sind nichtkollagene, sich nicht verzweigende, ca. 15 nm dicke Bindegewebefibrillen von noch unbekannter biochemischer Struktur.

Das Mesangium gilt als „Stützstruktur" des Glomerulus, die verantwortlich für die **Stabilität des Glomerulus** ist. Der Blutdruck in den Glomeruluskapillaren ist weitaus höher (50–55 mmHg) als in den übrigen Kapillaren des Körpers (20–25 mmHg); dieser Druck ist nötig, um eine genügend hohe Filtration zu gewährleisten. Die Kapillarwand muss damit einer beachtlichen hydrostatischen Druckdifferenz (30–40 mmHg; weitaus höher als sonst in Kapillaren) standhalten. Die nötigen Gegenkräfte (Wandspannung) werden gemeinsam von der GBM (Rigidität), dem Mesangium (kontraktile Verklammerung der Kapillarhälse) und den Podozyten (der kontraktile Tonus der Fußfortsätze wirkt in Verbindung mit deren fester Verankerung in der GBM einer Dehnung entgegen) aufgebracht. Das System ist nicht beliebig belastbar; erhöhte glomeruläre Kapillardrücke führen zu glomerulären Schäden.

8.3.5 Nierentubulus

Transportfunktionen des Tubulus sind in hohem Maße substanzspezifisch. Sie verlaufen nach den Regeln für epitheliale Transporte (Kap. 3.1.4). Kurz zusammengefasst und bezogen auf die Epithelien der Nierentubuli, ist Folgendes wichtig. Die Nierentubuli bestehen aus einem einfachen Epithel unterschiedlicher Höhe. Die Epithelzellen sind durch einen Schlussleistenkomplex aus Zonula occludens und Zonula adherens miteinander verbunden. Zwei Transportwege durch das Epithel sind möglich. **Der transzelluläre Weg** (weitaus überwiegend), bei dem eine zu transportierende Substanz über die eine Zellmembran in das Zytoplasma aufgenommen und über die gegenseitige nach außen abgegeben wird. Die spezifische Ausstattung der luminalen und der basolateralen Zellmembran mit Transportproteinen, d. h. Kanälen, Transportern und Pumpen, bestimmt die Transporteigenschaften dieser Route. **Der parazelluläre Weg** führt durch den Schlussleistenkomplex und die lateralen Interzellularspalten. Die für den parazellulären Transport wichtigste Struktur ist die Zonula occludens; sie vor allem bestimmt die charakteristische Permeabilität der parazellulären Route. Die anderen Anteile des Zellverbindungskomplexes (Zonula adherens, Desmosomen) dienen vorwiegend der mechanischen Verbindung der Zellen.

Der Mensch bildet in der Gesamtheit seiner Glomeruli täglich ca. **180 Liter Primärharn**, in denen unter vielen anderen Stoffen 1,5 kg NaCl enthalten sind; er scheidet **1,5 Liter endgültigen Harn** aus, der fast NaCl-frei sein kann. Daraus lässt sich die gewaltige Transportaufgabe des Nierentubulus leicht ablesen.

Motor für die meisten transepithelialen Transporte des Nierentubulus ist der aktive Na^+-Transport. Das dafür verantwortliche Transportprotein, die **Na^+-K^+-ATPase**, ist in allen Tubulusabschnitten in der basolateralen Membran lokalisiert und transportiert Na^+ aus der Zelle in das Interstitium. Dadurch wird ständig ein Na^+-Konzentrationsgradient zwischen Zellinnerem und Zelläußerem aufrechterhalten, der den Einstrom von Na^+ in die Zelle aus dem Tubuluslumen unterhält. Dieser Einstrom erfolgt durch Na^+-Kanäle und Na^+-abhängige Transporter. Letztere bewirken, dass die einströmenden Na^+-Ionen organische Moleküle und andere Ionen sozusagen „im Huckepack" mit in die Zelle aufnehmen (Kotransporter) oder im Austausch aus der Zelle austreten lassen (Austauscher) (Kap. 3.1.3).

Proximaler Tubulus (PT)

Der proximale Tubulus (Abb. 8.3-23) ist mit einem kubischen Epithel ausgestattet, dessen Zellen basolateral durch Zellfortsätze stark miteinander verzahnt sind. Die Abb. 8.3-24 macht die bizarre Form dieser Zellen und die dadurch bedingte enorme Oberflächenvergrößerung der basolateralen Zellmembran deutlich. Die interdigitierenden Zellfortsätze enthalten große Mitochondrien, die sich der Form der Zellfortsätze anpassen und damit der Zellmembran überall sehr eng zugeordnet sind. Dadurch entsteht ein so genanntes „basales Labyrinth", das funktionell gesehen die enge Kopplung der in der Zellmembran gelegenen **Na^+-K^+-ATPase** mit den ATP liefernden Mitochondrien in großem Stil ermöglicht. Der Vergrößerung der basolateralen Zellmembran entspricht eine vergleichbar große Amplifikation der luminalen Zellmembran in Form eines **Bürstensaums** aus hohen und dicht stehenden Mikrovilli. Die Zonula occludens des PT besteht im Allgemei-

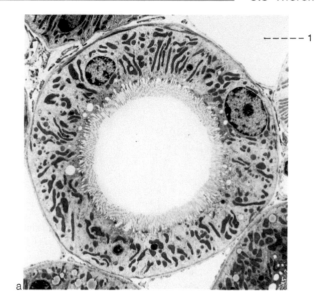

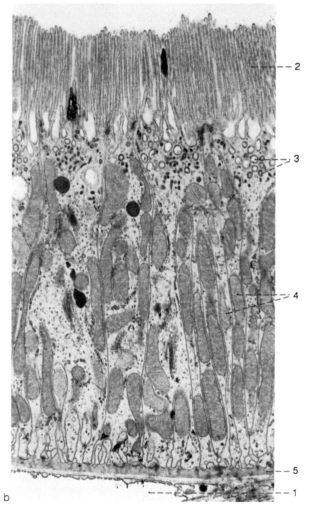

Abb. 8.3-23 Proximaler Tubulus (Ratte); TEM. (a) Querschnitt. Vergr. etwa 2000fach. (b) Epithelanschnitt. Vergr. etwa 9000fach. 1 = peritubuläre Kapillare; 2 = Bürstensaum; 3 = vakuolärer Apparat im apikalen Zytoplasma; 4 = interdigitierende Zellfortsätze, angefüllt mit Mitochondrien; 5 = Basalmembran.

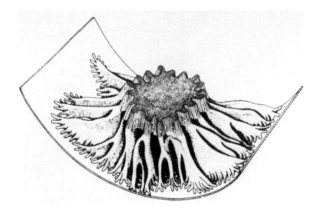

Abb. 8.3-24 Rekonstruktion einer Epithelzelle des proximalen Tubulus. Das Schema illustriert die lateralen Zellfortsätze und damit das Ausmaß der zellulären Interdigitation.

nen aus nur einer, an vielen Stellen lückenhaften „Verbindungsleiste", die durchgängig ist für bestimmte Ionen und (mit Einschränkung) auch für Wasser. Als einziger Tubulusabschnitt besitzt der PT eine Koppelung seiner Zellen durch Nexus.

Der proximale Tubulus ist nicht einheitlich gebaut. Histologisch unterscheidet man zwei Anteile, eine **Pars convoluta** und eine **Pars recta**, zytologisch unterscheidet man drei Abschnitte, die als Segment S1, S2 und S3 bezeichnet werden. Der Übergang von S1 nach S2 geschieht allmählich in der zweiten Hälfte der Pars convoluta, der Epithelwechsel von S2 nach S3 ist abrupt und erfolgt innerhalb der Pars recta.

Im proximalen Tubulus werden ca. $^2/_3$ der filtrierten Na^+, Cl^- und des Wassers sowie die gesamte filtrierte Glucose und der Hauptteil der Aminosäuren rückresorbiert (Abb. 8.3-25).

Diese Rückresorption erfolgt transzellulär über Na^+-Kanäle, Na^+-Kotransporter und Wasserkanäle (Aquaporine). Cl^--Ionen folgen den Na^+-Ionen hauptsächlich über den parazellulären Weg. Auch 95% des filtrierten **Bikarbonats** (HCO_3^-) werden im proximalen Tubulus resorbiert. Das geschieht zunächst durch Bildung von

CO_2 mit Hilfe einer Bürstensaum-ständigen **Carboanhydrase**. Das durch Diffusion in die Zellen eintretende CO_2 wird dort wieder mit H_2O (katalysiert durch eine zytoplasmatische Carboanhydrase) zu HCO_3^- und H^+ umgewandelt. Die H^+-Ionen werden mit Hilfe des Na^+-H^+-Austauschers ins Lumen abgegeben und stimulieren dort wiederum die Entstehung von CO_2 aus HCO_3^-. HCO_3^- verlässt die Zellen durch einen an Na^+ gekoppelten Kotransport in der basalen Plasmamembran.

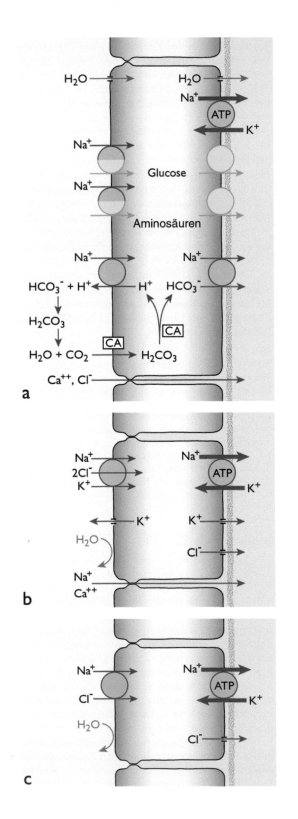

Abb. 8.3-25 Charakteristische Transporte im PT (a), TAL (b) und DCT (c). Aktive Salztransporte sind durch dicke rote, passive durch dünne rote Pfeile, Transporte organischer Substanzen durch grüne Pfeile und Wassertransporte durch blaue Pfeile gekennzeichnet. In allen drei Tubulusabschnitten ist der Motor für die transepithelialen Transporte die Na^+-K^+-ATPase in der basolateralen Zellmembran. Die Na^+-Aufnahmemechanismen in der luminalen Zellmembran sind im PT ein Antiport mit H^+, im TAL ein Kotransport mit K^+ und Cl^- und im DCT ein Kotransport mit Cl^-. Wichtig für das Verständnis der HCO_3^--Rückgewinnung im PT ist die im Bürstensaum und im Zytoplasma gelegene Carboanhydrase (CA), wodurch im Lumen zunächst CO_2 und H_2O, im Zytoplasma dann H^+ und HCO_3^- gebildet werden. Der Wiedergewinnung von HCO_3^- liegt somit eine elektroneutrale Sekretion von H^+-Ionen im Antiport mit Na^+ zugrunde. Weitere wichtige Transporte im proximalen Tubulus sind die Rückgewinnung von Glucose und Aminosäuren mittels entsprechender Na^+-Kotransporter. Der Rückfluss von H_2O im PT erfolgt transzellulär durch Wasserkanäle (Aquaporin 1); der TAL und der DCT besitzen keine Wasserkanäle, sie sind impermeabel für H_2O. Die Rückgewinnung von Ca^{2+} erfolgt in PT und TAL parazellulär, im DCT über transzelluläre Transportsysteme (nicht gezeichnet).

Das Na⁺-Glucose-Kotransportsystem des PT ist in seiner Kapazität eingeschränkt. Übersteigt die Glucosekonzentration im Primärharn einen Wert von 200 mg/100 ml (= 200 mg%), dann wird die überschüssige Glucose im Urin ausgeschieden. Eine solche **Glucosurie** ist charakteristisch für die dekompensierte Zuckerkrankheit (Diabetes mellitus).

Im PT werden auch 60% der filtrierten **Kalziumionen** rückresorbiert, vorwiegend über den parazellulären Weg (getrieben durch ein Lumen-positiv werdendes Potenzial). Ebenso erfolgt die Resorption von **Phosphat** (HPO_4^{2-}/$H_2PO_4^-$) im PT. Dafür verantwortlich sind Na⁺- Phosphat-Kotransporter, deren jeweilige Menge in der luminalen Zellmembran die Größe der Phosphatrückresorption bestimmt. Der Einbau dieser Transporter wird durch das **Parathormon** (PTH) der Nebenschilddrüsen gehemmt.

Neben der Rückgewinnung organischer Substanzen hat der PT eine weitere wichtige Aufgabe in der **Sekretion organischer Verbindungen**, organischer Anionen und Kationen.

Diese können endogenen (Harnsäure) oder exogenen (Xenobiotika; z.B. Penicillin) Ursprungs sein. Dafür stehen verschiedene Anionen- und Kationentransporter mit breiten Substratspezifitäten sowohl in der luminalen als auch in der basolateralen Membran zur Verfügung, die für die Sekretion solcher Substanzen sorgen. Damit übernimmt der PT eine Funktion bei der „**Detoxifikation**" von xenobiotischen Substanzen; diese findet vorwiegend in den S3-Segmenten statt.

Eine Besonderheit des PT ist ein **endozytotisches Transportsystem**, der so genannte vakuoläre Apparat (Abb. 8.3-23). Darunter versteht man die im apikalen Zytoplasma gelegenen kleinen und größeren Vakuolen, Clathrin-Saumvesikel, Endosomen und Lysosomen. Große Plasmaproteine passieren den glomerulären Filter zwar nur in geringen Mengen, aber kleinere Proteine und Peptide (Hormone, Mitogene, Zytokine) werden zu einem bestimmten Anteil ständig filtriert und gelangen damit in den Primärharn. Durch Endozytose werden sie in die Zellen aufgenommen (Kap. 2.8) und anschließend in einem gut entwickelten endosomalen/lysosomalen System bis zu den Aminosäuren abgebaut. Dieser Abbau ist mitverantwortlich für die ständige Entfernung von Peptidhormonen aus dem Blutkreislauf.

Der PT besitzt auch eine **endokrine Funktion**, in dem er, stimuliert durch PTH, das aktive Vitamin D, Calcitriol, durch einen letzten Hydroxylierungsschritt an Position 1 bildet (Kap. 3.6.9).

Intermediärer Tubulus

Der Tubulus intermedius umfasst die dünnen Teile der ab- und aufsteigenden Schenkel der HENLEschen Schleife. Die **kurzen Schleifen** besitzen nur im absteigenden Schenkel einen dünnen Teil (DTLS), ihr aufsteigender Teil besteht ausschließlich aus der Pars recta des distalen Tubulus (TAL). Die **langen Schleifen** dagegen steigen mit der dünnen Pars descendens (DTLL) bis in die Innenzone ab, mit der dünnen Pars ascendens (ATL) bis zur Grenze zum Innenstreifen auf und gehen dort in den TAL über (Abb. 8.3-8).

Das Epithel der **dünnen Teile** der kurzen und der langen Schleifen ist unterschiedlich gebaut (Abb. 8.3-26). Diese Kenntnisse basieren fast ausschließlich auf Untersuchungen an verschiedenen Säugetieren. Die DTL der **kurzen**

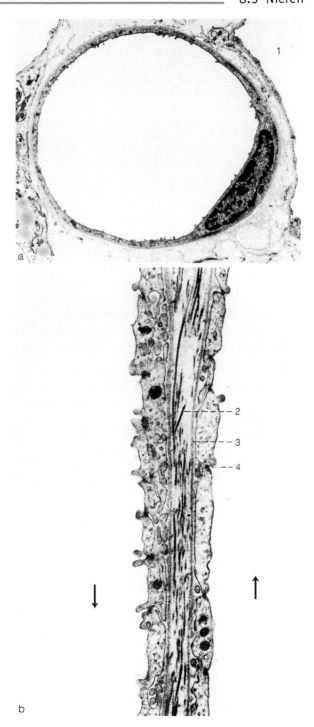

Abb. 8.3-26 Intermediärer Tubulus (Ratte); TEM. (a) Querschnitt durch den dünnen absteigenden Schenkel einer kurzen Schleife; Vergr. etwa 3800fach. (b) Anschnitte des Epithels eines dünnen absteigenden (↓) und dünnen aufsteigenden (↑) Schenkels einer langen Schleife; Vergr. etwa 15000fach. 1 = Kapillare; 2 = kollagene Fibrillen im Interstitium; 3 = Basalmembran; 4 = Zonula occludens.

Schleifen (DTLs) wird von einem einschichtigen und sehr einfachen Epithel ausgekleidet. Im Vergleich dazu ist das Epithel der DTL der **langen Schleifen** (DTLL) wesentlich differenzierter. Zwar ist auch dieses Epithel flach, doch aufgrund der starken Zellinterdigitation und der durchlässi-

gen Zonulae occludentes sind umfangreiche parazelluläre
Transporte möglich. Das Epithel wird allerdings im absteigenden Verlauf der Tubuli in der Innenzone zunehmend
einfacher, so dass man an jeder DTLL einen proximalen
und einen distalen Anteil unterscheiden kann. Die DTLs
der kurzen Schleifen sind für Wasser (Aquaporin I) und
für Harnstoff (Harnstofftranporter) durchlässig. Die DTLs
der langen Schleifen sind zunächst stark salzpermeabel, im
distalen Anteil überwiegt die Wasserpermeabilität.

Auch das Epithel der **ATL** (nur in langen Schleifen vorhanden) ist flach, doch hier sind wiederum die parazellulären Transportwege mit hoher Ionendurchlässigkeit bemerkenswert; die Zonula occludens besteht nur aus einer
Verschmelzungsleiste (Abb. 8.3-26). Die hohe Durchlässigkeit für Wasser im absteigenden Schenkel endet am
Schleifenscheitel; das Epithel des gesamten aufsteigenden
Schleifenschenkels (ATL, TAL) und des DCT besitzt keine
Aquaporine und ist für Wasser nur geringfügig (ATL) bis
weitgehend undurchlässig (TAL).

Pars recta des distalen Tubulus (TAL)

Am distalen Tubulus werden wie am proximalen Tubulus
zwei Teile, eine **Pars recta** (TAL) und eine **Pars convoluta**
(DCT), unterschieden.

Der TAL (Abb. 8.3-27) beginnt (wenn man von den
Nephronen mit kortikalen Schleifen absieht) in der Außenzone des Nierenmarkes und steigt in die Rinde bis zum
zugehörigen Nierenkörperchen auf. Dort bildet der TAL
die **Macula densa** aus, kurz dahinter beginnt die Pars convoluta, der DCT (Abb. 8.3-28). Das Epithel des TAL besteht
im Mark aus kubischen Zellen, die – wie der proximale
Tubulus – mit basolateralen Fortsätzen intensiv und tief
miteinander interdigitiert sind (**basales Labyrinth**). Diese
Fortsätze enthalten wie im proximalen Tubulus große
Mitochondrien, die das ATP für die **Na⁺-K⁺-ATPase** direkt
an der Zellmembran bereitstellen. Im Vergleich zum proximalen Tubulus ist die luminale Oberfläche spärlich mit
kurzen Mikrovilli ausgestattet, die Zonula occludens ist dagegen sehr viel stärker entwickelt. **Aquaporine fehlen**, sodass der TAL für Wasser praktisch undurchlässig ist. Das
wichtigste Transportprotein der luminalen Membran ist
ein **Na⁺-K⁺-2Cl⁻-Kotransporter** (Abb. 8.3-25), der – getrieben durch die basolaterale Na⁺-K⁺-ATPase – die Salze aus
dem TAL weitgehend rückresorbiert (Kap. 3.1.4 und Abb.
3.1-4). Da das Wasser nicht nachfolgen kann, kommt es zur
Trennung von Wasser und Salz. Die Tubulusflüssigkeit wird
hypoosmolar, wird verdünnt: deshalb der vergleichend-
anatomisch sinnvolle Name „**Verdünnungssegment**".

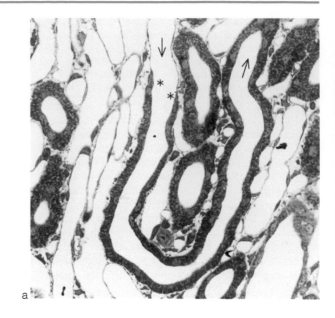

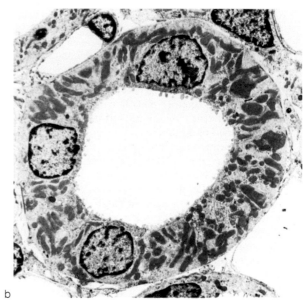

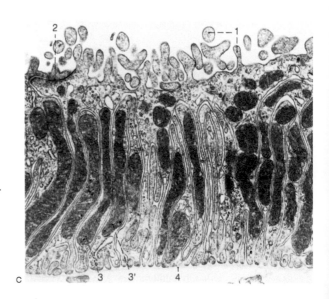

Abb. 8.3-27   Distaler Tubulus, Pars recta (Ratte); TEM. (a) Über- ▶
gang des dünnen absteigenden Schenkels (↓) einer kurzen Schleife
in die Pars recta des distalen Tubulus (**), der den aufsteigenden
Schleifenschenkel (↑) bildet. Semidünnschnitt; Vergr. etwa 300fach.
(b) Querschnitt; TEM; Vergr. etwa 2 500fach. (c) Epithelanschnitt.
1 = luminale Mikrovilli; 2 = Zonula occludens, schräg angeschnitten;
3 und 3' = interdigitierende Zellfortsätze; 4 = Basalmembran. Vergr.
etwa 9 100fach.

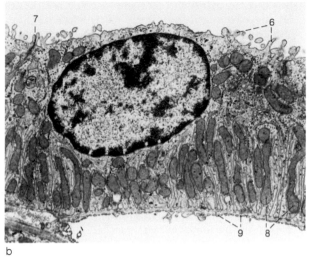

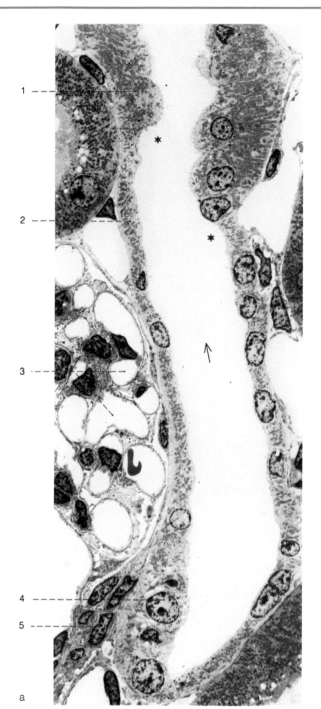

Abb. 8.3-28 Distaler Tubulus (Ratte); TEM. (a) Übergang (**)
der Pars recta in die Pars convoluta; Vergr. 1200fach. Der Pfeil markiert die Richtung des Urinflusses. (b) Epithel der Pars convoluta;
Vergr. etwa 6300fach. 1 = Pars convoluta; 2 = Pars recta des distalen
Tubulus; 3 = Glomeruluskapillaren; 4 = Zelle der Macula densa; 5 =
extraglomeruläres Mesangium; 6 = luminale Zellmembran; 7 = Zonula
occludens; 8 = interdigitierende Zellfortsätze mit Mitochondrien;
9 = fenestriertes Epithel einer peritubulären Kapillare.

Klinisch wichtig ist dieses Segment, da an dem apikalen Na$^+$- K$^+$-
2Cl$^-$-Kotransporter starke Diuretika angreifen, darunter das Fu-
rosemid. Unter dessen Wirkung wird die Resorption von Na$^+$
stark gehemmt, sodass es in der Tubulusflüssigkeit bleibt und so
zu einer starken Salz- und Wasserdiurese führt.

Im TAL erfolgt parallel zur Chloridresorption auch noch
die (isoelektrische) Resorption von ca. 30% des filtrierten
Ca^{2+} und 70% des Mg^{2+}, hauptsächlich wie im PT parazellulär. Für die parazelluläre Mg^{2+}-Resorption ist das Oc-
cludensprotein Claudin 16 (= Paracellin-1) verantwortlich
(Kap. 2.3.1). Die Glykokalyx der luminalen Membran

enthält ein nierenspezifisches Glykoprotein, das TAMM-
HORSFALL-Protein, das von diesem Epithel ständig gebildet
und ins Lumen abgegeben wird. Der Mensch scheidet täglich ca. 50 mg davon aus; seine Bedeutung ist unbekannt.

Kurz vor dem Übergang in den DCT enthält der TAL
die **Macula densa** (Abb. 8.3-28 u. 33). Dies ist ein Abschnitt
aus 20–30 Zellen, der mit seiner Außenfläche dem extraglomerulären Mesangium des zugehörigen Nierenkörperchens angelagert ist (s. u.). Die Zellen der Macula densa
unterscheiden sich erheblich von den sie allseits umgebenden Zellen des TAL. Die Zellen haben große Zellkerne,
sodass im Schnittbild die Zellkerne dicht nebeneinander

liegen; darauf bezieht sich der Name Macula densa. Die Zellen sind nicht miteinander interdigitiert, sondern grenzen sich gegenseitig durch deutliche Interzellularspalten ab, die selbst lichtmikroskopisch weit erscheinen können. Wie der TAL besitzt die Macula densa in der basolateralen Membran die Na$^+$-K$^+$-ATPase und in der luminalen den Na$^+$-K$^+$-2Cl$^-$-Kotransporter, der hier die Aufgabe als „**Chloridsensor**" erfüllt (s. u.).

Pars convoluta des distalen Tubulus (DCT)

Kurz nach der Macula densa geht der TAL abrupt in den DCT über (Abb. 8.3-28). Das Epithel ist höher als im kortikalen Teil des TAL, gleicht ihm aber strukturell weitgehend. Die Zellen sind basolateral stark interdigitiert und bilden mit eng assoziierten Mitochondrien ein **basales Labyrinth**. Die luminale Membran hat einen dichten Besatz von **kurzen Mikrovilli**. Das Epithel des DCT ist wie das des TAL weitgehend für Wasser undurchlässig. Die Natriumresorption in der luminalen Membran (Abb. 8.3-25) erfolgt durch einen **Na$^+$-Cl$^-$-Kotransporter**, der durch Diuretika vom Typ der **Thiazide** gehemmt wird und für den DCT charakteristisch ist. Die spezifische Bedeutung dieses Segments ist noch nicht völlig klar. Sicher ist aber, dass weiter NaCl rückresorbiert wird und damit dessen Konzentration im Tubulusharn weiter abfällt. Darüber hinaus spielt der DCT bei der Resorption zweiwertiger Kationen, insbesondere von **Ca^{2+}**, eine wichtige Rolle. Hier erfolgt die eigentliche Regulation der Ausscheidung der restlichen 10% des filtrierten Ca^{2+} unter Kontrolle von PTH. **PTH** stimuliert den Einbau luminaler Ca^{2+}-Kanäle. Im Zytoplasma wird Ca^{2+} durch das Ca^{2+}-bindende Protein Calbindin-D$_{28K}$ gebunden (gepuffert) und basolateral über eine Ca^{2+}-Pumpe und einen Na$^+$-Ca^{2+}-Austauscher abgegeben.

Verbindungstubulus (CNT) und Sammelrohr (CD)

Zwischen dem distalen Tubulus (DCT), der sich eindeutig aus dem Nephronvesikel des metanephrogenen Blastems entwickelt, und dem kortikalen Sammelrohr (CCD), das aus der Ureterknospe entsteht, ist der **Verbindungstubulus** (CNT) geschaltet. Seine Herkunft, ob aus dem metanephrogenen Blastem oder aus der Ureterknospe, ist umstritten (Abb. 8.1-3). Die Mehrzahl der Nephrone hat einen individuellen CNT, mit dem es einzeln in ein CD einmündet. Die **Sammelrohre** entstehen in den Markstrahlen des Kortex (kortikales CD, CCD) aus dem Zufluss von durchschnittlich **11 Nephronen**. Sie durchqueren anschließend absteigend die Außenzone des Markes (medulläres CD, MCD). Mit Übertritt in die Innenzone vereinigen sie sich und münden nach insgesamt 8 Vereinigungen in das Nierenbecken aus.

CNT und CD sind für die Feinregulierung der Salz- und Wasserausscheidung verantwortlich. In ihrem zellulären Aufbau und in ihren Funktionen sind die beiden Tubulusabschnitte CNT und CD ähnlich, sodass sie zusammen beschrieben werden können. Bis einschließlich des DCT bestand ein Tubulussegment immer aus einem Zelltyp. Im CNT und CD gibt es jeweils zwei Zelltypen: **Hauptzellen** und **Schaltzellen** (Abb. 8.3-29 u. 30). Die Hauptzelle ist im CNT die Verbindungstubuluszelle (**CNT-Zelle**), im CD die Sammelrohrzelle (**CD-Zelle**). Bei den Schaltzellen (interka-

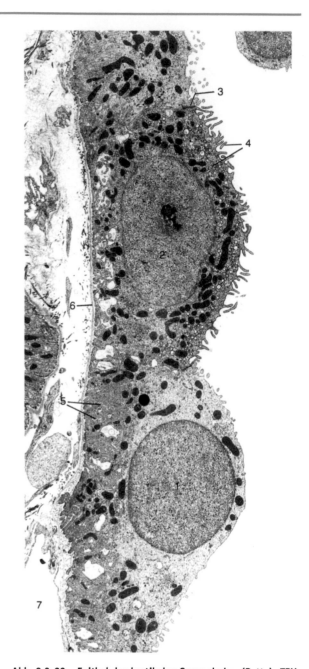

Abb. 8.3-29 Epithel des kortikalen Sammelrohrs (Ratte); TEM. Vergr. etwa 4800fach. 1 = Sammelrohrzelle (Hauptzelle); 2 = Schaltzelle (A-Typ); 3 = Zonula occludens; 4 = apikale Vesikel und Mikrofalten; 5 = basale Einfaltungen; 6 = Basalmembran; 7 = Kapillare.

lierende Zelle/**IC-Zelle**) können abschnittsweise zwei Typen unterschieden werden (s. u.). Haupt- und Schaltzellen sind annähernd kubisch, nicht miteinander interdigitiert und besitzen Zonulae occludentes, die aus **vielen Occludensleisten** bestehen. Damit wird ein parazellulärer Transport weitgehend unterbunden, sodass hohe osmotische und ionale Gradienten aufgebaut werden können.

Im Gegensatz zum ATL, TAL und DCT besitzen die Hauptzellen des CNT und CD **Aquaporine** (Aquaporine 2 und 3) und erhalten dadurch eine **regulierbare Wasserdurchlässigkeit**. Die Aquaporine 3 sind permanent (konstitutiv) in der basolateralen Plasmamembran vorhanden.

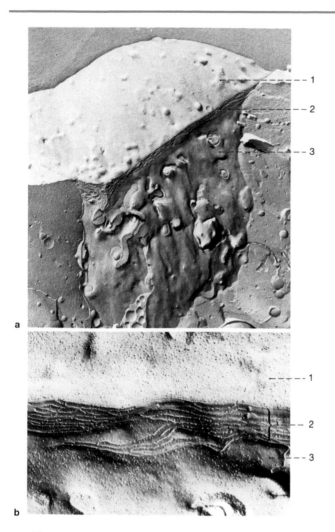

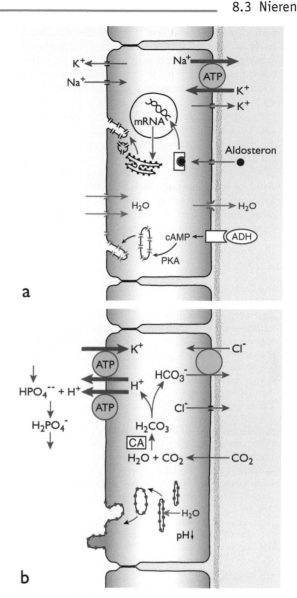

Abb. 8.3-30 Sammelrohr (Kaninchen). Gefrierbruchtechnik. (a) Übersicht; Vergr. etwa 12000fach. (b) Tight junction; Vergr. etwa 40000fach. 1 = Bruch durch die luminale Membran (P-face), 2 = Zonula occludens, die aus mehreren Leisten besteht; 3 = Bruch durch die basolaterale Membran (oben E-face, unten P-face).

Die Aquaporine 2 sind dagegen auf die luminale Plasmamembran beschränkt und werden nur bedarfsweise (stimuliert durch das antidiuretische Hormon, **ADH**) in diese eingebaut. Dadurch kann im Sammelrohrsystem durch die Menge der in der luminalen Membran jeweils vorhandenen Aquaporin-2-Moleküle die Wasserresorption reguliert werden (s. u.).

Die **Hauptzellen** der beiden Tubulusabschnitte (CNT- und CD-Zellen) können, auch wenn sie sich morphologisch in verschiedenen Details unterscheiden, funktionell zusammen beschrieben werden (Abb. 8.3-31). Die Zellen besitzen basale Membraneinfaltungen, die reich an **Na⁺-K⁺-ATPase** sind. Die luminale Plasmamembran besitzt wenige Mikrovilli. Sie enthält Na⁺- und K⁺-Kanäle, deren Menge durch das Hormon **Aldosteron** reguliert wird.

Die **Schaltzellen** liegen zwischen den Hauptzellen (eingeschaltet) und stehen untereinander nicht in direktem Zellkontakt. Sie unterscheiden sich von den Hauptzellen durch **Mitochondriumreichtum**, zahlreiche zytoplasmatische Vesikel und ein dunkleres Zytoplasma („dunkle Zellen", „mi-

Abb. 8.3-31 Charakteristische Transportvorgänge im Sammelrohrsystem (CNT/CD). Das Sammelrohr besteht aus zwei Zelltypen, den Hauptzellen und den Schaltzellen (hier nur die A-Schaltzellen dargestellt). (a) **Hauptzelle.** Die basolaterale Na⁺-K⁺-ATPase schafft die Gradienten für den luminalen Einstrom von Na⁺ über den Amilorid-empfindlichen Na⁺-Kanal. Weiterhin besitzt die luminale Membran einen K⁺-Kanal, durch den K⁺ in das Lumen sezerniert wird. Beide werden durch Aldosteron reguliert, unter dessen Einfluss es zu einer verstärkten Synthese und Einbau solcher Kanäle in die luminale Membran kommt. Ein ähnlicher Mechanismus gilt auch für die Wasserkanäle (Aquaporin 2). Unter der Wirkung von ADH, das an basolaterale Rezeptoren bindet, werden über cAMP-abhängige Proteinkinasen die in Vesikeln gespeicherten Aquaporin-2-Kanäle in die luminale Membran eingebaut. (b) Die **A-Schaltzelle** besitzt in der luminalen Membran zwei H⁺-Pumpen. Eine elektrogene H⁺-ATPase und eine H⁺-K⁺-ATPase. Diese sezernieren H⁺-Ionen in den Tubulus, die in der Zelle durch die Carboanhydrase (CA) ständig gebildet werden. Dabei entsteht eine äquivalente Menge an HCO₃⁻-Ionen, die basolateral im Austausch mit Cl⁻ die Zelle verlassen. Die sezernierten H⁺-Ionen verbinden sich im Tubulusharn mit HPO₄²⁻ und werden damit gepuffert als H₂PO₄⁻ ausgeschieden. An der Regulation der Aktivität dieser Zelle ist wiederum ein Membran-Rezirkulationsmechanismus beteiligt, durch den H⁺-Pumpen bei Abfall des pH durch Exozytose von Reservevesikeln in die luminale Plasmamembran eingebaut werden. Dazu müssen die Vesikel zunächst anschwellen (durch Aquaporin 4 vermittelt).

tochondrienreiche Zellen"). Schaltzellen sind für die **Säure-Basen-Regulation** des Organismus wichtig, indem sie abhängig vom Säure-Basen-Status Säure- (H^+-Ionen) bzw. Basenäquivalente (HCO_3^-) in den Harn sezernieren. Die Schaltzellen, die Säure (lat.: acidum) sezernieren, werden als **A-Schaltzellen** bezeichnet (Abb. 8.3-31). Die HCO_3^--(Basen-)sezernierenden Schaltzellen heißen **B-Schaltzellen**. Beide Subtypen der Schaltzellen unterscheiden sich darin, dass die A-Schaltzellen H^+-Pumpen in der luminalen Plasmamembran besitzen, während die B-Schaltzellen H^+-Pumpen in der basolateralen Plasmamembran enthalten. A-Schaltzellen kommen im gesamten CNT und CD bis in den oberen Teil der Innenzone des Markes vor. B-Schaltzellen sind auf den CNT und die kortikalen Abschnitte des CD beschränkt.

Die **Transportaktivität** der Schaltzellen wird durch die Menge an H^+-Pumpen (H^+-ATPasen) in ihrer Plasmamembran reguliert (Abb. 8.3-31). Diese werden im Ruhezustand in den Membranen von flachen zytoplasmatischen Vesikeln gespeichert (s. auch Abb. 2-14 und Abb. 3.1-5). Bei Übersäuerung des Blutes (**Azidose**) werden in den A-Schaltzellen die H^+-Pumpenvesikel durch Exozytose in die luminale Plasmamembran eingebaut. Dadurch vergrößert sich der luminale Zellpol und die Plasmamembran wird in Falten (Mikroplicae) aufgeworfen. Bevor die Vesikel in die apikale Membran eingebaut werden, schwellen sie an. Dieses Anschwellen erfolgt durch Chlorid- und Wassereinstrom durch das chloriddurchlässige Aquaporin VI in der Vesikelmembran. Durch das Anschwellen werden die Vesikel exozytosefähig. Bei den B-Schaltzellen erfolgt der Einbau der H^+-Pumpenvesikel bei alkalotischer Stoffwechsellage. Für jedes H^+, das durch die H^+-Pumpen aus der Zelle befördert wird, bleibt ein OH^- bzw. HCO_3^- im Zytoplasma zurück (die Bildung von HCO_3^- wird durch das Enzym Carboanhydrase katalysiert). HCO_3^- verlässt die A-Schaltzellen an der basolateralen Membran über eine verkürzte Form des erythrozytären HCO_3^--Cl^--Austauschers. Bei den B-Schaltzellen erfolgt die Abgabe von HCO_3^- durch einen in der luminalen Membran befindlichen anderen HCO_3^--Cl^--Austauscher. Die A-Schaltzellen geben also Säureäquivalente in den Harn und Basenäquivalente in die Blutbahn ab, während bei B-Schaltzellen die Abgabe dieser Ionen in umgekehrter Richtung erfolgt.

Menschen, bei denen der HCO_3^--Cl^--Austauscher der A-Schaltzellen defekt ist, leiden an einer chronischen Übersäuerung des Blutes (**distale renale Azidose**).

A-Schaltzellen besitzen in ihrer luminalen Plasmamembran noch eine zweite H^+-Pumpe, die H^+-K^+-ATPase (Abb. 8.3-31). Diese ist wichtig für die Resorption von K^+ aus dem Tubulusharn, die damit an die H^+-Sekretion gekoppelt ist. Die Ausscheidung von K^+ im Endharn (und damit die Homöostase von K^+) ergibt sich aus der Bilanz der Funktionen beider Zelltypen des CNT und CD, der Sekretion von K^+ in den Haupt- und der Resorption in den Schaltzellen.

Das Sammelrohr ist lang, durchläuft die gesamte Rinde und das gesamte Mark (kortikales und medulläres Sammelrohr, CCD und MCD). Die Schaltzellen enden im oberen Anteil der Innenzone. Das hohe, mitochondrienarme Epithel der CDs in der tiefen Innenzone besteht nur aus Hauptzellen (Abb. 8.3-16). Im letzten Drittel der Innenzone gewinnen diese große Bedeutung für die Resorption von Harnstoff und damit für die Harnkonzentrierung (s. u.).

8.3.6 Komplexe Regelsysteme der Niere

Die Konstanterhaltung der Zusammensetzung der Körperflüssigkeiten umfasst eine Reihe von komplexen Regelsystemen. Konstant gehalten werden die Menge des Extrazellulärvolumens (ECV) und dessen osmotische Konzentration. Dafür werden die Begriffe Volumenregulation und Osmoregulation gebraucht. Beide Funktionen sind durchaus eng miteinander verkoppelt, aber dennoch klar zu trennen. Bei der Osmoregulation stehen Eingriffe im Wassergehalt, bei der Volumenregulation und Eingriffe im Salzgehalt des Körpers im Vordergrund. An der **Volumenregulation** ist der juxtaglomeruläre Apparat (JGA) zentral beteiligt. Mit der **Osmoregulation** eng verbunden sind Henleschen Schleifen, Sammelrohre und Blutgefäße im Nierenmark. In weiteren Regelsystemen der Niere geht es um das **Säure-Basen-Gleichgewicht** und die **Homöostase von Ionenkonzentrationen.** Diese Regelungen basieren alle auf den Funktionen mehrerer Tubulussegmente in unterschiedlicher Zusammensetzung. Schließlich spielt die Niere durch Bildung des Hormons **Erythropoetin** auch eine große Rolle bei der Homöostase des Erythrozytengehaltes des Blutes.

Im Folgenden soll auf Strukturen und Mechanismen der Osmoregulation, der Volumenregulation (JGA) und der Erythropoetinbildung näher eingegangen werden.

Nierenmark und Osmoregulation

Sieht man die Niere unter einem **phylogenetischen Gesichtspunkt**, dann war es die Osmoregulation, die die Entwicklung der Niere am entscheidendsten geprägt hat. Durch sie wird die Ausscheidung eines im Vergleich zur Plasmaosmolarität sowohl verdünnten als auch konzentrierten Harns ermöglicht. Diese Fähigkeit ist phylogenetisch mit der Entstehung der Henleschen Schleifen verbunden.

Bei den Säugetieren einschließlich des Menschen gibt es in wechselnder Zusammensetzung zwei Arten von **Schleifen**, nämlich kurze und lange, und die langen Schleifen können, vergleicht man einzelne Spezies, relativ zur Nierenrinde sehr verschieden lang sein. Ganz allgemein kann man sagen, je besser das System der Henleschen Schleifen in einer Niere entwickelt ist, desto höhere osmotische Konzentrationen des Endharns sind möglich. Der Mensch kann den Harn bis maximal 1500 mosm/l, also auf fünffache Plasmakonzentration, konzentrieren. Der Mechanismus der Harnkonzentrierung hat zwei Anteile. Eine **Basiskonzentrierung**, die sich bei den Vögeln entwickelt hat, ermöglicht die Anreicherung von Salzen. Bei den Säugern kommt eine **Endkonzentrierung** hinzu, die – integriert mit der Basiskonzentrierung – zusätzlich die Anreicherung von Harnstoff zulässt.

Die **Basiskonzentrierung** findet im äußeren Mark statt und ist in der Abbildung 8.3-32a anhand eines Nephrons mit kurzer Schleife und eines Sammelrohres in vier Schritten dargestellt.

Schritt 1: Der TAL pumpt NaCl in das Interstitium des äußeren Markes. Da das Epithel für Wasser undurchlässig ist, kann Wasser nicht nachfolgen. Dies bedeutet Trennung von Salz und Wasser: das Salz gelangt ins Interstitium des Nierenmarkes, das Wasser fließt als stark verdünnter Harn in die Rinde ab.

Schritt 2: In der Rinde wird dieses Wasser aufgrund des

osmotischen Gefälles zum Blutplasma im Verlaufe der mit Aquaporinen ausgestatteten CNT und CCD in das Blutplasma abgegeben. Damit fließt am Ende des CCD wiederum ein Tubulusharn mit systemischer Plasmaosmolarität (also ca. 300 mosm) in das Nierenmark ein – allerdings in wesentlich geringerer Menge, als ursprünglich durch die Henleschen Schleifen floss, deren Salzanteil im Mark zurückbehalten wurde.

Schritt 3: Beim Durchfluss durch das Sammelrohrsystem im Nierenmark passiert der Harn im MCD ein Interstitium, in dem das vom TAL resorbierte Salz angehäuft ist. Die osmotische Konzentration des Interstitiums liegt damit weit über Plasmaniveau und steigt zur Tiefe des Nierenmarkes hin weiter an. Wiederum kommt es zu einem osmotischen Wasserentzug aus dem CD in das Interstitium, sodass dessen Harnkonzentration kontinuierlich ansteigt und der endgültige Harn auf ca. 600 mosmol/l konzentriert wird.

Schritt 4: Das netto aus den Sammelrohren im Nierenmark rückresorbierte Wasser wird über die venösen Vasa recta in die Rinde und damit in das Herz-Kreislauf-System abtransportiert. Dies ist natürlich nicht als „reines" Wasser möglich, sondern nur zusammen mit einer etwa der Plasmakonzentration entsprechenden Menge an Salz; dieses Salz stammt aus dem Schritt 1 der Salzrückresorption im TAL. Diese Menge an Wasser ist der Gewinn dieses Prozesses: mit der Energie, die für die Salzresorption (aktiver Transport) im TAL verbraucht wurde, wird letztlich eine bestimmte Menge an „freiem" Wasser aus dem CD zurückgewonnen und dem Körperkreislauf zugeführt.

Diese Darstellung erklärt zwei Mechanismen nicht: erstens, wie der longitudinale osmotische Gradient von 300 mosmol in der Rinde auf 600 mosmol am Ende des Nierenmarkes aufgebaut wird, und zweitens, wie verhindert wird, dass dieser Gradient durch die Durchblutung ständig ausgespült wird. Der Mechanismus, der zum Aufbau des osmotischen Gradienten führt, wird als **Gegenstrommultiplikation** bezeichnet (ein unglücklicher Begriff, da die Effekte immer nur addiert, niemals multipliziert werden). Dieser Prozess wurde in **Modellversuchen** gezeigt und wird in der Niere in die Henleschen Schleifen verlegt. In diesen Modellversuchen wird die Henlesche Schleife als U-Rohr angenommen, das aus einem absteigenden und einem aufsteigenden Schenkel besteht (Abb. 8.3-32b). Auf jedem Niveau des **U-Rohr-Modells** wird ein Quantum Salz aus dem aufsteigenden Schenkel in den absteigenden Schenkel transportiert. Dieser Salztransport, der so genannte Einzelkonzentriereffekt, ist ein aktiver, energieverbrauchender Vorgang, der aus dem Lumen der aufsteigenden Schenkel (TAL) ständig heraustransportiert. Das von aufsteigend nach absteigend transportierte Salz wird durch den Flüssigkeitsfluss in Richtung Schleifenscheitel verschleppt. Dadurch entsteht ein zum Schleifenscheitel hin ansteigender Salzgradient. Dieser fällt im aufsteigenden Schenkel aufgrund der Transporte in den absteigenden Schenkel allmählich wieder ab; am Ende des Systems liegt die Salzkonzentration der ausfließenden Lösung deutlich unter der der einfließenden; diese Differenz entspricht dem Gewinn an osmotischer Energie, die im System zurückbehalten wurde.

Dieser aus dem U-Rohr-Modellversuch abgeleitete Mechanismus findet aber so nicht im Nierenmark statt. Die beiden Schenkel der Henleschen Schleifen liegen an keiner Stelle eng benachbart, sodass die Effekte dieses Mechanismus, wenn er denn stattfindet, unter Zwischenschaltung eines dritten Kompartimentes, des Interstitiums, erbracht werden müssen, also folgt, wie in Abb. 8.3-32b gezeigt, dem aktiven Auswärtstransport ins Interstitium ein entsprechend großer passiver Einwärtstransport in den absteigenden Schenkel; dies gilt so weit für die Vogelniere. In der **Säugerniere** resultiert ein solcher Konzentrationsanstieg

durch Salzeinstrom in den DTLs wahrscheinlich nur in den proximalen Abschnitten der langen Schleifen (Details siehe später), bei den kurzen Schleifen ist es vorwiegend (zusätzlich zu einem Harnstoffeinstrom; siehe später) ein **Entzug von Wasser** aus dem DTL, der dadurch den Konzentrationsanstieg zur Schleifenspitze bewirkt (beide Möglichkeiten sind in Abb. 8.3-32b gezeigt).

Die zweite Frage, warum der osmotische Gradient des Nierenmarkes nicht durch die Durchblutung ständig ausgewaschen wird, ist leichter zu beantworten. Dafür verantwortlich ist das Gegenstromaustauschsystem zwischen den arteriellen und den venösen Vasa recta in den Gefäßbündeln. Durch das **vaskuläre Gegenstromaustauschsystem** wird kein Gradient aufgebaut, es wird nur der Abbau, das Auswaschen des osmotischen Gradienten, stark verlangsamt. Unser Modellversuch (Abb. 8.3-32c) zeigt ein U-Rohr, eingebettet in ein ansteigend hyperosmolares Salzmilieu. Durch das Rohr fließt eine vergleichsweise stark hypoosmolare Lösung. Salze treten deshalb kontinuierlich aus dem Interstitium in das Blutgefäßlumen ein. Das im Bereich des Schleifenscheitels der Blutgefäße einströmende Salzquantum (dicke rote Pfeilspitze in Abb. 8.3-32c) führt dazu, dass die Salzkonzentrationen im venösen (aufsteigenden) Schenkel immer etwas höher sind als im arteriellen (absteigenden). Da die Wand zwischen beiden Schenkeln salzpermeabel ist, kommt es zu einer Diffusion von Salzen aus dem venösen in den arteriellen Schenkel. Damit nehmen die Konzentrationen im venösen Schenkel wieder kontinuierlich ab, im arteriellen Schenkel nehmen sie kontinuierlich zu. Allerdings kann der Konzentrationsausgleich zwischen beiden Schenkeln nie vollständig sein; die Konzentration der in Richtung Rinde ausfließenden Lösung wird immer etwas konzentrierter sein als die der einfließenden Lösung (also genau umgekehrt wie bei einem Gegenstrommultiplikator). Das heißt, die Durchblutung des Nierenmarkes ist zwar ständig mit einem Verlust an osmotischer Energie verbunden, aber dank des Gegenstromaustausches ist dieser Verlust gering.

Je nach Durchlässigkeit der Barriere zwischen den beiden Gefäßschenkeln des Gegenstromaustauschsystems können sich weitere Effekte ergeben. Die Vasa recta der Gefäßbündel sind beide für **Wasser** durchlässig (zusätzlich zu einer Durchlässigkeit für Salze und Harnstoff). Dies führt dazu, dass der Konzentrationsausgleich zwischen den venösen und den arteriellen Vasa recta auf jeder Ebene nicht allein durch Diffusion von Salz von venös nach arteriell, sondern umgekehrt auch durch Diffusion von Wasser von arteriell nach venös erfolgt. Dies kommt Kurzschlussflüssen zwischen den arteriellen und den venösen Vasa recta gleich, durch die der Einfluss von Wasser ins Nierenmark gering gehalten wird (Abb. 8.3-32c). Wie Wasser verhält sich auch der **Sauerstoff**, auch er wird am Eintritt in das Nierenmark gehindert. Da die O_2-Partialdrücke im arteriellen Schenkel immer höher sind als im venösen Schenkel, diffundiert Sauerstoff ständig von arteriell nach venös, nimmt also Kurzschlusswege, und damit fallen die O_2-Partialdrücke zu der Tiefe des Nierenmarkes hin stark ab (Abb. 8.3-32c). Dies führt zu sehr **niedrigen O_2-Partialdrücken in der Innenzone**, sodass die zelluläre Energiegewinnung dort fast ausschließlich auf anaeroben Mechanismen beruht. Darauf basiert auch die Regulation der (vergleichsweise niedrigen) Durchblutung des Nierenmarkes. Fällt der pO_2 im Mark zu stark ab, wird – mediiert durch den „Hypoxie-induzierten Faktor"/HIF-1α – lokal die Synthese von Vasodilatatoren (NO, Prostaglandine) aktiviert.

Die **Endkonzentrierung** des Harnes entwickelt sich erst bei den landlebenden Säugern zusammen mit einer Innenzone des Nierenmarkes. Die kurzen Henleschen Schleifen der Vogelniere wachsen beim Säuger zu langen Schleifen aus, aus den rein kortikalen Nephronen der Vogelniere entstehen die Nephrone mit kurzen Schleifen; für den Mechanismus der Endkonzentrierung des Harnes sind beide Arten von Schleifen, kurze und lange, nötig. Diese Entwicklung ist funktionell eng verbunden zum einen mit der **Ausscheidung von Harnstoff** (bei Säugern das Endprodukt

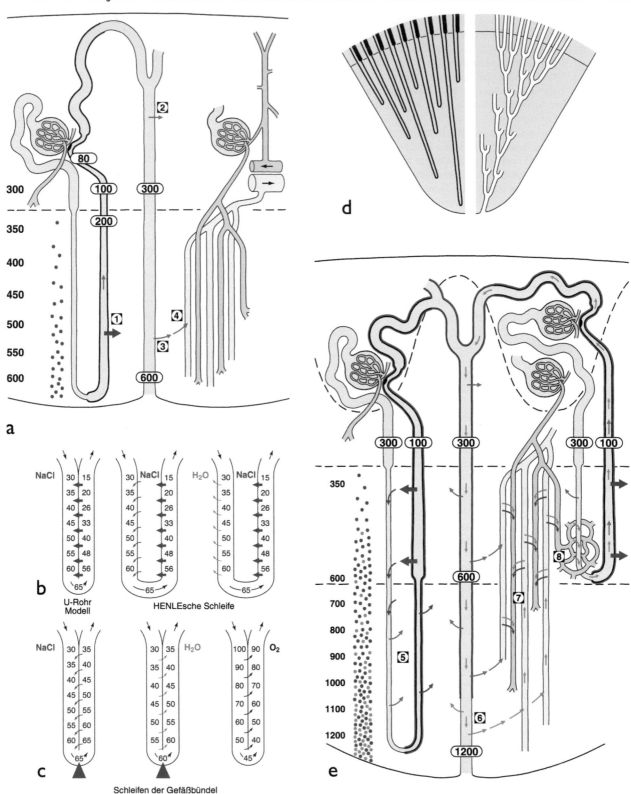

Abb. 8.3-32 **Der Harnkonzentrierungsmechanismus im Nierenmark.** (a) Basiskonzentrierung im äußeren Mark. (b) Modellvorstellungen zur Gegenstrommultiplikation, links das „reine" U-Rohr-Modell, Mitte und rechts die Modifizierungen, die für die Vorgänge in den HENLEschen Schleifen in vivo zutreffen. (c) Modellvorstellungen zur vaskuläre Gegenstromdiffusion (Gegenstromaustauschsysteme), links mit Salzzufuhr am Schleifen-scheitel der Blutgefäße (dicke rote Pfeilspitze) und Salzdiffusion, in der Mitte mit Wasserdiffusion und rechts der markwärtige arteriovenöse O₂-Verlust (Mark-Eintrittsbarriere für O₂). (d) Zusammensetzung der Innenzone des Markes; links Schleifen, rechts Sammelrohre. (e) Harnkonzentrie-rung; herausgestellt ist die Endkonzentrierung. Rote Punkte: NaCl, grüne: Harnstoff; dicke rote Pfeile: aktiver, dünne rote Pfeile: passiver NaCl-Transport; blaue Pfeile: Wassertransporte; grüne Pfeile: Harnstofftransport. Die schwarze Umrandung des ATL, TAL und DCT kennzeichnet die Undurchlässigkeit für Wasser; die braune Umrandung des ATL, TAL, DCT, CNT und CD die Undurchlässigkeit für Harnstoff.

des Proteinstoffwechsels), zum anderen mit der Fähigkeit zu einer erheblich stärkeren Konzentrierung des Endharns; die harnpflichtigen Stoffe (Salze, Harnstoff) können in noch weniger Wasser ausgeschieden werden. Dabei kommt dem Harnstoff, wie dem NaCl in der Basiskonzentrierung, eine doppelte Rolle zu: Harnstoff soll konzentriert, d. h. mit wenig Wasser ausgeschieden werden und gleichzeitig wird der Harnstoff dazu benutzt, um die dafür nötigen hohen interstitiellen Osmolaritäten im inneren Mark aufzubauen. Der Aufbau eines **Harnstoffgradienten** im inneren Mark beruht im Wesentlichen darauf, dass nur das terminale Drittel der Sammelrohre im inneren Mark einen Harnstofftransporter besitzt und damit ein Teil des im Verlaufe des CD angereicherten Harnstoffes an dieser Stelle in das Interstitium transportiert wird.

Wichtig zum Verständnis dieses Mechanismus ist, dass die langen, ins innere Mark absteigenden Schleifen unterschiedlich lang sind und damit sehr unterschiedlich tief in das innere Mark hineinreichen (Abb. 8.3-32d). Die meisten von ihnen, wahrscheinlich gut die Hälfte, biegen schon im ersten Viertel der Innenzone um. Von den Verbleibenden biegen wiederum gut die Hälfte im zweiten Viertel, von den dann noch Verbleibenden die Hälfte im dritten Viertel um, sodass nur wenige die Papillenspitze erreichen. Diese Abnahme der Schleifen zur Papillenspitze hin ist verbunden mit einer kontinuierlichen Vereinigung der Sammelrohre, die insgesamt achtmal fusionieren (sodass z. B. in der Rattenniere ca. 5000 Sammelrohre in die Innenzone eintreten, aber weniger als 20 an der Papillenspitze austreten). Die anteilige Abnahme aller Strukturen (auch die Gefäße nehmen entsprechend ab) spiegelt sich äußerlich in der Form des inneren Markes, das sich konisch zu einer Papille verjüngt, und funktionell in einer starken Abnahme der Menge des endgültigen an der Papillenspitze ausgeschiedenen Harns im Vergleich zur Menge, die in den Sammelrohren in die Innenzone eingeflossen war.

Der Mechanismus der **Endkonzentrierung** ist in der Abb. 8.3-32e vereinfacht anhand nur eines Nephrons mit kurzer Schleife, eines Nephrons mit langer Schleife und eines Sammelrohres dargestellt (ohne Vereinigungen). Das Gegenstromaustauschsystem der Gefäßbündel verlängert sich in die Innenzone hinein. Die Basiskonzentrierung im äußeren Mark beruht auf der aktiven Salzresorption der TALs aller, der kurzen und der langen, Nephrone. Damit erreichen am Ende des äußeren Markes sowohl die interstitielle Flüssigkeit als auch der Harn in den Sammelrohren eine Konzentration von ca. 600 mosm/l. Der Aufbau eines weiter ansteigenden osmotischen Gradienten im inneren Mark beruht auf zwei Mechanismen und auf der Anhäufung von zwei Soluta, NaCl und Harnstoff. Der erste Mechanismus beruht auf der **Verschleppung von Salz** durch den Einwärtsfluss des Harnes in den DTLs der langen Schleifen aus dem äußeren in das innere Mark und dort von immer kleiner werdenden Fraktionen langer Schleifen stufenweise zu tieferen Teilen der Innenzone (dies ist in dem Schema nicht gezeigt, man kann es sich aber anhand der Abb. 8.3-32d gut vorstellen). Salz gelangt zunächst durch Einwärtsdiffusion in den DTL (die oberen Abschnitte sind salzpermeabel), wird in tieferen Abschnitten (wasserpermeabel) durch Wasserentzug weiter angereichert und verlässt durch Diffusion den ATL (salzpermeabel, wasserimpermeabel) auf einer tieferen Ebene, als es in den absteigenden eindiffundiert ist (**Schritt 5** in der Abb. 8.3-32e). Dieser Vorgang ist für den Konzentrierungsprozess unabdingbar; wie hoch der quantitative Beitrag ist, wird unterschiedlich beurteilt.

Der zweite Mechanismus ist die **Harnstoffrezirkulation**. Harnstoff wird filtriert, doch davon diffundieren im PT ca. 50% zurück ins Blut, sodass nur ca. 50% in die HENLEschen Schleifen gelangen. In den DTLs (bei den langen erst in der Innenzone) steigt die Konzentration von Harnstoff zum Schleifenscheitel hin durch Wasserentzug an. Der osmotisch durch die TAL-Aktivität erzeugte Salzgradient im Interstitium führt so zu einem **chemischen Gradienten** (Konzentrationsgradienten) für Harnstoff. Ähnlich wie für Wasser sind die aufsteigenden Schleifenschenkel in ihrer gesamten Länge und weiterhin der DCT, der CNT und der größte Teil des CD für Harnstoff undurchlässig. Nur das terminale Drittel der **Sammelrohre im Innenmark** enthält einen **Harnstofftransporter** (UT1), der einen passiven Durchtritt des hier stark ankonzentrierten Harnstoffes durch das Epithel in das Interstitium und die Blutgefäße des inneren Marks und der Papille bewirkt (**Schritt 6** in Abb. 8.3-32e).

Damit wird, entsprechend dem Modell in Abb. 8.3-32c, dem Gegenstromaustauschsystem der Vasa recta osmotische Energie in Form von Harnstoff zugeführt. Dies führt durch Gegenstromdiffusion zum Aufbau eines Harnstoffgradienten (**Schritt 7**), zunächst in der Innenzone (in den Gefäßen und im Interstitium) und – da sämtliche Vasa recta der Innenzone durch die Gefäßbündel des Innenstreifens verlaufen – auch in den Gefäßbündeln des Innenstreifens. Hier gelangt der Harnstoff nicht nur mit arteriellen Vasa recta zurück in die Innenzone, sondern ein Teil gelangt in solche arterielle Vasa recta, die die Kapillaren des Innenstreifens speisen. Hier findet der Übertritt von Harnstoff in die DTLs der kurzen Schleifen statt (nur die der kurzen besitzen einen Harnstofftransporter).

Damit beginnt die **Harnstoffrezirkulation** (**Schritt 8**; Abb. 8.3-32e); dieser Teil des Harnstoffes gelangt ein zweites Mal in den Konzentrierungsprozess des CNT und CD, um in der Innenzone im letzten Drittel der CDs wieder in das Interstitium überzutreten. Damit wiederholt sich Schritt 6; dieser Teil des Harnstoffes hat ein zweites Mal osmotische Energie aus dem Innenstreifen in die Innenzone transportiert. (Bei vielen Nagetieren, z. B. auch bei der Ratte, ist dieser Übertritt in weitaus effektiverer Weise möglich, als dort in der Peripherie der Gefäßbündel ein direkter Austausch zwischen den venösen Vasa recta aus der Innenzone und den DTLs der kurzen Nephrone möglich ist.)

Der osmotische Gradient im inneren Mark besteht nicht ausschließlich aus Harnstoff, sondern zusätzlich aus NaCl, das aus den Schleifen stammt. Wie der Harnstoff wird es im Gegenstromaustauschsystem der Vasa recta in der Innenzone gehalten und bildet zusammen mit dem Harnstoff den osmotischen Gradienten der Innenzone. Dieser Gradient ist die treibende Kraft für den Wasserentzug aus den Sammelrohren der Innenzone, der zur Endkonzentrierung des Harnes führt. Das rückresorbierte Wasser wird über die Vasa recta abtransportiert; dabei geht der Innenzone natürlich jeweils ein kleiner Anteil an osmotischer Energie (Harnstoff und/oder Salz) verloren. Da aber ein Teil des Harnstoffes „sein" Wasser im Innenstreifen an das dort reichlich zur Verfügung stehende Salz sozusagen für den Weitertransport zur Rinde abgibt und selbst ohne Wasser in die Innenzone via kurze Schleifen rezirkuliert, steht dieser Teil des Harnstoffes als „Wasserträger" aus der Innenzone ein zweites Mal zur Verfügung.

Die **Regulation der Harnkonzentrierung** beruht auf dem Wechsel zwischen Harnverdünnung und Harnkonzentrierung. Fällt die Plasmaosmolarität ab, so wird ein verdünnter Harn ausgeschieden, bis die normale Osmolarität wieder erreicht ist. Umgekehrt, steigt die Plasmaosmolarität an, wird ein zunehmend konzentrierter Harn ausgeschieden. Ein Anstieg der Plasmaosmolarität führt zu zwei wichtigen Homöostaseantworten: erstens wird ein Durstgefühl ausgelöst und zweitens, sozusagen vorsorglich, wird auf Harnkonzentrierung umgeschaltet, da ja Wasser nicht jederzeit zur Verfügung steht, um den Durst prompt zu löschen. Die Rezeptoren für die Plasmaosmolarität liegen im Hypothalamus; es sind dies der Nucleus supraopticus und der Nucleus paraventricularis, die die Ausscheidung und damit den Plasmaspiegel des antidiuretischen Hormons (ADH) regulieren. In ihrer Nähe liegen auch die Zentren, die das Durstgefühl auslösen (Kap. 11.1).

In der Niere wirkt **ADH** auf den CNT und auf den gesamten CD: es bewirkt, dass diese Tubulusabschnitte für Wasser durchlässig werden (Abb. 8.3-31). Die Rezeptoren für ADH liegen in der basolateralen Membran der CNT- und CD-Zellen. Bindet ADH daran, werden über cAMP Proteinkinasen aktiviert, die dafür sorgen, dass Vesikel mit Wasserkanälen (**Aquaporin II**), die auf Vorrat im Zytoplasma gelagert sind, in die luminale Membran eingebaut werden; darüber hinaus wird die Neusynthese solcher Wasserkanäle aktiviert. Damit kann Wasser aus dem Lumen des CNT und CD in die Zellen eintreten und durch andere Wasserkanäle (Aquaporin III, das permanent in der basolateralen Membran enthalten ist) in das Interstitium der Niere übertreten und bleibt so dem Organismus erhalten. Weiterhin bewirkt ADH, dass auch die **Harnstofftransporter** (die die Rückdiffusion des Harnstoffes aus dem letzten Drittel des CD ins Interstitium ermöglichen) vermehrt in die Plasmamembran des CD eingebaut werden.

Kommt es durch Wasserzufuhr zur Normalisierung der Plasmaosmolarität, fällt der ADH-Spiegel im Blut wieder ab. Das führt zur Rücknahme der Wasserkanäle und Harnstofftransporter aus der luminalen Plasmamembran der CDs ins Zytoplasma und zu einer entsprechenden Herabsetzung der Wasserresorption. Fällt die Plasmaosmolarität (z. B. durch starkes Trinken) unter Normwerte ab, werden CNT und CD auf der gesamten Länge wasserundurchlässig, sodass der im TAL und DCT verdünnte Tubulusharn schließlich als verdünnter Endharn ausgeschieden wird.

Juxtaglomerulärer Apparat und Volumenregulation

Die Homöostase der Menge der Körperflüssigkeiten, besser gesagt des Extrazellularvolumens (ECV), beruht auf komplexen Mechanismen; die großen arteriellen und venösen Gefäße, das Herz, der Hypothalamus, die Medulla oblongata, die Nebenniere sind beteiligt, im Zentrum steht unangefochten die Niere. Das ECV wird durch den Gesamtgehalt an NaCl bestimmt und über die Ausscheidung von Na^+ (Cl^- folgt nach) geregelt. Die Na^+-Ausscheidung der Niere ergibt sich aus der Bilanz von Filtration im Glomerulus (GFR) und Rückresorption. Änderungen der Filtration sind unter physiologischen Bedingungen vernachlässigbar, sodass die endgültige Ausscheidung von Na^+ allein durch die Größe der tubulären Na^+-Rückresorption bestimmt wird. Einfluss auf die Na^+-Rückresorption im Tubulus haben verschiedene Hormone: Atrionatriuretisches Peptid (**ANP**), **Adrenalin/Noradrenalin**, **ADH** und **Aldosteron**; das Letztere ist besonders wichtig. Aldosteron wird in der Nebennierenrinde gebildet, seine Ausschüttung jedoch wird

nicht durch ACTH aus der Hypophyse, sondern von der Niere gesteuert, und zwar über die Reninausschüttung im JGA der Niere. Das Renin hebt wiederum die Blutplasmakonzentration des Hormons Angiotensin II (A II) an, das die Synthese und Abgabe von Aldosteron aus der Nebenniere stimuliert. Damit steht der JGA im Zentrum der Ausscheidungsregulation von Na^+ und damit der Volumenregulation des Organismus.

Unter dem Begriff **juxtaglomerulärer Apparat (JGA)** werden Strukturen zusammengefasst, die an der Anlagerungsstelle des TAL an das zugehörige Nierenkörperchen funktionell zum einen im Dienste der Regulation der glomerulären Filtration stehen und zum anderen die Reninsekretion steuern. Dies sind die Macula densa, die granulierten Zellen und das extraglomeruläre Mesangium (Abb. 8.3-17).

Die **Macula densa** wurde bereits beim distalen Tubulus beschrieben. Das **extraglomeruläre Mesangium (EGM)** füllt den Raum zwischen der Macula densa und den beiden Glomerulusarteriolen (Abb. 8.3-17, 28 u. 33) aus. Es besteht aus ca. 30 platten Zellen, die zu einem Konus aufgetürmt sind, dessen Basis der Außenfläche der Macula densa zugekehrt ist, dessen Spitze in das Mesangium des Glomerulus übergeht. Dieser Zellkomplex enthält weder Blut- noch Lymphgefäße noch Nerven. Die Zellen gleichen in ihrem Aufbau den Mesangiumzellen. Ihre Fortsätze enthalten Mikrofilamentbündel, und die Zellen liegen eingebettet in eine basalmembranartige extrazelluläre Matrix. An umschriebenen Stellen jedoch sind die Zellen durch Nexus miteinander verbunden. Solche Verbindungen bestehen auch – mit Aus-

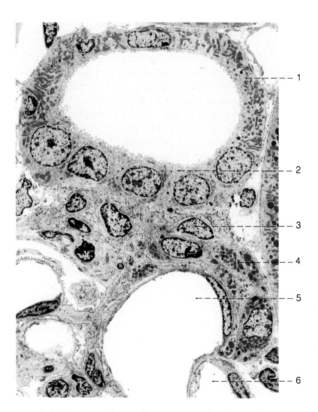

Abb. 8.3-33   Juxtaglomerulärer Apparat (Kaninchen). 1 = Epithel der Pars recta des distalen Tubulus; 2 = Macula densa; 3 = extraglomeruläres Mesangium; 4 = granulierte Zellen im Vas afferens; 5 = Vas afferens; 6 = Kapselraum. TEM; Vergr. etwa 1800fach.

nahme zu den Zellen der Macula densa! – zu allen anderen angrenzenden Zellen, d. h. zu den Mesangiumzellen, zu den granulierten Zellen und zu den glatten Muskelzellen der afferenten und efferenten Arteriolen.

Die **granulierten Zellen** verdanken ihren Namen den auffälligen zytoplasmatischen Granula. Sie liegen meist zu mehreren zusammen in der Media der afferenten Arteriole unmittelbar vor deren Eintritt in das Nierenkörperchen; sie ersetzen sozusagen glatte Muskelzellen (Abb. 8.3-33). In bestimmten Situationen (z. B. Stenose der A. renalis) kann ihre Zahl erheblich zunehmen. Sie entstehen dann stromaufwärts in der Media der afferenten Arteriole durch Metaplasie der glatten Muskelzellen.

Die spezifischen Granula sind von unterschiedlicher Form und Größe; ihr Inhalt erscheint amorph, Granula mit kristallinem Inhalt werden als Vorstufen aufgefasst. Sie enthalten die Protease **Renin**. Die Sekretion des Granulainhaltes geschieht durch Exozytose in das umgebende Interstitium (nicht in das Lumen der Arteriole); darüber hinaus ist eine konstitutionelle Sekretion unter Umgehung der Granula möglich. Auf den Ursprung dieser Zellen aus glatten Muskelzellen weisen die in der Peripherie der Zellen gelegene Actinfilamentbündel mit glattmuskulären kontraktilen Proteinen hin. Die granulierten Zellen werden sympathisch innerviert: an ihrer Basis finden sich regelmäßig Varikositäten katecholaminhaltiger Axone.

Der JGA ist ein **Regulationsorgan**. Es sind vor allem drei Signale, die im JGA integriert werden (Abb. 8.3-34). (1) Signale von der Macula densa über den Salzgehalt des Tubulusharns, (2) Signale über die Höhe des Blutdrucks in der afferenten Arteriole und (3) Signale vom Kreislaufzentrum in der Medulla oblongata, die den JGA über den Sympathikus erreichen. Die darin verschlüsselte Information wird in zwei Antworten umgesetzt: (A) Durch Verengung bzw. Erweiterung der afferenten Arteriole ergeben sich Änderungen von Filtrationsdruck und damit Primärharnbildung und (B) durch Änderungen in der Abgabe von Renin aus den granulierten Zellen werden systemische Antworten initiiert, die im Dienste der Regulation des ECV und des Blutdrucks stehen.

(A) Eine **Erhöhung der Salzkonzentration** im Tubulusharn an der Macula densa führt zu einem gesteigerten Cl⁻-Einstrom in die Macula-densa-Zellen (durch den apikalen Na^+-K^+-$2Cl^-$-Kotransporter). Dies löst über unbekannte Signalwege eine Verengung der afferenten Arteriole aus. Dadurch werden Filtrationsdruck und Primärharnbildung gesenkt und auf diese Weise wird die Salzfracht im zugehörigen Tubulus reduziert. Dieser **tubulo-glomeruläre Rückkopplungsmechanismus** (engl.: feedback) (**TGF**) passt also die Primärharnbildung der jeweiligen Salzresorption im Tubulus proximal der Macula densa an.

(B) An der **Regelung der Reninsekretion** sind neben dem Signal von der Macula densa gleichwertig andere Signale beteiligt, die im JGA zu einer gemeinsamen Antwort integriert werden (daran ist möglicherweise das EGM entscheidend beteiligt). Eine **Erniedrigung der Salzkonzentration** an der Macula densa führt zu einer verminderten Aufnahme von Cl⁻ in die Macula-densa-Zellen. Dies führt – wiederum über unbekannte Zwischensignale – zu einer vermehrten Freisetzung von Renin aus den granulierten Zellen. Die in einer bestimmten Situation tatsächlich abgegebene Reninmenge hängt jedoch gleichzeitig von der Höhe des Blutdrucks und vom Sympathikus ab. Ein **Abfall des Blut-**

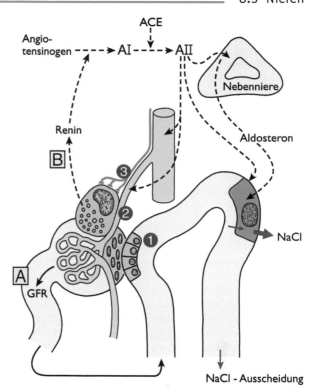

Abb. 8.3-34 Der JGA – die wichtigsten Aspekte der Volumenregulation. Gezeichnet ist der glomerulusnahe Teil eines Nephrons mit den Strukturen des JGA (grau), der Macula densa, dem extraglomerulären Mesangium und einer reninbildenden granulierten Zelle; im Sammelrohr ist eine Hauptzelle (CD-Zelle; dunkelgrau) gezeigt. Drei Signale wirken auf den JGA ein: (1) von der Macula densa (NaCl-Menge), (2) von der afferenten Arteriole (Druck) und (3) vom Kreislaufzentrum in der Medulla oblongata (sympathische Aktivität). Es werden zwei Antworten gebildet: (A) Regulation der glomerulären Filtration (GFR) und (B) Regulation der Synthese und Ausschüttung von Renin und damit der peripheren Angiotensin-II(AII)-Konzentration. Daran beteiligt ist das Angiotensin-I-konvertierende Enzym (ACE). AII steuert über Aldosteron, das in der Nebennierenrinde gebildet wird, die Na^+-Rückresorption im Sammelrohr. AII ist gleichzeitig ein potenter Konstriktor der Gefäßmuskulatur und hat auch eine direkte stimulierende Wirkung auf die Na^+-Rückresorption der Hauptzellen im CNT und CD.

druckes in der afferenten Arteriole (offenbar haben die granulierten Zellen selbst einen Barorezeptor) und ein Anstieg der **Sympathikusaktivität** (initiiert durch das Kreislaufzentrum in der Medulla oblongata bei Abfall des ECV und des peripheren Blutdruckes) bewirken beide – wie der Abfall der Salzkonzentration an der Macula densa – eine **Erhöhung der Reninausschüttung**.

Renin ist eine Protease, die aus dem Prohormon Angiotensinogen (das u. a. in der Leber gebildet wird) das Angiotensin I abspaltet. **Angiotensin I** wird durch das Angiotensinkonvertierende Enzym (**ACE**), das u. a. reichlich auf der Endothelzelloberfläche lokalisiert ist, in das **Angiotensin II** (A II) umgewandelt. A II ist ein Oktapeptid, das sehr wirkungsvolle Reaktionen steuert. Einmal ist es ein potenter Vasokonstriktor; dies führt zur Erhöhung des Blutdrucks. Weiterhin wirkt A II auf verschiedene Tubulusabschnitte, einschließlich des proximalen Tubulus, und stimuliert direkt die Na^+-Rückresorption. Der wichtigste Mechanismus verläuft über die **Nebenniere** (Abb. 8.3-34). Ein Anstieg des A II im Blutplasma führt in der Nebennierenrinde zu einer Erhöhung der Bildung und Abgabe des Steroidhormons **Aldosteron**. Über den Blutweg erreicht das Aldosteron wieder die Niere und reguliert hier die für die endgültige NaCl-Ausscheidung im Urin entscheidende Na^+-Rückresorption in den Hauptzellen des CNT und des CD (Abb. 8.3-31). Aldosteron steigert in diesen Zellen Synthese und Einbau der luminalen (amiloridsensitiven) Na^+-Kanäle und der basolateralen Na^+-K^+-ATPase und erhöht damit die Na^+-Resorption. Außerdem erhöht Aldosteron die Menge an K^+-Kanälen, sodass es gleichzeitig zu einer vermehrten K^+-Ausscheidung kommt.

Erythropoetin – Regulation der Erythrozytenmenge

Die Niere spielt auch eine wichtige Rolle bei der Konstanterhaltung der Zahl der zirkulierenden Erythrozyten; die Niere bildet das Erythropoetin. Dies ist ein Peptidhormon, das im Knochenmark auf die Stammzellen der Erythropoese einwirkt und sie zu vermehrter Teilung stimuliert. Der Bildungsort des Erythropoetins ist das **Interstitium der Nierenrinde**, also ein Bereich, der stark durchblutet wird und an dem kaum als Erstes die Auswirkungen eines Erythrozytenmangels, eine Hypoxie, in Erscheinung treten sollten. Worin der Stimulus für die Anregung der Erythropoetinproduktion besteht, ist nach wie vor unbekannt. Unter Normalbedingungen ist es nur eine kleine Fraktion von interstitiellen Zellen (Fibrozyten) in den marknahen Anteilen des Rindenlabyrinths, die mit der Erythropoetinsynthese beschäftigt sind. Unter **Anämie-/Hypoxiebedingungen** wird die Erythropoetinproduktion dadurch gesteigert, dass mehr und mehr Zellen zur Synthese herangezogen werden (den Vorgang nennt man Zellrekrutierung, „cell recruitment"); dabei dehnt sich die Zone der positiven Fibroblasten des Labyrinthes kapselwärts aus.

Der Ausfall der Erythropoetinproduktion spielt beim chronischen Nierenversagen eine große Rolle. Mit dem Verlust der Ausscheidungsfunktion stellen die Nieren (obwohl sie sehr viel Bindegewebe und Fibrozyten enthalten) auch die Erythropoetinproduktion vollständig ein. Erythropoetin (das heute gentechnisch hergestellt wird) muss bei diesen Patienten deshalb ständig exogen zugeführt werden. Erst mit der Transplantation einer Niere kann der Patient das nötige Erythropoetin wieder selbst bilden.

8.3.7 Adaptations- und Regenerationsmechanismen der Niere

Die beiden Nieren enthalten zusammen ca. 2 Millionen Nephrone; allerdings bestehen erhebliche individuelle Unterschiede. Die Zahl der Nephrone wird schon vorgeburtlich bei der Nierenentwicklung festgelegt; im Verlaufe des Lebens kann sie nur abnehmen, eine Regeneration von Nephronen ist nicht möglich. Die beiden Nieren haben allerdings eine große **Reservekapazität**. Dies zeigt sich darin, dass man gegen das Spenden einer Niere keine ernsthaften Einwände vorbringen und dies bei entsprechenden Rahmenbedingungen durchaus empfehlen kann. Nach Verlust einer Niere wird sich die verbleibende Niere in Maßen vergrößern (dies nennt man **kompensatorische Hypertrophie**) und die geforderte Aufgabe voll erfüllen. Die Aussage, dass die Niere nicht zur Neubildung von Nephronen fähig ist, heißt nicht, dass es in der Niere keine regenerativen Prozesse gebe. Hier muss man die Anteile des Nephrons differenziert betrachten.

Beim **akuten Nierenversagen**, das zum Beispiel aufgrund von Tubulusschäden nach Vergiftung mit nephrotoxischen Substanzen (das klassische Beispiel ist die Quecksilbervergiftung) auftreten kann, können die Zellen des proximalen Tubulus zu einem hohen Prozentsatz zugrunde gehen. Gelingt es, den Patienten über die daraus resultierende akute Phase der Anurie durch Dialyse am Leben zu erhalten, so wird es mit hoher Wahrscheinlichkeit zu einer vollständigen Wiederherstellung der Nierenfunktion kommen. Die Epithelzellen sämtlicher Tubulusabschnitte sind im hohen Maße regenerationsfähig.

Ganz anders zu beurteilen sind die **Schädigungen des Glomerulus**. Diese kennzeichnen das **chronische Nierenversagen**, und dieses hat – wenn ein bestimmtes Ausmaß an Nephronverlusten vorliegt – die Tendenz zum unaufhaltsamen Fortschreiten. Man kann dies so erklären, dass ab einem bestimmten Minimum an Nephronen (dies dürfte weniger als ein Drittel aller Nephrone sein) die verbleibenden Nephrone die Aufgabe der zugrunde gegangenen in einem solchen Maße mit übernehmen müssen, dass es zu extremer Hypertrophie und Hyperfiltration der Glomeruli kommt, diese dadurch geschädigt werden und schließlich zugrunde gehen. Glomeruli können nicht regeneriert werden; dies liegt, wie oben schon ausgeführt, an den Podozyten, die zu einer regenerativen Zellteilung nicht fähig sind.

Literatur

Siehe Anhang Nr. 20, 95, 100, 104, 116, 136, 160, 172, 207, 208, 228, 237, 238, 239, 246, 256, 257, 269, 295, 301, 333, 341, 357, 411.

8.4 Harnwege

--- Übersicht ---

Zu den harnableitenden Organen zählen: das **Nierenbecken**, *Pelvis renalis* (gr.: Pyelos, Wanne, daher der Begriff Pyelitis für Nierenbeckenentzündung), der **Harnleiter**, *Ureter,* die **Harnblase,** *Vesica urinaria* (gr.: Kystis, Blase, daher die Begriffe Zystitis, Zystoskopie), und die **Harnröhre**, *Urethra*. Die Harnröhre ist bei Frau und Mann verschieden gebaut; beim Mann ist sie gleichzeitig Samenröhre und in ihrem Bau von den Genitalorganen geprägt; deshalb wird sie dort besprochen.

Die harnableitenden Organe sind Hohlorgane, bestehend aus einer muskulären Wand und innen ausgekleidet mit einer Schleimhaut, die das typische Epithel der harnableitenden Organe, das **Urothel** (Übergangsepithel), trägt (Kap. 3.1.1). Sie sind eingefügt in die Umgebung durch adventitielles Bindegewebe, das an manchen Stellen (Vorderwand des Ureters, Hinterwand der Blase) von Peritoneum überzogen ist.

8.4.1 Nierenbecken

Das Nierenbecken, *Pelvis renalis,* liegt im *Sinus renalis* (s. Abb. 8.3-7). Es entsteht aus dem Zusammenfluss der **Nierenkelche** *Calices renales,* die in der Regel jeweils eine **Nierenpapille** umfassen. Die Verankerung der Nierenkelche im Nierengewebe geschieht durch Muskel- und Bindegewebszüge, die mit den intrarenalen Venen bogenförmig an der Mark-Rinden-Grenze das Nierenparenchym durchziehen. Dieser Aufhängeapparat setzt sich kontinuierlich in der Muskelwand der Kelche fort. Er geht dort über in die mehr aus längs verlaufenden Zügen bestehende innere Muskelschicht, der sich außen eine Schicht aus mehr zirkulär angeordneten Muskelzügen auflagert. Diese Anordnung der **Muskulatur** und deren Verankerung im Nierenparenchym ermöglicht eine „Melkfunktion" der Kelche. Peristaltische Wellen der Kelchwände, die von der Basis zur Spitze über die Papille hinweg laufen, bewirken einen rhythmischen Ausfluss des Harns aus den Ductus papillares in die Nierenkelche. Tierexperimentell ist das **„Melken" der Papillen** überzeugend nachgewiesen. Ob dies auch für die häufig sehr flachen Papillen der menschlichen Niere gilt, bleibt fraglich. Die Schleimhaut der Kelche ist schon mit dem typischen Urothel überzogen.

Die Vereinigung der Nierenkelche zum Nierenbecken kann auf verschiedene Art erfolgen (Abb. 8.4-1). Entweder sind die Kelche kurz und münden direkt in ein weites Nierenbecken (**ampullärer Typ**), oder sie sind gestielt, ver-

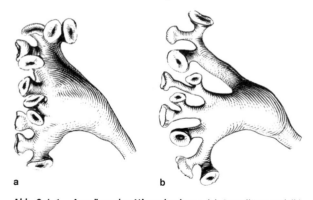

Abb. 8.4-1   Ausgüsse des Nierenbeckens. (a) Ampullärer und (b) dendritischer Typ.

einigen sich dendritisch und laufen schließlich in einem wesentlich kleineren Nierenbecken zusammen (**dendritischer Typ**). Am häufigsten sind Mischformen.

Das Nierenbecken füllt den Sinus renalis keinesfalls vollständig aus. Der Sinus renalis ist als Verteilungsraum aufzufassen, in dem sich Arterien und Nerven in ihre Äste aufspalten, Venen, Lymphgefäße und die Nierenkelche sich vereinigen. Zwischen diesen Strukturen bleiben viele Winkel ausgespart, die mit Fettgewebe gefüllt sind. Zum Nierenhilum zu verschmälert sich das Nierenbecken konusartig und geht in den Ureter über. Das konusartige Endstück tritt am Nierenhilum aus. Es liegt hier am weitesten dorsal, Venen- und Arterienäste bedecken es von vorn. Nur der Ramus principalis posterior tritt meist hinter dem Nierenbecken in den Sinus renalis ein.

Die **Gefäßversorgung** des Nierenbeckens erfolgt durch kleine Seitenzweige der im Sinus renalis verlaufenden Äste der A. renalis; entsprechend ist der venöse Abfluss. Die Blutversorgung des Nierenbeckens ist damit unabhängig von der Durchblutung des Nierenparenchyms.

Es gibt zwei röntgenologische Methoden, um das Nierenbecken am Patienten sichtbar zu machen. Beim **Urogramm** wird ein jodhaltiges Kontrastmittel intravenös appliziert, das danach von der Niere ausgeschieden wird. Wenige Minuten nach der Gabe ist es in der ganzen Niere verteilt, im Röntgenbild ist die Niere erkennbar. Nach 10–15 Minuten stellen sich die Kelche, das Nierenbecken und der Ureter dar (Abb. 8.4-2). Beim **retrograden Pyelogramm** wird ein Kontrastmittel retrograd mit einem Katheter in den Ureter appliziert; auch damit ist die röntgenologische Darstellung des Ureters und des gesamten Nierenbeckens möglich.

8.4.2 Harnleiter

Der Harnleiter, *Ureter,* ist ein 25–30 cm langes, ca. 5 mm dickes Rohr, das beiderseits das Nierenbecken mit der Harnblase verbindet.

An drei umschriebenen Stellen ist er geringfügig enger als im übrigen Teil; an diesen Stellen bleiben Nierensteine bevorzugt stecken, sie werden deshalb als die **drei „Ureterengen"** bezeichnet. Die erste ist der Übergang vom Nierenbecken in den Ureter, die zweite der Knick an der A. iliaca communis (oder A. iliaca externa) beim Übertritt in das kleine Becken, die dritte Enge – sie ist die engste – entsteht beim Durchtritt des Ureters durch die Blasenwand.

Fehlbildungen des Ureters sind häufig. Sie erklären sich aus der Entwicklung des Ureters aus der aussprossenden Ureterknospe und deren Teilungsbereitschaft. Am häufigsten ist eine Verdoppelung des Ureters (Kap. 8.1.1). Diese kann vollständig sein, dann bestehen zwei getrennte Nierenbecken, und beide Ureteren münden getrennt in die Harnblase; in der Regel der aus dem höher gelegenen Nierenbecken an einer tiefer gelegenen Stelle der Blase (oder noch tiefer in der Harnröhre), d.h., die beiden Ureteren überkreuzen sich. Doppelte Ureteren können sich aber auch an jeder Stelle vor der Harnblase vereinigen, um dann wie üblich gemeinsam in diese zu münden.

Man unterscheidet entsprechend ihrer Lage zwei Teile des Ureters: eine *Pars abdominalis* und eine *Pars pelvina.*

Die **Pars abdominalis** liegt auf der Faszie des M. psoas und kann hier enge topographische Beziehungen zum N. genitofemoralis haben. Rechterseits verläuft die Pars abdominalis nur wenig lateral der V. cava inferior abwärts. Sie wird von vorn zunächst vom Duodenum überlagert, danach von den Vasa testicularia (oder Vasa ovarica), von der A. colica dextra, der A. iliocolica und schließlich von der Radix me-

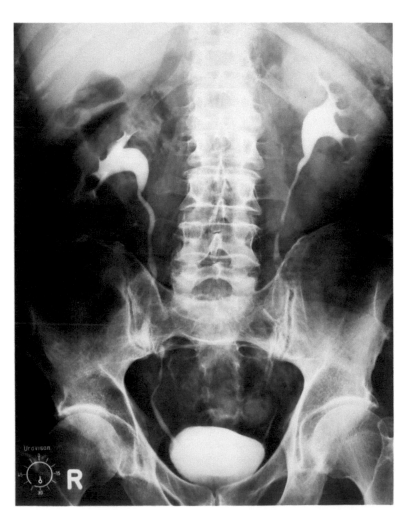

Abb. 8.4-2   Röntgenbild von Nierenbecken und Harnleiter (Urogramm). Die Form des Nierenbeckens ist ampullär.

senterii überkreuzt. Auf der linken Seite liegt der Ureter oberflächlicher (das Duodenum fehlt). Er wird links ebenfalls von den Vasa testicularia, dann von der A. mesenterica inferior (oder der A. colica sinistra) und schließlich von der Radix des Mesosigmoids gekreuzt. Dahinter verläuft der Ureter in der Hinterwand des Recessus intersigmoideus und kann hier vom Chirurgen leicht gefunden werden. Beim Übertritt ins kleine Becken kreuzt der linke Ureter die Aufteilungsstelle der A. iliaca communis, der rechte die A. iliaca externa. Beide kommen damit ins kleine Becken vor der A. iliaca interna zu liegen.

Die **Pars pelvina** des Ureters muss für Mann und Frau getrennt beschrieben werden. **Beim Mann** steigt der Ureter im subserösen Bindegewebe dicht unter dem Peritoneum gelegen an der seitlichen Beckenwand ab (s. Abb. 8.4-5). Er liegt damit oberflächlicher zur Peritonealhöhle als alle Arterien, Venen und Nerven der seitlichen Beckenwand. Etwa auf Höhe der Spina ischiadica ändert er seinen Verlauf nach medial und vorn, sodass die Ureteren beider Seiten zur Blase hin konvergieren. Sie erreichen etwas oberhalb der Samenblasen die hintere seitliche Wand der Harnblase, werden hier jeweils vom **Ductus deferens überkreuzt**, der damit an dieser Stelle näher zum Peritoneum liegt als der Harnleiter. Sie durchsetzen schließlich mit der manchmal gesondert benannten „Pars intramuralis" die Harnblasenwand schräg von hinten lateral nach vorn medial. Ihre Mündungsostien, *Ostia ureteris*, bilden die beiden seitlichen Ecken des Trigonum vesicae (s. unten); sie liegen etwa 3–5 cm voneinander entfernt, bei leerer Blase näher zueinander als bei gefüllter.

Auch **bei der Frau** verläuft die Pars pelvina des Ureters zunächst oberflächlich gelegen an der seitlichen Wand des kleinen Beckens abwärts und durchläuft damit dicht unter dem Peritoneum die Fossa ovarica (seitliche Ausbuchtung der Peritonealhöhle zwischen den Aa. iliaca interna und externa). Etwa auf Höhe der Spina ischiadica verlässt er die seitliche Beckenwand und verläuft in der Basis des Lig. latum uteri nach medial und vorn. Er wird in diesem Band von der **A. uterina** von vorn **überkreuzt**, die genau auf die Seitenwand des Uterus zuläuft, während der Ureter in nur 1–2 cm Abstand seitlich an der Pars supravaginalis der Cervix uteri vorbei nach vorn zur Harnblase läuft. Auf diesem letzten Stück liegt er unmittelbar oberhalb des lateralen und schließlich des vorderen Scheidengewölbes (vgl. Abb. 8-2.2). Der Durchtritt durch die Blase und die Mündung entsprechen den Verhältnissen beim Mann.

Das **Lumen** des Ureters ist sternförmig (Abb. 8.4-3). Dies ist bedingt durch 5–7 längs verlaufende Schleimhautfalten, die bei Dehnung des Ureters verstreichen. Das Epithel der **Tunica mucosa** (Übergangsepithel), besteht aus 4–6 Zellreihen (Abb. 8.4-4). Das Epithel ist fähig, sich Größenveränderungen des Ureterlumens anzupassen. Bei Dehnung verschieben sich die Zellen gegeneinander, das Epithel wird dabei niedriger, die Fläche jedoch größer. Das Bindegewebe der Lamina propria ist weder locker noch ausgesprochen straff, es enthält viele elastische Fasern. Der Einbau des Ureters in die Umgebung erfolgt durch eine kollagenfaserige Adventitia, in der sich auch die Gefäße des Ureters aufteilen.

Zwischen Schleimhaut und Adventitia befindet sich ein kräftiger Muskelschlauch, **Tunica muscularis,** (Abb. 8.4-3), der die Peristaltik des Ureters und damit den Harntransport zur Blase besorgt. Man kann zwei Schichten unterscheiden, eine **innere Längs-** und eine **äußere Ringmuskelschicht,** die

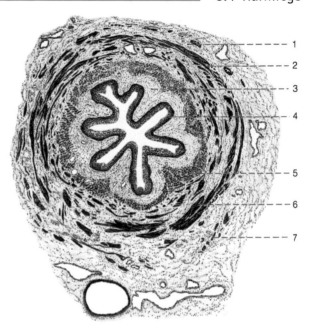

Abb. 8.4-3 Querschnitt durch den Ureter. 1 = Adventitia; 2 = Muskelschicht; 3 = Lamina propria; 4 = Übergangsepithel; 5 = innere, vorwiegend längs verlaufende und 6 = äußere, vorwiegend zirkulär verlaufende Fasern der Muskelschicht; 7 = längs verlaufende Muskelfasern in der Adventitia. Zeichnung nach histologischem Schnitt.

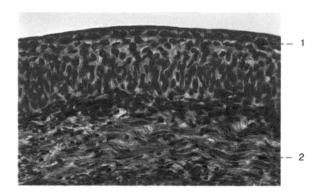

Abb. 8.4-4 Übergangsepithel aus dem Nierenbecken (Mensch). 1 = Deckzellschicht; 2 = Lamina propria. Azan; Vergr. 300fach.

jedoch niemals so streng voneinander getrennt sind wie die beiden Schichten der Darmwand. Kurz vor dem Eintritt des Ureters in die **Harnblasenwand** ändert sich die Textur. Die äußeren, zirkulär verlaufenden Muskelzüge nehmen ab, an der Pars intramuralis fehlen sie ganz; die inneren, längs verlaufenden Muskelzüge gewinnen dagegen eher an Dicke. Hinzu kommen äußere, längs verlaufende Züge glatter Muskulatur, die noch vor dem Eintritt des Ureters in die Blasenwand aus der Adventitia entstehen, mit kollagenfaserigem Bindegewebe untermischt schließlich eine fibromuskuläre Scheide (WALDEYERsche Scheide) bilden, die den Ureter bei seinem Durchtritt durch die Blasenwand begleitet. Der intramurale Teil des Ureters hat somit zwei deutlich voneinander getrennte Längsmuskelschichten. Diese setzen sich in die Muskulatur des Trigonum vesicae fort und verankern dort den Ureter in der Harnblasenwand (s. unten).

Die **arterielle Versorgung** des Ureters wird durch kleine Äste der jeweils in der Nähe liegenden Arterien besorgt. Diese Äste, die individuell sehr verschieden ausgebildet sein können, kommen aus folgenden Arterien: für die Pars abdominalis aus der A. renalis, der Aorta abdominalis, der A. testicularis bzw. ovarica, der A. iliaca communis, für die Pars pelvina aus der A. iliaca interna, der A. vesicalis inferior und bei der Frau häufig noch aus der A. uterina. Sie verzweigen sich in der äußeren Bindegewebsschicht und anastomosieren hier auch ausgiebig miteinander.

Bei der operativen Präparation des Ureters ist diese äußere gefäßführende Bindegewebsscheide sorgfältig zu schonen, da ihre Verletzung oder gar Entfernung die Blutversorgung gefährdet und leicht zu Nekrosen und damit zu Ureterfisteln führen kann.

Die **Venen** münden in die V. testicularis, in die V. iliaca interna und in den Plexus vesicalis.

Die **Nervenversorgung** von Nierenbecken und Ureter kann gemeinsam beschrieben werden. Beide erhalten viszeroefferente (sympathische und parasympathische), in beiden entstehen viszeroafferente Fasern. Die glatte Muskulatur der Nierenbecken- und Ureterwand ist parasympathisch innerviert, eine zusätzliche sympathische Innervation ist fraglich. Die sympathischen Fasern innervieren die Muskulatur der kleinen Arterien und Arteriolen in der Wand dieser Organe. Die Fähigkeit zur peristaltischen Kontraktion bleibt gemäß tierexperimentellen Befunden auch nach Denervation erhalten. Ein Anstieg des Harnflusses erhöht die Frequenz der peristaltischen Wellen.

An afferenten Fasern sind die schmerzleitenden Fasern bekannt; ob daneben andere vorkommen, ist unbekannt.

Schmerzen werden durch übermäßige Dehnung der Wand und durch Spasmen der Muskulatur (Kolik) ausgelöst. Die Schmerzen einer Ureterkolik, die durch den Übertritt eines Nierensteins in den Ureter ausgelöst werden können, gehören zu den intensivsten, die der Mensch erfahren kann.

8.4.3 Harnblase

Die Harnblase, *Vesica urinaria*, sammelt den über beide Ureteren einfließenden Urin und portioniert dessen endgültige Ausscheidung. Die systematische Beschreibung der Harnblase unterscheidet einen von Peritoneum überzogenen **Harnblasenkörper**, *Corpus vesicae*, der nach oben in den **Scheitel**, *Apex vesicae*, übergeht. Von diesem zieht das *Lig. umbilicale medianum*, der obliterierte Urachus, aufwärts bis zum Nabel. Der nach hinten und unten ausladende Teil ist der **Blasengrund**, *Fundus vesicae*, liegt subperitoneal, und in ihn münden von seitlich hinten die Ureteren. Vorne unten liegt der trichterförmige **Blasenhals**, *Collum vesicae*, der in die Urethra führt (Abb. 8.4-5).

Form und Größe der Harnblase sind vom Füllungszustand abhängig. Im leeren Zustand ist die Hinterwand eingedellt; man spricht von der Schüsselform der Harnblase. Mit zunehmender Füllung dehnt sich vor allem der Blasenkörper aus, die Blase nimmt Eiform an. Das normale **Fassungsvermögen** der Blase liegt bei 500 cm³; schon bei einer Füllung von mehr als 300 cm³ tritt im Allgemeinen starker Harndrang auf. Hierin sind die individuellen Unterschiede allerdings groß, Gewöhnung spielt eine bedeutende Rolle.

Die Blase liegt hinter der Symphyse. An ihren basalen Anteilen ist die Blase im Subperitoneum vom **paravesikalen Fettkörper** umgeben (Kap. 8.2.2). Vom Schambeinkörper ausgehend verläuft beiderseits ein Bindegewebezug, das **Lig. pubovesicale** (bei der Frau) und **Lig. puboprostaticum** (beim Mann) zum Blasenhals und zur Prostata. Diese Bänder enthalten glatte Muskelzüge, die als *M. pubovesicalis* und *M. puboprostaticus* bezeichnet werden und die in die Wandmuskulatur der Harnblase einstrahlen. Beim Mann ist die Harnblase nach unten fest mit der Prostata verwachsen, bei der Frau besteht an der entsprechenden Stelle zur Vorderwand der Vagina und zur Cervix uteri eine weit weniger starke Fixierung.

Vor der Harnblase liegt das **Spatium retropubicum**. Dieses enthält lockeres Bindegewebe, das sich zwischen Peritoneum und vorderer Bauchwand bis zum Nabel hinauf fortsetzt.

In diesem Gewebe kann die Blase bei zunehmender Füllung aufsteigen und ist jetzt unmittelbar über der Symphyse von vorne ohne Verletzung des Bauchfells erreichbar (Blasenpunktion).

Die mit Peritoneum überzogene Hinterwand der Blase buckelt sich bei Füllung in die Peritonealhöhle vor und drängt die im leeren Zustand auf ihr liegenden Organe (bei der Frau der Uterus, beim Mann meist Ileumschlingen) nach hinten und oben ab.

Die **topographischen Beziehungen** der Harnblase sind bei Frau und Mann verschieden. **Beim Mann** (Abb. 8.4-5) ist – wie schon gesagt – die Unterfläche der Blase (das Collum und der vordere Teil des Fundus) mit der Prostata verwachsen. Hinten und seitlich liegen die Bläschendrüsen, medial davon jeweils die Ampulle des Ductus deferens dem Blasengrund an. Zwischen rechter und linker Ampulle grenzt der Blasengrund in einem dreieckigen Feld direkt an das Rektum. Lateral der Bläschendrüsen durchbricht der Ureter beiderseits den Fundus vesicae. Die seitlichen Wände der Harnblase sind den Levatorschenkeln angelagert, die Vorderwand ist der Symphyse, bei gefüllter Blase zusätzlich der vorderen Bauchwand zugewandt. Das Bauchfell zieht von der vorderen Bauchwand über die Hinterfläche der Blase bis zum Fundus herab und schlägt hier unter Ausbildung der **Excavatio rectovesicalis** auf die Vorderwand des Rektums über. An dieser Umschlagstelle liegen seitlich unmittelbar unter dem Bauchfell die Überkreuzungsstellen des Ductus deferens mit dem Ureter. **Bei der Frau** bildet sich die entsprechende Umschlagstelle des Peritoneums zwischen Harnblasenfundus und dem Corpus uteri aus (*Excavatio uterovesicalis*). Nach unten grenzt die Harnblase an die Pars supravaginalis der Cervix uteri und an die Vorderwand der Vagina (vgl. Abb. 8.2-2).

Die **Schleimhaut** der Harnblase ist gegenüber der darunter liegenden Muskelschicht verschieblich. Bei leerer Blase ist die Schleimhaut in zahlreiche Falten gelegt, die mit zunehmender Füllung verstreichen. Eine Sonderstellung nimmt das **Trigonum vesicae** ein (Abb. 8.4-6). Hier ist die Schleimhaut mit der darunter liegenden Muskelschicht fest verwachsen und deshalb auch bei leerer Blase glatt. Dieses Dreieck liegt zwischen den beiden schlitzförmigen Einmündungsöffnungen der Ureteren und dem nach vorne und unten schauenden **Ostium urethrae internum**. Durch den schrägen Durchtritt der Ureteren durch die Harnblasenwand wird beiderseits eine kleine Falte aufgeworfen,

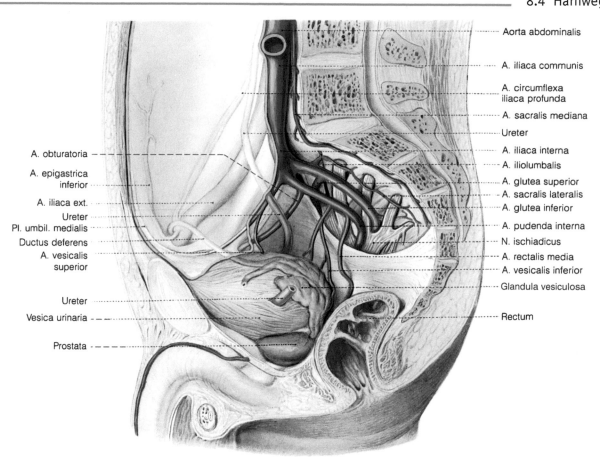

A. obturatoria
A. epigastrica inferior
A. iliaca ext.
Ureter
Pl. umbil. medialis
Ductus deferens
A. vesicalis superior
Ureter
Vesica urinaria
Prostata

Aorta abdominalis
A. iliaca communis
A. circumflexa iliaca profunda
A. sacralis mediana
Ureter
A. iliaca interna
A. iliolumbalis
A. glutea superior
A. sacralis lateralis
A. glutea inferior
A. pudenda interna
N. ischiadicus
A. rectalis media
A. vesicalis inferior
Glandula vesiculosa
Rectum

Abb. 8.4-5 Männliches Becken, Medianschnitt. (grün: Peritoneum)

Plica ureterica, die von lateral und hinten auf die hinteren Ecken des Trigonum vesicae und die dort liegenden Öffnungen der Ureteren, **Ostium ureteris** (Abb. 8.4-7), zuläuft. Zwischen den beiden Ureteröffnungen bildet die *Plica interureterica* die hintere Kante des Trigonum vesicae. Dahinter kann sich eine Aussackung der Harnblasenwand ausbilden, die nur schwer zu entleeren ist. Die seitlichen Kanten des Dreiecks konvergieren zum Ostium urethrae internum und setzen sich in die Wand der Urethra fort. Beim Mann buckelt sich zwischen beiden die **Uvula vesicae** vor; sie wird von der darunter liegenden Prostata aufgeworfen.

Die Schleimhaut ist rötlich, im Bereich des Trigonums, insbesondere auf der Plica interureterica, blasser, was für das Aufsuchen der Ureterostien bei einer Zystoskopie hilfreich sein kann. Die Schleimhaut trägt das für die harnableitenden Wege typische Urothel (Übergangsepithel), das sich ohne Unterbrechung in die Ureteren und die Urethra hinein fortsetzt. Die Tunica propria ist (abgesehen vom Trigonum vesicae) locker und ermöglicht die Faltenlegung der Schleimhaut.

Die Harnblase hat eine kräftige **Muskelschicht,** die insgesamt den *M. detrusor vesicae* (den Austreiber) bildet. Hinzu kommt die im Vergleich mit der Stärke des Detrusors schwach entwickelte *Trigonummuskulatur,* die als Fortsetzung der Uretermuskulatur angesehen werden kann. Zunächst zum **Detrusor:** Man kann drei Schichten unterscheiden, eine äußere und eine innere Längsmuskelschicht und dazwischenliegend eine Schicht aus mehr zirkulär ver-

laufenden Faserzügen. Die längs verlaufenden Züge konvergieren zum Blasenausgang und gehen in die Muskulatur der Urethra über. Die inneren Längszüge der Blase werden zur inneren Längsmuskulatur der Urethra, die Fortsetzungen der äußeren Längszüge gehen an der Urethra in äußere, zirkulär verlaufende Muskelzüge über. Die kräftig entwickelten zirkulär verlaufenden Muskelzüge der Blase erreichen nicht den Blasenausgang, sondern hören oberhalb davon auf; ein Sphinkter im Sinne eines Ringmuskels existiert am Blasenausgang nicht. Wie an allen Beckenorganen gehen Muskelzüge der Wandmuskulatur in die Haltebänder, in das Lig. pubovesicale und Lig. puboprostaticum, über.

Die **Muskulatur,** die das **Trigonum vesicae** unterlagert, besteht aus zwei Schichten. Die oberflächliche, unter der Schleimhaut gelegene Schicht entsteht aus den inneren Längsmuskelzügen der Ureteren, die sich nach Durchtritt durch die Blasenwand zu einer dreieckigen Muskelplatte umordnen, deren Spitze sich in die Hinterwand der Urethra hinein, beim Mann bis zum Colliculus seminalis fortsetzt (Abb. 8.4-8). Die tiefere Schicht entsteht in Fortsetzung der fibromuskulären Uretscheide. Auch sie bildet eine dreieckige Muskelplatte, die gegenüber der oberflächlichen ein wenig nach hinten oben versetzt ist. Deren quer von einem Ureterostium zum anderen verlaufende Züge unterlagern die Plica interureterica. Die Spitze reicht bis zum Blasenhals; insgesamt ist diese tiefe Muskelschicht mit der dahinter liegenden Detrusorschicht recht fest verwach-

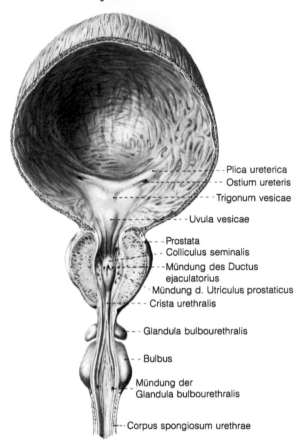

Plica ureterica
Ostium ureteris
Trigonum vesicae
Uvula vesicae
Prostata
Colliculus seminalis
Mündung des Ductus
ejaculatorius
Mündung d. Utriculus prostaticus
Crista urethralis
Glandula bulbourethralis
Bulbus
Mündung der
Glandula bulbourethralis
Corpus spongiosum urethrae

Abb. 8.4-6   **Schleimhautrelief der Harnblase und des proximalen Teils der männlichen Harnröhre.**

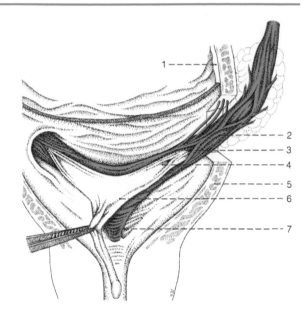

Abb. 8.4-8   **Anordnung der Muskulatur des Trigonum vesicae.** 1 = Schleimhaut der Harnblase; 2 = äußere Längsmuskelschicht des Ureters (WALDEYERsche Scheide), die sich in die tiefe Trigonummuskulatur (7) fortsetzt; 3 = innere Längsmuskelschicht des Ureters, die sich in die oberflächliche Trigonummuskulatur (6) fortsetzt; 4 = Ostium ureteris; 5 = Harnblasenwand (M. detrusor vesicae).

Für die **Sicherung des Verschlusses** wird einmal der schräge Durchtritt des Ureters durch die Harnblasenwand verantwortlich gemacht: Der Innendruck der Blase komprimiert das Lumen der Pars intramuralis. Hinzu kommt eine aktive Komponente, die vor allem während der Miktion, also dann, wenn durch Kontraktion des Detrusors in der Blase sehr hohe Drücke entstehen, von Bedeutung ist; sie wurde oben schon als Schlusspunkt der Ureterperistaltik erwähnt. Die aus dem Ureter herunterziehenden Längsmuskelzüge haben als Trigonummuskulatur unten am Blasenhals ihr Punctum fixum. Vor Beginn jeder Miktion kontrahiert sich die Trigonummuskulatur; damit wird das Lumen der Pars intramuralis des Ureters aktiv geschlossen.

Die Sicherung des Verschlusses der Ureterostien ist von großer klinischer Bedeutung. Eine Insuffizienz eines Ureterostiums führt zwangsläufig zu einer Refluxnephropathie, die schließlich die Degeneration der ganzen Niere zur Folge hat.

Die **arterielle Versorgung** der Harnblase erfolgt einmal über die *A. vesicalis superior,* die den nicht obliterierten Teil der *A. umbilicalis* fortsetzt, und über die *A. vesicalis inferior,* die als kräftiger Ast der *A. iliaca interna* von unten über Blasengrund und Blasenhals aufsteigt. Hinzu kommen kleinere Äste aus der *A. obturatoria,* der *A. rectalis media,* der *A. pudenda interna* und bei der Frau zusätzlich aus der *A. uterina.*

Das **venöse Blut** sammelt sich beiderseits in einem mächtigen Venenplexus, *Plexus venosus vesicalis,* der den inferolateralen Seiten der Harnblase anliegt, beim Mann mit dem Plexus venosus prostaticus, bei der Frau mit dem Plexus venosus vaginalis zusammenhängt und nach hinten seitlich in die V. iliaca interna mündet.

Die Harnblase wird durch viszeroefferente (sympathische und parasympathische) und viszeroafferente **Nerven** innerviert. Die viszeroafferenten Nerven beginnen als freie

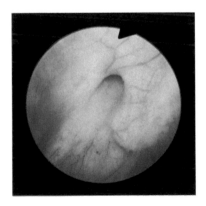

Abb. 8.4-7   **Zystoskopisches Bild des Ostium ureteris.**

sen. Die Auffächerung der Uretermuskulatur zur Trigonummuskulatur verankert somit den Ureter in der Wand der Harnblase.

Die **Ureterostien** sind normalerweise geschlossen und öffnen sich nur, wenn eine durch die Ureterperistaltik portionierte Menge an Harn, ein Harnbolus, in die Blase abgegeben wird. Eine peristaltische Welle des Ureters erfasst zum Schluss die Längsmuskelzüge der Pars intramuralis; dadurch wird das Ostium ureteris kurzzeitig geöffnet. Die Fortsetzung der Kontraktionswelle auf die Trigonummuskulatur schließt das Ostium wieder.

Nervenendigungen in der Wand und sprechen auf Dehnung an, sie vermitteln die Empfindung des Harndrangs und damit das afferente Signal für eine Miktion. Hinzu kommen schmerzleitende Fasern, die durch Überdehnung der Harnblase stimuliert werden.

Die **parasympathischen Fasern** innervieren insgesamt den M. detrusor vesicae und veranlassen dessen Kontraktion bei der Miktion. Die Bedeutung der **sympathischen Fasern** ist umstritten. Sicher ist, dass sie die glatte Muskulatur der Gefäße innervieren. Inwieweit sie zusätzlich für eine Verschlussfunktion am Blasenausgang zuständig sind, ist fraglich, eher unwahrscheinlich. Die verbreitete Vorstellung von der gegensinnigen Innervation der Harnblasenmuskulatur – der Parasympathikus für den Detrusor vesicae, der Sympathikus für einen „Sphincter vesicae" – war offenbar eine Wunschvorstellung: erstens existiert am Blasenausgang kein Ringmuskel, kein abgrenzbarer Sphinkter, der einen Verschluss bewirken könnte, und zweitens findet man beim Menschen im Bereich des Blasenhalses nur sehr wenige adrenerge Fasern. Bemerkenswert sind die **Geschlechtsunterschiede** im Anfangsabschnitt der Urethra. Hier finden sich beim Mann reichlich, bei der Frau so gut wie keine sympathischen Fasern. Dies passt gut in die Vorstellung, dass beim Mann während der sympathisch ausgelösten **Ejakulation** der proximale Teil der Harnröhre verschlossen sein muss, um den Übertritt der Samenflüssigkeit in die Harnblase zu verhindern.

8.4.4 Weibliche Harnröhre

Die **Urethra der Frau** ist im Vergleich zu der des Mannes sehr kurz, sie ist nur 3–5 cm lang. Dies hat Vorteile; Abflussstörungen, die beim Mann häufig sind, gibt es so gut wie nicht. Andererseits haben es Bakterien einfach, durch diesen kurzen Kanal in die Harnblase zu gelangen; Zystitiden und nachfolgend Pyelitiden sind bei der Frau sehr viel häufiger als beim Mann.

Der Beginn der Urethra am *Ostium internum* liegt auf halber Höhe hinter der Symphyse. Von hier aus verläuft die Urethra in enger Nachbarschaft zur Vorderwand der Vagina nach vorn und abwärts; das Endstück wölbt sich als *Crista urethralis vaginae* in die Vagina vor. Das *Ostium urethrae externum,* ein länglich gestellter Schlitz, liegt im Vestibulum vaginae unmittelbar vor dem Ostium vaginae und 2–3 cm hinter der Glans clitoridis.

Histologisch besteht die Urethra aus einer Tunica mucosa und einer Tunica muscularis (Abb. 8.4-9). **Die Schleimhaut** der Urethra ist im verschlossenen Zustand in Längsfalten gelegt, die bei Dehnung verstreichen. Zu Beginn der Urethra trägt die Schleimhaut noch das typische Urothel, das in den Endabschnitten schließlich vollständig durch ein mehrschichtiges unverhorntes Plattenepithel ersetzt ist. In der Tunica propria finden sich zahlreiche Schleimdrüsen, **Glandulae urethrales;** blind endigende Einstülpungen der Schleimhaut werden als *Lacunae urethrales* bezeichnet.

Die **Muskelschicht** der Urethra geht aus der Wandmuskulatur der Harnblase hervor. Sie besteht aus inneren, längs und äußeren, zirkulär verlaufenden Zügen glatter Muskulatur. Die zirkulären Züge haben Verschlussfunktion. Der Begriff **M. sphincter vesicae** schließt die zirkulären Fasern am Beginn der Urethra mit ein; früher wurde dafür der Begriff M. sphincter urethrae internus gebraucht. Der

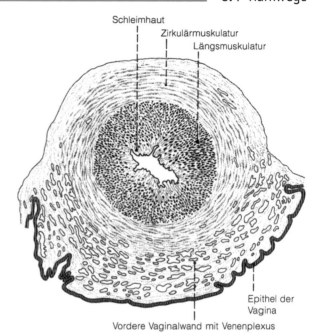

Schleimhaut
Zirkulärmuskulatur
Längsmuskulatur

Epithel der Vagina

Vordere Vaginalwand mit Venenplexus

Abb. 8.4-9 Querschnitt durch die weibliche Urethra. Zeichnung nach histologischem Schnitt.

eigentliche *M. sphincter urethrae* (früher Sphincter urethrae externus) besteht aus quergestreifter Muskulatur. Er entsteht beim Durchtritt der Harnröhre durch das Diaphragma urogenitale aus Fasern des M. transversus perinei profundus, die sich oberhalb und innerhalb des Diaphragmas zirkulär um die Harnröhre legen. Er besteht damit aus quergestreiften Muskelfasern und wird durch Fasern des N. pudendus innerviert. Dieser Muskel (zusammen mit der Beckenbodenmuskulatur insgesamt) ist es, der den willentlichen Verschluss der Harnröhre auch bei starkem Harndrang ermöglicht.

Die **männliche Harnröhre** wird als Harn-Samenröhre im Zusammenhang mit der Anatomie des Penis in Kap. 8.5 abgehandelt.

8.4.5 Verschluss der Harnblase – Miktion

Der Verschlussmechanismus der Harnblase am Blasenausgang ist nicht endgültig geklärt. Am Blasenausgang fehlt ein morphologisch abgrenzbarer Sphinkter. Erst unterhalb davon, in der Urethra, ist eine Ringmuskelschicht vorhanden, die zum Verschluss der Urethra, nicht jedoch des Blasenausganges beiträgt. Für den Verschluss des Blasenausganges gilt folgende Vorstellung: Die Blase ist in ihrer Lage vom **Kontraktionszustand** der Beckenbodenmuskulatur, insbesondere des **Diaphragma urogenitale** (aus dem sich auch der M. sphincter urethrae ableitet), abhängig. Diese Muskulatur ist normalerweise in einem mittleren Kontraktionszustand, drückt damit die Blase, in erster Linie den Blasenhals, nach oben. Jede **Miktion** wird eingeleitet mit dem **Erschlaffen des Beckenbodens.** Dadurch tritt die Blase tiefer, der Blasenhals nimmt Trichterform an. Damit gelangt Blasenurin tiefer in den Blasenausgang, in das Ostium urethrae internum und wahrscheinlich in den Anfangsabschnitt der Urethra. Zu diesem Zeitpunkt kontrahiert sich die Detrusormuskulatur, die Blase richtet sich noch stärker auf, die Trichterform des Blasenausgangs wird verstärkt, und damit öffnet sich vollends das Ostium urethrae internum (Abb. 8.4-10). Die Muskulatur der Urethra erschlafft, der quergestreifte M. sphincter urethrae ebenfalls, die Miktion beginnt. Am Ende kontrahieren sich Beckenboden und M. sphincter urethrae, der Blasenhals wird nach oben geschoben, die Trichterform des Blasenausgangs verschwindet, das Ostium internum urethrae schließt sich. Diese Darstellung bringt am ehesten die Anordnung der

Muskulatur, die Innervation und experimentelle Ergebnisse in Einklang. Sie kann auch erklären, warum es immer möglich ist, eine Miktion willentlich und spontan zu unterbrechen, warum aber die Einleitung einer Miktion trotz des intensiven Willens dazu Schwierigkeiten bereiten kann.

8.4.6 Leitungsbahnen

Die **arterielle** Blutversorgung (Abb. 8.4-5) erfolgt durch Äste der A. iliaca interna (Aa. vesicales superiores aus der A. umbilicalis; Aa. vesicales inferiores direkt aus der A. iliaca interna). Der **venöse Abfluss** erfolgt über den Plexus venosus vesicalis in die V. iliaca interna. **Lymphgefäße** verlaufen zu den Lnn. iliaci interni (entlang der A. iliaca interna, der A. umbilicalis und im Spatium retropubicum).

Die motorische **Innervation** findet durch parasympathische und sympathische postganglionäre Fasern aus dem Plexus hypogastricus inferior statt, die hauptsächlich zum Blasengrund verlaufen und dort den beidseitigen Plexus vesicalis im paravesikalen Fettkörper bilden (Näheres s. Bd. 2, Kap. 12.12).

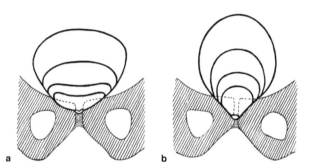

Abb. 8.4-10   Form der Harnblase bei verschiedenen Füllungs- (a) und Entleerungsphasen (b). Man beachte das Aufrichten der Harnblase und die Trichterform des Blasenausganges bei der Entleerung.

Literatur

Siehe Anhang Nr. 54, 159, 215, 398.

A. F. Holstein

8.5 Männliche Geschlechtsorgane

───── Übersicht ─────

Die männlichen Geschlechtsorgane (Abb. 8.5-1) bestehen aus dem **Hoden,** *Testis,* dem **Nebenhoden,** *Epididymis,* dem **Samenleiter,** *Ductus deferens,* den **akzessorischen Geschlechtsdrüsen,** und zwar der Bläschendrüse, *Glandula vesiculosa,* der Vorsteherdrüse, *Prostata,* und der Cowperschen Drüse, *Glandula bulbourethralis,* ferner aus dem männlichen Glied, **Penis,** und dem **Hodensack,** *Scrotum.* Paarig angelegt sind Hoden, Nebenhoden, Samenleiter, Bläschendrüse und Cowpersche Drüse.

Im Hoden werden die **Samenzellen,** *Spermatozoen,* gebildet. Sie entwickeln sich in den Samenkanälchen, *Tubuli seminiferi.* Von dort gelangen sie in das Hodennetz, *Rete testis,* und verlassen den Hoden über die herausführenden Kanälchen, *Ductuli efferentes,* die in den Nebenhodengang, *Ductus epididymidis,* einmünden (Abb. 8.5-2). Der Nebenhodengang geht in den Samenleiter über, der im Bereich der Vorsteherdrüse in die Harnröhre, *Urethra,* mündet. Durch die **Harnröhre,** die von der Einmündung des Samenleiters bis zur

äußeren Öffnung auch als Harn-Samen-Röhre bezeichnet wird, können die Samenzellen den Körper verlassen. Bei der Passage durch die ableitenden Samenwege werden den Samenzellen Sekrete der akzessorischen Geschlechtsdrüsen beigegeben. Das Endprodukt ist der Samen, der als **Ejakulat** durch Muskelkontraktionen von Teilen des samenableitenden Gangsystems aus der Harnröhre entleert wird.

Im Hoden wird auch das männliche Geschlechtshormon, *Testosteron,* gebildet. Es wird über das Blut- und Lymphgefäßsystem (endokrin) aus dem Hoden abgegeben. Der Hoden mit seinen unterschiedlichen Geweben nimmt im Körper eine Sonderstellung ein. Er ist als Ganzes durch eine derbe bindegewebige Kapsel, die Tunica albuginea, von seiner Umgebung abgegrenzt. Verschiedene Zellsysteme des Hodens sind nicht vollständig ausdifferenziert. Die Keimzellen haben prospektive Omnipotenz, die Sertoli-Zellen, Lamina-propria-Zellen, intertubulären Zellen, Leydig-Zellen und das Kapillarbett bilden ortsständige funktionelle Regelkreise.

8.5.1 Hodenhüllen und Skrotum

Hoden und Nebenhoden liegen im **Hodensack,** *Scrotum,* und sind dort von mehreren **Hüllen** umgeben (Abb. 8.5-3). Diese stehen mit den Schichten der vorderen Rumpfwand in Verbindung.

Das **Epiorchium** (Abb. 8.5-4) ist eine glatte, seröse Haut, die auf der Tunica albuginea des Hodens sitzt. Sie überzieht auch wesentliche Teile des Nebenhodens und schlägt an der Abgangsstelle des Samenstranges vom Hoden in das **Periorchium** um. Epiorchium und Periorchium sind das viszerale und parietale Blatt der **Tunica vaginalis testis.** Diese

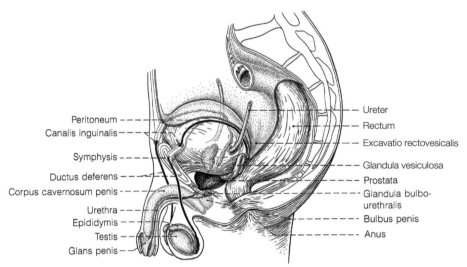

Abb. 8.5-1 Lage des Hodens, der samenableitenden Wege und der akzessorischen Geschlechtsdrüsen.

Peritoneum
Canalis inguinalis
Symphysis
Ductus deferens
Corpus cavernosum penis
Urethra
Epididymis
Testis
Glans penis

Ureter
Rectum
Excavatio rectovesicalis
Glandula vesiculosa
Prostata
Glandula bulbo-urethralis
Bulbus penis
Anus

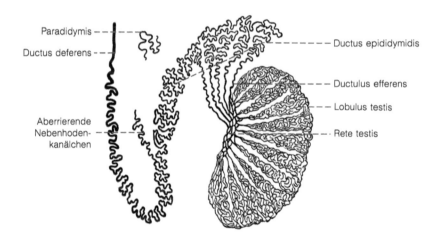

Abb. 8.5-2 Schematische Darstellung der Kanälchen des Hodens und Nebenhodens.

Paradidymis
Ductus deferens
Aberrierende Nebenhoden-kanälchen

Ductus epididymidis
Ductulus efferens
Lobulus testis
Rete testis

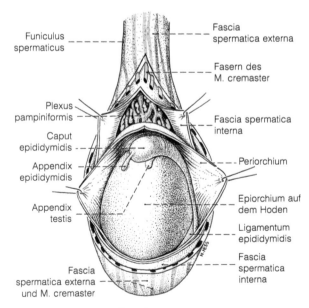

Abb. 8.5-3 Linker Hoden mit Hodenhüllen.

Funiculus spermaticus
Plexus pampiniformis
Caput epididymidis
Appendix epididymidis
Appendix testis
Fascia spermatica externa und M. cremaster

Fascia spermatica externa
Fasern des M. cremaster
Fascia spermatica interna
Periorchium
Epiorchium auf dem Hoden
Ligamentum epididymidis
Fascia spermatica interna

bildet um Hoden und Nebenhoden eine spaltförmige seröse Höhle, die *Cavitas serosa scroti*. Die Serosa entsteht während der Fetalzeit durch Ausstülpung eines Peritonealfortsatzes, **Processus vaginalis peritonei**, der zusammen mit dem Hoden in das Skrotum gelangt (Kap. 5.6). Die Verbindung des Processus vaginalis peritonei zur Bauchhöhle wird während der weiteren Entwicklung normalerweise unterbrochen, sodass eine geschlossene Höhle entsteht. Unter normalen Bedingungen befindet sich in der Cavitas serosa scroti eine geringe Flüssigkeitsmenge, die dem Hoden eine gewisse Gleitbewegung in seiner serösen Höhle ermöglicht.

Unter krankhaften Bedingungen kann die Cavitas serosa scroti durch eine vermehrte Flüssigkeitsansammlung ballonartig aufgetrieben sein (**Hydrocele testis**).

Die Cavitas serosa scroti umschließt den Hoden nicht vollständig, denn eine relativ lange, kranio-kaudal orientierte Zone an der dorsalen Fläche des Hodens ist von der Anheftung des Samenstranges besetzt. Diese Anheftungszone des Samenstranges wird als *Mesorchium* bezeichnet.

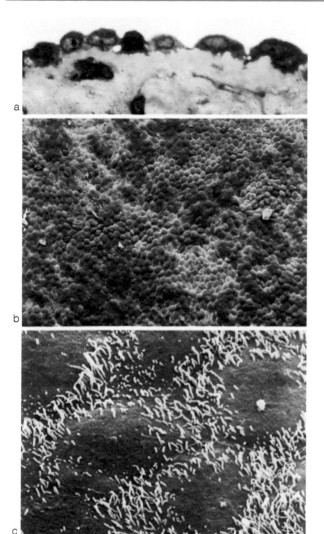

Abb. 8.5-4 Epiorchium, Mensch.
(a) Lichtmikroskopie des einschichtigen Epithels auf der Tunica albuginea. Semidünnschnitt, Toluidinblau-Pyronin. Vergr. 1200fach.
(b) REM der Oberfläche des Epiorchiums. Vergr. 150fach.
(c) Bei stärkerer Vergrößerung sind Mikrovilli an den Rändern der Epithelzellen erkennbar. Vergr. 4000fach.

Ist das Mesorchium infolge einer Fehlentwicklung nur schmal, besteht die Gefahr einer Stieldrehung des Hodens, **Hodentorsion**, die mit einer Strangulierung der Blutgefäße des Hodens im Samenstrang (Samenstrangtorsion) einhergeht und infolgedessen zu Durchblutungsstörungen mit einer irreversiblen Schädigung des Hodenparenchyms führen kann.

Dem Periorchium folgt nach außen zu als nächste Schicht die **Fascia spermatica interna**. Sie ist eine Ausstülpung der Fascia transversalis der Bauchhöhle. Auf der Fascia spermatica interna liegen Fasern des quergestreiften **M. cremaster**, die als Abspaltung des M. obliquus internus abdominis und evtl. des M. transversus abdominis in einem locker gefügten Netz den Hoden umgeben. Der M. cremaster kann den Hoden anheben und damit dem Rumpf nähern.

Durch Bestreichen der Innenseite des Oberschenkels kann der M. cremaster reflektorisch zur Kontraktion gebracht werden, **Kremasterreflex**.

Der Reiz wird afferent über den R. femoralis des N. genitofemoralis geleitet und efferent über den R. genitalis des N. genitofemoralis beantwortet. Der M. cremaster ist von der **Fascia spermatica externa** bedeckt, die eine Fortsetzung der äußeren Körperfaszie und der Faszie des M. obliquus externus abdominis darstellt. Im Bereich des Samenstranges und des Hodens sind die beiden Faszien nicht voneinander trennbar.

Die von diesen Hüllen umgebenen Hoden liegen im Hodensack, **Scrotum**. Seine Wandschichten werden häufig zu den Hüllen des Hodens gerechnet. Das Skrotum besteht aus einem fettfreien, sehr lockeren, faserigen Bindegewebe, in das eine Schicht gering differenzierter glatter Muskelzellen und Myofibroblasten eingelagert ist. Diese Schicht wird als fleischige Haut, **Tunica dartos**, bezeichnet. Sie liegt dicht unter der Haut. Die **Skrotalhaut** ist sehr dünn und meistens gerunzelt. Sie besitzt eine im Vergleich zur übrigen Körperhaut stärkere Pigmentierung und trägt vereinzelte Haare. Durch die dünne Haut sind Talgdrüsen als weißliche kleine Knötchen sichtbar. In der Mitte des Skrotums findet man eine von der Unterseite des Penis bis zum Anus reichende schmale Hautleiste, *Raphe scroti*, die am Damm als *Raphe perinei* bezeichnet wird.

Die kontraktilen Zellen der Tunica dartos können z.B. auf Kältereiz die Epidermis des Skrotums sehr stark in Falten legen. Dadurch wird die Wärmeabgabe des Hodens vermindert. Schweißdrüsen in der Skrotalhaut sorgen für Verdunstungskälte.

Der Hoden braucht für die Entwicklung reifer Samenzellen eine Temperatur, die mindestens 2°C unter der Körpertemperatur liegt. Die in einer Skrotalfalte gemessene Temperatur beträgt 34−35°C. Man nimmt an, dass sie der Hodentemperatur entspricht. Die Temperatur des Hodens wird wesentlich durch die Kleidung beeinflusst. Bei Versuchstieren hat man gefunden, dass eine nur kurzzeitige Erwärmung des Hodens über 40 °C zu einer Schädigung der Samenzellbildung in den Hodenkanälchen führt, die Hormonbildung bleibt davon jedoch unberührt.

Der Hoden steigt während der Fetalzeit aus der Bauchhöhle in das Skrotum hinab. Er bleibt über den Samenstrang mit der Bauchhöhle verbunden. Zur Zeit der Geburt sollte der Abstieg des Hodens, **Descensus testis**, vollendet sein (Abb. 5.6-68 u. 8.1-7).

Bleibt der Hoden im Leistenkanal oder in der Bauchhöhle liegen (**Kryptorchismus**), findet beim Erwachsenen eine Bildung von Samenzellen meistens nicht statt.

Bereits in der Fetalzeit verklebt normalerweise der kraniale Abschnitt des Processus vaginalis peritonei. Sein kaudaler Abschnitt wird dadurch zu einem geschlossenen Hohlraum.

Unterbleibt der Verschluss des Processus vaginalis peritonei, kommt es zu einer Vorstülpung von Teilen des großen Netzes oder von Darmschlingen durch den Leistenkanal in das Cavum serosum testis (**indirekte Leistenhernie**).

Die **Gefäßversorgung** der Hodenhüllen erfolgt von der A. cremasterica, einem Ast der A. epigastrica inferior, das

Skrotum erhält Äste der A. pudenda interna. Der Abfluss des Blutes erfolgt über kleine Venen, die Anschluss an die V. saphena magna, V. epigastrica inferior oder V. pudenda interna finden. Die Lymphbahnen ziehen zu den Nodi lymphatici inguinales. Innerviert werden M. cremaster, Tunica dartos und die Skrotalhaut von Rr. scrotales des N. ilioinguinalis und des N. pudendus.

8.5.2 Samenstrang

Der Samenstrang, *Funiculus spermaticus,* (Abb. 5.6-62, 8.5-3 u. 5) verbindet den Hoden mit der Bauchhöhle. Er hat von außen nach innen folgende **Hüllen:** Skrotalhaut – Tunica dartos – Fascia spermatica externa – M. cremaster – Fascia spermatica interna. Diese Hüllen umschließen folgende Gebilde:
1. Samenleiter (Ductus deferens);
2. A. ductus deferentis;
3. zwei Aa. testiculares;
4. Plexus pampiniformis;
5. Lymphgefäße;
6. vegetative Nervenfasern.

Der Hoden hat beim Deszensus in das Skrotum seine Arterien, Venen und Nerven hinter sich hergezogen. Meistens findet man zwei dünne, geschlängelte *Aa. testiculares,* die von einem Venengeflecht, *Plexus pampiniformis,* umgeben werden. Die Venen sind weitlumig und haben Venenklappen. Veno-venöse und arterio-venöse Anastomosen kommen vor. In der Peripherie des venösen Plexus liegen Lymphgefäße (Abb. 8.5-6), in denen die Lymphe aus dem Hoden durch den Leistenkanal zu paraaortalen Lymphknotenstationen geleitet wird.

Die **Nerven** des Samenstranges enthalten myelinisierte und nichtmyelinisierte Axone. Die marklosen Nervenfasern dienen wohl der Gefäßinnervation im Hoden, die markhaltigen werden im Interstitium des Hodens und in der Tunica albuginea angetroffen.

Der *Ductus deferens* liegt am hinteren Rand des Samenstranges. Er ist am Lebenden durch die Haut des Skrotums als stricknadeldicker, harter Strang zu tasten. Zarte Bindegewebssepten grenzen ihn vom Plexus pampiniformis ab. Die A. ductus deferentis und ein bis zwei dünne Venen begleiten ihn.

Der Ductus deferens ist wegen seiner hautnahen Lage im Bereich des Samenstranges für chirurgische Eingriffe leicht zugänglich. Hier wird die Unterbindung des Ductus deferens (**Vasektomie**) durchgeführt, um den Samentransport zu unterbrechen und damit den Mann zeugungsunfähig zu machen.

8.5.3 Hoden

Form und Lage des Hodens

Der Hoden, *Testis,* des Erwachsenen hat etwa die Form eines Rotationsellipsoids mit einer Längsachse von 40–45 mm und einem Durchmesser von etwa 30 mm. Das Volumen errechnet sich mit 20–25 ml. Der Hoden wiegt zusammen mit dem Nebenhoden 20–30 g. Der Hoden hat prall-elastische Konsistenz. Größe und Konsistenz unterliegen in einem gewissen Umfang tagesrhythmischen Schwankungen.

Beim aufrecht stehenden erwachsenen Mann befinden sich die Hoden im Skrotum in einer etwa 45° von der Vertikalachse nach vorne geneigten Position (Abb. 8.5-1). Der linke Hoden hängt meistens etwas tiefer als der rechte. An seiner nach dorsal gerichteten Fläche ist der Hoden mit den Gefäßen und Nerven des Samenstranges verbunden, **Mesorchium.** Lateral vom Mesorchium liegt der dorsalen Hodenfläche der Nebenhoden an, sein oberer Pol überragt geringfügig den kranialen Hodenpol. Der Hoden und der größte Teil des Nebenhodens sind vom viszeralen Blatt des Cavum serosum testis bedeckt, das am Mesorchium in das parietale Blatt umschlägt.

Organgerüst des Hodens

Der Hoden ist von einer Kapsel, **Tunica albuginea,** umgeben, die aus derbem, faserigem Bindegewebe besteht (Abb. 8.5-7). Sie enthält viele glatte Muskelzellen, die für eine Spannung der Kapsel sorgen. Die äußere Schicht der Tunica albuginea trägt das Epiorchium, die innere Schicht enthält viele Blutgefäße und wird auch als **Tunica vasculosa** bezeichnet.

Das von der Tunica albuginea umschlossene Hodengewebe wird durch zarte bindegewebige Septen, *Septula testis,* in etwa 370 **Hodenläppchen,** *Lobuli testis,* gekammert. Die

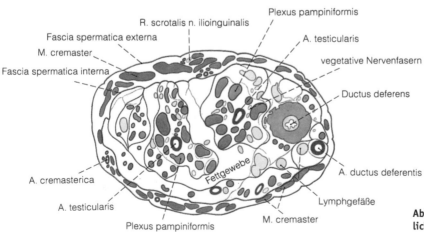

Abb. 8.5-5 Querschnitt durch den menschlichen Samenstrang. Schema.

Septula testis führen Blut- und Lymphgefäße und laufen radiär von der Tunica albuginea auf das Rete testis zu. Die Lobuli testis sind schmale Gewebsbezirke, die zur Tunica albuginea hin etwas breiter sind und sich zum Rete testis hin konisch verjüngen. Sie bilden das eigentliche Hodenparenchym. Ein Lobulus testis besteht aus einem oder mehreren stark aufgeknäuelten **Samenkanälchen,** *Tubuli seminiferi contorti,* die Schlaufen bilden, deren Beginn und Ende sich in die Räume des Rete testis öffnen. Manchmal hat eine Schlaufe zusätzliche Windungen oder blind endigende Kanälchenabschnitte. Etwa 1500 Mündungen von Samenkanälchen in das Rete testis konnten festgestellt werden. Zwischen den Samenkanälchen gibt es ein ausgedehntes interstitielles Gewebe, in dem hormonbildende LEYDIG-Zellen, Blutgefäße, Lymphgefäße, Nerven, Makrophagen und Fibroblasten vorkommen.

Samenkanälchen und Spermatogenese

Die Samenkanälchen (Abb. 8.5-8, 9 u. 10), **Tubuli seminiferi,** haben einen Durchmesser von 180−280 µm und bestehen aus dem Keimepithel und einer 7−10 µm dicken myofibrösen Hülle, Lamina propria. Die Länge aller Hodenkanälchen im Hoden eines 30-jährigen Mannes wird auf 300−350 m geschätzt. Das Keimepithel ist 60−80 µm hoch und aus Keimzellen und Stützzellen, den sog. SERTOLI-Zellen, aufgebaut.

Die Keimzellen vermehren sich im Keimepithel, sie machen die Reifeteilungen durch und differenzieren sich zu

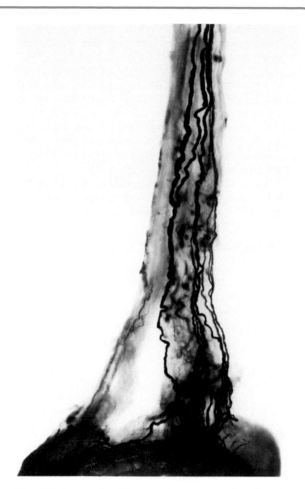

Abb. 8.5-6 Lymphgefäße am Samenstrang des Menschen. Tuscheinjektion. Vergr. 280fach.

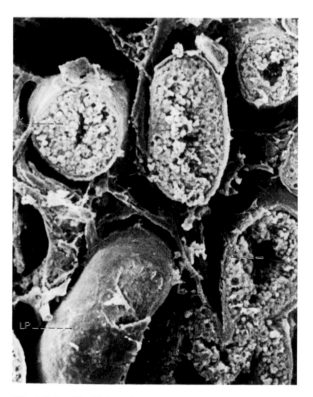

Abb. 8.5-8 Oberfläche eines Gewebeblocks aus dem Hoden eines 51-jährigen Mannes. Die Hodenkanälchen sind größtenteils angeschnitten. Man erkennt das Keimepithel (K), die Lumina (L) und die Lamina propria (LP) der Hodenkanälchen. Im Interstitium sieht man faserige Strukturen, die Fibrozyten, LEYDIG-Zellen und Blutgefäßen entsprechen. REM; Vergr. 120fach.

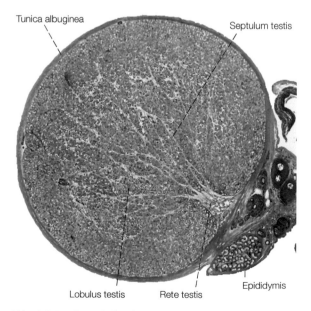

Abb. 8.5-7 Querschnitt durch den Hoden eines 19-jährigen Mannes. Azan. Vergr. 2,6fach.

Tunica albuginea

Septulum testis

Lobulus testis

Rete testis

Epididymis

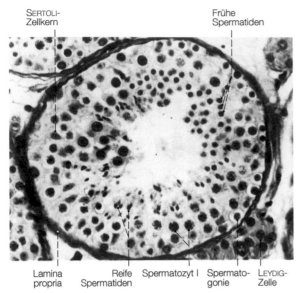

SERTOLI-Zellkern   Frühe Spermatiden

Lamina propria   Reife Spermatiden   Spermatozyt I   Spermato-gonie   LEYDIG-Zelle

Abb. 8.5-9   Querschnitt durch ein Samenkanälchen aus dem Hoden eines 19-jährigen Mannes. Paraffinschnitt; H.E. Das Kernchromatin der Keimzellen ist stark angefärbt. Vergr. 250fach.

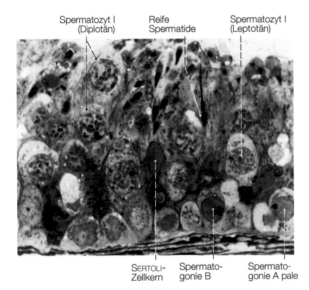

Spermatozyt I (Diplotän)   Reife Spermatide   Spermatozyt I (Leptotän)

SERTOLI-Zellkern   Spermato-gonie B   Spermato-gonie A pale

Abb. 8.5-10   Ausschnitt aus dem Samenkanälchen eines 48-jährigen Mannes. Die Abbildung zeigt charakteristische Gruppierungen von Keimzellen unterschiedlicher Reifegrade (Stadien der Spermatogenese). Semidünnschnitt. Toluidinblau-Pyronin. Vergr. 500fach.

Samenzellen. Dieser Vorgang wird als Samenzellbildung, **Spermatogenese,** bezeichnet. Die Entwicklung beginnt mit den *Spermatogonien* außen an der Basalmembran des Samenkanälchens und schreitet über *Spermatozyten I* und *II* bis zu den *Spermatiden* fort. Die reifen Spermatiden säumen das Lumen des Kanälchens.

Keimzellen haben einige Merkmale, die sie von Somazellen unterscheiden:

1. Sie stehen durch Interzellularbrücken miteinander in Verbindung, sodass Zellgruppen gleichen Entwicklungsstadiums und weitgehend identischen genetischen Bestandes resultieren, sog. *Klone.* Aus einer Spermatogonie sollen acht Spermatozyten, die einen Klon bilden, hervorgehen.

2. Sie besitzen besonders in frühen Stadien eine im Elektronenmikroskop erkennbare granuläre osmiophile Substanz, die als „nuage" (Wolke) bezeichnet wird.

3. Sie machen die Reifeteilungen (Meiose) durch, um ihre Chromosomen auf den haploiden Satz zu reduzieren, mit der gleichzeitigen Möglichkeit einer Neukombination des genetischen Materials.

4. Sie erfahren während ihrer Entwicklung eine hochgradige Differenzierung, wobei Transformierungen von Zellorganellen, z.B. des GOLGI-Apparates zum Akrosom, stattfinden.

5. Auf ihrer höchsten Entwicklungsstufe werden sie, allein von allen Zellen des Körpers, als funktionstüchtige freie Zellen aus dem Gewebsverband entlassen.

Spermatogonien

Spermatogonien bilden die basale Schicht des Keimepithels (Abb. 8.5-10 u. 11). Man unterscheidet Spermatogonien des Typs A, die als Stammzellen der Samenbildung gelten, und Spermatogonien des Typs B, die einen weiterentwickelten Zelltyp darstellen. Die Spermatogonien des **Typs A**

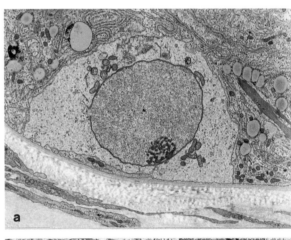

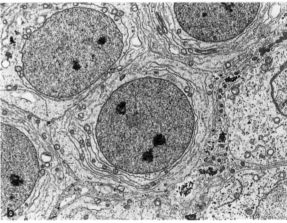

Abb. 8.5-11   (a) Spermatogonie des Typs „A pale" im Keimepithel eines Hodenkanälchens. Die Zelle liegt auf der Basallamina. 33-jähriger Mann. TEM; Vergr. 3800fach
(b) Spermatozyten II im Keimepithel eines Hodenkanälchens. Im Zytoplasma sieht man um den Kern gelagerte spärliche Zisternen des ER und einige Mitochondrien. 33-jähriger Mann. TEM; Vergr. 3800fach

haben abgerundete Kerne, die wenig Farbstoff aufnehmen, also blass erscheinen. Sie werden in der Literatur heute als **Spermatogonien des Typs A pale** bezeichnet. Andere Spermatogonien haben Kerne, die sich stärker anfärben lassen und außerdem im Karyoplasma regelmäßig eine zentrale rundliche Aufhellung besitzen. Diese Spermatogonien tragen die Bezeichnung **Typ A dark.**

Die Spermatogonien des **Typs B** sind daran kenntlich, dass mehrere Nucleoli in ihren Kernen vorkommen. Diese Zellen liegen teilweise an der Basalmembran, teilweise stehen sie nur noch über einen dünnen Zytoplasmafuß mit der Basalmembran in Verbindung.

Spermatozyten I

Aus den mitotischen Teilungen der B-Spermatogonien gehen die Spermatozyten I hervor (Abb. 8.5-10 u. 12). Spermatozyten I haben den normalen diploiden Chromosomensatz, d. h. $2 \times 22 = 44$ Chromosomen (Autosomen) und zwei Geschlechtschromosomen (Gonosomen), das

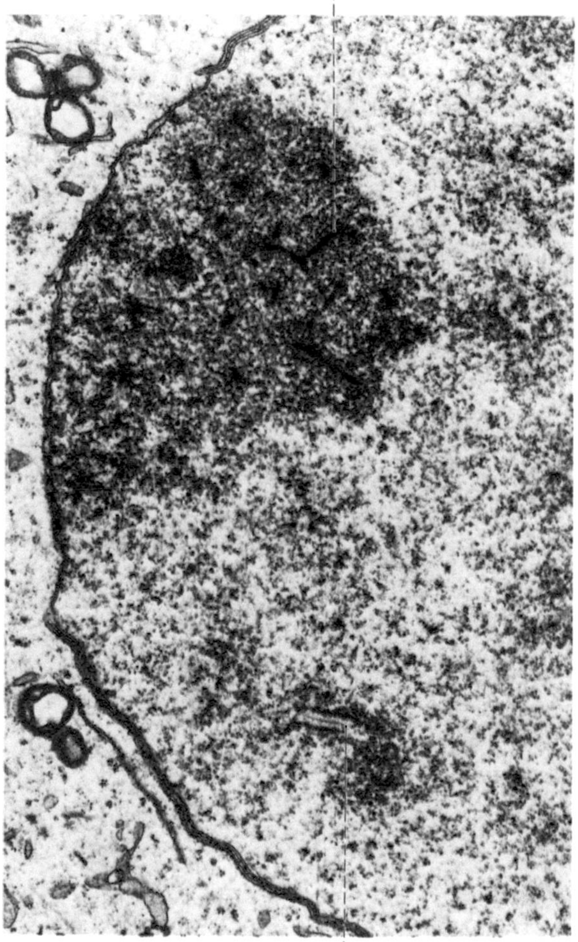

Anschnitt der Geschlechtschromosomen

Synaptonemaler Komplex

Abb. 8.5-12 Ausschnitt aus dem Zellkern eines Spermatozyten I mit Anschnitt des Sex-Vesikels (enthält Geschlechtschromosomen) und eines synaptonemalen Komplexes. TEM; Vergr. 13 000fach.

sind zusammen 46 Chromosomen. Die Chromosomen verdoppeln vor Eintritt in die Prophase, in der Präleptotänphase, ihren DNA-Gehalt (= 4n DNA). Spermatozyten I sind im Keimepithel am leichtesten zu identifizieren, wenn sie die **erste Teilung der Meiose** begonnen haben. Sie sind dann die größten unter den Keimzellen, und ihr Kern zeigt typische Konfigurationen der Chromosomen in den verschiedenen Stadien der **Prophase I** der Meiose: Leptotän, Zygotän, Pachytän, Diplotän, Diakinese (Kap. 2.1.6, Abb. 2-92). Im **Leptotän** sieht man im Kern eines Spermatozyten I zarte fädige Chromatinstrukturen, die einzelnen Chromosomen entsprechen (Abb. 8.5-12). Dabei besteht jedes Chromosom bereits aus zwei Chromatiden, die jedoch erst später sichtbar werden. Im **Zygotän** erfolgt die Paarung der homologen Chromosomen (Konjugation), im Lichtmikroskop als kräftig anfärbbare Chromatinstränge erkennbar. Im elektronenmikroskopischen Bild wird im Bereich der gepaarten Chromosomen eine dreiteilige Struktur – zwei laterale Stränge (Elemente), die durch einen Mittelstreifen (zentrales Element) verbunden sind – sichtbar, die als **synaptonemaler Komplex** bezeichnet wird (Abb. 8.5-12). Die Geschlechtschromosomen paaren sich auch an einem pseudoautosomalen DNA-Abschnitt der kurzen Arme des X- und Y-Chromosoms. Sie bleiben mit der Kernmembran an einer umschriebenen Stelle (Sex-Vesikel) verbunden (Abb. 8.5-12). Im **Pachytän** erfolgt eine scheinbare Verkürzung der Autosomen. In diesem Abschnitt der Prophase I der Meiose findet ein Austausch genetischen Materials zwischen den gepaarten homologen autosomalen Chromosomen statt (Rekombination, Näheres s. Kap. 2.16.1). Dies wird im folgenden **Diplotän** durch Überkreuzung der benachbarten Chromatiden *(Crossing-over, Chiasma)* sichtbar. Da aber in diesem Abschnitt, wie in der folgenden **Diakinese**, die Kondensierung der Chromosomen noch zunimmt, erscheinen die sich überkreuzenden Chromosomen zumeist als sehr dichte Chromatinbrocken im Spermatozytenkern. Die Diakinese leitet mit der Auflösung der Kernmembran zur Metaphase I über.

Die Prophase der Meiose ist sehr lang. Sie dauert etwa 24 Tage und bestimmt eine neue Kombination des vom Vater und von der Mutter stammenden genetischen Materials in jeder Keimzelle. Auf die lange Prophase folgen eine schnell ablaufende Metaphase, Anaphase und Telophase. Damit ist die Teilung I der Meiose vollendet.

Spermatozyten II

Aus der Teilung eines Spermatozyten I gehen zwei Spermatozyten II (Abb. 8.5-13) hervor. Diese Zellen und ihre Kerne sind deutlich kleiner und haben ein locker verteiltes Chromatin. Da bei der ersten meiotischen Teilung von den Chromosomenpaaren jeweils ein homologes Chromosom auf jede der zwei Tochterzellen kommt, enthält ein Spermatozyt II nur 22 Autosomen und ein Geschlechtschromosom. Jedes Chromosom besteht aus zwei Chromatiden. Der Kern eines Spermatozyten II enthält also noch 2n DNA.

Die Spermatozyten II haben keine DNA-Reduplikation und treten nach sehr kurzer Interphase in die **zweite meiotische Teilung** ein, wobei die beiden Chromatiden jedes Chromosoms auf die beiden Tochterzellen verteilt werden. Es entstehen Spermatiden, die 22 Autosomen und ein Geschlechtschromosom und dabei 1n DNA enthalten. Die

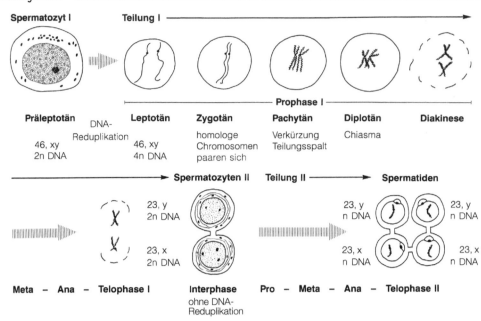

Abb. 8.5-13 Meiose der männlichen Keimzellen. Übersicht. Die Prophase der Meiose beginnt mit dem Spermatozyt I. Entsprechend der internationalen Vereinbarung wird der Chromosomensatz so abgekürzt, dass zunächst die Gesamtzahl der Chromosomen angegeben wird und dann, durch Komma abgetrennt, die Geschlechtschromosomen.

aus der Teilung II der Meiose hervorgegangenen Spermatiden haben also einen haploiden (einfachen) Chromosomensatz.

Spermatiden

Die Spermatiden sind die kleinsten Zellen im Keimepithel. Sie liegen in der Nähe des Lumens eines Samenkanälchens. Frühe Spermatiden sind abgerundete Zellen mit einem runden Kern. Durch eine komplizierte Differenzierung entstehen reife Spermatiden, die eine Transportform der Keimzellen darstellen.

Die Differenzierung der Spermatiden kann am besten mit Hilfe der Elektronenmikroskopie analysiert werden (Abb. 8.5-14). Drei Entwicklungsvorgänge laufen in einer Spermatide gleichzeitig ab: die Kernkondensation, die Akrosombildung und die Entwicklung der Geißel. Bei der **Kernkondensation** wird das Karyoplasma auf etwa ein Zehntel seines Volumens verdichtet. Der Spermatidenkern erhält dabei eine paddelförmige Gestalt. Das **Akrosom** wird

vom GOLGI-Apparat der Spermatide gebildet. Ein anfänglich rundes Bläschen mit elektronendichtem Inhalt lagert sich dem Spermatidenkern an, vergrößert sich und breitet sich über etwa zwei Drittel der Kernoberfläche in Form einer Kappe aus. Im Akrosom ist das Enzym *Acrosin* enthalten, das bei den Befruchtungsvorgängen eine wichtige Rolle spielt. Es bewirkt eine Proteolyse der Zona pellucida (Glykoproteinschicht) der Eizelle und ermöglicht damit die Aufnahme des Spermatozoons in das Zytoplasma der Eizelle.

Die **Bildung der Geißelstrukturen** geht von den beiden Zentriolen aus. Die Zentriolen liegen zueinander in T-Stellung zuerst in Nähe des GOLGI-Apparates. Sie erreichen dann den der Akrosomanlage gegenüberliegenden Kernpol. Das proximale Zentriol nimmt über eine Basalplatte Kontakt zum Spermatidenkern auf. Aus dem distalen Zentriol wächst das Bündel der neun peripheren Doppeltubuli und der zwei zentralen Tubuli, das als Axonema bezeichnet wird, aus. Nach Entwicklung zahlreicher Substrukturen

Abb. 8.5-14 Differenzierung der Spermatiden zu Spermatozoen. ▶
(1) Frühe Spermatide mit rundlichem Kern (K), Akrosombläschen (A), Geißelanlage (G), Zentriol (Z), Mitochondrien (M). Im Verlauf der Entwicklung rotieren Kern und Akrosombläschen (Pfeil), sodass die Geißelanlage sich am entgegengesetzten Kernpol implantiert.
(2) Die Akrosomblase (A) hat sich über dem Kern (K) ausgebreitet. Mikrotubuli (Mt) gehen von ihrem Rand aus. Die Schwanzanlage ist implantiert. Ein Streifenkörper nimmt beide Zentriolen auf. Ein Anulus (An) umgibt das Mikrotubulusbündel (= Axonema) (Ax) der Geißel.
(3) Die Akrosomblase ist mit akrosomaler Substanz gefüllt. Am Schwanz ist ein spindelförmiger Körper (SK) sichtbar.
(4) Der Spermatidenkern zeigt eine ovale Form. Der spindelförmige Körper ist vergrößert. An seinem Ende haben sich Ringfasern (RF) entwickelt, die das Axonema umgeben. Bläschenförmige Zytoplasmastrukturen (F).
(5) Das Karyoplasma des Spermatidenkerns ist grob-granulär. Der spindelförmige Körper enthält Mikrotubuli.
(6) Das Karyoplasma ist verdichtet, der spindelförmige Körper hat an Volumen abgenommen.
(7) Der Spermatidenkern zeigt eine starke Verdichtung des Karyoplasmas mit wenigen Vakuolen. Der Anulus ist am Axonema bis zum Beginn der Ringfasern gewandert und markiert jetzt den Beginn des Hauptstücks der Geißel. Die Mitochondrien gruppieren sich um das Axonema und bilden die Mitochondrienscheide des Mittelstücks.
(8) Reife Spermatide mit kappenförmigem Akrosom, konischem Kern (Seitenansicht), Halsstück (H), Mittelstück (MS), Hauptstück (HS), Anulus, Ringfasern. Zeichnungen nach elektronenmikroskopischen Aufnahmen. Vergr. etwa 4500fach.

können an der fertigen Geißel vier Abschnitte beschrieben werden (Abb. 8.5-15): das Halsstück, das Mittelstück, das Hauptstück und das Endstück. Das **Halsstück** enthält das proximale und das distale Zentriol, die in einen sog. Streifenkörper eingebaut sind. Das **Mittelstück** besitzt eine Scheide von ringförmig um das Axonema gelagerten Mitochondrien. Es findet zum Hauptstück hin seinen Abschluss durch eine ringförmige elektronendichte Struktur, den sog. Anulus. Das **Hauptstück** zeigt eine Scheide von elektronendichten ringförmigen Fasern, die das Axonema

umgeben. Das **Endstück** besteht nur noch aus dem vom Plasmalemm der Spermatide umhüllten 9 + 2-Tubulusbündel des Axonemas. Wenn der Kern, das Akrosom und die Geißelstrukturen ausgereift sind, wird die Spermatide aus dem Keimepithel entlassen, *Spermiatio*. Die somit verselbstständigten „freien" Spermatiden werden nach der Spermiatio als **Spermatozoen** bezeichnet. Zytoplasmareste der Spermatiden bleiben im Keimepithel zurück und werden als sog. Residualkörper von den SERTOLI-Zellen abgebaut.

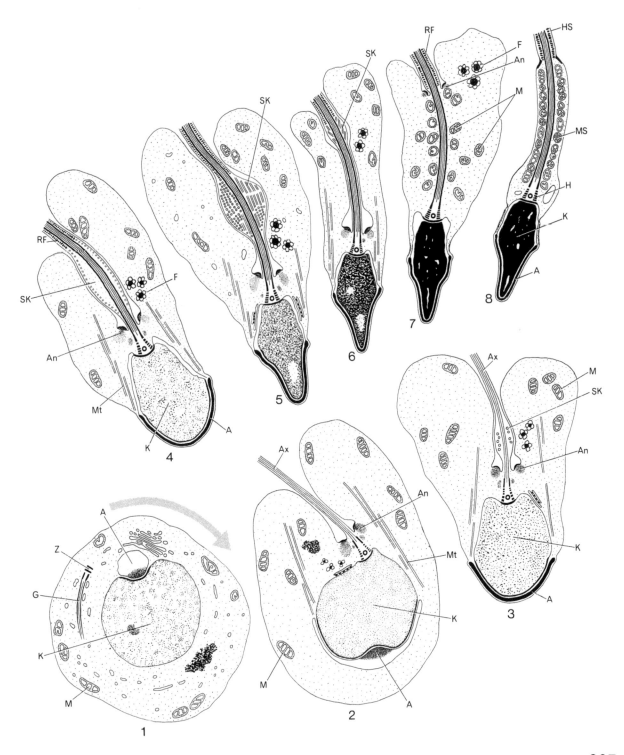

Gliederung der Spermatide

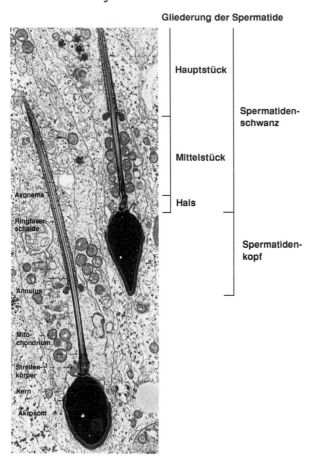

Abb. 8.5-15 Spermatiden im Samenkanälchen eines 37-jährigen Mannes. Die Schnittflächen der Spermatidenköpfe stehen rechtwinkelig zueinander. Die rechte Spermatide zeigt also die Seitenansicht des Kopfes. Bei dieser Spermatide haben sich die Mitochondrien bereits im Bereich des Mittelstücks um das Axonema gruppiert. TEM; Vergr. 11000fach.

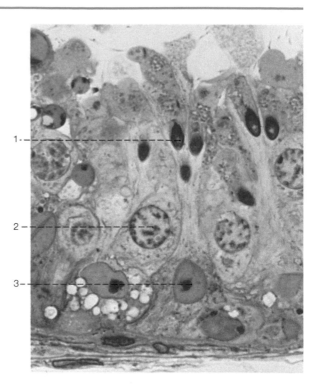

Abb. 8.5-16 Ausschnitt aus dem Samenkanälchen eines 33-jährigen Mannes. Mittelständig ist eine SERTOLI-Zelle (3) der Länge nach angeschnitten, in deren apikalem Zytoplasma Spermatiden (1) stecken und die von zwei Spermatozyten I (2) begrenzt wird. Semidünnschnitt; Toluidinblau-Pyronin. Vergr. 1000fach.

SERTOLI-Zellen

Die SERTOLI-Zellen machen aus den nur durch dünne Interzellularbrücken zusammengehaltenen Keimzellen ein Gewebe, das **Keimepithel.** Alle Keimzellen außer den Spermatogonien, die mehr oder weniger unmittelbar der Basalmembran des Samenkanälchens aufsitzen, sind von SERTOLI-Zellen umgeben. Die SERTOLI-Zellen fußen auf der Basalmembran und reichen mit dicht verzweigten Fortsätzen bis zum Lumen hin (Abb. 8.5-16). Mit Recht sieht man sie als ein Epithel an, das die Keimzellen mit einer sehr speziellen Umgebung versieht. Die einzelne SERTOLI-Zelle hat einen großen, gelappten Kern mit prominentem Nucleolus. In ihrem infranukleären Zytoplasma befinden sich zahlreiche Einschlüsse, die den Zellen ein unterschiedliches Aussehen verleihen. Verschiedene Erscheinungsformen der SERTOLI-Zellen charakterisieren unterschiedliche Funktionszustände.

Im Gegensatz zu den ständig proliferierenden Keimzellen können sich die SERTOLI-Zellen im fortpflanzungsfähigen Lebensabschnitt eines Mannes nicht teilen; ihre Zahl im Samenkanälchen bleibt konstant.

Benachbarte SERTOLI-Zellen nehmen durch Membranspezialisierungen untereinander **Kontakt** auf. Leistenför-

mige Fusionen (Zonulae occludentes) der SERTOLI-Zellmembranen verschließen in einer Kontaktzone im basalen Bereich des Keimepithels den interzellulären Spalt und gliedern damit das Keimepithel in eine basale und eine luminale Abteilung (Abb. 8.5-17). In der **basalen Abteilung** liegen alle Spermatogonientypen und die Spermatozyten I im Präleptotänstadium. In der **luminalen Abteilung** befinden sich die Spermatozyten I in der Prophase I der Meiose, die Spermatozyten II und die Spermatiden. Die Keimzellen passieren die Kontaktzone zwischen den SERTOLI-Zellen wie eine Schleuse, wobei sich vermutlich die Kontakte vor ihnen öffnen und hinter ihnen schließen. Bei ihrer Entwicklung von Spermatogonien zu Spermatiden schieben sich die Keimzellen lumenwärts an der SERTOLI-Zelle hoch.

Die Zellkontakte zwischen SERTOLI-Zellen sind experimentell nachweisbar. Diese Membranspezialisierungen lassen hochmolekulare Markierungssubstanzen, wie z. B. Lanthan oder Peroxidase, die vom Blutgefäßsystem oder direkt vom Interstitium her angeboten werden, nicht in die luminale Abteilung gelangen. Die Kontaktzonen zwischen den SERTOLI-Zellen werden deshalb als das morphologische Korrelat der **Blut-Hoden-Schranke** angesehen. Die Blut-Hoden-Schranke wirkt als Barriere für den Stofftransport im interzellulären Raum zu den in der luminalen Abteilung gelegenen Keimzellen. Damit werden die in der Meiose befindlichen Keimzellen und die zu höchst spezialisierten Zellen heranreifenden Spermatiden z. B. gegen mutagene (die Erbmerkmale verändernde) Substanzen oder gegen autoaggressive, auf Spermatozoen gerichtete Antikörper geschützt.

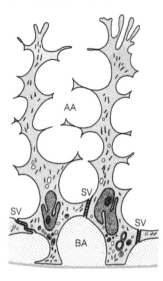

Abb. 8.5-17 Graphische Darstellung zweier benachbarter Sertoli-Zellen ohne Berücksichtigung der von ihnen umgebenen Keimzellen. Die Sertoli-Zell-Verbindungen (SV) grenzen den basalen Abschnitt (BA) des Keimepithels vom luminalen Abschnitt (AA) ab.

Die Sertoli-Zelle hat auch mit den Spermatiden besondere Membrankontakte. Bei der Abgabe der reifen Spermatiden aus dem Keimepithel, *Spermiatio,* lösen sich diese Kontakte. Die Sertoli-Zelle behält aber einen Teil des Spermatiden-Zellleibes in Form eines **Residualkörpers** zurück. Der Residualkörper enthält Mitochondrien, Ribosomen und zahlreiche weitere Organellen des Spermatiden-Zytoplasmas. Die Sertoli-Zelle umschließt den Residualkörper und baut ihn ab. Auch degenerierende Spermatozyten und Spermatiden werden von Sertoli-Zellen phagozytiert und aufgelöst.

Die Sertoli-Zellen verfügen über ein komplexes System von Intermediärfilamenten, die hauptsächlich aus Vimentin bestehen, aber auch die drei Neurofilamentproteine enthalten. Ein in Längsachse der Zellen polar ausgerichtetes Mikrotubulussystem (Minusende luminal, s. Kap. 2.4.1) verdichtet sich um die Kontakte mit den Spermatiden und wird mit deren gerichteten Transport zum Tubuluslumen in Verbindung gebracht. Die Sertoli-Zelle ist eine plastische Zelle, die Struktur und Aktivitäten in Abhängigkeit von den Spermatogenese-Stadien ändert.

Die postmitotischen Sertoli-Zellen sind die „biologische Uhr" des Hodens. Nach dem 40. Lebensjahr des Individuums zeigen sie eine starke Beladung des infranukleären Zytoplasmas mit Lipidtropfen.

Sertoli-Zellen entstammen dem intermediären Mesoderm (Kap. 8.1.1), in das möglicherweise Neuralleistenzellen einwandern (Neurofilamentexpression!).

Tierexperimentelle Untersuchungen bestätigen, dass Sertoli-Zellen im **Hormonmetabolismus** eine wichtige Rolle spielen: Sie haben die Fähigkeit, Testosteron zum stärker wirksamen Dihydrotestosteron zu reduzieren. Sertoli-Zellen sind aber auch selbst **sekretorisch** tätig. Sie bilden ein *Androgen-bindendes Protein* (ABP), das für die Steuerung der Samenbildung und für die Funktion der ableitenden Samenwege wichtig ist. Sertoli-Zellen haben Rezeptoren für FSH (Follikel-stimulierendes Hormon) und werden in ihrer sekretorischen Tätigkeit durch dieses Hypophysen-

hormon stimuliert. Weiterhin sezernieren Sertoli-Zellen *Inhibin,* ein Protein, das die Bildung von FSH in der Hypophyse hemmt (Kap. 11.1). Bei unreifen Sertoli-Zellen der Ratte ist sogar festgestellt worden, dass eine Umwandlung von Testosteron zu einem weiblichen Geschlechtshormon, *Östradiol,* erfolgt. Es wurde beobachtet, dass weibliche Geschlechtshormone die Testosteronsynthese in Leydig-Zellen hemmen.

Die Sertoli-Zelle hat somit im Keimepithel mehrere **Funktionen** zu erfüllen:
1. Stützfunktion für die Keimzellen,
2. Errichtung einer Blut-Hoden-Schranke,
3. kontrollierter transzellulärer Stofftransport von der Basalmembran bis hin zum Lumen des Samenkanälchens,
4. Ernährungsfunktion für die Keimzellen,
5. Abgabe der reifen Spermatiden aus dem Keimepithel,
6. Übertragung der hormonellen Stimuli auf die Entwicklung der Keimzellen,
7. Kommunikation mit Lamina-propria-Zellen und Leydig-Zellen.

Wenn in den Hodenkanälchen infolge Entwicklungsstörungen oder äußerer Einflüsse keine Keimzellen enthalten sind, bilden die Sertoli-Zellen einen geschlossenen Verband von hochprismatischen Zellen. Es liegt dann entweder ein angeborenes (Del Castillo) oder erworbenes Sertoli-Zell-Syndrom vor. Enthalten die Hodenkanälchen nur Sertoli-Zellen und ist außerdem die Zahl der Leydig-Zellen im Interstitium vermehrt, besteht Verdacht auf eine Geschlechtschromosomen-Aberration (44,xxy). In Kombination mit weiteren klinischen Merkmalen wird diese Anomalie als Klinefelter-Syndrom beschrieben (Kap. 2.14.3).

Kinetik des Keimepithels

Die Aufgabe des Keimepithels ist es, eine kontinuierliche Produktion und regelmäßige Abgabe sehr großer Mengen von Samenzellen zu gewährleisten, denn jede Stunde verlassen schätzungsweise 1 Million Spermatozoen den Hoden.

Die A-Spermatogonien vermehren sich beim Erwachsenen stetig. Ein Teil von ihnen verbleibt auf einem niedrigen Entwicklungsstand als Stammzellen. Ein Teil führt zur Ausbildung von B-Spermatogonien und weiter zu Spermatozyten, Spermatiden und Spermatozoen. Die Stammzellen bilden ein Reservoir, das ständig durch Mitosen erneuert wird, aber auch ständig Zellen zur Bildung reifer Samenzellen abgibt. Keimzellen, die nach Mitosen von Spermatogonien entstehen, bleiben über Interzellularbrücken miteinander in Verbindung und bilden eine Zellgruppe, **Klon.** Die aus einer Stammspermatogonie entstandene Zellgruppe wandert bei ihren weiteren Teilungen und bei ihrer Reifung und Differenzierung durch das Keimepithel von der Basalmembran bis zum Tubuluslumen. Nachfolgende Zellgruppen gehen aus anderen Stammspermatogonien hervor. Betrachtet man eine beliebige Stelle im Keimepithel mit dem Lichtmikroskop, so findet man ganz bestimmte Konstellationen von Zellgruppen verschiedener Entwicklungsstufen, die als „Stadien" eines fortlaufenden Umbauvorganges beschrieben werden.

Beim Menschen konnten sechs solcher Stadien beschrieben werden. Die **Stadien** nehmen meistens nur kleine Bezirke im Samenkanälchen ein, sodass z. B. in einem Querschnitt (etwa 10 μm dick) durch ein Samenkanälchen verschiedene Stadien nebeneinander gefunden werden. Anhand einer Verteilungsanalyse der Spermatozytenpopulationen konnte gezeigt werden, dass die Stadien Ausdruck eines komplexen räumlichen Ordnungsmusters des Keimepithels sind. So sind Keimzellpopulationen aufeinander folgender Entwicklungsgrade seriell kontinuierlich im Samenkanälchen angeordnet. Eine solche Populationssequenz besetzt ein streifenförmiges Keimepithelareal, das in konisch zulaufenden **Schraubentouren** in den Längsverlauf des Samenkanälchens eingepasst ist (Abb. 8.5-18). An der Basis einer solchen Schraube – also nahe der Basalmembran des Kanälchens – liegen die frühesten Keimzellen, während sich an der Spitze der Schraube – also lumennah – die am weitesten entwickelten Keimzellen befinden. Alle 200–250 μm beginnt im Längsverlauf des Kanälchens eine neue Schraube, die gegenüber der vorangehenden Schraube um etwa 140° versetzt ist. Insgesamt lässt sich also die Ordnung des Keimepithels durch ein **System überlappender und fortlaufend gegeneinander verdrehter Schrauben** kennzeichnen. Denkt man sich an einer beliebigen Stelle einen Querschnitt durch dieses System, so erhält man zwangsläufig bestimmte Kombinationen von Zellpopulationen unterschiedlicher Entwicklungsgrade, nämlich die Stadien.

An jedem Ort im Keimepithel wird in einer zyklischen Wiederkehr alle 16 Tage nach Durchlaufen der sechs Stadien wieder die gleiche Kombination von Zellgruppen aufgebaut. Dieser Zeitraum wird als **Zyklus der Spermatogenese** bezeichnet. Der Gesamtablauf der Samenbildung von einer Stammspermatogonie bis zu reifen Spermatiden dauert 4,6 Zyklen, also 74 Tage. Rechnet man noch die Transportzeit der Spermatozoen durch den Nebenhoden von 8–17 Tagen hinzu, dann vergehen mindestens 82 Tage, bis die von einer Stammspermatogonie gebildeten Spermatozoen im Ejakulat erscheinen. Diese Zeitspanne muss der Arzt kennen, der Störungen der Samenbildung behandeln will.

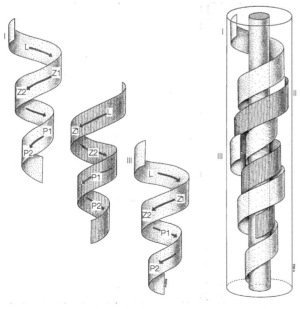

Abb. 8.5-18 Dreidimensionales Modell des Verteilungsmusters primärer Spermatozyten im Samenkanälchen des Menschen. L = Leptotän, Z1 = frühes Zygotän, Z2 = spätes Zygotän, P1 = frühes/mittleres Pachytän, P2 = spätes Pachytän/frühes Diplotän.

Lamina propria der Samenkanälchen

Das Keimepithel sitzt im Samenkanälchen auf einer Basalmembran. Nach außen schließt sich ein ca. 8 μm dicker Mantel aus **Lamina-propria-Zellen**, die Differenzierungen von glatten Muskelzellen und Fibroblasten zeigen, an. Diese **Myofibroblasten** bilden 4–5 Schichten und schließen zwischen sich Kollagenfibrillen, elastische Fasern und Mikrofilamente ein. Myofibroblasten nehmen eine Mittelstellung zwischen Bindegewebezellen und glatten Muskelzellen ein, man kann sie auch als weniger differenzierte glatte Muskelzellen auffassen. Sie sind kontraktil und verursachen an den Samenkanälchen peristaltische Bewegungen. Dadurch werden die aus dem Keimepithel abgegebenen Spermatozoen, die noch keine Eigenbeweglichkeit haben, in das Rete testis transportiert. Die Zellen der Lamina propria regulieren außerdem den Einfluss der LEYDIG-Zellen auf die SERTOLI-Zellen. Die normale Funktion der Myofibroblasten ist von den männlichen Geschlechtshormonen und von Wachstumshormonen abhängig.

Intertubulärer Raum

Der Raum zwischen den Tubuli seminiferi im menschlichen Hoden enthält eine amorphe extrazelluläre Matrix, in der das Kapillarsystem, LEYDIG-Zellen, Nerven, Makrophagen, vereinzelte Mastzellen und fibroblastenähnliche Bindegewebezellen vorkommen. Lymphgefäße gibt es überwiegend nur in den Septula testis.

Die fibroblastenähnlichen Bindegewebezellen kompartimentieren teilweise den intertubulären Raum, indem sie Scheiden um Arteriolen, Kapillaren, LEYDIG-Zellen und auch um die äußere Schicht der Lamina propria der Hodenkanälchen bilden. Immunzytochemische Untersuchungen belegen, dass diese kompartimentierenden Zellen, sog. Co-Zellen, Eigenschaften sowohl von Fibroblasten als auch von Gliazellen haben (saures Gliafibrillenprotein).

LEYDIG-Zellen

Die größten Zellen im intertubulären Raum sind die LEYDIG-Zellen. Sie haben einen polygonalen Zellleib und einen runden Zellkern mit kleinem Nukleolus. Sie bilden dichte, von Co-Zellen gesäumte Zellverbände, die regelmäßig Blutkapillaren umschließen. Das Zytoplasma der LEYDIG-Zellen enthält viel glattes endoplasmatisches Retikulum in Form von Vesikeln und Tubuli, Mitochondrien vom tubulären Typ sowie zahlreiche Lysosomen und Lipofuszingranula (Abb. 8.5-19). In vielen LEYDIG-Zellen kommen Kristalle vor, sog. REINKE-Kristalle, die aus Proteinen bestehen. Die REINKE-Kristalle nehmen mit fortschreitendem Lebensalter an Zahl und Größe zu. Man nimmt an, dass sie ein degeneratives Zeichen im Zusammenhang mit der Hormonproduktion der LEYDIG-Zellen sind.

LEYDIG-Zellen produzieren vor allem **männliche Sexualhormone.** Das wichtigste ist *Testosteron.* Sein Ausgangssubstrat Cholesterin wird entweder im glatten endoplasmatischen Retikulum der LEYDIG-Zellen aus Acetat synthetisiert oder gelangt über den Blutkreislauf in diese. Über die Zwischenstufe Pregnenolon, das in den Mitochondrien durch Oxidation von Cholesterin erzeugt wird, entsteht Testosteron mit Hilfe von Enzymen des endoplasmatischen Retikulums. Im Unterschied zu Cholesterin, das im Zytoplasma als Ester speicherungsfähig ist, wird Testosteron direkt nach

Keimepithel Lamina propria

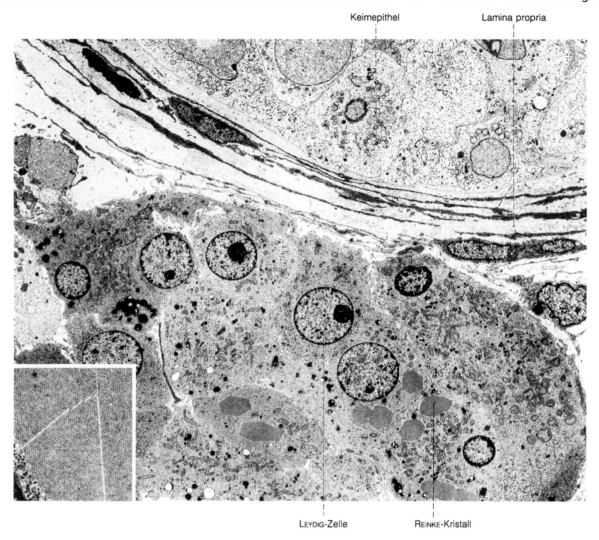

LEYDIG-Zelle REINKE-Kristall

Abb. 8.5-19 Gruppe von LEYDIG-Zellen im Interstitium des Hodens eines 47-jährigen Mannes. TEM; Vergr. 1600fach. Inset: Ausschnitt aus einer LEYDIG-Zelle. Mehrere REINKE-Kristalle sind angeschnitten. TEM; Vergr. 20000fach.

der Synthese von den LEYDIG-Zellen abgegeben. Das Testosteron diffundiert in den intertubulären Raum und wird dort vermutlich an ein Trägerprotein gebunden. Es wird dann von Blutgefäßen oder Lymphgefäßen aufgenommen und im gesamten Körper verteilt. Ein Teil des Testosterons gelangt aber auch durch die Lamina propria der Samenkanälchen direkt in das Keimepithel. Zusammengefasst hat **Testosteron** die folgenden **Wirkungen:**
1. Es stimuliert durch direkte Einwirkung auf die Samenkanälchen die Samenbildung,
2. es wirkt über das Blutgefäßsystem auf die ableitenden Samenwege und die akzessorischen Geschlechtsdrüsen,
3. es fördert die Entwicklung und Erhaltung der sekundären Geschlechtsmerkmale, auch die Entwicklung und Erhaltung des männlichen Behaarungstyps,
4. es stimuliert die Talgdrüsenfunktion,
5. es hat eine anabole Wirkung auf den Allgemeinstoffwechsel,
6. es fördert Libido und Potenz, und
7. es hat Einfluss auf geschlechtsspezifische Verhaltensweisen.
Testosteron und sein stärker wirksamer Metabolit *Dihy-*

drotestosteron (DHT) induzieren in vielen Zielorganen die Ausbildung von Androgenrezeptoren und die Synthese von 5α-Reduktase, ein Enzym, das Testosteron zum DHT umwandelt. Diese Transformation ist für die Entwicklung und Funktion vieler Organe wesentlich. Hingegen geht der anabole Effekt der Androgene direkt vom Testosteron aus. Die Muskulatur enthält nämlich fast keine 5α-Reduktase.

LEYDIG-Zellen zeigen unterschiedliche Differenzierungen. Überwiegend findet man das bekannte Bild voll entwickelter Testosteron-produzierender Zellen. Teilweise ähneln sie auch Nervenzellen mit pseudoaxonalen Zellfortsätzen. LEYDIG-Zellen bilden Androgene, Katecholamine (Noradrenalin, Adrenalin), Neuropeptide (Substanz P, C-Typ natriuretisches Peptid) und verschiedene Zytokine (IGF1 = Insulin like growth factor 1, BDNF = Brain derived neurotrophic factor, TGFβ = Transforming growth factor β). LEYDIG-Zellen haben eine hohe Adaptationsfähigkeit an veränderte Organbedingungen und bieten Anzeichen von Pluripotenz. Die in den letzten Jahren erkannte **neuroendokrine Funktion** der LEYDIG-Zellen ist offensichtlich zuständig für die Regulation von Steroidbildung, Durchblutung und Gefäßpermeabilität des Hodens. Sie beeinflusst auch die Kontraktilität der peritubulären Myofibroblasten der Hodenkanälchen, regelt den Spermatozoentransport aus dem Hoden und nimmt über eine Kommunikation mit den SERTOLI-Zellen Einfluss auf die Bildung der Keimzellen. LEYDIG-Zellen können ständig aus perivaskulären Stammzellen nachgebildet werden.

Die Summe dieser Befunde hat zu dem Konzept geführt, dass der Hoden des Menschen neben den Keimzellen Zellsysteme (SERTOLI- und LEYDIG-Zellen) enthält, die möglicherweise aus dem Neuroektoderm stammen und sich dem intermediären Mesoderm angliedern.

Versprengte ektopische LEYDIG-Zellen mit den gleichen Eigenschaften findet man nicht selten in der Tunica albuginea des Hodens oder im Samenstrang. Hierbei fällt insbesondere im Samenstrang eine enge Nachbarschaft zu Nervenfasern, Nervenzellen und Glomuszellen auf.

Hormonelle Steuerung der Spermatogenese

Die Vermehrung, Reifung und Differenzierung der Keimzellen in den Samenkanälchen wird von Hormonen des Hypothalamus, der Hypophyse und des Hodens gesteuert. Hemmung und Förderung der Hormonsekretion erfolgen im Wesentlichen nach Art eines Regelkreises, der sich folgendermaßen beschreiben lässt (Abb. 8.5-20): Im Hypothalamus werden **Gonadotropin-Releasing Hormone** (Gn-RH) gebildet, die über die Nervenfasern des Tractus tuberoinfundibularis als Neurosekret zur Eminentia mediana

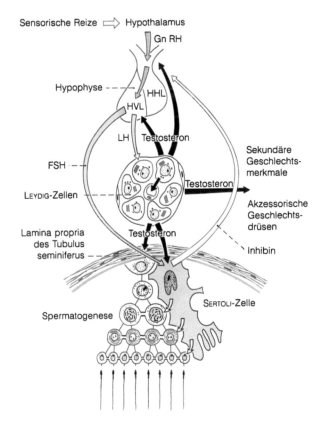

Abb. 8.5-20 **Vereinfachtes Schema der hormonellen Steuerung der Spermatogenese.** Einzelheiten sind im Text nachzulesen. HVL = Hypophysenvorderlappen. HHL = Hypophysenhinterlappen.

am Hypophysenstiel gelangen. Von dort werden sie über das portale Venennetz zur Adenohypophyse abgegeben. In speziellen Zellen der Adenohypophyse wird die Produktion der gonadotropen Hormone, 1. des **luteinisierenden Hormons (LH)** und 2. des **follikelstimulierenden Hormons (FSH)**, angeregt. LH und FSH, die wie Gn-RH nicht nur kontinuierlich, sondern auch in kurzen Intervallen („pulsatil") sezerniert werden, veranlassen im Hoden die Synthese männlicher Sexualhormone und die Entwicklung von Samenzellen.

Das **LH** stimuliert die LEYDIG-Zellen, die an ihrer Zellmembran Rezeptoren für LH besitzen, zur Bildung von Testosteron und anderen Androgenen. Der Testosteronspiegel im Blutserum wird vom Hypothalamus-Hypophysen-System kontrolliert und reguliert. Ein hoher Serumtestosteronspiegel hemmt die LH-Sekretion, ein niedriger Testosteronspiegel fördert die LH-Ausschüttung.

Demgegenüber stimuliert **FSH** die SERTOLI-Zellen und fördert damit die Samenzellbildung. FSH-Rezeptoren konnten an der Basis der SERTOLI-Zellen nachgewiesen werden. Man nimmt an, dass FSH über die SERTOLI-Zellen wesentlichen Einfluss auf die Differenzierungsphase der Spermatiden hat. Außerdem wird unter FSH-Wirkung die Anzahl der LH-Rezeptoren an der Oberfläche der LEYDIG-Zellen erhöht. Analog zum LH wird auch die FSH-Ausschüttung durch einen hohen Testosteronspiegel vermindert. Zusätzlich hemmt eine von den SERTOLI-Zellen gebildete Substanz, das **Inhibin** (Inhibin B), die Abgabe von FSH und wahrscheinlich auch von Gn-RH. Inhibin lässt sich in Rete-testis-Flüssigkeit und im Samenplasma finden. Die Konzentration von Inhibin B im Blutserum korreliert mit dem Volumen des Hodens, der Zahl der SERTOLI-Zellen und der Zahl der Spermatozoen im Ejakulat. Inhibin B ist ein Indikator für intakte Spermatogenese.

Eine gestörte (verminderte) Inhibinsekretion weist auf einen Defekt der SERTOLI-Zellen hin. Da die FSH-Regulation ausfällt, kommt es zu einer dauerhaften Erhöhung der FSH-Konzentration im Serum. Dies signalisiert eine schwere, zumeist irreversible Störung der Spermatogenese (sog. **„hypergonadotroper Hypogonadismus"**).

Das Hypothalamus-Hypophysen-Hoden-System ist unter normalen Bedingungen in der Produktion seiner Hormone ausbalanciert. Die Hormonwerte im Blut zeigen nur eine geringe Schwankungsbreite. Die Aktivität der hormonproduzierenden Zellen hat jedoch einen **Tagesrhythmus.** So wird der höchste Testosteronspiegel im Serum um 6.00 Uhr morgens gemessen. Außerdem erfolgt alle 20–23 Tage eine vorübergehende Erhöhung der Testosteronwerte. Weiterhin gibt es Hinweise, dass auch ein jahreszeitlich bestimmter Rhythmus der hormonellen Aktivität der LEYDIG-Zellen besteht. Man findet erhöhte Plasmatestosteronwerte im Herbst.

Die **Balance des Hypothalamus-Hypophysen-Hoden-Systems** wird von zahlreichen Faktoren beeinflusst. Sensorische Reize wie Licht und Geruch, weiterhin sexuelle Erwartungshaltung, Stress, schwere Allgemeinerkrankungen und gute oder schlechte Umweltbedingungen wirken sich auf die hormonelle Steuerung der Samenzellbildung aus und nehmen damit Einfluss auf die Aktivität des Keimepithels.

Neben diesem Regelkreis existieren weitere Mechanismen, die der Feinabstimmung der Hodenfunktion dienen.

Ihr physiologischer Stellenwert ist aber vielfach noch unklar.

So schreibt man u.a. bestimmten Wachstumsfaktoren wie dem epidermalen Wachstumsfaktor (EGF) und IGF-1 einen **stimulierenden** Effekt auf die Testosteronsynthese zu. Einen **hemmenden** Einfluss haben z.B. die in den LEYDIG-Zellen synthetisierten Substanzen Östradiol und β-Endorphin. Möglicherweise haben auch die anderen für das Nervensystem charakteristischen Stoffe, die in den LEYDIG-Zellen nachgewiesen wurden, Bedeutung für die Steuerung der Spermatogenese.

Die Wirkung von Prolaktin, einem Hormon der Adenohypophyse, auf den Serumtestosteronspiegel wird kontrovers diskutiert. Möglicherweise liegt bei geringer Ausschüttung ein hemmender Einfluss auf die Testosteronsynthese und bei höherer ein fördernder vor.

Wie schon erwähnt, sind FSH, LH und Testosteron die wichtigsten Regulatoren der Spermatogenese. Zusätzlichen Anteil am geregelten Ablauf der Samenzellbildung dürften neben Mitose-induzierender Substanz (MIS) und dem „meiosis inducing peptide" das Vitamin A und Proteine wie beispielsweise Calmodulin, Plasminogenaktivator und Transferrin haben. Ferner greifen β-Endorphin und IGF-1 durch Beeinflussung der SERTOLI-Zellen indirekt in die Keimzellbildung ein.

Außerdem wurde festgestellt, dass die LEYDIG-Zellen unter LH-Vermittlung das Hormon Oxytocin ausschütten können, aber auch die gasförmigen Signalstoffe Stickstoffmonoxid (NO) und Kohlenmonoxid (CO) produzieren. Diese Substanzen dürften einerseits durch Förderung der Kontraktion und andererseits durch Erschlaffung der peritubulären Myofibroblasten eine Bedeutung für die Peristaltik der Hodenkanälchen haben. Die SERTOLI-Zellen sezernieren unter FSH-Einfluss das Androgen-bindende Protein (ABP) in das Lumen der Hodenkanälchen. ABP gilt als intratestikuläres Transportprotein für Androgene und soll die Aktivität und Differenzierung der Epithelien der ableitenden Samenwege stimulieren.

Rete testis

Das *Rete testis* besteht aus netzartig miteinander verbundenen, oval oder bizarr geformten Spalträumen, die zusammen mit zahlreichen Blut- und Lymphgefäßen in einem länglichen, bindegewebigen Körper, *Corpus* HIGHMORI, eingeschlossen sind (Abb. 8.5-21). Das Rete testis liegt auf der Dorsalseite des Hodens von innen der Tunica albuginea an. Seine spaltförmigen Räume sind von einem einschichtigen isoprismatischen Epithel ausgekleidet. Häufig findet man Inseln mit hochprismatischen Zellen (Abb. 8.5-22), die immunzytochemische Ähnlichkeiten zu SERTOLI-Zellen haben. Die Spalträume des Rete testis werden von dünnen, mit Epithel bedeckten Bindegewebesträngen durchzogen, *Chordae rete testis*. Die Samenkanälchen münden teilweise direkt in die Retespalten, teilweise sind vom Rete aus dünne, mit isoprismatischem Epithel ausgekleidete gestreckte Röhren, *Tubuli recti*, entwickelt. An der Einmündung in einen Tubulus rectus oder in eine Retespalte besteht das Samenkanälchen vorwiegend aus modifizierten SERTOLI-Zellen; Keimzellen kommen nur selten vor. Dieser Abschnitt eines Hodenkanälchens wird als terminales Segment bezeichnet. Die Einmündungsstelle ist lippenartig in das Rete vorgewölbt (Abb. 8.5-23). Ihr wird eine Ventil-

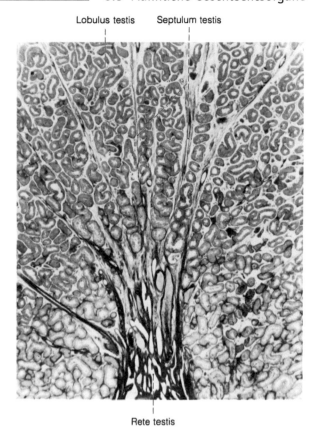

Lobulus testis   Septulum testis

Rete testis

Abb. 8.5-21   Querschnitt durch das Rete testis mit Lobuli testis und Septula testis (vgl. Abb. 8.5-7). TEM; Vergr. 12fach.

funktion zugeschrieben, damit ein Rückstrom von Samenzellen aus dem Rete testis in die Samenkanälchen verhindert wird.

Aus tierexperimentellen Untersuchungen ist bekannt, dass ein kontinuierlicher Flüssigkeitsstrom, in dem die Spermatozoen enthalten sind, aus den Samenkanälchen in das Rete testis fließt. Das Rete testis mit seinen Spalträumen verhält sich wie ein Schwamm, der diese Flüssigkeit aufnimmt. Glatte Muskelzellen im Corpus HIGHMORI und in der Tunica albuginea des Hodens veranlassen einen zum Nebenhoden hin gerichteten Strom des Inhalts der Retespalten. Die große Oberfläche des Reteepithels nimmt durch Sekretions- und Resorptionsvorgänge Einfluss auf die Zusammensetzung der Reteflüssigkeit.

8.5.4 Nebenhoden

Gliederung des Nebenhodens

Der Nebenhoden, *Epididymis*, liegt an der Hilumseite dem Hoden an und reicht als 5–10 mm dickes längliches Organ vom kranialen bis zum kaudalen Hodenpol. Man beschreibt bei Betrachtung mit bloßem Auge Nebenhodenkopf, *Caput*, Nebenhodenkörper, *Corpus*, und Nebenhodenschweif, *Cauda epididymidis*. Am Lebenden ist der Nebenhoden durch das Skrotum hindurch tastbar und damit der klinischen Untersuchung zugänglich. Der Nebenhoden ist von einer – im Vergleich zum Hoden – dünnen *Tunica albu-*

niedriges Epithel   Spaltraum des Rete testis   Chorda rete testis

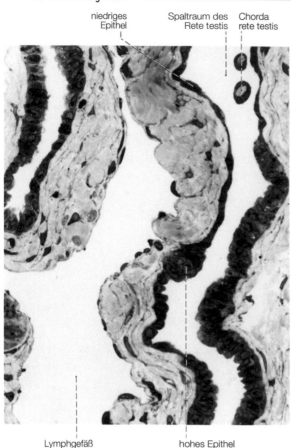

Lymphgefäß   hohes Epithel

Abb. 8.5-22 Ausschnitt aus dem Rete testis mit Spaltraum, Chorda rete testis und Lymphgefäß. Vergr. 650fach.

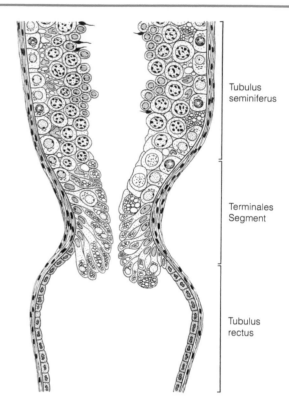

Tubulus seminiferus

Terminales Segment

Tubulus rectus

Abb. 8.5-23 Terminales Segment eines Samenkanälchens mit anschließendem Tubulus rectus des Rete testis.

ginea überzogen. Haltebänder, *Ligamenta epididymidis superius* und *inferius*, fixieren ihn am Hoden. Innerhalb der Tunica albuginea epididymidis befinden sich die aus dem Hoden herausführenden Kanälchen, *Ductuli efferentes*, und der Nebenhodengang, *Ductus epididymidis* (Abb. 8.5-24). 8–12 Ductuli efferentes haben am oberen Hodenpol Anschluss an das Rete testis. Sie sind stark aufgeknäuelt und münden End-zu-Seit in den Ductus epididymidis. Am kaudalen Hodenpol biegt der Nebenhoden um und geht nach kranial in den *Ductus deferens* über. Die Länge eines Ductulus efferens beträgt etwa 10–12 cm und die des anschließenden Ductus epididymidis ca. 6 m. Aufgrund licht- und elektronenmikroskopischer Untersuchungen lassen sich weitere Gangabschnitte mit unterschiedlichem Wandbau und unterschiedlich weiter Lichtung erkennen. So findet man im Abschnitt 1 des Caput vorwiegend Ductuli efferentes. In den Abschnitten 2 a und b des Caput befinden sich die ersten Windungen des Ductus epididymidis mit den Einmündungen der Ductuli efferentes. In den Abschnitten des Corpus (3 a–c) nimmt die Kanälchenlichtung des Ductus epididymidis ab. An der Grenze zwischen Corpus und Cauda, zu Beginn des Abschnittes 4a, ist das Lumen des Ductus epididymidis am engsten (Abb. 8.5-25). Außerdem ist das Epithel hier stark gefaltet. In den Abschnitten 4a–c der Cauda erweitert sich das Lumen des Nebenhodenganges, und der Muskelmantel ist kräftig entwickelt.

Die **Ductuli efferentes** gehen von den Spalträumen des Rete testis aus (Abb. 8.5-26 a). Ihre Wand besteht aus einem unterschiedlich hohen, mehrreihigen Epithel und aus mehreren Lagen gering differenzierter glatter Muskelzellen. Das Epithel enthält hochprismatische Zellen mit einem Bürstensaum (Mikrovilli) und Zellen mit *Kinozilien* (Abb. 8.5-27 a). Die **Säulenepithelzellen** enthalten in ihrem supranukleären Zytoplasma zahlreiche Lysosomen und an der Zellkuppe am Fuße der Mikrovilli zahlreiche vom Plasmalemm ausgehende Canaliculi. Diese Strukturen werden mit einer resorptiven Tätigkeit der Epithelzellen in Verbindung gebracht. Offenbar wird ein Teil der aus dem Hoden strömenden Flüssigkeit resorbiert und damit die Zahl der in dieser Flüssigkeit ausgeschwemmten Spermatozoen pro Volumeneinheit erhöht. So konnte man beim Schafbock und beim Bullen feststellen, dass mehr als 90% der im Hoden produzierten Flüssigkeit in den Ductuli efferentes resorbiert werden. Neben den vorherrschenden Epithelzellen sieht man aber auch Zellen, deren Zellkuppen voller Vesikel in das Kanälchenlumen vorgewölbt sind und offenbar als apikale Zytoplasmatropfen abgeschnürt werden. Die **kinozilientragenden Zellen** sorgen für den Transport der noch unbeweglichen Spermatozoen in weiter distal gelegene Gangabschnitte. Die Ductuli efferentes münden mit englumigen, düsenartigen Öffnungen in den Ductus epididymidis.

Der **Ductus epididymidis** ist ein Kanal, dessen Wand aus einem gleichmäßig hohen Epithel und glatten Muskelzellen besteht (Abb. 8.5-26 b). Basale abgerundete Zellen und Säulenepithelzellen mit Stereozilien bilden ein zweireihiges Epithel. Die **Basalzellen** besitzen eine Immunreaktivität wie reife Gewebemakrophagen und sind ver-

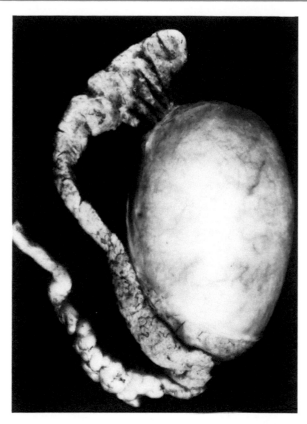

Abb. 8.5-24   Rechter Hoden und Nebenhoden eines 38-jährigen Mannes. Die bindegewebige Kapsel und die Haltebänder des Nebenhodens sind abpräpariert. Der Nebenhodenkopf ist vom Hoden abgehoben, um den Anschluss der Ductuli efferentes an den Hoden darzustellen. Vergr. 1,5fach.

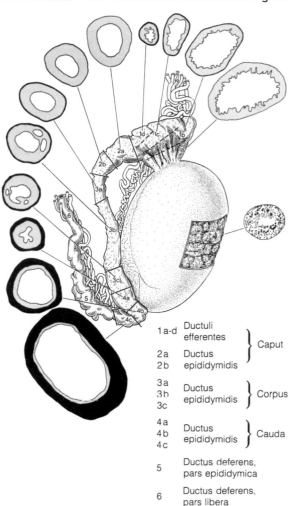

1a–d	Ductuli efferentes	} Caput
2a 2b	Ductus epididymidis	}
3a 3b 3c	Ductus epididymidis	} Corpus
4a 4b 4c	Ductus epididymidis	} Cauda
5	Ductus deferens, pars epididymica	
6	Ductus deferens, pars libera	

Abb. 8.5-25   Halbschematische Zeichnung vom Hoden und Nebenhoden des Menschen. Der Nebenhoden ist von seinen bindegewebigen Verwachsungen mit dem Hoden freipräpariert. Die Einteilung des Nebenhodens in einzelne Abschnitte wurde nach zytologischen Merkmalen des Epithels getroffen. Querschnitte in den jeweiligen Nebenhodenabschnitten berücksichtigen die Epithelverhältnisse (grau) und die Dicke der Muskelwand (schwarz).

mutlich an der Phagozytose von Proteinen beteiligt, die von den Epithelzellen aufgenommen werden. Die hohen **Säulenepithelzellen** (Abb. 8.5-27) sind mit Resorptions- und Sekretionsprozessen beschäftigt. Sie verfügen über einen stark entwickelten GOLGI-Apparat, viel raues ER, zahlreiche Mitochondrien und Lysosomen. Ihre Zellkerne enthalten neben Nucleoli häufig kugelige Einschlüsse, sog. Sphäridien (Abb. 8.5-28), deren Bedeutung bisher ungeklärt ist. Die Epithelzellen haben als apikale Oberflächendifferenzierung sehr lange, dünne Zytoplasmafortsätze, **Samenwegs-Stereozilien** (Abb. 8.5-29; s. auch Abb. 3.1-2), die in ihren basalen Abschnitten durch Querbrücken untereinander verbunden sind. Stereozilien können als modifizierte Mikrovilli angesehen werden, sie enthalten dünne Bündel von Actinfilamenten, die durch Fimbrin quervernetzt sind und basal α-Actinin enthalten (Querbrückenbildung). Außerdem sind regional kolbige Zytoplasmaausstülpungen erkennbar, die möglicherweise durch Apozytose in das Lumen abgeschnürt werden. Das Epithel des Ductus epididymidis produziert u. a. die Steroid-5α-Reduktase für die Umwandlung des Testosterons in die aktivere Form des Dihydrotestosterons und neuroendokrine Peptide, wie Proopiomelanocortin (POMC), für auto- und parakrine Regulationsprozesse. Besonders charakteristisch für den menschlichen Nebenhoden sind die sog. HE-Gene (engl.: human epididymal genes), die für die Bildung einer Reihe ausschließlich im Nebenhoden

vorkommender **sekretorischer Proteine** kodieren. Welche Bedeutung diese Proteine für die Reifung und Speicherung der Spermatozoen haben, ist noch unbekannt.

Die Expression der für die sekretorische Funktion des Nebenhodens verantwortlichen Gene wird durch **Rezeptoren** für Androgene und Östrogene reguliert. Androgenrezeptoren sind notwendig für den Erhalt von Differenzierung und Funktion der Epithelien. Östrogenrezeptoren regulieren offensichtlich die resorptive Aktivität der Epithelien vor allem im Nebenhodenkopf, die zu einer Flüssigkeitsresorption und damit Erhöhung der Spermatozoenkonzentration in der Nebenhodenflüssigkeit führen. Androgene werden den Nebenhodenepithelien luminal in Form des Dihydrotestosterons (DHT) zugeführt, das an ein von den SERTOLI-Zellen sezerniertes Androgen-bindendes Protein (ABP) gebunden ist.

Als weitere Substanzen werden im Nebenhoden Glyzerophosphocholin, L-Carnitin, Myoinosit und α-Glucosidase sezerniert und angereichert. Das Enzym α-**Glucosidase** hat

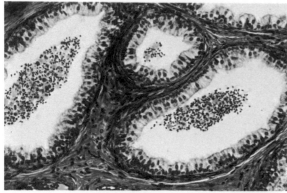

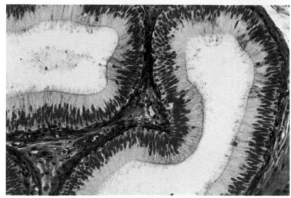

Abb. 8.5-26   Nebenhoden eines 19-jährigen Mannes. (a) Anschnitte der Ductuli efferentes. Im Inneren der Ductuli sind Ansammlungen von Spermatozoen zu sehen.
(b) Anschnitte des Ductus epididymidis (mit Stereozilien). Azan. Vergr. 230fach.

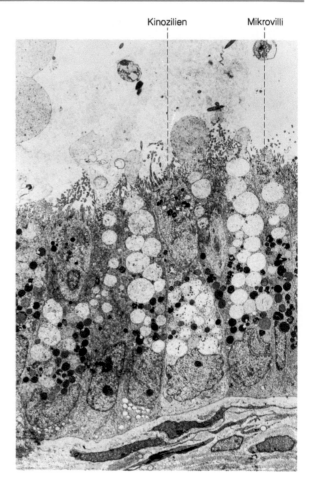

Abb. 8.5-27a   Menschlicher Nebenhoden. Epithel der Ductuli efferentes. Im supranukleären Zytoplasma liegen zahlreiche helle Blasen und dunkle Lysosomen.

sich im Rahmen der Fertilitätsdiagnostik als ein verlässlicher Marker für die Prüfung der Nebenhodenfunktion erwiesen. Bei einem Verschluss des Ductus epididymidis, z. B. nach einer Gonokokkeninfektion, ist der Wert für α-Glucosidase im Ejakulat stark erniedrigt. In den ersten Abschnitten des Nebenhodenganges ist das Epithel besonders hoch und nimmt im weiteren Verlauf des Ductus epididymidis nach distal an Höhe und Reichtum an Zellorganellen im Zytoplasma ab. Zahlreiche zytologische Details weisen darauf hin, dass die Stoffwechselaktivitäten der Nebenhodenepithelien in den ersten Gangabschnitten auf die **Ausreifung der Spermatozoen** gerichtet sind. Aus Untersuchungen an Versuchstieren ist bekannt, dass die aus dem Hoden kommenden Spermatozoen nur zu einem sehr geringen Teil befruchtungsfähig sind, sie machen im Nebenhoden morphologisch sichtbare Reifungsprozesse durch. Bei den Spermatozoen des Menschen ist gleichfalls auf eine Reifung bei der Passage durch den Nebenhoden zu schließen.

Dies ergibt sich aus klinischen Beobachtungen nach Refertilisierungsoperationen. Je weiter distal am Nebenhoden, z. B. etwa im Abschnitt 3c, ein neuer Abfluss des Nebenhodenganges in den Samenleiter (**Epididymovasostomie**) geschaffen werden kann, um so größer ist die Chance, dass das Ejakulat befruchtungsfähige Spermatozoen enthält.

Am Übergang vom Nebenhodenkörper zum Nebenhodenschweif, im Abschnitt 4a, ist die Lichtung des Ductus

epididymidis eng (Abb. 8.5-25). Zusätzlich zeigt die Kanälchenwand längs gestellte Schleimhautfalten.

In dieser Region kann sich bevorzugt eine aufsteigende Entzündung, z. B. eine Gonokokkeninfektion, festsetzen und zu einer Verklebung des Epithels und damit zu einem Verschluss des Nebenhodenganges führen. Tritt ein solcher Verschluss der ableitenden Samenwege beidseitig auf, dann werden bei einer Ejakulation nur die Sekrete der akzessorischen Geschlechtsdrüsen entleert; Samenzellen fehlen (**Azoospermie**).

In der Cauda epididymidis hat der Nebenhodengang ein größeres Lumen, das Epithel ist relativ niedrig (Abb. 8.5-25). Hier werden die **Spermatozoen gespeichert.**

An die Abschnitte 4a–c des Nebenhodenschweifs schließt die Pars epididymica des Samenleiters (Abb. 8.5-25) an. Dieser Gangabschnitt des Ductus deferens hat eine sehr weite Lichtung und einen dicken Muskelmantel. Das Epithel ist ebenfalls zweireihig, relativ niedrig und hat als Oberflächenbesatz kurze Stereozilien. In der Pars epididymica ductus deferentis werden bei gesunden, fertilen Männern sehr viele **Spermatozoen gespeichert.** Bei der Ejakulation wird ein Teil des Kanals entleert. Finden mehrere Ejakulationen in kurzer Zeit nacheinander statt, enthalten die Ejakulate immer weniger Spermatozoen. Die entleerte Pars epididymica ductus deferentis wird erst langsam wieder durch

Stereozilien

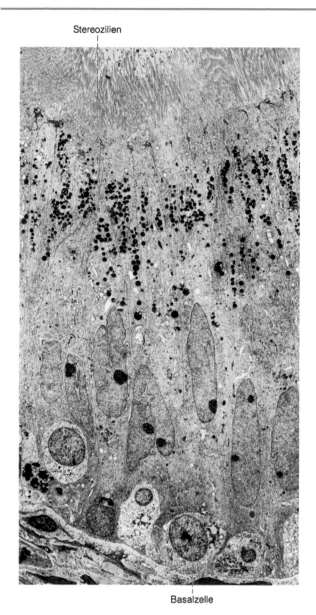

Abb. 8.5-27 b Menschlicher Nebenhoden. Epithel des Ductus epididymidis. Die Säulenepithelzellen haben Stereozilien als Oberflächenbesatz. TEM; Vergr. 1600fach.

Basalzelle

Nucleolus

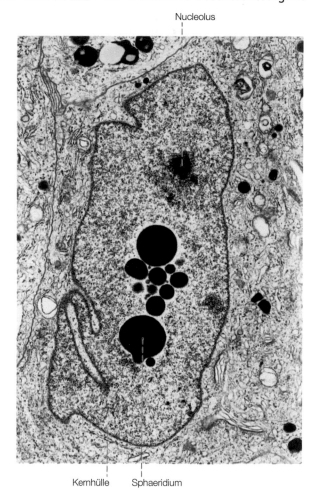

Kernhülle   Sphaeridium

Abb. 8.5-28   Kern einer Säulenepithelzelle aus dem Ductus epididymidis. TEM; Vergr. 7000fach.

die vom Nebenhodengang herantransportierten Spermatozoen aufgefüllt.

Alle Nebenhodenkanälchen haben einen **Muskelmantel.** Im Bereich der Ductuli efferentes und zu Beginn des Ductus epididymidis umgeben nur wenige Lagen dünner glatter Muskelzellen in zirkulären Touren die Kanälchen. Im Verlauf des Ductus epididymidis nimmt die Zahl der Lagen glatter Muskelzellen erheblich zu. Am Übergang vom Nebenhodenkörper zum Schweif wird die Muskelwand durch von außen aufgelagerte dicke glatte Muskelzellen verstärkt. Der Ductus deferens besteht nur noch aus dicken glatten Muskelzellen, die durch ihre spiralige Anordnung die von histologischen Präparaten bekannte Dreischichtung der Muskelwand bilden.

Die verschiedenen Arten glatter Muskelzellen unterscheiden sich in ihrer Erregbarkeit. Die **dünnen glatten Muskel-**zellen, die als weniger differenzierte glatte Muskelzellen angesehen werden, neigen zur Spontankontraktilität. Außerdem sind sie hormonsensitiv, z. B. ein Hormon des Hypophysenhinterlappens, das Oxytocin, fördert ihre Autokontraktilität. Die **dicken glatten Muskelzellen** des Ductus deferens sind ausdifferenziert und haben nur eine geringe Neigung zu spontaner Kontraktilität. Dieses unterschiedliche funktionelle Verhalten verschiedener Typen glatter Muskelzellen an den ableitenden Samenwegen des Menschen ist korrelierbar zu einer indirekten, schwachen adrenergen Innervation der Nebenhodenabschnitte 1–3 und einer direkten, intensiven adrenergen Innervation der Abschnitte 4, 5 und des Ductus deferens.

Die proximalen Nebenhodenabschnitte sind **peristaltisch aktiv** und transportieren die Spermatozoen in den Nebenhodenschweif. Die starke Innervation des Ductus deferens wird als Hemminnervation aufgefasst, die für eine Ruhigstellung sorgt. Nur unmittelbar vor der Ejakulation wird diese Hemmung der Muskelkontraktion aufgegeben.

Inhalt der Nebenhodenkanälchen

Im Lumen der Nebenhodenkanälchen wird die aus dem Hoden und Rete testis stammende Flüssigkeit mit den darin suspendierten **Spermatozoen** transportiert. Die Trans-

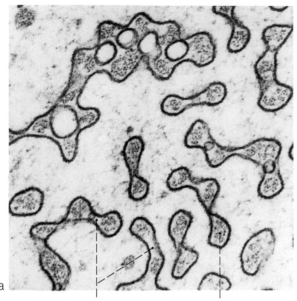

a

Brückenbildung   Actinfilamente
zwischen Stereozilien

Abb. 8.5-29 Stereozilien bilden die Oberflächendifferenzierung der Säulenepithelzellen des Ductus epididymidis.
(a) Querschnitte von Stereozilien zeigen Bündel von Actinfilamenten und Brückenbildung untereinander. TEM; Vergr. 55 000fach.
(b) Längsschnitt von Stereozilien an der Zellkuppe einer hochprismatischen Epithelzelle. TEM; Vergr. 17 000fach.

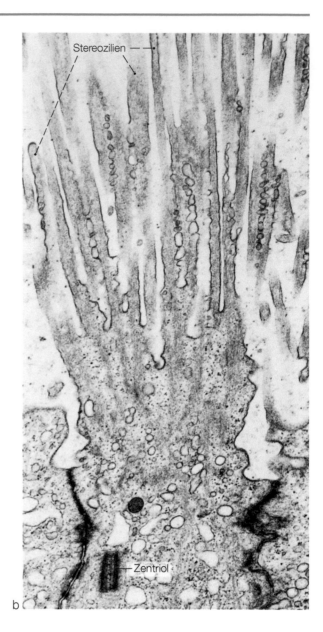

Stereozilien

Zentriol

b

portzeit der Spermatozoen durch den ganzen Nebenhoden beträgt 8–17 Tage.

Außer den Spermatozoen kommen in der Suspension unreife Keimzellen, die vorzeitig aus dem Keimepithel entlassen wurden, weiterhin abgestoßene Epithelzellen und Makrophagen vor. Die Makrophagen wandern von außen durch das Nebenhodenepithel in die Ganglichtung ein. Wenn sie Spermatozoen phagozytiert haben, werden sie auch als **Spermatophagen** bezeichnet.

Werden die Spermatozoen in den kaudalen Nebenhodenabschnitten nicht durch eine Ejakulation aus dem Kanal entleert, überaltern sie und zerfallen autolytisch. Die Abbaustoffe (Proteine) werden von den Epithelien resorbiert. Teilweise werden die Spermatozoen auch von Spermatophagen gefressen. Spermatozoen können aber wohl auch durch spontane Abgabe in die Urethra gelangen und dann mit dem Urin herausgespült werden.

8.5.5 Samenleiter

Der Samenleiter, *Ductus deferens,* verbindet den Nebenhoden mit der Harnröhre. Er setzt den Nebenhodengang fort und beginnt mit der *Pars epididymica ductus deferentis.* Er zieht am Nebenhoden nach kranial hoch. Man unterscheidet eine im Samenstrang gelegene *Pars funiculi spermatici,* eine durch den Leistenkanal ziehende *Pars inguinalis,* eine im Retroperitonealraum an der seitlichen Wand des kleinen Beckens liegende *Pars pelvina,* eine spindelförmige Erweiterung kurz vor dem Eintritt des Ductus deferens in die Prostata, die *Ampulla ductus deferentis,* und einen *Ductus*

ejaculatorius, der an der Einflussöffnung der Samenblasen beginnt, durch die Prostata verläuft und auf dem *Colliculus seminalis* in die Harnröhre mündet. Der Ductus deferens hat eine Gesamtlänge von 35–40 cm.

Der Samenleiter ist ein Rohr von etwa 3 mm Durchmesser mit einer kräftigen glattmuskulären Wand und einem unverhältnismäßig kleinen sternförmigen Lumen (Abb. 8.5-30), das von einem niedrigen **zweireihigen prismatischen Epithel** mit kurzen Stereozilien ausgekleidet ist (Abb. 8.5-31). Das Epithel ähnelt dem des Ductus epididymidis, an den Zellkuppen sieht man ebenfalls Zeichen einer sekretorischen Tätigkeit der Zellen. Die **Muskelwand** präsentiert sich im histologischen Querschnittpräparat als dreischichtig: einer äußeren Schicht mit quer geschnittenen glatten Muskelzellen, einer mittleren Schicht mit zirkulär um das Lumen angeordneten und somit längs geschnittenen Muskelzellen und einer inneren, wieder mit quer geschnittenen glatten Muskelzellen. Einige Züge von glatten Muskelzellen gehen von der einen in die andere Schicht über, sodass die

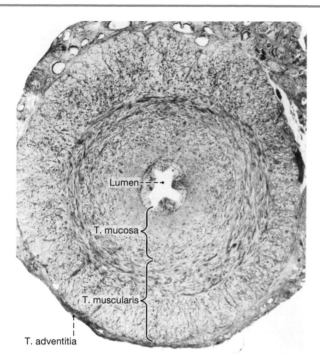

Abb. 8.5-30 Querschnitt durch den Ductus deferens. H. E.; Vergr. 25fach.

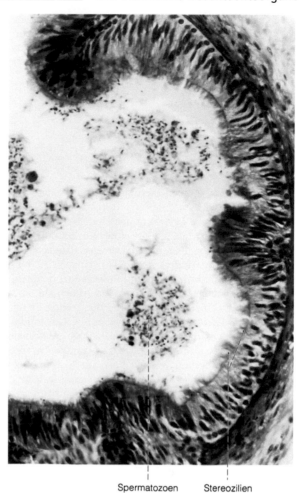

Spermatozoen   Stereozilien

Abb. 8.5-31 Epithel des Ductus deferens. H. E.; Vergr. 120fach.

Vorstellung eines schraubenförmigen Verlaufs der glatten Muskelzellen entwickelt wurde. Dabei sollen Züge äußerer, am Ductus deferens längs verlaufender Muskelzellen in zirkuläre und schließlich in innere, unter dem Epithel längs verlaufende Züge übergehen. Diese Vorstellung ist umstritten, weil die Zahl der von einer in die andere Schicht übergehenden Muskelzellen relativ gering ist. Der Samenleiter erweitert sich kurz vor dem Eintritt in die Prostata zur **Ampulla ductus deferentis.** Das immer noch zweireihige Epithel bildet hier wandständige, rundliche Kammern oder Alveolen. Die Epithelzellen bieten Zeichen sekretorischer Tätigkeit. Die Muskelwand ist dünn und lässt die für den Ductus deferens typische Dreischichtung vermissen. Längs verlaufende Züge glatter Muskelzellen bilden Stränge in Richtung auf den Ductus ejaculatorius.

Der durch die Prostata verlaufende Teil des Ductus deferens wird **Ductus ejaculatorius** genannt. Er ist etwa 1 cm lang und nimmt am Rand der Prostata den Ausführungsgang der Vesicula seminalis auf. Das Epithel des Ductus ejaculatorius ist zweireihig oder einreihig hochprismatisch und zeigt ebenfalls Sekretionserscheinungen an seiner Oberfläche. Die Ductus ejaculatorii beider Seiten münden auf dem Samenhügel, **Colliculus seminalis,** in die Pars prostatica der Harnröhre. Die Öffnungen dieser Kanäle sind von einem Gefäßgeflecht und von glatten Muskelzellen umgeben. Es steht zur Diskussion, dass diese Strukturen einen Verschluss der Ductus ejaculatorii gegenüber dem Eindringen von Urin besorgen. Andererseits sind die Öffnungen der Kanälchen nach kaudal gerichtet, und unter normalen Bedingungen geht beim Wasserlassen der rasche Urinstrom vorwiegend durch die seitlichen Erweiterungen der Harnröhre am Colliculus seminalis vorbei.

Die Muskulatur des Samenleiters besitzt eine dichte vegetative **Innervation** mit adrenergen Fasern. Es handelt sich offensichtlich um kurze Fasern, die von Ganglienzellen im kleinen Becken in der Nähe der akzessorischen Geschlechtsdrüsen (Plexus vesicalis, Plexus prostaticus) ausgehen. Die präganglionären Fasern für diese Ganglien kommen aus dem vor der Aorta und im kleinen Becken gelegenen vegetativen *Plexus hypogastricus superior et inferior*. Die Innervation der glatten Muskulatur in der Wand des Ductus deferens ist entscheidend für den Transport der Spermatozoen aus dem Nebenhoden bis in die Harnröhre. Über diese **Transportfunktion** des Ductus deferens gibt es verschiedene Vorstellungen, die sich auf Tierexperimente und In-vitro-Untersuchungen an kleinen, bei Operationen gewonnenen Stücken des menschlichen Ductus deferens stützen. Gesicherte Kenntnisse über die Bedingungen „in vivo" beim Menschen liegen bisher nicht vor. Man nimmt an, dass sich zu Beginn einer **Ejakulation** der gesamte Ductus deferens in Längsrichtung verkürzt und dabei seine Lichtung zunächst erweitert wird. Durch nachfolgende peristaltische Kontraktionswellen soll dann der Inhalt unter Druck gesetzt und in den hinteren Abschnitt der Harnröhre befördert werden. Diese Phase wird als „Emission" der Spermatozoen bezeichnet. Die Emissionsphase wird durch Impulse über Fasern des Plexus hypogastricus superior gesteuert. An die Emission schließt sich die eigentliche Ejakulation der Spermatozoen an. Sie wird nicht mehr vom Ductus deferens, sondern vom M. bulbospongiosus und ischiocavernosus bewirkt, die vom N. pudendus innerviert werden (Abb. 8.2-6).

8.5.6 Gefäß- und Nervenversorgung des Hodens und Nebenhodens

Arterien

Die Hodenarterie, **A. testicularis**, entspringt aus der Bauchaorta direkt unterhalb der Nierenarterie. Dieser intraabdominelle Ursprung der Hodenarterie ist auf die embryonale Entwicklung des Hodens in der Lumbalregion zurückzuführen. Durch den Descensus testis bis in das Skrotum ist die Hodenarterie relativ lang. Sie zieht im Retroperitonealraum abwärts und überkreuzt den M. psoas und den Ureter. Dabei gibt sie Äste an den abdominalen Teil des Ductus deferens ab und anastomosiert mit der **A. ductus deferentis**. Am Anulus inguinalis profundus tritt die A. testicularis in den Leistenkanal ein. Außerhalb des Leistenkanals, im Bereich des Samenstranges, hat sie einen stark geschlängelten Verlauf und spaltet sich in zwei oder drei Äste auf, die den Ductus deferens begleiten, den Nebenhoden versorgen und Verbindungen zur Arterie des Ductus deferens und zur **A. cremasterica** herstellen (Abb. 8.5.32). Die Aa. testiculares werden von den Venengeflechten des Plexus pampiniformis umgeben (Abb. 8.5-33a). Dabei gibt es Venengeflechte um die A. testicularis, um die A. ductus deferentis, um die A. cremasterica und eigenständige Venengeflechte. Zwischen den Venen, aber auch zwischen Venen und A. testicularis können Anastomosen gefunden werden (Abb. 8.5-33b).

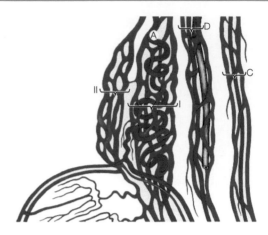

Abb. 8.5-33a   Dichte Venenplexus umgeben die Arterien im Samenstrang. I = Venengeflecht um A. testicularis, II = eigenständiges Venengeflecht, D = Venengeflecht um A. ductus deferentis, C = Venengeflecht um A. cremasterica.

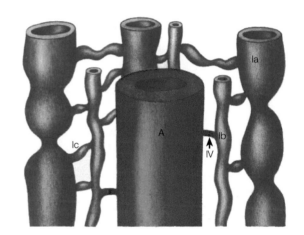

Abb. 8.5-33b   Jede Arterie (A) wird von dicken (Ia) und dünnen (Ib) Venen umgeben, die untereinander Anastomosen (Ic) bilden, aber auch Verbindungen mit der Arterie (IV) haben. Die Venen zeigen regelmäßige Einschnürungen.

Muskelpolster in der Wand der Venen verursachen Einschnürungen, die vermutlich den Blutfluss durch die Anastomosen regulieren. Durch diese veno-arteriösen Anastomosen wird testosteronreiches Blut aus den Venen des Hodens in die **A. testicularis** geleitet und damit dem Hoden wieder zugeführt. Der Testosteronspiegel des Bluts in der A. testicularis ist bis zu 10 × höher als der Testosteronspiegel des peripheren Bluts. Daraus ergibt sich, dass ein hodennaher „Testosteronkreislauf" besteht, der offensichtlich für die Regulation der Hodenfunktion benötigt wird. Der Hauptast der A. testicularis (Abb. 8.5-33) zieht zum Hilum des Hodens, breitet sich in der inneren Schicht der Tunica albuginea aus und sendet von der Konvexität des Hodens Äste in die Septula testis. Sie verlaufen innerhalb der Septula bis in die Nähe des Rete testis und versorgen dann rückläufig als *Aa. recurrentes* die Hodenkanälchen in den Lobuli testis. Aus einer **A. recurrens** gehen in Abständen von ca. 300 µm Aa. segmentales hervor, die jeweils ein Segment des Lobulus testis versorgen. Die Aa. segmentales

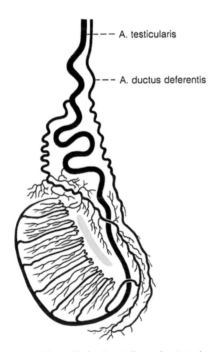

Abb. 8.5-32   Schematische Darstellung der Arterienversorgung des Hodens und Nebenhodens.

(bei Abb. 8.5-32 Beschriftungen:) A. testicularis — A. ductus deferens

gehen in das Kapillarbett (**Mikrovaskulatur**) des Hodens über. Diese kapilläre Gefäßstrecke (Abb. 8.5-34) kann in Inter-LEYDIG-Zell-Kapillaren der arteriellen Seite, Intramuralkapillaren (in der Wand der Tubuli seminiferi) und Inter-LEYDIG-Zell-Kapillaren der venösen Seite untergliedert werden. Die Intramuralkapillaren besitzen Fenestrierungen ihrer Endothelien zum erleichterten Stoffaustausch mit dem Keimepithel. Das Ausmaß der Fenestrierung wird von dem in den SERTOLI-Zellen und LEYDIG-Zellen gebildeten VEGF (engl.: Vascular endothelial growth factor) gesteuert.

Der Verschluss einer A. segmentalis mit dem von ihr gespeisten Kapillarbett kann zu einer Verödung der von ihr versorgten Abschnitte der Hodenkanälchen führen. Das bedeutet eine **Blockade** für den Abfluss der Spermatozoen. Kommen solche lokalen Blockaden im Hoden an mehreren Stellen vor, entsteht das histologische Bild der **bunten Atrophie**.

Der Ductus deferens erhält eine eigene Gefäßversorgung durch die *A. ductus deferentis* aus der A. umbilicalis, einem Ast der A. iliaca interna. Sie erreicht die Pars epididymica ductus deferentis und Abschnitte des Nebenhodenschweifs.

Venen

Das venöse Blut aus dem Hodenparenchym fließt über Vv. centrales in den Septula testis oder Venen der Tunica albuginea zum Hodenhilum. Von dort geht ein Venengeflecht aus, der *Plexus pampiniformis*. Er umgibt die Äste der A. testicularis im Bereich des Samenstranges. Der Plexus pampiniformis folgt der A. testicularis durch den Leistenkanal in den retroperitonealen Raum. Dabei wird das Venengeflecht auf 2–3 Venen reduziert, die durch kleine Gefäßbrücken untereinander verbunden sind. Die Venen vereinigen sich schließlich und münden als *V. testicularis dextra* in die *V. cava inferior* und als *V. testicularis sinistra* in die linke Nierenvene, *V. renalis sinistra*. Die Venen des Hodens sind weitlumig und besitzen Klappen.

Erweiterungen des Plexus pampiniformis oder der Vv. testiculares (**Varikozele**) führen zu einer Veränderung der Blutzirkulation im Hoden, die mit einer Reduzierung der Samenbildung einhergeht.

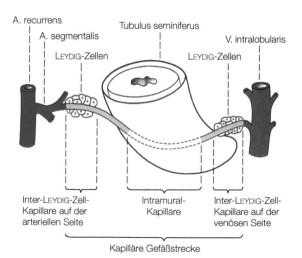

A. recurrens

A. segmentalis

Tubulus seminiferus

V. intralobularis

LEYDIG-Zellen · LEYDIG-Zellen

Inter-LEYDIG-Zell-Kapillare auf der arteriellen Seite · Intramural-Kapillare · Inter-LEYDIG-Zell-Kapillare auf der venösen Seite

Kapilläre Gefäßstrecke

Abb. 8.5-34 Darstellung der kapillären Gefäßstrecke im menschlichen Hoden.

Lymphgefäße

Die Lymphbahnen des Hodens beginnen in den Septula testis als relativ weitlumige Gefäße, die Endothellücken aufweisen. Sie nehmen die Interzellularflüssigkeit aus den Lobuli testis auf und führen über Lymphgefäßgeflechte in der Tunica albuginea oder im Rete testis zum Hilum des Hodens. Von dort ziehen zwölf oder mehr Lymphgefäße am Samenstrang entlang in Richtung auf den Leistenkanal. Sie bilden Sammelgefäße, die eine dünne Muskelwand haben und mit Gefäßklappen ausgestattet sind. Diese Lymphbahnen ziehen dann durch den Leistenkanal zu paraaortalen Lymphknoten im Retroperitonealraum, *Nodi lymphoidei lumbales*.

Aufgrund dieser Lymphabflussverhältnisse finden sich Tochtergeschwülste von Hodentumoren zuerst im Retroperitonealraum.

Die Lymphgefäße des Periorchiums, der Hodenhüllen und des Skrotums haben andere Abflusswege. Sie erreichen ihre ersten regionären Lymphknotenstationen in der Leistenbeuge, *Nodi lymphatoidei inguinales*. Eine Verbindung zwischen den Lymphbahnen des Hodens und der Hodenhüllen besteht in der Regel nicht.

Nerven

Die Nervenversorgung des Hodens erfolgt durch den **Plexus testicularis.** Dieses Nervengeflecht besteht aus Fasern, die am Ursprung der A. testicularis im Retroperitonealraum liegen und zuführende autonome Fasern vom Plexus coeliacus und Plexus intermesentericus erhalten. Es bestehen auch Verbindungen zum Plexus renalis. In Begleitung der A. testicularis erreichen die postganglionären Fasern den Hoden und verzweigen sich vom Hilum aus in der Tunica albuginea und im Hodenparenchym. Ein Teil der Fasern dient wohl der **Gefäßinnervation**, ein anderer Teil hat offensichtlich auch Kontakt zu den LEYDIG-Zellen. Eine Einflussnahme von Nervenüberträgerstoffen (Neurotransmittern) auf die LEYDIG-Zellen des Hodens wird diskutiert. In die Samenkanälchen dringen Nervenfasern nicht ein. In der **Tunica albuginea** werden die für den Tonus der Hodenkapsel zuständigen glatten Muskelzellen innerviert.

Diese Innervation wird von efferenten autonomen Nervenfasern besorgt, die vorwiegend dem **Sympathikus** zuzurechnen sind. **Parasympathische Fasern** sollen auch im Plexus testicularis enthalten sein. Ihre Herkunft ist umstritten. Es ist möglich, dass sie vagalen Ursprungs sind, da der Hoden in der Embryonalzeit im Einflussbereich des N. vagus angelegt wird. Wenig bekannt ist über die **afferenten Fasern** des Hodens. Sie leiten Schmerzempfindungen und enden etwa im 10. Thorakalsegment des Rückenmarks. Quetschungen des Hodens, z.B. beim Sport oder bei Unfällen, werden als äußerst schmerzhaft empfunden.

Die **efferente Innervation** des Nebenhodens erfolgt ähnlich wie die des Hodens über sympathische Fasern, die im Samenstrang verlaufen. Sie entstammen dem Plexus hypogastricus superior und inferior und schließen sich in ihrem Verlauf dem Ductus deferens an.

Schmerzen am Nebenhoden sind kaum unterscheidbar von denen am Hoden. Man nimmt an, dass die afferenten Fasern über den Plexus hypogastricus superior und den Aortenplexus das 11. bis 12. Thorakalsegment des Rückenmarks erreichen.

8.5.7 Anhänge des Hodens und Nebenhodens und aberrierende Kanälchen

Appendix testis

Die *Appendix testis* ragt als 3–4 mm breiter Gewebsfortsatz am oberen Hodenpol neben dem Nebenhodenkopf breitbasig aus der Tunica albuginea hervor. Ihre Oberfläche ist von einem zweireihigen, leicht gewellten Flimmerepithel bedeckt. Im Inneren enthält sie, eingebettet in ein lockeres faseriges Bindegewebe, überaus zahlreiche Blut- und Lymphgefäße. Die Appendix testis ist ein Relikt aus der Embryonalzeit und entspricht dem Ende des beim Mann rudimentären MÜLLERschen Ganges (s. Kap. 13.1). Es gibt jedoch auch Hinweise dafür, dass die Appendix testis beim Erwachsenen noch eine Funktion hat: Sie nimmt offenbar Flüssigkeit aus dem Cavum serosum testis auf und leitet sie über ihr stark entwickeltes Lymphgefäßnetz ab.

Appendix epididymidis

Es handelt sich um einen gestielten kolbigen Fortsatz am oberen Pol des Nebenhodenkopfes, in dem ein kleines Bläschen mit einem Durchmesser von 1–2 mm enthalten ist. Das Bläschen ist innen von einem zweireihigen Flimmerepithel ausgekleidet und ist das blinde Ende des ehemaligen WOLFFschen Ganges. Eine Funktion dieses ebenfalls aus der Embryonalzeit stammenden Gebildes ist nicht bekannt.

Ductuli aberrantes

Innerhalb der Kapsel des Nebenhodens, jedoch ohne Beziehung zu den Ductuli efferentes oder dem Ductus epididymidis können Kanälchen vorkommen, die als aberrierende Kanälchen, *Ductuli aberrantes,* beschrieben werden (vgl. Abb. 8.5-2). Sie gelten als Relikte der Embryonalzeit. Man nimmt an, dass sie von Tubuli des Mesonephros herstammen.

Paradidymis

Dieser Begriff wird für ein Kanälchenkonvolut verwendet, das gelegentlich oberhalb des Nebenhodenkopfes im Samenstrang gefunden wird (vgl. Abb. 8.5-2). Es kann von einer zarten bindegewebigen Kapsel umgeben sein und enthält Kanälchen mit einem Epithel, das dem der Ductuli efferentes ähnelt. Vermutlich sind auch diese Kanälchen Reste der Tubuli des Mesonephros, die weder an den Ductus epididymidis noch an das Rete testis Anschluss gefunden haben.

8.5.8 Akzessorische Geschlechtsdrüsen

Die akzessorischen Geschlechtsdrüsen sind den samenableitenden Wegen angeschlossen. Ihre Sekrete werden dem Ejakulat beigemengt und stellen sogar die Hauptmasse eines Ejakulats. Ihre Funktion ist abhängig von einer normalen Testosteronproduktion im Hoden. Akzessorische Geschlechtsdrüsen sind: die paarig angelegte **Bläschendrüse**, *Gl. vesiculosa,* die unpaare **Vorsteherdrüse**, *Prostata,* und die paarige COWPERsche Drüse, *Glandula bulbourethralis* (Abb. 8.5-35).

Bläschendrüse (Samenblase)

Der Name Samenblase, *Vesicula seminalis,* ist irreführend. Die Drüse enthält nämlich normalerweise keine Samenzellen, sondern sezerniert ein Sekret, das der Samenflüssigkeit beigemengt wird. Besser ist deshalb der Begriff **Bläschendrüse**, *Glandula vesiculosa.*

Die Drüse liegt hinter der Harnblase (Abb. 8.5-35), lateral von der Ampulla ductus deferentis. Sie hat eine ovale, abgeflachte Form (ca. 5 cm lang, 1 cm breit, 1 cm dick) und ist am Blasengrund von außen angewachsen. Nach dorsal bestehen enge Lagebeziehungen zum Rektum.

Von hier aus kann der Arzt bei der digitalen Untersuchung die Bläschendrüsen abtasten oder durch Druck ihren Inhalt in die Harnröhre auspressen.

Die Oberfläche der Bläschendrüse zeigt zahlreiche kleine Vorbuckelungen, die wie Bläschen aussehen. Vermutlich hat sie daher ihren Namen erhalten. Die Drüse besteht aus einem ca. 15 cm langen Gang, der stark aufgewunden und von einer bindegewebigen Kapsel umgeben ist. Die Windungen verursachen die buckelige Oberfläche. Der Gang hat eine kräftige Wand aus einem Geflecht **glatter Muskelzellen.** Dieser Muskelwand sitzt innen ein bizarres Faltenrelief auf (Abb. 8.5-36). Es gibt Primär-, Sekundär- und Tertiärfalten und zwischen ihnen z. T. weitlumige Aussackungen (Alveolen) (Abb. 8.5-37). Falten und Alveolen sind von einem ein- bis zweireihigen **Säulenepithel** überzogen, das dem der Ampulla ductus deferentis und des Ductus ejaculatorius gleicht. An der Basis der Falten dringen drüsenähnliche Einstülpungen des Epithels in die Muskelwand, vor allem in der Nähe der Öffnung der Bläschendrüse in den Ductus ejaculatorius. Die Epithelzellen enthalten neben anderen Zellorganellen reichlich raues endoplasmatisches Retikulum und supranukleär einen gut entwickelten GOLGI-Apparat. In der Nähe der Zellkuppe liegen zahlreiche Sekretgranula, die an der Zelloberfläche ins Lumen der Bläschendrüse abgegeben werden. Regelmäßig kommen in den Epithelzellen auch Lipofuszingranula vor. Sie sind Zeichen abgelaufener hoher Stoffwechselleistungen der Zellen. Die Höhe der Epithelzellen und ihre sekretorische Aktivität hängen von der Wirkung des Testosterons ab.

Das **Sekret der Bläschendrüse** stellt 50–80% der Flüssigkeitsmenge des Ejakulats und hat gelatinöse Konsistenz. Es ist gelblich gefärbt, schwach alkalisch (pH 7,2–7,6) und besteht vorwiegend aus Proteinen. Als spezifische Substanzen sind im Sekret Fructose und offensichtlich auch Prostaglandine enthalten. Die Fructose ist für den Bewegungsstoffwechsel der ejakulierten Spermatozoen notwendig, und die Prostaglandine wirken auf die glatte Muskulatur im weiblichen Genitaltrakt, um die Wanderung der Spermatozoen von der Scheide in die Gebärmutter und den Eileiter zu fördern. Eine Bestimmung der Menge an Fructose in der Samenflüssigkeit wird bei der Diagnostik einer Fertilitätsstörung vorgenommen. Ein hoher Fructosewert ist ein Maß für eine gute Funktion der Bläschendrüse und gleichzeitig die Bestätigung, dass die Bläschendrüse durch einen ausreichend hohen Testosteronspiegel im Serum gut stimuliert wurde.

Leitungsbahnen. Die arterielle Versorgung der Bläschendrüse erfolgt von Ästen der A. vesicalis inferior, A. rectalis media und A. ductus deferentis. Die Venen münden in den

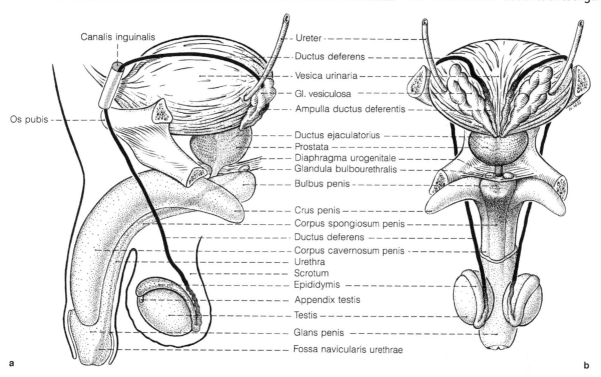

a

b

Abb. 8.5-35 Männliche Genitalorgane. Lage der akzessorischen Geschlechtsdrüsen: (a) Ansicht von lateral, (b) Ansicht von dorsal.

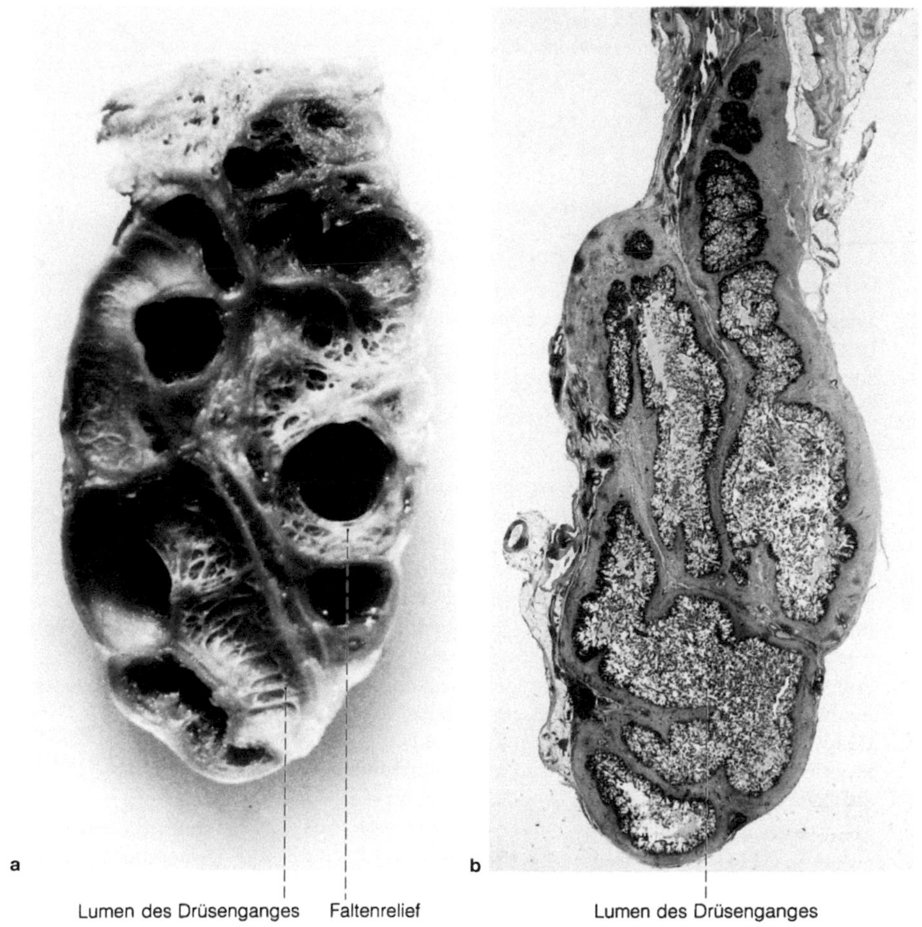

Labels (from figure):
Canalis inguinalis
Os pubis
Ureter
Ductus deferens
Vesica urinaria
Gl. vesiculosa
Ampulla ductus deferentis
Ductus ejaculatorius
Prostata
Diaphragma urogenitale
Glandula bulbourethralis
Bulbus penis
Crus penis
Corpus spongiosum penis
Ductus deferens
Corpus cavernosum penis
Urethra
Scrotum
Epididymis
Appendix testis
Testis
Glans penis
Fossa navicularis urethrae

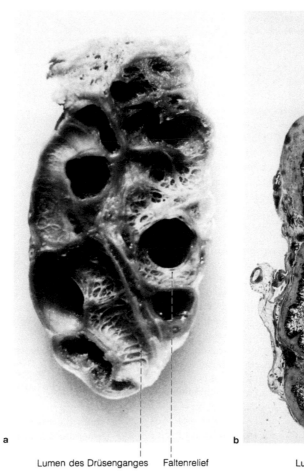

Abb. 8.5-36 Glandula vesiculosa eines 27-jährigen Mannes.
(a) Aufgeschnittenes Organ. Der gewundene Drüsengang ist mehrfach getroffen. Vergr. 4fach.
(b) Histologischer Schnitt. Das Lumen des Drüsenganges enthält geronnenes Sekret. Vergr. 4fach.

a

b

Lumen des Drüsenganges   Faltenrelief

Lumen des Drüsenganges

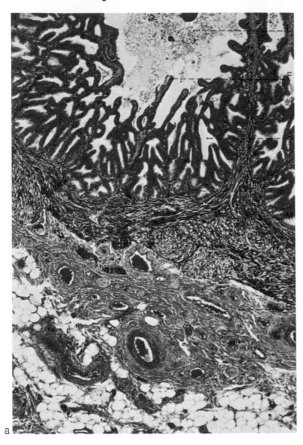

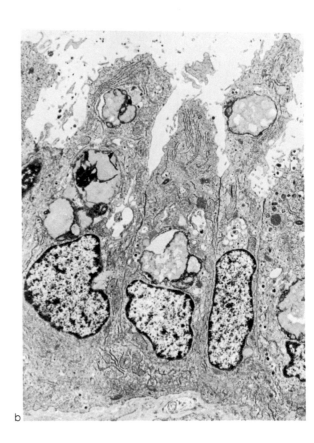

a

b

Abb. 8.5-37   Glandula vesiculosa.
(a) Wand mit Falten und Drüsenalveolen. L = Lumen, F = Falte, A = Alveole, M = Muskelwand, B = Bindegewebe mit Nerven und Gefäßen. Azan. Vergr. 50fach.
(b) Drüsenzellen aus der Glandula vesiculosa eines 41-jährigen Mannes. TEM; Vergr. ca. 4000fach.

ausgedehnten Plexus vesicoprostaticus. Über den Abfluss der Lymphbahnen gibt es unterschiedliche Angaben: Einerseits wird beschrieben, dass die Lymphgefäße zusammen mit denen der Prostata und Harnblase zu den Nodi lymphoidei iliaci interni verlaufen. Andererseits hat man Lymphabflüsse zu Nodi lymphatici iliaci externi und Nodi lymphatici hypogastrici festgestellt. Die Nerven kommen aus dem Plexus hypogastricus superior und inferior.

Vorsteherdrüse

Die Vorsteherdrüse, **Prostata,** ist ein etwa 3 cm langes, 4 cm breites und 2 cm dickes, kompaktes, etwa kastaniengroßes Organ mit einem Gewicht von ca. 20 g. Sie ist an ihrer nach oben gerichteten Basis mit dem Boden der Harnblase verwachsen (Abb. 8.5-35). Hier hat sie ihren größten Durchmesser. Nach kaudal verjüngt sich die Drüse und hat somit eine leicht konische Form. Ihre nach unten gerichtete Spitze, *Apex,* erreicht das Diaphragma urogenitale. Die Ampulle des Rektums liegt ihrer *Facies posterior* durch ein rektovesikales Septum getrennt von dorsal an. Das *Ligamentum puboprostaticum* fixiert ihre *Facies anterior* ventral am Schambein (Kap. 8.2.2).

Die Prostata ist bei rektaler Untersuchung ca. 4 cm vom After entfernt tastbar (Abb. 8.5-38). Dadurch können ihre Größe und dorsale Oberfläche beurteilt werden.

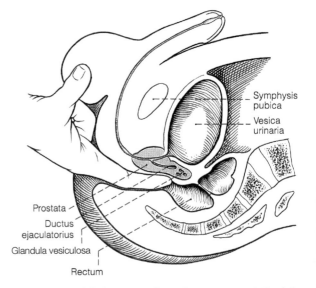

Symphysis pubica

Vesica urinaria

Prostata

Ductus ejaculatorius

Glandula vesiculosa

Rectum

Abb. 8.5-38   Digitale Untersuchung der Prostata und Glandula vesiculosa vom Rektum aus.

Durch die Prostata zieht der erste Abschnitt der Harnröhre, die *Pars prostatica urethrae.* Die *Ductus ejaculatorii* dringen vom hinteren oberen Rand in die Prostata ein und ziehen in einem Winkel von etwa 40° schräg nach vorn unten. Sie haben ihre Öffnungen auf dem *Colliculus seminalis*.

Die Prostata wird von einer derben bindegewebigen **Kapsel** umgeben und besteht aus einem Bindegewebsgerüst mit viel **glatter Muskulatur**. In dieses fibromuskuläre Stroma sind 30–50 **tubuloalveoläre Drüsen** eingelagert, die mit 15–30 Öffnungen in die Harnröhre einmünden. Fibromuskuläres Stroma und Drüsengewebe bilden ein kompaktes Organ, bei dem eine **Lappengliederung** eigentlich nicht besteht. Trotzdem werden seit langem immer wieder Hinterlappen, Seitenlappen und Vorderlappen beschrieben, die sich allenfalls funktionell und klinisch unterschiedlich verhalten. In den letzten Jahren hat sich eine Gliederung der Prostata nach embryologischen, topographischen und pathologischen Gesichtspunkten durchgesetzt, wobei eine periurethrale Mantelzone (Mukosadrüsen), eine Innenzone (Submukosadrüsen) und eine Außenzone des Drüsengewebes unterschieden werden (Abb. 8.5-39). Die schmale **periurethrale Mantelzone** umgibt die Harnröhre oberhalb des Colliculus seminalis. Die **Innenzone** reicht trichterförmig von kranial ebenfalls bis etwa zum Colliculus seminalis. Sie schließt die Ductus ejaculatorii mit ein. Die **Außenzone** stellt die Hauptmasse des Drüsengewebes, sie umfasst die anderen Zonen (Abb. 8.5-40).

Die tubuloalveolären Drüsen haben ein zwei- bis mehrreihiges **Epithel**, dessen Zellen hochprismatisch, isoprismatisch oder flach sein können (Abb. 8.5-41). Die Form der Epithelzellen hängt ab von ihrer sekretorischen Aktivität, von der hormonellen Situation und vom Alter des Mannes. Die hochprismatischen Zellen sind die eigentlichen **Drüsenzellen**. In ihrem apikalen Zytoplasma gibt es zahlreiche Sekretgranula und Sekretvakuolen, die u. a. eine prostataspezifische saure Phosphatase enthalten und an der Zellkuppe abgegeben werden (Abb. 8.5-42). Weiterhin findet man in den Drüsenzellen die Enzyme 5α-Reduktase und Arginase. Manchmal gibt es auch Abschnürungen von Zellprotrusionen, die das Bild apokriner Sekretion bieten. Die abgeschnürten Zytoplasmatropfen können als sog. **Prostasomen** im Ejakulat gefunden werden. Die niedrigen Säulenepithelzellen scheinen einen Sekretionszyklus zu haben, wobei sekretorisch aktive Phasen und Ruhephasen einander abwechseln.

Besondere Bedeutung hat seit einiger Zeit ein von den Drüsenzellen sezerniertes **Prostata-spezifisches Antigen** (PSA) bekommen, das auch im Blutserum nachweisbar ist. Ein erhöhter PSA-Wert im Serum im Zusammenhang mit einer Vergrößerung der Prostata und anderen klinischen Merkmalen kann auf das Vorliegen eines Prostatakarzinoms hinweisen.

An der Basalmembran liegen zwischen den hochprismatischen Drüsenzellen sog. **Basalzellen**. Sie sind als Vorläuferzellen der Drüsenzellen aufzufassen. Durch die Proliferation dieser Zellen erneuert sich das Prostataepithel.

Neben diesen grundsätzlichen Typen von Prostataepithelzellen können einige weitere, spezialisierte Zellen gefunden werden, z. B. Muzin-produzierende Zellen oder endokrine Zellen, die u. a. Serotonin enthalten (Abb. 11.6-11, Bd. 2) und an der lokalen Steuerung der Sekretionsprozesse beteiligt sein können. Letztere enthalten typische Granula, wie sie sonst in speziellen Zellen des Verdauungssystems (enterochromaffine Zellen) als Produzenten von Serotonin bekannt sind. Die Bedeutung dieser chromaffinen Zellen in der Prostata ist noch nicht geklärt.

Die Prostata liefert 15–30% der Flüssigkeitsmenge des Ejakulats. Ihr **Sekret** ist dünnflüssig und reagiert sauer (pH 6,4). Es enthält relativ viel Zink, Zitronensäure, Prostaglandine, Spermin und Spermidin, Immunglobuline, saure Phosphatase und Proteasen. Die Wirkungsweisen dieser Substanzen sind nur teilweise bekannt. So nimmt man an, dass z. B. Zink einen Einfluss auf den Testosteronmetabolismus in der Prostata hat, außerdem als Zink-Glykoprotein-Komplex der Zellmembran der Spermatozoen aufgelagert ist, Prostaglandine des Spermas den Uterus stimulieren, Zitrate eine Pufferwirkung mit Seminalplasma entfalten, Spermin die Motilität und Befruchtungsfähigkeit der Spermatozoen beeinflusst und Proteasen das Ejakulat verflüssigen. Das Polyamin Spermin ist verantwortlich für den typischen Geruch der Samenflüssigkeit, der als kastanienblütenartig bezeichnet wird. Sperminkristalle lassen sich in eingetrockneter Samenflüssigkeit nachweisen und haben dadurch eine Bedeutung in der Rechtsmedizin. Häufig findet man in histologischen Schnittpräparaten der Prostata sog. **Prostatasteine** (Abb. 8.5-41b). Sie liegen in den Drüsenlumina, haben einen Durchmesser von 0,2 bis 2 mm und zeigen eine konzentrische Schichtung. Diese Konkremente gelten als Ausfällung von im Prostatasekret enthaltenen Stoffen, die sich schalenartig, z. B. auf abgeschilferten Epithelzellen, abgelagert haben.

Die Prostata ist, wie auch die anderen akzessorischen Geschlechtsdrüsen, ein **hormonsensitives Organ**. Das über das Blut angebotene Testosteron wird von der Prostata aufgenommen und unter Mitwirkung des Enzyms 5α-Reduk-

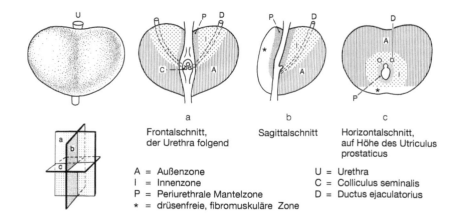

a Frontalschnitt,
   der Urethra folgend

b Sagittalschnitt

c Horizontalschnitt,
   auf Höhe des Utriculus
   prostaticus

A = Außenzone
I = Innenzone
P = Periurethrale Mantelzone
* = drüsenfreie, fibromuskuläre Zone

U = Urethra
C = Colliculus seminalis
D = Ductus ejaculatorius

Abb. 8.5-39 Gliederung der Prostata.

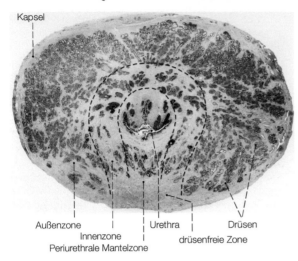

Abb. 8.5-40 **Querschnitt durch die Prostata eines 27-jährigen Mannes.** Vergr. 2,5fach.

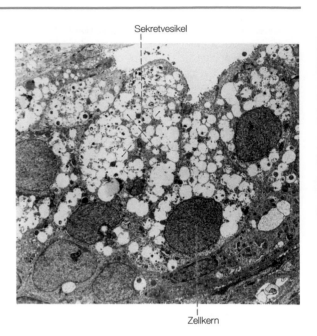

Abb. 8.5-42 **Die Zellen des Prostataepithels enthalten massenhaft Sekretvesikel; 65-jähriger Mann.** TEM; Vergr. 2000fach.

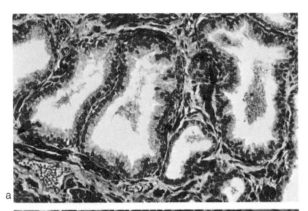

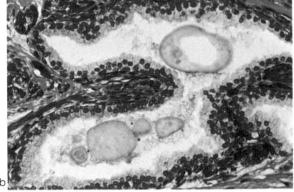

Abb. 8.5-41 **Anschnitte alveolärer Drüsenendstücke aus der Außenzone der Prostata.** (a) Drüsenendstücke in fibromuskulärem Stroma. (b) Prostatasteine in einem Drüsenendstück. Azan. Vergr. 230fach.

tase in das stärker wirksame Dihydrotestosteron (DHT) übergeführt. 5α-Reduktase-Aktivitäten findet man nur wenig im Drüsenepithel, aber reichlich im fibromuskulären Stroma. Diese Beobachtung lässt den Schluss zu, dass DHT vorwiegend im Stroma der Prostata gebildet wird. Das DHT ist das eigentlich wirksame Agens, das Stroma und Drüsengewebe zu voller Entfaltung bringt und in ihrer Funktion erhält.

Über eine regional unterschiedliche Hormonsensitivität innerhalb der Prostata gibt es unterschiedliche Vorstellungen. Eine bisher geläufige war, dass die Außenzone der Prostata testosteronsensitiv ist, während die periurethrale Mantelzone und die Innenzone östrogensensitiv sein sollen. Eine regionale Gliederung der Prostata in Gewebsbezirke mit mehr oder weniger Rezeptoren für Östrogene bzw. Androgene konnte aber bisher nicht nachgewiesen werden .

Eine häufige Erkrankung alter Männer ist die gutartige Vergrößerung der Prostata im Bereich der Innenzone. Dieses wird als Prostatahyperplasie oder wegen des prominenten Drüsengewebes als **Prostataadenom** bezeichnet. Das Urinieren wird behindert, weil das vermehrte Drüsengewebe die Harnröhre einengt. Man war bisher der Meinung, dass die Prostatahyperplasie durch die Abnahme der Testosteronproduktion und ein Überwiegen der Östrogene im Alter ausgelöst wird. Aber diese Vorstellung lässt sich nicht mehr halten. Man findet vielmehr, dass die Prostata des alten Mannes die Fähigkeit verliert, zu viel gebildete Androgene, speziell das Dihydrotestosteron, in das unwirksame Androstandiol abzubauen. Dadurch nimmt der DHT-Gehalt im Stroma zu. Als multifokales Geschehen beginnt die Sprossung neuen Drüsengewebes, wobei das Stroma in der Steuerung dieser Entwicklung führend zu sein scheint. Es entwickelt sich ein Prostataadenom im zentralen Anteil der Drüse. Warum das Adenom bevorzugt im zentralen Drüsenanteil entsteht, bleibt jedoch unklar. Gesichert ist jedenfalls, dass es beim alten Mann keine hormonale Imbalance gibt. Ein altersbedingtes Überwiegen der Östrogene konnte beim Menschen nicht bestätigt werden.

Das **Prostatakarzinom** tritt überwiegend in der Außenzone der Drüse auf. Es ist der häufigste Tumor des über 50-jährigen Mannes und ist der digitalen Untersuchung durch das Rektum gut zugänglich. Das Prostatakarzinom wird in seinem Wachstum durch Androgene gefördert. Im Rahmen einer konservativen Therapie dieser Erkrankung schaltet man durch operative Entfernung der Hoden die Hauptproduktionsstätte des Testosterons aus oder führt eine Behandlung mit Antiandrogenen durch. Man erwartet, dass die Prostatakarzinomzellen durch Entzug des für sie lebenswichtigen Testosterons bzw. durch die Blockade der Testosteronrezeptoren in ihrer Vermehrungsfähigkeit gehemmt werden oder sogar absterben.

Leitungsbahnen. Die Prostata wird dorsal und lateral von Ästen der **A. rectalis media** und der **A. vesicalis inferior** versorgt. Ventral erhält sie Äste von der **A. pudenda interna**. Auch die A. obturatoria soll gelegentlich die Prostata mitversorgen. In der Drüsenkapsel gibt es ein arterielles Geflecht. Kleine Gefäße erreichen das Drüsenparenchym und die periurethrale Zone. Die **Venen** der Prostata haben Anschluss an den ausgedehnten Plexus vesicoprostaticus im kleinen Becken, der über die Vv. vesicales die V. iliaca interna erreicht. Die **Lymphgefäße** verlassen die Prostata über die versorgenden Arterien und schließen sich dem Ductus deferens an. Verbindungen bestehen zu Lymphbahnen der Harnblase und des Rektums. Regionäre Lymphknotenstationen sind die Nodi lymphoidei iliaci externi und interni. Die **Nervenversorgung** der Prostata erfolgt durch den Plexus prostaticus, der eine Fortsetzung des Plexus hypogastricus inferior ist und zahlreiche Nervenzellen enthält. Sympathische Fasern stimulieren die Sekretaustreibung. Parasympathische Fasern stammen aus dem Sakralmark (S3, S4). Sensorische Fasern, die teils von VATER-PACINIschen Körperchen stammen, projizieren hauptsächlich ins Sakralmark.

COWPERsche Drüsen

Die beiden COWPERschen Drüsen, *Glandulae bulbourethrales,* sind etwa linsengroß und liegen dorsal von der Pars membranacea der Harnröhre, oberhalb des Bulbus penis in der Ebene des Beckenbodens. Die Drüsen bestehen aus mehreren verzweigten **tubulösen Drüseneinheiten** (Abb. 8.5-43), die von Zügen glatter Muskelzellen umgeben sind. Sie haben je einen ca. 5 cm langen Ausführungsgang, der von hinten unten in die Ampulla urethrae der Pars spongiosa der Harnröhre einmündet. Bei sexueller Erregung sondern die Drüsen ein klares, schleimhaltiges Sekret ab, das in einigen Tropfen an der Harnröhrenöffnung der Glans penis erscheint. Das schleimhaltige Sekret wirkt als Gleitmittel für die Immissio penis in die Vagina beim Koitus.

8.5.9 Männliches Glied (Penis)

Das männliche Glied, *Penis,* besteht aus den paarigen Penisschwellkörpern, *Corpora cavernosa penis,* und dem Schwellkörper der Harn-Samen-Röhre, *Corpus spongiosum urethrae,* dem vorne die Eichel, *Glans penis,* aufsitzt (Abb. 8.5-44). Die **Corpora cavernosa** beginnen an den unteren Schambeinästen des Beckens mit zwei Schenkeln, *Crura penis,* die von den beiden Mm. ischiocavernosi umgeben werden. Am unteren Rand der Symphyse treten die **Crura penis** zum Penisschaft, **Corpus penis,** zusammen. Die Corpora cavernosa penis sind nach vorne zu miteinander verwachsen und von einer sehr derben, ca. 1 mm dicken, bindegewebigen Kapsel, **Tunica albuginea,** umgeben (Abb. 8.5-45). Median zwischen den Schwellkörpern befindet sich eine sagittal gestellte kammartige Schicht aus Bindegewebssträngen, das *Septum pectiniforme penis.*

In der flachen Rinne auf der Unterseite der Corpora cavernosa penis liegt das **Corpus spongiosum urethrae** (Abb.

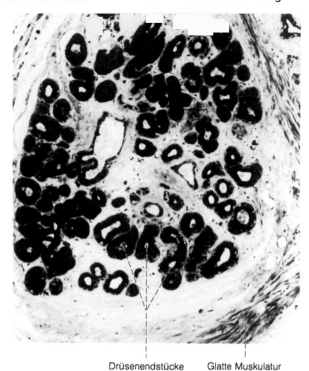

Drüsenendstücke　　　Glatte Muskulatur

Abb. 8.5-43 Glandula bulbourethralis. Die Drüsenläppchen mit tubulösen Endstücken sind von glatter Muskulatur umgeben. Semidünnschnitt; Toluidinblau-Pyronin. Vergr. 80fach.

8.5-46). Es beginnt zwischen den Crura penis als kolbige Verdickung, **Bulbus penis,** nimmt die Harn-Samen-Röhre in sich auf und endet vorne am Penis mit der konisch geformten Eichel, **Glans penis.** Die Harnröhre mündet an der Spitze der Glans. Der Harnröhrenschwellkörper ist von einer relativ dünnen Tunica albuginea überzogen und durch kräftige Bindegewebsfasern mit den Corpora cavernosa des Penis verbunden. Der Bulbus penis wird von einem M. bulbocavernosus umschlossen, der bei der Ejakulation eine wichtige Rolle spielt. Corpora cavernosa und Corpus spongiosum sind zusammen von der **Fascia penis** umgeben. Die Crura penis sind fest mit dem Periost der unteren Schambeinäste des Beckens verwachsen. Zusammen mit dem Bulbus penis werden sie vom Damm, *Perineum,* bedeckt. Dieser Teil des Penis wird als **Pars fixa** oder *perinealis* bezeichnet. Nach vorne zu geht der Penis frei hervor und bildet die **Pars libera** oder *pendula.* Am Übergang von Pars fixa zu Pars libera ist das Glied durch einen **Bandapparat** aufgehängt, der an der Symphyse und noch weiter hinauf an der Linea alba der vorderen Rumpfwand fixiert ist. Der mehr oberflächlich gelegene Anteil dieses Bandapparates wird durch das elastische *Lig. fundiforme penis* und der tiefer gelegene durch das dreieckige *Lig. suspensorium penis* gebildet. Der freie Teil des Penis ist im erschlafften Zustand ca. 10 cm lang und kann bei Erektion eine Länge von ca. 16 cm erreichen. Das Corpus penis hat im erigierten Zustand einen Durchmesser von 3–4 cm. Diese Werte sind jedoch individuell durchaus unterschiedlich.

Die **Glans** ist gegenüber dem Corpus penis durch einen vorspringenden Rand, *Corona glandis,* abgesetzt (Abb. 8.5-47). Hier geht die verschiebliche, fettfreie Haut des Cor-

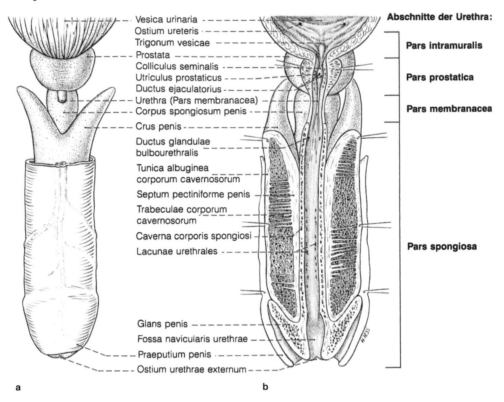

Vesica urinaria
Ostium ureteris
Trigonum vesicae
Prostata
Colliculus seminalis
Utriculus prostaticus
Ductus ejaculatorius
Urethra (Pars membranacea)
Corpus spongiosum penis
Crus penis

Ductus glandulae
bulbourethralis

Tunica albuginea
corporum cavernosorum

Septum pectiniforme penis

Trabeculae corporum
cavernosorum

Caverna corporis spongiosi

Lacunae urethrales

Glans penis
Fossa navicularis urethrae
Praeputium penis
Ostium urethrae externum

Abschnitte der Urethra:

Pars intramuralis

Pars prostatica

Pars membranacea

Pars spongiosa

a   b

Abb. 8.5-44   Halbschematische Darstellung des Penis. (a) Die Pars fixa penis ist herauspräpariert gezeichnet, die Pars libera penis ist von Haut umgeben. (b) Der Penis ist von dorsal durch die Corpora cavernosa bis in die Urethra der Länge nach aufgeschnitten. Das zwischen den beiden Corpora cavernosa befindliche Septum pectiniforme ist durch die Schnittführung nicht optimal längs getroffen. Zeichnungen nach Originalpräparaten.

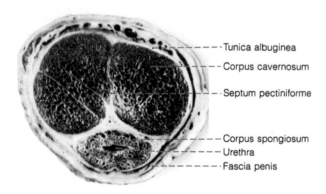

Tunica albuginea
Corpus cavernosum
Septum pectiniforme
Corpus spongiosum
Urethra
Fascia penis

Abb. 8.5-45   Querschnitt durch den Penisschaft.

pus penis in die Oberfläche der Glans über. Normalerweise bildet die Haut eine zirkuläre Falte, die Vorhaut, **Praeputium**, die zwei Drittel oder mehr der Glans bedeckt. Bei der Erektion des Gliedes wird sie von der Glans zurückgezogen und funktioniert damit als Reservefalte der Haut. An der Unterseite der Glans ist das Präputium durch ein Bändchen, *Frenulum praeputii*, fixiert.

Die Vorhaut hat ein äußeres und ein inneres Epidermisblatt, die sehr leicht gegeneinander verschieblich sind. Beim Zurückziehen der Penishaut verstreicht die Vorhautfalte, und der Übergang auf die Glans wird sichtbar. Vorhaut und Glans tragen das gleiche mehrschichtige verhornte Plattenepithel. Bei neugeborenen Knaben ist die Vorhaut noch mit der Glans penis verwachsen. Das innere Blatt der Vorhaut

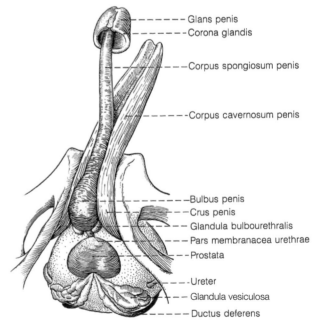

Glans penis
Corona glandis

Corpus spongiosum penis

Corpus cavernosum penis

Bulbus penis
Crus penis
Glandula bulbourethralis
Pars membranacea urethrae
Prostata

Ureter
Glandula vesiculosa
Ductus deferens

Abb. 8.5-46   Darstellung der männlichen Genitalorgane von vorn unten. Corpus cavernosum und Corpus spongiosum mit Glans penis sind präparatorisch voneinander gelöst.

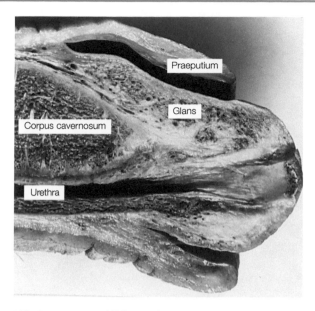

Abb. 8.5-47   Menschlicher Penis. Medianer Sagittalschnitt durch die Glans penis und anschließende Corpora cavernosa. Vergr. 1,4fach.

löst sich dann aber vom Epithel der Glans. Bei 3-jährigen Knaben findet man nur noch in 10% der Fälle eine unvollständige Trennung der Epithelblätter.

Wenn die Vorhaut die Glans bedeckt, bildet sich in der Hauttasche eine gelblich-krümelige Masse mit einem spezifischen Geruch, die irrtümlich als Vorhauttalg, **Smegma praeputii**, bezeichnet wurde. Das Smegma entsteht jedoch nicht durch Sekrete von Talgdrüsen – obwohl im Bereich des Frenulums einige Talgdrüsen vorkommen sollen –, sondern durch Bakterienbesiedlung der abgestoßenen und zerfallenden obersten Zelllagen der Epithelien in der Vorhauttasche.

Die Besiedlung dieser abgeschilferten Epithelien durch eine Bakterienflora führt vermutlich zur Entstehung von Polyaminen, die für ihren charakteristischen Geruch bekannt sind. Hat die Vorhaut eine zu enge Öffnung und lässt sie sich nicht über die Glans zurückstreifen (**Phimose**), kann es zu Entzündungen in der Vorhauttasche kommen. Das Smegma praeputii gilt als kanzerogen. Männer, deren Vorhaut operativ entfernt wurde, erkranken signifikant seltener am Peniskarzinom. Außerdem wird eine Bedeutung des Smegmas bei der Entstehung des Zervixkarzinoms der Frau diskutiert.

Der besondere Aufbau der Corpora cavernosa penis ermöglicht die **Erektion** des Gliedes. Die Corpora cavernosa enthalten massenhaft Geflechte glatter Muskulatur, die von bizarr geformten, untereinander verbundenen Hohlräumen, *Cavernae*, durchzogen werden (Abb. 8.5-48a). Diese Hohlräume sind von Endothel ausgekleidet und können eine unterschiedliche Blutfülle aufnehmen. Überall sieht man starke glattmuskuläre Polster der Gefäßwand, die sich in die Lumina vorwölben. Kräftige Stränge von Bindegewebsfasern bilden zusammen mit der derben Tunica albuginea ein Bindegewebsskelett. In dieses Gerüst sind auch Arterien und Nerven eingelagert.

Das Corpus spongiosum urethrae enthält ebenfalls weite, von Endothel ausgekleidete Hohlräume (Abb. 8.5-48b), die jedoch den Charakter von Venen haben. Es gibt kein

ausgeprägtes Muskelgeflecht zwischen den weitlumigen Venen, Sinus, und kein ausgeprägtes Bindegewebsskelett. Die Tunica albuginea ist relativ dünn. Am Rand des Corpus spongiosum kommen auch einige Gefäße mit starken Muskelpolstern vor.

Männliche Harnröhre

Die Harnröhre, *Urethra*, geht vom Boden der Harnblase, am *Ostium urethrae internum*, ab und ist bis zum *Ostium urethrae externum* ungefähr 20 cm lang. Man unterscheidet folgende **Abschnitte** (Abb. 8.5-44):
1. Pars intramuralis
2. Pars prostatica,
3. Pars membranacea und
4. Pars spongiosa.

Der erste Abschnitt, die **Pars intramuralis**, liegt in der Muskelwand der Harnblase und ist nur kurz. Die Schleimhaut der Urethra zeigt hier eine dorsale längs verlaufende Falte, *Crista urethralis*, die sich nach kaudal in den Samenhügel, *Colliculus seminalis*, fortsetzt.

Die **Pars prostatica** der Urethra ist etwa 3,5 cm lang und durchsetzt in nach kaudal und leicht nach vorne gerichtetem Verlauf die Prostata. In diesem Abschnitt erweitert sich die Urethra im Querdurchmesser, wird aber etwa in der Mitte von dorsal durch den Samenhügel, *Colliculus seminalis*, eingeengt, sodass ein hufeisenförmiger Querschnitt des Urethralumens entsteht. Auf dem Colliculus seminalis münden die beiden Ductus ejaculatorii, die Endstrecken des samenableitenden Gangsystems, und mittelständig der *Utriculus prostaticus*, ein aus der Embryonalzeit stammender kleiner Rest der MÜLLERschen Gänge, der auch als Rudiment des Uterus beim Mann aufgefasst wird. Neben dem Colliculus seminalis gibt es 15–30 kleine Poren in der Urethraschleimhaut. Es sind die Mündungen der Prostatadrüsen. Man nimmt an, dass alle diese Kanälchen beim Urinieren durch Muskelzüge, die von der Harnblasenwand in die Prostata einstrahlen, verschlossen werden.

Auf der Pars prostatica der Urethra folgt die **Pars membranacea**. Mit diesem Abschnitt, der ein relativ enges Lumen hat und 1–2 cm lang ist, durchsetzt die Harnröhre den Beckenboden, *Diaphragma urogenitale*.

Die **Pars spongiosa** entsteht nach Eintritt der Urethra, etwa 1 cm distal vom hinteren Ende des Bulbus in das Corpus spongiosum, und verläuft in ihm über eine Strecke von ca. 15 cm bis zur Spitze der Glans. Kurz nach Eintritt in das Corpus spongiosum erweitert sich die Harnröhre zur **Ampulla urethrae**. Dieser Bereich wird auch häufig als Pars ampullaris bezeichnet. Hier münden von dorsal die Ausführungsgänge der COWPERschen Drüsen. Die *Pars spongiosa* hat längs verlaufende Schleimhautfalten, die kleine Buchten, **Lacunae urethrales**, und LITTREsche Drüsen, *Glandulae urethrales*, aufweisen. Das Lumen der Harnröhre ist spaltförmig, indem sich die ventrale und dorsale Wand aneinander legen. Unmittelbar vor ihrer sagittal gestellten schlitzförmigen Öffnung auf der Glans, *Ostium urethrae externum*, erweitert sich die Harnröhre wieder zu einer kahnartig geformten Grube, **Fossa navicularis**.

Die der Harnröhre angeschlossenen **Drüsen** haben entweder eine sehr verborgene Lage oder sind sehr klein. So befinden sich die Glandulae bulbourethrales oberhalb des Bulbus penis in der Muskulatur des Beckenbodens. Ihre Größe und Form sind variabel. Sie werden zu den ak-

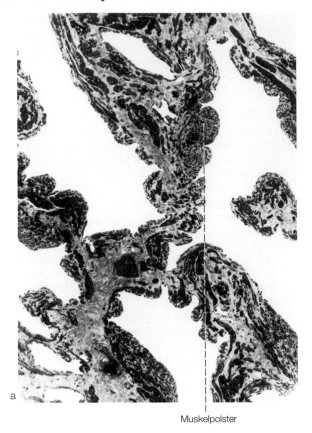

a

Muskelpolster

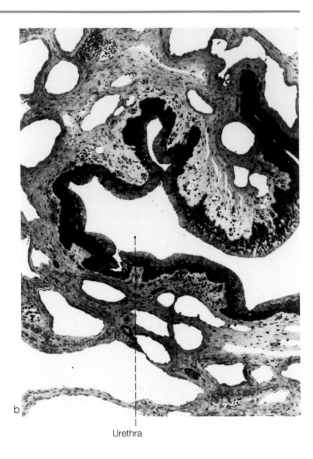

b

Urethra

Abb. 8.5-48   Menschlicher Penis.
(a) Ausschnitt aus dem Corpus cavernosum penis. Beachte die starken Muskelpolster in den Gefäßwänden und die kräftigen Muskelbündel im Interstitium;
(b) Ausschnitt aus dem Corpus spongiosum urethrae. Es gibt nur sehr wenig glatte Muskulatur zwischen den Gefäßanschnitten. Semidünnschnitte; Toluidinblau-Pyronin. Vergr. 80fach.

zessorischen Geschlechtsdrüsen gezählt und sind dort besprochen. Die zahlreichen Glandulae urethrales (LITTRE-sche Drüsen) sind kleine muköse Drüsen, die ein klares, schleimhaltiges Sekret absondern, das die Urethraschleimhaut feucht hält.

Die **Schleimhaut** der Urethra weist in der Pars intramuralis und bis zur Hälfte der Pars prostatica das Übergangsepithel der Harnblase auf. Im unteren Anteil der Pars prostatica und im Bereich der **Pars spongiosa** findet man dann ein Epithel, das auf der Basalmembran mehrere Schichten von Epithelzellen zeigt, die zum Lumen hin von Säulenepithelzellen bedeckt sind (**mehrschichtiges Säulenepithel**) (Abb. 8.5-49). An ihrer Oberfläche wird Lysozym sezerniert, das bakterizide Eigenschaften hat.

In der **Fossa navicularis** gibt es unterschiedliche Schleimhautzonen (Abb. 8.5-50). Besonders hervorzuheben ist die 3–8 mm schmale Zone eines hohen, **mehrschichtigen unverhornten Plattenepithels** mit Einlagerung von sehr viel Glykogen. Diese Epithelzone in der Urethra ähnelt dem Vaginalepithel bei der Frau. Die oberflächlichen Zellschichten geben ihr **Glykogen** frei und sind Nährboden für Lactobacillus acidophilus. Die Anwesenheit der apathogenen Laktobakterien verhindert die Besiedlung mit pathogenen Keimen und muss damit als die physiologische Schutzzone der männlichen Urethra gegen aufsteigende Infektionen angesehen werden.

Blutgefäße, Lymphgefäße und Nerven des Penis

Die **Arterien** des Penis stammen aus der A. pudenda interna dextra et sinistra, die durch die Fossa ischiorectalis die Pars fixa des Penis erreichen. Es gibt drei paarige Äste.

1. Die *A. dorsalis penis* zieht auf dem Corpus cavernosum (dexter et sinister) zu beiden Seiten der V. dorsalis penis nach vorn und versorgt die Penishaut, das Präputium und die Glans.

2. Die *A. profunda penis* tritt in das Crus penis ein (Abb. 8.5-51). Sie verläuft bis zur Spitze der Schwellkörper und gibt zahlreiche Rankenarterien, *Arteriae helicinae,* ab (Abb. 8.5-52), die sich in die Kavernen der Schwellkörper öffnen. Die Aa. helicinae haben unter dem Endothel Polster von glatten Muskelzellen, denen Stellfunktionen für den Bluteinstrom in das Corpus cavernosum zugeschrieben werden.

3. Die *A. bulbi penis* erreicht von dorsal den Bulbus urethrae und versorgt die Harnröhre und ihren Schwellkörper.

Das größte **venöse** Gefäß des Penis ist die *V. dorsalis penis.* Es handelt sich um eine dicke unpaare Vene, die durch die Haut gut sichtbar ist und unter der Symphyse den Plexus venosus vesicoprostaticus erreicht. In die V. dorsalis penis münden aus allen Abschnitten des Penis kleinere Venen ein, die als *Vv. circumflexae* bezeichnet werden. Von der Haut des Penis führen Venen zur V. saphena am Oberschenkel.

830

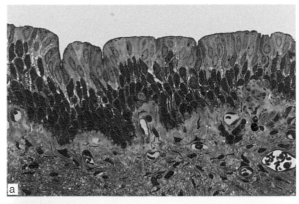

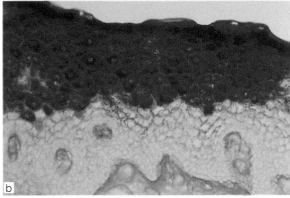

Abb. 8.5-49   Epithelien der Urethra.
(a) Mehrschichtiges Säulenepithel der Pars spongiosa.
(b) Mehrschichtiges unverhorntes Plattenepithel mit Glykogen (rot) in der Fossa navicularis. PAS-Färbung, Vergr. 500fach.

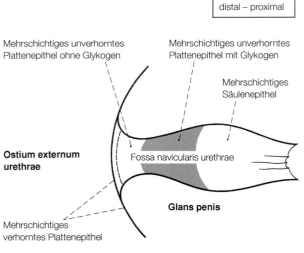

Abb. 8.5-50   Schleimhautzonen der Fossa navicularis der Urethra.

Die zahlreichen **Lymphgefäße** des Penis ziehen zu den Nodi lymphoidei inguinales.

Die **sensorische Innervation** des Penis erfolgt über Fasern im *N. dorsalis penis,* der ein Ast des N. pudendus ist. Die afferenten Nervenfasern haben unterschiedliche Rezeptortypen. Am häufigsten sind freie Nervenendigungen. In jeder Bindegewebspapille trifft man mehrere von ihnen. **Genitalnervenkörperchen** kommen in etwa jeder zehnten Bindegewebspapille vor (Abb. 8.5-53). In der Tiefe der Dermis liegen am Übergang zur Tunica albuginea der Corpora cavernosa RUFFINISCHE Körperchen und zwischen den Blättern des Präputiums wenige PACINISCHE Körperchen. Die Glans penis besitzt eine hohe Empfindlichkeit für Schmerz, Temperatur und Vibration. Die **autonome Innervation** für die Gefäßzirkulation des Penis kommt aus den Beckengeflechten des Sympathikus und dem sakralen Parasympathikus. Dem Sympathikus wird vasokonstriktive und dem Parasympathikus vasodilatatorische Wirkung zugeschrieben.

Seit einiger Zeit gibt es neue Vorstellungen über die Wirkungsweise der efferenten Innervation im Penis. So weiß man, dass von den Nervenfasern und Gefäßen des Penis produziertes Stickstoffmonoxid (NO) zur Relaxation der glatten Muskulatur des Corpus cavernosum führt. Dieser Mechanismus wird klinisch genutzt, indem der Abbau des durch NO erhöhten sekundären Botenstoffs cGMP (Kap. 2.2.8) pharmakologisch durch Phosphodiesterasehemmer verlangsamt wird. Durch die Medikation mit einem solchen cGMP-Phosphodiesterase-Inhibitor (z. B. Viagra®) lässt sich der Erektionszustand des Penis verlängern.

8.5.10 Sexuelle Reaktion des Mannes

Erektion

Aufgrund sexueller Reize, die durch das Sehen, Riechen, Hören, Berühren einer Person, aber auch durch erotische Vorstellungen bzw. Phantasien entstehen und vom Sexualzentrum des Zwischenhirns verarbeitet und gesteuert werden, kommt es zur sexuellen Erregung des Mannes (**Erregungsphase** nach MASTERS u. JOHNSON). Unter Beteiligung des autonomen Erektionszentrums im Rückenmark (auf der Höhe von S3) erfolgt die Erektion des männlichen Gliedes. Dabei werden die Schwellkörper des Penis mit Blut gefüllt. Der im erschlafften Zustand herabhängende Penis richtet sich auf, nimmt an Länge und Dicke zu und wird hart. Im erigierten Zustand ist die Pars mobilis in Richtung der Pars fixa penis nach vorne gestreckt. Die Erektion ist auf eine **extrem pralle Füllung der Corpora cavernosa** zurückzuführen. Den komplizierten und bisher noch nicht ausreichend erforschten Mechanismus der Blutfüllung könnte folgende Beschreibung erläutern:

Durch Einfluss des autonomen Nervensystems werden die Aa. helicinae geöffnet, und mit jeder Pulswelle strömt Blut in die Kavernen der Corpora cavernosa. Der venöse Abfluss ist durch Klappen oder Endothelpolster in den Venen behindert. Wenn die Kavernen, soweit die Tunica albuginea und die Bindegewebsstränge das zulassen, maximal gefüllt sind, setzt das glattmuskuläre Geflecht der Corpora cavernosa das Blut unter einen Druck in Höhe des 10fachen des normalen systolischen Blutdrucks, also bei einem jungen Mann von etwa 1200 mmHg. Dadurch wird das männliche Glied steif und hart. Ein bisher ungeklärter Mechanismus sorgt dafür, dass auch während der Erektion die Blutzirkulation im Penis erhalten bleibt. Auch das Corpus spongiosum der Urethra und die Glans penis werden bei der Erektion stark mit Blut gefüllt. Die Harnröhre nimmt an Länge zu. Jedoch weder Corpus spongiosum noch Glans penis werden hart, sondern das Blut kann aus ihnen ausge-

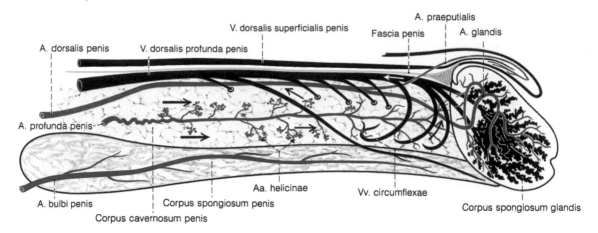

A. dorsalis penis — V. dorsalis profunda penis — V. dorsalis superficialis penis — Fascia penis — A. praeputialis — A. glandis

A. profunda penis

A. bulbi penis — Corpus spongiosum penis — Aa. helicinae — Vv. circumflexae — Corpus spongiosum glandis

Corpus cavernosum penis

Abb. 8.5-51   Arterien und Venen des Penis.

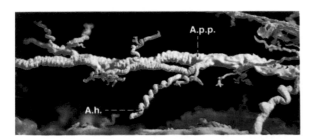

Abb. 8.5-52   Arteria profunda penis (A. p. p.) mit Rankenarterien, Aa. helicinae (A. h.), Korrosionspräparat.

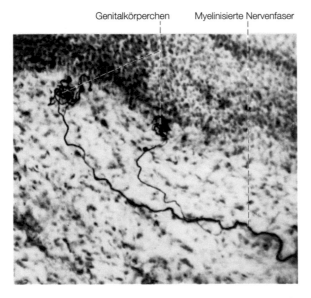

Genitalkörperchen   Myelinisierte Nervenfaser

Abb. 8.5-53   Genitalnervenkörperchen in der Glans penis des Menschen. Silberimprägnation zweier Genitalnervenkörperchen mit myelinisierten Axon; Vergr. 200fach.

drückt werden. Wenn die Erektion des Penis eingetreten ist, kann sie über eine bestimmte Zeit aufrechterhalten werden durch einen Reflexbogen, der von den Nervenendigungen vermutlich der Corpora cavernosa über den N. pudendus in das Sakralmark (S3) führt und über die Nn. splanch-

nici pelvici wieder den Penis erreicht. Der Reflexbogen kann aber auch durch zentralnervöse Impulse unterdrückt werden.

Bei Anhalten der sexuellen Erregung tritt eine vermehrte Blutfülle in der Prostata und Bläschendrüse auf, und die Sekretion der Glandulae bulbourethrales und der LITTRE-schen Drüsen wird angeregt. Als Zeichen dieser Situation erscheint an der Harnröhrenöffnung wasserhelles schleimiges Sekret. Dieser Zustand der sexuellen Erregung, der als **Plateauphase** bezeichnet wird, kann individuell unterschiedlich lange gehalten werden und mündet gegebenenfalls in die Orgasmusphase mit Emission und Ejakulation ein.

Emission

Sobald die sexuelle Erregung ein bestimmtes Maß erreicht hat, wird das Ejakulationszentrum in den Rückenmarkssegmenten L2/L3 stimuliert. Dieses führt zu der einer Ejakulation unmittelbar vorausgehenden teilweisen Entleerung der Prostata und der Emission des Samens aus dem Ductus deferens in die Pars ampullaris und in den hinteren Teil der Pars spongiosa der Harnröhre. Damit wird die **Orgasmusphase** ausgelöst. Sie findet in maximaler sexueller Erregung und gefühlsmäßigen Sensationen, die den ganzen Körper erfassen, ihren Ausdruck. Diese Allgemeinreaktion wird charakterisiert durch Anstieg des Blutdrucks, Steigerung der Herzfrequenz, Beschleunigung der Atmung und Schweißausbruch. Die Orgasmusphase tritt zusammen mit der Ejakulation auf und hält nur wenige Sekunden an.

Ejakulation

Die durch die Emission des Samens erzeugten örtlichen Reize in der Wand der Harnröhre stimulieren weiter das Ejakulationszentrum im Rückenmark und veranlassen durch efferente Impulse etwa gleichzeitig Aktionen in verschiedenen Organen: Die Harnblase wird durch ihren inneren Schließmuskel zur Urethra hin verschlossen, damit die Samenflüssigkeit nicht in falscher Richtung in die Harnblase gelangt. Eine Abgabe des Samens in die Harnblase wird als retrograde Ejakulation bezeichnet. Mit Einsetzen der Ejakulation kontrahieren sich der Ductus deferens und die Wand der Bläschendrüsen, und die den

Penis umgreifenden Muskeln, M. bulbospongiosus und M. ischiocavernosus, beginnen mit rhythmischen Kontraktionen. Der Samen wird durch die Harnröhre getrieben und aus dem Penis geschleudert. Nach etwa drei kräftigen Kontraktionen verlangsamt sich der Rhythmus und erlischt schließlich. Die Aa. helicinae drosseln den Zustrom des Blutes, und das in den prall gefüllten Corpora cavernosa enthaltene Blut fließt über die V. dorsalis penis ab. Die sexuelle Erregung klingt ab, und der Penis erschlafft. Es gibt eine individuell unterschiedlich lange **Refraktärzeit,** in der ein erneuter Orgasmus nicht zu erreichen ist.

Erektionen des Penis kommen bereits bei Knaben vor, ohne dass die akzessorischen Geschlechtsdrüsen mit nennenswerter Sekretabsonderung beteiligt sind oder gar Ejakulationen stattfinden. Ejakulationen sind im allgemeinen erst mit Einsetzen der Pubertät zwischen 11. und 12. Lebensjahr möglich. Die Bereitschaft zum Orgasmus besteht seit früher Kindheit. Bereits bei einem 5 Monate alten Knaben wurde Orgasmus beobachtet. Erektionen des Penis finden bei erwachsenen Männern auch regelmäßig während des Schlafes statt. Eine ungewollte Ejakulation im Schlaf, *Pollutio,* ist meistens von Träumen mit erotischem Inhalt begleitet und durchaus normal.

Unter krankhaften Bedingungen, z. B. bei bestimmten Formen der Leukämie, kann es zu einer Blutgerinnung im Penis und damit zu einer schmerzhaften Dauererektion (**Priapismus**) kommen.

8.5.11 Ejakulat

Das Ejakulat besteht aus einem korpuskulären und einem flüssigen Anteil. Der **korpuskuläre Anteil** enthält überwiegend Spermatozoen, aber auch modifizierte, unreife Keimzellen, abgeschilferte Epithelzellen aus den ableitenden Samenwegen, Spermatophagen und eventuell Leukozyten. Den **flüssigen Anteil** bezeichnet man als Seminalplasma. Das Seminalplasma setzt sich aus den im Hoden, Nebenhoden und in den akzessorischen Geschlechtsdrüsen sezernierten Flüssigkeiten zusammen. Für das Ejakulat sind auch die Bezeichnungen „Sperma" oder „Samen" gebräuchlich.

Das Ejakulat wird beim Koitus oder nach Masturbation aus der Harn-Samen-Röhre entleert. Der Ejakulation geht die Absonderung eines glasigen, sehr schleimhaltigen Sekrets der COWPERschen und LITTREschen Drüsen voraus.

Das Ejakulat weist drei Fraktionen auf:
1. Die **Vorfraktion** besteht aus einer weißlichen Flüssigkeit, die in der Prostata gebildet wird.
2. Die **Hauptfraktion** ist farblos mit gallertigen Bestandteilen und enthält die Spermatozoen.
3. Die **Schlussfraktion** bildet eine leicht gelbliche, gallertige Flüssigkeit, die aus den Bläschendrüsen stammt.

Diese Fraktionen mischen sich. Die Konsistenz des frisch gewonnenen Ejakulats wird als flockig-zähflüssig beschrieben. Nach 15–20 Minuten verflüssigt sich das Ejakulat durch die Aktivität proteolytischer Enzyme aus der Prostata.

Das **Volumen** des Ejakulats beträgt nach 5-tägiger sexueller Karenz etwa 4 ml. Es enthält pro Milliliter durchschnittlich 40 Millionen Spermatozoen. Man findet selbst bei gesunden fertilen Männern unterschiedliche Werte. Als unterste Grenze einer noch normalen **Spermatozoenzahl** werden von vielen Autoren 10 Millionen Spermatozoen/ml

Ejakulat angenommen. Es gibt auch Autoren, die 20 Millionen Spermatozoen/ml für den untersten normalen Wert halten, unterhalb dessen zu wenig Spermatozoen im Ejakulat enthalten sind. Die Spermatozoenzahl wird nach Verflüssigung des Ejakulats bei einer Verdünnung von 1 : 20 mit physiologischer Kochsalzlösung in der THOMA-ZEISS-Zählkammer bestimmt. Eine halbe Stunde nach der Ejakulation zeigen im Normalfall noch mindestens 50% der Spermatozoen eine lebhafte progressive Motilität, das heißt, sie schwimmen infolge rotierender Bewegungen ihrer Geißel vorwärts und legen in einer Minute eine Strecke von etwa 3 mm zurück. Die **Motilität der Spermatozoen** hält bei der Laboruntersuchung des Ejakulats maximal bis zu 48 Stunden an. Im Allgemeinen kontrolliert man die Spermatozoenmotilität über einen Zeitraum von 4 Stunden, da ein Nachlassen der Motilität sich innerhalb dieser Zeitspanne bemerkbar macht. Im weiblichen Genitaltrakt sollen Spermatozoen bis zu 5 Tagen beweglich sein. Normalerweise kommen im Ejakulat maximal 30% unbewegliche Spermatozoen vor. Etwa 60% der Spermatozoen haben normale Form und Länge (Tab. 8.5-1).

Zur Beschreibung des Ejakulatvolumens, der Anzahl der Spermatozoen im Ejakulat, der Motilität der Spermatozoen und ihrer Morphologie werden die in Tabelle 8.5-2 aufgeführten Begriffe verwendet.

Angaben über organische und anorganische Bestandteile des Seminalplasmas lassen vor allem auf die Funktion der Nebenhoden und akzessorischen Geschlechtsdrüsen schließen. Bei der Diagnostik von Fertilitätsstörungen werden besonders der Fructosewert, die Akrosinaktivität, der Wert von Carnitin, von α-Glucosidase, Zink, von saurer Phosphatase und Spermin beachtet.

Tab. 8.5-1 Übersicht über einige Normwerte des Ejakulats.

Menge	2,0 ml oder mehr
PH	7,2–8
Geruch	kastanienblütenartig
Farbe	grau – weiß – gelblich
Konsistenz	zähflüssig / flockig (Verflüssigung in 15–30 min)
Spermatozoen-Konzentration	20×10^6/ml oder mehr
Gesamt-Spermatozoen-Zahl	40×10^6 pro Ejakulat oder mehr
Spermatozoenmotilität	>50% mit progressiver Motilität
Spermatozoenmorphologie	>30% mit normaler Form
Spermatozoenlänge	
Gesamtlänge	55–66 µm
Kopf	3,4–4,6 µm
Mittelstück des Schwanzes	3,5–5,0 µm
Hauptstück des Schwanzes	44–50 µm
Endstück des Schwanzes	4–6 µm
Spermatozoenbreite	
Kopf	1,5–2,8 µm
Mittelstück des Schwanzes	0,8 µm
Hauptstück des Schwanzes	0,5 µm
Endstück des Schwanzes	0,2 µm
α-Glucosidase (neutral)	20 mE oder mehr
Carnitin	7,0 mg %
Acrosin-Aktivität	50–200 mU/ml
Fructose (gesamt)	>13 µmol pro Ejakulat
saure Phosphatase (gesamt)	>200 E pro Ejakulat
Zink (gesamt)	>2,4 µmol pro Ejakulat

Normozoospermie	normales Ejakulat (wie oben definiert)
Oligozoospermie	Spermatozoen-Konzentration unter 20 x 10⁶/ml
Asthenozoospermie	weniger als 50% Spermatozoen mit progressiver Motilität
Teratozoospermie	weniger als 30% Spermatozoen mit normaler Morphologie
Oligoasthenoteratozoospermie	alle drei Variablen sind gestört
Azoospermie	keine Spermatozoen im Ejakulat
Aspermie	kein Ejakulat

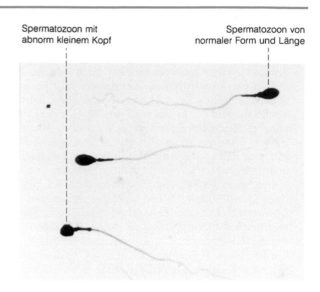

Spermatozoon mit abnorm kleinem Kopf

Spermatozoon von normaler Form und Länge

Abb. 8.5-54 Spermatozoen aus dem Ejakulat. Ausstrichpräparat mit Osmiumsäure geschwärzt. Beachte unterschiedliche Spermatozoenformen.

Ein normaler Fructosewert gibt Auskunft über die normale Funktion der Bläschendrüse und über eine ausreichende Höhe des Testosteronspiegels im Serum. Die Bestimmung des Acrosins zeigt, ob die Spermatozoen ein Akrosom ausgebildet haben oder ob es ihnen fehlt. Bei manchen Männern sind infolge eines genetischen Defektes alle Spermatozoen akrosomlos und damit nicht befruchtungsfähig. Bei solchen Männern findet man einen geringen Akrosinwert im Ejakulat. Carnitin und besonders die α-Glucosidase geben Auskunft über die normale Funktion des Nebenhodens. Die Werte für Zink und saure Phosphatase lassen Rückschlüsse auf die Funktion der Prostata zu. Eine Reihe von Proteinen, wie z.B. Lysozym, Immunglobulin A und Laktoferrin, sind antimikrobiell wirksam. Eine z.B. im Bullensamen nachgewiesene antimikrobielle Substanz wird als Seminalplasmin bezeichnet. Sie stammt überwiegend aus der Prostata.

8.5.12 Samenzellen

Die vom Keimepithel abgegebenen Samenzellen, *Spermatozoen,* haben zuerst keine Eigenbeweglichkeit. Sie werden durch peristaltische Bewegungen der Samenkanälchen zum Rete testis transportiert und gelangen dort in die aus dem Hoden herausführenden Kanälchen, die Ductuli efferentes, und weiter in den Ductus epididymidis. Diese Abschnitte des Nebenhodens transportieren wiederum über peristaltische Bewegungen die Spermatozoen bis in den Nebenhodenschweif, wo sie gespeichert werden. Für den Weg vom Rete testis bis zum Nebenhodenschweif benötigen die Spermatozoen ca. 12 Tage. Bei der Ejakulation werden Spermatozoen zusammen mit dem Seminalplasma aus der Harn-Samen-Röhre entleert. Erst im Ejakulat sind Spermatozoen voll ausgereift und aktiv beweglich. Mit dem Lichtmikroskop lässt sich im Ejakulatausstrich nur die äußere Form der Spermatozoen erkennen (Abb. 8.5-54). Man sieht den Spermatozoenkopf, von dem die Geißel (Spermatozoenschwanz) ausgeht. Der Spermatozoenschwanz beginnt mit einem Halsstück, das jedoch durch einen mehr oder weniger dicken Zytoplasmatropfen verdeckt ist. Man erkennt dann das Mittelstück, das Hauptstück und das Endstück des Schwanzes.

Mit dem Elektronenmikroskop lassen sich die hochdifferenzierten Samenzellen im Detail analysieren (Abb. 8.5-55 u. 56):

Der **Spermatozoenkopf** hat eine Länge von 3,4−4,6 μm und eine Dicke von 1,5−2,8 μm. In der Aufsicht hat er die Form eines Tennisschlägers, in der Seitenansicht ist er zur Spitze hin abgeplattet. Der Spermatozoenkopf besteht aus dem Kern und dem ihm aufsitzenden Akrosom. Der **Kern** enthält stark verdichtetes Karyoplasma, das sich mit Osmiumsäure, dem Fixierungsmittel für die elektronenmikroskopische Untersuchung, stark imprägniert. Die Chromosomen sind, in bisher noch nicht voll aufgeklärter Weise, zu relativ groben Granula kondensiert. Regelmäßig kommen eine in der Spitze des Kerns gelegene große *Vakuole* und zahlreiche kleinere im übrigen Karyoplasma vor.

Der Kern wird vom **Akrosom** kappenartig bedeckt. Das Akrosom besteht aus einer membranumgrenzten osmiophilen Substanz, die während der Spermatidendifferenzierung vom GOLGI-Apparat (Trans-GOLGI-Netzwerke) gebildet wurde und die Protease Acrosin sowie verschiedene lysosomale Enzyme enthält (s. Kap. 2.9.7). Am Rande des Akrosoms wird ein äquatoriales Segment beschrieben. Der nicht vom Akrosom bedeckte Teil des Kerns ist von einer Spezialisierung der Zellmembran, der postakrosomalen Scheide, eingehüllt. Am Kern ist über eine Basalplatte der Spermatozoenschwanz implantiert. Neben der Basalplatte ist die Kernmembran meistens vom Karyoplasma abgehoben und zeigt zahlreiche Kernporen.

Der **Spermatozoenschwanz** beginnt mit dem **Halsstück.** Es besteht aus einem eigenartigen, aus elektronendichten Segmenten aufgebauten *Streifenkörper,* in dem in Querstellung das proximale (= kernnahe) Zentriol liegt. Rechtwinklig zu diesem (T-Stellung) und direkt anschließend befand sich ursprünglich das distale (= kernferne) Zentriol. Aus ihm hat sich im Laufe der Spermatidendifferenzierung das Tubulusbündel, *Axonema,* mit zwei zentralen Tubuli und neun peripheren Doppeltubuli gebildet (s. Kap. 2.4.1). Beim reifen Spermatozoon ist das distale Zentriol nicht mehr erkennbar. Die zwei zentralen Tubuli sind von einer zarten Scheide umgeben. Den neun peripheren Doppeltubuli sind neun äußere dichte Längsfasern zugeordnet. Sie

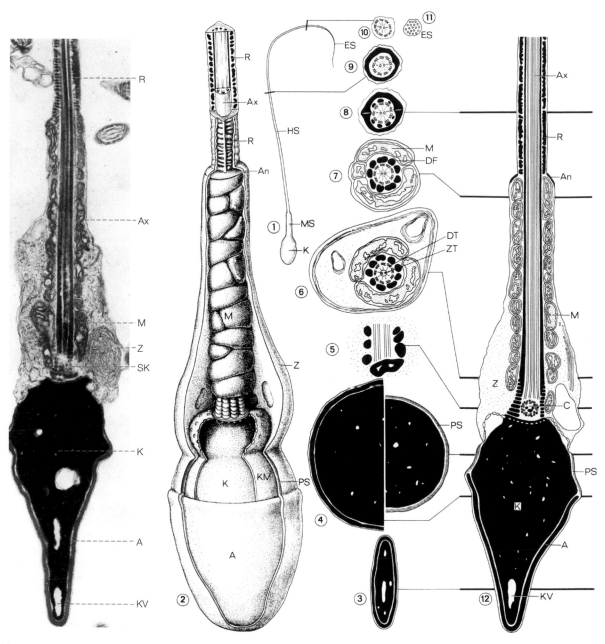

Abb. 8.5-55 Längsschnitt durch ein menschliches Spermatozoon. SK = Streifenkörper; weitere Abkürzungen s. Legende Abb. 8.5-56. TEM; Vergr. 25 000fach.

Abb. 8.5-56 Graphische Zusammenstellung verschiedener Bilder von menschlichen Spermatozoen. (1) Form eines Spermatozoons bei der Untersuchung im Lichtmikroskop: K = Kopf des Spermatozoons; MS = Mittelstück, HS = Hauptstück, ES = Endstück des Spermatozoenschwanzes. Vergr. 1200fach.
(2) Graphische Rekonstruktion eines Spermatozoons aufgrund elektronenmikroskopischer Befunde: A = Akrosom, K = Kern, KM = Kernmembran, PS = postakrosomale Scheide, Z = Zytoplasmatropfen, M = Mitochondrium, An = Anulus, R = Ringfaser, Ax = Axonema. Vergr. 14 000fach.
(3)–(11) Querschnitte durch ein Spermatozoon auf den in Teilabbildung 12 angegebenen Ebenen. ZT = zentrale Tubuli, DT = Doppeltubuli, DF = dichte äußere Längsfaser, KV = Kernvakuole, C = Zentriol. Vergr. der Teilabbildungen (3)–(11) 20 000fach; (12) 14 000fach.

beginnen am Streifenkörper des Halsstücks und erstrecken sich fast bis zum Ende des Spermatozoenschwanzes.

Ein Teil der postakrosomalen Region des Kerns, das Halsstück und der Beginn des Mittelstücks, sind von einem Zytoplasmatropfen eingehüllt, in dem Vakuolen und Membranen des endoplasmatischen Retikulums vorkommen.

Das **Mittelstück** des Spermatozoenschwanzes ist 3,5 bis 5,0 μm lang und hat einen nach distal abnehmenden Durchmesser von 0,8–0,6 μm. Das Axonema wird von Mitochondrien umgeben, die nach Art einer Helix in 10–15 Windungen angeordnet sind. Das Mittelstück schließt ab mit einer elektronendichten ringförmigen Struktur, dem *Anulus.*

Das **Hauptstück** des Spermatozoenschwanzes ist 44 bis 50 µm lang und hat einen nach distal leicht abnehmenden Durchmesser von 0,5–0,4 µm. Sein Axonema zusammen mit den Längsfasern wird von einer Scheide aus elektronendichten Ringfasern umgeben. Diese Ringfasern werden durch seitliche, sich gegenüberstehende Leisten zusammengehalten.

Das **Endstück** des Spermatozoenschwanzes ist 4–6 µm lang und nur noch 0,2 µm dick. Eine Scheide aus Ringfasern fehlt, und die Tubuli des Axonemas verlieren ihre 9 + 2-Anordnung. Sie bilden nur noch ein Bündel einzelner Tubuli.

Die **Funktion vieler Substrukturen** eines Spermatozoons ist noch nicht ausreichend bekannt, folgende Fakten gelten jedoch als gesichert:

Im Uterus und in den Tuben wird die Befruchtungsfähigkeit der Spermatozoen aktiviert (**Kapazitation**). Dabei wird die Plasmamembran über dem Akrosom von Glykoproteinen und Seminalproteinen auf enzymatischem Wege befreit. Dadurch kann das Spermatozoon an die Zona-pellucida-Glykoproteine des Oozyten binden und die **Akrosomreaktion** durchführen (vesikuläre Auflösung der Akrosom- und Plasmamembran). Das Akrosom enthält die Protease Acrosin und verschiedene lysosomale Enzyme, die für das Eindringen des Spermatozoons in die Corona radiata und Zona pellucida der Eizelle notwendig sind.

Das äquatoriale Segment des Akrosoms spielt bei der Kontaktaufnahme des Spermatozoons zum Plasmalemm des Oozyten bei der Befruchtung eine große Rolle.

Im **Halsstück** des Spermatozoenschwanzes wird die Bewegung des Schwanzes gesteuert.

Die Mitochondrien im **Mittelstück** des Schwanzes liefern die Enzyme für den Energiestoffwechsel, der die Progressivmotilität der Spermatozoen ermöglicht. Der **Schwanz** des reifen Spermatozoons schlägt im Ejakulat wie eine Geißel in einer schraubenförmigen Wellenbewegung. Die komplizierte Bewegung des Spermatozoenschwanzes wird dadurch erklärt, dass die neun peripheren Doppeltubuli des Axonemas über den Auf- und Abbau von Dynein-Armen gegeneinander verschoben werden (Tubulus-Gleitmodell). Bei genetisch bedingtem Defekt der Dynein-Arme sind die Spermatozoen unbeweglich (KARTAGENER-Syndrom, s. Kap. 2.4.1).

Im Bereich der Plasmamembran der Spermatozoen finden sich mit unterschiedlichster Lokalisation eine Vielzahl von Rezeptorproteinen und Ionenkanälen. Diese Moleküle sind Bestandteile sehr differenzierter Steuerungsmechanismen, über der Kontakt zur Eizelle und die Spermatozoenbewegung zusätzlich reguliert werden. So entsteht über eine unterschiedliche Verteilung von Ca^{2+}-permeablen Ionenkanälen im Mittel- und Hauptstück ein Ca^{2+}-Gradient entlang dem Spermatozoenschwanz, der Einfluss auf die Motilität der Spermatozoen ausübt.

Fehlbildungen von Spermatozoen betreffen entweder einzelne Substrukturen oder die ganze Zelle. Wenn mehr als 60% oder alle Spermatozoen im Ejakulat eines Mannes fehlgebildet sind, liegt eine **Teratozoospermie** vor, die immer mit Infertilität einhergeht.

Die morphologische Untersuchung der Spermatozoen vermag normale oder fehlgebildete Formen zu analysieren. Ihre **Befruchtungsfähigkeit** kann nur unter biologischen Bedingungen untersucht werden. Am besten eingeführt ist bisher zu diesem Zweck der Heterologe-Ovum-Penetrationstest (HOP-Test). Hierbei werden

Hamsteroozyten, denen durch die Einwirkung von Enzymen die Zona pellucida entfernt wurde, in vitro mit menschlichen Spermatozoen zusammengebracht. Im Lichtmikroskop kann dann nach einigen Stunden festgestellt werden, ob Spermatozoen in Hamsteroozyten eingedrungen sind. Der Prozentsatz der penetrierten Hamsteroozyten gilt als Maß für die Fertilisierungsfähigkeit der Spermatozoen eines Mannes. Eine Befruchtung der Hamsteroozyten im eigentlichen Sinne, d.h. eine Verschmelzung der Vorkerne, findet nicht statt.

Spermatozoen bleiben in **tiefgefrorenem Zustand** lange Zeit befruchtungsfähig. Zu diesem Zweck wird das Ejakulat mit einer Glycerin-Eidotterverdünnung als Kryoprotektivum gemischt und in flüssigem Stickstoff bei −196 °C tiefgefroren (Kryosperma). Nach dem Auftauen kann mit solchem Kryosperma eine künstliche Insemination durchgeführt werden.

Bei eingeschränkter Zeugungsfähigkeit des Mannes können unter bestimmten Bedingungen Maßnahmen der assistierten Reproduktion Anwendung finden. Dazu werden z.B. durch TESE (testicular sperm extraction) Spermatozoen aus dem Hoden gewonnen, die über ICSI (intracytoplasmatic sperm injection) direkt in das Zytoplasma von Oozyten injiziert werden.

8.5.13 Fertilität

Die Zeugungsfähigkeit des Mannes wird mit dem Begriff „Potenz" bezeichnet. Bei differenzierter Betrachtung unterscheidet man jedoch zwischen Potentia coeundi und Potentia generandi.

Unter **Potentia coeundi** versteht man die Fähigkeit eines Mannes, Geschlechtsverkehr durchzuführen. Dazu gehören das Verlangen nach sexueller Betätigung, *Libido,* die Fähigkeit zur Erektion des Penis und die Fähigkeit zur Immissio des Penis in die Vagina der Partnerin beim Koitus. Die Potentia coeundi ist abhängig von körperlichen, psychischen und sozialen Faktoren.

Unter **Potentia generandi** versteht man die Fähigkeit eines Mannes, befruchtungsfähige Samenzellen zu ejakulieren und sich damit fortzupflanzen. Dazu gehören ein intakter Hormonhaushalt, eine gute spermatogenetische Aktivität der Hoden, die volle Funktion der akzessorischen Geschlechtsdrüsen und der koordinierte Ablauf der Ejakulation.

Sind Potentia coeundi und generandi bei einem Mann uneingeschränkt vorhanden, wird er als fertil bezeichnet. Hierbei ist jedoch zu bedenken, dass der Begriff **Fertilität,** Fruchtbarkeit, von der intakten Geschlechtsfunktion nicht nur des Mannes, sondern auch von der Frau, seiner Partnerin, abhängig ist. Mögen die Befunde der körperlichen Untersuchungen und der Laboruntersuchungen bei einem Mann auch in Ordnung sein, so wird letztlich erst durch Zeugung eines Kindes die Fertilität bewiesen. Von vielen Ärzten wird deshalb der Begriff Fertilität auf das Paar bezogen.

Das Gegenteil von Fertilität ist **Infertilität** oder **Sterilität.** Auch diese Begriffe werden auf das Paar angewendet. Die Sterilität des Paares kann auf den Mann, die Frau oder auf beide Partner gegründet sein.

8.5.14 Hodenfunktion im Alter

Die Alterung des Hodens ist wie bei anderen Organen des menschlichen Körpers ein normaler, physiologischer Vorgang. Unter normalen Bedingungen findet ein plötzlicher Abbruch der Hodenfunktion nicht statt. Die Potentia coeundi und die Potentia generandi können bei einzelnen

Männern bis ins hohe Alter erhalten bleiben. In der wissenschaftlichen Literatur wird mitgeteilt, dass ein Mann noch im Alter von 94 Jahren ein Kind zeugte. Bei Untersuchungen des Samens und der Geschlechtshormone an einer ausgewählten Gruppe von „rüstigen Großvätern" konnte festgestellt werden, dass weder das Volumen des Ejakulats noch die Zahl der Spermatozoen/ml Ejakulat im Alter abnehmen.

Diesen sehr günstigen Befunden steht jedoch die Realität gegenüber, dass es große individuelle Unterschiede der Vitalität und des Gesundheitszustandes alter Männer gibt. Manche Männer werden relativ früh infertil, andere bleiben bis ins hohe Alter fertil, doch statistisch gesehen nimmt die Fertilität eines Mannes mit zunehmendem Lebensalter langsam und kontinuierlich ab. Bei klinischer Untersuchung findet man nicht mehr die gleiche prall-elastische Konsistenz des Hodens wie bei jungen Männern. Mangelnde Leistungsfähigkeit, Hitzewallungen, Kopfschmerzen, leichte Erregbarkeit und Gedächtnisschwäche sind Anzeichen des beginnenden Climacterium virile.

In den Hoden von Männern, die älter als 65 Jahre sind, gibt es **degenerative Veränderungen,** die sich negativ auf die spermatogenetische Aktivität des Keimepithels auswirken. Nur im Hoden alter Männer ohne degenerative Veränderungen scheint die Spermatogenese im Vergleich zu der bei jungen Männern nicht wesentlich beeinträchtigt zu sein. Wenn degenerative Veränderungen auftreten, können sie alle Samenkanälchen der Hoden betreffen oder nur auf einige Regionen beschränkt sein. Fast normale und atrophische Hodenbezirke dicht nebeneinander werden als ein für den alternden Hoden typisches Bild beschrieben.

Dabei gilt es zu beachten, dass die Population der Keimzellen in den Samenkanälchen auch im Alter stetig durch das vorhandene Stammzellpotenzial erneuert wird. Typische Zeichen der Zellalterung, wie Lipofuszingranula, treten in den Keimzellen nicht auf. Man findet aber verringerte Quantitäten einzelner Zelltypen, Fehlentwicklungen bei der Meiose und Spermatidendifferenzierung, und eine Desorganisation beim Aufbau des Keimepithels. Die Summe solcher **regressiver Veränderungen** führt zu einer Reduzierung der Höhe des Keimepithels oder zu einem vollständigen Verlust der Keimzellen. SERTOLI-Zellen zeigen durch vermehrte Lipideinlagerungen in ihrem Zytoplasma sehr schnell regressive Veränderungen des Keimepithels an,

weil sie degenerierende Keimzellen phagozytieren und abbauen. SERTOLI-Zellen sind aber noch lange nach dem Verlust der Keimzellen vorhanden und stellen dann die einzige Zellpopulation in den Samenkanälchen. Wenn die SERTOLI-Zellen schließlich auch zugrunde gegangen sind, bleibt vom Samenkanälchen nur noch ein bindegewebiger Strang übrig, der im histologischen Schnittpräparat als „Tubulusschatten" bezeichnet wird.

Die LEYDIG-Zellen weisen im Alter eine erhöhte Zahl an Telolysosomen bzw. Lipofuszingranula auf. Die Funktion der LEYDIG-Zellen kann dabei im Wesentlichen unverändert andauern. So können alte Männer **Testosteronwerte** im Blutserum haben, die denen junger Männer gleichen. Es kommen bei einzelnen Männern aber auch extrem niedrige Werte vor. Auch im Hormonhaushalt alter Männer können starke individuelle Unterschiede festgestellt werden. Statistisch gesehen, sinkt der durchschnittliche Testosteronspiegel im Blut nach dem 60. Lebensjahr jedoch ab.

Die Abnahme der spermatogenetischen Aktivität drückt sich auch in veränderten Ejakulatbefunden aus: Die Fructosewerte sind herabgesetzt, die Motilität der Spermatozoen ist verringert, und Fehlbildungen der Samenzellen treten gehäuft auf.

Die sexuelle Aktivität eines Mannes hängt nicht von seiner spermatogenetischen Aktivität ab. Es ist bekannt, dass bei zunehmendem Lebensalter starke individuelle Unterschiede der sexuellen Aktivität bestehen, die vom biologischen Alter eines Mannes, von seiner allgemeinen körperlichen Leistungsfähigkeit sowie sozialen und psychischen Faktoren abhängen. Als Maß der sexuellen Aktivität kann die Frequenz des Koitus bzw. des Orgasmus gelten. Ein 30-jähriger Mann weist nach der Statistik eine Koitusfrequenz von etwa 10-mal pro Monat auf, ein 50-jähriger nur noch die Hälfte, nämlich etwa 5-mal pro Monat. Bei 75-jährigen Männern hat die Statistik für die Koitusfrequenz die Nulllinie erreicht. Diese Angaben sind jedoch nur Durchschnittswerte einer größeren Population befragter bzw. untersuchter Männer.

Literatur

Siehe Anhang Nr. 3, 15, 31, 87, 109, 118, 119, 157, 174, 184, 185, 186, 187, 188, 190, 192, 201, 217, 221, 264, 284, 302, 314, 345, 363, 364, 428, 438, 446.

B. Fischer und G. Rune*

8.6 Weibliche Geschlechtsorgane

─────────── Übersicht ───────────

Die weiblichen Geschlechtsorgane werden in das äußere und innere Genitale, *Organa genitalia feminina externa et interna*, eingeteilt. Das **äußere Genitale**, *Pudendum femininum*, weibliche Scham oder *Vulva* (Abb. 8.6-1), reicht bis an das Jungfernhäutchen, *Hymen,* wo die inneren Genitalorgane mit der Scheide, *Vagina,* beginnen. Engen topographischen Bezug zum äußeren Genitale hat die Harnröhre, *Urethra feminina*, die ventral der Vagina in den Scheidenvorhof, *Vestibulum vaginae,* mündet. Zum äußeren Genitale zählen Schamberg (*Mons pubis*), große (*Labia majora pudendi*) und kleine Schamlippen (*Labia minora pudendi)*, Kitzler (*Clitoris*), Scheidenvorhof (*Vestibulum vaginae)* und die Scheidenvorhofdrüsen (*Gll. vestibulares major et minores*) (Abb. 8.6-1). Die großen Schamlippen umschließen den Schamspalt, *Rima pudendi.*

Funktion: Die Schamlippen dienen dem Verschluss der Genitalöffnung und dem Infektionsschutz, die Klitoris der Vermittlung sexueller Erregung und die Vorhofdrüsen der Abwehr und der Lubrikation des Scheideneinganges.

Zum **inneren Genitale** gehören Scheide (*Vagina*), Gebärmutter *(Uterus)*, Eileiter *(Tubae uterinae)* und Eierstöcke *(Ovarien)* (Abb. 8.6-2). Eierstöcke und Eileiter sind paarig angelegt und werden als **Adnexe** (Anhänge) bezeichnet.

Funktion: Die inneren Geschlechtsorgane sind Fortpflanzungs- und Sexualorgane. In den Eierstöcken reifen die Keimzellen, Gameten, der Frau (Eizellen, Oozyten) und werden Geschlechtshormone produziert. Die Eileiter nehmen die Eizelle nach der Ovulation auf, sind Ort der Befruchtung und beherbergen anschließend den Keim für ca. 3 Tage. Im Uterus findet anschließend die Embryonal- und Fetalentwicklung statt. Er bewirkt durch Kontraktionen (Wehen) die Austreibung des Fetus bei der Geburt. Die Vagina hat Abwehrfunktionen, ist Kohabitationsorgan und Hauptteil des Geburtsweges.

Den weiblichen und männlichen Geschlechtsorganen liegt ein **gemeinsamer Bauplan** zugrunde. Sie haben homologe Abschnitte (Kap. 8.1).

Aufbau und Funktion der äußeren und inneren Genitalorgane unterliegen dem Einfluss von **Sexualhormonen** und **vegetativem Nervensystem.**

8.6.1 Vulva

Vom **Schamberg** *(Mons pubis)* ziehen die **großen Schamlippen** (*Labia majora pudendi)* zum Damm, *Perineum* (Abb. 8.6-1). Der Name Mons pubis leitet sich von der durch ein subkutanes Fettpolster aufgeworfenen Vorwölbung vor der Symphyse ab. Ab der Pubertät sind Mons pubis und große Schamlippen geschlechtsspezifisch behaart (**Schamhaare**, *Pubes;* Abb. 8.6-1; s. auch Kap. 8.6.8*).* Betrachtet man die Vulva in Rückenlage der Patientin, dann liegt die Vereinigung der linken und rechten großen Schamlippe, die sog. vordere Kommissur, *Commissura labiorum anterior,* ventral (Abb. 8.6-1). Die hintere Kommissur, *Commissura labiorum posterior,* liegt auf der entgegengesetzten dorsalen Seite. Hier vereinigen sich die großen Schamlippen jedoch nicht, sondern sind durch eine quer gestellte Hautfalte miteinander verbunden. Die hintere Kommissur liegt etwa

---

* Mit Beiträgen von D. Drenckhahn

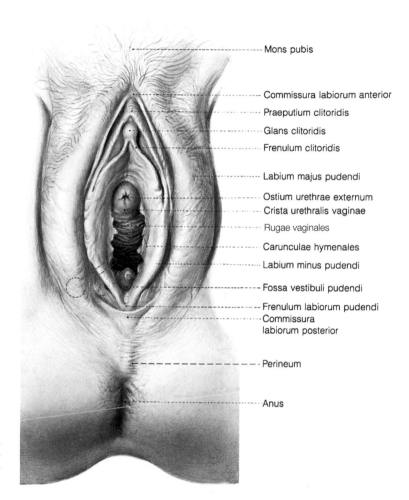

Mons pubis

Commissura labiorum anterior
Praeputium clitoridis
Glans clitoridis
Frenulum clitoridis

Labium majus pudendi
Ostium urethrae externum
Crista urethralis vaginae
Rugae vaginales
Carunculae hymenales
Labium minus pudendi
Fossa vestibuli pudendi
Frenulum labiorum pudendi
Commissura
labiorum posterior

Perineum

Anus

Abb. 8.6-1 Äußeres Genitale (Vulva) einer Frau.
Die Projektion der Glandula vestibularis major auf die
Oberfläche ist auf der rechten Körperseite rot punktiert eingetragen.

2–3 cm ventral vom Anus entfernt (Abb. 8.6-1). Der äußere Teil der großen Schamlippen ist behaart und pigmentiert, der innere unbehaart, unpigmentiert und rötlich gefärbt. Talg-, Schweiß- und Duftdrüsen sind auf der Innenseite reichlicher als auf der Außenseite. Das Stroma der Schamlippen besteht aus Binde- und Fettgewebe, in dem Nerven und glatte Muskelzellen vorkommen (ähnlich wie in der Tunica dartos des Skrotums; Kap. 8.5.1). In der Subkutis liegen ein sich in der Pubertät ausbildendes Fettpolster und ein Venenplexus. Der Venenplexus ist Hauptbestandteil des **Schwellkörpers,** *Bulbus vestibuli* (Abb. 8.6-2), und wird vom *M. bulbospongiosus* (Abb. 8.2-7) bedeckt. Bei Füllung der Bulbi schwellen die großen Schamlippen an (Kap. 8.6.9). Die Ligg. teretes uteri (Kap. 8.6.3) enden in den großen Schamlippen.

Während die großen Schamlippen durch subkutanes Fettgewebe konturierte und von Epidermis überzogene Hautwülste sind, sind die **kleinen Schamlippen,** *Labia minora pudendi,* dünne Hautfalten. Sie liegen meistens auch beim Spreizen der Beine aneinander und bedecken damit den Scheideneingang, **Introitus vaginae,** und die Mündung der Harnröhre. Bei geschlossenen Oberschenkeln werden sie von den großen Schamlippen größtenteils bedeckt. Ventral spalten sie sich auf. Mit dem tiefer gelegenen Teil ziehen sie als Kitzlerzügel, *Frenula clitoridis,* zur Klitoris. Die oberflächlichen Anteile gehen in die Kitzlervorhaut, *Praeputium clitoridis,* über, die die Klitoris bedeckt (Abb.

8.6-1). Auf der gegenüberliegenden Seite laufen die kleinen Schamlippen über die *Frenuli labiori pudendi* vor der hinteren Kommissur zusammen und umfassen die **Fossa vestibuli vaginae** (s. u.). Die kleinen Schamlippen sind unbehaart und außen mit einem mehrschichtig verhornten Plattenepithel bedeckt. Auf der Innenseite herrscht unverhorntes Plattenepithel vor. Hier befinden sich zahlreiche Talgdrüsen, jedoch keine Schweißdrüsen. Weiteres Kennzeichen der Innenseite ist eine dichte sensorische Innervation.

Der **Kitzler,** *Clitoris,* ist ein reich sensorisch innerviertes, leicht erektiles Organ, das entwicklungsgeschichtlich dem männlichen Penis entspricht. Im Unterschied zum Penis sind die Corpora cavernosa und die Harnröhre bei der Frau nicht in einem Organ vereint. Die **Funktion** der Klitoris ist die Aufnahme und Erhöhung der sexuellen Erregung. Der Kitzler liegt dorsal der vorderen Kommissur und des Präputiums, etwa 2,5 cm ventral der Harnröhrenmündung (Abb. 8.6-1). Zwei kurze Schwellkörper, *Corpora cavernosa clitoridis,* die von einem Septum geteilt und von einer faserreichen Bindegewebelage, *Fascia clitoridis,* umhüllt sind, bilden den Klitoriskörper, *Corpus clitoridis.* Er endet knötchenförmig mit der Eichel, *Glans clitoridis.* Die beiden Corpora cavernosa entspringen als deutlich größere Schwellkörper, Klitorisschenkel *(Crura clitoridis)* (Abb. 8.6-2), am Unterrand der Schambeinäste. Die Schenkel werden durch die *Mm. ischiocavernosi* (Abb. 8.2-7)

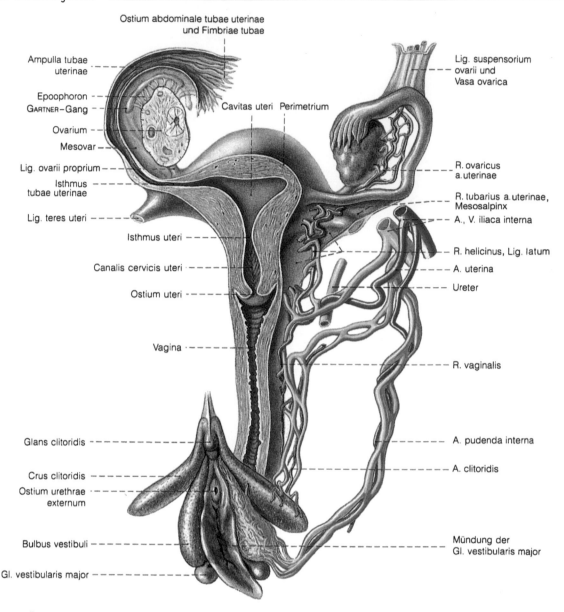

Ostium abdominale tubae uterinae
und Fimbriae tubae

Ampulla tubae
uterinae

Epoophoron
GARTNER–Gang

Ovarium

Mesovar

Lig. ovarii proprium

Isthmus
tubae uterinae

Lig. teres uteri

Isthmus uteri

Canalis cervicis uteri

Ostium uteri

Vagina

Glans clitoridis

Crus clitoridis

Ostium urethrae
externum

Bulbus vestibuli

Gl. vestibularis major

Cavitas uteri   Perimetrium

Lig. suspensorium
ovarii und
Vasa ovarica

R. ovaricus
a. uterinae

R. tubarius a. uterinae,
Mesosalpinx

A., V. iliaca interna

R. helicinus, Lig. latum

A. uterina

Ureter

R. vaginalis

A. pudenda interna

A. clitoridis

Mündung der
Gl. vestibularis major

Abb. 8.6-2   Übersicht über die weiblichen Geschlechtsorgane, ihre Blutversorgung und die Lage des Ureters.

bedeckt und verankert. Die Klitoris selbst ist durch das *Lig. suspensorium clitoridis* am unteren Symphysenrand befestigt. Die Klitoris weist zahlreiche sensorische Nervenendigungen auf. Die Schwellkörper enthalten Hohlräume, die bei Blutfüllung zu einer geringen Aufrichtung der Klitoris führen. Dies geschieht bei Berührung und sexueller Erregung. Über den Kitzler nimmt die Frau die stärksten sexuellen Reize auf, stärkere Reize als durch die Sensorik der Scheide (Kap. 8.6.9).

Zwischen den kleinen Labien und dem Hymen/Hymenalsaum liegt der **Scheidenvorhof,** *Vestibulum vaginae.* In ihm münden Urethra, Vagina und die *Gll. vestibulares majores* (Abb. 8.6-1), *minores* und *paraurethrales.* Proximal vom Hymenalsaum schließt sich mit dem **Scheideneingang,** *Introitus,* die Vagina an (Kap. 8.6.2). Dorsal der Klitoris mündet die **Harnröhre,** *Urethra feminina,* mit dem rundlichen oder schlitzförmigen *Ostium urethrae externum* (Abb. 8.6-1). Seitlich davon liegen die Ausführungsgänge

der paraurethralen Drüsen, *Gll. urethrales* oder SKENEsche Drüsen, die entwicklungsgeschichtlich der Prostata des Mannes entsprechen. Zwischen Harnröhrenöffnung und Scheidenvorhof verläuft quer der sog. Harnröhrenwulst, *Crista urethralis* (Abb. 8.6-1).

Die Haut des Scheidenvorhofs enthält wie die der kleinen Labien zahlreiche Talgdrüsen. In das dorsale Drittel des Vestibulums münden auf jeder Seite etwa bei „8 und 4 Uhr" die **Scheidenvorhofdrüsen,** *Gll. vestibulares majores,* BARTHOLINsche Drüsen (Abb. 8.6-1), mit ca. 1–2 cm langen Ausführungsgängen. Dabei handelt es sich um bohnengroße muköse Drüsen, die zwischen dem Diaphragma urogenitale und dem dorsalen Ende der Bulbi vestibuli in der Tiefe der großen Schamlippen liegen. Sie entsprechen den Gll. bulbourethrales (COWPER) des Mannes und befeuchten den Scheidenvorhof mit einem klaren Schleim, dessen Sekretion bei sexueller Erregung stimuliert wird. Die gleiche Funktion erfüllen die *Gll. vestibulares minores,* zahlreiche kleine muköse Drüsen, die nahe der Harnröhrenmündung in der Haut zwischen Hymenalsaum und kleinen Schamlippen vorkommen.

Die BARTHOLINSCHEN Drüsen können durch Eitererreger und Gonokokken infiziert werden. Bei entzündlicher Verklebung des Ausführungsganges können bis hühnereigroße Abszesse entstehen (BARTHOLINSCHER Abszess).

Den **Schwellkörpern des Vorhofs**, *Bulbi vestibuli* (Abb. 8.6-2), entspricht das Corpus spongiosum penis. Sie liegen zwischen der unteren Faszie des Diaphragma urogenitale und dem M. bulbospongiosus in der Seitenwand des Scheidenvorhofs. Ihre hinteren Enden sind keulenförmig verdickt und liegen nahe der BARTHOLINSCHEN Drüsen. Ihre vorderen Enden vereinigen sich und haben Blutgefäßverbindungen mit der Klitoris. Sie sind ungefähr 3 cm lang und bestehen aus einem Venengeflecht, z.T. kavernös erweitert, das von glatten Muskelzellen umgeben ist. Es schwillt bei sexueller Erregung an.

Leitungsbahnen

Blutversorgung: Aus der **A. pudenda interna** gehen die *Rr. labiales posteriores* zu den kleinen Schamlippen, die *A bulbi vestibuli* zum Bulbus vestibuli, die *A. profunda clitoridis* zum Crus clitoridis und die *A. dorsalis clitoridis* zur Glans clitoridis. Die *Rr. labiales anteriores* der **A. pudenda externa profunda** versorgen Teile der großen Schamlippen. Die *V. dorsalis clitoridis* nimmt das Blut der Glans und des Corpus clitoridis auf. Der Bulbus vestibuli schickt seine Venen zu den Plexus venosus uterinus et vaginalis, zum Teil in die Vv. obturatoriae. Außerdem bestehen Verbindungen zu den übrigen Venen der äußeren Geschlechtsorgane.

Lymphgefäße: Sie führen zu den inguinalen Lymphknoten.

Innervation: Die sensorischen Nerven gelangen aus dem **N. ilioinguinalis** als *Nn. labiales anteriores* zu den großen Schamlippen (ventrale Abschnitte). Ihre dorsalen Abschnitte werden vom **N. pudendus** durch die *Nn. labiales posteriores* versorgt. Dazu kommen Rr. genitales aus dem **N. genitofemoralis**. Ein *N. dorsalis clitoridis* gelangt auf den Rücken der Klitoris. Ferner kommen sympathische Fasern aus dem *Plexus hypogastricus inferior*. Sie begleiten hauptsächlich die A. pudenda interna und regulieren die Durchblutung des Schwellkörpers.

8.6.2 Vagina

Die **Scheide**, *Vagina* (gr.: *kolpos*), liegt als blind endender, dehnbarer, fibromuskulärer Schlauch im kleinen Becken. Vorder- und Hinterwand liegen aufeinander. Dadurch wird das Lumen zu einem engen Spaltraum. Die Vagina ist ca. 10 cm lang und grenzt ventral an Harnröhre und Harnblase, dorsal an Analkanal und Rektum (Abb. 8.6-3). Das hintere obere Ende umfasst als Scheidengewölbe den Uterushals.

Funktion: Die Vagina ist Kopulationsorgan, leitet Menstruationsblut und Uterussekret ab und weitet sich unter der Geburt zum Geburtskanal. Durch physiologische Besiedlung mit Milchsäure-bildenden Bakterien (s. u.) entsteht in der Vagina ein saures Milieu, das vor Infektionen schützt.

Form und Lage: Die Vagina reicht in medio-sagittaler Lage vom *Introitus* (Vaginaleingang; s. u.) in Höhe des Damms bzw. Beckenbodens bis zur höher gelegenen Gebärmutter. Sie tritt dabei durch den *Hiatus urogenitalis* (Levatortor) und wird von den Schenkeln des darüber liegenden *Diaphragma pelvis* (Kap. 8.2) umfasst. Bei der liegenden Frau verläuft die Vagina nach Durchtritt durch das Levatortor (Levatorschwelle) annähernd parallel zum Diaphragma pelvis (Abb. 8.2-5). Bei der stehenden Frau wird sie etwas aufgerichtet (bis 45°; Abb. 8.6-7). Die Vagina wird am Vaginaleingang, dem *Ostium* oder *Introitus vaginae*, kurz **Introitus**, durch das Jungfernhäutchen bzw. -reste begrenzt. Je geschlossener der Hymen, desto kleiner ist der Scheideneingang. Wie die Vagina, so sind auch Scheideneingang und -vorhof dehnbar (Koitus, Geburt).

Das **Jungfernhäutchen** *(Hymen)* ist ein dünnes, dehnbares Häutchen, das den Scheideneingang weitgehend verschließt. Es ist von unterschiedlicher Gestalt mit einer meist ventral-exzentrisch gelegenen 1–2 cm großen Öffnung. Bei der Defloration, vor allem aber bei der ersten Geburt, reißt es ein. Reste des Hymens (*Carunculae hymenales*) umsäumen dann den Scheideneingang (Abb. 8.6-1). Sie können bei Frauen mit mehrfachen Geburten (Multipara) völlig zurückgebildet werden. Außer einem möglichen mechanischen Schutz für das innere Genitale hat das Hymen keine Funktion.

Das Hymen weist angeborene **Formanomalien** auf. So besitzt das *Hymen cribriforme* mehrere kleine Öffnungen. Beim *Hymen imperforatus* (Hymenalatresie) bleibt das *Ostium vaginae* verschlossen. Dadurch entsteht ein Abflusshindernis für Menstruationsblut. Dieses staut sich dann in Scheide (Hämatokolpos) und Uterus (Hämatometra) auf.

Dorsokranial vom Hymenalsaum beginnt ein relativ enger Scheidenteil, der bis zum Levatorspalt (Kap. 8.2.3) reicht und ungefähr ein Viertel der Scheidengesamtlänge von ca. 10 cm ausmacht. Oberhalb der Levatorenge erweitert sich die Scheide seitlich. Vorder- und Hinterwand (*Paries anterior et posterior*) liegen durch den Weichteildruck aufeinander und bilden durch die seitlichen Erweiterungen im Querschnitt einen H-förmigen Spalt. In ihr hinteres, oberes Ende wölbt sich der Uterus mit seinem unteren Ende, der *Portio vaginalis cervicis* (Abb. 8.6-3, 7), vor und führt dadurch zur Bildung des Scheidengewölbes, **Fornix vaginae**. Kranzförmig umgibt dieses Gewölbe den Uterushals. Es wird in einen vorderen und hinteren Teil (*Pars anterior et posterior*; Abb. 8.6-3, 4) und in die lateralen Abschnitte (*Partes laterales*) eingeteilt. Das hintere Scheidengewölbe grenzt dorsal, nur durch die dünne Vaginalwand und das Peritoneum getrennt, an die *Excavatio rectouterina* (DOUGLASscher Raum; Abb. 8.6-3, 4 u. 7), den tiefsten Punkt des Peritonealraums (*Cavitas peritonealis*) bei der Frau (Kap. 8.2.1).

Bei der **gynäkologischen Untersuchung**, z.B. der bimanuellen Tastuntersuchung, werden 1 oder 2 Finger über die hintere Kommissur in die dehnbare Vagina eingeführt. Dadurch kann die Scheide ausgetastet und auf krankhafte Veränderungen (u.a. Tumoren) der Scheide und der angrenzenden Beckenhöhle untersucht werden. Durch gleichzeitige Palpation durch die Bauchdecke kann auch der Uterus getastet werden (Abb. 8.6-4). Aus nicht obliterierten Abschnitten der WOLFFschen Gänge können Zysten in der Vaginalwand auftreten (GARTNER-Zysten).

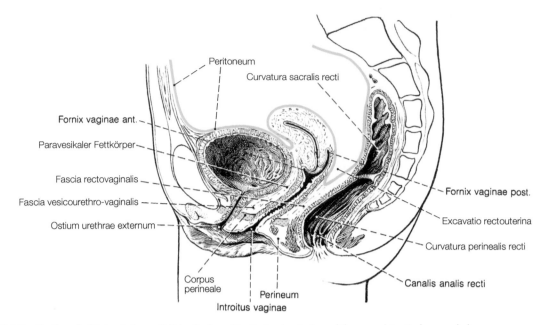

Abb. 8.6-3 **Medianschnitt durch das weibliche Becken.** Die Kontur des Peritonealüberzuges ist grün hervorgehoben.

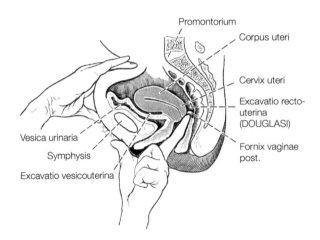

Abb. 8.6-4 **Bimanuelle Tastuntersuchung von Vagina und Uterus.**

Vaginalwand

Die bindegewebig-muskuläre Vaginalwand, innen mit Schleimhaut ausgekleidet (Abb. 8.6-5), ist nur wenige (2–4) Millimeter dick und am Fornix vaginae posterior am dünnsten. Über die bindegewebige *Tunica adventitia* ist die Vagina mit der Harnröhre (über die Fascia vesicourethro-vaginalis; Abb. 8.6-3) und mit dem Bindegewebe des Subperitonealraums (paravaginales Bindegewebe, **Parakolpium**) verbunden. Die *Fascia rectovaginalis* verbindet Scheide und Rektum verschieblich miteinander. *Parakolpium* und *Parametrium,* die bindegewebigen Einfassungen von Vagina und Uterus, stellen ein zusammenhängendes Bindegewebelager dar (Kap. 8.2.2). Die **Tunica muscularis** ist dehnbar, reich an elastischen Fasern und besteht aus einem scherengitterartigen Geflecht von glatten Muskelzellen, wobei innen zirkuläre, außen longitudinale Verlaufsrichtungen vorherrschen sollen. Im Bereich der Fornices gehen Längsmuskulatur der Vagina und äußere Schicht

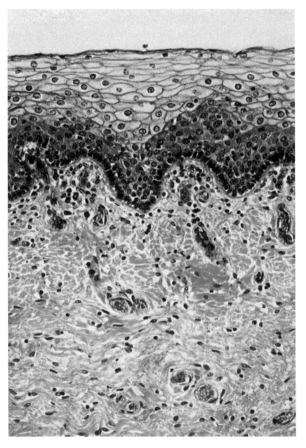

Abb. 8.6-5 **Histologischer Schnitt durch die Vaginaschleimhaut einer erwachsenen Frau.** Unter dem mehrschichtigen, unverhornten Plattenepithel ist die Lamina propria mit Anschnitten des Venenplexus zu sehen. Die Lamina muscularis ist nicht mehr im Bild. Azan; Vergr. 195fach.

der Zervixmuskulatur ineinander über. Im Beckenboden liegen muskuläre Verbindungen nicht vor. Durch Zusammenwirken zwischen Vaginalmuskulatur, Levator ani und M. bulbospongiosus ist ein kräftiger Verschluss der Vagina möglich. Der untere Teil der Vagina liegt direkt dem quergestreiften M. bulbospongiosus an (Abb. 8.2-2, 7). Ausgekleidet ist die Scheide mit einer Schleimhaut, **Tunica mucosa,** aus mehrschichtigem unverhorntem Plattenepithel und einer bindegewebigen **Lamina propria.** Das Plattenepithel überzieht den in die Vagina vorragenden Teil des Uterushalses (*Portio vaginalis cervicis*) mehr oder weniger vollständig. Die Lamina propria der Vaginalschleimhaut ist reichlich mit Blutgefäßen ausgestattet, insbesondere mit Venengeflechten. Drüsen kommen in der Vaginalwand nicht vor.

Lamina propria und Tunica muscularis sind reich sensorisch innerviert. Im oberen Drittel der Scheidenwand kommen relativ wenige Schmerzfasern vor, was für kleinere operative Eingriffe, z.B. bei Follikelpunktionen, von Vorteil ist.

Die Scheidenhaut legt sich in Querfältchen, **Rugae vaginales** (Abb. 8.6-1, 2). Sie weist an Vorder- und Hinterwand je einen mit einem Venengeflecht unterlegten Längswulst auf (*Columnae rugarum ant. et post.*). Nahe der Scheidenöffnung wölbt die Urethra die Scheidenvorderwand, in Verlängerung der Columna rugarum ant., zur *Carina urethralis vaginae* vor.

Das **Epithel** der Vaginalschleimhaut (Abb. 8.6-5) ist ein mehrschichtiges, unverhorntes Plattenepithel, das aus 20–30 Zelllagen gebildet wird. Zwischen Stratum intermedium und Stratum basale (Kap. 3.1.1) wird in der Vaginalzytologie noch ein Stratum parabasale abgegrenzt. Die Superfizialzellen und Intermediärzellen lagern Glykogen ein. Abgeschilferte Superfizialzellen und Intermediärzellen sind im Scheidensekret enthalten. Das Scheidensekret entsteht hauptsächlich durch Transsudation aus den Blutkapillaren der Vaginalwand und enthält auch Uterussekret (Zervixschleim). Das Vaginalepithel der geschlechtsreifen Frau unterliegt auffälligen Veränderungen während des ovariellen Zyklus, die durch **Vaginalabstriche** (Vaginalzytologie) untersucht werden können (Abb. 8.6-6).

Während der Follikelphase (1. Zyklushälfte, Östrogeneinfluss) vermehren sich die Zelllagen, insbesondere die Superfizialzellschicht. Die eosinophilen Superfizialzellen sind durch pyknotische Zellkerne gekennzeichnet. Für den Progesteroneinfluss in der 2. Zyklushälfte sind eine stärkere Zellfaltung sowie ein Vorherrschen der Intermediärzellen, meist in Haufen zusammenliegend, charakteristisch (Abb. 8.6-6). Die Intermediärzellen haben noch intakte Zellkerne und bilden durch die Zellkontakte größere Zellverbände. Bei der zytologischen Auswertung nach Anfärbung eines Vaginalabstrichs nach Papanicolaou zeigt eine Erhöhung von Karyopyknose- (Prozentsatz von Zellen mit kleinen pyknotischen Kernen) und Eosinophilie-Index (Prozentsatz eosinophiler Zellen) hohe Östrogenspiegel an. Beide Indizes sind für die Zyklusmitte charakteristisch.

Der normale Ausfluss (**Fluor**) ist geruchlos. Pro Tag werden etwa 2–5 ml Transsudat gebildet. Bei sexueller Erregung steigt die Befeuchtung der Vagina (Lubrikation) erheblich an (Kap. 8.6.9).

Im Klimakterium (Wechseljahre) und in der Postmenopause (Kap. 8.6.8) wird durch Nachlassen der Östrogenproduktion das Vaginalepithel nicht mehr so hoch aufgebaut und weniger Glykogen eingelagert als in der Fortpflanzungsphase.

Das **Scheidenmilieu** ist sauer (pH 4–5). Verantwortlich dafür ist insbesondere eine Besiedlung mit grampositiven Bakterien, Döderlein-Milchsäurebakterien (*Lactoba-*

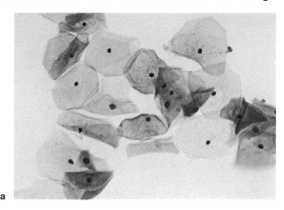

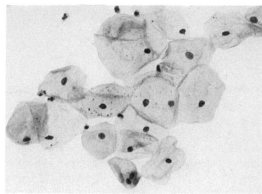

Abb. 8.6-6 Vaginalabstrich aus der Proliferationsphase (a) und der Sekretionsphase (b). Färbung nach Papanicolaou, Vergr. 220fach.

zillus acidophilus), die Glucose aus den abschilfernden glykogenreichen Superfizialzellen zu Milchsäure abbauen. Das saure Milieu schützt zu einem gewissen Grad vor Infektionen.

Die **physiologische Scheidenflora** prägt die normale Scheidenbiologie und verhindert das Ansiedeln fremder, schädigender Keime. **Säurebarriere** und normale Scheidenflora sind ein wichtiger Teil der **Schutzmechanismen,** die das innere Genitale und den Bauchraum vor aufsteigenden Infektionen schützen.

Östrogene nehmen über vermehrte Bildung von Superfizialzellen und Glykogeneinlagerung Einfluss auf die „Nahrungsgrundlage" der Scheidenflora und damit auf das Scheidenmilieu. Die Vaginalflora kann durch Arzneimittel (Antibiotika, Hormone), mechanisch (Tampons), Stoffwechselkrankheiten wie Diabetis mellitus und durch Verhütungsmethoden (spermizide Cremes, Pessare) verändert werden. Das kann zu einer erhöhten Infektionsneigung, u.a. mit Pilzen (Candica albicans, Vaginalsoor), führen (Nebenwirkung von Antibiotikaeinnahme bei der Frau).

In **Nachbarschaft** der Scheide liegen Harnröhre, Harnblase (ventral), Rektum mit Analkanal (dorsal) und Uterus (kranial) (Abb. 8.6-3, 41). Am Übergang zwischen Fornix vaginae und Zervix verlaufen beiderseits die Harnleiter (Ureter). Diese unterkreuzen hier die Arteria uterina. Bei Operationen in diesem Bereich können die Ureteren verletzt oder durchtrennt werden (Abb. 8.2-2). An das untere Drittel der Scheide reichen der M. levator ani (Levatortor) und das Diaphragma urogenitale mit dem M. bulbospongiosus (Abb. 8.2-2, 7) heran (s. auch Kap. 8.2.2).

Leitungsbahnen

Blutversorgung: Die Arterien der Scheide stammen aus A. uterina (Rr. vaginales), A. vesicalis inferior (Rr. vaginales), A. rectalis media, einer oftmals eigenständigen A. vaginalis und gelegentlich auch aus intrapelvinen Ästen der A. pudenda interna. Die Venen bilden einen stark entwickelten *Plexus venosus vaginalis*, der mit dem Plexus venosus vesicalis zusammenhängt und schließlich in die V. iliaca interna abfließt.

Lymphgefäße: Der obere Teil der Vagina dräniert in die Lnn. iliaci externi, der introitusnahe Abschnitt in die Lnn. inguinales superficiales.

Innervation: Sensorische und vegetative Nervenfasern erreichen die Vagina über den N. pudendus (introitusnaher Abschnitt) und durch direkte Äste aus dem Plexus uterovaginalis.

8.6.3 Uterus

┌─ Übersicht ─────────────────────────────

Die **Gebärmutter,** *Uterus (gr.: metra)*, ist ein birnenförmiges, bei der geschlechtsreifen Frau bis zu 5 cm breites muskulöses Hohlorgan (Abb. 8.6-2). Das Lumen (*Cavitas uteri*) weist vom **äußeren Muttermund,** *Ostium uteri*, bis zur oberen Kuppe, *Fundus uteri*, eine Sondenlänge von 7–8 cm auf. Die Wand ist 2–3 cm dick. Größe und Gewicht (30–120 g) schwanken erheblich, z. B. bedingt durch vorausgegangene Schwangerschaften. Größe und Gewicht sollen auch bei der sexuellen Reaktion innerhalb von wenigen Minuten durch Blutfülle auf das Doppelte zunehmen. Die Wandschichten des Uterus heißen **Endometrium** (Uterusschleimhaut), **Myometrium** (Muskelwand) und dort, wo eine Peritonealbedeckung vorliegt, **Perimetrium.** Bindegewebige Verbindungen zwischen Uterus und seiner Umgebung werden als **Parametrien** zusammengefasst. Nach Brust und Darm ist die Gebärmutter derzeit das am dritthäufigsten von Krebs befallene Organ der Frau.

Funktion: Die Gebärmutter als Fruchthalter dient dem Schutz und der Ernährung des Ungeborenen und der Austreibung des Fetus unter der Geburt. Sie ist Durchgangsstation für die Spermatozoen bei ihrem Aufstieg von der Vagina zum Eileiter, dem Ort der Befruchtung.

Einteilung: Das untere Drittel wird Gebärmutterhals, **Cervix uteri,** die oberen zwei Drittel werden Gebärmutterkörper, **Corpus uteri,** genannt (Abb. 8.6-7). Zervix und Korpus werden durch eine Übergangszone, die etwa 0,5–1 cm lange Enge, **Isthmus uteri,** voneinander getrennt. Der Isthmus wird noch zur Zervix gerechnet, ist aber schon mit Korpusendometrium ausgekleidet. Die Zervix endet am **inneren Muttermund,** *Ostium anatomicum uteri internum.* Der Isthmus wird in der Schwangerschaft als sog. unteres Uterinsegment eröffnet (Abb. 8.6-41), jedoch ohne dass die Eihäute einwachsen. Sie liegen dann dem inneren Muttermund an. Bei der Nichtschwangeren ist der innere Muttermund des Isthmus die engste Stelle des Zervikalkanals (bei Nullipara nur 2–3 mm weit). Das vaginale Ende der Zervix ragt mit Portio vaginalis cervicis und äußerem Muttermund, *Ostium uteri*, in die Scheide vor.

Der Korpus ist im Isthmus gegen die Zervix nach vorn abgeknickt (**Anteflexio**). Die Achse des Zervixkanals bildet mit der Vertikalachse des Körpers einen nach vorne offenen Winkel (**Anteversio**, Abb. 8.6-8). Dadurch steht die longitu-

dinale Zervixachse annähernd senkrecht zur Längsachse der Vagina. Die Position (**Positio uteri**) beschreibt die Lage der Portio im Becken. Sie befindet sich in der Regel in Beckenmitte in Höhe der Verbindungslinie zwischen den Spinae ischiadicae (Interspinallinie), die von Rektum und Vagina gut zu tasten sind. Verschiebungen nach vorne, hinten oder zur Seite werden als Ante-, Retro-, Dextro-/Sinistropositio bezeichnet. Tritt die Portio unter die Spinallinie, liegt ein Deszensus uteri vor (Kap. 8.2.3). Ein Deszensus uteri ist meistens durch eine Schwächung des Diaphragma pelvis und Auseinanderweichen der Levatorschenkel verursacht. Der Uterushochstand wird als **Elevatio** bezeichnet.

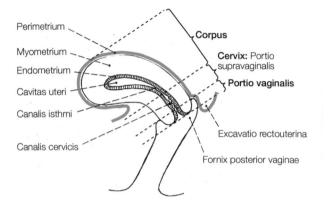

Abb. 8.6-7 Schematischer Sagittalschnitt durch die Medianebene des Uterus. Der Peritonealüberzug ist grün hervorgehoben.

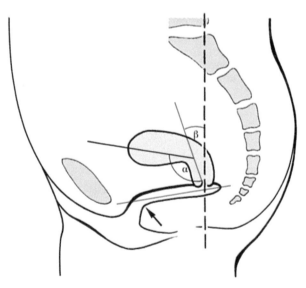

Abb. 8.6-8 Medianer Sagittalschnitt durch das weibliche Becken zur Darstellung der räumlichen Anordnung der Uterusachsen. Rot = Korpusachse; blau = Zervixachse; grün = Vaginalachse. α = Winkel der Flexio, β = Winkel der Versio des Uterus. Der Pfeil markiert die Lage der Levatortors.

Zervix

Der **Gebärmutterhals**, *Cervix uteri,* ist 2–3 cm lang, ragt in die Scheide vor, *Portio vaginalis.* Der im Parametrium verankerte Teil heißt *Portio supravaginalis* (Abb. 8.6-7). Die wichtigsten **Funktionen** der Zervix sind Ansatz- und Fixpunkt für Teile des Halteapparates des Uterus, Schutz gegen aus der Vagina aufsteigende Infektionen, Durchtrittspforte für Spermatozoen, Verschluss des Uterus während der Schwangerschaft.

Unter der Geburt erweitert sich die Zervix durch Kontraktionen des Myometriums (Wehen) innerhalb von Stunden zum ersten Abschnitt des Geburtskanals (Kap. 8.6.7). Der Wehenschmerz wird im Wesentlichen durch Zervixdilatation und Zug auf die Parametrien und das Peritoneum hervorgerufen.

In der **Portio vaginalis** befindet sich die äußere Öffnung des Uterus, der **äußere Muttermund** (Ostium uteri [externum]). Er ist bei Frauen, die noch nicht vaginal geboren haben, rund bis oval; bei Multipara bildet er eine quere Spalte (Abb. 8.6-9). In der Zyklusmitte (periovulatorisch) erweitern sich Muttermund und Zervixkanal (Einfluss von Östrogenen). Die Portio kann in zwei Hälften unterteilt werden, die vordere und hintere Muttermundslippe (Labium ant. et post.). Das Labium posterius wird vom hinteren Scheidengewölbe eingefasst und reicht deshalb weiter in die Vagina vor als das Labium anterius. Die **Portio supravaginalis** ist von subperitonealem Bindegewebe eingeschlossen (Parazervix) und in diesem nach dorsal durch die Ligg. rectouterina (sacrouterina) verankert (Kap. 8.2.3). Die zur lateralen Beckenwand verlaufenden Bindegewebezüge des Parametriums (früher als Lig. cardinale uteri bezeichnet) sind Gefäß-Nerven-Straßen zuzuordnen und haben keine wesentliche Haltefunktion. Das in die Peripherie des Harnblasengrundes reichende Bindegewebe wird in der operativen Medizin als „Blasenpfeiler" bezeichnet.

Die **Zervix** besitzt eine **muskelschwache Wandung.** Kollagen- und elastische Fasern überwiegen. Der Muskelgehalt in der Zervix beträgt weniger als 10% des Gesamtgewichts. Die schwangerschaftsbedingte Zunahme der Muskulatur findet im Korpusbereich und nur geringfügig in der Cervix uteri statt. Während der **Schwangerschaft** muss das Bindegewebe der Zervix den Verschluss der Gebärmutter gewährleisten, da die wenigen Muskelzellen kaum in der Lage sind, einen muskulären Sphinkter zu bilden. Vor der Geburt kommt es zu Änderungen von Verteilung und Zusammensetzung der Komponenten der Bindegewebematrix (s. auch Kap. 8.6.7).

Schleimhaut von Zervixkanal und Portio vaginalis

Das Epithel der Schleimhaut des **Zervixkanals** ist ein einfaches schleimbildendes Säulenepithel. Es bedeckt die Plicae palmatae und kleidet die Krypten aus (**Gll. cervicales**). Im äußeren Drittel des Zervixkanals kann das Säulenepithel durch **Metaplasie** von mehrschichtigem unverhorntem Plattenepithel ersetzt werden. Dabei können die Kryptenöffnungen überwachsen werden, sodass es dann zu Zystenbildungen in den verschlossenen Krypten kommt (früher als *Ovula Nabothi* bezeichnet, weil irrtümlich als „Eier" interpretiert). Die **Portio vaginalis** ist von dem mehrschichtigen unverhornten Plattenepithel der Vagina bedeckt (Abb. 8.6-10). Die Übergangszone zwischen dem Epithel des Zervixkanals und der Portio vaginalis liegt im gebärfähigen Alter der Frau im Bereich des äußeren Muttermundes und verlagert sich im höheren Alter in den Zervikalkanal hinein.

Der **äußere Muttermund** (*Ostium uteri [externum]*) bildet die Öffnung des Zervikalkanals, *Canalis cervicis uteri* (Abb. 8.6-2, 7). Er ist 3–4 cm lang, reicht bis zum inneren Muttermund und ist mit einem **Schleimpfropf** gefüllt. Sein Schleimhautrelief ist durch Falten, *Plicae palmatae,* und Krypten gekennzeichnet (Abb. 8.6-11, 35). Die Funktion der Zervixschleimhaut wird durch Sexualhormone und das vegetative Nervensystem kontrolliert. Schleimproduktion und -viskosität unterliegen zyklischen Veränderungen

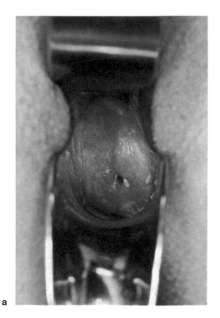
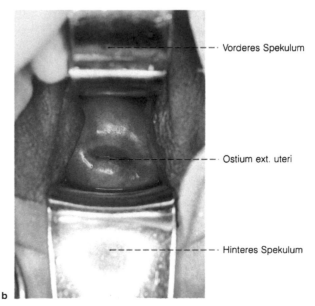

Vorderes Spekulum

Ostium ext. uteri

Hinteres Spekulum

Abb. 8.6-9 Portio vaginalis uteri einer Nullipara (a) und einer Frau, die vaginal geboren hat (b). Die leichte Rötung um den äußeren Muttermund (b) ist auf ein kleines Ektropium zurückzuführen.

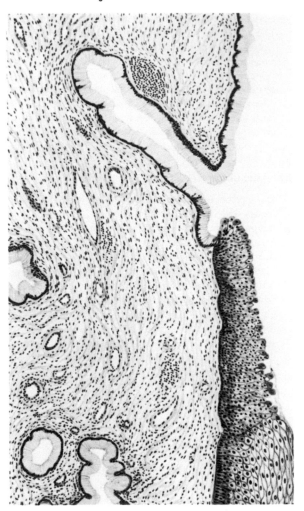

Abb. 8.6-10 Cervix uteri mit Übergangszone (Metaplasiezone) des Säulenepithels (oben) in das mehrschichtige unverhornte Plattenepithel der Portio vaginalis (unten). 52-jährige Frau.

(s. unten). Die Zervixschleimhaut wird jedoch nicht wie das Korpus- und Isthmusendometrium bei der Menstruation abgestoßen.

Die Zervixschleimhaut des Zervixkanals kann sich über größere Strecken auf die Portio vaginalis ausdehnen (Metaplasie), ein als Ektopie oder **Ektropion** bezeichneter Zustand. Durch das dünne Säulenepithel scheinen die Blutgefäße besonders gut durch, sodass die ektropionierten Abschnitte hellrot erscheinen und sich von der grauroten Färbung der restlichen Portiooberfläche deutlich unterscheiden. Bei starkem Ektropion kann Zervixschleim (leicht alkalisch) vermehrt in die Vagina sezerniert werden und eine bakterielle Entzündung mit Ausfluss auftreten. Das Säulenepithel ist offenbar weniger optimal an das Scheidenmilieu adaptiert und wird laufend durch mehrschichtiges Plattenepithel der Vagina ersetzt (Metaplasie). In der **„epithelialen Kampfzone"** können durch hohe Zellproliferationen Mutationen auftreten, die zur Entstehung von atypischen Zellen (Dysplasien) und Karzinomzellen führen können. Viren (Papillomviren) spielen bei der **Karzinomentstehung** eine wichtige Rolle. Ihr HVP-E7-Gen inaktiviert das Retinoblastomprotein (Rb-Protein), das ein wichtiger Inhibitor des Zellzyklus ist (Kap. 2.15.2 u. 2.17.5).

Bei den **Vorsorgeuntersuchungen** werden Zellabstriche von der Portio vaginalis entnommen und zytologisch untersucht. Die Por-

tio kann auch mit Lupenvergrößerungen auf Veränderungen hin durchgemustert werden (**Kolposkopie**). In Zweifelsfällen wird Gewebe zur histologischen Diagnostik entnommen (**Probeexzision**).

Die **Krypten** der Zervixschleimhaut können als **Spermatozoenreservoir** dienen. Die Spermatozoen heften sich mit ihren Köpfen an das Epithel und bilden, meist eng aneinander stehend, mit ihren Schwänzen einen dichten „Rasen". Über einen längeren Zeitraum verteilt, verlassen sie die Krypten und werden, vorwiegend passiv durch Muskelkontraktionen, in Richtung Uteruskorpus und Eileiter transportiert (s. u.). Im Unterschied zum spermiziden Vaginalmilieu können Spermatozoen in der Zervix mehrere Tage überleben. Lediglich um die Zeit des Eisprungs – der 2- bis 3-tägigen Periovulationsperiode – wird der den Zervikalkanal ausfüllende viskose Schleim dünnflüssig und für die Spermatozoen durchgängig.

Periovulatorisch ist die Schleimmenge des Zervixkanals um das ca. 10fache erhöht. Dieser **Schleim** ist dünnflüssig, klar, spinnbar, d. h., er kann zu längeren Fäden ausgezogen werden, und kristallisiert nach einem Ausstrich charakteristisch verästelt, blattförmig (Farnkrautphänomen; Abb. 8.6-12). Nur in dieser Zeit können die Spermien den Zervixschleim aktiv durchwandern. Die wichtigsten **Muzine** des Zervixschleims sind MUC5AC und MUC5B und in geringen Mengen MUC2 und -6. Das Hauptvernetzungsprotein der Zervix ist TFF3, das die Viskosität des Zervixschleims kontrollieren könnte (Kap. 3.2.5).

Die Eigenschaften des Zervixschleims werden in der Sterilitätssprechstunde für **Diagnosezwecke** genutzt. Die Ansprechbarkeit des Uterus auf Östrogene kann mit dem Spinnbarkeits- und Farnkrauttest überprüft werden. Auch Penetrierbarkeit, Bewegungsmuster und morphologische Besonderheiten der eingedrungenen Spermatozoen können im Labor untersucht werden (Postkoitaloder SIMS-HUHNER-Test, In-vitro-Kapillarpenetrations-Test). Die hohe Sicherheit der „Pille" beruht darauf, dass sie nicht nur (und nicht immer) die Ovulation verhindert, sondern ebenfalls die hormonell bedingten Veränderungen an Endometrium und Zervixschleim stört. Die zyklischen Veränderungen der Schleimproduktion und -viskosität werden durch sie unterdrückt.

Korpus

Der **Gebärmutterkörper,** *Corpus uteri,* der muskelstarke Teil des birnenförmigen Uterus, ist normalerweise gegenüber der Zervix nach ventral flektiert (Anteflexio), wodurch er der Harnblase aufliegt (Abb. 8.6-3, 8).

Weitere **Nachbarschaftsorgane** des Corpus uteri sind Dünndarm (Ileum) (ventral und oberhalb), Colon sigmoideum (oberhalb) und Rektum (dorsal). Die Kuppe des Korpus oberhalb der Abzweigung der Eileiter (Tubenwinkel; Abb. 8.6-2 u. 19) wird als **Fundus uteri** bezeichnet. Beim Korpus unterscheiden wir eine Vorder- *(Facies vesicalis* oder *anterior)* und eine Rückseite *(Facies intestinalis* oder *posterior).* Beide sind mit einem Peritonealüberzug *(Tunica serosa),* **Perimetrium,** bedeckt. Eine beiderseits streifenförmige seitliche Zone **(Margo uteri)** ist perimetriumfrei. Das Perimetrium ist durch das subseröse Bindegewebe fest mit der aus glatter Muskulatur bestehenden *Tunica muscularis* des Uterus, **Myometrium,** verbunden. Innen an das Myometrium schließt sich die *Tunica mucosa,* das **Endometrium,** an, das die Uterushöhle, *Cavitas uteri,* auskleidet.

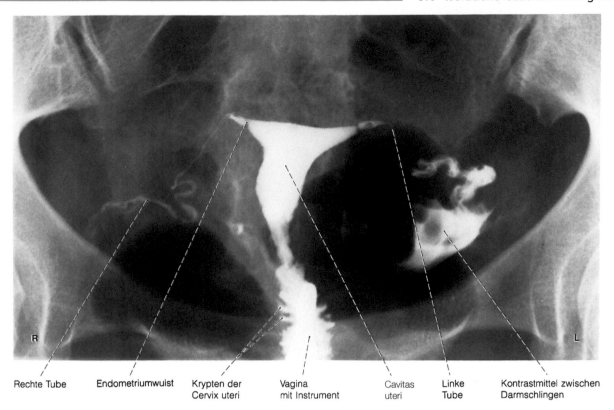

| Rechte Tube | Endometriumwulst | Krypten der Cervix uteri | Vagina mit Instrument | Cavitas uteri | Linke Tube | Kontrastmittel zwischen Darmschlingen |

Abb. 8.6-11 Hysterosalpingogramm bei beiderseits durchgängigen Tuben.

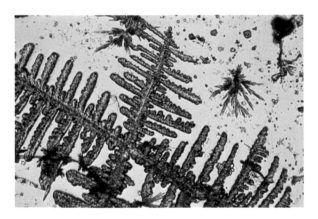

Abb. 8.6-12 Farnkrautphänomen des menschlichen Zervixschleims. Vergr. 140fach.

Fehlbildungen: Die Cavitas uteri und Teile des Myometriums entstehen durch Vereinigung der MÜLLERschen Gänge. Wenn die MÜLLERschen Gänge sich nicht regelrecht vereinigen und öffnen, entstehen Doppelbildungen von Uterus und Vagina (Kap. 8.1). Diese können von Septierungen (*Uterus subseptus* oder *septus*) bis hin zu symmetrischen Doppelbildungen (*Uterus arcuatus, Uterus bicornis unicollis* oder *bicollis, Uterus duplex*) führen. Asymmetrische Fehlbildungen entstehen bei völliger oder teilweiser Atresie eines MÜLLERschen Ganges. Doppelbildungen der inneren Genitalorgane sind häufig mit Fehlbildungen der Nieren und ableitenden Harnwege vergesellschaftet. Sie können die Ursache für Sterilität, Abort- und Frühgeburtsneigung sein.

Perimetrium, Parametrien

Das Perimetrium besteht aus einer **Tunica serosa** und einer bindegewebigen *Tela subserosa*. Die Tunica serosa wird weiter in eine Lamina epithelialis (Peritonealepithel) und eine Lamina propria (lockeres Bindegewebe) unterteilt. Letztere geht ohne erkennbare Grenzen in die Tela subserosa über. Das Perimetrium bedeckt die Facies posterior des Korpus und die Portio supravaginalis cervicis komplett und die Facies anterior des Korpus bis zur Umschlagstelle in der Excavatio vesicouterina (Abb. 8.2-2 u. 8.6-3).

Funktion: Der Bauchfellüberzug erleichtert die Verschieblichkeit des Uteruskorpus im kleinen Becken.

Das Perimetrium fehlt an beiden Seitenkanten (Margo uteri) und ist durch eine **Tunica adventitia** ersetzt. Hier ist das **Lig. latum uteri** am Uterus befestigt (**Mesometrium**). Das Lig. latum ist eine von Peritoneum überzogene annähernd frontale Bindegewebeplatte, die kranial in Mesovar (Verbindung zu den Eierstöcken) und Mesosalpinx (Verbindung zu den Eileitern) ausläuft (Abb. 8.2-2). Das Bindegewebe von Lig. latum, Mesovar und Mesosalpinx enthält Leitungsbahnen (Blutgefäße, Lymphgefäße, Nerven) für Uterus und Adnexe (Ovar und Tube) (Abb. 8.6-2). Das Lig. latum erstreckt sich beidseits bis zur Beckenwand und ist Teil der **Parametrien** (Kap. 8.2.2). Es enthält im kaudalen Bereich in Zervixnähe glatte Muskulatur.

Die Parametrien sind für die Ausbreitung von Geschwülsten und Entzündungen des Uterus von besonderer klinischer Bedeutung.

Im oberen Teil des Lig. latum sind besondere **Haltebänder** ausgebildet. Das *Lig. teres uteri* verläuft vom Korpus nahe

847

der Tubenwinkel ventrolateral in den Leistenkanal und von dort zum Subkutangewebe des Mons pubis und der Labia majora. Das **Lig. ovarii proprium** (*Lig. uteroovaricum*) steigt vom Tubenwinkel dorsolateral zum uterinen Pol des Ovars auf. In den dorsolateralen Teil des Lig. latum strahlt das **Lig. suspensorium ovarii** ein (Abb. 8.2-2). Uterus und Lig. latum untergliedern den unteren Teil der Cavitas pelvis in eine vordere und hintere Bauchfelltasche, *Excavatio vesicouterina* und *Excavatio rectouterina* (Abb. 8.6-2; 8.2-2).

Myometrium

Die Muskelschicht ist mit **1–1,5 cm** im Korpus und Fundus am dicksten, hingegen relativ dünn in den Tubenwinkeln. Sie besteht aus **glatten Muskelzellen**, vermengt mit lockerem Bindegewebe, Blutgefäßen, Lymphgefäßen und Nerven. Das Bindegewebe enthält z.T. Myofibroblasten. Die eng durchflochtenen Bündel der glatten Muskelzellen kreuzen sich in **Spiralzügen**, deren Anordnung so ist, dass sich bei Wehen der Kontraktionsdruck vom Fundus in Richtung Zervix ausbreitet. Die Muskelkontraktionen werden durch Nexus zwischen den Muskelzellen koordiniert. Das wichtigste myometriale Connexin ist das Cx 43. Die **Hauptfunktionen** des Myometriums sind Schutz und Ruhigstellung der „Gebärhöhle" und die Austreibung des Fetus unter der Geburt. Während der Schwangerschaft nimmt die Myometriummasse vor allem durch Vergrößerung (Hypertrophie), insbesondere durch Längenzunahme, und nicht so sehr durch Vermehrung (Hyperplasie) der glatten Muskelzellen zu (Kap. 8.6.7). Die spiralförmige Anordnung der Muskulatur verhindert nach der Abstoßung der Plazenta Nachblutungen durch Abklemmen der abgerissenen Blutgefäße. In den Wochen nach der Geburt (Wochenbett) verkleinert sich die Gebärmutter wieder (Kap. 8.6.7).

Schichten des Myometriums (Abb. 8.6-13)

1. Die innerste Schicht des Myometriums wird **Stratum submucosum** genannt. Sie ist ca. 5–7 mm dick und besteht aus dicht beieinander liegenden, in verschiedenen Richtungen angeordneten Muskelzellen. An den Durchtrittsstellen der Eileiter durch das Myometrium (intramuraler Teil des Eileiters) ist sie ringförmig, was auf eine Sphinkterfunktion deuten könnte. Drüsenschläuche des Endometriums dringen in Nischen des Stratum submucosum ein (Abb. 8.6-14).

   Das Stratum submucosum entwickelt sich aus dem Mesenchym der MÜLLERschen Gänge. Die anderen Myometriumanteile entstehen erst im letzten Drittel (drittes Trimester) der Schwangerschaft oder erst postnatal aus Mesenchymverdichtungen der Uterusanlage außerhalb der MÜLLERschen Gänge.

2. Das **Stratum vasculosum** ist die dickste Schicht des Myometriums und reich an Blutgefäßen, wobei Arterien vom muskulären Typ und große Venengeflechte auffallen. Ein dreidimensionales Netz kurzer Muskelbündel bildet das Grundgerüst. Die Arterien verlaufen z.T. korkenzieherartig gewunden und setzen sich bis in das Blutgefäßsystem des Endometriums fort.

3. Das **Stratum supravasculosum** wird aus annähernd zirkulär verlaufenden Muskelzellen gebildet. Es steht in Kontakt mit der Längsmuskulatur von Vagina und Eileiter.

4. Das **Stratum subserosum** bildet eine dünne, longitudinal ausgerichtete Muskelschicht, die ebenfalls mit der Muskulatur der Tuben und der Ligg. ovarii propria und teretes uteri verbunden ist.

Im Myometrium entwickeln sich häufig (meistens im mittleren Lebensalter) gutartige Geschwülste, die aus glatter Muskulatur und bindegewebigen Anteilen bestehen (**Myome**). Sie wachsen knotig und liegen intramural, subserös oder submukös. Myome sind der **häufigste Tumor** der Frau. Ein *Uterus myomatosus* kann die Größe eines hochschwangeren Uterus annehmen. Es können auch Myomknoten in größerer Zahl vorkommen (bis hin zum „Kartoffelsackuterus"). Die häufigsten Symptome sind verstärkte Regelblutungen (mechanisch bedingte Hypermenorrhöen mit Anämien), Druck- und Verdrängungserscheinungen in Uterus und Bauchhöhle, die Schmerzen und Fruchtbarkeitsstörungen verursachen können. Myome bleiben aber auch häufig symptomlos. Das Myomwachstum ist östrogenabhängig und erlischt in der Menopause. Aus Myomen entwickeln sich gelegentlich bösartige Myosarkome.

Im Myometrium kommen myelinisierte und nichtmyelinisierte **Nervenfasern** vor, die meistens zusammen mit den Gefäßen verlaufen. Uteruskontraktionen und Vasokonstriktion werden durch sympathische, Vasodilatation durch parasympathische Nerven vermittelt. Die Funktion der Nerven wird z.T. überlagert durch Hormonwirkungen. Ferner spielen verschiedene Neuropeptide, wie Neuropeptid Y (NPY) in sympathischen Nervenfasern und das vasointestinale Polypeptid (VIP) in parasympathischen Nervenfasern eine Rolle bei der Modulation von Nerven- und Hormonwirkungen auf das Myometrium.

Die **glatten Muskelzellen** im nichtschwangeren Uterus sind im Mittel 40–60 µm lang und 3–4 µm dick. Der Bindegewebeanteil ist im Vergleich zum Myometrium der Zervix gering.

Auch außerhalb von Schwangerschaft und Geburt kontrahiert sich das Myometrium regelmäßig. Stärke, Frequenz und Ausrichtung der **Kontraktionen** sind hormonabhängig und werden durch Östrogene gesteigert und durch Gestagene gehemmt.

Während der späten Follikelphase werden regelmäßig auftretende zerviko-fundale Kontraktionen festgestellt. Sie können einen schnellen Spermatozoentransport bewirken. Da die Kontraktionen auf die Einmündung desjenigen Eileiters zielen, der mit dem ovulierenden Ovar in Verbindung steht, findet bevorzugt ein gerichteter Transport der Spermatozoen zur Ovulationsseite hin statt. Während der Menstruation kehrt sich die Kontraktionsrichtung um und zielt vom Fundus in Richtung Zervix. Die uterine Peristaltik findet hauptsächlich im Stratum submucosum mit seinen vorwiegend zirkulär angeordneten Muskelzellen statt.

Kontraktionsverhalten und Ansprechbarkeit auf Hormone unterscheiden das **Stratum submucosum** von den anderen drei Schichten des Myometriums. So ähneln sich Verteilung und zyklische Ausbildung der Östrogen-, Progesteron- (Kap. 8.6.6) und Oxytozinrezeptoren im Str. submucosum und Endometrium. Die anderen drei Myometriumschichten weisen diese Charakteristika nicht auf. Dies hat zu der Bezeichnung endometriale-subendometriale Einheit oder, bezugnehmend auf die entwicklungsgeschichtlich frühere Entwicklung, **Archimetra** geführt. Die Myometriumarchitektur ist Ausdruck unterschiedlicher Aufgaben: Stratum vasculosum und supravasculosum stehen im Dienste der Wehentätigkeit. Hauptaufgaben der Archimetra sind Sper-

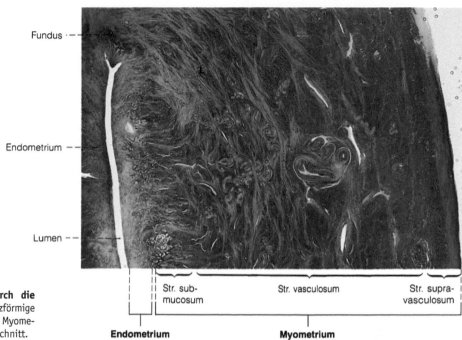

Fundus

Endometrium

Lumen

| Str. sub-mucosum | Str. vasculosum | Str. supra-vasculosum |

Endometrium   **Myometrium**

Abb. 8.6-13 Sagittalschnitt durch die Wand des Uterus. Beachte die netzförmige Anordnung der Muskelfaserbündel im Myometrium. 0,3 mm dicker, plastinierter Schnitt.

matozoentransport, Implantation im Korpus/Fundus, Ableitung des Menstruationsblutes und Infektabwehr.

> Eine Hyperplasie des Str. submucosum kann zu Menstruationsstörungen führen.

Cavitas uteri

Die Gebärmutterhöhle (**Cavitas uteri;** Abb. 8.6-2 u. 7) ist in der Seitenansicht ein schmaler Spalt, da Vorder- und Rückseite nahezu aufeinander liegen. In der Vorderansicht hat die Höhle die Form eines Dreiecks, bei dem die beiden oberen Eckpunkte von den Einmündungen der Eileiter und der untere vom inneren Muttermund gebildet werden (Abb. 8.6-11). Die Cavitas uteri ist mit einem Sekretfilm überzogen, der vom Endometrium gebildet wird.

Endometrium

Die Korpusschleimhaut (**Endometrium corporis,** Tunica mucosa) unterliegt auffälligen strukturellen und funktionellen Veränderungen während des Ovarialzyklus (Menstruationszyklus). Im Folgenden wird zunächst der allgemeine Bau des Endometriums der geschlechtsreifen Frau beschrieben, die zyklischen Veränderungen folgen später.

Das Endometrium wird in ein *Stratum basale* und ein *Stratum functionale* unterteilt (Abb. 8.6-14a). Das **Stratum basale** unterliegt keinen auffälligen Veränderungen während des Ovarialzyklus. Das **Stratum functionale** wird dagegen im Zuge der Menstruationsblutung (Desquamationsphase) abgestoßen und anschließend durch Regeneration aus dem Stratum basale wieder aufgebaut (s. u.). Das Endometrium besteht aus einer **Lamina epithelialis,** den **Gll. uterinae** und einer **Lamina propria.** Das **Oberflächenepithel** ist ein einfaches Säulenepithel, das die Grenzschicht zur Uterushöhle bildet. Die Epithelzellen sind apikal mit Mikrovilli (vorwiegend sezernierende Zellen) oder Kinozilien besetzt. Die kinozilientragenden Zellen dominieren vor der

Pubertät, die sekretorischen Mikrovilluszellen herrschen während der Reproduktionsphase vor. Die Zusammensetzung der Glykokalyx der apikalen Zellmembran der Mikrovillizellen des Korpusendometriums ist zyklischen Veränderungen unterworfen. Die Glykoproteine der Glykokalyx sind für Adhäsion und Implantation der Blastozyste wichtig. Das Epithel ist nur für eine kurze Zeit während des Zyklus für die Implantation rezeptiv. Von der Lamina epithelialis senken sich die tubulösen Uterusdrüsen (**Gll. uterinae**) in die Lamina propria. Sie reichen basalwärts bis in das Stratum basale. Dieses ist mit dem Stratum submucosum des Myometriums zapfenartig verzahnt (Abb. 8.6-14).

Das Stroma der **Lamina propria** besteht aus zellreichem, lockerem Bindegewebe und enthält reichlich freie Zellen (Makrophagen, Plasmazellen, Lymphozyten, Granulozyten). Die Fibroblasten des Stromas durchlaufen auffällige Differenzierungsvorgänge während des Ovarialzyklus (s. u.).

Bei den Lymphozyten dominieren NK-Zellen (Natürliche Killerzellen, Kap. 10.1), die nur im Endometrium der geschlechtsreifen Frau vorkommen. Die NK-Zellen unterliegen prämenstruell der Apoptose. Sie sind besonders häufig in der Frühschwangerschaft (70% der Leukozyten).

> Der Wiederaufbau des Endometriums nach der Menstruationsblutung geht vom Stratum basale des Endometriums aus. Die dort liegenden Endabschnitte der Gll. uterinae und der Lamina propria erlauben auch die Regeneration des Endometriums nach einer Ausschabung (**Abrasio,** Kürettage). Eine Abrasion wird meistens aus diagnostischen Gründen (u. a. bei unklaren Blutungen) durchgeführt (Probekürettage). Dabei wird die Funktionalis dicht oberhalb des Myometriums abgeschabt.

Endometrium während des Menstruationszyklus

Der Menstruationszyklus dauert in der Regel 28 (25–35) Tage. Er wird in vier **Endometriumphasen** unterteilt: Proliferationsphase, Sekretionsphase, Ischämiephase und Desquamationsphase. Die Proliferationsphase steht unter

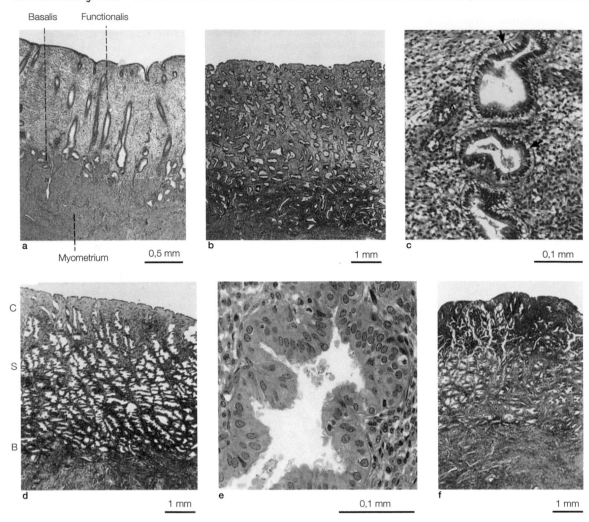

Abb. 8.6-14 **Uterusschleimhaut (Endometrium) in den verschiedenen Endometriumsphasen.** (a) Proliferationsphase; (b), (c) frühe Sekretionsphase. Beachte die basalen Zytoplasmaaufhellungen im Drüsenepithel in (c) (retronukleäre Vakuolen, Pfeile) und die Spiralarterien (A). (d), (e) Sekretionsphase mit sägeblattartigem Schnittbild der Uterusdrüsen (e). (f) Ischämiephase. C: Compacta, S: Spongiosa, B: Basalis.

dem Einfluss von Östrogenen, die in den heranwachsenden Follikeln der Ovarien gebildet werden. Die Sekretionsphase wird durch das Gelbkörperhormon (Progesteron) kontrolliert, das vom Corpus luteum des Ovars stammt. Die Desquamationsphase wird durch das Zugrundegehen des Gelbkörpers und den dadurch bedingten Abfall des Blutspiegels von Progesteron und Östrogenen verursacht.

1. Proliferationsphase. Die Proliferationsphase erstreckt sich durchschnittlich vom 3. bis 14. Tag nach Einsetzen der Menstruationsblutung. Sie endet mit dem Eisprung. In dieser Phase erfolgt die Regeneration des Endometriums aus dem Stratum basale (Abb. 8.6-14a). Alle Anteile des Endometriums proliferieren: Aus den Drüsenstümpfen der Basalis wachsen Epithelzellen aus, die die Lamina propria mit der Lamina epithelialis wieder bedecken. Durch Proliferation von Stromazellen und Drüsenepithelzellen wächst die Mukosa rasch hoch (Abb. 8.6-14b) und erreicht am 14. Tag eine Dicke von 9–12 mm. Durch die starke Proliferation des **Drüsenepithels** entsteht eine hohe Zelldichte in den Drüsen mit teilweise in mehreren Reihen angeordneten Zellkernen (Eindruck der Mehrreihigkeit). Die Zel-

len enthalten große Mengen von mRNA und rauem ER und sind deshalb basophil. Die Drüsenschläuche verlaufen zunächst gestreckt und beginnen sich gegen Ende der Proliferationsphase zu schlängeln. Die Lumina sind relativ eng und enthalten kein Sekret. Epithel- und Stromazellen zeigen zahlreiche Mitosen. Die Gefäße schlängeln sich zunehmend zu sog. **Spiralarterien**. Die Gefäßneubildung, *Angiogenese,* wird durch Wachstumsfaktoren, insbesondere den Vascular endothelial growth factor (VEGF), stimuliert. Die Permeabilität der Blutgefäße wird durch Östrogene erhöht (s. auch Kap. 8.6.6) und führt zum Übertritt von Flüssigkeit aus den Blutgefäßen (Transsudation) in Stroma und Uteruslumen. Das Stroma wird deshalb zunehmend ödematös und die Viskosität des Uterussekrets nimmt ab.

In Ausnahmefällen und bei verlängerter Proliferationsphase kann es zu einem überschießenden Wachstum (Endometriumhypertrophie) mit Blutungen aus den oberflächlichen Kapillaren zum Zeitpunkt der stärksten Östrogenwirkung um die Ovulation herum kommen. Dies wird von den Frauen als sog. **Zwischenblutung** bemerkt.

2. Sekretionsphase. In der Sekretionsphase ist die Funktionalis in zwei Schichten geteilt, in das obere, zelldichtere **Stratum compactum** mit vielen vergrößerten Stromazellen (als Prädeziduazellen bezeichnet) und das untere, stärker aufgelockerte **Stratum spongiosum** mit vielen Anschnitten von Drüsenschläuchen (Abb. 8.6-14d).

Nach der Ovulation kommt es zu einem starken Abfall des Östrogenspiegels. Die Proliferation geht zu Ende. Die Höhe des Endometriums nimmt während einer kurzen Zeit noch zu (Abb. 8.6-34). Unter dem Einfluss des nun gebildeten Progesterons beginnen die Drüsen Sekret zu bilden und ins Lumen abzugeben (Abb. 8.6-14, Kap. 8.6.6). Während der ersten Tage nach Ovulation werden in den basalen Zellabschnitten der Drüsenzellen große Glykogenmengen eingelagert. In Gewebeschnitten wird das Glykogen leicht herausgelöst, sodass die basalen Zellabschnitte ausgewaschen hell erscheinen und so das Bild „retronukleärer Vakuolen" entsteht (Abb. 8.6-14c). Anschließend wird das Glykogen in die apikalen Zellabschnitte verlagert. Dort zeigt das Drüsenepithel z.T. große apikale Vorwölbungen und apozytoseähnliche Abschnürungen von glykogenreichen Zytoplasmatropfen. Gleichzeitig beginnt die merokrine Sekretion der Uterusdrüsen. Die Lumina der **Gll. uterinae** weiten sich dann, haben einen typisch gezackten Verlauf (**Sägeblattform**) und sind sekretgefüllt (Abb. 8.6-14d, e). Von diesem Bild leitet sich die Bezeichnung Sekretionsphase ab. Die korkenzieherartigen **Spiralarterien** sind jetzt deutlich ausgeprägt und reichen bis nahe an das Oberflächenepithel. Flüssigkeitseinlagerungen weiten das Stroma. Die Stromazellen haben sich vergrößert. Viele lagern Glykogen und Fett ein und werden dann als **Prädeziduazellen** (Pseudodeziduazellen) bezeichnet (s. auch Kap. 8.6.7). Prädeziduazellen sind große glykogenreiche (helle) Bindewebezellen, die häufig eng aneinander liegen. Im Falle einer Schwangerschaft entwickeln sich die Prädeziduazellen weiter zu Deziduazellen (Abb. 8.6-38). Prädeziduazellen entstehen zuerst um die Spiralarterien herum und verteilen sich dann im weiteren Stroma, besonders in der Kompakta. Sie synthetisieren Komponenten der extrazellulären Matrix, ferner Zytokine, Proteaseinhibitoren, Prostaglandine und Prolaktin.

3. Ischämiephase (korrespondiert mit dem Untergang des Gelbkörpers im Ovar). Diese relativ kurze Zeitspanne beginnt ab dem 25. Zyklustag und ist durch sinkende Östrogen- und Progesteronspiegel gekennzeichnet. Erst intermittierend, dann über eine längere Zeit kommt es zu Kontraktionen der Spiralarterien, die das ausgedehnte Kapillarnetz der Funktionalis speisen. Die Gefäßkontraktionen führen zu einer Minderdurchblutung, **Ischämie.** Erythrozyten und Leukozyten treten in das Funktionalisgewebe über, dessen Dicke auf wenige Millimeter (3–4 mm) schrumpft.

4. Desquamationsphase, Menstruation (korrespondiert mit der frühen Follikelphase im Ovar). Sie wird durch die Dilatation der Spiralarterien und Ruptur der Kapillarwände ausgelöst (Abb. 8.6-14f). Dies führt zu Blutungen in der Funktionalis. Als Mediatoren für die Gefäßreaktion spielen NO, VEGF, Prostaglandine und verschiedene Proteasen eine Rolle. Fibrinolytische Faktoren (u.a. Plasminogenaktivatoren, Gewebeplasminogen) führen zu der verminderten Gerinnbarkeit des Menstrualblutes. Prostaglandin F2α ist für die Kontraktilität des Myometriums und dadurch für die Ausstoßung der Regelblutung wichtig. Das **Menstrualblut** besteht aus Funktionalisgewebe, Teilen der Spiralarterien, Blut und Leukozyten. Die Menstruationsblutung dauert drei bis fünf Tage. Nach- und Schmierblutungen können folgen. Die Blutmenge liegt normalerweise zwischen 35 und 50 ml, kann aber, z.B. bei Multipara oder einem *Uterus myomatosus* (s.o.), auch höher liegen und dann wegen Erythrozyten- und Eisenverlust zu einer Anämie führen. Die von den Drüsenstümpfen ausgehende Reepithelialisierung der Basalis beginnt bereits während der Blutungszeit, am 3. oder 4. Zyklustag.

Leitungsbahnen

Arteria uterina: Alle Abschnitte werden von den Ästen der rechten und linken A. uterina versorgt. Nach Abzweigung von der A. iliaca interna verläuft die A. uterina durch die Basis des Lig. latum und überkreuzt in Zervixnähe den Ureter. Beim Abbinden und Durchschneiden der A. uterina im Rahmen von Uterusoperationen kann hier der Ureter verletzt werden. Starke **Rr. helicini** steigen an der Margo uteri aufwärts bis zu den Tubenwinkeln, schwächere **Rr. vaginales** versorgen den hinteren Abschnitt der Vagina. Die Rr. helicini sind stark geschlängelt (gr. *helix:* Schnecke) und anastomisieren im Fundusbereich mit der Gegenseite. Endäste der Rr. helicini sind der **R. tubarius** und **R. ovaricus.** Der Letztere anastomisiert mit der A. ovarica. Über Anastomosen im Vaginalbereich und der Adnexe (Tube, Ovar) kann bei Abbinden beider Aa. uterinae der Uterus noch ausreichend mit Blut versorgt werden, sodass eine Schwangerschaft oftmals noch möglich bleibt.

Venen: Klappenlose Vv. uterinae münden in den Plexus venosus uterinus ein, der über die Parametrien in benachbarte Venenplexus und schließlich in die Vv. iliacae internae mündet.

Lymphwege: Die Lymphgefäße fließen zu Lymphknoten in der Umgebung der Aorta abdominalis bis in Höhe der Nieren (Abb. 8.6-15). Durch das Lig. teres uteri wird eine Verbindung mit den Lymphknoten der Leistengegend hergestellt. Im Endometrium und Perimetrium findet sich ein dichtes Netz von Lymphgefäßen, deren Verbindung durch Lymphgefäße des Myometriums hergestellt wird. Die Lymphe wird in Lymphgefäße der Parametrien geleitet. Die regionären Lymphknoten der **Zervix** sind die Nodi lymphatici entlang der Vasa iliaca interna und die Nodi lymphatici sacrales. Die Lymphe des **Corpus** gelangt zusätzlich in die Nodi lymphatici lumbales, die direkt über Lymphgefäße der Vasa ovarica erreicht werden, und die Nodi lymphatici inguinales superficiales, die Zuflüsse entlang des Ligg. teretes uteri erhalten (Abb. 8.6-15). Die Lymphwege sind klinisch wegen der bevorzugten lymphogenen Ausbreitung von Uteruskarzinomen von großer Bedeutung.

Innervation: Sympathische, parasympathische und sensorische Nervenfasern entstammen dem *Plexus hypogastricus inferior* und dessen nervenzellreiche Abschnitte (*Ganglion pelvinum;* Abb. 8.6-16). Eine Abzweigung des Plexus hypogastricus inferior liegt in der Basis des Lig. latum: **Plexus (Ganglion) uterovaginalis** (Frankenhäusersches Ganglion). Kaudale Äste des Plexus verlaufen zur Vagina (Nn. vaginalis). Mediale und aufsteigende Äste begleiten

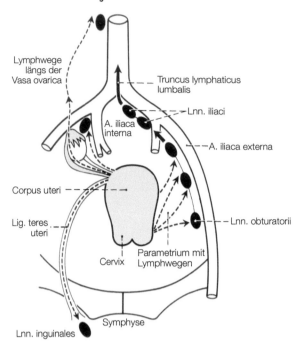

Abb. 8.6-15 **Die Lymphbahnen und regionären Lymphknoten von Corpus und Cervix uteri.**

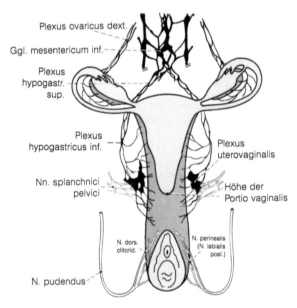

Abb. 8.6-16 **Schema der Innervation des weiblichen Genitales.**

teilweise die A.-uterina-Äste und versorgen Zervix mit Corpus uteri und Tuba uterina (Abb. 8.6-16). Die **sympathischen Fasern** entstammen den lumbalen und kaudalen Rückenmarksegmenten und erreichen über die Nn. hypogastrici und die Ganglia sacralia den Plexus uterovaginalis. Ein Teil der Fasern ist präganglionär und wird im Ganglion pelvinum/uterovaginale umgeschaltet. Die parasympathischen und sensorischen Fasern zweigen vom 2.–4. Sakralnerv ab. Die **parasympathischen Fasern** verlaufen als *Nn. splanchnici pelvici* zum Ganglion pelvinum/uterovaginale. Dort findet hauptsächlich die Umschaltung auf die

zweiten Neurone statt. Sensorische **viszeroafferente Fasern** verlaufen mit dem Sympathikus zu den Rückenmarkssegmenten Th10–L2 und zusätzlich über Verbindungen zum Plexus sacralis zum Sakralmark.

Stimulation des Plexus uterovaginalis löst Uteruskontraktionen aus. Die Dichte der adrenergen Nervenfasern im Myometrium ist abhängig von Zyklus und Schwangerschaft. Die höchste Dichte wird in der Schwangerschaft erreicht. Die adrenergen Fasern werden unter Östrogendominanz reduziert, während parasympathische (VIP)-Fasern sowie afferente **CGRP**(Calcitonin gene-related peptide)-Fasern in etwa gleich bleiben. Vegetative Nervenfasern dringen bis in die Funktionalis des Endometriums vor. Hier wie auch in anderen Uterusabschnitten findet man peptiderge Axone (u.a. **VIP** enthaltend). Die Pars intramuralis der Tuba uterina und die Zervixwand um die inneren und äußeren Ostien sind besonders reich an VIP enthaltenden Nervenfasern.

8.6.4 Tube

Der Eileiter, **Tuba uterina** (gr.: *salpinx*), verbindet als ein mit einer Schleimhaut ausgekleideter Muskelschlauch Ovar und Uterus (Abb. 8.6-2, 18; 8.2-2). Er liegt intraperitoneal, angeheftet an die *Mesosalpinx* (Abb. 8.6-17; Kap. 8.6.3).

Funktion: Der Eileiter nimmt die beim Follikelsprung aus dem Ovar freigesetzte Eizelle auf. Die Befruchtung der Eizelle und Entwicklung der Zygote bis zum späten Morulastadium findet in der Tube statt. Sie nährt mit ihrem Sekret den Keim und transportiert ihn zum Uterus.

Verbleibt der Keim in der Tube (verschiedene Ursachen, wie Überlänge, entzündliche Veränderungen, verminderte Kontraktilität), kann es zu einer **Tubarschwangerschaft** mit schweren Komplikationen kommen (u.a. Tubenruptur oder Abort in die Bauchhöhle in der 6.–8. Schwangerschaftswoche).

Zusätzlich übt die Tube eine Schutzfunktion aus, indem sie durch entsprechende Verschlussmechanismen und antibakteriell wirkende Komponenten des Sekrets aufsteigende Infektionen aus dem Uterus am weiteren Übertritt in den Peritonealraum hindert.

Gestalt und Lage

Die Tube ist ein durchschnittlich 10–14 cm langer Muskelschlauch (bis 20 cm), der intraperitoneal liegt (Abb. 8.6-2, 17; 8.2-2). Die beiden Tubenenden besitzen ein unterschiedliches Kaliber: Am uterinen Ende beträgt der Durchmesser 2–4 mm, am abdominalen Ende 6–8 mm. Man unterscheidet **vier Abschnitte** (Abb. 8.6-2):

1. Der **Tubentrichter,** *Infundibulum tubae uterinae,* bildet den ovariellen Pol der Tube und ist ca. 1–2 cm lang. Die abdominale Öffnung (Ostium abdominale) dieses Anfangsteils der Tube ist trichterförmig mit fransenartigen Fortsätzen am abdominalen Rand (Abb. 8.6-2, 18, 19). Diese Fransen, **Fimbriae tubae,** können bis zu 1,5 cm lang sein und die Ovaroberfläche zum Teil bedecken (Abb. 8.6-19). Eine große Fimbrie, die *Fimbria ovarica,* verbindet das Infundibulum mit dem Ovar regelmäßig; sie kann bis zu 3 cm lang sein. Gestielte Bläschen, **Appendices vesiculosae** (MORGAGNIsche Hydatiden; Abb. 8.1-8), kommen häufig am

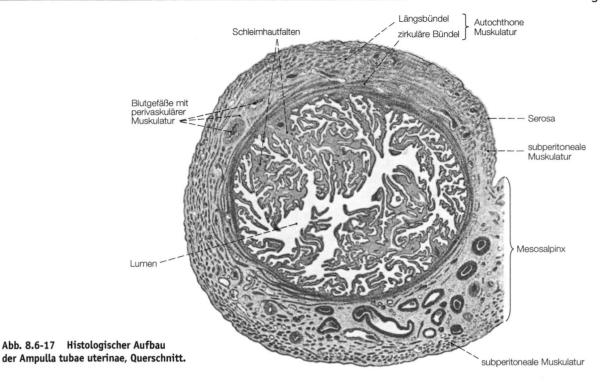

Abb. 8.6-17   **Histologischer Aufbau der Ampulla tubae uterinae, Querschnitt.**

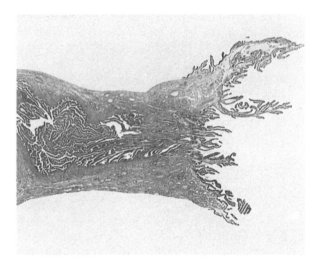

Abb. 8.6-18   **Längsschnitt durch das Ostium abdominale tubae.** Mensch, H. E.; Vergr. 6fach.

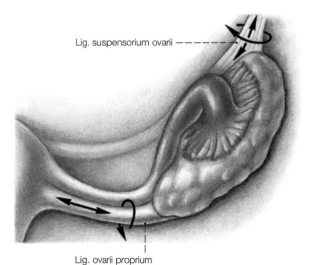

Abb. 8.6-19   **Schematische Darstellung von Vorgängen bei der Eizell-Aufnahme im Verlauf der Ovulation.** Die rechten Adnexe sind von dorsal her gesehen. Das Fimbrienende der bogenförmig über das Ovar gelegten Tube bewegt sich über die mediale Fläche des Eierstockes, der seinerseits ebenfalls in Bewegung ist. Er wird von seinen Bändern in der Längsrichtung hin- und hergezogen und gleichzeitig um die Längsachse gedreht. Der hyperämisch verfärbte Teil der Tube ist rötlich hervorgehoben. Links ist der Tubenwinkel des Uterus zu erkennen.

Fimbrienkranz vor. Sie enthalten eine klare Flüssigkeit und leiten sich, wie das benachbarte Epoophoron des Mesovars (s. u.), entwicklungsgeschichtlich aus Urnierenkanälchen ab (Kap. 8.1).

2. Die 7–8 cm lange **Ampulle**, *Ampulla tubae uterinae* (Abb. 8.6-17), schließt sich dem Tubentrichter an und verläuft leicht geschlängelt in einem Bogen um das Ovar.

3. Der gestreckte **Isthmus**, *Isthmus tubae uterinae,* ist gegenüber der Ampulle deutlich verengt und ca. 3–6 cm lang.

4. Der **intramurale Teil**, *Pars uterina tubae,* stellt die Verbindung zum Uterus her. Er verläuft durch die Uteruswand und eröffnet sich in die Cavitas uteri am *Ostium uterinum tubae* (Abb. 8.6-2, 11).

Der Isthmus des Eileiters ist annähernd transversal orientiert. Der sich lateral anschließende, zur Ampulla erweiterte Tubenabschnitt verläuft parallel zur Längsachse des Ovars aufwärts und biegt an seinem Ende nach medial und unten um. Dabei lagert sich die Tube der Medialfläche des Eierstocks eng an.

Halteapparat

Die Tube erstreckt sich zwischen der lateralen Seite des Uterusfundus (Tubenwinkel) und dem Ovar (Abb. 8.6-2; 8.2-2). Ampulle und Isthmus sind über die **Mesosalpinx** mit dem Lig. latum verbunden. Zusätzlich bestehen über Mesosalpinx und Blutgefäße Verbindungen zum **Lig. suspensorium ovarii.** Dadurch wird die Ampulle an der seitlichen Beckenwand befestigt. Bei der stehenden Frau liegt die Ampulle meistens oberhalb und seitlich vom Ovar. Durch **Bewegungen** von Muskelzügen in Lig. suspensorium ovarii, Fimbria ovarica und Lig. latum sind eine aktive Verschiebung und Streckung der Tube möglich. Diese Beweglichkeit, zusammen mit aktiven Bewegungen des Fimbrientrichters zum Zeitpunkt der Ovulation, ermöglicht es, dass sich das Infundibulum mit Fimbrien über den sprungreifen Follikel stülpt und so die Eizelle nach der Ovulation auffangen kann (Abb. 8.6-19).

Bau der Tubenwand (Abb. 8.6-17)

Sie besteht von außen nach innen aus Peritonealüberzug mit subserösem Bindegewebe *(Tunica serosa, Tela subserosa)*, einer Muskelschicht *(Tunica muscularis)* und der Tubenschleimhaut *(Tunica mucosa).*

> Die Muskelwand der Tube ist dünn (je nach Abschnitt 0,4–1,5 mm). Bei Auftreibung der Tube durch ein entzündliches Exsudat kann die dünne Wand transparent werden. Bei einer Tubargravidität kann es zur Tubenruptur mit lebensgefährlicher Blutung kommen (s. o.).

Serosa

Die Serosa wird von Peritonealepithel und Lamina propria gebildet. Die dünne Lamina propria und die Tela subserosa bilden eine gemeinsame Bindegewebeschicht, die mit der Tunica muscularis verbunden ist. Darin kommen dünne Züge glatter Muskulatur, Nerven sowie reichlich Blut- und Lymphgefäße vor.

Tunica muscularis

In der Tunica muscularis sind drei Systeme von glatter Muskulatur ausgebildet, die in verschiedenen Tubenabschnitten unterschiedlich ausgeprägt sind. Sie gehen ineinander über und grenzen sich deshalb nur unscharf voneinander ab.

1. **Tubeneigene (autochthone) Muskulatur.** Sie verläuft in zwei gegenläufigen Spiralsystemen mit geringem Steigungswinkel und tritt im Schnitt als eine außen überwiegend längs und innen überwiegend zirkulär angeordnete Schicht in Erscheinung. Sie ist vor allem im Isthmus ausgebildet.
2. Die **perivaskuläre Muskulatur** tritt in Begleitung der größeren Blutgefäße auf und geht in die tubeneigene Muskulatur über.
3. Die **subperitoneale Muskulatur** ist vor allem am Ansatz der Mesosalpinx stärker ausgebildet.

Das Zusammenspiel der Muskelschichten, die miteinander durch glatte Muskelzellen verbunden sind, ermöglicht die für die Eiaufnahme am Ovar erforderlichen **aktiven Bewegungen.** Diese sollen auch für den uteruswärts gerichteten Eitransport wichtig sein. Allerdings scheint nach

pharmakologischer Ruhigstellung der Tubenmuskulatur der Eitransport nicht wesentlich beeinträchtigt zu sein (Flüssigkeitsstrom und Flimmerzellen, s. u.). Der Eitransport erfolgt in der Ampulla tubae hauptsächlich durch perivaskuläre Muskelzüge. Uteruswärts schließt sich dann eine mehr **peristaltische Motorik** an. Die Tuben kontrahieren sich ständig etwa 4- bis 7-mal in der Minute, zum Zeitpunkt der Ovulation 8- bis 12-mal pro Minute. Präovulatorisch verlängern sich die Tuben um fast das Doppelte. In der zirkulär angeordneten Muskelschicht des Isthmus findet nach der Ovulation eine Erhöhung des kontraktilen Tonus statt, der einen Transportstopp des Keims für etwa zwei Tage bewirken soll.

An den beiden Ende der Tuben gibt es **Verschlussmechanismen.** Einer befindet sich in der Pars uterina, der andere an der Basis des Infundibulums. Muskelsphinkter konnten beim Menschen an beiden Stellen nicht nachgewiesen werden. Wahrscheinlich spielen besondere Gefäßanordnungen mit spiralförmigen Verläufen eine wichtige Rolle beim funktionellen Verschluss.

Tunica mucosa

Die Tunica mucosa ist verhältnismäßig dick (ca. 1 mm) und in **Längsfalten** aufgeworfen *(Plicae tubariae).* Von diesen gehen längs gerichtete Sekundär- und Tertiärfalten ab. Diese sollen Gleitschienen für den Eizell- und Keimtransport darstellen. Die Falten sind in der Ampulla tubae stark, im Isthmusbereich aber nur schwach ausgebildet. Im Querschnitt zeigt die Ampulla tubae das Bild von Faltenbäumchen, zwischen denen enge Spalten liegen (Abb. 8.6-17, 18).

> Durch Verklebungen und Verwachsungen als Folge von **Entzündungen** kann das spaltförmige Lumen der Tube für Spermatozoen und Eizellen undurchgängig werden. Bei vollständigem Verschluss beider Tuben können Frauen nicht auf natürlichem Wege schwanger werden.

Die Schleimhaut besitzt ein einfaches Säulenepithel, das aus **Drüsenzellen** und kinozilientragenden Zellen (Flimmerzellen) besteht (Abb. 8.6-20). Die Drüsenzellen liegen verstreut oder in Gruppen zwischen den Flimmerzellen. Sie enthalten Sekretgranula und auf ihrer apikalen Oberfläche Mikrovilli. Ihr Sekret dient u. a. der Ernährung des Keims während der Tubenwanderung. Um den Zeitpunkt der Ovulation sind die Zellen am höchsten differenziert und sekretorisch besonders aktiv. Die **Flimmerzellen** sind im Mittel ca. 25 µm hoch und tragen 6–7 µm lange Kinozilien. Die Flimmerzellen erzeugen einen koordinierten Wimpernschlag, der uteruswärts gerichtet ist. Er unterstützt den Sekrettransport und soll den Transport des Keims durch die Ampulle fördern. Bei immotilen Kinozilien (KARTAGENER-Syndrom, Kap. 2.4.2) scheint der Keimtransport aber nicht gestört zu sein. Spermatozoen schwimmen gegen den Flüssigkeitsstrom an (positive Rheotaxie). Im Infundibulum überwiegen Flimmerzellen, im Isthmus Drüsenzellen. Neben Drüsen- und Flimmerzellen kommen sog. **Stiftchenzellen** vor, die sich besonders stark anfärben und als entleerte Drüsenzellen angesehen werden. Die Epithelhöhe beträgt zum Zeitpunkt der Ovulation 25–35 µm und während der 2. Zyklushälfte nur 10–15 µm.

Die Flüssigkeit im Eileiterlumen besteht aus Sekretprodukten des Tubenepithels, Serumtranssudat und Beimen-

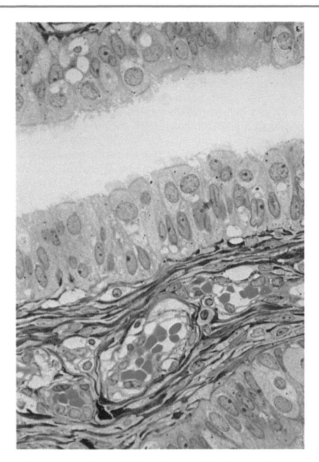

Abb. 8.6-20 Tubenepithel aus dem Bereich der Ampulle. Hohe Flimmerepithelzellen, dazwischen Drüsenzellen ohne Kinozilien. Semidünnschnitt, Alzianblau-Fuchsin. Vergr. 310fach.

gungen von Uterussekret und Peritonealhöhlenflüssigkeit. Nach der Ovulation tritt auch Follikelflüssigkeit in die Tube über. Der Proteingehalt liegt durchschnittlich bei 1 g/100 ml. Albumin, IgG, IgA und tubenspezifische Glykoproteine sowie Plazentaproteine (PP 4, 7, 14) sind die Hauptbestandteile. Die Flüssigkeit enthält außerdem Glucose, Laktat, Pyruvat und Aminosäuren. Proteingehalt und Proteinzusammensetzung zeigen zyklische Schwankungen.

Trotz der Bildung tubenspezifischer Proteine sind die elektrophoretischen Proteinmuster der Drüsenzellsekrete aus Uterus (Kap. 8.6.6 u. 8.6.7) und Eileiter beim Menschen, im Unterschied zu den meisten Tierarten, fast identisch. Dies ist vermutlich eine Ursache dafür, dass beim Menschen **Tubargraviditäten** auftreten können, die Einnistung der Blastozyste in die Eileiterschleimhaut, eine Form der **Extrauteringravidität**, die es bei Tieren nicht gibt. Dieser Befund erklärt auch, dass im Rahmen des Embryotransfers nach einer In-vitro-Fertilisation bereits junge Furchungsstadien, die sich normalerweise im Eileiter entwickeln, erfolgreich in den Uterus übertragen werden, sich weiterentwickeln und zeitgerecht implantieren können.

Die **Lamina propria** der Schleimhaut ist zellreich. Ihre Fibroblasten können sich im Falle einer Tubarschwangerschaft wie die des Uterus in Deziduazellen umwandeln.

Gefäße und Nerven: siehe Ovar

8.6.5 Ovar

Der **Eierstock** *(Ovarium)* hat zwei zentrale **Funktionen:** Entwicklung und Abgabe befruchtungsfähiger Eizellen und Produktion von weiblichen Geschlechtshormonen (Östrogene, Gestagene). Eizellreifung und Hormonproduktion des Ovars werden außerhalb der Schwangerschaft hauptsächlich von der Hypophyse gesteuert. Im Ovar werden auch Zytokine gebildet, die an intraovariellen Regulationsmechanismen beteiligt sind. Auch von vegetativen Nerven freigesetzte Neurotransmitter (u.a. Noradrenalin) üben eine regulatorische Funktion im Ovar aus.

Form und Lage: Die Ovarien der geschlechtsreifen Frau sind intraperitoneal gelegene, mandelförmige Organe von grau-weißlicher Farbe. Sie messen durchschnittlich 3,5 × 1,8 × 1,3 cm und sind 7–14 g schwer (Abb. 8.6-2, 21; 8.2-2). Die Längsachsen der Ovarien sind bei der liegenden Frau schräg von dorsokranial nach ventrokaudal orientiert, bei der stehenden Frau verlaufen sie fast vertikal. Man unterscheidet eine *Facies medialis* von einer *Facies lateralis* und einen lateralen oberen Pol *(Extremitas tubaria)* von einem medialen unteren Pol *(Extremitas uterina)*. An beiden Polen sind die Ovarien beweglich befestigt. Am oberen Pol setzt das **Lig. suspensorium ovarii,** von der seitlichen Beckenwand kommend, an. Vom unteren Pol aus verläuft das

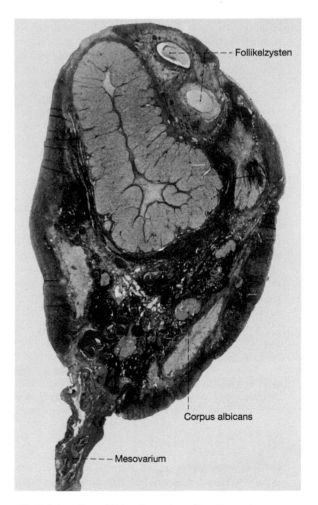

Abb. 8.6-21 Menschliches Ovar mit großem Corpus luteum graviditatis. Azan, Lupenvergrößerung, 3fach.

Lig. ovarii proprium zum Uterus. Durch Züge glatter Muskulatur in beiden Ovarbändern und dem Lig. latum sind aktive Lageveränderungen möglich. Am vorderen Rand (**Margo mesovaricus**) ist das Ovar am Mesovar befestigt. Der nach hinten unten gerichtete Rand ist frei (**Margo liber**). Ovar, Mesovar und beide Ligamente sind von Peritoneum überzogen. Leitungsbahnen gelangen über das Mesovar in das **Hilum ovarii**. Dieses liegt an der lateralen Ovarseite. Jedes Ovar befindet sich in einer Nische unterhalb der Aufzweigung der Vasa iliaca communes (Fossa ovarica). Bei Multiparae liegt das Ovar häufig tiefer. Beim Infantilismus beobachtet man häufig einen Hochstand der Ovarien. Dorsal vom Ovar verläuft der Ureter und kaudal die A. umbilicalis und A. und N. obturatoria/us.

Die Nachbarschaft des Ovars zum N. obturatorius erklärt, dass bei entzündlichen Erkrankungen des Ovars Schmerzen bis zur Innenfläche der Oberschenkel ausstrahlen können.

Bau des Ovars

Das Ovar wird in eine äußere Rindenzone, *Cortex ovarii*, und eine innere Markzone, *Medulla ovarii*, untergliedert. In der Rindenzone befinden sich hauptsächlich Follikel in verschiedenen Entwicklungsstadien (Abb. 8.6-22).

Die **Rindenzone** besteht aus Peritonealepithel, *Tunica albuginea* und *Stroma ovarii*. Das **Peritonealepithel** (auch Ovarialepithel oder Keimdrüsenepithel genannt) ist ein einfaches kubisches Epithel. Es überzieht die Oberfläche des Ovars und geht an der Mesovarwurzel abrupt in das einfache Plattenepithel des Peritoneums über. Unter dem Peritonealepithel liegt die **Tunica albuginea**, eine Organkapsel aus faserreichem kollagenem Bindegewebe. Das Stroma des Ovars besteht aus einem zellreichen Bindegewebe (spinozelluläres Bindegewebe) (Kap. 3.3.5). Die Rindenzone ist 1–3 mm dick und enthält die Ovarialfollikel (Folliculi ovarii). Ein **Follikel** besteht aus einer Eizelle und dem Follikelepithel, das die Eizelle umgibt. Im **Mark** fehlen Follikel. Das Mark ist besonders reich an Blutgefäßen. Die Arterien sind häufig korkenzieherartig gewunden, die Venen vielfach weitlumig. Das Mark setzt sich in das Hilum ovarii fort. Hier liegen im Bindegewebe Zellen, die den LEYDIGschen Zwischenzellen des Hodens ähneln und **Hilumzwischenzellen** genannt werden. Ihre Funktion ist ungeklärt (Androgenproduktion?). In Mark und Hilum können strang- und schlauchartige embryonale Gewebestrukturen vorkommen: Rete ovarii, Kanälchen des Epoophorons.

Das **Epoophoron** (Abb. 8.6-2) leitet sich entwicklungsgeschichtlich aus dem Urnierengang (Ductus longitudinalis) und den Urnierenkanälchen (Ductuli transversi) ab (Kap. 8.1). Es liegt im Mesovar. Die Ductuli können aber bis in das Hilum hineinreichen. Vom Epoophoron unterscheidet man das **Paroophoron** (Abb. 8.1-8). Es liegt im Lig. latum medial vom Ovar und ist im kindlichen Genitale regelmäßig vorhanden. Das Paroophoron besteht aus einzelnen Tubuli, die ebenfalls Derivate der Urniere darstellen.

Follikel

Die Rinde des Ovars enthält zum Zeitpunkt der Pubertät mehrere hunderttausend Follikel. Jeder Follikel besteht aus einer Eizelle (selten zwei), die vom Follikelepithel umgeben wird. Follikel mit dem geringsten Durchmesser (20–25 µm) und einem flachen Follikelepithel werden Pri-

mordialfollikel genannt (Abb. 8.6-22a). Einzelne Primordialfollikel beginnen aus noch unbekannten Gründen zu wachsen. Der Eintritt von Primordialfollikeln in die **Follikulogenese** ist ein wellenförmig verlaufender Prozess, der nicht an den Menstruationszyklus gebunden ist. In Abhängigkeit von hypophysären Hormonen und lokal im Ovar gebildeten Faktoren laufen dann sowohl sequenziell als auch gleichzeitig drei Prozesse ab: 1. Follikulogenese, 2. Corpus-luteum-Bildung, 3. Follikelatresie (einschließlich der Bildung von Corpora lutea accessoria; s.u.). Das normale Entwicklungsprogramm eines Follikels führt zur Luteinisierung. Dies gilt auch für atretische Follikel. Lediglich der **dominante Follikel** wird für die Ovulation selektiert (s.u.) und umgeht dadurch Luteinisierung und/oder Atresie.

Die Follikulogenese ist das bestimmende Ereignis der ersten Zyklushälfte, die aus diesem Grund auch **Follikelphase** genannt wird. Es beginnen immer mehrere Follikel, sich zu entwickeln. Erst später bildet sich dann der (meist einzige) dominante Follikel eines Zyklus heraus (Kap. 8.6.6). Während der Follikulogenese nimmt die Eizelle an Volumen zu (im Mittel bis 120–140 µm). Die Größenzunahme der Eizelle geschieht dabei vorwiegend in den frühen Stadium der Follikelentwicklung (so genanntes biphasisches Wachstum der Eizelle). Die umgebenden Follikelepithelzellen proliferien zunächst und differenzieren später zu hormonproduzierenden Zellen. Die durch eine Basalmembran von den Follikelepithelzellen getrennten außen anliegenden Stromazellen verändern sich im Verlauf der Follikulogenese ebenfalls und werden zur Follikelhülle, **Theca folliculi**, umgewandelt.

Die Follikulogenese steht unter der Kontrolle hypophysärer Hormone und parakriner/autokriner Faktoren des Ovars (Steroidhormone, Zytokine). Die Eizelle befindet sich in allen Follikelstadien in der Prophase der Meiose (Diktyotän). Erst während des Eisprungs (oder kurz vor dem Eisprung) (s.u.) erfolgt der Abschluss der ersten Reifeteilung. Folgende Stadien der Follikulogenese werden unterschieden.

1. Primärfollikel. Er enthält kubisches bis hochprismatisches Follikelepithel (Abb. 8.6-22b). Die Zellorganellen der **Eizelle** sind anfänglich hauptsächlich in einer perinukleären Zone konzentriert. Im Verlauf der weiteren Reifung des Primärfollikels verlagern sie sich nach peripher. Außerdem bildet sich in diesem Stadium zwischen Eizelle und Follikelepithel eine dicke Basalmembran, **Zona pellucida**. Diese besteht im Wesentlichen aus einer Familie von stark glykosylierten Proteinen, die als Zona-pellucida-Proteine 1–3 (ZP 1–3) bezeichnet werden. Ihre Funktionen sind speziesabhängig. Sie sind Struktur- (ZP 1) und Bindungsproteine (ZP 2, 3). So dient z.B. bei der Befruchtung in der Maus ZP 3 als Bindeprotein (Ligand) für Rezeptoren der Spermatozoenmembran und löst nach Bindung die Akrosomenreaktion aus (Kap. 8.5.12). Die Synthese der Zona pellucida erfolgt sowohl von den Granulosazellen als auch durch den Oozyt.

Die **Follikelepithelzellen** sind über dünne Ausläufer, die durch Kanälchen durch die Zona pellucida ziehen, mit der Plasmamembran der Eizelle verbunden (Abb. 8.6-23). Dort bilden sie Nexus aus. Über die Nexus (Connexin 37) erfolgt eine metabolische Kopplung zwischen Follikelepithel und Eizelle. Außerdem findet hier wahrscheinlich

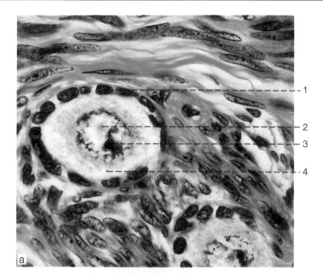

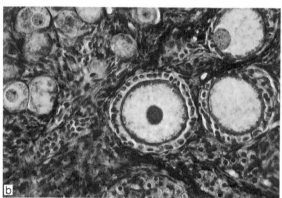

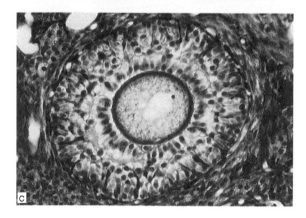

Abb. 8.6-22   Verschiedene Stadien der Follikulogenese.
(a) Primordialfollikel mit flachem Follikelepithel. (b) Primärfollikel mit kubischem Follikelepithel und bereits erkennbarer Zona pellucida. (c) Sekundärfollikel im Übergang zum Tertiärfollikel, mehrschichtiges Follikelepithel mit beginnender Bildung von Follikelflüssigkeit. 1 = Follikelepithel, 2 = Zellkern der Eizelle, 3 = Nucleolus, 4 = Zytoplasma der Eizelle, Azanfärbung; Vergr. (a) 700fach, (b) u. (c) 300fach.

die Übermittlung von Signalen statt, über die Wachstum und Reifung der Eizelle reguliert werden. Gegenüber dem Stroma sind die Follikelepithelzellen durch eine Basalmembran abgegrenzt. Die Follikelepithelzellen entsprechen entwicklungsgeschichtlich den Sᴇʀᴛᴏʟɪ-Zellen des Hodens.

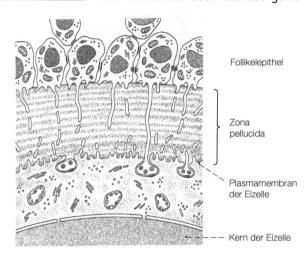

Abb. 8.6-23   Schema der Ultrastruktur von Follikelepithel und dem Randbereich einer Eizelle aus einem Tertiärfollikel. Die Körper der Follikelepithelzellen sind infolge Abscheidung der Zona pellucida von der Oberfläche der Eizelle abgedrängt worden; ihre langen, dünnen Fortsätze, die sich in die Eizelloberfläche einsenken und dort Nexus (Connexin 37) besitzen, sind aufgrund ihres gewellten Verlaufs nur selten in ihrer ganzen Länge zu verfolgen, sondern erscheinen meist als Quer- oder Schrägschnitte.

2. Sekundärfollikel. Das Follikelepithel ist in diesem Stadium zwei- und mehrschichtig geworden (Abb. 8.6-22c). Es wird jetzt als **Stratum granulosum** (Granulosazellschicht) bezeichnet. Sekundärfollikel werden auch präantrale Follikel genannt. Das den Follikel umgebende Stroma entwickelt sich zur **Theca folliculi.** Die Theca folliculi kann bei größeren Sekundärfollikeln bereits in eine Theca interna (reichlich kapillarisiert) und eine Theca externa unterteilt werden (Näheres s. Tertiärfollikel). Der Durchmesser der Sekundärfollikel beträgt 50–200 μm. Im Verlauf des weiteren Wachstums entstehen zwischen den Granulosazellen mit Flüssigkeit (**Liquor folliculi**) gefüllte Spalten, die konfluieren und im Tertiärfollikelstadium eine Höhle, **Antrum folliculare,** bilden.

3. Tertiärfollikel. Sie besitzen ein mit Liquor follicularis gefülltes Antrum und werden als *Folliculi ovarici vesiculosi* (Bläschenfollikel, antrale Follikel) bezeichnet (Abb. 8.6-24). Das Antrum nimmt während dieser Entwicklungsphase weiter an Größe zu. Dabei wird die Eizelle mit den sie umgebenden Granulosazellschichten in eine exzentrische Position innerhalb des Follikels gedrängt. Dadurch entsteht der Eihügel (**Cumulus oophoricus**) (Abb. 8.6-24).

Die die Zona pellucida umgebenden Granulosazellen werden nunmehr **Corona-radiata-Zellen** genannt (Abb. 8.6-24, 25). Die übrigen Granulosazellen werden an die Wand gedrängt und begrenzen das Antrum. Die Stromazellen der Theka haben nun eine komplette Follikelhülle gebildet. Die **Theca interna** ist gefäßreich und enthält große runde bis polygonale Zellen. Die **Theca externa** besteht aus Myofibroblasten (Abb. 8.6-26, 27). Im finalen Tertiärstadium wird der Follikel auch als **präovulatorischer** oder Gʀᴀᴀꜰscher Follikel (Abb. 8.6-24, 28) bezeichnet.

Zu diesem Zeitpunkt beträgt der Durchmesser der **Eizelle** ca. 120 μm. Der große chromatinarme Zellkern wird als Keimbläschen (Germinalvesikel) bezeichnet. Zellorga-

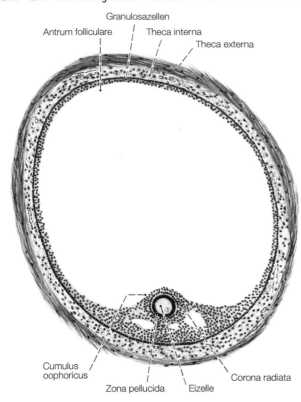

Abb. 8.6-24   **Tertiärfollikel aus dem Ovar einer 21-jährigen Frau.**
Vergr. ca. 55fach.

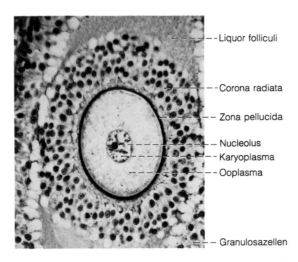

Abb. 8.6-25   **Eizelle und Corona radiata aus einem menschlichen Tertiärfollikel.**

nellen befinden sich jetzt besonders im Zellkortex, unterhalb der Plasmamembran, angereichert. Hier haben sich zahlreiche Vakuolen ausgebildet (**kortikale Granula**). Der Inhalt der kortikalen Granula wird nach Eisprung und Penetration eines Spermatozoons durch Exozytose ausgeschüttet. Glykosidasen der Granula sollen Oligosaccharidketten von ZP-Proteinen abspalten, die für die Haftung und Penetration der Spermatozoen wichtig sind. Auf diese Weise wird u. a. das Eindringen von weiteren Spermatozoen verhindert (Polyspermieblock).

Granulosa- und **Theca-interna-Zellen** erwerben insbesondere während des späten Sekundär- und Tertiärstadiums die Fähigkeit zur **Biosynthese von Steroidhormonen.** Androgene werden hauptsächlich in der Theca interna gebildet. Von dort gelangen sie zu den Granulosazellen, wo sie aufgenommen und durch Aromatisierung zu Östrogenen umgewandelt werden. Östrogene sind das dominierende Steroidhormon der Follikel. Darüber hinaus synthetisieren Granulosa- und Theca-interna-Zellen ebenfalls eine Reihe von Zytokinen und Peptiden (u. a. **Inhibin, Aktivin,** Oocyte maturation inhibitor) sowie Komponenten der extrazellulären Matrix. Dadurch werden Wachstum und Differenzierung des Follikels gesteuert. Weiterhin enthalten beide Zellschichten in diesem Stadium **Rezeptoren** für die gonadotropen hypophysären Hormone **FSH** (follikelstimulierendes Hormon) und **LH** (luteinisierendes Hormon). Beide Gonadotropine beeinflussen das Wachstum des Follikels und die Steroidbiosynthese. Der Rezeptorbesatz kann dabei regional unterschiedlich sein. So kommen LH-Rezeptoren vor allem in den Granulosazellen vor, die an die Basalmembran grenzen. Die dennoch koordinierte Leistung der Granulosazellen ist sehr wahrscheinlich auf **Nexus** zurückzuführen (Connexin 37 zwischen Eizelle und Granulosazellen, Connexin 43 in den Nexus zwischen den Granulosazellen). Die Ausbildung und Funktion der Nexus wird parakrin durch Zytokine des Follikels gesteuert. Das Fehlen von Connexin 37 führt bei der Maus zur Infertilität.

Follikelsprung, Ovulation

Der sprungreife, dominante Follikel (Abb. 8.6-24, 28) befindet sich an der Oberfläche des Ovars unterhalb der Tunica albuginea, die im Berührungsbereich blutleer (anämisch) wird. Der anämische Bereich heißt **Stigma.** Beim Follikelsprung kommt es im Bereich des Stigmas zur Proteolyse der extrazellulären Matrix und Ruptur der Follikelwand mit Tunica albuginea und Serosa (Abb. 8.6-29). Voraussetzung für den Follikelsprung ist zum einem ein steiler Anstieg der Östrogenkonzentration im Blut. Die Östrogene werden hauptsächlich vom dominanten Follikel gebildet. Zum anderen ist ebenfalls ein starker Anstieg der Konzentration des luteinisierenden Hormons (**LH-Gipfel**) erforderlich (Kap. 8.6.6).

Die hormonellen Veränderungen führen zu Hyperämie und gesteigerter Gefäßpermeabilität im Follikel. Dieser nimmt rasch an Größe zu. Die Gefäßveränderungen und die sie steuernden Mediatoren (verschiedene Zytokine, Prostaglandine, VEGF, PAF und NO) sowie eine lokal ablaufende Proteolyse der extrazellulären Matrix sind die wesentlichen Prozesse, die die Ovulation auslösen.

Kurz vor dem Eisprung ändert der **Cumulus oophoricus** seine Struktur: die Granulosazellen rücken infolge einer verstärkten Synthese und Einlagerung von **Hyaluronsäure** (die stark Wasser bindet) auseinander. Dadurch kann die Eizelle mitsamt der anhaftenden Corona radiata leichter vom Cumulus oophoricus gelöst werden. Die Ovulation soll auch durch die **Kontraktion der Theca externa** unterstützt werden. Noradrenalin kann bei diesem Vorgang eine Rolle spielen, da die Thekazellen dicht adrenerg innerviert sind. Auch VIP und NPY enthaltende Nervenfasern kommen hier vor und können bei der Ovulation eine Rolle spielen.

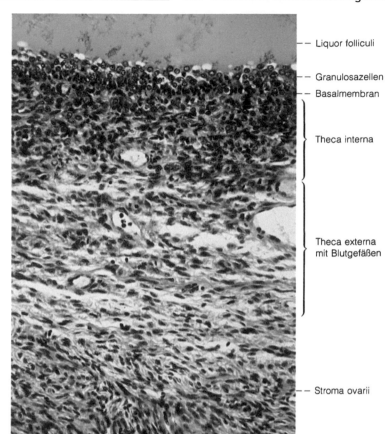

— — Liquor folliculi

— — Granulosazellen
— — Basalmembran

Theca interna

Theca externa
mit Blutgefäßen

— — Stroma ovarii

Abb. 8.6-26   Wand eines reifen Tertiärfollikels aus einem menschlichen Ovar. Beachte die vaskularisierte Theca interna und externa und das gefäßlose Follikelepithel (Granulosazellen). Azan; Vergr. 175fach.

Oberflächenepithel

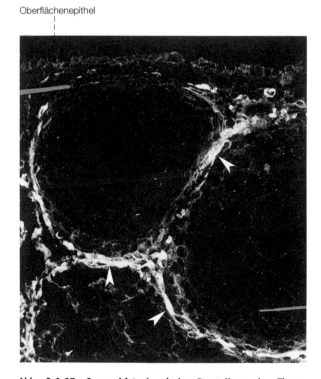

Abb. 8.6-27   Immunhistochemische Darstellung der Theca-externa-Zellen (Myofibroblasten; Pfeile) mit Antikörpern gegen glattmuskuläres Myosin. Verg. 50fach.

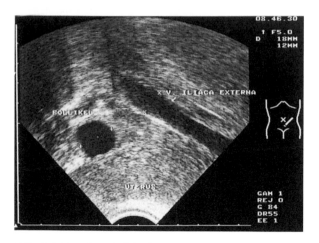

Abb. 8.6-28   Ultraschallbild (Vaginalsonographie) eines sprungbereiten Follikels (Durchmesser 18 mm) des linken Ovars. Das Ovar liegt etwas hinter dem Uterus und nahe der Vena iliaca externa (Durchmesser 12 mm). Die Schnittebene liegt zwischen Zervix und Iliakalgefäßen.

Kurz vor der Ovulation verlieren die Corona-radiata-Zellen mit einigen anhaftenden Granulosazellen den Kontakt zum übrigen Granulosaepithel. Damit werden die über Nexus auf die Eizelle übertragenen Signale verändert. Das soll zum Aufheben des Meioseblocks führen und den Eintritt der Eizelle in die Metaphase der ersten Reifeteilung auslösen.

Nach der Ovulation wird die Eizelle samt anhaftender Granulosazellen von der Tube aufgenommen (Abb. 8.6-19).

859

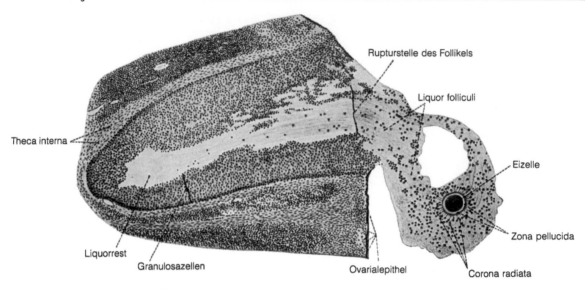

Theca interna

Rupturstelle des Follikels

Liquor folliculi

Eizelle

Zona pellucida

Liquorrest

Granulosazellen

Ovarialepithel

Corona radiata

Abb. 8.6-29   Frisch gesprungener Follikel des Eierstocks vom Meerschweinchen.

Zum Zeitpunkt der Ovulation stülpt sich das trichterförmige **Infundibulum** der Tube durch aktive Bewegungen über das Stigma des Follikels, sodass der sprungreife Follikel gegen die freie Bauchhöhle abgeschirmt wird. Die Bewegungen des Infundibulums sollen durch aktive Bewegungen der Tube und der das Ovar haltenden Bänder (Lig. suspensorium ovarii und Lig. ovarii proprium) unterstützt werden (Abb. 8.6-19), die glatte Muskulatur enthalten.

Die klinische Erfahrung zeigt, dass der Eiauffangmechanismus von der freien Beweglichkeit der Tube abhängig ist und durch Verwachsungen der Tuben beeinträchtigt oder verhindert wird.

Durch die Ruptur der Follikelwand bei der Ovulation entsteht ein Riss im Kortex von 0,5–5 mm Länge. Aus diesem Riss tritt Blut in die Follikelhöhle ein, in der sich dann ein fibrinreicher Pfropf bildet, der mit Resten der Follikelflüssigkeit und Interzellularsubstanz der Granulosazellen durchsetzt ist. Der verbleibende Follikelrest wird als **Corpus rubrum** bezeichnet.

Die lokale Perforation der Ovarrinde bei der Ovulation kann zu einer schmerzhaften örtlichen Reizung des Peritoneums führen (**Mittelschmerz**, Ovulationsschmerz).

Follikelatresie

Auf allen Stufen der Follikelreifung können Follikel absterben. Dabei entsteht jeweils ein charakteristisch gebauter *Folliculus atreticus*. Die Follikelatresie geht einher mit Schrumpfung und Absterben der Eizelle, Apoptose der meisten Granulosazellen und Verdickung und Faltenbildung der **Basalmembran (Hyalinisierung)**. In Tertiärfollikeln flottieren die apoptotischen Granulosazellen im Antrum. Am längsten sind Basalmembran und Zona pellucida erkennbar. Letztere bleibt noch erhalten, wenn die Eizelle schon zugrunde gegangen ist. Einwandernde Makrophagen aus dem Stroma bauen die Bestandteile der zugrunde gegangenen Follikel ab. Aus atretischen Follikeln können sich auch Follikelzysten entwickeln (Abb. 8.6-21). Im Lauf des Lebens fallen die meisten der ursprünglich ausgebildeten

Follikel des Ovars der Atresie anheim. Von den zur Zeit der Pubertät noch vorhandenen mehreren 100 000 Follikeln kommen im Lauf des Lebens nur ca. 400–500 zur Ovulation.

Die Theca folliculi und die basalständigen Granulosazellen der atretischen Follikel können luteinisieren (s. u.), insbesondere während der periovulatorischen Periode. Das Ergebnis einer solchen Luteinisierung nichtovulatorischer, atretischer Follikel sind so genannte **Corpora lutea accessoria** (Thekaorgane). Sie sollen für die unmittelbar nach der Ovulation und vor der Ausbildung des funktionsfähigen Corpus luteum gemessenen erhöhten Progesteronspiegel verantwortlich sein (Abb. 8.6-34).

Corpus luteum

Nach dem Follikelsprung entsteht aus den zurückbleibenden Follikelbestandteilen (Corpus rubrum) in 2–3 Tagen ein etwa 2 cm großer **Gelbkörper, Corpus luteum menstruationis** (Abb. 8.6-30). Die Randzone des Corpus luteum ist 1–3 mm breit, zunächst graurosa, nach 14 Tagen gelblich gefärbt (lat. *luteus:* gelb) und infolge des Kollapses der Follikelhöhle nach der Ovulation zu Falten aufgeworfen (Abb. 8.6-21). Die Randzone besteht aus epithelähnlichen Zellen. Diese gehen aus Granulosazellen und Theca-interna-Zellen durch Vergrößerung (Hypertrophie), weniger durch Teilung (Proliferation), hervor. Die Zellen lagern große Mengen von Lipiden ein und werden **Granulosa-** und **Thekaluteinzellen** genannt. Die Thekaluteinzellen sind kleiner und weniger zahlreich als die Granulosaluteinzellen. Sie liegen in der Peripherie des Corpus luteum am Übergang zum Stroma. Die **Lipidtropfen** enthalten große Mengen an Cholesterin, das in der Leber synthetisiert wird und über den Blutweg in LDL-Partikeln (Abb. 2-46, 54) den Gelbkörper erreicht. Dort wird LDL über LDL-Rezeptoren von den Luteinzellen endozytiert. Das in den Lipidtropfen gespeicherte Cholesterin wird zur Synthese von **Sexualhormonen** (Androgene, Östrogene, Progesteron) benötigt. Die **Kapillaren** und Stromazellen der Theca interna dringen durch die sich auflösende Basalmembran zwischen Theca-interna- und Granulosaluteinzellen in das Innere des Corpus luteum. Dadurch wird das Corpus luteum in zunehmendem Maße von Kapillaren, Lymphgefäßen und Bindegewebe durchsetzt.

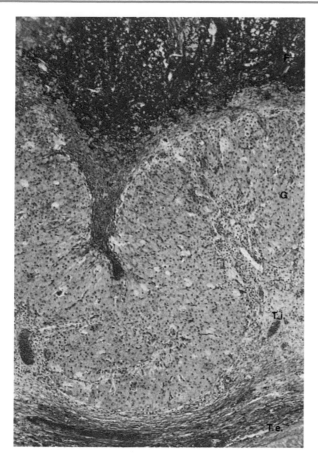

Abb. 8.6-30 Randzone eines menschlichen Corpus luteum.
F = Fibringerinnsel in der Follikelhöhle; G = Granulosazellschicht;
T.i. = Theca interna; T.e. = Theca externa. Azan; Vergr. 50fach.

Dies ist ein besonders eindrucksvolles Beispiel für physiologische Gefäßneubildungsvorgänge (**Angiogenese**), da binnen kurzer Zeit die bisher gefäßfreie Granulosazellschicht von einem dichten Kapillarnetz durchsetzt wird. Dieser Vorgang dient daher auch als Modellfall für die Untersuchung von Gefäßneubildungsvorgängen und die sie steuernden Faktoren (Angiogenesefaktoren).

Nach Beendigung der Vaskularisation befindet sich das Corpus luteum im Stadium der **Blüte** und ist zu einer hochaktiven endokrinen Drüse umgewandelt worden, deren Struktur der Nebennierenrinde ähnelt. Die Luteinzellen produzieren vornehmlich **Progesteron** und in geringerem Maß Östrogene. Tritt keine Befruchtung und Implantation ein, bildet sich das Corpus luteum menstruationis nach ca. 14 Tagen wieder zurück. Es kommt zur **Luteolyse.** Durch sekundäres Einbluten in das zugrunde gehende Corpus luteum kann ein **Corpus luteum haemorrhagicum** entstehen. Die Rückbildung des Corpus luteum beginnt mit der Zunahme von Lipidtröpfchen in den Luteinzellen. Das Corpus luteum wird durch Absterben der Luteinzellen und Ersatz durch faserreiches Bindegewebe zum narbigen **Corpus albicans** (Abb. 8.6-21).

Findet dagegen eine Befruchtung der Eizelle und Implantation des Keims in das Endometrium statt, wächst das *Corpus luteum menstruationis* weiter, stimuliert durch das vom Synzytiotrophoblasten des implantierten Keims gebildete Hormon **HCG** (s. u.). Es entwickelt sich dann zum **Corpus luteum graviditatis** (Größe bis zu 3 cm), das große

Mengen von Progesteron und Östrogene bildet, welche die Schwangerschaft aufrechterhalten. Später wird die Hormonproduktion von der Plazenta übernommen (s. u.).

Leitungsbahnen

Blutversorgung: Ovar und das Infundibulum der Tube werden durch die Aa. ovaricae versorgt, die beidseits in Höhe von LII–III aus der Aorta abzweigen, auf dem M. psoas major nach unten verlaufen und nach Überkreuzung des Ureters in das Lig. suspensorium ovarii eintreten. Mit dem R. ovaricus der A. uterina besteht eine Anastomose (Ovararkade). Die übrigen Abschnitte der Tube werden vom R. tubarius der A. uterina versorgt. Der venöse Abfluss erfolgt hauptsächlich über die Vv. ovaricae, die links in die V. renalis und rechts in die V. cava inferior einmünden.

Lymphgefäße: Sie ziehen hauptsächlich längs der Aa. ovaricae zu den paraortalen Lymphknoten in Höhe der unteren Nierenpole.

Nerven: Vom Plexus mesentericus superius verlaufen sympathische und viszeroafferente Fasern in Begleitung der Aa. ovaricae als Plexus ovaricus (Abb. 8.6-16) zum Hilum von Ovar und Tube. Der Isthmus der Tube wird vom Plexus uterovaginalis aus versorgt (s. o.). Parasympathische Fasern sind spärlich. Die sympathischen Fasern enthalten neben Noradrenalin auch NPY und VIP, sensorische Fasern Substanz P, CGRP und VIP. In Hilum und Medulla kommen auch einzelne **Ganglienzellen** vor, die zum Teil adrenerg sind.

8.6.6 Ovulatorischer Zyklus, Hormonwirkungen

In der Phase der Geschlechtsreife hat eine Frau im Mittel 400–450 **Periodenblutungen** (**Regelblutung, Menses**; lat. *mensis:* Monat), abhängig von der Zahl der Schwangerschaften und der Regelmäßigkeit der Zyklen. Der **Menstruationszyklus** umfasst die Zeitspanne zwischen zwei Blutungen. Wegen der einfachen und zuverlässigen Erkennung ist der erste Tag der Periodenblutung als der erste Tag des Zyklus festgelegt worden. Der letzte Zyklustag ist demnach der Vortag der nächsten Regel. Im Allgemeinen beträgt die Zykluslänge einen **Lunarmonat** = 28 Tage, kann aber individuell schwanken. Die meisten Zyklen sind durch eine Ovulation um den 14. Zyklustag, also in Zyklusmitte, gekennzeichnet (**ovulatorischer Zyklus**). Die Phase vor der Ovulation wird, je nach gewähltem Bezugspunkt, **Follikel-, östrogene** oder **Proliferationsphase** genannt, die zweite Zyklushälfte **Luteal-, gestagene** oder **Sekretionsphase**. Die Bezeichnungen Follikel- und Lutealphase beziehen sich auf Veränderungen im Ovar, Proliferations- und Sekretionsphase auf histologisch-funktionelle Kennzeichen des Endometriums. Die Länge der **Lutealphase** beträgt relativ konstant **14 Tage.** Sie ist durch eine erhöhte basale Körpertemperatur gekennzeichnet (s. u.). Während der Follikelphase ist bei manchen Frauen eine gesteigerte Leistungsfähigkeit beobachtet worden.

Dauer und Menge der **Menstruationsblutung** sind von der hormonellen und anatomisch-funktionellen Situation der Frau abhängig. Die Blutung dauert meist drei bis fünf Tage. In dieser Zeit verlieren Frauen mit normalem Blutungstyp 35–50 ml Blut. Findet eine Befruchtung und Einnistung des Embryos in die Uterusschleimhaut statt (Implantation), setzt die Menstruationsblutung aus (schwangerschaftsbedingte **Amenorrhö**).

Die neuroendokrine Steuerung des Zyklus

Der ovulatorische Zyklus mit der durchschnittlichen Länge von 28 Tagen resultiert aus dem Zusammenspiel von Hypothalamus, Hypophyse und Ovarien. Ob und ggf. wie das Endometrium an der Steuerung beteiligt ist, ist noch nicht geklärt.

Das erste Stellglied in dem fein aufeinander abgestimmten Regelkreis ist die stoßweise (pulsatile) Abgabe des **GnRH** (Gonadotropin releasing hormone; Gonadoliberin) in einem Rhythmus von 90 Minuten in der frühen und 60 Minuten in der mittleren und späten Follikelphase. Dieses Steuerhormon, ein Dekapeptid, wird in den Nuclei preoptici des **Hypothalamus** gebildet, über Neurone bis zur Eminentia mediana transportiert und dort freigesetzt (Kap. 16.16). Über hypothalamo-hypophysäre Gefäße („Pfortadersystem" zwischen Hypothalamus und Hypophyse) gelangt das GnRH zum Hypophysenvorderlappen, wo es Synthese und Sekretion gonadotroper Hormone (**Gonadotropine**; **FSH** = follikelstimulierendes Hormon, Follitropin; **LH** = Luteinisierungs- oder luteotropes Hormon, Lutropin) induziert (Abb. 8.6-31). Auch die Gonadotropine werden pulsatil ausgeschüttet. Über die Hypophysenvenen erreichen sie den Körperkreislauf und damit ihre **Zielzellen im Ovar,** die Granulosazellen in den Follikeln und die Theca-interna-Zellen (Kap. 8.6.5). FSH und LH sind Glykoproteinhormone, die aus 2 Polypeptidketten und einem Kohlenhydratanteil von 15% (FSH) bzw. 18% (LH) bestehen. Die α-Untereinheit der beiden Hormone ist identisch. Die β-Untereinheit ist unterschiedlich und bestimmt die spezifische biologische Aktivität.

FSH schiebt, durch parakrine Faktoren unterstützt und vermittelt über die Rezeptorbindung in den Zielzellen (s. u.), die Entwicklung mehrerer Primordialfollikel an (**Follikelrekrutierung**) (Abb. 8.6-31). Die Follikulogenese erfasst wellenartig mehrere Follikelkohorten, die sich über einen Zeitraum entwickeln, der mehrere Zyklen umfasst (Kap. 8.6.5). Aus mehreren bereits herangereiften Follikeln, die sich in verschiedenen Entwicklungsphasen befinden, wird der sog. **dominante Follikel** selektiert (Selektionsphase), der dann später, nach Abschluss der Follikulogenese (Dominanzphase; Abb. 8.6-32), ovuliert (Kap. 8.6.5). Die Selektion des dominanten Follikels soll über die Ausstattung mit FSH-Rezeptoren und durch bislang nicht bekannte intragonadale Faktoren gesteuert werden. Der dominante Follikel ist neben dem hohen FSH-Rezeptorbesatz dadurch gekennzeichnet, dass er sowohl hohe Mengen Östrogen produziert als auch eine große Zahl an Östrogenrezeptoren aufweist. Dadurch entsteht ein autokriner Regelkreis. Die vermehrte Östrogensynthese führt zu einer gesteigerten Bildung von Östrogenrezeptoren im dominanten Follikel.

Intraovariell gebildete Hormone und Wachstumsfaktoren steuern lokal die **Follikulogenese.** Zwei Zellkompartimente sind betroffen: In der *Theca interna* der Sekundär- und Tertiärfollikel werden unter dem Einfluss von **LH** Androgene gebildet, die in den Granulosazellen zu Östrogenen (Östron und Östradiol-17β) aromatisiert werden (Abb. 8.6-33). **FSH** stimuliert die Granulosazellprolifera-

tion und über die Aktivierung der Aromatase (s. u.) in den Granulosazellen die **follikuläre Östrogenbildung** (Abb. 8.6-31; Kap. 8.6.5).

Neben den lokalen Effekten im Ovar wirken die Östrogene systemisch, d. h. führen in den anderen Zielzellen des Körpers zu östrogentypischen Zellantworten (Abb. 8.6-31). Im Blut werden die Östrogene an Proteine (sexualhormonbindendes Globulin, Albumin) gebunden.

Die **Vorstufen der Östrogene** sind die Androgene (Abb. 8.6-33). Die Bildung der Östrogene aus den Androgenen katalysieren Aromatasen (Dehydrogenierung des 1. Ringsystems zu einem „aromatischen" Benzolring mit drei Doppelbindungen), die Bildung von Testosteron und Östradiol aus Androstendion bzw. Östron die 17 β-Hydroxysteroid-Dehydrogenase. Aromatase-Enzymkomplexe kommen jedoch nicht nur in den Granulosazellen, sondern auch in Bindegewebezellen, Fettgewebe, Muskulatur, Haarfollikeln, Leber und neuronalen Zellen vor, sodass auch in diesen Organen eine lokale Östrogensynthese stattfindet, die im Normalfall jedoch mengenmäßig hinter der im Ovar deutlich zurücksteht.

Die periphere Östrogenproduktion ist für die gehäuft auftretenden Zyklusanomalien bei adipösen Frauen verantwortlich.

Die Produktion von Östradiol schwankt während des Zyklus zwischen 100 und 1000 µg/Tag. Der Östronspiegel ist bei der Frau im Reproduktionsalter etwa halb so hoch wie der des Östradiols. Die Östradiol-Blutspiegel liegen bei etwa 30 pg/ml in der frühen Follikelphase, bei ca. 300 pg/ml zum Zeitpunkt der Ovulation und bei etwa 100 pg/ml in der Lutealphase (Abb. 8.6-34).

Zum Vergleich: Beim Mann beträgt der Östradiol-Serumspiegel 10–35 pg/ml. Die durch diese Konzentration mögliche Feminisierung kommt jedoch durch das Übergewicht der Androgene nicht zum Tragen.

In der Proliferationsphase steigt die Östrogenrezeptordichte des **Endometriums** bis zur Zyklusmitte an (s. u.). Durch die zunehmende Östrogenwirkung wird das Endometrium auf die nachfolgende gestageninduzierte sekretorische Funktion vorbereitet. **Progesteron** bewirkt die Umwandlung des Endometriums hin zur sekretorischen Funktion. Es hemmt die Mitoserate und vermehrt die Glykogeneinlagerung. Als Folge der sekretorischen Umwandlung geben die Epithelzellen ein proteinreiches Sekret ab, das als Film auf der Schleimhaut liegt.

Das Sekret der Cavitas uteri (**Uterussekret**) besteht aus einem Transsudat aus endometrialen Blutgefäßen, dem Sekret der Uterusdrüsen und aus Zellen und Zellresten, z. B. von apoptotischen Zellen (Kap. 8.6.7). Der durchschnittliche Proteingehalt liegt über dem des Serums und schwankt zyklisch zwischen 5–10 g/100 ml. Die höchsten Proteinwerte treten in der Lutealphase auf (weniger Serumbeimengungen).

Die gelelektrophoretische Analyse der endometrial sezernierten Proteine dient der Funktionsdiagnostik. Es können **mehr als 60 Proteine** im Uterussekret unterschieden werden. Auch das Proteinmuster unterscheidet sich in den verschiedenen Zyklusstadien. Mengenmäßig überwiegen in allen Stadien Komponenten des Blutserums (Serumalbumin, Hämoglobin). Spezifische sekretorische Proteine der Endometriumdrüsen sind Uteroglobin und Glycodelin (= Plazentaprotein [PP] 14).

Das progesteronabhängige Sekretionsmuster ist vom 15.–24.

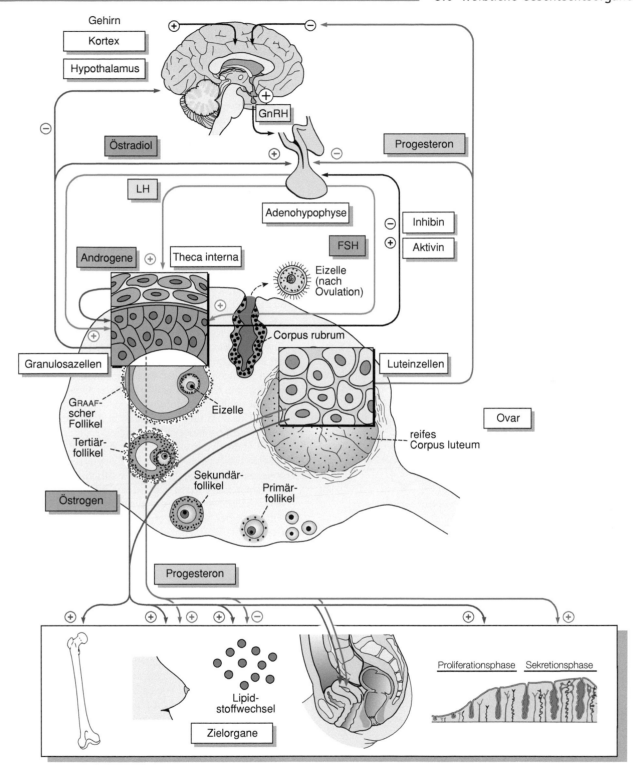

Abb. 8.6-31 Neuroendokrine Regulation des weiblichen Zyklus. GnRH = Gonadotropin-Releasing-Hormon, FSH = Follikel-stimulierendes Hormon, LH = Luteinisierungshormon. Inhibin und Aktivin aus Granulosazellen und Theca interna hemmen (Inhibin) und stimulieren (Aktivin) die FSH-Sekretion.

Zyklustag relativ konstant. Dies deutet an, dass die **rezeptive Phase** des Endometriums, in dem die Blastozystenimplantation stattfinden kann (Kap. 8.7.1), ca. 10 Tage lang ist. Diesbezüglich unterscheidet sich der Mensch von den meisten Tierarten, die nur für einen kurzen Zeitraum von z.T. wenigen Stunden ein implantationsbereites Endometrium aufweisen.

Unter der **synergistischen Wirkung von Östradiol und FSH** kommt es zur Ausbildung von LH-Rezeptoren auf den Granulosazellen mit einer nun auch LH-abhängigen Hormonproduktion (**positive Rückkopplung**; Abb. 8.6-31). Die steigenden Östrogenspiegel unterstützen das Follikelwachs-

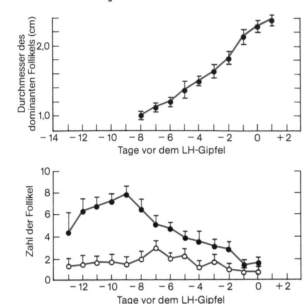

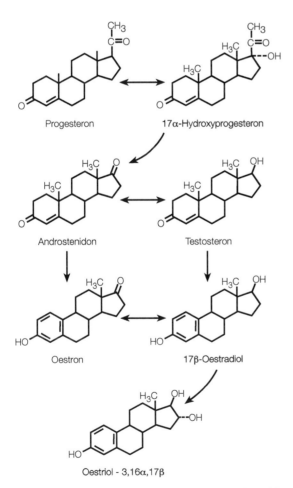

Abb. 8.6-32 Wachstum des dominanten Follikels (oben) und kleinerer Follikel (unten). Die unteren Kurven bedeuten ●–● = Follikelgröße ≤ 0,5 cm; o–o = 0,6–1,0 cm. Ultrasonographische Messungen, normalisiert auf den Tag des LH-Gipfels als Tag 0.

Progesteron

17α-Hydroxyprogesteron

Androstenidon

Testosteron

Oestron

17β-Oestradiol

Oestriol - 3,16α,17β

Abb. 8.6-33 Strukturformeln der wichtigsten Sexualsteroidhormone. Stufen der Biogenese von Testosteron und Östrogenen aus Progesteron sind durch Pfeile angezeigt.

tum (lokale Wirkung) und führen zu Veränderungen in weiteren Zielorganen (systemische Wirkung). Gleichzeitig hemmen sie aber die FSH-Ausschüttung in der Hypophyse (Abb. 8.6-31) und die Ausprägung der FSH-Rezeptoren im Ovar (**negative Rückkopplung**). Durch seine hohe FSH-Rezeptordichte kann sich der **dominante Follikel** trotz stagnierender bzw. abfallender FSH-Werte weiterentwickeln. Die anderen Follikel werden in ihrem Wachstum gehemmt und atretisch (Abb. 8.6-32). Der dominante (Tertiär-)Follikel ist zwischen dem 12. und 14. Tag des Zyklus nahezu für die gesamte Östradiolproduktion verantwortlich. Der Durchmesser des dominanten Follikels nimmt täglich um etwa 2 mm zu und erreicht kurz vor der Ovulation, als sog. sprungreifer GRAAFscher Follikel, einen Durchmesser von ca. 2,5 cm (Abb. 8.6-28, 32).

Über das **Östradiol** kommt es am Ende der Follikelphase durch eine **positive Rückkopplung** zu einem starken Anstieg der hypophysären LH-Freisetzung (**LH-Gipfel**; Abb. 8.6-34), dem 16–24 Stunden später die **Ovulation** folgt. LH induziert über cAMP die Reifung der Eizelle, aber auch von Prostaglandinen und proteolytischen Enzymen, die letztlich die Ovulation ermöglichen (Kap. 8.6.5). Gleichzeitig fördert es die Bildung von Progesteron in den *Corpora lutea accessoria* (Kap. 8.6.5). Da die Ausbildung der LH-Rezeptoren durch FSH gesteuert wird, können nur dann genügend LH-Rezeptoren entstehen, wenn in der vorangegangenen Follikelphase ausreichend FSH und Östrogene gebildet wurden.

Die Umwandlung des Follikels in den **Gelbkörper (Corpus luteum)** nach der Ovulation findet unter dem Einfluss von LH im Verbund mit anderen, noch unbekannten Faktoren statt (Abb. 8.6-31). Im Corpus luteum wird **Progesteron,** aber auch Östradiol synthetisiert. Bei der geschlechtsreifen Frau ist neben dem Gelbkörper die Plazenta der einzige weitere Progesteronproduzent. Progesteron wirkt nur bei der Frau; eine Funktion für das männliche Geschlecht ist nicht bekannt. Die nach der Ovulation zunehmende Bildung von Progesteron und Östradiol (Abb. 8.6-34) blockiert über einen **negativen Rückkopplungsmechanismus** die Bildung und Ausschüttung von FSH und LH in der Hypophyse (Abb. 8.6-31). Ohne ein neues Signal (im Falle der Konzeption und Implantation das **HCG** aus dem Trophoblasten, s. u.) fehlt die übergeordnete Stimulation der Lutealzellen mit der Folge, dass sich der Gelbkörper zwei Wochen nach der Ovulation funktionell zurückbildet und zugrunde geht (**funktionelle Luteolyse**). Auch hier liegt ein komplexes Zusammenspiel von intragonadalen Faktoren (Prostaglandin, Wachstumsfaktoren, Zytokine) und dem Abfall der Gonadotropinkonzentration vor. Mit der Luteolyse fallen die Spiegel von Progesteron und Östradiol ab und lösen damit die **Menstruationsblutung** aus (**Hormonentzugsblutung**).

Der histologisch erkennbare Umbau des Corpus luteum menstruationis zum **Corpus albicans** erstreckt sich über Wochen (Kap. 8.6.5). Soll ein **Corpus luteum graviditatis** entstehen und damit die Gelbkörperfunktion aufrechterhalten bleiben, müssen **embryonale Signale** das Corpus luteum erreichen. Das wichtigste Signal ist das von den Trophoblastzellen des Keims gebildete Hormon HCG (**humanes Choriongonadotropin**). In Abb. 8.6-34 sind die Hormonverläufe während eines menstruellen Zyklus im Zusammenhang mit Follikulogenese, Gelbkörperbildung und Endometriumtransformation dargestellt.

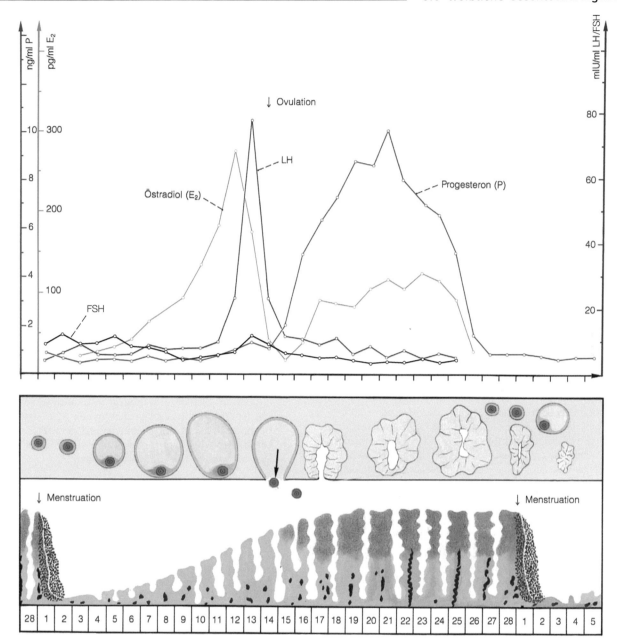

Abb. 8.6-34   Schematische Darstellung der zyklischen Schleimhautveränderungen im Uterus der Frau und ihre Abhängigkeit von den Blutspiegeln hypophysärer und ovarieller Hormone. Es ist ein 28-tägiger Zyklus zugrunde gelegt. Der präovulatorische LH-/FSH-Gipfel folgt dem Östradiol-Gipfel. Progesteron beginnt bereits kurz vor der Ovulation anzusteigen.

Orale hormonelle Kontrazeptiva („Pille") aus synthetisch hergestellten und pharmakologisch veränderten Abkömmlingen der natürlichen Östrogene und Gestagene greifen in die subtile neuroendokrine Zyklussteuerung ein. Die zugeführten Steroide stören die Gonadotropinsekretion aus dem Hypophysenvorderlappen und unterbinden den LH-Gipfel. Sie werden in verschiedenen Kombinationen aus Östrogenen und Gestagenen appliziert, und zwar entweder in einer gleich bleibenden Hormonzusammensetzung (**Einstufen-Kombinationpräparate**), in variablen Östrogen- und Gestagendosen (**Zwei-** und **Dreistufen-Kombinations-** oder **Sequenzpräparate,** gestagenbetonte Präparate zur Vermeidung unerwünschter Östrogen-Nebenwirkungen) oder als azyklische Hormongabe (Gestagenmonopräparate, **Minipille**). Dadurch wer-

den im Ovar Follikelreifung und Ovulation, in der Zervix die Schleimveränderungen und/oder im Endometrium die stadienadäquate Transformation verhindert. Die mehrfachen Wirkebenen der exogenen Hormone machen diese Form der Familienplanung sicher: **Pearl-Index** von 0,03–0,22 (der Pearl-Index misst die ungewollten Schwangerschaften pro Jahr, bezogen auf 100 Frauen). Auch **Antigestagene** führen zu den meisten der genannten Veränderungen. Darüber hinaus hemmen sie die weitere Entwicklung der bereits implantierten Blastozyste. Sie können deshalb auch als **postkoitale Nidationshemmer**/Frühabortika eingesetzt werden.

In aufeinander folgenden Zyklen reift bei etwa der Hälfte der Frauen alternierend in dem rechten oder linken Ovar der präovulatorische Follikel heran. Wenn zwei Follikel reifen, rupturieren und beide Eizellen befruchtet werden, entstehen zweieiige Zwillinge.

> Durch Hormonbehandlungen und reproduktionsmedizinische Techniken im Rahmen von Sterilitätsbehandlungen werden heute häufiger Mehrlinge geboren als früher.

Das **Ovar** ist das **zentrale Steuerorgan** im hormonellen Regelkreis des weiblichen Zyklus. Im Follikel werden in bestimmter zeitlicher Sequenz und Menge Sexualsteroide gebildet. Sie wirken rückkoppelnd auf Hypothalamus und Hypophyse, wodurch die Bildung von GnRH und Gonadotropinen gehemmt wird (Abb. 8.6-31). Andererseits führt Östradiol während der östrogendominierten **Follikelphase** zu einer vermehrten Synthese und Speicherung des LH im Hypophysenvorderlappen. Dies ist eine Voraussetzung für die plötzliche massive Ausschüttung des LH beim LH-Gipfel und die **Auslösung der Ovulation.** Während der **Lutealphase** fallen bei steigendem Progesteronspiegel die LH-Konzentrationen immer mehr ab, sodass sich in der zweiten Hälfte der Lutealphase durch die geringere LH-Stimulation auch die Progesteronbildung vermindert und letztendlich zusammenbricht. Das Corpus luteum limitiert daher selbst seine Lebensdauer.

Die zentrale Rolle des Ovars im endokrinen Regelkreis wird auch beim Einsetzen des **Klimakteriums** (Kap. 8.6.8) deutlich. Der Follikelvorrat in den Ovarien hat sich erschöpft. Die Größe des Ovars ist im Klimakterium auf etwa die Hälfte geschrumpft. In der frühen Prämenopause sind neben vielen atretischen Follikeln nur noch wenige entwicklungsfähige Follikel vorhanden. Somit kann der endokrine Regelkreislauf nicht mehr normal funktionieren; nach und nach erlischt die Ovarialfunktion.

Die Funktionen von Hypothalamus, Hypophyse, Ovar und Uterus werden auch nerval beeinflusst, weshalb man auch von einer **endokrin-nervalen Regulation** sprechen kann. Insbesondere das hypothalamo-hypophysäre System verarbeitet nervale Informationen und psychische Reize und ist damit eine Schnittstelle zwischen dem Nerven- und Hormonsystem.

> Dieser Umstand erklärt auch Zyklusanomalien wie azyklische Ovulationen, anovulatorische Zyklen und vor allem Amenorrhöen durch Umwelteinflüsse und psychische Traumen, z.B. in Kriegszeiten (**Stressamenorrhö**). Am bekanntesten ist die Haftamenorrhö.

Die Wirkungsweise von Östrogenen und Gestagenen in peripheren Zielzellen

Östrogene und Gestagene führen zwar zu Veränderungen im gesamten Organismus, vornehmlich aber in den Genitalorganen. Die Hormone erreichen ihre Zielzellen über das Blut. Die Zielzellen sind durch eine meist hohe Zahl an **Rezeptoren** gekennzeichnet, an die die Hormone binden und eine hormontypische Zellantwort auslösen. Die Hormonwirkung hängt von der Zahl der Zielzellen in einem Gewebe ab. Steroidhormone wie die Östrogene und Progesteron sind lipophile Substanzen, die die Plasmamembran passieren und an ihre intrazellulär lokalisierten Rezeptoren binden. **Östrogen-** und **Progesteronrezeptoren** gehören zu den zytoplasmatischen Rezeptoren vom Typ der **Steroidhormonrezeptorfamilie.** Durch Hormonbindung wird der Ligand-Rezeptor-Komplex in den Zellkern transloziert und dort zu einem aktiven **Transkriptionsfaktor,** der die Expression von Zielgenen reguliert. Zielgene für Östrogene und Progesteron tragen ein HRE (Hormonresponsive Elemente) in ihren Promotoren. Durch Bindung des Ligand-Rezeptor-Komplexes an das HRE wird die Transkription dieser Gene ausgelöst, mRNA gebildet, ins Zytoplasma transportiert, wo die Umsetzung der genetischen Information über die Proteinbildung erfolgt.

Für die Funktion der Geschlechtsorgane sind **Östrogene** unerlässlich. Östradiol ist das wirksamste Östrogen. Östrogene sind für die Ausbildung der primären und sekundären Geschlechtsmerkmale und die zyklischen Veränderungen in den Genitalorganen verantwortlich. Grundlage dafür ist die zell- und stadienspezifische Verteilung der Östrogenrezeptoren. Es gibt zwei **Östrogenrezeptoren** (ER), ERα und ERβ. Die biologische Bedeutung von zwei Östrogenrezeptoren ist noch nicht klar. Die beiden Östrogenrezeptoren werden organspezifisch mit einer überlappenden, aber nicht identischen Gewebeverteilung exprimiert. Nach heutigem Wissensstand kann Folgendes gesagt werden: Der ERα kommt in allen Reproduktionsorganen vor, ERβ u.a. in Ovar, Uterus, Mamma, männlichen Geschlechtsorganen (Hoden, Prostata), Hypophyse und Gehirn. In den weiblichen Genitalorganen wird der ERα in den Epithel- und Bindegewebezellen von Mamma, Uterus und Eileiter und in den glatten Muskelzellen der Uterusgefäße und des Myometriums gebildet. Im Ovar kommen beide Östrogenrezeptoren vor, ERβ in Granulosazellen, ERα in der Theca interna.

Mäuse mit ausgeschaltetem ERα-Gen sind in beiden Geschlechtern infertil. Die auffälligsten phänotypischen Veränderungen betreffen die Genitalorgane, Brustdrüse und das Stützgewebe. Männliche Mäuse mit ausgeschaltetem ERβ-Gen sind unfruchtbar, weibliche dagegen fertil, haben aber geringere Wurfraten.

Bei Mäusen werden beide Östrogenrezeptoren schon vor der Geschlechtsreife in den Epithel- und Stromazellen des Uterus und im Ovar gefunden, sodass Östrogene Einfluss auf die Entwicklung der Geschlechtsorgane nehmen (Kap. 8.1). Daher überrascht der Befund, dass trotz der Ausschaltung des ERα die Genitalorgane, wenn auch hypoplastisch, angelegt werden und sich relativ normal entwickeln und differenzieren können.

Schon kurze Zeit nach einer Östrogengabe sind die uterinen Gefäße stärker durchblutet, später gefolgt von gewebespezifischen Effekten. Dabei können im Endometrium eine Frühphase (1–4 Stunden) der **Östrogenwirkung,** primär gekennzeichnet durch Hyperämie und Wasseraufnahme im Epithel, und eine Spätphase mit DNA- und Proteinbildung, Hyperplasie und Hypertrophie von Stroma- und Epithelzellen unterschieden werden. Östrogeneffekte auf das Epithel werden z.T. über stromale ERα vermittelt. Östradiol induziert u.a. die Synthese von **Progesteronrezeptoren, Wachstumsfaktoren** (z.B. von epidermalem Wachstumsfaktor, EGF, und seinem Rezeptor, EGFR) und verschiedenen **Zytokinen.** Erhöhte Progesterongehalte unterbinden dagegen die Bildung des ERα im Stroma und Epithel und führen damit zu einer geringeren Ansprechbarkeit dieser Gewebe auf Östrogene.

Östrogene wirken entsprechend des Vorkommens von Östrogenrezeptoren auch auf verschiedene extragenitale Zellen und Gewebe, insbesondere auf **Bindegewebezellen** und **Osteoblasten**. Hier stimulieren sie die Synthese von Matrixkomponenten (anaboler Effekt) und fördern so u. a. den Wassergehalt der Gewebe und die Knochendichte. Auch wird die Differenzierung der glatten Muskulatur durch Östrogene gefördert. Östrogene wirken überdies gefäßerweiternd und durchblutungsfördernd. Bei Frauen in der Geschlechtsreife sind Herzinfarkte sehr selten. Der Östrogenabfall in der Postmenopause fördert Osteoporose, Abnahme des Wassergehalts in Geweben (u. a. schlaffe Haut) und eine Erhöhung des Herzinfarktrisikos (Weiteres s. Kap. 8.6.8).

Vom **Progesteronrezeptor** (PR) sind **Subtypen** bekannt, von denen **A** und **B** funktionell wichtig sind. Sie gehen auf ein Gen, das für beide Isoformen kodiert, zurück, das auf dem Chromosom 11 liegt. PR*A* gilt als Repressor, während PR*B* die Transkription von Progesteronzielgenen anregt. Im Unterschied zu den Östrogenrezeptoren, die unabhängig voneinander vorkommen können, werden die Progesteronrezeptorsubtypen koexprimiert, d. h., dass sie in den gleichen Zellen gebildet werden. Aber auch bei den Progesteronrezeptoren gibt es Unterschiede im Mengenverhältnis und im stadienspezifischen Auftreten, z. B. zwischen Endometriumepithel (Vorkommen vor allem von PR*B* und während der mittleren Sekretionsphase) und Stromazellen (Dominanz von PR*A*).

Gestagene sind primär nicht wachstumsfördernd, sondern **induzieren** die **Zelldifferenzierung**. Sie geben den Östrogenwirkungen eine neue Richtung. Sie regen beispielsweise die unter Östrogeneinfluss proliferierten Endometriumsdrüsen zur Sekretion an. Unter Progesteroneinfluss nimmt die Viskosität des Uterussekrets zu. Die Progesteronwirkungen bedürfen meistens einer vorherigen Stimulation durch Östrogene.

Rezeptorbestimmungen bei endokrin beeinflussbaren gynäkologischen Tumoren, wie Mamma-, Ovarial- und Endometriumkarzinom, spielen eine große Rolle für die Therapieplanung und Prognose.

Ab einem Progesteronplasmaspiegel von ca. 4 ng/ml wird die **Körpertemperatur** um etwa 0,5 °C erhöht. Vermutlich liegt diesem Phänomen eine Interaktion mit den zentralen Thermorezeptoren zugrunde. Das Thermoregulationszentrum liegt im Hypothalamus in enger anatomischer Nachbarschaft zu den GnRH-Neuronen. Auf diesen Umstand führt man auch die im Klimakterium auftretenden Hitzewallungen zurück. Die Messung der **Basaltemperatur** kann Aussage darüber geben, ob und wann eine Ovulation mit nachfolgender Luteinisierung stattgefunden hat.

Durch den hyperthermen Effekt des Progesterons ist die Gelbkörperbildung und -funktion mit einer Erhöhung der Körpertemperatur um ca. 0,5 °C verbunden, die kurz nach der Ovulation erfolgt. Dadurch ist bei einem regelmäßigen Zyklus eine Einschätzung der sog. fruchtbaren und unfruchtbaren Tage möglich (Zeitwahlmethode nach KNAUS-OGINO mit **Basaltemperaturmessung**). Die Zeitwahlmethode ist von verschiedenen Einflussfaktoren abhängig und mit einer höheren Unsicherheit belastet als andere empfängnisverhütende Maßnahmen (PEARL-Index von 0,5–19,3; Vergleich: „Pille" 0,03–0,22, s. o.).

Anovulatorische Zyklen

Die Fruchtbarkeitsphase der Frau ist durch die zyklische Follikulogenese mit zyklischer Bildung ovarieller Hormone geprägt. Diese Regelmäßigkeit gilt nicht für den Beginn und das Ende dieser Phase, für die unregelmäßige und anovulatorische Zyklen typisch sind. Auch bei einem Zyklus ohne Ovulation kommt es zu einer Menstruationsblutung. Hierbei handelt es sich um eine **Abbruchblutung** nach Abfall des peripheren Östrogenspiegels (**Hormonentzugsblutung**). Anovulatorische Zyklen dauern meist länger als 28 Tage. Die nicht rupturierten Follikel produzieren bis zu ihrer Degeneration ausreichend Östrogene, um das Endometrium aufzubauen. Ein Gelbkörper entsteht nicht. Bei 15- bis 17-Jährigen verlaufen 43% der Zyklen anovulatorisch, bei den 18- bis 20-Jährigen 27%, 31- bis 35-Jährigen 7%, 46- bis 50-Jährigen 15%.

Durch eine Östrogendauereinwirkung und die fehlende progesteronvermittelte Differenzierung kann es zu einer zu starken Stimulation des Endometriumwachstums kommen, was zu einem hochproliferierten Endometrium mit dem Bild einer **glandulärzystischen Hyperplasie** mit nicht sekretorisch umgewandelten Uterusdrüsen führen kann. Häufigste Ursache für die Endometriumhyperplasie ist die Follikelpersistenz mit einer monophasischen Ovarialfunktion.

8.6.7 Schwangerschaft und Geburt

Schwangerschaft

Die Dauer einer Schwangerschaft wird vom ersten Tag der letzten Regel an berechnet. Eine Schwangerschaft dauert 40 Wochen (**Menstruationsalter/Schwangerschaftswoche, SSW**). Der Zeitraum vom Beginn der letzten Regel bis zur Ovulation, im Allgemeinen 14 Tage, muss bei der Berechnung des **Ovulationsalters** (**Entwicklungsalter, 38 Wochen**) abgezogen werden.

Vulva und Vagina

Die Vulva und die Vagina sind in der Schwangerschaft blutreicher und ihre Pigmentierung nimmt zu. Die Vaskularisierung der Vagina während der Schwangerschaft führt zur Ausbildung von Venen, die funktionelle Schwellkörper um die Vagina bilden. Während der Schwangerschaft wird die Vaginalschleimhaut weicher, glatter und es entsteht mehr Transsudat. Das Vaginalepithel wird dicker und enthält eine glykogenreiche Intermediärschicht (Kap. 8.6.2).

Uterus

Der nichtgravide Uterus steht mit seinem äußeren Muttermund etwa in Höhe der Interspinallinie. Die **Cervix uteri,** die zu Beginn der Schwangerschaft angehoben wird, tritt nach der 36. Schwangerschaftswoche (SSW) tiefer in das Becken. Die Schleimhaut der Cervix hypertrophiert während der Schwangerschaft und bildet einen **Schleimpfropf,** der den Zugang zum Cavum uteri verschließt. Der Verschluss der Zervix geschieht außerdem über große Venenplexus (Abb. 8.6-35). Der Uterus ist ab der 6.–7. SSW aufgelockert und leicht vergrößert. In der 24. SSW steht der **Fundus uteri** am Nabel, in der 36. SSW am Rippenbogen

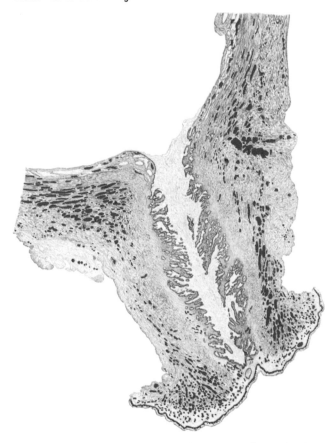

Abb. 8.6-35 Medianer Sagittalschnitt durch die Zervix einer Erstschwangeren im 3. Monat. Die Krypten des Zervikalkanals sind stark ausgeprägt. Die Blutgefäße sind rot hervorgehoben.

(Abb. 8.6-36). Nach der 36. SSW senkt sich der Fundus durch Tiefertreten des Uterus in das kleine Becken. Bis zur Geburt hat sich das Volumen der Uterushöhle im Vergleich zum nichtgraviden Uterus 800- bis 1000fach vergrößert (Abb. 8.6-37). Analog verhält sich die **Gewichtszunahme,** wobei der nichtgravide Uterus 30–120 g, der Uterus unmittelbar nach der Geburt 1000–1500 g wiegt. Die wesentlichen Veränderungen des Uterus während der Schwangerschaft betreffen den Feinbau des Endometriums und Myometriums. Auch treten Änderungen in der **Innervationsdichte** vegetativer Nervenfasern auf, wie Abnahme von sympathischen und parasympathischen Fasern im Implantationsbereich des Endometriums und eine allgemeine Vermehrung von Nervenfasern im Zervixbereich.

Endometrium

Das Endometrium macht vor allem in der Frühschwangerschaft große Veränderungen durch, die man zum guten Teil als eine Fortsetzung der Umstellungen auffassen kann, die in der Sekretionsphase des Zyklus eingeleitet wurden (Kap. 8.6.3). Der wesentliche Grund dafür liegt in den weiterhin hohen und sogar steigenden Blutspiegeln von Progesteron, das vom Corpus luteum graviditatis (Kap. 8.6.5) und später von der Plazenta gebildet wird. Die Umstellungen betreffen das Epithel (Oberflächenepithel, Drüsen) ebenso wie das Stroma.

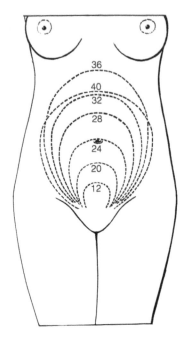

Abb. 8.6-36 Fundusstand in den verschiedenen Schwangerschaftswochen.

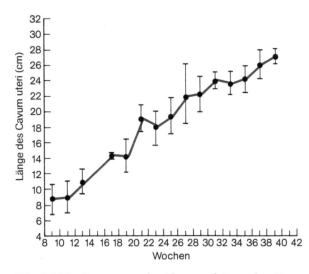

Abb. 8.6-37 Nomogramm des Längenwachstums des Uterus während der Schwangerschaft aufgrund ultrasonographischer Messungen (± Standardabweichung).

Die **Veränderungen am Uterusepithel** beginnen schon nach der Ovulation, d.h. praktisch parallel zur Progesteronausschüttung. Bis zur mittleren Sekretionsphase scheinen die Veränderungen ausschließlich durch ovarielle Hormone gesteuert zu werden und nach einem starren Schema abzulaufen, egal, ob ein Keim (der sich 6–7 Tage nach der Ovulation implantieren würde) anwesend ist oder ein „nichtfertiler" Zyklus abläuft, der in einer Menstruation enden wird. Die dann folgenden Umstellungen im Uterusepithel müssen als Ausdruck geänderter Programme für die Sekretion gesehen werden. Bei verschiedenen Versuchstieren, bei denen dies genauer studiert werden konnte, sind diese Verschiebungen ausgeprägter als beim Menschen. Es gibt z.B. Proteine, die unter Östrogeneinfluss synthetisiert und/oder ins Uteruslumen ausgeschleust werden und demnach bereits in der Follikelphase dominieren (Beispiele: VEGF, Leptin-Rezeptor und die Serumproteine Albumin und Transferrin), während andere, die progesteronabhängig sind, in der Gelbkörperphase erscheinen (Beispiele: Uteroglobin, bestimmte Histone, Cyclophilin A). Beim Menschen findet man ein komplexes Spektrum vieler einzelner Proteine (s. auch Kap. 8.6.6). Die physiologische Funktion der Uterussekretproteine ist noch weitgehend ungeklärt.

Der Keim signalisiert dem mütterlichen Organismus schon frühzeitig seine Anwesenheit. Die Trophoblastzellen der Blastozyste bilden **HCG** vermutlich schon vor der Implantation und beginnen bei Einsetzen der Invasion in das Endometrium (Bildung des Synzytiotrophoblasten) mit der Ausschüttung größerer Hormonmengen, die dann im mütterlichen Blut und Urin nachweisbar sind (**Schwangerschaftstest**). Infolge der HCG-Wirkung wird die Rückbildung des Gelbkörpers verhindert (Kap. 8.6.5), sodass die Sekretionsphase des Endometriums aufrechterhalten bleibt.

Das **Stroma des Endometriums** wird nach der Implantation, die sechs oder sieben Tage nach der Ovulation stattfindet, zunächst in unmittelbarer Nähe der Fruchtanlage, dann im ganzen Uterus zur **Dezidua** umgewandelt (s. auch Kap. 8.6.3). Stromazellen und Prädeziduazellen wandeln sich in große, epitheloide, glykogen- und lipidhaltige Deziduazellen (Abb. 8.6-38) um. Die Dezidua ist in der 12. SSW etwa 10 mm dick. Eine **deziduale Umwandlung** von Bindegewebezellen findet man während der Schwangerschaft

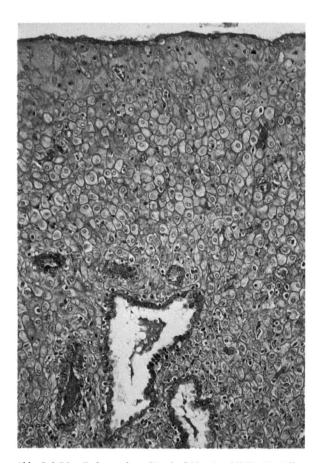

Abb. 8.6-38 Endometrium (Frau), frühe Gravidität. Die Zellen des endometrialen Stromas haben sich zu dicht aneinander gelagerten, großen, epitheloiden Deziduazellen umgewandelt. Unten im Bild Anschnitte von weiten Drüsenlumina. H.E.; Vergr. 125fach.

nicht nur im Corpus uteri, sondern gelegentlich auch an der Portio und der Vagina, in den Tuben, Ovarien und Ligamenten.

Myometrium

Die Größenzunahme des Uterus ist von einem starken Wachstum des Myometriums begleitet. Zunächst bleibt die Uteruswand etwa 1,2–1,5 cm dick. Erst in der 2. Hälfte der Schwangerschaft passt sich der Uterus an die Größe der Frucht durch die Dehnung der Wand bei gleichzeitiger Abnahme der Wanddicke an. Am Schwangerschaftsende beträgt die Wanddicke des Uterus nur noch 0,5–1 cm.

Während der Schwangerschaft hypertrophieren die **glatten Muskelzellen**. Ihre Länge nimmt von 40–90 μm (nichtschwangerer Uterus) auf 500–800 μm (Uterus bei Geburtsbeginn) zu, ihre Breite von 2,5–5,8 μm auf 5–10 μm. Der extrazelluläre Raum, in dem sich hauptsächlich extrazelluläre Matrix befindet, wird ebenfalls größer, jedoch in geringerem Ausmaß als das Volumen der glatten Muskelzellen. Im nichtgraviden Uterus nehmen die glatten Muskelzellen des Korpus 30–40% des Volumens der Uteruswand ein, in der Schwangerschaft 50–55%. Gegen Ende der Schwangerschaft bilden die glatten Muskelzellen des Myometriums vermehrt Nexus aus, die wahrscheinlich der Koordination der Kontraktionen bei der Geburt (Wehen, Austreibung des Kindes) dienen (s. u.).

Die **Gefäße** des Myometriums vergrößern sich auch unter dem Einfluss der Sexualhormone. Die Arterien sind in der Lutealphase korkenzieherartig gewunden (Kap. 8.6.3). Sie strecken sich etwas während der Gravidität und verlaufen nach der Geburt wieder korkenzieherartig. Arterien sind in der Schwangerschaft drei- bis viermal weiter als während des Zyklus. Damit korreliert eine **Steigerung der Durchblutung** von 50 ml/min (nichtgravider Uterus) auf 500–750 ml/min (Uterus am Ende der Schwangerschaft). Die Venen können fast fingerdick werden, das venöse Netz füllt einen guten Teil der Uteruswand aus.

Ovar

Die Ovarien vergrößern sich in der Schwangerschaft auch ohne Berücksichtigung des Wachstums des Corpus luteum graviditatis. Die Stromazellen hypertrophieren und können eine deziduale Umwandlung durchmachen. Das Corpus luteum graviditatis wächst etwa bis zur 8. SSW und erreicht einen Durchmesser von etwa 30 mm. Während der Schwangerschaft ist eine **Follikelentwicklung** nicht ausgeschlossen, sodass neben dem Corpus luteum auch Sekundär- und Tertiärfollikel gefunden werden. Nach der 8.–12. SSW wird das Corpus luteum graviditatis kleiner und degeneriert langsam. Seine endokrinen Funktionen werden von dieser Zeit an bis zur Geburt vom Trophoblast der Plazenta übernommen.

Halteapparat

Die Haltebänder des Uterus wachsen in der Schwangerschaft. So wachsen u.a. die Ligg. teretes uteri; sie werden muskelreicher und können am Ende der Schwangerschaft kleinfingerdick sein. Auch die Ligg. lata nehmen an Dicke beträchtlich zu, z.T. auch wegen der Dilatation der Gefäße in der Schwangerschaft. Die Ligg. sacrouterina wachsen ebenfalls.

Veränderungen im Gesamtorganismus

Nicht nur am äußeren Genitale, sondern auch am Nabel, am After, in Hautnarben und in der Linea alba kommt es während der Schwangerschaft zu einer verstärkten Pigmentation der Haut. Letztere wird dann zur Linea fusca. Im Gesicht können Pigmentstörungen als **Chloasma uterinum** imponieren. Die erhöhten Sexualhormone während der Schwangerschaft führen außerdem zu einer Auflockerung der Bänder des Beckenrings. Bestes Beispiel ist die **Symphysenlockerung.** Dasselbe gilt für die Sakroiliakalgelenke, wodurch eine Kippung des Beckenrings entsteht, die den Durchtritt des kindlichen Kopfes während der Geburt erleichtert. Der Einfluss der Schwangerschaft auf Bänder und Gelenke wird vermutlich maßgeblich durch **Relaxin** aus Gelbkörper und Plazenta vermittelt.

Über Veränderungen der **Brustdrüsen** während der Schwangerschaft s. Kap. 14.2.4, Bd. 2.

Geburt

Die Geburt wird durch regelmäßig auftretende **Eröffnungswehen** eingeleitet. Sie treten zunächst alle 5–10 Minuten, danach alle 2–4 Minuten auf. Es ist bislang nicht geklärt, durch welches Signal der Geburtsbeginn ausgelöst wird. Wehen entstehen durch Kontraktionen des Uterus, die meistens in einer Tubenecke beginnen und sich dann über Fundus und Zervix ausbreiten. Die Erregungsausbreitung zwischen den glatten Muskelzellen des Myometriums wird durch Nexus vermittelt, die ihrerseits wieder über Östrogene reguliert werden.

Eine zentrale Bedeutung für die Wehentätigkeit spielt das Hormon der Neurohypophyse, **Oxitocin** (OT; gr.: okis, schnell; tokos, Geburt). Am Ende der Schwangerschaft steigt die Produktion von OT-Rezeptoren im Myometrium um das 200fache, wahrscheinlich ausgelöst durch einen Abfall des Verhältnisses von Progesteron zu Östrogen. OT wird wahrscheinlich auch lokal im Myometrium gebildet. Die Wehentätigkeit kann medikamentös durch Verabreichung von OT-Präparaten ausgelöst werden.

Voraussetzung für eine zügige Erweiterung des Muttermundes ist eine **reife Zervix** (Abb 8.6-39, 41). Die Reifung der Zervix ist ein Vorgang, der in den letzten Wochen vor der Geburt vorbereitet wird. Dabei wird das Gefüge von Kollagenfasern und Grundsubstanz durch Zunahme des Flüssigkeitsgehalts (infolge verstärkter Synthese von Proteoglykanen und Hyaluronsäure, die stark hydratisiert sind) aufgelockert. Es wird vermutet, dass auch hier **Relaxin** eine wichtige Rolle spielt, aber auch Östradiol und Prostaglandine können eine solche Auflockerung auslösen.

Während die **Geburtswehen** den **Muttermund eröffnen,** kommt es gleichzeitig zu einer Weiterstellung und Erschlaffung der Vagina, des Levatorspalts und der Schlinge des M. bulbospongiosus. Sobald der äußere Muttermund vollständig, d. h. auf etwa 10 cm, eröffnet ist, wird der Kopf des Kindes durch das Weichteilrohr des Geburtskanals gepresst. Der Kopf dehnt nacheinander die Scheide, den Levatorenspalt und die M.-bulbospongiosus-Schlinge, um dann über die Haut des Damms geboren zu werden (Abb. 8.6-40). Zu diesem Zeitpunkt besteht der **Geburtskanal,** in dem sich noch der Rumpf des Kindes befindet, aus einem mehr oder weniger gleichmäßig auf etwa 10 cm Durchmesser gedehnten Schlauch, der aus Korpus, unterem Uterinsegment, Zervix, Vagina und Vestibulum vaginae besteht (Abb. 5.5-12).

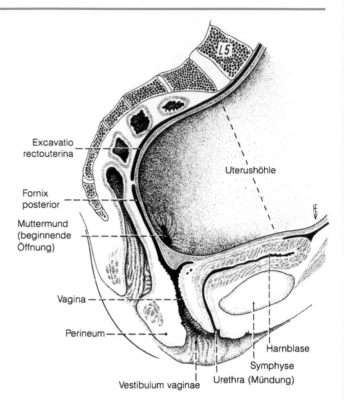

Abb. 8.6-39 Sagittalschnitt durch Vagina und Uterus in der Eröffnungsperiode. Der Kopf des Kindes (nicht eingezeichnet) ist in das kleine Becken eingetreten. Die Zervix ist fast verstrichen, der Muttermund ist für einen Finger durchgängig.

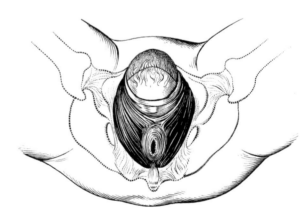

Abb. 8.6-40 „Durchschneiden" des kindlichen Kopfes. Die Muskeln des Beckenbodens bilden den äußeren Teil des Geburtskanals. Siehe auch Abb. 8.2-7

Die Austreibungswehen können mit Unterstützung der **Bauchpresse** (Erhöhung des intraabdominalen Drucks durch Pressen wie beim Stuhlgang) intrauterine Drücke bis 220 mmHg erzeugen.

Etwa 3–4 Minuten nach der Geburt kontrahiert sich mit der ersten **Nachwehe** das Myometrium und die Plazenta (Kap. 8.7) wird durch eine Flächenverschiebung zwischen Plazenta und Uterus teilweise oder ganz gelöst. Die Ausstoßung der Plazenta mit Eihäuten (**Nachgeburt**) erfolgt meist innerhalb von 15 Minuten nach der Geburt. Die Kontraktion des Myometriums komprimiert auch die Uterus-

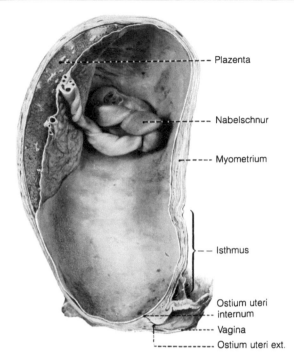

Abb. 8.6-41 Medianschnitt durch einen schwangeren Uterus. Die Frucht ist entfernt, die Plazenta im Schnitt getroffen. Die Zervix ist geschlossen.

gefäße. Dadurch und durch Thrombosierung von Gefäßen kommt es zu einer physiologischen Blutstillung im Bereich des Plazentabetts, das durch die ersten Nachwehen auf etwa Handtellergröße schrumpft. Das untere Uterinsegment und ein großer Teil der Zervix bleiben während der ersten Nachwehen noch schlaff, jedoch beginnt der innere Muttermund, sich wieder zu schließen.

> Manchmal schließt er sich sogar vor Ausstoßung der Plazenta und es kommt zur Retention der Plazenta.

In der ersten Stunde nach der Geburt sind noch alle Abschnitte des Weichteilrohrs weich und dehnbar, auch der Levatorspalt und die Bulbospongiosusschlinge, nur der Uterus kontrahiert. Etwa eine Woche nach der Geburt ist die Zervix wieder ausgebildet.

Kind-/Wochenbett (Puerperium)

Die Phase zwischen Ausstoßung der Plazenta und Rückbildung der genitalen und extragenitalen Schwangerschaftsveränderungen wird als Kind- oder Wochenbett (**Puerperium**) bezeichnet. Der **Wochenfluss**, die **Lochien**, Ausfluss aus dem Uterus, besteht aus Blutbestandteilen, aus abgestorbenem Deziduagewebe, aus Leukozyten, die die Uteruswand infiltrieren, und aus Bakterien. Innerhalb von 24 Stunden nach der Geburt ist die Cavitas uteri von Bakterien, die von der Vagina aufsteigen, besiedelt. Zu einer bakteriellen Besiedlung der Tuben kommt es im Wochenbett im Allgemeinen nicht, da die Tuben in ihrem intramuralen Teil durch Kontraktion von glatten Muskelzügen komprimiert werden. Zusätzlich mag ein lokales Ödem der intramuralen Tubenschleimhaut beim Verschluss eine Rolle spielen.

Die **Arterien** verlaufen unmittelbar nach der Geburt wieder korkenzieherartig. Sie machen ebenso wie das **Myometrium** eine **Involution** durch, indem intra- und extrazelluläre Gewebsmasse abgebaut wird.

Die Abbauvorgänge im Uterus und im Gesamtorganismus während des Wochenbetts sind etwa 6 Wochen nach der Geburt abgeschlossen (Abb. 8.6-42). Im Wochenbett verliert der Uterus durch Zelluntergang, Atrophie und Abbau der extrazellulären Matrix etwa 1 kg an Gewicht (Abb. 8.6-43). Nach der ersten Geburt bleibt der Uterus

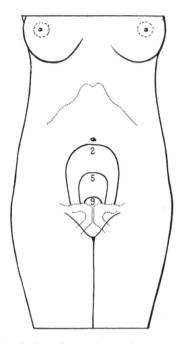

Abb. 8.6-42 Stellung des Fundus uteri am 2., 5. und 9. Tag des Wochenbetts.

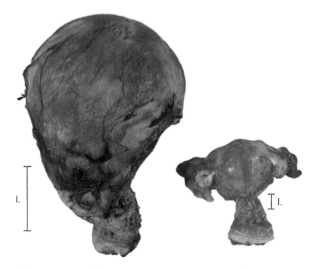

Abb. 8.6-43 Größenunterschiede zwischen einem (a) Uterus aus der Wochenbettphase und (b) einem nichtgraviden Uterus. Die Größe des Isthmus (I.) ist neben den Präparaten jeweils mit Maßstab bezeichnet. Das Präparat des Wochenbettuterus ist ohne Adnexe und formolfixiert; das Präparat des nichtgraviden Uterus mit seinen Adnexen ist nicht fixiert. Ca. 0,4 × natürliche Größe.

etwas größer als vor der Schwangerschaft; seine Sonden-länge beträgt dann 7–9 cm.

Das **Ovar** nimmt während des Wochenbetts langsam seine Funktion wieder auf. Bei nichtstillenden Müttern werden erste Ovulationen 6 Wochen post partum (nach der Geburt) beschrieben. Meist treten sie jedoch erst später auf. Die **erste Menstruation** setzt häufig 6–8 Wochen nach der Entbindung ein und ist in der Regel eine Abbruch-blutung ohne vorausgehende Ovulation (Kap. 8.6.6). Bei stillenden Müttern hängen Ovulation und Menstruation entscheidend von der Stillfrequenz ab. Ist diese hoch, z.B. alle 4 Stunden, wird die Ovulation unterdrückt und tritt die sog. **Laktationsamenorrhö**, die blutungsfreie Zeit wäh-rend der Stillperiode, ein.

8.6.8 Das weibliche Genitale außerhalb der Reproduktionsphase

Die Lebensphasen der Frau außerhalb der Reproduktions-phase weisen charakteristische Merkmale auf, zu denen auch Morphologie und Funktion der Geschlechtsorgane gehören. Wichtige Phasen sind
– Neugeborenenphase und Kindheit
– Pubertät
– Klimakterium
– Postmenopause und Senium.
Die mittlere Lebenserwartung einer Neugeborenen in Deutschland hat sich in den letzten 120 Jahren verdoppelt und liegt derzeit bei knapp 80 Jahren. Im Verhältnis dazu hat sich das Menopausenalter (**Menopause:** letzte Regel-blutung; Abb. 8.6-44) von etwa 50 Jahren nicht wesentlich verschoben. Das Menarchealter (**Menarche:** erste Mens-truationsblutung) liegt in den westlichen Industrienatio-nen zwischen $10^1/_2$ und $13^1/_2$ Jahren und damit heute ca. 3–4 Jahre früher als in der Mitte des 19. Jahrhunderts. Die erhöhte Lebenserwartung hat zweierlei zur Folge: (1) Die **Phase der Geschlechtsreife** (Fruchtbarkeits-, Fort-pflanzungs- oder Menstruationsphase) beträgt ca. 40 Jahre und ist damit länger als in früheren Generationen. (2) Frau-en erleben heute ca. ein Drittel ihres Lebens im Zustand der erloschenen Ovarialfunktion (**Postmenopause**) und des höheren Alters (**Senium**). Das **Klimakterium**, die Wechsel-

jahre, ist der Übergang von der vollen Geschlechtsreife bis zum Senium. Es ist mit somatischen und psychischen Symptomen verbunden. Beginn und Ende der ovariellen Tätigkeit sind durch unregelmäßige ovulatorische und **anovulatorische Zyklen** (Kap. 8.6.6) gekennzeichnet.

Menarche- und Menopausenalter zeigen ein inverses Verhältnis: Je früher die Menarche beginnt, desto später tritt die Menopause ein. Während im Durchschnitt ein Menarchealter von 12 mit einem Menopausenalter von 50 Jahren korreliert, kommt es bei einer Menarche mit 18 Jahren zum Eintritt der Menopause etwa 4 Jahre früher. Dies führt zu unterschiedlich langen Fruchtbarkeitsphasen bei Frauen.

Das weibliche Genitale bis zur Geschlechtsreife

Neugeborenenphase

Die ersten Lebenstage des Mädchens sind noch geprägt durch die **hohen Östrogenspiegel**, die während der Schwangerschaft seitens der Mutter auf das Neugeborene einwirkten. Die äußeren und inneren Geschlechtsorgane sind gut entwickelt, die großen und kleinen Labien reich durchblutet, rötlich, verdickt (Abb. 8.6-45). **Reifezeichen** für neugeborene Mädchen sind die Bedeckung der kleinen Labien durch die großen, beidseits tastbares Brustdrüsen-gewebe mit einem Durchmesser ein- oder beidseits von mehr als 1 cm und die gute Ausbildung der Brustwarzen. Die Klitoris ist im Verhältnis zu den anderen Genitalorga-nen relativ groß. Innerhalb der ersten Lebenstage kommt es zur Keimbesiedelung der **Vagina.** Solange der Östrogenein-fluss aus der Fetalzeit noch vorherrscht, findet man, wie bei der erwachsenen Frau, auch DÖDERLEINsche Milchsäure-bakterien (Kap. 8.6.2). Das Vaginalepithel ist mehrschich-tig, ausgereift und weist Superfizialzellen auf (Abb. 8.6-5). Die **Portio vaginalis** zeigt häufig eine Zylinderepithel-Ekto-pie (Kap. 8.6.3). Der **Uterus** ist gestreckt, steht oberhalb der Symphyse (Abb. 8.6-46) und ist etwa 3 cm lang und 4 g schwer. Die Zervix ist deutlich größer als das Corpus uteri.

Ein **Eierstock** ist ca. $2 \times 0,5 \times 0,3$ cm groß. Das weibliche Neugeborene wird mit ca. 2 Millionen Eizellen geboren (Abb. 8.6-47), von denen aber etwa die Hälfte bereits dege-nerative Veränderungen aufweist.

Innerhalb von 2–3 Wochen nach der Geburt fallen die kindlichen Östrogenspiegel auf geringe Werte ab. Der Ös-

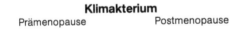

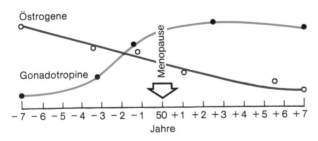

Abb. 8.6-44 Östrogen- und Gonadotropinausscheidung in der Prä- und Postmenopause.

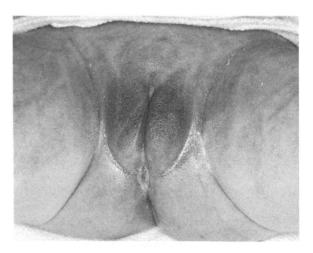

Abb. 8.6-45 Vulva einer Neugeborenen.

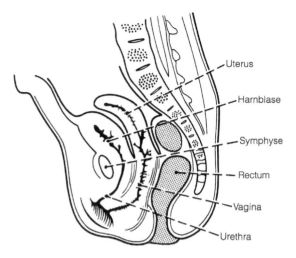

Abb. 8.6-46 **Medianschnitt durch das Becken eines neugeborenen Mädchens.** Der Uterus steht oberhalb der Symphyse.

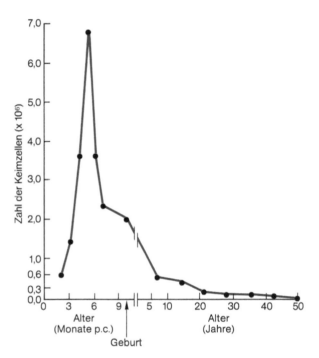

Abb. 8.6-47 **Die Veränderungen in der Gesamtpopulation der Keimzellen im menschlichen Ovar mit zunehmendem Alter.**

trogenentzug bedingt eine Rückbildung der Genitalorgane und kann gelegentlich zu einer Abbruchblutung (Kap. 8.6.6) führen.

Ruheperiode (Kindheit)

Im Kindesalter enthält die **Vulva** wenig Fettgewebe, wodurch die Schamlippen nicht prominent hervortreten. Sie unterscheiden sich farblich nicht deutlich von der übrigen Körperhaut; eine Schambehaarung fehlt (Abb. 8.6-48). Die Schleimhaut der **Vagina** ist dünn und besteht nur aus wenigen Zelllagen von Basal- und Parabasalzellen. Das Scheidensekret ist neutral bis leicht alkalisch. Die Portio vaginalis ist vom mehrschichtigen Plattenepithel der Vagina bedeckt.

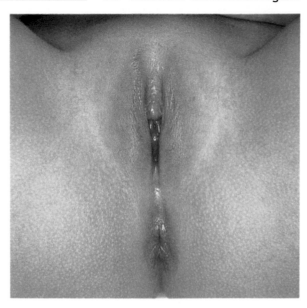

Abb. 8.6-48 **Vulva eines 4-jährigen Mädchens.**

Der **Uterus** ist ca. 2,6 cm lang und 0,6 cm dick. Das Größenverhältnis Zervix zu Korpus liegt bei etwa 2 : 1. Das Endometrium zeigt einfache, unverzweigte Drüsen. In den Ovarien reifen einige Follikel bis zu kleinen Tertiärfollikeln heran, ohne dass jedoch Ovulationen stattfinden. Sie gehen durch Follikelatresie zugrunde. Ob **Östrogene** produziert werden, ist ungewiss. Die Östrogenspiegel von Mädchen und Jungen sind zwischen dem 2. und 7. Lebensjahr gleich niedrig und gehen vermutlich auf die Östrogenproduktion in der Nebennierenrinde zurück. Die **gonadale Ruhephase** dauert etwa bis zum 8. Lebensjahr. Danach nimmt, begleitet von einem Reifungsprozess der Nebennierenrinde (**Adrenarche**), das Ovar an Gewicht zu. Die Adrenarche ist das erste Zeichen der beginnenden Pubertät und durch eine vermehrte Sekretion adrenaler **Androgene** gekennzeichnet. Sie sind im Zusammenspiel mit Östradiol beim Mädchen für den Schluss der Epiphysenfugen und die Entwicklung der **Sekundärbehaarung** verantwortlich. Die Auslöser der Adrenarche sind unbekannt.

Reifungsperiode (Pubertät)

In der Pubertät werden die primären und sekundären Geschlechtsmerkmale der Frau ausgeprägt. Eintreten, Dauer und Reihenfolge der **Pubertätszeichen** unterliegen individuellen Schwankungen. Zwischen dem 9. und 13. Lebensjahr kommt es unter dem Einfluss der zunehmend gebildeten ovariellen Östrogene zur Brustentwicklung (**Thelarche**) und zum Auftreten der Schambehaarung (**Pubarche**). Auf dem Mons pubis treten zunächst vereinzelt, dann zunehmend Schamhaare auf. Brustentwicklung sowie Menge und Verteilung der Schamhaare werden für eine Stadieneinteilung der Pubertät (Tanner-Stadien) herangezogen. Achsel- und Sekundärbehaarung nehmen zu. Durch regional vermehrte Bildung von Unterhautfettgewebe kommt es zur typischen weiblichen Körperform. Das Wachstum der **Mammae** setzt sich fort und die Beckenbreite nimmt zu. Der Mons pubis ist durch subkutane Fettpolster unterlegt und die großen Labien werden zunehmend vaskularisiert.

Der Hymen wird dicker und wölbt sich meist etwas in das Ostium vaginae vor.

Unter dem Einfluss der Gonadotropine reifen in den **Ovarien** immer mehr Follikel bis zu den präovulatorischen Stadien heran. Die Steroidhormonsynthese in der Theca interna (Kap. 8.6.5) nimmt zu. Die typische Epithelschichtung der **Vagina** bildet sich aus. Das Vaginalmilieu wird feucht und durch die mikrobielle Besiedelung mit DÖDERLEIN-Bakterien sauer. Im zytologischen Abstrich finden sich glykogenhaltige Superfizialzellen (Abb. 8.6-6; s. auch Kap. 8.6.2). Der Zervikalkanal öffnet sich und die Schleimhaut sezerniert einen alkalischen, weißlich-flockigen Schleim (**Fluor puberalis**). Durch Wachstum und Vermehrung der glatten Muskulatur vergrößert sich der Uterus auf eine Länge von über 5 cm. Am **Uterus** kommt es zu einem proportionalen Umbau mit einer Größenzunahme des Corpus uteri, sodass sich die Sondenlänge Zervix : Cavitas uteri von ca. 3 : 1 auf 1 : 3 umkehrt. Durch die Vergrößerung und Formveränderung nimmt der Uterus schließlich die für das Erwachsenenalter typische Form an und Lage ein (Kap. 8.6.3).

Durch zunehmende Östrogenspiegel beginnt die Proliferation der Uterusschleimhaut. Die Schleimhaut wird mit der **Menarche,** der ersten Periodenblutung, abgestoßen. Bei der Menarche handelt es sich meistens um eine Abbruchblutung ohne vorausgegangene Ovulation (Kap. 8.6.6).

Einige Altersangaben sollen der Orientierung dienen. Der Median für die Brustknospung liegt bei 9,8 Jahren, den Beginn der Pubesbehaarung bei 10,5, für das maximale Wachstum bei 11,4, die Menarche bei 12,8, die adulte Schambehaarung bei 13,7 und die Entwicklung der adulten Mamma bei 14,6 Jahren.

Mit der Pubertät ist ein verstärktes **Längenwachstum** verbunden, das bei Mädchen etwa im 12. Lebensjahr sein Maximum mit einem Größenzuwachs von ungefähr 8 cm pro Jahr erreicht. Zwischen dem 14. und 18. Lebensjahr endet das Längenwachstum mit dem Schluss der Epiphysenfugen. Der **pubertäre Wachstumsschub** beträgt ungefähr 30 cm. Hormonelle Auslöser sind Testosteron und STH (somatotropes Hormon).

In der Pubertät muss die **neuroendokrine Regulation** der Geschlechtsfunktionen (Kap. 8.6.6) erst reifen. Circa 40% der Zyklen bei 15- bis 17-jährigen Mädchen sind anovulatorisch, verglichen mit 7% bei 31- bis 35-jährigen Frauen. Bis zur Ausbildung eines biphasischen Zyklus vergehen nach der Menarche zwei bis drei Jahre.

Wodurch wird der **Pubertätsbeginn** ausgelöst? In beiden Geschlechtern kommt es während der Kindheit mit Abschluss der gonadalen Ruhephase zu einer vermehrten **GnRH-Ausschüttung** mit pulsatiler Stimulation der Hypophyse, die vermehrt LH und FSH sezerniert (Kap. 8.6.6). Dadurch beginnen beim Mädchen die Follikulogenese im Ovar und die durch die neuroendokrinen Rückkopplungsmechanismen bestimmte Zyklizität. Der Pubertätseintritt kann an der **veränderten Tätigkeit des Hypothalamus** erkannt werden. Die Faktoren, vermutlich mehrere, die diese Prozesse initiieren, sind nicht bekannt. Adrenarche und **Gonadarche,** die gonadale Steuerung des weiblichen Zyklus, sind vermutlich zwei voneinander unabhängige Prozesse. Umweltfaktoren und endogene Faktoren, z. B. Körpergewicht, Körperfett, die z. T. genetisch determiniert sind, sind beteiligt. Auch **Licht** könnte ein Reifungsfaktor sein. Vor der Einführung des elektrischen Lichts lag beispielsweise in

Skandinavien das Menarchealter später als in Südeuropa. Leistungssport kann zu Störungen der GnRH-Sekretion und damit zu Zyklusstörungen und Amenorrhö führen, was vermutlich auf die vermehrte Sekretion von **Endorphinen** unter körperlichem, aber auch seelischem Stress zurückgeführt werden kann. Beginnt der Leistungssport bereits vor der Menarche, kann sich diese um mehr als drei Jahre verschieben.

Die Pubertät ist aber nicht nur durch die somatischen Prozesse gekennzeichnet, sondern auch durch **Verhaltensänderungen** und die Auseinandersetzung der Adoleszenten mit der Erwachsenenwelt. Der Wunsch nach Selbstständigkeit und individueller Gestaltung des Lebens, einschließlich der Partnerschaft, entwickelt sich.

Die **Adoleszenz** ist durch anovulatorische Zyklen und Corpus-luteum-Insuffizienz gekennzeichnet und gilt deshalb als eine Phase der relativen Sterilität. Trotz der geringeren Konzeptionschance kommt es immer wieder zu, meist ungewollten, Schwangerschaften (Teenager-Schwangerschaften).

Klimakterium und Postmenopause

Klimakterium

Das Klimakterium beginnt bereits prämenopausal (Abb. 8.6-44). Die Wechseljahre sind fast immer mit **somatischen Beschwerden** und **psychischen Symptomen** verbunden (s. u.).

Das Gewicht der Ovarien nimmt schon ab dem 30. Lebensjahr ab. Jahre später führen **absinkende Östrogenspiegel** über den neuroendokrinen Rückkopplungsmechanismus zu einem Anstieg der Gonadotropinspiegel (Abb. 8.6-44). Das Östradiol fällt dabei stärker ab als das Östron. Der Hormonmangel betrifft sowohl die Follikel- als auch die Lutealphase. Meist führt er zu einer Verkürzung der Follikelphase bei normaler Dauer der Lutealphase (Kap. 8.6.6). Da jedoch **zunehmend anovulatorische Zyklen** auftreten, nehmen die azyklischen dysfunktionellen Blutungen mit verkürzten oder unregelmäßigen Blutungsintervallen und gestörtem Blutungsverlauf zu. In der Postmenopause fallen die Gonadotropinspiegel dann wieder ab (Abb. 8.6-44).

Die absinkenden Spiegel der ovariellen Östrogene sind für die **klimakterischen Symptome** ursächlich verantwortlich. Diese betreffen insbesondere eine vasomotorische Instabilität mit Hitzewallungen und vegetativen Symptomen, somatische Beschwerden wie Kopf- und Gliederschmerzen und psychische Störungen wie Antriebslosigkeit, Gereiztheit, depressive Verstimmungen, Schlafstörungen, Erschöpfung sowie Libidoverminderung. Die körperlichen Symptome fallen in eine Phase psychischer Auseinandersetzungen mit einer vermeintlich geringeren Attraktivität und gesellschaftlichen Anerkennung, dem irreversiblen Verlust der Fortpflanzungsfähigkeit und dem Auftreten von degenerativen Altersprozessen.

Die **Hitzewallungen** können als Gegenregulation auf einen Östrogenmangel mit einer gesteigerten Aktivität hypothalamischer noradrenerger Neurone erklärt werden. **Noradrenalin** setzt GnRH im Hypothalamus frei. Nach einer Hitzewallung wurden deutliche Anstiege der LH-Konzentration im Blut gemessen. Nicht nur die GnRH-sezernierenden Neurone werden durch Noradrenalin stimuliert, sondern auch die in direkter Nachbarschaft liegenden, an der **Thermoregulation** beteiligten Neurone. Körpertemperatur und Verminderung der Wärmeabgabe durch Vasokonstriktion bzw. vermehrte Wärmeabgabe durch Vasodilatation mit anschließendem Schweißausbruch stehen in einem kausalen Zusammenhang. Der Mangel an Sexualsteroiden mindert die Bildung von endogenen Opiaten. Opiate bewirken eine Hemmung der intrahypothalamischen Katecholaminfreisetzung. Neben ihrer Eigenschaft als Neurotransmitter für GnRH modulieren die Katecholamine Noradrenalin und Dopamin psychische Effekte wie Stimmung, Verhalten und motorischen Antrieb, die in den Wechseljahren stark schwanken können.

Der Östrogenmangel wirkt sich am stärksten auf die Zielorgane im Genitaltrakt aus (Kap. 8.6.6). **Vulva** und **Vagina** schrumpfen, der Introitus wird enger und trockener. Das Vaginalepithel wird leichter traumatisierbar. In der Vagina werden nur noch die glykogenarmen basalen und parabasalen Zellschichten aufgebaut. Die Folgen sind eine mangelnde Milchsäurebildung und ein gestörtes Vaginalmilieu. pH-Verschiebungen bewirken, dass sich pathogene Keime leichter ansiedeln können (**atrophische Kolpitis**). Harnwegsinfekte, Harndrang, Elastizitätsverlust der Vagina, Ausfluss, Brennen, Juckreiz und Kohabitationsschmerzen treten vermehrt auf. Unter der Lubrikationsdefizienz leidet die natürliche Orgasmusfähigkeit.

Viele der klimakterischen Symptome und Veränderungen sind, je nach Stadium und Ausgangslage, reversibel und können bei besonderer Indikationsstellung durch eine Substitutionstherapie mit Hormonen erfolgreich behandelt werden (cave Stimulierung hormonsensitiver Tumoren, wie das Mammakarzinom!).

Postmenopause

Durch den Wegfall funktionsreifer Follikel ist die ovarielle Östradiolproduktion bei der postmenopausalen Frau gering. Dies führt zu einer zunehmenden **Atrophie der östrogenen Zielorgane.** Im postmenopausalen Ovar werden in den Stroma- und Hilumzellen noch Androgene gebildet; Gleiches gilt für die Nebennierenrinde. Das kann zu einer Verschiebung des Androgen/Östrogen-Verhältnisses führen mit einer **partiellen Virilisierung** (z.B. Bildung eines Frauenbarts). Die zirkulierenden Östrogene stammen in der Postmenopause aus der extragonadalen Aromatisierung der Androgene aus der Nebennierenrinde zu Östron. Individuelle Gegebenheiten, z.B. Adipositas, erhöhen die Konvertierungsrate und damit die Östronspiegel (Kap. 8.6.6).

Aufgrund der versiegenden Follikulogenese sinkt im Alter auch die Progesteronproduktion. Postmenopausales **Progesteron** entstammt der Nebennierenrinde, erreicht aber nur einen Bruchteil der ohnehin schon sehr niedrigen Progesteronwerte während der Follikelphase des normalen Zyklus. Wichtigster Unterschied zwischen Prä- und Postmenopause ist die Tatsache, dass die Östrogene nicht mehr zyklisch im Ovar, sondern auf einem niedrigen Niveau kontinuierlich durch **extragonadale periphere Aromatisierung** entstehen. Im Senium erschöpft sich die gonadale Steroidbiosynthese völlig. Der Östrogenmangel macht sich dann besonders deutlich bemerkbar. Es kommt zur **Atrophie** der östrogenempfindlichen Organe, insbesondere **der Genitalorgane** (urogenitale Altersatrophie*)*, und zu Allgemeinveränderungen. Die Genitalorgane sind nur noch spärlich behaart, die großen und kleinen Labien sind

geschrumpft und das Scheidengewölbe ist verstrichen. Der Uterus weist eine Sondenlänge von 5−6 cm auf und ist nur noch ca. 40 g schwer. Das Zervixepithel hat sich in den Zervikalkanal zurückgezogen. Ein Alterungszeichen der Eileiter ist die Kollagenzunahme. Atrophie und Spannungsverlust des Halteapparates des Uterus können zu Senkungen und Lageveränderungen des inneren Genitales mit **Kontinenzproblemen** führen.

8.6.9 Sexuelle Reaktionen

In die Reaktionen auf sexuelle Reize ist der gesamte Körper einbezogen, jedoch sind die Veränderungen in den Genitalorganen am stärksten (sog. genitale und extragenitale sexuelle Reaktionen). Sowohl das zentrale als auch das vegetative Nervensystem sind beteiligt. Die anatomisch-physiologischen Veränderungen bei sexueller Erregung lassen sich im Wesentlichen auf zwei Grundreaktionen zurückführen: **Vasokongestion** (venöse Blutfülle) und **Zunahme des Muskeltonus.** Seit MASTERS und JOHNSON wird die funktionelle Anatomie der **sexuellen Reaktion** in beiden Geschlechtern in 4 Phasen eingeteilt. Die längste Phase ist die **Erregungsphase,** der bei anhaltender sexueller Erregung die **Plateauphase** folgt. Diese geht spontan in die meistens nur wenige Sekunden dauernde **Orgasmusphase** über. In der **Auflösungsphase** bilden sich die Organveränderungen in der Reihenfolge ihres Auftretens wieder zurück. Dauer und Intensität der einzelnen Phasen sind variabel. Eine Vielzahl von Faktoren – Intensität der Partnerbeziehung, die generelle und situative Zuwendung zum Partner, Libido u.v.m. – bestimmen die Sexualität und ihre Erlebnisfähigkeit.

Psychogen und durch taktile Reize der Haut, insbesondere im Genitalbereich, nimmt in der **Erregungsphase** die venöse Blutfülle in den Venen und Venenplexus des Genitales, v.a. im Bulbus vestibuli, zu. Eine besondere Hautsensibilität weisen die sog. **erogenen Zonen** auf, zu denen neben der Vulva u.a. die Brustwarzen, der Mund und das Perineum gehören. Die sexuelle Erregung zeigt sich an einer Schwellung der Schamlippen. Besonders die Labia minora pudendi schwellen durch die Blutfülle um das Zwei- bis Dreifache an, werden wärmer und färben sich charakteristisch rot. Durch die Schwellung rücken sie auseinander und öffnen den Scheideneingang. Die Gleitfähigkeit, **Lubrikation,** des Introitus wird durch die gesteigerte Schleimproduktion der BARTHOLINschen Drüsen und insbesondere die nach Erregungsbeginn schnell einsetzende Transsudation durch die Vaginalwand in das Scheidenlumen erhöht. Die Reizung der Klitoris dient der Aufnahme, Auslösung und Erhöhung der sexuellen Erregung. Die **Corpora cavernosa** clitoridis schwellen an, im geringen Umfang auch die Glans clitoridis. Durch eine Retraktion der Crura clitoridis wird die Klitoris in Richtung Symphysenrand unter das Präputium gezogen. Extragenital nimmt durch Vasokongestion der Umfang der Brustdrüsen zu, vergrößern sich die Mamillen und richten sich auf. Es kommt zu Rötungen der Haut *(sex flush),* vor allem im Brustbereich, und der Tonus der Schließmuskeln nimmt zu.

In der **Plateauphase** erweitern sich die oberen $2/_3$ der Scheide, während es durch eine ausgeprägte vasokongestive Reaktion im unteren Drittel zur Ausbildung eines Gewebepolsters kommt (**orgastische Manschette;** Abb. 8.6-49),

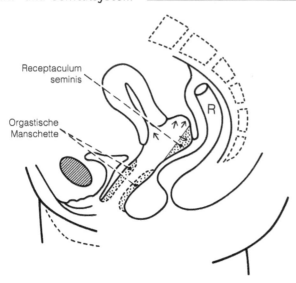

Abb. 8.6-49   Die Vagina in der Erregungs- und Orgasmusphase.
Erweiterung der Scheidengewölbe (Pfeile) und Anhebung des Uterus,
R = Rektum.

von der Frau häufig als ein Wärmegefühl wahrgenommen.
Nach der Einführung des Penis (Immissio penis) werden
die Mechanorezeptoren in der Haut der Vaginalmanschet-
te gereizt, was die Blutfülle weiter steigert, zu einer stärkeren Schwellung von Bulbus vestibuli und Klitoris und
zu einer Verlängerung der Scheide führt. Durch die Blut-
ansammlung in den venösen Plexus des kleinen Beckens
vergrößert sich der Uterus, wird angehoben, unterstützt
durch Kontraktionen der Ligg. lata und sacrouterina, richtet sich nach kranial auf und ragt schließlich aus dem kleinen Becken heraus. Dadurch hebt sich die Zervix von der
hinteren Vaginalwand ab; der entstehende freie Raum wird
Receptaculum seminis (Abb. 8.6-49) genannt.

Der **Orgasmus** ist eine starke psychisch-sexuelle Erregung mit einem intensiven Gefühls- und Körpererleben.
Beim Orgasmus kontrahieren sich die orgastische Manschette, Uterus und die Beckenbodenmuskulatur. Die Uteruskontraktionen verlaufen vom Fundus ausgehend in
proximaler Richtung. Meistens drei bis acht rhythmische
Kontraktionen treten in einem Abstand von ca. 0,8 Sekunden auf. Bei einem Orgasmus während der Menstruation
kann durch die Kontraktionen stoßweise Menstruations-

blut ausgetrieben werden. Frequenz und Intensität der
Kontraktionen variieren, Stärke und Dauer werden individuell und von Orgasmus zu Orgasmus unterschiedlich
empfunden. Begleitet wird der Orgasmus von Zeichen
sympathischer Stimulation, wie erhöhter Tonus der Skelettmuskulatur, Schweißsekretion, Tachykardie, Blutdruck-
steigerung, Hyperventilation und Pupillenweitung.

In der **Rückbildungsphase** nimmt die genitale und extragenitale Blutfülle ab; der Muskeltonus normalisiert sich
wieder. Der äußere Muttermund weitet sich, bleibt für
ca. 20–30 Minuten erweitert und taucht durch die Rück-
verlagerung des Uterus in das Receptaculum ein, in dem
sich das Ejakulat befindet. Im Unterschied zum Mann,
bei dem Ejakulation und Orgasmus eine Einheit bilden,
schließt sich bei der Frau nach dem Orgasmus meistens
keine refraktäre Phase an, d.h., sie kann anschließend bei
fortbestehender Erregung weitere Orgasmen erleben.

Sexuelle Erregung und Konzeption sind zwei voneinander unabhängige Prozesse. Sexuelles Erleben hängt bei der
Frau stärker von emotionaler Zustimmung, vom Gesamt-
erleben der Partnerbeziehung sowie von Hautberührun-
gen ab als beim Mann, der seine Sexualität stärker genital-
zentriert erlebt. Stimuli der sexuellen Reaktion sind taktile
Reizung des äußeren Genitales, besonders von Klitoris,
Präputium und Frenuli clitoridis und Innenfläche der kleinen Labien, der vorderen suburethralen Scheidenwand
(sog. Gräfenberg-(G-)Zone) sowie Reizung extragenitaler
erogener Zonen und zentralnervöse Erregung, z.B. Phantasien.

Die häufigsten sexuellen Störungen sind Frigidität, Anorgasmie,
ferner Dyspareunie und Vaginismus, denen verschiedenste Ursachen zugrunde liegen können (s. Lehrbücher der Gynäkologie).

Eine Schwangerschaft kann zu einer Verstärkung der o.g.
physiologischen Abläufe und der sexuellen Erlebnisfähigkeit führen. Dazu trägt die hormonell gesteigerte venöse Blutfülle bei. Die
operative Entfernung des Uterus (Hysterektomie) hat im Allgemeinen keine Rückwirkungen auf die Orgasmusfähigkeit. Auch
die Ovarialfunktion hat für die sexuelle Aktivität nur eine mittel-
bare Bedeutung. In der Postmenopause bleibt die Orgasmusfähigkeit erhalten. Andere, direkte Auswirkungen des Hormonentzugs,
wie die Involution und Atrophie der Genitalorgane (Kap. 8.6.8),
werden individuell unterschiedlich empfunden und können die
Sexualität und ihre Reaktionsabläufe beeinträchtigen.

Literatur

Siehe Anhang Nr. 6, 16, 32, 33, 34, 58, 69, 94, 153, 158, 159,
199, 206, 216, 261, 279, 303, 305, 368, 400, 433, 437, 445.

P. KAUFMANN

8.7 Plazenta

Übersicht

Bei allen lebend gebärenden Wirbeltieren vereinigt sich zum Zweck des Gas- und Stoffaustausches zwischen Mutter und Fetus fetales Gewebe mit der Uterusschleimhaut. Die Uterusschleimhaut erfährt wesentliche strukturelle Veränderungen nach Einnistung (Implantation) der Frucht und wird als **Decidua graviditatis** bezeichnet. Das gemeinsam von Mutter und Kind gebildete Organ, das Ernährung, Atmung und Austausch zwischen Fetus und Mutter vermittelt, ist der Mutterkuchen, **Plazenta**. Er wird in jeder Schwangerschaft neu aufgebaut. Die Plazenta ist mit den Eihäuten verwachsen, die wie die Plazenta aus fetalem Gewebe (Amnion, Chorion = Fruchthüllen) und maternalem Gewebe (Decidua) bestehen. Plazenta und Eihäute werden nach der Geburt als **Nachgeburt** ausgestoßen.

Der **Stoffaustausch** zwischen Fetus und Mutter erfolgt durch Diffusion und aktive Transportvorgänge zwischen dem fetalen und maternalen Blutkreislauf. Beide Kreislaufsysteme sind in der Plazenta durch eine kontinuierliche Zellschicht (Synzytiotrophoblast) und das Gefäßendothel des Fetus voneinander getrennt.

8.7.1 Entwicklung der Plazenta

Die Plazentaentwicklung beginnt mit der **Implantation** der Blastozyste in die mütterliche Dezidua. Die Blastozyste gelangt am vierten Entwicklungstag (4. Tag pc = post conceptionem) in den Uterus (Abb. 8.7-1). Zu diesem Zeitpunkt besteht sie aus einem etwa 58-zelligen, hohlkugelförmigen Zellverband. Die bereits lückenhafte Zona pellucida geht während des folgenden Tages vollständig verloren. Zur gleichen Zeit werden die Zellen (Blastomeren) so umgelagert, dass eine einschichtige Zelllage (**Trophoblast**) einen flüssigkeitsgefüllten Hohlraum (**Blastozystenhöhle**) umgibt. Innen liegt dem Trophoblasten ein kleiner Zellhaufen, der **Embryoblast**, an (Abb. 8.7-1 und 8.7-2a). Der Trophoblast wird große Teile von Plazenta und Eihäuten bilden, während aus dem Embryoblasten Fetus, Nabelschnur und das Amnion hervorgehen. Die Plazentaentwicklung wird in mehrere Stadien unterteilt:

Implantation (Tag 6-7 pc): Der erste Schritt ist die **Apposition**. Die Blastozyste besteht zu diesem Zeitpunkt aus 107–256 Zellen, die meisten zum Trophoblasten gehörend, und hat ca. 0,3 cm Durchmesser. Sie ist meistens so orientiert, dass ihr **Embryonalpol** (dem innen der Embryoblast anliegt) zuerst Kontakt zur Dezidua aufnimmt und somit auch **Implantationspol** wird (Abb. 8.7-1 und 8.7-2a). Implantationsort ist meistens der obere Teil der Korpushinterwand.

Abweichungen vom üblichen Implantationsort und von der üblichen Orientierung der Blastozyste sind vielfach Grund für **plazentare Formvarianten**, wie z.B. *Placenta biloba* (zweilappiges Organ), *Placenta anularis* (ringförmiges Organ), *Placenta praevia* (tiefe Lage der Plazenta über dem inneren Muttermund*), Placenta velamentosa* (Ansatz der Nabelschnur an den Eihäuten statt an der Plazenta). Auch Implantationen außerhalb der Uterushöhle, sog. **Extrauteringraviditäten**, kommen vor, wenn die Eiaufnahme in oder der Eitransport durch die Tuba uterina gestört sind, z.B. Implantation in der Tubenschleimhaut (Eileiterschwangerschaft) oder in das Peritoneum (Bauchhöhlenschwangerschaft) (Kap. 8.6.4).

Der Apposition der Blastozyste folgt die **Adhäsion**. Sie setzt die Bereitschaft beider Epitheloberflächen voraus, aneinander zu haften. Die hierfür benötigten Adhäsionsmoleküle (bestimmte Integrine bzw. ihre Liganden und andere Zelladhäsionsmoleküle) sind an den Oberflächen von Blasto-

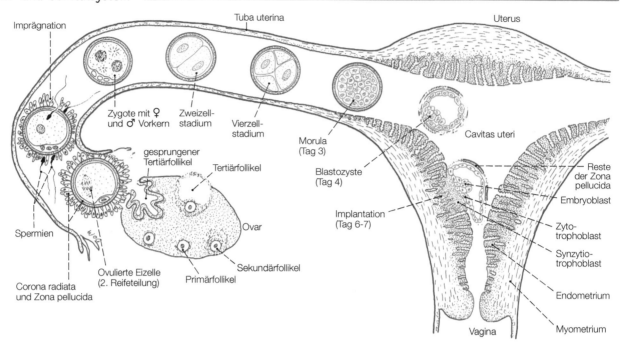

Abb. 8.7-1 **Schematisierte Darstellung von Eisprung, Befruchtung, Furchung und Implantation in Beziehung zur Wanderung durch Eileiter und Uterus.** Die Eizelle und ihre Furchungsstadien sind im Vergleich zu den weiblichen Geschlechtsorganen stark vergrößert gezeichnet. Mütterliche Gewebe: rot; Samenzellen: schwarz; aus der Befruchtung resultierende Gewebe: blau.

zyste und Endometriumepithel nur für ca. 24 Stunden nachweisbar. Nur wenn beide Oberflächen zum gleichen Zeitpunkt (**Implantationsfenster**) die benötigten Adhäsionsmoleküle aufweisen, ist eine Implantation möglich. Deswegen ist bei In-vitro-Fertilisation eine exakte Koordinierung von Zyklusstadium und Blastozystenreife nötig.

Beim nächsten Schritt, der **Invasion,** dringt der Trophoblast des Embryonalpols unter Proliferation seiner Zellen und Verdrängung des Uterusepithels in das Endometrium vor. Dabei verschmelzen alle Trophoblastzellen, die Kontakt zu mütterlichem Gewebe bekommen, synzytial miteinander zu einer vielkernigen, nicht mehr zellulär gegliederten Masse, dem **Synzytiotrophoblasten.** Die nicht fusionierten Trophoblastzellen werden fortan als **Zytotrophoblast** bezeichnet (Abb. 8.7-1 und 8.7-2a). Sie stellen die proliferierenden Stammzellen für den Trophoblasten dar, die ständig durch Fusion in den Synzytiotrophoblasten aufgenommen werden.

Prälakunäre Periode (Tag 7–8 pc): Der Synzytiotrophoblast nimmt durch Proliferation und Fusion seiner Stammzellen an Masse zu und dringt tiefer in die Dezidua ein. Dabei werden immer größere Abschnitte der Blastozystenoberfläche synzytial umgewandelt. Die Implantation ist am 12. Tag pc mit dem völligen Eindringen der Blastozyste in die Dezidua abgeschlossen. Die Lücke, durch die die Blastozyste (Keim) eingedrungen ist, wird durch ein Fibringerinnsel (Operculum) verschlossen. Die über dem Keim an die Uterushöhle grenzende Deziduaschicht wird als **Decidua capsularis**, die zwischen Keim und Myometrium gelegene Schicht als **Decidua basalis** bezeichnet. Die übrige Dezidua, die die Wand der Uterushöhle außerhalb des Implantationsortes auskleidet, heißt **Decidua parietalis.** Die Decidua capsularis verschwindet (degeneriert) bei Größenzunahme von Kind und Plazenta nahezu voll-

ständig. In der übrigen Dezidua wandeln sich die Uterusdrüsen zu spaltförmigen Schläuchen mit abgeplatteten Epithelien um oder sie werden ganz zurückgebildet. Die Stromazellen (Deziduazellen) sind spindelförmige glykogenreiche Zellen, die häufig in Gruppen zusammenliegen.

Lakunäre Periode (Tag 8–13 pc): In der verdickten Synzytiotrophoblastschicht am Implantationspol treten am 8. Tag pc membranumgebene große Vakuolen auf, die schnell zu einem verzweigten Hohlraumsystem (**Lakunen**) konfluieren (Abb. 8.7-2a). In die verbleibenden Synzytiotrophoblastpfeiler (**Trabekel**) wandern ab dem 12. Tag pc Zytotrophoblastzellen ein.

Primärzottenstadium (Tag 12–15 pc): Spornförmige Auswüchse der Trabekeln, bestehend aus Synzytiotrophoblast und Zytotrophoblast, werden als **Primärzotten** bezeichnet. Die Primärzotten ragen in den lakunären Raum, der fortan als **intervillöser Raum** (IVR) (Zotten = Villi) bezeichnet wird (Abb. 8.7-2b). Zeitgleich eröffnet der in die Decidua basalis vordringende Synzytiotrophoblast mütterliche Gefäße, deren Blut sich in den IVR ergießt. Auf diese Weise entsteht die mütterliche Durchblutung der Plazenta (**uteroplazentarer Kreislauf**).

Sekundärzottenstadium (Tag 15–21 pc): Am 14. Tag pc wandern neu gebildete Mesenchymzellen aus dem Embryoblast (**extraembryonales Mesenchym**) in die Plazentaanlage ein und breiten sich auf der inneren Oberfläche des Trophoblasts aus. Die Verbindung aus Mesenchym und Trophoblast wird als **Chorion** bezeichnet (Abb. 8.7-2c). Am 15. Tag dringen die Mesenchymzellen in die zunehmend verzweigenden Primärzotten vor, die dadurch einen Mesenchymkern erhalten und zu **Sekundärzotten** werden.

Tertiärzottenstadium (Tag 18 pc–Geburt): Spätestens am 18. Tag pc entstehen im Zottenmesenchym hämangioge-

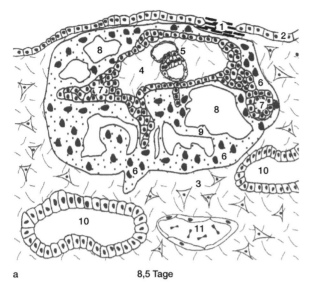

a   8,5 Tage

1 Koagulum in Implantationsöffnung, 2 Uterusepithel, 3 endometriales Stroma, 4 extraembryonales Mesenchym, 5 Keimscheibe (Hypoblast, Epiblast), 6 Synzytiotrophoblast, 7 Zytotrophoblast, 8 Lakune, 9 Synzytiotrophoblasttrabekel, 10 endometriale Drüse, 11 endometriales Blutgefäß.

Abb. 8.7-2 Typische Stadien der Implantation und Plazentaentwicklung. Mütterliche Gewebe: rot; fetale Gewebe: blau; Fibrinoid (gemischt mütterlich-fetale Herkunft): violett.

(a) **Frühes Implantationsstadium vom Tag 8** (vgl. Kap. 4.2.2, Abb. 4-7 bis 9). Der Synzytiotrophoblast des Implantationspols ist stark verdickt und hat erste Lakunen ausgebildet, die aber noch kein mütterliches Blut enthalten. In die zwischen den Lakunen verbleibenden Trabekeln aus Synzytiotrophoblast dringt der Zytotrophoblast maternalwärts vor.

(b) **Primärzottenstadium.** Aus den Trabekeln schieben sich durch Proliferation massive Trophoblastsporne (Primärzotten) in die Lakunen vor, in denen nach Anschluss an die mütterliche Zirkulation bereits mütterliche Erythrozyten (rot) zirkulieren.

(c) **Frühes Tertiärzottenstadium.** Die Zotten sind zwischenzeitlich nicht nur durch extraembryonales Mesenchym ausgehöhlt (Sekundärzotten), sondern z. T. auch von fetalen Blutgefäßen erschlossen (Tertiärzotten). Beachte die intensive Durchmischung von fetalen (blau) und mütterlichen (rot) Zellen in Basalplatte und Plazentabett.

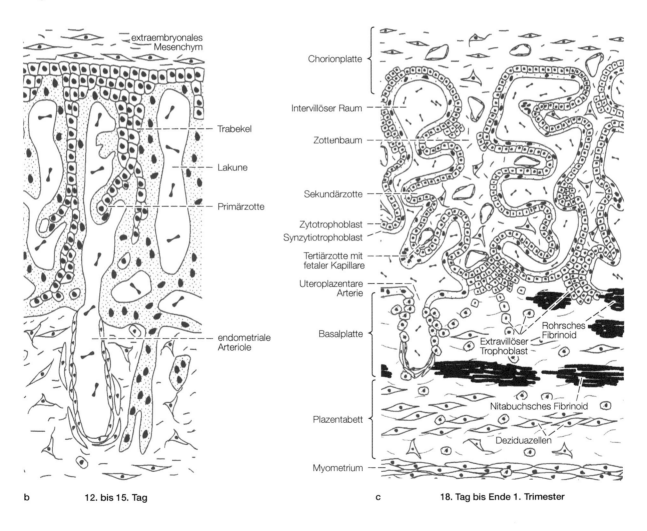

b   12. bis 15. Tag   c   18. Tag bis Ende 1. Trimester

netische Zellnester, aus denen sich innerhalb weniger Tage embryonale Kapillaren und Blutzellen differenzieren. Die kapillarisierten Zotten werden als **Tertiärzotten** bezeichnet (Abb. 8.7-2c). Ihre Gefäße treten am 28. Tag pc über den Haftstiel (= Mesenchymbrücke zwischen Embryonalanlage und Plazenta, Vorläufer der Nabelschnur) in Kontakt mit Allantoisgefäßen des Embryos (Allantois, Kap. 4.3) und etablieren damit die fetale Durchblutung der Plazenta (**feto-plazentarer Kreislauf**).

Die beschriebenen Verhältnisse gelten für die Entwicklung am Implantationspol der Blastozyste. An allen anderen Abschnitten der Blastozystenoberfläche laufen prinzipiell die gleichen Schritte der Zottenentwicklung ab, allerdings mit einer mehrtägigen zeitlichen Verzögerung. Dadurch entstehen zunächst an der gesamten Fruchtoberfläche Zotten. Bereits in der 4. Woche pc setzen gegenüber dem Implantationspol Degenerationsprozesse ein, die den IVR und die Zotten veröden lassen. Bis zur 12. Woche pc wird an 70% der Oberfläche das die Frucht umgebende Chorion zum zottenfreien **Chorion laeve** zurückgebildet (Abb. 8.7-3 und 8). Nur die zottentragenden 30% der Chorionoberfläche (**Chorion frondosum**) sind an der definitiven Plazenta beteiligt. Das Chorion bildet hier **Chorionplatte** und **Zotten** (s. u.).

Schon in den ersten Wochen der Entwicklung ist an der Keimscheibe eine mit Epithel ausgekleidete Blase, die Amnionhöhle, entstanden (Abb. 8.7-2a), die sich während der Abfaltungsprozesse um den entstehenden Embryo ausbreitet. Durch Sekretion von **Fruchtwasser** dehnt sich die Amnionhöhle aus und legt sich ab der 6. Woche pc (Abb. 8.7-3) der Chorionplatte und dem **Chorion laeve** eng an. Amnion und Chorion laeve bilden zusammen mit anhaftender Dezidua die **Eihäute**.

Schwangerschaftsdauer: Zum Zeitpunkt der Geburt ist der Fetus 38 Entwicklungswochen (EW) alt, ausgehend vom Zeitpunkt der Konzeption/Ovulation. Berechnet man vom 1. Tag der letzten Menstruationsblutung (Schwangerschaftswochen, SSW), beträgt die Schwangerschaft 40 SSW oder 10 Lunarmonate (280 Tage oder 9 Kalendermonate) (Kap. 4.4).

8.7.2 Allgemeiner Bau der Plazenta

Im 4. Monat nimmt die Plazenta die definitive Struktur ein. Zum Zeitpunkt der Geburt ist sie scheibenförmig und misst ca. 20 cm im Durchmesser (Abb. 8.7-4). Sie ist 3–4 cm dick, wiegt 350–700 g und besteht aus folgenden Anteilen:

- **Chorionplatte:** begrenzt den IVR fetalwärts und ist gegenüber der Amnionhöhle vom Amnion bedeckt.
- **Zottenbäume** (50% des Organgewichts): hängen baumartig verzweigt von der Chorionplatte in den IVR und enthalten fetale Blutgefäße.
- **Intervillöser Raum** (IVR): Zirkulationskompartiment für das mütterliche Blut ($^1/_4$–$^1/_3$ des Organgewichts).
- **Basalplatte:** Mischung aus Trophoblast und Decidua basalis, die den IVR zur Uteruswand hin begrenzt.

Chorionplatte. Sie bildet die deckelförmige Begrenzung der Plazenta zur Amnionhöhle und besteht in Richtung IVR aus folgenden Anteilen: Amnion, Chorion-Bindegewebe, extravillösem Trophoblasten (s. u.) und Synzytiotrophoblast. Die Nabelschnurgefäße verzweigen sich in der Chorionplatte und verlaufen im Chorion-Bindegewebe radiär (sternförmig) zum Plazentarand (Abb. 8.7-4a). In ihrem Verlauf zweigen Äste vertikal in die von der Chorionplatte ausgehenden Zottenbäume ab (Abb. 8.7-5).

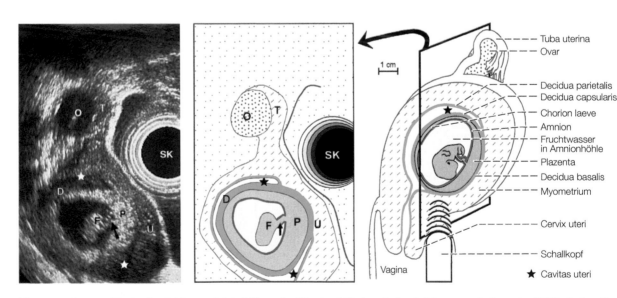

Abb. 8.7-3 Topographie der Fruchtblase und Entwicklung der Eihautverhältnisse in der 6. Schwangerschaftswoche (SSW). Rechts: Uterus samt Adnexen (rot) und Fruchtblase im Medianschnitt. Die Amnionblase (violett) mit dem Fruchtwasser (hellblau) füllt den Chorionsack (homogen blau) weitgehend aus. Dessen Lage zum dezidual umgewandelten Endometrium (orange) wird deutlich. Von der Uterushöhle ist nur noch ein (hier übertrieben breit dargestellter) schmaler Spalt übrig (zwischen Decidua capsularis und Decidua parietalis). Der schwarze Rahmen deutet die Orientierung des durch Ultraschall erzeugten Schnittbildes (links) an.
Mitte: Umrissskizze des Ultraschallbildes (links). SK = Ultraschallkopf in der Vagina; U = Uteruswand; P = Plazenta, die die Fruchthöhle mit dem Fetus (F) und der Nabelschnur (Pfeil) umschließt. Man erkennt bereits in diesem Stadium die Verdickung des Chorionsacks am Embryonalpol (spätere Plazenta) und die gegenüberliegende Reduktion zum Chorion laeve. D = Decidua capsularis; * = Reste der Uterushöhle; T = Tuba uterina; O = Ovar.
Links: Korrespondierendes Ultraschallbild des Uterus in der 8. SSW.

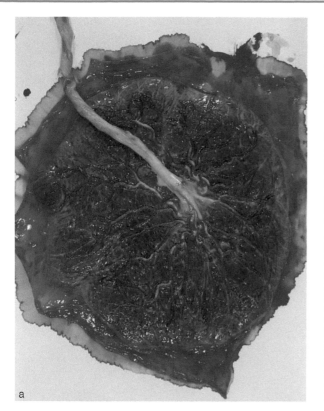
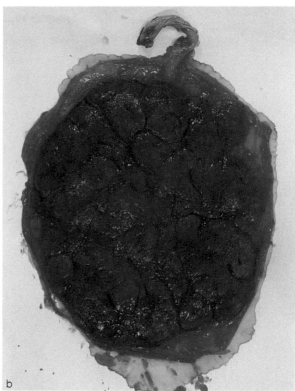

Abb. 8.7-4   Ansicht einer geborenen, reifen Plazenta von fetal (a) und basal (b). Bei der Ansicht von fetal erkennt man die Chorionplatte mit den sternförmig von der Nabelschnur abzweigenden fetalen Gefäßen. Die fetalen Arterien (weiß bis rosa) heben sich durch postpartale Injektion mit einer weißen Flüssigkeit deutlich von den darunter gelegenen Venen ab. Am Rande der Plazenta ist der Abgang der transparent erscheinenden Eihäute sichtbar. Die basale Ansicht der Lösungsfläche der geborenen Plazenta (Basalplatte) zeigt durch Furchen unvollständig voneinander abgegrenzte Kotyledonen. Vergr. 0,33fach.

Zottenbäume und intervillöser Raum (IVR). Der Spaltraum (**IVR**) zwischen Chorionplatte und Basalplatte einerseits und den Zotten andererseits wird von mütterlichem Blut durchströmt (Abb. 8.7-5). Der IVR wird durch 30–50 komplex verzweigte Zottenbäume so stark eingeengt, dass für die Durchströmung des mütterlichen Blutes im Mittel 30 μm weite Spalten übrig bleiben. Die **Zottenbäume** bestehen aus makroskopisch kaum noch auflösbaren Verzweigungsgenerationen von Zotten. Alle Zotten sind vom **Synzytiotrophoblasten** überzogen. Im Inneren liegen **fetale Gefäße**, die Äste der Nabelschnurgefäße (Näheres s. u.).

Basalplatte. Sie bildet den Boden der Plazenta und liegt der Chorionplatte gegenüber. Die Basalplatte besteht aus Decidua basalis, die mit extravillösen Trophoblastzellen (s. u.) durchsetzt ist (Abb. 8.7-2c). Unter der Geburt löst sie sich entlang einer präformierten Zone innerhalb der Dezidua (Lösungsfläche) von der Uteruswand. Derjenige Teil der Dezidua, der bei der Geburt im Uterus verbleibt, ist das **Plazentabett**. Es wird nach der Geburt durch postpartale Blutungen (**Lochien**) ausgestoßen. Basalplatte und Plazentabett bilden zusammen die **maternofetale Durchdringungszone**. Die Basalplatte besteht aus Fibrinoid (s. u.), in das eine heterogene Mischung aus **extravillösen Trophoblastzellen** und endometrialen Gewebeelementen (**Deziduazellen, mütterliche Leukozyten**) eingelagert ist (Kap. 8.7.4). Die **Lösungsfläche der Plazenta** (maternale Seite der Basalplatte) ist durch 10–40 Wölbungen (**mütterliche Kotyledone**, Lobuli) gekennzeichnet (Abb. 8.7-4b). Die trennenden Furchen entsprechen niedrigen Vorstülpungen der Basalplatte in den IVR, den **Plazenta-Septen**. Auf jeden mütterlichen Kotyledo projizieren 1–4 Zottenbäume (Abb. 8.7-5).

Jedem Kotyledo sind 1–2 größere trichterförmige uteroplazentare Arterien zuzuordnen, aus denen sich mütterliches Blut in den IVR ergießt. Es fließt durch uteroplazentare Venen wieder aus dem IVR ab. Innerhalb der Basalplatte besitzen die Endstrecken der Arterien keine Muskulatur und kein Endothel, sondern werden nur von Trophoblastzellen begrenzt. Erweiterte venöse Gefäße am Rand der Basalplatte nennt man Randsinus. Ein großer Teil des Blutes fließt über den Randsinus ab, der andere Teil über die Venen der Basalplatte.

8.7.3 Nabelschnur, Eihäute

Nabelschnur. Die Nabelschnur verbindet den Fetus mit der Plazenta. Sie ist am Geburtstermin ca. 50 cm lang. Ihre Blutgefäße, zwei *Aa. umbilicales* und eine *V. umbilicalis*, sind in **gallertiges Bindegewebe** (Kap. 3.3.5) eingebettet, das an der Oberfläche der Nabelschnur von **Amnionepithel** bedeckt wird (Abb. 8.7-5). In dem Raum zwischen den drei Blutgefäßen sind häufig die obliterierten Anteile des Ductus vitellinus (Dottersackgang) und der Allantois enthalten. Ein blasenförmiger Rest des ehemaligen Dottersacks befindet sich gelegentlich als Nabelblase zwischen Amnion

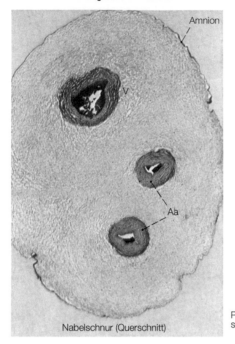

Abb. 8.7-5 Rechts: Schema der reifen menschlichen Plazenta. Dargestellt ist ein Sektor des Organs mit vier Zottenbäumen. In der Uteruswand sind mehrere mütterliche Gefäße (uteroplazentare Arterien und Venen) dargestellt. Die Pfeile im intervillösen Raum symbolisieren den mütterlichen Blutstrom.
Links: Querschnitt durch eine Nabelschnur mit Vena umbilicalis (V) und zwei Arteriae umbilicales (Aa.), eingebettet in gallertiges Bindegewebe. Reste des Allantois- und Dottergangs sind hier nicht zu sehen. Amnionepithel ist oben rechts deutlich zu erkennen. Azan, Vergr. 10fach.

und Chorion nahe dem Nabelschnuransatz in der Chorionplatte. Die **zwei Nabelarterien** sind spiralig um die **Nabelvene** gewunden und verbinden den fetalen Kreislauf mit den Zottengefäßen der Plazenta.

Meist verläuft die Nabelschnur zur Mitte der Plazenta (Insertio centralis). Der Ansatz kann auch seitlich (Insertio lateralis) oder sogar im Chorion laeve neben der Plazenta liegen (Insertio velamentosa).

Eihäute. Am Rand der Plazenta (Chorion frondosum) verschmelzen Chorionplatte und Basalplatte unter Verödung des IVR zum **Chorion laeve** (Abb. 8.7-5 und 8.7-8). Das Chorion laeve ist hier mit der Dezidua verwachsen. Diese ca. 250 µm dicke **Eihaut** besteht aus Zottenrudimenten, Fibrinoid, Trophoblast und Deziduateilen. Gegenüber der Fruchthöhle wird sie wie die Chorionplatte von **Amnion** bedeckt.

Das Amnion besteht aus einem einfachen kubischen bis Säulenepithel und einer subepithelialen Mesenchymschicht. Die Amnionhöhle enthält am Ende der Schwangerschaft ca. 1 Liter **Fruchtwasser**, in dem der Fetus „schwimmt". Das Fruchtwasser wird von Amnion und Fetus durch Resorption und Sekretion kontinuierlich erneuert. Am Schwangerschaftsende werden täglich ca. 700 ml Fruchtwasser produziert – hauptsächlich durch fetale Urinausscheidung. Hiervon wird die Hälfte vom Amnion durch Resorption eliminiert und die andere Hälfte vom Fetus wieder geschluckt.

Verschlüsse der Speiseröhre beim Fetus (Ösophagusatresie) gehen deswegen mit einer Zunahme der Fruchtwassermenge (Hydramnion) einher. Beim Menschen haben Fruchtwasser und Eihäute (Chorion laeve und Amnion) in erster Linie Bedeutung als Stoßpuffer. Das Amnionepithel verhindert zudem Verwachsungen zwischen Fetus und Umgebung. Die Eihäute des Menschen haben im Gegensatz zu vielen Tieren keine nennenswerten Transportfunktionen und Stoffwechselleistungen zu erfüllen.

8.7.4 Plazentazotten

Zottentypen

Die Plazentazotten übernehmen zahlreiche Organfunktionen des Fetus: Gasaustausch; Ausscheidungsfunktion; Wärmeaustausch; Abbau-, Entgiftungs- und Syntheseleistungen der Leber; Sekretion der meisten Hormone; in der Frühschwangerschaft Blutbildung. Die meisten der genannten Aufgaben (Ausnahme: Blutbildung und einige endokrine Funktionen) werden vom Synzytiotrophoblasten der Zotten geleistet. Die reife Plazenta enthält 30–50 reich verzweigte **Zottenbäume**, in deren Inneren die fetalen Blutgefäße liegen und die außen von mütterlichem Blut umspült werden (Abb. 8.7-5). Die Zottenkaliber variieren von 2 mm (Basis der Stammzotten an der Chorionplatte) bis ca. 60 µm (Terminalzotten). Vier verschiedene Abschnitte des Zottenbaums werden unterschieden:

Stammzotten: Sie entsprechen dem Stamm und den verholzten Ästen eines Baums, sind faserreich und enthalten vorwiegend fetale Arterien und Venen. Sie sind für die mechanische Stabilität der Zottenbäume und die Durchblutungsregulation verantwortlich.

Intermediärzotten. Sie entsprechen den blatttragenden Grünholzästen des Baums, sind kaum fibrosiert und enthalten Arteriolen und Venolen sowie Kapillaren. Intermediärzotten sind Wachstumszonen der Stammzotten sowie Bildungsorte der Terminalzotten.

Terminalzotten. Sie bilden die Endaufzweigungen des Zottenbaums (den Blättern eines Baums entsprechend) (Abb. 8.7-6a) und enthalten die terminalen Kapillarschlingen. Terminalzotten sind der Hauptort für die Transport-, Synthese- und endokrinen Leistungen der Plazenta.

Haftzotten. Es handelt sich um eine Sonderform der Stammzotten, die mit der Basalplatte verwachsen sind. Die Haftzotten dienen der Befestigung des Zottenbaums (Chorion) an der Uteruswand (Decidua) (Abb. 8.7-5).

Struktur der Zotten

Unabhängig vom Zottentyp haben alle Zotten den gleichen Bauplan, der hier am Beispiel der Terminalzotten von außen nach innen geschildert wird (Abb. 8.7-6):

Die Zottenoberfläche wird vom villösen Trophoblast bedeckt. Dieser besteht aus dem **Synzytiotrophoblasten** und dem **Zytotrophoblasten.** Der Synzytiotrophoblast bildet eine kontinuierliche Zellschicht, die direkt mit dem mütterlichen Blut des IVR in Kontakt steht (Abb. 8.7-6). Als echtes Synzytium entsteht der Synzytiotrophoblast aus Verschmelzung von Zellen und besitzt keine lateralen Interzellularspalten. Damit ist ein unkontrollierter parazellulärer Stoffaustausch (= an der Zelle vorbei, durch Interzellularspalten) zwischen mütterlichem und kindlichem Kreislauf ausgeschlossen. Der Synzytiotrophoblast ist die entscheidende Barriere zwischen maternaler und fetaler Zirkulation, die limitierend, selektierend und aktiv fördernd in die maternofetalen wie auch fetomaternalen Transportprozesse eingreift. Daneben sezerniert der Synzytiotrophoblast die Mehrzahl der plazentaren Hormone. Die zum IVR gerichtete luminale Oberfläche ist mit zahlreichen Mikrovilli besetzt (Bürstensaum), die die Membranoberfläche für Transportproteine 5- bis 10fach vergrößern.

Der Synzytiotrophoblast befindet sich in einer **protrahierten Apoptose** (programmierter Zelltod, Kap. 2.17.3). Zellteilungen bzw. Vermehrung von DNA und Zellkernen finden im Synzytiotrophoblasten nicht statt. Ebenfalls erfolgt keine nennenswerte Transkription (mRNA-Bildung) mehr. Für sein Wachstum und seine Funktionstüchtigkeit ist der Synzytiotrophoblast deswegen auf die kontinuierliche Fusion mit dem Zytotrophoblasten angewiesen, der für Nachschub von mRNA, Proteinen und Organellen sorgt. Gealterte Organellen und apoptotische Synzytiumkerne werden als plasmalemmumgebene Kernhaufen, sog. **Synzytialknoten** (früher: Proliferationsknoten), in das mütterliche Blut abgegeben (im 3. Trimester ca. 3 g Synzytiotrophoblast pro Tag) und in der mütterlichen Lunge phagozytiert. Unterbrechung der synzytialen Einbeziehung von Zytotrophoblasten führt zum apoptotischen Tod des Synzytiums innerhalb weniger Tage.

Unter dem Synzytiotrophoblasten folgt als zweite Schicht des Epithels ohne zwischengeschaltete Basalmembran der **Zytotrophoblast** (LANGHANS-Zellen) (Abb. 8.7-6b, c). Dieser bildet im 1. Trimester (= 1. Drittel der Schwangerschaft) noch eine fast geschlossene Zelllage, die im Laufe der Schwangerschaft zu wenigen Einzelzellen je Zottenquerschnitt reduziert wird (Abb. 8.7-7a-c). Diese zahlenmäßige Abnahme des Zytotrophoblasten erfolgt dadurch, dass die Zellen kontinuierlich mit dem bedeckenden Synzytiotrophoblasten fusionieren, ohne dass in gleichem Ausmaß Zellen durch Proliferation nachgeliefert werden. Die LANGHANS-Zellen dienen hauptsächlich als Stammzellen für die Bildung und Regeneration des Synzytiotrophoblasten. Die Zellen garantieren durch ihre Fusion das Wachstum und die kontinuierliche Versorgung des Synzytiotrophoblasten mit translations- und syntheseaktivem Zytoplasma. Außerdem sezerniert der Zytotrophoblast Peptidhormone wie Somatostatin, das die Hormonproduktion des Synzytiotrophoblasten reguliert (s. u.).

Unter dem Zytotrophoblasten folgt stromawärts die **Trophoblast-Basalmembran** (Abb. 8.7-6c), die wahrscheinlich nur als passiver Filter in die transplazentaren Transportprozesse eingreift.

Der Trophoblast umschließt das **Zottenbindegewebe.** Seine **Fibroblasten** produzieren die für die mechanische Stabilität der Zottenbäume benötigte extrazelluläre Matrix. **Myofibroblasten** werden für die Stabilisierung und Aufrichtung der Zotten im mütterlichen Blutstrom und für die Durchblutungsregulation verantwortlich gemacht. Die Makrophagen des Zottenstromas werden als HOFBAUER-Zellen bezeichnet. Sie limitieren als zweite mobile Barriere neben dem Synzytiotrophoblasten den Proteintransport zwischen beiden Organismen; in der Regel können nur Immunglobuline ungehindert passieren, während alle anderen in das Zottenstroma (akzidentiell) gelangenden maternalen Proteine dort phagozytiert und abgebaut werden. Außerdem sezernieren die HOFBAUER-Zellen verschiedene Zytokine (z. B. VEGF, bFGF, TNFα, TGFβ), die die Zottenreifung steuern: z. B. durch Kontrolle der fetalen Angiogenese und der Trophoblast-Apoptose und -Differenzierung.

Die **fetalen Blutgefäße** der Terminalzotten bestehen aus Kapillaren, die mit zunehmender Schwangerschaftsdauer weitlumiger (bis 40 µm) werden und dann auch als Sinusoide bezeichnet werden (Abb. 8.7-6b). Die sinusoidale Dilatation soll den fetalen Durchblutungswiderstand dieses gewaltigen extrakorporalen fetalen Gefäßbetts reduzie-

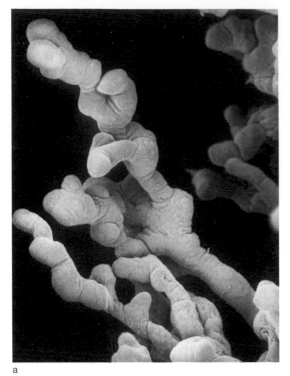

a

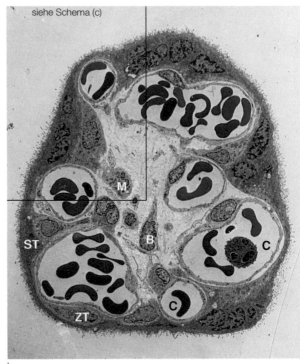

siehe Schema (c)

M

ST

B

C

c

ZT

b

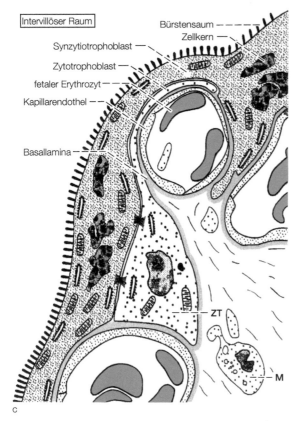

Intervillöser Raum

Bürstensaum
Zellkern
Synzytiotrophoblast
Zytotrophoblast
fetaler Erythrozyt
Kapillarendothel

Basallamina

ZT

M

c

Abb. 8.7-6 Bau der Terminalzotten.
a) REM-Bild von Endverzweigungen (Intermediär- und Terminalzotten) des Zottenbaums. Der umgebende intervillöse Raum erscheint schwarz. Vergr. 500fach.
b) TEM-Querschnitt durch eine Terminalzotte aus der reifen Plazenta. Die überwiegend weitlumigen Kapillaren (= Sinusoide [C]) wölben sich unter extremer Verdünnung des Synzytiotrophoblasten gegen den intervillösen Raum vor. Hierdurch wird die maternofetale Diffusionsstrecke zwischen mütterlichem Blut im intervillösen Raum und fetalem Blut in den Sinusoiden stark reduziert. ST = Synzytiotrophoblast; ZT = Zytotrophoblast; M = Zottenmakrophagen (HOFBAUER-Zellen); B = ortsständige Mesenchymzellen des Zottenstromas. Vergr. 1200fach.
c) Schematisierter Ausschnitt aus Abb. 8.7-6b zur Illustration der trennenden Gewebelagen zwischen mütterlichem und kindlichem Blut (Plazentabarriere).

ren. Das Endothel ist in der menschlichen Plazenta nicht fenestriert, erlaubt aber den Durchtritt (Diffusion, Transport) zahlreicher niedermolekularer Substanzen (u. a. Glucose, Fettsäuren, Aminosäuren). Es spielt als Zellbarriere beim Gasaustausch (Abgabe von CO_2, Aufnahme von O_2), der Abgabe ausscheidungspflichtiger Substanzen und der

Aufnahme von Nährstoffen (u. a. Glucose) und anderen, vom mütterlichen Blut in das Zottenstroma aufgenommenen Stoffen eine wichtige Rolle. Die Kapillaren sind von einem lockeren Verband von Perizyten besetzt und erhalten erst im letzten Schwangerschaftsdrittel (3. Trimester) die perikapilläre Basallamina.

8.7.5 Transportfunktionen der Plazenta

Die ursprünglich aus sechs Schichten bestehende **Plazentabarriere** (Synzytiotrophoblast, Zytotrophoblast, Basallamina, Zottenstroma, HOFBAUER-Zellen, Kapillarendothel) (Abb. 8.7-6c) wird mit zunehmender Reife der Plazentazotten auf drei Schichten reduziert. Dies erfolgt dadurch, dass die Kapillaren zunehmend unter Verdrängung des Bindegewebes dicht unter den Trophoblasten verlagert werden, bis Trophoblast und Endothel-Basallamina lokal verschmelzen. Durch gleichzeitige Kaliberreduktion der Zotten (Abb. 8.7-7) und Dickenreduktion des Trophoblasten nimmt die mittlere **maternofetale Diffusionsstrecke** im Laufe der Schwangerschaft von anfänglich ca. 100 μm auf 4−5 μm am Geburtstermin ab. Parallel dazu nimmt die **Oberfläche der Zottenbäume** von wenigen mm^2 am Beginn des Tertiärzottenstadiums auf 12−14 m^2 zum Zeitpunkt der Geburt zu. Alle drei Mechanismen fördern den maternofetalen Stoffaustausch erheblich.

Folgende Transporteigenschaften sollen beispielhaft aufgeführt werden:

Diffusion: Gase (O_2/CO_2), Wasser und viele lipophile/apolare Moleküle wie Fettsäuren, Stereoidhormone, lipophile Vitamine (A, E, D, K) und Harnstoff können durch Zellmembranen diffundieren. Lipophile Substanzen werden teilweise durch Vermittlung zytoplasmatischer und membranständiger lipidbindender Proteine, wie das Retinol-bindende Protein (RBP) und ein plasmalemmales fettsäurebindendes Protein, p-FABP (pm) durch den Synzytiotrophoblast transportiert. Sauerstoff wird wegen der höheren O_2-Affinität von fetalem Hämoglobin an mütterliche fetale Erythrozyten abgegeben.

Erleichterte Diffusion: Der maternofetale Konzentrationsgradient für Glucose ermöglicht einen gerichteten energieunabhängigen Transport von Glucose in des fetale Blut. Der Glucosedurchtritt durch Bürstensaum (luminal) und basale Plasmamembran des Synzytiotrophoblasten erfolgt durch den Glucosetransporter 1 (Glut 1). Der Durchtritt durch das Gefäßendothel wird wahrscheinlich durch Glut 3 erleichtert.

Sekundäraktiver Transport von Aminosäuren und wasserlöslichen Vitaminen: Der Transport durch die luminale Plasmamembran erfolgt durch Natrium-Kotransporter für Aminosäuren, wie z.B. durch die Glutamattransporter EAAT 1−4, den Transporter für kationische Aminosäuren, CAT 1, sowie durch andere Aminosäuretransporter. Vitamin C wird luminal durch einen Vitamin-C-Transporter (SVCT 2) und andere wasserlösliche Vitamine durch den Multivitamintransporter SMVT aufgenommen und basal über andere Mechanismen abgegeben. Der für den Transport notwendige, nach innen gerichtete Natriumgradient (alle Transporter sind Natriumkotransporter; Kap. 3.1.3) wird aktiv durch die Na^+-K^+-ATPase generiert.

Transport von Kalzium und Eisen: Für Skelettwachstum und Blutbildung des Fetus sind große Mengen von Kalzium und Eisen (Zentralatom des Hämoglobins) notwendig. Kalzium strömt durch luminale Kalziumkanäle in den Synzytiotrophoblast ein (die zytoplasmatische Kalziumkonzentration ist ca. 1000fach niedriger als die extrazelluläre). Basal verlassen die Kalziumionen die Zellen sekundäraktiv durch den Na^+/Ca^{2+}-Austauscher, der für jedes einströmende Natriumion ein Kalziumion in Richtung Fetus abgibt. Eisen (Fe^{3+}) wird luminal durch rezeptorvermittelte Endozytose von Fe^{3+}-beladenem Transferrin (Ferri-Transferrin) aufgenommen (Kap. 2.8.3). Die basale Abgabe von Fe^{3+} ist noch ungeklärt (es wird u.a. eine Transzytose von Ferri-Transferrin diskutiert).

Endozytose von Proteinen und LDL: Die meisten endozytierten Proteine werden lysosomal zu Aminosäuren abgebaut, die im Synzytiotrophoblasten zur Synthese fetaler Proteine verwendet oder in den fetalen Blutkreislauf abgegeben werden. Die Endozytose von Low density lipoprotein (LDL) dient der Versorgung des Fetus mit Cholesterol und Triglyzeriden (Kap. 2.8.3).

Transzytose von Immunglobulin G: Immunglobulin G (IgG) wird durch luminale Rezeptoren gebunden (Fc-Rezeptor, FcRn) und durch Transzytose an der basalen Seite abgegeben (Kap. 2.8.2 und 2.8.3). Durch den gleichen Mechanismus scheint IgG durch das fetale Kapillarendothel transportiert zu werden. Dadurch kann der Fetus eine passive Immunität gegen eine Reihe von Erregern erwerben, gegen die die Mutter Antikörper gebildet hat. Die Transzytose findet nur in maternofetaler Richtung statt! Das verhindert u.a. den Durchtritt von fetalen Proteinen in die mütterliche Zirkulation.

Diapedese von Blutzellen und Erregern: Der Übertritt von Blutzellen erfolgt meistens von der fetalen in die maternale Zirkulation. Er ist wahrscheinlich eine Folge lokaler Defekte der Plazentabarriere. Auch verschiedene Krankheitserreger (Viren, Bakterien) können die Plazentabarriere von der Mutter zum Kind auf noch unbekannte Weise überwinden (Diapedese? Transzytose?) und damit zu Infektionen des Fetus führen. Klinisch besonders wichtig sind Infektionen, wie Röteln, Toxoplasmose, Zytomegalie und Syphilis, die zu angeborenen Fehlbildungen führen oder einen Abort verursachen können.

Durchblutung: Der transplazentare Transport findet überwiegend in den Zotten statt, die mit einem dichten fetalen Kapillarnetz ausgestattet sind. Die **fetoplazentare Plazentadurchblutung** beträgt 115 ml/min/kg Fetus. Bei einem geburtsreifen Fetus von 3000 g ergibt dieses ein fetales Durchblutungsvolumen der Plazenta von 345 ml/min. Der Fetus pumpt somit sein gesamtes Blut einmal je Minute durch die Plazenta. Um dies zu ermöglichen, fließen 40−60% des Herzminutenvolumens über die Aa. iliacae internae in die Nabelarterien. Die **uteroplazentare Durchblutung** des IVR ist mit 150 ml/min/kg Fetus (450 ml/3000 g Fetus) am Geburtstermin sogar noch höher, ist aber im Vergleich zum mütterlichen Herzminutenvolumen von ca. 6 Liter nur gering (ca. 7,5%).

8.7.6 Extravillöser Trophoblast

Trophoblastzellen kommen nicht nur an der Zottenoberfläche vor, sondern auch in Chorionplatte, Basalplatte, Eihäuten, Plazentasepten, den Zellinseln an den Spitzen der Haftzotten und auch in Fibrinoidauflagerung von Zottenbäumen (Abb. 8.7-8). Trophoblastzellen in diesen Lokalisationen beteiligen sich nicht am Aufbau der Plazentabarriere und werden unter dem Oberbegriff des **extravillösen Trophoblasten** zusammengefasst. Die extravillösen Trophoblastzellen sind relativ große, abgerundete bis ovale Zellen, deren Zytoplasma basophil ist. Sie unterscheiden sich durch Form und Färbung meistens deutlich von den mehr spindelförmig elongierten Deziduazellen, die nicht basophil sind (s.o.).

Verankerung der Plazenta und Eihäute: Die Verankerung von Plazenta und Eihäuten in der Uteruswand ist eine

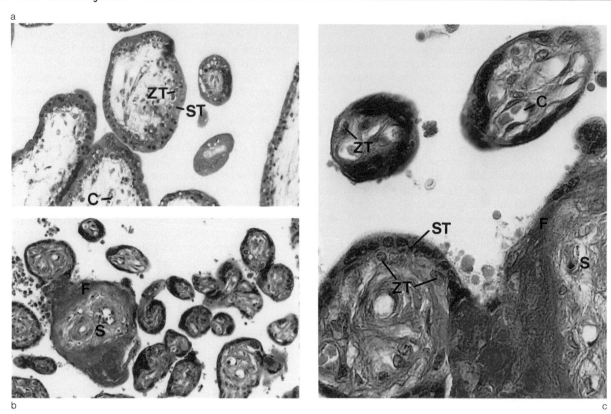

a

b

c

Abb. 8.7-7   Schnitte durch Plazentazotten (Tertiärzotten) aus der 8. SSW (a) und der 40. SSW (b, c). Abbildung c stellt einen vergrößerten Ausschnitt aus Abbildung b dar. Man beachte die Abnahme des mittleren Zottenkalibers und die Reduktion der Trophoblastdicke im Verlauf der Schwangerschaft. Während der Zytotrophoblast (ZT) in der 8. Woche eine noch fast geschlossene Zelllage unter dem bedeckenden Synzytiotrophoblasten (ST) bildet (a), ist er am Geburtstermin auf wenige Einzelzellen (ZT) reduziert (c). An der Oberfläche der Stammzotte (S) der reifen Plazenta ist der Synzytiotrophoblast (ST) weitgehend durch Fibrinoid (F, leuchtend rot) ersetzt. C = fetale Kapillaren. (H. E.-Färbung) Vergr. 110fach (a, b) bzw. 400fach (c).

der wichtigsten Aufgaben des extravillösen Trophoblasten. Überall, wo Trophoblastzellen mit Dezidua in Kontakt treten (Haftzotten, Basalplatte, Chorion laeve), sezernieren sie in großen Mengen eine basalmembranartige extrazelluläre Matrix, das **Matrixtyp-Fibrinoid**. An diese Matrix binden extravillöse Trophoblastzellen nicht nur selbst, sondern auch die mütterlichen Deziduazellen der Umgebung (durch Integrine vermittelte Matrixhaftung, Integrine $\alpha_5\beta_3$, $\alpha_5\beta_1$, $\alpha_v\beta_3$). Das Matrixtyp-Fibrinoid wirkt dabei wie ein Klebstoff zwischen mütterlichen und plazentaren Geweben (Abb. 8.7-8).

Invasivität: Die extravillösen Trophoblastzellen sind, wie der Blastozysten-Trophoblast, invasiv; d.h., sie dringen aktiv in mütterliches Gewebe ein und bilden dabei gemischte Gewebeverbände maternaler und fetaler Herkunft (**Durchdringungszone**, Abb. 8.7-2c). Dies ist nur in Basalplatte, Plazentabett und den Eihäuten der Fall, wo die invasiven Zellen durch Fibrinoidsekretion die Verankerung des Chorions in der Dezidua verbessern. Alle extravillösen Trophoblastzellen ohne Kontakt zur Dezidua mauern sich in große Mengen von selbstsezerniertem Matrixtyp-Fibrinoid ein und dienen damit der mechanischen Stabilität der Plazenta.

Extravillöse Trophoblastzellen nutzen ähnliche Mechanismen zur Invasion wie bösartige Tumorzellen. Im Gegensatz zu diesen verlassen sie aber vor Erwerb des **inva**siven Phänotyps den Zellzyklus und treten in Frühstadien der Apoptose ein. Die Begrenzung der Invasionstiefe erfolgt durch den nach einigen Wochen erfolgenden Apoptosetod oder durch synzytiale Fusion. Neuer Nachschub für die laufend absterbenden Zellen kommt nur aus der Plazenta selbst. Im Bereich der Basalplatte entstehen neue invasive Trophoblastzellen aus spezialisierten Proliferationszonen (**Zellsäulen**). Diese befinden sich an den Enden der Haftzotten (Abb. 8.7-8).

Die Invasivität der extravillösen Trophoblastzellen wird zusätzlich **parakrin durch Zytokine reguliert**, die die Invasion stimulieren (Relaxin, TGF-α, IGF-1) oder inhibieren (TGF-β, TNF-α). Die Zytokine stammen aus mütterlichen Leukozyten und Deziduazellen der Durchdringungszone oder aus Zottenmesenchym.

8.7.7 Fibrinoid

Als Fibrinoid wird homogen azidophil anfärbbares, extrazelluläres Material in der Plazenta bezeichnet. Der Name weist auf die lichtmikroskopische Ähnlichkeit mit Fibrin hin. Je nach Lokalisation werden unterschiedliche Eigennamen von Erstbeschreibern hinzugefügt: LANGHANSsches Fibrinoid (Chorionplatte), ROHRsches Fibrinoid (an der IVR-wärtigen Oberfläche von Basalplatte und Zotten),

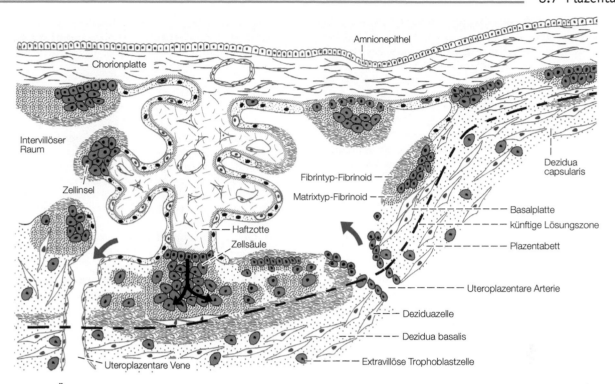

Abb. 8.7-8 Übersichtsschema über die Verteilung von mütterlichen (rot) und fetalen (blau) Geweben in Plazenta (linke zwei Drittel des Bildes) und Eihaut (rechts oben). Alle Trophoblastzellen außerhalb der Zotten sind als extravillöser Trophoblast (dunkelblau) definiert. Sie sezernieren als eigene extrazelluläre Matrix das Matrixtyp-Fibrinoid (blaues Punktraster). Der extravillöse Trophoblast wandert von proliferierenden Zellgruppen (Zellsäulen) an der Basis von Haftzotten invasiv in die Dezidua von Basalplatte und Plazentabett (schwarze Pfeile). In Eihaut, Chorionplatte und Septen mauert sich der extravillöse Trophoblast in Matrixtyp-Fibrinoid ein, ohne selbst invasiv zu werden. Das dem Matrixtyp-Fibrinoid histologisch ganz ähnliche Fibrintyp-Fibrinoid (rotes Strichraster) besteht vorwiegend aus Fibrin, das aus mütterlichem Blut ausgefällt ist. Rote Pfeile = mütterlicher Blutstrom.

NITABUCHSches Fibrinoid (in der maternofetalen Durchdringungszone der Basalplatte) (Abb. 8.7-8).

Nach der Zusammensetzung und Genese unterscheidet man zwei verschiedene Fibrinoidarten, die allerdings in den oben genannten Lokalisationen häufig gemischt auftreten und färberisch nicht voneinander zu trennen sind:
1. **Fibrintyp-Fibrinoid** entsteht durch Blutgerinnung dort, wo der Synzytiotrophoblast als Barriere zum IVR zugrunde gegangen ist oder wo im Plazentabett mütterliche Gefäße arrodiert wurden. Es besteht aus Serumfibrin (wie Blutgerinnsel) und enthält noch andere Proteine. Seine Funktion scheint darin zu bestehen, bei lokalem Verlust des Synzytiotrophoblasten einen Ersatz für die verloren gegangene Barriere zu bilden. Fibrintyp-Fibrinoid absorbiert mütterliche Antikörper und verhindert deren Diffusion in das fetale Gewebe.
2. **Matrixtyp-Fibrinoid** besteht aus einer basalmembranähnlichen extrazellulären Matrix, die von extravillösen Trophoblastzellen sezerniert wird. Dieses Fibrinoid dient der mechanischen Stabilisierung der Plazenta und der Verankerung von Zotten und Chorion laeve in der Dezidua.

In das Fibrinoid sind häufig Zellen eingeschlossen (extravillöser Trophoblast, Stromazellen, Leukozyten).

8.7.8 Endokrine Funktionen der Plazenta

Die Plazenta besitzt keine Nerven und ist deswegen für die Kommunikation mit dem Fetus wie mit der Mutter auf endokrine Aktivität angewiesen. Die Sekretion fast aller im erwachsenen Organismus bekannten Hormone konnte inzwischen auch in der Plazenta nachgewiesen werden. Sie werden ausnahmslos im Trophoblast-Überzug der Zotten synthetisiert. In kleineren Mengen konnten die meisten allerdings auch im extravillösen Trophoblasten nachgewiesen werden. Von besonderem Interesse sind die folgenden Hormone:

Progesteron und Östrogene werden für die Aufrechterhaltung des dezidualisierten Endometriums benötigt. Zusätzlich sind sie für das schwangerschaftstypische Größenwachstum des Uterus und seine vermehrte Durchblutung verantwortlich. Bis zur 8. Schwangerschaftswoche werden Progesteron und Östrogene vom Corpus luteum gebildet. Danach atrophiert dieses allmählich und die Sekretion wird vom Synzytiotrophoblasten der Plazentazotten übernommen. Dieser macht allerdings keine De-novo-Synthese der Hormone, sondern wandelt Vorstufen (besonders Dehydroepiandrosteron-Sulfat) aus der kindlichen Nebenniere (**feto-plazentare Einheit**, Kap 11.4.1, Bd. 2) und dem mütterlichen Blut in die fertigen Hormone um. Beide Hormone werden beim Menschen bis zum Ende der Schwangerschaft in steigenden Mengen gebildet. Der Erhalt der Schwangerschaft hängt von ihnen ab.

Humanes Choriongonadotrophin (hCG) ist ein dimeres Glykoprotein, das aus einer α- und einer β-Untereinheit besteht. Es ist mit den Gonadotropinen der Hypophyse verwandt und wird im Zyto- und Synzytiotrophoblasten synthetisiert. Seine Sekretion beginnt so frühzeitig (wenige Tage nach der Implantation), dass sein Nachweis im Urin als **Schwangerschaftstest** verwendet werden kann. Das Vorhandensein von hCG am 28. Zyklustag kompensiert den Wegfall der hypophysären Gonadotropine zu diesem Zeitpunkt und hält das Corpus luteum und seine Sekretion von Progesteron und Östrogenen am Leben. Die Sekretion von hCG durch die frisch implantierte Frucht verhindert die am 28. Zyklustag zu erwartende Regelblutung. Die Rolle von hCG in der späteren Schwangerschaft ist unklar.

Humanes Plazenta-Laktogen (hPL) oder Chorion-Somatomammotropin (hCS) ist ein Peptidhormon, das dem Wachstumshormon der Hypophyse und dem Prolaktin nahe verwandt ist. Es wird im Synzytiotrophoblasten im Laufe der Schwangerschaft in steigenden Mengen produziert. Obwohl es das in den größten Mengen produzierte Plazentahormon ist (ca. 1 g/Tag), ist seine Funktion unklar. Seine wachstumsfördernde Wirkung ist nur gering.

Releasing-Hormone sind Peptidhormone, die die Sekretion anderer Hormone kontrollieren. In der Plazenta werden sie ganz überwiegend im Zytotrophoblasten der Zotten gebildet, der damit das endokrine Kontrollorgan des Synzytiotrophoblasten ist. Goanadotropin-Releasing-Hormon (GnRH) kontrolliert die hCG-Sekretion der Plazenta. Wachstumshormon-Releasing-Hormon (GHRH) steuert zusammen mit Somatostatin die Sekretion von hPL. Corticotropin-Releasing-Hormon (CRH) stimuliert die Ausschüttung von plazentarem adrenocorticotropem Hormon (ACTH, aus dem Synzytiotrophoblasten), das seinerseits die Aktivität der mütterlichen und der fetalen Nebennierenrinde kontrolliert.

Die Hormonsekretion zeigt eine auffallende Parallelität zu Differenzierung und Apoptose des Trophoblasten. Undifferenzierte Trophoblastzellen sezernieren Releasing-Hormone und Somatostatin. Erst kurz vor der synzytialen Fusion beginnt der inzwischen höher differenzierte Zytotrophoblast mit der Synthese von α-hCG. Nach der synzytialen Fusion kommt in dem betreffenden neuen Synzytium-Abschnitt die Synthese von β-hCG hinzu. Beide Untereinheiten zusammen bilden das fertige hCG. Nur wenige Tage später schaltet dieser Synzytium-Anschnitt bei langsam fortschreitender Apoptose von hCG- auf hPL-Sekretion um. Erst nahe dem Ende der etwa dreiwöchigen Lebensdauer jedes einzelnen Synzytiumkerns, parallel zum Verlust von Ribosomen und rauem endoplasmatischem Retikulum in seiner Umgebung, geht auch die Sekretion von Peptidhormonen zurück und der gealterte Abschnitt des Synzytiotrophoblasten sezerniert nun Progesteron und Östrogene. Diese Leistung erlischt erst, wenn der inzwischen apoptotische Synzytium-Abschnitt als Synzytialknoten in das mütterliche Blut abgeschnürt wird.

8.7.9 Immunologische Toleranz der Plazenta

Plazenta und Fetus sind für die Mutter Semi-Allotransplantate (Transplantate eines genetisch halbfremden Gewebes), deren Abstoßung ohne spezifische Gegenmaßnahmen innerhalb weniger Wochen zu erwarten wäre. Eine Kombination mehrerer Faktoren wird dafür verantwortlich gemacht, dass Abstoßungsreaktionen in der Regel nicht stattfinden.

1. Gesteigerte Immuntoleranz der Mutter durch eine kontinuierliche Konfrontation mit den feto-plazentaren Fremdproteinen.
2. Wahrscheinliche immunsuppressive Wirkung plazentarer Hormone (hCG, Kortikosteroide, Östrogene).
3. Wirksame Abriegelung fetaler Antigene vom mütterlichen Organismus an allen maternofetalen Grenzflächen entweder durch Synzytiotrophoblast oder durch Fibrintyp-Fibrinoid.
4. Präsentation von nichtpolymorphen MHC-I-Molekülen der Klasse HLA-G an den Oberflächen der invasiven extravillösen Trophoblastzellen, die unvermeidbar in Kontakt mit mütterlichen Geweben kommen.

Normalerweise präsentieren Körperzellen hochpolymorphe MHC-I-Moleküle, die nur innerhalb eines Individuums vollständig sequenzidentisch sind (Individuum-spezifische Allele). Dringen Zellen mit abweichendem MHC-I-Allel in einen Organismus ein, so werden sie von T-Lymphozyten als Fremdzellen attackiert; exprimieren sie dagegen keine MHC-I-Moleküle, werden sie von natürlichen Killerzellen eliminiert (Kap. 10.1, Bd. 2). Die Präsentation der nichtpolymorphen (uniformen) HLA-G-Moleküle, die bei allen Menschen sequenzidentisch sind, ist der wohl entscheidende Mechanismus, der Erkennung durch beide Abwehrzellen zu entgehen.

Wegen Unreife seines Immunsystems produziert das Kind intrauterin und auch in den ersten postpartalen Lebensmonaten keine Antikörper. Ihm wird stattdessen durch transplazentaren Transport von IgG (während der Schwangerschaft) und durch Aufnahme von IgA aus der Muttermilch (während der Stillzeit) eine passive Immunität vermittelt, die bis zum Ende des ersten Lebensjahres anhält und für eine Reihe von Infektionskrankheiten gilt, gegen die die Mutter während Schwangerschaft und Stillzeit Antikörper besaß.

Literatur

Siehe Anhang Nr. 35, 93, 123, 151, 210, 211, 212, 271.

Anhang

Abbildungsverzeichnis (Quellen und Zeichner)

Abkürzungen:

B   Benninghoff-Fundus (Abbildungen aus früheren Auflagen ohne genaue Quellenangaben)

DD   D. Drenckhahn, Würzburg

Zeichner:

[Ch]   M. Christof, Würzburg
[Fi]   C. Fiebiger, Marburg
[No]   R. Nonnenmacher, Heidelberg
[Ru]   H. Ruß, München
[Sch]   H. Schulze, Bochum
[Th]   H.-C. Thiele, Gießen
[V]   R. Vogtmann, Würzburg
mod.   geändert

Quellenangaben mit Jahreszahl beziehen sich auf die entsprechende Stelle im Literaturverzeichnis, wo auch die vollständigen bibliographischen Angaben zu finden sind.

Abb.	Original [Zeichner]
1-1	B. Kummer, Köln
1-2	Roche (1987) mod. DD
1-3	DD [Ch]
1-4	Knussmann (1988) mod. DD [Ch]
2-1a	DD [Fi]
2-1b	DD [Fi]
2-2a	DD [Fi]
2-2b	DD [Fi]
2-3	DD [Fi]
2-4	G. Brunner, Mainz
2-5	DD [Ch]
2-6	G. Brunner, Mainz
2-7	DD [Ch]
2-8	DD [Fi]
2-9	DD
2-10	J. Golecki, Freiburg
2-11	DD [Fi/Ch]
2-12	DD [Fi/Ch]
2-13	DD [Fi/Ch]
2-14	Drenckhahn ... (1987) [Fi]
2-15	DD
2-16	Drenckhahn ... (1991) [DD]
2-17	Drenckhahn ... (1986)
2-18	DD [Ch]
2-19	F. Hammersen, München
2-20	Weiss (1988)
2-21	Staehelin ... (1978) mod. DD [Ch]
2-22	K. Gorgas, Heidelberg, Skizze DD [Ch]

Abb.	Original [Zeichner]
2-23	DD [Ch]
2-24a	K. Gorgas, Heidelberg
2-24b	DD [Ch]
2-25a	Sobotta (1985)
2-25b	DD
2-26	Drenckhahn (1988a) mod. DD [Fi]
2-27	Drenckhahn (1988a)
2-28	Ashkin ... (1990)
2-29	DD [Fi]
2-30	Paintrand ... (1992) mod. DD [Ch]
2-31	Wheater ... (1987)
2-32	DD [Ch]
2-33	B. Afzelius, Stockholm
2-34	U. Riede, Freiburg
2-35	DD [Ch]
2-36	DD [Fi]
2-37	DD
2-38	DD [Fi/Ch]
2-39	Drenckhahn (1988a) [DD]
2-40	Nermut (1981)
2-41	DD
2-42	Palade (1956)
2-43	Palade (1956)
2-44	S. Angermüller, Heidelberg
2-45	D. Wittekind, Freiburg
2-46	DD [Fi]
2-47	DD [Ch]
2-48a	Wheater ... (1987)
2-48b	Sobotta (1985)
2-49a	K. Gorgas, Heidelberg
2-49b	S. Angermüller, Heidelberg
2-50	DD [DD]
2-51	DD [Ch]
2-52	DD [Ch]
2-53	M. F. Ronveaux, Namur
2-54	DD [Fi/Ch]
2-55	V. Nermut, London
2-56	K. Gorgas, Heidelberg
2-57	DD [Ch]
2-58	DD [Fi]
2-59	DD [Ch]
2-60	K. Gorgas, Heidelberg
2-61	DD [Fi]
2-62a	K. Gorgas, Heidelberg
2-62b	K. Zaar, Heidelberg
2-63	DD [Ch]
2-64	P. Kugler, Würzburg
2-65	W. Vogell, Düsseldorf
2-66	DD [Ch]
2-67	J. Staubesand, Freiburg

Abb.	Original [Zeichner]
2-68	Weiss (1988)
2-69	DD [Fi]
2-70	DD nach De Duve (1989) [Ch]
2-71	DD [Ch]
2-72	Fawcett (1973)
2-73	H. G. Schwarzacher, Wien
2-74	Wheater ... (1987)
2-75	Sobotta (1985)
2-76	DD [Fi]
2-77	DD [Fi]
2-78	Wheater ... (1987)
2-79	DD [Ch]
2-80	DD nach Sperling (1991)
2-81	DD [Ch]
2-82	H. G. Schwarzacher, Wien
2-83	Wheater ... (1987)
2-84	H.G. Schwarzacher, Wien
2-85	DD
2-86	DD [Fi]
2-87	DD [Ch]
2-88	H. G. Schwarzacher, Wien
2-89	DD [Ch]
2-90	Roos (1973)
2-91	DD [Ch]
2-92	DD [Ch]
2-93	DD [Ch]
2-94	DD [Ch]
3.1-1	DD [Ch]
3.1-2	DD [Ch]
3.1-3	DD [Ch]
3.1-4	DD in Koob ... (1987) [Fi/Ch]
3.1-5	Drenckhahn ... (1993) [Fi/Ch]
3.2-1	DD [Ch]
3.2-2	DD [Fi]
3.2-3	DD
3.2-4	H. Kern, Marburg
3.2-5	nach Neutra ... (1966) [Ch]
3.2-6	DD [Ch]
3.2-7a	Sobotta (1985)
3.2-7b	Wheater ... (1987)
3.2-8	DD [Ch]
3.3-1	DD [Ch]
3.3-2	Wheater ... (1987)
3.3-3	W. Schwarz, Berlin
3.3-4	D. Graf v. Keyserlingk, Aachen
3.3-5	DD [Ch]
3.3-6	W. Schwarz, Berlin
3.3-7	Sobotta (1985)
3.3-8	W. Kriz, Heidelberg
3.3-9a	D. Graf v. Keyserlingk, Aachen
3.3-9b	Hodge et al. (1965)

Weiterführende Literatur und Abbildungsquellen

1 Achstätter, T., B. Fouquet, E. Rungger-Brändle, W. Franke: Cytokeratin filaments and desmosomes in the epitheloid cells of the perineurial and arachnoidal sheaths of some vertebrate species. Differentiation 40 (1989) 129–149.

2 Adam, C., F. Eckstein, S. Milz, R. Putz: The distribution of cartilage thickness within the joints of the lower limb of elderly individuals. J. Anat. 193 (1998) 203–214.

3 Aitken, R. J.: Molecular mechanisms regulating human sperm function. Mol. Hum. Reprod. 3 (1997) 169–173.

4 Al-Ali, D., H. Graichen, S. C. Faber, K. H. Englmeier, M. Reiser: Qantitative cartilage imaging of the human hind foot: precision and inter-subject variability. J. Orthop. Res. 20 (2002) 249-256.

5 Alison, M.: Liver stem cells: a two compartment system. Curr. Opin. Cell Biol. 10 (1998) 710–715.

6 Anesetti, G., P. Lombide, H. D'Albora, S. R. Ojeda: Intrinsic neurons in the human ovary. Cell Tissue Res. 306 (2001) 231-237.

7 Anetzberger, H., H. P. Friedl, R. Putz, O. Trentz: Wirbelsäule. In: Kremer, K., W. Lierse, W. Platzer, H. W. Schreiber, S. Weller (Hrsg.): Chirurgische Operationslehre. Bd. 8, Thieme, Stuttgart–New York 1997.

8 Arey, L. B.: Developmental Anatomy. Saunders Company 1965.

9 Arias, I. M., W. B. Jakoby, H. Popper, D. Schachter, D. A. Shafritz: The Liver. Biology and Pathology. 3rd ed. Raven Press, New York 1994.

10 Arroyo, E. J., S. S. Scherer: On the molecular architecture of myelinated fibers. Histochem. Cell Biol. 113 (2000) 1–18.

11 Ascenzi, A., E. Bonucci: The compressive properties of single osteons. Anat. Rec. 161 (1968) 377–392.

12 Ashkin, A., K. Schütze, J. M. Dziedzic, U. Euteneuer, M. Schliwa: Force generation of organelle transport measured in vivo by an infrared laser trap. Nature 348 (1990) 346–348.

13 Augustine, K. A., R. M. Rossi: Rodent mutant models of obesity and their correlations to human obesity. Anat. Rec. (New Anat.) 257 (1999) 64–72.

14 Aumailley, M., N. Smyth: The role of laminins in basement membrane function. J. Anat. 193 (1998) 1–21.

15 Aumüller, G., H. W. Goebel, M. Bacher, W. Eicheler, U. Rausch: Aktuelle morphologische und funktionelle Aspekte der Prostata. Verh. Dtsch. Ges. Pathol. 77 (1993) 1–18.

16 Austin, C., R. V. Short (ed.): Reproduction in Mammals, 2nd ed. Cambridge Univ. Press, Cambridge 1982.

17 Ayrton, A., P. Morgan: Role of transport proteins in drug absorption, distribution and excretion. Xenobiotica 31 (2001) 469–497.

18 Azzali, G.: The lymphatic vessels and the so-called „lymphatic stomata" of the diaphragm: a morphologic ultrastructural and three-dimensional study. Microvasc. Res. 57 (1999) 30–43.

19 Bachem, M. G., E. Schneider, H. Groß, H. Weidenbach, R. M. Schmid, A. Menke, M. Siech, H. Berger, A. Grünert, G. Adler: Identification, culture, and characterization of pancreatic stellate cells in rats and humans. Gastroenterology 115 (1998) 421–432.

20 Bachmann, S., M. Bostanjoglo, R. Schmitt, D. H. Ellison: Sodium transport-related proteins in the mammalian distal nephron – distribution, ontogeny and functional aspects. Anat. Embryol. 200 (1999) 447–468.

21 Bade, H., C. Schenck, J. Koebke: The function of discomuscular relationships in the human temporomandibular joint. Acta Anat. 151 (1994) 258–267.

22 Baker, T. G.: Radiosensitivity of mammalian oocytes with particular reference to the human female. Amer. J. Obstet. Gynecol. 110 (1971) 746-761.

23 Bakke, S. N.: Röntgenologische Beobachtungen über die Beweglichkeit der Wirbelsäule. Acta radiol. (Suppl.) 13 (1931) 1–75.

24 Balling, R., A. Neubüser, B. Christ: Pax genes and sclerotome development. Sem. Cell Develop. Biol. 7 (1996) 129–136.

25 Barsh, G. S., I. S. Farooqi, S. O'Rahilly: Genetics of body-weight regulation. Nature 404 (2000) 644–651.

26 Basmajian, J. V.: Muscles Alive. Their Functions Revealed by Electromyography. Williams & Wilkins, Baltimore 1967.

27 Baumgarten, H. G., A. F. Holstein, C. Owman: Auerbach plexus of mammals and man: electron microscopic identification of three different types of neuronal processes in myenteric ganglia of the large intestine from rhesus monkeys, guinea-pigs and man. Z. Zellforsch. Mikrosk. Anat. 106 (1970) 376–397.

28 Baumgartl, E.: Das Kniegelenk. Springer, Berlin–Heidelberg–New York 1964.

29 Becker, W. (Hrsg.): Atlas der Hals-Nasen-Ohren-Krankheiten einschließlich Bronchien und Ösophagus. 2. Aufl. Thieme, Stuttgart 1983.

30 Beddington, R., E. Robertson: Axis development and early asymmetry in mammals. Cell 96 (1999) 195–209.

31 Behre, H. M., C. H. Yeung, A. F. Holstein, G. E. Weinbauer, P. Gassner, E. Nieschlag: Diagnosis of male infertility and hypogonadism. In: Andrology – male reproductive health and dysfunction. Nieschlag, E., H. M. Behre (eds), pp 90–124 Springer, Berlin–Heidelberg–New York 2001.

32 Beier, H. M.: Anatomie der Zervixveränderungen am Ende der Schwangerschaft. Z. Geburtsh. Perinatol. 183 (1979) 83–92.

33 Beier, H. M., K. Beier-Hellwig: Molecular and cellular aspects of endometrial receptivity. Hum. Reprod. Update 4 (1998) 448–458.

34 Beier-Hellwig, K., K. Sterzik, H. M. Beier: Molekulare und zellbiologische Aspekte der endometrialen Rezeptivität und ihrer Diagnostik. Gynäkologe 31 (1998) 325–338.

35 Benirschke, K., P. Kaufmann: Pathology of the Human Placenta. 4th ed., Springer, New York, 2000.

36 Benjamin, M., J. R. Ralphs: Fibrocartilage in tendons and ligaments – an adaptation to compressive load. J. Anat. 193 (1998) 481–494.

37 Berchtold, R.: Chirurgie, 4. Aufl., Bruch, H.-P. , O. Trentz, O. (Hrsg.). Urban & Fischer, München–Jena 2001.

38 Berger, U. V., M. M. Hediger: Comparative analysis of glutamate transporter expression in rat brain using differential double in situ hybridisation. Anat. Embryol. 198 (1998) 13–30.

39 Berglas, B., I. C. Rubin: Study of the supportive structures of the uterus by levator myography. Surg. Gynecol. Obstet. 97 (1953) 677–692.

40 Berkovitz, B. K. B.: Handbuch der mikroskopischen Anatomie. Vol. 5/6. Springer, Berlin–Heidelberg 1989.

41 Berne, R. M., M. N. Levy: Physiology. 4th edition. Mosby, St. Louis 1998.

42 Bersch, W., W. Reinbach: Das Primordialcranium eines menschlichen Embryos von 52 mm Sch.-St.-Länge. Zur Morphologie des Craniums älterer menschlicher Feten II. Z. Anat. Entwickl.-Gesch. 132 (1970) 240–259.

43 Birkner, R.: Das typische Röntgenbild des Skeletts. Urban & Schwarzenberg, München–Wien–Baltimore 1977 und 1990.

44 Blechschmidt, E.: Die vorgeburtlichen Entwicklungsstadien des Menschen. Karger, Basel–New York 1961.

899

45 Blechschmidt, E.: Die pränatalen Organsysteme des Menschen. Hippokrates, Stuttgart 1973.

46 Boeke, J.: Nervendegeneration. In: Bumke, O., O. Foerster (Hrsg.): Handbuch der Neurologie. Bd. 1, Springer, Berlin 1935.

47 Bonjean, P., J. L. Honton, R. Linarte, J. Vignes: Anatomical bases for the dynamic exploration of the wrist joint. Anatomica Clinica 3 (1981) 73–85.

48 Boszczyk, A., M. Boszczyk, R. Putz: Comparative und functional anatomy of the mammalian lumbar spine. Anat. Rec. 264 (2001) 157–168.

49 Bottinelli R., C. Reggiani: Human skeletal muscle fibres: molecular and functional diversity. Prog. Biophys. Mol. Biol. 73 (2000) 195–262.

50 Boyce, B. F., D. E. Hughes, K. R. Wright, L. Xing, A. Dai: Recent advances in bone biology provide insight into the pathogenesis of bone diseases. Lab. Invest. 79 (1999) 83–94.

51 Boyden, E. A.: The anatomy of the choledochoduodenal junction in man. Surg. Gynec. Obstet. 104 (1957) 641–652.

52 Boyer, J. L.: Bile duct epithelium: frontiers in transport physiology. Am. J. Physiol. 270 (1996) G1–G5.

53 Braus, H., C. Elze: Anatomie des Menschen. Bd. 1: Bewegungsapparat. Springer, Berlin–Heidelberg–New York 1954.

54 Braus, H., C. Elze: Anatomie des Menschen. Bd. 2: Eingeweide, 3. Aufl. Springer, Berlin–Göttingen–Heidelberg 1956.

55 Brinckmann, P., M. Biggemann, D. Hilweg: Prediction of the compressive strength of human lumbar vertebrae. Spine 14 (1989) 606–609.

56 Brödel, M.: Anatomy of the rectus abdominis muscle. Bull. Johns Hopkins Hosp. 61 (1937), 295–316.

57 Broman, I.: Warum wird die Entwicklung der Bursa omentalis in Lehrbüchern fortwährend unrichtig beschrieben? Anat. Anz. 86 (1938) 195–202.

58 Brosens, J. J., F. G. Barker, N. M. de Souza: Myometrial zonal differentiation and uterine junctional zone hyperplasia in the non-pregnant uterus. Hum. Reprod. Update 4 (1998) 496–502.

59 Bruwen, S. J., D. L. Schmucker, A. L. Jones: Subcellular and molecular mechanisms of bile secretion. Int. Rev. Cytol. 135 (1992) 269–313.

60 Bunge, M. B., R. P. Bunge, H. Ris: Ultrastructural study of remyelination in an experimental lesion in adult cat spinal cord. J. Biophys. Biochem. Cytol. (1961) 10:67.

61 Bustos-Obregón, E., A. F. Holstein: The rete testis in man: Ultrastructural aspects. Cell Tissue Res. 175 (1976) 1–15.

62 Butler, W. T.: Dentin matrix proteins. Eur. J. Oral Sci. 106 Suppl. 1 (1998) 204–210.

63 Byskov A., P. Hoyer: Embryology of mammalian gonads and ducts. In: Knobil E., J. D. Neill (eds.): The Physiology of Reproduction, pp. 487–540. 2nd ed. Raven Press, New York, 1994.

64 Campbell, E. J., E. Agostini, J. N. Davis: The Respiratory Muscles: Mechanism and Neural Control. Lloyd-Luke Ltd., London 1970.

65 Canale, E. D., G. R. Campbell, J. J. Smolich, J. H. Campbell (eds.): Cardiac Muscle. Springer, Berlin–Heidelberg–New York 1986.

66 Capdevila, J., K. Vogan, C. Tabin, J. Izpisua-Belmonte: Mechanisms of left-right determination in vertebrates. Cell 101 (2000) 9–21.

67 Carenini, S., D. Montag, M. Schachner, R. Martini: Subtle roles of neural cell adhesion molecule and myelin-associated glycoprotein during Schwann cell spiralling in PO-deficient mice. Glia 27 (1999) 203–212.

68 Carpenter, M. B.: Human Neuroanatomy. 7th ed. The Williams & Wilkins Comp., Baltimore 1976

69 Carson, D. D., M. M. de Souza, R. Kardon, X. Zhou, E. Lagow, J. A. Julian: Mucin expression and function in the female reproductive tract. Hum. Reprod. Update 4 (1998) 459–464.

70 Champion, R. H., J. L. Burton, F. J. G. Ebling: Textbook of Dermatology. Vol. 2. Blackwell Scientific Publications, Oxford 1999.

71 Chan, F. K. L., K. F. To, Y. P. Ng, T. L. Lee, A. S. L. Cheng, W. K. Leung, J. J. Y. Sung: Expression and cellular localization of COX-1 and -2 in Helicobacter pylori gastritis. Aliment. Pharmacol. Ther. 15 (2001) 187–193.

72 Chen, M. S., A. B. Huber, M. E. van der Haar, M. Frank, L. Schnell, A. A. Spillmann, F. Christ, M. E. Schwab: Nogo-A is myelin-associated neurite outgrowth inhibitor and an antigen for monoclonal antibody IN-1. Nature 403 (2000) 434–439.

73 Christ, B., R. Huang, J. Wilting: The development of the avian vertebral column. Anat. Embryol. 202 (2000) 179-194.

74 Christ, B., H. J. Jacob: Über die embryonale Entwicklung der Gliedmaßenmuskulatur. Medizin in unserer Zeit 2 (1978) 166–176.

75 Christ, B., F. Wachtler: Medizinische Embryologie. Molekulargenetik, Morphologie, Klinik. Ullstein Medical, Wiesbaden 1998.

76 Ciba-Geigy: Wissenschaftliche Tabellen Geigy. 5. und 8. Aufl. Ciba-Geigy AG, Basel 1955 und 1979.

77 Claassen, H.: Untersuchungen zur Mineralisation und Knochen-bildung im Schildknorpel und im ersten Rippenknorpel – Ein Beitrag zur Anatomie der so genannten permanenten Knorpel. Shaker Verlag, Aachen 1999.

78 Clara, M., K. Herschel, H. Ferner: Atlas der normalen mikroskopischen Anatomie des Menschen. Urban & Schwarzenberg, München 1974.

79 Classen, M., V. Diehl, K. Kochsiek: Innere Medizin. 4. Aufl. Urban & Schwarzenberg, München–Wien–Baltimore 1998.

80 Cleveland, D., A. Helenius: Current Opinion in Cell Biology. Vol. 14, Elsevier Science, London 2002.

81 Cook, D.I., E.W. Van Lennep, M. L. Roberts, J. A. Young: Secretion by the major salivary glands. In: Johnson, L., J. Christensen, M. Jackson, E. Jacobsen, J. Walsh (eds.): Physiology of the Gastrointestinal Tract. 3rd ed. Raven, New York 1994, pp. 1061–1117.

82 Copenhaver, W. M., R. P. Bunge, M. B. Bunge (eds.): Bailey's Textbook of Histology. Williams and Wilkins, Baltimore 1971.

83 Corning, H. K.: Lehrbuch der topographischen Anatomie. 21. Aufl. Bergmann, München 1942.

84 Costa, M., J. B. Furness, L. Lewellyn-Smith: Histochemistry of the Enteric Nervous System. In: Johnson, L. R: (ed.): Physiology of the Gastrointestinal Tract, pp. 1–40. Raven Press, New York 1986.

85 Cotran, R. S., V. Kumar, T. Collins: Robins Pathologic Basis of Disease. 6th ed. W. B. Saunders Company, Philadelphia 1999.

86 Crystal, R. G., J. B. West, P. J. Barnes, N. S. Cherniak, E. R. Weibel (eds.): The Lung. Scientific Foundations. 2 Vols. Raven Press, New York 1991.

87 Davidoff, M. S., R. Middendorff, A. F. Holstein: Dual nature of Leydig cells of the human testis. Biomedical Reviews 6 (1996) 11–41.

88 De Caro, R., F. Aragona, A. Herms, E. Brizzi, F. Pagano: Morphometric analysis of the fibroadipose tissue of the female pelvis. J. Urol. 160 (1998) 707–713.

89 De Duve, C.: Die Zelle. Expedition in die Grundstruktur des Lebens. Spektrum der Wissenschaft, Heidelberg 1989.

90 Debrunner, H. U.: Orthopädisches Diagnostikum. 4. Aufl. Thieme, Stuttgart–New York 1982.

91 Debrunner, H. U., A. C. Jacob: Biomechanik des Fußes. 2. Aufl. Ferdinand Enke Verlag, Stuttgart 1998.

92 Deetjen, A., E.-J. Speckmann (Hrsg.): Physiologie. Urban & Fischer, München-Jena 1999.

93 Dibbelt, L., E. Kuss, J. Zander: Die Hormone der Plazenta. In: Zander, J. (Hrsg.): Gynäkologie und Geburtshilfe. Bd I/1, 2. Aufl., Thieme, Stuttgart 1987.

94 Döring, G. K.: Über die relative Häufigkeit des anovulatorischen Zyklus im Leben der Frau. Arch. Gynäkol. 199 (1963) 115–123.

95 Doucet, A.: H^+, K^+-ATPase in the kidney: Localisation and function in the nephron. Exp. Nephrol. 5 (1997) 271–276.

96 Drenckhahn, D.: Zytoskelett und Zelldifferenzierung. Verh. Dtsch. Ges. Path. 72 (1988 a) 10–29.

97 Drenckhahn, D., M. Beckerle, K. Burridge, J. Otto: Identification and subcellular location of talin in various cell types and tissues by means of (125J) vinculin overlay, immunoblotting and immunocyto-chemistry. Eur. J. Cell Biol. 46 (1988 b) 513–522.

98 Drenckhahn, D., R. Dermietzel: Organization of the actin filament cytoskeleton in the intestinal brush border: A quantitative and qualitative immunoelectron microscope study. J. Cell Biol. 107 (1988 c) 1037–1048.

99 Drenckhahn, D., K. Engel, D. Höfer, C. Merte, L. Tilney, M. Tilney: Three different actin filament assemblies occur in every hair cell: each contains a specific actin crosslinking protein. J. Cell Biol. 112 (1991) 641–651.

100 Drenckhahn, D., R. P. Franke: Ultrastructural organization of contractile and cytoskeletal proteins in glomerular podocytes of chicken, rat, and man. Lab. Invest. 59 (1988) 673–682.

101 Drenckhahn, D., H. Franz: Identification of actin-, α-actinin-, and vinculin-containing plaques at the lateral membrane of epithelial cells. J. Cell Biol. 102 (1986) 1843–1852.

102 Drenckhahn, D., T. Jöns, A. Kollert-Jöns, R. Koob, D. Kraemer, S. Wagner: Cytoskeleton and epithelial polarity. Renal Physiol. Biochem. 16 (1993) 6–14.

103 Drenckhahn, D., C. Merte: Restriction of the human kidney band 3-like anion exchanger to specialized subdomains of the basolateral plasma membrane of intercalated cells. Eur. J. Cell Biol. 45 (1987) 107–115.

104 Drenckhahn, D., Schlüter, K., Allen, D. P., Bennett, V.: Colocalization of band 3 with ankyrin and spectrin at the basal membrane of intercalated cells in the rat kidney. Science 230 (1985) 1281-1289.

105 Drenckhahn, D., H. J. Wagner: Stress fibres in the splenic sinus endothelium in situ: Molecular structure, relationship to the extracellular matrix, contractility. J. Cell Biol. 102 (1986) 1738–1747.

106 Dubowitz, V. (ed.): Muscle Biopsy. Baillière Tindall, London–Philadelphia–Toronto 1985.

107 Duncker H.-R.: Respirationstrakt. In: Hinrichsen, K. V. (Hrsg.): Humanembryologie, pp. 571–606. Springer, Berlin–Heidelberg–New York 1990.

108 Duval, M., E. Gaupp: Grundriß der Anatomie für Künstler. 7. Aufl. Enke, Stuttgart 1922.

109 Dym, M., D. W. Fawcett: The blood-testis barrier in the rat and the physiological compartmentation of the seminiferous epithelium. Biol. Reprod. 3 (1970) 308–326.

110 Eccleston, A.: Trends in Cell Biology. Vols 10-12. Elsevier Trends Journal 2000–2002.

111 Eckstein, F., K. H. Englmeier, M. Reiser, R. Putz: In vivo morphometry and functional analysis of human articular cartilage with quantitative magnetic resonance imaging – from image to data, from data to theory. Anat. Embryol. 203 (2001) 147–173.

112 Eckstein F., S. Faber, R. Mühlbauer, J. Hohe, K.-H. Englmeier, M. Reiser, R. Putz: Functional adaptation of human joints to mechanical stimuli. Osteoarthritis Cart. 10 (2002) 40–55.

113 Eckstein, F., F. Löhe, S. Hillebrand, M. Bergmann, E. Schulte, S. Milz, R. Putz: Morphomechanics of the humero-ulnar joint: I. Joint space width and contact areas as a function of load and flexion angle. Anat. Rec. 243 (1995) 318–326.

114 Edlund, H.: Section 1: b-cell differentiation and growth. Developmental biology of the pancreas. Diabetes 50 (2001) S5–S9.

115 Einhorn, T. A.: The cell and molecular biology of fracture healing. Clin. Orthop. Rel. Res. 355S (1998) 7-21.

116 Endlich, K., W. Kriz, R. Witzgall: Update in podocyte biology. Curr. Opin. Nephrol. Hypertens. 10 (2001) 331–340.

117 Engel, A. G., C. Franzini-Armstrong (eds.): Myology. Basic and Clinical. Second Edition. Vol. 1 and 2. McGraw-Hill, Inc., New York 1994.

118 Ergün, S., T. Bruns, A. Soyka, R. Tauber: Angioarchitecture of the human spermatic cord. Cell Tissue Res. (1997) 288: 391–398.

119 Ergün, S., M. Davidoff, A. F. Holstein: Capillaries in the lamina propria of human seminiferous tubules are partly fenestrated. Cell Tissue Res. (1996) 286: 93–102.

120 Eriksen, E. F., A. Vesterby, M. Kassem, F. Melsen, L. Mosekilde.: Bone remodeling and bone structure. In: Mundy, G. R., T. J. Martin (eds.): Physiology and Pharmacology of Bone. Handbook of Experimental Pharmacology 107 (1993) 67–109.

121 Ettrich, U., H. Fengler, F. Dreßler, K.-J. Schulze: Überblick über den aktuellen Stand der meßbaren Parameter des Knorpelstoffwechsels in verschiedenen Körperflüssigkeiten. Z. Rheumatol. 57 (1998) 375–391.

122 Eufinger, H.: Kleine Chirurgie. 6. Aufl. Urban & Schwarzenberg, München–Wien–Baltimore 1978.

123 Faber, J. J., K. L. Thornburg: Placental Physiology. Raven Press, New York 1983.

124 Farbmann, A. I.: The oral cavity. In: Weiss, L. (ed.): Cell and Tissue Biology: A Textbook of Histology, pp. 575–593. Urban & Schwarzenberg, München–Wien–Baltimore 1988.

125 Faris, R. A., T. Konkin, G. Halpert: Liver stem cells: a potential source of hepatocytes for the treatment of human liver disease. Artif. Organs 25 (2001) 513–521.

126 Fawcett, D. W.: Atlas zur Elektronenmikroskopie der Zelle. Urban & Schwarzenberg, München–Wien–Baltimore 1973.

127 Fawcett, D. W.: A Textbook of Histology. 11th ed. W. B. Saunders Company, Philadelphia 1986.

128 Fawcett, D. W., N. S. McNutt: The ultrastructure of the cat myocardium: I. Ventricular papillary muscle. J. Cell Biol. 42 (1969) 1-45.

129 FCAT (Federative Committee on Anatomical Terminology): Terminologia Anatomica. Thieme, Stuttgart–New York 1998.

130 Ferner, H.: Atlas der topographischen und angewandten Anatomie des Menschen (begründet von E. Pernkopf). Bd. 1 u. 2, Urban & Schwarzenberg, München-Berlin 1964.

131 Filvaroff, E., R. Derynck: Bone remodeling: A signaling system for osteoclast regulation. Current Biol. 8 (1998) R679–R682.

132 Fishman, A. P., J. A. Elias, J. A. Fishman, M. A. Grippi, L. R. Kaiser, R. M. Senior (eds.): Fishman's Pulmonary Diseases and Disorders. 3rd ed. 2 Vols. McGraw-Hill, New York 1998.

133 Fleming R. E., W. S. Sly: Hepcidin: A putative iron-regulatory hormone relevant to hereditary hemochromatosis and the anemia of chronic disease. Proc. Natl. Acad. Sci. USA 98 (2001) 8160–8162.

134 Foerster, O.: Spezielle Physiologie und spezielle funktionelle Pathologie der quergestreiften Muskulatur. In: Bumke O., O. Foerster (Hrsg.): Handbuch der Neurologie III. Springer, Berlin–Heidelberg–New York 1937.

135 Forssmann, W.-G.: Morphologie des Skelettmuskels und des Muskel-Sehnenübergangs. In: Groher W., W. Noack (Hrsg.): Sportliche Belastungsfähigkeit des Haltungs- und Bewegungsapparates. Thieme, Stuttgart 1982.

136 Fourman, J., D. B. Moffat: The blood vessels of the kidney. Oxford, Blackwell Scientific 1971.

137 Francis-West, P. H., J. Parish, K. Lee, C. W. Archer: BMP/GDF-signalling interactions during synovial joint development. Cell Tissue Res. 296 (1999) 111–119.

138 Fritsch, H.: The connective tissue sheath of uterus and vagina in the human female fetus. Ann. Anat. 175 (1992) 531–539.

139 Fritsch, H.: Topography and subdivision of the pelvic connective tissue in human fetuses and in the adult. Surg. Radiol. Anat. 16 (1994) 259–265.

140 Fritsch, H., E. Brenner, A. Lienemann, B. Ludikowski: Anal sphincter complex: reinterpreted morphology and its clinical relevance. Dis. Colon. Rectum 45 (2002) 188–194.

141 Fritsch, H., Kühnel, W., Stelzner, F.: Entwicklung und klinische Anatomie der Adventitia recti. Langenbecks Arch. Chir. 381 (1996) 237–243.

142 Frost, H. M., W. S. S. Jee: Perspectives: A vital biomechanical model of the endochondral ossification mechanism. Anat. Rec. 240 (1994) 435–446.

143 Fuchs, E., D. W. Cleveland: A structural scaffolding of intermediate filaments in health and disease. Science 279 (1998) 514–519.

144 Fuss, F. K.: An analysis of the popliteus muscle in man, dog, and pig with a reconsideration of the general problems of muscle function. Anat. Rec. 225 (1989) 251–256.

145 Fuss, F. K., A. Bacher: New aspects of the morphology and function of the human hip joint ligaments. Am. J. Anat. 192 (1991) 1–13.

146 Garabedian, E. M., L. J. Roberts, M. S. McNevin, J. I. Gordon: Examining the role of Paneth cells in the small intestine by lineage ablation in transgenic mice. J. Biol. Chem. 272 (1997) 23729–23740.

147 Garcia-Martinez, V., I. Alvarez, G. Schoenwolf: Locations of the ectodermal and nonectodermal subdivisions of the epiblast at stages 3 and 4 of avian gastrulation and neurulation. J. Exp. Zool. 267 (1993) 431–446.

148 Gardemann, A., G. P. Püschel, K. Jungermann: Nervous control of liver metabolism and hemodynamics. Eur. J. Biochem. 207 (1992) 399–411.

149 Gardner, R., J. Rossant: Investigation of the fate of 4.5 day post-coitum mouse inner cell mass cells by blastocyst injection. J. Embryol. Exp. Morphol. 52 (1979) 141–152.

150 Gebmann, J., Y. Matsumoto, G. W. Kreutzberg: Microglia: intrinsic immuneffector cell of the brain. Brain Res. Rev. 20 (1995) 269–287.

151 Georgiades, P., A. C. Ferguson-Smith, G. J. Burton: Comparative developmental anatomy of the murine and human definitive placentae. Placenta 23 (2002) 3–19.

152 Giaume, C., K. D. Mc Carthy: Control of gap-junctional communication in astrocytic networks. TINS 19 (1996) 319–325.

153 Gimpl, G., F. Fahrenholz: The oxitocin receptor system: Structure, function, and regulation. Physiol. Rev. 81 (2001) 629-683.

154 Goerttler, K.: Der konstruktive Bau der menschlichen Darmwand. Morphol. Jb. 69 (1932) 329–379.

155 Gohari, P., R. L. Berkowitz, J. C. Hobbins: Prediction of intrauterine growth retardation by determination of total intrauterine volume. Amer. J. Obstet. Gynecol. 127 (1977) 255-260.

156 Gohlke, F., A. Hedtmann: Schulter. In: Wirth, C. J., L. Zichner (Hrsg.): Orthopädie und Orthopädische Chirurgie. Thieme, Stuttgart 2002.

157 Goldstein, M. B. A., J. P. Meehan: A review of the microarchitecture of the corpora cavernosa in men. Anat. Rec. 205 (1983) 65A.

158 Gray, C.A., F. F. Bartol, B. J. Tarleton, A. A. Wiley, G. A. Johnson, F. Bazer, T. E. Spencer: Developmental biology of uterine glands. Biol. Reprod. 65 (2001) 1311-1323.

159 Gray, H.: Gray's Anatomy. 38th ed. Bannister, L. H., M. M. Berry, P. Collins, M. Dyson, J. E. Dussek, M. W. J. Ferguson (eds.) Churchill Livingstone New York u.a. 1995.

160 Greger R., U. Windhorst: Comprehensive Human Physiology. Springer, Berlin–Heidelberg–New York 1996.

161 Griffith, I., M. Klugmann, T. Anderson, C. Thomson, D. Vouyiouklis, K.-A. Nave: Current concepts of PLP and its role in the nervous system. Microsc. Res. Techn. 41 (1998) 344-358.

162 Grobstein C.: Inductive interaction in the development of the mouse metanephros. J. Exp. Zool. 130 (1955) 319–339.

163 Gröschel-Stewart, U., D. Drenckhahn: Muscular and cytoplasmic contractile proteins. Biochemistry, immunology, structural organization. J. Collagen Rel. Res. 2 (1982) 381-463.

164 Grosser, O.: Die Entwicklung des Kiemendarms und des Respirationsapparates. In: Keibel, F., F. P. Mall (Hrsg.): Handbuch der Entwicklungsgeschichte des Menschen. Bd. 2, S. 436–482. Hirzel, Leipzig 1911.

165 Grosser, O., R. Ortmann: Grundriß der Entwicklungsgeschichte des Menschen. Springer, Berlin–Heidelberg–New York 1970.

166 Gura, T.: Uncoupling proteins provide new clue to obesity's causes. Science 280 (1998) 1369–1370.

167 Halata, Z.: The sensory innervation of the skin of the glans penis and the prepuce in man. In: Hamann, W., A. Iggo (eds.): Sensory Receptor Mechanisms, pp. 67-79. World Scientific Publ. Singapore 1984.

168 Hamilton, W. J., H. W. Mossman (eds.): Hamilton, Boyd and Mossmans Human Embryology. 4th ed. 1972.

169 Hatton, D.: Trends in Cell Biology. Vols. 10-11. Elsevier Trends Journal 2000–2001.

170 Hay, E. D.: Cell biology of extracellular matrix. Plenum Press, New York 1991.

171 Heald, R. J.: Total mesorectal excision is optimal surgery for rectal cancer. Br. J. Surg. 82 (1995) 1297-1299.

172 Hediger, M. A., M. A. Knepper: Introduction: recent insights into the urinary concentrating mechanism: from cDNA cloning to renal function. Am. J. Physiol. 275 (1998) F317.

173 Hehne, H.-J.: Das Femoropatellargelenk. Enke, Stuttgart 1983.

174 Heller, C. G., Y. Clermont: Kinetics of the germinal epithelium in man. Recent Progr Hormone Res. 20 (1964): 545–575.

175 Herdegen, T., T. R. Tölle, M. Bähr: Klinische Neurobiologie. Spektrum Akademischer Verlag, Heidelberg–Berlin–Oxford 1997.

176 Hierholzer, K., R. F. Schmidt: Pathophysiologie des Menschen. Edition Medizin, VCH, Weinheim 1991.

177 Hill, W. E., P. B. Moore, A. Dahlberg, D. Schlessinger, R. A. Garrett, J. R. Warner (eds.): The Ribosome. Structure, Function, and Evolution. American Society for Microbiology, Washington D. C. 1990.

178 Hilscher W.: Problems of the Keimbahn. Bibl. Anat. 24 (1983) 1–21.

179 Hinrichsen, K. V.: Humanembryologie. Springer, Berlin–Heidelberg–New York 1990.

180 Hodge, A. J., J. A. Petruska, A. J. Bailey: Structure and function of connective and skeletal tissue. Butterworths & Co, London 1965.

181 Höfer, D., D. Drenckhahn: Identification of brush cells in the alimentary and respiratory system by antibodies to villin and fimbrin. Histochemistry 98 (1992) 237–242.

182 Holdcroft, A.: Hormones and the gut. Br. J. Anaesth. 85 (2000) 58–68.

183 Holm, S. H.: Nutrition of the intervertebral disc. In: Weinstein, J. N., S. W. Wiesel (eds.): The Lumbar Spine. Saunders, Philadelphia 1990.

184 Holstein, A. F.: Morphologische Studien am Nebenhoden des Menschen. In: Bargmann, W., W. Doerr (Hrsg): Zwanglose Abhandlungen aus dem Gebiet der normalen und pathologischen Anatomie. Heft 20. Thieme, Stuttgart 1969.

185 Holstein, A. F.: Spermatogenese beim Menschen: Grundlagenforschung und Klinik. Ann. Anat. 181 (1999): 427-436.

186 Holstein, A. F., M. S. Davidoff, H. Breucker, N. Countouris, G. Orlandini: Different epithelia in the distal human male urethra. Cell Tissue Res. 264 (1991) 23-32.

187 Holstein, A. F., M. S. Davidoff: Organization of the intertubular tissue of the human testis. In: Motta, P. M. (ed.), Recent Advances in Microscopy of Cells, Tissues and Organs. Antonio Delfino, Rome, pp. 569-577, 1997.

188 Holstein, A. F., M. Maekawa, T. Nagano, M. S. Davidoff: Myofibroblasts in the lamina propria of human seminiferous tubules are dynamic structures of heterogeneous phenotype. Arch. Histol. Cytol. 59 (1996): 109–125.

189 Holstein, A. F., E. C. Roosen-Runge: Atlas of Human Spermatogenesis. Grosse, Berlin 1981.

190 Holstein, A. F., E. C. Roosen-Runge, C. Schirren: Illustrated Pathology of Human Spermatogenesis. Grosse, Berlin 1988.

191 Holzer, P.: Gastroduodenal mucosal defense. Curr. Opin. Gastroenterol. 16 (2000) 469–478.

192 Horstmann, E., R. Richter, E. Roosen-Runge: Zur Elektronenmikroskopie der Kerneinschlüsse im menschlichen Nebenhodenepithel. Z. Zellforsch. 69 (1966) 69–79.

193 Hou-Jensen, H. M.: Die Papillae foliatae des Menschen. Z. Anat. Entwickl.-Gesch. 102 (1934) 348–388.

194 Hundeiker, M., L. von Mulert: Vermeidbare Risiken bei der Hodenbiopsie. Hautarzt 17 (1966): 546–547.

195 Hunziker, E. B., K. E. Kuettner: Cartilage. In: Crystal, R. G., J. B. West et al. (eds.): The Lung: Scientific Foundations. 2nd ed. Lippincott-Raven Publishers, Philadelphia 1997.

196 International Anatomical Nomenclature Committee: Nomina

Anatomica. 6th ed. Churchill Livingston, Edinburgh–London–Melbourne–New York 1989.

197 Ito, S., R. J. Winchester: The fine structure of the gastric mucosa in the bat. J. Cell Biol. 16 (1963) 541-578.

198 Jee, W. S. S.: The skeletal tissue. In: Weiss, L. (ed.): Cell and Tissue Biology: A Textbook of Histology, pp. 213–252. Urban & Schwarzenberg, München–Wien–Baltimore 1988.

199 Jefferson, W. N., J. F. Couse, E. P. Banks, K. S. Korach, R. R. Newbold: Expression of estrogen receptor b is developmentally regulated in reproductive tissues of male and female mice. Biol. Reprod. 62 (2000) 310–317.

200 Jeikowski, H., D. Drenckhahn: Evidence for exclusive adrenergic innervation of feather muscles (mm. pennati) in the chicken. Histochemical studies and experiments with 5-hydroxydopamine. Cell Tissue Res. 221 (1981) 157–168.

201 Jezek. D., U. A. Knuth, W. Schulze: Successful testicular sperm extraction (TESE) in spite of high serum follicle stimulating hormone and azoospermia: correlation between testicular morphology, TESE results, semen analysis and serum hormone values in 103 infertile men. Human Reproduction 13 (1998): 1230–1234.

202 Jöns, T., B. Warrings, A. Jöns, D. Drenckhahn: Basolateral localization of anion exchanger 2 (AE2) and actin in acid-secreting (parietal) cells of the human stomach. Histochemistry 102 (1994) 255–263.

203 Johnson, L. R.: Gastrointestinal Physiology. 5th edition. Mosby-Year Book, Inc., St. Louis, 1997.

204 Junqueira, L. C., J. Carneira, R. O. Kelly: Basic Histology. 8th ed. Appelton & Lange, Stamford 1998.

205 Kadi, F., A. Eriksson, S. Holmner, G. S. Butler-Browne, L.-E. Thornell: Cellular adaptation of the trapezius muscle in strength-trained athletes. Histochem. Cell Biol. 111 (1999) 189–195.

206 Kaiser, R., A. Pfleiderer: Lehrbuch der Gynäkologie. Thieme, Stuttgart 1989.

207 Kaissling, B., I. Hegyi, J. Loffing, M. Le Hir: Morphology of interstitial cells in the healthy kidney. Anat. Embryol. 193 (1996) 303-318.

208 Kaissling, B., W. Kriz: Structural analysis of the rabbit kidney. Adv. Anat. Embryol. Cell Biol. 56 (1979) 1-123.

209 Kapandji, I. A.: Funktionelle Anatomie der Gelenke. Vol. 1–3. Enke, Stuttgart 1992.

210 Kaufmann, P.: Plazentation und Plazenta. In: Hinrichsen, K. V. (Hrsg.): Humanembryologie, Springer, Berlin-Heidelberg-New York 1990.

211 Kaufmann, P., M. Castellucci: Extravillous trophoblast in the human placenta. Trophoblast Res. 10 (1997) 21–65.

212 Kaufmann, P., I. Scheffen: Placental development. In: Polin, R. A.; W. W. Fox (eds.): Neonatal and Fetal Medicine. Saunders, Orlando 1991.

213 Keibel, F.: Zur Entwicklungsgeschichte des menschlichen Urogenitalapparates. Arch. Anat. Entwickl.-Gesch. (1896) 55-156.

214 Kern, H. F., H. Ferner: Die Feinstruktur des exokrinen Pankreasgewebes vom Menschen. Z. Zellforsch. (1971) 322–343.

215 Kinder, M. V., E. H. C. Bastiaanssen, R. A. Janknegt, E. Marani: Neuronal circuitry of the lower urinary tract; central and peripheral neuronal control of the micturition cycle. Anat. Embryol. 192 (1995) 195-209.

216 King, A., T. Burrows, S. Verma, S. Hiby, Y. W. Loke: Human uterine lymphocytes. Hum. Reprod. Update 4 (1998) 480-485.

217 Kirchhoff, C.: Gene expression in the epididymis. Int. Rev. Cytol. 188 (1999) 133-202.

218 Kirschner, M., K. Simons: Current Opinion in Cell Biology. Vols. 9-13. Current Biology LTD, London 1997-2001.

219 Kleinig, H., P. Sitte: Zellbiologie. 4. Aufl. Gustav Fischer Verlag, Stuttgart 1999.

220 Klima, M.: Development of shoulder girdle and sternum in mammals. Fortschr. Zool. 30 (1985) 81–83.

221 Klingmüller, D., G. Haidl: Inhibin B in men with normal and disturbed spermatogenesis. Hum. Reprod. 12 (1997) 2376-2378.

222 Klosterhalfen, H., E. Altenähr, H. D. Franke: Das Prostatacarcinom.

Pathologie-Diagnostik-Therapie. Thieme, Stuttgart, New York 1982.

223 Knese, K.-H.: Stützgewebe und Skelettsystem. In: Möllendorf, von W., W. Bargmann (Hrsg.): Handbuch der mikroskopischen Anatomie des Menschen. II/5. Springer, Berlin 1979, 117–224.

224 Knoetgen, H., C. Viebahn, M. Kessel: Head induction in the chick by primitive endoderm of mammalian, but not avian origin. Development 126 (1999) 815–825.

225 Knussmann, R. (Hrsg.): Anthropologie. Handbuch der vergleichenden Biologie des Menschen. Gustav Fischer, Stuttgart–Jena–New York 1988.

226 Koch, H. P.: Rasterelektronenmikroskopische Studien der normalen und pathologisch veränderten Magenschleimhaut an Magenbiopsien. Habil. Schrift, Mediz. Fakultät Freiburg/Br. 1982.

227 Koebke, J., W. Thomas: Biomechanische Untersuchungen zur Ätiologie der Daumensattelgelenksarthrose. Z. Orthop. (1979) 988–994.

228 Koepsell, H., V. Gorboulev, C. Volk, U. Karbach: Organic cation transporters in the kidney. Kidney Blood Press Res. 22 (1999) 295–298.

229 Kollmann, J.: Handatlas der Entwicklungsgeschichte des Menschen, Teil II. Fischer, Jena 1907.

230 Koob, R., M. Zimmermann, W. Schoner, D. Drenckhahn: Colocalization and coprecipitation of ankyrin and Na^+-K^+-ATPase in kidney epithelial cells. Eur. J. Cell Biol. 45 (1987) 230–237.

231 Kopelman, P. G.: Obesity as a medical problem. Nature 404 (2000) 635–643.

232 Kozyraki, R.: Cubilin, a multifunctional epithelial receptor: An overview. J. Mol. Med. 4 (2000) 161–167.

233 Krause, W. J.: Brunner's glands: a structural, histochemical and pathologic profile. Prog. Histochem. Cytochem. 35 (2000) 259–367.

234 Kreis, T., R. Vale (eds.): Guidebook to the extracellular matrix, anchor, and adhesion proteins. 2nd ed. Sambrook & Tooze Publication, Oxford University Press, Oxford 1999.

235 Kreutzberg, G. W.: Microglia: a sensor for pathological events in the CNS. TINS 19 (1996) 312–318.

236 Krist, L. F. G., I. L. Eestermans, J. J. E. Steenbergen, E. C. M. Hoefsmit, M. A. Cuesta, S. Meyer, R. H. J. Beelen: Cellular composition of milky spots in the human greater omentum: An immunochemical and ultrastructural study. Anat. Rec. 241 (1995) 163–174.

237 Kriz, W., M. Elger, P. Mundel, K. V. Lemley: Structure-stabilizing forces in the glomerular tuft. J. Am. Soc. Nephrol. 5 (1995) 1731-1739.

238 Kriz, W., B. Kaissling: Structural organization of the mammalian kidney. In: Seldin, D. W., G. Giebisch (eds.): The Kidney: Physiology and Pathophysiology. New York, Raven Press 1999.

239 Kriz, W., H. Sakai, H. Hosser: Morphological aspects of glomerular function. In: Davison, A. M. (ed.): Nephrology. Vol. 1, p. 3. Proc. X. Int. Congr. Nephrol. London 1987. Baillière Tindall, London 1988.

240 Kubik, S.: Visceral lymphatic system. In: Viamonte Jr., M., A. Rüttmann (eds.): Atlas of Lymphography, pp. 91–106. Thieme, Stuttgart–New York 1980.

241 Kuettner, K. E., R. Schleyerbach, J. G. Peyron, V. C. Hascall (eds.): Articular cartilage and osteoarthritis. Raven Press Ltd., New York 1992.

242 Kummer, B.: Funktionelle Anatomie des Vorfußes. Verh. Dtsch. Orthop. Ges., 53. Hamburg 1966, 482-493 (1967).

243 Kummer, B.: Klinische Relevanz biomechanischer Analysen der Hüftregion. Z. Orthop. 129 (1991) 285-294.

244 Kummer, B.: Is the Pauwels' theory of hip biomechanics still valid? A critical analysis, based on modern methods. Ann. Anat. 175 (1993) 203-210.

245 Kunze, K.: Praxis der Neurologie. 2. Aufl. Thieme, Stuttgart-New York, 1999.

246 Kurtz, A., F. Schweda: Regulation of renin secretion. Kidney Blood Press Res. 22 (1999) 311–313.

247 Kux, M.: Hernienoperationen. Barth, Heidelberg–Leipzig 1997.

248 Lang, J., W. Wachsmuth: Bein und Statik. In: Praktische Anatomie

(begründet von T. von Lanz, W. Wachsmuth). Bd. 1, Teil 4. Springer, Berlin-Heidelberg-New York 1972).

249 Lang, J., W. Wachsmuth: Kopf, Gehirn und Augenschädel. In: Praktische Anatomie (begründet von T. von Lanz, W. Wachsmuth). Bd. 1, Teil 1B. Springer, Berlin-Heidelberg-New York 1979).

250 Lang, J., W. Wachsmuth: Kopf, Übergeordnete Systeme. In: Praktische Anatomie (begründet von T. von Lanz, W. Wachsmuth). Bd. 1, Teil 1A. Springer, Berlin-Heidelberg-New York 1985).

251 Langman, J.: Medizinische Embryologie. 8. Aufl. Thieme, Stuttgart-New York 1989.

252 Lanz, T. von, W. Wachsmuth: Arm. In: Praktische Anatomie. Bd. 1, Teil 3, 2. Aufl. Springer, Berlin–Heidelberg–New York 1959.

253 Larsen, W. J:: Human Embryology. 3rd ed. Churchill Livingstone, New York 2001.

254 Lawson, K., N. Dunn, B. Roelen, L. Zeinstra, A. Davis, C. Wright, J. Korving, B. Hogan: BMP4 is required for the generation of primordial germ cells in the mouse embryo. Genes Dev. 13 (1999) 424–436.

255 Lawson, K., J. Meneses, R. Pedersen: Clonal analysis of epiblast fate during germ layer formation in the mouse embryo. Development 113 (1991) 891–911.

256 Le Hir, M., K. U. Eckardt, B. Kaissling, S. T. Koury, A. Kurtz: Structure-function correlations in erythropoietin formation and oxygen sensing in the kidney. Klin. Wochenschr. 69 (1991) 567–575.

257 Lemley, K., W. Kriz: Cycles and separations: The histotopography of the urinary concentrating process. Kidney Int. 31 (1987) 538-548.

258 Lenfant, C. (ed.): Lung Biology in Health and Disease. Vol. 1-163. Marcel Dekker, New York–Basel 1976–2001 (Monographien über eine Vielzahl von speziellen Themen der Lungenstruktur, -funktion und -erkrankungen). Aus dieser Serie Vol. 156: Haddad G. G., X. Tian (eds): Genetic Models in Cardiorespiratory Biology. Marcel Dekker, New York 2001.

259 Leonhardt, H.: Histologie, Zytologie und Mikroanatomie des Menschen, Bd. 3. Thieme, Stuttgart–New York 1990.

260 Lewis, W.: The development of the arm in man. Am. J. Anat. 1 (1901) 144–184.

261 Leyendecker, G., G. Kunz, L. Wildt, D. Beil, H. Deininger: Uterine hyperperistalsis and dysperistalsis as dysfunctions of the mechanism of rapid sperm transport in patients with endometriosis and infertility. Hum. Reprod. 11 (1996) 1542-1551.

262 Liang, Y., K. Jyoukura, N. Ogiwara, K. Sasaki : Expression of adhesion molecules and fibronectin of activated peritoneal surface with lipopoly-saccharide (LPS) analyzed with Immuno SEM. Ann. Anat. 183 (2001) 353–356.

263 Liebermann, D. E., C.F. Ross, M. J. Ravosa: The primate cranial base: ontogeny, function and integration. Am. J. Phys Anthropol. 31 (2000) 117–169.

264 Lindner, S. G.: On the morphology of the transitional zone of the seminiferous tubule and the rete testis in man. Andrologia 14 (1982) 352–362.

265 Liniger–Molineus: Der Unfallmann. Barth, München 1974

266 Lippert, H.: Lehrbuch Anatomie. 5. Aufl. Urban & Fischer, München-Jena 2000.

267 Lodish, H., A. Berk, S. L. Zipursky, P. Matsudaira, D. Baltimore, J. Darnell: Molecular Cell Biology. 4th ed. Freeman and Co, New York 2000.

268 Loeweneck, H., G. Feifel: Bauch. In: Praktische Anatomie (begründet von T. von Lanz, W. Wachsmuth). Bd. 2, Teil 6. Springer, Berlin–Heidelberg 1993.

269 Lofgren, F.: Das topographische System der Malpighischen Pyramiden der Menschenniere. Lund, Hákan Ohlssons Boktryckeri 1949.

270 Logsdon, C. D.: Signal transduction in pancreatic acinar cell physiology and pathophysiology. Curr. Opin. Gastroenterol. 16 (2000) 404-409.

271 Loke, Y. W., A. King: Human Implantation – Cell Biology and Immunology. Cambridge University Press, Cambridge, 1995.

272 Ludikowski, B., I. O. Hayward, H. Fritsch: Rectovaginal fascia: An important structure in pelvic visceral surgrey? About its development, structure, and function. J. Pediatr. Surg. 37 (2002) 634–638.

273 Maeda H., K. Akasaki, Y. Yoshimine, A. Akamine, K. Yamamoto: Limited and selective localization of the lysosomal membrane glycoprotein LGP85 and LGP96 in rat osteoclasts. Histochem. Cell Biol. 111 (1999) 245–251.

274 Mann J. R.: Imprinting in the germ line. Stem Cells 19 (2001) 287–294.

275 Marinelli, R. A., L. Pham, P. Agre, N. F. LaRusso: Secretin promotes osmotic water transport in rat cholangiocytes by increasing aquaporin-1 water channels in plasma membrane. J. Biol. Chem. 272 (1997) 12984-12988.

276 Marino, C. R., V. Jeans, W. F. Boron, B. M. Schmitt: Expression and distribution of the Na^+-HCO_3^--cotransporter in human pancreas. Am. J. Physiol. 277 (Gastrointest. Liver Physiol.) 40 (1999) G487–G494.

277 Martin, R. B., D. B. Burr: Structure, Function, and Adaption of Compact Bone. Raven Press, New York 1989.

278 Martius, H., K. Droysen: Atlas der gynäkologischen Anatomie. Thieme, Stuttgart 1960.

279 Masters, W. H., V. E. Johnson: Human Sexual Response. Little, Brown & Co., Boston 1966.

280 Mazzia, C., C. Porcher, Y. Julé, M.-O. Christen, M. Henry: Ultrastructural study of relationships between c-kit immunoreactive interstitial cells and other cellular elements in the human colon. Histochem. Cell Biol. 113 (2000) 401–411.

281 McKusick, V. A.: Mendelian inheritance in man: Catalogues of autosomal dominant, autosomal recessive, and x-linked phenotypes. 8th ed. Johns Hopkins University Press, Baltimore 1988.

282 Meek, W. D., B. T. Raber, O. M. McClain, J. K. McCosh, B. B. Baker: Fine structure of the human synovial lining cell in osteoarthritis: Its prominent cytoskeleton. Anat. Rec. 231 (1991) 145-155.

283 Menschik, A.: Mechanik des Kniegelenks. Z. Orthop. 112 (1974) 481–495.

284 Middendorff, R., M. Kumm, M. S. Davidoff, A. F. Holstein, D. Müller: Generation of cyclic guanosine monophosphate by heme oxygenases in the human testis – a regulatory role for carbon monoxide in Sertoli cells. Biol. Reprod. 63 (2000) 651-657.

285 Miled, N., S. Canaan, L. Dupuis, A. Roussel, M. Riviere, F. Carriere, C. de Cambillau, R. Verger: Digestive lipases: from three-dimensional structure to physiology. Biochimie 82 (2000) 973–986.

286 Miller, S. C., L. de Saint-Georges, B. M. Bowman, W. S. S. Jee: Bone lining cells: structure and function. Scan. Microsc. 3 (1989) 953–961.

287 Mishina Y., R. Rey, M. Finegold, M. Matzuk, N. Josso, R. Cate, R. Behringer: Genetic analysis of the Mullerian-inhibiting substance signal transduction pathway in mammalian sexual differentiation. Genes Dev. 10 (1996) 2577-2587.

288 Moll, R.: Differenzierungsprogramme des Epithels und ihre Änderungen. Verh. Dtsch. Ges. Path. 72 (1988) 102–114.

289 Möller, R.: Arrangement and fine structure of lymphatic vessels in the human spermatic cord. Andrologia 12 (1980): 564–576.

290 Mollier, S.: Die Konstruktion der vorderen weichen Bauchwand des menschlichen Körpers. Z. Anat. 93, 1930.

291 Mollier, S.: Plastische Anatomie. 2. Aufl. Bergmann, München 1938.

292 Moser, M.-B., M. Trommald, P. Andersen: An increase in dendritic spine density on hippocampal CA1 pyramidal cells following spatial learning in adult rats suggests the formation of new synapses. Proc. Natl. Acad. Sci. 99 (1994) 12673–12675.

293 Müller, U., A. W. Brändli: Cell adhesion molecules and extracellular-matrix constituents in kidney development and disease. J. Cell Sci. 112 (1999) 3855–3867.

294 Müller-Gerbl, M.: Die Rolle der Wirbelgelenke für die Kinematik der Bewegungssegmente. Ann. Anat. 174 (1992) 48–53.

295 Mundel, P., W. Kriz: Structure and function of podocytes: an update. Anat. Embryol. 192 (1995) 385-397.

296 Naef, R., U. Suter: Many facets of the peripheral myelin protein PMP22

in myelination and disease. Microsc. Res. Techn. 41 (1998) 359–371.

297 Nair, P. N. R., H. E. Schroeder: Number and size spectra of non-myelinated axons of human premolars. Anat. Embryol. 192 (1995) 35–41.

298 Nermut, N. V.: Visualization of the „membrane skeleton" in human erythrocytes by freeze-etching. Eur. J. Cell Biol. 25 (1981) 265-271.

299 Neuhuber, W. L., U. Eichhorn, J. Wörl: Enteric co-innervation of striated muscle fibers in the esophagus: just a „hangover"? Anat. Rec. 262 (2001) 41–46.

300 Neutra, M., C. P. Leblond: Synthesis of the carbohydrate of mucous in the Golgi-complex as shown by electron microscope radioautography of goblet cells from rats injected with glucose-H3. J. Cell Biol. 30 (1966) 119–136.

301 Nielsen, S., T. H. Kwon, B. M. Christensen, D. Promeneur, J. Frokiaer, D. Marples: Physiology and pathophysiology of renal aquaporins. J. Am. Soc. Nephrol. 10 (1999) 647-663.

302 Nieschlag, E., H. M. Behre: Andrologie. Grundlagen und Klinik der reproduktiven Gesundheit des Mannes. Springer, Berlin, Heidelberg, New York 1996.

303 Noe, M., G. Kunz, M. Herbertz, G. Mall, G. Leyendecker: The cyclic pattern of immunohistochemical expression of oestrogen and progesterone receptors in human myometrial and endometrial layers: characterization of the endometrial-subendometrial unit. Hum. Reprod. 14 (1999) 190-197.

304 Oelrich, T. M.: The striated urogenital sphincter muscle in the female. Anat. Rec. 205 (1983) 223–232.

305 Ohno Y., Fujimoto, Y.: Endometrial oestrogen and progesterone receptors and their relationship to sonographic appearance of the endometrium. Hum. Reprod. Update 4 (1998) 560–564.

306 Oliver, J.: Nephrons and kidneys. New York-Evanston-London, Harper & Row, Hoeber Medical 1968.

307 O'Rahilly R.: The timing and sequence of events in the development of the human reproductive system during the embryonic period proper. Anat. Embryol. 166 (1983) 247-261.

308 O'Rahilly, R., F. Müller: Developmental stages in human embryos. Carnegie Inst. Washington Publication 637 (1987).

309 Paintrand, M., M. Moudjou, H. Delacroix, M. Bornens: Centrosome organization and centriole architecture: their sensitivity to divalent cations. J. Struct. Biol. 108 (1992) 107–128.

310 Palade, G. E.: The endoplasmatic reticulum. J. Biophys. Biochem. Cytol. 2 (Suppl.) (1956) 85–98.

311 Patzelt, V.: Der Darm. In: Möllendorf, von W. (Hrsg.): Handbuch der mikroskopischen Anatomie des Menschen. Bd. 5, Teil 3. Spinger, Berlin 1936.

312 Patzelt, V.: Histologie. 3. Aufl. 1948.

313 Pauwels, F.: Gesammelte Abhandlungen zur funktionellen Anatomie des Bewegungsapparates. Springer, Berlin–Heidelberg–New York 1965.

314 Payne, A. H., M. P. Hardy, L. D. Russell: The Leydig Cell. Cache River Press, Vienna, Il. 1996.

315 Pellerin, L., P. J. Magistretti: Glutamate uptake into astrocytes stimulates aerobic glycolysis: a mechanism coupling neuronal activity to glucose utilization. Proc. Natl. Acad. Sci. 91 (1994) 10625–10629.

316 Pepe, F. A.: In: Timasheff, B. N., G. D. Fasman (eds.): Biological Macromolecules Series. Vol. 5, Part A, Chap. 7. Marcel Dekker, New York 1976.

317 Pernkopf, E.: Topographische Anatomie des Menschen. Urban & Schwarzenberg, Berlin-Wien 1937.

318 Peters, A., S. L. Palay, H. de. F. Webster: The fine structure of the nervous system. Oxford University Press, New York–Oxford 1991.

319 Petersen, H.: Histologie und mikroskopische Anatomie. Bergmann, München, 1935.

320 Pette, D.: Training effects on the contractile apparatus. Acta. Physiol. Scand. 162 (1998) 367–376.

321 Pette, D., R. S. Staron: Mammalian skeletal muscle fiber type

transitions. Int. Rev. Cytol. 170 (1997) 143–223.

322 Phan, C. T., P. Tso: Intestinal lipid absorption and transport. Front. Biosci. 6 (2001) 299–319.

323 Pinzani, M., P. Gentilini: Biology of hepatic stellate cells and their possible relevance in the pathogenesis of portal hypertension in cirrhosis. Sem. Liver Dis. 19 (1999) 397–410.

324 Plenk, H.: Der Magen. In: Möllendorff, von W. (Hrsg.): Handbuch der mikroskopischen Anatomie des Menschen. Bd. 5, Teil 2. Springer, Berlin 1932.

325 Potter E. L.: Normal and abnormal development of the kidney. Year Book Medical Publ., Chicago, 1972.

326 Putz, R.: Funktionelle Anatomie der Wirbelgelenke. Normale und Pathologische Anatomie. Bd. 43. Thieme, Stuttgart–New York 1981.

327 Putz, R.: The detailed functional anatomy of the ligaments of the vertebral column. Ann. Anat. 174 (1992) 40–47.

328 Putz, R., M. Müller-Gerbl: Congenital malformations of the vertebral column. In: Vogel, R., J. Fanghänel, J. Giebel (Hrsg.): Aspects of Teratology. Vol. 1. Tectum, Marburg 1996.

329 Putz, R., M. Müller-Gerbl: The vertebral column – a phylogenetic failure? A theory explaining the function and vulnerability of the human spine. Clin. Anat. 9 (1996) 205–212.

330 Rahn, B. A.: Die polychrome Fluoreszenzmarkierung des Knochenbaus. Zeiss-Informationen 22 (1976) 36–39.

331 Rambourg, A., D. Segretain: Three-dimensional electron microscopy of mitochondria and endoplasmic reticulum in the red muscle fiber of the rat diaphragm. Anat. Rec. 197 (1980) 33–48. In: Weiss, L. (ed.): Cell and Tissue Biology: A Textbook of Histology. 6th ed. Urban & Schwarzenberg, München–Wien–Baltimore 1988.

332 Rappaport, A. M.: Hepatic blood flow: Morphologic aspects and physiologic regulation. Int. Rev. Physiol. 21 (1980) 1–63.

333 Reiser, J., W. Kriz, M. Kretzler, P. Mundel: The glomerular slit diaphragm is a modified adherens junction. J. Am. Soc. Nephrol. 11 (2000) 1-8.

334 Ridet, J. L., S. K. Malhotra, A. Privat, F. H. Gage: Reactive astrocytes: cellular and molecular cues to biological function. TINS 20 (1997) 570-577.

335 Rieder, H., K. H. Meyer zum Büschenfelde, G. Ramadori: Functional spectrum of sinusoidal endothelial liver cells. J. Hepatology 15 (1992) 237-250.

336 Rippe, B., R. T. Krediet: Peritoneal physiology-transport of solutes. In: Gokal, R., K. D. Nolph (eds.): The Textbook of Peritoneal Dialysis, pp. 69–113, Kluwer Academic Publishers 1994.

337 Risau, W.: Mechanisms of angiogenesis. Nature 386 (1997) 671-674.

338 Roberts, W. H., C. W. Harrison, D. A. Mitchell, H. F. Fischer: The levator ani muscle and the nerve supply of its puborectalis component. Clin. Anat. 1 (1988) 267-283.

339 Robey, P. G.: Vertebrate mineralized matrix proteins: structure and function. Connect. Tissue Res. 35 (1996) 131–136.

340 Roche Lexikon Medizin. 2. Aufl. Urban & Schwarzenberg, München–Wien–Baltimore 1987.

341 Rollhäuser, H., W. Kriz, W. Heinke: Das Gefäßsystem der Rattenniere. Z. Zellforsch. 64 (1964) 381-403.

342 Roos, U. P.: Light and electron microscopy of rat kangaroo cells in mitosis II. Kinetochore structure and function. Chromosoma 41 (1973) 195–220.

343 Roosen-Runge, E. C., A. F. Holstein: The human rete testis. Cell Tissue Res. 189 (1978): 409–433.

344 Roth, S. M., G. F. Martel, F. M. Ivey, J. T. Lemmer, E. J. Metter, B. F. Hurley, M. A. Rogers: Skeletal muscle satellite cell populations in healthy young and older men and woman. Anat. Rec. 260 (2000) 351-358.

345 Russell, L. D., M. D. Griswold: The Sertoli Cell. Cache River Press, Clearwater, Fl. 1993.

346 Saltiel, A. R.: Another hormone-sensitive triglyceride lipase in fat cells? Proc. Natl. Acad. Sci. USA 97 (2000) 535–537.

347 Sandri, C., J. M. van Buren, K. Akert: Membrane morphology of the

vertebrate nervous system. Progr. Brain Res. 46. 2nd ed. Elsevier Biomedical 1982.

348 Saxena, U., M. G. Klein, I. J. Goldberg: Transport of lipoprotein lipase across endothelial cells. Proc. Natl. Acad. Sci. USA 88 (1991) 2254–2258.

349 Scheuermann, D. W., W. Stach, J.-P. Timmermans: Functional Morphology of the Enteric Nervous System. Verh. Anat. Ges. 85 (1991) 75–85.

350 Schiaffino, S., C. Reggiani: Molecular diversity of myofibrillar proteins: gene regulation and functional significance. Physiol. Rev. 76 (1996) 371–423.

351 Schiebler, T. H., W. Schmidt (Hrsg.): Lehrbuch der gesamten Anatomie des Menschen. 4. Aufl. Springer, Berlin-Heidelberg-New York 1987.

352 Schmalbruch, H.: Skeletal Muscle. In: Schmalbruch, H., A. Oksche, L. Vollrath (eds.): Handbook of Microscopic Anatomy. Vol. 2/6. Springer, Berlin–Heidelberg–New York 1985.

353 Schmidt, H.-M., U. Lanz: Chirurgische Anatomie der Hand. Hippokrates, Stuttgart 1992.

354 Schmidt, H.-M., M. Vahlensieck: Klinisch-radiologische Anatomie der Schulterregion. Radiologie 36 (1996) 933–943.

355 Schmolke, C.: The relationship between the temporomandibular joint capsule, articular disc and jaw muscles. J. Anat. 184 (1994) 335–345.

356 Schmorl, G., H. Junghanns: Die gesunde und kranke Wirbelsäule in Röntgenbild und Klinik. 5. Aufl. Thieme, Stuttgart–New York 1968.

357 Schnermann, J., S. I. Sayegh: Kidney Physiology. Philadelphia, New York, Lippincott-Raven 1998.

358 Schröder, H. E.: Orale Strukturbiologie. Entwicklungsgeschichte, Struktur und Funktion normaler Hart- und Weichgewebe der Mundhöhle. 2. Aufl. Thieme, Stuttgart 1982.

359 Schröder, J.-M.: Epithelial peptide antibiotics. Biochem. Pharmacol. 57 (1999) 121–134.

360 Schubert, M. L.: Gastric secretion. Curr. Opin. Gastroenterol. 16 (2000) 463–468.

361 Schultz, R.: Regulation of zygotic gene activation in the mouse. BioEssays 15 (1993) 531–538.

362 Schultze, O., W. Lubosch: Atlas und kurzgefaßtes Lehrbuch der topographischen und angewandten Anatomie. 4. Aufl. Lehmanns, München 1935.

363 Schulze, C.: Sertoli cells and Leydig cells in man. Adv. Anat. Embyol. Cell. Biol. 88 (1984) 1–104.

364 Schulze, W., U. Rehder: Organization and morphogenesis of the human seminiferous epithelium. Cell Tissue Res. 237 (1984) 395–407.

365 Schumacher, G.-H., H. Schmidt, H. Börnig, W. Richter: Anatomie und Biochemie der Zähne. VEB Verlag Volk und Gesundheit, Berlin 1990.

366 Segal, M., E. Korkotian, D. D. Murphy: Dendritic spine formation and pruning: common cellular mechanisms? TINS 23 (2000) 53–57.

367 Shapiro, S. D.: Matrix metalloproteinase degradation of extracellular matrix: biological consequences. Curr. Opin. Cell Biol. 10 (1998) 602–608.

368 Sherwood, O. D.: Relaxin. In: Knobil, E., J. D. Neill, (eds.): The Physiology of Reproduction. 2nd ed. Raven Press, New York (1994) 861–1009

369 Sicher, H., L. E. Dubrul: Oral Anatomy. 5th ed. Mosby Co., Saint Louis 1970.

370 Sjöström, M., J. Lexell, D. Y. Downham: Differences in fiber number and fiber type proportion within fascicles. Anat. Rec. 234 (1992) 183–189.

371 Slack, J. M. W.: Stem cells in epithelial tissues. Science 287 (2000) 1431–1433.

372 Smith, C. E.: Cellular and chemical events during enamel maturation. Crit. Rev. Oral Biol. Med. 9 (1998) 128–161.

373 Sobotta, J.: Atlas der Anatomie des Menschen. 12-21. Aufl. (verschiedene Herausgeber) Urban & Schwarzenberg, München–Wien–Baltimore (12.-20 Aufl.), Urban & Fischer München-Jena (21. Aufl.) 1948-2000.

374 Sobotta, J.: Histologie. 4. Aufl. (F. Hammersen, Hrsg.) und 5. Aufl. (U. Welsch, Hrsg.). Urban & Schwarzenberg, München–Wien–Baltimore 1985 und 1997.

375 Spemann, H., H. Mangold: Über Induktion von Embryonalanlagen durch Implantation artfremder Organisatoren. Roux' Arch. Dev. Biol. 100 (1924) 599–638.

376 Sperelakis, N.: Cell Physiology. 2nd ed. Academic Press, San Diego–London–Boston–New York–Sydney–Tokyo–Toronto 1998.

377 Sperling, K.: Genetik. In: Hierholzer, K., R. F. Schmidt (Hrsg.): Pathophysiologie des Menschen. Edition Medizin, VCH, Weinheim 1991.

378 Squire, J. (ed.): The Structural Basis of Muscular Contraction. Plenum Press, New York–London 1981.

379 Staehelin, L. A., B. E. Hull. Junctions between living cells. Sci. Am. 238 (1978) 141–152.

380 Stahl, A., D. J. Hirsch, R. E. Gimeno, S. Punreddy, P. Ge, N. Watson, S. Patel, M. Kotler, A. Raimondi, L. A. Tartaglia, H. F. Lodish: Identification of the major intestinal fatty acid transport protein. Mol. Cell 4 (1999) 299–308.

381 Starck, D.: Embryologie. 4. Aufl. Thieme, Stuttgart 1978.

382 Steinert, P. M., L. N. Marekov: Initiation of assembly of the cell envelope barrier structure of stratified squamous epithelia. Mol. Biol. Cell. 10 (1999) 4247–4261.

383 Stelzner, F.: Die anorectalen Fisteln. 3. Aufl. Springer, Berlin– Heidelberg–New York 1981.

384 Stelzner, F., W. Lierse: Der angiomuskuläre Dehnverschluß der terminalen Speiseröhre. Langenbecks Arch. klin. Chir. 321 (1968) 35–64.

385 Steubl, R.: Innervation und Morphologie der Mm. levatores costarum. Z. Anat. Entwickl.-Gesch. 128 (1969) 211.

386 Stieve, H.: Der Halsteil der menschlichen Gebärmutter, seine Veränderungen während der Schwangerschaft, der Geburt und des Wochenbetts und ihre Bedeutung. Z. mikrosk. anat. Forsch. 11 (1927) 291-441.

387 Stoeckel, W.: Lehrbuch der Geburtshilfe. Fischer, Jena 1935.

388 Strasser, H.: Lehrbuch der Muskel- und Gelenkmechanik. Bd. 2. Springer, Berlin 1913.

389 Stratton, C. J., Y. Bayguinov, K. M. Sanders, S. M. Ward: Ultrastructural analysis of the transdifferentiation of smooth muscle to skeletal muscle in the murine esophagus. Cell Tissue Res. 301 (2000) 283–298.

390 Strohmeyer, G., W. Dölle: Ösophagusvarizen: Bedeutung, Ursachen und Behandlung. Med. Klin. 58 (1963) 1649–1653.

391 Stromer, M. H.: Immunocytochemical localization of proteins in striated muscle. Internat. Rev. Cytol. 142 (1992) 61–144.

392 Stryer, L.: Biochemistry. 4th ed. Freeman & Co, New York 1999.

393 Sultan, A. H., M. A. Kamm, C. N. Hudson, J. M. Thomas, C. I. Bartram: Anal-sphincter disruption during vaginal delivery. NEJM 329 (1993) 1905–1911.

394 Swain A., R. Lovell-Badge: Mammalian sex determination: a molecular drama. Genes Dev. 13 (1999) 755-767.

395 Sweet, D.: Trends in Cell Biology. Vols. 7-9. Elsevier Trends Journal 1997–1999.

396 Szyika, A. S.: Systématisation de l'angioarchitectonic de jéjunum et de l'iléon chez l'homme adulte. Arch. Anat. Hist. Embr. norm. 59 (1976) 79–142.

397 Tam, P., S. Zhou: The allocation of epiblast cells to ectodermal and germline lineages is influenced by the position of the cells in the gastrulating mouse embryo. Dev. Biol. 178 (1996) 124–132.

398 Tanagho, E. A., Meyers, F. H., Smith, D. R.: The trigone: anatomical and physiological consideration. Part I. J. Urol. 100 (1968) 623–632; Part II: J. Urol. 100 (1968) 633-639.

399 Tandler, B., C. A. Pinkstaff, A. Riva: Ultrastructure and Histochemistry of Human Anterior Lingual Salivary Glands (Glands of Blandin and Nuhn). Anat. Rec. 240 (1994) 167–177.

400 Telgmann, R., B. Gellersen: Marker genes of decidualization: activation of the decidual prolactin gene. Hum. Reprod. Update 4 (1998) 472–479

401 Thane, G. D.: Quain's Elements of Anatomy II/1. 10. Aufl. Longmans,

Green & Co., London–New York 1983.

402 Thesleff, I., P. Nieminen: Tooth morphogenesis and cell differentiation. Curr. Opin. Cell Biol. 8 (1996) 844–850.

403 Thews, G., E. Mutschler, P. Vaupel: Anatomie, Physiologie, Pathophysiologie des Menschen. WVG, Stuttgart 1999.

404 Thomsen, L., T. L. Robinson, J. C. F. Lee, L. A. Farraway, M. J. G. Hughes, D. W. Andrews, J. D. Huizinga: Interstitial cells of Cajal generate a rhythmic pacemaker current. Nature Medicine 4 (1998) 848–850.

405 Tidball, J. G.: Force transmission across muscle cell membranes. J. Biomech. 24 [Suppl.] (1991) 43–52.

406 Tillmann, B.: Funktionelle Anatomie des Bewegungsapparates. In: Böhm, B., E. Rumberger, B. Tillmann, K. Wurster (Hrsg.): Funktionelle Anatomie des Bewegungsapparates, Physiologie, allgemeine Krankheitslehre. Thieme, Stuttgart 1981.

407 Tillmann, B.: Gelenklehre. In: Tillmann, B., G. Töndury (Hrsg.): Anatomie des Menschen. Bd. 1. Thieme, Stuttgart–New York 1987.

408 Töndury, G.: Entwicklungsgeschichte und Fehlbildungen der Wirbelsäule. Die Wirbelsäule in Forschung und Praxis. Bd. 7. Hippokrates, Stuttgart 1958.

409 Töndury, G.: Angewandte und topographische Anatomie. 5. Aufl. Thieme, Stuttgart–New York 1981.

410 Tong, Q., G. Dalgin, H. Xu, C.-N. Ting, J. M. Leiden, G. S. Hotamisligil: Function of GATA transcription factors in preadipocyte-adipocyte transition. Science 290 (2000) 134–138.

411 Trinh-Trang-Tan, M. M., L. Bankir: Integrated function of urea transporters in the mammalian kidney. Exp. Nephrol. 6 (1998) 471–479.

412 Tubiana, R.: The Hand,. Vol. 1. Saunders, Philadelphia 1981.

413 Väänänen, H. K., H. Zhao, M. Mulari, J. M. Halleen: The cell biology of osteoclast function. J. Cell Sci. 113 (2000) 377–381.

414 Van der Linden, F. P. G. M., H. S. Duterloo: Development of the Human Dentition. An Atlas. Harper & Row, New York–San Francisco–London 1976.

415 Van Mow, C., W. C. Hayes: Basic Orthopedic Biomechanics. Raven Press, New York 1991.

416 Vandamme, J. P. J., J. Bonte: A new look at the blood supply of the ilcocolic angle. Acta Anat. 113 (1982) 1–14.

417 Vernadakis, A.: Glia-neuron intercommunications and synaptic plasticity. Progr. Neurobiol. 49 (1996) 185–214.

418 Vesalius, A.: De humani corporis fabrica libri VII, ed. alt. 1555.

419 Viebahn, C.: The anterior margin of the mammalian gastrula: Comparative and phylogenetic aspects of its role in axis formation and head induction. Curr. Top. Dev. Biol. 46 (1999) 63–103.

420 Virchow, H.: Gesichtsmasken und Gesichtsausdruck. Arch. Anat. Physiol. (1971) 371 –436.

421 Vogt, W.: Zur Morphologie und Mechanik der Darmdrehung. Ant. Anz. 53 (1920) Ergänzungsband (Verh. Anat. Ges.) 39–55.

422 Volkmann, von R.: Zur Anatomie und Mechanik des Lig. calcaneonaviculare plantare sensu stritiori. Anat. Anz. (1973) 460–470.

423 Voss, H., R. Herrlinger: Taschenbuch der Anatomie. Gustav Fischer Verlag, Stuttgart 1963

424 Vossschulte, K., F. Kümmerle, H.-J. Peiper, S. Weller: Lehrbuch der Chirurgie. Thieme, Stuttgart–New York 1982.

425 Waddington, C., G. Schmidt: Induction by heteroplastic grafts of the primitive streak in birds. Roux Arch. Entwickl. Mech. 128 (1933) 522–563.

426 Wagner, M., R. Schabus: Funktionelle Anatomie des Kniegelenks. Springer-Verlag, Berlin–Heidelberg–New York 1982.

427 Walraff, J.: Leitfaden der Histologie des Menschen. 6. Aufl. Urban & Schwarzenberg, München–Berlin, 1963.

428 Wang, Y., D. C. Mewton, T. L. Miller, A. M. Teichert, M. J. Phillips, M. S. Davidoff, P. A. Marsden: An alternative promoter of the human neuronal nitric oxide synthase gene is expressed specifically in Leydig cells. Amer. J. Pathol. 160 (2002) 369–380.

429 Waterman, R. E.: Human embryo and fetus. In: Hafez, E. S. E., P.

Kenemans (eds.): Atlas of Human Reproduction and Scanning Electron Microscopy. MTP Press, Lancaster, Boston 1982.

430 Weibel, W.: Lehrbuch der Frauenheilkunde. 7. Aufl. 1944.

431 Weiss, L.: Cell and Tissue Biology: A Textbook of Histology. 6th ed. Urban & Schwarzenberg, München–Wien–Baltimore 1988.

432 Welling, L. W., D. J. Welling,: Shape of epithelial cells and intercellular channels in the rabbit proximal nephron. Kidney Int. 9 (1976) 385–394.

433 Wellings, K., J. Wadsworth, A. Johnson, J. Field, W. Macdowall: Teenage fertility and life chances. Rev. Reprod. 4 (1999) 184–190.

434 Welsch, K.: Die Entwicklung der C-Zellen und des Follikelepithels der Säugerschilddrüse. Erg. Anat. Entwickl.-Gesch. 46, Heft 2 (1992).

435 Wheater, P. R., H. G. Burkitt, V. G. Daniels: Funktionelle Histologie. Lehrbuch und Atlas. 2. Aufl. Urban & Schwarzenberg, München–Wien–Baltimore 1987.

436 White, A. A., M. M. Panjabi: Clinical Biomechanics of the Spine. Lippincott, Philadelphia 1978.

437 Wiede, A., M. Hinz, E. Canzler, K. Franke, C. Quednow, W. Hoffmann: Synthesis and localization of the mucin-associated TFF-peptides in the human uterus. Cell Tissue Res. 303 (2001) 109-115.

438 Wiesner, B., J. Weiner, R. Middendorff, V. Hagen, U. B. Kaupp, I. Weyand: Cyclic nucleotide-gated channels on the flagellum control Ca2+ entry in sperm. J. Cell Biol. 142 (1998) 473–484.

439 Wildt, L., H. Schnilden, G. Wesner, C. Rolli, K. A. Brensing, I. Luckhaus, M. Bähr, G. Leyendecker: In: Leyendecker, G., H. Stock, L. Wildt (eds.): Symposium on Brain and Pituitary Peptides. Vol. 2: Pulsatile Administration of GnRH in Hypothalamic Failure. Basic and Clinical Aspects. Karger, Basel 1983.

440 Wilhelm, A.: Die Behandlung der therapieresistenten Epicondylitis lateralis humeri durch Denervation. Zur Pathogenese. Handchir. Mikrochir. Plast. Chir. 31 (1999) 291–302.

441 Witschi E.: Migration of the germ cells of human embryos from the yolk sac to the primitive gonadale fold. Contrib. Embryol. 32 (1948) 67–80.

442 Wong, M. D, E. B. Hunziker: Articular cartilage biology and mechanics. Sports Med. Arthroscopy Rev. 6 (1998) 4–12.

443 World Health Organization: WHO Laboratory Manual for the Examination of Human Semen and Sperm-Cervical Mucus Interaction. Fourth Edition. Cambridge University Press 1999.

444 Wu, Z., P. Puigserver, B. M. Spiegelman: Transcriptional activation of adipogenesis. Curr. Opin. Cell Biol. 11 (1999) 689–694.

445 Wuttke, W., H. Jarry: Estrogenforschung. Reproduktionsmedizin 15 (1999) 405–409.

446 Yeung, C. H., D. Nashan, C. Sorg, F. Oberpenning, H. Schulze, E. Nieschlag, T. G. Cooper: Basal cells of the human epididymis – antigenic and ultrastructural similarities to tissue-fixed macrophages. Biol. Reprod. 50 (1994) 917–926.

447 Yokota, S., H. D. Fahimi: Immunocytochemical localization of albumin in the secretory apparatus of rat liver parenchymal cells. Proc. Natl. Acad. Sci. USA 78 (1982) 4970–4974.

448 Young, J. A., E.W. Van Lennep: The Morphology of Salivary Glands. New York, Academic, 1978.

449 Zenker, W.: Über einige neue Befunde über den M. temporalis des Menschen. Z. Anat. Entwickl.-Gesch. 118 (1955) 355-368.

450 Zenker, W.: Das retroartikuläre plastische Polster des Kiefergelenkes und seine mechanische Bedeutung. Z. Anat. Entwickl.-Gesch. 119 (1956) 375-388.

451 Zenker, W.: Über die Bedeutung der Kautasche für die Entwicklung der menschlichen Wange. Z. Anat. Entwickl.-Gesch. 124 (1964) 289-300.

452 Zenker, W.: Juxtaoral Organ (Chievitz' Organ). Urban & Schwarzenberg, Baltimore–München 1982.

453 Zenker, W., E. P. Scheidegger: Quantitative aspects of muscle innervation. In: Wernig, A. (ed.): Plasticity of Motoneuronal Connections, pp. 37–48. Elsevier Science Publishers, Amsterdam 1991.

454 Zigmond, M. J., F. E. Bloom, S. C. Landis, J. L. Roberts, L. R. Squire:

Fundamental Neuroscience. Academic Press, San Diego–London–Boston–New York–Sydney–Tokyo–Toronto 1999.

455 Zulewski, H., E. J. Abraham, M. J. Gerlach, P. B. Daniel, W. Moritz, B. Mulle, M. Vallejo, M. K. Thomas, J. F. Habener: Multipotential nestin-positive stem cells isolated from adult pancreatic islets differentiate ex vivo into pancreatic endocrine, exocrine, and hepatic phenotypes. Diabetes 50 (2001) 521–533.

Sachregister

A

A-Banden s. Muskelfasern
Abdomen 6, **413**
Abduktion 4, **263**, 264
Aberrationen, Chromosomen 74–75
Abfaltung, Amnion 226, 228
Abgliederungsgelenke 260–261
ABP (androgen-bindendes Protein) 809, 815
Abrasio (Endometrium) 849
ACE s. Angiotensin-konvertierendes Enzym
Acetabulum 343, 346, **353**
Acetylcholin 153, **183**
– Magendrüsen 660, 662
– motorische Endplatte 181
– Neurotransmitter 182–183
Acetylcholinesterase 180
– motorische Endplatte 182
– myotendinöse Verbindung 163
Acetylcholinrezeptoren 19–20, 22–23
– Caveolae 53
– Curare 23
– motorische Endplatte 181–182
– muskarinerge 22–23
– nikotinerge 19, 153
Achalasie 639
Achillessehne 403
– Fettkörper, subtendinöser 403
– Ruptur, spontane 403
Achillodynie 403
Achselbogen, muskulöser 292
Achselfalte, hintere 458
Achselhöhlenfaszie 296
Achsellücke
– laterale 291, **299**, 310
– mediale 291, **299**, 308, 310
Achsen 3
– Gelenke 263
– Körper 3
Acromion **280**, 281, 284, 286–287, 301
Acrosin 59, 834
ACTH (adrenocorticotropes Hormon) 186
Actin(filamente) 31, **32**, 40, 41–**42**, 156–160, 167–169, 775–776
α-Actinin 28, 31, 156–159, 163, 169, 775–776

Activin
– Follikelwachstum 858
– Menstruationszyklus 863
Activin-β
– Pankreas 722
– Schmelz-/Zementbildung 609
ADAM 120
Adamantoblasten s. Enameloblasten
Adduktion 4, **263**, 264
Adduktoren, Hüftgelenk 363–365
Adduktorenkanal 364–365
Adduktorenschlitz 364
Adduktorenspasmus 365
Adenoide 631
Adenomatosis-Polyposis-coli-Protein s. APC-Protein
Adenosin
– Mastzellen 110
– Neurotransmitter 182, 200
Adenosindiphosphat s. ADP
Adenosinmonophosphat s. AMP
Adenosintriphosphat s. ATP
ADH (Adiuretin) **176**, 186, 783, 788
Adhärenskontakte 25, **27–28**, 190, 671
Adhäsionskontakte 24, 26–29
Adhäsionsproteine, -rezeptoren 24–31
Adipophilin 66
Adipozyten-Lipid-bindendes Protein (ALBP) 127
Aditus laryngis 548, **627**
Adiuretin s. ADH
Adminiculum lineae albae 467
Adnexe (uteri) 751, 847
Adoleszenz 242
ADP (Adenosindiphosphat), Neurotransmitter 182
ADPKD (autosomal dominant polycystic kidney disease) 737
Adrenalin 65, **183**, 788
– Fettabbau 127
– Herzmuskelkontraktion 23
– Neurotransmitter 182
Adrenarche 873
Adrenoleukodystrophie (ALD) 61
AER (apical ectodermal ridge) 237–239
After 642
Afterbucht 586

Agenesie 230
Agger nasi 542
Aggrecan 117–119, 130–131
Aggregatio chondrocytica 129
Agonismus 252
Agrin **118**, 182, 776
AGRP (Agouti-related peptide), Leptin 127
Akrosom 59, 806, **834**
Akrosomblase 806
Akrosomreaktion 214, 836, **856**
Aktionskraft/-moment 267
Aktionspotenzial
– Axone 175
– Skelettmuskulatur 154
Aktivin s. Activin
Akzeleration 5
Ala(-ae)
– ossis ilii 343, 344–345, 362
– ossis sacri 421, 423
– ossis sphenoidalis
– – major 484, 489, **491**, 495, 496, 502–503, **503**
– – minor 484, 489, 494, **495–496**, 502–503, **503**, 508
– vomeris 509
Albinismus 69
Alcianblau-Färbung 105, 117, 674
Alcock-Kanal 694, **757**
Aldosteron 788
– Sammelrohr 783
Alisphenoid 484
Allantois **228**, 642, 698, 746
Allantoisdivertikel 223, **228**
Allantoisgang 587
allergische Reaktionen, Mastzellen 111
Alpers-Syndrom 65
Alport-Syndrom 115, 771
Alterspigment 70
– Neurone 173
alveoläre Drüsen 104
alveoläre Phase, Lungenentwicklung 539
Alveolarepithel(zellen) 566, **571–575**, 578
Alveolarfortsatz 512
Alveolarkapillaren 568, 577
Alveolarmakrophagen 574–575
Alveolarporen 573
Alveolarsepten 574
Alveolarzellen s. Alveolarepithel(zellen)
Alveolen (Lunge) 574–576
– Entwicklung 539

Alveoli
– dentales 510, 513
– pulmonis 571
Amantadin, lysosomotrope Pharmaka 57
Amboss 627
– Entwicklung 485
Amelie 241
Ameloblasten s. Enameloblasten
Amelogenin, Enameloblasten 614
Amenorrhö, schwangerschafts-bedingte 862
AMH (Anti-Müller-Hormon) 740, **744**
AMH-Promotor, DAX1 749
Amine, biogene 179
– Neurotransmitter 182
γ-Aminobuttersäure s. GABA
Aminopeptidasen, Pankreassekret 729
Aminosäuredecarboxylase, L-aromatische (AADC) 183
Aminosäuren 12, 114
– Neurotransmitter 20, 182–183, 200
– Transport, Resorption
– – Darm 675, 679–681
– – Niere 778
– – Plazenta 885
D-Aminosäureoxidase 60
Aminosäuretransmitter, Astrozyten 200
Amitose 85
Amnioblast 218
Amnion 219, 882
– Abfaltung 226
Amnionepithel 221, 223, 881
Amnionhöhle 226
– primäre 219
– sekundäre 218–219
Amniozentese 230
AMP (Adenosinmonophosphat)
– Neurotransmitter 182
– zyklisches 21–22, 23
AMPA-Rezeptoren 186
– Oligodendrozyten 201
– postsynaptische Membran 184
Amphiarthrose 261
Amphiphysin 53
Amphizyten 203–204
Ampulla
– ductus deferentis 818, **819**, 823

951